中国内科年鉴

CHINESE YEARBOOK OF INTERNAL MEDICINE

（2013）

主编　梅长林

第二军医大学出版社
Second Military Medical University Press

内 容 简 介

本卷年鉴是根据2012年我国公开出版的139种医学期刊刊载的24 025篇文献编撰而成。它全面地反映了在此期间我国内科学各专业的基础和临床研究的进展，收录了该领域内的新技术、新经验以及罕见、少见病病例。内容包括感染性疾病、呼吸系统疾病、循环系统疾病、消化系统疾病、造血系统疾病、泌尿系统疾病、内分泌及代谢疾病、风湿性疾病、化学及物理因素所致疾病、神经系统疾病、精神疾病等。本年鉴是一部实用的信息密集型工具书，适合从事医学基础和临床工作的广大医药卫生科技工作者、医药院校的学生和研究生阅读，尤其适用于内科医生参考。

图书在版编目(CIP)数据

中国内科年鉴. 2013/梅长林主编. —上海：第二军医大学出版社，2014.3

ISBN 978-7-5481-0813-9

Ⅰ.①中… Ⅱ.①梅… Ⅲ.①内科学-中国-2013-年鉴 Ⅳ.①R5-54

中国版本图书馆CIP数据核字(2014)第047994号

出 版 人：陆小新

责任编辑：李睿旻

兰 芬

阳陵燕

中国内科年鉴

(2013)

主编 梅长林

第二军医大学出版社出版发行

(上海市翔殷路800号 邮政编码200433)

电话/传真：021-65493093

全国各地新华书店经销

江苏句容排印厂印刷

开本：787×1092 1/16 印张：43.5 字数：1469千字

2014年3月第1版 2014年3月第1次印刷

ISBN 978-7-5481-0813-9/R·1571

定价：200.00元

中国内科年鉴

CHINESE YEARBOOK OF INTERNAL MEDICINE

（2013）

名誉主编　李　石
主　　编　梅长林
副 主 编　吴萍嘉　缪晓辉　周明行
　　　　　崔若兰　李兆申　朱　樑

第二军医大学出版社
Second Military Medical University Press

中国内科年鉴(2013)编委会

各专业分编委会

一、感染性疾病

专业主编 李成忠 倪 武

专业编委(按姓氏笔画为序)

王俊学 朱元杰 朱红梅 辛海光 杭小锋 张瑞祺 陈志辉 陈姬秀
郑瑞英 徐文胜 顾菊林 梁雪松 蔡 雄 潘炜华 薛建亚

二、呼吸系统疾病

专业主编 李 强 李 兵

专业编委(按姓氏笔画为序)

方 正 白 冲 石昭泉 陈吉泉 姚小鹏 赵立军 唐 昊 黄 怡 黄 海 韩一平

三、循环系统疾病

专业主编 赵仙先 吴宗贵

专业编委(按姓氏笔画为序)

马丽萍 任雨笙 陈少萍 吴 弘 张家友 荆 清 郑 兴 胡建强 徐荣良
曹 江 梁 春 樊 民 廖德宁 潘晓明

四、消化系统疾病

专业主编 李兆申 谢渭芬

专业编委(按姓氏笔画为序)

王雨田 邹多武 杜奕奇 李淑德 陈伟忠 陈岳祥 林 勇 金震东 施 斌
高 军 曾 欣 蔡全才 蔡洪培

五、造血系统疾病

专业主编 王健民 侯 健

专业编委(按姓氏笔画为序)

付卫军 吕书晴 杨建民 闵碧荷 陈 莉 杜 娟 宋献民 张春阳 章卫平

六、泌尿系统疾病

专业主编 郭志勇 叶朝阳

专业编委(按姓氏笔画为序)

于 光 毛志国 戎 殳 孙莉静 李 林 郁胜强

七、内分泌及代谢疾病

专业主编 邹大进 石勇铨

专业编委(按姓氏笔画为序)

王奇金 陈 月 陈向芳 邹俊杰 李 慧 郑娇阳 张雅萍 徐茂锦 黄 勤 鲁 瑾

八、风湿性疾病

专业主编 赵东宝 徐沪济

专业编委(按姓氏笔画为序)

刘 彧 许 臻 蔡 青 戴生明

九、中毒和物理因素所致疾病

专业主编 何 建 林兆奋

专业编委(按姓氏笔画为序)

马艳梅 王美堂 李文放 陈德昌 单红卫 赵 良 郭昌星 梅 冰 康舟军

十、神经系统疾病及精神疾病

专业主编 管阳太 赵忠新

专业编委(按姓氏笔画为序)

尹 又 王文昭 邓本强 王国权 庄建华 毕晓莹 吴惠娟 张社卿 侯晓军
贺 斌 陶 沂 夏 斌 黄 坚 黄树其 黄流清 彭 华 蒋建明 韩 燕

序

《中国内科年鉴》是一本信息密集型、集学术与资料性为一体的工具书。编辑出版本年鉴的目的是为了全面、准确、及时地向国内外读者反映我国内科学领域各年度取得的成就和经验，同时也记载了我国内科领域科技发展的历史轨迹。本书以高、中级医务人员为主要读者对象，对各类、各级医务人员和卫生管理人员亦皆适用。查阅本书，可用较少的时间获取大量的信息。

本年鉴按内科各系统编撰，每个系统分"一年回顾"（附参考文献）和"文选"两大部分。书末附录中列有上一年度在正式刊物上发表的各专业会议拟订的疾病诊疗标准（或建议）和学术会议情况，供读者参考。

本年鉴自1983年首卷问世以来，至本卷已编纂31卷。在此期间，承各级领导的不断鼓励和支持，各位专家和广大读者的厚爱与建议，以及出版单位的努力与协作，才得以连续出版并不断提高质量，在此谨致衷心谢意。

本卷的资料系从国内公开发行的139种有关医学杂志24 025篇文献中选出。因编者水平和能力所限，加之编纂时间紧、工作量大，虽经反复斟酌、审校，但不妥或错误之处在所难免，尚祈读者指正并提出改进意见。

来函寄：上海市凤阳路415号《中国内科年鉴》编辑部，邮编200003。

编　者

2013年5月

编辑凡例

1. 材料来源 本卷年鉴取材于2012年国内公开发行的139种有关医学杂志，共收集文献24 025篇。分为感染性疾病、呼吸系统疾病、循环系统疾病、消化系统疾病、造血系统疾病、泌尿系统疾病、内分泌及代谢疾病、风湿性疾病、理化因素所致疾病、神经系统疾病及精神疾病等专业。各专业先列“一年回顾”及其参考文献，后列“文选“。

2. 一年回顾 各专业按需要分为若干章节，较全面地反映该年度我国内科各专业的基础与临床研究进展，同时亦收录有关新技术、新经验及少见、罕见病例。引述的文献数为收集文献总数的27.5%。正文中引用第一作者姓名，如作者为2人或2人以上者，则在第一作者后加“等”。文中参考文献序号上角标有“*”号者，表示该文已列入文选并有文摘。

3. 文选 本年鉴所列文选约占收集总文献数的0.6%。所选文献为学术价值较高，或有一定代表性的新技术和新经验。选文不拘一格，不论作者属何单位和是否为知名专家，亦不论期刊属统计源性或非统计源性，凡符合标准的均予选录。因篇幅所限，内容相似的文章一般只选一、二篇，以论述检测方法为主，或属其他年鉴选录者本年鉴均未选入。文选摘录文题、第一作者姓名、材料与方法、研究结果及作者的主要见解或结论。部分文选附有述评（仅表达个人对该文的看法）并酌情介绍其他同类研究的概况，供读者参考。

4. 附录 包括有关杂志刊载的各专业会议最新拟订的疾病诊断标准（或建议）、有关学科学术会议情况、本卷所采用的期刊名称以及文选文题名关键词索引。

5. 度量衡 采用国家质量技术监督局发布的法定计量单位。

6. 医学名词和药物名称 医学名词以全国科学技术名词审定委员会公布的《医学名词》（科学出版社）为准。药物名称以卫生部药典委员会公布的《中国药名通用名称》（化学工业出版社，1997年）及1998年增补本为准。

目　录

感染性疾病

呼吸系统疾病

循环系统疾病

消化系统疾病

造血系统疾病

泌尿系统疾病

内分泌及代谢疾病

风湿性疾病

化学及物理因素所致疾病

神经系统疾病

精神疾病

感染性疾病

本年度共收集感染性疾病文献3 470篇，其中纳入回顾978篇(占28.2%)，列入文选4篇(占0.1%)。

一年回顾

一、病毒性疾病

(一) 流行性感冒

刘运喜等[1]对北京某医院2009年收治的共1 254例甲型H1N1流感患者流行病学特征进行分析，结果显示：10～15岁年龄组所占比例均为最高，男、女分别为31.1%和24.1%；学生占55.9%，其中男性占60.4%，女性占47.2%；发病多集中在9～11月，发病高峰在9月中下旬；75例重症病例的平均年龄为38.0岁，显著高于非重症患者的23.0岁($P<0.01$)。王鲜平等[2]对41名甲型H1N1流感确诊病例进行流行病学调查：其中18例来自发热门诊，23例来自11个病区，其中急诊科8例；2例死亡患者均为青壮年，伴有心肌病或高血压病；2例患者在住院第6、8天复查甲型H1N1病毒核酸仍呈弱阳性。史景红等[3]对中国2009年甲型H1N1流感大流行聚集性疫情的流行病学特点进行分析：结果截止2010年8月10日，中国报道甲型H1N1流感聚集性疫情2 773起(发病77 363例，死亡20例)，其中学校(包括托幼机构)报告聚集性疫情2 498起(占总起数的90.08%)，以中学为主(1 223起，48.96%)；南方省份的聚集性疫情较多(占总起数的77.03%)。祝洪珍[4]等对2005～2009年门诊就诊的926 629例患者病历资料进行分析，结果显示：2005～2009年流感样病例就诊率分别为1.82%、3.16%、3.05%及2.12%；发病高峰主要集中在每年的11、12月及1月，发病人群主要集中在儿童；共分离出病毒169株，分离率为15.79%，优势毒株交替出现。郭貔[5]等研究香港地区甲型流感的人群季节性波动与气候条件的相关性，结果显示：流感发生率最低时对应的气候因素值域分别是平均气温17.95～24.10℃、相对湿度71.5%～78.5%、平均风速18.3～24.0 km/h与绝对湿度4.37～4.80 mb。徐翠玲[6]等分析2006～2011年北方省份流感病毒活动特征(将分月检测阳性率为峰值月份检测阳性率的≥30%、10%～30%、<10%分别定为高、中、低强度流行)，结果显示：每年12月至次年2月均为高强度流行，每年6～7月均为低流行，每年3～4月、9～11月均出现过中、高强度流行。于新芬等[7]对246份疑似甲流重症病例样本(样本1组)及68份门诊流感样病例样本(样本2组)进行鼻病毒检测：结果两组中鼻病毒检测阳性率分别为8.54%(21/246)和16.2%(11/68)；样本1组和样本2组鼻病毒与其他呼吸道病毒的合并感染率分别为71.4%、9.09%，两者具有显著性差异($P<0.05$)。对其中14份样本进行测序，HRV-A、HRV-B、HRV-C基因型所占比例分别为64.3%、7.1%和28.6%。赵九洲等[8]对河南省35株甲型H1N1流感病毒毒株的基因序列进行测序分析发现：分离株神经氨酸酶(NA)基因316位G/A和742位A/G(N端106位V/I和248位N/D)发生变异，2个突变位点同时存在；通过BLAST分析，发现我国多个省份和亚洲其他多个地区病毒株NA基因存在945位A/G和1 338位T/C突变。侯佩强等[9]对996份流感样病例的鼻咽拭子标本进行检测：核酸检测阳性病例包括甲型H1N1 337份，季节性H1N1亚型1份，季节性H3N2亚型67份，B型12份；测序成功的10株甲型H1N1流感病毒在多个氨基酸位点发生变异，与疫苗株A/California/07/2009(H1N1)比较，有6个位点发生突变，其中1个位点位于抗原决定簇的B区。李静等[10]收集2000年以来临床样品中分离鉴定的H1N1

流感病毒毒株，对湖北某地区季节性 H1N1 流感病毒血凝素(HA)的基因特性进行分析，结果显示：其与同期世界卫生组织推荐的疫苗株相应基因的同源性为 95.8%～99.6%，分离株 HA 基因中潜在的抗原性位点和糖基化位点与 2000～2008 年的疫苗株基本相同，但与 2009 年疫苗株有一定差异。HA 基因进化分析表明在不同年份分离出的流感毒株呈现出不同的亲缘关系。韩卫宁[11]对苏州市甲型 H1N1 流感病毒血凝素(HA)基因的分子演变及分子特征进行分析并与疫苗株及全球和全国的代表性毒株进行比对，结果显示：与疫苗株相比，5 株苏州株的核苷酸序列同源性在 98.8%～99.4%之间，氨基酸序列同源性在 98.8%～99.4%之间；5 株苏州株中 3 株在 1 个抗原位点突变，2 株有 2 个抗原位点突变；糖基化位点、二硫键和受体结合位点都没有发生改变。黄一伟等[12]将流行性感冒样病例中采集的咽拭子标本进行病毒分离并选取 10 株乙型流感病毒进行全基因组测序，结果：乙型流感病毒为优势毒株，以 B/Victoria 系(BV 系)为主，两种型别共存；与世界卫生组织疫苗株比较，10 株病毒 11 个蛋白的氨基酸同源性为 97.2%～100.0%，但仍发现有一些碱基位点的改变。未发现对 NA 抑制剂类药物耐药位点的突变。相对于日常监测病毒，2 株聚集性疫情毒株编码 NA、NB、PB1、PB2 和 NS2 的碱基有一些突变。冯婷等[13]对流感病毒 H1N1 在狗肾细胞(MDCK)上的培养条件进行优化、对比，结果显示：对 MDCK 细胞培养流感病毒时添加的胰酶(TPCK - Trypsin)的最佳使用浓度是 0.25 μg/ml，MEM 为培养病毒的最佳培养介质；代次低的 MDCK 对流感病毒的易感性强于代次高的 MDCK 细胞；按 MOI 值 0.001 接种 H1N1 于 MDCK 细胞，第 3 天收获的上清液病毒滴度最高，为 1：1 024；用红细胞吸附法浓缩纯化流感病毒的 Log 1/TCID50 为 8.5。马香萍等[14]回顾性分析 2009 年新疆地区 49 例儿童甲型 H1N1 流感病例特点：重症 29 例，危重 14 例，轻型 6 例，分别占 59.2%、28.6%和 12.2%；合并症以重症肺炎为主；发热为最常见症状；全部病例给予磷酸奥司他韦口服及应用抗菌药物，23 例应用小剂量甲泼尼龙；治愈 37 例，好转 5 例，自动放弃 4 例，死亡 3 例，分别占 75.5%、10.2%、8.2%和 6.1%。陈燕力等[15]回顾性分析 65 例甲型流感患者的临床特点：其中 63 例(96.9%)为轻症病例；除发热外，呼吸道症状以咳嗽(干咳 66.2%)、咽痛(63.1%)、流涕(49.2%)多见。主要阳性体征有咽部充血(84.6%)和扁桃体肿大(32.3%)。10.8%的患者白细胞总数下降，15.8%的患者淋巴细胞计数下降。合并急性支气管炎 9 例(13.8%)，合并肺炎 2 例(3.1%)。白玉海等[16]报道以癫痫为首诊的甲型 H1N1 流感病毒感染 1 例。阮永春等[17]对确诊为甲型 H1N1 流感合并肺炎的 23 例病例临床资料进行回顾性分析：其中 56.5%的患者有基础疾病；青少年及儿童占 60.9%；所有患者均有高热和咳嗽，但仅有 21.7%的患者肺部有较多湿啰音；95.7%的患者痊愈或好转。熊斌等[18]报道甲型 H1N1 流感病毒性脑膜炎 1 例。李文刚等[19]对 14 项独立的临床研究进行综合分析，结果显示：体质量超重、合并其他基础疾病、妊娠是发生甲型 H1N1 流感重症的危险因素；重症患者中白细胞总数及中性粒细胞计数升高，并有心肌及肝脏损害。徐翠玲等[20]对 4 240 例 2009～2010 年中国 18 岁以下人群甲型 H1N1 流感(甲流)住院病例的临床和流行病学特征进行分析(2 289 例并发肺炎)：甲流相关肺炎住院病例年龄中位数低于未并发肺炎者(4.9：13.1，$P<0.0001$)；与 5～17 岁人群相比，<6 月龄($OR=7.08$，95%CI：4.15～12.06)、6～23 月龄(a$OR=8.26$，95%CI：6.10～11.20)及 2～4 岁(a$OR=9.53$，95%CI：7.39～12.29)甲流相关住院病例并发肺炎的危险显著增高；哮喘($OR=12.19$，95%CI：5.18～28.72)、心血管疾病($OR=5.19$，95%CI：1.94～13.90)、慢性肾脏疾病($OR=2.14$，95%CI：1.02～4.53)、慢性肝脏疾病($OR=5.26$，95%CI：1.40～19.81)及过敏($OR=2.54$，95%CI：1.64～3.93)是 18 岁以下人群甲流住院病例并发肺炎的危险因素。李光民等[21]回顾性分析 14 例甲型 H1N1 流感孕妇的影像学特点：轻症患者 8 例，其中 6 例为单个肺叶磨玻璃密度及片状高密度，2 例双肺下叶片状高密度，3 例伴少量胸腔积液；重症患者 6 例，表现为双肺多叶受累团絮状高密度，同时伴有胸腔积液及心包积液。朱月香等[22]回顾性分析 9 例重症甲型 H1N1 流感患者的胸部 CT 影像表现：表现为斑片影 9 例(100%)、磨玻璃密度影 7 例(77.8%)和实变影 3 例(33.3%)；双肺受累 6 例(66.7%)，单肺受累 3 例(33.3%)，多肺叶受累 9 例(100%)，胸膜下受累为主 6 例(66.7%)，伴少量胸腔积液 1 例(11.1%)。柏振等[23]比较分析苏州地区 24 例甲型 H1N1 流感患儿(甲型 H1N1 组)与 42 例 RSV 感染患儿(RSV 组)的临床特征及其预后：与 RSV 组比较，甲型 H1N1 组平均年龄大，危重病例评分(PCIS)低，死亡风险评分(PRISMⅢ)高，住院时间和机械通气时间长，发热、急性呼吸窘迫综合征发生率高，肌钙蛋白、谷氨酸氨基转移酶、乳酸脱氢酶和 C 反应蛋白异常升高比例高($P<0.05$)。舒林华等[24]采用 ELISA 方法对 8 例甲流重症肺炎患儿(甲流组)和 20 例健康儿童(对照组)血清肺表面活性蛋白 A、B、C、D 含量变化进行对比分析：甲流组血清肺表面活性蛋白 A、B、C、D 含量高于对照

组(P 均<0.05)。吴莹等[25]研究小檗碱对流感病毒感染大鼠肺泡巨噬细胞(NR8383)炎症因子的影响,结果表明,小檗碱抑制了流感病毒感染 NR8383 细胞后 TNF-α、MCP-1 的转录和表达($P<0.05$),降低了 TLR7、MyD88、NF-κB P65 mRNA 水平($P<0.05$、$P<0.05$、$P<0.01$),抑制了流感病毒感染后 NF-κB P65的核转位及表达($P<0.01$)。秦晓松[26]等将 34 例女性甲型 H1N1 流感患者分为甲流妊娠组(A 组,17 例)和甲流非妊娠组(B 组,17 例),并以 15 例健康妊娠女性作为妊娠对照组(C 组),分析三组 T 细胞亚群及 Th1/Th2 水平变化:结果显示:A 组 $CD8^+$ T 细胞百分比中位数为 35%(22%~40%),显著高于 B 组的 29.5%(14%~32%);A 组 $CD4^+$ T 细胞百分比中位数为 35%(19%~43%),$CD4^+$/$CD8^+$ 比值为 1.054(0.49~1.77),均分别显著低于 B 组[45%(35%~54%)和 1.535(1.27~3.14)],其差异有显著性(均 $P<0.05$)。与 B 组比较,A 组 IL-10 显著增高($P<0.05$)。与 C 组比较,A 组和 B 组 IFN-γ 及 IL-10 均显著增高(均 $P<0.05$)。朱元祺等[27]采集 18 例青岛市暴发性疫情流感样病例的咽拭子标本并进行病毒检测,其中 15 份乙型流感病毒核酸检测呈阳性,但未检出甲型流感病毒;15 份乙型流感病毒核酸阳性标本经 MDCK 细胞培养,9 份标本发生细胞病变,经鉴定和分型,毒株均属于乙型流感病毒 Victoria 系。巩天祥等[28]研究显示:真核表达载体 pcDNA3.1/mBD2 转染 MDCK 细胞后在细胞中稳定表达,转染细胞的 $TCID_{50}$ 比对照组的病毒效价降低近 77.98 倍;重组质粒免疫小鼠后,死亡保护率为 55.55%。晏文君等[29]以流感病毒 PR8 感染 $p53^{+/+}$、$p53^{-/+}$ 小鼠,分析病毒感染后小鼠肺脏中 Toll 样受体(Toll-like receptors,TLRs)及其信号通路分子 mRNA 表达变化,结果表明,$p53^{+/+}$ 小鼠肺组织中 TLR8、TLR9 以及信号通路中的 NF-κB、TNF-α、IFN-α 等基因的表达与 $p53^{-/-}$ 小鼠相比差异显著。邹丽容等[30]对广东省 2009 年新甲型 H1N1 流感病毒对奥司他韦的耐药情况进行分析,结果显示:分离到的 221 株新甲型 H1N1 流感病毒株全部对奥司他韦敏感,IC_{50} 中位数为 0.24 nmol/L,最小值为 0.02 nmol/L,最大值为 1.66 nmol/L。张国良等[31]将 2009 年 289 例新型甲型 H1N1 流感轻症病例分为对照组和奥司他韦(达菲)组,回顾性分析两组治疗效果:结果表明对照组和达菲组在发病—病毒转阴时间和治疗—病毒转阴时间上的差异均无统计学意义($P\geq0.32$,0.93)。高峥等[32]收集 2009 年 11 月至 2010 年 3 月确诊的 76 例甲型 H1N1 流感患者临床资料并分析其中血液病患者与非血液病患者感染后的临床特征及预后:76 例患者中,重症 46 例,危重 23 例;所有患者均接受奥司他韦治疗;血液病患者 6 例(重症 2 例、危重 4 例),4 例(66.67%)死亡;非血液系统基础疾病患者 70 例,5 例(7.14%)死亡。Logistic 多因素分析表明,血液病基础、发病年龄均与死亡显著相关(P 值分别为 0.0008 和 0.0380),其中,血液病基础这一因素 OR 值为 75.368(95%CI 为 5.980~949.853)。王玉涛等[33]自制试验装置检测冷氧等离子体对甲型 H1N1 流感病毒 PR8 株和季节性 H1N1 流感病毒临床分离株气溶胶的杀灭效果,结果流感病毒悬液雾化经过管道后,PR8 株和临床分离株平均存活率为 23.0%和 35.7%,病毒下降滴度分别为 0.64 log PFU 和 0.44 log PFU;PR8 株和临床分离株气溶胶颗粒经冷氧等离子和普通紫外灯作用后,平均病毒滴度分别下降 2.19、5.83 log PFU 和 2.15、1.95 log PFU,相对杀灭率分别为 99.35%、100.0%和 99.3%、98.9%。胡国柱等[34]建立 A/fm/1/47(H1N1)流感小鼠模型并分 5 组进行比较分析,结果显示:0.2%抗三价流感病毒亚单位疫苗 IgY 于攻毒前 24、6、1 小时滴鼻 3 次显著地预防流感病毒致死率(30.0%),攻毒后 1、6、24 小时分别滴鼻 3 次,此后每天滴鼻 1 次,持续 5 天,致死率为 20.0%,两组与阳性对照组(致死率 90.0%)、非特异性 IgY 预防和治疗组(致死率 80.0%,70.0%)比较差异显著($P<0.01$)。桑列勇等[35]使用抗体滴度分析和阳性率,对 55 例抗体血浆捐献者进行评价,结果甲型 H1N1 抗体血浆志愿捐献者不同来源和不同年龄段的抗体阳性率与几何抗体滴度(GMT)差异无统计学意义,4 例危重患者经抗体血浆治疗后 1 例死亡,3 例好转。陈艺韵等[36]随机采集不同年龄已接种甲型 H1N1 流感疫苗人群的血清并进行甲型 H1N1 流感抗体的血凝抑制滴度(HI 滴度)测定,HI 滴度≥1∶40 判定为阳性,结果显示:抗体阳性率为 57.4%(402 份/700 份),抗体几何平均滴度(GMT)为 1∶35.6;甲型 H1N1 流感抗体阳性率与 GMT 较高的是 10~30 岁组人群,较低的是 60 岁以上的人群;接种甲型 H1N1 流感疫苗后 30~90 天,GMT 水平达到高峰(1∶56);随着季节性流感疫苗接种次数的增多,人群血清中抗体的阳性率与 GMT 值反而降低。张圣洋等[37]2010 年对山东省13 602人进行个案调查,对其血液标本采用血凝抑制试验(HI)进行甲型 H1N1 流感病毒抗体检测(HI 抗体滴度≥1:40 判为阳性),结果显示:抗体阳性3 219 人,阳性率 23.67%;2010 年 1 月、3 月和 8 月抗体阳性率分别为 26.72%、18.42%和 25.80%;人群流感抗体阳性率年龄、职业及区间差异有统计学意义($P<0.05$)。沈宏辉等[38]采集 28 例甲型 H1N1 流感患者发病后不同时间的血清,并对其抗体滴度分析,结果显示:距发病 1、5、15、22、

37、49天和58天的血凝抑制抗体滴度分别为5.36、9.39、39.02、57.99、137.92、55.19和57.99，患者的最高抗体滴度几何均数为148.55，其中96.4%(27/28)的患者在病程中产生保护性抗体和发生抗体血清转换。尤凤兴等[39]对收集的2008年9月至2009年5月、2010年9月至2011年1月无锡市不同年龄段人群血清和接种新甲型HIN1流感疫苗1年的成人血清进行流感病毒抗体水平测定并进行比较，结果显示：新甲型H1N1流感病毒传入前，自然人群的HI抗体阳性率为2.86%(4/140)，保护率为0.71%(1/140)，GMT为5.23。新甲型H1N1流感病毒传入1年后，自然人群的HI抗体阳性率为66.33%，保护率为37.76%、GMT为19.17；其中成人HI抗体阳性率、保护率和GMT分别为50.00%、19.44%和13.09。接种新甲型H1N1流感疫苗的成人1年后HI抗体阳性率、保护率和GMT分别为61.36%、22.73%和14.14，与自然人群中成人在流感病毒传入1年后的抗体水平差异无统计学意义($P>$均>0.05)。

（刘亚允　李成忠）

参考文献

1　刘运喜，等.中华医院感染学杂志，2011，21(19)：3996
2　王鲜平，等.中华医院感染学杂志，2011，21(21)：4516
3　史景红，等.中华流行病学杂志，2012，33(1)：62
4　祝洪珍，等.中华医院感染学杂志，2011，21(19)：3999
5　郭　貔，等.中华流行病学杂志，2011，32(10)：1005
6　徐翠玲，等.中华实验和临床病毒学杂志，2012，26(3)：182
7　于新芬，等.中国人兽共患病学报，2012，28(3)：278
8　赵九洲，等.中国公共卫生，2012，28(4)：503
9　侯佩强，等.中华传染病杂志，2011，29(11)：679
10　李　静，等.中国病原生物学杂志，2011，6(11)：806
11　韩卫宁，等.中华实验和临床病毒学杂志，2012，26(4)：266
12　黄一伟，等.中华传染病杂志，2012，30(6)：334
13　冯　婷，等.中国病原生物学杂志，2012，7(7)：493
14　马香萍，等.中华医院感染学杂志，2012，22(4)：735
15　陈燕力，等.北京医学，2012，34(3)：193
16　白玉海，等.中风与神经疾病杂志，2011，28(9)：843
17　阮永春，等.中华医院感染学杂志，2011，21(17)：3609
18　熊　斌，等.中华神经科杂志，2012，45(2)：128
19　李文刚，等.山东医药，2011，51(48)：60
20　徐翠玲，等.中华流行病学杂志，2012，33(4)：404
21　李光民，等.中华医院感染学杂志，2012，22(4)：738
22　朱月香，等.河北医药，2011，33(19)：2910
23　柏振江，等.江苏医药，2011，37(18)：2160
24　舒林华.山东医药，2011，51(48)：16
25　吴　莹，等.中国免疫学杂志，2012，28(2)：125
26　秦晓松，等.医学临床研究，2011，28(10)：1860
27　朱元祺，等.中华医院感染学杂志，2011，21(17)：3556
28　巩天祥，等.中国人兽共患病学报，2011，27(9)：792
29　晏文君，等.中国人兽共患病学报，2012，28(7)：669
30　邹丽容，中华检验医学杂志，2011，34(10)：940
31　张国良，等.中华实验和临床病毒学杂志，2012，26(3)：211
32　高　峥，等.中华血液学杂志，2012，33(2)：113
33　王玉涛，等.中华医院感染学杂志，2012，22(4)：771
34　胡国柱，等.中国免疫学杂志，2011，27(11)：963
35　桑列勇，等.中华医院感染学杂志，2011，21(22)：4684
36　陈艺韵，等.中国免疫学杂志，2012，28(4)：365
37　张圣洋，等.中国病原生物学杂志，2012，7(1)：10
38　沈宏辉，等.中华实验和临床病毒学杂志，2012，26(4)：270
39　尤凤兴，等.中华实验和临床病毒学杂志，2011，25(5)：351

（二）流行性腮腺炎

邵先川等[1]对2011年山东省即墨市流行性腮腺炎疫情进行流行病学分析，结果显示：报告发病率为5.92/10万；1～14岁发病人数占全部病例数的92.54%；发病人群以中小学生及托幼儿童为主占90.05%；发病季节以冬、春季节为主。杨丽萍等[2]对445例流行性腮腺炎临床分布情况进行分析，结果：年龄最大55岁，最小11个月，6～11岁组发病最高占46.92%，其次为1～6岁组，占21.57%；学生发病最高272例，占61.12%，其次托幼院所62例占13.93%；小儿科最高380例，占85.39%；其次内科61例，占13.71%；全年均有发病，5～8月份最高208例，占46.74%：11月份至次年2月份136例，占30.56%。张成喜等[3]将200例流行性腮腺炎患者随机分成对照组和治疗组(每组各100例)，分别给予西药治疗和在西药治疗的基础上加消肿解毒饮治疗，疗程1周，观察两组疗效：治疗组和对照组患者的总有效率分别为99%和80%，两组比较，差异有统计学意义($P<0.05$)。赖坤生等[4]将50例流行性腮腺炎并发急性胰腺炎患儿随机分为对照组(25例)和治疗组(25例)，分别给予常规抗病毒治疗和在常规抗病毒的基础上加用生长抑素持续静脉滴注3～6 d，结果：治疗后治疗组血清淀粉酶为(110.0±32.4)U/L，明显低于对照组的(140.0±48.3)U/L($P<0.05$)；治疗组和对照组的治愈率分别为96%和68%($P<0.01$)；治疗组的腹痛缓解时间及血清淀粉酶恢复的时间较对照组均明显缩短($P<0.05$)。

（刘亚允　李成忠）

参考文献

1　邵先川，等.疾病预防控制通报，2012，27(4)：56

2 杨丽萍,等.宁夏医学杂志,2011,33(10):1024
3 张成喜,等.吉林医学,2011,32(27):5731
4 赖坤生,等.吉林医学,2012,33(11):2296

(三) 麻疹

赵雪玲[1]对2006～2010年卧龙区麻疹疫情监测数据进行回顾性流行病学分析,结果:年均麻疹发病率为11.0/10万,流行强度逐年下降;发病高峰由春季向夏季推移;2岁以下散居儿童仍为麻疹控制的重点;69.6%的麻疹病例中无麻疹疫苗免疫史或免疫史不详。彭瑞宇等[2]报道母婴传播麻疹1例。简希尧[3]将103例重型麻疹患者随机分为对照组(51例)和治疗组(52例),分别给予利巴韦林单药静脉滴注及利巴韦林联合复方甘草酸苷静脉滴注,观察两组连续治疗7～10天后的疗效,结果显示:治疗和对照组的总有效率分别为94.23%和74.51%,2组疗效比较有统计学意义。石晓娟等[4]对宁夏2009年麻疹疫苗后续强化免疫工作进行评价,结果:全区8月龄至6岁适龄儿童应种人数为573 910人,实种儿童数567 732人,报告接种率98.92%,全区估算接种率、评估接种率均在95%以上;麻疹疫苗后续强化免疫异常反应发生率为7/100万,强化免疫目标人群麻疹发病下降有统计学意义($\chi^2=48.73, P>=0.00$)。马爱勤等[5]研究婴儿维生素A营养状况及其与麻疹IgG抗体浓度的关系,结果显示,亚临床维生素A缺乏(SVAD)、可疑SVAD及正常对照者之间麻疹IgG抗体平均几何均数滴度倒数(GMRT)对数值有统计学差异($F=33.77, P=0.000$),血清维生素A浓度与麻疹IgG抗体GMRT存在正相关($r=0.560, P=0.000$)。林华贵[6]对2009年东莞市石龙镇对8个月至14周岁的儿童实施麻疹强化免疫效果进行分析,结果:全镇摸底调查接种率为97.6%,快速调查接种率为97.5%;免疫前后接种阳性率差异无统计学意义($P>0.05$),保护率差异有统计学意义($P<0.05$);2009年6月至2010年12月全镇麻疹发病率为0。刘健等[7]对乌鲁木齐市母婴麻疹抗体水平相关性进行研究,结果调查的105对母婴中,母亲麻疹抗体阳性率80%,新生儿麻疹抗体阳性率84.76%,母亲抗体几何平均浓度(GMC)为799.71 mIU/ml,新生儿GMC为1 048.41 mIU/ml;母亲抗体滴度与新生儿抗体滴度有显著的正相关($r=0.873$)。贾顺花[8]报道接种麻疹疫苗引起病毒性脑炎1例。

(刘亚允 李成忠)

参 考 文 献

1 赵雪玲.吉林医学,2011,32(27):5736
2 彭瑞宇,等.皮肤病与性病,2012,34(3):183
3 简希尧,等.首都医科大学学报,2012,33(4):513
4 石晓娟,等.宁夏医学杂志,2012,34(7):630
5 马爱勤,等.山东医药,2012,52(1):28
6 林华贵.吉林医学,2012,33(1):145
7 刘 健,等.疾病预防控制通报,2012,27(1):29
8 贾顺花.青海医药杂志,2011,41(12):30

(四) 单纯疱疹病毒感染

李慎秋等[1]通过RT-PCR方法从单纯疱疹病毒2型(HSV-2)培养物中提取RNA制备ICP27的编码基因UL54DNA并将其与载体pcDNA3.1(+)连接,成功构建的重组质粒pcDNA3.1(+)/ICP27可在COS-7中表达。杨慧兰等[2]成功克隆单纯疱疹病毒2型(HSV-2)333株ORF3基因,构建pEGFP-ORF3真核表达载体并转染Vero细胞,转染pEGFP-ORF3的Vero细胞经顺铂诱导凋亡,噻蓝法(MTT)分析显示,细胞增殖在转染pEGFP-ORF3组(2.56±0.21)与未经任何处理的正常对照组(2.66±0.13)比较,差异无统计学意义($P>0.05$),但高于顺铂诱导凋亡的正常对照组(1.65±0.11)和pEGFP-C2组(1.56±0.18),差异均有统计学意义($P<0.05$);流式细胞仪分析细胞凋亡率,转染pEGFP-ORF3组(4.03±1.04)%与正常对照组(2.13±0.09)%比较,差异无统计学意义($P>0.05$),但低于空质粒pEGFP-C2组(19.45±2.05)%,差异有统计学意义($P<0.05$)。王盛兰等[3]将构建的人单纯疱疹病毒(HSV)脑源性神经营养因子(BDNF)转基因重组体(HSV-BDNF)转染大鼠皮质神经元,结果皮质神经元转染HSV-BDNF后BDNF表达水平明显上调($P<0.05$),且明显促进皮质神经元生长($P<0.05$)。张云青等[4]根据2型单纯疱疹病毒(HSV-2)VP16和DNA聚合酶基因序列设计、合成的小干扰RNA(siRNA)-VP2-1和DP2-1,在预防性及治疗性作用研究中均能有效抑制病毒复制,使病毒滴度降低约1个log10;siRNA VP2-1使病毒VP16 mRNA的水平在感染后6小时和12小时分别降低58.6%和79.5%,而siRNA DP2-1使病毒DNA聚合酶的mRNA水平分别降低59.8%和77.4%。

(刘亚允 李成忠)

参 考 文 献

1 李慎秋,等.华中科技大学学报(医学版),2011,40(6):719
2 杨慧兰,等.中华皮肤科杂志,2012,45(3):186
3 王盛兰,等.四川大学学报(医学版),2012,43(2):258
4 张云青,等.中华皮肤科杂志,2011,44(11):772

(五) 水痘-带状疱疹

马瑞等[1]分析浙江省宁波市2009～2010年水痘

的流行病学特征以及水痘-带状疱疹毒(VZV)流行株基因分型特征,结果:2009、2010年水痘报告发病率分别为23.33/10万和26.24/10万,发病年龄组以7～12岁儿童发病率最高(245.21/10万),发病时间高峰分别为5～6月份和11～12月份;15例水痘病毒核酸检测阳性,其中13例VZV为J型毒株、2例为M1型。张铎等[2]检测40例带状疱疹患者和16例正常人群(对照组)外周血单一核细胞(PBMC)上TLR3和TLR9的表达水平,结果:带状疱疹患者PBMC上TLR3和TLR9的表达水平均明显高于正常人对照组($P<0.01$);带状疱疹患者PBMC上TIR3和TLR9的表达水平与发病时间存在负相关关系(r值分别为-6.23,-5.88,$P>$值均<0.01),但与性别、年龄无相关性。韩丽丽[3]回顾性分析1 405例水痘患儿流行病学特征,结果:冬季发病占30.25%,春季发病占50.04%。学龄期和学龄前期儿童病例数占78%以上;75例接种过水痘减毒活疫苗的患儿病情轻微。孙晓燕等[4]对住院期间发生带状疱疹的患者的临床资料进行回顾性分析,结果86 975例住院患者中,发生带状疱疹87例(0.10%),其中50岁以上住院患者44 913例,发生带状疱疹54例(0.12%);年龄<50岁的住院患者42 062例,共发生带状疱疹33例(发生率0.08%);87例带状疱疹患者所患基础疾病包括:心脑血管病(34例)、恶性肿瘤(18例)和糖尿病(10例)。潘靖等[5]对40例初诊误诊为脊柱外科疾患的带状疱病例进行分析,结果:误诊的病种前3位为肌筋膜炎(27.5%)、腰椎间盘突出症(25.0%)和颈椎病(12.5%);单有神经痛而无皮疹占67.5%,并且有57.5%患者原有脊柱外科疾病;发生在腰腿部的带状疱疹占75.0%,发生在颈肩部的占25.0%;带状疱疹误诊为脊柱疾患的误诊率为3.2%。王彦红等[6]报道不典型水痘并发噬血细胞综合征1例。任美欣等[7]报道水痘合并急性脊髓炎2例。彭美雄等[8]报道Ramsey-Hunt综合征1例。伍洲炜等[9]报道带状疱疹同位反应1例。李琴福[10]报道带状疱疹伴发脊髓节段性损害2例。吴然等[11]报道带状疱疹性脑炎1例。李颖颢等[12]报道以腰腿疼痛为首发症状的带状疱疹1例。王良琪等[13]将62例带状疱疹平均分为A组(口服药物治疗且在皮疹出现48小时内给予神经阻滞)和B组(单纯口服药物)并观察其疗效,结果A组治愈率93.75%,B组60.00%,两组疗效相比差异有统计学意义($P<0.05$)。王烜等[14]比较带状疱疹患者应用重组白细胞介素-2和应用阿昔洛韦的疗效,结果显示:重组白细胞介素-2在止疱、止痛、结痂时间上均明显低于应用阿昔洛韦组($P<0.05$)。刘健等[15]比较60例带状疱疹患者应用泛昔洛韦(对照组)和60例应用复方甘草酸苷联合泛昔洛韦(治疗组)治疗10天的疗效,结果:治疗组和对照组的有效率分别90.1%和70.6%,差异有统计学意义($P<0.05$)。何润基等[16]将360例带状疱疹后遗神经痛(PHN)患者平均、随机分为三组,分别给予牛痘疫苗致炎兔皮提取物静脉点滴(A组)、局麻药联合牛痘疫苗致炎兔皮提取物和复方倍他米松椎旁神经阻滞(B组)和多柔比星椎旁神经根毁损(C组)治疗,结果三组治疗后较治疗前视觉模拟评分(VAS)均有明显降低($P<0.05$),且B,C两组VAS评分明显低于A组($P<0.05$),C组VAS评分明显低于A,B两组($P<0.05$)。张丽等[17]分析比较56例带状疱疹患者应用伐昔洛韦+干扰素α-1b+甲钴胺(治疗组)和32例应用伐昔洛韦+维生素B12(对照组)的疗效,结果:治疗组和对照组d10、d15有效率分别为75.00%、89.28%和59.37%、78.12%,其差异有显著性($P<0.05$);治疗后治疗组的视觉模拟尺度(VAS)值2.857±1.069与对照组3.562±1.318比较差异有显著性($P<0.01$);治疗组的后遗神经痛的发生率5.37%(3/56)显著低于对照组15.62%(5/32),其差异有显著性($P<0.05$)。安尔丹等[18]检测60例老年带状疱疹患者急性期外周血T细胞亚群水平,观察患者急性期机体细胞免疫状态与带状疱疹急性期疼痛(AHP)和后遗神经痛(PHN)的关系,根据AHP视觉模拟评分(visual analogue scales,VAS)分为轻中度AHP组:VAS评分≤6分,重度AHP组:VAS评分>6分,再根据随访结果是否发生带状疱疹后PHN分为非PHN组和PHN组,结果:轻中度AHP组、重度AHP组、非PHN组和PHN组$CD3^+$、$CD4^+$、$CD8^+$表达与对照组比较均降低($P<0.05$),重度AHP组$CD4^+$表达低于轻中度AHP组($P<0.05$);$CD4^+/CD8^+$比值轻中度AHP组、非PHN组均高于对照组($P<0.05$),重度AHP组低于轻中度AHP组($P<0.05$),PHN组低于非PHN组($P<0.05$);PHN组AHP VAS评分高于非PHN组($P<0.05$)。

(刘亚允　李成忠)

参考文献

1 马　瑞,等.中国公共卫生,2012,28(5):659
2 张　铎,等.中华皮肤科杂志,2012,45(2):125
3 韩丽丽.陕西医学杂志,2012,41(6):734
4 孙晓燕,等.中国皮肤性病学杂志,2012,26(1):36
5 潘　靖,等.山东医药,2012,52(8):82
6 王彦红,等.中国皮肤性病学杂志,2012,26(3):243
7 任美欣,等.北京医学,2011,33(9):748
8 彭美雄,等.中国皮肤性病学杂志,2012,26(3):276

9 伍洲炜,等.临床皮肤科杂志,2012,41(4):240
10 李琴福.青海医药杂志,2012,42(4):53
11 吴 然,等.临床皮肤科杂志,2012,41(7):428
12 李颖颢,等.云南医药,2011,32(5):564
13 王良琪,等.四川医学,2012,33(7):1190
14 王 烜,等.四川医学,2012,33(5):858
15 刘 健,等.陕西医学杂志,2012,41(8):1059
16 何润基,等.中国皮肤性病学杂志,2012,26(5):467
17 张 丽,等.医学临床研究,2012,29(2):335
18 安尔丹,等.中华老年医学杂志,2011,30(9):757

(六)柯萨奇病毒感染

马绍辉等[1]分析柯萨奇病毒A组16型(CA16)昆明分离株KMM08全基因序列,结果:与其他CA16参考株核苷酸和氨基酸同源性分别为79.0%~98.2%和94.5%~99.3%,其中SZ-HK08-3与国际标准株G10核苷酸和氨基酸同源性分别79.1%和94.8%;与肠道病毒71型(EV71)标准株BrCr同源性分别为78.7%和89.0%。在各个区段上,KMM08与SZ-HK08-3的核苷酸和氨基酸同源性分别为97.0%~99.0%和98.0%~100.0%;与G10的核苷酸和氨基酸同源性分别为74.2%~86.9%和90.9%~97.0%;与EV71BrCr核苷酸和氨基酸同源性分别在65.0%~84.9%和71.0%~95.2%。进化分析发现KMM08属于B基因型的一个分支。RDP3和SimPlot3.5.1软件分析Tainan5079-98序列发现重组信号,而KMM08未发现。姚海兰等[2]研究在病毒性心肌炎小鼠模型上敲减Itk蛋白的表达对小鼠炎症反应的影响,结果显示:Itk-shRNA转染至小鼠体内后脾细胞中Itk基因的mRNA水平与空白对照组及转染shRNAnon的对照组相比,敲减率约40%($P<0.05$);与转染shRNAnon组相比,Itk-shRNA组中Itk基因表达的抑制导致小鼠PBMC增殖活性降低约41%,小鼠的存活率提高($P<0.05$)。韦勇等[3]分别采用蛋白芯片法和ELISA法对356例呼吸道病毒性感染者血清和85例非呼吸道感染的病毒性肝炎患者及30例健康献血员的血清标本进行检测,结果:蛋白芯片法和ELISA法的阳性检出率分别为27.0%和20.8%,两种方法检测柯萨奇B组病毒IgM抗体的差异有统计学意义($\chi^2=17.3$,$P<0.01$);85例非呼吸道感染的病毒性肝炎患者的血清,ELISA法检出阳性7例,阴性78例,特异性91.8%;蛋白芯片法检出阳性6例,阴性79例,特异性92.4%;30例健康献血员的血清,两种方法均未检出CVB-IgM抗体,特异性100.0%。

(刘亚允 李成忠)

参考文献

1 马绍辉,等.中华流行病学杂志,2012,33(2):220
2 姚海兰,等.中华实验和临床病毒学杂志,2012,26(3):205
3 韦 勇,等.中华医院感染学杂志,2011,21(19):3984

(七)巨细胞病毒感染

李旭芳等[1]建立鼠巨细胞病毒(MCMV)播散性感染模型,并设模拟感染小鼠作为对照,检测IL-1β和IL-18表达水平,结果:肝组织病毒滴度于MCMV感染后3天升高,其后迅速减低,感染2周内肺组织中未检测到病毒,而唾液腺组织病毒滴度呈逐渐增高趋势;与模拟感染对照组比较,播散性感染组感染后3天脾细胞中前半胱氨酸蛋白酶(pre-caspase)-1和半胱氨酸蛋白酶-1的表达明显升高(相对吸光值均$P<0.01$);同时,血清IL-1β和IL-18水平升高达峰值(均$P<0.01$)。张玲等[2]对170例高胆红素血症新生儿和100例健康新生儿血清标本抗HCMV-IgG和IgM及血清总胆红素(TBIL)进行检测分析,结果高胆红素血症患儿血清HCMV-IgG、IgM阳性率分别为57.6%和13.5%,正常对照组为42.0%和3.0%,差异均有统计学意义(P>均<0.05);单个核细胞DNA和血浆游离DNA阳性率分别为86.9%和13%,差异有统计学意义。朱宏斌等[3]观察共37例应用不同剂量更昔洛韦(GCV)治疗新生儿先天性症状性巨细胞病毒(CMV)感染患儿临床疗效和不良反应,将其分为高剂量治疗组($n=19$)和低剂量治疗组($n=18$)(其高剂量治疗组予GCV的剂量为:诱导治疗每次7.5 mg/kg,维持治疗每次10 mg/kg;低剂量治疗:诱导治疗每次5 mg/kg,维持治疗每次5 mg/kg),结果:高剂量治疗组CMV-IgM和CMV-DNA转阴率分别为89.5%和73.7%;低剂量治疗组CMV-IgM和CMV-DNA转阴率分别为83.3%和77.8%,两组比较差异无统计学意义;低剂量治疗组中性粒细胞减少、贫血、血小板减少发生率低于高剂量治疗组,两组比较差异有统计学意义($P<0.05$)。刘小宁等[4]分析60例小儿巨细胞病毒(CMV)感染患儿的血液学改变情况:28例发生血液学改变,发生率为46.67%,其中轻度贫血10例,中度贫血5例,重度贫血3例,粒细胞减少症21例,血小板减少症2例,全血细胞减少1例,血小板增多(>300×10^9/L)26例,异常淋巴细胞>10% 5例;骨髓象异常6例;感染组贫血率为30.00%,明显高于对照组的6.67%($P<0.05$);血色素数值较对照组血色素明显减低($P<0.05$)。卢立党等[5]对350例新生儿脐血进行CMV抗体IgG和IgM检测,结果共检测出CMV抗体IgG阳性例数212例,IgM阳性例

数 17 例,IgG 阳性组患儿在 0、1、3 月龄时的尿 CMV-DNA 水平>上限的分别为:41、33、40 例;IgM 阳性组患儿在 0、1、3 月龄时的尿 CMV-DNA 水平>上限的分别为:8、4、3 例。郭红等[6]对 168 例孕妇进行超声扫描及血清学检查胎儿巨细胞病毒感染情况:其中 26 例胎儿感染巨细胞病毒,胎儿巨细胞病毒感染的发生率为 15.48%;超声发现异常 9 例,异常率为 34.62%,血清中 CMV-IgM 阳性 14 例,阳性率为 53.85%,差异有统计学意义($P<0.05$)。

(刘亚允　李成忠)

参 考 文 献

1 李旭芳,等.中国免疫学杂志,2012,28(5):449
2 张 玲,等.中国病原生物学杂志,2012,7(7):537
3 朱宏斌,等.中华实验和临床病毒学杂志,2012,26(1)57
4 刘小宁,等.中华医院感染学杂志,2012,22(4):733
5 卢立党,等.中华医院感染学杂志,2012,22(5):956
6 郭 红,等.中华医院感染学杂志,2012,22(8):1596

(八) 腺病毒感染

程淼等[1]建立腺病毒 3 型(HAdV-3)感染 Hep-2 细胞模型并观察中药雄黄对 HAdV-3 感染 Hep-2 细胞病变的抑制作用,结果:雄黄纳米微粒 TC_{50} 值为 0.649 μg/ml;预防、治疗及直接灭活给药方式均可减轻 HAdV-3 感染 Hep-2 细胞的 CPE 程度,其抗 HAdV-3 的半数有效浓度(IC_{50})分别为 0.255 μg/ml、0.142 μg/ml、0.117 μg/ml,治疗指数(TI)分别为 2.55、4.57 和 5.55,雄黄纳米微粒对 HAdV-3 感染 Hep-2 细胞 CPE 的抑制作用存在着明显的量效关系。

(刘亚允　李成忠)

参 考 文 献

1 程 淼,等.中华实验和临床病毒学杂志,2011,25(6):416

(九) EB 病毒感染

郭庆伟等[1]通过构建 Zta 基因真核表达载体探讨 EBV 立刻早期蛋白 Zta 基因对 Daudi 细胞周期的影响及其可能机制,结果转染 Zta 基因可抑制 Daudi 细胞的增殖,并促进 Daudi 细胞由 G_0/G_1 期[(30.0±3.4)%]向 S 期[(47.7±1.1)%]的转化。同时转染 Zta 基因可下调 Rb 的表达、上调 E2F-1、p21 的表达。郭毅等[2]研究 EB 病毒核抗原(EBNA)3C 对 Gemin3 基因表达的影响,结果显示:Gemin3 基因的表达随着 EBNA3C 表达量的增加而增加,呈剂量依赖性,在 EBNA3C 基因敲减细胞中 Gemin3 的表达减少。刘宏等[3]报告酷似猫抓病 EB 病毒感染性淋巴结炎 1 例。王慧燕等[4]对 51 例传染性单核细胞增多症(IM)患儿和 146 例正常对照儿童血浆 sHLA-G 水平以及 86 例 IM 患儿及 30 例正常对照儿童的外周血淋巴细胞亚群水平进行比较分析,结果 IM 组血浆 sHLA-G 水平 130.30(77.28~217.23)U/ml,明显高于对照组的 19.82(6.39~44.90)U/ml,检验差异有统计学意义($Z=-9.472$, $P<0.01$);EBV 感染 IM 组血浆 sHLA-G 水平与 CD_3^+、CD_4^+、CD_8^+、CD_4^+/CD_8^+、CD_{16+56}^+以及 CD_{19}^+细胞表达率间均无明显相关性。柳文菊等[5]应用 ELISA 法检测 1 062 例 EB 病毒感染患儿的血清标本,同时用荧光探针 PCR 法检测患儿咽拭子标本,结果显示:EBV-DNA 阳性率为 46.61%,EBV-IgM 阳性率 6.78%,两者比较,差异有统计学意义($P<0.01$);EBV-DNA 各年龄段分组检测中≤1、2~3、4~7、8 至 16 岁组患儿 EBV-DNA 阳性率分别为 21.05%、40.91%、65.71%、50.00%,≤1 岁的婴儿阳性率最低,与其他组比较,差异有统计学意义($P<0.05$)。汪光蓉等[6]采用化学发光免疫分析法检测 228 EB 病毒感染患儿的血浆样本中 VCA-IgM、EA-IgG、EB-NA-IgG、VCA-IgG 的含量,结果检出率分别为 84.65%、20.61%、25.88%、76.75%,差异具有统计学意义($P<0.05$);不同年龄段儿童 VCA-IgM的检出率差异有统计学意义($P<0.05$),初次感染的年龄段主要集中在 0~3 岁组。

(刘亚允　李成忠)

参 考 文 献

1 郭庆伟,等.中华血液学杂志,2012,33(1):47
2 郭 毅,等.中国医科大学学报,2012,41(6):497
3 刘 宏,等.中华血液学杂志,2011,32(12):813
4 王慧燕,等.中华医院感染学杂志,2012,22(5):901
5 柳文菊,等.中华医院感染学杂志,2012,22(15):3219
6 汪光蓉,等.中华医院感染学杂志,2012,22(15):3430

(十) 呼吸道合胞病毒感染

田曼等[1]对抗菌肽 LL-37 抑制呼吸道合胞病毒复制的核心功能区的研究结果显示:根据 LL-37 合成的 N-端短肽不具有抑制 RSV 复制的功能($P>0.05$),但不同区段的 C-端短肽可不同程度地抑制 RSV 的复制($P<0.05$ 或 $P<0.01$);LL-37 可诱导趋化因子 IL-8、RANTES 和 MCP-1 的表达($P<0.05$),但 C 端短肽 P6 对上述趋化因子的表达没有影响($P>0.05$)。万春杰等[2]对过氧化物酶体增殖物活化受体 γ(PPARγ)激动剂体外抗呼吸道合胞病毒(RSV)感染作用的研究结果显示:5~25 μmol/L15-脱氧前列腺素 J2(15 d-PGJ_2)和 10~50 μmol/L 罗格列酮干预的 A549 细胞未显示明显 CPE,四甲基偶氮唑蓝(MTT)比色法也显示以上浓度范围 15 d-PCJ_2

和罗格列酮的 A 值明显高于 RSV 感染组($P<0.01$)，但两种药物相比差异无统计学意义。15 d－PGJ_2 和罗格列酮最适浓度分别为 5 μmol/L 和 10 μmol/L。

（刘亚允　李成忠）

参 考 文 献

1　田　曼，等.中华实验和临床病毒学杂志，2011，25(5)：355

2　万春杰，等.中华实验和临床病毒学杂志，2011，25(6)：480

（十一）病毒性肝炎

1. 甲型肝炎

周莉薇等[1]采用分层随机抽样法在宁夏 10 个县(区)对 10 个年龄组采集血标本 1 209 份，采用 ELISA 方法检测抗－HAV IgG 抗体，甲肝抗体总阳性率为 89.25%，中卫市最高为 100%，固原市最低 78.33%；人群中≥35 年龄段最高为 93.70%，7～14 岁最低为 84.29%。朱奕奕等[2]用分层整群随机抽样的方法，以上海市 0～18 岁人群为研究对象共 2 431 名，HAV IgM 抗体均为阴性，甲肝总抗体阳性为 1 483 名，阳性率为 61%，随年龄增长，总抗体阳性率有下降趋势，有疫苗接种史的儿童和青少年抗体阳性率显著高于无接种记录的对象，经常食用凉拌菜、集体单位非分餐进食和内镜检查是发生 HAV 感染的危险因素。杨金芝等[3]报道贵阳地区 2008 年一起甲肝暴发流行的调查分析结果，某地由桶装水引起的甲肝暴发流行 233 例，因防控措施实施不够严谨引起小溪下游另一地甲肝暴发流行 168 例。郑惠惠等[4]成功建立甲肝病毒(HAY)特异性 TaqMan 荧光定量 PCR 检测方法，具有特异、灵敏、快速等优点。

（陈姬秀）

参 考 文 献

1　周莉薇，等.宁夏医学杂志，2012，34(7)：628

2　朱奕奕，等.中华传染病杂志，2012，30(5)：283

3　杨金芝，等.贵州医药，2011，35(12)：1145

4　郑惠惠，等.中华实验和临床病毒学杂志，2012，26(2)：142

2. 乙型病毒性肝炎

(1) 病原学：彭国平等[1]成功构建了 HBV S 基因与抗鼠细胞毒性 T 淋巴细胞相关抗原－4(CTLA－4)单链抗体 ScFv4F10 的真核表达质粒载体 pSect2/S－ScFv4F10，其表达的蛋白与 CTLA－4 抗原具有一定的亲和活性。陈媚娟等[2]制备 1.3 拷贝 C 基因型 HBV 转基因小鼠，1.3 拷贝 C 基因可以在上述制备成功的 C 型 HBV 转基因小鼠体内复制和表达，并且可以遗传给下一代，为乙型肝炎的防治提供较好的动物模型。李越等[3]以 HepG2 细胞来源的 cDNA 为模板，PCR 扩增获得乙型肝炎病毒 e 抗原结合蛋白 1(HBEBP1)基因，构建酵母表达载体 pGBKT7－HBEBP1，成功表达乙型肝炎病毒 e 抗原结合蛋白 1(HBEBP1)，为研究 HBEBP1 蛋白的生物学功能奠定了基础。胡新根等[4]对 130 例 SPF 级乙型肝炎转基因小鼠和 30 例同龄正常 C57BL/6 小鼠肝组织进行免疫组织化学染色、HE 染色和浸银染色分析，发现 C57－TgN(HBVadr2.0)SMMU“3 号”品系乙肝病毒全基因组转基因小鼠肝脏产生类似慢性无症状 HBV 携带者的病理学变化，病理改变与病毒蛋白表达无相关性，与小鼠月龄呈正相关性。陈阳述等[5]建立稳定、高灵敏度化学发光 Southern 印迹检测系统，检测 HBV(ayw)转基因小鼠肝脏及其他组织的 HBV 复制水平，发现第 27 代 HBV(ayw)转基因小鼠染色体含有稳定的 HBV 基因整合，为复制型 HBV 转基因小鼠。尤玉琴等[6]成功制备出体内有复制表达而且可以传代 YMDD 耐药突变株 HBV 的转基因小鼠。吴龙飞等[7]高效表达并获得高纯度的乙型肝炎病毒剪接蛋白(hepatitis B splicing protein，HBSP)，成功构建 HBSP 重组表达载体 pET－43－HBSP－StrepⅡ及对照载体 pET－43－StrepⅡ，在大肠杆菌中可高效、可溶性表达并获得高纯度的 HBSP 融合蛋白及对照蛋白，为 HBSP 功能研究打下良好基础。朱蕾等[8]设计合成 2 条 miR－122 的反义寡核苷酸(anti－miR－122，LNA－anti-miR－122)、hsa－miR－122 以及阴性对照 anti－GFP，脂质体介导转染 HepG2.2.15 细胞，研究发现 miR－122 可调节乙型肝炎病毒 HBsAg、HBeAg 表达。张卿等[9]构建 HBV X 基因重组表达质粒，通过电穿孔和脂质体法转染人正常肝细胞 L02 细胞，研究发现 HBV X 基因真核表达载体 pHBx－IRES2－EGFP 通过电穿孔法转染 L02 细胞较脂质体法有明显较高的转染效率和更高的目的基因的表达，HBV X 基因诱导了 L02 细胞中 CⅡTA 和 HLA－DR 的表达。罗莉等[10]以包含 HBV 全长基因组的野生型质粒 pUC－HBV1.0 为模板，用定点突变技术构建 HBx 基因缺失突变质粒 pUC－HBV1.0.X7，研究发现 HBx 缺失虽然不影响细胞核 HBV cccDNA 的合成，但是它能下调细胞质 HBV DNA 的复制和 pgRNA 的转录。揣侠等[11]成功构建了 4 种不同结构的 pCS－HBV1.3 质粒，4 种质粒 HBVS 抗原与 e 抗原在体内外的表达趋势一致，即乙肝抗原表达水平在正向插入的转基因质粒中高于反向插入；HBV 抗原表达水平还与载体序列中 RRE 调控元件和 cPPT 调控元件前的基因序列长度有关。

（2）流行病学：郑英等[12]调查发现在广东部分高校大学生存在着较高的"隐匿性"或"窗口期"HBV感染率。对HBsAg阴性人群（尤其是血清标志物全阴的人群）的最有效的乙型肝炎病毒预防是接种乙型肝炎病毒疫苗，使其产生抗-HBs，从而预防HBV感染。王莉莉等[13]报道青岛地区HBV基因型以c型为主，未经治疗的慢性乙型肝炎患者存在YMDD自然变异株，未发现HBV基因型与YMDD自然变异及疾病进程相关。李美兰等[14]调查了云南大理白族人群乙型肝炎的流行情况及流行模式，并对其基因分型进行初步探讨，发现该地区乙型肝炎流行模式以"小三阳"为主，基因分布以B型居多，C型次之。黄象艳等[15]研究发现抗-HBe单项阳性患者中存在隐匿性HBV感染和HBsAg血清学漏检情况，后者不仅与前s/s区突变有关，而且与外周血中HBsAg低水平也有一定关系。张燕等[16]调查发现HBsAg阴性供血浆人群中存在隐匿性乙型肝炎病毒感染（OBI）者，四川供浆人群中OBI感染率为0.010 6%，低于现有报道的我国无偿献血者的OBI感染率；按照现行要求采用ELISA法检测原料血浆，灵敏度较低的国产试剂检测HBsAg的残余风险高于进口试剂。纪勇平等[17]报道我国无偿献血中存在较高比例的隐匿性乙型肝炎感染，且不同地区的基因型与突变情况存在差异。

（3）发病原理及病理：王婵娟等[18]采用微卫星DNA聚合酶链反应分析IL-10基因启动子区IL-10.G和IL-10.R两个STR位点在贵州彝族、瑶族及汉族人群中的分布，发现IL-10.G、IL-10.R位点多态性在贵州少数民族（彝族、瑶族）以及汉族中有不同的分布，IL-10.G可能与人群对HBV的易感性相关。焦晓磊等[19]采用TaqMan SNP基因分型的方法对健康人群、感染HBV后自愈人群、HBV持续感染人群进行IL-28B基因rs8099917位点的多态性检测，发现IL-28B基因rs8099917位点与HBV感染后病毒自然清除可能不存在关联性，对慢性肝病进展的影响有待大样本深入分析。郑瑞丹等[20]研究发现HBV感染者甘露糖结合蛋白（MBP）MBP基因第54号密码子突变GGC/GAC基因型频率和GAC等位基因频率与HBVDNA载量无明显关系，而与慢性HBV感染进展有关。戴福宏等[21]采用稳态模型评估的胰岛素抵抗指数（HOMA-IR）判定胰岛素抵抗（IR），发现在慢性HBV感染诱导的轻度肝脏炎症者中胰岛素抵抗（IR）发生率高，可能与肝功能损害和BMI相关，但与HBV DNA载量无关。张静等[22]建立了检测微小RNA（microRNAs，miRNAs）的RNA DNA嵌合探针液态芯片（xMAP）法，检测外周血单个核细胞（PBMC）中miRNA-191、-223、-222、-145、-21、-31、-126、-20a、-372的表达水平，该法检测miRNA特异性强、准确度高、重复性好，适合大通量临床检测；miRNA的检测可为HBV感染的慢性化进展机制提供一个新的研究线索。王经伟等[23]采用ELISA法检测慢性乙型病毒性肝炎（CHB）患者血清趋化因子IFN-γ诱导蛋白10（IP-10）、正常T细胞表达分泌的活化调节因子（Rantes）表达水平及还原型谷胱甘肽（GSH）、氧化型谷胱甘肽（GSSG）水平，发现趋化因子和氧化应激相互作用，参与慢性乙型病毒性肝炎的发生和发展。杨湛等[24]研究发现慢性HBV感染者程序性死亡因子1（PD-1）PD-1基因拷贝数及其mRNA表达在不同临床表现的人群中的分布存在差异，PD-1基因多拷贝的慢性HBV携带者值得长期随访。冯霞等[25]观察了不同类型HBV感染人群T细胞对HBV抗原蛋白免疫应答的差别及特征，发现急性乙肝、慢性乙肝和既往感染者对HBcAg的T细胞免疫反应为主，而携带者以HBeAg的T细胞免疫反应为主。刘映霞等[26]应用流式细胞术和RT-PCR方法检测乙型肝炎患者自然杀伤（NK）细胞表面NKG2D受体差异表达，发现乙型肝炎患者NK细胞NKG2DmRNA表达水平与其对应的血清中HBV DNA水平分别呈负相关，急性乙型肝炎（AHB）、慢性乙型肝炎（CHB）NK细胞NKG2D蛋白表达量与血清HBVDNA水平呈负相关。杨波等[27]应用流式细胞术检测慢性乙型肝炎患者外周血Th17细胞频率，实时荧光定量PCR检测外周血单个核细胞（PBMC）中IL-17mRNA表达，免疫组织化学检测肝组织内IL-17细胞表达，ELISA检测血清IL-17水平，发现Th17细胞与其分泌的细胞因子IL-17可能促进了CHB肝脏损伤及其HBV相关ACLF的发生和发展，并且其水平越高可能预示患者短期预后越差。尹志农等[28]采用SnaPshot法检测乙型肝炎患者ApoAI-75Mspl、ApoB-Msp1、ApoCllI-Sst1、LRP5、ApoE基因多态性，发现ApoAI-75Msp1、ApoE基因多态性与乙肝血清标志物不同模式有相关性，ApoCIII-Sstl、ApoB-Msp1、LRP5与乙肝血清标志物不同模式无相关性。石翠翠等[29]报道HBV对细胞因子（IL-12/IL-18，IL-18/IFNα）活化的NK细胞分泌IFNγ无直接的抑制作用，CpG寡脱氧核酸能促进pDC诱导的NK细胞产生IFNγ，而HBV对pDC诱导的NK细胞分泌IFNγ具有显著的抑制作用；HBV并不影响pDC介导的NK细胞表面活性分子的表达，也不影响pDC介导的NK细胞对K562靶细胞的杀伤毒性以及NK细胞内穿孔素和颗粒酶的含量。宓余强等[30]报道肝脂肪变影响CHB患者肝组织内HBsAg、HBcAg的表达，随肝脂肪变的出现及加重，HBsAg、HBcAg表达及肝组织损伤程度均呈下降趋势。张琴等[31]探讨沉默肝X受体α(liver X receptor α,LXRα)基因对HepG2.2.15细胞脂质代谢相关基因表达的影响，成功构建了shLXRα质粒并转染HepG2.2.15细胞，HBx对脂代谢的调控可能部分通过LXRα/SREBP-lc/FAS途径实现。陈娟等[32]将质粒pIRES2-eGFP-HBX转染入HepG2细胞中，建立表达HBX的HepG2/HBx细胞模型，发现HBx-LXRa-SREBP-1/FAS通路可能参与了调节脂质代谢相关基因的转录和表达，可能是引起肝细胞脂肪变发生的重要分子机制之一。陈娟等[33]将质粒pIRES2-eGFP-HBx瞬时转染入HepG2细胞中，建立表达HBx的细胞模型(HepG2-HBx)，发现HBx通过上调HBx-LXRα-SREBP1/FAS通路脂质合成相关基因表达，可能增加HepG2-HBx细胞对外界脂代谢紊乱因素的易感性，从而增加油酸钠诱导HepG2细胞脂质沉积。蔡园等[34]采用原代小鼠肝细胞为研究系统，用野生型HBV质粒(pHBV)和HBx蛋白表达缺失的HBV质粒(pHBV△X)分别转染细胞，发现HBx蛋白能通过调节细胞周期中各蛋白的表达，使细胞由静止期(G0)进入DNA合成前期(G1)并停滞于G1期，从而促进HBV的复制。高国生等[35]将HBV感染性克隆pHBV1.3及其启动子pHBV-Luc分别转染HepG2细胞，加入不同浓度的人痉挛性截瘫蛋白21(SPG21)蛋白，发现SPG21能够上调细胞上清液中HBsAg和HBeAg的含量，能够促进细胞内HBV核心蛋白的表达和HBV cccDNA的产生，并上调HBV启动子活性，其调节作用呈剂量依赖效应。邓浩辉等[36]探讨了乙型肝炎病毒增强子I(HBVEnhI)/X基因启动子变异与乙型肝炎病毒慢性化感染疾病谱的关系，发现HBVB基因型A1123Y变异在LC组明显高于CHB组，HCC组明显高于CHB组；A1317G变异在HCC组明显高于CHB组；HBVC基因型T1323C变异在HCC组明显高于CHB组。A1317G和T1323C变异是HCC发生的独立危险因素。过建春等[37]报道慢性乙型肝炎患者肝脏纤维化分期是其肝组织p53阳性表达的危险因素。王大刚等[38]报道乙肝患者外周血单核细胞比例升高与肝脏病变程度关系密切，可在一定程度上反映肝脏的炎症及纤维化水平。曾达武等[39]报道在免疫清除(IC)CHB中，肝组织学G分级及S分期与HBeAg水平呈负相关。结合HBeAg水平，有助于肝脏病理学变化程度的判断。杨华等[40]报道慢性乙肝肝组织CXC趋化因子3(CXCR3)及配体IFN-γ诱导蛋白-10(IP 10)CXCR3及配体IP 10的表达参与CHB患者肝脏炎症及纤维化形成，但与炎症程度的关系更密切。杨春霞等[41]分析各年龄段慢性HBV携带者肝活组织检查病理炎症分级≥G2级或纤维化分期≥S2者所占比例，在11～29岁组占26.5%，30～39岁组占39.4%，40～60岁组占58.1%，30岁以后的慢性HBV携带者炎症分级≥G2级或纤维化分期≥S2者占46.8%。应若素等[42]报道ALT/AST正常或轻度升高的慢性HBV感染者大部分肝脏均有中度以上的病理学改变；即使HBV DNA处于低水平，无论HBeAg阳性与否，也都是需要密切观察的群体。刘顺庆等[43]分析了ALT轻度升高(1～2倍正常值上限)的HBeAg阳性和阴性慢性乙肝患者肝组织病理学特点，发现HBeAg状态与肝脏病理炎症及纤维化程度无关。年龄≥40岁的HBeAg阳性患者中、重度炎症比例明显升高；不同HBV DNA水平的HBeAg阳性与阴性患者肝脏炎症分级也有差异。杨兴祥等[44]通过肝组织活检评价慢性乙型肝炎患者丙氨酸转氨酶(ALT)低于2倍正常上限(2×ULN)者的肝组织病理学特征，发现大多数有明显的肝脏炎症和不同程度的肝纤维化，建议应通过肝活检了解肝损伤程度作为评价是否具有抗病毒治疗的指征。张诤等[45]采用高脂饮食喂饲HBV转基因小鼠，成功建立慢性HBV感染合并NAFLD动物模型，为进一步研究慢性乙肝合并NAFLD发病机制、药物筛选及疗效评价等提供了可靠的实验平台。

(4)临床表现及实验检测：李春霞等[46]探讨了40岁以上HBeAg阳性和HBeAg阴性慢性HBV感染者的临床特点，发现40岁以上HBeAg阳性慢性HBV感染者多见于男性，多具有家族聚集现象，HBeAg阳性肝硬化患者所占比率较低，但HBV DNA水平较高，肝脏的炎症活动明显，病情进展可能较快。聂红等[47]探讨感染不同基因型HBV患者血清中自身抗体的存在状况及其分布特征，发现重庆地区HBV感染者基因型主要为B型和C型，以B型居多；乙型肝炎患者自身抗体阳性率较高，检出率与病程、年龄相关，而与性别、病毒基因的类型等因素无关。张小丹等[48]探讨了前S1抗原(PreS1Ag)与前S1抗体(抗-PreS1)在慢性HBV感染者中的检出情况及其临床意义，发现PreS1Ag较HBeAg更敏感的反映了HBV复制的情况，抗-PreS1可能参与了HBV的清除，预示着慢性乙型肝炎的恢复。许泼实等[49]报道慢性乙肝和肝纤维化病例的HDV感染显著增高，提示HDV感染与肝病的严重程度相关，建议对肝病患者开展血清HDV感染标志物检查，鉴别是否存在HDV重叠感染。姚碧莲等[50]报道了HBV感染不同状态下血清病毒反转录酶(RT)区准种特点和临床意义，发现慢性HBV感染过程中，免疫清除期比免疫耐受期具有更宽的HBV变异谱系，随着病程的延长和病情加重，HBV的准种趋向复杂。纪冬等[51]报道LAM治疗过程中，HBV多聚酶的反转录酶(RT)功能域 rtL229F 突变可继发于 rtM204I 突变,停用 LAM 后可逐渐回复为野生型。单独 rtL229F 突变不改变病毒的药物敏感性,与 rtM204I 突变联合后可以增强突变 HBV 的 LAM 耐药性。rtL229F 位点突变是 LAM 耐药突变的补偿突变,与 LAM 应答不佳相关,且对 ADV、ETV 及 TDF 敏感。樊蓉等[52]报道慢性乙肝患者在免疫清除期,其 HBV DNA 在短期内存在波动,其中约 25%的受试者的 HBV DNA 波动在 0.5 log IU/ml 以上;HBV DNA 波动的程度与肝脏炎症程度以及 HBV DNA 载量相关。张秀娟等[53]探讨了慢性乙肝患者经核苷(酸)类似物抗病毒治疗后出现短暂性病毒学突破与逆转录酶区基因变异的关系,发现 16 例短暂性病毒学突破者逆转录酶区可出现不同程度的核苷酸位点变异及氨基酸替换,但均未检测到核苷(酸)类似物相关的常见耐药位点的变异。叶军等[54]报道与正常对照组比较,慢性乙肝患者、HBV 携带者 $CD_4^+CD_{25}^-CD_{127}^-$ T 细胞均显著升高,HBV DNA 阳性患者 $CD_4^+CD_{25}^-CD_{127}^-$ T 细胞显著低于 HBV DNA 阴性患者,与治疗前比,慢性乙肝患者干扰素治疗 12 周后 $CD_4^+CD_{25}^-CD_{127}^-$ T 细胞显著降低。谢婵等[55]报道慢乙肝患者血清免疫球蛋白、CRP、C3、C4 和 CH50 可以反映肝脏炎性活动状态,使用核苷类抗病毒药物后免疫球蛋白及 HBV DNA 较治疗前下降,补体系统较前回升,在第 4 周时差异有统计学意义;HBV DNA 的水平与 C3 呈负相关,HBeAg 定量与 C3 呈正相关。赵学辉等[56]对 33 例 CHB 患者采用恩替卡韦抗病毒治疗过程的不同时期,采用 ELISA 法检测其外周血 IL-2、IL-6、IL-10、IFNγ 和 TNF-α 水平,证实上述细胞因子可能参与 CHB 病理过程,并与肝炎的病情变化密切相关,抗病毒过程中检测其血浆浓度有助于了解机体免疫情况,评价抗病毒药物疗效。孙树梅等[57]报道巢式 PCR 联合焦磷酸测序的方法监测乙肝病毒变异同巢式 PCR 联合 Sanger 测序相比,有更好的灵敏性,尤其是在低病毒拷贝数时,差异明显,这对于临床提早发现耐药突变株,指导临床及时更换用药有重要意义。刘彦辰等[58]建立一种 HBV 耐药突变的反向杂交检测方法,该方法可以对 HBV 拉米夫定、阿德福韦和恩替卡韦耐药突变同时进行检测,是一种简便、快速、灵敏的分析方法,但部分探针的特异性有待进一步提高。对于 180/181、202/204 这 4 个位点的探针,杂交会相互干扰,通过组合距离较近的 2 个位点的密码子的各种形式来设计探针,可能有助于取得更好的结果。陈爱英等[59]建立了一种高效、准确的 HBV 基因分型及核苷类药物相关耐药突变位点分析的新方法,发现乙型肝炎病毒 P 基因片段测序可能是一种新型乙型肝炎病毒分型方法。同时,该方法还可对核苷类药物相关耐药突变进行分析,为乙型肝炎临床治疗提供依据。姬粉芝等[60]报道核苷(酸)类似物(NUCs)用药史与 rtA181 突变模式有一定关系,应用多种 NUCs 的患者,易出现多位点突变和多重耐药。加或换恩替卡韦干预治疗的疗效好于加用替比夫定方案。王嫣等[61]分析了乙肝病毒(HBV)反转录酶(RT)区 YMDD 功能域新变异 rtM204Q 的表型特点,发现该变异在一定程度上抑制病毒复制力,对 LAM 的敏感性降低,提示这可能是一个新的 LAM 耐药相关变异。刘佳慧等[62]鉴定经核苷(酸)类似物序贯治疗的慢性乙肝患者 HBV 反转录酶(RT)区的新变异 rtA181C,并分析其表型耐药特点,发现长期核苷(酸)类似物序贯治疗可引起多重耐药;rt181 位点新的变异 rtA181C 与 ETV 长期用药有关,可能是新的 ETV 耐药变异位点。李韦杰等[63]研究发现慢性乙肝患者肝组织 HBV cccDNA 载量与血清 HBsAg 定量水平相关,结合血清 HBV DNA 定量检测,可以更全面的反映 HBV 的复制水平,评价抗病毒疗效。李莹等[64]报道 HBV 总 DNA(tDNA)、HBV cccDNA、HBsAg 在慢性乙型肝炎(CHB)、乙型肝炎肝硬变(LC)、肝细胞癌(HCC)患者呈逐渐降低趋势,HBsAg 定量与外周血 HBVtDNA、肝组织 HBVtDNA 及肝组织 HBVcccDNA 有关。陈建山等[65]研究证实,慢性 HBV 感染者肝细胞内 cccDNA 可出现核苷(酸)类药物耐药变异,且肝组织内的 cccDNA、松弛环状 DNA(rcDNA)耐药变异株与血清中的 rcDNA 耐药变异株不完全一致。李忠斌等[66]报道在经核苷(酸)类似物治疗的慢性乙肝患者血清中 HBV DNA 产生耐药突变的情况下,PBMCs 中 HBV cccDNA 仍以原始野生株为优势种群,推测 PBMCs 可能是体内 HBV 野生株的"存储库"。陈永鹏等[67]探讨了瞬时弹性扫描(TE)诊断慢性乙型肝炎(CHB)肝纤维化状态的临床价值,发现 TE 可较准确预测 CHB 患者肝纤维化严重性及 Child-Pugh 等级,肝脏弹性值(LSM)≥10.8 kPa 的患者应考虑抗病毒治疗。

(5) 治疗

李佳琳等[68]报道 α-酮酸联合低蛋白饮食治疗慢性乙肝并发慢性肾脏病(CKD)能有效地改善慢性乙肝并发 CKD 患者的血白蛋白水平,降低患者尿蛋白量。随访期间未见不良反应。徐京杭等[69]比较拉米夫定-干扰素序贯治疗与拉米夫定单药治疗 HBeAg 阳性慢性乙肝患者的疗效和安全性,发现两者对 HBeAg 阳性慢性乙肝患者疗效相似,但序贯治疗可减少病毒变异。马晓军等[70]报道 LAM 与 ADV 初始联合治疗,相比单药或 48 周后的优化治疗,能取得更好的病毒学应答,更高的 HBeAg 血清学转换率及更低的

HBV耐药发生。李小溪等[71]比较了ADV及LdT单药治疗慢性乙型肝炎和肝硬化患者对肾脏功能的影响,52周时,ADV和LdT组患者CR较基线变化平均值分别为+0.05和−0.12 mg/dl,eGFR较基线变化中位数分别为−4.09和+18.32 ml·min^{-1}·1.73 m^{-2},基线肾功能轻度受损的患者中,ADV组有37.50%在52周时上升至大于90 ml·min^{-1}·1.73 m^{-2},LdT组有92.31%上升至大于90 ml·min^{-1}·1.73 m^{-2};ADV组eGFR≥90 ml·min^{-1}·1.73 m^{-2}患者比例由基线的82.61%降至52周的78.26%,而LdT组则由基线的76.36%升至52周的94.55%。陈曦等[72]比较LdT和ETV治疗HBeAg阳性的CHB的疗效,治疗192周时LdT组和ETV组治疗结束时应答率及持续应答率为43.3%对16.7%、36.7%对10.0%;达到停药标准LdT组平均治疗时间为167.2周,费用28 089.6元,而ETV组平均治疗时间为186.4周,费用50 887.2元。谢榕等[73]报道替比夫定对初治HBeAg阳性、阴性CHB患者疗效佳、安全性好。12周、24周HBeAg下降幅度可作为2年血清学转换预测指标。徐京杭等[74]比较了马来酸恩替卡韦(B组)和恩替卡韦(A组)治疗HBeAg阴性慢性乙肝患者的疗效及安全性,治疗48周时A组和B组HBV DNA不可测(HBV DNA水平低于20IU/ml)率分别为69.23%和80.65%,ALT复常率分别为:96.00%比83.8%。不良事件发生率为:22.22%和9.38%。吴仲文等[75]观察到对核苷(酸)类似物治疗产生较好应答反应且伴有血清HBsAg效价明显下降的HBeAg阳性CHB患者,在核苷(酸)类似物抗病毒治疗基础上序贯聚二乙醇干扰素-α-2a(Peg-IFN-α-2a)治疗48周能有效促进血清HBsAg下降,并出现血清HBsAg消失的现象。李茂英等[76]检索1990年至2011年8月1日PubMed、OVID、EMBASE、万方数据库、CNKI、维普全文数据库等,纳入Peg-IFN单用及联合NAs治疗慢性乙肝的随机对照临床试验,对符合纳入标准的12个试验通过固定效应模型或随机效应模型进行荟萃分析,结果发现治疗结束时,Peg-IFN联合NAs治疗可提高慢性乙肝患者生物化学应答率及病毒学应答率,且Peg-IFN联合阿德福韦酯治疗组的HBeAg阴转率高于单药治疗组。朱月永等[77]探讨聚乙二醇化干扰素(PEG-IFNα 2a)治疗HBeAg阳性慢性乙肝(CHB)患者过程中预测HBsAg消失的相关因素,65例HBeAg阳性CHB患者中7例HBsAg消失。HBsAg的消失与治疗12周时HBeAg水平有关,与治疗24周时HBeAg水平高度相关,与12周或24周时HBsAg<250 IU/ml相关,与12周时HBVDNA阴转相关,而与24周时HBVDNA是否阴转无关。徐严等[78]研究提示Peg-IFN-α-2a抗病毒治疗早期应答不佳的患者可通过延长疗程至72周或联合恩替卡韦、阿德福韦酯等核苷(酸)类似物进行个体化治疗,可明显提高SVR率并降低HBsAg水平。洪美珠等[79]建立了可用于预测干扰素α治疗慢性乙型肝炎持久完全应答情况的评分量表,敏感度与特异度分别为78.8%及80.60%,优势比为15.25。该评分量表的预测性能好,便于临床使用。借助这个评分量表,专科医师可以制订出既有循证医学证据又兼顾个体特征的个体化治疗决策。张艳丽等[80]研究证实慢乙肝干扰素α治疗后,生化和病毒应答与浆样树突状细胞(pDC)频率和功能增强相关,而髓样树突状细胞(mDC)频率及功能的降低与IFN治疗后无生化和病毒应答相关。陈楚明等[81]探讨了IL28B基因单核苷酸多态性位点(SNP)rs12979860和rs8099917与e抗原阳性慢性乙型病毒性肝炎患者对干扰素治疗应答反应性的关系,发现SNP rs8099917可能与e干扰素治疗应答存在相关性,等位基因G可能预示着干扰素治疗的成功应答,该位点基因型检测对于接受干扰素治疗的慢性HBV感染者可能有一定的疗效预测价值。田小利等[82]研究证实血清趋化因子CXCL9表达水平较高的患者经Peg-IFN治疗后病毒学应答率较高,可能有利于指导慢性乙型肝炎患者的个体化用药。陈学福等[83]探讨Peg-IFN-α治疗慢性乙型肝炎期间甲状腺疾病发生情况及其临床特点,发现Peg-IFN-α治疗慢性乙型肝炎可引起甲状腺疾病。女性、TPOAb及TgAb阳性患者发生甲状腺疾病的风险增高。张爱民等[84]证实Peg-IFN-α-2a治疗慢性乙型肝炎可导致甲状腺功能异常,需定期监测甲状腺功能,对甲状腺功能异常的积极治疗可以保证干扰素治疗的继续进行,而随着干扰素治疗的结束,甲状腺功能可以恢复正常。李秀梅等[85]研究了抗乙肝病毒新药Bay41-4109在HBV转基因小鼠体内的药效学作用,发现Bay41-4109可有效抑制HBV转基因小鼠肝组织HBcAg表达,且效果优于拉米夫定。Bay41-4109是一种安全性较好的抗乙肝新药,其作用机制不同于拉米夫定。汤紫荣等[86]探讨细胞因子诱导的杀伤细胞(CIKs)治疗对乙肝病毒(HBV)的抑制作用及其机制,发现CIK细胞治疗慢性乙肝安全性好,能抑制HBV复制,其机制部分是通过提高pDCs频率实现的。管世鹤等[87]基于低密度cDNAMacroarray技术筛选出差异表达的干扰素抗病毒基因,发现HBV及其抗原成分的复制和表达影响着IFN-α抗病毒蛋白的表达;HBV通过抑制IFN-α抗病毒蛋白的表达而发挥拮抗IFN-α的抗病毒活性。吴珺等[88]探讨肝细胞的Toll样受体(TLR)信号途径及其诱导的抗病毒

免疫应答,实验发现小鼠原代肝细胞有独特的 TLR 信号途径,并能通过 TLR 配体的激活产生抑制 HBV 复制的效应。这一发现对于制定基于 TLR 的抗肝脏靶向性病毒的治疗措施有指导意义。向维等[89]以不同浓度($10^{-2}\sim10^{4}\mu g/ml$)彩虹明樱蛤多糖(MIP)作用于体外培养的 HepG2.2.15 细胞,MIP 在 $10^{-2}\sim10^{2}\mu g/ml$ 浓度范围内,对 HepG2.2.15 细胞无毒性作用,5 对 HBsAg、HBeAg、Pre-S1Ag 及 HBV DNA 均有一定抑制作用,相应的治疗指数分别为 129、28、20 和 83。范巧云等[90]研究扇贝多糖抗鸭乙肝病毒(DHBV)的作用,发现扇贝多糖 150、300 $mg\cdot kg^{-1}$ 剂量组于用药后 5 天、10 天,与给药前比较,血清 DHBV DNA 水平明显降低。李岩等[91]以拉米夫定为对照,浓度梯度金丝桃素作用于 HepG2.2.15 细胞研究金丝桃素对 HBV 复制的影响,发现金丝桃素能有效抑制 HBV 复制及抗原合成,在实验范围内对 HepG2.2.15 无明显毒性作用,且与传统核苷类化合物具有不同的抗 HBV 靶点。柯晓煜等[92]报道热休克蛋白 90(HSP90)参与肝细胞内转化生长因子(TGF)β 信号通路的活化,其抑制剂 17-AAG 能够抑制 HBV 的复制与蛋白表达,但该抑制作用与 TGF-β 信号通路活化无关。解冰等[93]构建含有 6 个拷贝 D 型 CpG 寡脱氧核苷酸(CpG ODN)的质粒 pKO-CG6,将该质粒以及载体 pKO 分别刺激健康人及 HBV 感染者的外周血单核细胞(PBMC),进一步将重组 HBsAg 分别联合这两种质粒免疫小鼠,实验发现含有多拷贝 D 型 CpG ODN 的质粒能有效激活 HBV 感染者的 PBMC,并增强 HBsAg 在小鼠体内的免疫原性。

(6) 预防:周瑾等[94]前瞻性分析 1 355 名 HBsAg 阳性孕妇母婴传播情况,发现新生儿经严格的主-被动联合免疫后,仍存在 HBV 的宫内感染。其中母亲为 HBeAg 阳性者及 HBVDNA 高复制水平者的宫内感染率明显增高;宫内感染是导致 HBV 母婴传播免疫阻断失败的主要原因。张焕珠等[95]对上海市黄浦区 1986 年出生并接种乙肝疫苗的新生儿进行隔年随访,观察血源乙型肝炎(乙肝)疫苗免疫的长期效果。随访队列 23 年间共计采集血液标本 5 993 份,抗-HBs 阳性率随免疫时间延长逐渐下降,抗-HBc 各年阳性率平均值在 1.87%上下波动;HBsAg 阳性率波动保持在 1.00%以下。黎健等[96]了解上海市新生儿接种重组酵母乙型肝炎(乙肝)疫苗后的低(无)应答情况,其中无应答率为 1.86%,低应答率为 15.14%,男性、13~18 月龄、早产、接种 5 μg 疫苗和母亲 HBsAg、HBeAg 双阳性婴儿的免疫应答水平较低。姚晴青等[97]对重组乙肝疫苗的长期有效性进行研究,发现重组乙肝疫苗(酿酒酵母)免疫后 13 年仍具有保护性,母亲乙肝感染长期影响着其子女处于较高的 anti-HBs 水平。钱福初等[98]了解湖州地区乙肝疫苗免疫失败儿童病毒 S 基因型变异情况,29 例样本中测序结果显示,B 基因型 26 例,C 基因型 3 例,9 例样本在 S 区“a”决定簇发生变异,变异主要存在“a”决定簇内 127、129、131、133、141、142、144 等氨基酸位点。张丽等[99]按照多中心研究方法,以北京、山东、江苏、广西 4 省(区市)为研究现场,分析早产儿和足月儿乙肝疫苗(HepB)抗体免疫应答,发现早产儿和足月儿 HepB 免后抗体应答无明显差异,可以按照相同的 HepB 免疫策略进行接种。张丽等[100]以山东、江苏、上海、广西、北京 5 省(自治区、直辖市)为研究现场,比较新生儿接种 5 μg 和 10 μg 重组酵母乙肝疫苗后抗-HBs 血清应答状况,发现新生儿使用 10 μg HepB-HP 初免抗体应答优于 5 μg HepB-SC。陈建伟等[101]对 12 例乙肝病毒感染男性患者和 11 例血清乙肝表面抗原阴性健康男性同时进行精子染色质扩散试验与精液常规参数检测,发现乙型病毒感染不仅对精液的常规参数造成不同程度的影响,对精子 DNA 也会造成严重的损伤。李利等[102]研究了 HBV 母婴传播的风险因素,并对其进行相关评估。发现分娩方式、喂养方式是 HBV 母婴传播的低风险因素,围生期孕妇静脉血 HBV DNA 水平是 HBV 母婴传播的高风险因素。剖宫产不能降低 HBV 母婴传播风险。母乳喂养与混合喂养并不会增加 HBV 母婴传播风险。曾毅等[103]探讨了 HBV 的宫内传播的分子进化特点,两组病例的传播途径分别符合“胎盘泄漏”和“细胞途径”特点。易为等[104]探讨了 HBV 慢性感染孕妇新生儿出生后不同时期静脉血 HBsAg 含量变化对 HBV 母婴传播阻断失败的预测价值。发现出生时静脉血 HBsAg 含量≥1 IU/ml 时应高度怀疑 HBV 母婴传播的失败。生后 1 个月 HBsAg ≥1 IU/ml 对母婴传播阻断失败有高度的预测价值。江红秀等[105]观察了 HBeAg 阳性且 HBV DNA 高载量孕妇所生婴儿用乙型肝炎疫苗联合免疫接种后的母婴阻断效果,发现乙型肝炎疫苗联合高效价乙型肝炎免疫球蛋白免疫接种能明显降低 HBV 母婴传播,增强婴儿乙型肝炎表面抗原保护性抗体,体内母源性 HBeAg 及抗-HBc 亦随之降低甚至转阴。张平等[106]研究证实根据新生儿出生时 HBsAg 和 HBV DNA 的载量,调整人乙型肝炎免疫球蛋白使用量,可提高乙型肝炎母婴传播的阻断成功率。宋玉国等[107]采用多引物 PCR 技术扩增 80 例乙肝疫苗接种者 CD_4^+ T 细胞 TCR Vβ 基因 22 个家族的 CDR3 区基因片段,58 例产生抗体,22 例未产生抗体。TCR Vβ 基因单克隆改变主要集中在 Vβ2、Vβ8、Vβ9、Vβ11 和 Vβ17 五个家族上,乙肝疫苗无应答组这五个 Vβ 基因单克隆改变频率明显低于乙肝疫苗有应答组。韩国荣等[108]研究发现 HBeAg 阳性、HBVDNA 高滴度孕妇妊娠中晚期应用替比夫定抗病毒治疗能明显降低母亲外周血 HBVDNA 定量，阻断 HBV 母婴传播，且耐受性和安全性良好。刘洋等[109]成功筛选并获得了 6 株针对 3 个不同表位的抗 HBsAg 的 IgG 全抗体，为治疗性抗体和新疫苗的研制奠定了基础。郑绮菡等[110]成功构建了含有双抗原的真核表达载体 pcDNA3.1-IL-18-P6-S，pcDNA3.1-IL-18-NP6-S，pcDNA3.1-S-P6-IL-18 和 pcDNA3.1-S-NP6-IL-18，并能在 CHO 细胞中有效表达。

（张瑞祺）

参考文献

1 彭国平，等. 中华传染病杂志，2012，30(6)：324
2 陈媚娟，等. 解放军医学杂志，2011，36(9)：967
3 李 越，等. 中华实验和临床病毒学杂志，2011，25(6)：489
4 胡新根，等. 武汉大学学报(医学版)，2012，33(4)：462
5 陈阳述，等. 解放军医学杂志，2011，36(9)：959
6 尤玉琴，等. 解放军医学杂志，2011，36(9)：962
7 吴龙飞，等. 中国病原生物学杂志，2012，7(5)：321
8 朱 蕾，等. 浙江大学学报(医学版)，2011，40(6)：593
9 张 卿，等. 第三军医大学学报，2012，34(10)：933
10 罗 莉，等. 第三军医大学学报，2012，34(13)：1259
11 揣 侠，等. 中华实验和临床病毒学杂志，2012，26(2)：96
12 郑 英，等. 中国输血杂志，2012，25(7)：660
13 王莉莉，等. 中华实验和临床病毒学杂志，2012，26(4)：250
14 李美兰，等. 中华医院感染学杂志，2012，22(13)：2746
15 黄象艳，等. 中华传染病杂志，2012，30(3)：137
16 张 燕，等. 中国输血杂志，2011，24(11)：944
17 纪勇平，等. 中华实验和临床病毒学杂志，2011，25(6)：457
18 王婵娟，等. 中华流行病学杂志，2012，33(7)：730
19 焦晓磊，等. 中华流行病学杂志，2011，32(11)：1143
20 郑瑞丹，等. 中华实验和临床病毒学杂志，2012，26(2)：90
21 戴福宏，等. 中华肝脏病杂志，2012，20(7)：517
22 张 静，等. 中华检验医学杂志，2012，35(6)：544
23 王经伟，等. 中华实验和临床病毒学杂志，2012，26(4)：246
24 杨 湛，等. 中华肝脏病杂志，2011，19(9)：678
25 冯 霞，等. 中华实验和临床病毒学杂志，2012，26(4)：253
26 刘映霞，等. 中华传染病杂志，2012，30(7)：421
27 杨 波，等. 中华传染病杂志，2012，30(8)：472
28 尹志农，等. 中华实验和临床病毒学杂志，2012，26(1)：28
29 石翠翠，等. 中华传染病杂志，2011，29(11)：648
30 宓余强，等. 中华消化杂志，2012，32(5)：316
31 张 琴，等. 第二军医大学学报，2012，33(1)：26
32 陈 娟，等. 中华肝脏病杂志，2011，19(10)：768
33 陈 娟，等. 第三军医大学学报，2012，34(3)：196
34 蔡 园，等. 中华肝脏病杂志，2012，20(3)：211
35 高国生，等. 中华肝脏病杂志，2011，19(10)：747
36 邓浩辉，等. 中华实验和临床病毒学杂志，2012，26(1)：25
37 过建春，等. 中华实验和临床病毒学杂志，2011，25(5)：322
38 王大刚，等. 解放军医学杂志，2012，37(8)：811
39 曾达武，等. 中华传染病杂志，2012，30(8)：468
40 杨 华，等. 第三军医大学学报，2012，34(3)：250
41 杨春霞，等. 中华肝脏病杂志，2011，19(12)：881
42 应若素，等. 中华肝脏病杂志，2012，20(8)：585
43 刘顺庆，等. 中华肝脏病杂志，2012，20(5)：348
44 杨兴祥，等. 中华消化杂志，2011，31(9)：594
45 张 净，等. 中华肝脏病杂志，2011，19(9)：658
46 李春霞，等. 临床肝胆病杂志，2012，28(6)：425
47 聂 红，等. 中华肝脏病杂志，2012，20(6)：448
48 张小丹，等. 中华肝脏病杂志，2011，19(9)：674
49 许泼实，等. 中华实验和临床病毒学杂志，2012，26(4)：307
50 姚碧莲，等. 中华传染病杂志，2011，29(12)：717
51 纪 冬，等. 解放军医学杂志，2012，37(6)：544
52 樊 蓉，等. 南方医科大学学报，2012，32(3)：354
53 张秀娟，等. 广东医学，2012，33(8)：1107
54 叶 军，等. 中华实验和临床病毒学杂志，2011，25(6)：474
55 谢 婵，等. 中华传染病杂志，2012，30(2)：100
56 赵学辉，等. 中华传染病杂志，2011，29(11)：664
57 孙树梅，等. 南方医科大学学报，2012，32(5)：610
58 刘彦辰，等. 中华肝脏病杂志，2011，19(12)：884
59 陈爱英，等. 中华检验医学杂志，2012，35(8)：726
60 姬粉芝，等. 中华肝脏病杂志，2012，20(4)：280
61 王 嫣，等. 解放军医学杂志，2012，37(6)：548
62 刘佳慧，等. 解放军医学杂志，2012，37(6)：552
63 李韦杰，等. 中华肝脏病杂志，2011，19(11)：815
64 李 莹，等. 中华传染病杂志，2012，30(8)：463
65 陈建山，等. 中华传染病杂志，2012，30(1)：38
66 李忠斌，等. 解放军医学杂志，2012，37(6)：556
67 陈永鹏，等. 中华内科杂志，2011，50(9)：758
68 李佳琳，等. 中华肾脏病杂志，2012，28(4)：286
69 徐京杭，等. 中华传染病杂志，2012，30(6)：354
70 马晓军，等. 中华肝脏病杂志，2012，20(2)：98
71 李小溪，等. 南方医科大学学报，2012，32(6)：826

72 陈　曦,等.胃肠病学和肝病学杂志,2012,21(8):775
73 谢　榕,等.临床肝胆病杂志,2012,28(6):422
74 徐京杭,等.中华肝脏病杂志,2012,20(7):512
75 吴仲文,等.中华传染病杂志,2011,29(10):611
76 李茂英,等.中华肝脏病杂志,2012,20(6):442
77 朱月永,等.中华传染病杂志,2011,29(9):553
78 徐　严,等.中华肝脏病杂志,2011,19(9):670
79 洪美珠,等.中华肝脏病杂志,2011,19(10):738
80 张艳丽,等.中华实验和临床病毒学杂志,2012,26(2):120
81 陈楚明,等.南方医科大学学报,2011,31(12):2012
82 田小利,等.第三军医大学学报,2012,34(16):1668
83 陈学福,等.中华实验和临床病毒学杂志,2012,26(2):117
84 张爱民,等.中华实验和临床病毒学杂志,2012,26(3):218
85 李秀梅,等.解放军医学杂志,2011,36(9):893
86 汤紫荣,等.解放军医学杂志,2011,36(9):901
87 管世鹤,等.中华肝脏病杂志,2011,19(10):774
88 吴　珺,等.中华肝脏病杂志,2011,19(11):838
89 向　维,等.解放军医学杂志,2012,37(2):109
90 范巧云,等.中国人兽共患病学报,2012,28(3):248
91 李　岩,等.中华传染病杂志,2012,30(8):459
92 柯晓煜,等.临床肝胆病杂志,2012,28(6):435
93 解　冰,等.第二军医大学学报,2012,33(2):145
94 周　瑾,等.中华传染病杂志,2012,30(6):343
95 张焕珠,等.中华流行病学杂志,2012,33(2):207
96 黎　健,等.中华流行病学杂志,2011,32(9):877
97 姚晴青,等.复旦学报(医学版),2012,39(3):238
98 钱福初,等.中华实验和临床病毒学杂志,2012,26(3):176
99 张　丽,等.中华流行病学杂志,2012,33(2):185
100 张　丽,等.中华流行病学杂志,2012,33(3):305
101 陈建伟,等.中华实验和临床病毒学杂志,2011,25(5):345
102 李　利,等.第三军医大学学报,2012,34(11):1090
103 曾　毅,等.重庆医学,2012,41(15):1467
104 易　为,等.中华实验和临床病毒学杂志,2011,25(5):338
105 江红秀,等.中华肝脏病杂志,2011,19(11):818
106 张　平,等.中华肝脏病杂志,2012,20(1):17
107 宋玉国,等.中国免疫学杂志,2011,27(12):1059
108 韩国荣,等.中华肝脏病杂志,2012,20(3):201
109 刘　洋,等.中华实验和临床病毒学杂志,2012,26(3):172
110 郑绮菡,等.中国病原生物学杂志,2012,7(6):401

3. 丙型肝炎

聂红明等[1]对全国不同地区共740例慢性丙型肝炎患者的血标本进行病毒基因分型,结果显示:中国慢性丙型肝炎患者共有4种主要基因型和9种亚型,其中以1型为主(69.6%),尤其是1b型(63.83%);在少见基因型中,以6a亚型较多;基因1型在南北地区分布差异无统计学意义,基因2a型分布比例由南向北逐渐增高;较少见的基因3b型、6型主要分布在南方省份。张立新等[2]对山东地区慢性HCV感染者病毒基因型分布进行分析发现,山东地区HCV主要流行株是1b型,其次为2a型,同时有少量的1a、3b型以及混合感染,HCV基因型与疾病进展及感染途径无关。陈伟烈等[3]对广东省单纯丙型肝炎病毒感染及其与人类免疫缺陷病毒共感染者丙型肝炎病毒的基因亚型进行分析发现:HIV/HCV共感染者HCV有5种基因亚型,其中6a型占53.7%、3a型占17.9%、1b型占15.8%、3b型占11.6%、1a型占1.0%;单纯HCV感染者HCV有7种基因型,其中1b占67.7%、6a型占17.2%、3a型占6.1%、2a型占5.0%、3b型占2.0%、4a型占1.0%、5a型占1.0%。聂红明等[4]对764例慢性丙型肝炎患者的血浆标本进行基因分析,并将其分为基因1型和非基因1型,并进一步分析其临床特征,分析发现:基因1型患者年龄分布偏大,病程较长;将横断面调查时两组的ALT水平、两组患者的身体质量指数进行比较,发现两者差异无统计学意义($P>0.05$);输血感染患者中,66.1%的输血感染者为基因1型,在非输血感染患者中,非基因1型占51.1%,二者差异有统计学意义($P<0.05$)。谢俊强等[5]对220例接受聚乙二醇干扰素(Peg-IFN)联合利巴韦林(RBV)治疗48周、随访至停药后24周的慢性丙型肝炎患者进行IL-28B(rs8099917)位点检测,结果TT、TG和GG基因型在持续应答组(SVR)中的比例分别是71.4%、25.0%和3.6%,在无应答组(NR)分别是15.8%、60.5%和23.7%,在复发组(RP)分别是38.1%、52.3%和9.6%,三组之间比较差异具有统计学意义($P<0.001$);NR与SVR组内基因型比较,TGvsTT的*OR*为7.67($P<0.001$,95%*CI*:2.91~20.56),差异有统计学意义;RP与SVR组内基因型比较,TGvsTT的*OR*为3.10($P<0.01$,95%*CI*:1.41~6.36),差异有统计学意义。郭永豪等[6]对河南省某地一起丙型肝炎疫情中的5 187名居民进行调查:抗-HCV检测显示,HCV感染率平均为2.27%,其中1~9岁人群最低(1.55%),≥50岁年龄组最高(4.93%)。刘兴晖[7]将HCV核心蛋白基因的真核表达载体flag2B-core和低氧诱导因子(HIF-1α)siRNA转染Huh7.5.1细胞发现:Huh7.5.1细胞转染flag2B-core后,HIF-1α和血管内皮生长因子(VEGF)的mRNA和蛋白表达水平升高,细胞上清液中VEGF含量明显高于对照组[(654.5±43.7)pg/ml

与(365.9±26.8)pg/ml,$t=653.1\%$,$P<0.01$];Huh7.5.1细胞共转染flag2B-core和HIF-1αsiRNA后,HIF-1α和VEGF的mRNA和蛋白表达水平降低,细胞上清液VEGF含量明显低于对照组[(389.2±29.6)pg/ml与(768.8±47.3)pg/ml,$t=1330.22\%$,$P<0.01$]。付娟娟等[8]将编码HCV包膜糖蛋白的E1E2基因克隆至辛德毕斯病毒载体,构建重组质粒pBR-XJE1E2和pVA-XJE1E2,转染BHK-21细胞后获得重组丙肝病毒颗粒。周莉等[9]据抗病毒疗效将73例慢性丙型患者分为应答组(47例)和无应答组(26例)并对其干扰素受体IFNAR1启动子进行扩增及测序:在-568、-408、-77、-3位点发现基因多态性,共10种基因单体,其中单体-568C/-408C/-77$(GT)_5$/-3C和-568C/-408T/-77$(GT)_5$/-3T出现频率最高;非-568C/-408C/-77$(GT)_5$/-3C者的抗病毒应答率77.1%高于-568C/-408C/-77$(GT)_5$/-3C者52.6%($\chi^2=4.773$、$P=0.029$),-568C/-408T/-77$(GT)_5$/-3T者的抗病毒应答率90.9%高于非-568C/-408T/-77$(GT)_5$/-3T者59.7%($\chi 2=3.92$、$P=0.048$)。姜娜等[10]对20例慢性HCV感染者抗病毒治疗前后外周血树突状细胞表面共刺激分子的变化进行分析,结果发现,与健康对照组相比,慢性HCV感染者mDC、pDC频数均降低,其表面CD80的表达水平降低,CD86的表达水平升高,CD83的表达水平无明显差异;与治疗前相比,经干扰素和利巴韦林治疗达cEVR后,mDC上的CD80表达水平升高,CD83、CD86的表达水平降低;pDC上的CD80、CD83、CD86的表达水平均上升。周帆等[11]建立HCV F基因稳定表达的细胞株Huh7-F和SMMC7721-F,MTS、细胞计数实验均证实Huh7-F和SMMC7721-F细胞胶对照细胞增殖速度减慢,Huh7-F稳定细胞株结晶紫定量A值为1.072±0.0070,对照组为1.387±0.005($t=-6.347$,$P<0.005$);SMMC7721-F稳定细胞株A值为1.594±0.007,对照组为1.921±0.090($t=-4.81$,$P<0.005$)。雷旦生[12]采用酶联免疫吸附实验(ELISA)检测丙肝、肝硬变、肝癌患者血清中H-ficolin的表达水平,发现其表达与丙型肝炎病程迁延、肝细胞发生肝硬化或癌变有一定相关性。刘阳珍等[13]研究发现HCV NS5A蛋白能抑制Hepcidin的mRNA和蛋白质表达,并引起细胞内铁的储留增加。陈庆美等[14]研究丙型肝炎病毒核心蛋白对Wnt信号抑制因子SFRPs甲基化修饰的影响,结果表明,在HCV核心蛋白过表达的SMMC-7721细胞系中,SFRP2和SFRP5基因mRNA的表达量与对照组相比明显降低($P<0.05$);甲基化分析结果表明:SFRP5基因启动子区CpG岛呈高甲基化修饰,甲基化转移酶Dnmt1、Dnmt3a表达量增加($P<0.05$)。张璐等[15]回顾性研究54例慢性丙型肝炎干扰素治疗失败患者应用Peg-IFN-α联合利巴韦林标准治疗或强化方案再治疗疗效:再治疗后持续病毒学应答率(SVR)达75.92%;其中复发者再治疗SVR率为88.46%、无应答者的SVR率为64.29%,初始普通干扰素治疗失败组、普通干扰素联合利巴韦林失败组、单用Peg-IFN α-2a失败组再治疗的SVR率分别为95.45%、64.71%、60%。于建武等[16]对449例慢性丙型肝炎患者进行回顾性分析,结果表明:基因1型慢性丙型肝炎患者中,年龄<40岁的女性患者SVR率高于男性,40~50岁男性与女性患者的SVR率近似,>50岁患者中女性的SVR率低于男性;性别、年龄对基因2型患者病毒学应答率无影响。陶剑等[17]对60例慢性丙型肝炎患者应用干扰素联合利巴韦林抗病毒疗效进行分析发现,早期病毒学应答是获得持续病毒学应答的重要预测因素;对其血液样本分析发现,基因型主要以3b和1b为主。袁学兰等[18]对2 215例应用蛋白酶抑制剂联合Peg-IFN及利巴韦林的三联方案和985例应用Peg-IFN联合利巴韦林的标准二联方案治疗基因1型初治慢性病毒性肝炎的疗效及安全性进行比较:三联治疗组的SVR率高于标准二联组(65.4%比40.9%,$OR=2.92$,95%CI为2.5~3.42,$P<0.01$),复发率低于二联治疗组(11.3%比24.8%,$OR=0.42$,95%CI为0.26~0.68,$P<0.01$),贫血发生率高于二联治疗组(44.1%比26.2%,$OR=2.25$,95%CI为1.9~2.65,$P<0.01$),因不良反应而致停药率高于二联治疗组(12.4%比7.7%,$OR=1.66$,95%CI为1.19~2.32,$P<0.01$)。李权润等[19]对146例慢性丙型患者抗病毒治疗后患者资料进行回顾性分析:随访时间为12~85个月,平均随访(33.5±16.4)个月,累计复发率为14.8%;随访第1~6个月复发概率最大(8.9%);65%(13/20)的复发病例发生于治疗结束后6个月内;HCV基因1b型和非1b型患者复发率、复发和未复发患者平均基线HCV RNA载量、Peg-IFN-α-2a、-2b及普通干扰素治疗后的复发率,组间比较,差异无统计学意义($P>0.005$);复发患者的平均年龄高于未复发患者,两组差异有统计学意义($t=3.352$,$P=0.001$)。周友乾等[20]对113例慢性丙型肝炎抗病毒治疗效果进行分析,其中100例获得治疗末病毒学应答,14例复发,HCV1型复发率(21.6%)最高;高HCV RNA复发率(14.3%)与低HCV RNA(13.7%)复发率相近($P=0.936$);获得完全快速病毒学应答(RVR)的复发率(8.5%)低于仅获得部分RVR(23.1%)和未获得RVR(33.3%),获得完全早期病毒学应答(EVR)的复发率(13.7%)低于仅获得部分 EVR(50.0%),但差异均无统计学意义($P=0.174$、0.148)。张晓红等[21]对130例应用 Peg－IFN 联合利巴韦林治疗的慢性丙型肝炎患者的病毒学应答情况及其影响因素进行分析:总 SVR 率为 84%;HCV 基因 1 型患者的 SVR 率为82%(45/55)、非基因 1 型 SVR 率为 87%(13/15);患者年龄、基线 HCV－RNA 载量、BMI、SPI、与 SVR 负相关(回归系数<0,均 $OR<1$,均 $P<0.05$),EVR 与RBV 总量和 SVR 呈正相关(回归系数>0,均 $OR>1$,均 $P<0.05$),而 RVR、PV 及Peg－IFN总量与 SVR 不相关(P 均>0.05)。陈小勇等[22]观察 9 例失代偿期丙肝肝硬化患者并发症消除后应用 Peg－IFN－α－2a(135 μg 或 90 μg 1/周)联合利巴韦林(600～900 mg/d)抗病毒治疗 48 周的疗效:持续病毒学应答率为66.67%,治疗过程中未发生死亡或严重不良反应。王文节等[23]选取 51 例慢性丙型肝炎患者,据其是否合并代谢综合征(MS)分为 MS 组(23 例)和非 MS 组(28例),对比发现两组患者的年龄、BMI 和性别构成、TBil、ALT、AST、GGT、ALP、CHO、apoA、apoB、HCV－RNA病毒载量差异无统计学意义(P 均>0.05),两组患者 FPG、TG、HDL、LDL 水平差异均有统计学意义(P 均<0.05)。黄雁翔等[24]分析 194 例慢性丙型肝炎抗病毒治疗患者甲状腺功能异常情况及影响因素,结果表明:女性、甲状腺自身抗体阳性患者应用 Peg－IFN－α－2a 联合 RBV 治疗后容易发生甲状腺功能异常。于建武等[25]将 98 例胰岛素抵抗的基因 1 型慢性丙型肝炎患者随机分为对照组(49 例)和治疗组(49 例),分别给 Peg－IFN－α－2a 联合利巴韦林治疗和在上述治疗基础上加用二甲双胍治疗,治疗组和对照组的 SVR 率分别为 59.2%和 38.8%($\chi^2=4.038$、$P=0.043$);在多因素分析中,二甲双胍治疗($P=0.009$)和治疗 24 周时胰岛素抵抗稳态评估模型指数<2($P=0.011$)是预测患者获得 SVR 的独立因素。黄敬彬等[26]对 32 例合并重型珠蛋白生成障碍性贫血(珠贫)的 CHC 患者进行平行、随机、对照研究,将其分为 IFN－α－2b 单独应用组(单药组,18 例)及IFN－α－2b 联合利巴韦林组(联合用药组,14 例),评价其临床疗效:结果有 6 例患者因严重不良反应而提前结束治疗,其中联合用药组 5 例(36%),包括 4 例严重贫血患者及 1 例甲状腺炎患者;单药组 1 例(6%),为抑郁症患者。联合用药组严重不良反应发生率明显高于单药组($P<0.05$)。治疗结束时,联合用药组完成所有疗程的 9 例患者终点应答率 100%,单药组为65%,两组比较差异无统计学意义($P>0.05$)。范晓红等[27]对 40 例应用 Peg－IFN－α－2a 联合利巴韦林抗病毒治疗的慢性丙型肝炎患者血清中的冷球蛋白进行检测,发现治疗 4 周后快速病毒学应答发生率在冷球蛋白阳性患者(6/18,33.3%)低于阴性患者(15/22,68.2%,$P=0.028$);冷球蛋白阳性患者的持续病毒学应答发生率也低于阴性患者(0 对比 6/6,$P=0.012$)。贾彦红等[28]报道 2 例应用 Peg－IFN 联合利巴韦林治疗慢性丙型过程中出现听力障碍病例。郭洁等[29]测定 30 例慢性丙型肝炎患者、25 例丙肝肝硬化患者以及 30 例正常体检者的空腹血糖(FPG)、空腹胰岛素水平(FISN)及谷氨酸脱羧酶抗体(GADA)阳性率,结果显示:与对照组比较,肝移植 FISN 水平、胰岛素抵抗(IR 值)及 GADA 阳性率均明显升高(P 均<0.05),FPG 水平无统计学意义($P>0.05$);与肝炎组比较,肝硬化组 FDG 水平、胰岛素水平、IR 值及 GADA 阳性率均明显升高(P 均<0.05)。孙丽杰等[30]对 399 例CHC 患者进行回顾性分析,研究 Peg－IFN－α－2a 联合利巴韦林治疗慢性丙型肝炎期间中性粒细胞(ANC)减少症与临床感染风险的相关性,发现 CHC患者抗病毒治疗期间临床感染的发生与 ANC 减少症无明显关系;年龄、糖尿病、肝硬变是预测 CHC 患者发生临床感染的危险因素。苏迎盈等[31]对丙型肝炎病毒感染的主要危险因素进行荟萃(Meta)分析发现,输血史、静脉注射吸毒史和性伴为静脉吸毒者为其危险因素,但不能确定手术史是否为其感染的独立危险因素。曹红等[32]对 88 例慢性丙型肝炎患者和 62 例HBV/HCV 合并感染者的资料进行对比分析,结果显示:两组血清 HCVcAg 检出率、HCV RNA 检出率比较均有统计学差异($P<0.01$);HBV/HCV 合并感染者血清中 HBeAg 阳性和 HBeAg 阴性感染者的HCVcAg 检出率相比较差异有统计学意义($\chi^2=5.641$、$P=0.011$)。梁骑等[33]对 92 例慢性丙型肝炎(CHC)患者、93 例正常正常健康人外周血中的 $CD_3^+CD_4^-CD_8^-$(DNT)细胞及 T 细胞亚群进行检测并对比发现,CHC 患者 DNT 细胞百分比(8.57%±6.16%)高于正常对照组(6.78%±4.50%)($P<0.05$);CHC 患者 CD_4^+%、CD_4^+/CD_8^+ 比值低于正常对照组(P 值均<0.001),CD_8^+%高于正常对照组($P<0.001$)。熊玉娟等[34]观察 12 名慢性丙型肝炎患者外周血在不同保存条件下对 HCV RNA 稳定性的影响发现,当血液中 HCV RNA 起始浓度较低时,HCV RNA 的稳定性较差,短时常温保存都会造成病毒核酸的降解。刘静等[35]对 102 例干扰素治疗前后的慢性丙型肝炎患者的生活质量(QOL)与 44 例健康对照人员进行对比,发现慢性丙型肝炎患者的 QOL低于健康对照人员,Peg－IFN－α－2a 可改善慢性丙型肝炎患者 QOL。董志霞等[36]对 102 例慢性丙型肝

炎患者肝组织学改变及其影响因素进行分析发现：年龄、ALT 水平、AST 水平、感染年限≥15 年和 HAI≥4 是肝组织学显著纤维化的独立预测因子。谢军强等[37]研究 220 例慢性丙型肝炎患者抗病毒治疗应答与 IL－28 基因多态性的关系，结果表明：具有 rs12979869 CC 基因型的患者比具有 CT 和 TT 基因型有更高的持续病毒学应答率，IL－28 亦有更高的表达水平。郑瑛英等[38]研究年龄不低于 60 岁的慢性丙型肝炎患者应用 Peg－IFN－2a 联合利巴韦林抗病毒治疗的疗效，结果表明：年龄大于 60 岁患者的持续病毒学应答率低于小于 60 岁患者（44％和 75％，$P=0.012$，$OR=0.270$，95％CI 为 0.095～0.768）；基因 1 型的 HCV 患者中，大于 60 岁患者的持续病毒学应答比例低于小于 60 岁患者（45％和 77％，$P=0.015$，$OR=0.247$，95％CI 为 0.078～0.781）；多元 Logistic 回归分析证实了年龄是持续病毒学应答的相关因素。

（刘亚允　李成忠）

参考文献

1 聂红明，等. 中华流行病学杂志，2012，33(5)：501
2 张立新，等. 中国病原生物学杂志，2011，6(8)：567
3 陈伟烈，等. 中华肝脏病杂志，2011，19(10)：729
4 聂红明，等. 临床肝胆病杂志，2012，28(6)：439
5 谢俊强，等. 中华实验和临床病毒学杂志 2012，26(4)：298
6 郭永豪，等. 中华流行病学杂志，2012，33(7)：722
7 刘兴晖，等. 中华肝脏病杂志，2011，19(10)：751
8 付娟娟，等. 中华实验和临床病毒学杂志，2012，26(2)：136
9 周　莉，等. 临床肝胆病杂志，2012，28(5)：352
10 姜　娜，等. 临床肝胆病杂志，2012，28(6)：446
11 周　帆，等. 中华肝脏病杂志，2012，20(5)：368
12 雷旦生. 华中科技大学学报(医学版)，2012，41(3)：345
13 刘阳珍，等. 中华肝脏病杂志，2011，19(12)：894
14 陈庆美，等. 第三军医大学学报，2011，33(20)：2116
15 张　璐，等. 中华实验和临床病毒学杂志，2012，26(4)：304
16 于建武，等. 中华内科杂志，2011，50(12)：1002
17 陶　剑，等. 中华肝脏病杂志，2011，19(9)：683
18 袁学兰，等. 中华肝脏病杂志，2012，20(5)：357
19 李权润，等. 中华肝脏病杂志，2012，20(5)：353
20 周友乾，等. 临床肝胆病杂志，2012，28(8)：609
21 张晓红，等. 中华传染病杂志，2012，30(7)：416
22 陈小勇，等. 中华实验和临床病毒学杂志，2012，26(3)：229
23 王文节，等. 中国病原生物学杂志，2012，7(4)：294
24 黄雁翔，等. 中华肝脏病杂志，2012，20(3)：216
25 于建武，等. 中华传染病杂志，2012，30(4)：215
26 黄敬彬，等. 新医学，2012，43(6)：410
27 范晓红，等. 中华肝脏病杂志，2011，19(10)：721
28 贾彦红，等. 中华肝脏病杂志，2012，20(1)：67
29 郭　洁，等. 山东医药，2012，52(13)：65
30 孙丽杰，等. 中华内科杂志，2012，51(1)：46
31 苏迎盈，等. 中华流行病学杂志，2011，32(9)：940
32 曹　红，等. 中华肝脏病杂志，2011，19(10)：726
33 梁　骑，等. 首都医科大学学报，2012，33(2)：214
34 熊玉娟，等. 中国输血杂志，2012，25(6)：549
35 刘　静，等. 中华肝脏病杂志，2011，19(12)：890
36 董志霞，等. 中华传染病杂志，2011，29(9)：534
37 XIE Jun-qiang，et al. Chin Med J，2012，125(13)：2334
38 ZHENG Ying-ying，et al. Chin Med J，2012，125(11)：1852

4. 丁型肝炎

丁军颖等[1]经密码子优化，合成人工编码的丁肝抗原基因序列；以 M48 作为表达载体，构建带有硫氧还蛋白的重组表达质粒；在大肠杆菌中经 IPTG 诱导表达；成功获得有生物活性的可供诊断用的丁肝抗原蛋白。

（陈姬秀）

参考文献

1 丁军颖，等. 中华实验和临床病毒学杂志，2012，26(2)：87

5. 戊型肝炎

欧剑鸣等[1]报道福建省 2004～2010 年戊型病毒性肝炎共 4 040 例，死亡 3 例。农村发病占 63.4％，3 月发病最多占 13.9％，男女比 3.16∶1，前三位高发职业依次为农民(28％)、家政及待业(21.6％)、离退休人员(9.1％)。鲁波等[2]用 ELISA 方法检测四川等七省市三个民族人群血清中戊型肝炎病毒 IgG 抗体共 10 448份，血清采集于 2006～2008 年，HEV 抗体总阳性率为 17.97％，汉、回和藏族人群 HEV 抗体阳性率分别为 24.32％、3.59％和 0.37％，感染率随年龄增长而升高。许可等[3]对江苏某敬老院戊型肝炎暴发 19 例疫情进行流行病学调查，病例对照研究显示是否使用公共餐具 $P=0.062$，自带餐具者无感染；人源、水源、猪源 HEV 毒株均为 HEV－Ⅳd 亚型，水源和人源毒株同源性 100％，人源毒株与猪源同源性 93.7～95.5％，该敬老院自养生猪和自种菜地并施粪肥；食堂操作不规范，可能导致携带 HEV 的猪粪或污水污染餐具，是引起本起疫情的原因。朱永豹等[4]对武汉地区戊型肝炎 41 株基因Ⅳ型 REV RNA 两个基因片段均扩增出来的毒株 18 株，行 HEV ORF3 检测出 47 个位点存在核苷酸替换，这些位点变异在急性戊型肝炎病情进展中有何意义，有待于进一步研究。张毅等[5]

回顾性分析上海某院收治的148例散发性戊型肝炎患者的临床资料,3例死亡病例为老年组和重叠感染组患者,散发性戊型肝炎以中青年男性多发,有冬春季发病高峰,大多数患者预后良好,年龄和重叠感染是影响患者预后的主要因素。覃国琦[6]对47例老年戊型病毒性肝炎患者与47例非老年戊型病毒性肝炎患者的症状及特点进行对比分析,显示老年戊型病毒性肝炎患者病情较对照组重,血清丙氨酸氨基转移酶、血清总胆红素指标均高于对照组,平均恢复正常时间较对照组长,两组比较,差异有统计学意义。

(陈姬秀)

参考文献

1 欧剑鸣,等.中华流行病学杂志,2012,33(4):445
2 鲁 波,等.中华实验和临床病毒学杂志,2012,26(1):46
3 许 可,等.中国人兽共患病学报,2012,28(3):306
4 朱永豹,等.临床内科杂志,2011,28(9):631
5 张 毅,等.医学临床研究,2011,28(10):1883
6 覃国琦.吉林医学,2012,33(4):744

6. 重型肝炎

刘明等[1]回顾性分析慢加急性肝衰竭前期(pre-ACLF)病例50例、慢性乙型肝炎(CHB)重度病例62例,与CHB重度病例比较,pre-ACLF病例病变相对较剧烈,主要表现为凝血功能的大幅下降与黄疸的大幅增加。其中PT最大延长速率是预测肝衰竭发生最强的风险因素。黄培宁等[2]将慢性肝衰竭患者58例,随机分为治疗组和对照组各29例,对照组给予保肝、补充清蛋白及对症治疗,治疗组用此治疗加用微生态制剂,两组患者治疗前肠道菌群、内毒素、IL-1、IL-6、TNF-α均在相同水平,差异无统计学意义。结果显示微生态制剂组较治疗前肠道益生菌群得到提升,有害菌群得到抑制,肠源性内毒素的产生减少,血浆炎性细胞因子表达降低;对照组治疗前后则无统计学差异。康海燕等[3]观察到人自体骨髓干细胞移植联合胸腺肽α1治疗重型肝炎有较好疗效。熊英[4]对190例重肝患者病例资料进行统计分析,显示住院时间、侵入性操作及抗菌药物应用时间,是重型肝炎患者易并发医院感染的主要危险因素。邹颖[5]回顾性分析39例肝衰竭合并侵袭性肺曲霉病(IPA)患者的临床资料,结果显示肝衰竭合并侵袭性肺曲霉病后病情快速恶化,病死率79.5%,但临床表现特异性少,早期诊断困难,应加强警惕。胡凤霞等[6]回顾性分析493例ACLF患者的临床资料,合并全身炎症反应综合征(SIRS)高达57.20%,感染与消化道出血是ACLF发生SIRS的最常见诱因,且是影响预后的独立危险因素。夏玲玲等[7]对95例重型肝炎和肝硬化住院患者进行临床调查分析,合并肺炎的发生率为7.3%,病死率20%,临床表现不典型,诊断主要靠胸部X线检查和深部痰细菌培养;主要病原菌为金黄色葡萄球菌、铜绿假单孢菌、肺炎克雷白菌及白色念珠菌;疾病严重程度、肝性脑病、住院时间、广谱抗菌药物长期使用等是造成并发肺炎的主要危险因素。严颖等[8]观察并比较101例3种MELD评分范围HBeAg阴性慢加急性肝衰竭加用恩替卡韦(博路定)抗HBV开始治疗时、恢复期或临终前的MELD评分,HBV DNA载量和病死率,结果显示当MELD评分≤22分时,患者基本可存活;当MEID评分在22~30时,病死率为53.19%(25/47);当MELD评分≥30分时,几乎错过治疗时机,最终出现致死性肝衰竭,应考虑肝移植治疗。张文华[9]采用血浆置换对62例肝衰竭患者进行治疗,治疗组30例进行无肝素血浆置换治疗,治疗过程中持续给予生理盐水冲洗分离器及管路,81人次;对照组32例常规加用肝素进行血浆置换,共82人次,观察治疗中及治疗后的不良反应。采用无肝素血浆置换治疗肝衰竭,出凝血相关性不良反应发生率低,其他不良反应发生率与传统治疗方法无明显差别,操作简单,安全性较高。朱冰等[10]对134例HEV相关肝衰竭患者临床资料,回顾性分析其年龄、分型、分期、转归、生化指标等临床特点,比较单纯HEV相关肝衰竭、重叠HBV感染的肝衰竭差异。结果显示单纯HEV相关肝衰竭患者年龄较大,转氨酶较高,直接胆红素/总胆红素比值更高,但疾病严重程度及转归无明显差异。

(陈姬秀)

参考文献

1 刘 明,等.第三军医大学学报,2012,34(8):772
2 黄培宁,等.中华医院感染学杂志,2011,21(18):3798
3 康海燕,等.山东医药,2012,52(1):68
4 熊 英.中华医院感染学杂志,2011,21(22):4727
5 邹 颖,等.中华医院感染学杂志,2012,22(4):705
6 胡凤霞,等.江苏医药,2012,38(11):1304
7 夏玲玲,等.安徽医学,2011,32(10):1678
8 严 颖,等.中华实验和临床病毒学杂志,2011,25(6):466
9 张文华,等.临床肝胆病杂志,2012,28(1):50
10 朱 冰,等.中华实验和临床病毒学杂志,2012,26(4):301

7. 婴儿肝炎综合征

唐秀英等[1]对60例婴儿肝炎综合征患儿和60例体检的健康婴儿的凝血功能进行比较,结果:与正常对照组相比较,PT%、PTR、APTT、TT均显著延长,两组比较有统计学意义($P<0.01$或$P<0.05$);而PT

和 Fbg 在两组间差异无统计学意义($P>0.05$)。

(刘亚允　李成忠)

参考文献

1　唐秀英,等.宁夏医学杂志,2011,33(11):1122

8. 其他

张苏宁等[1]采用酶联免疫吸附试验(ELISA)测定慢性乙型肝炎重叠急性戊型肝炎患者(重叠组)、急性戊型肝炎患者(AHE组)、慢性乙型肝炎患者(CHB组)和健康体检者(对照组)的血清 IFN-γ、IL-2、IL-10 的水平,结果重叠组 IFN-γ 高于 CHB 组和对照组,IL-10 低于 CHB 组和对照组,IL-2 高于 CHB 组($P<0.05$);CHB 组 IL-10 高于其他3组($P<0.05$);重叠组中 HBV-DNA 阴性者 IFN-γ、IL-2 水平高于 HBV-DNA 阳性者,IL-10 水平低于 HBV DNA 阳性者($P<0.01$)。胡明芬等[2]分析116例心肌酶谱异常的病毒性肝炎患者临床资料,结果甲型肝炎心肌酶谱异常的发生率高于其他型肝炎($P<0.05$);病毒性肝炎心肌酶谱异常以肌红蛋白降低、乳酸脱氢酶升高为主;肌红蛋白和乳酸脱氢酶的改变在甲型肝炎与丙型肝炎之间,乙型肝炎与丙型肝炎之间差异有统计学意义($P<0.05$);乳酸脱氢酶升高在急性肝炎与慢性肝炎之间差异无统计学意义($P>0.05$),肌红蛋白降低在急性肝炎与慢性肝炎之间差异有统计学意义($P<0.05$);心肌酶谱的改变在慢性肝炎轻度与重度之间差异有统计学意义($P<0.05$),与病毒载量的高低关系不大。荣义辉等[3]对566例隐源性肝炎患者肝脏病理学及临床资料进行分析:其中酒精性肝病175例(30.92%)、药物性或环境因素肝损害101例(17.84%)、遗传代谢性疾病93例、感染性疾病84例、脂肪性肝炎53例、自身免疫性肝病30例、病理诊断尚不能明确的30例;ALT、γ-谷氨酰转移酶水平在不同疾病中的差异均有统计学意义;其中自身免疫性肝病组性别构成与各组比较,q 值分别为 9.140、7.435、5.071、9.529、12.500,P 值均≤0.01;酒精性肝病组、自身免疫性肝病组年龄分别与遗传代谢性疾病组、感染性肝炎组、药物性或环境因素肝损害组、脂肪性肝病组比较,q 值分别为 17.254、17.523、9.170、7.118 以及 10.302、10.697、5.266、4.661,P 值均≤0.01。严颖等[4]回顾性研究126例肝肾综合征病例并分析影响其预后的因素,结果显示:肝性脑病及其程度、消化道出血、血中性粒细胞数、肌酐是影响预后的独立因素。

(刘亚允　李成忠)

参考文献

1　张苏宁,等.胃肠病学和肝病学杂志,2011,20(8):742
2　胡明芬,等.临床肝胆病杂志,2011,27(12):1301
3　荣义辉,等.中华肝脏病杂志,2012,20(4):300
4　严　颖,等.中华实验和临床病毒学杂志,2012,26(2):127

(十二)肠道病毒感染

桑少伟等[1]运用系统综述的方法在多种数据库中检索关于国内诺如病毒胃肠炎暴发的文献,分析发现主要集中在学校和农村,其次是医院、监狱、社区和公司;每月均有发生,在每年1～3月份和11～12月份为主;人群主要为中、小学生和青壮年。王永霞等[2]收集兰州地区腹泻患儿粪便标本295份,采用 RT-PCR 或 PCR 的方法检测杯状病毒的阳性率为13.2%(69.2%为诺如病毒),腺病毒为5.1%。均主要感染2岁以下儿童,无明显的季节高峰。诸葛小玲等[3]收集2009～2010年杭州地区920例急性腹泻患者的粪便标本用多重 PCR 方法进行检测,主要为杯状病毒感染(21.8%),不同季节、年龄组人群均有发病。序列分析显示具有病毒多样性和基因型别多样性,NVGⅡ-4/2006b 变异株或类似株可能是2009～2010年杭州地区流行的优势株。钱子煜等[4]调查分析上海市某社区卫生服务中心内科病房集聚性发生的22例诺如病毒GⅡ型胃肠炎疫情的特征及其原因,以呕吐、腹泻为主要临床表现,疫情持续8天,引入率为30.3%;时间分布呈单峰,空间分布有集聚性;确定有2名护工隐性感染,空间分布的集聚性与隐性感染护工护理的床位高发病率有较好的一致性。蔡韵等[5]实验观察介质表面污染 EV71 存活时间受温、湿度气候条件影响,模拟的4种气候条件中,发现温度低、湿度高的条件病毒存活时间长;EV71 在布片、木块表面的存活能力强于合成材质塑料表面。覃晓英[6]设小儿腹泻病例对照组102采用常规治疗,治疗组102例加用云南白药敷脐。结果治疗组总有效率92.16%明显高于对照组62.75%,差异有统计学意义($P<0.01$)。安全,患儿接受,依从性好。赵高潮等[7]以上市的 IDEATMNorovirus 检测试剂盒(酶联免疫法)平行测定结果为参考,评价 RIDA(R)QUICK 诺如病毒快速检测试剂卡,临床检测样本1 042份,新型快速检测试剂诺如病毒检测特异性98.4%,灵敏度92.4%,与对照试剂的符合率为97.6%。吕虹等[8]用反转录聚合酶链反应(RT-PCR)、转录反转录协同实验(TRC)检测2007年2月至2007年3月北京地区各医院及各区疾控中心病毒性胃肠炎患者粪便样本364例,诺如病毒(NVs)检测总阳性率为43.96%。按年龄分组,其中阳性率最高的为50～59岁组,其阳性率为63.63%,阳性率最低的为10～19岁组,其阳性率为18.93%。与 RT-PCR 方法相比,TRC 方法检测 NVs 敏感度高、特异性强,

操作简便易行，适用性强。王锦等[9]预测到肠道病毒71型VP1蛋白质二级结构多个区段具有抗原潜力，为疫苗研制提供理论基础。宋远斌等[10]等抽提EV71的RNA，经RT－PCR方法分别扩增出VP1～VP4蛋白基因片段，经克隆后，在大肠杆菌M15中高效表达。纯化产物具有较强的免疫原性，为EV71亚单位疫苗的研究和检测试剂盒提供了参考。

(陈姬秀)

参考文献

1　桑少伟，等. 中华医院感染学杂志，2011，21(20)：4245
2　王永霞，等. 中华实验和临床病毒学杂志，2012，26(1)：8
3　诸葛小玲，等. 中华流行病学杂志，2011，32(10)：1022
4　钱子煜，等. 中华医院感染学杂志，2012，22(12)：2573
5　蔡　韵，等. 中华传染病杂志，2012，30(7)：398
6　覃晓英. 吉林医学，2012，33(17)：3667
7　赵高潮，等. 中华实验和临床病毒学杂志，2012，26(1)：758
8　吕　虹，等. 首都医科大学学报，2012，33(2)：148
9　王　锦，等. 中国人兽共患病学报，2011，27(10)：905
10　宋远斌，等. 南方医科大学学报，2011，31(11)：1864

(十三) 轮状病毒肠炎

卢丽娟等[1]收集2006年1月至2008年12月间上海某儿科医院5岁以下腹泻患儿的5 176份粪便标本，检出轮状病毒(RV)抗原阳性标本380份，主要的流行季节是每年10～12月份，96.8%的患儿小于3岁，基因分析显示P[8]G3型(20.5%)是上海地区这几年间最主要的A组RV流行株，其次包括P[4]G3型及P[m]G3型。龚智翔等[2]监测上海地区2008年8月至2009年7月急性腹泻儿童的粪便标本910份，A组RV阳性率29.4%，流行高峰为秋冬季，小于3岁婴幼儿占91.0%，基因分析也显示主要为G/P基因型组合，目前注册的RV疫苗覆盖了上海地区绝大部分RVG/P基因型。李玉静等[3]对乌鲁木齐地区2007年婴幼儿RV腹泻流行情况调查也显示G1P[8]是该地区主要流行株，G9型成为该地区的第二大优势株。赵丹洋等[4]用前瞻性研究和分子流行病学方法观察2009年广州某医院感染RV腹泻病流行的主要基因型也为G1型，以G1P[8]组合型为主。张现娥[5]对2010年长春地区5岁以下460例腹泻儿童粪便标本四种主要腹泻病毒病原构成及流行病学特点的调查显示，轮状病毒、杯状病毒、星状病毒及腺病毒分别占35.22%、20.43%、9.78%和3.70%，混合感染达7.17%，发病患儿以2岁以下婴幼儿为主。主要流行株轮状病毒为G1P[8]，杯状病毒为GⅡ－4亚型，星状病毒为Ⅰ型，腺病毒为Ad41。刘海霞等[6]用1∶2配对病例对照调查甘肃某区域婴幼儿RV腹泻发病因素，单因素条件Logistic分析显示患儿居住在农村、家庭饮用非自来水、用非自来水洗蔬菜水果、厨房无水池、水桶或水缸储存水、餐厅有苍蝇、居所内无厕所、调查前1周内用抗生素等8个因素是RV腹泻发病的危险因素；出生体重、调查时体重及身高较大是保护性因素。徐晓棠[7]分析3月龄至5岁腹泻婴幼儿病例782例，其中呼吸道感染合并肠炎153例，结果显示呼吸道感染合并肠炎RV感染率49.0%明显高于单纯肠炎RV感染率39.9%。随着年龄的增长RV的感染率逐渐下降。龙云等[8]回顾性分析合肥市某医院2008年1月至2009年12月因腹泻住院的患儿998例，RV抗原阳性检出率达39.98%，其中77.19%有心肌损害，明显高于RV抗原阴性者，而且阳性患者中HBDH、LDH、CK－MB的数值均明显高于阴性患者，差异有统计学意义。龙春根等[9]观察到加用无乳糖奶粉辅助治疗RV肠炎并发乳糖不耐受症患儿45例，比较对照组47例以液体疗法及口服思密达、微生态制剂等常规治疗，总有效率分别为93.62%及77.78%。差异有统计学意义；平均止泻时间在两组间的差异也有统计学意义。何丽芸等[10]观察抗RV球蛋白(anti－RV IgY，百贝宁，口服1 g/次，3次/天，共3～4天)治疗婴幼儿RV肠炎57例，设对照组49例，两组均用利巴韦林静脉点滴，蒙脱石散、双歧杆菌口服，补液支持治疗，总有效率分别为85.97%和57.14%($\chi^2=11.01$，$P<0.01$)，差异显著。许乃伟[11]回顾性分析875例秋季腹泻患儿临床资料，治疗组(经皮给药组)460例，对照组415例。发现治疗组疗效明显高于对照组，病程明显缩短，住院时间明显减少，差异有统计学意义($P<0.01$)。边俊梅等[12]选取138例确诊为秋季腹泻的患儿，随机观察组69例，在常规治疗基础上加用消旋卡多曲治疗，对照组69例常规治疗。结果显示观察组疗效明显高于对照组，治疗后观察组患儿血清中IL－1、IL－8和IL－12的表达明显低于对照组。认为消旋卡多曲有效抑制机体的炎性环境，可用于临床辅助治疗。罗洪[13]将100例严重腹泻患者随机分为核桃壳碳化治疗组和思密达对照组各50例，均同时给予静脉补液和抗生素。结果显示大多数患者治疗1次后，腹泻次数明显减少，用药1～2天完全治愈，无复发。核桃壳碳化治疗组与思密达对照组总有效率为100%。但核桃壳碳化治疗组对其主要症状改善方面明显优于思密达对照组。汤建萍等[14]将300例腹泻患儿随机分成观察组与对照组各150例，两组均按常规给以液体疗法、微生态制剂、蒙脱石散口服及对症治疗。观察组在此基础上予以敷脐联合TDP照射治疗，5天为1个疗

程。结果显示观察组总有效率为98%较对照组总有效率82%，差异有统计学意义。佟大伟等[15]人工合成按照人的优势密码子优化的人轮状病毒VP6基因，包装重组腺病毒后，与未优化的相同基因的重组腺病毒用免疫荧光和Western印迹方法比较其表达量，发现密码子优化的人轮状病毒VP6基因与未优化的相同基因的重组腺病毒比较，其蛋白表达量大大提高。王敏等[16]将6到8周雌性BALB/c小鼠随机分组，通过等量病毒(每次108TCID50/只)3次滴鼻免疫，检测发现三次免疫rvAdVP6(o)产生的抗VP6血清IgG抗体水平均明显高于rvAdVP6；rvAdVP6(o)免疫组的RV排毒量明显少于rvAdVP6，认为在等量重组腺病毒免疫的情况下，优化后的VP6重组腺病毒在体液免疫和攻毒保护方面，均优于优化前。

（陈姬秀）

参 考 文 献

1 卢丽娟，等. 中华传染病杂志，2012，30(2)：90，
2 龚智翔，等. 中华传染病杂志，2012，30(5)：288
3 李玉静，等. 中国病原生物学杂志，2011，6(9)：641
4 赵丹洋，等. 中华医院感染学杂志，2011，21(20)：4248
5 张现娥，等. 中华实验和临床病毒学杂志，2012，26(1)：5
6 刘海霞，等. 中华流行病学杂志，2012，33(8)：877
7 徐晓棠. 中华医院感染学杂志，2012，22(15)：3254
8 龙 云，等. 安徽医学，2012，33(6)：671
9 龙春根，等. 江西医药，2011，46(10)：933
10 何丽芸，等. 云南医药，2012，33(3)：242
11 许乃伟. 吉林医学，2011，33(21)：4551
12 边俊梅，等. 武汉大学学报(医学版)，2012，33(3)：384
13 罗 洪. 吉林医学，2011，32(25)：5256
14 汤建萍，等. 吉林医学，2012，33(3)：475
15 佟大伟，等. 中华实验和临床病毒学杂志，2011，25(6)：420
16 王 敏，等. 中华实验和临床病毒学杂志，2012，26(1)：22

(十四) 脊髓灰质炎

徐世江等[1]对2011年新疆南疆地区18例脊髓灰质炎疫情流行病学分析，确诊病例年龄在2岁以下和19岁以上，在3～18岁存在一个年龄断层。认为脊髓灰质炎疫苗免疫保护期最长不超过15年。汪志国等[2]收集2004～2009年江苏省急性弛缓性麻痹(AFP)病例1 548例其粪便标本，检测出脊髓灰质炎病毒(PV)60例(3.90%)，均为脊灰疫苗相关株病毒；病例散在发生，男性多于女性；1岁组阳性病例均高于1～2岁和≥3岁组；1岁组、未服苗或服苗3次、服苗与麻痹时间间隔≥60天的PV阳性AFP病例残留麻痹率均较高；疫苗相关麻痹型脊灰总发生率为0.29/100万，首次服苗后为1.56/100万。刘婧等[3]用不同配比的Ⅰ、Ⅲ型脊髓灰质炎病毒原液制备两批Sabin IPV，并使用GSK制备的DTaP－w IPV作为阳性对照组，对Wistar大鼠进行3针基础免疫和加强免疫，实验组Sabin IPV接种后中和抗体产生率100%，加强免疫后滴度更高。

（陈姬秀）

参 考 文 献

1 徐世江，等. 疾病预防控制通报，2012，27(2)：47
2 汪志国，等. 中国公共卫生，2011，27(12)：1566
3 刘 婧，等. 中华实验和临床病毒学杂志，2012，26(3)：196

(十五) 流行性乙型脑炎及其他病毒性脑炎

严菊英等[1]通过病毒分离，基因测序并进行同源性分析。得出浙江省慈溪市和仙居县监测点蚊媒携带JEV，其中慈溪临测点蚊媒中乙脑带病毒率明显高于仙居监测点，JEV分离株均为基因Ⅰ型。唐晓燕等[2]通过分析2006～2010年河南省乙脑发病的流行病学特点及其影响因素，采用ELISA方法检测病例血液或脑脊液乙脑病毒IgM抗体。得出河南省乙脑病例的分布呈现季节性、地域性和人群差异的特点。乙脑疫苗的基础免疫和加强免疫有待规范，病例实验室诊断率需要进一步提高。张佳珂等[3]通过对2007～2010年间分离到的13株乙脑病毒进行PreM和E基因区扩增，采用MEGA5生物学软件完成氨基酸序列和病毒进化树分析。得出四川省乙脑病毒已呈现基因Ⅰ型为优势型别的态势，其PreM和E区核苷酸和氨基酸高度保守，关键的氨基酸毒力位点没有变化，提示目前使用的疫苗对流行株的感染具有保护作用。李佳等[4]通过实验得出从病毒性脑炎患者标本分离的基因Ⅰ型乙脑病毒全基因组未见明显变化，从基因组水平可以推测该病毒可以被现行的乙脑疫苗所保护。梁能秀等[5]通过对广西壮族自治区1960～2010年乙脑的疫情资料分析，得出该地区乙脑发病呈明显下降趋势；病例高度散发，发病有明显季节性；患者主要为低年龄散居儿童。张拥军等[6]通过对一系列乙脑病毒检测引物进行综合评价，并应用于部分临床确诊或疑似乙脑病例血清和凝血块中病毒核酸检测。得出从患者凝血块中提取核酸样品，可以用于JEV感染的实验室诊断。在他们建立的乙脑病毒核酸实时荧光PCR检测体系中，首次发现凝血块样品比血清样品灵敏度更高，说明凝血块用于病毒性脑炎实验室诊断具有重要价值。

王金风等[7]通过临床监测得出与正常组相小儿轻型非典型病毒性脑炎组异常率为59%。表现为波形分化欠佳，Ⅰ、Ⅲ、Ⅴ波PL及Ⅰ－Ⅲ、Ⅲ－Ⅴ、Ⅰ－Ⅴ IPL

延长。结论：BAEP有助于判定轻型非典型病毒性脑炎患儿中的脑干功能状态。张冬梅[8]回顾性分析急性病毒性脑炎患者的临床资料，得出患者的临床表现、影像学、V-EEG改变对病毒性脑炎患者癫痫发作症状的诊断、治疗及预后评价均具有重要作用，临床需个体化选择抗痫药进行有效治疗。王世富等[9]通过实验得出MA104细胞是分离CSF中病毒较敏感的细胞，可以作CSF中病原分离的首选细胞；联合多株细胞可提高细胞病变检出率。多株细胞微孔板培养法分离CSF病毒具有推广应用价值。韩文清等[10]通过病毒分离，基因测序得出烟台市病毒性脑炎以肠道病毒为主，有EV71型流行，与其他地区流行株相比，EV71型VP1区基因变异较小。刘强等[11]通过检测TLR4和IFN-β在单纯疱疹病毒性脑炎(HSE)小鼠脑组织中的表达，得出TLR4可能会通过启动下游细胞因子IFN-β等介导宿主在HSE中的免疫应答作用。赵春梅等[12]通过实验得出CDK5有可能参与了HSV-1感染后小鼠认知功能障碍的发生。陈鹏等[13]通过对2009年山东省临沂市一起无菌性脑膜炎暴发所分离的病原体进行鉴定，并分析其基因特征。得出CVB5是此次临沂市无菌性脑膜炎暴发的病原体，分离株之间有较大的遗传差异，但均属于D基因型。

(吴志勤)

参 考 文 献

1　严菊英，等.中华流行病学杂志，2012，33(1)：78
2　唐晓燕，等.中华流行病学杂志，2011，32(11)：1128
3　张佳珂，等.中华实验和临床病毒学杂志，2012，26(4)：241
4　李　佳，等.中华实验和临床病毒学杂志，2012，26(2)：84
5　梁能秀，等.中国公共卫生，2012，28(3)：371
6　张拥军，等.中国人兽共患病学报，2011，27(9)：787
7　王金风，等.癫痫与神经电生理学杂志，2012，21(3)：183
8　张冬梅.癫痫与神经电生理学杂志，2012，21(3)：173
9　王世富，等.中国病原生物学杂志，2012，7(5)：337
10　韩文清，等.中国病原生物学杂志，2012，7(5)：373
11　刘　强，等.中国免疫学杂志，2011，27(9)：791
12　赵春梅，等.中国医科大学学报，2012，41(3)：208
13　陈　鹏，等.中华传染病杂志，2012，30(3)：146

(十六) 森林脑炎

朱莹莹等[1]通过临床观察得出在常规抗病毒、降温、降颅压等对症治疗基础上，加用森林脑炎患者恢复期免疫血清，可以显著降低病死率。孙玉今等[2]通过对临床确诊森林脑炎并且有MRI资料的38例患者进行回顾性分析，得出森林脑炎MRI表现有一定的特征性，是诊断和判断森林脑炎病情的必不可少的检查。

(吴志勤)

参 考 文 献

1　朱莹莹，等.中华传染病杂志，2012，30(3)：181
2　孙玉今，等.实用放射学杂志，2011，27(10)：1473

(十七) 登革热

白志军等[1]收集广州市2010年85例登革热患者急性期血清，用C6/36细胞培养分离登革病毒，RT-PCR法扩增全长E基因，测定序列并绘制系统发育树，结合流行病学资料进行信息学分析推测广州市2010年2型登革病毒为输入性。和鹏等[2]收集广州市2010年85例登革热患者急性期血清，通过对分离株E基因全序列测定，并与广州市历年同型DEN流行株及相关国际流行株进行同源性比较，构建系统进化树，追踪其可能输入来源研究表明DEN4正在取代其他型别毒株逐渐成为太平洋地区主要流行株。雷舜等[3]使用DV2感染ECV304细胞，以Western印迹技术检测病毒进入和复制期不同时相点细胞波形蛋白的表达和Ser71磷酸化水平方法发现波形蛋白Ser71位点的磷酸化水平变化与DV2在ECV304细胞中的感染与复制周期密切相关。周健明等[4]随机抽取深圳市16～60岁健康人群907名，进行问卷调查并采集血清标本，用酶联免疫法检测登革热IgG抗体，阳性率为4.30%，其中36～45岁年龄组阳性率最高(13/175)。

(薛建亚)

参 考 文 献

1　白志军，等.中华传染病杂志，2012，30(3)：152
2　和　鹏，等.中华流行病学杂志，2011，32(10)：1051
3　雷　舜，等.第三军医大学学报，2011，33(21)：2265
4　周健明，等.中国人兽共患病学报，2012，28(8)：850

(十八) 黄热病

黎满全等[1]对来自WHO曾公布的黄热病疫区的外籍213人(123人曾接种疫苗)和中国籍海员105人(都接种疫苗)，所有人未检出抗原，总抗体检出率为81.8%。疫苗接种者保护率达99%，接种期在10年内和10年以上的抗体阳性率和抗体滴度差异均有统计学意义。部分入境人员未接种疫苗，在疫区时和到我国后曾有蚊虫叮咬，认为有黄热病传入风险。

(陈姬秀)

参 考 文 献

1　黎满全，等.中华流行病学杂志，2012，33(5)：544

(十九) 肾综合征出血热

高巍等[1]采用汉坦病毒76-118接种HEK-293

细胞，使用间接免疫荧光法在感染后1天即可见细胞浆及胞膜上呈荧光反应；在感染5天后随着感染病毒量的增加可在细胞浆中检测到Bax、Cyt－C和半胱氨酸蛋白酶(caspase)－3的活化片段也呈增加趋势。黄立勇等[2]分析了我国2010年肾综合征出血热报告病例9 526例，死亡118例；11月为全年最高发病月份；各年龄组男性发病均高于女性；野外以黑线姬鼠占主导优势；居民区以褐家鼠占主导优势。孙英伟等[3]分析2007～2011年辽宁省肾综合征出血热病例4 177例，死亡33例，男性3 105例，女性1 072例；鼠种分布村内、村外优势种分别为褐家鼠和黑线姬鼠，鼠密度为2.64％～5.63％，鼠带毒率0.77％～4.80％。申悦霞等[4]分析河北省2010年肾综合征出血热218例，死亡1例；发病较高的月份有3(32例)、4(22例)、5(23例)、11(23例)、12(35例)。居民区鼠密度平均为2.03％，野外鼠密度平均为1.15％；鼠带毒率平均为1.76％。杨力生[5]分析52例重症肾综合征出血热患者病情，共发生155个脏器功能障碍，死亡7例，其中6例病损器官数在4个或以上。周文兴等[6]分析肾综合征出血热1 786例病情，所有患者都有发热表现，具有“三痛”症状863例，有“三红”症状725例；具有典型5期病程者121例；受累较多的三个器官分别为血液系统(1 547例)、肾脏(1 325例)和肝脏(1 256例)。程乾刚等[7]分析156例老年肾综合征出血热病例，其中42例发生院内感染，死亡5例；感染好发时期是少尿期(29例)及多尿期(12例)。王立杰[8]分析肾综合征出血热243例，早期诊断呼吸道感染7例，肾盂肾炎2例，泌尿系感染2例，急性胃肠炎2例，椎间盘突出1例。周影等[9]分析214例肾综合征出血热并发多器官功能衰竭患者临床病情，MOF发生于发热期有5例次；低血压期83例次；少尿期404例次；多尿期有5例次；所有患者中共存活180例。邱姣等[10]分析50例肾综合征出血热患者肝功能损害情况，有28例发生肝功能受损，ALT异常28例，AST异常22例；曾经有胆红素异常10例。

(薛建亚)

参 考 文 献

1 高 巍，等. 中华医院感染学杂志，2011，21(22)：4671
2 黄立勇，等. 中华流行病学杂志，2012，33(7)：685
3 孙英伟，等. 中国公共卫生，2012，28(6)：838
4 申悦霞，等. 河北医药，2011，33(19)：2995
5 杨力生. 中国人兽共患病学报，2012，28(4)：410
6 周文兴. 山东医药，2012，52(17)：88
7 程乾刚，等. 中华医院感染学杂志，2012，22(23)：2805
8 王立杰. 吉林医学，2011，32(30)：6446
9 周 影，等. 中国地方病学杂志，2011，30(5)：589
10 邱 姣，等. 陕西医学杂志，2011，40(11)：1556

(二十) 狂犬病

施赫赫等[1]利用狂犬病基因工程灭活疫苗(Hep－Flury－dG株)免疫犬只66只，免疫21天后检测免疫犬抗狂犬病病毒抗体水平，免疫前犬只抗体水平呈阳性17只，免疫后抗体水平阳性55只。黄海锋等[2]分析396例暴露者全程接种狂犬病疫苗后血清抗体水平，结果382例为阳性。刘祥茵等[3]对疑似狂犬病发病的猪进行检查，在病猪脑海马神经细胞中检测到狂犬病病毒包涵体；脑组织印片经特异性抗狂犬病病毒核蛋白单克隆抗体免疫荧光染色呈阳性；3日龄以内乳鼠接毒后出现特异性的神经症状。余兰等[4]分析了9例狂犬病临床病情，伤口周围肿痛麻木6例，“三恐”症状及流涎7例，发病初期发热7例。邱泓等[5]分析1981～2010年昆明市狂犬病89例，死亡89例；发病最高月份为7月(20例)，8月(14例)及6月(11例)。谷文喜等[6]对广东外观健康犬携带狂犬病病毒情况进行了分析，共检测1 833份犬脑组织样品，检出阳性样品2份；序列分析显示属于狂犬病病毒病毒Ⅰ型，基因同源性为99.7％。尹翠萍等[7]分析2010年中国狂犬病疫情，共有报告病例2 048例，死亡2 014例。孔庆芬等[8]分析9例狂犬病病例，犬咬伤8例，另有杀犬感染1例；有8例外周血白细胞及中性粒细胞增高；5例肝功能出现异常。周玉莲[9]报道1例因注射狂犬疫苗引起的继发性血小板减少性紫癜病例，患儿接受疫苗注射后8小时出现皮肤出血点，继而出血点渐遍及全身，融合成片，伴牙龈、鼻腔出血，口腔血泡，发热症状。

(薛建亚)

参 考 文 献

1 施赫赫，等. 中国人兽共患病学报，2012，28(7)：664
2 黄海锋，等. 吉林医学，2012，33(20)：4300
3 刘祥茵，等. 中国人兽共患病学报，2012，28(2)：124
4 余 兰，等. 中国病原生物学杂志，2011，6(10)：800
5 邱 泓，等. 中国人兽共患病学报，2011，27(9)：854
6 谷文喜，等. 中国人兽共患病学报，2011，27(9)：848
7 尹翠萍，等. 中华实验和临床病毒学杂志，2011，25(6)：434
8 孔庆芬. 云南医药，2012，33(1)：64
9 周玉莲. 青海医药杂志，2011，41(9)：72

(二十一) 艾滋病

段松等[1]报道美沙酮维持治疗且HIV阴性的海洛因成瘾者，HIV新发感染率为0.48/100人年。曹臻等[2]发现在婚男男性行为者(MSM)感染HIV检出率为8.0％。牟成惠等[3]报道MSM HIV感染阳性率为5.70％。已婚的MSM抗HIV阳性率为9.45％，高于未婚的4.92%与离异的4.17%。明帅等[4]报道抗病毒治疗的HIV"单阳家庭"阴性配偶的HIV抗体累积阳转率为3.78%。齐金蕾等[5]报道影响HIV"单阳家庭"和"双阳家庭"配偶间HIV性传播的因素为:安全套使用、性行为频次、先感染HIV者患性病(男性)等。潘晓红等[6]发现浙江省农村外来婚嫁女感染HIV病毒株主要来源是其原籍云南省及其周边地区,外来婚嫁女在原户籍的异性性行为是感染的主要危险因素。胡晓远等[7]报道HIV/AIDS患者子女HIV检测阳性率为2.28%。李爱杰等[8]报道艾滋病母婴传播阻断抗病毒治疗规范用药的主要影响因素为产次、少数民族、未知情选择、丈夫态度。赵宏儒等[9]分析了3对母婴传播感染HIV-1的配对样品的env基因组内基因离散率分别为5.9%、12.1%和3.2%,年均基因离散率分别为0.6%、1.5%和0.8%。邓静平等[10]报道传染病专科医院15名职业暴露的医务人员中护士占60.0%;暴露方式以锐器伤为主;除1例离职外,14名暴露人员在3~6个月后HIV抗体检测均阴性。韦所苏等[11]报道女性性工作者对暴露前药物预防(PrEP)HIV感染的接受意愿为85.9%。陈栏心等[12]通过Meta分析发现健康教育后,中国流动人口对"安全套可以降低艾滋病的感染风险"和"保持单一性关系能降低艾滋病感染风险"的知晓度提高23%和18%;"性生活中愿意使用安全套"、"商业性行为每次使用安全套"和"最近一次性生活使用安全套"的比例提高16%、17%和25%;"商业性行为"发生率降低6%。钟珣等[13]报道中国西部地区艾滋病高危群体中吸毒人群对PrEP措施的接受意愿可达70%左右。殷继国等[14]通过TB和AIDS双向筛查发现活动性TB患者HIV阳性检出率为0.15%,HIV/AIDS患者TB患者发现率为1.49%。

冯磊等[15]报道SDF1-3′A在中国45个民族群体中的分布存在种族和地域差异,多数民族突变频率与美国白人、高加索人及亚洲黄种人水平接近,但高于美国黑人和西班牙人。孙丹丹等[16]构建表达HIV-1包膜蛋白ENV的慢病毒载体并进行了表达。宋红勇等[17]成功进行了HIV-1膜蛋白GP120 V1/V2区域的真核表达、纯化和鉴定。赵丽等[18]克隆了艾滋病痴呆综合征患者体内不同部位的HIV-1B gp120基因,并在人神经胶质瘤细胞U87中表达。王丽等[19]从艾滋病患者的白念珠菌唑类耐药株中共检出13个错义突变位点。梁冰玉等[20]观察到吗啡能够促进HIV-1在MT2细胞内的复制,且这种作用可被阿片受体阻滞剂纳洛酮阻断。陈颂等[21]报道中国恒河猴感染猴免疫缺陷病毒后$CD4^+$ T细胞减少的主体是中央型记忆(CM)$CD4^+$ T细胞;而初始型$CD4^+$ T在半数动物逐渐缓慢减少。快速进展型RM449猴在死亡前其初始型及CM $CD4^+$仍较高,但其初始型$CD4^+$细胞在流式图上存在着类似"转化阻滞"的现象。刘玉磊等[22]通过有限稀释HIV感染者外周血单个核细胞(PBMCs)与正常供体PBMCs共培养,分离培养到HIV-1生物性克隆毒株。高瑛瑛等[23]报道pol基因修饰明显提高常规DNA疫苗免疫效果,但对重组痘苗病毒疫苗单独免疫效果无明显影响。李琳等[24]建立了HIV-1潜伏感染人Jurkat T细胞的模型。周素娟等[25]报道HIV感染者体内EBV致癌性LMP-1功能区C末端基因发生特异性30 bp缺失的频率为81.8%。李芸等[26]报道应用Ad5-HIVgag免疫食蟹猴后,可产生针对腺病毒的中和抗体。

刘宏伟等[27]报道80%感染时间<1年的HIV-1 B/C重组毒株感染者产生Gag特异性分泌γ干扰素IFN-γ的T淋巴细胞反应;68%感染时间>3年的感染者产生的反应,主要识别p17区域内的一条和p24区域内6条多肽。温敏等[28]报道HAART治疗后HIV-1前病毒DNA的log拷贝数、$CD4^+CD45RA^+$ T细胞绝对计数和$CD4^+CD45RA^+$ T细胞相对计数呈负相关;与$CD38^+$ T细胞绝对计数呈正相关。彭巧丽等[29]发现单纯HIV感染组和HIV合并结核潜伏感染组$CD4^+$ IL-17^+ T淋巴细胞表达百分比均显著高于合并结核感染组。司东晓等[30]发现汉族HIV/HCV感染人群IL-28B基因型中C/C基因型所占比例较高。吕盈盈等[31]报道在HIV/HCV共感染患者中,治疗前非应答者IFN-γ、IL-2水平高于应答者,应答者IL-10对NS3的反应增高;治疗结束后24周应答者IL-10对HCV抗原蛋白NS3、NS5的反应显著下降,IL-2轻度下降,IFN-γ持续反应,IL-4几乎检测不到。叶润华等[32]报道无抗病毒治疗干预下HIV感染者的$CD4^+$ T淋巴细胞计数月均自然变化速率中位数为-2.0 cell/μl。31.2% HIV感染者末次$CD4^+$ T淋巴细胞计数较首次下降幅度在30%以上。张馨赟等[33]报道HIV感染者中潜伏性结核发生率达30.6%。HIV合并活动性结核患者的外周血$CD4^+$ T淋巴细胞计数平均值显著低于HIV合并潜伏性结核组。胡型忠等[34]发现外周血淋巴细胞参数LYMPH-Y在人类免疫缺陷病毒感染者中的变化同$CD4^+$ T淋巴细胞数的变化较一致。韩晓群等[35]发现HIV/AIDS患者血$CD4^+$细胞计数及$CD4^+/CD8^+$比值均随机体氧化还原态向氧化方向偏移而减少。唐秀文等[36]在具发热和下呼吸道感染症状的AIDS患者的血液中,分离出25株马红球菌并进行了鉴定。

职建军等[37]证实集合HIV RNA Nuclisens EasyQ方法可应用于HIV高危人群的"窗口期"检测。

董华凰等[38]发现金纳米探针结合PCR凝胶电泳法可以对HIV-1 P24抗原进行检测，其灵敏度较ELISA法提高3个数量级。任丽娟等[39]报道HIV-1/2抗体与P24抗原联合检测较ELISA法能够更早更准确地发现HIV感染。于茂河等[40]使用第四代试剂筛查MSM人群时，HIV感染者发现数比使用第三代试剂增加4.9%，发现HIV感染者的单位成本增加6.2%，估测该人群的HIV感染年发病率为1.01～7.35%。韩晓旭等[41]报道四代ELISA对于HIV早期感染标本的检测灵敏度明显高于三代ELISA，窗口期更短。刘意等[42]报道第四代可联合检测P24抗原和抗体的酶联荧光免疫试验技术特异性及准确性高，窗口期缩短。郎文文等[43]报道热灭活处理不会明显影响目前常用筛查、确证试剂的检测结果。王红春等[44]报道HIV-1抗体蛋白印迹法存在生物学假阳性和窗口期。

韩晓旭等[45]报道未抗病毒治疗的静脉吸毒感染者中检出原发耐药株，原发耐药率处于较低水平。刘沐桑等[46]研究显示HIV-1 V2区175位变异提高了病毒对V3抗体中和作用的敏感性。梁淑家等[47]发现广西HIV耐药株属于低传播水平(<5%)。刘佳等[48]报道一线抗病毒治疗失败的AIDS患者基因型耐药率为68.48%。李韩平等[49]分析发现N348I突变在抗病毒治疗失败患者中的流行率为6.5%，在未治疗患者中的流行率为0.8%。郑锦雷等[50]发现HIV/AIDS患者高效抗反转录病毒治疗(HAART)后，总耐药率为7.7%。牛建丽等[51]针对中国主要HIV-1流行株优化的实验室自建耐药基因型实验室自建检测方法灵敏度较高。张嗣兴等[52]发现住院AIDS患者感染的病原菌中，以大肠杆菌、新型隐球酵母菌、白色假丝酵母菌、马内菲青霉菌、肺炎克雷白菌、肺炎链球菌、人葡萄球菌为主；大肠杆菌和肺炎链球菌耐药率高。张唯哲等[53]研究发现HIV-1包膜糖蛋白V4区389～391及414～417位点氨基酸发生突变，使CCR5及CXCR4嗜性毒株完全丧失感染靶细胞能力。闫晓等[54]发现HIV/AIDS患者中未接受抗病毒治疗的突变率为5.9%，接受抗病毒治疗的突变率为52.9%。崔为国等[55]研究发现长期接受艾滋病抗病毒治疗患者耐药突变率为68.83%。耿庆茂等[56]研究发现in-house基因型耐药性检测方法与ViroSeqTM基因型耐药性检测系统在耐药突变位点检测以及评价上具有高度一致性。

杨蓉蓉等[57]报道经性传播HIV者较经供/受血传播者确诊晚，发生传播的风险较高，合并其他性病和HPV感染更常见。陆珍珍等[58]报道艾滋病合并马尔尼菲青霉菌病(PSM)患者HAART后，当$CD4^+$ T淋巴细胞恢复到$\geqslant 100\times10^6$/L后3～6个月可以停用二期预防性治疗；影响二期预防性治疗用药时间的积极因素是抗马尔尼菲青霉治疗前开始HAART，负面因素有HAART开始于抗马尔尼菲青霉治疗后、合并其他感染或合并结核感染等。陈凤欣等[59]报道在北方诊治的艾滋病合并PSM 27例。李玲等[60]报道结核与HIV双重感染患者的治疗成功率为83.9%，总病死率13.0%，其中因结核病病死率2.1%。卢水华等[61]报道在TB-HIV感染的死亡病例中肺外TB多见、合并真菌感染多见、$CD4^+$细胞$\leqslant$200个/μL多见、空洞少见、痰结核杆菌阳性率低为其主要特征。张美等[62]发现大部分艾滋病死亡患者CD^+ T细胞计数$\leqslant$50个/μl；死因居前5位的为卡氏肺孢子菌肺炎(PCP)、结核病、肺部细菌感染、非AIDS相关性疾病、病毒性脑炎。段松等[63]报道HIV/AIDS病死率近年来呈下降趋势，因艾滋病而死亡的比例逐年上升而因吸毒过量而死亡的比例下降。杨涤等[64]报道伴有浅表淋巴结肿大的HIV/AIDS患者，以分枝杆菌感染、真菌感染和肿瘤多见。买买提艾力·吾布力等[65]报道艾滋病患者合并卡波西肉瘤19例。郭杰等[66]报道HIV/AIDS慢性腹泻患者的粪便标本中16.11%为隐孢子虫阳性。卢祥婵等[67]发现38.3%HIV/AIDS患者出现眼底改变。邓艳等[68]报道23.91%HIV确诊病例感染肠道寄生虫。杨萱等[69]研究发现经血感染AIDS患者最常见的机会感染依次为细菌性肺炎、口腔念珠菌感染、肺结核、PCP。王立巍等[70]报道HIV感染致食管多发巨大溃疡1例。张胜桃等[71]报道系统性红斑狼疮样表现的艾滋病1例。刘哲等[72]报道以传染性软疣样皮肤改变为表现的艾滋病1例。代丽丽等[73]报道6.4%AIDS住院患者伴发中枢神经系统感染者，感染类型为隐球菌脑膜脑炎、弓形体脑病、结核性脑膜炎、真菌性脑炎、巨细胞病毒脑炎。黄筠洋等报道[74]艾滋病肺部并发症65.9%为PCP，23%为肺结核。李雪娇等报道[75]AIDS患者泌尿系病变表现为相关感染性疾病和相关肿瘤，声像图特征依次为：肾肿大、肾实质弥漫性疾病、泌尿系感染性疾病、泌尿系肿瘤。

马芳等[76]通过蛋白质组学研究发现，血清转铁蛋白等在艾滋病患者血浆中表达水平与治疗过程中病毒载量相关。姚金朋等[77]报道女性HIV感染相关脂肪营养不良综合征患者周围性和中央性脂肪量及骨矿量均减少。张玉林等[78]发现短期接触司他夫定可诱导神经元凋亡，抑制其突起形成，并可抑制胸苷激酶2表达。温敏等[79]研究显示HIV-1 RNA有效抑制下HAART持续治疗时间与$CD4^+$ $CD28^+$、$CD4^+$ $CD45RA^+$、$CD4^+$ $CD45RO^+$ T细胞绝对计数呈正相关；与$CD8^+$ $CD38^+$、$CD3^+$、$CD8^+$ T细胞表达比例呈负相关;与 CD28＋细胞绝对计数呈正相关。陈谐捷等[80]报道 HIV/AIDS 患者合并 HCV 感染时在 HAART 过程中更易发生肝功能损害。赵玉遂等[81]对 AIDS 患者 HAART 中短期效果进行了 Meta 分析。邓莉平等[82]报道终末期肝病在 HIV/HCV 合并感染者中较常见,合并终末期肝病明显缩短了 HIV/HCV 合并感染者的生存期。焦艳梅等[83]研究显示肠黏膜相关淋巴组织及淋巴结是 HIV－1 DNA 储存的重要场所。卢祥婵等[84]报道 AIDS/TB 患者在 HAART 过程中发生免疫重建炎性综合征与 HAART 前结核病的控制程度有关。低基线 $CD4^+$ T 细胞计数可能使免疫重建炎性综合征的危险性增加。张勇等[85]报道含克力芝组合的 HAART 方案对 HIV/HCV 混合感染的疗效佳。

(郑瑞英)

参考文献

1 段　松,等.中华流行病学杂志,2011,32(12):1227
2 曹　臻,等.中华流行病学杂志,2012,33(5):488
3 牟成惠,等.南方医科大学学报,2012,32(1):113
4 明　帅,等.中国艾滋病性病,2012,18(5):276
5 齐金蕾,等.中华流行病学杂志,2012,33(2):173
6 潘晓红,等.中华流行病学杂志,2011,32(11):1077
7 胡晓远,等.疾病预防控制通报,2012,27(2):4
8 李爱杰,等.中国皮肤性病学杂志,2012,26(6):516
9 赵宏儒,等.中国皮肤性病学杂志,2011,25(12):919
10 邓静平,等.中华医院感染学杂志,2012,22(9):1838
11 韦所苏,等.中华流行病学杂志,2011,32(11):1091
12 陈栏心,等.中华流行病学杂志,2012,33(1):99
13 钟　珣,等.第二军医大学学报,2012,33(4):374
14 殷继国,等.中国防痨杂志,2012,34(3):176
15 冯　磊,等.中国艾滋病性病,2012,18(2):113
16 孙丹丹,等.中国免疫学杂志,2012,28(5):440
17 宋红勇,等.中国免疫学杂志,2012,28(2):142
18 赵　丽,等.中华实验和临床病毒学杂志,2012,26(2):93
19 王　丽,等.中华皮肤科杂志,2012,45(1):32
20 梁冰玉,等.中国公共卫生,2011,27(12):1547
21 陈　颂,等.中国免疫学杂志,2012,28(6):483
22 刘玉磊,等.中国艾滋病性病,2012,18(6):360
23 高瑛瑛,等.中华实验和临床病毒学杂志,2012,26(3):161
24 李　琳,等.中国艾滋病性病,2011,17(4):387
25 周素娟,等.复旦学报(医学版),2011,38(6):518
26 李　芸,等.中华实验和临床病毒学杂志,2011,25(6):413
27 刘宏伟,等.中华实验和临床病毒学杂志,2011,25(5):358
28 温　敏,等.中国免疫学杂志,2011,27(10):922
29 彭巧丽,等.中华传染病杂志,2011,29(10):600
30 司东晓,等.中华传染病杂志,2012,30(3):162
31 吕盈盈,等.临床内科杂志,2011,28(12):827
32 叶润华,等.中华流行病学杂志,2011,32(9):882
33 张馨赟,等.中华传染病杂志,2012,30(6):363
34 胡型忠,等.中华传染病杂志,2012,30(8):500
35 韩晓群,等.武汉大学学报(医学版),2012,33(3):401
36 唐秀文,等.中国艾滋病性病,2012,18(5):286
37 职建军,等.中国艾滋病性病,2012,18(4):210
38 董华凰,等.中华检验医学杂志,2012,35(5):448
39 任丽娟,等.中华医院感染学杂志,2012,22(9):1786
40 于茂河,等.中国艾滋病性病,2012,18(4):242
41 韩晓旭,等.中华检验医学杂志,2012,35(6):538
42 刘　意,等.中国艾滋病性病,2011,17(6):677
43 郎文文,等.中国艾滋病性病,2011,17(6):618
44 王红春,等.中国艾滋病性病,2011,17(4):402
45 韩晓旭,等.中国公共卫生,2012,28(6):810
46 刘沐桑,等.中华皮肤科杂志,2011,44(10):717
47 梁淑家,等.中国艾滋病性病,2011,17(5):503
48 刘　佳,等.中华流行病学杂志,2012,33(3):318
49 李韩平,等.中华流行病学杂志,2011,32(9):908
50 郑锦雷,等.中国艾滋病性病,2011,17(5):519
51 牛建丽,等.中华实验和临床病毒学杂志,2012,26(1):66
52 张嗣兴,等.中华医院感染学杂志,2012,22(10):2217
53 张唯哲,等.中国地方病学杂志,2012,31(4):401
54 闫　晓,等.中华实验和临床病毒学杂志,2012,26(3):165
55 崔为国,等.中华实验和临床病毒学杂志,2012,26(3):168
56 耿庆茂,等.中华检验医学杂志,2011,34(9):849
57 杨蓉蓉,等.中华传染病学杂志,2011,29(9):540
58 陆珍珍,等.中华皮肤科杂志,2011,44(12):842
59 陈凤欣,等.中国艾滋病性病,2011,17(4):448
60 李　玲,等.中国防痨杂志,2012,34(1):15
61 卢水华,等.中国实用内科杂志,2012,32(2):112
62 张　美,等.中国艾滋病性病,2012,18(3):148
63 段　松,等.中华流行病学杂志,2011,32(9):896
64 杨　涤,等.中国艾滋病性病,2012,18(7):441
65 买买提艾力·吾布力,等.中华传染病学杂志,2012,30(6):368
66 郭　杰,等.中国皮肤性病学杂志,2011,25(11):868
67 卢祥婵,等.中国艾滋病性病,2011,17(4):419
68 邓　艳,等.中国病原生物学杂志,2012,7(1):58
69 杨　萱,等.中国艾滋病性病,2012,18(3):159
70 王立巍,等.中华消化内镜杂志,2012,29(3):166
71 张胜桃,等.临床内科杂志,2011,28(9):645
72 刘　哲,等.中国皮肤性病学杂志,2012,26(6):536
73 代丽丽,等.中国艾滋病性病,2012,18(6):365

74 黄筠洋，等. 实用放射学杂志，2012，28(7)：1019
75 李雪娇，等. 中华超声影像学杂志，2011，20(12)：1055
76 马 芳，等. 中华检验医学杂志，2011，34(12)：1119
77 姚金朋，等. 中国医学科学院学报，2011，33(4)：421
78 张玉林，等. 中华传染病杂志，2012，30(1)：4
79 温 敏，等. 中国皮肤性病学杂志，2012，26(2)：95
80 陈谐捷，等. 中国艾滋病性病，2012，18(3)：141
81 赵玉遂，等. 中国艾滋病性病，2012，18(2)：79
82 邓莉平，等. 中华传染病杂志，2012，30(8)：484
83 焦艳梅，等. 中华检验医学杂志，2012，35(5)：453
84 卢祥婵，等. 复旦学报(医学版)，2011，38(5)：436
85 张 勇，等. 中国艾滋病性病，2011，17(6)：633

(二十二) 口蹄疫

李娜等[1]成功构建了 pET32a－VP1 原核表达载体，并得口蹄疫病毒 VP1 蛋白质。在负载 VP1 蛋白质的 BMDC 与 T 细胞共培养后，实验组各时间点上清液的 IFNγ－含量均高于对照组(3 小时除外)，特别是在共培养后 9、24 和 48 小时，差异显著。吕占禄等[2]通过生物学软件分析发现猪口蹄疫病毒受体 β3 亚基形成复杂的 2、3 级结构，其中 1～22 位、715～743 位氨基酸区段疏水性较强，分别是该亚基的信号肽和跨膜区，以及成功构建了 β3 亚基的重组真核表达载体 pCDNA3.1(＋)β3。

（陈姬秀）

参 考 文 献

1 李 娜，等. 中国免疫学杂志，2011，27(11)：970
2 吕占禄，等. 中国人兽共患病学报，2012，28(4)：358

(二十三) 人乳头瘤病毒感染

李春霞等[1]的研究表明，尖锐湿疣的迁延不愈与机体的细胞免疫功能紊乱有关。$CD4^+$/$CD8^+$ T 淋巴细胞的比值是衡量细胞免疫功能的重要指标。有研究[2]对 56 例患者外周血进行 T 淋巴细胞亚群的检测，发现其外周血 $CD4^+$ T 淋巴细胞减少，且随病程延长，$CD4^+$/$CD8^+$ 比值失衡更趋明显。刘玉等[3]采用 PCR 检测 25 例尖锐湿疣患者 PBMC 中发现 IFN－7，Toll 样受体 9 表达升高。从里龙等[4]回顾性分析近 4 年来在地坛医院就诊的 HIV，艾滋病患者中，发现合并尖锐湿疣者以性活跃的男性为主，感染方式主要是同性性行为，$CD4^+$ 越低 CA 的复发率越高。全进毅等[5]对 120 例宫颈活检患者的研究表明，HPV 感染进行中伴随 $CD4^+$ T 细胞降低，$CD8^+$ T 细胞以及 Ki67 升高，免疫功能的降低以及 Ki67 表达的上调，在宫颈 HPV 感染进程中起重要作用。姚明等[6]的研究表明，Livin，半胱氨酸蛋白酶(caspase－3)可能在 HPV 感染相关的皮肤增殖性疾病中发挥一定的作用。徐云升等[7]的研究表明，热休克蛋白(HSP)110 能增强 HPV16 型$_{711\text{-}20}$配体的免疫效应，具有良好的免疫佐剂作用。肖汉龙等[8]研究表明，HIF－1α 和血管内皮生长因子(VEGF)在 CA 组织中过度表达，二者可能通过血管生成参与 CA 的发病。

李兰英等[9]* 对男男性接触患尖锐湿疣的患者进行 HPV 检测，发现 HPV 基因型主要以低危型 HPV6，11 为主，高危型感染大多合并低危型感染，高危型组复发率明显高于低危型组。谭娟等[10]对 200 例男性尖锐湿疣皮损进行 26 种 HPV 基因型别检测，发现以 HPV6/11 型感染为主。阮建波等[11]对 1 206 例门诊高危男性人群进行 HPV 分型检测，发现以 HPV11，6，16，52，58 等亚型为主，感染者以单一亚型为主。李柳翠等[12]对流动人口密集地区——东莞的 2 674例妇科门诊患者的检测中发现，宫颈 HPV 感染以高危型的 HPV16，52，58 及低危型的 HPV43，11，6 为主，且宫颈癌有年轻化发病风险。王艳等[13]对浙南地区 4 034 例妇科门诊患者的 HPV 分型检测发现，以高危型为主，其中最常见的是 HPV16，＜24 岁组和＞55 岁组 HPV 感染率相对较高。张志珊等[14]探讨了泉州地区 HPV16 型 E6/E7 序列突变情况，结果为最常见的突变位点 D25E，N29S，T846C 可能与宫颈癌的发生密切相关，可为研究针对中国人群的 HPV 疫苗提供一定的线索。邵笑红等[15]对 67 例巨大尖锐湿疣行 HPV－DNA 分型检测，HPV 亚型仍以低危型 HPV6，11 为主，但高危型以 HPV16，18 偏高。

黄熙等[16]研究 HPV 亚临床感染诊断：临床表现为不能辨认的皮损，醋酸白试验阳性，组织病理不符合 CA 诊断标准但可见空泡细胞，HPV－DNA 检测阳性。

江阳等[17]通过 meta 分析认为 5－氨基酮戊酸光动力疗法联合 CO_2 激光治疗尖锐湿疣可有效防止其复发，不良反应发生率低，治愈率高，患者依从性好等优点，为治疗尖锐湿疣的新选择。吴丽峰等[18]通过 meta 分析认为与单纯 CO_2 激光治疗相比，联合应用卡介菌多糖核酸能显著降低尖锐湿疣的复发率，且安全性好，值得尝试。黄波等[19]对 128 例尖锐湿疣患者采取随机对照试验，发现 ALA－PDT 治疗组明显优于液氮冷冻对照组。张建平等[20]回顾性分析了液氮冷冻联合 ALA－PDT 治疗巨大尖锐湿疣的疗效，与单纯液氮冷冻比较，第 4，8，12 周时复发率分别为 9.1%，18.2%和 22.7%，对照组为 35%，50%和 60%，两组复发率有统计学差异。杨毅等[21]采用随机对照的方法，观察治疗组 CO_2 激光与转移因子联合治疗，对照组单用 CO_2 激光，随访 6 个月，发现治疗组治愈率为 80.95%，对照组为 53.65%，有统计学差异。杨高等[22]研究表明，5 氨基酮戊酸光动力疗法联合 CO_2 激光治疗可显著改善血清 IL6，IL12 和 TNF－α 水平，从而发挥其治疗作用。唐亚平等[23]研究表明,CA患者存在免疫功能异常,阿维A与重组人白细胞介素2可调节CA患者外周血T淋巴细胞亚群,从而调节患者细胞免疫功能,两者合用治疗CA可获得良好疗效,并降低复发率。房婕等[24]研究表明,CO_2激光联合贞芷扶正胶囊治疗尖锐湿疣疗效好,不良反应少。朱永军[25]研究表明,以温敏凝胶为光敏剂载体的光动力疗法治疗尖锐湿疣的疗效明显优于以注射用水及基质霜为载体的光动力疗法,且有较好的安全性。王希晶等[26]研究发现,ALA-PDT联合CO_2激光治疗尖锐湿疣治愈率高,复发率低,患者依从性好,TNF-α,IL-6水平与尖锐湿疣的复发密切相关。

(金　怡)

参考文献

1　李春霞,等.中国皮肤性病学杂志,2011,25(4):284
2　曹嘉力,等.中国皮肤性病学杂志,2012,26(5):383
3　刘　玉,等.中华皮肤科杂志,2011,44(11):807
4　丛里龙,等.中国艾滋病性病,2012,18(4):225
5　仝进毅,等.中华医院感染学杂志,2012,22(6):1126
6　姚　明,等.中国皮肤性病学杂志,2012,26(2);103
7　徐云升,等.中华皮肤科杂志,2012,45(4):266
8　肖汉龙,等.中国皮肤性病学杂志,2012,26(8):717
9*　李兰英,等.中华皮肤科杂志,2012,45(5):308
10　谭　娟,等.中国皮肤性病学杂志,2012,26(3):196
11　阮建波,等.中国皮肤性病学杂志,2012,26(7):617
12　李柳翠,等.吉林医学2012,33(22)4810
13　王　艳,等.中华医院感染学杂志,2012,22(4):750
14　张志珊,等.中国人兽共患病学报,2012,28(6):607
15　邵笑红,等.中华皮肤科杂志,2012,45(5):362
16　黄　熙,等.中华皮肤科杂志,2011,44(10):700
17　江　阳,等.中国皮肤性病学杂志,2012,26(9):815
18　吴丽峰,等.中国皮肤性病学杂志,2012,26(3):229
19　黄　波,等.四川医学,2011,32(8):1202
20　张建平,等.中国皮肤性病学杂志,2012,26(1):44
21　杨　毅.吉林医学,2011,32(34):7328.
22　杨　高,等.中国皮肤性病学杂志,2011,25(10):785
23　唐亚平,等.中国皮肤性病学杂志,2011,25(12):926
24　房　婕,等.中国皮肤性病学杂志,2011,25(12):1005
25　朱永军,等.中国皮肤性病学杂志,2011,25(10):787
26　王希晶,等.中国皮肤性病学杂志,2012,26(3):233

(二十四)手足口病

胡祥英等[1]对上海2009～2010年在某院确诊的2 346例手足口病(HFMD)患儿进行统计分析,结果显示男性多于女性,以3岁的小儿为主,农村多于市区,以幼托儿童和散居儿童多见,流行高峰在夏秋季,临床表现以手、足、口腔及臀部的斑丘疹或疱疹,41.1%患儿伴发热,2.5%为重症患儿,2例(0.1%)死亡。吕华坤等[2]报道浙江省2008年HFMD 36 726例,发病率为72.6/10万,病死率为1.9/万;2009年报道69 285例,发病率为135.3/10万,病死率为1.2/万。重症病例比例与HEV71构成比成正相关关系($r=0.709$,$P=0.000$)。葛艳玲等[3]回顾性分析上海因HFMD住院儿童的临床及病原学资料,2010年和2011年接受病原学检测的住院患儿中,EV71检出率分别为54.45%(820/1506)和59.84%(924/1544),为近两年该地区儿童HFMD流行的优势病原,绝大部分重症HFMD以及所有危重症病例均与EV71感染有关。刘文东等[4]报道2009～2011年江苏省累计报道HFMD 285 414例,年均发病率为122.66/10万,发病水平逐年增长;累计报道重症病例3 686例,占报道病例总数的1.29%。病例主要分布在≤5岁年龄组,占病例总数的93.64%;总病例中散居儿童占64.08%,重症病例占78.65%。大部分地区重症病例数均逐年增加。发病最高峰在每年4～6月,次高峰在11月。苏南、苏北地区流行强度不同,病原学构成以EV71、CoxA16为主,不同季节病原学构成存在差异。贾蕾等[5]对北京市2010年6～9月HFMD发病的危险因素的调查显示,罹患HFMD与和先天免疫力有关的因素关联程度均无统计学意义;就诊前10天内接触过类似症状者是危险因素,卫生习惯好、就诊前10天内去过医院、家中饲养猫、人均住房面积大为保护因素;接触类似症状者而感染HFMD约占全部发病人数的62.85%。刘玲琳等[6]报道2008～2010年兰州市城关区累计报道HFMD3 831例,年均报道发病率130.9/10万,以3～4岁的幼托儿童、散居儿童为重点发病人群,发病时间集中在5-7月份。李润青等[7]回顾性分析北京1 073例HFMD患儿中EV71阳性494例,CA16阳性97例,EV71阳性检出率明显高于CA16($P<0.001$)。EV71或CA16阳性患儿中"1至2岁"组和"2至3岁"组构成比明显高于其他年龄组。本组重症病例62例,其中重型50例(80.65%),危重型12例(19.35%)。前者并发神经系统、循环系统、呼吸系统轻度损害;后者多器官功能损害,5例死亡。夏玉静[8]报道的西安地区的530例HFMD病原也以EV71多见,也是重症病例主要病原。肖革新等[9]对我国2008～2011年HFMD空间聚集性及变化趋势研究显示,HFMD整体呈现中度以上的聚集性,发病聚集区域的变化表现为从北到南转移的趋势。邓爱萍等[10]对广东省健康人群HFMD病原隐性感染调查显示,健康人群中仅6岁以下年龄组检出EV71和CA16阳性,健康成年人中未检出EV71和CA16阳性。认为应重点对儿童尤其是学龄前儿童采取有效防控措施。姜文国等[11]对济宁市2个县的调查显示,5岁以下健

康儿童及监护人肠道病毒带毒较为普遍，夏季带毒率较高；EV71 型和 CoxA16 型肠道病毒核酸检测阳性率较低，认为健康人群肠道病毒带毒在 HFMD 传播中的作用不大。孙立梅等[12]选取 41 例 HFMD 实验室确诊的普通患者，调查患者家庭全部成员及 135 名家庭密切接触者，结果显示 HFMD 患者家庭密切接触者肠道病毒阳性率较高，居家环境存在肠道病毒污染。朱雯等[13]采用悬液定量试验法进行试验观察，结果显示消毒凝胶、手部消毒液、医用复方手消毒剂、自制乙醇甘油消毒液对人肠道病毒均能达到消毒作用，自制乙醇甘油(77%乙醇、2%甘油)手部消毒液对人肠道病毒的杀灭效果理想。贾力[14]采集疑似患者鼻咽拭子和大便样本，应用实时荧光定量 PCR 方法检测 EV71 型肠道病毒，大便检出率为 46.2%明显高于鼻咽拭子为 5.61%，差异有统计学意义。徐道彦等[15]对济南地区的 HFMD 的流行病调查显示，病原主要为 CoxA16 和 EV71，占 93.8%，后者有上升趋势；发病夏季达高峰；均为 6 个月到 5 岁婴幼儿，性别差异不大。许玉玲等[16]选择临床诊断为 HFMD 患者粪便 256 份，实时荧光 RT－PCR 和普通 RT－PCR 检测 CoxA 16、PE 比较，结果显示实时荧光 RT－PCR 方法比普通 RT－PCR 方法更灵敏、快捷。高骞等[17]采集 75 份具有典型临床表现 HFMD 患者的粪便标本，提取病毒 RNA，采用荧光定量 PCR 法进行病毒筛选，共检出肠道病毒核酸阳性 73 份，CA16 核酸阳性 11 份，EV71 核酸阳性 49 份，肠道病毒核酸阳性且 CA16 和 EV71 核酸均阴性 18 份；EV71 与 CA16 感染病例的临床表现相似，主要为发热、口腔溃疡和皮疹。孙绪丁等[18]用大剂量甲泼尼龙和免疫球蛋白治疗儿童重症 HFMD 较单用激素组热退时间和肢体抖动缩短，差异有统计学意义；皮疹消退时间无统计学差异。曾卫红等[19]用复方甘草酸苷注射液、刘改英等[20]用重组人干扰素 α－1b、高瑞林等[21]用 IFN－α－1b 联合炎琥宁治疗 HFMD 都取得了较好的疗效。葛必胜等[22]给 264 例 HFMD 口腔疱疹及溃疡的患儿，采用 0.25%甲硝唑溶液直接涂擦口腔，每天 2～3 次，并与 252 例采用蒙脱石散配以利多卡因涂擦口腔的患儿作对比，前组有效率为 96.2%，明显优于后组(66.7%)，两者差异显著($\chi^2=97.5$，$P<0.01$)。刘桃[23]给 50 例 HFMD 患儿在 30 例对照组的基础上采用喜炎平治疗，观察组显效 28 例，好转 13 例，总有效率为 82.0%，显著高于对照组的 66.7%，差异有统计学意义($P<0.05$)。吉小军[24]采用洁悠神外用治疗与喜炎平肌内注射治疗轻症 HFMD 的患儿，二组间疗效无显著差异。慕永平等[25]比对采用利巴韦林注射液或抗生素等西药治疗、热毒宁注射液治疗、热毒宁注射液加西药三组治疗效果，疗程 3～7 天，治疗结束后随访 3 天，与西药组比较，热毒宁组和结合组退热起效时间及体温恢复正常时间均显著缩短($P<0.05$，$P<0.01$)；三组皮疹消退时间比较差异无统计学差异。张景彤[26]给 211 例 HFMD 采用喜炎平治疗，对照组 210 例用阿昔洛韦治疗，结果显示治疗组总有效率 93.8%较对照组总有效率 86.2%，差异有统计学意义($P<0.05$)。对照组有 3 例患儿出现密集红色小丘疹伴瘙痒感、灼热感，立即停药对症治疗后症状效果，未发生严重并发症和不良反应。宗文燕[27]用重组人 IFN－α－2b 喷雾剂喷涂佐治 HFMD 患儿的手足臀部及口腔病损处，较常规使用利巴韦林对照组有效率提高，差异有统计学意义。巴哈提努尔·哈斯木克西等[28]对治疗组 94 例口服蒲地蓝消炎口服液；对照组 81 例口服利巴韦林颗粒治疗小儿 HFMD，治疗组显效率、总有效率均明显优于对照组，差异有统计学意义($P<0.01$)；两组皮疹、消退时间、临床痊愈时间比较差异有统计学意义($P<0.01$)。易冬玲等[29]回顾性分析 312 例重型 HFMD 患儿，经甘露醇、地塞米松、静脉丙种球蛋白(推荐剂量为 1 g/kg，分 1～2 次应用)、米力农等治疗后无 1 例发展为危重型或死亡，均临床治愈。罗彩梅等[30]对 60 例出现 3 期(心肺功能衰竭前期)临床表现危重型 HFMD 患儿，即患儿出现心率、呼吸增快、出冷汗、皮肤花斑、四肢发凉、血压升高。在患儿血糖升高时采用紧急气管插管和机械通气为主的治疗方式，选择压力控制/辅助通气模式加用呼吸末正压通气，同时给予药物治疗。治愈率达到 91.67%。何必子等[31]回顾性分析伴肢体抖动的 46 例 HFMD 患儿的临床资料，患儿均有发热、肢体抖动、皮疹，血白细胞计数升高，2 例患儿并发神经原性肺水肿死亡，脑脊液检查符合病毒性脑炎改变，颅脑 MRI 扫描未见阳性改变。陆韦等[32]对 116 例重型或危重型 HFMD 患儿的临床特征、并发症及转归进行总结。并发症分别为脑炎(或脑膜炎)(99.1%，其中脑干脑炎占 95.7%)，心肌损害(57.1%)，支气管肺炎(31.0%)，呼吸衰竭(21.6%)，肺水肿、肺出血(15.5%)，循环衰竭(25.0%)，消化道出血(4.3%)。痊愈 94 例(81.0%)，好转 3 例(2.6%)，死亡 6 例(5.2%)，自动出院 13 例(11.2%)。肺水肿、肺出血是主要死亡原因。潘浩等[33]收集 2011 年 5－7 月上海市 105 例重症 HFMD 和 210 例轻症 HFMD 的临床诊断病例，进行非匹配的病例对照研究，单因素分析显示，年龄、性别、看护方式、居住方式、家庭人口数、家庭儿童数、就医次数、共用餐具、咀嚼喂食、手部清洁程度、病原体类型、初诊是否为 HFMD 等为重症病例的影响因素；多因素分析显示男性、家庭儿童数≥3 人、患儿手部不清洁、初诊未诊断为 HFMD、半年内就医 2 次

和≥3次为重症病例的危险因素。EV71型引起的重症病例是柯萨奇病毒A16型及其他肠道病毒的5.614倍。谭玉霞等[34]对219例重症HFMD患儿的临床资料进行汇总分析，高热111例(50.1%)，热程(4.60±2.11)天，住院时间(12.86±2.70)天。均出现皮疹。男性多于女性，农村患儿多于城市。精神差、烦躁、嗜睡、头痛、呕吐、惊恐、肢体震颤、肌跃性抽动、肢体无力为其早期表现。多因素分析入选回归模型的有发热、热程、中性粒细胞计数、血糖、精神差、肌跃性抽动。姜涛等[35]以154例危重型和96例重型HFMD患儿及96例健康儿童为研究对象；采用散射比浊法检测其血清免疫球蛋白和补体，用流式细胞仪检测法检测患儿外周血T、B细胞亚群和NK细胞，结果表明重型和危重型HFMD患儿体内的NK细胞无变化，体液免疫功能和C3、C4水平升高，认为主要是导致患儿抗感染的细胞免疫应答无法有效诱导，从而使机体无法有效地清除病毒。吴淑莲等[36]对554例HFMD患儿的临床表现及实验室检查进行回顾性分析。单因素回归分析示发热峰值≥38.5℃、呕吐、惊跳、精神差、四肢抖动、血糖高等6项差异有显著性。多元回归分析表明发热峰值≥38.5℃、惊跳、精神差、四肢抖动是增加并发中枢神经系统感染的危险因素。唐启云等[37]回顾性分析78例小儿HFMD合并脑炎患者的MRI影像资料，MRI检出率为71.8%(56/78)，其中病灶T_1WI为低信号者44.87%(35/78)，T_2WI为高信号56.41%(44/78)，LAIR/T_2WI高信号60.26%(47/78)，DWI为高信号65.38%(51/78)。叶红涛等[38]对190例被确诊为HFMD患儿的临床资料、EEG监测及头颅MRI检查资料进行回顾性分析，提示EEG检查能反映脑功能状态及损伤程度，EEG监测有助于HFMD并发脑干脑炎的早期发现。EEG出现平坦波或低电压者预后差，连续多次EEG追踪监测对疾病转归预测可能更有帮助。辛克盛等[39]对30例HFMD下呼吸道感染患儿的血尿酸(UA)水平观察分析，发现血尿酸水平与HFMD患儿下呼吸道感染的严重程度密切相关。赵召霞等[40]检测78例HFMD患儿与30例健康体检儿童的血浆，结果发现普通和重症患儿循环DNA水平均高于健康儿童，重症病例显著高于普通病例，重症者治疗后较治疗前显著下降，差异有统计学意义。范丽娟等[41]回顾性分析238例HFMD患儿的血常规和心肌酶谱，结果显示HFMD患儿出疹期白细胞、中性粒细胞、血红蛋白、肌酸激酶高于恢复期，淋巴细胞、血小板低于恢复期。普通型出疹期WBC、GRAN低于重症型乳酸脱氢酶、α-羟丁酸转移酶普通型低于重症型。恢复期普通型WBC、GRAN低于重症型；心肌酶谱仅LDH普通型低于重症型。差异均有统计学意义。经Spearman相关分析，LDH及α-HBDH与病情呈正相关。刘文利[42]对1 300例HFMD患儿进行常规心肌酶学及十二导联心电图检查，这二种检查异常者分占87.7%和18.1%。戴汝均等[43]对69例HFMD并肺炎支原体感染患者病历资料进行回顾性分析。发热65例，咳嗽10例，胸片示支气管肺炎4例，支气管炎2例，血白细胞升高10例，血C-反应蛋白升高19例。其中26例选用大环类药物治疗，69例患儿经治疗全部痊愈，预后好。朱正永等[44]对559例HFMD患者临床特点进行回顾性分析，年龄分布0.5～16岁，以2～5岁最多，男∶女为2.3∶1；发热占68.3%；皮疹100%；重症病例占4.7%；用利巴韦林、热毒宁、痰热清常规治疗，重症者加用静脉用丙种球蛋白和甲基泼尼松，取得很好疗效，死亡1例。姜太一等[45]回顾性分析573例HFMD患者的临床资料，男∶女1.9∶1，平均年龄2.6岁(2个月～35岁)；42.4%患者发病前7天内有明确接触史；潜伏期中位数为4天(1～12天)。主要临床表现依次为皮疹、发热、易惊、嗜睡、咳嗽和呕吐。重症型高达83.4%，危重型3.2%。经治疗后558例(97.4%)好转出院，15例(2.6%)死亡。与生存组比较，死亡组患者白细胞计数增加、淋巴细胞比例下降、中性粒细胞比例上升、乳酸脱氢酶水平和氧合指数均下降，差异有统计学意义。池云等[46]报道成人HFMD并发脑炎1例。马孝等[47]和单玉兰[48]各报道成人HFMD 1例。

(陈姬秀)

参考文献

1 胡祥英，等. 中华医院感染学杂志，2012，22(11)：2333
2 吕华坤，等. 中国公共卫生，2012，28(1)：105
3 葛艳玲，等. 中华传染病杂志，2012，30(4)：200
4 刘文东，等. 中华流行病学杂志，2012，33(8)：813
5 贾　蕾，等. 中国公共卫生，2012，28(7)：915
6 刘玲琳，等. 中华医院感染学杂志，2012，22(8)：1631
7 李润青，等. 北京医学，2011，33(9)：709
8 夏玉静，等. 医学临床研究，2011，28(8)：1556
9 肖革新，等. 中华流行病学杂志，2012，33(8)：808
10 邓爱萍，等. 中华流行病学杂志，2012，33(2)：189
11 姜文国，等. 中国病原生物学杂志，2011，6(11)：857
12 孙立梅，等. 中华传染病杂志，2012，30(6)：339
13 朱　雯，等. 中华医院感染学杂志，2012，22(13)：2867
14 贾　力. 中华医院感染学杂志，2012，22(5)：1092
15 徐道彦，等. 中华传染病杂志，2012，30(4)：242
16 许玉玲，等. 中国病原生物学杂志，2011，6(10)：736
17 高　骞，等. 中华医院感染学杂志，2011，21(24)：5323
18 孙绪丁，等. 中国病原生物学杂志，2011，6(11)：842
19 曾卫红，等. 江西医药，2011，46(12)：1112

20 刘改英,等.医学临床研究,2012,29(5):850
21 高瑞林,等.医学临床研究,2012,29(5):989
22 葛必胜,等.医学临床研究,2011,28(10):1978
23 刘 桃.吉林医学,2011,32(33):7061
24 吉小军.吉林医学,2011,32(33):7060
25 慕永平,等.中国中西医结合杂志,2011,31(9):1209
26 张景彤.吉林医学,2011,32(28):5949
27 宗文燕.河北医药,2011,33(18):2808
28 巴哈提努尔·哈斯木克西,等.吉林医学,2011,32(35):7506
29 易冬玲,等.重庆医学,2012,41(22):2268
30 罗彩梅,等.吉林医学,2012,33(3):562
31 何必子,等.福建医药杂志,2012,34(1):54
32 陆 韦,等.广东医学,2012,33(6):766
33 潘 浩,等.中华流行病学杂志,2012,33(8):763
34 谭玉霞,等.山东医药,2011,51(51):52
35 姜 涛,等.医学临床研究,2012,29(3):511
36 吴淑莲,等.广东医学,2011,32(22):2976
37 唐启云,等.医学临床研究,2011,28(10):1899
38 叶红涛,等.癫痫与神经电生理学杂志,2011,20(5):308
39 辛克盛,等.中华医院感染学杂志,2011,21(24):5188
40 赵召霞,等.中华实验和临床病毒学杂志,2011,25(6):483
41 范丽娟,等.北京医学,2012,34(6):462
42 刘文利.陕西医学杂志,2012,41(8):1006
43 戴汝均,等.吉林医学,2012,33(22):4840
44 朱正永,等.广东医学,2012,33(11):1693
45 姜太一,等.中国病原生物学杂志,2012,7(3):216
46 池 云,等.江苏医药,2012,38(5):613
47 马 孝,等.临床皮肤科杂志,2011,40(12):761
48 单玉兰.中国皮肤性病学杂志,2011,25(12):1002

(二十五) 传染性非典型性肺炎(SARS)

张菲等[1]发现在长沙地区全年急性下呼吸道感染住院儿童鼻咽样本中,HCoV-NL63 检出阳性率为 0.8%,阳性者均为 3 岁以下儿童。伍严安等[2]发现在福州地区冬春季急性呼吸道感染儿童鼻咽标本中,HCoV 检出阳性率为 7.6%,其中 HCoV-NL63 为 1.5%,HCoV-229E 为 0.9%,HCoV-HKU1 为 1.1%,HCoV-OC43 为 4.1%。

(郑瑞英)

参 考 文 献

1 张 菲,等.中华实验和临床病毒学杂志,2012,26(2):133
2 伍严安,等.中华传染病杂志,2012,30(1):53

(二十六) 禽流感

张如胜等[1]检测家禽市场职业暴露人群 H5N1 抗体阳性率为 25.5%。进化树显示 4 个 AIV H5N1 亚型 HA 基因与中国内地和香港禽来源的 AIV 分离株为同一分组;HA1 和 HA2 蛋白之间连接肽与人源 AIV H5N1 亚型具有相同的受体结合位点和高致病性的分子特征。夏立亮等[2]通过原核表达获得了抗 H5N1 禽流感病毒血凝素蛋白的羊驼重链单域抗体。贺贞等[3]以原核表达的融合蛋白 GST-NS1 免疫小鼠后,获取 H5N1 亚型禽流感病毒 NS1 蛋白的多克隆抗血清,制备了 NS1 蛋白的多克隆抗体。张立霞等[4]建立了能有效表达禽流感病毒 A/Hubei/1/2010(H5N1)无头 HA(headlessHA)的杆状病毒系统。

(郑瑞英)

参 考 文 献

1 张如胜,等.中华流行病学杂志,2012,33(8):768
2 夏立亮,等.中国免疫学杂志,2012,28(2):137
3 贺 贞,等.第三军医大学学报,2012,34(16):1691
4 张立霞,等.中华实验和临床病毒学杂志,2012,26(3):179

(二十七) 人博卡病毒感染

李晓燕等[1]采集天津地区 202 份急性下呼吸道感染住院儿童鼻咽吸取物标本进行人博卡病毒(HboV) NP-1 基因检测:6.9%(14/202)为 HBoV 阳性,所有阳性患儿的年龄均≤6 岁,6~12 月龄患儿感染率最高,为 14.3%(6/42);所有感染者均为肺炎和喘息性支气管炎患儿;HBoV 与其他病毒的混合感染率为 85.7%(12/14);VP1/VP2 基因种系发生树分析表明 13 株 HBoV 均属于 Ib 簇。

(刘亚允 李成忠)

参 考 文 献

1 李晓燕,等.中国公共卫生,2011,27(11):1397

(二十八) 布尼亚病毒感染

胡建利等[1]分析 20 例人感染新型布尼亚病毒病患者的临床特点和流行病学特征:临床表现主要为发热(100%)、乏力(80%)、畏寒和呕吐(60%);血常规检查有血小板计数减少(100%)和白细胞计数减少(90%);病例多来自丘陵地区,以男性、中老年、农民为主,发病高峰分别为 6~7 月和 9~10 月。李世波等[2]分析 5 例重症发热伴血小板减少综合征布尼亚病毒(SFTSV)感染患者的临床特征、流行病学以及 SFTSV 基因序列,结果表明,典型临床表现为持续高热、全身肌肉酸痛、浅表淋巴结肿大、腹痛、腹泻,可伴消化道出血,在急性期 WBC、PLT、$CD3^+CD4^+$ T 淋巴细胞呈进行性下降,最低分别为(0.97~2.00)$\times 10^9$/L,(12~42)$\times 10^9$/L 和 7.52%420.39%。

(刘亚允 李成忠)

参 考 文 献

1 胡建利,等. 中国人兽共患病学报,2012,28(3): 302
2 李世波,等. 中华传染病杂志,2012,30(5): 268

二、立克次体病

(一) 埃立克体病与无形体病

丁淑军等[1]报道了山东省首例经实验室诊断的人单核细胞埃立克体病,患者男性,58 岁,为不明原因发热伴 WBC 和 PLT 减少,嗜吞噬细胞无形体特异性核酸检测阴性,查菲埃立克体特异性核酸检测阳性,PCR 扩增阳性产物进行测序并与 GenBank 中注册的已知序列进行比较分析与查菲埃立克体的同源性>99%。

葛宗成等[2]报道了人嗜粒细胞无形体病并发肺部、肠道播散性曲霉感染 1 例。患者为男性,46 岁,病程中先后出现稽留高热、咳痰、咯血、多脏器功能损害以及腹泻、血便等症状,痰涂片、痰培养及粪培养证实为烟曲霉感染;该患者及其 4 位亲属和 4 名医护人员曾陪护或抢救过其"疑似肾综合征出血热"的姐姐,上述 9 人均证实为人嗜粒细胞无形体病。张秀春等[3]对北京市农村人群及家畜新发查菲埃立克体和嗜吞噬无形体感染状况进行了调查,共采集 562 人及 90 只山羊、71 头牛和 2 只家犬血液标本,检测人群查菲埃立克体和嗜吞噬无形体抗体阳性率分别为 16.5%和 14.0%;山羊和牛嗜吞噬无形体抗体阳性率分别为 2.3%和 0;2 只家犬未检测到相应抗体;山羊、牛无形体 16 S rRNA 扩增阳性率分别为 48.9%和 23.9%。

(倪　武)

参 考 文 献

1 丁淑军,等. 中华传染病学杂志,2011,29(10): 597
2 葛宗成,等. 中华传染病杂志,2011,29(11): 704
3 张秀春,等. 中华流行病学杂志,2012,33(5): 517

(二) 恙虫病

丁磊等[1]利用山东省疾病报告信息系统 2006~2011 年恙虫病监测数据,以时间序列分析探讨秋冬型恙虫病的时间分布特征及趋势,频谱分析结果显示秋冬型恙虫病流行周期为 3 年,移动平均分析表明其流行强度将持续增强,2012~2014 年各年预测发病数分别为 310、337、366 例,年增长率约 9%,每年以 10 月流行最严重,应用 ARIMA(0,1,1)(0,1,0)12 模型可较好地预测发病情况。党荣理等[2]采用 met-PCR 检测东方体 Sta56 基因的方法行了新疆博乐地区恙虫病东方体自然疫源地调查,结果平原湿地区捕鼠 126 只中有 7 只为阳性(5.55%),300 份牧民血液中 6 份为阳性(2.0%),野鼠体表带螨率为 8.4%;山地草原捕获鼠 58 只和捕获旱獭 26 只,met-PCR 检测均为阴性。梁旭竞等[3]分析了 148 例恙虫病患者胸部影像学改变与临床特征的关系,其中胸部影像学异常 66 例(44.6%),其咳嗽、严重血小板减少、低蛋白血症、休克、急性呼吸衰竭、黄疸及急性肾功能衰竭的发生率明显高于胸部 X 线片正常组,病死率(6.1%)显著高于胸部 X 线片正常组(0%)。廖鹏书[4]对云南楚雄地区 104 例恙虫病病例的临床资料进行回顾性分析,发现所有病例均出现发热,,皮肤特征性焦痂 78 例,愈合期溃疡 2 例,皮疹 42 例,浅表淋巴结肿大 61 例,选用氯霉索及阿奇霉素治愈 100 例,死亡 4 例。

(倪　武)

参 考 文 献

1 丁　磊,等. 中华流行病学杂志,2012,33(7): 698
2 党荣理,等. 中国人兽共患病学报,2012,28(8): 846
3 梁旭竞,等. 中华传染病杂志,2012,30(6): 359
4 廖鹏书. 吉林医学,2011,32(36): 7794

(三) 斑点热

唐琨等[1]运用 PCR 法对 2010 年黑龙江省旅游区捕获的 849 只蜱进行了伯氏疏螺旋体和斑点热群立克次体检测及基因测序分析,发现两地优势蜱种分别为全沟硬蜱和嗜群血蜱,其中伯氏疏螺旋体和斑点热群立克次体感染率分别为 26.15%、10.05%和 0.00%和 13.33%,蜱携带病原率因时间差异而不同;伯氏疏螺旋体有 3 种基因型,除 *B. garinii* 型、*B. afzelii* 型外,首次在东北地区发现 *B. valaisiana*-like group 型,蜱中存在伯氏疏螺旋体和斑点热群立克次体复合感染。

(倪　武)

参 考 文 献

1 唐　琨,等. 中华流行病学杂志,2012,33(5): 513

(四) 猫抓病

杨新球等[1]回顾分析了 28 例猫抓病的临床特点,其中 26 例有猫狗密切接触史,18 例有被猫抓伤、咬伤史,临床症状以淋巴结肿大为主,可伴有高热或低热,实验室检查无明显特异性表现。何开明等[2]报道了猫抓病性右颈部淋巴结炎伴右肺下叶约 3 cm×3 cm×2 cm 炎性包块 1 例,女性,51 岁,家中养有猫狗,无咳嗽、咯血及胸痛等,经剖胸探查病理提示包块囊壁为增生纤维组织,囊壁及囊腔内淋巴细胞浸润及大量泡沫细胞,少量可疑多核细胞;经抗感染治疗后痊愈。

(倪　武)

参 考 文 献

1 杨新球,等. 吉林医学,2012,33(14): 2985

2　何开明,等.重庆医学,2012,41(12):1247

三、细菌性疾病

(一) 流行性脑脊髓膜炎及其他化脓性脑膜炎

吕静等[1]通过对2006～2010年分离的脑膜炎奈瑟菌(Nm)菌株进行分析,得出湖北省流脑菌株发生了从B群散发到C群流行的变迁,人群对C群Nm的免疫力不足。朱兵清等[2]通过实验对比得出健康成年人血清和结合疫苗免疫后的婴幼儿血清中特异性C群Nm IgG含量可以间接反映血清杀菌抗体水平,ELISA方法可以替代SBA。但ELISA检测方法不适用于3～8月龄婴儿多糖疫苗免疫后的效果评价。

朱尚友[3]通过临床分析得出G^+脑膜炎脑脊液中CRP变化不明显,而G^-脑膜炎脑脊液中CRP明显升高,脑脊液与血清CRP比值升高,其变化对化脓性脑膜炎病原菌的鉴别有一定的临床意义。廖红梅等[4]通过临床对照得出PM患儿CSF中CRF及IGF-Ⅱ水平检测可作为其重要的诊断依据,对其病情的监测和转归的评估均有指导意义。黄小洁等[5]通过临床分析院内鲍曼不动杆菌性脑膜炎多发生于颅脑术后患者,对常用抗菌药物普遍耐药,预后差。韩丽红等[6]通过临床分析得出由于各种原因小儿化脓性脑膜炎早期常被误诊。早期诊断、早期治疗是减少病死率及后遗症的关键。

(吴志勤)

参考文献

1　吕　静,等.中国病原微生物学杂志,2012,7(4):287
2　朱兵清,等.中华流行病学杂志,2012,33(5):521
3　朱尚友.中国综合临床,2011,27(11):1213
4　廖红梅,等.医学临床研究,2011,28(8):1501
5　黄晓洁,等.中华传染病杂志,2012,30(7):425
6　韩丽红,等.内蒙古医学杂志,2012,44(1)85

(二) 猩红热、百日咳、白喉

李雷雷等[1]采用描述流行病学方法对中国2005～2011年报道的猩红热数据进行分析,期间共报道猩红热病例225 538例,死亡5例,男女性别比1.6∶1;2011年中国猩红热发病率较往年大幅升高,高发地区全部集中在长江以北,南方部分地区的发病率较既往增幅明显,发病年龄主要在15岁以下,以儿童和青少年为主。冯进云等[2]对87例儿童猩红热的临床表现及皮疹特征进行了回顾分析,结果发热42例(48.3%)、咽痛73例(83.9%)、咽峡炎77例(88.5%);典型皮疹51例(58.6%),发现面部针尖大丘疹84例(96.6%),躯干针头大丘疹伴砂纸感75例(86.2%),手足针头大丘疹伴砂纸感79例(90.8%)。

马强等[3]利用原核重组表达系统表达百日咳毒素S1亚基蛋白,采用双抗体夹心法建立了铕(Eu^{3+})标记检测百日咳毒素S1亚基蛋白时间分辨免疫荧光分析法,检测灵敏度2.5 ng/ml,与其他抗原无交叉反应。罗炜等[4]以百日咳鲍特菌BP283序列为目的基因建立了检测BP283基因片段的实时荧光定量PCR方法,标准曲线相关系数为0.998,最低检测浓度为10^2 copies/μl,对临床其他常见呼吸道病原体不出现特异性扩增曲线,批内及批间变异系数均<4%。

张英[5]报道了成人白喉1例,为31岁女性,因咽痛、发热4天入院,双侧扁桃体Ⅲ°肿大,有假膜,咽部分泌物涂片见革兰阳性棒状杆菌,标本检测Klek平板毒力试验阳性;经青霉素及对症治疗后康复出院。曾昭长等[6]对2010年海南省儿童白喉疫苗免疫效果进行了调查,共调查18个市县接种白百破疫苗和白破疫苗儿童887名儿童(≤3岁582名,一年级学生295名),白喉抗体总阳性率88.48%,各市县儿童IgG抗体总阳性率70.79%～100%,1～3岁儿童平均IgG抗体阳性率74.07%～100%,一年级儿童为48.48%～100%;作者还比较了接种白百破疫苗3针基础免疫、加强免疫和白破加强免疫的免疫效果。

(倪　武)

参考文献

1　李雷雷,等.中国公共卫生,2012,28(6):826
2　冯进云,等.中国皮肤性病学杂志,2012,26(8):702
3　马　强,等.南方医科大学学报,2011,31(9):1509
4　罗　炜,等.山东医药,2012,52(3):5
5　张　英.贵州医药,2011,35(10):887
6　曾昭长,等.中国公共卫生,2012,28(6):851

(三) 军团菌病

毕筱刚等[1]采用有限稀释法测定了红霉素、阿奇霉素、左氧氟沙星和莫西沙星等4种抗菌药物对嗜肺军团菌ATCC 33152的细胞外抗菌活性,结果上述4种药物细胞外抗菌活性分别为0.125、0.020、0.016和0.016 μg/ml,细胞内抗菌活性分别为0.22、0.017、0.013、0.004 μg/ml,以莫西沙星的细胞内抗菌活性最强。原灵等[2]研究了福建省2008～2010年公共场所空调冷却塔水及冷凝水中分离的57株嗜肺军团菌血清Ⅰ型(LP1)及15株血清Ⅵ型(LP6)的基因PFGE分型特征,结果57株LP1军团菌可分为40种PFGE型,菌株间相似性系数在24.11%～100.00%,大部分菌株的PFGE型别差异明显,无优势型别;15株LP6军团菌可分为12个不同的PFGE型别,菌株间相似性系数27.87%～100.00%。朱兵清等[3]为探讨多位点可变数目串联重复序列多态性分析(MLVA)方法在军团菌分型中的可应用性，选用文献报道的 9 个军团菌 VNTR 位点，对我国环境水中分离的 81 株 Lp1 型军团菌菌株和 2 株参考菌株进行了分子分型研究，并与 PFGE 和序列分型(SBT)结果进行了比较，发现 MLVA 方法的分型能力不及 PFGE 方法，而与 SBT 方法分型能力相当，作者认为 MLVA 方法操作简单、成本低廉，且可对培养阴性的标本进行分型，适合在基层推广应用。

(倪　武)

参 考 文 献

1　毕筱刚，等. 中华医院感染学杂志，2011，21(17)：3531
2　原　灵，等. 中国人兽共患病学报，2012，28(5)：461
3　朱兵清，等. 中国人兽共患病学报，2012，28(3)：256

(四) 伤寒、副伤寒及其他沙门菌感染

林飞飞等[1]从甲型副伤寒沙门菌临床株中克隆构建了该菌外膜蛋白基因 *ompW* 的原核表达系统，并通过 PCR 检测 95 株甲型副伤寒临床分离株均携带 *ompW* 基因。杨劲松等[2]对福建省 66 株鼠伤寒沙门菌进行了 PFGE 分子分型，结果共分为 32 个 PFGE 型，其中 P1 和 P8 型为优势型别，而 P1 型在多重耐药严重的菌株中为优势型别。余晓君等[3]对江西省儿童医院 5 岁以下腹泻患儿中分离的 62 株鼠伤寒沙门菌进行了喹诺酮类药物耐药机制研究，发现其中有 40 株对环丙沙星耐药，喹诺酮耐药决定区 *gyrA* 基因的点突变和携带 *aac*-(*6'*)*Ib*-*cr* 基因是导致该菌对环丙沙星耐药的主要原因。占利等[4]针对沙门菌菌体抗原 A/D1 群基因、鞭毛抗原基因(*fliC*-*HG*)及肠炎沙门菌特异性基因片段(*sdf*1)建立了肠炎血清型沙门菌多重 PCR 检测方法，对实际样本的检测符合率达 100%。

(倪　武)

参 考 文 献

1　林飞飞，等. 中国人兽共患病学报，2011，27(11)：1054
2　杨劲松，等. 中国人兽共患病学报，2012，28(1)：10
3　余晓君，等. 中华医院感染学杂志，2012，22(14)：2982
4　占　利，等. 中国人兽共患病学报，2012，28(3)：244

(五) 猪链球菌感染

刘丽娜等[1]采用重组蛋白溶血素作为免疫原免疫小鼠，并在首次免疫后 25 天采集小鼠血清，当血清稀释倍数为 1∶51 200 时，抗血清效价为 1∶25 600，并可检测到 IgG1 和 IgG2a 抗体亚型同时存在于抗血清中。张勇昌等[2]报道甲状腺受猪链球菌Ⅱ型感染患者，其临床表现为左颈部肿块渐肿大，压痛，发热，有时伴四肢麻木不适；B 超检查示左侧甲状腺液性不纯性占位，包膜完整。

(薛建亚)

参 考 文 献

1　刘丽娜，等. 解放军医学杂志，2011，36(11)：1194
2　张勇昌，等. 中华检验医学杂志，2012，35(2)：185

(六) 细菌性痢疾

郭邦成等[1]对宁夏 176 株临床分离志贺菌检测发现，多重耐药现象严重，流行株以福氏菌为主(63.64%)，F4c 和宋内菌检出率显著增高，PFGE 型别呈现多元化流行特点。陈爱平等[2]运用 PCR 扩增技术对 2005～2010 年福建省 104 株志贺菌临床株进行了 ipaH、set1、sen 和 ial 毒力基因检测，阳性率分别为 100%、36.54%、66.35%和 64.42%，set1 基因主要存在于福氏志贺菌中，作者还对毒力基因分布模式进行了研究。张曙霞等[3]根据福氏志贺菌 O 抗原合成及修饰特异基因设计引物，并以 14 种福氏志贺菌血清型为标准菌株，建立了福氏志贺菌血清型单重 PCR 鉴定方法，检测灵敏度在 10 pg 至 1 ng DNA(20 μl 反应体系)。范建中等[4]采用琼脂稀释法对 131 株宋内志贺菌进行了药敏检测，发现其对奈啶酸全部耐药，94%对氟喹诺酮类敏感性下降，其产生的主要机制为 *gyr*A 发生 Ser→Leu 替换。王小妮等[5]报道，天津市分离的 136 株志贺菌中检出产 ESBL 株 20 株，产 ESBL 基因型以 CTX-M 型为主，其传播机制以质粒介导为主，未检出产 AmpC 酶菌株。潘亚超等[6]对安徽省 137 株志贺菌临床株进行了耐药分析及 1 类整合子检测，发现多重耐药率达 94.2%，但对三代头孢菌素和氟喹诺酮类耐药率在 33.0%以下，1 类整合子与耐药有一定的相关性，并首次在志贺菌中检测到 *aar*-3-*aac*A4 基因。

(倪　武)

参 考 文 献

1　郭邦成，等. 中国人兽共患病学报，2012，28(3)：252
2　陈爱平，等. 中国人兽共患病学报，2012，28(6)：583
3　张曙霞，等. 中华流行病学杂志，2012，33(3)：328
4　范建中，等. 中华传染病杂志，2012，30(2)：67
5　王小妮，等. 中华传染病杂志，2012，30(2)：71
6　潘亚超，等. 中国抗生素杂志，2012，37(1)：68

(七) 霍乱

李柏生等[1]对 2009～2010 年从珠江河口水体中分离的 59 株 O1 群和 10 株 O139 群霍乱弧菌进行了毒力基因分布特征研究，发现 O1 群埃尔托霍乱弧菌 59 株(小川型 18 株，稻叶型 41 株)，O139 群霍乱弧菌 10 株；PCR 检测 *ctx*A 全部阴性，*hly*A 和 *tox*R 全部阳

性,基因分型可分成9个型;O139群菌株PFGE相似度为69.9%~95.5%,O1群菌株相似度为72.8%~100.0%,可分成3个聚类。王少玲等[2]对2008年海南某地霍乱疫情采集的6株霍乱弧菌分离株进行分析发现,除1株为O1群小川型霍乱弧菌流行株(lc),其余5株均为O1群稻叶型霍乱弧菌流行株(1c),均具有霍乱毒素基因,PFGE分型为2个型,但聚类图谱分析相似性为100%,对9种常用抗生素均敏感。王路梅等[3]从江苏徐州市采集的30份环境样本中分离到O1群霍乱弧菌1株,为稻叶型。吴庆刚等[4]采用PCR定向克隆技术对江苏无锡市分离的1株霍乱弧菌进行了糖发酵激活蛋白编码基因分析,发现该菌株糖发酵激活蛋白编码基因与流行株完全相同,非流行株与流行株第666位碱基差异可能与其致病性及流行有关。

(倪　武)

参考文献

1 李柏生,等.中华流行病学杂志,2011,32(12):1242
2 王少玲,等.中国公共卫生,2012,28(1):79
3 王路梅,等.中国人兽共患病学报,2011,27(10):948
4 吴庆刚,等.中国公共卫生,2012,28(5):647

(八)感染性腹泻与细菌性食物中毒

曹岩等[1]利用国家疾病监测信息报告管理系统分析了2006~2011年新疆7种甲、乙类法定肠道传染病的发病特点,发现菌痢和甲型病毒性肝炎占发病数和发病率的前两位,2008年起全疆发病率呈下降趋势。吴培等[2]研究了2008~2010年江苏省经济发达地区1 240例成人门诊感染性腹泻的流行病学特点,结果发病年龄段主要在15~35岁(51.5%),病毒感染为主要病因(各年发病率11.8%~22.0%),且呈现上升趋势。许磊等[3]从重庆市南岸区哨点医院的735份腹泻患者粪便中检出肠道致病菌81株(11.02%),其中金葡菌(29株)和沙门菌(23株)为主,细菌对多种抗菌药物耐药。郝琼等[4]采用PCR检测I型新德里金属β-内酰胺酶(blaDNM-1)基因并测序、结合生化鉴定和16SrRNA基因测序等方法,从宁夏新生儿粪便中检测到2株携带blaDNM-1基因的屎肠球菌,为国内首次报道,仅对万古霉素、替考拉宁和利奈唑胺敏感。何长龙等[5]采用免疫磁珠分离及多重PCR技术建立了针对出血性大肠杆菌、福氏志贺菌、空肠弯曲菌和副溶血弧菌的同步快速检测体系,特异性及敏感性较高。何冬梅等[6]运用自动化核糖体基因分型系统,用*EcoR*I酶或*Pvu* II酶对广东省分离的沙门菌(32株)和金葡菌(49株)进行了分子分型研究,发现该方法能有效鉴定这两种细菌,而沙门菌核糖体基因分型与血清分型无高度相关性。

(倪　武)

参考文献

1 曹　岩,等.疾病预防控制通报,2012,27(4):46
2 吴　培,等.中华医院感染学杂志,2011,21(18):3886
3 许　磊,等.重庆医学,2012,41(23):2402
4 郝　琼,等.宁夏医学杂志,2012,34(4):289
5 何长龙,等.第三军医大学学报,2012,34(15):1505
6 何冬梅,等.中华流行病学杂志,2011,32(9):918

(九)鼠疫

冯建萍等[1]用不同刺激剂加入到赫氏培养基上观察鼠疫菌生长情况,结果破伤风培养基用I号溶液、10%脱纤维兔溶血、2.5%亚硫酸钠、0.2%核酸亚铁四种刺激剂组平均活菌数分别为42.4、41.0、35.8、31.4。戴瑞霞等[2]采用鼠疫菌荚膜抗原和重组rV270抗原分别吸附25%铝佐剂免疫小鼠,并予初次免疫后21天加强免疫1次,在免疫后8周检测其血清抗体水平,结果上述不同剂量组均可检测到抗体水平,而仅使用铝佐剂的对照组未检测到抗体。使用2 000倍半数致死量鼠疫菌141皮下攻毒,14天后对照组小鼠全部死亡而实验组小鼠全部存活。魏荣杰[3]以抗生素对强毒141株、弱毒EV_{76}paris菌株和云南分离菌株进行抑菌检测,结果6种抗生素的敏感性由高到低依次为头孢他啶、氨苄青霉素、头孢唑啉、环丙沙星、诺佛沙星、链霉素,其评分指数分别为1.730 77、1.631 77、1.581 95、1.567 80、1.449 48、0.999 99。孟汉选[4]分析山西大同市2006~2010年鼠疫情况,黄鼠密度平均为1.05只/(h·m^3),小型鼠类平均密度为4.12%,鼠体蚤染蚤率平均为18.53%,平均蚤指数为0.48,黄鼠洞干蚤平均染蚤率0.85%,洞干蚤指数为0.01,鼠巢平均染蚤率17.65%,平均蚤指数为1.14。梁效成[5]分析2000~2010年甘肃省5起人患鼠疫疫情,发病5例,死亡3例;其中肺鼠疫2例、腺鼠疫2例、腺鼠疫继发败血型鼠疫1例。有4起是有猎捕、剥食旱獭直接相关。魏柏青等[6]报道2000~2010年青海省发生的13起人患鼠疫,共发病37例,死亡16例;有23例为肺型,7例为腺型,败血型6例,腺鼠疫合并蜂窝组织炎1例。王国钧等[7]报道原发性肺鼠疫的肺组织学表现:肺间质水肿并见散在炎症细胞浸润,肺泡壁充血、水肿、断裂,肺泡腔扩张,腔内有大量渗液;肺脏病变明显部位呈实质样变。

(薛建亚)

参考文献

1 冯建萍,等.疾病预防控制通报,2011,26(5):15
2 戴瑞霞,等.中国地方病学杂志,2011,30(6):646
3 魏荣杰.中国地方病学杂志,2011,30(5):485

4　孟汉选.疾病预防控制通报，2011，26(5)：45
5　梁效成.疾病预防控制通报，2011，26(5)：43
6　魏柏青，等.中国地方病学杂志，2011，30(5)：521
7　王国钧，等.中国地方病学杂志，2011，30(5)：585

（十）炭疽

许汝福等[1]分析国内84个炭疽病例，共有患者990例，治愈970例，死亡20例；最短潜伏期中位数2天，最长潜伏期中位数8天；977例有病畜、病死畜肉、皮毛接触史，13例有放牧等疫区接触史；77个案例的疫情控制中位数时间10天。

（薛建亚）

参考文献

1　许汝福，等。第三军医大学学报，2011，33(17)：1854

［附］类鼻疽

林容等[1]分析122例类鼻疽病患者临床表现，共培养分离类鼻疽伯克霍尔德菌122株。所有患者均有畏寒、高热，白细胞升高者89例；伴肺部感染86例，肝功能受损67例，局部脓肿43例。122株类鼻疽伯克霍尔德菌均对亚胺培南及美罗培南无耐药性，对妥布霉素耐药达100%。

（薛建亚）

参考文献

1　林　容，等.广东医学，2011，32(17)：2303

（十一）布鲁菌病

钟志军等[1]利用布鲁菌全基因组DNA芯片对4株减毒活疫苗株进行比较基因组学研究，发现疫苗菌株中存在大片段基因缺失，同时发现一些基因以多拷贝形式存在，构成了不同疫苗株差异的遗传基因。木合塔尔·艾山等[2]对32个监测点上报的资料统计，发现2011年血清学监测阳性数、患病数较2010年上升了65.57%和64.94%，网络直报累计发病人数较同期上升了66.99%。姜霞等[3]对河北市2006～2010年布鲁菌病数据分析，各年各月均有发病，呈明显的季节性，春夏季为发病高峰期。发病年龄25～65岁占84.57%(11 529/13 632)；男女比为3.56∶1；职业以农民为主，占病例总数的91.15%(12 425/13 632)。徐立青等[4]报道于2010年对青海省多个监测点2 021人进行监测，采用虎红平板凝集试验检测阳性76人，试管凝集试验检测阳性15人；确定感染人数15人，新发病例3人。张晓莉等[5]2002～2011年间对宁夏红寺堡区高危人群调查3 823人，虎红平板试验阳性532人，试管凝集试验滴度≥1∶100为473人；确诊布病473例，直接接触病死(流产)羊羔感染者380人，家庭中多发病例有82例，患者同时具有3种以上临床症状和体征254例。陈贵春等[6]2005～2008年检测贵州省人间布病抗体检出率为0.63%(37/2 800)，畜牧业职业人群、农区接触家畜的人群、学生布病抗体检出率分别为1.29%(36/2 800)、0.04%(1/2 814)、0%(0/290)。布病抗体阳性者以奶牛养殖人员为主，占总感染人数的83.78%(31/37)。潘卫民等[7]分析2009和2010年甘肃省布病发病率分别为0.37/10万和0.17/10万，新发病例占报告病例总数的54.6%(83/152)和51.8%(43/83)；慢性期病例分别达到53.3%(81/152)和56.6%(47/83)。王鼎盛等[8]对1990～2009年间甘肃省布鲁菌进行调查，检测血清80 115人，阳性1 201人。由染疫羊传染致病占70.2%，经染疫牛感染致患者占25.25%。经皮肤黏膜接触感染者占74.7%，呼吸道感染占16.7%，消化道感染占5.37%。高建炜等[9]对2009～2011年共接诊发热、关节痛等症状患者918例，其中布鲁菌试管凝集试验阳性396例，并结合流行病学调查，报告新发病例389例。薛红梅等[10]于2005～2009年对103例发热待查患者进行布病检查，虎红平板试验阳性11例，试管凝集试验8例，确诊病例8例，其中急性期5例，另有疑似病例4例。范蒙光等[11]分析内蒙古522例布病病例，发病时间集中在4～7月份有366例，单月发病最多在5月(100例)。发病在当月就诊者367例，发病1年后就诊者有2例。丛琳等[12]通过分析30例神经型布氏杆菌病患者的临床资料，所有患者布菌血清凝集试验均为阳性，脑膜炎(16例)和脑膜脑炎(6例)是最常见临床表现，经6～8周治疗痊愈29例。司东雷等[13]通过分析7例布氏杆菌性脊柱炎患者的CT、MRI资料，7例均有2个椎体受累，其中1例受累椎体3个。椎体形态基本正常，椎体连边缘终板区可见不规则虫蚀样骨破坏；椎旁软组织影与椎体破坏区相连，形态不规则，界限清楚，推压邻近的腰大肌。胡辛兰等[14]分析7例布菌培养阳性病例，有4例无明显羊及家畜直接接触史，所有患者均有反复发热史。有5例培养出布菌，种型鉴定3株为羊2型布菌，1株为羊3型布菌，1株为难定种。于占水等[15]分析38例12岁以下儿童急性布病患者病情，持续高热16例，间断发热19例；髋关节痛6例，膝关节痛5例，跛行10例；浅表淋巴结肿大14例；肝脾肿大20例。王书郁等[16]对2003～2009年间30例急性期布鲁菌病患者病情进行分析，患者均有发热，不规则热15例，弛张热8例；淋巴结肿大15例；血常规检出异型淋巴细胞者16例，所有患者中性粒细胞有中毒改变，表现为中毒颗粒、胞浆颗粒增粗、空泡变性等。骨髓象呈增生活跃25例，明显活跃5例；红系增生减低者8例，3例成熟红细胞轻度大小不等。30例均可见组织细胞增多，其中见正常组织细胞23例。范荣等[17]对52例对照组予强力霉素(200 mg,1次/天)联合左氧氟沙星片(200 mg,2次/天)治疗3周(重复治疗2疗程),在此基础上加用甘草酸制剂(3片,3次/天)作为治疗组治疗54例急性布病(疗程2月),结果症状缓解时间及复发病例治疗组和对照组分别为:(3.55±1.08)天、0例,(7.22±0.81)天、8例。吴美和等[18]通过用盐酸多西环素(0.2 g,1次/天)、利福平(0.3 g,3次/天)、维生素C(0.2 g,3次/天)联合治疗布鲁杆菌病患者2 008例,总治愈1 841例;第一疗程治愈1 691例,其中急性开春有1 440例,亚急性期215例,慢性期36例;治疗1年后随访有2例慢性期患者复发;再感染3例。

(薛建亚)

参 考 文 献

1 钟志军,等.中国人兽共患病学报,2012,28(6):555
2 木合塔尔·艾山,等.疾病预防控制通报,2012,27(2):24
3 姜 霞,等.中国地方病学杂志,2012,31(2):209
4 徐立青,等.中国地方病学杂志,2012,31(4):409
5 张晓莉,等.宁夏医学杂志,2012,34(7):660
6 陈贵春,等.中国地方病学杂志,2011,30(6):681
7 潘卫民,等.中国地方病学杂志,2011,30(5):549
8 王鼎盛,等.疾病预防控制通报,2012,27(2):21
9 高建炜,等.宁夏医学杂志,2012,34(7):661
10 薛红梅,等.中国地方病学杂志,2011,30(5):497
11 范蒙光,等.内蒙古医学杂志,2011,43(9):1085
12 丛 琳,等.临床神经病学杂志,2012,25(1):43
13 司东雷,等.河北医药,2011,33(21):3251
14 胡辛兰,等.中华医院感染学杂志,2012,22(4),873
15 于占水,等.中国地方病学杂志,2012,31(2),230
16 王书郁,等.广东医学,2011,32(19),2563
17 范 荣,等.河北医药,2012,34(12),1815
18 吴美和.疾病预防控制通报,2012,27(2),92

(十二)破伤风

贺慧玲等[1]观察饮酒对破伤风抗毒素皮内试验的影响,结果酒后12小时注射者82例阳性38例,酒后12~24小时注射240例中阳性57例,而无饮酒者271例中有39例呈阳性。陆承治等[2]报道138例新生儿破伤风病例,治愈59例,好转26例;潜伏期4~14天;临床表现为频繁抽搐伴窒息,牙关紧闭,苦笑面容,全身强直,角弓反张,吞咽困难。

(薛建亚)

参 考 文 献

1 贺慧玲,等.内蒙古医学杂志,2011,43(12):1504
2 陆承治,等.云南医药,2012,33(2):168

(十三)淋病

姜敏敏等[1]报道,将常规细菌学方法与染色体16SrDNA检测及其序列分析方法联合使用,可提高奈瑟菌属菌种感染的实验室准确率,而PIA基因与奈瑟菌属对男性生殖道致病性无关。袁新亮等[2]分析了淋球菌MtrR基因调控区删除突变与淋球菌耐药的关系,发现15株临床株的转染株MtrR基因调控区9 bp片段的删除可通过阻断MtrR基因表达而提高MtrCDE基因的转录水平,从而诱导淋球菌耐药。孙各琴等[3]针对目前淋球菌多药耐药的现象,检测姜黄素衍生物FM04体外抗淋菌的效果,发现8株淋球菌的相应抑菌环直径均为10~13 mm,均具有体外抗淋球菌的作用,但未发现其作用机制与淋球菌的耐药表型及基因型有关系。王涛等[4]对男性泌尿生殖道奈瑟菌属感染中分离的6个菌种12株非淋病奈瑟菌进行了毒力相关基因检测,发现有8株检测出毒力相关基因如orf1、opa、PIB、nspA等,但未检出PIA、pilE与iga,但非淋病奈瑟菌的致病性可能还与其黏膜寄生性等生物学特性有关。

(朱红梅)

参 考 文 献

1 姜敏敏,等.江苏医药,2012,38(5):503
2 袁新亮,等.华中科技大学学报(医学版),2012,41(3):348
3 孙各琴,等.中华医院感染学杂志,2012,22(15):3212
4 王 涛,等.中华医院感染学杂志,2011,21(18):3960

(十四)麻风

余美文等[1]评价接受统一联合化疗多菌型麻风患者83例,治疗后42个月平均细菌指数从治疗前2.84下降到0.33,同时有61例患者细菌指数阴转。接受常规联合化疗的149例治疗48个月后平均细菌指数从治疗前2.55下降到0.26,其中115例患者细菌指数阴转。马跃飞[2]分析1 108例麻风病例,发病1年内被发现上报者349例,其中调查发现81例,门诊发现268例。余美文等[3]2001~2010年中国麻风病流行病学特征,共有病例15 507例,新发现病例中多菌型13 407例,儿童患者人数414例,2级致畸残3 491例;复发病例1 506例,其中MDT复发464例,DDS复发1 042例。常登宇等[4]调查湖北省7 968例历年麻风病例,其中存活4 006例,失访1 100例,死亡2 862例;在存活者中多菌1 945例,Ⅰ级畸残956例,Ⅱ级畸残1 216例。周健等[5]分析贵阳市2005~2009年新发麻风病例63例,发现年龄40~60岁24例,小于15岁3例;农民52例;多菌型42例,少菌型21例;有20例传染源不详;疾病诊断延误期最长者为18年,平均

3.7年。

(薛建亚)

参考文献

1 余美文,等.中华皮肤科杂志,2012,45(8):553
2 马跃飞.皮肤病与性病,2011,33(6):369
3 余美文,等.中华皮肤科杂志,2012,45(6):381
4 常登宇,等.皮肤病与性病,2012,34(3):185
5 周 健,等.中国皮肤性病学杂志,2012,26(3):222

(十五)败血症

王建辉等[1]通过临床分析得出非发酵菌可引起儿童败血症,耐药率高。亚胺培南、头孢吡肟是非发酵菌感染的首选用药,使用敏感抗生素治疗,防止耐药菌株的产生。赵鹏等[2]通过实验对照得出心脏特异性过表达MT改善了LPS引起的心脏收缩、舒张功能障碍,维持了胞内Ca^{2+}的稳态和减轻了氧化应激,可以改善败血症引起的小鼠心功能不全。杨永朝[3]通过临床观察得出检测血清PCT对NS早期诊断、病情评估具有重要作用。移军[4]通过临床监测得出当地医院2009年与2010年社区获得性败血症的主要病原菌构成、病原菌对抗菌药物的敏感性及发病率无明显变化。狄婷婷等[5]通过实验得出粪肠球菌CylA基因高度保守,有可能成为检测诊断和免疫预防的靶基因。潘英等[6]通过临床分析指出应重视新生儿B组溶血性链球菌败血症,青霉素及万古霉素对该菌敏感性较高。曾春英[7]通过临床分析新生儿败血症的治疗,宜正确把握抗生素的使用。根据血培养及药敏试验结果选用敏感抗生素是治疗新生儿败血症的有效途径。韦月梅等[8]通过临床监测得出对感染新生儿行外周血$CD14^+CD16^+$单核细胞亚群检测有助于新生儿败血症的诊断及疗效的观察。金小兰等[9]通过临床分析得出血培养监测及耐药性分析对新生儿败血症诊治具有重要指导意义。

(吴志勤)

参考文献

1 王建辉,等.医学临床研究,2012,29(2):311
2 赵 鹏,等.中华心血管病杂志,2011,39(8):711
3 杨永朝.山东医药,2011,51(43):91
4 移 军.中华医院感染学杂志,2011,21(22):4815
5 狄婷婷,等.中国人兽共患病学报,2012,28(7):683
6 潘 英,等.中国综合临床,2012,28,(5):549
7 曾春英.吉林医学,2012,33,(9):1922
8 韦月梅,等.吉林医学,2011,32,(34):7254
9 金小兰,等.江西医药,2011,46(10):930

(十六)感染性休克

胡型忠等[1]通过实验得出细菌感染时NEUT-X和NEUT-Y参数明显升高,可作为细菌感染诊断辅助指标之一。徐盈等[2]通过临床观察得出对于伴随快速型心律失常或组织缺氧严重的脓毒性休克患者TP可能是好的选择;TP用于合并急性肾功能不全的脓毒性休克患者,可改善预后,对于伴随少尿(或)肾功能损伤的脓毒性休克患者,在升血压治疗过程中如若产生DA剂量依赖,则选择TP可能更合理。胡振华等[3]通过对照实验得出小剂量聚环氧乙烷能够明显提高感染休克时肝脏的血流灌注,但对于早期肝脏损害及炎症反应并无明显改善作用。陈传希等[4]通过对照实验得出抑制细胞质内应激信号通路JNK能减轻内毒素血症大鼠肠屏障损伤。赵生环等[5]通过实验得出肝硬变大鼠都存在小肠黏膜结构的改变和内毒素水平的增高,提示肝硬化大鼠小肠黏膜的损伤与肠源性内毒素血症密切相关。周本昊等[6]通过实验对照得出瑞芬太尼可减轻兔内毒素性ALI,且呈剂量依赖性,其机制可能是通过抑制TNF-α、IL-8的表达,进而抑制促炎症因子参与的"级联瀑布效应",减轻肺损伤的程度。屈超等[7]通过实验对照得出急性内毒素血症导致心肌纤维损伤、心功能不全,心脏组织$CD8^+$ T等炎症细胞浸润;而缺乏$CD8^+$ T细胞时则减轻内毒素血症导致的心功能损伤,提示$CD8^+$ T细胞在急性内毒素血症诱导的心功能不全早期发挥重要作用。石岩等[8]免疫抑制治疗不影响PCT释放,PCT水平检测在该人群感染,特别是细菌感染诊断中发挥重要作用。赵慧颖等[9]通过临床监测得出血浆NT-proBNP水平可以预测严重感染及感染性休克患者的预后。徐永昊等[10]通过临床对照得出与以CVP指导相比,用ITBVI指导感染性休克患者的液体管理显示,3天时患者病情较1天改善,这种改善可能得益于对血容量状态的准确判断和适当的快速补液速度。潘永贵[11]通过临床观察得出血流动力学监测在感染性休克的发展及转归的诊断中有较高的价值,可在临床中进行监测。黄晓英等[12]通过临床对照得出垂体后叶素可减少去甲肾上腺素剂量,不引起体内乳酸增高,增加乳酸清除,高乳酸清除率比率显著高于对照组;对于高乳酸清除率者,与对照组相比可降低28天死亡率。陈炜等[13]通过临床观察得出IABP对感染性休克患者能显著改善血流动力学指标,增加冠状动脉及全身组织灌注,减轻心脏后负荷,提高CI,减少血管活性药物用量,对缩短入住ICU时间、改善预后、减少患者病死率都有着重要的临床价值,可推荐作为感染性休克患者药物治疗不佳的备选治疗方法。

(吴志勤)

参考文献

1 胡型忠,等.中华医院感染学杂志,2012,22(5):1095

2 徐 盈，等. 中国急救医学，2012，32(3)：209
3 胡振华，等. 医学临床研究，2012，29(2)：209
4 陈传希，等. 中国危重病急救医学，2012，24(6)：327
5 赵生环，等. 胃肠病学和肝病学杂志，2012，21(7)607
6 周本昊，等. 中国急救医学，2012，32(8)：696
7 屈 超，等. 心肺血管病杂志，2012，31(2)：200
8 石 岩，等. 中华内科杂志，2012，51(3)：192
9 赵慧颖，等. 中国危重病急救医学，2011，23(8)：467
10 徐永昊，等. 中国危重病急救医学，2011，23(8)：462
11 潘永贵. 中华医院感染学杂志，2011，21(24)：5204
12 黄晓英，等. 中国急救医学，2012，32(3)：206
13 陈 炜，等. 中国危重病急救医学，2012，24(1)：46

四、螺旋体病

(一) 梅毒

朱邦勇等[1]通过对广西地区性病门诊人群的梅毒筛查发现，与梅毒感染相关的多因素包括女性、受教育程度低、年收入超过3万、提供商业性服务行为或多性伴者等。钱伊弘等[2]分析14例获得性梅毒儿童的资料发现，有不典型皮疹、尤其是与活动性梅毒患者有密切接触者，应考虑儿童获得梅毒可能。狄梅等[3]报道了4例Ⅱ期梅毒的鼻部损害，分别在鼻孔缘、鼻翼旁等处可见淡红色环状浸润斑块，边缘隆起，中央退行等多种损害。周少娜等[4]认为喉梅毒临床表现复杂多变，早期误诊率高，血清梅毒抗体检查阳性可提示诊断。李军等[5]回顾分析359例梅毒患者临床资料，研究发现早期、规范治疗能显著提高梅毒的预后。丁徐安等[6]分别采用头孢曲松(1 g静滴，1次/天，连用10天)与普鲁卡因青霉素(80万U肌内注射，1次/天，连用15天)各治疗30例早期梅毒患者，结果发现两者疗效相当。

陈国菊等[7]发现深圳地区妊娠梅毒及梅毒孕妇的不良妊娠结局发生率呈逐年下降趋势。对妊娠梅毒进行正确的干预治疗可以显著减低各种不良妊娠结局的发生率。张志云等[8]采用对比研究发现梅毒孕妇产后血清固定患者存在细胞免疫异常。许宗严等[9]认为规范青霉素治疗能使妊娠梅毒患者避免发生不良妊娠结局，即使在孕28～35周接受规范干预，仍能获得理想效果，妊娠梅毒患者发生先天梅毒患儿、死胎的危险性与血清TRUST滴度水平相关。徐君球等[10]观察后发现，梅毒感染孕妇所生正常婴幼儿生长发育整体状况良好，但随月龄增加生长速度明显趋缓，建议建立综合防治措施，确保婴幼儿体格发育正常。

段磊等[11]认为神经梅毒临床表现多样，脑脊液检查是诊断的关键。孙海华等[12]同样认为神经梅毒的临床表现复杂多样，诊断应结合病史、临床表现、实验室检查综合分析，治疗以青霉素治疗为主。李淑莲等[13]*通过研究认为梅毒血清固定与神经梅毒关系密切，应进行脑脊液的实验室检查，以排除神经梅毒的可能性。赵建斌等[14-15]通过对比研究发现，梅毒血清固定患者外周血存在Treg/Th17细胞平衡的异常。他还认为梅毒血清固定患者外周血Treg比例和功能的异常，可能是导致该现象形成的重要原因之一。杨文林等[16]研究发现部分梅毒血清固定患者存在不同程度的系统受累，提示对血清固定的梅毒患者(尤其是高滴度患者)应高度重视，并积极排除系统受累情况和是否血清复发，并根据检查结果进行有针对性治疗。

陈玲玲等[17]报告国内首例获得性梅毒性颅骨炎合并梅毒性脑膜炎。时宏娟等[18]通过分析脑膜血管型梅毒的临床和影像学特征，认为应重视梅毒血清和脑脊液抗体的检查，结合头颅MRI和MRA或CTA可以诊断，大剂量足疗城的青霉素治疗能取得显著疗效。韩燕飞等[19]发现梅毒性血管炎多呈卒中样起病，血清及脑脊液梅毒特异性抗体阳性及头颅影像学检查显示脑血管炎是确诊依据。冯梅等[20]研究发现麻痹性痴呆临床表现多样，临床误诊率高，足量青霉素治疗疗效较好。刘进香等[21]认为以视力损害为首发的神经梅毒临床较少见。对不明原因的视力损害，尤其是葡萄膜炎、视网膜炎的患者要考虑梅毒的可能性，必须常规行梅毒和脑脊液的梅毒相关检查。高英等[22]更是认为梅毒性眼病常合并神经系统感染，临床医师应给予重视。

曹谊等[23]建议使用梅毒抗体免疫印迹法检查梅毒螺旋体，认为该方法操作简单，结果易观察，无需特殊设备，灵敏特异性好，更适宜各级实验室梅毒确证检测。彭锐锐等[24]运用最新的三基因定位分型方法检测梅毒螺旋体基因型别的敏感性与特异性，结果发现改良的三基因分型方法检测梅毒螺旋体基因型别具有敏感性高、特异性好、区分度强的特点。王红春等[25]则临床实验室在梅毒的诊断、治疗和随访中，要注意使用相同的非梅毒螺旋体抗原血清学实验试剂。刘静穆等[26]认为免疫组化法对二期梅毒皮损中的TP的检测优于传统W－S镀银染色法，对二期梅毒的诊断具有重要价值，其对TP的准确定位还有助于梅毒皮损形成的研究。龙福泉等[27]研究发现成功表达TP0136全基因和较强免疫活性的膜蛋白，TP0136可能在梅毒螺旋体的免疫致病机制中起到重要作用。余坚等[28]认为白介素2基因与梅毒螺旋体Gpd抗原编码基因融合构建双价核酸疫苗新西兰兔后，更能有效的诱导保护性体液免疫和细胞免疫应答。张括等[29]研究认为国内用于梅毒螺旋体的IgG和IgM抗体检测的国家一级标准物质，其制备物的稳定性和均匀性结果均符合国家一级标准物质的要求。这 2 种制备物可分别作为国内不同方法检测 TP 的血清标准物质。

（杨雅骊）

参 考 文 献

1　朱邦勇，等. 中华皮肤科杂志，2011，44(11)：783
2　钱伊弘，等. 中华皮肤科杂志，2011，44(12)：865.
3　狄　梅，等. 中华皮肤科杂志，2012，45(1)：55
4　周少娜，等. 中国皮肤性病学杂志，，2011，25(11)：878
5　李　军，等. 中国艾滋病性病，2012，18(6)：416
6　丁徐安，等. 中国皮肤性病学杂志，2012，26(1)：42
7　陈国菊，等. 中国皮肤性病学杂志，2012，26(4)：321
8　张志云，等. 广西医学，2012，34(5)：546
9　许宗严，等. 中国皮肤性病学杂志，2012，26(8)：720
10　徐君球，等. 中国公共卫生，2012，28(6)：731
11　段　磊，等. 临床内科杂志，2011，28(10)：684
12　孙海华，等. 中国皮肤性病学杂志，2012，26(6)：518
13*　李淑莲，等. 中华医院感染学杂志，2012，22(10)：2235
14　赵建斌，等. 中华皮肤科杂志，2012，45(5)：347
15　赵建斌，等. 临床皮肤科杂志，2012，41(9)：526
16　杨文林，等. 临床皮肤科杂志，2012，41(7)：406
17　陈玲玲，等. 中华皮肤科杂志，2011，44(11)：776
18　时宏娟，等. 脑与神经疾病杂志，2012，20(4)：291
19　韩燕飞，等. 临床神经病学杂志，2011，24(6)：460
20　冯　梅，等. 中风与神经疾病杂志，2012，29(4)：356
21　刘进香，等. 中国临床神经科学，2012，20(2)：209
22　高　英，等. 中国皮肤性病学杂志，2012，26(5)：421
23　曹　谊，等. 中华医院感染学杂志，2011，21(24)：5329
24　彭锐锐，等. 中华皮肤科杂志，2011，44(11)：779
25　王红春，等. 中国艾滋病性病，2011，17(5)：559
26　刘静穆，等. 中华皮肤科杂志，2012，45(5)：318
27　龙福泉，等. 中华皮肤科杂志，2012，45(6)：396
28　余　坚，等. 中华皮肤科杂志，2011，44(10)：688
29　张　括，等. 中华检验医学杂志，2011，34(11)：1044

(二) 钩端螺旋体病

张翠彩等[1]利用钩体 16 S rRNA 基因部分片段作为靶基因建立钩体实时 PCR 检测方法，结果致病性钩体扩增荧光信号增强，而非致病性钩体及其他非钩体菌无扩增；对于倍比稀释后的钩体 DNA，最低检测下限为 100 fg/ml。于洋等[2]根据钩端螺旋体黄疸出血群赖型赖株的基因选择对应鞭毛蛋白 FlaB1、FlaB2、FlaB3 和 FlaB4 的基因进行表达克隆处理，发现这 4 种蛋白在体外培养的上述钩端螺旋体赖株中均表达；FlaB1、FlaB2 和 FlaB4 相应抗体在钩体病患者血清中可检测出，FlaB1 和 FlaB4 的相应抗体在疫苗免疫正常人血清中可检测出。

（薛建亚）

参 考 文 献

1　张翠彩，等. 中华流行病学杂志，2011，32(10)：1018
2　于　洋，等. 中国人兽共患病学报，2012，28(5)：438

(三) 莱姆病

谭毓绘等[1]采用 PCR 检测莱姆病患者尿中伯氏疏螺旋体 DNA，所有 17 例患者均呈阳性，而既往治疗的患者及对照组均为阴性。10 例完成抗生素治疗者 3 个月后复查仅 1 例为阳性，2 年后复查该例仍为阳性。何凡等[2]报道一老年男性患者，患者皮肤红斑、关节肿痛伴反复发热 6 个月，关节疼痛以大关节为主，呈游走性肿痛，查莱姆病螺旋体抗体 IgM 阳性。

（薛建亚）

参 考 文 献

1　谭毓绘，等. 中国临床神经科学，2012，20(4)：373
2　何　凡，等. 安徽医学，2012，33(5)：583

(四) 鼠咬热

梁飞立等[1]分析 12 例鼠咬热病例，被鼠咬伤 9 例，被鼠抓伤 2 例，加工鼠肉 1 例；潜伏期 5～34 天，平均 16.8 天；伤口愈合后再次红肿 12 例，形成脓肿 1 例，伤口渗液 6 例；所有患者都有发热，局部淋巴结肿大、压痛 11 例，白细胞升高 11 例。

（薛建亚）

参 考 文 献

1　梁飞立，等. 广西医学，2012，34(5)：649

五、深部真菌感染

李安生等[1]从 10 个城市鸽粪及桉树标本中分离隐球菌发现 101 株均为新生隐球菌，各城市间标本阳性率无显著差异，未发现 gatti 隐球菌种。陈文峰等[2]通过测定氟康唑单独及联合氯生太尔体外抗白念珠菌活性，发现氯生太尔组菌丝形成率明显降低，认为氯生太尔在体外具有明显的抗白念珠菌活性。赵桂芝等[3]通过动物模型初步建立白念珠菌芽管特异性抗原的双抗体夹心 ELISA 快速检测系统，动物模型实验特异性和敏感性为 95%、92%。郭雅莉等[4]对 33 株白念珠菌进行多位点序列分型技术（MLST）检测，认为 MLST 是一种方便、快速的分子生物学方法，可用于流行病学和菌群多态性的研究。董丹凤等[5]对 38 株假丝酵母菌进行重复序列 PCR 与多位点序列分型技术的基因分型检测，认为 REP－PCR 方法简单快速，可作为实验室大量菌株分型的首选方法。刘君廷等[6]对比分析 PCR 法及传统培养法诊断假丝酵母菌感染的敏感性及准确性，发现 PCR 检测敏感率达 93.94%，高于传统培养法的71.21%,认为PCR法可更准确、快速的检测假丝酵母菌属的感染。王思卜等[7]对15株临床相关波氏假阿什霉/尖端赛多孢用rDNA基因ITS及TUB序列差异方法进行鉴定,建议在形态学基础上结合分子水平鉴定。钟毅等[8]选取白念珠菌苹果酸脱氢酶免疫血清与白念珠菌总蛋白进行交叉免疫反应,阳性提示识别位点为LDH/MDH同源序列高度保守的表位结构,为进一步筛选真菌疫苗表位、抗真菌药物治疗靶点提供实验基础。苏英等[9]检测了甲紫、两性霉素B、酮康唑、伊曲康唑、氟康唑对白念珠菌的药物敏感性,并提取白色念珠菌基因组DNA,鉴定其基因型,发现白色念珠菌不同基因型与药物敏感性无明显相关关系。张勇等[10]分离银星竹鼠肺泡、腹腔、脾脏中巨噬细胞,观察其对马尔尼菲青霉分生孢子的吞噬作用,发现有较高吞噬率,但无明显杀伤表现,可能两者间存在一种共生关系。王睿莹等[11]应用小鼠脑血管内皮细胞建立体外血脑屏障模型,发现维拉帕米可提高脑毛细血管内皮细胞对两性霉素B的摄取作用,提示P-糖蛋白参与血脑屏障AmB的转运。熊延靖等[12]建立小鼠白念珠菌感染模型,通过比较健康对照、模型组和大蒜素组小鼠肾上腺功能相关指标,得出结论:大蒜素对白念珠菌感染小鼠肾上腺功能具有调节作用。马海丽等[13]*通过在培养皿中建立生物膜模型,探讨了念珠菌黏附性与生物膜形成的关系,认为念珠菌形成生物膜的能力与其黏附力呈正相关。

马晓薇等[14]回顾性分析侵袭性真菌感染患者101例,认为血清降钙素原(PCT)值=0.5(ng/ml)为临界值鉴别真菌和细菌感染较合理,当PCT<0.5 ng/ml时,高度提示真菌感染。石苇等[15]参照国内标准化治疗指南对6例儿童血液病合并侵袭性肺部真菌感染患儿进行治疗,验证了治疗指南的科学性和可操作性,国产伏立康唑疗效好,安全性高,值得临床选择应用。倪坚军等[16]回顾性分析51例真菌感染的ICU患者,均为使用氟康唑无效后给予卡泊芬净注射液治疗,经治疗后总有效率为45.1%,临床治疗有效时间为3~17天。胡晶等[17]选取50例肺真菌感染患者分别给予两性霉素B雾化吸入或静滴治疗,两者有效率分别为72%和88.2%,无统计学差异,认为雾化吸入两性霉素B值得临床推广。刘彦琴等[18]回顾性分析伏立康唑治疗13例恶性血液病合并深部真菌感染患者,总有效率及治愈率为84.6%、61.5%,2例出现恶心、食欲减退,未见其他不良反应。王凯飞[19]回顾性分析了82例假丝酵母菌血培养阳性患者的血培养阳性时间(TTP)及其临床资料,发现热带假丝酵母菌TTP平均值最短,光滑假丝酵母菌最长,TTP呈递减趋势患者30天内死亡率较高。高飞等[20]报道了一例HIV感染继发马尔尼菲青霉病的患者,该患者是以全身发热40余天伴全身丘疹就诊,皮疹真菌培养确诊为马尔尼菲青霉病,遂查HIV抗体,确诊为HIV感染。孙晓东等[21]报道了云南省播散性组织胞浆菌病1例,患者以腹泻、淋巴结肿大、发热为表现,后通过骨髓片镜检发现组织胞浆菌孢子,确诊为该病。

吴玉秀等[22]对临床分离的1 934株真菌进行统计并分析其药敏结果,发现以白假丝酵母菌为主,占73.5%,真菌对氟康唑和伊曲康唑的耐药率较高,分别为19.66%、14.06%。慕玉东等[23]对205例真菌感染的肿瘤患者进行回顾性分析,发现感染部位以呼吸道为主,其次是泌尿生殖道,真菌感染以白念珠菌为主,其次是热带念珠菌,真菌药敏试验表明对于两性霉素B和制霉菌素的敏感性最好。喻楠等[24]回顾性分析了宁夏总医院院内深部真菌感染的临床资料,发现白假丝酵母菌所占比例最高,但比例逐渐下降,感染部位以呼吸道和泌尿道为主。郎涛等[25]回顾性分析新疆人民医院近十年医院真菌感染分布,发现假丝酵母菌属是院内感染的主要致病菌,感染部位以呼吸道为主,两性霉素B、5-氟尿嘧啶耐药率最低,氟康唑耐药率最高。王莉等[26]通过回顾性分析发现医院真菌感染发生有关的危险因素是年龄老化(≥55岁)、总住院时长(≥4周)、基础疾病、动静脉插管、抗菌药物的联用。曹俊敏等[27]回顾性分析住院患者白假丝酵母菌确诊患者资料,认为白血病、免疫抑制剂、肠外营养、放化疗、静脉置管、头孢素类、碳青霉烯类、喹诺酮类抗菌药物的使用是感染确诊组主要的危险因素。

(雷文知)

谢冬等[28]通过回顾性分析1996年1月至2010年12月81例经病理学诊断为肺隐球菌病患者的临床资料及随访结果。发现肺隐球菌病无特征性临床表现,影像学表现酷似肺癌,手术切除能够有效诊治肺隐球菌病,术后应联合应用抗真菌药物。童燕等[29]报道了一例左髂骨关节感染新型隐球菌的实验诊断,指示在非典型部位的感染并普通抗炎治疗无效时应警惕为隐球菌病的可能。王蓓等[30]回顾分析经临床确诊的21例无基础疾病及免疫缺陷肺隐球菌病患儿的临床资料和CT表现。表明免疫正常儿童肺隐球菌病以肺内多发小结节伴多组淋巴结肿大为主要的CT特征,并易合并肺外器官播散。许书添等[31]回顾分析6例肾移植术后新生隐球菌感染患者的临床特点、实验室检查结果、治疗及转归。指出肾移植术后新生隐球菌易播散至皮肤,常因非特异性皮肤改变而延误诊断,因此有必要早期行皮肤组织活检以及特殊染色。徐礼裕等[32]收集南京军区福州总医院2003年3月至2010

年2月经病理诊断的38例肺隐球菌病患者的临床资料，并对相关资料进行分析。在门诊就诊的肺部阴影患者中，肺隐球菌病应作为诊断及鉴别诊断的疾病之一。肺隐球菌病的影像学表现具有病灶多发、靠近胸膜及多位于下肺部等特点，但临床表现无特异性。经皮穿刺活检是确诊的有效方法之一。严颖等[33]回顾分析52例非AIDS相关隐球菌性脑膜炎患者经两性霉素B(AmB)+5-FC治疗(32例)与FCZ+5-FC(20例)的临床特点、疗效和转归，组间比较采用t检验和χ^2检验。FCZ联合5-FC治疗对隐球菌病脑膜炎亦有较好的疗效。

(朱元杰)

参考文献

1 Li An-sheng，等. Chin Med J，2012，125(3)：511
2 陈文峰，等. 中华皮肤科杂志，2012，45(8)：549
3 赵桂芝，等. 中华皮肤科杂志，2011，44(12)：861
4 郭雅莉，等. 中国皮肤性病学杂志，2012，26(3)：213
5 董丹凤，等. 中华检验医学杂志，2011，34(9)：810
6 刘君廷，等. 中华医院感染学杂志，2012，22(12)：2704
7 王思卜，等. 中华检验医学杂志，2011，34(12)：1084
8 钟 毅，等. 中国人兽共患病学报，2012，28(6)：612
9 苏 英，等. 中华皮肤科杂志，2012，45(2)：110
10 张 勇，等. 中国人兽共患病学报，2012，28(1)：51
11 王睿莹，等. 中华传染病杂志，2012，30(8)：449
12 熊延靖，等. 中国病原生物学杂志，2012，7(4)：269
13* 马海丽，等. 中华皮肤科杂志，2011，44(9)：650
14 马晓薇，等. 中华医院感染学杂志，2012，22(5)：904
15 石 苇，等. 中国小儿血液与肿瘤杂志，2012，17(4)：153
16 倪坚军，等. 中华医院感染学杂志，2012，22(5)：1023
17 胡 晶，等. 临床内科杂志，2011，28(11)：784
18 刘彦琴，等. 中华医院感染学杂志，2012，22(15)：3356
19 王凯飞，等. 中华医院感染学杂志，2011，21(21)：4624
20 高 飞，等. 临床皮肤科杂志，2012，41(8)：515
21 孙晓东，等. 中国病原生物学杂志，2012，7(3)：封三
22 吴玉秀，等. 中华医院感染学杂志，2012，22(2)：434
23 慕玉东，等. 中华医院感染学杂志，2012，22(9)：1980
24 喻 楠，等. 中国皮肤性病学杂志，2012，26(2)：118
25 郎 涛，等. 临床内科杂志，2012，29(2)：130
26 王 莉，等. 中华医院感染学杂志，2011，21(20)：4257
27 曹俊敏，等. 中华医院感染学杂志，2012，22(13)：2946
28 谢 冬，等. 中华外科杂志，2012，50(5)：430
29 童 燕，等. 中华检验医学杂志，2012，35(8)：756
30 王 蓓，等. 中华放射学杂志，2012，46(1)：54
31 许书添，等. 肾脏病与透析肾移植杂志，2012，21(1)：19
32 徐礼裕，等. 中华结核和呼吸杂志，2011，34(9)：653
33 严 颖，等. 中华传染病杂志，2012，30(5)：293

六、寄生虫病

(一) 疟疾

胡开明等[1]报道，间日疟原虫抗原(PvAg)可诱导间日疟现症感染者$CD8^+$ T细胞凋亡，从而可能参与介导间日疟原虫发生免疫逃逸。李莹等[2]通过动物实验发现，在致死型约氏疟原虫感染早期，脂多糖可通过激活TLR4强化DC成熟进一步强化Th1免疫应答，降低原虫血症，这将为疫苗的开发提供新的靶点。单颖等[3]通过动物实验发现，约氏疟原虫Pys48核酸疫苗具有良好的免疫原性，免疫小鼠后，通过增强特异性体液免疫发挥疫苗效应。孙晓东等[4]比较了两种氯伯喹疗法治疗间日疟致急性血管内溶血的差异，发现氯伯8天疗法溶血率略高于氯伯14天疗法。溶血可能与G6PD缺乏程度和人群对伯喹耐受程度有关。张苍林等[5]对中缅边境地区恶性疟原虫体外对氯喹、哌喹、咯萘啶敏感性，发现恶性疟原虫对氯喹已普遍产生抗性，约半数对咯萘啶具有抗性，多数对哌喹敏感。

(辛海光)

参考文献

1 胡开明，等. 中国病原生物学杂志，2012，7(1)：30
2 李 莹，等. 中国人兽共患病学报，2011，27(11)：975
3 单 颖，等. 中国人兽共患病学报，2012，28(5)：449
4 孙晓东，等. 中国病原生物学杂志，2012，7(5)：390
5 张苍林，等. 中国寄生虫学与寄生虫病杂志，2012，30(1)：41

(二) 弓形体病

王红等[1]通过比较弓形体强毒株RH株、桂弓株和弱毒株B36株致密颗粒蛋白1(GRA1)基因片段的异同得出弓形体强毒株RH株、桂弓株和弱毒株B36株的GRA1基因片段极其相似，且高度保守。因此认为弓形体GRA1基因具有较高应用价值。陈兴智等[2]通过实验得出重组BSR4蛋白具有特异的免疫原性和免疫反应性。王林等[3]通过实验观察得出流行中国的弓形体China 1基因型成囊株在感染小鼠体内虫血症可持续至少21天，感染后第21天首次在小鼠脑组织内检测到包囊。孙秀宁等[4]通过对照实验得出大鼠孕早期感染刚地弓形体可抑制神经干细胞的增殖、分化和迁移。周永华等[5]通过对照实验得出隐性弓形体感染可导致小鼠学习记忆能力障碍。殷丽天等[6]通过实验得出刚地弓形体RH株TgPGAM2基因片段可在原核表达系统中表达，且该可溶性重组蛋白具有抗原性。李雪艳等[7]通过实验得出原核表达具有生物学活性的弓形体重组Prx蛋白(rTgPrx)，该蛋白有望用于弓形体病免疫学检测。易艳军等[8]通过实验得出

重组载体 L2－Ps－P30－T 构建正确，电转化人乳酸乳球菌后能表达具有反应原性的 P30 蛋白。

（吴志勤）

参考文献

1 王 红，等. 中国病原生物学杂志，2011，6(8)：585
2 陈兴智，等. 中国寄生虫学与寄生虫病杂志，2012，30(3)：170
3 王 林，等. 中国寄生虫学与寄生虫病杂志，2012，30(3)：179
4 孙秀宁，等. 中国寄生虫学与寄生虫病杂志，2012，30(4)：253
5 周永华，等. 中国寄生虫学与寄生虫病杂志，2011，29(5)：333
6 殷丽天，等. 中国寄生虫学与寄生虫病杂志，2012，30(2)：86
7 李雪艳，等. 中国病原生物学杂志，2012，7(4)：276
8 易艳军，等. 中国病原生物学杂志，2012，7(6)：440

（三）利什曼原虫病

吴元元等[1]通过对新疆维吾尔自治区黑热病患者相关临床资料的分析，提示黑热病早期临床表现不典型，可造成多系统多脏器损害，容易误诊。对来自疫区的疑诊患者应及时进行特异性血清免疫学及骨髓病原学检查。谭春艳等[2]通过分析黑热病患者临床资料，认为在骨髓涂片找到动基体是识别力杜体避免误诊的关键，而力杜体在瑞氏-姬母萨染色中比单纯瑞氏染色、糖原染色等着色更清晰、更易辨认。杨玥涛等[3]对两例疑似皮肤利什曼病进行病原学诊断，并应用分子生物学方法对虫种进行鉴定，认为两例皮肤病患者均确诊为输入性皮肤利什曼病，病原体均为硕大利什曼原虫。

（吴志勤）

参考文献

1 吴元元，等. 临床内科杂志，2012，29(6)：412
2 谭春艳，等. 中华医院感染学杂志，2012，22(4)：756
3 杨玥涛，等. 中国寄生虫学与寄生虫病杂志，2011，29(6)：461

（四）其他原虫病

郭志云等[1]对微小隐孢子虫含 EF-hand 结构域家族蛋白进行生物信息学研究发现，EF-hand 结构域蛋白家族与重要的钙离子信号作用有着密切的关系，而 *C. parvum* 对宿主细胞的侵袭能力与胞内的 Ca^{2+} 水平密切相关，所以 EF-hand 蛋白家族很有可能成为隐孢子虫病治疗的一个新的突破点。邵景东等[2]以微小隐孢子虫特异性 DnaJ-like 蛋白基因的保守序列为模版，建立了 TaqMan 探针实时荧光 PCR 方法检测粪便中微小隐孢子虫卵囊，发现该方法具有快速、特异性和敏感性高等优点。黄磊等[3]对贝氏隐孢子虫鸡胚培养方法进行研究发现，尿囊液收集时间是影响 C. baileyi 鸡胚培养卵囊获得量的重要因素，培养温度和接种量以 40℃和 3.0×10^5 个/枚为宜，而卵囊脱囊处理是不必要的。

王雪莲等[4]成功构建表达了肺孢子虫（菌）p55 蛋白嵌合基因的原核表达载体 pGEX－6p－1/CAG，建立了表达重组蛋白的原核表达系统。

孙晓东等[5]通过流行病学调查发现，中缅边境（西段）阿米巴病流行严重，中方使用公厕和缅方居民用手抓饭是阿米巴病流行的主要原因。

张霞等[6]通过比较稀释复性、透析复性和柱上复性等 3 种不同复性方法获得重组蛋白蓝氏贾第鞭毛虫（*Giardia lamblia*，Gl）沉默信息调节因子 2（GlSir2）的复性效率发现柱上复性方法处理的蛋白活性回收值最高。阮永春等[7]报道了超鞭毛虫致人体支气管肺感染一例。

姚立农等[8]报道了一例误诊为疟原虫感染的巴贝虫感染病例的诊断和治疗，对该病原体的进一步鉴定发现与田鼠巴贝西原虫的同源性为 99%。

战廷正等[9]分析了广西 10 例人芽囊原虫分离株的基因型，发现其以基因 I 型为主，但各株之间的乳酸脱氢酶和脂酶同工酶谱存在差异。

（辛海光）

参考文献

1 郭志云，等. 中国人兽共患病学报，2012，28(7)：653
2 邵景东，等. 中国寄生虫学与寄生虫病杂志，2012，30(4)：333
3 黄 磊，等. 中国人兽共患病学报，2012，28(3)：205
4 王雪莲，等. 中国人兽共患病学报，2011，27(9)：774
5 孙晓东，等. 中国病原生物学杂志，2012，7(6)：456
6 张 霞，等. 中国病原生物学杂志，2012，7(6)：443
7 阮永春，等. 中华传染病杂志，2012，30(5)：296
8 姚立农，等. 中国寄生虫学与寄生虫病杂志，2012，30(2)：118
9 战廷正，等. 中国寄生虫学与寄生虫病杂志，2012，30(1)：36

（五）血吸虫病

刘益萍等[1]纵向观察 1996～2011 年洞庭湖区湖沼型疫区采取以传染源控制为主的综合防治措施控制血吸虫病效果。结果实施人畜同步化疗为主的措施，垸外活螺平均密度、感染性钉螺密度变化不明显。实施以传染源控制为主的综合防治措施后垸外活螺平均密度虽有波动，但整体呈下降趋势，人群患病率从 2.86% 下降至 1.25%，耕牛感染率从 2006 年的

2.87%上升到2008年的5.92%，又下降到2010年的1.70%。急性血吸虫病感染以散发为主，1996～2009年共发生急性血吸虫病49例，血吸虫病例以7～14岁组为多，男性感染率显著高于女性，学生多见，因游泳戏水感染最多，多为院外感染，秋季和夏季为高发期，落实以传染源控制为主的综合防治措施后的2010～2011年未发生急感病例。结论血吸虫病以传染源控制为主的综合防治措施在洞庭湖区湖沼型疫区取得了明显的防治效果。翁培兰[2]报道肺血吸虫卵性肉芽肿病1例。徐升强等[3]对比健康人观察慢性血吸虫病患者血清前白蛋白的临床价值。结果，治疗前病例组PA与ALB水平[(223.9±43.2)mg/L、(41.5±5.8)g/L]均低于对照组[(314.5±53.6)mg/L、(47.2±6.9)g/L，t值分别为4.527、2.786，P均<0.05]；病例组治疗后1、2、4周PA含量[(245.8±41.7)、(258.3±4.7.2)、(282.9±49.3)mg/L]高于治疗前(t值分别为3.092、3.789、4.230，P均<0.05)；病例组治疗后1、2、4周ALB含量[(41.1±4.7)、(41.4±5.2)、(44.8±4.5)g/L]与治疗前[(41.5±5.8)g/L]比较，差异无统计学意义(t值分别为0.123、0.119、0.156，P均>0.05)。结论，PA比ALB能快速、敏感的反应肝脏功能的改变，可用于慢性血吸虫病患者疗效及预后的判断。李超伟等[4]评价SPA金标试纸条和MPAIA试剂盒检测日本血吸虫病血清抗体的应用效果。结果SPA金标试纸条灵敏度为95.21%(359/376)，特异度为97.00%(97/100)，MPAIA试剂盒灵敏度为97.61%(367/376)，特异度为100%(100/100)；两者检测结果差别无统计学意义(日本血吸虫病患者：$\chi^2=2.23$，$P>0.05$；健康人：$\chi^2=0$，$P>0.05$)，且呈高度一致(kappa=0.88)；SPA金标试纸交叉反应率为7.5%(9/120)，MPAIA试剂盒仅为2.5%(3/120)。结论，SPA金标试纸和MPAIA试剂盒均可作为理想的日本血吸虫病诊断试剂；前者操作简便、反应迅速、利于基层及普查使用；后者准确性较高，更适于临床确诊及鉴别诊断。杨艺等[5]研究盐浓度、温度、孵化时间对日本血吸虫虫卵孵化的影响。结果，氯化钠浓度在1.2 g/100 ml。以下可孵化出40～154个毛蚴。温度在26℃孵出264个毛蚴。随着标本放置时间的延长，孵出毛蚴数由225个减少至198个。结论，无盐、26℃、孵化2小时是粪便血吸虫虫卵孵化的适宜条件。张炜等[6]回顾性分析56例慢性血吸虫肠病患者的CT表现与病理特征。结果，CT扫描中56例慢性血吸虫肠病均发生在结肠，呈广泛管壁增厚，为0.3～1.2 cm；表现为较均匀增厚43例，占76.8%。肠壁钙化可分为线状钙化42例，轨道状钙化19例，斑点状钙化8例。钙化边界清晰，全结肠见钙化灶5例，升结肠9例，横结肠12例，降结肠24例，乙状结肠直肠34例，直肠30例。17例患者肠管壁明显钙化。病理学证实，线状、轨道状钙化为虫卵广泛沉积于黏膜下层、浆膜下层所致，8例斑点状钙化及17例管壁明显钙化者，肠壁各层均可见钙化虫卵沉积，同时结肠壁有不同程度炎性细胞浸润、肉芽肿、纤维组织增生及息肉伴钙化虫卵沉积，并发腺癌5例。邱源旺等[7]与大黄治疗组比较观察恩替卡韦(ETV)治疗合并HBV感染的晚期血吸虫病的疗效及安全性，疗程均为52周。结果，治疗52周时，ETV治疗组患者肝纤维化指标均明显改善，与大黄治疗组比较，差异均有统计学意义(t=3.952、3.765、3.857、3.122、3.735，均$P<0.05$)；ETV治疗组部分患者肝组织肝纤维化程度改善，与大黄治疗组比较，差异有统计学意义($\chi^2=11.207$，$P<0.05$)；ETV治疗组患者ALT、HBV DNA、Child-Pugh评分结果较大黄治疗组明显下降，两组比较，差异均有统计学意义(t=3.287、4.382、3.872，均$P<0.05$)；ETV治疗组ALT复常率、HBV DNA在检测水平以下的比率较大黄治疗组明显升高，两组比较，差异有统计学意义(χ^2=17.376、39.095，均$P<0.05$)；且ETV治疗组未出现严重不良反应。庞秀文等[8]对13例血吸虫病结直肠癌患者的临床资料行回顾性分析。结果13例患者发现第一原发癌后行手术切除肿瘤，术后行化疗和(或)放疗，3年内均发现第二原发癌，第二原发癌术后部分接受化疗和(或)放疗，共死亡5例，无1例因癌症复发或转移死亡。认为血吸虫可诱发多原性结直肠癌，由于其分期较早，预后较好，手术切除肿瘤可达根治效果。李洪军等[9]观察双氢青蒿素、青蒿琥酯和蒿甲醚连续给药或伍用治疗小鼠血吸虫病的效果，结果发现双氢青蒿素、青蒿琥酯和蒿甲醚连续给药及伍用治疗小鼠血吸虫病效果无显著差异。付翠华等[10]测定当前鄱阳湖区日本血吸虫尾蚴对吡喹酮的敏感性。结果发现，日本血吸虫尾蚴对吡喹酮的敏感性都较高，鄱阳湖区血吸虫病重疫区各现场分离株日本血吸虫尾蚴对吡喹酮的敏感性无明显差异。杜幼芹等[11]探讨不同浓度的大蒜油对日本血吸虫尾蚴活性的影响。结果大蒜油原液1秒内可迅速杀死日本血吸虫尾蚴，稀释度为10^{-2}、10^{-3}、10^{-4}、10^{-5}、10^{-6}的大蒜油杀死日本血吸虫尾蚴的平均时间分别为(2.4±0.54)秒、(28.4±4.24)秒、(60.6±3.43)秒、(387.0±19.05)秒和(820.4±22.34)秒；用以上稀释度大蒜油处理后的血吸虫尾蚴感染小鼠，感染率分别为0%、0%、0%、60.00%、80.00%；对照组感染率为100%。结论大蒜油有较强的杀灭日本血吸虫尾蚴作用。尤华等[12]使用SF-36量表评价江苏省晚期血吸虫病患者的生命质量，以评估该量表的信度和效度。结果认为，

SF-36 量表用于评价晚期血吸虫病患者的生命质量有较好的信度和一定的判别效度，但结构效度较差，江苏省晚期血吸虫病患者由于受长期患病影响，生命质量有待改善。江成功等[13]对江苏省句容市血吸虫病传播控制后的防治效果进行的研究，认为句容市钉螺面积逐年下降，居民血吸虫病阳性检出率维持在较低水平，采取控制钉螺、人群筛查化疗、血吸虫病防治健康教育为主的综合性防治策略效果明显。朱红等[14]评价以传染源控制为主的综合防治措施在湖北省血吸虫病流行区的3年防治效果。结果经过3年的综合防治，与试点工作前比较，试点村钉螺面积下降17.51%，活螺平均密度下降14.22%，阳性螺密度下降77.21%，钉螺感染率下降73.47%;；平均人群血吸虫感染率下降86.38%；家畜存栏头数下降，耕牛血吸虫感染率下降88.01%；人均收入较试点前增加40.78%。何家昶等[15]对以传染源控制为主的血吸虫病综合防治措施预防血吸虫病效果的研究。结果以传染源控制为主的综合防治措施实施4年，8个试点村人群血吸虫感染率平均下降94.2%，有螺环境感染螺密度及钉螺感染率分别平均下降91.9%和81.0%。神学慧等[16]对氯硝柳胺悬浮剂（SCN）杀灭日本血吸虫尾蚴效果进行了观察。结果尾蚴接触氯硝柳胺有效浓度$\geqslant 0.5\times10^{-6}$ 1分钟100%死亡，$\geqslant 0.5\times10^{-7}$ 2分钟100%死亡，$\geqslant 1\times10^{-8}$ 30分钟100%死亡，0.5×10^{-8} 60分钟全部存活。结论，SCN具有杀灭血吸虫尾蚴作用，可用于灭蚴及预防血吸虫病感染。苏文等[17]调查了湖沼型疫区血吸虫病健康教育现况。结果369名成年居民的血防知识知晓率和血防行为正确率分别为98.10%和95.12%，男女之间、不同年龄组间差异无统计学意义（$P>0.05$）。文盲知晓率和正确率分别为86.21%和82.76%，低于小学至高中文化程度者。262名学生血防知识和血防行为问卷应答正确率分别为93.98%和99.39%；学生血防知识知晓率和血防行为正确率分别为99.62%和97.33%。结论成年居民和学生血防知识知晓率和血防行为正确率均达到现行目标要求。成年居民血防知识知晓率和血防行为正确率与受教育程度有关。

（陈志辉）

参考文献

1 刘益萍，等. 中国人兽共患病学报，2012，28(8)：786
2 翁培兰. 中国寄生虫学与寄生虫病杂志，2012，30(1)：70
3 徐升强，等. 中国地方病学杂志，2012，31(3)：336
4 李超伟，等. 中国人兽共患病学报，2011，27(12)：1119
5 杨　艺，等. 中国病原生物学杂志，2011，6(11)：822
6 张　炜，等. 中华传染病杂志，2012，30(5)：278
7 邱源旺，等. 中华传染病杂志，2012，30(4)：231
8 庞秀文. 中国病原生物学杂志，2011，6(11)：附页3
9 李洪军，等. 中国病原生物学杂志，2011，6(8)：578
10 付翠华，等. 中国人兽共患病学报，2012，28(5)：509
11 杜幼芹，等. 中国病原生物学杂志，2011，6(9)：666
12 尤　华，等. 中华流行病学杂志，2012，33(8)：803
13 江成功，等. 中国地方病学杂志，2012，31(3)：333
14 朱　红，等. 中国病原生物学杂志，2011，6(12)：908
15 何家昶，等. 中国病原生物学杂志，2011，6(10)：744
16 神学慧，等. 中国病原生物学杂志，2011，6(8)：600
17 苏　文，等. 中国病原生物学杂志，2011，6(9)：684

（六）其他吸虫病

楼宏强等[1]对浙江省金华地区并殖吸虫自然中间宿主和终宿主感染情况进行了调查，并确定了并殖吸虫虫种地位。结论浙江省金华地区存在自然感染并殖吸虫的螺、蟹和家猫宿主，虫种为卫氏并殖吸虫，在进化和亲缘关系上与福建闽清卫氏并殖吸虫非常接近。洪加林等[2]根据一项病例调查，浙江省永嘉县大岙乡并殖吸虫虫种及其疫源地。结果螺、蟹和野猫粪便的并殖吸虫的尾蚴、囊蚴和虫卵的阳性率分别为0%(0/1 006)、96.2%(25/26)、和50%(3/6)。其中25只阳性溪蟹中发现囊蚴13 122个，平均505个/只，50个/g，大小在246～353 μm。而虫卵呈金黄色，大小为73.4 μm×42.6 μm。成虫经作染色体检测为卫氏并殖吸虫二倍体型。结论浙江省永嘉县大岙乡为超高度卫氏并殖吸虫二倍体型肺吸虫病重疫区，由之引发重症人体并殖吸虫病。张敬如等[3]对181例有胸腔积液的并殖吸虫病患者临床资料进行分析。患者胸水均为渗出性，双侧胸腔积渡35例，右侧胸腔积液89例，左侧胸腔积液57例，胸水呈草黄色117例，血性41例，胸膜改变109例，肺纹理增粗或紊乱97例。87.3%(158例)患者有食溪蟹、饮溪水史。病例均采用吡喹酮治疗，25 mg/kg，3次/天，口服，5天为一疗程。大量胸腔积液患者加抽胸水，配合抗炎及肾上腺皮质激素治疗，1～2个月内患者临床症状消失，胸腔积液消退。胡缨等[4]分析医院就诊患者华支睾吸虫感染情况及临床特点，方法对2010～2011年17 584例就诊患者进行粪检，并分析华支睾吸虫虫卵阳性者的感染情况及实验室检测结果。结果受检者中华支睾吸虫感染2 043例，感染率11.62%，其中男性感染率为18.74%，女性为2.99%，男性显著高于女性（$\chi^2=1\,052.15$，$P<0.01$），30岁以上组感染率最高，为22.15%；民族分布以壮族感染率最高，为29.98%；职业分布以农民感染率最高，为20.06%；有明显症状者1 735例(84.92%)；实验室辅助检查中，74.94%感染者(1531例)有嗜酸性粒细胞升高，83.95%(1 715例)

感染者有谷氨酰转移酶升高。华支睾吸虫感染者中62.41%有明确的食鱼生史,29.86%食过半生鱼虾。林劲松等[5]报道肺吸虫致气胸及胸腔积液1例,患者男,40岁。2周前无诱因出现左侧胸部刺痛伴有气促感,X线胸片示左侧气胸,肺组织压缩约80%;行胸腔闭式引流术后4天行X线胸片检查示气胸吸收,拔管。1周前气促再发,血清检查肺吸虫抗体阳性确诊,采用吡喹酮治疗痊愈。周敏等[6]探讨高低频超声联合应用在诊断华支睾吸虫病应用价值。结果,低频超声可显示肝脏大体改变及肝内Ⅰ、Ⅱ级以下胆道、肝外胆道及胆囊大体情况;高频超声显示Ⅱ、Ⅲ级以上胆管改变。周敏等[7]回顾性分析293例急性华支睾吸虫性胆管炎高频超声下肝末梢胆管图像特征。结果,293例华支睾吸虫性胆管炎患者,按食生鱼史5年以内、5～10年、11～15年、16～20年、超过20年以上分组,肝包膜下小囊样改变出现率分别为8.7%(2/23)、10.9%(5/46)、20.9%(9/43)、35.0%(20/57)、58.0%(72/124)。结论,肝包膜下末梢胆管局灶性小囊样扩张是华支睾吸虫性胆管炎特征表现,并与其感染程度相关,运用高频探头检测,能更好地显示末梢胆管声像改变,有助于华支睾吸虫胆管炎的诊断。

(陈志辉)

参考文献

1　楼宏强,等.中国寄生虫学与寄生虫病杂志,2011,29(5):348
2　洪加林,等.中国人兽共患病学报,2012,28(4):403
3　张敬如,等.中国病原生物学杂志,2012,7(6):附页3
4　胡　缨,等.中国病原生物学杂志,2012,7(6):458
5　林劲松,等.中华结核和呼吸杂志,2011,34(10):792
6　周　敏,等.吉林医学,2012,33(17):3679
7　周　敏,等.吉林医学,2012,33(21):4494

(七)包虫病

蔡辉霞等[1]对2010年青海省青南高原、祁连山-河湟谷地、柴达木盆地三类地形区终末和中间宿主棘球绦虫或棘球蚴感染情况进行了调查。结果,该三类地形区无主犬均存在细粒棘球绦虫感染,其感染率分别为38.71%(300/775)、49.60%(124/250)、9.76%(4/41),不同地形区间比较,差异有统计学意义($\chi^2=25.72$,$P<0.01$),另外,仅有青南高原的无主犬存在多房棘球绦虫感染,感染率为16.04%(98/611);青南高原、祁连山-河湟谷地的狐狸多房棘球绦虫感染率分别为22.89%(38/166)、30.77%(12/39),且两地的狼存在细粒棘球绦虫感染。上述三类地形区家养绵羊、牦牛、山羊和猪棘球蚴感染率比较,差异有统计学意义($\chi2$值分别为82.70、41.82、212.63、194.58,P均<0.01);且三类地形区家养绵羊、牦牛棘球蚴感染率[43.43%(5 664/13 042)、49.47%(2 917/5 896),52.99%(887/1 674)、42.18%(779/1 847),50.70%(1 049/2 069)、52.90%(685/1 295)]均处于较高水平,青南高原家养山羊和猪棘球蚴感染率[3.26%(7/215)、0.00%(0/108)]明显低于祁连山-河湟谷地、柴达木盆地[19.51%(119/610)、26.91%(43/1 598),47.91%(343/716)、21.91%(71/324)]。上述三类地形区野生高原鼠、兔棘球蚴感染率分别为6.21%(243/3 910)、1.80%(3/167)、0.00%(0/199),三类地形区间比较,差异有统计学意义($\chi^2=18.50$,$P<0.01$),仅在青南高原发现青海田鼠、灰尾兔、岩羊、藏原羚、黄羊棘球蚴感染。蔡辉霞等[2]采用ELISA和B超对2000～2010年青海省辖区内不同地形区6～15岁儿童棘球蚴病的流行状况进行了调查。结果共B超调查20 730名儿童,总患病率为1.5%(320/20 730),其中细粒棘球蚴病患病率为1.0%(206/20 730),多房棘球蚴病患病率为0.6%(114/20 730);ELISA检测血清总阳性率为6.5%(1 024/15 762)。青南高原、祁连山地-河湟谷地和柴达木盆地的血清阳性率和患病率分别为9.5%(707/7 453)和2.3%(269/11 618)、3.8%(289/7 544)和0.6%(50/8 275)、3.7%(28/765)和0.1%(1/837)。而青南高原儿童棘球蚴病的血清阳性率和患病率明显高于其他2个地形区,三者间的差异有统计学意义($P<0.01$)。儿童多房棘球蚴病仅在青南高原发现,患病率为1.0%(114/11 618);直线回归分析表明,不同平均海拔与儿童棘球蚴病血清阳性率($r=0.96$,$P<0.05$,$R_2=0.93$)和患病率($r=0.82$,$P<0.05$,$R_2=0.67$)之间存在正相关关系。蔡辉霞等[3]1990～2010年青海高原终宿主动物棘球绦虫感染与儿童棘球蚴病的相关进行了分析。结果青海高原的青南高原区、祁连山地-河湟谷地区、柴达木盆地区3种不同地形区均存在犬细粒棘球绦虫的感染,其感染率分别为38.7%(300/775)、49.6%(124/250)、9.8%(4/41),仅在青南高原发现犬中多房棘球绦虫的感染,其感染率达16.0%(98/611);青南高原和祁连山地-河湟谷地两地形区狐狸多房棘球绦虫感染率分别为22.9%(38/166)和30.8%(12/39);青南高原和祁连山地-河湟谷地捕获的狼有细粒棘球绦虫的感染,但未发现多房棘球绦虫的感染。3种不同地形区6～15岁儿童棘球蚴病患病率分别为2.3%(269/11 618)、0.6%(50/8 275)、0.1%(1/837),其血清阳性率分别为9.5%(707/7 453)、3.8%(289/7 544)、3.7%(28/765);青南高原的儿童棘球蚴病患病率和血清阳性率明显高于祁连山地-河湟谷地和柴达木盆地。结论:青海高原各地形区的犬普遍存在棘

球绦虫感染，儿童患细粒和多房棘球蚴病的感染压力主要来源于犬。李铿等[4]对甘南藏族自治州小学生包虫病血清流行病学进行了调查。结果甘南藏族自治州6个县(市)35所小学的4 855名1～6年级学生的血清总体阳性率为8.16%，男性和女性阳性率分别为7.9%和8.3%。藏族、汉族和回族小学生包虫病血清抗体阳性率分别为8.8%、6.7%和2.9%。农村和城市小学生的阳性率分别为9.1%和3.9%。随着年龄的增长，血清阳性率呈现不断增高的趋势，12～13岁达到最高，14岁后出现大幅度下降。李俊等[5]对青海省果洛州儿童感染棘球蚴血清学进行了调查。结果，果洛州5个县37个乡(镇)的43所学校全部6～12岁学生7 445名儿童抗棘球蚴血清总阳性率为21.24%(1 581/7 445)，其中阳性最高的乡(镇)是玛沁县下大武乡，为45.04%(59/131)，最低的是斑玛县江日堂乡，为4.82%(8/166)；阳性率最高的县是玛沁县，为24.25%(381/1 571)，斑玛县最低，为15.13%(149/985)，差异有统计学意义($\chi^2=39.163$，$P<0.01$)；男生和女生的血清抗棘球蚴IgG抗体阳性率分别为20.95%(779/3 719)和21.52%(802/3 726)，差异无统计学意义($\chi^2=0.372$，$P=0.542$)；不同年龄组的儿童血清抗棘球蚴IgG抗体阳性率差异无统计学意义($\chi^2=12.791$，$P=0.046$)。人均羊饲养数与儿童血清抗棘球蚴IgG抗体阳性率呈正相关($R=0.351$，$P<0.05$)，户均养犬数与儿童儿童血清抗棘球蚴IgG抗体阳性率呈正相关($R=0.432$，$P<0.05$)。冯运灵等[6]对1991～2010年宁夏包虫病住院病例进行了回顾性调查分析。结果共收集包虫病住院病例5 178例，其中男性2 279例，女性2 899例；汉族2 792例，回族1 760例。本地病例占94.0%，同心县、海原县、中宁县、原州区和西吉县病例分布较多；各年龄段平均分布，2000年之前病例较多；单脏器寄生占88.6%，肝脏寄生占78.8%。郭潇潇等[7]报道心脏包虫病1例。秦长春等[8]报道左股部肌肉囊型包虫病1例。李连生[9]总结青海地区脾包虫病的临床特征及治疗。对14例患者均行手术治疗，根据术中情况行脾切除术、内囊摘除术、外囊残留部分内翻缝合或大网膜填塞加外引流术。结果，12例包虫位于脾表面行内囊摘除术，2例行脾切除术，其中1例行脾切除加腹腔包虫摘除手术。全部病例均一期愈合，随访1～3年无复发及其它脏器种植。结论，口服阿苯达唑同外科手术的结合，两者互补提高了包虫的治疗效果。高春花等[10]建立快速、简便诊断多房棘球蚴病的胶体金免疫层析试条方法。结果以重组蛋白Em18为抗原胶体金免疫层析试条检测多房棘球蚴病患者血清，敏感性为92.9%(52/56)。与细粒棘球蚴病和囊尾蚴病患者血清分别存在9.2%(8/87)和3.3%(1/30)的交叉反应，与健康人血清存在8.0%(4/50)的假阳性率，与日本血吸虫病和弓形虫病患者血清则无交叉反应，特异性为93.0%(174/187)。ELISA法检测的敏感性和特异性分别为94.6%(54/56)和92%(172/187)，与试条法比较两者差异均无统计学意义($P>0.05$)。kappa分析结果显示，试条法与ELISA法检测多房棘球蚴病患者血清的结果高度一致($\kappa=0.98$)。王立英等[11]对收集的400份标本血清，采用双盲法进行检测，对我国现有的9种人群棘球蚴病血清学诊断试剂的检测效能进行了评价。结果参评的9种血清学诊断试剂敏感性42.4%～95.8%，特异性48.6%～100.0%，阳性预测值86.7%～100.0%之间，阴性预测值27.2%～82.6%之间，正确指数0.285～0.802之间，一致性64.2%～90.1%之间。与囊虫病的交叉反应最低为25%，最高达82.5%。综合考虑各项指标，试剂A(ELISA间接法)的检测效能最高。结论：我国目前人群棘球蚴病血清学诊断试剂的检测效能较低，试剂的敏感性和特异性有待进一步提高，且与囊虫病普遍存在较强的交叉反应性，需进一步加强研制灵敏、特异、便于现场应用的血清学诊断试剂，以用于棘球蚴病患者的早期诊断。高春花等[12]用ELISA法检测囊型包虫患者及其它寄生虫患者和健康人血样中抗体，评价细粒棘球蚴纯化囊液粗抗原、天然抗原B(nAgB)及其3个重组亚基检测囊型包虫病的效能。结果HCF、nAgB、rAgB8/1、rAgB8/2和rAgB8/3应用于ELISA法检测囊型包虫患者血清的敏感度依次为90.8%(79/87)，87.4%(76/87)，67.8%(59/87)，78.2%(68/87)和59.8%(52/87)，特异度依次为96.0%，96.0%，96.0%，98.0%和97.0%。纯化HCF、nAgB、rAgB8/1、rAgB8/2和rAgB8/3的诊断效能分别为93.5%，91.9%，82.8%，88.7%和79.6%。纯化HCF和nAgB检测的敏感度高于rAgB8/1、rAgB8/2和rAgB8/3($P<0.05$)；rAgB8/2检测的敏感度高于rAgB8/1和rAgB8/3($P<0.05$)；5种抗原检测的特异度之间均无统计学差异($P>0.05$)。结论天然抗原应用ELISA法检测囊型包虫病的效能总体优于重组抗原。梁晓秋等[13]探讨肝棘球蚴病的超声声像图特征及其诊断价值。回顾性分析经手术或血清学检查证实的55例肝棘球蚴病患者的声像图特征，并进行分型。结果囊型34例(61.8%)，其中单发囊肿型7例(12.7%)，多发囊肿型2例(3.6%)，子囊孙囊型3例(5.5%)，内囊分离型6例(10.9%)，囊壁钙化型5例(9.1%)，囊肿实变型3例(5.5%)，囊肿合并感染8例(14.5%)；泡型20例(36.4%)，其中浸润型10例(18.2%)，钙化型4例(7.3%)，液化空洞型6例

(10.9%);单发囊肿型合并浸润型1例(1.8%)。超声正确诊断48例,准确率87.3%。结论各型肝棘球蚴病的声像图有一定的特征性,是首选的影像学检查方法。木拉提·热夏提等[14]回顾性分析1985年2月至2010年4月新疆医科大学第一附属医院、自治区人民医院和伊犁州友谊医院泌尿外科86例肾棘球蚴病患者资料,提高肾棘球蚴病的诊断及外科治疗效果。病变位于右肾48例,左肾38例,单纯肾棘球蚴病60例,并发肝、肺等其他脏器棘球蚴病者26例。病程1个月至5年,平均2.5年。结果B超、CT和包虫试验检查诊断符合率分别为88%(76例)、81%(70例)、85%(73例。经手术治疗85例,其中包虫内囊摘除39例,穿刺抽液后内囊摘除者14例,肾部分切除术15例,外囊完整摘除术5例,肾切除者12例。随访53例,随访时间2～15年,平均7年,复发7例。结论:B超、CT、免疫学检查是诊断肾棘球蚴病的主要方法,手术治疗仍是棘球蚴病的主要治疗方法,根据残余肾功能、包虫囊大小、数目、位置确定手术方案,肾包虫完整外囊摘除术是最理想的手术方式。袁克文等[15]回顾分析2001～2011年行手术治疗的25例肝包虫囊肿破入胆道患者的临床表现、实验室检验、影像学检查、手术方式及治疗效果。探讨肝包虫囊肿破入胆道的诊断及治疗方式。结果超声、CT、磁共振胰胆管成像(MRCP)及内镜逆行胰胆管造影(ERCP)对于肝包虫囊肿破入胆道均具有良好的诊断价值,其中ERCP诊断价值最高,确诊率可达100%。25例患者中22例手术方式为胆囊切除、胆总管探查、T管引流+肝包虫残腔引流,其余3例行胆囊切除、胆总管探查、T管引流+肝包虫病灶根治性切除。所有患者均痊愈出院。结论超声因普及易行,应作为诊断肝包虫囊肿破入胆道的首选辅助检查,MRCP检查具有诊断准确率高和无创等优点,,ERCP则对肝包虫囊肿破入胆道诊断率最高。胆囊切除、胆总管探查、T管引流+肝包虫残腔引流应作为肝包虫囊肿破入胆道首选手术方式,对于部分复杂病例可行胆囊切除、胆总管探查、T管引流+肝包虫病灶根治性切除,效果良好。顾俊鹏等[16]探讨经皮经肝胆道引流术(PTBD)治疗肝泡球蚴病致梗阻性黄疸的价值。方法回顾性分析肝泡状棘球蚴病致梗阻性黄疸病例12例。所有患者经B超、CT及相关实验室检查或病理诊断确诊,经皮肝胆道穿刺造影明确梗阻部位,随后置入引流管胆道引流或胆道内支架,观察随访术前术后总胆红素、直接胆红素、血清丙氨酸转氨酶。结果,12例病例均成功穿刺并置入引流管(10例)或置入支架(2例),成功率100%,对引流术前后总胆红素、直接胆红素、血清丙氨酸转氨酶水平行配对样本t检验($P<0.05$)。结论,经皮经肝胆道引流术可明显改善肝泡球蚴病致梗阻性黄疸患者症状,创造二次手术机会。于善海等[17]总结肺棘球蚴病的外科治疗经验。方法回顾性分析新疆医科大学第一附属医院2000年1月至2010年10月手术治疗的198例肺棘球蚴病患者的临床资料。结果,198例肺棘球蚴病患者中,男性114例,女性84例,年龄2～68岁,平均25.5岁。绝大多数为农牧民(148例,74.7%)和未成年人(43例,21.7%)。手术方法以内囊完整摘除术和内囊穿刺摘除术为主。198例患者无手术死亡,均痊愈或好转出院,术后并发肺部感染9例(4.5%),切口裂开7例(3.5%),切口感染4例(2.0%),均经局部换药延期愈合,术后随访1～10年,随访率为83.3%(165/198),随访期间11例复发,复发率5.6%(11/198)。198例患者共行226次手术,复发病例均经手术治愈。结论内囊摘除术是治疗肺棘球蚴病常用手术方式,手术效果好,术后复发率低。吐尔干艾力·阿吉等[18]探讨肝囊型包虫病破入腹腔和胆道的急诊诊治疗效,1994～2009年急诊收治的185例肝囊型包虫病破裂患者分为两组,对其临床资料进行回顾性对比分析。结果,肝囊型包虫病破入腹腔患者中,传统内囊摘除组(A1组)术后残腔并发症、带管引流时间、术后平均住院天数、原位复发率、腹腔播散种植等均显著高于改良内囊摘除组(B1组)($P<0.05$),而A1组与B1组手术耗时、术中出血量等无差异($P>0.05$),肝囊型包虫病破入胆道患者中,传统内囊摘除组(A2组)术后残腔并发症、带管引流时间、术后平均住院天数、原位复发率等亦明显高于改良内囊摘除组(B2组)($P<0.05$),而A2组与B2组手术耗时、术中出血量、腹腔播散种植等无差异($P>0.05$)。在185例肝囊型包虫病破裂患者中,因过敏性休克抢救无效死亡1例,病死率为0.54%。结论,肝囊型包虫病破裂患者应在积极抗休克、抗感染、抗过敏治疗的同时,积极完善术前检查实施急诊手术,改良内囊摘除术的术后复发、残腔并发症等明显低于传统内囊摘除术,肝囊型包虫病破裂患者术后应服用抗包虫药,以防治复发。古丽拜尔·卡哈尔等[19]对116例肝囊型包虫病患者用阿苯达唑乳剂10 mg/(kg·d)进行治疗。服药3个月复查1次为一个疗程,各个疗程之间不间断连续用药。以B超影像特征为主判定疗效,观察不同疗程的效果。以停药时的检查结果为近期疗效,停药后随访1～4年的结果为远期疗效。结果,116例患者的平均近期治愈率为84.5%,有效率为98.3%,,无效率为1.7%。平均远期治愈率为82.3%,有效率为82.5%,无效率为0,复发率为17.5%。结论:阿苯达唑乳剂对囊型包虫病疗效稳定可靠,不良反应轻微,可成为治疗包虫病的首选药物。郭睿等[20]对42例肺细粒棘球蚴病患儿胸腔镜下行内囊摘除术治疗，内囊完整摘除者占66.7%(28/42)、内囊穿刺摘除者占33.3%(14/42)，术中操作不慎致囊肿破裂者占2.4%(1/42)，平均手术时间为(96.70±10.90)分钟，术中平均出血量为(8.60±1.31)ml，平均住院时间为(10.20±1.10)天、术后并发症发生率为4.8%(2/42)，3年远期随访无复发。儿童肺细粒棘球蚴病胸腔镜下行内囊摘除术具有创伤小、术中出血少和并发症少，以及3年随访无复发等优点。肖宁等[21]探索在藏区开展健康教育的有效形式。方法：2008年7～11月，在四川省甘孜州3县采用问卷调查和小组座谈形式相结合，对部分在校学生，牧区群众、乡镇干部和寺庙僧侣的棘球蚴病防治知识和健康教育材料的需求进行调查。健康教育实施后的调查结果显示，学生和牧区居民对棘球蚴病防治知识的知晓率有明显的提高($P<0.05$)。仅"饭前应洗手"一项，健康教育前后学生的知晓率[分别为88.6%(78/88)和95.5%(84/88)]的差异无统计学意义($P>0.05$)。学生和牧区居民的各项行为改善率非常显著($P<0.01$)。结论：本次设计的健康教育材料针对性强，易于接受，对不同人群的棘球蚴病防治知识知晓率和行为改善影响较明显，达到了预期的健康教育与促进效果。

（陈志辉）

参考文献

1 蔡辉霞，等.中国地方病学杂志，2012，31(3)：296
2 蔡辉霞，等.中国寄生虫学与寄生虫病杂志，2012，30(2)：127
3 蔡辉霞，等.中国人兽共患病学报，2012，28(5)：500
4 李 铿，等.疾病预防控制通报，2011，26(6)：46
5 李 俊，等.中国病原生物学杂志，2012，7(6)：429
6 冯运灵，等.宁夏医学杂志，2012，34(7)：644
7 郭潇潇，等.中华心血管病杂志，2012，40(1)：74
8 秦长春，等.中国实用外科杂志，2011，31(11)：1063
9 李连生.高原医学杂志，2011，21(3)：30
10 高春花，等.中国寄生虫学与寄生虫病杂志，2012，30(2)：90
11 王立英，等.中国人兽共患病学报，2012，28(8)：799
12 高春花，等.中国人兽共患病学报，2012，28(8)：811
13 梁晓秋，等.中国临床医学影像杂志，2011，22(8)：579
14 木拉提·热夏提，等.中华泌尿外科杂志，2012，33(3)：203
15 袁克文，等.临床肝胆病杂志，2012，28(7)：509
16 顾俊鹏，等.实用放射学杂志，2012，28(5)：750
17 于善海，等.中国寄生虫学与寄生虫病杂志，2012，30(1)：45
18 吐尔干艾力·阿吉，等.中华肝胆外科杂志，2012，18(2)：91
19 古丽拜尔·卡哈尔，等.新疆医学，2012，42(5)：30
20 郭 睿，等.中国寄生虫学与寄生虫病杂志，2012，30(4)：329
21 肖 宁，等.中国寄生虫学与寄生虫病杂志，2012，30(1)：6

（八）其他蠕虫病

陈宝建等[1]2006～2010年对福建省漳州市浦南镇浦南村和邵武市鼓山镇鼓山村两个监测点土源性线虫感染及变化情况进行了监测分析。结果，监测点居民土源性线虫感染率呈下降趋势，从2006年的45.3%(946/2 087)下降至2010年的15.1%(226/1 494)，下降率为66.6%。其中监测点各年蛔虫和鞭虫感染者所占的比例均低于10%，而钩虫感染者则占75%～85%；钩虫感染者中，90%以上为农民，65.2%～85.5%为轻度感染。儿童蛲虫感染率呈下降趋势，从2006年的46.1%(140/304)下降至2010年的29.8%(36/121)，下降率为35.4%，但仍维持在较高的感染水平。黄辉等[2]对2006～2010年湖北省阳新县土源性线虫病监测结果进行了分析。结果共粪检5 421人，检出土源性线虫感染者218人，总感染率4.02%。2006年感染率为11.04%，2007～2010年居民土源性线虫的感染率分别降至5.80%、2.08%、0.45%和0.55%。检出虫种分别为钩虫、蛔虫和蛲虫，其感染率分别为1.90%、2.17%和0.05%。共检查土壤200份，未检出蛔虫虫卵。吴成果等[3]调查了2009～2010年重庆市人群土源性线虫感染现状。结果调查77 891人，土源性线虫感染者11 263人，总感染率14.46%，与2001年的总感染率32.12%比较差异有统计学意义($\chi^2=2\ 100.55$，$P<0.01$)。其中蛔虫、钩虫、鞭虫感染率分别为8.13%、6.10%和0.62%，儿童蛲虫感染率为3.56%(374/10 516)。各区县感染率0.15%～75.01%，区县间感染率差异有统计学意义($\chi^2=16\ 114.40$，$P<0.01$)；主城区、渝西地区、渝东南地区、渝东北地区感染率分别为7.00%、13.52%、21.47%和16.63%。总感染率、钩虫感染率随年龄增加呈增高趋势；土家族、苗族感染率高于汉族；职业分布以农民、学生较高；文化程度分布以文盲组感染最高。文化程度越高感染率越低。姜鹏等[4]调查河南省商丘地区猪旋毛虫感染情况。结果273头屠宰猪均为圈养猪，肌肉样本应用镜检法与消化法的幼虫检出率分别为0(0/273)与3.30%(9/273)($\chi^2=7.230$，$P<0.05$)，阳性肉样的平均每克肌肉虫荷(larvae per gram，1 pg)为0.48。结论：河南省商丘地区农村圈养猪的旋毛虫感染率较高，但感染度较低；在旋毛虫病低度流行区应使用消化法对猪肉进行旋毛虫

检验。王涵等[5]对云南省大理市洱海周边地区淡水螺广州管圆线虫感染进行了调查。结果,7个调查点和4个集贸市场共采集淡水螺类541只,主要有福寿螺、琥珀蜗牛、洱海螺和鸡心螺。其中福寿螺104只,检出广州管圆线虫Ⅲ期幼虫感染12只,感染率为11.5%,感染率最高;其次为洱海螺(1.3%),琥珀蜗牛和鸡心螺未检出。大理市区福寿螺广州管圆线虫感染率为14.3%,洱源县感染率为20.0%,而喜洲镇、江尾镇、双廊乡、挖色乡、海东乡未检查出广州管圆线虫幼虫,福寿螺和洱海螺广州管圆线虫感染率的差异有统计学意义($\chi^2=18.39, P<0.01$)。黄坤等[6]对广州市广州管圆线虫中间宿主感染情况进行了调查。结果褐云玛瑙螺阳性率为13.27%(30/226),平均感染度为794条/只;同型巴蜗牛阳性率为2.86%(2/70),平均感染度为115条/只。161只福寿螺和189只中华圆田螺无阳性检出。徐春华[7]对商丘市2010年慢性丝虫病患病状况进行了调查。结果:慢性丝虫病患者568例,分布于9个县(市、区)93个乡(镇),年龄70岁以上占44.37%,主要体征为乳糜尿和象皮肿,分别占63.20%和35.74%。在乳糜尿体征患者中,发作时间1月无间歇占46.52%,年发作频率5～10次占48.19%。下肢象皮肿体征患者中,以Ⅰ～Ⅳ期为主,占96.97%,5.42%的患者发生患肢溃疡,9.36%的患者患肢畸形,52.71%的患者存在功能障碍。方文等[8]对云南弥渡县带绦虫感染状况进行了调查。结果,人群带绦虫感染率为15.7%(65/414),其中40～49岁组和50～59岁组的阳性率分别高达24.7%(21/85)和26.3%(15/57)。对26例粪检阳性者和47例有排节片史者进行驱虫治疗,前者全部有虫体驱出,后者23例有虫体驱出;驱虫最多的1例共排出11条,另有1例排出2条,其余均为1条。共收集到15条有头节和成熟孕节的虫体,经形态学鉴定为亚洲带绦虫。顾敏霞等[9]对宁海县幼儿园儿童蛲虫感染现状进行了调查。结果,共检查儿童6 257名,检出蛲虫感染460例,感染率为7.4%(460/6 257)。其中男童感染率为7.7%(260/3 359),女童感染率为6.9%(200/2 898);不同年级中,小班学生感染率最低(4.6%,77/1 667),大班学生感染率最高(9.7%,252/2 594),3个不同年级感染率之间的差异具有统计学意义($\chi^2=36.8, P<0.01$);公办幼儿园儿童蛲虫感染率(6.5%,255/3 927)低于民办幼儿园(8.8%,255/2 330)($\chi^2=11.4, P<0.01$);城镇幼儿园儿童蛲虫感染率(12.4%,199/1 611)明显高于农村幼儿园(5.6%,261/4 646)($\chi^2=79.7, P<0.01$)。吴向林等[10]对宁夏人体蛔虫感染现状及影响因素进行了调查分析。结果表明,人群蛔虫感染率3.82%(670/17 557),标化感染率3.69%。地区以原州区最高,为8.99%;年龄以5岁以上儿童组感染率最高(6.38%)。回、汉民族蛔虫感染率间差异无统计学意义;蛔虫感染有明显的家庭聚集性,经济条件差、原始的耕作方式、饮用不洁水源和未开展过土源性线虫病防治工作等因素均是造成蛔虫流行的重要因素。李芹翠等[11]对1 830例急性期脑囊虫病临床资料进行了分析。结果,1 830例患者中治愈1 171例,占63.99%;显著好转459例,占25.08%;好转167例,占9.13%;无效33例,占1.80%。总有效率98.20%。黄仁刚等[12]分析48例肝脏寄生虫感染患者的临床特征。结果,患者均有进食生泥鳅的病史、主要临床表现包括发热、乏力、食欲减退、上腹不适、腹痛、腹泻、肩颈腰背部和四肢酸痛,嗜酸性粒细胞显著升高,腹部增强CT肝包膜下、肝实质内低密度片状影或结节影。泥鳅肌肉组织查见囊蚴;患者血清中囊虫、包虫、肺吸虫、肝吸虫或血吸虫抗体1项或多项阳性。3例粪便自然沉淀法查见类似姜片虫虫卵。口服吡喹酮治疗全部治愈;随访1月以上无复发。李刚等[13]报报道肾膨结线虫病1例。患者,女,51岁,反复右腰部出现剧烈疼痛。CT检查:右肾后外侧实质示一软组织密度块影,大小3.6 cm×3.6 cm×4 cm,轮廓清晰,密度均匀,增强后呈均一强化,CT值为99 Hu(平扫值围48 Hu),右肾门前及脊柱前示不规则块影,增强CT值为28 Hu,右肾静脉及胰腺钩突受压前移。CT诊断:右肾癌并腹膜后转移?。尿中排出膨结线虫确诊。杨增茹等[14]总报道消化道感染铁线虫1例。患者,男,79岁,河南省南阳市卧龙区石桥镇人。在呕吐物中发现2条虫体,虫体运动非常活跃,可自行打结、盘旋。肉眼可见2条虫体形态相似、细长圆形、不分节、黑褐色。两条虫体长分别为21 cm和17 cm,直径约为1～1.5 mm。光镜下观察,虫体头端钝圆,具有长0.5～1 mm的淡黄色区,体壁粗糙,有褐色不规则斑块,虫体表面有许多小乳突,两条虫体尾部均尖钝。经鉴定为铁线虫(gordiacea)雌虫。范久波等[15]对报道结膜吸吮线虫感染2例,湖北南漳人,因“左眼流泪瘙痒”3月余就诊。眼科检查发现,左眼角结膜内侧有白色线状虫体,共取出4条。经鉴定为结膜吸吮线虫。关娟等[16]报道结膜吸吮线虫病二例。杨春等[17]报道1例儿童结膜吸吮线虫感染病例。王晓燕等[18]分析了广州管圆线虫病患者中枢神经系统磁共振(MRI)的影像学特征。结果,25例患者中磁共振未见异常者8例,脑膜炎7例,脑实质病变8例,脊髓脊膜炎1例,脑室扩张1例。病变呈弥漫性或散在分布,在T_1加权图像(T_1WI)上呈低或等信号,在T_2加权图像(T_2WI)和对应层面液体衰减反转恢复序列(FLAIR)图像上呈高信号,注射扎喷替酸葡甲胺(Gd－DTPA)后病变中央可

见圆形或卵圆形强化病灶。脑脊膜受累者可见软脑膜或室管膜呈线条形或结节状强化。车明娟等[19]总结了胃镜下十二指肠钩虫病形态及特点。结果，7例患者在胃镜下检查至十二指肠降段发现长0.6～1.2 cm的钩虫体，活体呈半透明，白色、肉红色或暗红色，吸附于肠壁黏膜。经诊断本组7例患者的钩虫分布情况：十二指肠降段4例(57.14%)，十二指肠球部2例(28.57%)，十二指肠降段及球部均见钩虫者1例(14.29%)。本组7例患者经过1～2个月的正规治疗后，贫血症状均得到及时纠正，消化道症状得以缓解，胃镜复查见溃疡已愈合，黏膜无损伤出血，均治愈。杜尊伟等[20]随机对照观察了单倍、3倍剂量阿苯达唑和甲苯咪唑治疗土源性线虫感染的效果。对314位调查对象随机分为阿苯达唑(400 mg)、甲苯咪唑(500 mg)、3倍阿苯达唑(400 mg，3天)、3倍甲苯咪唑(500 mg，3天)等4组。结果阿苯达唑治疗钩虫的疗效优于甲苯咪唑，两药单倍剂量对钩虫的治愈率分别为69.1%和31.0%，3倍剂量组治愈率分别为92.0%和54。0%，虫卵下降率单倍剂量组为97.3%和83.6%，3倍剂量组为99.7%和96.4%。控制鞭虫感染，3倍剂量疗效优于单倍剂量。两驱虫药物单倍或3倍剂量对蛔虫感染疗效显著(治愈率在93.0%～96.8%之间，虫卵下降率均大于99.9%)。3倍剂量对绦虫感染的治愈率为100%，而单倍剂量仅为50%。结论治疗钩虫和鞭虫感染，3倍剂量方案可获得较高的治愈率。谢慧群等[21]观察了阿奇霉素联合吡喹酮治疗脑囊虫病的疗效。对91例临床确诊为脑囊虫病患者随机分为观察组48例和对照组43例，观察组予吡喹酮30 mg/(kg·d)，10天，联合阿奇霉素10 mg/(kg·d)，7天；对照组单予吡喹酮30 mg/(kg·d)，10天。共2～3个疗程。结果观察组有效率93.75%；对照组有效率79.07%。观察组有效率高于对照组，$P<0.01$；不良反应发生率和治疗疗程数均少于对照组。

(陈志辉)

参考文献

1 陈宝建，等. 中国寄生虫学与寄生虫病杂志，2012，30(1)：52
2 黄　辉，等. 中国病原生物学杂志，2011，6(11)：834
3 吴成果，等. 中国病原生物学杂志，2012，7(3)：212
4 姜　鹏，等. 中国人兽共患病学报，2011，27(9)：846
5 王　涵，等. 中华流行病学杂志，2011，32(11)：1174
6 黄　坤，等. 中国人兽共患病学报，2012，28(2)：175
7 徐春华. 中国慢性病预防与控制，2012，20(4)：434
8 方　文，等. 中国寄生虫学与寄生虫病杂志，2012，30(2)：116
9 顾敏霞，等. 中国寄生虫学与寄生虫病杂志，2011，29(6)：480
10 吴向林，等. 宁夏医学杂志，2012，34(7)：616
11 李芹翠，等. 中国病原生物学杂志，2011，6(12)：924
12 黄仁刚，等. 四川医学，2012，33(4)：608
13 李　刚，等. 中华泌尿外科杂志，2012，33(1)：74
14 杨增茹，等. 中国寄生虫学与寄生虫病杂志，2012，30(2)：126
15 范久波，等. 中国寄生虫学与寄生虫病杂志，2012，30(2)：163
16 关　娟，等. 医学临床研究，2011，28(10)：2030
17 杨　春，等. 中国病原生物学杂志，2011，6(11)：封三
18 王晓燕，等. 中国寄生虫学与寄生虫病杂志，2012，30(1)：49
19 车明娟，等. 吉林医学，2012，33(21)：4623
20 杜尊伟，等. 中国病原生物学杂志，2012，7(5)：360
21 谢慧群，等. 江西医药，2011，46(10)：920

七、其他

(一) 医院内感染

为监测我国主要城市三级甲等医院住院患者的细菌耐药状况，了解临床分离病原菌分布及耐药趋势，李耘等[1]定点收集了来自全国17座城市19家医院的6 507株临床分离细菌(4 691株分离自研究病房，1 816株分离自研究病房以外)。采用美国临床和实验室标准协会(Clinical and Laboratory Standards Institute，CLSI)推荐的琼脂2倍稀释法测定抗菌药物最低抑菌浓度值，并根据CLSI 2010颁布抗菌药物临界浓度标准进行耐药分析。结果发现，来自研究病房的4 691株细菌中，革兰阳性菌1 156株，占24.6%，革兰阴性菌3 535株，占75.4%。最低抑菌浓度检测结果显示，甲氧西林耐药金黄色葡萄球菌和甲氧西林耐药表皮葡萄球菌检出率分别为51.6%(325/630)和87.0%(228/262)，未发现对万古霉素中介或耐药的葡萄球菌。凝固酶阴性葡萄球菌对替考拉宁有2.5%(16/642)的中介率和1.6%(10/642)的耐药率，对利奈唑胺耐药率为0.5%(3/642)。粪肠球菌对氨苄西林耐药率为17.1%(19/111)，屎肠球菌则高达85.0%(164/193)；发现3株对糖肽类耐药的屎肠球菌，耐药率1.5%(3/193)。青霉素耐药肺炎链球菌和青霉素中介肺炎链球菌的检出率按口服青霉素标准判定分别为41.2%(145/352)和37.2%(131/352)；按静脉对非脑膜炎标准判定分别为0.0%(0/352)和6.0%(21/352)。肠杆菌科细菌对碳青霉烯类抗生素仍保持很高的敏感性，耐药率基本小于2.0%。此外，替加环素、拉氧头孢、磷霉素、阿米卡星也具有很好的抗菌活性，耐药率均在10.0%以下。非发酵革兰阴性菌中铜绿

假单孢菌和鲍曼不动杆菌对亚胺培南的耐药率分别为23.1%(139/601)和53.5%(419/784),其中鲍曼不动杆菌耐药率较2007～2008年的监测结果有明显增加。多黏菌素、替加环素、米诺环素和磷霉素对鲍曼不动杆菌表现出较好的体外抗菌作用。研究提出,与以往的监测结果比较,除鲍曼不动杆菌耐药率增长较明显外,其他菌种(属)耐药状况稳定。利奈唑胺、替加环素等新抗菌药物中,也已发现耐药菌株。沈萍等[2]对卫生部全国细菌耐药性监测网(Mohnarin)所属59所三级甲等医院2010年1月1日至12月31日上报数据中非ICU住院患者分离的菌株进行分析,以了解2010年全国非ICU住院患者中临床分离细菌的分布及对抗菌药物的耐药性。结果显示非ICU住院患者中共分离到细菌47 203株,其中革兰阴性菌株33 110株占70.1%,革兰阳性菌14 093株占29.9%,前5位细菌为大肠杆菌、肺炎克雷白菌、铜绿假单孢菌、鲍氏不动杆菌、金黄色葡萄球菌,分别占17.8%、11.3%、10.7%、9.4%、8.5%;金黄色葡萄球菌和凝固酶阴性葡萄球菌中耐头孢西丁菌株分别占48.9%和64.2%,未发现对万古霉素耐药株,对替考拉宁出现少量耐药株;粪肠球菌和屎肠球菌分别有0.6%和2.3%对万古霉素耐药,0.4%和1.2%对替考拉宁耐药;大肠杆菌、肺炎克雷白菌中产ESBLs菌株检出率分别为68.6%和41.9%,各种肠杆菌科细菌对阿米卡星及含酶抑制剂类抗菌药物的耐药率25.0%,对碳青霉烯类抗菌药物仍保持较高的敏感性;铜绿假单孢菌及鲍氏不动杆菌的耐药明显,对碳青霉烯类耐药率高于往年监测数据;嗜麦芽寡养单孢菌对喹诺酮类、米诺环素的耐药率25.0%。上述结果表明,我国住院非ICU患者细菌以肠杆菌科、非发酵菌、葡萄球菌属为主,MRSA、产ESBL肠杆菌科细菌、耐碳青霉烯非发酵菌以及对喹诺酮耐药肠杆菌科十分突出,且呈增长趋势。陈云波等[3]为了解我国门急诊患者分离菌对抗菌药物的耐药性,对卫生部全国细菌耐药性监测网(Mohnarin)所属59所三级甲等医院2010年1月1日至12月31日门急诊来源的细菌药物敏感性进行分析。结果共分离到病原菌6 452株,包括革兰阳性菌2 279株占35.3%、革兰阴性菌4 160株占64.5%,其中大肠杆菌1 501株占23.0%、凝固酶阴性葡萄球菌725株占11.2%、铜绿假单孢菌670株占10.4%、金黄色葡萄球菌564株占8.7%、克雷白菌属细菌561株占8.7%;耐甲氧西林金黄色葡萄球菌和凝固酶阴性葡萄球菌的检出率分别为34.0%和75.0%,未发现耐万古霉素金黄色葡萄球菌和凝固酶阴性葡萄球菌;5.6%屎肠球菌对万古霉素耐药;链球菌属主要对大环内酯类与克林霉素耐药,β-溶血链球菌和酿脓链球菌对左氧氟沙星耐药率>30.0%;嗜血菌属对氨苄西林耐药率>30.0%;大肠杆菌和肺炎克雷白菌耐药率低于同期整体监测水平;铜绿假单孢菌对各种抗菌药物的耐药率低于同期整体监测水平。表明我国门急诊来源病原菌以葡萄球菌属、大肠杆菌、铜绿假单孢菌多见;细菌耐药率较住院患者低,但主要细菌耐药率较为突出。沈萍等[4]对卫生部全国细菌耐药性监测网(Mohnarin)所属59所三级甲等医院2010年1月1日至12月31日上报数据中明确标明ICU来源的菌株进行了分析。结果发现,ICU共分离到病原菌14 712株,其中革兰阴性菌10 864株占73.8%,革兰阳性菌3 848株占26.2%,前5位分别为鲍氏不动杆菌3 185株占21.6%、铜绿假单孢菌1 802株占12.2%、肺炎克雷白菌1 543株占10.5%、金黄色葡萄球菌1 519株占10.3%、大肠杆菌1 390株占9.4%;标本主要来源于痰、血和尿;耐甲氧西林金黄色葡萄球菌、表皮葡萄球菌和溶血葡萄球菌的检出率分别为79.4%、73.9%和91.6%,未发现耐万古霉素和利奈唑胺葡萄球菌;粪肠球菌和屎肠球菌中分别有0.8%和4.9%对万古霉素耐药,0.8%和2.3%对替考拉宁耐药,0.5%和0.9%对利奈唑胺耐药;大肠杆菌对三代头孢素及喹诺酮类的耐药率较高,产ESBLs大肠杆菌和肺炎克雷白菌的比率分别为68.5%和79.0%;鲍氏不动杆菌对碳青霉烯类抗菌药物的耐药率80.0%。研究认为,细菌的耐药状况进一步恶化,我国ICU来源细菌以非发酵菌、肺炎克雷白菌、金黄色葡萄球菌及大肠杆菌为主。赵春江等[5]前瞻性选择了2009年1月至2010年8月北京4家医院的门诊皮肤软组织感染的501例患者,分析其社区获得性甲氧西林耐药的金黄色葡萄球菌(CA-MRSA)感染的危险因素。结果从皮肤软组织感染患者中总共分离到164株金黄色葡萄球菌,其中有5株被证实是CA-MRSA菌株。药敏试验结果显示CA-MRSA对β内酰胺类抗菌药物、左氧氟沙星、红霉素和克林霉素具有较高的耐药性,而对万古霉素、替考拉宁、利奈唑胺、达托霉素和复方磺胺具有较好的敏感性。分子特征的研究显示杀白细胞毒素(PVL)基因在CA-MRSA中的阳性率为40%。结果表明,CA-MRSA在北京地区的皮肤和软组织感染中的分离率较低,其分子特征起源复杂,尚未发现克隆传播现象。刘坤等[6]对北京市38所三级医院的ICU进行了现场评估。38所三级医院中有36所开展了侵入性操作相关医院感染目标性监测,包括中心静脉导管相关血流感染(CRB-SI)监测,导尿管相关泌尿系感染(CAUTI)监测,呼吸机相关性肺炎(VAP)监测等,千日导管感染率为2.1‰～7.6‰。研究提出,尽管绝大多数三级医院已开展医院感染的目标性监测,但侵入性操作相关感染防控措施的规范与落实仍有待进一步推进。鲍滨[7]回顾性分析了2005～2009年所在医院ICU感染性标本中分离到的213株鲍氏不动杆菌临床资料。结果发现213株鲍氏不动杆菌主要分布在呼吸道分泌物，占84.98%，创面分泌物占7.04%，尿液占3.29%，血液占3.29%；5年来ICU鲍氏不动杆菌感染呈上升趋势，细菌对各种抗菌药物的耐药性逐年提高，呈现出多药耐药特点。研究建议临床治疗中必须根据药敏试验选用合理的抗菌药物，同时应加强鲍氏不动杆菌的控制与监测。植志全等[8]对广州地区9所三甲医院和1所二甲医院2007年1月至2008年12月连续分离的引起医院感染非重复首次分离的大肠杆菌和肺炎克雷白菌及其耐药性进行了调查。结果提示两种细菌分别占医院感染菌株的14.2%和8.5%，ESBLs阳性率分别为45.7%和41.1%；大肠杆菌和肺炎克雷白菌仍对碳青霉烯类保持高活性，而对头孢哌酮/舒巴坦、哌拉西林/他唑巴坦等含酶抑制剂复合制剂和阿米卡星耐受性低。陈翠敏等[9]对上海某大型综合性医院2006～2010年住院患者的医院感染特点、流行特征及有关影响因素等进行了调查分析。结果显示医院感染发生率和医院感染漏报率呈逐年下降趋势，医院感染的发生与患者年龄、基础疾病、侵入性操作、住院时间、抗菌药物不合理使用等因素有关。因此，提出建立快速准确的医院感染监测系统，是做好医院感染控制，提高医院感染管理效率的有效方法。丁晓萍等[10]对南通大学附属医院2004年1月至2010年12月共收治住院患者各种临床标本培养阳性结果进行了前瞻性监测，其中革兰阳性菌占18.7%，革兰阴性菌占53.7%，真菌占27.6%；医院感染部位以下呼吸道为主，主要病原菌为葡萄球菌属、大肠杆菌、肺炎克雷白菌；多药耐药菌(MDROs)发生率逐年增加，感染部位也以下呼吸道为主，占39.0%，其次为菌血症和泌尿道。作者建议应重点关注感染者消毒隔离措施执行的连续性。董喆等[11]为了解我国部队医院中多药耐药鲍氏不动杆菌的主要流行克隆谱系，建立了基于序列分型的多重PCR方法并用用该方法鉴定多药耐药鲍氏不动杆菌的主要流行克隆谱系。结果显示分离自我国6所部队医院的194株多药耐药鲍氏不动杆菌以Group 1序列型为主，所占的比例高达73.7%；除了Group 1序列型外，还发现了属于Group4、Group5、Group8、Group9、Group10序列型的菌株。梁林慧等[12]采用VITEK-32全自动细菌鉴定系统进行菌株鉴定和药物敏感性试验，统计分析了桂西山区医院肺炎克雷白菌(KPN)引起医院感染的临床分布及耐药特征。结果显示，医院感染KPN分离率较高的临床科室是ICU、呼吸内科和新生儿科；除头孢西丁、头孢哌酮/舒巴坦、哌拉西林/他唑巴坦、亚胺培南、美罗培南和氨苄西林外，医院感染KPN的耐药率均显著高于非医院感染，差异有统计学意义($P<0.01$)。研究认为，桂西山区的KPN已经成为医院感染的主要病原菌之一，耐药性日趋严重。张骥等[13]采用横断面调查方法对贵州全省医院住院患者进行调查分析。在参加调查且资料上报可用108所医院中，共调查患者29 368例，发现该省医院均存在病原学送检率过低，抗菌药物的使用率高，以经验用药为主等缺陷。作者呼吁应加强该省抗菌药物管理。贾伟等[14]对宁夏地区临床分离肠球菌属对高浓度庆大霉素耐药基因进行了研究。结果发现该地区肠球菌属中以屎肠球菌和粪肠球菌最多见，分别占47.0%和38.6%，其中耐高浓度庆大霉素屎肠球菌和粪肠球菌分别为79.3%和44.6%；耐药基因提示检测aac(6′)-Ie-aph(2″-)Ia基因是该研究临床分离耐高浓度庆大霉素肠球菌的惟一耐药基因。何涛等[15]为了解喀什地区住院患者中医院感染病原菌分布及耐药性，对2009年该地区3所医院送检各种标本分离菌株进行了检测。结果发现革兰阳性球菌占34.99%，革兰阴性杆菌占55.07%，真菌占8.64%，其他占1.30%；革兰阴性杆菌中大肠杆菌、肺炎克雷白菌属对β-内酰胺类药物产生较高的耐药率；而对碳青霉烯类药物的敏感率达100.00%；在革兰阳性球菌中凝固酶阴性葡萄球菌占27.29%，未发现万古霉素、替考拉宁、利奈唑胺耐药；肠球菌属占11.99%，未检出耐万古霉素肠球菌；金黄色葡萄球菌中的MRSA检出率为58.45%，但未出现万古霉素、利奈唑胺耐药；真菌占8.64%，对氟康唑的耐药性最高达91.60%。赵剑斌等[16]比较了新疆地区二甲医院(对照组)和三甲医院(试验组)对感染性休克集束化治疗的依从性。结果提示试验组2小时CVP、2小时ScvO2监测率和1小时抗生素使用依从性较对照组明显提高($P<0.05$)；研究认为，低级别和地区对感染性休克集束化治疗的依从性较低，建议该地区有必要对感染性休克实施临床路径管理。马英风[17]收集了高原地区医院2009年12月至2010年7月常见标本，进行了临床病原菌培养、分离、鉴定与药物敏感试验。结果分离到常见革兰阳性菌占总检出率的67.1%，常见革兰阴性菌占总检出率的32.9%；研究认为，高原环境对病原菌的分布和产生有一定的影响，高原地区受地理条件环境的影响，革兰阳性菌易于革兰阴性菌的繁殖，常见革兰阳性菌其分布特点与国内近期的其他研究资料有差异；建议高原地区医师应主要参考该地区、医院的某一时段的监测结果选择敏感的抗菌药物进行治疗。

张新玲等[18]利用医院感染实时监控系统，对2011年1月至2012年3月ICU的医院感染情况进行监测，同时采用以专家传授耐药菌感染防治技能为主的多种干预措施对ICU实施医院感染控制。结果提示,ICU感染例次率由干预前2011年第一季度的4.26%逐步降至干预后2012年同期的3.47%。研究表明,实施多种简单、易行的干预措施,对ICU预防和控制医院感染具有积极的促进作用。李六亿等[19]对2005年1月至2010年12月某院所临床培养出多药耐药菌(MDROs)的住院患者进行了调查;并对感染及定植患者采取组合式(Bundle)控制措施,包括手卫生、隔离、戴手套、穿隔离衣等。通过采用组合式控制措施,医院感染成逐年下降趋势。多元线性回归分析显示,采取控制措施可有效降低MDROs-HOI感染率,以外科控制效果最为显著。侯晓娜等[20]通过实施加强合理用药、标准预防和接触隔离等控制医院感染发生措施,使其所在医院产超广谱β-内酰胺酶(ESBLs)肺炎克雷白菌、ESBLs大肠杆菌、耐甲氧西林金黄色葡萄球菌(MRSA)、耐甲氧西林凝固酶阴性葡萄球菌(MRSCN)的感染分别由2006年的55.4%、50.7%、81.6%和83.0%下降至2010年的26.5%、43.8%、65.9%和62.4%。研究提示,合理使用抗菌药物,规范隔离预防措施的实施是降低多药耐药菌感染的有效手段。李超等[21]利用医院信息化平台,建立了医院感染信息网上直报、抗菌药物监测管理、病原菌及药敏信息监测、目标性监测、信息反馈功能为一体医院感染控制管理信息系统,并对医院感染进行实时监控。信息化系统的应用使漏报病例明显减少,医院感染报告、管理和控制的时效性、防控性增强,现患率调查的效率明显提高,有效地提高抗菌药物合理的使用。于季红[22]利用医院感染实时监测系统,对2010年10月至2011年4月医院ICU的医院感染情况进行了监测。结果显示ICU医院感染的总感染率为28.7%,其中神经内科ICU、呼吸ICU、外科ICU的医院感染率分别为31.3%、28.3%、27.9%;病原菌主要来自痰标本,其次为尿液及静脉血液;革兰阳性菌以酿脓链球菌和凝固酶阴性葡萄球菌居多,真菌以白色假丝酵母菌居多,革兰阴性菌以鲍氏不动杆菌居多,其次为铜绿假单孢菌;抗菌药物在ICU使用率最高达到92.4%。研究认为,ICU医院感染实时监测是一种科学的监测方法,便于动态的了解ICU医院感染情况,针对监测的问题提出科学的感染控制方案,可最大限度地减少医院感染的发生。何清等[23]为了解外科重症监护病房(SICU)医院感染的病原菌分布及其耐药性,对2005年1月至2010年12月SICU医院感染的情况进行回顾性分析。结果共分离出病原菌335株,革兰阴性杆菌占65.7%,以铜绿假单孢菌为主,革兰阳性球菌占23.3%,以凝固酶阴性葡萄球菌为主,真菌占11.0%;肺炎克雷白菌和大肠杆菌的超广谱β-内酰胺酶菌株检出率分别为42.0%和43.3%;耐甲氧西林金黄色葡萄球菌和耐甲氧西林凝固酶阴性葡萄球菌检出率分别为50.0%和56.4%;非发酵菌严重耐药;肺炎克雷白菌和肠杆菌科细菌对碳青霉烯类抗菌药物保持高度敏感;替考拉宁、万古霉素和利奈唑胺对革兰阳性球菌具有高抗菌活性。研究认为SICU医院感染的耐药问题严重,建议应合理应用抗菌药物并及时掌握病原菌的耐药性变化,是有效控制医院感染的关键。于垚[24]等选取了2010年10月至2011年9月某医院NSICU发生医院感染患者进行病原学检查及药敏试验,同时监测NSICU空气和病床单位的细菌学分布特征。结果发生医院感染的感染率为29.2%;检出革兰阴性菌占77.9%,其中肺炎克雷白菌和铜绿假单孢菌分别占25.9%和23.3%,均对左氧氟沙星敏感;在病房环境中检出的病原菌以革兰阴性杆菌为主,主要为鲍氏不动杆菌。研究认为,革兰阴性杆菌是引发NSICU医院感染最重要的病原菌之一,下呼吸道是最易发生医院感染的部位;NSICU环境是除肺炎克雷白菌以外的其他革兰阴性杆菌感染的主要传播途径。

叶卫东等[25]对某二级医院2005～2010年医院住院患者的资料进行了总结分析。结果显示医院感染率为3.20%,感染率最高科室是ICU,占7.62%,其次是内科占4.47%、儿科占4.20%;感染部位以呼吸道为主,占61.81%;感染病原菌中革兰阴性菌占38.82%,真菌检出率较高占29.12%;抗菌药物使用率高,为86.58%;新生儿、≤3岁的婴幼儿、≥60岁的老年患者或伴有恶性肿瘤、糖尿病及肝硬化等基础疾病,气管插管、留置导尿和动静脉置管等侵入性操作,以及不合理应用抗菌药物,均是医院感染的易感因素。黄晓琴等[26]采用横断面调查方法,床边与病例调查相结合,对二级中医院医院感染现患率进行调查分析。结果显示,医院感染现患率3.08%;呼吸科和肿瘤科是医院感染的高发科室;感染部位以下呼吸道居首位;老年患者、住院时间长是医院感染的危险因素;抗菌药物使用率偏高,治疗用药前微生物送检率低。徐卫刚等[27]分析了老年病科患者医院感染危险因素。结果发现性别、脑卒中后遗症、留置导尿、糖尿病、脑卒中次数、多基础疾病、低清蛋白血症、空腹血糖、吞咽障碍是老年病科患者易患医院感染的相关危险因素;logistic多因素回归分析结果显示:糖尿病、留置导尿、吞咽障碍、脑卒中次数、低蛋白血症是老年病科患者易患医院感染的独立危险因素。田丹生等[28]通过调查分析,发现基层医院医院感染管理存在4个方面关键问题:医院领导、职工对医院感染管理工作认识不足;资金投入不够;医院感染管理人才短缺;医院感染管理制度的监督机制缺失。因此,认为基层医院医院感染管理薄弱,需提升、加强。张光萍等[29]对2008年1月至2010年12月武汉市住院婴幼儿医院感染轮状病毒(RV)的现状及危险因素进行了分析。发现,3年间住院腹泻婴幼儿轮状病毒感染率为25.9%,其中2008～2010年平均感染率分别为26.5%、20.8%和29.8%;轮状病毒感染全年均可发生,其高峰为9～12月份,占阳性总数的62.8%,走廊加床、母乳喂养、呼吸道疾病、住院时间、基础疾病是独立危险因素。研究表明轮状病毒感染在武汉市住院婴幼儿中较普遍。赵丹洋等[30]为了解广州地区儿童专科医院医院感染的部位构成特点,针对不同季节、不同部门医院感染病例的不同特征,对医院1999～2009年191 363例住院病历进行调查,并进行统计分析。结果发生医院感染的例次感染率为3.71%,感染部位依次为上呼吸道感染占40.30%、胃肠道感染占26.29%、下呼吸道感染占17.13%;不同季节、不同科室医院感染部位构成亦有差异,大部分科室以上呼吸道感染为主,而ICU则以下呼吸道感染为主。孙卫[31]调查了医院2007年1月至2010年12月新生儿医院感染情况并对金黄色葡萄球菌致新生儿感染的耐药性进行分析。调查结果显示,金黄色葡萄球菌占33.9%,主要为金黄色葡萄球菌,对青霉素和诺氟沙星最为敏感,耐药最严重的为磺胺甲噁唑/甲氧苄啶;其次为头孢氨苄、头孢唑林。

鲁艳[32]为探讨院前急救患者医院感染的相关危险因素,对2010年1月至2010年12月由"120"急救收入院的院前急救患者入院诊断、侵入性操作、医院感染率、感染部位,救护车内空气、物表、常用器械的污染情况,以及医务人员采取标准预防措施的执行情况进行调查分析。结果提示,院前急救患者医院感染率为18.85%,以下呼吸道感染为最高,占55.4%。患者严重的基础疾病、多种侵入性操作、救护车污染、医务人员标准预防措施执行率低是院前急救患者医院感染的危险因素。吴晓英等[33]以某三级甲等综合医院2010年6～12月,医院环境分离的40株金黄色葡萄球菌(SAU),与临床标本分离的155株SAU为研究对象,并进行MRSA鉴定与药物敏感性试验。结果发现,195株SAU中,MRSA检出率为88.72%,其中临床分离株和环境分离株中的MRSA检出率分别为88.39%和90.00%,两者相比差异无统计学意义;临床MRSA株,主要分布于痰液及伤口分泌物;环境MRSA株主要分布于病房空气及病床架与床旁桌;MRSA对β-内酰胺类抗菌药物耐药率为100.00%,万古霉素的敏感率为100.00%,对其他抗菌药物不同程度耐药。杜明梅等[34]依据医院感染暴发的定义和科室感染日常监测数据,制定出了医院感染暴发实时监测预警系统。应用监测系统近两年时间,预警疑似暴发10起,并进行临床调查及采取相应措施,成功地避免多次医院感染的暴发。研究认为。该医院感染暴发监测系统实现了感染暴发的有效预警,具有实时、高效、灵敏的特点。李海英等[35]探讨了格拉斯哥昏迷评分(GCS)与急性生理功能及慢性健康状况评分Ⅱ(APACHEⅡ)用于神经内科重症监护病房(NICU)医院感染风险预警的可行性。研究依据评分结果将患者分组,研究组间医院感染率、平均住院日及器械使用日的统计差异性。结果显示,按照APACHEⅡ评分分组的高、中及低危组患者的医院感染率分别为28.6%、19.7%、7.5%,差异有统计学意义($P<0.05$);各组患者的平均住院日和器械使用日之间比较,差异有统计学意义($P<0.05$)。研究表明,GCS与APACHEⅡ评分不仅可用于NICU患者医院感染风险预警,还可用于患者住院日和器械使用日的初步预测。

姚彬等[36]调查了其所在医院近4年住院患者鲍氏不动杆菌(ABA)的分布和对抗菌药物的耐药性,并进行了分析。结果显示,651株ABA对半合成青霉素、头孢素、碳青霉烯类、氟喹诺酮类均具有较高的耐药性,对其他酶抑制剂复合制剂亦不敏感,但对阿米卡星耐药率为3.9%～18.3%,头孢哌酮/舒巴坦耐药率为4.9%～16.1%,其他抗菌药物的耐药率均60.0%。研究认为,鲍氏不动杆菌的耐药形势严峻,头孢哌酮/舒巴坦、阿米卡星耐药率也呈上升趋势,应引起临床高度关注。朱涛等[37]调查分析了广东中山地区铜绿假单孢菌β-内酰胺酶类药物的耐药表型和基因分布及其基因型与表型的相关性。结果显示,铜绿假单孢菌对β-内酰胺酶类药物的耐药表型共有9种,主要表型为高水平耐药+碳青霉烯酶(不渗透性),占47.3%;检出阳性耐药基因9种:$bla_{OXA\text{-}10}$、bla_{DHA}基因阳性率均为4.0%,bla_{SHV}20.0%,bla_{CARB}12.0%,bla_{GIM}8.0%,bla_{GES}8.0%,bla_{TEM}16.0%,opr_{D2}基因缺失率60.0%。研究表明,临床分离的铜绿假单孢菌β-内酰胺酶类药物耐药表型和基因型基本相符,推测该地区β-内酰胺酶类药物耐药的主要原因是β-内酰胺酶基因的存在导致。孙运涛等[38]调查分析了广东中山地区鲍氏不动杆菌β-内酰胺类药物的耐药表型和基因分布及其相关性基因型与表型的相关性。结果显示,鲍氏不动杆菌对β-内酰胺酶类药物的耐药表型共有9种,主要表型为碳青霉烯酶+碳青霉烯类(不渗透性)占49.0%;检出阳性耐药基因9种:bla_{TEM}、bla_{GES}、bla_{IMP}基因阳性率均为61.1%,bla_{SHV}66.7%,bla_{PER}55.6%、$bla_{OXA\text{-}10}$和bla_{VER}均为5.6%,bla_{SPM}为11.1%,opr_{D2}基因缺失率22.2%。研究表明,临床分离的鲍氏不动杆菌β-内酰胺类药物耐药表型和基因型基本相符,推测该地区β-内酰胺类药物耐药的主要因是β-内酰胺酶基因的存在导致。魏军等[39]对2009年3～4月医院烧伤科、ICU、呼吸内科、急诊科、血液内科、儿童急救科和儿童呼吸科住院患者、医务人员及环境分离的MRSA,进行了药敏试验和同源性分析,并检测其杀白细胞毒素(pvl)基因。结果从1 352份标本中分离出108株金黄色葡萄球菌,MRSA为54株占50.0%,主要分离于烧伤科,占77.8%;分离的临床菌株总体耐药率较高,但未发现万古霉素耐药株;SCCmec分型结果显示,MRSA以Ⅲ型为主,菌株呈现高度的克隆一致性。研究显示,医护人员MRSA带菌率较高,部分医务人员、住院患者和环境中分离的MRSA有较高的同源性,存在人与人和人与环境之间的MRSA传播。冯娜娜等[40]探讨了铜绿假单孢菌引起的医院内肺炎患者抗菌药物的耐药率及其可能的死亡相关危险因素。发现在8种常用的抗菌药物中阿米卡星耐药率最低,为15.1%,其后依次为头孢哌酮/舒巴坦、美罗培南、头孢他啶、头孢吡肟、亚胺培南、哌拉西林/他唑巴坦;多药耐药率为32.1%;多因素分析显示,年龄、机械通气时间、哌拉西林/他唑巴坦耐药、多药耐药和病死率明显相关。刘海燕等[41]分析比较了来源于南京地区部分社区健康成年人鼻咽部与住院患者分离的肺炎克雷白菌(KPN)耐药性、携带整合子的特征及基因盒种类。结果显示,来源于临床痰标本的24株KPN,10株为Ⅰ类整合子阳性株,整合子阳性率为41.7%,明显高于24株健康者定植菌分离KPN整合子的阳性率4.2%,差异有统计学意义($P<0.01$);医院感染患者检出的KPN对13种抗菌药物总的耐药率为16.7%～83.3%,明显高于健康者分离KPN的4.2%～45.8%;且携带有氨基糖苷类、磺胺类、氯霉素抗菌药物耐药基因盒。曾爱华等[42]调查了广州地区人类杯状病毒(HuCV)的感染流行特征。发现人类杯状病毒在该地区总检出率为28.68%,其中诺瓦克样病毒和扎幌样病毒检出率分别为22.89%、7.11%;HuCV在4个季度的感染率分别为46.29%、10.09%、6.42%和36.70%。认为,HuCV是导致广州地区病毒性腹泻的重要病原体之一,高发期集中在第一、四季度,诺瓦克样病毒在HuCV感染中占主导作用,该地区存在着HuCV不同基因型的混合感染。杨海飞等[43]分析了安徽省临床分离的104株黏质沙雷菌中AmpC酶的产生情况及其对常用抗菌药物的耐药特征。104株黏质沙雷菌在呼吸道痰标本中检出率最高,达59.6%;主要分布于呼吸内科、重症监护病房、老年病科等;经三维试验确证产AmpC酶的有8株,阳性率为7.7%。产AmpC酶菌株除对亚胺培南、美罗培南全部敏感及对头孢吡肟、左氧氟沙星和加替沙星敏感率较高外,对其他大多数抗菌药物耐药率均高于非产酶株。范建中等[44]通过对857株肠球菌属进行鉴定及抗菌药物敏感性检测,PCR法检测HLAR氨基糖苷类耐药相关基因,并对PCR结果进行测序分析,研究了耐氨基糖苷类高水平肠球菌(HLAR)的耐药性和医院感染的危险因素:肠球菌属中HLAR占50.4%,利奈唑胺、万古霉素和替考拉宁对HLAR的抗菌作用最好,但也发现屎肠球菌对万古霉素和替考拉宁耐药,粪肠球菌对氯霉素和四环素的耐药率高于屎肠球菌,而屎肠球菌对其他常用抗菌药物的耐药率明显高于粪肠球菌,粪肠球菌和屎肠球菌的耐药谱明显不同;aac(6′)-Ie-aph(2″)-Ia基因为耐庆大霉素高水平肠球菌(HLGR)的主要耐药基因,占HLGR的88.0%;严重的基础疾病、侵入性操作和头孢三代抗菌药物和激素的应用是肠球菌属医院感染的常见危险因素。

(徐文胜)

参 考 文 献

1 李　耘,等.中华检验医学杂志,2012,35(1):67
2 沈　萍,等.中华医院感染学杂志,2012,22(3):486
3 陈云波,等.中华医院感染学杂志,2012,22(3):491
4 沈　萍,等.中华医院感染学杂志,2012,22(3):481
5 赵春江,等.中华检验医学杂志,2012,35(3):237
6 刘　坤,等.中华医院感染学杂志,2012,22(2):248
7 鲍　滨.中华医院感染学杂志,2011,21(24):5271
8 植志全,等.中华医院感染学杂志,2012,22(9):1915
9 陈翠敏,等.中华医院感染学杂志,2012,22(9):1789
10 丁晓萍,等.中华医院感染学杂志,2011,21(20):4353
11 董　喆,等.中华医院感染学杂志,2011,21(24):5118
12 梁林慧,等.中华医院感染学杂志,2011,21(21):4581
13 张　骥,等.中华医院感染学杂志,2011,21(24):5162
14 贾　伟,等.中华医院感染学杂志,2011,21(17):3539
15 何　涛,等.中华医院感染学杂志,2011,21(19):4157
16 赵剑斌,等.新疆医学,2012,42(3):9
17 马英凤.中华医院感染学杂志,2011,21(17):3711
18 张新玲,等.中华医院感染学杂志,2012,22(14):3022
19 李六亿,等.中华医院感染学杂志,2011,21(20):4306
20 侯晓娜,等.中华医院感染学杂志,2011,21(22):4806
21 李　超,等.中华医院感染学杂志,2012,22(11):2362
22 于季红,等.中华医院感染学杂志,2012,22(7):1344
23 何　清,等.中华医院感染学杂志,2012,22(2):399
24 于　垚,等.中华医院感染学杂志,2012,22(6):1265
25 叶卫东,等.中华医院感染学杂志,2012,22(5):916
26 黄晓琴,等.中华医院感染学杂志,2011,21(21):4453
27 徐卫刚,等.四川医学,2011,32(11):1822
28 田丹生,等.中华医院感染学杂志,2011,21(20):4317
29 张光萍,等.中华医院感染学杂志,2012,22(9):1796

30 赵丹洋，等. 中华医院感染学杂志，2012，22(10)：2098
31 孙 卫. 中华医院感染学杂志，2011，21(24)：5193
32 鲁 艳. 中国急救医学，2012，32(1)：88
33 吴晓英，等. 中华医院感染学杂志，2011，21(17)：3730
34 杜明梅，等. 中华医院感染学杂志，2012，22(14)：3104
35 李海英，等. 中华医院感染学杂志，2012，22(11)：2271
36 姚 彬，等. 中华医院感染学杂志，2011，21(21)：4586
37 朱 涛，等. 中华医院感染学杂志，2011，21(17)：3545
38 孙运涛，等. 中华医院感染学杂志，2011，21(17)：3549
39 魏 军，等. 中华医院感染学杂志，2012，22(14)：2961
40 冯娜娜，等. 中华医院感染学杂志，2012，22(13)：2917
41 刘海燕，等. 中华医院感染学杂志，2012，22(9)：1761
42 曾爱华，等. 中华医院感染学杂志，2012，22(7)：1333
43 杨海飞，等. 安徽医学，2012，33(2)：129
44 范建中，等. 中华医院感染学杂志，2012，22(5)：881

（二）非淋菌性泌尿生殖系统感染

罗世香等[1]回顾性分析了医院近 5 年内收治的 107 例剖宫产术后并发产褥感染患者的临床资料，发现孕期生殖道支原体属培养阳性的产妇，剖宫产后易并发产褥感染，应加强孕前阴道炎的检查与治疗，并检测支原体属与衣原体属，尽量避免剖宫产术后并发产褥感染的发生。钟汉威等[2]行了相关研究发现支原体属感染与女性继发性不孕关系密切，解脲脲支原体(Uu)是女性继发性不孕主要致病支原体属。吴娟[3]为了调查泌尿生殖道解脲脲支原体和人支原体感染及耐药情况，指导临床合理用药。对临床收集的 306 例泌尿生殖道支原体感染患者，进行 12 种抗菌药物药敏试验并统计结果。结果表明，支原体对交沙霉素和多西环素的敏感性较高，为 95.4%和 93.3%；同时，对环丙沙星和红霉素的耐药性较高，为 83.1%和 66.1%。支原体属，尤其是解脲脲支原体，是女性泌尿生殖道常见的病原体；治疗支原体属感染应选择交沙霉素和多西环素等敏感率高的药物，避免环丙沙星和红霉素等耐药性高的药物。马政辉等[4]对 850 例患者进行支原体属检测和药敏试验分析，也同样发现医院泌尿生殖道炎症患者以 Uu 感染为主，女性单纯 Uu 感染阳性率明显高于男性；治疗 Uu、Mh 及二者合并感染时应首选多西环素、米诺环素和交沙霉素，对单纯 Uu 感染还可考虑使用克拉霉素和阿奇霉素；临床医师应参考药敏结果合理选用抗菌药物。杨挺等[5]分析无锡市人民医院 8 042 份门诊标本，发现培养阳性 1 366 份，阳性率 17.0%，最敏感的抗菌药物依次是普那霉素、多西环素、四环素、交沙霉素。提示多西环素和交沙霉素目前可作为无锡地区临床治疗 Uu 感染的首选药物。陈建江等[6]采用涂片查包涵体、斑点免疫层析试验(DICA)和(或)PCR-荧光探针法，对 53 例疑似肛肠部沙眼衣原体(Ct)感染患者进行检测和临床分析。发现临床医师应重视肛肠部 Ct 感染的筛查和诊断，应用斑点免疫层析试验作检测是高效的选择，不要用染色涂片法检测包涵体检测肛肠部沙眼衣原体感染。叶兴东等[7]发现不同的泌尿生殖道沙眼衣原体(Ct)omp1 基因型感染泌尿生殖道后，男女患者的症状和体征间有一定差异。陶冶[8]报道 Uu 感染与输卵管性不孕具有相关性，Uu 是输卵管性不孕的重要病原体之一。叶晓敏等[9]观察 Uu 在 Parvo 和 T960 两大生物群在体外形成生物膜的能力及生物膜形成后药物敏感性的差异。发现 Uu 两生物群均具有生物膜形成能力，在生物膜形态及形成量上无明显差异，生物膜形成后对 3 种药物的耐药性均增高($P<0.05$)，但 Payor 生物群变化更大。得出结论 Uu 两生物群在生物膜形态及形成量上无明显差异，但形成生物膜后耐药性可能存在差异。李强等[10]采用 PCR 法和免疫组化法，检测 47 例前列腺癌组织中 Uu 和 p53 蛋白的表达。发现在前列腺癌中，Uu 与前列腺癌的分期和肿瘤转移差异有统计学意义($P<0.05$)，Uu 可能通过诱导 p53 基因的突变引发前列腺癌的发生。杨斌等[11]报道适龄小鼠经孕酮处理后，接种一定量的沙眼衣原体，可建立不同血清型沙眼衣原体感染模型。刘志超等[12]用 PCR 和基因测序方法，对 80 例沙眼衣原体泌尿生殖道慢性持续感染患者、80 例沙眼衣原体泌尿生殖道一般感染患者及 80 例正常人的人白细胞抗原 DQA1(HLA-DQA1)等位基因进行检测。发现 HLA-DQA1＊0102 可能是沙眼衣原体泌尿生殖道慢性持续感染的易感基因或与易感基因相连锁。HLA-DQAI＊0501 等位基因可能具有阻止发生沙眼衣原体泌尿生殖道慢性持续感染的作用。李宜儒等[13]发现沙眼衣原体 rMOMP 能刺激恒河猴产生特异性的体液和细胞免疫应答，能诱导恒河猴产生抗沙眼衣原体保护效应。蔡宏为等[14]通过研究发现阿奇霉素可引起沙眼衣原体外膜膨大，形成囊泡，网状体异常增大，甚至崩解，原体减少。尤聪等[15]发现 0.7%聚乙二醇(Peg)能使沙眼衣原体 E 型包涵体数量提高 3.44 倍，D 型包涵体数量提高 3.56 倍，在体外，Peg 处理过的沙眼衣原体 D、E 型标准株对阿奇霉素、多西环素、米诺环素的最低抑菌浓度与未经 Peg 处理的沙眼衣原体标准株药敏结果一致。0.7%Peg 可以显著增加沙眼衣原体 D、E 型临床标本传代产生的包涵体数量，但对药敏结果无明显影响。李忠玉等[16]发现 pORF8 质粒蛋白定位于衣原体菌体上，为衣原体菌体蛋白，该研究为进一步研究该蛋白的结构功能、阐明沙眼衣原体的治病机制奠定了基础。齐蔓莉等[17]发现白细胞介素 2 基因佐剂能够增强沙眼衣原体 E 型 DNA 疫苗的细胞免疫反应，且以 Th1 型反应为主。李玲杰等[18]从临床拭子及血清中

成功筛查出沙眼衣原体噬菌体 Vp1 基因和 Vp1 抗体。

在我国淋病患者的生殖道中，往往存在衣原体、支原体等致病微生物的合并感染。李琴等[19-20]应用套式 PCR 技术，对 60 例男性淋病患者的尿道拭子和 42 名女性淋病患者的宫颈拭子，进行了支原体的相关检测。结果发现，解脲脲原体(Uu)、人支原体(Mh)在男性的感染率为 31.67%、16.67%，女性感染率为 71.42%、57.14%。女性患者的感染率明显高于男性。而对 640 例非淋菌性尿道炎(NGU)患者分泌物的检测发现，其中沙眼衣原体(Ct)的阳性率为 36.25%，Uu 的阳性率为 43.75%，Mh 的阳性率为 5.94%，混合感染阳性率为 14.06%；其中 Ct 的感染男性＞女性，而 Uu、Mh 等支原体属感染女性＞男性。余华峰等[21]用阿奇霉素联合强力霉素治疗非淋菌性尿道炎 120 例，治愈率较高。姚根红[22]用环酯红霉素治疗非淋菌性尿道炎(宫颈炎)，发现其有效率略高于阿奇霉素。袁力[23]对某地区 256 例非淋菌性尿道炎患者的分泌物进行了 Uu、Mh 的培养及药物敏感性检测，发现感染以 Uu 为主，同样女性高于男性，对红霉素、罗红霉素、交沙霉素、强力霉素及美满霉素较为敏感。郭鹏[24]检出 234 例非淋菌性尿道炎患者以支原体感染为主，分离株对四环素类药物有耐药，而对克拉霉素耐药率相对略低。陈道生[25]报道泌尿生殖道非淋菌性感染中，Uu 的感染高于 Ct、Mh 及混合感染，对交沙霉素、强力霉素较为敏感，而氧氟沙星、罗红霉素耐药率较高。李俊[26]、陈焕文[27]、张晋华[28]等同样发现非淋菌性尿道炎患者解脲脲支原体对喹诺酮类抗菌药物敏感性降低，建议需根据药敏结果选用敏感药物，提高治愈率。

梁纲等[29]*对吸毒与丙型肝炎病毒(HCV)、人类免疫缺陷病毒(HIV)及梅毒螺旋体(TP)感染的相关性进行研究，313 例吸毒者中 HCV、HIV 及 TP 感染率分别为 85.3%、6.1%、5.8%，认为吸毒者是 HCV、HIV、TP 感染的高危人群，青少年中的 TP 感染者也可能成为 HIV/艾滋病(AIDS)的高危人群。顾金花等[30]采用酶联免疫吸附试验对长春地区生殖器疱疹患者进行 HSV 血清抗体检测，患者以感染 HSV-2 为主，女性近期感染多于男性，且 21～40 岁性活跃人群为高发年龄组。赵志军等[31]分析了 662 例女性患者性病病原体感染特点，淋球菌(NGH)、沙眼衣原体(Ct)、解脲脲原体(Uu)阳性率分别为 8.95%、17.71%、61.62%，认为 Uu 是女性性传播疾病的感染因素，感染率最高的是生育期妇女。师志云等[32]分析 302 例泌尿生殖道感染者 NGH、Ct 及 Uu 分布情况，单一病原体感染率为 62.25%，混合感染率为 10.60%，混合感染中以 Ct+Uu 为主，男、女感染率分别为 53.04%和 91.57%。邵新华等[33]探讨了住院患者 HCV、HIV 及 TP 指标感染状况与医院感染的关联价值，认为患者入院后病毒筛查阳性感染不容忽视，尤其艾滋病以及梅毒感染呈逐年上升趋势，3 种疾病阳性指标的检出对医院感染控制具有重要意义。朱正平等[34]对 2005～2010 年南京市法定报告的淋病和梅毒流行病学特征进行分析，发现淋病各年龄组均是男性多于女性，梅毒小年龄组女性多于男性，大年龄组则男性多于女性，职业分布以工人、家务、待业及农民为主。控制梅毒的发病率对于控制艾滋病的流行具有重要意义。刘姝颖等[35]分析了安徽省 2004～2010 年梅毒、淋病流行趋势，淋病的男女性别比达 6.59∶1，而梅毒的男女病例数相当。认为这几年间，安徽省梅毒增长迅速，而淋病呈下降趋势，性活跃人群是防治工作的重点。徐金水等[36]对江苏省 10 926 名暗娼进行问卷调查，并对她们的梅毒及艾滋病感染状况进行分析，发现暗娼人群梅毒感染率达 10.80%，安全套使用率较低，增加了 HIV 感染的可能性，需加强干预和监测。李辉等[37]调查了 9 个城市男男性接触者，探讨安全套使用情况与性传播感染患病率的关系，认为安全套对性传播感染/艾滋病传播有确切的保护作用，怕对方认为自己有病传播感染而不用安全套者有更高的性病患病率。许艳等[38]研究了我国六省性病门诊男性就诊者艾滋病相关行为特征及 HIV 感染状况的影响因素，发现≥50 岁组 HIV 抗体阳性检出率高于 15～49 岁组，而发生高危性行为(包括同性肛交性行为)是≥50 岁性病门诊男性就者诊者感染 HIV 的主要危险因素。

(都　琳　朱红梅　潘炜华)

参考文献

1　罗世香，等. 中华医院感染学杂志，2012，22(2)：297
2　钟汉威，等. 中华医院感染学杂志，2012，22(15)：3275
3　吴　娟. 中华医院感染学杂志，2011，21(20)：4404
4　马政辉，等. 中华医院感染学杂志，2012，22(14)：3188
5　杨　挺，等. 中华医院感染学杂志，2011，21(21)：4621
6　陈建江，等. 中华医院感染学杂志，2011，21(17)：3743
7　叶兴东，等. 中国艾滋病性病，2011，17(5)：565
8　陶　冶. 中华医院感染学杂志，2012，22(6)：1308
9　叶晓敏，等. 中国皮肤病性病学杂志，2011，25(10)：757
10　李　强，等. 中华医院感染学杂志，2012，22(6)：1129
11　杨　斌，等. 中华皮肤科杂志，2012，45(5)：325
12　刘志超，等. 中华皮肤科杂志，2012，45(5)：355
13　李宜儒，等. 中华皮肤科杂志，2012，45(7)：492
14　蔡宏为，等. 中华皮肤科杂志，2012，45(4)：228
15　尤　聪，等. 中华皮肤科杂志，2012，45(3)：181
16　李忠玉，等. 南方医科大学学报，2011，31(11)：1830
17　齐蔓莉，等. 中华皮肤科杂志，2012，45(5)：322
18　李玲杰，等. 中华皮肤科杂志，2012，45(5)：315

19 王 涛,等.中国皮肤性病学杂志,2012,26(6):477
20 李 琴,等.中华医院感染学杂志,2011,21(22):4853
21 余华峰,等.吉林医学,2011,32(31):6613
22 姚根红.江苏医药,2012,38(6):737
23 袁 力.武汉大学学报(医学版),2011,32(6):849
24 郭 鹏.山东医药,2011,51(51):93
25 陈道生.江苏医药,2011,38(15):1839
26 李 俊.中华医院感染学杂志,2012,22(1):208
27 陈焕文,等.吉林医学,2012,33(1):72
28 张晋华.新疆医学,2011,41(9):110
29* 梁 纲,等.山东医药,2011,51(44):20
30 顾金花,等.中国皮肤性病学杂志,2012,26(2):137
31 赵志军,等.宁夏医学杂志,2012,34(8):795
32 师志云,等.中国病原生物学杂志,2011,6(10):774
33 邵新华,等.中华医院感染学杂志,2011,21(19):4057
34 朱正平,等.中国艾滋病性病,2012,18(3):187
35 刘姝颖,等.安徽医学,2012,33(2):220
36 徐金水,等.中国皮肤性病学杂志,2012,26(6):513
37 李 辉,等.中华皮肤科杂志,2012,45(5):312
38 许 艳,等.中华流行病学杂志,2011,32(10):987

(三)川崎病

彭茜等[1]分析中国人群 ITPKC 基因功能性 SNP rs28493229 与中国人群川崎病的发生和发展不存在显著相关性,提示 SNP 的 C 等位基因不能作为判断中国人群川崎病易患性、患者预后及疗效的分子遗传标记。段艳华等[2]通过回顾性分析发现,双源 CT 前瞻性心电门控低剂量冠状动脉成像与经胸多普勒超声相比,对小儿川崎病患儿冠状动脉远段的动脉瘤及瘤样扩张的显示较好。翟秀全等[3]通过回顾性分析,发现定量组织速度成像技术联合组织追踪成像技术可用于监测川崎病急性期及远期患儿左室局部心肌收缩功能的降低。陈晶晶等[4]通过回顾性分析发现,存在男性、年龄≤1岁、WBC>12×10^9/L、ALB<35 g/L、中性粒细胞百分比>80%和 CRP≥100 mg/L 是川崎病患儿并发冠状动脉损伤的高危因素,需要更强化的治疗,更密切的随访。

(辛海光)

参 考 文 献

1 彭 茜,等.中华医学遗传学杂志,2011,28(6):644
2 段艳华,等.中华放射学杂志,2012,46(4):312
3 翟秀全,等.第三军医大学学报,2011,33(19):2066
4 陈晶晶,等.华中科技大学学报(医学版),2012,41(2):205

(四)附红细胞体病

杨蕾芳等[1]利用动物实验发现,小鼠感染附红细胞体后 Th17 细胞增多,其增殖与机体感染程度相关,提示该细胞可能在感染过程中发挥了一定的免疫调节作用。

(辛海光)

参 考 文 献

1 杨蕾芳,等.中国人兽共患病学报,2012,28(4):347

(五)抗菌药物

游洋等[1]分析了鲍曼不动杆菌生物膜的形成与耐药的相关性。提出生物膜对某些药物的渗透限制作用是细菌耐药的重要机制之一。刘晓庆等[2]对鲍曼不动杆菌对氨基糖苷类抗生素的耐药性及其耐药机制进行了探讨,发现质粒上广泛携带 aacCl、aacA4 和 armA 基因是鲍曼不动杆菌对氨基糖苷类抗生素多重耐药的主要机制之一。王春新等[3]调查了泛耐药鲍曼不动杆菌(PDR-ABA 菌)临床分离菌株中 β-内酰胺酶基因和膜孔蛋白基因的存在和变异情况,结果显示 PDR-ABA 菌对多种 β-内酰胺类药物耐药除了与产 TEM、ADC-30-like、OXA-23、CARB-2、DHA-1 型 5 种 β-内酰胺酶相关外,还与膜孔蛋白编码基因 carO 突变有关。许亚丰等[4]调查了 PDR-ABA 菌临床分离菌株中氨基糖苷类修饰酶基因和 16SrRNA 甲基化酶基因的存在情况,发现 20 株 PDR-ABA 菌耐多种氨基糖苷类药物与细菌产 aac(6′)-Ⅰb、ant(2″)-Ⅰ、ant(3″)-Ⅰ和 aphA1 等 4 种氨基糖苷类修饰酶相关。张强等[5]亦对 PDR-ABA 菌中氨基糖苷类修饰酶基因和 16SrRNA 甲基化酶基因的存在情况进行了分析,在 20 株 PDR-ABA 菌中检出 5 种氨基糖苷类修饰酶基因:aac(3)-Ⅰ、aac(3)-Ⅱ、aac(6′)-Ⅰb、ant(3″)-Ⅰ、aph(3′-)Ⅰ,其余氨基糖苷类修饰酶基因和 16SrRNA 甲基化酶基因均未检出。提示 aac(3)-Ⅰ、aac(6′)-Ⅰb、ant(3″)-Ⅰ、aph(3′)-Ⅰ4 种基因已在 MDRAB 中流行。陈贤君等[6]亦对 PDR-ABA 菌 β-内酰胺类耐药机制进行了研究,提出 PDR-ABA 菌对 β-内酰胺类药物耐药与产 TEM-1、ADC-30、OXA-23β-内酰胺酶,膜孔蛋白 carO 基因突变和获得 adeABC 外排泵 3 种耐药的机制相关。魏树全等[7]通过多种抗菌药物体外诱导构建泛耐药铜绿假单孢菌(PDRPA)体外模型,检测其相关的耐药机制,探讨联合抗菌药物体外诱导对铜绿假单孢菌(PAE)耐药性的影响。结果显示,在体外抗菌药物的压力下,敏感的 PAE 可以经诱导变为 PDRPA,耐药性稳定;体外诱导的 PDRPA 非产金属 β-内酰胺酶,其耐药性的产生可能与主动外排泵有关,尤其是 mexAB-OprM。郑敏巧等[8]对医院临床分离的 PDRPA 中氨基糖苷类修饰酶(AMEs)基因存在状况进行了分析,发现医院临床分离的 PDRPA 中 AMEs 基因携带率很高,至少存在 5 种 AMEs 基因,分别为 aac(3)Ⅱ、ant(6)Ⅰ、acc(6′)Ⅰ、acc(3)Ⅰ和

ant(3″)Ⅰ。程小平等[9]自PDRPA中成功获得基因MexA,并在大肠杆菌M15中成功表达,融合蛋白纯化后作免疫原,为制备PDRPA的多克隆抗体建立了基础。陈茶等[10]对铜绿假单孢菌的耐药性进行了系列研究,在对72株耐亚胺培南铜绿假单孢菌的多药耐药性、主要耐药机制和亲缘性分析中发现产生金属酶是绿假单孢菌对亚胺培南耐药的最主要原因;并对临床分离铜绿假单孢菌的耐药性和质粒介导铜绿假单孢菌对环丙沙星耐药的分子机制进行了探讨[11],提出携带qnr、qepA和aac(6′)-Ib-cr基因是质粒介导的铜绿假单孢菌耐环丙沙星的主要机制。王玉巧等[12]研究了整合子在铜绿假单孢菌临床分离株中的分布及耐药性情况,结果显示铜绿假单孢菌中有Ⅰ类整合子的分布,Ⅰ类整合子阳性菌株及转移接合子较阴性菌株对多种抗生素更易产生耐药。蒋利君等[13]分析了嗜麦芽寡养单孢菌的感染分布及耐药性,发现嗜麦芽寡养单孢菌主要引起下呼吸道感染,多药耐药情况严重,提出临床应重视监测药敏结果,根据药敏结果合理应用抗菌药物。张勤等[14]调查了多药耐药大肠杆菌尿液分离株中插入序列遗传标记的存在情况,观察到多药耐药大肠杆菌尿液分离株中插入序列有较高的携带率,插入序列介导各种耐药基因,使受体菌表现为多药耐药。凌月明等[15]对医院多药耐药肺炎克雷白菌(MDRKP)β-内酰胺酶基因及膜孔蛋白基因分布进行了分析,结果显示TEM、CTX-M-1、LAP、LEN、DHA基因是MDRKP主要的β-内酰胺酶基因,医院MDRKP耐β-内酰胺类药物与产β-内酰胺酶和同时伴有膜孔蛋白ompK36基因突变均相关。苏维奇等[16]分析了褪色沙雷菌β-内酰胺酶的产生情况并探讨其耐药机制,观察到褪色沙雷菌对常用抗菌药物的耐药率较高,耐药性的产生与细菌产AmpC酶、ESBLs以及碳青霉烯酶有关,提示实验室应加强检测和监控。林翀等[17]建立随机扩增DNA多态性(RAPD)反应体系,对海口市流感嗜血杆菌(Hi)耐药菌株进行基因分型。结果62株Hi中有23株耐药,其中7株对氨苄西林、氯霉素、四环素、复方新诺明耐药,2株对四环素、复方新诺明耐药,1株对复方新诺明、阿奇霉素耐药,9株对氨苄西林耐药,4株只对阿奇霉素耐药。程建平等[18]采用双重PCR(femA和mecA)鉴定,再将鉴定为MRSA的临床菌株和3株标准株用多重PCR方法在一个反应体系(针对MRSA的8个基因)中进行SCCmec基因分型,建立了对临床分离的耐甲氧西林金黄色葡萄球菌(MRSA)基因诊断和金黄色葡萄球菌染色体mec基因盒(SCCmec)基因分型的方法,为对MRSA的诊断和分型、耐药研究以及分子流行病学研究提供了平台。杨靖亚等[19]用纯化的TDH毒素蛋白作为免疫原免疫BALB/c小鼠,取免疫小鼠脾细胞与骨髓瘤细胞融合,用间接ELISA方法进行阳性细胞筛选,有限稀释法进行亚克隆。并对该单克隆抗体进行了分子量大小、效价、亚类、特异性和亲和力分析,成功制备了副溶血弧菌耐热直接溶血毒素TDH单克隆抗体。杨帆等[20]采用已知的金葡菌肠毒素基因保守序列设计引物,以SD和104菌株基因组为模板,成功扩增到2个新型肠毒素P基因,SEPSD和SEP104,以质粒pET28a-SEPSD和pET28a-SEP104重组大肠杆菌扩增提取的的重组蛋白具有与金黄色葡萄球菌肠毒素C2相近的活性并有较高的抑瘤效果。徐晓刚等[21]通过Solexa高通量测序从对磷霉素耐药的屎肠球菌临床分离株中筛选介导屎肠球菌对磷霉素耐药的基因,发现质粒介导的磷霉素耐药基因fosB可导致屎肠球菌对磷霉素耐药。王颖芳等[22]对志贺菌敏感株进行诱导使其耐多药,研究其诱导耐药前后marOR基因的差异,结果发现诱导耐药株marOR基因YD株有6个位点出现突变,其中5个为同义突变,1个为错义突变(1630位点A→G,赖氨酸→精氨酸),提示marOR基因的突变可能是志贺菌诱导耐药的调控机制之一。钱慧敏等[23]采用聚合酶链反应-限制性片段长度多态性分析(PCR-RFLP)方法对历年从江苏省不同地区分离的肠出血性大肠杆菌O157进行分型分析。根据EcoRV限制性酶切图谱可将菌株分成JS01-JS10 10个不同的型别。主要菌型JS01占64.9%,JS02型与JS01型菌株酶切图谱相似度很高,JS03和JS04型菌株数目较少(12株),但近一半属于人源菌株。

朱健铭等[24]调查了1株耐碳青霉烯类产气肠杆菌中β-内酰胺酶基因的存在情况,以改良三维试验和改良Hodge试验分别检出耐碳青霉烯类产气肠杆菌的β-内酰胺酶活性,β-内酰胺酶基因检出KPC-2型,和TEM-1型,其他基因均未检出。李林等[25]探讨了大肠杆菌的耐药特点和产超广谱β-内酰胺酶(ESBLs)基因型分布,结果显示CTX-M型、TEM型、SHV型耐药基因均可见,CTX-M型多见,可见复合基因,提示大肠杆菌耐药率高,应根据药敏及耐药基因合理使用抗菌药物。陆红云等[26]通过大规模测序研究临床分离的大肠杆菌的质粒基因组所携带的氨基糖苷类耐药基因分布及其多态性,发现大肠杆菌质粒上分布多种氨基糖苷类耐药基因,存在着大量的SNPs。汪一萍等[27]调查了多药耐药大肠杆菌中9种噬菌体原遗传标记(intF、intD、intE、intR、intQ、flu、intS、intZ、intA)的存在情况,结果显示噬菌体原遗传标记或许是多药耐药大肠杆菌高度耐药的一个重要辅助因素,但其作用机制及相关功能还有待进一步研究。付凯飞等[28]利用杂交瘤细胞融合技术制备和鉴定了抗腐败西瓦菌单克隆抗体(mAbs),为建立重要海洋细菌快速 ELISA 检测试剂盒奠定基础。尹辛大等[29]采用 VITEK-2 Compact 全自动微生物分析仪及配套试剂进行菌种鉴定及药敏试验,探讨医院感染病原菌分布及变迁,结果显示医院感染病原菌以革兰阴性菌为主,高发部位为下呼吸道,条件致病菌(非发酵菌、真菌)成为主要病原菌,应加强监测,预防暴发流行。黄冠新等[30]监测了多个临床科室多药耐药菌(MDROs)耐药性,发现 MDROs 对大部分常用抗菌药物耐药,提出应重视抗菌药物的合理应用,减缓细菌耐药性的增长,他们[31]对 2009～2010 年临床微生物室检测到的 MDROs 采取前瞻性监测方法,隔离 MDROs 感染患者,试图控制 MDROs 的蔓延,但结果前瞻性监测不能降低 MDROs 医院感染率,需制定更科学的预防控制措施。

徐蕾等[32]探讨了原核表达肺炎链球菌表面蛋白 A(PspA)对人类嗜中性粒细胞释放 CXCL8 的影响,结果显示 PspA 可以上调人类中性粒细胞趋化因子 CXCL8 的合成和释放,揭示了中性粒细胞和肺炎链球菌致病因素之间的关系。田艳生等[33]分析了临床耐甲氧西林金黄色葡萄球菌(MRSA)的流行和耐药现状,发现医院 MRSA 流行和耐药情况较为严重,定期对 MRSA 进行调查和监控,有助于了解医院 MRSA 流行及耐药性。韩清[34]对 2006～2010 年临床耐甲氧西林金黄色葡萄球菌(MRSA)的检出率与耐药性变迁进行了分析,建议临床医师在治疗由 MRSA 引起的感染时首选利奈唑胺、万古霉素,严格要求医护人员在为患者治疗前后手卫生,一旦检测到 MRSA 应加强隔离预防,控制在医院内的扩散。孙永芳等[35]监测了社区获得性感染病原菌构成及体外药物敏感性,共分离病原菌 184 株,其中革兰阳性球菌 75 株,革兰阴性杆菌 107 株,革兰阴性球菌 2 株,革兰阳性球菌耐药率最高的是磺胺甲噁唑/甲氧苄啶,最低的是万古霉素,革兰阴性菌中肠杆菌科细菌耐药率最高的是氨苄西林为 97.3%,最低的是厄他培南,提示社区感染病原菌构成复杂,耐药率不同,病原菌的分离及药物敏感性检测是控制感染的最有效途径。郭英等[36]用序列非依赖扩增技术(SIA)检测常见病毒筛查阴性的 5 岁以下急性呼吸道感染患儿的呼吸道标本中可能存在的潜在病毒病原体,了解 SIA 扩增文库中各种背景核酸的组成,结果测序 403 个克隆,获得有效序列 368 个,检出 16 个真核病毒同源序列,分别与 Torquetenomini virus, Torquetenomidi virus 和 Humanboca virus 同源,提示核酸消化结合 SIA 方法可以检出常规检测方法所无法检出的潜在病毒病原体。赵霞等[37]通过对住院患者检出的多药耐药鲍氏不动杆菌进行同源性鉴定,确定医院内流行株,强化控制措施后,有效遏制了流行株的蔓延。罗文基等[38]比较了抗菌药物临床应用专项整治活动前后抗菌药物应用变化,结果显示专项整治活动能显著改善抗菌药物临床应用的合理性,但仍未完全达到卫生部的要求,需加大力度进一步整治。黄延玲等[39]采用 Meta 分析法对现已发表的利用利奈唑胺和万古霉素治疗革兰阳性球菌感染的文献进行综合分析,结果表明在治疗革兰阳性球菌感染中,利奈唑胺疗效优于万古霉素。但还需要更严格设计的、大样本的随机双盲对照试验来进一步验证和支持。刘立凡等[40]评价了多黏菌素 B 与左氧氟沙星、亚胺培南、哌拉西林/三唑巴坦体外联合应用对临床分离的 30 株泛耐药铜绿假单孢菌的抗菌效应,结果显示多黏菌素 B 与左氧氟沙星、亚胺培南、哌拉西林/三唑巴坦联用,对临床分离的 30 株泛耐药铜绿假单孢菌抗菌作用以协同和相加为主,无拮抗作用。

(杭小锋)

姚彬等[41]调查近 4 年住院患者痰标本 ABA 的分布和耐药性,分析同期抗菌药物的使用趋势,得出鲍氏不动杆菌的耐药形势严峻,头孢哌酮/舒巴坦和(或)阿米卡星耐药率也呈上升趋势。宋志香等[42]采用回顾性方法统计分析某三级甲等医院 2007～2009 年检出的铜绿假单孢菌标本来源、感染科室分布及耐药性,得出铜绿假单孢菌常导致患者严重的肺部感染,治疗时经验用药可考虑选用头孢哌酮/舒巴坦,阿米卡星。王玉巧等[43]收集 2009～2010 年临床分离的铜绿假单孢菌,经分析亚胺培南对于铜绿假单孢菌感染仍是最有效的药物。吕春兰等[44]收集襄阳市中医医院 2008 年 1 月至 2010 年 12 月的 128 株耐亚胺培南铜绿假单孢菌的感染现状并进行分析,得出耐亚胺培南铜绿假单孢菌多药耐药现象极为严重,应加强耐药性监测。金保富等[45]采用 VITEK-60 型全自动细菌鉴定仪鉴定细菌等方法,得出临床分离的铜绿假单孢菌产 ESBLs～IIAmpC 酶菌株检出率较高;AmpC 酶基因型以 DHA-1 型为主要流行株;产 AmpC 酶和 ESBLs 的菌株呈高度耐药。王结珍等[46]对 15 株多药耐药铜绿假单孢菌采用 PCR 的方法检测 4 种氨基糖苷类修饰酶基因,得出临床分离的铜绿假单孢菌以单一耐药表型模式为主。崔爱瑛[47]回顾性分析 132 株 PAE 的来源;检测 PAE 耐药性以及其中 16 种耐药基因的表达情况,发现 TEM、PSE-1、AmpC 阳性、I 型整合子、OprD 是常见耐药相关基因。杨延停等[48]测定 sansanmycinA 同时对照 10 种药物对 150 株铜绿假单孢菌的 MIC、MBC,半体内试验以微量稀释法测定 sansanmycinA 的 SBS、SBA,得出 SansanmycinA 对铜绿假单孢菌显示较强的体外和体内杀菌活性。张学会等[49]通过检索所需要的数据库，对国产与进口头孢呋辛钠治疗细菌感染的文献进行 Meta 分析，得出国产与进口头孢呋辛钠治疗细菌性感染的临床疗效、细菌清除率及不良反应发生率均无显著性差异。魏泽庆等[50]通过采用纸片法、MIC 法或 E - test 法测定细菌药物敏感性，并进行分析，得出我国中枢神经系统感染在外科组不动杆菌属所占比例明显高于内科组；脑脊液来源的 MRSA 发生率较高。肖永红等[51]通过监测 2011 年 1 月 1 日至 12 月 31 日全国 49 所医院临床分离细菌耐药性、细菌敏感性测定，我国临床分离细菌耐药性较为严重，特别是产 ESBLs 肠杆菌科细菌、多药耐药非发酵菌等十分普遍。郭利涛等[52]对 2008 年 2 月至 2009 年 7 月入住西安交通大学医学院第一附属医院 ICU 并细菌培养为 MRSA 患者，给予利奈唑胺治疗的患者进行回顾性分析。得出利奈唑胺可以做为治疗糖肽类药物初始治疗失败的革兰阳性菌感染的选择用药。邢玉斌等[53]使用酸性氧化电位水对 MRSA 和 MDRAB 进行悬液定量杀灭试验和对医疗器械的消毒模拟现场试验。得出酸性氧化电位水对临床分离的 MRSA 和 MRDAB 消毒效果良好。祁莉等[54]对临床分离的 90 株 MC 进行抗菌药物敏感试验，并用 Nitrocefin 纸片检测 β-内酰胺酶，得出药敏结论，提醒临床医师应选用第二、三代头孢菌素或大环内酯类治疗 MC 引起的感染。刘亚丽[55]从 2 岁以下健康婴幼儿鼻咽部共分离出 383 株卡他莫拉菌并进行检测分析，发现大量大环内酯类不敏感的卡他莫拉菌。杨青等[56]对 59 所卫生部全国细菌耐药监测网成员单位分离自尿标本的细菌，常规鉴定并进行统计分析，得出我国尿路感染致病菌以大肠杆菌为代表的革兰阴性杆菌为主，但肠球菌属等革兰阳性菌所占比例有所增多，多药耐药菌株增加。徐潜等[57]2004～2010 年 7 年间每月监测固定数量住院患者抗菌药物的使用率，应用抗菌药物治疗患者的病原学送检率等，对严重不合理者进行干预，通过控制措施可降低医疗机构抗菌药物使用率。杨青等[58]对 59 所卫生部全国细菌耐药监测网(Mohnarin)成员单对＜14 岁儿童临床分离的细菌常规鉴定，得出金黄色葡萄球菌、产 ESBLs 大肠杆菌和克雷白菌属感染呈上升趋势，同时应警惕鲍氏不动杆菌耐药性的增长。刘为营等[59]对 200 株放线菌进行筛选，并进行比对分析，确定卤化酶阳性菌株 1 076 属于 smacrosporeus 的一个菌株，是新的恩拉霉素产生菌。王辉等[60]通过收集 2010 年 9 至 12 月全国 1 259 株非重复的革兰阴性杆菌，菌株经中心实验室复核后进行监测，得出碳青霉烯类对肠杆菌科仍保持高活性，但鲍曼不动杆菌和铜绿假单孢菌的耐药性增加。姜如金等[61]收集 2008 年 11 月至 2009 年 12 月住院患者送检标本中分离的鲍氏不动杆菌共 30 株，采用 PCR 的方法并进行分析，得出 ADC 型 β-内酰胺酶基因和 adeB 与 tnpU 等可移动遗传元件遗传标记高度相关。熊樱等[62]收集 2009 年 11 月至 2010 年 2 月临床分离出耐亚胺培南的鲍曼不动杆菌菌株 54 株并进行鉴定，得出产 OXA - 23 型碳青霉烯酶是鲍曼不动杆菌对亚胺培南耐药的最主要原因。吉珉[63]收集 2009 年 6 月至 2010 年 6 月分离的 39 株多药耐药鲍氏不动杆菌，并进行分析，得出鲍氏不动杆菌耐药情况十分严重，对头孢菌属的耐药可能与其产 ADC 型 AmpC 酶相关。肖慈然等[64]收集 2009 年 1 月至 2010 年 12 月临床分离的 MDRAB 进行检测并分析，得出临床分离的鲍氏不动杆菌对 β-内酰胺类抗菌药物耐药性非常严重，且 OXA - 23 群基因携带率高达 100.0%。姜如金等[65]收集杭州市余杭区中医院 2008 年 11 月至 2009 年 12 月住院患者送检标本中分离的鲍氏不动杆菌共 30 株进行检测分析，得出鲍氏不动杆菌对多种β-内酰胺类药物耐药与产 TEM 群等 3 种 β-内酰胺酶基因相关。林璇等[66]通过对福建省立医院医院实验室信息管理系统查阅 MRSA 检出情况，督促并指导临床落实干预措施，结论为：通过综合干预措施的实施可有效降低 MRSA 医院感染的发生，提高医疗质量。贾会学等[67]对北京大学第一医院 2005～2010 年所有 MRSA 培养阳性的住院患者进行前瞻性以及回顾性调查后认为采取预防控制措施可有效防止 MRSA 在医院内的传播。张淑敏等[68]通过前瞻性调查方法，收集实验室培养阳性结果，对临床感染资料和病原菌耐药性进行统计分析，发现 MRSA 医院感染率有明显上升趋势。周淑群等[69]通过微生物分析仪对细菌做鉴定及药敏试验，并对数据进行分析，得出 MRSA 对多种抗菌药物耐药率高，应规范临床用药，加强 MRSA 耐药性监测，有效控制感染。曹江红等[70]收集 2008 年全年上海市 3 家儿童医院 98 株 MRSA 和 49 株 MSSA 临床分离株并进行多种方法检测，发现儿童感染 MRSA 的 SCCmecIV 型、V 型可在院内传播。滕宁燕等[71]通过革兰染色镜检等多种方法对标本进行细菌鉴定，，认为准确检出 MRS，尤其是 MRSA，在指导临床合理用药，预防 MRS 医院传播等方面具有重要作用。王磊等[72]用常规方法对从天津以及武汉两家三级甲等医医院临床标本中分离的 MRSA 进行分型，得出 2 家医院 MRSA 优势菌株并不相同，尚未发现 MRSA 流行菌株。宋娟等[73]在不同抑菌浓度左氧氟沙星干扰情况下，培养金黄葡萄球菌，比较不同抑菌浓度左氧氟沙星作用下小 RNA 的表达差异，发现不同浓度左氧氟沙星对金黄葡萄球菌小 RNA 表达具有抑制或者促进作用。胡丽庆等[74]统计分析 2007～2009 年 KPN 的耐药性并测定亚胺培南和美罗培南对细菌的最低抑菌浓度，结果显示，KPN分离率逐年上升，对亚胺培南和美罗培南的耐药率均升高，KPN对2种抗菌药物的累积最低抑菌浓度值持续上升。郭丽双等[75]通过检测肺炎克雷白菌产ESBLs基因型别流行情况，结果显示：肺炎克雷白菌ESBLs发生率为52.4%，以携带TEM型基因菌株最多。陈刚等[76]采用聚合酶链反应的方法分析1株多药耐药肺炎克雷白菌可能存在的耐药相关基因，显示携带多药耐药基因和抗菌制剂外排泵基因是这株肺炎克雷白菌呈多药耐药的主要原因，携带多种可移动遗传元件使细菌的耐药性在同种细菌菌株之间，甚至不同种细菌菌株之间得以快速传播。马建新等[77]采用PCR法检测抗菌制剂外排泵基因情况，结果显示MDRKPN抗菌制剂外排泵基因携带率较高，肺炎克雷白菌多药耐药的表型可能与携带抗菌制剂外排泵基因相关。朱健铭等[78]调查多药耐药肺炎克雷白菌中β-内酰胺酶基因的存在情况，结果示，多药耐药肺炎克雷白菌耐β-内酰胺类药物与细菌产4种β-内酰胺基因相关。

（魏　博）

余素飞等[79]报道台州医院肺炎链球菌临床分离株对红霉素耐药率高，erm基因介导的靶修饰作用和mef基因介导的外排泵机制的共同作用，是主要的耐药机制。闫东辉等[80]报道用PCR－SSCP法检测40株肠球菌的CyrA基因并通过测序分析，显示有70%(28株)肠球菌碱基发生了突变，说明CyrA基因喹诺酮类药物耐药决定区(QRDR)突变是肠球菌对氟喹诺酮类药物耐药的重要原因，此外还有药物泵出等耐药机制的存在。王国富等[81]通过实验发现ICU感染肠球菌属以粪肠球菌和屎肠球菌为主，而且esp基因阳性较高，与肠球菌属耐万古霉素密切相关，值得重视。马晓波等[82]应用Vitek－2 compact系统及PCR法进行分析，临床分离的肺炎克雷白菌上检测到qnr、aac(6′)－Ib－cr、qepA的分布与共存。PMQR阳性菌株对环丙沙星的MIC值不定，但染色体机制仍是肺炎克雷白菌对喹诺酮类抗生素耐药的主要机制，突变主要见于gyrA的83位、87位机parC的80位上。蔡培泉等[83]对江苏某市级医院2005年8月至2006年2月住院患者痰标本分离的肺炎克雷白菌进行分析，β-内酰胺类耐药基因比氨基糖苷类耐药基因检出率高，与表型相符；指标聚类分析显示，TEM、LEN、DHA、OXA－Ⅰ、aac(3)－Ⅱ、aac(6′)－Ib、ant(3″)－Ⅰ、rmtB基因与Ⅰ类整合子遗传标记intI1相关联，提示这些基因可能位于Ⅰ类整合子上。杨青等[84]报道产KPC－2酶肺炎克雷白菌对替加环素、多黏菌素B、米诺环素较敏感，头孢吡肟联合阿莫西林/克拉维酸、亚胺培南联合阿米卡星、头孢他啶联合阿莫西林/克拉维酸在体外以协同作用为主，其疗效值得临床进一步观察。方欢等[85]按季度对复旦大学附属金山医院药敏试验结果和抗菌药使用频度(DDDS)进行统计，以Spearman进行分析，提出头孢素类对其他抗菌药耐药的影响，抗菌药耐药率间相关分析可能有助于多重耐药的Kp和大肠杆菌经验用药的选择。要控制耐药率的增长，除了合理使用抗菌药，还必须控制医院感染，实性严格的隔离消毒制度。余素飞等[86]研究指出台州医院肺炎链球菌临床分离株对红霉素耐药率高，erm基因介导的靶修饰作用和mef基因介导的外排泵机制的共同作用，是主要的耐药机制。沈瀚等[87]对肺炎克雷白菌的耐药性与整合子基因相关性分析，得出肺炎克雷白菌的耐药性与整合子基因密切相关，整合子对细菌的耐药起着重要作用。马磊等[88]通过对四川省竹鼠养殖过程中，濒死竹鼠进行研究，指出肺炎克雷白菌对供试的小白鼠有致病性，对供试的头孢美唑等药物高度敏感，对丁胺卡那霉素等中度敏感，对洁霉素等耐药。推断此株肺炎克雷伯氏菌是导致竹鼠死亡的主要病原菌。王宝英等[89]分析临床分离的鲍氏不动杆菌对喹诺酮类抗菌药物的耐药是由gyrA基因决定的。鲁厚清等[90]报道对于鲍氏不动杆菌感染的ICU患者，SIRS评分分值高可能预示预后不良。刘振茹等[91]发现临床分离的鲍氏不动杆菌对氨基糖苷类抗菌药物耐药性严重，耐氨基糖苷类鲍氏不动杆菌多为多药耐药菌株。马红映等[92]应用微量稀释法检测及PCR扩增和序列测定分析，得出blaOXA－23－like型及blaOXA－66型碳青霉烯酶是医院鲍氏不动杆菌耐亚胺培南的主要原因。王英田等[93]报道20株多药耐药鲍氏不动杆菌(MDRAB)多种氨基酸苷类药物耐药与同时存在产氨基糖苷类修饰酶、产16SrRNA甲基化酶有关。王悦等[94]通过扩增产物测序分析，得出ISCR1元件可能参与了armA耐药基因的水平扩散。张利娟等[95]报道armA广泛存在于鲍曼不动杆菌中，未检出其他6种基因。屠越兴等[96]报道医院感染的ABA对β-内酰胺类抗菌药物耐药率高；耐药机制可能与OXA－23有关；有医院内克隆传播。周春妹等[97]为了解我国胆道感染细菌分布及对常用抗菌药物的耐药性，对2010年度卫生部全国细菌耐药监测网报告进行分析，发现我国胆道感染病原菌以大肠杆菌、肠球菌属和肺炎克雷白菌最常见，肠杆菌科细菌对碳青霉烯类抗菌药物的耐药率呈上升趋势，耐糖肽类肠球菌属分离率有所增加，出现了耐利奈唑胺菌株。杨亚静等[98]对2012年0～14岁儿童细菌耐药监测分析，4年儿童细菌耐药监测结果提示了细菌耐药趋势，对儿童细菌感染性疾病合理使用抗菌药物有重要指导意义。梅亚宁等[99]对

2010年青壮年来源菌株耐药监测结果进行了分析，得出引起我国青壮年人群感染的病原菌以革兰阴性菌为主；许多常见病原菌对常用抗菌药物的耐药性严重，加强细菌耐药性监测，促进抗菌药物的合理使用非常重要的结论。褚云卓等[100]对2010年>65岁患者细菌耐药性进行了分析，提出加强抗菌药物合理使用以降低耐药性，并采取有效措施控制其传播。张丽等[101]对2010年ICU来源细菌耐药性监测分析，提出我国ICU来源细菌仍然以非发酵菌、葡萄球菌属、肺炎克雷白菌、大肠杆菌为主，细菌的耐药性比较严重，必须加以注意，需要控制抗菌药物的使用并继续密切监测ICU病原菌耐药变化趋势。薛峰等[102]对2010年非ICU住院感染患者细菌耐药监测分析，我国非ICU住院患者感染致病细菌耐药现象仍较为普遍，但同上年度相比，多数细菌耐药率未呈上升趋势。郑波等[103]分析称利奈唑胺、万古霉素和替考拉宁对革兰阳性菌仍有很高抗菌活性，葡萄球菌属中甲氧西林耐药率仍然较高，耐万古霉素肠球菌属分离率仍很低。赵钢等[104]采用微量肉汤稀释法测定氯氰碘柳胺，发现氯氰碘柳胺对MRSA和MSSA体外均有较好的抗菌活性，两者间的MIC50与MIC90差异均无统计学意义。陈俊清等[105]采用头孢西丁纸片法检测173株金黄色葡萄球菌中检出MRSA，呼吸道标本中检出率最高，占46.2%；MRSA对万古霉素、替考拉宁100%敏感，对磺胺甲噁唑/甲氧苄啶和利福平的耐药率较低，分别为23.9%、27.2%；对青霉素和苯唑西林耐药率为100%；对左氧氟沙星、红霉素、庆大霉素、克林霉素的耐药率均>70%。车红英等[106]调查发现在节假日期间ICU管理存在疏漏，医疗环境污染严重及医护人员手卫生依从性较差，是造成感染暴发的主要原因。马步青等[107]对杭州第三人民医院ICU2008.1月至2011.2月385株金黄色葡萄球菌检出MRSA 357株，检出率为92.8%。金黄色葡萄球菌对青霉素G耐药率最高，达98.6%，对万古霉素、替考拉宁和利奈唑胺敏感率最高，为100%。杜昕等[108]随即收集上海华山医院2004、2007和2010年金黄色葡萄球菌感染的住院患者300株及同期社区健康人群的定值的金黄色葡萄球菌170株进行分析，提示sasX基因主要存在于医院环境内致病性的金黄色葡萄球菌中，SasX可能是金黄色葡萄球菌在医院环境内持续感染毒力因子之一，sasX基因的存在与细菌的耐药有关。刘瑾等[109]研究发现葡萄球菌属阳性血培养标本，直接用VITEK-2进行细菌鉴定和药敏试验是可行的。杨南竹等[110]对利奈唑胺与万古霉素治疗儿童耐甲氧西林金葡菌感染疗效进行Meta分析，得出在治疗儿童MRSA感染中，利奈唑胺疗效相当于万古霉素，安全性优于万古霉素。张光艳等[111]报道重庆医科大学附属第一医院2007～2009年临床分离株MRSA检出率逐年增高，MRSA对万古霉素的MIC几何均值高于MSSA菌株，MTRSA的MIC几何均值逐年上升，MIC≥1μg/ml菌株比例逐年增高，存在万古霉素MIC漂移趋势。陈旭宏等[112]报道骨科MRSA分离率较高，而且均具有较高的耐药性，并且mecA基因PCR检测阳性与耐头孢西丁金黄色葡萄球菌的临床意义基本一致。曹俊敏等[113]通过报道VITEK-2 Compact仪器法在检测金黄色葡萄球菌诱导性克林霉素耐药方面与D试验有很好的一致性，但存在假阴性可能；在检测凝固酶阴性葡萄球菌属细菌方面，与D实验有较好的一致性，存在一定的假阳性。吴华彰等[114]报道SFN通过影响细胞膜通透性、细胞物质和能量代谢以及抑制核酸和蛋白合成速率三方面共同完成抑菌功能，其中影响菌体核酸和蛋白的合成是其主要抑菌机制。年华等[115]通过对奇异变形杆菌耐药性变迁10年连续监测分析发现，奇异变形杆菌对头孢霉素和喹诺酮类抗生素耐药率明显升高，碳青酶烯类和酶抑制剂类抗生素对其仍然保持较好抗菌活性。仇保丰等[116]检测分析进出境冷冻原肠携带肠出血性大肠杆菌O157：H7的情况，发现进境和国产原肠均有可能携带肠出血性大肠杆菌O157：H7，应该加强监测。张媛等[117]报道诺卡菌具有独特的培养和染色特征，菌落形态和镜下形态多样。诺卡菌为弱抗酸菌，0.125%硫酸脱色液的改良抗酸染色方法检测阳性率最高。魏绪廷等[118]回顾性分析发现嗜麦芽寡养单孢菌是重症监护病房痰液标本中常见的非发酵革兰阴性杆菌，临床上应根据药敏结果合理选用抗菌药物。卢丽琴[119]使用纸片扩散法发现，嗜麦芽寡养单孢菌对米诺环素、磺胺甲噁唑/甲氧苄啶、环丙沙星较敏感，对其他抗菌药物耐药情况严重，临床应加强细菌耐药性的检测和监测。

(凌小媛)

参考文献

1　游　洋，等.中国病原生物学杂志，2012，7(7)：500
2　刘晓庆，等.中国抗生素杂志，2012，37(5)：335
3　王春新，等.中国抗生素杂志，2012，37(5)：329
4　许亚丰，等.中华医院感染学杂志，2011，21(22)：4646
5　张　强，等.中华医院感染学杂志，2011，21(22)：4654
6　陈贤君，等.中华医院感染学杂志，2011，21(22)：4650
7　魏树全，等.中华医院感染学杂志，2012，22(13)：2731
8　郑敏巧，等.中华医院感染学杂志，2012，22(8)：1549
9　程小平，等.贵州医药，2012，36(5)：392
10　陈　荼，等.中华医院感染学杂志，2012，22(15)：3201
11　陈　荼，等.中华医院感染学杂志，2012，22(16)：3444

12 王玉巧,等.宁夏医学杂志,2012,34(5):403
13 蒋利君,等.中华医院感染学杂志,2012,22(10):2204
14 张 勤,等.中华医院感染学杂志,2012,22(2):224
15 凌月明,等.中华医院感染学杂志,2012,22(16):3448
16 苏维奇,等.中华医院感染学杂志,2012,22(15):3209
17 林 翀,等.中国病原生物学杂志,2012,7(7):497
18 程建平,等.中华医院感染学杂志,2012,22(11):2244
19 杨靖亚,等.中国免疫学杂志,2012,28(3):235
20 杨 帆,等.中国公共卫生,2012,28(2):194
21 徐晓刚,等.中华传染病杂志,2011,29(9):519
22 王颖芳,等.中国公共卫生,2012,28(3):352
23 钱慧敏,等.中国人兽共患病学报,2011,27(11):983
24 朱健铭,等.中华医院感染学杂志,2011,21(22):4641
25 李 林,等.中华医院感染学杂志,2012,22(15):3206
26 陆红云,等.浙江医学,2011,33(12):1790
27 汪一萍,等.中华医院感染学杂志,2012,22(14):2967
28 付凯飞,等.中华医院感染学杂志,2012,22(13):2955
29 尹辛大,等.中华医院感染学杂志,2012,22(15):3390
30 黄冠新,等.中华医院感染学杂志,2012,22(16):3636
31 黄冠新,等.中华医院感染学杂志,2012,22(15):3341
32 徐 蕾,等.重庆医学,2012,41(14):1397
33 田艳生,等.中华医院感染学杂志,2012,22(15):3370
34 韩 清.中华医院感染学杂志,2012,22(15):3365
35 孙永芳,等.中华医院感染学杂志,2012,22(14):3183
36 郭 英,等.中华实验和临床病毒学杂志,2012,26(3):232
37 赵 霞,等.中华医院感染学杂志,2012,22(12):2492
38 罗文基,等.中华医院感染学杂志,2012,22(14):3130
39 黄延玲,等.中国抗生素杂志,2012,37(7):545
40 刘立凡,等.中国抗生素杂志,2012,37(7):524
41 姚 彬,等.中华医院感染学杂志,2011,21(22):4823
42 宋志香.中华医院感染学杂志,2011,21(20):4371
43 王玉巧.宁夏医学杂志,2012,34(1):17
44 吕春兰.中华医院感染学杂志,2012,22(3):606
45 金保富,等.中国抗生素杂志,2012,37(7):510
46 王结珍,等.中华医院感染学杂志,2011,21(17):3542
47 崔爱瑛.山东医药,2011,51(38):107
48 杨延停,等.中国抗生素杂志,2012,37(3):196
49 张学会,等.中国抗生素杂志,2012,37(2):145
50 巍泽庆,等.中华医院感染学杂志,2012,22(3):471
51 肖永红,等.中华医院感染学杂志,2011,21(23):4896
52 郭利涛,等.中国抗生素杂志,2012,37(2):149
53 邢玉斌,等.中华医院感染学杂志,2011,21(20):4280
54 祁 莉,等.中华医院感染学杂志,2012,22(2):407
55 刘亚丽.中华检验医学杂志,2012,35(3):247
56 杨 青,等.中华医院感染学杂志,2012,22(3):476
57 徐 潜,等.中华医院感染学杂志,2012,22(4):794
58 杨 青,等.中华医院感染学杂志,2012,22(3):497
59 刘为营,等.中国抗生素杂志,2011,36(11):819
60 王 辉,等.中华检验医学杂志,2011,34(10):897
61 姜如金,等.中华医院感染学杂志,2012,22(5):890
62 熊 樱,等.重庆医学,2011,40(28):2830
63 吉 珉,等.中华医院感染学杂志,2011,21(23):4879
64 肖慈然,等.中华医院感染学杂志,2012,22(4):671
65 姜如金,等.中华医院感染学杂志,2012,22(3);445
66 林 璇,等.中华医院感染学杂志,2011,21(20):4217
67 贾会学,等.中华医院感染学杂志,2011,21(20):4309
68 张淑敏,等.中华医院感染学杂志,2012,22(3):601
69 周淑群,等.中华医院感染学杂志,2012,22(3):598
70 曹江红,等.中华传染病杂志,2012,30(7):391
71 滕宁燕,等.中华医院感染学杂志,2011,21(22):4809
72 王 磊,等.天津医药,2011,39(8):714
73 宋 娟,等.中国病原生物学杂志,2012,7(2):94
74 胡丽庆,等.中华医院感染学杂志,2011,21(18):3762
75 郭丽双,等.中华医院感染学杂志,2012,22(2):228
76 陈 刚,等.中华医院感染学杂志,2011,21(21):4426
77 马建新,等.中华医院感染学杂志,2011,21(19):3971
78 朱健铭,等.中华医院感染学杂志,2012,22(4):674
79 余素飞,等.中华医院感染学杂志,2012,22(6):1118
80 闫东辉,等.首都医科大学学报,2012,33(2):161
81 王国富,等.中华医院感染学杂志,2012,22(13):2724
82 马晓波,等.中国抗生素杂志,2011,36(8):625
83 蔡培泉,等.中华医院感染学杂志,2011,21(20):4194
84 杨 青,等.中国检验医学杂志,2011,34(11):984
85 方 欢,等.中国抗生素杂志,2011,36(10):778
86 余素飞,等.中华医院感染学杂志,2012,22(6):1118
87 沈 瀚,等.中华医院感染学杂志,2011,21(22):4665
88 马 磊,等.中国人兽共患病学报,2011,27(9):825
89 王宝英,等.中华医院感染学杂志,2012,22(1):160
90 鲁厚清,等.中华医院感染学杂志,2011,21(23):4987
91 刘振茹,等.中华医院感染学杂志,2012,22(11):2398
92 马红映,等.中华医院感染学杂志,2011,21(24):5114
93 王英田,等.中华医院感染学杂志,2011,21(24):5111
94 王 悦,等.山东医药,2012,52(21):4
95 张利娟,等.天津医药,2012,40(5):456
96 屠越兴,等.中华医院感染学杂志,2012,22(6):1104
97 周春妹,等.中华医院感染学杂志,2012,22(1):18
98 杨亚静,等.中华医院感染学杂志,2012,22(1):50
99 梅亚宁,等.中华医院感染学杂志,2012,22(1):44
100 褚云卓,等.中华医院感染学杂志,2012,22(1):39
101 张 丽,等.中华医院感染学杂志,2012,22(1):34
102 薛 峰,等.中华医院感染学杂志,2012,22(1):28
103 郑 波,等.中华医院感染学杂志,2011,21(24):5128
104 赵 锎,等.中华医院感染学杂志,2012,22(10):2019
105 陈俊清,等.中华医院感染学杂志,2011,21(23):5072
106 车红英,等.中华医院感染学杂志,2012,22(9):1792
107 马步青,等.中华医院感染学杂志,2012,22(11):2415
108 杜 昕,等.中华检验医学杂志,2011,34(12):1093

109　刘　瑾，等. 中华医院感染学杂志，2012，22(3)：656
110　杨南竹，等. 天津医药，2012，40(5)：507
111　张光艳，等. 中国抗生素杂志，2011，36(9)：699
112　陈旭宏，等. 中华医院感染学杂志，2011，21(21)：4438
113　曹俊敏，等. 中华医院感染学杂志，2012，22(5)：1089
114　吴华彰，等. 四川大学学报(医学版)，2012，43(3)：386
115　年　华，等. 中国公共卫生，2012，28(8)：1130
116　仇保丰，等. 中国人兽共患病学报，2012，28(2)：191
117　张　媛，等. 中国人兽共患病学报，2012，28(3)：230
118　魏绪廷，等. 中华医院感染学杂志，2012，22(9)：1928
119　卢丽琴. 中华医院感染学杂志，2012，22(9)：1930

文　　选

男男性接触者肛周及肛管内尖锐湿疣患者 HPV 分型与复发的关系　[中华皮肤科杂志，2012，45(5)：308]上海第一人民医院李兰英等探讨上海男男性接触者肛周及肛管内尖锐湿疣患者人类乳头瘤病毒(HPV)感染基因分型情况及不同基因型别与临床复发的关系。应用导流杂交基因芯片技术对 57 例 MSM 尖锐湿疣患者肛周及肛管内皮损进行 HPV 基因分型研究，并随访高危型组，低危型组经 CO2 激光治疗后尖锐湿疣的复发率。结果显示，57 例 MSM 尖锐湿疣患者肛周及肛管内皮损检测出 56 例 HPV 阳性，占 98.2%，共检出 11 种 HPV 基因亚型，以 HPV11(42 例，占 75%)和 HPV6(30 例，占 53.6%)为主，检出病例数从高到低依次为 HPV11＞HPV6＞HPV16＞HPV18＞HPV33、59、cp8304＞HPV31、35.56 例 HPV 阳性患者中低危型感染 36 例，占 64.3%，均为 HPV11 和(或)HPV6；高危型感染 20 例，占 35.7%，其中 17 例为低危型与高危型混合感染，占高危型感染的 85%.56 例患者经 CO_2 激光治疗后随访 6 个月，高危型组复发率为 95%，低危型组复发率为 66.7%，两者差异有统计学意义($P<0.05$)。该研究表明上海男男性接触者尖锐湿疣 HPV 基因型主要以低危型 HPV11、6 为主，高危型感染大多合并低危型感染，高危型组复发率明显高于低危型组。

(金　怡)

述　评　随着生活观念的改变和多种文化的影响，男男性接触逐渐增多，这是一个多样人群，包括男性同性恋、双性恋和异性恋。由于受传统文化和社会主流文化的限制，MSM 长期处于隐蔽状态，就真是隐瞒病史，其性行为方式主要是肛交，性伴更换频繁，极易感染肛周及肛管内的尖锐湿疣。临床医生对男男性接触者的了解，并对其进行安全教育，对控制尖锐湿疣等性传播疾病的传播尤为重要。

(陈江汉)

梅毒血清固定与神经梅毒的关系　[中华医院感染学杂志，2012，22(10)：2235]厦门妇幼保健院李淑莲等为探讨梅毒血清固定与神经梅毒的关系，回顾性分析 2006 年 6 月至 2009 年 5 月 1 208 例梅毒患者中，梅毒固定者 411 例，约占 34.02%，其中 205 例经脑脊液检查，确诊神经梅毒 115 例，约占 56.1%。神经梅毒的临床类型以麻痹性痴呆、脑膜血管梅毒和无症状神经梅毒为主，脑脊液甲苯红不加热血清试验、明胶凝集试验、白细胞以及清蛋白异常率均显著高于非神经梅毒。而美国疾病控制预防中心关于神经梅毒的诊断标准，也是通过脑脊液的实验室检查结果，结合临床症状来综合判断。说明神经梅毒可不出现任何临床症状，并在各期梅毒中出现，其中部分学者认为梅毒血清固定与神经梅毒密切相关，临床遇到可疑病例，应进行脑脊液实验室检查，以排除神经梅毒的可能性。

(杨雅骊)

念珠菌黏附性与生物膜形成的对比研究　[中华皮肤科杂志，2011，4(9)：650]青岛大学医学院附院马海丽等为探讨念珠菌黏附性与生物膜形成的关系，将 8 株念珠菌和 1 株酿酒酵母均分别在 YPD 液体培养基和琼脂培养基中培养，观察其絮凝沉淀和黏附现象，进一步在 96 孔微量培养皿中建立生物膜模型，测定生物膜的生长动力学变化。结果发现 9 株菌株均具有絮凝沉淀的能力，经轻微振荡后白念珠菌、乳酒念珠菌、光滑念珠菌和热带念珠菌不易重新悬浮，而酿酒酵母容易重新悬浮。9 株菌株均能黏附于 YPD 琼脂培养基的表面，白念珠菌、乳酒念珠菌、光滑念珠菌和热带念珠菌的黏附性强，而其他菌株的黏附性弱。常见的致病性念珠菌都能形成生物膜，且生物膜念珠菌活性随培养时间延长而增加。白念珠菌和乳酒念珠菌形成生物膜的能力较其他菌株强($P<0.05$)；热带念珠菌和光滑念珠菌形成生物膜的能力较克柔念珠菌、近平滑念珠菌和高里念珠菌强($P<0.05$)。不致病的酿酒酵母不能形成生物膜。得出结论，念珠菌具有黏附的能力，且强弱不同。致病性念珠菌具有形成生物膜的能力，且强弱不同。念珠菌形成生物膜的能力与其黏附力呈正相关。

(雷文知)

述　评　念珠菌黏附能力是念珠菌具有强致病性的标志，近年来发现真菌生物膜形成亦是真菌侵袭宿主抵抗宿主免疫反应的重要因素，本研究通过比较致病性念珠菌及非致病念珠菌黏附能力和形成生物膜能力，发现非致病念珠菌不能形成生物膜，念珠菌形成生物膜的能力与其黏附力呈正相关，对进一步研究生物膜功能，寻找治疗靶点提供基础。

（潘炜华）

吸毒与丙型肝炎病毒、人类免疫缺陷病毒及梅毒螺旋体感染的相关性研究 ［山东医药，2011，51（44）：20］广西医大梁纲等为调查吸毒患者中HCV、HIV及TP感染情况，对强制戒毒的313例吸毒者进行群集抽样调查，受检者除进行一般临床分析和有关功能检查外，重点检测其HCV、HIV及TP感染强度。这些人群中HCV、HIV及TP感染率分别为85.3％、6.1％、5.8％，其中HCV＋TP、HCV＋HIV两种阳性并存者感染率为4.2％、5.8％，未发现HIV＋TP感染同时存在。TP阳性率在青少年组无论男女都明显高于其他年龄组。作者认为吸毒者是HCV、HIV、TP感染的高危人群，尤其是HCV的感染率明显高于国内其他高危人群，青少年中的TP感染者也可能成为HIV/艾滋病（AIDS）的高危人群，应加强青少年关于吸毒危害和性病教育，以提高他们的预防能力。

述　评　毒品滥用已成为许多国家仅次于心血管、恶性肿瘤的三大死因之一。吸毒者不仅摧残了自己的生命，还成为家人和社会上多疾病的传播源。对吸毒者的康复工程任重道远。

（潘炜华）

呼吸系统疾病

本年度共收集呼吸系统疾病文献 2 998 篇，其中纳入回顾 837 篇(占 27.9%)，列入文选 23 篇(占 0.8%)。

一年回顾

一、诊疗技术

(一) 肺功能检测及血气分析

刘丹等[1]对 10 386 成人行统一问卷调查、查体和肺功能检查，并对性别、年龄、身高、体质量、吸烟、被动吸烟的检查数据行双向相关分析，发现健康成人肺功能水平受吸烟影响。

(二) 纤维支气管镜检查

李惠等[2]研究支气管镜检查术前肌注阿托品对自主神经系统协调稳定的作用，发现阿托品较利多卡因更能使患者能保持稳定的心率、血氧饱和度及血压。蔺景双等[3]报道 19 例 AECOPD、严重呼衰患者予床边便携式纤维支气管镜经鼻气管插管机械通气，可迅速改善患者呼吸功能，提高抢救成功率。刘荣等[4]报道 70 例痰涂片查 MTB 阴性的患者行支气管镜检查，并行病理活检、刷检涂片、BALF 离心沉淀后，分别涂片查 MTB 及快速培养 TMB。提示联合多种检测手段的 MTB 阳性率高于单一检测。陈海珍等[5]报道 33 例芬太尼联合丙泊酚静脉麻醉与 29 例局部表面麻醉的支气管镜检查相比，生命体征更稳定，气管镜操作时间更短，可接受再次检查比率更高。潘浩等[6]报道，对 218 例影像学确诊的肺不张患者经纤支镜刷检、活检、肺泡灌洗等检查，发现纤支镜对肺不张的病因诊断有重要价值，确诊率高。柳德灵等[7]报道 12 例经纤支镜氩气刀治疗的中心气道疾病患者气促症状明显缓解，提示纤支镜氩气刀治疗对中心气道疾病有良好疗效。

(三) 肺活体组织检查

彭敏等[8]* 报道，对 248 例胸部 CT 表现为双肺弥漫病变的患者行 CT 引导下经皮肺活检，130 例获得病理形态学诊断，但 CT 引导下经皮肺活检对于特发性间质性肺炎诊断价值有限。于经瀛等[9]报道老年组和非老年组共 297 例患者行经皮肺穿刺活检，结果，两组肺穿刺活检成功率无差异，但发生气胸和较大程度出血的老年组高于非老年组。陈晋峰等[10]报道对 50 例肺内肿物患者，在开胸手术或胸腔镜手术中行细针穿刺肿物进行冰冻病理检查，诊断灵敏度为 90.7%，特异度为 100%，但有一定的假阴性率。周静[11]报道 202 例肺内肿块性病变，行 MSCT 激光定位导引下穿刺活检，200 例获得明确病理诊断结果，阳性率为 99%，具有较高的临床诊断价值，且安全性高。曾兵生等[12]报道 96 例行超声引导下经皮肺穿刺活检患者，穿刺前行超声造影组一次穿刺诊断成功率为 98.1%，非造影组为 85.7%，提示穿刺前行超声造影有助于提高成功率。赵辉等[13]回顾性分析 35 例临床拟诊胸部结节病患者，最终明确诊断胸部结节病 28 例，其中经 EBUS-TBNA 活检明确诊断 25 例，提示 EBUS-TBNA 安全有效，对Ⅰ、Ⅱ期胸部结节病诊断率较高。

(四) 影像学检查

邢志珩等[14]探讨多层螺旋 CT(MRCT)肺密度定量测量与视觉评分 2 种方法对不同程度肺气肿的评估价值，结果表明肺密度定量测量医师之间评估结果的一致性更高。武志芳等[15]观察呼吸门控和非门控 PET/CT 显像测定肺部结节标准摄取值(SUV)的差异，提示呼吸门控 PET/CT 显像得到的肺部结节 SUV_{max} 和 SUV_{mean} 更高。对轻度摄取 FDG 的结节，经呼吸门控 PET/CT 检查有可能影响到临床诊断。陈淮等[16]报道 146 例 COPD 患者，分为吸烟组和非吸烟组，行吸气和呼气双期 CT 低剂量扫描，结果两组肺功能检查各指标差异具有统计学意义，提示低剂量MSCT肺功能检查能很好评估吸烟患者肺功能情况。钟桂棉等[17]探讨256层螺旋CT评价吸烟肺的影像学征象的临床应用价值，发现肺气肿、肺微结节、小叶间隔增厚、空气潴留4种CT征象在吸烟组和非吸烟组中差异有统计学意义，这些改变随吸烟指数增加而加重。郭兴等[18]报道61例孤立性结节(SPN)患者的常规胸部CT平扫与虚拟平扫对比结果显示，增强双能CT扫描可有效降低对患者的放射性辐射，以虚拟平扫图像为基线判断SPN的良恶性有较高准确性。谭四平等[19]观察20例疑PE和15例无PE患者血管内血栓与肺灌注的关系，结果提示综合分析双源CT低剂量对比剂双能量肺灌注图像与肺动脉CTA，可以提高肺动脉栓塞诊断的准确性。张殿星等[20]探讨数字化断层融合(DTS)在肺内小结节检出中的应用价值，对后前位DR与DTS检出结果进行ROC曲线评价，提示DTS对肺内小结节的检出明显优于后前位DR。

(五) 其他

邱晓晓等[21]通过动物模型，采用免疫组化、TUNEL法、电镜观察等方法发现参脉注射液可能通过上调血红素加氧酶(HO-1)表达，抑制细胞凋亡，减轻缺血再灌注损伤。胡瑜等[22]建立慢性肺疾病新生大鼠肺成纤维细胞，采用免疫组化、Western印迹方法，结果显示细胞外信号调节激酶(ERK)1/2水平磷酸化活化参与了高氧致新生大鼠慢性肺疾病中肺纤维化的发生。王红阳等[23]通过建立OSAHS动物模型，采用化学比色法测定海马组织超氧化物歧化酶(SOD)活性和丙二醛水平，提示间歇重度低氧大鼠海马组织存在氧化应激损伤，从而导致学习记忆功能障碍。武雅琴等[24]观察不同剂量辛伐他汀干预肺泡Ⅱ型细胞来源的A549细胞株，结果显示低剂量辛伐他汀可促进A549细胞株增殖，并抑制$CoCl_2$引起的凋亡，可逆转肺泡Ⅱ型细胞缺氧复氧损伤。张铮等[25]通过建立大鼠LIRI模型，采用膜联蛋白Ⅴ-异硫氰酸荧光素和碘化丙啶双染法、RT-PCR等方法证实在肺缺血/再灌注损伤早期，N-乙酰半胱氨酸可下调半胱氨酸蛋白酶-3(caspase-3)表达从而抑制细胞凋亡，保护肺组织。卫栋等[26]建立大鼠缺血再灌注模型，采用免疫组化、RT-PCR等方法发现大鼠原位肺缺血再灌注损伤早期，循环中mtDNA明显升高，其表达与肺组织中MMP-9，MCP-1的表达具有相关性。杨胜兰等[27]采用MTT比色法、RT-PCR、免疫组化等方法，证实大乘气汤含药血清可抑制内毒素刺激的人支气管上皮细胞中小凹蛋白-1(CAV-1)、eNOS和NF-κB的表达。张景熙等[28]采用RT-PCR、ELISA、免疫组化等方法，检测IL-8和诱导蛋白-10(IP-10)等的表达，结果显示地塞米松可抑制聚肌胞苷酸诱导的人气道上皮细胞趋化因子的表达，可能与NF-κB活化有关。

(王湘芸　黄　海)

参考文献

1 刘　丹，等. 中国医科大学学报，2012，41(6)：527
2 李　惠，等. 中国内镜杂志，2011，17(11)：1121
3 蔺景双，等. 山东医药，2011，51(31)：45
4 刘　莹，等. 中华结核呼吸杂志，2012，35(5)：366
5 陈海珍，等. 中国内镜杂志，2011，17(11)：1166
6 潘　浩，等. 中国内镜杂志，2012，18(6)：657
7 柳德灵，等. 中国内镜杂志，2011，17(10)：1068
8* 彭　敏，等. 中华结核呼吸杂志，2012，35(3)：171
9 于经瀛，等. 中华老年医学杂志，2012，31(8)：689
10 陈晋峰，等. 中华外科杂志，2012，50(4)：346
11 周　静. 中国临床医学影像杂志，2012，23(2)：117
12 曾兵生，等. 中华超声影像学杂志，2011，20(8)：669
13 赵　辉，等. 中华胸心血管外科杂志，2011，27(9)：529
14 邢志珩，等. 实用放射学杂志，2012，28(6)：873
15 武志芳，等. 中华核医学与分子影像杂志，2012，32(2)：111
16 陈　淮，等. 中华放射学杂志，2012，46(5)：405
17 钟桂棉，等. 实用放射学杂志，2011，27(9)：1351
18 郭　兴，等. 中华放射学杂志，2011，45(9)：846
19 谭四平，等. 中国临床医学影像杂志，2012，23(4)：239
20 张殿星，等. 实用放射学杂志，2011，27(11)：1659
21 邱晓晓，等. 中国急救医学，2011，31(9)：811
22 胡　瑜，等. 中华急诊医学杂志，2012，，21(1)：33
23 王红阳，等. 中华结核呼吸杂志，2012，35(1)：24
24 武雅琴，等. 中华胸心血管外科杂志，2011，27(9)：549
25 张　铮，等. 中国危重病急救医学，2012，24(2)：111
26 卫　栋，等. 中华器官移植杂志，2012，33(5)：307
27 杨胜兰，等. 中国中西医结合杂志，2012，32(8)：1088
28 张景熙，等. 第二军医大学学报，2012，33(8)：824

二、结核病

(一) 流行病学和卡介苗

李静等[1]从2009年上海市各结核病定点医院上报的确诊肺结核患者的痰培养阳性菌株中，鉴定出1 867份结核分枝杆菌，其中112例(6%)为耐多药结核菌(MDR-TB)，耐药危险因素包括45～59岁年龄组和痰涂片阳性。逄宇等[2]随机抽样中国31省涂片阳性肺结核患者的4 017株临床分离株，寡核苷酸基因分型方法检出2 500株(62.2%)北京基因型菌株，此菌株为我国的主要流行菌株，MDR-TB耐药比例显著高于非北京基因型。洪峰等[3]调查北京市医护人员结核感染控制知晓情况，发现需加强医护人员培训，重点在分诊、消毒和个人防护方面的口罩佩戴类型及佩戴条件。陈静等[4]对上海市高校开展结核病发现模式研究，项目实施后，活动性和涂片阳性肺结核患者登记率及学生结核病核心知识知晓率均提高，该模式提高了患者发现水平。郦桂青等[5]随机抽样调查肺结核患者自我效能水平，结果表明影响肺结核患者自我效能水平的主要因素包括文化程度、心理状况、患者对疾病的态度及家庭社会支持功能。于梅等[6]描述宁波市2007～2010年结核病耐药率呈逐年下降趋势，但新发和复治病例的耐药率仍较高，分析耐任意药与耐多药结核的高危因素包括抗结核治疗史和流动人口。吴琳琳等[7]调查发现我国东部沿海地区耐药结核病流行水平在国内较低，但高于WHO的全球评价水平，超过2个药物的耐药占总耐药比例为75.2%，既往治疗史、肺部空洞和年龄较大与MDR-TB有关。蒋莉等[8]据2001～2011年广东省肺结核报告发病率建立常规灰色模型和新陈代谢灰色模型并进行检验性预测，发现后者是较为理想的肺结核报告发病率预测模型。何志青等[9]报道广州市居民肺结核的发病危险因素是个人低收入、承担家庭经济主要责任、吸烟、过量饮酒、生活事件总刺激量和消极应对。桓世彤等[10]通过尿检利福平药物残留物计算电子药盒取药记录监测结果与肺结核患者服药行为高度一致。证实中国卫生部-盖茨基金会结核病防治合作项目应用的电子药盒可行。米热班·热夏提等[11]从新疆哈什地区214株结核分枝杆菌中鉴定出175例(81.78%)人结核分枝杆菌，为主要分型菌株，抗结核药物敏感试验，总耐药率为26.7%，耐药情况仍较严重。郝晓晖等[12]回顾分析上海市肺科医院2006年1月至2009年1月408例MDR-TB患者，初治组治愈率明显高于复治组，差异有统计学意义，两组间不良反应发生率差异无统计学意义。段琼红等[13]报道武汉市15岁以上常驻人口5 878名，从中筛选259名问卷调查合格的肺结核可疑症状者，结果79例(30.5%)无任何求医行为，认为有无医疗保障、有无严重或慢性呼吸道症状及是否感到羞耻影响其求医行为。全国第五次结核病流行病学抽样调查技术指导组[14]*报告2010年全国第五次结核病流行病学抽样调查结果（简称“流调”），相比2000年流调结果，结核病疫情下降但耐药负担仍严重，乡村患病率高于城镇、西部地区高于中东部。谢艳光等[15]回顾研究黑龙江省在DOTS策略下MDR-TB与非MDR-TB患者远期疗效，前者的4年复发率高于后者，差异有统计学意义。王冬梅等[16]对不同资金来源的云南省曲靖市某区疾病预防控制中心(CDC)、全球基金项目(GF)、国家免费和患者自费部分采用不同成本测算方法，测算出结核分枝杆菌与艾滋病毒双重感染防治成本。马艳等[17]分析初治涂阴肺结核复读结果，发现涂阴肺结核总过诊率较高，达20.78%，影响确诊的因素有胸片质量、性别、年龄、病例诊断医生、结核菌素检查、卡介苗接种史及患者来源。夏天等[18]统计2010年上海市闵行区肺结核、活动性肺结核（菌阳）患病率分别为58.21/10万、30.62/10万，肺结核患者中的慢性病患病率(51.54%)高于我国城市居民，对区域医疗服务需求较高，利用率较低。熊昌富等[19]调查湖北省武汉市某示范区2所监狱3 516名在押人员的结核病患病率，发现监狱结核病疫情严重，高于当地普通人群患病率，应探索有效的监狱结核病防控模式。杜雨华等[20]报道接受二线抗结核药物个体化治疗的116例MDR-TB患者情况：治愈率55.2%、失败率25.0%、病死率11.2%，其治疗失败和死亡的危险因素有未规则治疗、化疗方案不合理及肺部空洞性病灶。孟素艳等[21]研究发现钙化病灶和支气管扩张是肺结核患者单耐药的危险因素，抗痨药物使用史、伴有乏力症状、X线表现为结节状、条索状、支气管扩张是多耐药的危险因素。

陈保文等[22]以豚鼠注射1/10人用剂量，建立卡介苗保护力评价参考体系。注射后多个时段，免疫组较对照组均有显著保护作用。提示该体系可靠稳定，现应用卡介苗保护效果良好。武文清等[23]报道112例新生儿接种卡介苗后引起同侧腋下淋巴结强反应的临床表现，其中绝大多数形成寒性脓肿并破溃，局部治疗有效。

（二）基础研究与诊断技术

陈伟等[24]用实时荧光定量PCR技术检测结核分枝杆菌蛋白编码基因(fbpB，psts1，mpt64)在不同菌株中的表达水平，结果北京基因型菌株psts1基因表达量低于非北京基因型，耐药菌株mpt64基因表达量低于敏感株。张俊仙等[25]报道先采用磁纳米捕获技术富集痰液中的结核分枝杆菌再用PCR方法检测，结果显著提高了检测的灵敏度。刘平等[26]从结核病房花盆内的泥土中成功分离出1株分枝杆菌噬菌体，命名为Chy2，能裂解结核分枝杆菌标准株、耐药株及非结核分枝杆菌，是潜在的抗结核药物资源。孙勇等[27]对比结核分枝杆菌对氨基水杨酸钠(PAS)敏感株与PAS耐药菌株中的thyA基因突变频率，结果PAS耐药菌株thyA基因突变频率高于敏感株，该基因可能为潜在耐药靶点，但未发现特异突变位点。刘丽蓉等[28]首次自主设计来源于早期分泌抗原-6(ESAT-6)和培养基过滤蛋白-10(CFP-10)序列的混合多肽检测结核感染，验证试验表明该方法诊断效果良好。包维华等[29]比较环介导等温扩增技术(LAMP)和RT-PCR技术对痰结核分枝杆菌的检测效果，LAMP法的灵敏性和特异性优于RT-PCR，与传统培养法一致性好。

方素芳等[30]分析耐多药结核(MDR-TB)患者血清蛋白质谱数据,发现4个差异有统计学意义的蛋白峰,血清蛋白质指纹图谱技术有望成为MDR-TB筛查的新指标。姚楠等[31]*用结核分枝杆菌国际标准强毒株H37Rv株和卡介苗菌株(BCG)分别感染巨噬细胞RAW264.7细胞株,二者均使巨噬细胞凋亡率升高,毒力弱的BCG菌株早期巨噬细胞凋亡更显著。潘爱珍等[32]设计一对特异性TaqMan-MGB探针和引物,建立了TaqMan-MGB荧光定量PCR快速检测结核分枝杆菌katG基因突变的方法。徐芳等[33]报道构建了结核分枝杆菌的原核表达载体pET28a-HSP16.3并成功转入宿主菌BL21(DE3)中诱导表达并纯化具有生物学活性的结核分枝杆菌热休克蛋白HSP16.3。王庆[34]构建表达载体pET30a-Rv0222,成功纯化出高纯度的结核分枝杆菌重组蛋白Rv0222,能与结核病患者的血清抗体发生反应,具特异的免疫反应性,有望成为结核病诊断抗原。李晓非等[35]分析比较国产TB-IGRA试剂与澳大利亚QFTGIT和英国牛津T-SPOT试剂在结核分枝杆菌相关γ-干扰素(IFN-γ)体外释放(TB-IGRA)定量实验的检测中的差异无统计学意义。陈涛等[36]报道环介导等温扩增法(LAMP法)能快速检测痰结核分枝杆菌,等效于罗氏培养法和实时荧光定量PCR,优于直接涂片法。包训迪等[37]采用7个不同的结核分枝杆菌菌种引物以多位点PCR技术快速鉴定分枝杆菌菌种,结果显示此方法准确、简便、易于推广。许婉华等[38]以通过检测培养滤液中的结核分枝杆菌复合群特异性分泌蛋白MPT64的MPT64检测法对比检测效果优良、费用不菲的BACTECMGIT960分枝杆菌快速培养仪器法,二者差异无统计学意义。邢爱英等[39]构建结核分枝杆菌复苏因子DNA(Rpf-DNA)疫苗,应用5个覆盖蛋白质疫苗分别免疫SPF级BALB/c小鼠,研究表明该疫苗有免疫保护作用。王娟等[40]报道海洋微生物代谢产物萎蔫酸铜离子络合物、镉离子络合物有较好的体外抗结核活性,是开发抗结核药物的天然资源。刘忠华等[41]报道通过重组质粒构建结核分枝杆菌CFP10、MPT48、和TB8.4融合蛋白具有免疫反应性,可能成为结核病血清学检测抗原。李桂莲等[42]报道与传统药物敏感实验罗氏比例法进行比较,可快速检测的微孔板Alamar蓝显色法异烟肼灵敏度和特异度分别为96.6%和100.0%,利福平灵敏度和特异度均为100.0%。程实等[43]利用结核分枝杆菌复合群4个特异性基因设计引物,成功建立了可同时检测结核分枝杆菌、非结核分枝杆菌、牛分枝杆菌和卡介苗的四重PCR检测方法。孙毅凡等[44]报道以结核分枝杆菌H37Rv基因组DNA为模板克隆Rv3803c和Rv3846基因至Pgex-6P-1表达载体,再将载体转入大肠杆菌(E. coli)表达,最后成功获得纯化蛋白Rv3803c(MPT51)和Rv3846(SodA)。裴豪等[45]研究表明结核分枝杆菌ATP结合区外排泵基因Rv1217c-Rv1218c在不同耐药表型的结核分枝杆菌菌株的表达量均高于敏感菌株,与结核分枝杆菌对多种抗结核药物耐药有关。陈光等[46]基于双启动寡核苷酸(DPO)技术,建立了同时检测结核分枝杆菌和3种非结核分枝杆菌的四重荧光PCR方法,结果阳性率明显高于涂片染色镜检,菌种与细菌培养鉴定方法一致。张念荣等[47]研究人白细胞抗原(HLA)-Cw基因多态性与肺结核易感性的关系。结果涂阳组HLA-Cw04等位基因频率明显高于涂阴,而HLA-Cw08明显降低,提示HLA-Cw08可能是肺结核易感基因。黄慧谦等[48]应用实时荧光PCR技术快速检测儿童肺结核粪便中Mtb-DNA,检测敏感度达23.68%,特异度为100.00%显著高于粪便涂片检测,低于痰涂片和(或)培养及痰PCR。张向东等[49]比较结核分枝杆菌IFN-γ体外释放试验(TB-IGRA)与结核菌素皮肤试验(TST)对147例菌培阳性肺结核患者的检出率,结果表明TB-IGRA在灵敏度上强于TST。黄智翔等[50]报道组织切片依次按先免疫组织化学染色、再抗酸染色、最后苏木素染色的顺序染色后,染色效果最好,能清晰显示巨噬细胞和结核分枝杆菌的分布状态。刘轻彬等[51]*分析汉族459例结核病易感基因多态性,发现维生素D受体(VDR)基因FokI位点CT基因型的变异与结核病发热症状有关,可能具保护作用。张少俊等[52]利用参与细胞免疫的外周血T细胞亚群、可溶性白细胞介素-2受体(sIL-2R)和IFN-γ的表达研究发现复治肺结核和肺外结核患者的细胞免疫水平显著低于初治,肺结核患者,肺结核患者的病情与细胞免疫功能负相关。张壮苗等[53]成功构建Ipr1/PPE68基因共表达穿梭质粒pBIPO作为一种新型DNA疫苗,实验证明该疫苗能有效诱导BALB/c小鼠的免疫应答。宋红焕等[54]同时对754份痰标本采用液基夹层杯法与直接痰涂片法进行镜检,结果液基夹层杯法灵敏度更高($P<0.01$),便于在基层实验室推广使用。倪丽丽等[55]报道以RNA恒温扩增实时荧光检测技术(SAT)对痰标本中结核杆菌的检出率显著高于BD960培养法、罗氏培养法和集菌涂片法。显示该法特异度高、敏感性好。伊正君等[56]研究显示在活动性肺结核组中血清降钙素原含量高于非活动性结核组和健康对照组,经有效治疗后血清降钙素原含量明显降低。吴俐健等[57]成功克隆结核分枝杆菌H37Rv中编码MMPL4蛋白的毒力基因片段Rv0450c到原核表达载体pET28b并在大肠杆菌中较好表达。王平等[58]报道将前期构建的Ag85B-

ESAT-6融合蛋白基因导入非致病耻垢分枝杆菌重组，Ag85B-ESAT-6融合蛋白在重组耻垢分枝杆菌(Ag85B-ESAT-6-r)中的表达明显刺激被其免疫的BALB/c小鼠的$CD4^+$和$CD8^+$ T细胞的产生，明显提高耻垢分枝杆菌的免疫原性。

(韩一平)

(三) 抗结核药物治疗及相关问题

刘一典等[59]分析518株结核分枝杆菌药敏试验，结果表明，上海地区结核病专科医院的耐药率、耐多药与广泛耐药率均高。复治患者耐药率显著高于初治患者。赵玉玲等[60]报道河南省167例多耐药结核杆菌对二线抗结核药物的耐药性分析，结果显示耐药率最高为氧氟沙星，达31.14%；注射类药物中，耐药率最高为卷曲霉素，达14.97%。何佩贤等[61]分析321例MDR-TB患者耐药情况，发现原发性和获得性MDR-TB以年轻患者为主，耐多药情况较为严重。尹洪云等[62]分析161例MDR-TB患者，发现MDR-TB治愈率低，病死率高，年龄、是否使用二线药物以及肺结核病情对MDR-TB患者治疗成败有影响。胡族琼等[63]发现利福霉素耐药株rpoB基因突变率为100%，利福平/利福布丁交叉耐药株与利福平耐药/利福布丁敏感株rpoB全基因单点突变株的突变位置或氨基酸替换类型、多重突变株的突变位置或组合类型以及常见突变位点或其氨基酸替换类型完全不同。逄宇等[64]自全国耐药基线调查菌株库中挑选单耐利福平菌株23株，检测利福平耐药相关基因rpoB突变情况，发现不同耐药突变类型导致的耐药程度不同，Rv2936和Rv0783可能是与利福平耐药相关的的药物外排泵基因。高丽等[65]发现对耐多药MTB菌株，利福布汀和利福平的交叉耐药率为85.9%，利福布汀MIC90值仅为利福平的1/8～1/32，提示利福布汀可作为利福类药物耐药结核病的可选择药物。黄明翔等[66]报道采用BACTEC MGIT960系统对4种耐多药结核杆菌进行药敏检测，并与改良L-J罗氏培养法相比较。结果显示，该系统可以准确而快速地检测结核杆菌对二线药物的耐受性。罗丹等[67]分析非生物因素对抗结核药物性肝损的影响，发现饮酒是肝损发生的重要危险因素，文化程度高和对治疗有信心是肝损的保护因素。朱冬林等[68]应用时间飞行质谱技术(MassARRAY)检测发现汉族人群NAT2基因多态性与抗结核药物性肝损害的发生密切相关，通过检测NAT2基因及单体型，可以在抗结核治疗前筛选出肝损害发生风险较高的患者。吴雪琼等[69]应用PCR-时间飞行质谱技术分析抗结核治疗患者的CES1基因多态性。发现CES1基因多态性可能与抗结核药物性肝损害密切相关，SNP rs8192950的AC基因型和rs1968753的GG基因型可能成为抗结核药物肝毒性风险预测的候选突变。李艳静等[70]观察肺结核合并糖尿病对吡嗪酰胺、左氧氟沙星的血药峰浓度的影响，发现左氧氟沙星在合并糖尿病组的血药峰浓度较对照组明显升高；而吡嗪酰胺在两组间差异无统计学意义。姜广路等[71]比较新患者与复治患者分离结核分枝杆菌莫西沙星MIC的差异，认为使用罗氏培养基的莫西沙星药敏试验耐药界限采用1 μg/ml为宜，复治患者中仍有6.45%对莫西沙星敏感。朱莉贞等[72]* 评价345例患者复治肺结核化疗新方案的疗效和安全性，发现复治敏感患者无论是否伴有糖尿病，均可采用原复治方案治疗；复治耐药患者采用新方案治疗疗效优异，不良反应发生率较低。周美兰等[73]分析武汉市耐多药肺结核防治项目患者资料，发现慢性患者、初治失败、复治涂阳是发现MDR-TB患者的主要目标人群；MDR-TB患者接受治疗率和治愈率不高，不良反应发生率高。杜建等[74]研究标准短程间歇化疗方案治疗初、复治肺结核失败的影响因素。发现初治患者中，性别、职业、医疗费支出类型、是否漏服药和耐药情况与治疗失败有关，耐多药患者的失败风险是敏感患者的2.0倍；复治患者中，家庭年收入、耐药类型和最近一次治疗的结果是影响治疗失败的因素，耐药患者的失败风险是敏感患者的4.7倍。顾芬等[75]报道以利奈唑胺治疗11例XDR-TB患者，平均用药6.5个月，所有患者痰培养均转阴。但不良反应率较高，通过减量及对症处理均好转。周林等[76]报道Mtb与HIV双重感染患者330例，其中抗结核治疗期间死亡33例，分析死亡影响因素。发现未接受抗病毒治疗、静脉吸毒人群、涂阳肺结核及肺结核合并肺外结核病死率高。

(四) 结核性胸膜炎和支气管结核

李佺等[77]检测发现结核及非结核性胸液中抗Ag85A抗体水平均未升高，经Ag85A抗原刺激后结核性胸液IFN-γ表达明显增加，对照组未增加。提示该方法对结核性胸膜炎诊断有一定价值。王永生等[78]行胸液T-SPOT试验，结果结核性胸膜炎患者阳性率95.8%，对照组阳性率20%，活动性胸膜结核的敏感性和特异性分别为95.8%和80%。冯爽等[79]对172例疑似结核性胸膜炎患者的胸水标本进行ADA、TB-DNA和IFN-γ检测，发现任意2种指标联合检测的阳性检出率均高于单一方法，3种方法联合检测优于2种方法联合。杜凤娇等[80]取胸腔积液单个核细胞，经5个抗原共同孵育后检测效应T淋巴细胞数量，发现结核性胸液均显著高于恶性胸液，其中ESAT-6/CFP-10融合蛋白(E/C)的敏感度最高92.7%，ESAT-6和Rv3879c的特异度最高93.0%，提示ESAT-6联合新抗原Rv3879c的酶联免疫斑点检测技术能够辅助诊断结核性胸膜炎。刘媛等[81]检测结核性胸膜炎患者口服异烟肼后血和胸液浓度,发现异烟肼从血浆进入胸腔积液的平均透过率是86.0%,认为连续口服异烟肼可以达到有效治疗浓度对于非耐药结核性胸膜炎不需要胸腔内单独注射异烟肼。杜荣辉等[82]检测结核性胸腔积液患者外周血和胸液中Th17和Th1细胞,发现两者在胸液中含量均高于外周血,并且IL-1β和IL-6可以促进结核性胸液中Th17细胞的分化。徐静等[83]根据超声表现将胸壁结核分为4类:团块型、哑铃型、窦道型、远处转移型,该分类法对指导手术方式的选择有一定意义。陶红艳等[84]对82例支气管结核气道阻塞的患者在全身常规抗结核治疗的同时,联用支气管镜下介入治疗,结果管腔完全通畅54例、轻度狭窄26例,气道阻塞未改变2例。认为该方法疗效确切,能有效解除气道阻塞。关艳敏等[85]对于酪坏死型支气管内膜结核在全身治疗基础上局部灌注抗痨药物凝胶,结果治疗组患者临床症状缓解、痰菌阴转及胸部影像学好转均优于对照组。

(五)结核性脑膜炎

毛晓辉等[86]回顾84例结核性脑膜炎患者(存活组58例,死亡组26例)发现:就诊时有昏迷,治疗过程中出现肝损害、脑积液,在院外接受不正规抗结核治疗是患者死亡的危险因素。杨景卉等[87]分析结核性脑膜炎患者和健康者白三烯A4水解酶(LTA4H)基因。发现rs1978331基因多态性位点等位基因、rs1978331和rs2660898基因多态性位点基因型、单倍体型CACT与汉族人群的易感性存在相关性。杨笑等[88]检测结核性脑膜炎患者脑脊液单核细胞中的早期分泌抗原靶蛋白6(ESAT-6),检出率明显高于对照组,敏感性为90.48%,特异性为91.49%,认为该方法灵敏度、特异度高,简单易行。吴晓牧等[89]检测结核性脑膜炎患者浓缩脑脊液中结核分枝杆菌特异性抗原培养滤液蛋白10(CFP10)和ESAT-6,发现应用反透析方法浓缩脑脊液,能显著提高该方法的敏感度,是一种简单、快速早期诊断的有效辅助方法。刘彦轩等[90]以荧光定量PCR分别检测未经治疗、治疗后3周、治疗后2年的前驱期结脑组患儿脑脊液结核分枝杆菌DNA。与培养法比较,治疗前两者无差异,治疗后3周及2年前者更有优势。闫世明等[91]分析患者脑脊液细胞及其动态变化,发现结核性脑膜炎主要表现为混合细胞型(91.38%),大淋巴样细胞出现率为(97.52%),随着病情好转,中性粒细胞、大淋巴样细胞逐渐减少。刘国威等[92]回顾性分析20例结核性脑膜炎(TBM)及10例新型隐球菌性脑膜炎(CNM)患者,发现TBM与CNM在临床表现、脑脊液化验及影像学方面相似,容易误诊,需早期加强CNM与TBM的鉴别。吴福蓉等[93]报道对TBM患者予高剂量异烟肼积延长强化期治疗。与常规治疗比较,结果显效率显著提高,死亡率、后遗症发生率显著下降,无严重药物不良反应发生。

(六)其他

李艳冰等[94]采用PCR-RFLP对脓肿分枝杆菌群临床分离菌株进行菌种鉴定,结果9株分离株与脓肿分枝杆菌群脓肿亚种HSP65和rpoB基因序列匹配度均为100%;1株分离株与脓肿分枝杆菌群马赛分枝杆菌亚种HSP65和rpoB基因序列匹配度均为100%。提示PCR-RFLP是一种快速、有效鉴定脓肿分枝杆菌的方法。

李进升等[95]分析老年肺结核合并糖尿病患者的营养指标,发现该组患者较单纯老年肺结核患者血红蛋白和血清清蛋白(白蛋白)水平明显降低,两组较正常老年人营养不良率均增高,提示该类患者更应注重膳食平衡。宋斌等[96]回顾156例肺结核合并真菌感染患者,发现呼吸道感染率最高(67.3%),主要为白色假丝酵母菌(61.5%),曲菌占4.5%;危险因素为原发病严重程度、年龄、住院天数、接受多种侵入性诊疗操作等。张锡林等[97]分别使用2HREZ/7HRE(A组)、9HL2E强化期加用左氧氟沙星(B组)、2HREZ/7HRE联合拉米夫定(C组)治疗128例合并慢性乙型肝炎的肺结核患者。结果B组和C组退组率低,疗效更优,肝功能损害的发生率低,其中C组最佳。宋言峥等[98]创建了"LTB-S"分类法判断耐多药肺结核的手术时机,并选用已手术的27例肺结核患者对该方法进行验证,结果显示,该方法能准确判断手术适应证和预测并发症发生率。蔡宝云等[99]报道115例结核性毁损肺患者中60例耐药,耐多药最多占48.3%,不规律治疗者易耐药,最易发生耐药的是利福喷丁,耐药肺结核可能在1年内发生毁损肺。提示治疗耐药结核的关键是第一年。杨国儒等[100]调查某农村40岁以上居民,发现气流阻塞患病率6.8%,陈旧性肺结核与其相关,*OR*值2.547,男女*OR*值分别为1.286和4.764。说明陈旧性结核是气流受限的独立危险因素,女性危险更大。王巍等[101]研究发现支原体肺炎易误诊为肺结核,提出病史、影像学特征、试验性治疗和血清检查有助于鉴别诊断。

(孙沁莹)

参考文献

1 李 静,等.中华流行病学杂志,2012,33(8):796
2 逢 宇,等.中华检验医学杂志,2011,34(11):1023
3 洪 峰,等.中国防痨杂志,2012,34(2):69
4 陈 静,等.中国防痨杂志,2011,33(9):558

5 郦桂青,等.中国防痨杂志,2012,34(8):519
6 于 梅,等.中华传染病杂志,2012,30(1):48
7 吴琳琳,等.中华传染病杂志,2011,29(12):729
8 蒋 莉,等.中国防痨杂志,2012,34(7):459
9 何志青,等.中国防痨杂志,2012,34(7):425
10 桓世彤,等.中国防痨杂志,2012,34(7):419
11 米热班·热夏提,等.中国防痨杂志,2012,34(8):538
12 郝晓晖,等.中华传染病杂志,2012,30(3):157
13 段琼红,等.中国防痨杂志,2012,34(8):509
14* 全国第五次结核病流行病学抽样调查技术指导组.中国防痨杂志,2012,34(8):485
15 谢艳光,等.中国防痨杂志,2012,34(2):73
16 王冬梅,等.中国防痨杂志,2011,33(11):752
17 马 艳,等.中国防痨杂志,2011,33(11):707
18 夏 天,等.中国防痨杂志,2012,34(5):293
19 熊昌富,等.中国防痨杂志,2012,34(5):289
20 杜雨华,等.中国防痨杂志,2012,34(1):19
21 孟素艳,等.中国公共卫生,2012,28(2):241
22 陈保文,等.中国防痨杂志,2012,34(3):150
23 武文清,等.中国防痨杂志,2012,34(4):241
24 陈 伟,等.中国病原生物学杂志,2012,7(4):254
25 张俊仙,等.中国病原生物学杂志,2012,7(4):252
26 刘 平,等.第三军医大学学报,2012,34(12):1176
27 孙 勇,等.中国防痨杂志,2012,34(6):350
28 刘丽蓉,等.中华医院感染学杂志,2012,22(4):870
29 包维华,等.广西医学,2012,34(2):160
30 方素芳,等.中国防痨杂志,2012,34(1):40
31* 姚 楠,等.中国病原生物学杂志,2012,7(2):81
32 潘爱珍,等.中国人兽共患病学报,2012,28(1):14
33 徐 芳,等.中国病原生物学杂志,2012,7(1):1
34 王 庆,等.中国防痨杂志,2012,34(1):36
35 李晓非,等.中华医院感染学杂志,2012,22(13):2952
36 陈 涛,等.中国防痨杂志,2012,34(7):413
37 包训迪,等.中国人兽共患病学报,2012,28(7):659
38 许婉华,等.中国防痨杂志,2012,34(8):542
39 邢爱英,等.中国防痨杂志,2012,34(8):532
40 王 娟,等.中国防痨杂志,2012,34(4):224
41 刘忠华,等.中华检验医学杂志,2012,35(4):345
42 李桂莲,等.中国人兽共患病学报,2012,28(4):319
43 程 实,等.中国人兽共患病学报,2012,28(4):333
44 孙毅凡,等.中国防痨杂志,2012,34(8):523
45 裴 豪,等.中华传染病杂志,2012,30(8):454
46 陈 光,等.中华检验医学杂志,2012,35(8):722
47 张念荣,等.中华结核和呼吸杂志,2012,35(2):120
48 黄慧谦,等.中国防痨杂志,2012,34(5):315
49 张向东,等.中国人兽共患病学报,2012,28(5):464
50 黄智翔,等.武汉大学学报(医学版),2012,33(2):199
51* 刘轻彬,等.中华结核和呼吸杂志,2011,34(12):923
52 张少俊,等.中华结核和呼吸杂志,2011,34(12):884
53 张壮苗,等.中国人兽共患病学报,2012,28(5):429
54 宋红焕,等.中国防痨杂志,2012,34(7):441
55 倪丽丽,等.中华检验医学杂志,2012,35(8):702
56 伊正君,等.中国人兽共患病学报,2012,28(8):792
57 吴俐健,等.中国公共卫生,2012,28(4):415
58 王 平,等.中国防痨杂志,2012,34(3):145
59 刘一典,等.中华传染病杂志,2011,29(9):544
60 赵玉玲,等.中华医院感染学杂志,2011,21(19):4135
61 何佩贤,等.中国防痨杂志,2012,34(8):514
62 尹洪云,等.中国防痨杂志,2012,34(2):110
63 胡族琼,等.中华检验医学杂志,2011,34(12):1088
64 逄 宇,等.中国防痨杂志,2012,34(5):275
65 高 丽,等.中华结核和呼吸杂志,2012,35(5):333
66 黄明翔,等.中国人兽共患病学报,2012,28(1):27
67 罗 丹,等.中华传染病杂志,2012,30(5):300
68 朱冬林,等.中国病原生物学杂志,2012,7(6):406
69 吴雪琼,等.中华内科杂志,2012,51(7):524
70 李艳静,等.中国防痨杂志,2012,34(1):23
71 姜广路,等.中华医院感染学杂志,2012,22(16):3674
72* 朱莉贞,等.中国防痨杂志,2012,34(5):304
73 周美兰,等.中国防痨杂志,2012,34(5):299
74 杜 建,等.中国病原生物学杂志,2012,7(7):523
75 顾 芬,等.中国防痨杂志,2011,33(10):691
76 周 林,等.中国防痨杂志,2011,33(11):734
77 李 佺,等.武汉大学学报(医学版),2012,33(4):541
78 王永生,等.四川医学,2011,32(12):1854
79 冯 爽,等.山东医药,2011,51(48):53
80 杜凤娇,等.北京医学,2011,33(12):981
81 刘 媛,等.南方医科大学学报,2012,32(5):673
82 杜荣辉,等.中华结核和呼吸杂志,2012,35(7):507
83 徐 静,等.天津医药,2011,39(12):1162
84 陶红艳,等.中国防痨杂志,2012,34(1):29
85 关艳敏,等.吉林医学,2012,33(8):1576
86 毛晓辉,等.中国防痨杂志,2011,33(12):794
87 杨景卉,等.中国防痨杂志,2012,34(6):360
88 杨 笑,等.中国神经精神疾病杂志,2012,38(6):330
89 吴晓牧,等.中国免疫学杂志,2012,28(4):347
90 刘彦轩,等.中国防痨杂志,2012,34(5):280
91 闫世明,等.中国防痨杂志,2011,33(12):780
92 刘国威,等.吉林医学,2012,33(7):1384
93 吴福蓉,等.中华医院感染学杂志,2012,22(6):1259
94 李艳冰,等.中华检验医学杂志,2011,34(11):1017
95 李进升,等.中国防痨杂志,2012,34(6):389
96 宋 斌,等.中华医院感染学杂志,2012,22(7):1362
97 张锡林,等.中国防痨杂志,2011,33(9):578
98 宋言峥,等.中国防痨杂志,2012,34(4):245
99 蔡宝云,等.中国防痨杂志,2012,34(6):380
100 杨国儒,等.山东医药,2012,52(23):62
101 王 巍,等.中国防痨杂志,2012,34(4):233

三、胸部肿瘤

(一)原发性支气管肺癌

1. 流行病学与基础研究

马莉等[1]采用配对病例对照研究,发现职业有害因素暴露、肿瘤家族史、胸部放射线检查史是肺癌发生的危险因素,提示肺癌的预防和控制应采取综合措施。靳子义等[2]* 荟萃分析中国人饮茶与肺癌发生的关系,发现饮茶者患肺癌危险性相对不饮茶者有所下降。张婷婷等[3]研究青岛地区473例原发性肺癌及641名健康对照者胸苷酸合成酶5′-非翻译区多态性分布,发现其多态与肺癌易感性无显著关联,与吸烟、饮酒无明显交互作用。汪磊等[4]研究烹调油烟中细颗粒物对胎鼠肺泡Ⅱ型上皮细胞(AECⅡ)存活率的影响及遗传毒性,结果发现PM2.5对AECⅡ具有明显的遗传毒性,并呈一定的剂量反应关系。王娜等[5]检测209例肺癌患者与256例健康检查者XRCC1-194、280和399位点的多态性,发现携带XRCC1-194Trp/Trp和XRCC1-194His/His突变等位基因及其与吸烟的交互作用使肺癌发生的风险增加。李红方等[6]检测36例小细胞肺癌(SCLC)、98例鳞状细胞癌(SCC)患者ASH1、GFI-1的表达,结果SCLC患者阳性率高于SCC患者;SCC病理学分级越差,其阳性率越高,认为ASH1、GFI-1的表达水平可作为评价肺癌患者预后的指标。朱超男等[7]检测56例NSCLC患者癌及癌旁组织中MCT-1、CD147、CD44mRNA的表达,与肺良性病变及正常肺组织标本比较,三者均上调,且三者表达具有相关性,与肿瘤的组织类型、淋巴结转移和肿瘤分化程度有关。谭善娟等[8]检测145例肺癌、外周血基因组DNA端粒长度,与焦炉工人及健康人比较发现端粒缩短可增加肺癌的危险性。张寰等[9]研究420例NSCLC外周血DNAXRCC1和hOGG1多态性,发现hOGG1多态性对肺癌患者生存有一定影响,尤其是轻度吸烟肺癌患者,携带突变型等位基因的死亡风险增大。周建宏等[10]检测58例NSCLC患者癌组织中TAZmRNA及其蛋白表达均显著高于远癌及肺良性病变组织,认为TAZ可作为评价NSCLC预后的指标。谭聪等[11]研究198例NSCLC患者RARβ启动子CpG岛甲基化与P53基因突变的关系,发现NSCLC RARβ甲基化与P53G:C>T:A型突变有关。李鸿茹等[12]研究胰岛素样生长因子(IGF)受体基因多态性与福建汉族人NSCLC易感性的关系,发现IGF-IR+1013(G/A)位点变异等位基因A是肺癌发生的风险因素,IGF-1R+1013(G/A)和IGF-2R+1619(G/A)基因多态性对肺癌的发生有协同作用。龚丽明等[13]检测125例NSCLC甲状旁腺激素相关蛋白PTHrP的表达,结果女性患者较男性表达率高,PTHrP阳性的女性患者生存期较阴性者较长。提示其表达可能与女性患者的生存优势有关。孙洋等[14]报道肺腺癌细胞表达卵泡抑素有利于肺腺癌细胞的生存。陈春梅等[15]研究200例原发性肺癌患者血中CYP1A1、GSTM1基因多态性及BPDE-DNA加合物浓度,发现GSTM1缺失型个体DNA加合物水平高更易增加肺癌危险性;CYP1A1变异型及GSTM1缺失型吸烟者更容易形成高水平的DNA加合物。

(陈　琨)

2. 基础研究

肖维华等[16]检测肺癌癌组织Notch-1抗体的表达,结果显示在NSCLC中的表达率明显高于SCLC,其表达与临床分期及有无淋巴结转移相关,表达阳性患者5年生存率较阴性患者高。兰海等[17]检测人NSCLC组织、癌旁组织、A549细胞系中miRNA(miR)-21的表达,结果显示其癌组织和A549细胞中的表达明显高于癌旁组织,在NSCLC中miR-21可以反向调节程序性细胞死亡因子4($PDCD_4$)的表达,从而抑制细胞凋亡。冯燕等[18]检测SCLC癌组织和正常肺组织中hOGG1(8-羟基鸟嘌呤DNA糖苷酶)的表达,结果显示SCLC组以核质表达为主78.9%高表达,正常组以胞质为主,100%为低表达。李墨等[19]试验表明,转染RACK1(蛋白激酶C受体1)siRNA后H460、A549细胞增殖能力下降,RACK1在细胞内与MCM7(微小染色体维持蛋白7)特异性结合,促进肺癌细胞增殖。武道荣等[20]对肺腺癌耐药细胞株A549/DDP的研究表明,GRIM-19(干扰素/维甲酸诱导凋亡相关基因19)可能通过下调STAT3、VEGF和P-gp的表达增强DDP耐药细胞对化疗的敏感性。张洁等[21]分别用pHRi-VEGF-C和pHRi-siVEGF-C转染小细胞肺癌细胞株NCL-H446,前者转染使细胞株VEGF-C基因表达显著升高而后者使其表达显著降低,相较空载体对照组,显示VEGF-C过表达显著促进细胞增殖,增强其侵袭能力,抑制细胞凋亡。而VEGF-C表达被抑制后,则结局相反。黄学德等[22]在低氧和常氧环境下培养A549细胞和A549多细胞球体,两种环境下检测A549多细胞球体中EMT转移标志物E-钙黏蛋白(E-cadherin)表达均较亲本A549低,而波形蛋白较亲本高,低氧时两种细胞E-cadherin表达较常氧时均下调,且以多细胞球体质化,波形蛋白表达则升高。王海兵等[23]用转化生长因子β1诱导A549细胞发生EMT(上皮间质转化),并用芯片检测EMT前后miRNA的表达,结果51个miRNA表达差异有统计学意义,其中miR-33a和miR-193a-3p表达在诱导

EMT 后下调 92.8%和 86.5%。况鹏等[24]用 DDP 诱导 A549 细胞建立耐药细胞株(A549/DDP),并鉴定与亲本细胞间的差异蛋白,结果显示,在 A549 和 A549/DDP 中有 8 种蛋白表达差异大于 5 倍,这些蛋白与细胞代谢、凋亡、增殖及信号转导等相关。王文玉等[25]将过表达或沉默自噬基因 Beclin1 基因的 A549 细胞株分别接种在裸鼠皮下,研究结果显示过表达组肿瘤生长缓慢,Beclin1 mRNA 和蛋白的表达增加,沉默组肿瘤生长较快,Beclin1 mRNA 和蛋白的表达减少。张铸业等[26]采用流式细胞技术测定 PG 肿瘤上清对 PBMC 细胞周期及凋亡的影响,并检测相关蛋白表达变化,结果显示 PG 上清液可调节 PBMC 内凋亡相关蛋白 Bcl-2、Fas 的表达,使 PBMC 凋亡显著增加。白晶等[27]研究显示 NSCLC 组织中整合素-α5β1 及 p-ERK1/2 的表达明显高于正常肺组织,表达量与病理分级、淋巴结转移、临床分期相关,经抗-α5β1 或 ERK 激酶抑制剂处理后 A549 细胞增殖效应和凋亡细胞增加。刘京松等[28]检测 1.25 μg/me 衣霉素作用 A549 细胞后发生内质网应激(ERS),其标志性蛋白 GRP78 表达上调、抗凋亡蛋白 BAG-1 表达也上调,认为 ERS 可增加 A549 细胞对顺铂的敏感性。而 BAG-1 起到调控作用。刘莹等[29]构建重组载体 pMagic4.1-shRNA-TPX2 转染至 A549 细胞后,TPX2、Aurora-A 和 Bcl-2 mRNA 表达水平明显下调,p53mRNA 水平明显上调,TPX2 蛋白表达水平明显下调,细胞凋亡率增加,细胞阻滞于 S 期。胡伟等[30]报道经病理证实的 NSCLC 原发肿瘤及受累淋巴结标本进行 KRAS 和 EGFR 突变基因序列分析,发现原发灶和转移灶中两基因突变不一致率分别为 6.7%和 8.7%,对淋巴转移灶 EGFR 突变阳性者术前行吉非替尼治疗,结果原发灶无 EGFR 突变者疗效不佳。郭秋等[31]检测 LYVE-1、Podoplanin 在小鼠 Lewis 肺癌模型肿瘤内淋巴管的表达,并用 CD34 标记毛细血管以便与毛细淋巴管区分,发现 LYVE-1 较 Podoplanin 对 Lewis 肺癌淋巴管的识别更为特异。周足力等[32]将针对 PTEN 基因启动子区域非 CpG 岛序列的双链 DNA 转染至 A549 和 H292 细胞,发现与未经转染的细胞相比,转染后 PTEN 基因 mRNA 表达量增至 4 倍以上,但细胞增殖、侵袭能力无显著变化,细胞较多停滞与 G1 期。赵月等[33]研究发现散乱蛋白 Dvl1、Dvl3 过表达可明显上调肺癌细胞系 T 细胞转录因子的活性和 p120ctn 蛋白水平,Dvl3 可上调 p120ctn mRNA 水平。应用β-连环蛋白(β-catenin)和 p120ctn 抗体后,可显著抑制由 Dvl1、Dvl3 增强的细胞侵袭能力。赵黎明等[34]构建 3 种 shRNA 重组质粒并转染 NCI-H226 细胞,转染 48 小时后 UbcH10 mRNA 及蛋白含量明显下降,pshRNA2 沉默效果最好,细胞明显阻滞于 G_2 期,与未干预组比较差异有统计学意义。许学亮等[35]检测 STAT5、VEGF 和 EGFR 在 NSCLC 癌组织和癌旁正常组织中的表达,发现癌组织中的表达量均高于癌旁组织,STAT5 的表达在腺癌中最高,VEGF 表达与分化程度、淋巴转移、TNM 分期有关,EGFR 表达与淋巴转移和 TNM 分期有关。张凡等[36]用不同浓度的糖代谢抑制剂 2-DG 与抗氧化剂 NAC、SOD 和 CAT 单独及联合处理 A549 细胞,发现 2-DG 干预后可诱导细胞内活性氧水平上升,从而显著抑制 A549 细胞生长。苏健等[37]用直接测序法检测 182 例 NSCLC 癌组织中 PTEN 基因突变,突变率为 9.9%(18/182),共 11 例其突变类型为点突变或插入突变及缺失突变,主要位于第 8 外显子,其中 8 例为鳞癌;7 例为大片缺失突变,位于 1-7 外显子,其中 6 例为腺癌,4 例伴有 EGFR 基因突变。陈杰等[38]用不同浓度中药 5F 作用于人高转移巨细胞肺癌 PGCL3 细胞,作用 24 小时后 PGCL3 细胞 PTEN mRNA 和蛋白的表达明显上调,MMP-9 mRNA 和蛋白水平明显下调,从而抑制 PGCL3 细胞增值、侵袭和转移。袁芳等[39]将 BCSC-1 基因(乳腺癌候选抑制蛋白 1)转染至小细胞肺癌细胞株 NCI-H446 中,发现与空白组和对照组比较异位表达 BCSC-1 的 NCI-H446 细胞大部分阻滞于 G_0/G_1 期,其生长速度慢,CD44 表达高。田红霞等[40]采用 RT-PCR 法检测 40 例 NSCLC 癌组织中 EML4-ALK 序列,结果 3 例存在 EML4-ALK 变异,1 例同时存在 V3c、V3d、V3e、V3f、V3g、V3h 六种融合突变体,1 例为 V1 变体,1 例为 V2 和 V3a、V3b 变体共存,3 例均未发现 ALK 基因的 TK 结构域有耐药基因突变。高英等[41]检测 NSCLC 癌组织、癌旁组织、转移淋巴结组织中 ABCE1(ATP 结合盒转运子 E1)mRNA 和蛋白表达,发现肺癌组织、转移淋巴结中两者表达明显高于癌旁组织,该蛋白在腺癌的表达明显高于鳞癌。谢艳萍等[42]检测肺腺癌组织和癌旁正常组织中 AQP4(水通道蛋白 4)的表达,癌组织中表达阳性率为 55%,正常组织均表达阴性;AQP4-shRNA 转染腺癌细胞后,其 E-cadherin 表达下调,从而促进细胞迁移。陈公平等[43]对老年 NSCLC 患者细胞免疫功能的研究显示,与化疗前相比,化疗后 CD3 明显降低,与中青年 NSCLC 患者相比,其 CD3、CD4 细胞降低,NK 细胞增加;与健康老年相比,其 CD3、CD4、CD4/CD8 明显降低,CD8、NK 细胞无显著差异。鲁德玕等[44]检测肺癌患者、肺部良性疾病者、健康体检者血清 CDH13 甲基化特异性序列,发现肺癌患者 CDH13 基因甲基启动子区域 CpG 岛发生甲基化,检出率为 37.1%,另两组检出率均为 0。夏晖等[45]检测单独放疗及联合应用

TNF-α处理的A549细胞的生长曲线、细胞凋亡和细胞周期的变化，并分析细胞中半胱氨酸蛋白酶-3(caspase-3)蛋白的表达，发现联合应用TNF-α能增加caspase-3蛋白的表达，明显抑制A549细胞生长、促进细胞凋亡。任环宇等[46]用芹菜素作用于肺癌细胞A549、H460、LTEP-a2和NCI-H292，发现可以显著抑制4种肺癌细胞的增值，经芹菜素预处理后可显著提高肺癌细胞对奥沙利铂和博来霉素的敏感性。祝鑫海等[47]用不同浓度榄香烯联合热疗和顺铂处理A549细胞，发现高浓度榄香烯通过p21wafl/cip1蛋白高表达抑制A549细胞生长，通过抑制STAT3磷酸化促进细胞凋亡；高浓度榄香烯联合顺铂通过抑制STAT3和pSTAT3蛋白表达及使生存蛋白(survivin)蛋白降低抑制细胞生长。舒琦瑾等[48]用南方红豆杉提取物处理A549细胞后，随着药物浓度的增加对细胞增值的抑制越明显，显微镜下可见明显的凋亡细胞，蛋白印迹法检测显示凋亡相关蛋白survivin表达下降。潘峰等[49]用舒尼替尼(A)单药及联合多西他赛(B)不同顺序给药作用于A549细胞，观察细胞周期及p-AKT蛋白水平，结果先B后A产生协同效应，先A后B，和A与B同时给药则产生拮抗；A和B分别将细胞阻滞于G0/G1和S期；先B后A时p-AKT/AKT下降最多。祁慧薇等[50]报道用不同浓度索拉菲尼作用A549和H1299细胞，显示索拉菲尼对细胞增殖的抑制呈浓度依赖性，细胞阻滞于G_0/G_1期，且p-ERK蛋白表达明显降低，诱导细胞凋亡。王绩英等[51]分别用三氧化二砷(A)、非诺贝特(B)、A+B处理A549细胞48小时，显示两药联合对细胞活性及侵袭抑制率均明显高于单药及对照组，并更加显著上调E-cadherin mRNA、下调Snail mRNA及蛋白表达。提示与抑制A549细胞上皮间质转化相关。黎萍等[52]研究发现人肺癌耐顺铂细胞系中Ku80呈高表达状态；靶向沉默Ku80可增强耐药细胞的凋亡，逆转细胞对顺铂的敏感性。叶翔赟等[53]分别用EP方案(A)、重组人血管内皮抑制素(B)及A+B作用于SCLC NCI-H446细胞，发现A+B组细胞增殖抑制率、细胞凋亡率明显高于A组，含A组的细胞多阻滞于G_1期；相比另两组，A+B组显著抑制细胞分泌VEGF。蔡秋妍等[54]分别用A549细胞总RNA、PBS转染树突状细胞，RNA转染后的细胞与自体T细胞混合培养诱导抗原特异性的CTLs，结果转染RNA组$CD8^+$ T细胞上调高于未转染组和PBS转染组，其上调Bax、下调Bcl-2、COX2和VEGF的作用显著优于另两组。王亚帝等[55]比较接受铂类化疗的BAG-1 codon324和ERCC1 codon118基因型的晚期NSCLC患者的药物敏感性，发现BAG-1codon324中C/C基因型患者对顺铂的敏感性高于C/T型，BAG-1codon324C/C和ERCC1 codon118C/C基因型对铂类敏感性有协同作用。王永生等[56]用Agilent human miRNA芯片分别检测肺腺癌吉非替尼耐药细胞株PC9/AB2细胞与PC9细胞miRNA的表达谱，结果显示，与PC9细胞比较，PC9/AB2细胞有36个miRNA上调大于2倍，24个miRNA下调大于2倍。邓沁芳等[57]对吉非替尼耐药株PC-9/G的研究显示，相比亲本细胞，PC-9/G高表达整合素β1，吉非替尼对Akt磷酸化的抑制作用弱于亲本细胞；RNA干扰抑制整合素β1表达可使Akt磷酸化水平降低从而减少耐药。杜春娟等[58]报道用细胞因子诱导的杀伤细胞与A549/DDP共培养20小时，发现耐药基因GST-π表达明显下调，耐药性明显下降。李晓玲等[59]检测Ⅰ期NSCLC根治术后病灶6个标志物的表达，结果显示组织学高分化、原发灶COX-2、P53阴性表达、肺门淋巴结微转移阴性者的5年生存率较高；COX-2、p53、组织分化程度是Ⅰ期NSCLC预后的独立因素。李静等[60]以肺癌低转移细胞株SPC-A-1为对照，检测高转移细胞株SPC-A-1sci有上调表达的差异基因2 892个，下调表达的差异基因3 248个，信号通路中关键基因是丝裂原活化蛋白激酶1等。孙克康等[61]建立TOB1高表达的A549/TOB1细胞，发现TOB1mRNA与PTEN、BRMS1和NME mRNA水平间呈正相关，在A549/TOB1细胞表达均明显高于A549细胞，其细胞体外迁移和侵袭能力明显低于A549细胞。卢兆桐等[62]建立Lewis小鼠肺癌模型，并在接瘤后7、12、17天用脐带间充质干细胞处理小鼠，发现瘤体质量与对照组无显著差异，对转移的抑制率为70%明显优于对照组。梁智欣等[63]提取牛鼻HA软骨链蛋白，并建立化学致癌小鼠肺癌模型，以^{125}I标记HA-CLP性放射性自显影显像研究，结果显示2小时HA-CLP免疫信号最强，显像最清，有助于放疗靶区域勾画。锁耀宇等[64]对$^{99}Tc^m$标记含RGD环肽在荷肺腺癌严重免疫缺陷小鼠中的显像研究表明$^{99}Tc^m$HYNIC-c(RGDfK)的标记率>90%，体内分布实验表明在肾脏的摄取率始终高于20%，注射后1小时可显影，在4～8小时显影最清晰，有助于放疗靶区域确定。李晓林等[65]将纳米TiO_2颗粒悬液与A549细胞分别孵育不同时间，收集细胞后进行检测，结果显示随作用时间延长细胞外液中LDH活性增强，胞内ATP浓度降低，SOD活性降低，细胞存活率下降。苗芸等[66]用A549细胞建立Balb/c小鼠移植瘤模型，分别用环孢素A(CsA)和他克莫司(Tac)处理，与无处理组相比，CsA组和Tac组移植瘤体积大、肿瘤细胞迁移能力高、凋亡指数低，Bcl-2 mRNA表达高而Bax mRNA表达低。闫秀萍等[67]用无血清条件培养基从

A549细胞分离出肿瘤干细胞样细胞，相比A549细胞，肿瘤干细胞样细胞呈悬浮生长，增殖能力和克隆形成数目高于贴壁细胞，且干细胞相关标记表达升高。戴璐等[68]实验发现NSCLC吉非替尼耐药细胞PC9/GR相比PC9细胞存在8个差异基因，将差异基因的miRNAs转染至PC9/R，发现miRNA-125a-5p模拟物可降低吉非替尼敏感性。沙慧芳[69]等报道初步建立了人肺腺癌耐药细胞(A549-XaXcl)的动物模型，是良好的实验动物平台。陈清勇等[70]检测不同肺癌细胞系中埃兹蛋白mRNA和蛋白表达水平，发现高转移性癌中表达明显高于低转移性组，其表达与E-cadherin负相关，与CD44V6蛋白表达正相关，认为淋巴结转移和埃兹蛋白表达是NSCLC独立的预后指标。张明珠等[71]* 分别用吲哚美辛(A)、奥沙利铂(B)、A+B处理A549裸鼠模型，42天后肿瘤体积大小依次为无处理组、A组、B组、A+B组，两药联合应用通过协同抑制VEGF-C/VEGF受体3和Wnt信号途径产生抗肿瘤及抗微淋巴管作用。张嵩等[72]采用曲古抑菌素A(TSA)和紫杉醇单独或联合处理A549细胞，发现两药均可诱导细胞微管蛋白乙酰化，使survivin表达减少、PARP和casapase-3表达增加，联合用药对细胞增殖抑制率及诱导细胞凋亡率均优于任一单药。

3. 诊断技术

彭蘡等[73]用双抗体夹心ELISA法检测不同病理类型肺癌患者血清SP70表达，结果显示腺癌、鳞癌、小细胞癌和良性病变组阳性率分别为68.8%、51.4%、16%和12%，均明显高于健康体检者(7.3%)，其中NSCLC表达阳性率高于SCLC。陈永健等[74]检测不同病理类型肺癌患者、肺部良性病变者、健康者血清中促胃液素(胃泌素)释放肽前体(ProGRP)、CRFRA211、CEA的表达，结果提示小细胞癌中ProGRP水平明显高于其他各组，CEA在腺癌转移组中表达明显高于其他各组。杨兴等[75]检测不同病理类型肺癌患者血清中ProGRP和NSE表达水平，并评估其特异度和敏感度，结果显示ProGRP比NSE对SCLC具有更高的诊断价值。徐春华等[76]检测NSCLC患者血清sB7-H4表达，结果显示肺癌组明显高于良性病变组和健康组，其中TNM Ⅲ、Ⅳ期患者明显高于Ⅰ、Ⅱ期患者，淋巴转移组高于无转移组，术前组高于术后组。李壮华等[77]采用免疫组化法检测89例只接受过含顺铂方案一线化疗的晚期NSCLC组织中ATPTA的表达，结果显示其表达水平与NSCLC组织分化、含铂方案疗效及生存期相关，可以作为含铂化疗的疗效预测及生存期预后因子。黄伟等[78]用ELISA法检测血清BCAR1的表达水平，研究显示NSCLC患者BCAR1表达水平明显高于良性肿瘤组和健康组，肿瘤切除后其表达明显降低；肺癌组与肺结核组表达无显著差异。李笑等[79]用免疫酶联斑点法检测血清甲状腺转录因子-1(TTF-1)蛋白的表达，结果表明若TTF-1蛋白PU值高于36.69则提示可能为肺腺癌、肺鳞癌、甲状腺癌，其表达水平随TNM分期进展而升高。林之枫等[80]用RT-PCR法检测NSCLC癌组织及癌旁组织中肝癌抑癌基因(HCCS1)表达，结果显示在mRNA水平及蛋白水平，癌旁组织的表达均高于癌组织，其表达差异与肿瘤淋巴结转移相关。杭志强等[81]检测肺癌患者血清中CEA、CYFRA的表达，均明显高于良性病组和健康组，并随临床分期发展而升高。邢玉斐等[82]对初诊并经病理证实的肺癌患者进行外周血可溶性程序性死亡配体(SPD-L1)检测，结果显示肺癌患者表达水平明显高于健康组，治疗后客观缓解者表达水平降低，而病情进展者表达水平升高。孙蕾娜等[83]用RT-PCR法测定NSCLC原发灶和淋巴转移灶中EGFR基因和KRAS基因的表达，结果提示部分NSCLC患者中EGFR和KRAS基因状态在肿瘤转移过程中会发生改变，应用靶向治疗时应引起注意。李志等[84]检测NSCLC患者术前血清CEA、NSE、CYFRA211表达，结果显示三者表达水平越高其术后TNM分期越晚。徐露娟等[85]用RT-PCR检测NSCLC组织中乳腺癌易感基因(BRCA-1)及受体相关蛋白80(RAP80)表达水平与吸烟相关，BRCA-1 mRNA在鳞癌和EGFR阴性中高表达，腺癌和EGFR阳性者中表达低。李喆等[86]* 采用RT-PCR法检测NSCLC组织中EGFR基因突变状态，并用FISH技术检测EGFR拷贝数，结果显示EGFR突变、高拷贝之间有显著相关性，高拷贝数主要存在于腺癌、晚期、女性和不吸烟患者中。毕文静等[87]采用流式细胞技术检测晚期NSCLC紫杉醇联合顺铂化疗的患者外周血循环内皮祖细胞(cEPCs)含量，结果提示化疗后15天cEPCs含量最高，化疗获益者其水平降低，疾病进展者其含量增高。张立等[88]对NSCLC组织进行ERCC1、RRM1、β微管蛋白检测，根据结果指导化疗药物的选择，疗效与直接选用GP方案化疗组相比较，前者有效率及无进展生存期均明显高于后者。陈瑜等[89]检测肿瘤化疗相关基因ERCC1、survivin、bax、VEGF在早期术后NSCLC癌组织中的表达，分析结果显示，ERCC1和survivin高表达、bax和VEGF低表达的患者术后化疗效果差，反之，则疗效好。王耀鹏等[90]检测未接受过放化疗的Ⅰ期NSCLC术后癌组织中VEGF-C、细胞角蛋白19(CK19)表达，结果显示，VEGF-C过表达、CK19阳性者5年生存率明显低于表达阴性者。刘延鹏等[91]研究表明，78例NSCLC患者血清除凝血酶原片段 1+2(F1+2)在Ⅳ期患者中显著高于Ⅰ、Ⅱ、Ⅲ期外，血清凝血酶激活的纤溶抑制物(TAFI)、血浆组织因子途径抑制物(TFPI)和 F1+2 各例均显著增高，但与病理类型及分期无关。燕翔等[92]采用流式细胞技术检测晚期肺腺癌患者 T 细胞亚群，结果显示腺癌患者 CD3+、CD3+CD4+比例、CD4+/CD8+明显低于健康对照组，CD4+CD25+比例高于对照组，提示患者处于免疫抑制状态。马丽萍等[93]检测 3 组人群血清 EGFR 自身抗体含量，结果显示 112 例肺结核患者 EGFR 自身抗体含量高于 100 例健康组和 317 例 NSCLC 组。周晓明等[94]检测胸水脱落细胞中波形蛋白(VIM)、神经特异度 E-cadherin(CR)、间皮细胞(MC)、CEA、TTF-1 表达，结果显示，VIM、CR、MC 在诊断间皮瘤中灵敏度、特异度较高，CEA、TTF-1 在诊断转移性腺癌中意义更大。张真发等[95]回顾性分析未行新辅助化疗的 N2 期肺腺癌患者组织中胰岛素样生长因子 2(IGF2)的表达情况，结果显示，IGF2 表达阳性者 5 年生存率(8%)明显低于阴性者(18%)。徐春华等[96]检测 102 例 NSCLC 术后癌标本中癌胚基因 Cripto-1 表达水平，结果显示，低分化者表达阳性率高于高分化者，晚期(ⅢⅣ)患者高于早期(ⅠⅡ)患者，有淋巴转移者高于未转移者。张素洁等[97]研究表明，肺癌患者出现肺癌相关高钙血症后中位生存期为 92 天，影响高钙血症患者生存时间的因素包括确诊肿瘤至出现高钙血症的时间、精神症状及肾转移。

乔鹏岗等[98]对行靶向治疗的 NSCLC 患者治疗前后行 CT 动态增强扫描，发现以灌注值变化评价疗效与以病灶最大径变化评价结果一致，靶向治疗后好转的患者灌注值有下降趋势，进展者灌注值呈增大趋势。胡玉娜等[99]收集 30 例病理明确的肺结节 CT 图像，应用计算机软件判断良恶性，与人工读片相比计算机辅助诊断敏感度更高，但特异度低，准确率两者无差异。郑迎梅[100]等回顾性分析病理明确的原发灶≤3 cm 的周围性肺癌 CT 表现，发现腺癌与鳞癌、小细胞肺癌中分叶征发生频率无显著差异，而毛刺、胸膜凹陷、血管连接、空泡征发生频率腺癌高于另两种，后二者之间无显著差异。侯书法等[101]对周围型肺癌(PLC)患者胸部 CT 的毛刺征进行分析，发现合并间质性肺病或 COPD 的 PLC 患者毛刺征发生率较未合并组高且对其毛刺征的 CT 表现有影响。张文玉等[102]报道经病理证实的低、高危胸腺瘤及胸腺癌患者 CT 表现，发现胸腺癌多发生于前纵隔左侧，病灶多伴有边缘分叶、瘤内坏死、心包及大血管受侵、纵膈淋巴结及远处转移，高危胸腺瘤胸膜转移发生率较高。雷戈等[103]对 40 岁以上健康体检者进行 LDCT(低剂量 CT)检查，结果显示肺部疾病检出率为 54.41%，结节病检出率为 29.40%；高危组中肺癌检出率为 2.01%，低危组为 0.10%。黄明刚等[104]用不同扫描参数对 TM164A 型性能模体和 TM320D 躯干 CT 剂量检测模体进行常规剂量和低剂量扫描，结果显示 30～50 mA 以及 3～5 mm重建是低剂量 CT 肺部扫描以筛查早期肺癌的最佳参数组合。唐威等[105]用计算机辅助检测系统(CAD)对随机选取的比例肺癌低剂量 CT 筛查的患者进行分析，结果显示，CAD 系统肺结节检出率为 91.1%明显高于放射科医师人工检测，漏诊率为 8.9%低于人工检测。陈聪霞等[106]报道腺癌性孤立性肺结节(ASPN)的 ^{18}F-FDG PET/CT 特点，发现 42.86%ASPN 呈结节状 FDG 高摄取，31.43%呈磨玻璃密度结节，延迟显像的 SUVmax 高于早期显像组，高分化的 SUV_{max} 低于中低分化组。李红等[107]报道 68 例肺癌患者术前 ^{18}F-FDG PET/CT 及 CT 对纵膈淋巴结转移的诊断及分期结果，并与病理结果为对照，发现 ^{18}F-FDG PET/CT 在诊断纵膈淋巴结转移的灵敏度、特异度均高于 CT，对转移分期的判断准确性优于 CT。杨文锋等[108]对手术治疗的 NSCLC 患者术前 2 周分别行 ^{18}F-FDG PET/CT 和 ^{18}F-FLT 检查，发现 ^{18}F-FDG PET/CT 和 ^{18}F-FLT 对原发灶诊断的灵敏度分别为 93.5%、74.2%，对区域淋巴结转移的灵敏度分别为 85%和 65%、特异度分别为 84%和 98%。柳曦等[109]对胸部 CT 疑似肺癌患者进行 ^{18}F-FDG PET(A)和 ^{18}F-FLT PET(B)扫描，结果显示 A 组的 SUV 值明显高于 B 组，诊断原发灶的灵敏度、准确性均高于 B 组，但特异性低于 B 组。B 组的 SUV 值与 Ki67 指数正相关，A 组则与 Ki67 无相关性。提示 ^{18}F-FLT PET可更好反映肺癌细胞的增殖情况。王西华等[110]报道非直视 TBLB(盲检)并最终诊断为周围性肺癌的阳性率为 61.26%，其他方法的阳性率为：BALF 23.42%，刷检 22.52%，痰检 12.61%，四种方法联合 72.07%。诸兰艳等[111]报道对疑诊肺癌患者的 AFB 自荧光气管镜联合白光气管镜(WLB)检查，结果显示 AFB 和 WLB 诊断肺癌敏感性分别为 97.5%和 80.0%，假阳性率为 16.1%和 3.7%，差异均有统计学意义。黄禹等[112]分析肺周围型病灶 EBUS 图像中，晕环征和实性低回声是提示恶性病变的两种回声特征，在诊断恶性疾病敏感性分别为 69.51%、89.64%，特异性分别为 65%、83%。李树本等[113]回顾性分析胸部 CT 或 PET/CT 明确有纵膈或肺门淋巴结转移的肺癌患者的内镜超声表现，结果显示所有患者内镜超声均可见肿大淋巴结，EBUS-TBNA 准确率 98.53%，灵敏度 98.5%，特异度 100%。陈蓓蕾等[114]分析周围型肺部疾病患者超声造影检查结果，超声造影的血流检出率明显优于彩色多普勒；声学定量分析显示肺癌组 PI 和 EI 明显高于非肺癌组，以 PI>15.7dB 作为判断肺癌标准灵敏度特异度均较高。曾治民等[115]对病理确诊的 NSCLC 初治患者行术前胸部 SE 序列 MRI 平扫和纵膈 DWI 扫描，结果显示 DWI 扫描的最佳 b 值为 600 s/mm^2，此条件下转移性淋巴结平均 ADC 值为(1.73±0.24)×10^{-3} mm^2/s，明显小于反应性增生淋巴结。杨雅娜等[116]回顾性分析 19 例 NSCLC 患者放化疗前^{99}Tc^m-MIBI SPET/CT 显像，计算肿瘤早期摄取比（T/NTe)、延迟摄取比(T/NT$_d$)、肿瘤组织滞留率(RI%)，其中 18 例显像阳性，15 例需修改靶区域，化疗有效者 T/NTe、T/NTd 高于无效者。王天禄等[117]对 36 例拟行根治性 3D-CRT 的伴有不同程度肺不张的 NSCLC 患者行 PET/CT 扫描勾画靶区域，结果 50%患者临床分期被重新确立，21 例患者放疗靶区域出现不同程度改变。卢姗姗等[118]检测 NSCLC、SCLC 及非癌组织气管镜刷片中 EGFR、survivn 和 hnRNPA2/B1 的表达，结果显示三者在 NSCLC 中的表达率明显高于非癌组织，hnRNPA2/B1 在 SCLC 的表达率明显高于非癌组织，EGFR 的表达与 TNM 分期、淋巴结转移及肿瘤分化程度相关。

（陈　杨）

4. *病例分析与治疗*

段建春等[119]回顾分析 51 例培美曲塞联合铂类药物一线化疗的Ⅲb/Ⅳ期非鳞癌 NSCLC 患者，客观有效率为 37%，疾病控制率为 71%，病理类型、疗效及 TS(胸苷酸合酶)表达水平与总生存期相关。朱晓莉等[120]报道 167 例Ⅲ～Ⅳ期 NSCLC 患者，用铂类为主双药化疗治疗老年晚期 NSCLC 的近期疗效、生存时间和生活质量改善率与非老年患者相近，且未增加不良反应。韩宝惠等[121]报道 TC(卡铂)联合恩度一线治疗晚期 NSCLC63 例，与单纯 TC 化疗相比可降低早期疾病进展风险比，提高客观缓解率，两组不良反应无差异。高庆等[122]报道 123 例含铂或不含铂化疗方案治疗的晚期 NSCLC，两者近期和远期疗效相当，但含铂方案不良反应明显增高。张艳等[123]荟萃分析 11 项研究，共 515 例晚期 NSCLC 患者，发现吉西他滨对 RRM1 低表达/阴性者的疗效优于 RRM1 高表达/阳性者。杜春娟等[124]报道 174 例 NSCLC 患者，CIK 细胞联合化疗较单纯化疗能延长患者总体生存时间，并延长晚期患者的无进展生存时间，改善预后。董晓娇等[125]回顾分析 166 例局限期 SCLC 患者，同步放化疗和序贯化疗较单纯化疗能延长生存时间，且同步放化疗优于序贯放化疗，同步放化疗不良反应明显增加，但多可耐受。孙文泽等[126]报道 43 例同步放化疗加巩固化疗与 50 例序贯放化疗治疗不能手术的Ⅲ期 NSCLC，前者较后者可提高客观有效率、延长无进展生存及总生存时间、降低远地转移率。张茹霞等[127]*报道 83 例一线治疗失败的晚期肺腺癌患者，发现 EGFR-TKIs 二线治疗失败后用培美曲塞三线治疗较培美曲塞失败后用 EGFR-TKIs 治疗更能延长患者的 PFS(无进展生存时间)和 MST(中位生存时间)。时圣彬等[128]报道 56 例经 4 个周期含铂两药方案化疗且疗效稳定的Ⅲb、Ⅳ期 NSCLC 患者，采用特罗凯联合 DC/CIK 维持治疗较单用特罗凯可延长 PFS，不良反应主要为皮疹和腹泻。王季颖等[129]回顾分析 120 例晚期 NSCLC 患者，发现癌症相关性乏力发生率较高，化疗可加重乏力指数，随访期间逐渐下降，体能状况和化疗疗效与乏力指数相关。段建春等[130]*报道 79 例晚期或术后复发接受 EGFR-TKI 治疗的肺鳞癌患者，EGFR 突变型疾病控制率为 71%，EGFR 野生型为 44%，认为 EGFR 基因突变的肺鳞癌患者可从 EGFR-TKI 治疗中获益。房芳等[131]报道吉非替尼联合贞芪扶正胶囊治疗老年人中晚期 NSCLC 生活质量优于单用吉非替尼，临床疗效肯定，不良反应小。李娜等[132]报道 25 例重组人血管内皮抑制素注射液联合 TP 或 NP 方案治疗晚期 NSCLC，结果远期疗效显著提高，长周期较短周期治疗者 TTP 和 OS 延长且不增加不良反应。CECs 是预测疗效的指标。蒋晓东等[133]报道恩度治疗 NSCLC 患者 10 例，发现肺癌组织毛细血管表面通透性值和乏氧值先下降后升高，血流量先升高后下降。认为恩度改善肺癌组织血流灌注和乏氧时间窗大约在治疗后第 7 天。李兰芳等[134]报道尼妥珠单抗联合化疗治疗 37 例晚期 NSCLC 患者，有效率 27.0%，临床获益率 70.3%。骨髓抑制和胃肠道反应为主要不良反应。齐大亮等[135]报道对 21 例晚期 NSCLC 采用尼妥珠单抗联合 LP 化疗较 20 例单纯 LP 化疗疗效好，延长了患者 TTP，CEA、NSE 下降更明显。赵晓辉等[136]综述贝伐单抗联合化疗一线治疗非鳞型 NSCLC 可延长无进展生存期及总生存期，提高有效率，安全性较高，患者耐受性良好。夏冰等[137]报道 220 例局限期 SCLC 放化综合治疗模式及疗效，诱导化疗 96%；同步放化疗 5%；三维适形放疗和适形调强放疗 25%，脑部预防性放疗 11%。全组中位生存期 23 个月；2、5 年的生存率分别为 46%和 22%。付占昭等[138]报道 3D-CRT 治疗尘肺并发肺癌 19 例、无尘肺肺癌 32 例，结果两组疗效相同，不良反应以放射性食管炎及放射性肺炎为主，均可耐受。王常禄等[139]报道 44 例全肺切除术后行胸部放疗的 NSCLC 患者，发生 2 级以上放射性肺炎 13 例。建议余肺剂量 V5、MLD、V10 限定于一定范围，可避免发生 2 级、3 级以上放射性肺炎。殷麟等[140]分析 60 例高海拔地区肺癌患者放疗前后肺功能的变化趋势及规律，发现高海拔地区肺癌患者的放射治疗增加了患者放射性肺炎的风险。顾涛等[141]报道106例NSCLC患者三维适形放疗的放射性食管炎总发生率为44.3%。放疗增敏、照射野内食管受照长度、照射野内食管受照平均剂量和V50是发生放射性食管炎的独立因素。刘伦旭等[142]报道全胸腔镜支气管袖式成形肺癌切除术3例，认为该成形术安全可行。李凤卫等[143]报道cN0-pN2的NSCLC患者76例，全胸腔镜组手术时间和出血量略低于开胸组，术后1、3年无瘤存活率、总体存活率无显著差异。卜梁等[144-145]报道全胸腔镜肺叶切除治疗术前N_0分期的NSCLC患者206例，认为全胸腔镜肺叶切除对术前N_0分期术后病理N_2分期的患者是安全可行的。治疗114例肿瘤直径大于5 cm的NSCLC患者，全胸腔镜组手术时间、出血量均明显少于开胸组，认为治疗直径大于5 cm的NSCLC也是合理可行的。李运等[146]报道500例行全胸腔镜肺叶切除的NSCLC患者，全组手术顺利，无严重并发症。1、3年无瘤生存率、总体生存率分别为90.2%、94.3%和76.4%和83.1%。张治等[147]报道6例NSCLC患者全胸腔镜手术中应用单侧肺循环阻断技术，未发生围手术期死亡及重大并发症，认为该技术可减少术中出血风险及中转开胸可能。贾科等[148]报道32例实施完全胸腔镜手术的NSCLC患者，以同期33例传统开放手术为对照，完全胸腔镜组术后感染发生率较对照组低，术中出血量比对照组少。初向阳等[149]报道162例单操作孔电视胸腔镜治疗早期肺癌，结果术中出血量、术后下床时间、拔除胸腔引流管时间均少于221例胸腔镜辅助小切口组。黄佳等[150]报道128例单向4孔法、300例3孔法全胸腔镜治疗NSCLC，结果4孔法较3孔法缩短了手术时间，提高了手术流畅度和淋巴结清扫程度。龙浩等[151]报道57例电视胸腔镜与49例小切口开胸手术治疗早期NSCLC，结果胸腔镜组患者术后生活质量与术前无明显差异。牟巨伟等[152]回顾分析737例电视辅助胸外科手术与630例常规开胸手术的NSCLC患者，两组术后并发症发生率和围手术期病死率无差异，近期效果相当。张铁等[153]报道518例行电视胸腔镜手术肺叶切除的早期肺癌患者，术后并发症和手术病死分别为10.8%和0.4%，1、3、5年总生存率为98%、81%、66%。陈乾坤等[154]报道48例行气管袖式全肺切除的中央型肺癌患者，无术中死亡病例，术后5年总生存率24.3%，认为气管袖式全肺切除治疗中央型肺癌安全有效。罗国军等[155]报道130例接受心包内处理肺血管肺切除术的中晚期肺癌患者，认为该术式可增加手术切除范围并提高切除率，改善患者术后生存。范江等[156]报道81例外科治疗加术后综合治疗的SCLC患者，平均生存36.3个月，中位生存20个月，总5年生存率27%，认为取得了较好疗效。张毅等[157]回顾分析71例老年Ⅰ期NSCLC患者的手术方式，发现肺楔形切除、肺段切除术组的预后与肺叶切除组相似。姚烽等[158]回顾分析62例肺类癌患者，术后3、5年生存率分别为92.1%、77.8%，病理类型及有无淋巴结转移是影响预后的独立因素。吕玲等[159]报道459例肺癌手术患者术后心律失常总发生率为31.2%。术前心电图异常、术中损伤心包、FEV_1/FVC、术后电解质紊乱是发生心律失常的主要危险因素。王志茹等[160]报道肺癌患者心包内肺切除较心包外肺切除更易损伤心肌而发生ST段损伤性抬高（$P<0.05$）。袁井贺等[161]报道45例行外科手术的高龄肺癌患者，术后出现呼吸衰竭3例，心力衰竭2例，死亡1例，其余未出现明显并发症。何超等[162]分析159例肺癌术后并发感染患者的痰液标本，主要致病菌依次为白色念珠菌、肺炎克雷白菌、鲍曼/醋酸钙不动杆菌复合体和铜绿假单胞菌。林白桦等[163]报道84例行同步放化疗并发医院感染的局部晚期NSCLC患者，肺部感染发生最多达46.43，其次为口咽部、胃肠道及泌尿道；病原菌以革兰阴性菌为主，其次为革兰阳性菌和真菌。杨铁等[164]分析1 001例肺癌手术患者的资料发现不完全切除术、术后化疗联合重组人血管内皮抑制素、表皮因子受体酪氨酸激酶抑制剂治疗和术前基线D-二聚体升高是肺癌术后并发静脉血栓栓塞症（VTE）的高危因素。朱韧等[165]回顾分析2 053例肺癌患者，89例合并VTE，腺癌患者发生率最高，手术、基础疾病、D-二聚体、IL-1和TNF水平升高是肺癌患者发生VTE的危险因素。陈恩国等[166]报道气管镜下介入联合手术治疗管内型肺癌肉瘤3例。许凤等[167]报道65例介入治疗的中晚期NSCLC患者，Embosphere微球栓塞与明胶海绵栓塞的RR分别为78.12%、51.52%，前者显示了良好的近期疗效。敖胜等[168]报道1例同时双原发肺癌（sDPLC），并综合文献复习，认为以手术为基础的综合治疗是sDPLC的首选治疗方案。吕英义等[169]报道5例同侧异时性第二原发肺癌的外科治疗。杨洋等[170]报道17例手术治疗的肺癌大咯血患者，1例术后9个月再次咯血，4例术后1～3年内死于转移，余12例目前情况良好，认为有适应证的肺癌大咯血患者应及时手术。吴永凯等[171]报道26例肺癌肉瘤患者术后5年生存率为31.7%，p-TNM分期Ⅰ期、Ⅱ期、和Ⅲ期＋Ⅳ期组5年生存率有差异（$P=0.03$），认为早期根治性手术可能延长患者生存时间。黄宇清等[172]分析162例孤立性肺结节的肺癌患者延误诊治的原因，医师误诊耽误占30.2%；患者因素延误占30.9%；医院因素延误占38.9%。倪铮铮等[173]回顾分析489例行根治性手术的NSCLC

患者,发现伴跨肺裂侵犯者 163 例的 5 年生存率较同 TNM 分期不跨肺裂者低,建议跨肺裂侵犯的 T 分期应在以后的 TNM 分期中进一步定义。刘欢等[174]报道 1 例胸部 CT 表现为双肺弥漫性磨玻璃影的病例,经支气管肺组织活检确诊为肺肉瘤样癌。刘义涛等[175]回顾分析 30 例原发性肺肉瘤样癌的 CT 表现,以周围型多见,易出现肺门和(或)纵隔淋巴结转移。增强扫描多见内部低密度区或斑片状强化区,边缘厚薄不一的环状强化,具有一定特征性。沈春辉等[176]报道 30 例肺癌伴中-重度 COPD 患者,经术前肺康复训练后 6-MWD、PEF 显著高于康复前;Borg 指数、疲劳指数低于康复前。霍小东等[177]对 26 例晚期 NSCLC 合并肺不张患者进行 ^{125}I 放射性粒子植入术前肿瘤靶区定位,发现 PET-CT 比 CT 准确性更高。邓彭博等[178]报道 26 例肺上沟瘤患者,肩背部疼痛是最常见的症状,易误诊,胸部 CT 对确诊最有价值。金子良等[179]报道 142 例肺乳头状腺癌,1、3 和 5 年生存率分别为 60.0%、34.5%、25%,吸烟史、肿瘤大小、有无淋巴结转移是影响预后的独立因素。刘宇等[180]回顾分析 258 例肺癌骨转移患者,发现腺癌骨转移发生率最高,好发部位依次是椎骨、骨盆骨和肋骨,初诊时临床分期、骨转移时血 AKP 水平、骨转移数目及初诊时 PS 评分是影响疗效的独立预后因素。虞桂平等[181]检测 61 例肺鳞状细胞癌手术标本,结果发现癌组织中 PEBP4 表达明显高于癌旁正常组织,该蛋白与肺鳞状细胞癌的分化程度、分期及淋巴结转移显著相关。闫双双等[182]报道 91 例 NSCLC 癌组织抑癌基因 FATS 表达明显低于癌旁正常组织,其表达水平是 NSCLC 总生存期的独立预后因素。乐涵波等[183]报道 78 例 NSCLC 患者手术切除组织中 stathmin(癌蛋白 18)阳性率为 51.3%,阴性者预后较好,但 stathmin 对抗微管化疗药物选择意义不大。曹杉等[184]报道早期肺癌患者经 GM-CSF 基因修饰的肿瘤细胞疫苗治疗后,外周血 DC2 比例低于均值者的生存时间明显延长。可作为疗效及预后判断的指标。

(陈　扬)

5. 个案报道

王华等[185]报道原发性纵隔恶性纤维组织细胞瘤 1 例。唐兴等[186]报道胸壁韧带样型纤维瘤 1 例。王飞等[187]报道肺涎腺型恶性肿瘤 1 例。吕欣等[188]报道自然生长十年的细支气管肺泡细胞癌 1 例。李蓓蕾[189]等报道肺通气/灌注显像表现为肺栓塞的原发性肺动脉肉瘤 1 例。黄国华等[190]报道以胸腔积液为主要表现的肺黏液腺癌 1 例。赵晓亮等[191]报道肺梭形细胞肉瘤 1 例。王明钊等[192]报道成人肺原始神经外胚层瘤 1 例。许森林等[193]报道肺透明细胞类癌 1 例。吴晓红等[194]报道使用厄洛替尼治疗肺癌后出现睫毛异常生长 1 例。

(陈　琨)

(二) 肺、气管、支气管的其他肿瘤

周晓明等[195]分析 34 例良性中央气道病变患者资料,发现从临床、影像、支气管镜三方面系统评估可提高诊断率。王承志等[196]分析 8 例支气管鳞状上皮乳头状瘤患者资料,发现纤维支气管镜检查可作为主要检查手段,需病理组织学确诊。岳奎涛等[197]报道 18 例硬化性血管瘤患者典型的 CT 征象为肺内孤立性肿块或结节,边界清晰,密度均匀、边缘光滑、强化明显,与周围血管关系密切。谢冬等[198]回顾分析 165 例肺硬化性血管瘤患者资料,术后诊断均为肺良性肿瘤,手术切除是惟一治疗措施,手术入路首选胸腔镜。郭永庆等[199]总结 47 例胸腔镜肺叶切除术治疗的肺良性疾病患者资料,发现该方法是可行和安全有效的。张迎等[200]分析 15 例病理确诊的肺硬化性血管瘤影像学资料,发现其胸片、CT 平扫无特征性表现,增强扫描对诊断及鉴别诊断起着关键作用。施我大等[201]报道 7 例肺硬化性血管瘤均为女性患者,均由术后病理确诊,术后无并发症,均痊愈。刘庆熠等[202]分析 59 例肺硬化性血管瘤临床资料,均无典型临床表现,手术切除病灶是惟一有效的治疗方法且预后较好。李莉等[203]分析 38 例原发性气管肿瘤患者临床资料,发现原发性气管肿瘤治疗首选手术,术后远期生存率与肿瘤组织类型有关。张蕴等[204]分析 39 例气管、支气管肿瘤 CT 表现,发现 64 层螺旋 CT 三维重建是良恶性肿瘤诊断与鉴别、支架植入计划和疗效评价的方便、无创、准确的检查方法。陈节等[205]发现尼氟灭酸对增殖的大鼠气道平滑肌细胞原癌基因 c-fos 基因表达有显著的抑制作用。吴群等[206]报道 7 例支气管黏液表皮样癌临床少见,纤支镜检查是术前确诊主要手段,手术是唯一有效的治疗方法。杨翼萌等[207]报道支气管内脂肪瘤 2 例,并文献复习,认为胸部 CT 和气管镜检查均为诊断该病有效手段,治疗首选气管镜介入治疗。刘志萍等[208]分析 21 例氩气刀治疗的气道肿瘤患者资料,认为气管镜介导多功能氩气刀是一种较理想的治疗气道良恶性肿瘤的腔内介入疗法。薛鹏等[209]分析病理确诊的 10 例支气管黏液表皮样癌的 CT 表现多样,年轻患者中心型支气管 MEC 多层螺旋 CT 较易诊断。郑容亮等[210]综述了支气管肺神经内分泌肿瘤的病理特点、分子特征和研究现状。程义局等[211]报道经电子支气管镜介导高频电刀治疗 84 例气管支气管内良性肿瘤,安全有效,部分替代了外科手术。孙宗琼等[212]回顾 5 例肺孤立性纤维瘤临床资料。王艳丽等[213]报道非白血病性支气管髓细胞肉瘤 1 例。张文谦等[214]

报道右主支气管血管球瘤1例。

(三) 纵膈、胸膜、胸壁、膈肌肿瘤

陆双政等[215]报道电视胸腔镜手术治疗重症肌无力合并胸腺瘤疗效好、创伤小,手术时间、住院时间短,术中出血量少,恢复快。王中魁等[216]检测发现重症肌无力(MG)伴胸腺瘤患者外周血中Th17细胞比例及细胞因子显著高于对照组,可能导致免疫调节功能紊乱引起MG发病。萧淑华等[217]回顾性分析确诊的39例结核性胸膜炎和36例恶性胸膜肿瘤的镜下胸膜形态,发现内科胸腔镜下两组疾病存在形态差异。屈蕾蕾等[218]以培美曲塞联合顺铂(10例)与卡铂(7例)两种方案治疗恶性胸膜间皮瘤,前者中期(4~9个月)生存率高($P<0.05$)。杨海平等[219]报道19例后胸壁弹力纤维瘤好发于老年女性肩胛下角区域,手术治疗近、远期效果良好。王洪艳等[220]小鼠实验研究发现骨髓间充质干细胞可通过抑制胸腺β-catenin和c-myc基因异常表达,抑制胸腺淋巴瘤的增殖。谭晔等[221]分析133例不同组织类型胸腺上皮性肿瘤(TET)CT特征,发现CT在一定程度上具有预测TET组织学类型、判断预后的潜力。张春荣等[222]回顾6例胸膜孤立性纤维性肿瘤的临床资料,发现手术切除是治疗该病的必要手段,需长期随访预防复发及转移。李国安等[223]分析21例胸腺神经内分泌癌的临床资料,发现该病是罕见的高度恶性肿瘤,临床表现复杂,手术治疗为主,出现转移可辅助放化疗。孟云霄等[224]检测126例胸腺瘤患者TNF-α启动子区进行基因分型并与245名健康者对照组比较5个等位基因出现频率的差异,结果发现TNF-α基因-857位点T等位基因显著增高,表明其与胸腺瘤相关。陈斌等[225]*免疫组化检测63例胸腺瘤组织EGFR表达,结果EGFR表达阳性高于20例胸腺增生组($P<0.05$),表达水平与病理分级及临床分期呈正相关。王栋等[226]分析CT引导下穿刺活检77例纵膈肿块患者资料,发现穿刺成功率100%,病理确诊率87%,并发症发生率13%。范舒璇等[227]分析45例病理确诊胸腺瘤患者资料,发现侵袭与非侵袭性胸腺瘤CT表现有显著差异($P<0.05$),术后复发或转移与脏器受侵显著相关($P<0.05$)。腾寅等[228]报道左中纵膈巨大恶性蝾螈瘤1例。张韶光[229]报道胸壁颗粒细胞瘤1例。胡慧等[230]报道前上纵隔原发管状腺癌1例。李海等[231]报道纵隔化生性胸腺瘤2例。邢千超等[232]报道后纵隔胸腺基底细胞癌1例。孙志勇等[233]报道,后纵隔巨大畸胎瘤1例。王妹兴等[234]报道纵隔非精原细胞瘤合并噬血细胞综合征1例。

(赵黎明)

参考文献

1 马　莉,等.中国公共卫生,2012,28(1):90
2* 靳子义,等.中华流行病学杂志,2012,33(8):857
3 张婷婷,等.中国公共卫生,2011,27(11):1378
4 汪　磊,等.中国工业医学杂志,2012,25(3):210
5 王　娜,等.中华劳动卫生职业病杂志,2012,30(1):41
6 李红方,等.中华结核和呼吸杂志,2012,35(7):534
7 朱超男,等.第二军医大学学报,2012,33(5):528
8 谭善娟,等.中国公共卫生,2012,28(5):652
9 张　寰,等.中国肿瘤临床,2012,39(8):447
10 周建宏,等.中国癌症杂志,2012,22(3):200
11 谭　聪,等.中华医学遗传学杂志,2012,29(2):131
12 李鸿茹,等.中华医学遗传学杂志,2012,29(3):300
13 龚丽明,等.中国癌症杂志,2011,21(7):548
14 孙　洋,等.中国公共卫生,2012,28(4):511
15 陈春梅,等.中华医学遗传学杂志,2012,29(1):23
16 肖维华,等.中国综合临床,2011,27(10):1100
17 兰　海,等.中华肿瘤杂志,2011,33(10):742
18 冯　燕,等.第三军医大学学报,2011,33(17):1808
19 李　墨,等.肿瘤,2012,32(3):149
20 武道荣,等.肿瘤,2012,32(2):92
21 张　洁,等.肿瘤,2012,32(2):79
22 黄学德,等.肿瘤,2012,32(3):182
23 王海兵,等.中华肿瘤杂志,2011,33(8):590
24 况　鹏,等.肿瘤,2012,32(3):170
25 王文玉,等.2011,31(12):1061
26 张铸业,等.中国免疫学杂志,2012,28(3):210
27 白　晶,等.中国肿瘤临床,2011,38(22):1370
28 刘京松,等.肿瘤,2012,32(2):99
29 刘　莹,等.肿瘤,2011,31(12):1055
30 胡　伟,等.中华结核和呼吸杂志,2011,34(9):669
31 郭　秋,等.中国医科大学学报,2011,40(12):1060
32 周足力,等.中华胸心血管外科杂志,2012,28(4):241
33 赵　月,等.中国医科大学学报,2012,41(4):311
34 赵黎明,等.第二军医大学学报,2012,33(6):608
35 许学亮,等.中国免疫学杂志,2012,28(6):555
36 张　凡,等.肿瘤,2012,32(5):327
37 苏　健,等.中国肿瘤临床,2012.39(13):895
38 陈　杰,等.华中科技大学学报(医学版),2012,41(2):147
39 袁　芳,等.中国癌症杂志,2012,22(5):336
40 田红霞,等.中华检验医学杂志,2012,35(7):593
41 高　英,等.中国医科大学学报,2011,40(10):911
42 谢艳萍,等.华中科技大学学报(医学版),2011,40(6):682
43 陈公平,等.中华老年医学杂志,2011,30(11):941
44 鲁德玕,等.中国癌症杂志,2011,21(8):657
45 夏　晖,等.南方医科大学学报,2012,32(4):565
46 任环宇,等.浙江大学学报(医学版),2011,40(5):508
47 祝鑫海,等.中华老年医学杂志,2011,30(11):962
48 舒琦瑾,等.中国中西医结合杂志,2011,31(9):1243

49 潘 峰,等.肿瘤,2011,31(9):806
50 祁慧薇,等.肿瘤,2011,31(12):1077
51 王绩英,等.第三军医大学学报,2012,34(14):1406
52 黎 萍,等,中国免疫学杂志,2012,28(4):312
53 叶翔赟,等.肿瘤,2012,32(4):239
54 蔡秋妍,等.中国输血杂志,2012,25(4):312
55 王亚帝,等.肿瘤,2011,31(9):824
56 王永生,等.肿瘤,2012,32(1):16
57 邓沁芳,等.第二军医大学学报,2012,33(6):585
58 杜春娟,等.中国肿瘤临床,2012,39(13):889
59 李晓玲,等.中国医科大学学报,2011,40(11):1026
60 李 静,等.肿瘤,2012,32(3):164
61 孙克康,等.肿瘤,2012,32(2):85
62 卢兆桐,等.第二军医大学学报,2012,33(4):355
63 梁智欣,等.南方医科大学学报,2012,32(3):301
64 锁耀宇,等.中华核医学杂志,2011,31(6):405
65 李晓林,等.第二军医大学学报,2011,32(10):1091
66 苗 芸,等.中华器官移植杂志,2012,33(6):358
67 闫秀萍,等.第三军医大学学报,2012,34(12):1153
68 戴 璐,等.中国肿瘤临床,2012,39(3):126
69 沙慧芳,等.第二军医大学学报,2011,32(12):1296
70 陈清勇,等.中华肿瘤杂志,2012,34(6):436
71* 张明珠,等.中华结核和呼吸杂志,2012,35(2):107
72 张 嵩,等.中华肿瘤杂志,2012,34(7):492
73 彭 夔,等.中华检验医学杂志,2012,35(6):554
74 陈永健,等.中华实验和临床病毒学杂志,2011,25(5):381
75 杨 兴,等.中华检验医学杂志,2012,35(8):736
76 徐春华,等.中华检验医学杂志,2012,35(7):604
77 李壮华,等.中国肿瘤临床,2012,39(2):89
78 黄 伟,等.中国肿瘤临床,2011,38(22):1380
79 李 笑,等.南方医科大学学报,2011,31(9):1592
80 林之枫,等.中国癌症杂志,2011,21(11):841
81 杭志强,等.中华肿瘤杂志,2011,33(11):847
82 邢玉斐,等.中华结核和呼吸杂志,2012,35(2):102
83 孙蕾娜,等.中国肿瘤临床,2012,39(14):970
84 李 志,等.天津医药,2012,40(6):566
85 徐露娟,等.中国癌症杂志,2011,21(11):821
86* 李 喆,等.中华肿瘤杂志,2011,33(9):666
87 毕文静,等.中国癌症杂志,2011,21(11):862
88 张 立,等.中国癌症杂志,2011,21(10):794
89 陈 瑜,等.中国癌症杂志,2011,21(12):950
90 王耀鹏,等.中国胸心血管外科临床杂志,2012,19(4):385
91 刘延鹏,等.中华检验医学杂志,2012,35(5):466
92 燕 翔,等.中国医学科学院学报,2012,34(3):234
93 马丽萍,等.中国防痨杂志,2012,34(2):96
94 周晓明,等.医学临床研究,2012,29(7):1244
95 张真发,等.中国肿瘤临床,2011,38(24):1515
96 徐春华,等.中华内科杂志,2012,51(3):233
97 张素洁,等.解放军医学杂志,2012,37(6):638
98 乔鹏岗,等.中华放射学杂志,2012,46(2):117
99 胡玉娜,等.实用放射学杂志,2012,28(2):293
100 郑迎梅,等.实用放射学杂志,2012,28(4):512
101 侯书法,等.实用放射学杂志,2012,28(7):1015
102 张文玉,等.中国临床医学影像杂志,2011,22(9):612
103 雷 戈,等.四川大学学报(医学版),2012,43(4):584
104 黄明刚,等.实用放射学杂志,2011,27(8):1263
105 唐 威,等.中华放射医学杂志,2012,46(7):619
106 陈聪霞,等.中华核医学杂志,2011,31(6):382
107 李 红,等.中华核医学与分子影像学杂志,2012,32(3):180
108 杨文锋,等.中华核医学与分子影像学杂志,2012,32(3):175
109 柳 曦,等.解放军医学杂志,2011,36(12):1307
110 王西华,等.中国内镜杂志,2012,18(6):571
111 诸兰艳,等.中华结核和呼吸杂志,2012,35(6):419
112 黄 禹,等.南方医科大学学报,2012,32(7):1016
113 李树本,等.中华胸心血管外科杂志,2011,27(9):532
114 陈蓓蕾,等.中华超声影像学杂志,2012,21(2):124
115 曾治民,等.中国肿瘤临床,2012,39(10):706
116 杨雅娜,等.第三军医大学学报,2012,34(10):991
117 王天禄,等.中华核医学与分子影像学杂志,2012,32(2):115
118 卢姗姗,等.中华肿瘤杂志,2011,33(8):621
119 段建春,等.中华结核和呼吸杂志,2012,35(2):97
120 朱晓莉,等.肿瘤,2011,31(11):1010
121 韩宝惠,等.中华肿瘤杂志,2011,33(11):854
122 高 庆,等.中华肿瘤杂志,2011,33(11):874
123 张 艳,等.解放军医学杂志,2012,37(2):135
124 杜春娟,等.中国肿瘤临床,2012,39(9):519
125 董晓娇,等.中华肿瘤杂志,2012,34(3):216
126 孙文泽,等.南方医科大学学报,2012,32(3):362
127* 张茹霞,等.中华肿瘤杂志,2011,34(2):147
128 时圣彬,等.中国肿瘤临床,2012,39(3):160
129 王季颖,等.肿瘤,2011,31(12):1108
130* 段建春,等.中华结核和呼吸杂志,2012,35(5):323
131 房 芳,等.中华老年医学杂志,2012,31(1):33
132 李 娜,等.中华肿瘤杂志,2011,33(12):937
133 蒋晓东,等.中华老年医学杂志,2011,30(9):737
134 李兰芳,等.中华肿瘤杂志,2011,33(8):626
135 齐大亮,等.中华肿瘤杂志,2012,34(2):152
136 赵晓辉,等.中国肿瘤临床,2011,38(21):1351
137 夏 冰,等.中国癌症杂志,2012,22(1):42
138 付占昭,等.中华劳动卫生职业病杂志,2011,29(11):849
139 王常禄,等.肿瘤,2012,32(6):448
140 殷 麟,等.高原医学杂志,2011,21(4):25

141 顾　涛，等.中华肿瘤杂志，2011，33(11)：868
142 刘伦旭，等.中国胸心血管外科临床杂志，2011，18(5)：387
143 李凤卫，等.北京大学学报(医学版)，2011，43(6)：861
144 卜　梁，等.中华胸心血管外科杂志，2011，27(8)：470
145 卜　梁，等.北京大学学报(医学版)，2011，43(6)：866
146 李　运，等.中华胸心血管外科杂志，2012，28(1)：3
147 张　治，等.中华胸心血管外科杂志，2012，28(1)：7
148 贾　科，等.中华医院感染学杂志，2012，22(4)：721
149 初向阳，等.中国胸心血管外科临床杂志，2012，19(2)：113
150 黄　佳，等.中国胸心血管外科临床杂志，2012，19(2)：125
151 龙　浩，等.中国胸心血管外科临床杂志，2012，19(2)：130
152 牟巨伟，等.中华肿瘤杂志，2012，34(4)：301
153 张　铁，等.中华胸心血管外科杂志，2012，28(5)：274
154 陈乾坤，等.中华胸心血管外科杂志，2012，28(3)：129
155 罗国军，等.肿瘤，2012，32(2)：134
156 范　江，等.中华胸心血管外科杂志，2012，28(5)：308
157 张　毅，等.中华胸心血管外科杂志，2011，27(10)：601
158 姚　烽，等.中华胸心血管外科杂志，2012，28(4)：233
159 吕　玲，等.中国医科大学学报，2012，41(3)：258
160 王志茹，等.临床心电学杂志，2012，21(1)：33
161 袁井贺，等.华中科技大学学报(医学版)，2012，41(2)：249
162 何　超，等.中国胸心血管外科临床杂志，2012，19(2)：145
163 林白桦，等.中华医院感染学杂志，2012，22(16)：3506
164 杨　铁，等.肿瘤，2012，32(5)：361
165 朱　韧，等.肿瘤，2011，31(10)：911
166 陈恩国，等.中华结核和呼吸杂志，2011，34(9)：710
167 许　凤，等.中华癌症杂志，2011，21(12)：978
168 敖　胜，等.武汉大学学报(医学版)，2012，33(2)：280
169 吕英义，等.中国胸心血管外科杂志，2012，28(4)：245
170 杨　洋，等.中华胸心血管外科杂志，2012，28(2)：101
171 吴永凯，等.中国胸心血管外科杂志，2012，28(3)：132
172 黄宇清，等.中华胸心血管外科杂志，2012，28(7)：390
173 倪铮铮，等.中华胸心血管外科杂志，2011，27(11)：674
174 刘　欢，等.中华结核和呼吸杂志，2012，35(3)：227
175 刘义涛，等.中国肿瘤临床，2012，39(3)：156
176 沈春辉，等.中国胸心血管外科临床杂志，2011，18(6)：514
177 霍小东，等.中国临床医学影像杂志，2011，22(9)：616
178 邓彭博，等.中华结核和呼吸杂志，2011，34(9)：663
179 金子良，等.中国肿瘤临床，2011，38(19)：1217
180 刘　宇，等.中国肿瘤临床，2012，39(13)：914
181 虞桂平，等.中华胸心血管外科杂志，2012，28(5)：310
182 闫双双，等.中国肿瘤临床，2012，39(11)：765
183 乐涵波，等.中华胸心血管外科杂志，2011，27(12)：738
184 曹　杉，等.中国肿瘤临床，2012，39(9)：514
185 王　华，等.中国临床医学影像杂志，2011，22(9)：679
186 唐　兴，等.中华胸心血管外科杂志，2011，27(9)：574
187 王　飞，等.中华胸心血管外科杂志，2011，27(8)：511
188 吕　欣，等.中华结核和呼吸杂志，2011，34(11)：837
189 李蓓蕾，等.中华核医学杂志，2011，31(5)：350
190 黄国华，等.中华结核和呼吸杂志，2011，34(12)：947
191 赵晓亮，等.中国肿瘤临床，2011，38(24)：1528
192 王明钊，等.中华肿瘤杂志，2012，34(1)：77
193 许森林，等.第三军医大学学报，2012，34(12)：1230
194 吴晓红，等.中华结核和呼吸杂志，2012，35(2)：145
195 周晓明，等.中国内镜杂志，2012，18(3)：237
196 王承志，等.吉林医学，2012，33(13)：2715
197 岳奎涛，等.山东医药，2012，52(3)：74
198 谢　冬，等.中华外科杂志，2012，50(2)：120
199 郭永庆，等.北京医学，2012，34(1)：5
200 张　迎，等.新疆医学，2012，42(3)：21
201 施我大，等.江苏医药，2012，38(11)：1331
202 刘庆熠，等.山东医药，2011，51(50)：58
203 李　莉，等.中国胸心血管外科临床杂志，2011，18(5)：425
204 张　蕴，等.实用放射学杂志，2012，28(2)：202
205 陈　节，等.内科急诊危重症杂志，2012，18(1)：52
206 吴　群，等.江苏医药，2012，38(4)：477
207 杨翼萌，等.中华结核和呼吸杂志，2012，35(3)：176
208 刘志萍，等.吉林医学，2011，32(27)：5783
209 薛　鹏，等.实用放射学杂志，2012，28(6)：880
210 郑容亮，等.中国癌症杂志，2012，22(5)：389
211 程义局，等.重庆医学，2012，41(11)：1077
212 孙宗琼，等.中华放射学杂志，2012，46(5)：464
213 王艳丽，等.白血病·淋巴瘤，2011，20(9)：562
214 张文谦，等.中华胸心血管外科杂志，2012，28(4)：255
215 陆双政，等.广西医学，2012，34(8)：1019
216 王中魁，等.中华内科杂志，2012，51(7)：540
217 萧淑华，等.中国内镜杂志，2011，17(10)：1039
218 屈蕾蕾，等.中国综合临床，2012，28(3)：253
219 杨海平，等.中国综合临床，2012，28(6)：573
220 王洪艳，等.中国公共卫生，2012，28(2)：200
221 谭　晔，等.中华放射学杂志，2011，45(12)：1139
222 张春荣，等.中国综合临床，2012，28(2)：199
223 李国安，等.中华肿瘤杂志，2012，34(5)382
224 孟云霄，等.中国神经免疫学和神经病学杂志，2012，19(3)：215
225* 陈　斌，等.江苏医药，2012，38(9)：1035
226 王　栋，等.医学临床研究，2011，28(8)：1491
227 范舒璇，等.实用放射学杂志，2012，28(3)：372
228 腾　寅，等.中华外科杂志，2012，50(7)：669
229 张韶光.山东医药，2011，51(36)：39

230 胡 慧,等.中华放射学杂志,2012,46(4)379
231 李 海,等.江苏医药,2011,37(17):2074
232 邢千超,等.实用放射学杂志,2011,27(10):1612
233 孙志勇,等.中国胸心血管外科临床杂志,2012,19(1):92
234 王妹兴,等.肿瘤,2012,32(2):147

四、慢性阻塞性肺疾病

(一) 基础研究和流行病学

陈淮等[1]运用低剂量多层螺旋 CT 扫描,对 COPD 患者肺功能进行定量分析,确定利用呼气相-910 Hu 作为触发阈值的测量像素指数可用于评估肺功能。夏艺等[2]对 20 例中重度 COPD 患者进行肺功能、3D 动态增强 MRI(3DDCE - MRI)扫描及灌注成像,结果表明 3D DCE - MRI 可评价其肺灌注情况,半定量分析指标 RSi(灌注缺损区与正常区的信号强度之比)与肺功能指标呈正相关。吴晓丹等[3]发现,程序低氧舱内的氧浓度变化能模拟阻塞性睡眠呼吸暂停低通气综合征(OSAHS)的低氧-复氧模式,超声心动图适合用于监测慢性间歇性低氧(CIH)大鼠心脏结构和功能改变。黄少祥等[4]观察到 COPD 急性加重期(AECOPD)患者血清白细胞介素-18(IL - 18)、单核细胞趋化蛋白-1(MCP - 1)浓度高于稳定期和正常对照组,且与 C 反应蛋白(CRP)之间呈正相关、与 FEV1、FCV1/FVC%呈负相关,认为两者可作为 COPD 患者的炎症性标志物。孙丽娟等[5]测定急性发作频率≥3 次/年和≤2 次/年 COPD 患者诱导痰中 IL - 10、肿瘤坏死因子(TNF - α)、8 -异前列腺素 $F_2α$(8 - iso - $PGF_2α$)水平和肺功能指标,并与健康吸烟者、健康非吸烟者对照,结果提示吸烟可使 TNF - α、8 - iso - $PGF_2α$ 水平升高,IL - 10 水平下降,且影响其肺功能。杨勋等[6]发现血栓素 A2(TXA_2)、一氧化氮(NO)水平与肺动脉压相关,在使用低分子肝素后,TXA_2 水平下降,NO 水平升高,肺动脉压亦明显下降。徐志松等[7]检测 40 例稳定期不同 BMI 指数的 COPD 患者血生长激素释放肽、生长激素(GH)、生长激素释放激素(GHRH)、TNF-α、IL - 6 和 CRP 水平,观察胃黏膜组织中生长激素释放肽表达,并与对照组比较结论是 COPD 患者 GH 水平低可能与高生长激素释放肽水平无关,血生长激素释放肽水平可反映 COPD 患者营养不良状态。刘平等[8]报道 36 例稳定期老年 COPD 患者给予噻托溴胺粉剂吸入治疗 12 周,与 33 例茶碱缓释片治疗者比较。结果,呼吸困难评分明显下降、6 分钟步行距离(6MWD)显著增加、肺功能改善,血浆内皮素(ET)浓度明显下降,降钙素基因相关肽(CGRP)浓度明显升高。曾晓丽等[9]检测 30 例 COPD 患者外周血单个核细胞(PBMCs)中过氧化物酶体增殖物激活受体- γ(PPAR - γ)和核因子(NF)- κB 的 mRNA 表达、PPAR - γ 和 NF - κB 蛋白表达及核转位,以及细胞培养上清液中 TNF - α 含量,结果显示罗格列酮能通过上调 PPAR - γ 表达和活性抑制 NF - κB,进而抑制 TNF - α 分泌。聂莉等[10],检测 COPD 患者 PBMCs 中 T 细胞亚群 $CD8^+$ T 细胞和 $CD4^+$ T 细胞数、CXC 趋化因子受体 3(CXCR3)、IFN - γ、IL - 4 和 IFN - γ 诱导蛋白- 10(CXCL10)mRNA 的表达,认为 CXCR3 可通过募集 $CD8^+$ T 细胞及促进 IFN - γ 和 CXCL10 等细胞因子的释放而启动 AECOPD 的炎症级联反应。范春红等[11]通过对 80 例 AECOPD 患者的研究,提出 IFN - γ、IL - 32 和 IL - 1β 参与了其炎症的调控,IFN - γ - IL - 32 - IL - 1β 反馈环的偏移可能与其病情轻重有关,IL - 1β 的表达水平可判断其预后。老启芳等[12]取 33 例手术切除的远离周围型肺癌的正常肺组织,分肺功能正常不吸烟、肺功能正常吸烟组、吸烟 COPD 稳定期组,比较 3 组肺腺泡动脉炎症的病理特点。结果肺功能正常吸烟者和 COPD 患者均已出现以 $CD8^+$ T 淋巴细胞浸润为特征的同性质炎症反应,炎症累及各型肺腺泡动脉,提出肺动脉炎症是影响 COPD 临床病程发展的重要因素之一。应利君等[13]发现通过口插管雾化吸入布地奈德与静注地塞米松相比,可较显著下调 AECOPD 机械通气患者支气管肺泡灌洗液(BALF)IL - 8 水平,而对 CRP 和 PCT 的影响均不明显,认为 BALF 中 IL - 8 水平或可作为评价 AECOPD 病情预后的一个指标。王萍等[14]的研究表明,早-中期 COPD 患者膈肌存在逐渐加重的超微结构及组织学损伤。对患者膈肌的收缩力产生不利影响。高小芳等[15]观察到 COPD 行机械通气的男性患者,其血清瘦素水平与营养状况和呼吸肌力正相关性,认为有效的营养支持治疗可改善患者营养状况、增强呼吸肌力,促使及时成功撤机。刘晓宇等[16]收集 COPD 住院患者和同期健康体检人群,1∶1 匹配,测试其血样并填写调查问卷,结果发现 IL - 1β 的－511、－31、＋395 三位点联合突变与 COPD 的发生相关,家族史、吸烟、抑郁能增加 COPD 患病风险。周锦桃等[17]通过单核苷酸多态性(SNPs)分析,观察到解整合素-金属蛋白酶(ADAM)33 基因的 5 个 SNPs 中 2 个位点(T1、S2)可能涉及 COPD 发病。吴航等[18]则检测后认为基质金属蛋白酶 3(MMP3)- 1171 5A/6A 位点的 6A/6A 基因型可能与重度、极重度 COPD 的发病风险相关联,MMP2(- 735C/T)位点基因多态性与 COPD 易感性无关。刘红梅等[19]应用用骨髓间充质干细胞(MSCs)移植肺气肿大鼠后肺气肿样改变显著减轻,FEV0.3/FVC 和 PEF 较肺气肿组升高,BALF 中丙二醛浓度显著低于肺气肿组，SOD 活力显著高于肺气肿组，肺组织内 caspase－3 含量与肺泡壁细胞凋亡指数也显著低于肺气肿组。李亚清等[20]观察到 Toll 样受体 4(TLR4)和 NF－κB 在脂多糖(LPS)诱导的气道上皮细胞 MMP9 表达中的有调控作用，TLR4 抑制剂 TAK－242 可抑制 LPS 诱导的 MMP－9 表达。王静等[21]成功建立幽门螺杆菌(Hp)感染 COPD 大鼠模型，并证实 Hp 感染明显提高 COPD 模型大鼠血清及支气管肺泡中细胞因子水平，加重炎性反应，使 COPD 模型大鼠肺功能恶化。袁婷等[22]初探 Salubrinal 对 COPD 模型大鼠肺泡上皮细胞凋亡通路的影响，结果表明，Salubrinal 可保护 COPD 模型大鼠肺泡上皮细胞免于凋亡，并有可能通过上调 GRP78 发挥其保护作用。刘建明等[23]成功建立 COPD 鼠模型和 COPD 营养不良鼠模型，再分组干预，各测定数据表明 TNF－α 是引起 COPD 鼠发生营养不良和呼吸肌蛋白质分解代谢率增高的因素之一。汪金峰等[24]制作肺气肿小鼠模型，检测其骨骼肌细胞凋亡增加，骨骼肌泛素的基因及蛋白水平与正常组相比均有明显增高($P<0.05$)。段敏超等[25]观察到香烟烟雾暴露肺气肿小鼠肺内 $CD8^+$ IL－17^+ T 细胞(Tc17)上调；IL－1β、IL－6、IL－23、转化生长因子(TGF)β 升高及 Tc17 趋化因子受体 6(CCR6)、趋化因子 CCL20 趋化作用促使 Tcl7 上调。汪电雷等[26]支气管报道化痰降气胶囊可能通过影响 COPD 状态下支气管功能和表达，从而达到有效减轻气道炎症、延缓肺功能恶化等目的。刘志刚等[27]报道 COPD 稳定期肺气虚证患者治疗前的代谢谱与健康对照组明显不同，治疗后有向健康对照组回归的趋势，并提出 15 种 COPD 肺气虚证可能的疾病标记物。

蔡睿等[28]对 107 例 COPD 患者进行中文版 CAT 和圣·乔治呼吸问卷(SGRQ)调查，同时进行肺功能测定，验证认为中文版 CAT 是一种简易、可靠、有效的生存质量评估问卷，适用于中国 COPD 患者的生存质量评估。王娟等[29]报道 349 例 COPD 患者中文版 COPD 筛查问卷得分明显高于非 COPD 组，发现以得分 17 分作为筛查 COPD 截止值，具有较好的筛查效率；得分为 18.5 分可能是更适合我国吸烟者筛查 COPD 的截止值。冯梅等[30]调查 156 例稳定期 COPD 患者吸入装置使用现状，结果 84.6%患者因知识缺乏而没有规范进行吸入治疗，55.7%患者因经济原因不愿意长期使用；仅 19.9%患者使用吸入装置方法完全正确；99.4%患者希望医护人员为其进行专科知识指导。周治平等[31]调查邵阳市 300 名住院 COPD 患者和 176 名呼吸内科医生对接种疫苗的知晓情况。结果患者知晓率为 37.3%，住医院级别越低的患者，知晓率越低；医生知晓率为 38.1%，医院级别和职称越低的医生，知晓率均越低(P 均<0.05)；2 个月后，经健康教育的 COPD 患者接种率为 10.0%。张云娜等[32]分析成都市 165 例 COPD 患者的经济负担结构方程模型。结果显示，所用结构方程模型拟合较好，COPD 患者的疾病经济负担的影响因素包括患者的生命质量、人口学特征和患病特点。尤以急性发作次数多、生命质量差者经济负担尤为沉重。张清等[33]报道对 120 例社区稳定期 COPD 患者 1 年连续干预，可有效地降低其 BODE 指数，且随着干预时间的延长，在 6、12 个月的 BODE 指数均有明显下降，表明长期连续的干预，可加强患者对健康行为的理解，从而提高其依从性、固化健康行为、改善健康状况。刘朔等[34]* 调查 2006～2009 年辽宁省 3 个地区 800 余个大棚作业农民 5 420 人的 COPD 患病率。结论是辽宁省大棚作业农民的 COPD 患病率高于全国农村人口的平均水平。于连政等[35]分析辽宁省城乡居民 1984～2010 年 COPD 死亡变化趋势，结果城市居民 1984～2010 年和农村居民 1999～2009 年 COPD 死亡率均呈显著下降趋势，支气管炎死亡率的下降是导致 COPD 总体死亡率下降的主要原因；COPD 死亡率总体水平城市低于农村，城市男性高于城市女性，农村女性高于农村男性。

(白　冲)

(二) 诊断技术及临床分析

朱丹等[36]分析 29 例 COPD 合并侵袭性肺曲霉菌病患者，发现其临床表现缺乏特异性；高龄、低蛋白血症、广谱抗菌药物及激素的使用是肺曲霉菌属感染的危险因素。杨钱华等[37]报道 235 例呼吸衰竭患者中，77 例(32.8%)发生急性肾损伤。年龄、机械通气、血红蛋白和基础血肌酐值是呼吸衰竭患者发生急性肾损伤的独立危险因素。张勃等[38]报道吸烟的 COPD 患者(36 例)接受 2 个月的劝导戒烟干预后，随访 1 年，结果 FEV1、FVC、PEF 及生活质量均有提高。李晓云等[39]报道 COPD 合并侵袭性肺曲霉病 1 例并文献回顾。刘洪光等[40]分析 260 例 COPD 气道病原菌，发现主要为革兰阴性菌(127/195 株，61.5%)，耐药性明显。提示应根据细菌种类及耐药性合理使用抗菌药物。文文等[41]采用磁共振氢质子波谱检查技术检查 13 例 AECOPD 患者及 10 例健康对照者，发现患者出现大脑代谢物质改变，且和缺氧及二氧化碳潴留有一定的相关性。牛朋影等[42]分析 30 例 COPD 患者及 34 例对照者的多层螺旋 CT 呼吸两相扫描与临床肺功能各容积指标相关性，发现两者显著相关，可用前者来评价 COPD 患者的肺功能。王鹏飞等[43]报道 60 例 COPD 患者中，继发骨质疏松症患者的血清 HDL-ch

和 TNF-α 明显高于非骨质疏松组，COPD 患者的血清 HDL-Ch 和体重指数与骨质疏松症呈显著负相关。王同生等[44]* 报道 208 例非显性因素所致 AECOPD 患者中，合并肺栓塞者占 33%(69/208)。卧床时间长、双下肢不等粗和深静脉血栓是合并肺栓塞的相关因素。陈贝贝等[45]报道 89 例 COPD 患者，BODE 指数与 6 分钟步行试验呈明显负相关，与 COPD 急性加重住院次数呈正相关，能比 FEV1%预计值更全面、准确的评价 COPD 患者的病重程度。赵京明等[46]分析 RICU 的 AECOPD 患者痰标本，发现病原菌中革兰阴性菌占 71.77%，以假单胞菌属、不动杆菌属及肠杆菌科为主，且耐药率高。提示应重视病原学检查。陈瑞等[47]报道稳定期 COPD 患者在高强度恒定功率运动高峰时，深吸气量较静息状态显著下降，且平均呼气流速和呼气时间均显著低于健康对照组。杨梅英等[48]报道 126 例因 AECOPD 住院的患者，痰病原菌中革兰阴性杆菌 70 例，革兰阳性球菌 4 例。痰培养阳性的前 3 位病原菌对头孢三代抗生素耐药率达 50%。李文扬等[49]发现 2 年内感冒≥3 次的 COPD 患者，其 FEV1%、FEV1/FVC、FEF50%、PEF、DLCO、PaO_2 等肺功能指标出现明显差异，认为感冒可能是 COPD 患者肺功能下降的诱发因素。

（三）治疗及预后

田巍等[50]报道男性前列腺增生的 COPD 患者接受非那雄胺治疗后，因排尿异常而需导尿或被迫中止异丙托溴铵治疗的患者例数分别降低 40%和 30%($P<0.01$)。曹奇峰等[51]报道 COPD 合并下呼吸道感染患者接受头孢哌酮/舒巴坦联合克拉霉素治疗，总有效率为 94.9%，高于单用头孢哌酮/舒巴坦组，提示联合治疗可提高疗效。罗群等[52]报道 10 例撤机困难的 COPD 患者，存在自主呼吸浅快，动态内源性呼吸末正压，吸气中期气道阻力与呼吸中枢驱动增高，吸气肌肉无力等呼吸力学异常。王兵等[53]报道 30 例接受机械通气的 AECOPD 患者，采用神经调节辅助通气模式较压力支持通气模式，直接脱机成功率高，48 小时再插管率和 ICU 住院时间显著降低。宋卫东等[54]报道 53 例 COPD 机械通气患者中，胃残留量≤150 ml 与>150 ml 的患者肠内营养不耐受的例数分别为 6 例(6/21,28.8%)和 8 例(8/32,25%)，两者无显著差异。吴小军等[55]报道，与单一噻托溴铵治疗相比，联合噻托溴铵和无创机械通气可明显改善重度稳定期 COPD 患者的 FEV1 及圣乔治呼吸问卷评分，认为联合治疗更具优势。刘云松等[56]报道，采用纤维支气管镜辅助拔管的 COPD 机械通气患者撤机成功率为 88%，显著高于常规拔管组的 74%，但两组不良反应发生率无明显差异。龙威等[57]对 48 例接受长期氧疗的 COPD 患者随访 6 年，发现与对照组(48 例)比，其 6 年生存率提高，住院次数减少，圣乔治呼吸问卷评分显著降低。陈江等[58]采用胸腺肽 α1 联合乌司他丁对比例 COPD 合并多脏器功能障碍患者进行免疫治疗，发现平均住 ICU 时间及使用呼吸机时间均较对照组显著缩短。侯刚等[59]报道 Chartis 系统辅助经支气管镜肺减容术治疗重度 COPD 病合并肺气肿患者 1 例。陆徐峰等[60]报道 AECOPD 患者分别接受莫西沙星短程(5 天)与标准疗程(10 天)治疗后，在临床疗效、细菌清除率、FEV1 下降值及 6 个月内急性加重次数无显著差异。谭红鹰等[61]报道 15 例老年 COPD 伴肺癌患者，术中行肺保护性通气较常规通气组(15 例)出现轻度高碳酸血症，术后无低氧血症、肺不张及肺部感染等并发症。朱幸沨等[62]报道老年 COPD 患者开胸术围手术期接受氨溴索治疗 6 天，术后肺不张及血氧分压下降值均较安慰剂组明显降低，无明显药物不良反应。宋蓉蓉等[63]* 报道纤维支气管镜辅助有创-无创机械通气序贯治疗 AECOPD，可显著降低肺部感染控制窗、总机械通气时间、住 ICU 时间及再上机率、呼吸机相关肺炎发生率增加撤机成功率。王玉华等[64]报道采用复方氨基酸中添加丙氨酸-谷氨酰胺治疗的 AECOPD 患者，治疗后 7 天的血清前清蛋白、免疫球蛋白、淋巴细胞计数均显著高于常规治疗组表明改善了营养状况及免疫力。李永波等[65]报道 0.5 μg/kg 右美托咪定用于 COPD 患者脱机拔管前，可有效减轻患者拔管时的血流动力学剧烈变化和继发的 CO_2 潴留及低氧血症，并减少由此引发的脱机失败。严沛元等[66]报道采用可控制小儿导尿管负压引流联合吸氧治疗 COPD 伴自发气胸患者，较闭式引流组肺平均复张时间、并发症及复发率明显降低，总有效率为 96.67%。窦志芳等[67]采用常规治疗加吸入舒利迭治疗 32 例稳定期中度 COPD 患者 2 年，结果肺功能指标、临床症状和体征评分、COPD 急性发生率和发作时间均较 32 例对照组有显著改善。邢西迁等[68]报道氟康唑治疗 72 例老年 COPD 并发肺部真菌感染患者，结果治愈率 76%，显效率 16.7%，无效率 6.9%；不良反应发生率 22.2%。骆勇等[69]报道采用早期肠内肠外营养联合治疗的 AECOPD 机械通气患者，较单纯肠内营养患者 7 天及 28 天脱机成功率增高，28 天呼吸机相关肺炎发生率及病死率降低。刘荣等[70]报道 29 例 AECOPD 机械通气患者，接受俯卧位机械通气治疗后，患者的肺不张及氧合状态有明显的改善，但对血流动力学无明显影响。许蕾等[71]报道 72 例接受长期家庭氧疗结合康复训练的 COPD 患者，随访 2 年，患者的心理障碍及运动耐力明显改善，生活质量显著提高。李玉光等[72]报道加用妥洛特罗贴剂治疗的老年中、重度 COPD 患者(83 例)

较常规治疗组(82 例)肺功能指标及症状评分显著改善,不良事件无明显增加。李素云等[73]研究发现补肺健脾方可显著改善 COPD 大鼠模型的膈肌张力与耐力提高,三磷酸腺苷活性和降低琥珀酸脱氢酶活性,揭示了该方可显著改善 COPD 大鼠膈肌功能的作用机制。何静春等[74]报道布地奈德/福莫特罗联合噻托溴铵治疗的 COPD 患者,较沙丁胺醇对照组的肺功能、血气指标显著改善,急性发作次数、激素用药时间显著减少。李军利等[75]报道 COPD 呼吸衰竭行有创机械通气的患者采用双相气道正压通气,撤机成功率较常规逐步撤机方法组显著提高(95%对 65%,$P=0.02$)。丁海波等[76]采用血清降钙素原(PCT)水平指导 AECOPD 的抗生素使用,与常规治疗组比,临床有效率无显著差异,但 PCT 可区分是否存在细菌感染,从而抗生素使用率、二重感染发生率显著降低。汪俊等[77]报道采用维生素 A 治疗的稳定期 COPD 患者 6 个月后,与对照组比,肺功能指标及 6 分钟步行距离明显增加,圣乔治呼吸问卷评分降低。孙广信等[78]报道阿奇霉素联合噻托溴铵治疗的稳定期 COPD 患者(38 例),较噻托溴铵治疗组(36 例)急性加重次数、临床症状评分及生活质量评分均显著改善。杨昆等[79]报道 COPD 合并冠心病患者接受双水平气道正压通气治疗后,左心室射血分数显著升高,平均肺动脉压及心绞痛发作次数显著降低。宋洁等[80]报道哌拉西林/他唑巴坦联合左氧氟沙星治疗的 AECOPD 患者,较单药治疗组有效率显著升高,不良反应发生率无明显差异。董强[81]报道加用硫酸镁治疗的 AECOPD 患者,住院时间、激素应用时间、无创呼吸机应用时间、血气分析指标及肺部体征改善的时间均明显缩短,抗生素序贯治疗时间点前移。曹豪杰[82]采用连续性血液净化治疗重症 COPD 患者,结果血气分析指标显著改善,脑钠肽、C 反应蛋白、血尿素氮、肌酐明显降低,未见明显副作用。于立萍等[83]报道长期噻托溴铵联合小剂量茶碱较单用茶碱缓释片可有效改善 COPD 患者肺功能并缓解临床症状,提高患者的生活质量。李荣凯等[84]报道纤维支气管镜辅助气管插管机械通气,较经喉镜气管插管在插管一次成功率、细菌培养阳性率及拔管成功率等方面均显著升高。张鑫等[85]报道可用简化急性生理学评分Ⅱ＞38 分作为无创正压通气治疗免疫抑制合并急性呼吸衰竭患者的选择时机,$CD3^+$、$CD8^+$ T 淋巴细胞及 LIS 评分可作为预后指标。陈清等[86]报道采用鼻塞持续气道正压呼吸治疗呼吸衰竭新生儿(53 例)总有效率为 79.2%,较头罩吸氧对照组的 56.6%(53 例)显著升高。PaO_2 和 SaO_2 水平显著高于对照组。刘梅等[87]报道无创正压通气治疗急性脑卒中合并 COPD 呼吸衰竭的有效率为 71.64%,显著高于急性脑卒中合并中枢性呼吸衰竭的患者(30.51%),而病死率 22.39% 显著低于后者(45.26%)。李国勤等[88]报道冬病夏治消喘膏穴位贴敷疗法治疗稳定期 COPD,随访 2 年发现该疗法较安慰剂组可提高患者生活质量,减少年均急性加重次数并降低医疗负担。周治平等[89]报道采用复方异丙托溴铵气雾剂联合羧甲司坦治疗重度稳定期 COPD 患者,其疗效及不良反应发生率与沙美特罗氟替卡松粉吸入剂治疗组相似。

(胥武剑　李　强)

参 考 文 献

1 陈　淮,等. 中华结核和呼吸杂志,2012,35(4): 291
2 夏　艺,等. 实用放射学杂志,2012,28(3): 363
3 吴晓丹,等. 复旦学报(医学版),2011,38(6): 481
4 黄少祥,等. 中国综合临床,2012,28(4): 392
5 孙丽娟,等. 山东医药;2012,52(21): 17
6 杨　勋,等. 中华老年医学杂志,2012,31(7): 608
7 徐志松,等. 中华内科杂志,2012,51(7): 536
8 刘　平,等. 山东医药,2012,52(21): 62
9 曾晓丽,等. 中华结核和呼吸杂志,2011,34(10): 743
10 聂　莉,等. 临床内科杂志,2012,29(3): 170
11 范春红,等. 广东医学,2012,33(4): 484
12 老启芳,等. 中华内科杂志,2011,50(10): 839
13 应利君,等. 中华急诊医学杂志,2011,20(9): 976
14 王　萍,等. 宁夏医学杂志,2011,33(10): 920
15 高小芳,等. 宁夏医学杂志,2011,33(10): 923
16 刘晓宇,等. 河北医药,2012,34(7): 974
17 周锦桃,等. 中华内科杂志,2011,50(11): 961
18 吴　航,等. 第三军医大学学报,2012,34(16): 1680
19 刘红梅,等. 中华结核和呼吸杂志,2011,34(9): 697
20 李亚清,等. 解放军医学杂志,2011,36(10): 1048
21 王　静,等. 中华消化杂志,2011,31(11): 757
22 袁　婷,等. 中华结核和呼吸杂志,2012,35(1): 65
23 刘建明,等. 南方医科大学学报,2012,32(4): 548
24 汪金峰,等. 中华老年医学杂志,2011,30(10): 854
25 段敏超,等. 中华内科杂志;2011,50(9): 776
26 汪电雷,等. 中国中西医结合杂志;2012,32(7): 955
27 刘志刚,等. 中国中西医结合杂志;2011,31(12): 1619
28 蔡　睿,等. 中国实用内科杂志;2011,31(11): 847
29 王　娟,等. 中华内科杂志;2012,51(4): 311
30 冯　梅,等. 四川医学;2011,32(12): 2008
31 周治平,等. 医学临床研究,2012,29(3): 500
32 张云娜,等. 心肺血管病杂志,2012,31(3): 229
33 张　清,等. 中国慢性病预防与控制,2011,19(5): 520
34* 刘　朔,等. 中华结核和呼吸杂志,2011,34(10): 753
35 于连政,等. 中华流行病学杂志,2012,33(4): 399
36 朱　丹,等. 中华医院感染学杂志,2012,22(5): 1078
37 杨钱华,等. 中华肾脏病杂志,2012,28(6): 450
38 张　勃,等. 中国慢性病预防与控制,2012,20(1): 34

39 李晓云,等.心肺血管病杂志,2012,31(2):158
40 刘洪光,等.中华医院感染学杂志,2012,22(14):3025
41 文 文,等.中华老年医学杂志,2012,31(8):683
42 牛朋影,等.实用放射学杂志,2012,28(6):853
43 王鹏飞,等.中华结核和呼吸杂志,2012,35(4):293
44* 王同生,等.中华结核和呼吸杂志,2012,35(4):259
45 陈贝贝,等.华中科技大学学报(医学版),2012,41(2):230
46 赵京明,等.中华医院感染学杂志,2012,22(7):1518
47 陈 瑞,等.第三军医大学学报,2011,33(18):1977
48 杨梅英,等.临床内科杂志,2011,28(9):627
49 李文扬,等.中国医科大学学报,2012,41(3):272
50 田 巍.中华老年医学杂志,2011,30(12):1003
51 曹奇峰,等.中华医院感染学杂志,2012,22(2):378
52 罗 群,等.中国实用内科杂志,2012,32(2);124
53 王 兵,等.中国急救医学,2011,31(9):772
54 宋卫东,等.医学临床研究,2011,28(11):2110
55 吴小军,等.武汉大学学报(医学版),2011,32(6):803
56 刘云松,等.医学临床研究,2012,29(2):212
57 龙 威,等.临床内科杂志,2012,29(3):176
58 陈 江,等.中华医院感染学杂志,2012,22(4):702
59 侯 刚,等.中国实用内科杂志,2011,31(9):690
60 陆徐峰,等.复旦学报(医学版),2011,38(6):534
61 谭红鹰,等.中华老年医学杂志,2011,30(12):1029
62 朱幸沨,等.中华老年医学杂志,2011,30(12):1000
63* 宋蓉蓉,等.中华急诊医学杂志,2011,20(12):1311
64 王玉华,等.中国急救医学,2012,32(7):654
65 李永波,等.内科急危重症杂志,2012,18(3):145
66 严沛元,等.中华医院感染学杂志,2012,22(8):1594
67 窦志芳,等.中国综合临床,2012,28(2):113
68 邢西迁,等.中华医院感染学杂志,2011,21(24):5269
69 骆 勇,等.中国危重病急救医学,2012,24(7):436
70 刘 荣,等.中华急诊医学杂志,2012,21(8):905
71 许 蕾,等.中国综合临床,2012,28(6):594
72 李玉光,等.中华老年医学杂志,2012,31(8):679
73 李素云,等.中国中西医结合杂志,2012,32(6):812
74 何静春,等.中国综合临床,2012,28(7):715
75 李军利,等.中国综合临床,2012,28(7):712
76 丁海波,等.中华老年医学杂志,2012,31(5):396
77 汪 俊,等.四川大学学报(医学版),2012,43(3):470
78 孙广信,等.中国综合临床,2012,28(3):259
79 杨 昆,等.中国综合临床,2012,28(1):26
80 宋 洁,等.中华医院感染学杂志,2012,22(13):2902
81 董 强.中国综合临床,2012,28(4):441
82 曹豪杰.中国急救医学,2012,32(6):564
83 于立萍,等.中国综合临床,2012,28(5):500
84 李荣凯,等.中国综合临床,2012,28(3):272
85 张 鑫,等.中国危重病急救医学,2011,23(9):530
86 陈 清,等.中华医院感染学杂志,2011,21(20):4240
87 刘 梅,等.中国临床神经科学,2012,20(4):402
88 李国勤,等.中国中西医结合杂志,2011,31(9):1187
89 周治平,等.医学临床研究,2012,29(6):1131

五、肺动脉高压和肺心病

刘鹏等[1]报道 MSCT 检查 COPD 患者主肺动脉直径与气管横径比值、主肺动脉横断面面积、主肺动脉直径与胸椎横径比值可同既往指标一起作为诊断标准评价 COPD 相关肺动脉高压。蒋延文等[2]发现伴肺动脉高压 COPD 患者 CRP、内皮素-1、脑钠肽明显高于不伴肺动脉高压 COPD 患者组,提示全身炎症可能参与了 COPD 继发肺动脉高压的形成。向永红等[3]发现慢性间歇低氧主要影响大鼠肾组织及肾小球动脉及体循环 RAS 系统参与血压增高;持续低氧主要影响肺组织及肺小动脉 RAS 系统,与肺动脉重塑及肺动脉高压有关。刘海峰等[4]等报道阿托伐他汀治疗可降低肺心病患者 PAP、hs-CRP、IL-8 水平,明显改善 FEV1、FEV1/FVC,具有降低 PAP、改善患者肺功能及生活质量等作用。彭刚等[5]采用心血管 MRI(CMRI)检查发现肺动脉高压(PAH)患者组肺动脉干直径、同层升主动脉直径、右心室收缩、舒张末期容积、右心室心肌质量较对照组升高,右心室搏出量及右心室射血分数下降,提示 CMRI 可用于 PAH 诊断。杨明夏等[6]发现去甲肾上腺素(NE)刺激可导致人原代肺动脉血管平滑肌细胞细胞骨架蛋白、代谢及信号转导蛋白表达变化,其机制部分与 α-烯醇化酶基因及蛋白表达上调有关。金权等[7]发现低分子肝素及米力农联合治疗能明显降低慢性肺源性心脏病急性加重患者肺动脉压、BNP 和 D-二聚体,有效率达 90%,提示两者联合能够有效治疗慢性肺源心脏病急性加重。杜玉明等[8]研发发现阿托伐他丁联合西地那非治疗能降低肺心病伴肺动脉高压患者的肺动脉压力;改善 FEV_1、FVC、PaO_2 及 6 分钟步行距离,提示联合治疗对肺心病肺动脉高压具有治疗意义。陈玉婷等[9]发现重叠综合征(OS)合并慢性肺源性心脏病(PHD)急性加重期患者在 BiPAP 治疗后 PAP 及血 BNP 水平显著下降,提示 BNP 下降有助于评估 BiPAP 治疗 OS 合并 PHD 急性加重期患者疗效与预后。杨生岳等[10]研究发现在高海拔低氧地区从事重体力劳动者急性高原反应越重,mPAP、血清 HIF-1α、VEGF 水平越高,说明 HIF-1α、VEGF 升高与低氧性肺动脉高压密切相关。崔建华等[11]发现硝苯吡啶可改善低氧性肺动脉高压患者右室舒张末前后径、右室前壁厚度、右室流出道、肺动脉主干内经及三尖瓣反流,升高血清 SOD、NOS、NO,具有改善右心功能及抗氧化作用。贺洪军等[12]发现肺心汤能显著降低低氧性肺动脉高压大鼠模型 mPAP、肺动脉管壁面积/管总面积，其机制与肺血管 HIF-1α 和 VEGF 表达下调后部分逆转肺血管平滑肌重塑有关。张玉坤等[13]发现染料木黄酮能降低野百合碱所致肺动脉高压大鼠模型平均肺动脉压及右心肥厚指数，其机制可能与肺组织血红素氧合酶-1(HO-1)表达上调有关。黄敬垣等[14]对 64 例慢性肺心病患者采用应变率成像(SRI)技术评估其左心功能，发现 SRI 技术比常规超声心动图能更敏感、快速地定量并估测早期左心室收缩功能的变化。徐飞等[15]发现法舒地尔能明显降低肺源性心脏病心衰患者肺动脉收缩压、$PaCO_2$、改善左室收缩末期内径和舒张末期内径、增加左室射血分数、6MWT 及 PaO_2，从而改善心功能。

（张景熙）

参 考 文 献

1 刘 鹏，等. 中华结核和呼吸杂志，2012，35(4)：264
2 蒋延文，等. 中华结核和呼吸杂志，2011，34(12)：904
3 向永红，等. 中华结核和呼吸杂志，2012，35(1)：33
4 刘海峰，等. 中国综合临床，2012，28(7)：673
5 彭 刚，等. 中华放射学杂志，2012，46(5)：391
6 杨明夏，等. 中华结核和呼吸杂志，2011，34(9)：673
7 金 权，等. 临床内科杂志，2012，29(2)：126
8 杜玉明，等. 安徽医学，2012，33(3)：332
9 陈玉婷，等. 中华急诊医学杂志，2012，21(3)：314
10 杨生岳，等. 中国危重病急救医学，2011，23(9)：539
11 崔建华，等. 高原医学杂志，2012，22(1)：5
12 贺洪军，等. 中国中西医结合杂志，2012，32(5)：676
13 张玉坤，等. 南方医科大学学报，2012，32(2)：151
14 黄敬垣，等. 上海医学，2012，35(3)：231
15 徐 飞，等. 安徽医学，2012，33(1)：81

六、肺部感染

(一) 病毒感染

夏倩等[1]通过体外构建呼吸道合胞病毒(RSV)持续感染人气道上皮细胞的模型，检测到 RSV 感染组的 IFN-γ 及 IFN-γ/IL-4 低于对照组，而 IL-4 高于对照组，证实 RSV 感染可致 Th2 优势应答。杨勇[2]监测 140 例呼吸道患儿，血清降钙素原(PCT)发现在 PTC 指导下使用抗生素组的抗生素使用时间和使用率明显少于常规治疗的对照组($P<0.01$)，表明监测 PCT 可有效指导抗生素使用。刘爽等[3]报道 51 例反复呼吸道感染患儿血清 $CD3^+$、$CD4^+$、$CD8^+$ 及 IgA、IgM、IgG、C3b 受体花环率、免疫黏附促进因子均低于健康对照组，CD4/CD8、免疫复合物花环率及免疫黏附抑制因子均高于对照组，且发作期与缓解期差异均有统计学意义($P<0.05$)。田云粉[4]分析 81 例反复呼吸道感染患儿免疫功能，发现 $CD3^+$、$CD4^+/CD8^+$ 比值明显降低，$CD8^+$ 明显升高，血清 IgM、IgG 显著高于健康儿童，补体 C3 明显降低(P 均<0.05)；IgA 无显性变化。朱秋皎等[5]报道 30 例呼吸道合胞病毒(RSV)肺炎患儿(2 岁以下)急性期外周血单核细胞表面 Toll 样受体(TLR4)表达水平高于对照组($P<0.01$)，而 IFN-γ 水平差异无统计学意义($P>0.05$)。马慧娟[6]分析 335 例小儿反复呼吸道感染的相关因素，结果显示 EB 病毒、肺炎支原体感染和维生素 D 缺乏是重要因素。谢红梅等[7]检测了 1 647 例呼吸道感染患者血清中 9 种呼吸道病原体 IgM 抗体，410 份阳性，阳性率 24.9%，其中流感病毒(INFs)阳性率最高(9.2%)，流感病毒 A 夏季阳性率最高达 16.8%，流感病毒 B 在 1、2、7、8 月份阳性率较高；病原体在不同年龄人群的检出率存在一定差异。艾洪武等[8]检测 6 348 例武汉地区冬春季急性呼吸道感染儿童 9 种 IgM 抗体，检出率 34.40%，主要病原体为肺炎支原体、腺病毒、乙型流感病毒、呼吸道合胞病毒、副流感病毒。且乙型流感病毒曾有暴发流行趋势。叶颖子等[9]报道上海地区儿童下呼吸道人博卡病毒感染的流行情况，检测鼻咽分泌物标本 989 份，阳性 54 份(5.5%)，可全年流行，秋冬季检出率较高。李燕等[10]总结了 56 例儿童重症腺病毒肺炎的胸部 CT 表现，以多发团簇状肺实变为主要改变，可伴胸膜病变、气胸、纵隔气肿等肺外表现。

(二) 细菌感染

张晓耕等[11]报道 CAP 患者红细胞沉降率、血浆纤维原蛋白、C-反应蛋白(CRP)明显升高，认为在 CAP 的诊断中具有提示作用。胡志德等[12]分析 202 例重症 CPA 患者的临床资料，在校正了年龄、肌酐、红细胞沉降率后，CRP 仍然与重症 CAP 患者住院期间发生死亡事件相关。认为 CRP 水平对死亡事件具有较高的预测价值。李喆等[13]分析 103 例老年 CPA 资料显示 CRP 是 CAP 严重程度的一个重要指标，CRP 升高的程度与病情的严重程度相关。张立等[14]*评价降钙素原(PCT)指导抗生素治疗策略在 CAP 治疗中的有效性及安全性，认为该项策略可明显减少抗生素的使用，但对疗效和住院时间的影响不明显。徐宁等[15]联合检测 122 例老年 CAP 患者 PCT 和 CRP，结果显示 CRP 有助于 CAP 的诊断，PCT 升高程度可以反映 CAP 的严重程度及预后，并有助于评价治疗效果；两者联合检测可提高 CAP 诊断的特异度，减小误诊率。王宏伟等[16]探讨社区获得性肺炎与 TNF-α-308 基因多态性的关联，指出 TNF-α-308 位点 G/A 基因型多态性可能不是社区获得性肺炎的危险因素。王日兴等[17]通过 CAP CURB-65 评分与 APACHE Ⅱ评分对比研究，发现两者对 CAP 患者的机械通气率、多器官功能障碍综合征发生率及预后有同样的预测作用,是CAP患者病情严重度和病死率预测的独立的重要因素之一。陈晓琳等[18]观察含有不同ω3/ω6b比例脂肪酸肠外营养,发现添加ω3多不饱和脂肪酸的肠外营养能降低老年重症肺炎患者机体炎症反应,提高免疫功能,缩短病程。刘洁等[19]检测27例健康对照者、35例普通肺炎患者和25例重症肺炎患者的血清高迁移率族蛋白B1(HMGB1)水平,结果显示肺炎患者血清HMGB1水平明显升高,可作为评价肺炎病变和炎症反应程度的有效指标。韩兆勇等[20]发现血清脂联素水平在重症CAP患者中是降低的,并且和血清中CRP、PCT水平及肺炎严重指数(PSI)评分在起病阶段(1天)呈一定的负相关关系,在恢复阶段(7天)和CRP呈一定的负相关关系,提示低脂联素水平可能是SCAP发生发展的一个危险因素。杨文秀[21]报道45例重症肺炎入院时以及入院后24小时血清胆碱酯酶均显著低于普通肺炎组($P<0.05$)提示血清胆碱酯酶在重症肺炎患者中的水平显著下降,可作为判断病情与预测预后的一个指标。杨长春等[22]通过研究指出脂蛋白(a)参与老年肺部感染的病理生理过程,与CRP等经典炎症指标相一致。可作为老年肺部感染诊断、治疗判断的综合指标。张巧等[23]研究发现肺炎链球菌表面蛋白A(PspA)优势家族亚类PspA-Fam1-Clade1和PspA-Fam2-Clade3的靶抗原组合形式能够有效解决PspA的抗原多样性问题,所构建的肺炎链球菌DNA疫苗有望针对其异家族来源的临床肺炎链球菌株感染。饶春梅等[24]报道荧光定量PCR作为传统痰培养法检测方法的补充,在对肺炎链球菌的检测中有更高的敏感度和特异度。吴达党等[25]检测60例支气管肺炎患儿治疗前血清hs-CRP、IGF-II、IL-6水平均明显高于健康组($P<0.01$),治疗后两组差异($P>0.05$),表明三者检测结果对支气管肺炎疾病的诊断、治疗以及预后都有临床意义。吕菊红等[26]分析宝鸡地区1 240例儿童CAP患儿痰液标本,共分离病原菌612株,其中革兰阴性菌占63.6%,以大肠杆菌、肺炎克雷白菌为主,对氨苄西林耐药率最高,敏感抗菌药物为亚胺培南、环丙沙星、哌拉西林/他唑巴坦;革兰阳性菌占26.1%,以肺炎链球菌、金黄色葡萄球菌为主,肺炎链球菌对大环内酯类耐药率为96.4%,对青霉素的耐药率为74.5%,真菌占10.3%。李上森等[27]分析320例下呼吸道感染患儿痰标本,培养出264株病原菌,其中革兰阴性菌168株,依次是铜绿假单胞菌、大肠杆菌及不动杆菌属等;革兰阳性菌70株,以表皮葡萄球菌和金黄色葡萄球菌为主;真菌26株,以白色假丝酵母菌为主;药敏提示,革兰阴性菌耐药性最低为亚胺培南,革兰阳性菌耐药性最低为万古霉素。高萍萍等[28]分析298例社区CAP新生儿痰液标本,178例痰培养呈阳性,革兰阴性菌占73.6%,前3位的是大肠杆菌、肺炎克雷白菌、流感嗜血杆菌;革兰阳性菌占24.7%,以金黄色葡萄球菌反凝固酶阴性葡萄球菌为主;真菌占1.7%,革兰阴性菌耐药率最高的是氨苄西林,最低的是亚胺培南,其次是左氧氟沙星;革兰阳性菌耐药率最高的是青霉素,最低的是万古霉素、庆大霉素、环丙沙星、磺胺甲噁唑/甲氧苄啶。王辉等[29]调查了2009～2010年中国六城市成人社区获得性呼吸道感染病原菌耐药性,结果显示青霉素耐药的肺炎链球菌所占比例明显增高,常规用药如大环内酯类及头孢菌素类的敏感性逐渐降低,莫西沙星对大多数呼吸道病原菌仍保持较高抗菌活性。程真顺等[30]分析136例老年CAP患者资料,与非老年CAP比较并存基础疾病多、易发生神志障碍、呼吸衰竭和休克;革兰阴性杆菌发生率更高,抗生素选用碳青霉烯类更多,联合用药抗感染多;住院时间比非老年患者长,治疗费用也更多。吴祖凤等[31]分析34例无反应性CAP,发现其最常见原因是抗生素治疗未达到良好覆盖病原菌(55.9%)和误诊(29.4%)。主要危险因素是糖尿病、肝功能不良、低蛋白血症和Glasgow昏迷评分高。朱锦宏等[32]分析医院与社区CAP患者大肠杆菌的耐351份标本,共分离出大肠杆菌73株,其中46样来自医院内CAP大肠杆菌对亚胺培南的体外抗菌性最好,敏感率为100.00%;医院内CAP患者分离大肠杆菌产ESBLs检出率为73.91%,显著高于社区CAP患者的25.93%($P<0.01$)。其耐药性显著高于社区CAP($P<0.01$)。张令等[33]临床研究结果显示哌拉西林/他唑巴坦4∶1具有与哌拉西林/他唑巴坦8∶1对老年CAP住院患者相似的治疗作用,可作为早期痰培养+药敏试验检查结果之前的经验性治疗用药。徐凌等[34]研究发现糖皮质激素治疗可加快重症CAP患者氧合的改善、体温的恢复,但不降低住院时间和病死率。高静珍等[35]研究表明早期纤维支气管镜肺泡灌洗术能缩短青壮年重症肺炎病程及细菌清除时间。周建娅等[36]报道表现为双肺多发空洞的肺炎克雷白杆菌肺炎一例。杨宏锋等[37]报道持续高浓度氧与抗氧化治疗下成功救治重症肺炎一例。张开凤等[38]研究老年HAP患者的免疫状态,指出D-二聚体、IL-6、TNF、人类白细胞抗原可能与疾病的严重程度和预后有密切关系。孙成栋等[39]研究发现HAP重症患者存在明显的Th1/Th2细胞失衡、细胞免疫功能下降,Th2细胞和抗炎反应优势是导致感染加剧和多器官功能障碍综合征的主要原因,PCT明显升高与Th1/Th2呈明显负相关;PCT可作为检测机体免疫应答的一个指标,体现机体细胞免疫与体液免疫反应的程度。耿

治英等[40]报道，济南地区铜绿假单胞菌耐碳青霉烯类抗菌药物与OprD表达水平下降有关。梁晶晶等[41]监测医院2003～2006年下呼吸道分离的耐甲氧西林金黄色葡萄球菌对万古霉素的敏感性变化，发现高比例的MIC1.0 μg/ml菌株可能是造成万古霉素疗效欠佳的原因。阮海燕等[42]分析98例HAP患者，主要致病菌为金黄色葡萄球菌和革兰阴性杆菌。主要危险因素为：年龄>60岁、营养状况差、住院时间>1个月、进行侵入性操作、手术治疗、伴有其他基础疾病、多种抗菌药物联合使用。李雅琴等[43]分析了下呼吸道医院感染136例分离出病原菌135株，以铜绿假单胞菌(54株)和肺炎克雷白菌(38株)为主，真菌感染呈上升趋势占8.15%。王福兰等[44]分析了ICU下呼吸道感染者515株病原菌，其中革兰阴性菌325株(63.1%)，革兰阳性菌156株(30.3%)，真菌34株占6.6%；鲍氏不动杆菌和铜绿假单胞菌的检出率呈逐年上升的趋势；耐药结果显示，大多数抗菌药物的耐药率逐年升高，多药耐药严重。郑玉龙等[45]回顾性分析了医院下呼吸道感染的2 041株病原菌，最常见为铜绿假单胞菌(36.9%)和鲍氏不动杆菌(17.1%)；除亚胺培南外，对其他抗菌药物耐药率较高，且表现多药耐药性；感染与呼吸系统、脑血管以及恶性肿瘤等基础疾病有关；老年患者的病死率较高。林建军[46]分析ICU革兰阴性菌197株，其中铜绿假单胞菌占31.5%，肺炎克雷白菌占20.8%，鲍氏不动杆菌占18.3%，嗜麦芽寡养单胞菌占11.1%，大肠杆菌占9.1%，均显示多药耐药性，耐亚胺培南铜绿假单胞菌和鲍氏不动杆菌检出率分别为12.9%、16.7%。朱剑等[47]调查发现在ICU患者下呼吸道分泌物培养为鲍氏不动杆菌、铜绿假单胞菌或肺炎克雷白菌时，约半数可能为定植菌，鲍氏不动杆菌耐药率高，其HAP患者预后较差。朱佑明等[48]分析表明重庆地区HAP死亡率较高，脑卒中及其后遗症是导致HAP最常见原因，在福利院与在其他医疗单位发生的HAP病原谱不同，HAP病原菌以铜绿假单胞菌、鲍曼不动杆菌和金黄色葡萄球菌为主，耐药情况严重。胡祥英等[49]分析小儿肺炎分离产超广谱β-内酰胺酶细菌126株，发现肺炎克雷白菌和大肠杆菌是主要菌株，对大多数抗生素耐药明显。对亚胺培南、哌拉西林/他唑巴坦、左氧氟沙星敏感。刘建华等[50]分析了重症监护病房下呼吸道感染患儿主要病原菌，非发酵杆菌678株占67.3%，排名前5的革兰阴性菌依次为：铜绿假单胞菌占31.4%，鲍氏不动杆菌占29.8%，肺炎克雷白菌占11.3%，大肠杆菌占10.8%，嗜麦芽寡养单胞菌占4.6%，均对常用抗菌药物均产生了严重的耐药性。夏静静等[51]分析耐碳青霉素类鲍氏不动杆菌(CRAB)所致老年患者HAP的临床特点，指出头孢哌酮/舒巴坦治疗CRAB致老年HAP有一定疗效，APACHE Ⅱ评分与其预后有关。杜友谊等[52]调查发现鲍氏不动杆菌在痰标本中检出率最高，耐药率高，对亚胺培南及头孢哌酮/舒巴坦较为敏感。蔡小芳等[53]报道儿童重症监护病房多重耐药鲍氏不动杆菌(MDRAb)耐药严重，除头孢哌酮/舒巴坦外，其他β-内酰胺类药物耐药率均>70%，碳青霉烯类药物耐药率高达90%以上，ICU入住时间、机械通气时间、贫血、低蛋白血症、前期碳青霉烯类抗生素的使用为MDRAb肺部感染独立危险因素。方文雄等[54]分析2006～2010年老年肺部感染患者铜绿假单胞菌的耐药变迁情况，发现除阿米卡星、头孢吡肟、亚胺培南耐药升高趋势不明显外，其余抗菌药物耐药均有升高趋势。许能銮等[55]*报道ICU中下呼吸道嗜麦芽窄食单胞菌(SMA)感染形势严峻，认为基础疾病、病情、气管造口、机械通气及广谱抗生素使用可能是SMA感染的重要危险因素。赵德军等[56]调查发现阴沟肠杆菌医院下呼吸道感染与高龄、基础疾病、住院时间及免疫力底下等因素关系密切，阴沟肠杆菌对抗菌药物耐药性严重，但亚胺培南可作为重症感染的首选抗菌药物。黄庆宁等[57]回顾性调查发现静脉插管、血液透析、使用免疫抑制药物及糖尿病4个因素为脑膜败血伊丽莎白金菌引发下呼吸道感染致死亡率的危险因素，脑膜败血伊丽莎白金菌耐药性较高，仅对环丙沙星等少数药物敏感。陈鸣敏[58]分析128例医院耐甲氧西林金黄色葡萄球菌(MRSA)肺部感染率为14.1%，病死率为31.2%，年龄、肿瘤患者、白细胞减少、白蛋白降低和混合感染为MRSA肺部感染相关因素。张胜靖等[59]观察比较了利奈唑胺和万古霉素治疗重症院内耐甲氧西林金黄色葡萄球菌肺炎，结果显两药敏感率均很高，总体疗效相似，且安全性及耐受性较好，利奈唑胺痰菌清除率略高于万古霉素。胡慧英等[60]报道利奈唑胺治疗老年HAP革兰阳性球菌感染，安全有效，提示高度怀疑革兰阳性球菌感染的老年HAP患者可经验性使用。顾益萍[61]报道利奈唑胺治疗EICU内耐甲氧西林金黄色葡萄球菌肺部感染的疗效显著，安全性好。杜金云等[62]报道3种糖肽类药物(国产替考拉宁、进口替考拉宁、去甲万古霉素)治疗革兰阳性球菌重症肺炎均有良好疗效，但替考拉宁不良反应明显低于去甲万古霉素，国产及进口替考拉宁均是老年革兰阳性球菌重症肺炎患者的良好选择。姜建洋等[63]报道佐朋(1.0 g哌拉西林+0.25 g他唑巴坦，4∶1配比)与特治星(4.0 g哌拉西林+0.5 g他唑巴坦，8∶1配比)治疗HAP疗效相当，但佐朋的剂量更小、不良反应发生率更低、安全性更高、日均治疗费用更低。郭峰[64]报道延长美罗培南输注时间治疗老年

ICU获得性重症肺炎疗效更佳，且缩短抗菌药物疗程，减少医药费支出，不良反应少。李学莉等[65]研究免疫状态与VAP的相关性，结果显示在机械通气1周时VAP组血清瘦素及$CD8^+$ T细胞水平均高于NVAP组(P均<0.05)；VAP组患者淋巴细胞计数在1周时低于NVAP组($P<0.05$)提示瘦素水平升高易发生VAP，可能与其介导细胞免疫低下有关。黄丽霞等[66]报道β防御素Ⅰ基因-44C/G位点单核苷酸多态性与VAP的易感性和转归相关，G等位基因为VAP易感和死亡的预警指标。招云春等[67]研究发现气管内抽吸物(ETA)中可溶性髓样细胞触发性受体-1(sTREM-1)在感染时明显升高，其值以172 ng/ml为界，诊断VAP的敏感性和特异性较高；VAP患者在给予抗菌药物治疗后，ETA中sTREM-1迅速下降至正常水平，可作为一个疗效判断的参考指标。王小红等[68]研究认为与细菌培养比较，普通PCR和多重PCR对VAT和VAP 5种常见致病菌的阳性检出率高，且多重PCR可有效节省人力、财力。蒋彩芬[69]通过logistic回归分析VAP的独立危险因素为APACHEⅡ评分高($OR=4.56$)、机械通气时间长($OR=3.23$)、头部仰卧位置($OR=3.02$)、年龄大($OR=2.98$)、应用抗酸剂($OR=2.23$)。陈法余等[70]报道357例重症监护病房VAP患者，病原菌以革兰阴性菌为主，患者的年龄、机械通气时间≥7 d、应用制酸药物、意识障碍、抗菌药物联用及留置胃管是VAP的高危因素。余国亮等[71]分析ICU的VAP患者51例，主要病原菌为鲍氏不动杆菌、铜绿假单胞菌、肺炎克雷白菌、金黄色葡萄球菌。APACHEⅡ评分高、呼吸机使用时间长、昏迷、使用皮质激素、患糖尿病、应用制酸剂及广谱抗菌药物≥3天为VAP发生的危险因素($P<0.01$)。陈敏华等[72]分析93例VAP患者，发现昏迷、糖皮质激素使用、制酸剂使用和鼻胃管留置均为VAP发生的独立危险因素；是否使用预防性抗菌药物在VAP发生率上差异无统计学意义；APACHEⅡ评分与死亡率有显著相关性。李颖霞等[73]研究认为ICU应用有创呼吸机的患者发生下呼吸道感染的主要影响因素为患者基础疾病数量、机械通气时间、疾病严重程度、气管插管方式，而与患者的年龄无明显相关性。王雪文等[74]研究发现呼吸机管路更换频率不影响VAP的发生率，建议使用中的呼吸机管路每7天更换1次。焦宪法等[75]研究发现肠内营养对机械通气患者的营养状况的改善有帮助，经鼻肠管方式的患者肠道耐受性好，呼吸机相关性肺炎发生率低。赵擎宇等[76]报道肿瘤专科医院ICU机械通气患者VAP的发生率较高，病情危重、氧合差、APACHEⅡ、CLIS评分高是重要危险因素，VAP的病原菌分布和抗菌谱有别于综合医院ICU。鲍滨[77]比较老年重症患者早发性与迟发性VAP的病原学，结果显示早发性VAP分布最多的3种病原菌为流感嗜血杆菌、肺炎链球菌和金黄色葡萄球菌，迟发性VAP为金黄色葡萄球菌、铜绿假单孢菌、肺炎克雷白菌，病原菌分布有明显差异，迟发性VAP预后可能更差。赵惠敏[78]调查显示VAP患者呼吸道分泌物中以革兰阴性杆菌为主，主要病原菌以铜绿假单胞菌、肺炎克雷白菌、大肠杆菌为主，对阿米卡星、环丙沙星、庆大霉素、妥布霉素、头孢噻吩、头孢他啶、哌拉西林均有较高耐药性，而且存在严重的多重耐药性。韦中盛等[79]报道106例ICU发生VAP，致病菌前5位分别是嗜麦芽寡养单胞菌、鲍氏不动杆菌、肺炎克雷白菌、表皮葡萄球菌、白色假丝酵母菌。吕华等[80]分析新生儿ICU内VAP患者中分离的36株病原菌，革兰阴性杆菌占88.89%，革兰阳性球菌占8.33%，真菌占2.78%；主要致病菌依次为鲍氏不动杆菌、肺炎克雷白菌、嗜麦芽寡养单孢菌(13.89%)，对头孢哌酮/舒巴坦敏感性好。曹萌等[81]分析了123例确诊VAP的高龄患者病原学，结果依次显示铜绿假单胞菌、鲍氏不动杆菌、嗜麦芽寡养单胞菌、金黄色葡萄球菌、洋葱伯克霍尔德菌为主要病原菌，前2种菌对常用抗菌药物的耐药性较高。赖基栋等[82]分析新生儿ICU机械通气的712例患儿中69例发生了VAP，发生率为9.7%；前四位致病菌分别为白假丝酵母菌(39.2%)、嗜麦芽寡养单胞菌(20.3%)、表皮葡萄球菌(13.5%)、肺炎克雷伯菌(9.5%)。朱平光[83]分析280例机械通气患者中合并VAP90例，发生率32.14%；培养出病原菌130株，革兰阴性杆菌占61.54%，革兰阳性球菌占23.08%，真菌占15.38%；引起VAP的危险因素包括：胃内容物反流、呼吸机应用时间长、平卧位置、APACHEⅡ评分高；病死率为18.89%，高于非VAP的4.21%($P<0.05$)。孙健龙等[84]报道30例行机械通气发生下呼吸道黄杆菌属感染的患者均有基础疾病、长期应用多种抗菌药史；分离出主要为脑膜脓毒金黄杆菌，占33.33%；对红霉素、环丙沙星、磺胺甲噁唑/甲氧苄啶、克林霉素、万古霉素、利福平较敏感；死亡2例(2/30)。吴丽丽等[85]分析了分离自131例老年VAP患者的69株鲍氏不动杆菌(ABA)的耐药情况，其中头孢哌酮/舒巴坦的耐药率最低，为44.93%；其次为亚胺培南、美罗培南和哌拉西林/他唑巴坦，均为47.83%；共检出33株耐亚胺培南ABA，泛耐2株。吴丽丽等[86]报道分离自256例老年VAP患者的63株铜绿假单胞菌(PAE)对阿米卡星的耐药率最低，为23.81%；其次为庆大霉素、头孢哌酮/舒巴坦、哌拉西林/他唑巴坦、亚胺培南、美罗培南、左氧氟沙星，耐药率为34.92%～53.97%，34株耐亚胺培南PAE，3株泛耐药菌株。贾

民等[87]研究发现临床肺部感染评分监测对预测 VAP 患者的预后具有指导意义；床旁纤维支气管镜治疗可缩短 VAP 患者机械通气时间及 ICU 住院天数。赵丽敏等[88]报道 40 例老年 VAP 接受头孢哌酮/舒巴坦治疗情况，主要病原菌为铜绿假单胞菌、肺炎克雷白菌及大肠杆菌，痊愈 11 例、显效 15 例、进步 10 例、无效 4 例，总有效率为 65.0%；无药物不良反应。金东等[89]研究认为利奈唑胺对 MRSA 引起的呼吸机相关性肺炎有较好的疗效。鲍滨[90]分析 235 份 VAP 的病历资料，发现 ICU VAP 患者 MRSA 感染率较高，去甲万古霉素对 MRSA 的疗效与万古霉素相当。

（三）非典型病原体感染

程燕等[91]研究发现肺炎支原体(MP)感染大鼠存在慢性炎性反应及高反应状态，经 OVA 溶液雾化激发后，出现 Th1/Th2 细胞功能的失衡，加重了气道高反应状态，出现喘息发作的症状。李政锦等[92]调查发现小儿 MP 感染后免疫功能处于相对低下的状态，调节其免疫状态对于改善疾病状态有积极作用。李艳[93]研究显示支气管肺泡灌洗液中 IL－6、IL－10、TNF－α 在支原体肺炎(MPP)患儿发病中起着重要作用，这些指标可以较准确地判断患儿病情和预后。滕宁燕[94]研究表明 TNF－α、IL－6、IL－8 在 MPP 的发生、发展中可能起重要作用，并且与肺部有无纤维化形成有关。潘永杰[95]研究发现 MP 感染患者外周血 $CD4^+$ 明显降低，$CD8^+$ 明星增高，$CD4^+/CD8^+$ 也明显下降，结果显示外周血 T 淋巴细胞亚群的检测能够对 MP 感染的诊断及治疗提供一定的临床指导信息。曹焕萍等[96]检测了感染和非 MPP 患儿血清总 IgE 水平，发现 MPP 患儿血清总 IgE 水平增高，认为这可能与支气管哮喘存在一定相关性。王明义等[97]报道 60 例肺炎支原体感染患儿白三烯水平，发现 MP 感染患儿的血清和尿白三烯 B4 水平均明显升高，并与 MP 感染病情呈正相关，提示白三烯在 MP 感染的发病机制中可能起重要作用。杜忠祥[98]报道 196 例 MPP 患儿 MP-IgM、CRP 水平较 187 例健康对照组明显增高差异有统计学意义($P<0.01$)，提示 MP-IgM、CRP 联合检测对 MP 早期诊断具有重要临床应用价值。董海荣等[99]研究表明新生儿较其他年龄段患儿易感解脲脲原体、沙眼衣原体；肺炎支原体随着年龄的增长感染率逐渐增高；荧光定量 PCR 法诊断支原体、衣原体感染快速、敏感、特异性高。张健等[100]研究发现酶联免疫法抗体分型检测与被动颗粒凝集法对 MP 感染检测的一致性较好，ELISA 法检测 IgM、IgG、IgA 亚型可提示现症感染和既往感染。蔡利红等[101]通过对照分析发现联合采用 MP 咽拭子快速培养、血清酶联免疫吸附试验 MP-IgM 半定量检测和痰 MP-DNA-PCR 检测三种方法可以提高肺炎支原体感染的检出率。崔京涛等[102]* 报道 MP 抗体阳性率女性高于男性，好发于第四季度，高发学龄期儿童，儿科门诊及病房为 MP 抗体阳性率最高的标本来源。陈俊等[103]报道义乌地区呼吸道感染中 MP 感染率较高，其中，女性高于男性，以 1～3 岁和 4～6 岁春夏季感染率最高，构成的疾病以支气管炎 MP 感染阳性率最高。赵连爽等[104]检测沈阳地区 2010 年 6 243 例成人 MP 抗体 IgM 和 IgG，结果显示 MP 感染以秋冬季和 15～20 岁多发，发病率女性大于男性；同时检测 MP-IgM 和 IgG 对判断急性感染和了解其流行病学特点有帮助，对临床诊断和治疗有重要意义。胡雨生等[105]报道盐城地区 2007～2010 年 3 738 例 MP 感染好发冬春季及 4～7 岁年龄组儿童，城镇儿童感染率明显高于农村；在各种下呼吸道感染疾病中以大叶性肺炎 MP 的阳性感染率最高，其次是间质性肺炎，毛细支气管炎的感染率最低。范燕舟等[106]分析 302 例小儿 MPP 变化趋势，为发热突出以高热居多，且热程延长，呼吸道症状加重，肺部大叶性病变发生率升高，肺外损害尤其肝损害发生率增高，难治病例增多。贾黎红等[107]报道 160 例儿童 MPP 的临床特点，主要以>5 岁、发热、刺激性干咳肺呼吸音增粗为主，常累及消化系统，C－反应蛋白水平多升高，影像学表现一侧片状阴影多见。曲文秀等[108]分析了 92 例社区成人获得性支原体肺炎临床特点，提示临床表现多样化，伴有肺外器官的损害，血清特异性抗体阳性仍是诊断支原体感染的主要手段。张沧桑[109]报道 136 例小儿 MPP 肺部影像学 100%出现阴影，78.7%表现为单侧下叶肺部阴影，45.6%为肺部纹理增多，根据病程的不同，阴影形状亦不同，治疗后肺部阴影发生率 25.0%。周倩兰等[110]分析了 60 例肺炎支原体肺炎的 CT 表现，主要特点为：①支气管壁增粗；②沿着支气管分布的磨玻璃影(树杈征)；③磨玻璃影中弥散分布的结节影；④实变影。杜惠容等[111]报道阿奇霉素序贯疗法联合热毒宁注射液治疗小儿 MPP 疗效显著，可以缩短症状、体征消失时间，改善患儿生活质量。丁圣刚等[112]研究证实糖皮质激素可明显抑制重症 MPP 炎症反应，减轻由此对机体的损害，改善预后。陈超群等[113]运用生物信息学方法，发现肺炎嗜衣原体 Cpn0797 蛋白二级结构以无规则卷曲为主，并成功地建立了能稳定分泌抗 Cpn0797 蛋白的单克隆抗体杂交瘤细胞株，单克隆抗体能特异性的识别 Cpn0797 内源性蛋白。智霞萍等[114]研究发现肿瘤坏死因子 α (TNF－α)－308 位点、白介素－1β(IL－1β)－511 位点的基因多态性与军团菌感染无关，TNF－α 基因和 IL－1β 基因不是军团菌感染的易感基因。原灵等[115]调查发现 2008～2010 年福建省公共场所空调冷却塔水及冷凝水中分离的嗜肺军团菌血清Ⅰ型及血清Ⅵ型军团菌呈现基因多样性。秦天等[116]研究发现杜莫氏军团菌 L. dumoffii TEX-KL 与 L. dumoffii NY23 和嗜肺军团菌(L. pneumophila) Philadelphia-1 相比，对 A549 细胞具有更高的侵袭力，也具有更高的上皮细胞内生长能力。

(四) 真菌感染

林莉等[117]通过建立大鼠白念珠菌支气管肺感染模型，发现感染后肺组织 Toll 样受体 2 和 IL-10 水平升高，可能参与白念珠菌感染的发生和炎症的加重。齐天杰等[118]研究发现血液 $CD4^+/CD8^+$ T 淋巴细胞水平测定有助于早期发现肺部真菌感染的发生。刘晓宇等[119]评估认为抗真菌治疗后，全血曲霉菌 PCR 法不适宜检测侵袭性曲霉菌感染，但曲霉菌 PCR 测定应推荐为显微镜观察和真菌培养的辅助检测手段。杨国辉等[120]报道支气管肺泡灌洗液检测(1,3)-β-D 葡萄糖可用于患者侵袭性肺部真菌感染的早期诊断，且动态监测其变化对临床疗效的评价具有重要意义。林其昌等[121]对 76 例高度怀疑侵袭性肺曲霉病(IPA)的老年肺部疾病患者，同时行支气管肺泡灌洗液(BALF)和血清半乳甘露聚糖(GM)检测，结果以 GM 值 0.725 为界值时，BALF GM 检测的敏感度、特异度分别为 83.3%、96.6%；优于血清 GM 提示 BALF GM 检测在诊断老年人肺部疾病并存 IPA 中具有重要意义。葛伟等[122]评估认为通过 ELISA 检测血清 GM 适用于临床诊断呼吸系统疾病患者侵袭性肺曲霉病，具有一定诊断价值。乔亚红[123]研究认为对临床难于确诊的侵袭性肺真菌感染，CT 引导下经皮肺穿刺是一种安全有效的诊断方法。许攀峰等[124]* 研究认为，对于怀疑侵袭性肺曲霉病的非粒缺患者，依靠血清 GM 实验联合 CT 的影像学改变有一定的敏感性和较好的特异性。贾策等[125]分析 48 例肺部真菌感染的 CT 表现，其中弥散型 19 例，占 39.6%；曲菌球型 13 例，占 27.1%；实变型 12 例，占 25%；结节型 4 例，占 8.3%。吴伟本等[126]总结分析了 56 例肺真菌病的 CT 表现，其中空洞伴结节的“空气新月征”8 例，占 11.8%；不规则多发空洞病灶 7 例，占 12.5%；不规则空洞伴斑片影 5 例，占 8.9%；单发肺结节 11 例，占 19.6%；多发肺结节 12 例，占 21.4%；结节伴斑片状影 7 例，占 12.5%；6 例呈实变样表现，占 10.7%。周咏梅等[127]报道 2 116 份下呼吸道痰标本共分离出 6 种假丝酵母菌属，共 422 株，检出率 19.9%；大多与细菌混合感染；药敏结果显示常见的白色假丝酵母菌对常用抗真菌药物有一定的耐药性。刘柏洪[128]报道呼吸内科患者肺部真菌感染的易感因素为：年龄≥61 岁、住院时间≥30 天、应用抗菌药物、患基础疾病 COPD 以白色假丝酵母菌感染率最高。孙军等[129]分析了 68 例侵袭性肺部真菌感染(IPFI)，痰真菌培养中白色念珠菌(36 株)占首位，其次是曲霉菌(18 株)和隐球菌(10 株)，原发性 IPFI 以肺隐球菌为主；严重的基础疾病、长期联合应用抗生素、糖皮质激素应用成为 IPFI 的主要危险因素。齐天杰等[130]分析 306 例非肿瘤患者 IPFI，提示宿主因素对于 IPFI 早期诊断与预防至关重要，IPFI 的致病真菌仍以假丝酵母菌属最多。孙文萍等[131]报道伊曲康唑注射液治疗 18 例老年肺部真菌感染具有较好的临床疗效及安全性。吴洁等[132]报道伏立康唑治疗 28 例肺曲霉菌病，结果提示伏立康唑作为肺曲霉菌病的首选药物，效果可靠，不良反应少。乔亚红[133]报道醋酸卡泊芬净静滴后 2～4 周口服伊曲康唑治疗 18 例侵袭性肺部真菌感染，结果显示该方法有较好的疗效，且安全性好。万力等[134]报道普通裂褶菌所致变应性支气管肺真菌病 1 例。李培等[135]报道无基础疾病及免疫缺陷的慢性坏死性肺曲霉病(CNPA)3 例。索涛等[136]报道变态反应性支气管肺曲霉病一例。

(施晓倩　方　正)

参 考 文 献

1　夏　倩，等. 中华结核和呼吸杂志，2012，35(3)：214
2　杨　勇. 安徽医学，2012，33(6)：707
3　刘　爽，等. 中华医院感染学杂志，2012，22(13)：2760
4　田云粉. 中华医院感染学杂志，2011，21(21)：4492
5　朱秋皎，等. 天津医药，2012，40(7)：738
6　马慧娟. 中华医院感染学杂志，2012，22(5)：951
7　谢红梅，等. 中华医院感染学杂志，2012，22(12)：2696
8　艾洪武，等. 中华医院感染学杂志，2012，22(5)：1075
9　叶颖子，等. 中华传染病杂志，2012，30(4)：246
10　李　燕，等. 第三军医大学学报，2012，34(6)：558
11　张晓耕，等. 四川医学，2011，33(10)：1635
12　胡志德，等. 第二军医大学学报，2012，33(5)：501
13　李　喆，等. 中国综合临床，2012，28(2)：172
14*　张　立，等. 中华结核和呼吸杂志，2012，35(4)：275
15　徐　宁，等. 中华老年医学杂志，2012，31(5)：428
16　王宏伟，等. 中华医院感染学杂志，2011，21(18)：3777
17　王日兴，等. 中华医院感染学杂志，2011，21(18)：3781
18　陈晓琳，等. 临床内科杂志，2011，28(12)：814
19　刘洁，等. 中华医院感染学杂志，2011，21(17)：3587
20　韩兆勇，等. 中华急诊医学杂志，2011，20(11)：1192
21　杨文秀. 吉林医学，2012，33(21)：4504
22　杨长春，等. 中华医院感染学杂志，2012，22(13)：2799
23　张　巧，等. 第三军医大学学报，2011，33(21)：2230
24　饶春梅，等. 中华检验医学杂志，2012，35(4)：367
25　吴达党，等. 吉林医学，2012，33(9)：1824
26　吕菊红，等. 中华医院感染学杂志，2012，22(1)：185
27　李上森，等. 中华医院感染学杂志，2012，22(11)：2460

28 高萍萍,等.中华医院感染学杂志,2012,22(6):1293
29 王　辉,等.中华结核和呼吸杂志,2012,35(2):113
30 程真顺,等.武汉大学学报,2011,32(6):843
31 吴祖凤,等.安徽医学,2011,32(9):1294
32 朱锦宏,等.中华医院感染学杂志,2012,22(11):2428
33 张　令,等.中华医院感染学杂志,2012,22(5):1026
34 徐　凌,等.中国实用内科杂志,2011,31(11):856
35 高静珍,等.中国综合临床,2011,27(8):817
36 周建娅,等.中华结核和呼吸杂志,2011,34(9):704
37 杨宏锋,等.山东医药,2011,51(48):116
38 张开凤,等.中华医院感染学杂志,2011,21(24):5174
39 孙成栋,等.中国危重病急救医学,2012,24(2):100
40 耿治英,等.中华医院感染学杂志,2011,21(23):4871
41 梁晶晶,等.中华医院感染学杂志,2011,21(23):4885
42 阮海燕,等.中华医院感染学杂志,2011,21(18):3957
43 李雅琴,等.中华医院感染学杂志,2011,21(17):3597
44 王福兰,等.中华医院感染学杂志,2012,22(3):635
45 郑玉龙,等.中华医院感染学杂志,2012,22(8):1725
46 林建军.中华医院感染学杂志,2012,22(14):3175
47 朱　剑,等.中华医院感染学杂志,2011,21(22):4818
48 朱佑明,等.第三军医大学学报,2011,33(18):1986
49 胡祥英,等.中国病原生物学杂志,2012,7(1):61
50 刘建华,等.中华医院感染学杂志,2011,21(22):4820
51 夏静静,等.中华医院感染学杂志,2011,21(21):4589
52 杜友谊,等.中华医院感染学杂志,2012,22(14):3158
53 蔡小芳,等.中华急诊医学杂志,2012,21(4):356
54 方文雄,等.中华医院感染学杂志,2011,21(19):4141
55* 许能銮,等.中华结核和呼吸杂志,2011,34(10):735
56 赵德军,等.中华医院感染学杂志,2012,22(14):3161
57 黄庆宁,等.中华医院感染学杂志,2012,22(14):3028
58 陈鸣敏.中华医院感染学杂志,2012,22(8):1569
59 张胜靖,等.中国实用内科杂志,2011,31(9):734
60 胡慧英,等.中华医院感染学杂志,2012,22(12):2658
61 顾益萍.中华医院感染学杂志,2012,22(11):2395
62 杜金云,等.中华医院感染学杂志,2012,22(6):1256
63 姜建洋,等.中华医院感染学杂志,2012,22(9):1897
64 郭　峰.福建医药杂志,2011,33(6):53
65 李学莉,等.中华医院感染学杂志,2011,21(24):5171
66 黄丽霞,等.中华医院感染学杂志,2012,22(14):2994
67 招云春,等.中华医院感染学杂志,2011,21(18):3784
68 王小红,等.中国危重病急救医学,2012,24(7):423
69 蒋彩芬.中华医院感染学杂志,2012,22(7):1353
70 陈法余,等.中华医院感染学杂志,2011,21(22):4687
71 余国亮,等.中华医院感染学杂志,2011,21(23):4941
72 陈敏华,等.中华医院感染学杂志,2011,21(17):3590
73 李颖霞,等.中华医院感染学杂志,2012,22(4):696
74 王雪文,等.中国综合临床,2011,27(8):798
75 焦宪法,等.中华医院感染学杂志,2012,22(16):3479
76 赵擎宇,等.中华医院感染学杂志,2011,21(17):3593
77 鲍　滨.中华老年医学杂志,2012,31(5):393
78 赵惠敏.四川医学,2012,33(5):850
79 韦中盛,等.中华医院感染学杂志,2011,21(20):4385
80 吕　华,等.中华医院感染学杂志,2012,22(1):182
81 曹　萌,等.中华医院感染学杂志,2012,22(1):200
82 赖基栋,等.中国综合临床,2011,27(11):1210
83 朱平光.中华医院感染学杂志,2012,22(7):1358
84 孙健龙,等.中华医院感染学杂志,2012,22(11):2420
85 吴丽丽,等.中华医院感染学杂志,2012,22(12):2687
86 吴丽丽,等.中华医院感染学杂志,2012,22(11):2431
87 贾　民,等.中华医院感染学杂志,2012,22(2):258
88 赵丽敏,等.中华医院感染学杂志,2012,22(15):3350
89 金　东,等.中华医院感染学杂志,2011,21(21):4564
90 鲍　滨.中华医院感染学杂志,2011,21(21):4569
91 程　燕,等.吉林医学,2012,33(9):1796
92 李政锦,等.中华医院感染学杂志,2012,22(15):3221
93 李　艳.吉林医学,2011,32(27):5664
94 滕宁燕.中华医院感染学杂志,2012,22(3):533
95 潘永杰.中华医院感染学杂志,2011,21(22):4735
96 曹焕萍,等.医学临床研究,2012,29(6):1096
97 王明义,等.新医学,2012,43(5):294
98 杜忠祥.吉林医学,2012,33(3):484
99 董海荣,等.内蒙古医学杂志,2011,43(10):1190
100 张　健,等.中华检验医学杂志,2012,35(7):639
101 蔡利红,等.江苏医药,2012,38(13):1532
102* 崔京涛,等.中华检验医学杂志,2011,34(9):820
103 陈　俊,等.中华医院感染学杂志,2012,22(15):3419
104 赵连爽,等.医学临床研究,2011,28(10):1848
105 胡雨生,等.安徽医学,2012,33(6):699
106 范燕舟,等.医学临床研究,2012,29(5):828
107 贾黎红,等.中华医院感染学杂志,2012,22(12):2570
108 曲文秀,等.医学临床研究,2012,29(4):679
109 张沧桑.中华医院感染学杂志,2012,22(5):953
110 周倩兰,等.山东医药,2011,51(48):63
111 杜惠容,等.河北医药,2011,33(19):2944
112 丁圣刚,等.复旦学报(医学版),2012,39(2):180
113 陈超群,等.中国人兽共患病学报,2012,28(2):103
114 智霞萍,等.中国公共卫生,2012,28(5):623
115 原　灵,等.中国人兽共患病学报,2012,28(5):461
116 秦　天,等.中国人兽共患病学报,2012,28(6):527
117 林　莉,等.中国医科大学学报,2012,41(3):224
118 齐天杰,等.河北医药,2011,33(20):3045
119 刘晓宇,等.江苏医药,2012,38(14):1681
120 杨国辉,等.中国危重病急救医学,2012,24(2):90
121 林其昌,等.中华老年医学杂志,2011,30(9):732
122 葛　伟,等.中国防痨杂志,2012,34(6):369
123 乔亚红.中国综合临床,2012,28(7):718
124* 许攀峰,等.浙江大学学报(医学版),2012,41(3):332
125 贾　策,等.中华医院感染学杂志,2012,22(5):980

126　吴伟本,等.中华医院感染学杂志,2011,21(21):4512
127　周咏梅,等.中华医院感染学杂志,2011,21(19):4179
128　刘柏洪.中华医院感染学杂志,2012,22(8):1748
129　孙　军,等.中国综合临床,2011,27(9):940
130　齐天杰,等.中华医院感染学杂志,2012,22(1):205
131　孙文萍,等.中华医院感染学杂志,2012,22(3):592
132　吴　洁,等.中华医院感染学杂志,2011,21(22):4804
133　乔亚红.中国综合临床,2012,28(6):610
134　万　力,等.中华老年医学杂志,2011,30(12):1052
135　李　培,等.中华结核和呼吸杂志,2012,35(2):147
136　索涛,等.临床内科杂志,2012,29(6):427

七、肺部过敏性和免疫性疾病

(一) 支气管哮喘

丁静等[1]对哮喘发作期的3～4岁幼儿进行脉冲振荡肺功能检测和变应原皮内实验,结果显示,与正常幼儿相比,哮喘患儿呼吸总阻抗、气道黏性阻力等指标明显增高,舒张试验显示气道阻塞呈可逆性,变应原检测的阳性率高达65%。李洪涛等[2]研究发现哮喘小鼠BALF中胸腺基质淋巴生成素(TSLP)水平以及脾脏的树突状细胞(DC)分泌的TSLP受体(TSLPR)水平显著高于正常组,布地奈德干预后均出现下降,显示布地奈德可能通过TSLP-DC途径抑制哮喘的Th2型反应。杨东霞等[3]检测30例中重度哮喘急性发作患者激素治疗前血清中IL-18和IL-33的水平,分别为300±181 ng/L和208±95 ng/L,显著高于健康对照组,与IgE水平和嗜酸性粒细胞比例呈正相关,与肺功能呈负相关,激素治疗后IL-18和IL-33均呈显著下降低于治疗前$P<0.05$。侯小霞等[4]检测了47例慢性持续期哮喘患者体内组蛋白去乙酰化酶-9(HDAC-9)的表达水平,结果显示HDAC9的mRNA表达明显高于健康对照,而且在间歇期、轻度、中重度哮喘中的表达水平分别是3.2±0.5、89.6±18.0、323.0±65.3 U/L,呈逐渐上升趋势,与GATA 3 mRNA、IL-4 mRNA、IL-17呈正相关,与TGF-β和肺功能呈负相关。韩曙光等[5]研究发现H_2型松弛素可以显著降低哮喘小鼠支气管α-SMA阳性染色面积/支气管基底膜周径、肺组织中细胞周期蛋白D1(cyclin D1)的表达水平,松弛素干预后羟脯氨酸含量也显著低于其他2组(均$P<0.05$)提示松弛素可能有延缓哮喘小鼠气道重塑进程的作用。傅佩芳等[6]检测了54例哮喘患者的呼出气一氧化氮(FENO)水平,结果急性加重期、慢性持续期和缓解期分别为57.59±32.24 ppb、40.02±15.68 ppb、26.71±6.07 ppb,呈递减趋势,且均显著高于对照组,急性发作期组的FENO水平与FEV1呈正相关。刘静月等[7]报道地塞米松可以明显诱导人气道上皮细胞9HTE$_0$中亮氨酸拉链蛋白(GILZ)的表达,但是通过诱导表达的GILZ抑制了MAPK(Raf/Mek/Erk)信号途径,从而可能影响了上皮细胞的修复。陈爽等[8]对200例哮喘患者和111例正常人进行白介素27(IL-27)基因的单核苷酸多态性研究发现,在东北地区汉族人群中,IL-27 p28基因的SNP位点(g.-964A/G、g.2905T/G、g.4730T/C)的多态性与哮喘易感性无明显相关性。刘晶等[9]检测22例有哮喘病史的分娩孕妇的胎儿脐带血中调节性T淋巴细胞的数量及其功能。结果提示Treg数量减少,IL-10分泌减少,Treg对效应性T细胞增殖的抑制功能也下降,表明Treg的数量和功能均存在缺陷。李志伟等[10]报道85例急性哮喘诱导痰中嗜酸粒细胞细胞比例明显升高的患者在全身激素使用的剂量和时间以及住院时间方面显著减少。白莉等[11]报道41例难治性哮喘患者多存在不同程度的不完全可逆性气流受限和气道炎症,82.3%的患者胸部HRCT显示不同程度的支气管壁增厚。李艳春等[12]报道哮喘小鼠的血清IL-23、肺组织中IL-23 p19mRNA以及IL-23蛋白表达水平均显著高于正常组。唐素萍等[13]检测了福州地区50例哮喘儿童呼出气一氧化氮(FeNO)水平为46.90±32.16 ppb,显著高于50例健康儿童的15.52±9.86 ppb,提示FeNO可以作为儿童哮喘诊断的一项客观指标。蒋才玉等[14]报道广州市不吸烟正常人FENO参考值是6.1～41.0 pg/L,得出FENO预计值公式为Ln(FENO)=-1.272+0.011×年龄(y)+0.023×身高(cm)。陈爱欢等[15]报道糖皮质激素雾化吸入对于中重度儿童哮喘发作的疗效,结果雾化0.05%布地奈德2 ml溶液3次后,临床症状积分、呼吸频率、SaO_2、FEV1、FEV1/预计值均明显改善,需全身使用激素的比例为15%,需住院的比例为5%,均显著低于未雾化吸入糖皮质激素组。何剑等[16]对266例咳嗽变异性哮喘(CVA)的回顾性调查,发现能正确认知疾病者占50.4%,36.8%的患者接受了标准治疗其症状改善明显优于非标准治疗患者,且复发率较低。邹叶青等[17]研究了减毒活菌卡介苗(BCG)对哮喘患者外周血Th1/Th2平衡的影响,结果提示BCG干预后Th1百分比和Th/Th2均升高,且IFN-γ表达升高、IL-4表达下降。陈洪等[18]对182名过敏性鼻炎和(或)哮喘患者采用舌下特异性免疫疗法治疗结果没有出现全身性不良反应,轻中度不良反应发生率为8.24%,主要发生于14岁以下患儿。提示该疗法安全性高。陈静等[19]报道83例按照GINA规范化治疗的哮喘患儿哮喘的控制率为93.5%;ACT评分与PEF-pred%具有线性正相关性。赵金红等[20]报道利用椭圆食粉螨提取液成功建立并评估了小鼠哮喘模型。张

慧平等[21]检测儿童血清瘦素水平结果发现，无论正常体重还是单纯性肥胖儿童，如合并哮喘时，体内瘦素水平在急性期均显著升高，单纯性肥胖的哮喘患儿无论是在急性期还是缓解期，瘦素水平均高于对应的体重正常的哮喘患儿。张艺等[22]检测54例哮喘患者血清嗜酸性粒细胞阳离子蛋白(ECP)和IL-4均显著高于对照组，且急性发作期进一步升高，经治疗后有所降低。提示ECP和IL-4可评价气道炎症程度及指导治疗。段效军等[23]报道106例3岁以下哮喘患儿体内维生素D缺乏和不足的比例均高于对照组，且在哮喘患儿组内，维生素D缺乏者的气道重度阻塞率显著高于维生素D不足和正常者。邱晨等[24]对哮喘小鼠分离的脾脏T细胞进行STAT5的RNA干扰后，观察细胞增殖情况，结果提示，在干扰效果较好的情况下，T细胞增殖率明显降低，凋亡率明显升高。陈莉娜等[25]报道81例哮喘患者在ICS吸入治疗的基础上给予标准化尘螨变应原提取液特异性免疫治疗(SIT)的效果与87例单纯的ICS吸入治疗相比，病情改善率和VAS评分均提高，显SIT联合ICS优于单用ICS治疗，且安全性较好。柏发蕊等[26]检测哮喘患者的呼出气NO(FeNO)，结果提示急性发作期患者FeNO显著高于缓解期以及正常对照，FeNO水平与肺功能、ACT评分呈正相关，与外周血嗜酸性粒细胞比例呈负相关。张铁栓等[27]对郑州市的哮喘患者进行慢性肾脏病的流行病学调查，发现哮喘人群中蛋白尿、血尿、eGFR下降的患病率分别为9.41%、10.37%、3.03%，均高于普通人群，CKD的患病率高达17.38%，且哮喘病史越长，慢性肾脏病患病率越高。李建华等[28]研究了经典瞬时受体电位通道(TRPC)在哮喘小鼠肺组织中的表达，结果显示哮喘小鼠肺组织中TRPC1、TRPC6 mRNA表达显著高于正常对照，且相应蛋白表达也显著增强。鄞孟洁等[29]探讨了哮喘小鼠$CD4^+$ T细胞中miRNA-31和FOXP3 mRNA表达的相关性，结果显示，哮喘小鼠的$CD4^+$ T细胞中FOXP3 mRNA和miR-31分别为正常对照的0.1倍和4.79倍，经地塞米松治疗后FOXP3 mRNA升高至原水平的3.75倍；而miRNA-31无显著变化。周雨等[30]观察了STAT6圈套寡核苷酸(ODN)对哮喘小鼠eotaxin表达的影响以及气道炎症反应的作用，结果显示STAT6圈套ODN可以经鼻气道滴入的方式直接转染至小鼠的肺组织，并可抑制eotaxin的表达，抑制气道嗜酸性粒细胞的聚集，抑制气道炎症。朱艳芬等[31]报道哮喘模型小鼠肺组织中α平滑肌肌动蛋白(α-SMA)的mRNA和蛋白表达与正常小鼠相比均显著增加，而且与致敏原的剂量以及激发时间呈正相关。张娟等[32]报道胸腺活化调节趋化因子(TARC)在哮喘小鼠的肺泡灌洗液、血清中以及气道平滑肌细胞中水平显著高于正常对照，且经过地塞米松治疗后TARC水平有显著下降。朱洪等[33]报道哮喘患者无论是急性加重期还是慢性缓解期，其血清中参加气道重塑过程的MMP-9和TIMP-1水平均显著高于正常对照组，而且该两者之间存在显著的正相关。韩洁等[34]对133例过敏性哮喘儿童进行标准化脱敏治疗2年，治疗后过敏原种类、过敏原皮试指数以及肺功能均明显改善，血清总IgE水平由治疗前的623.1 U/ml降至541.6 U/ml，疗效显著。陈建平等[35]调查了重庆地区413例哮喘患儿和420例正常儿童，10个相关因素分析显示：家族遗传性、特应性体质、皮肤点刺阳性、总IgE这6个因素是儿童哮喘发病的高危因素，母乳喂养和HAV感染是保护性因素。陈敏等[36]报道经BCG皮下注射治疗干预后的哮喘小鼠肺组织中STAT6表达下降，BALF中白细胞总数、EOS计数、IL-4有所下降，IFN-γ水平增加，提示BCG可能通过STAT6抑制哮喘小鼠的Th2型炎症。韦翊等[37]通过舌下滴注特异性免疫治疗药物(粉尘螨滴剂)1年治疗儿童过敏性哮喘与常规治疗相比，显著改善哮喘患儿的症状评分和肺功能情况，具有较好的临床疗效。强丽霞等[38]报道当哮喘小鼠经过TIM-1抗体干预后，哮喘小鼠气道MUC5AC(黏蛋白5AC)的mRNA相对表达水平由干预前的17.3±1.4降至5.6±0.3，且IL-4、IL-5等Th2型细胞因子也出现显著降低，提示抑制TIM-1的表达有利于减少哮喘气道黏液高分泌状态，减轻Th2型炎症反应。张春玲等[39]检测35例哮喘患者诱导痰中胸腺活化调节趋化因子(TARC)和巨噬细胞衍生趋化因子(MDC)水平，均显著高于20例正常对照组，TARC与MDC以及EOS%呈正相关，与肺功能呈负相关，经治疗后TARC水平明显降低。高福生等[40]*报道慢性烟曲霉暴露支气管哮喘大鼠后大鼠肺组织MUC5AC的mRNA表达水平以及上皮细胞中的MUC5AC蛋白水平明显升高，且暴露时间越长，表达水平越高，MUC5AC的mRNA和蛋白水平与气道上皮杯状细胞的增生程度以及气道反应性呈正比。何世伟等[41]报道60例哮喘患者瘦素水平显著高于正常对照组，轻、中、重度哮喘瘦素水平依次升高，重度组显著高于轻中度组。瘦素水平与血清中超敏CRP(hsCRP)以及女性BMI正相关，与FEV1/预计值呈负相关。马佳佳等[42]报道妊娠期哮喘小鼠与正常妊娠小鼠相比，体内Th17细胞数目、Th17/Treg、IL-17、IL-23以及转录因子RORγt的水平显著升高，而Treg细胞数目明显降低，地塞米松处理后，在改善哮喘症状的同时降低了RORγt表达，使Th17细胞的分化与增殖功能受抑。马洪明等[43]检测哮喘小鼠肺组织中冷敏感受体

TRPM8 和 TRPA1 的 mRNA 水平显著高于健康对照小鼠,提示该两种蛋白可能参与冷刺激诱发哮喘发作的机制。马艳良等[44]报道 200 例哮喘患者中烟曲霉皮肤点刺试验阳性者共 11 例(5.5%),其中 5 例诊断为 ABPA(变应性支气管肺曲霉病),提示我国 ABPA 的患病率长期被低估。杜建新等[45]报道哮喘患者血清中血小板衍生生长因子(PDGF)和 MMP-9 的水平均显著高于正常对照,经激素治疗后有明显降低,而 FoxP3(叉头型基因 3)水平治疗前明显低于对照组,经治疗后有明显升高。认为均参与气道重塑。肖建军等[46]报道应用含有免疫刺激序列 CpG 的寡聚脱氧核苷酸(ODN)预防或治疗后的哮喘小鼠其气道炎症指标出现较为明显的下降,气道阻力有所降低,气道的顺应性有所改善,提示 CpG ODN 可以改善哮喘肺部炎症,降低气道高反应性,调节 Th1/Th2 的平衡。吴雪郡等[47]对重庆地区 619 例 3～13 岁的缓解期哮喘患儿进行了肺功能的检查,结果显示除了 3～5 岁女性患儿的 MEF25 与 FEV1 和 PEF 无相关性外,其余小气道指标(MEF25、MEF50、MEF75)均与 FEV1 以及 PEF 呈正相关,显示了 FEV1 和 PEF 对辅助诊断哮喘的重要价值。王丽慧等[48]对 24 例无症状的尘螨过敏患者外周血单个核细胞经尘螨抗原刺激后,测定 $CD4^+$ IL-10^+ Treg/$CD4^+$ T 的比值高于对尘螨过敏的 20 例哮喘患者,无论刺激与否均与 22 例正常对照组接近,但是 IL-10 的水平明显高于哮喘组与正常对照组,提示无症状过敏反应的发生可能与抗原刺激后产生的高 IL-10 有关。陈芸等[49]研究了 Mina 基因的 SNP 与重庆地区汉族儿童变应性哮喘发病的相关性,结果显示 Mina 基因的 rs4857304 位点的 SNP 与哮喘发病存在相关性,该位点 TT 型相比 GG 型和 GT 型更易罹患哮喘。周麦宁等[50]报道 28 例小儿咳嗽变异性哮喘的误诊情况。分别误诊为支气管炎 8 例、反复呼吸道感染 12 例、间质性肺炎 3 例、支原体肺炎 5 例。段波等[51]报道西安地区 180 例哮喘儿童皮肤变应原点刺试验(SPT)阳性(SPT≥1)154 例,以粉尘螨阳性率最高,为 78.6%,高龄组患儿(>7 岁)的阳性率为 81.1%,高于低龄组(≤7 岁)的 78.1%。刘晓俊等[52]检测干细胞因子(SCF)在 33 例哮喘患者糖皮质激素治疗后血清中含量显著低于治疗前水平,但仍高于健康对照,提示激素治疗可以降低 SCF 的表达,SCF 在哮喘发病及病情判断中可能发挥作用。陈强等[53]报道 30 例哮喘患儿诱导痰中 TGF-β1、IL-5、EOS 均显著升高,且都与肺功能呈负相关。赵一菊等[54]报道 39 例粉尘螨滴剂舌下含服治疗咳嗽变异性哮喘(CVA)的治疗结果与 39 例对照组比较在哮喘症状评分、症状改善时间方面明显减少,肺功能指标有所改善,且血清中的特异性 IgE 水平显著下降,而 IFN-γ 水平明显升高,提示粉尘螨滴剂的 SIT 治疗 CVA 具有较好的临床应用价值。李森等[55]报道哮喘大鼠气道平滑肌细胞(ASMC)肌浆网钙-ATP 酶 SERCA2 的 mRNA 以及蛋白表达水平均低于正常对照,而经过布地奈德干预后均有所升高,较干预前有统计学差异。李慧婷等[56]*报道大鼠气道平滑肌细胞(ASMC)在不同浓度莫西沙星处理后大鼠的 ASMC 凋亡率、半胱氨酸-蛋白酶-3(caspase-3)表达水平均明显高于空白对照,线粒体膜电位水平(红色/绿色荧光强度比率)明显低于空白对照,且都呈现浓度依赖性,提示莫西沙星可能通过影响大鼠 ASMC 的线粒体膜电位水平促进其凋亡。ZHU Tao 等[57]报道罗苏伐他汀可以减少哮喘小鼠 BALF 中的炎症细胞总数以及各种类型的炎症细胞数,同时也能降低 BALF 中 IL-4、IL-5、IL-13 以及 TNF-α 的水平;可以减少气道黏液分泌以及 GABAARβ2 蛋白的表达,提示罗苏伐他汀可能通过调节 GABAARβ2 的活性抑制哮喘气道炎症以及黏液高分泌。XU Changqing 等[58]报道淫羊藿苷干预后的哮喘大鼠 IL-4 表达降低,IFN-γ 表达升高,GATA-3 表达下降而 T-bet 无显著性变化,提示淫羊藿苷可以调节哮喘大鼠的 Th1/Th2 失衡。LI Yi 等[59]报道在烟草暴露的情况下哮喘大鼠的 MyD88(髓分化因子 88)表达、DC 细胞对于异体淋巴细胞的刺激活性、IFN-γ 水平均较非烟草暴露的哮喘大鼠显著降低,而 IL-4 的水平则显著升高,提示吸烟可能通过 MyD88 依赖的途径削弱免疫机制从而加重哮喘。

(唐　昊)

参考文献

1　丁　静,等.江苏医药,2012,38(8):933
2　李洪涛,等.中华结核和呼吸杂志,2012,35(7):497
3　杨东霞,等.中华结核和呼吸杂志,2012,35(7):493
4　侯小霞,等.中华结核和呼吸杂志,2012,35(5):340
5　韩曙光,等.中华结核和呼吸杂志,2012,35(5):349
6　傅佩芳,等.中华老年医学杂志,2012,31(6):479
7　刘静月,等.中国免疫学杂志,2012,28(8):737
8　陈　爽,等.中国免疫学杂志,2012,28(6):552
9　刘　晶,等.中国免疫学杂志,2012,28(6):560
10　李志伟,等.第三军医大学学报,2012,34(10):987
11　白　莉,等.解放军医学杂志,2011,36(9):931
12　李艳春,等.中国免疫学杂志,2012,28(4):357
13　唐素萍,等.福建医药杂志,2012,34(2):60
14　蒋才玉,等.中国实用内科杂志,2012,32(8):608
15　陈爱欢,等.中华结核和呼吸杂志,2012,35(4):269
16　何　剑,等.复旦学报(医学版),2012,39(2):176
17　邹叶青,等.天津医药,2011,39(10):890

18 陈 洪,等.福建医药杂志,2011,33(6):12
19 陈 静,等.重庆医药,2011,40(25):2518
20 赵金红,等.中国病原生物学杂志,2011,6(10):761
21 张慧平,等.安徽医学,2012,33(3):293
22 张 艺,等.临床内科杂志,2012,29(3):193
23 段效军,等.医学临床研究,2012,29(2):306
24 邱 晨,等.中华结核和呼吸杂志,2012,35(1):50
25 陈莉娜,等.四川大学学报(医学版),2012,43(1):143
26 柏发蕊,等.江苏医药,2012,38(3):303
27 张铁栓,等.中国实用内科杂志,2012,32(3):216
28 李建华,等.华中科技大学学报(医学版),2011,40(6):678
29 酆孟洁,等.第三军医大学学报,2012,34(5):419
30 周 雨,等.重庆医学,2011,40(28):2809
31 朱艳芬,等.中国免疫学杂志,2011,27(10):934
32 张 娟,等.山东医药,2012,52(5):25
33 朱 洪,等.重庆医学,2011,40(25):2560
34 韩 洁,等.中国免疫学杂志,2011,27(10):938
35 陈建平,等.第三军医大学学报,2011,33(17):1862
36 陈 敏,等.中国免疫学杂志,2011,27(12):1066
37 韦 翊,等.浙江医学,2011,33(12):1772
38 强丽霞,等.第二军医大学学报,2012,33(6):581
39 张春玲,等.山东医药,2012,52(24):74
40* 高福生,等.中华结核和呼吸杂志,2012,35(6):423
41 何世伟,等.山东医药,2012,52(21):20
42 马佳佳,等.解放军医学杂志,2012,37(6):561
43 马洪明,等.广东医学,2012,33(6):750
44 马艳良,等.中华结核和呼吸杂志,2011,34(12):909
45 杜建新,等.中国实用内科杂志,2011,31(9):719
46 肖建军,等.浙江医学,2011,33(11):1575
47 吴雪郡,等.南方医科大学学报,2011,31(11):1900
48 王丽慧,等.武汉大学学报(医学版),2011,32(6):808
49 陈 芸,等.重庆医学,2011,40(31):3121
50 周麦宁,等.陕西医学杂志,2011,40(9):1262
51 段 波,等.陕西医学杂志,2011,40(11):1501
52 刘晓俊,等.四川医学,2011,32(8):1200
53 陈 强,等.江西医药,2011,46(11):988
54 赵一菊,等.广东医学,2011,32(16):2202
55 李 淼,等.天津医药,2011,39(12):1144
56* 李慧婷,等.中华结核和呼吸杂志,2011,34(9):684
57 ZHU Tao, et al. Chin Med J,2012,125(8):1457
58 XU Chang-qing, et al. Chin Med J, 2011, 124 (18):2899
59 LI Yi, et al. Chin Med J,2012,125(14):2556

(二) 弥漫性间质性肺疾病

包娜等[1]研究发现 HRCT 中细支气管扩张累及肺段数越多且呈外周分布对特发性肺纤维化(IPF)诊断正确性高于非特异性间质性肺炎(NSIP),气腔性实变影对隐源性机化性肺炎(COP)诊断准确性较高。黄海东等[2]研究发现分泌型糖蛋白 YKL-40 在博来霉素诱导的肺间质纤维化大鼠肺组织中表达量显著高于对照组并呈时间依赖性增高,提示 YKL-40 可能参与肺纤维化过程。沈叶等[3]研究发现大剂量(80-120 mg/d)糖皮质激素联合 N-乙酰半胱氨酸治疗 IPF 患者后肺功能改善优于小剂量(<80 mg/d)激素联合 N-乙酰半胱氨酸组,更能改善肺功能、缓解总体症状,且在短期内未表现出明显副作用。李晓峰等[4]发现脂多糖(LPS)刺激后可增加肺纤维细胞胶原蛋白表达、减少 GSH 含量;N-乙酰半胱氨酸(NAC)与地塞米松可明显抑制上述作用,提示 NAC 可抑制 LPS 诱导的氧自由基损伤及肺纤维化。莫平征等[5]发现泛素蛋白酶体抑制剂(MG-132)可抑制 SD 大鼠肺成纤维细胞生长并使凋亡增加,其机制可能与减少肺成纤维细胞向肌成纤维细胞的转化及抑制 NF-κB 表达有关。袁雅冬等[6]发现 IPF 患者红细胞补体受体 1(CR1) Hind Ⅲ密度相关基因基因 HL 型和 LL 型人群可能是 IPF 的易感人群,L 等位基因携带者存在对 IPF 的易感性。郑家群等[7]报道灯盏细辛能够降低低氧诱导人胚肺成纤维细胞(MRC-5)的Ⅰ型胶原,MMP1、TIMP1 蛋白及胞内 HIF-1α、pro-col1α1 的表达,并与 p-Smad2 信号通路有关。王晓飞等[8]发现 IPF 患者肺组织的窖蛋白-1 表达明显低于对照组($P<0.05$),而胶原-1、α-SMA 和 Smads 蛋白表达明显高于对照组($P<0.05$),提示 IPF 患者肺组织窖蛋白-1 表达下调与 IPF 的发生和发展有关。王剑波等[9]发现二氧化硅诱导肺纤维化大鼠模型中肺组织和血浆中热休克蛋白 70 (HSP70)含量明显升高,并随着肺纤维化进程出现先升高后降低的趋势,提示 HSP70 在其中发挥重要生物学作用。刘继柱等[10]发现肺纤维化小鼠模型实验组肺泡炎和肺纤维化程度及在各时间点肺组织中的 β-连环蛋白表达均明显高于对照组,提示 β-连环蛋白高表达参与小鼠肺纤维化过程。李爱敏等[11]发现 31 例特发性肺纤维化(IPF)患者血清丙二醛(MDA)、Ⅲ型前胶原(PCⅢ)、层粘连蛋白(LN)水平较对照组明显升高($P<0.05$),并与 CRP 评分显著正相关,提示三者可能参与 IPF 的发展。董昭兴等[12]发现 IL-17/IL-17RmRNA 在肺纤维化小鼠模型肺组织中表达明显升高,IL-17 具有促进肺成纤维细胞增殖、转化和胶原的合成作用,提示 IL-17 参与肺成纤维化过程。戈艳蕾等[13]发现 IPF 患者在乙酰半胱氨酸治疗基础上联合 IFN-γ 200 万 U(qd,sc)治疗,可以更好地降低血清Ⅲ型、Ⅳ型胶原、改善 DLCO、延长 6 分钟步行距离,提升患者运动能力。

(三) 韦格纳肉芽肿

曾平等[14]报道 92 例韦格纳肉芽肿病患者中合并

肺部感染27例,其中以0～6个月发生率高(44%),与鼻窦感染、低蛋白血症、低免疫球蛋白血症及接受激素冲击治疗有关。

(四) 肺泡蛋白沉积症

白久武等[15]对31例确诊肺泡蛋白沉积症(PAP)患者通过胸部高分辨CT(HRCT)进行分级,认为此方法可以作为评估PAP患者病情严重程度的基础,对临床诊断和治疗PAP有一定指导意义。

蓝岚等[16]*研究发现PAP全肺灌洗术中压力控制通气模式对血流动力学、气道压力的影响较容量控制通气模式小,术后两者模式均可采用。

(五) 结节病

聂舟山等[17]*对比研究发现,采用低剂量(25～30 mg/d)及高剂量(40～50 mg/d)激素治疗结节病两组间有效率、复发率均无统计学差异,高剂量组不良反应较前组明显升高。

(张景熙)

参 考 文 献

1 包　娜,等.实用放射学杂志,2012,28(3):367
2 黄海东,等.第二军医大学学报,2012,33(1):38
3 沈　叶,等.第二军医大学学报,2012,34(6):551
4 李晓峰,等.中国危重急救医学,2011,23(10):599
5 莫平征,等.武汉大学学报(医学版),2011,32(5):581
6 袁雅冬,等.中华结核和呼吸杂志,2011,34(11):841
7 郑家群,等.四川大学学报(医学版),2012,43(3):325
8 王晓飞,等.中华结核和呼吸杂志,2012,35(5):336
9 王剑波,等.中华劳动卫生职业病杂志,2012,30(6):428
10 刘继柱,等.江苏医药,2012,38(14):1613
11 李爱敏,等.重庆医学,2011,40(35):3587
12 董昭兴,等.南方医科大学学报,2012,32(1):75
13 戈艳蕾,等.重庆医学,2012,41(1):47
14 曾　平,等.中华风湿病学杂志,2011,15(10):690
15 白久武,等.中国实用内科杂志,2012,32(4):277
16* 蓝　岚,等.山东医药,2012,52(3):50
17* 聂舟山,等.解放军医学杂志,2011,36(12):1374

八、职业性肺疾病

(一) 矽肺

翁泽平等[1]通过动物实验研究发现应用pcDNA3.1肝细胞生长因子转染的骨髓间充质样肝细胞(BM-MSCs)比单独应用BM-MSCs更能有效地对抗SiO2诱导的大鼠肺泡炎和早期肺纤维化。孔海霞等[2]检测4组不同程度矽尘接触人群血清蛋白质指纹,并筛选出5个差异显著蛋白,未发现蛋白峰强度与相应的接尘量存在相关关系。姚金梅等[3]检测血清总IgE、吸入性过敏原、嗜酸阳离子蛋白(ECP),结果显示Ⅰ期尘肺患者血清ECP升高明显,随尘肺期别增加,血清ECP含量呈下降趋势。刘伟等[4]检测发现补体片段C3f能抑制人胚肺或纤维细胞中Ⅰ、Ⅲ型胶原及转换生长因子的形成,减轻肺纤维化。缪荣明[5]检测血清转换生长因子和肿瘤坏死因子,两者在矽肺组和矽尘作业组与对照组比较均明显升高。提示TGF-β_1和TNF-α可作为矽肺早期标志物。徐慧蓉等[6]筛选并验证了矽肺大鼠肺组织差异表达基因,基质金属蛋白酶-12(MMP-12)和组织蛋白酶E(cathepsin E)与对照组相比,随建模时间及染尘时间延长两蛋白表达逐渐增加(均$P<0.05$)。金玉兰等[7]检测染矽尘大鼠的巨噬细胞早期凋亡率和血清IL-1、IL-8均明显高于对照组(均$P<0.05$)。李和林等[8]观察38例中药补肺活血胶囊和细辛脑片治疗矽肺并发慢性阻塞性肺病患者,总有效率为93.7%,高于24例使用矽肺宁和氨茶碱的对照组(79.1%)($P<0.05$)。刘萍等[9]检测出二氧化硅粉尘诱导的大鼠肺组织纤维化中起毒理效应的相关差异基因461个,其中大量相关基因上调或下调,形成复杂的网络调控系统。蒲新明等[10]报道成功建立了符合巨噬细胞肺泡炎至纤维化的演变过程的大鼠及猪肺纤维化模型。王宏丽等[11]通过动物报道检测矽肺大鼠血清硅元素、克拉拉细胞蛋白(CC16)和表面活性蛋白D(SPD)水平,发现三者随染尘剂量和时间不同而变化。提示硅元素、CC16和SPD可能是矽肺早期的生物学指标。娄克俭等[12]通过病例对照研究,采用免疫透射比浊法检测58例尘肺观察组血清唾液酸(SA)和铜蓝蛋白(CP),与56例对照组相比SA、CP明显增高,而肺功能明显降低(均$P<0.05$)。

(二) 尘肺

任侯卯等[13]通过病例对照研究的结果表明,CT和HRCT对煤工尘肺小阴影、阴影融合与肺气肿识别的敏感性和准确性高于X线胸片检查。王桂芝等[14]报道与健康组比较,Ⅰ期、Ⅱ+Ⅲ期尘肺患者痰细胞表面标记物CD54、EGFR表达水平明显升高,PDGF表达水平明显降低(均$P<0.05$)。接尘工龄≥10年组与≤10年工龄相比也得出同样结果。彭莉君等[15]报道汉防己甲素联合大容量全肺灌洗治疗尘肺可明显改善尘肺病患者的肺功能,降低尘肺患者血清中TGF-β1及PⅢP水平。梁先才等[16]通过病例对照研究,发现烟酸可通过抑制接尘工人血清诱导型一氧化碳合酶活力(iNOS)活力,减少过量NO的生成量从而抑制肺纤维化。陈钧强等[17]观察医师对接尘工人的DR胸片和高仟伏胸片进行盲法独立阅片,结果在保证胸片质量和降低读片差异的前提下,两者在尘肺诊断上有较好的一致性。关宏宇等[18]对3 647名铁矿接尘工人

尘肺的发病分析表明累积接尘量与尘肺发病之间存在剂量-反应关系，并发结核、吸烟是尘肺的危险因素。潘晔等[19]报道，采用康复治疗联合无创呼吸机治疗萤石矿工尘肺患者，可显著改善临床疗效、肺功能、低氧血症等。周丁子等[20]通过病例对照研究，观察71例尘肺患者的临床症状并测定CD细胞和免疫球蛋白，证实汉防己甲素可缓解尘肺患者症状，对细胞免疫功能有一定调节作用。毛文君等[21]*回顾性分析5例行肺移植(LTx)和12例行单肺大容量全肺灌洗(WLL)的终末期尘肺患者资料，LTx围手术期死亡风险大，术后可长期生存，WLL能暂缓症状，但长期生存差。王莎莎等[22]检测5个凋亡信号通路基因细胞单核酸多态性(SNP)位点的基因型，结果表明凋亡基因半胱氨酸-天冬氨酸蛋白质酶(CASP8)-652缺失基因型在煤工尘肺病变中的发展过程中可能起一定作用。戴伟荣等[23]比较大容量全肺灌洗术(WLL)和支气管肺泡灌洗术(BAL)治疗尘肺，表明两种方法均可改善尘肺患者临床症状、肺功能、氧分压，近期疗效无明显差异。尹刚等[24]报道早期使用坎地沙坦干预能减轻染尘大鼠肺组织炎症和纤维化程度，降低肺泡灌洗液中的TGF-β1和AngⅡ含量，下调ACE表达。卞陆琴等[25]研究表明尘肺患者Th型细胞呈免疫抑制，血清和BALF中IL-6、SIL-2R和TNF-α含量与尘肺分期有关。王婷等[26]通过病例对照研究，表明AnnexinA5-1C/T多态性位点可能影响中国汉族人群煤工尘肺的发生。施瑾等[27]回顾了171例粉尘接触者接受了TBLB、BAL、气管刷检，结合临床、职业卫生、影像学检查发现TBLB在尘肺病的诊断和鉴别诊断重有较高的应用价值。陈怡文等[28]通过病例对照研究，发现低分子肝素对尘肺肺心病肺动脉高压患者有良好的治疗作用。张正华等[29]报道80例尘肺患者康复治疗2月后运动耐力和生活质量评分较康复前和80例对照组明显提高($P<0.05$)。李娟等[30]测定70例尘肺患者血清TGF-β和PDGF含量均明显高于40例对照组，但随期别升高反而降低(均$P<0.05$)。提示TGF-β和PDGF与尘肺病的发生、接尘种类和期别存在一定相关性。宿文革等[31]报道30例急性期尘肺合并中重度COPD患者，给以舒利迭治疗后，其肺功能、血气指标与治疗前及33例氨茶碱组比均有明显改善(均$P<0.05$)，且无不良反应。李翠兰等[32]测定IL-8的4个位点基因型，发现携带IL-8Met31Arg位点GT基因型和781C/T位点TT基因型的接尘工人患尘肺危险性增加，携带IL-8-251A/T位点TT基因型接尘工人患尘肺危险性降低。陈婵等[33]建立低氧性大鼠肺动脉平滑肌细胞(PASMCs)，在葛根素干预下检测细胞增殖情况、caspase-3活力及Kv1.5蛋白和mRNA表达。结果提示葛根素可能通过上调Kv1.5表达抑制低氧性PASMCs增殖。李海学等[34]对100例Ⅱ、Ⅲ期煤工尘肺患者行骨密度测定，结果发现随年龄增长，Ⅱ、Ⅲ期煤工尘肺患者全身骨密度值明显下降，以胸部骨、骨盆、脊柱骨密度下降最为明显。王守凤等[35]建立铀矿尘大鼠模型，取肺组织和外周血，发现铀矿尘诱导大鼠肺组织纤维化可引起血浆中PⅢNP、LN、TGF-β1含量增加。

(三) 石棉肺

鞠莉等[36]采用蛋白质组学方法对石棉肺患者、接触石棉肺正常人和未接触石棉肺的正常人的血清蛋白进行分离和鉴定，结果石棉肺组筛选获12个差异表达蛋白质，其中6种均与机体免疫相关。而PFDF通过抵制血管形成有抗肿瘤作用。

(王湘芸　黄　海)

参 考 文 献

1 翁泽平，等，中华劳动卫生职业病杂志. 2011，29(10)：740
2 孔海霞，等，中华劳动卫生职业病杂志，2012，30(4)：258
3 姚金梅，等，中华劳动卫生职业病杂志，2012，30(7)：527
4 刘　伟，等，中华劳动卫生职业病杂志，2012，30(1)：61
5 缪荣明，等，中华劳动卫生职业病杂志，2011，29(8)：606
6 徐慧蓉，等，中华劳动卫生职业病杂志，2012，30(1)：45
7 金玉兰，等，中华劳动卫生职业病杂志，2011，29(8)：562
8 李和林，等，中华劳动卫生职业病杂志. 2011，29(8)：617
9 刘　萍，等，中华劳动卫生职业病杂志，2011，29(11)：806
10 蒲新明，等，中华劳动卫生职业病杂志. 2011，29(10)：761
11 王宏丽，等，中国职业医学，2011，38(4)：291
12 娄克俭，等，中华劳动卫生职业病杂志，2011，29(8)：615
13 任侯卯，等，中华劳动卫生职业病杂志. 2012，30(1)：13
14 王桂芝，等，中华劳动卫生职业病杂志，2011，29(11)：837
15 彭莉君，等，中华劳动卫生职业病杂志. 2012，30(1)：68
16 梁先才，等，中华劳动卫生职业病杂志，2012，30(1)：59
17 陈钧强，等，中华劳动卫生职业病杂志，2012，30(1)：8
18 关宏宇，等，中华劳动卫生职业病杂志，2012，30(1)：36
19 潘　晔，等，中华劳动卫生职业病杂志. 2012，30(6)：469
20 周丁子，等，中华劳动卫生职业病杂志，2012，29(10)：783

21* 毛文君,等,中华劳动卫生职业病杂志. 2011,29(10):746
22 王莎莎,等,中华劳动卫生职业病杂志,2011,29(10):756
23 戴伟荣,等,中华劳动卫生职业病杂志,2011,29(10):788
24 尹 刚,等,中华劳动卫生职业病杂志,2012,30(4):250
25 卞陆琴,等,中华劳动卫生职业病杂志,2012,30(4):255
26 王 婷,等,中华劳动卫生职业病杂志,2012,30(4):246
27 施 瑾,等,中国工业医学杂志,2012,25(1):6
28 陈怡文,等,中国职业医学,2012,39(2):131
29 张正华,等,中华劳动卫生职业病杂志,2012,30(8):612
30 李 娟,等,工业卫生与职业病,2011,37(5):290
31 宿文革,等,中国工业医学杂志,2011,24(6):430
32 李翠兰,等,工业卫生与职业病,2012,38(2):89
33 陈 婵,等,中华劳动卫生职业病杂志,2012,29(10):731
34 李海学,等,中华劳动卫生职业病杂志,2012,30(8):593
35 王守凤,等,中国公共卫生,2012,28(6):802
36 鞠 莉,等,中华劳动卫生职业病杂志,2012,30(6):408

九、其他

(一)急性呼吸窘迫综合征和急性肺损伤

宋先斌等[1]报道替米沙坦通过调节大鼠呼吸机相关性肺损伤(VILI)模型 PPAR-γ、AT1R 蛋白的表达,继而减少肺组织内致炎因子 TNF-α 与 IL-8 的产生,减缓肺内炎症反应及肺组织损伤程度,对 VILI 肺起到保护作用。雷素英等[2]报道姜黄素可抑制博莱霉素致急性肺损伤(ALI)小鼠肺组织转化生长因子-β1(TGF-β1)的表达,减轻肺损伤的程度,对急性肺损伤具有一定的保护作用。陈晓彤等[3]报道预先使用 Toll 样受体 4 单克隆抗体(TLR4mAb)可以减轻细菌脂多糖(LPS)所诱发的急性肺损伤程度,抑制炎性因子的过度表达,认为调控 TLR4 通路可能是治疗脓毒症及其肺损伤的有效靶点。续玉林等[4]报道移植骨髓间充质干细胞(MSCs)可以显著降低十八稀酸诱导大鼠 ALI 模型肺组织和血浆中 TNF-α 浓度,升高 IL-10 浓度,并减轻 ALI。杨冬等[5]报道在 LPS 诱导的小鼠 ALI 模型中,过氧化还原蛋白(Prdx)6 基因缺失增加了活性氧的产生,加重了氧化应激反应,从而使肺损伤恶化。彭苗苗等[6]报道脓毒症模型大鼠给予小剂量氢化考的松后,动脉血氧及二氧化碳分压、血乳酸水平、肺组织病理评分均较对照组改善,皮质激素受体表达上调。陈晓禹等[7]报道通过观察实验组与对照组大鼠肺泡灌洗液中的血管内皮生长因子(VEGF)浓度及蛋白含量、肺干/湿重以及肺损伤指数,发现贝伐单抗对机械通气引起的肺损伤有一定的预防效应。毛梅等[8]报道采用 RT-PCR 和原位杂交的方法成功检测出大鼠移植内皮祖细胞(EPCs)后 Y 染色体基因在损伤肺组织中的表达,提示 Y 染色体特异性探针可作为示踪干细胞移植的有效检测手段。姚兰等[9]报道高氧所致新生大鼠肺损伤模型中趋化因子 12(CXCL12)及其受体(CXCR4)的表达显著高于对照组,提示 CXCL12/CXCR4 可能在高氧肺损伤的炎症反应和纤维化过程中发挥了重要作用。袁伟锋等[10]报道在 ALI 小鼠肿瘤坏死因子受体-抗体融合蛋白(TNFR-Fc)可通过降低 TNF-α 浓度,控制 TNF-α 对炎症氧化应激的活化作用,并下调 Nox1、Non、Nox4 及 XO 等基因表达,减轻组织氧化损伤和 ALI 的肺组织损害。曾振国等[11]报道在 LPS 诱导的肺泡巨噬细胞中,miRNA-146a 的表达水平与 TNF-α mRNA 的含量呈负相关,并据此推测 miRNA-146a 可能参与了肺泡巨噬细胞的炎症反应调控。徐淑凤等[12]报道 LPS 呈剂量依赖性地刺激肺微血管内皮细胞(PMVECs)释放 TNF-α 和 IL-8 等,该效应可能是通过激活 TLR-4-NF-κB 信号通路实现的。穆恩等[13]报道在体外培养人肺纤维母细胞(HPF)条件下,Ⅶ因子活化蛋白酶(FSAP)能通过抑制 p42/p44MAPK 磷酸化来发挥对 HPF 增殖和胶原合成的抑制作用。吴松林等[14]报道,手术切除的边缘肺组织,用胰酶、弹性蛋白酶联合法消化分离建立人Ⅱ型肺泡上皮细胞(ATⅡ)粗悬液后,经过滤、差速贴壁、密度梯度分离、磁珠分选纯化后续处理,可以较持久维持 ATⅡ细胞表型。刚丽等[15]报道将两组急性呼吸窘迫综合征(ARDS)模型犬机械通气时分别以压力-容积(P-V)曲线吸气支和呼气支,经计算确定 PEEP。结果发现根据 P-V 曲线呼气支确定最佳 PEEP 治疗 ARDS 较吸气支更优。黄东亚等[16]报道在盐酸吸入兔 ARDS 模型中,采用膈肌紧张性电位(tonic EAdi)所确定的 PEEP 数值与最佳氧合法确定的数值及治疗后主要呼吸力学参数相似,提示 tonic EAdi 可以用来指导 ARDS 治疗 PEEP 值的选择。刘晔等[17]报道在油酸建立的犬 ARDS 模型中,肺复张后,使用呼气末二氧化碳分压差及死腔量百分比最低点选择 PEEP 能使通气血流比达到最佳。肖达平等[18]报道高容量血液滤过(HVHF)联合机械通气能明显改善海水型呼吸窘迫综合征(SW-RDS)犬的低氧血症及纠正酸中毒,HVHF 可有效清除循环血炎性介质及多余的水分,从而改善肺组织病理。刘松桥等[19]报道采用最小死腔分数法选择的最佳PEEP,可改善ARDS患者氧合和静态肺顺应性,减少死腔通气、降低气道平台压,是床边选择最佳PEEP的可行方法。徐磊等[20]经观察14例ARDS患者,发现与描记准静态P-C曲线法相比滴定最佳顺应性方法确定最佳PEEP重复性好,临床操作更简单、更安全,便于临床开展。于湘友等[21]报道23例ARDS患者,其中肺内源性损伤组14例,肺外源性损伤组9例,采取侧卧位通气后,两组氧合均有改善,但肺外源性损伤组改善好于肺内源性损伤组。黄昭等[22]报道在脓毒症介导的ALI及ARDS患者中,血管外肺水指标与肺内炎症因子水平及肺损伤严重程度具有相关性,对判断脓毒症患者肺损伤程度及预后具有一定意义。刘玲等[23]报道静脉给予氢化可的松100 mg,3次/天,连续7天,可以降低合并危重病相关皮质醇不足的早期ARDS患者休克的发生率并延长生存时间,同时有降低患者28天病死率的趋势。杨彦楠等[24]报道应用自行设计的气管内通气装置在ARDS患者中短期实施气管内吹气,可以改善允许性高碳酸血症(PHC),降低呼吸机的支持条件。宋瑞霞等[25]报道39例高原ARDS患者在机械通气及其他支持治疗基础上口服复方大黄制剂,结果患者氧合较39例对照组改善,且机械通气及住院时间明显缩短。张琳琳等[26]报道了17例重度光气中毒的病例,均主要表现为呼吸系统损害,合并ARDS,早期采用皮质激素及呼吸支持等综合治疗措施,16例康复,1例死亡。王传海等[27]报道了6例ARDS病例,在机械通气治疗无明显效果后,予以体外膜肺氧合(ECMO)辅助治疗后脉氧饱和度提高,呼气末正压及吸入氧浓度降低,其中2例康复出院。蔡施霞等[28]对符合标准的自1966年1月至2011年7月ECMO治疗成人ARDS的英文和中文临床研究文献9篇进行荟萃(Meta)分析。结果表明,ECMO不能改善成人ARDS患者的预后。但由于研究数量较少,仍需要进行更多大样本、高质量的随机对照临床试验研究证实ECMO的疗效。

(姚小鹏)

参 考 文 献

1 宋先斌,等.第三军医大学学报,2012,34(4):315
2 雷素英,等.中华急诊医学杂志,2011,20(9):951
3 陈晓彤,等.中华急诊医学杂志,2011,20(10):1052
4 续玉林,等.心肺血管病杂志,2012,31(3):324
5 杨 冬,等.中华结核和呼吸杂志,2011,34(9):679
6 彭苗苗,等.中华结核和呼吸杂志,2011,34(9):699
7 陈晓禹,等.江苏医药,2011,37(20):2366
8 毛 梅,等.中华急诊医学杂志,2011,20(11):1162
9 姚 兰,等.第三军医大学学报,2011,33(18):1920
10 袁伟锋,等.中华结核和呼吸杂志,2012,35(6):435
11 曾振国,等.中华急诊医学杂志,2012,21(7):709
12 徐淑凤,等.中华结核和呼吸杂志,2011,34(11):816
13 穆 恩,等.中国危重病急救医学,2011,23(11):653
14 吴松林,等.中国危重病急救医学,2012,24(7):388
15 刚 丽,等.中国危重病急救医学,2012,24(2):74
16 黄东亚,等.中华急诊医学杂志,2012,21(3):239
17 刘 晔,等.中华内科杂志,2012,51(8):604
18 肖达平,等.中华肾脏病杂志,2011,27(10):769
19 刘松桥,等.中华内科杂志,2011,50(11):926
20 徐 磊,等.中国危重病急救医学,2012,24(7):393
21 于湘友,等.中华急诊医学杂志,2012,21(3):249
22 黄 昭,等.中华急诊医学杂志,2012,21(3):244
23 刘 玲,等.中华内科杂志,2012,51(8):599
24 杨彦楠,等.中国急救医学,2012,32(4):346
25 宋瑞霞,等.中国危重病急救医学,2012,24(7):434
26 张琳琳,等.中国危重病急救医学,2012,24(2):116
27 王传海,等.中国危重病急救医学,2012,24(2):83
28 蔡施霞,等.中国危重病急救医学,2012,24(2):78

(二)阻塞性睡眠呼吸暂停综合征

潘志杰等[1]发现OSAS患者存在明显的记忆功能障碍,事件相关电位P300潜伏期的延长可作为评估OSAS记忆功能障碍的电生理学指标之一,慢性间歇低氧可导致与记忆相关的脑功能区域的损伤。余洋等[2]研究表明SBQ问卷对OSAHS的预测较ESS有更高的灵敏度和准确度。朱利清等[3]研究发现OSAHS呼出气冷凝液和血浆中AngⅡ均与舒张压相关,OSAHS合并高血压患者呼出气冷凝液中AngⅡ高于健康者,推测呼出气冷凝液中AngⅡ的变化可能为OSASHS合并高血压患者的诊断和病情判断提供帮助。张宝瑾等[4]对全麻下等离子刀打孔消融术+改良腭咽成形术与局麻下等离子刀打孔消融术治疗OSAHS的效果进行比较,结果显示前者的近期及远期效果都明显好于后者。郭建新等[5]发现重度OSAHS患者随着睡眠深度的增加及暂停时间的延长,呼吸道闭塞的情况加重,单平面的阻塞往往转变为多平面。岳晶晶等[6]发现间歇低氧可以导致体外培养的脂肪细胞TNF-α、IL-8、瘦素和脂联素的分泌异常,脂肪细胞的内分泌功能紊乱可能参与了OSAHS患者胰岛素抵抗的发生。左黎昀等[7]报道男性OSA患者葡萄糖调节受损及合并2型糖尿病时,血清脂联素水平进一步下降且与病情的发展平行。提示检测男性OSA患者血清脂联素水平有利于早期发现其合并2型糖尿病的风险。梁丽等[8]研究提示重度OSAHS患者存在血清脂联素血症和胰岛素抵抗现象,nCPAP治疗3个月后可明显改善胰岛素抵抗,但对血清脂联素无明显影响。孟炜丽等[9]发现OSAHS是糖代谢异常的独立危险因素之一，超重和肥胖在糖代谢异常的发生发展中起主要作用，OSAHS 患者血糖水平与 AHI、最长呼吸暂停时间相关，短期 CPAP(1 个月)通气治疗改善 OSAHS 患者糖代谢异常的效果不明显。宋璐等[10]研究发现 OSA 对血压的影响情况因病情程度不同而异。万南生等[11]发现慢性间歇低氧(CIH)可以引起大鼠血压增高和交感活性增强且存在明显低氧程度依赖性和时间过程规律性，血压增高可能与交感活性增强相关。林慧等[12]发现 CIH 可能导致交感神经活性增强，其途径可能为通过氧化应激产生活性氧，可能是 CIH 引起高血压的重要机制，抗氧化剂可能对防治 OSAS 合并高血压起到一定作用。李南方等[13]发现高血压人群中 OSAHS 的检出率较高，肥胖可能是影响 OSAHS 检出率的重要因素。易颖毅等[14]研究表明重度 OSAS 可能为独立于年龄、体质指数、高血压及饮酒的左房增大的预测因子。高莹卉等[15]发现呼吸衰竭合并心功能不全的患者中相当一部分与睡眠呼吸紊乱有关，无创正压通气可迅速缓解呼吸衰竭症状并有助于心功能恢复。自主过度通气试验可作为筛查和鉴别诊断的有效手段。阳书坤等[16]发现 OSAHS 患者早期已存在血管内皮功能损害，与 AHI 和低氧相关，经 CPAP 治疗后能够改善患者血管内皮功能。朱云云等[17]夜间心肌缺血与呼吸暂停低通气时间、发生次数及血氧饱和度下降幅度有关，nCPAP 治疗能显著减少中重度 OSAHS 患者夜间心肌缺血的发生率及其持续时间。程维平等[18]发现 OSAHS 相关性高血压中颈动脉粥样硬化可能与 OSAHS 独立相关，而不稳定斑块形成则主要与脂代谢紊乱有关。邓刚等[19]报道重度 OSAHS 患者的视黄醇蛋白、尿 β2 微球蛋白、尿 N-乙酰-β-D-氨基葡萄糖甘酶明显高于正常者及轻、中度患者，提示重度 OSAHS 患者存在肾小管损伤，严重低氧血症可能是肾小管损伤的主要原因之一。张春燕等[20]初步鉴定了与慢性间歇性缺氧大鼠肾脏组织损害相关的差异蛋白，其表达的变化可能通过多种途径影响肾功能。欧娜等[21]研究发现 CESLPF(低频复合生理频率慢性电刺激)可能是经 CaN(钙调神经磷酸酶)通路和非 CaN 通路联合作用促进肌型转化，为临床应用 CESLPF 治疗 OSAS 提供了实验数据。刘维英等[22]OSAHS 患者的间歇低氧及睡眠结构紊乱会引起血浆肽类物质改变，其异常反过来影响机体功能。

(焦　洋)

参 考 文 献

1　潘志杰，等. 中华结核和呼吸杂志，2011，34(10)：749
2　余　洋，等. 华中科技大学学报(医学版)，2012，41(4)：465
3　朱利清，等. 广东医学，2011，32(16)：2131
4　张宝瑾，等. 四川医学，2011，32(9)：1331
5　郭建新，等. 实用放射学杂志，2011，27(11)：1740
6　岳晶晶，等. 天津医药，2012，40(4)：308
7　左黎昀，等. 中华内科杂志，2012，51(2)：145
8　梁　丽，等. 医学临床研究，2011，28(9)：1635
9　孟炜丽，等. 中华内科杂志，2011，50(9)：738
10　宋　璐，等. 中国循环杂志，2011，26(4)：275
11　万南生，等. 中华结核和呼吸杂志，2012，35(1)：29
12　林　慧，等. 中华结核和呼吸杂志，2012，35(5)：345
13　李南方，等. 中华心血管病杂志，2012，40(2)：120
14　易颖毅，等. 临床心血管病杂志，2012，28(2)：135
15　高莹卉，等. 中华结核和呼吸杂志，2012，35(6)：429
16　阳书坤，等. 临床内科杂志，2011，28(8)：548
17　朱云云，等. 心电与循环，2012，31(4)：234
18　程维平，等. 中华内科杂志，2011，50(12)：1026
19　邓　刚，等. 临床内科杂志，2012，29(7)：481
20　张春燕，等. 中华肾脏病杂志，2011，27(8)：602
21　欧　娜，等. 第三军医大学学报，2012，34(8)：710
22　刘维英，等. 中国实用内科杂志，2012，32(6)：468

(三) 胸腔积液

许相范等[1]发现胸水的肺癌组织中水通道蛋白 AQP1 表达相对减少；CD34 和 TNF-αmRNA 的表达量比对照组、无胸水肺癌组织和炎性胸水增多。推测恶性胸水与新生血管大量出现但相应的 AQP1 并未同步增多有关。刘志光等[2]采用电子支气管镜代替胸腔镜检查 133 例不明原因胸腔积液患者，诊断总阳性率为 86.4%，并发症少且轻微。认为该技术对不明原因的胸腔积液诊断有较高的临床应用价值。张越等[3]采用超声引导预先置入改良中心静脉导管，根据具体情况注入适量生理盐水后再行胸膜活检，共 58 例均确诊，仅 1 例出现出血并发症。孙学智等[4]用流式细胞技术检测胸水中的 T 淋巴细胞亚型及比例，发现结核性和单纯漏出性胸腔积液的 $CD4^+$ T 细胞和 $CD4^+/CD8^+$ 比值明显高于恶性胸腔积液，而恶性胸腔积液患者的 $CD8^+$ T 细胞较高。李威等[5]检测 miRNA-21 和 miRNA-155 在恶性胸水组表达量明显高于良性胸水组。认为该项测定对诊断恶性胸水具有较高的特异性和敏感性。范梦柏等[6]检测结核性胸腔积液中 TNF-α、IFN-γ 诱导蛋白 10(IP-10)水平，均高于恶性胸腔积液，其中 IP-10 总正确率最高(97.59%)。提示 IP-10 可能有较好的临床推广价值。李儒佑等[7]检测恶性胸液中穿孔素(PFN)的浓度和 $CD3^+$ $CD8^+$ T 淋巴细胞表面 PFN 的表达明显低于结核性。认为 PFN 的检测在胸液鉴别诊断中可能有较大的临床意义。杨国儒等[8]测定胸腔积液中瘦素水平，发现结核性胸膜炎组瘦素水平明显低于恶性胸腔积液组，提示其对结核性与恶性胸腔积液诊断与鉴别有一定价值。孔虹等[9]检测胸腔积液中生存蛋白(survivin)和细胞角蛋白19片段水平，发现两者在肺癌患者中明显高于良性胸液患者，并且联合检测的灵敏度和特异度更优，为肺癌诊断提供了新方法。王俊利等[10]对胸腔积液进行脱落细胞DNA定量分析，敏感性为95.07%，特异性为100%，准确率为97.84%，认为该分析法可进一步认证脱落细胞学检查结果并弥补其不足。邢荣格等[11]对86例恶性肿瘤所致的胸水析出物进行石蜡包埋切片，联合应用CK5/6、CK8/18、CEA、Vim、MC、Cal和1TrF-1七种抗体检测，80例为阳性；而在常规涂片中仅47例阳性。提示该方法能够明显增加阳性细胞的检出率，具有很高的应用价值。王洪峰等[12]发现胸腔积液分格及包裹时胸液中间皮细胞明显增高，而与原发病无关。提示间皮细胞数可作为预测胸液分格包裹的指标。高萌等[13]分析128例儿童胸腔积液，发现小儿胸腔积液以肺炎伴发胸腔积液为主，且急性脓胸为多，针对病因治疗同时，应及早采取电视胸腔镜手术等外科治疗。黄崇标等[14]报道铜绿假单胞菌制剂联合滑石粉治疗恶性胸腔积液的有效率显著优于两种单药组(92.9%比65.4%和65.0%)，3组均未发生严重并发症。宋应健等[15]以鸦胆子油乳剂联合顺铂胸腔内注射治疗恶性胸腔积液，发现联合治疗组有效率、功能状态评分均明显高于单药治疗组。提示该疗法近期疗效好，并能显著改善患者生活质量。李克爱等[16]以热灌注化疗治疗恶性胸(腹)腔积液，与单纯药物灌注比较，有效率显著提高(89.66%比67.24%)，不良反应无明显差异。提示该方法安全、有效。邢军等[17]以胸腔镜辅助下胸腔内循环灌注化疗(TICPC)治疗肺癌恶性胸腔积液，发现与单纯药物灌注比较有效率显著提高(87.5%比57.5%)，不良反应无差异。提示该方法有较高的应用价值。

(董宇超)

参 考 文 献

1 许相范，等. 中国肿瘤临床，2011，38(21)：1322

2 刘志光，等. 中国内镜杂志，2012，18(1)：85

3 张　越，等. 中华超声影像学杂志，2011，20(9)：823

4 孙学智，等. 武汉大学学报(医学版)，2012，33(4)：538

5 李　威，等. 江苏医药，2012，38(16)：1882

6 范梦柏，等. 中国防痨杂志，2012，34(8)：550

7 李儒佑，等. 武汉大学学报(医学版)，2011，32(5)：671

8 杨国儒，等. 山东医药，2011，51(31)：43

9 孔　虹，等. 山西医药杂志，2012，41(1)：54

10 王俊利，等. 重庆医学，2012，41(4)：383

11 邢荣格，等. 河北医药，2012，34(5)：710

12 王洪峰，等. 中国医科大学学报，2012，41(8)：759

13 高　萌，等. 内蒙古医学杂志，2011，43(11)：1355

14 黄崇标，等. 天津医药，2011，39(9)：797

15 宋应健，等. 江苏医药，2011，37(21)：2527

16 李克爱，等. 天津医药，2012，40(2)：174

17 邢　军，等. 医学临床研究，2012，29(5)：902

(四) 自发性气胸

赵钊等[1]对气胸患者标准数字化摄影(DR)图像与双能量减影(DES)软组织图像进行分析，发现对于少量气胸(肺压缩＜20%)，尤其肺压缩边缘与骨骼重叠者，DES软组织图像检出率更高，对肺压缩边缘的显示更清晰。武娟娟等[2]报道朗格汉斯细胞组织细胞增多症继发气胸1例。黄国华等[3]对21例胸膜增厚伴或不伴少量胸腔积液的患者以改良气胸针建立人工气胸，继而顺利完成胸腔镜手术并获病理结果。金普乐等[4]以Forgarty导管球囊充液，气道内充气、测压准确定位及成功封堵气胸漏气支气管。与传统方法相比，该方法特别适合于胸腔负压吸引时，引流管无明显气体溢出的患者。王信杰等[5]以负压吸引辅助下应用自体血胸腔注射治疗顽固性气胸。与红霉素治疗组比较有效率显著提高，复发率和不良反应发生率显著降低。陆海波等[6]以高渗液合并凝血酶胸腔注入治疗顽固性气胸45例，临床全部治愈，随访6个月未复发。提示该疗法有一定临床推广前景。朱长远[7]以双腔导尿管协助胸腔引流管的准确定位，行闭式引流，治疗高龄自发性气胸389例，均治愈，发生并发症34例。认为该技术提高引流管定位精度，用于老年患者效果满意。苏雷等[8]应用电视胸腔镜(VATS)治疗自发性血气胸5例，联合自体血回输装置处理胸腔内积血后回输，平均带管时间5天，平均住院时间6天，随访6个月到4年，无复发。温佳新等[9]报道应用单孔胸腔镜手术成功治疗10例自发性气胸，随访6～12个月，无复发及其他并发症，提示该技术安全可靠。陈应泰等[10]在77例自发性气胸手术治疗过程中，对肺尖以外肺组织表面的多发的胸膜下肺大疱以10～15 kJ的低能量电凝烧灼凝固处理。术后均无持续漏气，平均随访26个月，仅3例出现对侧气胸。提示该法简便、可靠，疗效满意。刘胜中等[11]对413例中青年单侧自发性气胸患者同期行双侧微创手术，发现所有患者双侧均存在肺大疱，且大部分对称存在。术后随访287例(69.5%)，随访21.5±9.3个月，无复发。提示中青年自发性气胸患者病变对称，双侧同期手术能预防气胸复发。

(董宇超)

参 考 文 献

1 赵　钊，等. 实用放射学杂志，2012，28(1)：124

2　武娟娟,等. 四川医学,2012,33(3):556
3　黄国华,等. 中华结核和呼吸杂志,2012,35(1):69
4　金普乐,等. 中国内镜杂志,2012,18(7):724
5　王信杰,等. 山东医药,2012,52(18):13
6　陆海波,等. 中华急诊医学杂志,2012,21(1):91
7　朱长远. 山东医药,2012,52(22):51
8　苏　雷,等. 中国急救医学,2011,31(12):1139
9　温佳新,等. 中国内镜杂志,2012,18(4):428
10　陈应泰,等. 中国内镜杂志,2011,17(9):954
11　刘胜中,等. 四川医学,2012,33(3):369

(五) 肺栓塞

刘晓婷等[1]等分析 303 例肺栓塞的主要危险因素依次为深静脉血栓形成、外科手术、心脏病、下肢静脉曲张或静脉炎、创伤及骨折等,院内肺栓塞患病率逐步上升,病死率显著下降。吴伟程等[2]比较了 Wells 与修正 Geneva 评分筛查急性肺栓塞(APTE)的效果。通过对 167 例疑似 APTE 的筛查显示两者诊断 APTE 的一致性较差,但相比较而言认为修正 Geneva 评分比 Wells 评分更适宜在我国急诊科筛查可疑 APTE 患者。谷松涛等[3]检测 84 例次大面积 PTE 患者的血浆 B 型钠尿肽(BNP)水平。结果 BNP>90 ng/L 组临床表现、动脉血氧分压、氧合指数、心电图、超声心动图表现及治疗后 1 年内的预后均与 BNP<90 ng/L 组有显著差异,表明 BNP 的检测有助于对次大面积 PTE 患者进行高危筛查和预后评估。钱海燕等[4]分析 55 例 APE 患者的资料发现心脏型脂肪酸结合蛋白(H-FABP)阳性率显著高于 cTNI 阳性率,H-FABP 阳性率与不良事件发生率显著相关。王峰等[5]分析了 102 例疑似 PE 患者的影像学资料,显示 V/QSPECT 显像结合同机低剂量 CT 后,诊断 PTE 的灵敏度、特异性及准确性分别为 93.10%、95.89%及 95.10%,与单独的 V/QSPECT 显像相比,特异性和准确性提高。张龙江等[6]通过对白兔肺栓塞模型的研究发现含钆 MR 对比剂具有与含碘对比剂相似的 X 线衰减特征,可用于对比增强的双能量 CT 肺成像。何嘉等[7]对 104 例疑似 PE 患者资料比较核素肺灌注显像结合 PE 诊断前瞻性研究(PISA-PED)评价标准与 CT 肺动脉造影诊断 PE 的效能。结果其灵敏度、特异性、阳性预测值及阴性预测值分别为 92.6%、83.0%、86.2% 和 90.7%,肺灌注显像与 CTPA 的诊断符合率为 79.7%。2 种显像方法在肺段水平中度符合。李扬等[8]对 34 例疑似 APE 患者进行 CTPA 结合心电门控检查,发现不但可诊断 APE 并可直接评价右室功能改变。陆艳辉等[9]分析了 110 例 PTE 患者的资料,发现应用动脉血气组合指标 pH≥7.45(呼吸性)或 $PaCO_2$≤35 mmHg 可以提高诊断的敏感性,应用标准碳酸氢盐与实际碳酸氢盐之差≥0.5 mmol/L 诊断所有 PTE 的敏感性与肺泡-动脉氧分压差异常相似。宫素岗等[10]报道实验猪肺栓塞后与栓塞前比较死腔和肺内分流量增大,氧分压下降,肺泡动脉氧分压差增大,而二氧化碳分压保持不变。郑睿等[11]成功建立并比较全血及白色血栓诱导的小鼠 APTE 模型。认为白色血栓诱导的肺栓塞小鼠的病理状态更加稳定,可较好反映其病理、生理过程。霍华治等[12]报道姜黄素低、高剂量均能显著升高肺组织血红素加氧酶-1 表达,对急性肺栓塞大鼠有抗氧化损伤作用。吕炜等[13]分析了肺栓塞(PE)患者外周血单个核细胞 IFN 相关基因 mRNA 表达,认为 PE 患者中Ⅰ型和Ⅱ型 IFN 基因表达显著下调,提示 IFN 分泌生成减少,并导致 PE 患者对病毒、胞内菌、寄生虫易感。叶絮等[14]分析了 1 例肺栓塞患者及其家系成员发生蛋白 C 缺陷症的分子发病学机制,发现先证者及其父亲、母亲和妹妹均为Ⅱ型 PC 缺陷症患者,首次报道了 PC E29K 错义点突变。刘洁等[15]报道 33 例经皮导管碎栓、取栓联合局部溶栓治疗急性肺栓塞的有效率为 90.9%,是一种起效快、疗效确切、并发症少的方法。陆艳辉等[16]报道溶栓及抗凝治疗 77 例 APTE 所致的左室结构与功能改变的疗效。由治疗前后的超声心动图检查显示有效的溶栓治疗或肝素抗凝治疗可以改善 APTE 患者左心室功能。周雁苹等[17]研究了发现 TC 及 LDL-C 与特发性肺栓塞可能无关,而 HDL-C 与特发性肺栓塞存在一定关系。张秀莲等[18]观察了小剂量 rt-PA 溶栓在老年急性次大面积肺栓塞的有效性及安全性,结果显示 rt-PA 联合低分子肝素及华法林治疗组动脉血气分析、D-二聚体、BNP 水平改善情况均优于抗凝组,右心功能改善情况亦优于抗凝组。曹艳君等[19]评价 39 例肺栓塞患者下腔静脉滤器预防肺栓塞的有效性和安全性,结果滤器组与非滤器组比较住院期间总病死率及 PE 复发率均有统计学差异,与非滤器组相比,滤器组未见下肢深静脉血栓形成复发或加重的趋势。

(叶　嘉　商　艳)

参 考 文 献

1　刘晓婷,等. 中华流行病学杂志,2011,32(12):1275
2　吴伟程,等. 中华急诊医学杂志,2012,21(3):282
3　谷松涛,等. 天津医药,2012,40(2):114
4　钱海燕,等. 心肺血管病杂志,2012,31(4):433
5　王　峰,等. 中华核医学杂志,2011,31(5):320
6　张龙江,等. 中华放射学杂志,2012,46(1):81
7　何　嘉,等. 中华核医学与分子影像杂志,2012,32(4):241
8　李　扬,等. 实用放射学杂志,2012,28(1):33
9　陆艳辉,等. 心肺血管病杂志,2011,30(6):494

10 宫素岗，等. 中华急诊医学杂志，2012，21(7)：713
11 郑 睿，等. 重庆医学，2012，41(5)：428
12 霍华治，等. 河北医药，2012，34(7)：972
13 吕 炜，等. 中华内科杂志，2012，51(4)：270
14 叶 絮，等. 南方医科大学学报，2012，32(1)：109
15 刘 洁，等. 临床内科杂志，2012，29(5)：317
16 陆艳辉，等. 中华结核和呼吸杂志，2012，35(5)：329
17 周雁苹，等. 中国综合临床，2012，28(5)：491
18 张秀莲，等. 山东医药，2012，52(3)：69
19 曹艳君，等. 山东医药，2011，51(52)：52

(六) 支气管扩张与咯血

姜静波等[1]对 48 例大咯血患者的 CTA 与 DSA 影像进行了对比分析，48 例中 DSA 均发现存在支气管动脉异常，而 CTA 在 2 例患者中为阴性。认为 CTA 能显示咯血患者扩张的支气管动脉、其所在位置以及数量等且无创、方便。江森等[2]对 21 例有长期吸烟史的隐原性大咯血患者进行了经导管动脉栓塞术治疗，结果显示所有患者的病理性体动脉均为支气管动脉。认为长期吸烟可致大咯血，责任血管为支气管动脉，血管内栓塞的效果显著。苗劲柏等[3]比较了全胸腔镜肺叶切除术与常规开胸肺叶切除术治疗支气管扩张症的临床效果，结果显示胸腔镜组与开胸组相比出血量、术后胸腔引流量、拔管时间、术后住院时间均少于开胸组，但胸腔镜组住院费用明显高于开胸组。文建彬等[4]报道国产奥曲肽联用垂体后叶素、酚妥拉明治疗大咯血安全性高，止血成功率高。王西华等[5]回顾分析了 18 例肺血管畸形引起的大咯血，发现临床上此类患者除了咯血，常无任何其他症状，体征、胸片、CT 难以发现异常。DSA 是主要明确诊断方法，支气管动脉栓塞术是主要治疗方法。崔丽华等[6]报道应用电解可脱性弹簧圈治疗 72 例大咯血有效率 89.66%，认为该方法安全、创伤小、疗效好。米崧等[7]对 36 例中等量及以上咯血住院患者，完成 CT 肺动脉造影(CTPA)后继之完成 CT 支气管动脉造影(CTBA)，结果显示 CTPA 及 CTBA 检查，可清楚显示异常的 PA 及 BA。王新霞等[8]报道 212 例支气管扩张患者痰培养病原菌检出阳性率 44.81%，以 G^- 菌为主。药物敏感测试结果显示 G^- 菌中占前 3 位的分别是铜绿假单胞菌、醋酸钙-鲍曼不动杆菌、肺炎克雷白杆菌。G^+ 菌中金黄色葡萄球菌为主，占 50%。

(叶　嘉　商　艳)

参 考 文 献

1 姜静波，等. 医学临床研究，2012，29(7)：1334
2 江 森，等. 中华放射学杂志，2011，45(12)：1199
3 苗劲柏，等. 中国胸心血管外科临床杂志，2012，19(4)：395
4 文建彬，等. 河北医药，2012，34(9)：1318
5 王西华，等. 中华急诊医学杂志，2011，20(11)：1206
6 崔丽华，等. 中国急救医学，2012，32(3)：258
7 米 崧，等. 中华结核和呼吸杂志，2012，35(1)：42
8 王新霞，等. 心肺血管病杂志，2012，31(4)：448

(七) 高原病

李军杰等[1]观察 36 名不同海拔男性急进高原后的认知总体水平无显著影响，但原居住地海拔越低人群急进高原后注意力下降越明显，高原反应也严重；急进高原者高原反应的程度与其认知下降具有一致性。罗勇军等[2]研究发现高原肺水肿患者血浆中免疫球蛋白 κ1 轻链、血清转铁蛋白前体、α-胰蛋白酶抑制剂重链相关蛋白表达上调人纤维胶凝蛋白 3 表达下调，此 4 种蛋白的差异表达可能与高原肺水肿的发生有关。蔡玉亮等[3]报道 18 例慢性高原病(CMS)患者骨髓单个核细胞凋亡指数，及 caspase-8 和 caspase-9 表达水平均降低提示 caspase-8 和 caspase-9 均参与 CMS 骨髓造血细胞凋亡异常机制。李高元等[4]报道右心室心功能综合指数和 NT-proBNP 浓度是反映右心整体功能的较敏感指标。周正茂等[5]观察了疑诊早期高原性肺动脉高压患者服用西地那非前后的不同实验组的受试者血压及肝、肾功能数据。结果显示口服西地那非(50 mg，1 次/d)干预疑诊早期高原性肺动脉高压人群安全、有效。

(叶　嘉　商　艳)

参 考 文 献

1 李军杰，等. 脑与神经疾病杂志，2011，19(6)：447
2 罗勇军，等. 解放军医学杂志，2012，37(1)：31
3 蔡玉亮，等. 中华血液学杂志，2011，32(11)：762
4 李高元，等. 中华内科杂志，2011，50(11)：947
5 周正茂，等. 第三军医大学学报，2012，34(6)：485

(八) 肺移植

周敏等[1]回顾分析了 108 例肺移植患者的临床资料，发现肺移植术后原发性移植物功能丧失(PGD)的发生率高(9.3%)，一旦受者发生 PGD，应尽快给予相应治疗，如达到使用 ECMO(体外膜肺氧合)的指征，应尽早使用。吴波等[2]回顾分析了 100 例肺移植受者术后气道狭窄的情况。结果显示 10 例受者的 12 个气管吻合口出现狭窄，发生率为 9.4%，发生时间为术后 60.1±35.6 天。胡春晓等[3]总结了 45 例肺移植患者应用 ECMO 的经验。认为 ECMO 是肺移植围手术期支持的重要辅助工具，对于降低等待肺移植过程中的死亡率、稳定术中血流动力学、改善术后严重呼吸功能障碍以及原发性移植物功能不良，可以提供良好的辅助功能。陈乾坤等[4]回顾分析了 42 例肺移植受者术后并发症和生存预后的影响因素。结果显示原发肺基础疾病是影响肺移植预后的重要因素之一，肺部感染和支气管吻合口软化、狭窄是术后主要并发症。

(叶　嘉　商　艳)

参考文献

1　周　敏，等. 中华器官移植杂志，2012，33(8)：495
2　吴　波，等. 中华器官移植杂志，2012，33(7)：422
3　胡春晓，等. 中华器官移植杂志，2011，32(10)：611
4　陈乾坤，等. 中华胸心血管外科杂志，2011，27(10)：594

(九) 肺隔离症

陈勃江等[1]总结了16例成人肺隔离症的资料，其中女12例，男4例，中位年龄38.5岁，咳嗽是最常见症状，9例病灶位于左下肺，8例表现为肺囊肿样和(或)多发囊状支扩，7例表现为肺内及其他脏器软组织密度肿块影。谢颖等[2]应用Ⅰ型血管塞对4例婴儿肺隔离症进行了治疗，初步获得了满意的效果，随诊CT提示血管塞远端分支血管未见对比剂充盈及病变肺段萎缩，近期疗效肯定，但中远期疗效及是否存在侧支建立、侧支再通等问题仍需进一步随诊观察。

(叶　嘉　商　艳)

参考文献

1　陈勃江，等. 中华内科杂志，2012，51(1)：42
2　谢　颖，等. 中华放射学杂志，2011，45(10)：989

(十) 肺不张

张天[1]报道55例临床常见肺不张的X线表现，结果显示肺不张类型分布没有性别差异。X线表现主要为直接和间接征象，主要的类型为右肺不张，但发病男性明显多于女性(42∶13)。

(叶　嘉　商　艳)

参考文献

1　张　天. 吉林医学，2012，33(12)：2621

(十一) 肺大疱

姜建涛等[1]报道局麻下肺大疱引流术治疗23例重症肺大疱，平均手术时间11分钟，无死亡病例，术后患者生活质量提高，认为该引流术治疗重症肺大疱操作简便，微创安全，疗效较好。韦树长等[2]对12例肺大疱患者进行经皮穿刺注射硬化剂治疗，结果9例肺大疱空腔完全消失，所有患者胸闷、呼吸困难症状均得到明显改善，2例并发少量气胸，1例出现剧烈胸部疼痛，认为介入治疗肺大疱操作简便、并发症少、费用低、可重复进行。

(叶　嘉　商　艳)

参考文献

1　姜建涛，等. 陕西医学杂志，2011，40(9)：1137
2　韦树长，等. 中国临床医学影像杂志，2012，23(6)：423

(十二) 肺透明膜病

丁仰君等[1]报道使用鼻塞持续气道正压通气治疗66例早产儿肺透明膜病。结果治愈率87.8%，明显高于对照组的33.3%($P<0.05$)。值得临床推广应用。唐晓芳[2]报道使用肺表面活性物质治疗32例新生儿肺透明膜病。结果，治疗后动脉血气各项指标均较治疗前显著改善(均$P<0.05$)。认为肺表面活性物质可增加肺的顺应性和通气量，改善肺氧合功能，提高存活率。

(叶　嘉　商　艳)

参考文献

1　丁仰君，等. 吉林医学，2012，33(3)：478
2　唐晓芳. 吉林医学，2012，33(12)：2552

文　选

CT引导下经皮肺活检在弥漫性实质性肺疾病的临床应用　[中华结核呼吸杂志，2012，35(3)：171]　北京协和医院彭敏等为了研究CT引导下经皮切割针肺活检在影像学表现为弥漫性实质性肺疾病诊断中的作用和应用范围，选择2000年1月至2008年12月北京协和医院行CT引导下经皮肺活检、胸部CT表现为双肺弥漫病变且临床资料完整的弥漫性实质性肺疾病患者248例，排除胸部CT为单发病变及单肺病变的病例，回顾分析所有病例的病史、血免疫学、支气管镜、胸部高分辨CT及肺活检病理等检查结果。结果显示男114例，女134例，年龄13～78岁，平均年龄50±16岁，248例中经皮肺活检获得病理形态学诊断130例(52.4%)，确诊疾病分别为肺部感染性疾病46例(35.4%)，肺部肿瘤33例(25.4%)，闭塞型细支气管炎伴机化性肺炎/机化性肺炎(BOOP/OP)29例(22.3%)，血管炎8例(6.2%)，肉芽肿病变6例(4.6%)，结节病3例(2.3%)，弥漫性肺泡损伤和肺淀粉样变各2例(1.5%)，以及肺泡蛋白沉积症(PAP)1例(0.7%)，经皮肺活检未确定诊断的118例患者中有37例进行了开胸或胸腔镜肺活检，36例确定诊断，分别为非特异性间质性肺炎(NSIP)12例，寻常型间质性肺炎(UIP)3例，感染6例，肿瘤3例，淋巴细胞间质性肺炎(LIp)、肺血管炎和过敏性肺炎(HP)各2例，结节病、ABPA、肺透明样肉芽肿病、肺尘埃沉积症、Castleman病及淋巴增殖性疾病各1例，经皮肺活检未确定诊断的118例患者中有69例结合临床及其他检查获得诊断。

(王湘芸)

评　述　弥漫性实质性肺疾病(DPLD)种类多,鉴别需依靠病理学检查,其中CT引导下经皮肺活检创伤较外科活检小,获得的组织标本较TBLB更大,是诊断DPLD的常用方法。有研究报道经皮肺活检本临床诊断率为82%。本研究约半数DPLD患者可获得特定病理组织学诊断,并发症较少,尤其是影像学表现为双肺弥漫病变的感染及肿瘤病例确诊阳性率较高,但对于特发性间质性肺炎诊断价值有限。如密切结合临床、影像学和病理学,约80%病人可获得临床诊断,可避免不必要的外科活检,对于临床诊疗方向的选择有重要意义。

（黄　海）

2010年全国五次结核病流行病学抽样调查报告　[中国防痨杂志,2012,34(8):485]　全国第五次结核病流行病学抽样调查技术指导组报告2010年全国第五次结核病流行病学抽样调查结果(简称“流调”),全国176个流调点抽样人口为447 563人,采用多阶段分层整群等比例随机抽样方法,应检样本人口数263 281人,受检率为96.1%。相比2000年流调结果,2010年全国15岁以上人群活动性患病率459/10万、涂阳患病率66/10万和菌阳肺结核患病率119/10万,均呈下降趋势。随年龄的增长活动性肺结核患病率逐年上升,年龄越大患病率越高,其中各年龄组,男性活动性肺结核患病率均高于女性,但在34岁以下年龄组差异不明显。除15～20岁女性涂阳和菌阳肺结核患病率高于男性,其他各年龄组的涂阳和菌阳肺结核患病率均为男性高于女性。比较城镇和乡村不同地区患病率差别,活动性肺结核乡村患病率为569/10万、城镇为307/10万,涂阳患病率乡村为78/10万、城镇为49/10万,菌阳肺结核患病率乡村为153/10万、城镇为73/10万,城镇居民结核病患病率低于乡村。东、中、西部地区不同患病率比较,西部地区活动性、涂阳和菌阳肺结核患病率分别为695/10万、105/10万、198/10万,高于中部和东部地区,也高于全国水平;中、东部地区活动性肺结核患病率低于全国水平;与2000年比西部地区的活动性肺结核患病率有所上升。据本次流调结果估算我国现有≥15岁耐多药肺结核患者为33.9万,广泛耐药患者为10.5万。结核病疫情下降但耐药负担情况较严重。乡村患病率高于城镇、西部地区高于中东部。公众结核病防治知识总知晓率为57.0%,60岁及以上年龄知晓率最低,仅为47.2%,城镇居民知晓率高于乡村,西部地区知晓率低于中、东部地区。82.2%的患者家庭人均收入低于当地水平。

述　评　全国结核病流行病学抽样调查从全国范围抽取样本法进行横断面调查,以及时获取结核病患病率资料,分析我国目前结核病流行病学特点,对今后结核病的防治工作提供准确指导,其意义至关重大。我国结核病防治工作仍复杂而艰巨,需进一步提高公众结核病知晓率,加强老年人、西部地区、和低人均收入水平家庭的有效结核病防治管理。加强卫生机构人员对耐药肺结核,尤其耐多药和广泛耐药肺结核等知识的培训。制定下一步结核病防治规划。

（韩一平）

流式细胞术检测不同毒力结核分枝杆菌感染巨噬细胞的凋亡率及其时相性变化　[中国病原生物学杂志,2012,7(2):81]　新疆石河子大学医学院姚楠等采用结核分枝杆菌国际标准强毒株H37Rv株和致病力弱的卡介苗菌株(BCG)分别感染巨噬细胞RAW264.7细胞株,应用流式细胞术动态检测两组感染巨噬细胞在分别感染后1小时、3小时、6小时和12小时各不同时相的凋亡率。比较各组间统计学差异,结果发现巨噬细胞在感染结核分枝杆菌后凋亡率升高,H37Rv菌株和BCG菌株在感染后1小时和12小时巨噬细胞凋亡率升高更显著,差异有统计学意义。而且感染时间越长,巨噬细胞凋亡比例越高。在感染后1小时,BCG菌株感染巨噬细胞凋亡率显著高于毒力强的H37Rv菌株,表面毒力弱的BCG菌株早期巨噬细胞凋亡更显著。研究数据显示结核分枝杆菌菌株毒力的强弱与被感染巨噬细胞的凋亡率呈负相关。

述　评　全球感染结核分枝杆菌人口约占世界人口1/3,大部分为潜伏感染,仅少部分发病。目前结核病的发病机制尚未完全清楚,细胞免疫是结核病致病的重要机制之一,巨噬细胞吞噬结核分枝杆菌使致病菌逃避了抗结核药物的杀伤作用,导致潜伏于巨噬细胞中的结核分枝杆菌与结核病的发生乃至复发均有密切关系。巨噬细胞凋亡能促使其内寄生的胞内寄生菌死亡,阻止结核病播散、复发,增强机体的杀伤能力。本文的研究提示毒力强的结核分枝杆菌菌株感染巨噬细胞后,未凋亡的巨噬细胞多于毒力弱的BCG菌株感染的巨噬细胞,说明毒力强的结核分枝杆菌不容易被杀伤,符合临床毒力强的菌株致病力更强。进一步说明结核病发病机制与机体的免疫状态、免疫功能相关。为结核病的后续研究打下基础。

（韩一平）

汉族459例结核病易感基因多态性与临床特征的相关性　[中华结核和呼吸杂志,2011,34(12):923]　上海肺科医院刘轾彬等分析该院于2007年1月至2008年12月收治的459例汉族结核病患者的临床特征(性别、发热、病灶范围、空洞、咯血、初治或复治)并提取患者全血中DNA检测其维生素D受体(VDR)基因Fok I位点和Taq I位点各基因型、自然抗性相关巨噬细胞蛋白1-(NRAMP-1)基因各位点、甘露糖结合凝集素(MBL)基因及IFN-γ编码基因(IFNG)各位点多态性。采用统计学方法，将上述结核病易感基因的多态性与临床特征进行相关性分析，发现维生素D受体(VDR)基因Fok I位点CC、CT和TT基因型中，CT基因型的变异与结核病发热症状有关，与非CT基因型患者相比，CT基因型患者更少出现发热症状，提示对结核患者的发热可能具保护作用；MBL基因HL、YX和QP位点基因型中，仅QP位点与是否为复治结核病患者有显著差别，可能与结核病复发有相关性。该研究未能发现NRAMP1基因、IFNG基因多态性与结核病临床特征存在相关性。

述　评　从基因水平阐明结核病的发病机制有利于解决其治疗转归，从而遏制结核病的传播势头。本文研究多个结核病易感基因多态性与我国汉族结核病患者临床特征的相关性为揭示不同个体、人群结核病遗传易感性差异在疾病发生发展中的作用提供依据，除了遗传易感基因外，多种因素可能影响结核病的临床症状，如外界环境因素、结核菌的不同毒力、患者自身基础疾病等，这些因素均可能是导致不同临床特征的混杂因素。更好的设计此类实验、合适的样本量、混杂因素的剔除等将使结核病基因水平研究的前景更明朗。

(韩一平)

复治肺结核化疗新方案与原复治方案的临床对照研究　[中国防痨杂志，2012，34(5)：304]　北京胸科医院朱莉贞等采用多中心、开放、随机对照、前瞻性研究比较化疗新方案与原方案治疗复治肺结核的疗效差异。研究可评价疗效345例复治患者，其中复治敏感患者161例(试验组85例：对照组76例)，耐药患者组184例(试验组124例；对照组60例)，敏感患者方案，试验组：2HRZES/6-10HRE(疗程：不伴糖尿病患者8个月，伴糖尿病患者12个月)；对照组：2H3R3Z3E3S3/6H3R3E3(伴糖尿病患者12个月，不伴糖尿病患者疗程8个月)。耐药患者方案，试验组：3R(H)ZES±Lfx/6-9R(H)ZE±Lfx(疗程9或12个月)(耐H或R者，分别以R或H相互替代；耐S以Am替代；耐HS或RS均以Am或Lfx替代)；对照组：2-3HRZES/6HRE(疗程8个月)。结果复治敏感患者试验组与对照组痰培养阴转率及病灶吸收情况无统计差异，并且不受糖尿病影响；复治耐药患者试验组痰培养阴转率为79.8%，对照组为66.7%，($P<0.05$)；病灶显效率分别为62.9%和45.0%，($P<0.05$)。研究认为复治敏感患者无论是否伴有糖尿病，均可采用原复治方案治疗；复治耐药患者采用新方案治疗疗效更优。

述　评　我国是肺结核大国，随着人口流动愈加频繁和社区管理的不足，大量结核患者面临复治问题，其中相当部分是耐药患者。该研究通过多中心、前瞻性、随机对照研究，比较了新老化疗方案在复治患者中的疗效，发现对非耐药患者老方案仍是安全有效的，而耐药患者新方案更优。该结果对我国结核病的治疗有巨大的现实价值，意义重大。并且，本研究是本专业领域高质量、前瞻性临床研究的开创性工作，从这一角度也有重大意义。研究的不足是未设盲，并且对质量控制为专门阐述，对结核病这一有复杂社会影响因素的疾病可能导致结果的偏差。

(孙沁莹)

中国人群饮茶与肺癌关系的Meta分析　[中华流行病学杂志，2012，33(8)：857]　南京医大靳子义等通过检索中英文文献，选择了12篇关于中国人群饮茶与肺癌发生关系的文献进行荟萃分析。结果显示饮茶人群相对不饮茶人群，饮茶对肺癌具有保护作用(OR=0.66，95%CI：0.49～0.89)，其中绿茶对肺癌的保护作用比较明显(OR=0.59，95%CI：0.39～0.90)；饮红茶和饮茶类型不明者无统计学意义(OR=0.64，95%CI：0.40～1.02)。对饮茶与肺癌的剂量反应研究发现，在平均基础上每天多饮用一杯茶(约4 g)，患肺癌的危险性也有所下降(OR=0.76，95%CI：0.61～0.94)。认为饮茶可能是中国人群肺癌的保护性因素。

(陈　琨　臧远胜)

述　评　茶是全世界人们日常生活中的普遍饮品，多个实验研究表明茶叶及其活性成分茶多酚具有一定防癌、抗癌作用，但国内外许多流行病学研究结果却不尽一致，饮茶是肺癌的保护因素、危险因素和无关联均有报道。本文针对中国人群饮茶与肺癌之间的关系进行荟萃分析，发现饮茶相对不饮茶者患肺癌危险性有所下降，尤其是饮绿茶对肺癌具有更明显的保护作用。对人们选择日常饮品和饮茶种类具有一定的指导意义。但该Meta分析结果受到一些因素的限制，关于饮茶与肺癌之间的关系，仍有待于更多大样本和控制好各种混杂因素的前瞻性队列研究证实。

(李　兵)

吲哚美辛联合奥沙利铂对人肺癌A549细胞株裸鼠移植瘤微淋巴管生成的影响及其化疗增敏作用　[中华结核和呼吸杂志，2012，35(2)：107]　河北医大附三院张明珠等为研究非甾体抗炎药吲哚美辛与化疗药物奥沙利铂对人肺癌A549细胞株裸鼠移植瘤微淋巴管生成的影响以及化疗增敏作用，将人肺癌A549细胞接种于裸鼠背部皮下，并随机分为对照组、吲哚美辛组、奥沙利铂组、吲哚美辛联合奥沙利铂组；观察裸鼠生长情况，42 天处死后切取移植瘤组织并进行免疫组化检测 VEGF-C、β-连环蛋白(β-catenin)以及生存素的表达，检测微淋巴管密度，用实时荧光定量 PCR 检测相关 mRNA 表达。结果发现吲哚美辛组、奥沙利铂组和联合用药组治疗后移植瘤体积分别为(1 322±327)、(962±221)和(611±161) mm^3，低于对照组的(1 664±318) mm^3 ($F=23.33$, $P<0.01$)；吲哚美辛组和联合用药组 VEGF-C、生存素、β-连环蛋白的表达及微淋巴管密度积分吸光度值均低于对照组(均 $P<0.05$)。奥沙利铂组 VEGF-C 蛋白含量(20 825±2 067)高于对照组(16 075±875, $F=97.24$, $P<0.05$)，β-连环蛋白和微淋巴管密度(17 396±1 693，9 666±978)与对照组(9 824±1 181，17 588±1 698)比较无明显差异；VEGF-C 蛋白、生存蛋白与微淋巴管密度呈直线正相关(r 值分别为 0.737 和 0.662，均 $P<0.01$)，β-连环蛋白与生存蛋白呈直线正相关($r=0.582$, $P<0.01$)，VEGF-C mRNA 的表达与其蛋白表达呈直线正相关($r=0.873$, $P<0.01$)。

(陈 扬 臧远胜)

述 评 近年来研究表明吲哚美辛有抗肿瘤及化疗增敏作用，同时能调整机体免疫状态，但作用机制尚未明确。本实验将吲哚美辛联合奥沙利铂对人肺癌细胞株 A549 裸鼠移植瘤淋巴转移以及化疗增敏作用，分析其可能机制为通过抑制 VEGF-C/VEGFR-3 和 Wnt 两条信号途径，但两条通路之间有无因果关系以及其基因、蛋白之间的相互调控机制有待进一步研究。相关机制的阐明，将为吲哚美辛这一相对低副作用的抗炎药物应用于肺癌的治疗奠定基础。

(李 兵)

非小细胞肺癌组织中表皮生长因子受体基因突变与拷贝数之间的相关性以及与患者临床病理特征之间的关系 [中华肿瘤杂志，2011，33(9)：666] 中山大学李喆等为研究中国 NSCLC 患者组织表皮生长因子(EGFR)基因状态并分析 EGFR 基因突变与拷贝数之间的相关性以及与 NSCLC 患者临床病理类型之间的关系，采用实时荧光定量 PCR 法检测 118 例 NSCLC 组织中 EGFR 基因突变状态，FISH 技术检测 EGFR 基因拷贝数，结果发现 118 例组织中，EGFR 基因突变率为 41.5%，其中腺癌 50.0%，鳞癌为 5.0%，EGFR 基因 FISH 阳性率为 70.3%，其中腺癌为 78.1%，鳞癌为 35.0%。EGFR 基因突变与基因高拷贝数主要存在于腺癌、晚期、女性和不吸烟患者中，EGFR 基因突变与 EGFR 基因拷贝数之间有显著相关性。

(陈 扬 臧远胜)

述 评 EGFR 基因的突变情况对 TKIs 治疗肺癌疗效的预测意义已被公认并被广泛应用于临床。但大量新的临床研究结果表明，EGFR 基因突变与否与 TKIs 治疗肺癌疗效之间的关系并非始终相关，尚有其他因素影响了 TKIs 治疗肺癌的疗效。本研究表明，EGFR 基因的拷贝数与基因突变情况之间具有一定的相关性，并与患者的临床病理特征相关，为研究 EGFR 基因拷贝数与 TKIs 治疗肺癌疗效之间的关系指引了方向。

(李 兵)

小分子酪氨酸激酶抑制剂和培美曲塞二钠互为二三线治疗晚期肺腺癌的临床研究 [中华肿瘤杂志，2012，34(2)：147] 苏州大学附四院张茹霞等比较研究晚期肺腺癌患者采用表皮生长因子酪氨酸激酶抑制剂(EGFR-TKIs)和培美曲塞互为二、三线治疗是否存在优先顺序。通过回顾分析经标准一线治疗失败的 83 例晚期肺腺癌患者，分为 A 组(45 例)和 B 组(38 例)。A 组患者在接受 EGFR-TKIs 二线治疗失败后接受培美曲塞三线治疗，B 组患者在接受培美曲塞二线治疗失败后接受 EGFR-TKIs 三线治疗。A 组和 B 组患者二线治疗后的 PFS 分别为 8.05 个月和 4.20 个月($P=0.001$)，吸烟和不吸烟患者二线治疗后的 PFS 分别为 3.69 个月和 7.12 个月，男性患者和女性患者二线治疗后的 PFS 分别为 5.56 个月和 6.85 个月($P=0.279$)。A 组和 B 组患者三线治疗后的 PFS 分别为 6.88 个月和 7.60 个月($P=0.899$)，吸烟和不吸烟患者三线治疗后的 PFS 分别为 4.95 个月和 8.49 个月($P=0.050$)，男性患者与女性患者三线治疗后的 PFS 分别为 5.96 个月和 8.38 个月($P=0.176$)。A 组和 B 组患者的 MST 分别为 23.60 个月和 15.58 个月($P=0.021$)，吸烟和不吸烟患者的 MST 分别为 11.99 个月和 23.18 个月($P=0.001$)，男性患者与女性患者的 MST 分别为 17.40 个月和 22.74 个月($P=0.111$)。认为一线治疗失败的晚期肺腺癌患者，EGFR-TKIs 二线治疗失败后选择培美曲塞三线治疗较培美曲塞二线治疗失败后选择 EGFR-TKIs 治疗更能延长患者的 PFS 和 MST，更为合理。

(陈 琨 臧远胜)

述 评 晚期非小细胞肺癌(NSCLC)的一线化疗主要采用铂类为基础的二联方案，但一线化疗失败后如何选择二线和三线治疗方案更能使患者获益，目前仍缺乏相关的证据。本研究比较了 EGFR-TKIs 和培美曲塞互为二三线治疗一线化疗失败的肺腺癌患者，发现两者作为二线治疗方案均疗效可靠。对于肺腺癌患者，优先选择 EGFR-TKIs 作为二线治疗，失败后选择培美曲塞作为三线治疗，可延长患者的 PFS 和 MST，较培美曲塞二线治疗失败后再选择 TKIs 更为合理。该研究对临床医生在日常工作中，针对一线化疗失败后的肺腺癌患者，如何合理选用二三线治疗方案及优先使用哪种方案，提供了新的思路。

（李　兵）

晚期肺鳞癌表皮生长因子受体突变与其抑制剂疗效的关系　[中华结核和呼吸杂志，2012，35(5)：323]　北京肿瘤医院段建春等回顾性研究 79 例接受过表皮生长因子酪氨酸激酶抑制剂(EGFR-TKIs)治疗的晚期肺鳞癌患者，检测患者组织和血浆中 EGFR19、21 外显子突变，探讨 EGFR-TKI 对晚期肺鳞癌患者的临床治疗价值。结果病情部分缓解 6 例(8%)，稳定 38 例(48%)，疾病控制率(DCR)为 56%(44/79)，中位无进展生存期(mPFS)和中位总生存期(mOS)分别为 3.7 个月和 11.5 个月。EGFR 突变型 31 例，DCR 为 71%(22/31)，mPFS 和 mOS 分别为 6.3 个月和 13.5 个月。EGFR 野生型 36 例，DCR 为 44%(16/36)，mPFS 和 mOS 分别为 2.2 个月和 6.4 个月。在二线及以上治疗时接受 EGFR-TKI 治疗的 EGFR 突变患者中，厄洛替尼治疗组(17 例)mPFS 和 mOS 分别为 7.9 个月和 15.8 个月，吉非替尼治疗组(7 例)均为 6.3 个月，两组比较差异无统计学意义($P>0.05$)。Cox 回归多因素分析结果显示，进行基因突变检测的 67 例患者的 EGFR 突变与无进展生存期、总生存期相关(均 $P<0.05$)；采用 χ^2 检验比较基因突变型与野生型两组的疗效，显示突变组进展风险明显低于野生组($P<0.05$)。认为 EGFR 突变的肺鳞癌患者仍可从 EGFR-TKI 治疗中获益。

（陈　琨　臧远胜）

述　评　EGFR-TKIs 用于治疗存在 EGFR 基因突变的晚期 NSCLC，其疗效显著优于标准双药化疗，但大部分突变且 EGFR-TKIs 受益患者为肺腺癌，突变的肺鳞癌患者能否获得与肺腺癌突变者同样的 EGFR-TKIs 疗效，目前报道较少。本研究通过检测肺鳞癌患者 EGFR 基因突变，分析其与 EGFR-TKIs 疗效的关系，结果显示 EGFR 突变状态对肺鳞癌患者选择 EGFR-TKIs 治疗具有预测作用。由于样本量所限，有待于大规模临床研究进一步证实，或发现对肺鳞癌更为特异的靶向标志物及靶向药物。

（李　兵）

表皮生长因子受体在胸腺瘤中的表达　[江苏医药，2012，38(9)：1035]　陈斌等为探讨表皮生长因子受体(EGFR)在胸腺瘤中的表达及其意义，采用免疫组化 SP 法检测 63 例患者胸腺瘤(胸腺瘤组)和 20 例胸腺增生(胸腺增生组)组织中 EGFR 的表达，并分析胸腺瘤 EGFR 表达与其病理分级及临床分期的相关性。结果发现胸腺瘤组 EGFR 表达阳性率高于胸腺增生组(52.4%比 20.0%)($P<0.05$)。直径 6 cm 的胸腺瘤 EGFR 表达阳性率高于直径≤6 cm 的胸腺瘤($P<0.05$)。胸腺瘤 EGFR 表达水平与病理分级及临床分期呈正相关。胸腺瘤的预后和临床分期相关。该项研究提示 EGFR 可能在胸腺瘤的进展和预后中发挥重要作用。EGFR 可能成为胸腺瘤新的治疗靶点和预后的标志物。

述　评　胸腺瘤多发生于成人，好发于中年人群，女性稍多见，且多伴有重症肌无力。恶性胸腺瘤的治疗主要以手术、放化疗为主。但由于胸腺瘤发病率较低，尚无大样本临床研究证实何种化疗方案为优，目前认为以顺铂为主的联合方案最为有效。该研究检测胸腺瘤组织的 EGFR 基因表达，发现胸腺瘤 EGFR 表达水平与组织病理分级及临床分期呈正相关，提示 EGFR 可能在胸腺瘤的进展和预后中发挥重要作用。这一研究为靶向血管生长因子抑制药物应用于胸腺瘤的治疗提供了一定的理论基础，并为将来进一步研究靶向药物治疗胸腺瘤提供了实验基础。

（赵黎明）

2006～2009 年辽宁省大棚作业农民慢性阻塞性肺疾病的患病率调查　[中华结核和呼吸杂志，2011，34(10)：753]　中国医科大学附四院刘朔等采用随机、分层和整群抽样方法，于 2006～2009 年对辽宁省沈阳市、锦州市及朝阳市 3 个地区 800 余个大棚作业农民 5 420 人进行统一的问卷调查、体格检查，并进行血常规、血气分析、胸部 X 线及肺功能检查。两个样本率的比较采用 χ^2 检验，多个样本率的比较采用 χ^2 分割法。结果显示辽宁省大棚作业农民的 COPD 总患病率为 17.5%(947/5 420)，≥50 岁为 COPD 高发年龄段；平原地区大棚作业人群 COPD 的患病率(15.6%，464/2 981)显著低于山区(20.2%，246/1 220)及沿海地区(19.4%，237/1 219)，差异均有统计学意义(χ^2 值分别为 13.04 和 9.35，均 $P<0.0125$)；蔬菜棚作业人群 COPD 的患病率(12.6%，273/2168)显著低于菌棚(24.3%，263/1 084)、家禽棚(20.8%，169/813)及花卉棚(17.9%，242/1 355)，差异均有统计学意义(χ^2 值为 18.54～71.49 均 $P<0.007$)；不同大棚作业工龄者的 COPD 患病率不同，大棚作业工龄 3～5 年者的 COPD 患病率最高(28.3%，137/485)。结论：辽宁省大棚作业农民的 COPD 患病率高于全国农村人口的平均水平，应重视其防治。

述　评　本文为国家“十一五”科技支撑项目，并受中华医学会基金和辽宁省教育厅基金资助。文章的意义：①着眼于本国、本地区的情况进行深入的调研；②着眼于一线、基层农民工的工作环境进行研究。虽然没有“高精尖”的技术，但工作量之大、调查难度之巨是可想而知的。COPD是我国常见的慢性疾病，2000年COPD在我国的主要致死病因中排第3位，且COPD的发病率和病死率呈上升趋势，严重影响患者的劳动能力和生命质量，并造成很大的疾病负担。COPD的发病因素是肺部对香烟烟雾等有害气体或有害颗粒的异常炎症反应有关，因长期在温度高、湿度大、空气流通性差、土壤中菌落密度较高的塑料大棚内劳作，大棚作业人群是COPD高发人群。辽宁省温室和各类大棚面积居全国首位，需要对此人群进行研究很有必要。期待本课题协作组对致病的因素、条件、发病的机制、预防或干预的措施进行深入研究，为防治大棚作业人群肺疾病打下基础。

（白　冲）

非显性因素所致慢性阻塞性肺疾病急性加重合并肺栓塞的临床特征与相关因素分析 ［中华结核和呼吸杂志，2012，35(4)：259］ 河南科大附一院王同生等探讨非显性因素（即不明原因）所致COPD急性加重（AECOPD）发生肺栓塞的临床特征及相关因素。该研究连续纳入非显性因素所致AECOPD患者208例，平均年龄62±12岁。患者入院24小时内行CT肺动脉造影及双下肢静脉彩超检查，根据造影结果将患者分为肺栓塞组69例和无肺栓塞组139例。所有患者均检测动脉血气分析、D-二聚体和内皮素-1。临床特征分析发现：非显性因素所致AECOPD患者中，33%合并肺栓塞(69/208)。合并肺栓塞组与无肺栓塞组相比，卧床时间≥7天者分别为21.7%(15/208)和13.7%(19/208)；双下肢不等粗≥1 cm者分别为34.8%(24/208)和15.1%(21/208)；深静脉血栓形成者分别占37.7%(26/208)和12.2%(17/208)；晕厥者分别为11.6%(8/208)和0.06%(9/208)；心电图表现为$S_{Ⅰ}Q_{Ⅲ}T_{Ⅲ}$综合征者分别为11.6%(8/208)和0.04%(5/208)；$PaCO_2$下降≥5 mmHg者分别为27.5%(19/208)和9.3%(13/208)。差异均有统计学意义（均$P<0.05$）。与无肺栓塞组相比，合并肺栓塞组D-二聚体水平[(760±152)μg/L比(253±56)μg/L]、内皮素-1水平中位数（四分位数间距）[5.4ng/L(1.6～6.9)ng/L比1.8ng/L(1.3～4.8)ng/L]均显著升高（均$P<0.05$）。采用Logistic回归方程进行危险因素分析后发现，卧床时间≥7天、双下肢不等粗≥1 cm和深静脉血栓形成是COPD合并肺栓塞的危险因素（*OR*值为2.31～3.24，均$P<0.05$）。本研究发现非显性因素所致AECOPD患者易于合并肺栓塞。对于卧床时间长、双下肢不等粗和深静脉血栓形成患者，应警惕合并肺栓塞的风险，必要时进行预防性抗凝治疗。

（胥武剑）

述　评　AECOPD合并肺栓塞是临床诊治的难题，分析由非显性因素所致的AECOPD合并肺栓塞的临床特征及危险因素对于指导临床诊疗具有重大意义。本研究发现非显性因素所致的AECOPD患者中，肺栓塞的发生率达33%，伴有较高的D-二聚体及内皮素-1水平。卧床时间长、双下肢不等粗和深静脉血栓形成是合并肺栓塞的相关因素。研究结果有助于提高临床医生对于COPD合并肺栓塞的诊断意识和识别能力。

（李　强）

纤维支气管镜在慢性阻塞性肺疾病机械通气序贯撤机中的应用 ［中华急诊医学杂志，2011，20(12)：1311］ 南通通州区人民医院宋蓉蓉等报道纤维支气管镜辅助慢性阻塞性肺疾病急性发作（AECOPD）并发呼吸衰竭患者机械通气时序贯撤机的临床疗效。该研究纳入106例AECOPD并发呼吸衰竭并接受经口气管插管和机械通气治疗的患者。按撤机方式随机分为应用支气管镜辅助有创-无创机械通气序贯撤机组（A组，54例）和有创-无创机械通气序贯撤机组（B组，52例）。研究者采用支气管镜，通过气管导管外进入气道，观察气道情况并进行吸痰、支气管肺泡灌洗、气道内注入布地奈德、特布塔林及敏感抗生素等操作。两组患者其他治疗措施相同，达到肺部感染控制窗（PIC）后拔出气管导管改无创机械通气模式。然后依情况决定撤机。治疗后比较两组病例相关指标。结果：A组和B组PIC出现时间分别为(5.01±1.49)天及(5.87±1.87)天，$P<0.05$；总机械通气时间分别为(6.98±1.84)天及(8.69±2.41)天，$P<0.01$；住ICU时间分别为(9.25±1.84)天及(11.10±2.63)天，$P<0.01$；首次撤机成功率分别为96.3%和76.92%，$P<0.01$；再上机率分别为5.56%和19.23，$P<0.05$；VAP（呼吸机相关性肺炎）发生率分别为3.7%和23.07%，$P<0.01$；治疗组支气管镜操作简便、安全、未发生明显不良反应。本研究发现AECOPD伴呼吸衰竭接受机械通气的患者，应用支气管镜辅助治疗可缩短机械通气时间，增加撤机成功率，减少VAP等发生，且方便安全。

（胥武剑）

述　评　随着介入肺脏病技术的发展，支气管镜在ICU中的应用将占有越来越重要的地位。本研究通过对接受有创机械通气的AECOPD伴呼吸衰竭患者，采用支气管镜介导下的气道腔内分泌物吸引及药物灌注技术，可有效的缩短机械通气时间，增加有创-无创机械通气成功率，减少VAP等发生率，且该技术安全方便，研究结果对临床工作有很好的指导作用。可通过呼吸机管道进入气道以更好的改善患者术中的舒适度。此外，对研究对象在纳入标准上可进一步细化，以明确有创机械通气患者需要使用支气管镜介入诊治的最佳适应证。

（李　强）

降钙素原指导抗生素治疗策略在社区获得性下呼吸道感染中应用的荟萃分析　[中华结核和呼吸杂志，2012,35(4)：275]　东南大学附属中大医院张立等以降钙素原、下呼吸道感染、CAP、慢性阻塞性肺病急性加重、急性支气管炎、支气管哮喘为检索词，检索万方数据库、中国期刊全文数据库及中国生物医学文献数据库，检索时间为1990年1月至2010年12月，共纳入5篇文献，2 322例患者，发现降钙素原指导治疗组较常规治疗组抗生素使用天数下降($P<0.001$)，抗生素处方率下降($P<0.001$)，治疗过程中抗生素的费用下降($P<0.001$)，月内随访感染再发率下降($P<0.05$)，差异均具有统计学意义；而治疗过程中虽ICU入住率下降、院内病死率上升、住院总天数减少、治疗成功率上升，但与对照比较P均>0.05，差异无统计学意义。结果，提示对于急诊以及住院治疗的下呼吸道感染患者，使用降钙素原指导抗生素治疗策略可明显减少抗生素的使用，且对疗效和住院时间的影响不明显。

（施晓倩　方　正）

述　评　目前临床上抗菌药物不合理使用广泛存在，从而导致细菌耐药率逐年增加。降钙素原是一种临床常用的炎性标志物，观察其浓度变化以指导抗生素使用作为一种新的治疗策略引起国内外广泛重视。荟萃(Meta)分析提示该策略具有一定的有效性和安全性，为临床合理使用抗生素提供一个新的管理方法，其科学性有待进一步临床研究证实。

（方　正）

重症监护室下呼吸道嗜麦芽窄食单胞菌感染的危险因素分析　[中华结核和呼吸杂志，2011,34(10)：735]　福建省立医院许能銮等探讨了ICU中下呼吸道嗜麦芽窄食单胞菌(SMA)医院内感染的危险因素，将ICU2007－2010年收治的医院获得性下呼吸道SMA感染的患者进行1∶4匹配的病例对照研究，35例下呼吸道SMA感染患者作为病例组，男24例，女11例，年龄34～89岁，平均(76±12)岁，均伴有基础疾病，其中呼吸系统疾病22例，脑血管病和心血管疾病各4例，上消化道出血、胰腺炎、慢性肾脏病、子宫颈癌及阿尔茨海默病各1例。140例无下呼吸道感染的患者作为对照组，男96例，女44例，年龄30～92岁，平均(76±12)岁，均伴有基础疾病，其中心血管疾病44例，呼吸系统疾病30例，脑血管病14例，恶性肿瘤2例，其他疾病50例。其中单因素Logistic回归分析结果显示，基础疾病>4种以上($OR=4.63$)、急性生理和慢性健康评分(APACHE－Ⅱ评分)>20分($OR=10.29$)、住ICU前住院时间>1周($OR=4.34$)、使用3种以上抗生素($OR=8.03$)或使用碳青霉烯类($OR=3.62$)和氨基糖苷类抗生素($OR=4.94$)、气管插管($OR=4.10$)或气管切开($OR=50.29$)、使用机械通气($OR=7.95$)为下呼吸道SMA感染的危险因素；多因素Logstic回归分析结果显示，APACHE－Ⅱ评分($OR=8.39$)、应用抗生素种类($OR=5.96$)、气管切开($OR=28.92$)为下呼吸道SMA感染的独立危险因素(P值均<0.01)。作者认为早期识别并防治上述因素有助于降低SMA相关性肺炎患者的病死率。

（施晓倩　方　正）

述　评　嗜麦芽窄食单胞菌是医院获得性感染的重要致病菌，也是常见的易导致多重耐药的革兰阴性菌之一，其检出率和病死率逐年升高，早期的诊断和防治尤为关键。本文作者分析认为，基础疾病、气管切开、机械通气和广谱抗生素的使用可能是其感染的重要危险因素，该结果为临床控制和预防该菌的肺部感染提供了一定依据。

（方　正）

肺炎支原体感染者血清流行性学分析及其抗菌药物疗效评价　[中华检验医学杂志，2011,34(9)：820]　北京协和医院崔京涛等分析肺炎支原体(MP)感染血清流行病学资料及随访评价部分阳性者抗菌药物疗效。通过Serodia-Myeol Ⅰ颗粒凝集试剂盒检测3 134份临床疑似MP感染者的血清抗体，其中350份MP抗体阳性。女性患者阳性率12.3%，高于男性患者阳性率9.9%，差异有统计学意义($P<0.05$)。MP抗体阳性率最高季节在第4季度，为13.2%；MP抗体阳性率最高年龄组位于5～9岁，为32.8%。儿科门诊及儿科病房为MP体阳性率最高的标本来源，分别为27.9%和26.5%。CAP患者MP抗体阳性率为28%，高于其他疾病患者组。随访91例阳性患者中，自出现临床症状全就诊/抗体检测的时间为5～120天，平均24.2天。71例患者使用大环内酯类抗菌药物，4例使用喹诺酮类抗菌药物，4例使用头孢类抗菌药物，其余12例使用其他抗菌药物或对症处理。上述抗菌药物治疗时间3～21天，平均8.2天。疗效随访结果是治愈35例，好转50例，6例疗效较差。结果提示MP抗体阳性率女性高于男性，第四季度和学龄期儿童分别是MP感染的高峰季节和高峰年龄组。儿科门诊及病房为MP抗体阳性率最高的标本来源。临床医生能够根据MP实验室检测结果选择一线抗菌药物并获得良好的疗效。

（施晓倩　方　正）

述　评　MP是儿童和青少年呼吸道感染的主要病原体，也是成人CAP主要病原体之一，其诊断主要依据血清抗体检测。通过血清流行病学分析，发现其血清抗体阳性率存在一定的流行病学特点，并认为治疗药物中大环内酯类抗菌药物仍然是首选，其结果对临床 MP 的诊治有一定的参考价值。

（方 正）

血清抗原监测联合肺部 CT 诊断侵袭性肺曲霉病的探讨 ［浙江大学学报（医学版），2012，41（3）：332］ 浙江大学医学院附一院许攀峰等评价 1，3－β－D－葡聚糖（G）和血清半乳甘露聚糖（GM）实验，联合肺部 CT 检查对非粒细胞缺乏患者侵袭性肺曲霉病（IPA）的诊断作用。通过对临床怀疑 IPA 的 113 患者进行肺部 CT 检查及 G、GM 实验。参照欧洲癌症治疗组织及真菌病研究组（EORTC/MSG）制定的诊断标准，其中确诊 IPA 的 4 例，临床诊断 36 例，拟诊 16 例，非曲霉感染 57 例，发现 GM 实验的敏感性（50.0%）明显高于 G 实验（30.0%），特异性分别是 84.2%和 87.7%。IPA 肺部 CT 特征性改变诊断的敏感性为 30.0%，肺部 CT 特征性影像学表现联合 GM 实验的诊断敏感性与单纯 GM 实验相当（47.5%比 50.0%），而特异性明显提高（100%比 84.2%）。作者认为对于怀疑 IPA 的非粒缺患者，依靠 GM 实验联合 CT 的影像学改变有一定的敏感性，同时有较好的特异性。

（施晓倩 方 正）

述 评 近年来侵袭性肺曲霉病的发病率不断上升，且病死率也很高，早期的诊断和有效的抗真菌治疗可以明显降低病死率。其确诊需要病理诊断，但临床实施有时较为困难。本文作者采用 1，3－β－D－葡聚糖（G）和血清半乳甘露聚糖（GM）实验，联合肺部 CT 检查对非粒细胞缺乏患者侵袭性肺曲霉病，认为 GM 实验联合 CT 的影像学改变可以保证一定的敏感性，同时提高特异性，为针对性的抗真菌治疗提供依据。该方法对 IPA 的早期诊断有一定的临床应用价值。

（方 正）

慢性烟曲霉暴露对支气管哮喘大鼠气道黏蛋白 MUC5AC 表达的影响 ［中华结核和呼吸杂志，2012，35（6）：423］ 山东潍坊医学院附院高福生等为了观察慢性烟曲霉暴露对支气管哮喘大鼠气道黏蛋白 MUC5AC 表达的影响，在构建好哮喘大鼠模型后，予以烟曲霉孢子吸入 1 周、3 周和 5 周后，测定基础气道阻力和应用乙酰胆碱后气道阻力变化率，RT-PCR 测定肺组织 MUC5AC mRNA 的表达，免疫组化测定气道上皮细胞 MUC5AC 的表达，ELISA 法测定 BALF 中 IL－13 水平，肺组织切片 PAS 染色观察气道上皮杯状细胞增生程度，结果发现，烟曲霉孢子吸入 1 周、3 周和 5 周的大鼠肺组织 MUC5AC mRNA、气道上皮细胞 MUC5AC 表达、BALF 上清液 IL－13 及杯状细胞/上皮细胞面积均显著高于单纯哮喘大鼠以及生理盐水吸入的阴性对照组，且各项数据均与烟曲霉吸入呈现时间依赖性，烟曲霉孢子吸入 3 周和 5 周的哮喘大鼠气道阻力（Raw）变化率均高于单纯哮喘大鼠以及阴性对照组，烟曲霉暴露的大鼠肺组织 MUC5AC 表达与气道反应性（Raw 变化率）呈正相关。因此笔者认为慢性烟曲霉暴露可上调哮喘大鼠气道上皮黏蛋白 MUC5AC 的表达，促进杯状细胞增生，加重气道高反应。

（唐 旲）

述 评 哮喘等慢性气道炎症时气道黏液的过度分泌与 MUC 表达的上调有关，气道上皮杯状细胞增生和黏膜下腺体肥大，MUC 表达上调，导致气道黏液过度分泌，引起肺功能进行性下降，因此，气道黏液过度分泌和杯状细胞增生是哮喘进行性加重和病死率增加的危险因素。烟曲霉孢子广泛分布于周围环境中，极易被吸入到各级支气管和肺泡并导致多种疾病，吸入的烟曲霉孢子除了可以触发 IgE 介导的过敏性反应引起支气管痉挛外，临床上还发现患者有明显的黏液分泌阻塞气道，与重症哮喘的发病率和病死率存在密切的关系。本研究应用 OVA 致敏和激发的方法制备大鼠慢性哮喘模型，然后经鼻长期吸人低浓度烟曲霉孢子，模拟哮喘患者实际的烟曲霉暴露，探讨慢性烟曲霉暴露是否通过上调气道 MUC5AC 表达和促进杯状细胞增生而导致哮喘进行性加重。结果显示，吸入烟曲霉孢子可能通过上调 MUC5AC 的表达，诱导气道上皮杯状细胞增生，促进气道黏液的过度分泌，使气道阻力增高，从而加重哮喘。而且还发现哮喘大鼠 BALF 上清液中 IL－13 水平与气道上皮 MUC5AC 表达及气道阻力成正比，提示吸人烟曲霉孢子可能通过加重气道炎症反应，使 IL－13 产生增多。但尽管如此，该研究尚缺乏慢性烟曲霉暴露上调哮喘大鼠气道 MUC5AC 表达的具体机制，因此有待进一步研究加以明确。

（李 兵）

莫西沙星对大鼠气道平滑肌细胞线粒体膜电位及凋亡的影响 ［中华结核和呼吸杂志，2011，34（9）：684］ 徐州医学院附院李慧婷等为了观察大鼠气道平滑肌细胞（ASMC）在不同浓度的莫西沙星作用下，线粒体膜电位变化、caspase－3 表达及细胞凋亡的变化，在体外原代培养大鼠 ASMC，用不同浓度的莫西沙星（40、80、120、200 mg/L）孵育 48 小时，利用流式细胞术检测细胞凋亡率，应用免疫荧光法检测细胞线粒体膜电位的变化，Western 印迹检测 caspase－3 的表达，结果显示，莫西沙星处理后的细胞凋亡率均明显高于空白对照组,且存在浓度依赖性,荧光显微镜检测显示空白对照组以红色荧光为主,随着莫西沙星浓度增大,红色/绿色荧光强度值比率逐渐降低;Western 印迹检测显示,各莫西沙星浓度组 caspase－3 蛋白表达均明显高于空白对照组,同样也存在浓度依赖性。各组细胞凋亡率与线粒体膜电位水平呈负相关,与 caspase－3 水平呈正相关,各组细胞线粒体膜电位水平与 caspase－3 水平呈负相关。因此,笔者认为莫西沙星可能通过影响大鼠气道平滑肌细胞的线粒体膜电位水平从而促进其凋亡。

(唐　昊)

述　评　哮喘患者的气道重塑常常导致持续性气流受限、不可逆性肺功能下降,可能是难治性哮喘的重要病理基础,气道平滑肌细胞(ASMC)的增殖是气道重塑的一个重要因素,而 ASMC 的数量是由细胞增殖和凋亡之间的平衡所决定。近年来发现,线粒体膜电位的改变在细胞凋亡的过程中起重要作用,跨膜电位下降会导致线粒体内电子载体蛋白-细胞色素 C 释放进入细胞质中,作用于 caspase 家族,最终激活 caspase－3,诱导细胞凋亡。喹诺酮类抗菌药物是人工合成的一种有潜力的、广谱抗感染药,除具有抗炎作用外,一定剂量时还能发挥免疫调节的功能。鉴于有研究证实莫西沙星可以通过氧化应激的方式干扰肌腱细胞的线粒体膜电位从而影响细胞功能,本研究中应用莫西沙星作用于 ASMC,结果显示,应用莫西沙星可以发挥诱导体外大鼠 ASMC 凋亡的作用,且其诱导作用呈浓度依赖性,进一步研究发现莫西沙星可以干扰 ASMC 的线粒体膜电位,诱导凋亡蛋白 caspase－3 的激活,导致凋亡增加,但其确切的上游信号通路尚需进一步的实验研究。

(李　兵)

两种通气模式对 PAP 双肺灌洗患者血流动力学、呼吸力学的影响　[山东医药,2012,52(3):50]　广州南方医院蓝岚等采用前瞻性研究探讨了容量控制通气(VCV)和压力控制通气(PCV)对 PAP 行大容量双侧全肺灌洗患者血流动力学和呼吸力学的影响,将 14 例患者随机分为容量组和压力组,比较两组麻醉后、灌洗第 1、5、10 次及恢复双肺通气 30 分钟后血流动力学指标、呼吸力学指标变化及灌洗前、灌洗后即刻和灌洗后 1 天的血气分析值,观察灌洗过程中出现的并发症及患者术后恢复情况。结果显示,压力组对血循环、呼吸力学影响比容量组小,但灌洗结束后容量组对肺气体交换的改善效果更好。恢复双肺通气 30 分钟后压力组 VT 明显高于、气道阻力明显低于容量组。但两种通气模式患者术后恢复情况无统计学差异。上述结果提示 PCV 对血流动力学、气道压力影响比 VCV 小,更适合肺灌洗时采用;而肺灌洗结束后,PCV 和 VCV 模式均可采用。

述　评　肺泡蛋白沉积症(PAP)是由多种原因引起,以富含磷脂的蛋白样物质沉积于肺泡为特征,全肺灌洗为其最安全和最有效的治疗方法,在全肺灌洗中采用哪种机械通气模式对机体有益未见报道。本研究以此为出发点,前瞻性地设计并比较了 PCV 和 VCV 两种通气模式对 PAP 双肺灌洗患者血流动力学、呼吸力学的影响,为临床医师在治疗 PAP 双肺灌洗患者采用何种通气模式提供了一个较为简易的选择方法。

(张景熙)

90 例肺结节病患者激素治疗分析　[解放军医学杂志,2011,36(12):1374]　全军结节病专病中心聂舟山等回顾分析比较了较高剂量(起始剂量 40～50 mg/d,顿服)与低剂量激素(起始剂量 25～30 mg/d,顿服)治疗 90 例结节病患者的疗效及安全性,用药方案为治疗 1～2 个月、影像结果提示好转后逐渐减量,总疗程至少 1～1.5 年,每 3 个月随访肺 CT 及 SACE。结果发现,Ⅱ期患者低、高剂量激素治疗组有效率分别为 86.84%、82.14%,两组缓解率、进展和复发率均无统计学差异,Ⅲ期患者低、高剂量激素治疗有效率为 54.54%、55.55%,两组治疗有效、进展和复发率均无统计学差异。其中高剂量治疗组的不良反应较低剂量组明显增加。并总结经验认为,一般体重<65 kg 者起始激素剂量泼尼松 20～30 mg/d,体重>65 kg 者为泼尼松 40 mg/d,根据胸部 CT 及血清 sACE 水平调节减药速度,总疗程为 1～2 年。上述结果提示在使用激素治疗结节病时须进行评估,严格把握指征并考虑激素的不良反应,为患者制定个体化的治疗方案非常必要。

述　评　结节病是一种自限性疾病,有自然缓解的趋势,大部分预后良好,但部分患者需要给予恰当治疗。糖皮质激素是结节病的主要治疗药物,激素治疗能使大多数患者的症状得到控制,病情改善。本研究旨在探索恰当、合理的结节病个体化治疗方案,通过回顾分析近 10 年 90 例肺结节病患者糖皮质激素治疗经验,总结了糖皮质激素的个体化治疗选择策略,为临床医师在应用激素治疗肺结节病提供了一个较为切实可行的治疗方案。

(张景熙)

肺移植与大容量全肺灌洗治疗终末期尘肺效果比较　[中华劳动卫生职业病杂志,2011,29(10):746]　南京胸科医院毛文君等观察肺移植(LTx)与大容量全肺灌洗(WLL)治疗终末期尘肺的疗效。观察 2002 年 6 月至 2011 年 2 月的尘肺患者,其中 5 例尘肺患者进行LTx治疗，12例进行单纯WLL，对接受不同治疗患者的临床症状、肺功能、肺动脉压力、血气、影像学检查、术后生存情况进行回顾性分析。结果提示LTx组患者治疗后咳嗽、胸闷等症状得到明显改善，肺功能、血气分析较术前明显改善，肺动脉压力下降至正常水平，胸部影像学检查显示移植肺扩张良好、肺纹理清晰，但长期随访后，移植对侧肺有影像学病变进展。WLL治疗后患者症状改善，但症状缓解程度随时间逐步下降，WLL治疗后半年内患者肺功能得到改善，术后1年肺功能与术前相仿，术后2年肺功能明显下降，患者肺动脉压力较术前普遍升高，胸部影像学检查治疗后半年内无明显进展，但术后1～2年有明显的影像学病变进展。随访至今，LTx组平均生存时间为40.5个月，WLL组为21.4个月。LTX组1例术后死于原发性移植物失功(PGD)引起的多脏器功能衰竭(MODS)，1例术后7个月死于肺部感染，另3例现已分别存活65、41、29个月。WLL组患者术后7例死亡，死亡原因为肺部感染3例，呼吸衰竭2例，心力衰竭1例，脑血管意外1例，平均生存时间为(19.0±8.7)个月，另5例现分别存活7、9、13、18、26个月。

（王湘芸）

评　述　大容量全肺灌洗对于不同期别的尘肺有一定的疗效，可一定程度改善患者症状、肺功能，但对于终末期尘肺，肺移植效果较好。本研究对于终末期尘肺患者，分别给予大容量全肺灌洗和肺移植治疗，结果提示肺移植术后患者围术期死亡风险大，术后可长期存活，生存质量良好。大容量全肺灌洗能暂时缓解患者的症状，改善肺功能，但长期生存较差。本研究样本量较小，需进一步深入研究。

（黄　海）

循环系统疾病

本年度共收集循环系统疾病文献 4 153 篇，其中纳入回顾 1 050 篇(占 25.3%)，列入文选 22 篇(占 0.5%)。

一 年 回 顾

一、冠状动脉粥样硬化性心脏病

(一) 基础研究

王强等[1]研究发现肝 X 受体激动剂 T0901317 通过基因转录调节的方式激活 PI3K/Akt 信号通路增强人脐静脉内皮细胞的增殖能力。杨娅等[2]通过研究发现，ApoE 基因敲除小鼠早期出现高脂血症，用超声生物显微镜成像可显示小鼠主动脉早期动脉粥样硬化的病变特征。姚文君等[3]通过对兔动脉 CT 成像研究发现，128 层螺旋 CT 血管造影可以清晰显示早期斑块的管腔形态的改变，但存在一定的局限性。郑晓慧等[4]应用冷应激结合高脂饮食加球囊损伤可成功建立兔动脉硬化不稳定斑块模型，其方法优于传统单纯高脂饮食加球囊损伤。李小强等[5]比较载脂蛋白 E/血清淀粉样 P 蛋白双基因敲除小鼠与载脂蛋白 E 基因敲除小鼠，发现前者血清 HDL 水平高于后者，且动脉粥样硬化斑块面积低于后者。佟浩采等[6]用间歇低氧干预大鼠，发现间歇低氧可促进动脉粥样硬化发生，血管平滑肌屏氧酶 1 及 Rho 激酶激活与之密切相关。邱洁等[7]发现葡萄籽原花青素与阿托伐他汀联合应用，可以明显降低老年患者颈动脉粥样硬化斑块总量以及不稳定斑块数量。赵江涛等[8]通过对动脉粥样硬化大鼠的观察，发现外周血内皮祖细胞数量减少，一氧化氮合酶基因表达明显下调。昌薇等[9]研究发现阿托伐他汀可抑制 ox - LDL 诱导的人脐静脉内皮细胞表达胸腺基质淋巴细胞生成素，这可能是阿托伐他汀抗动脉粥样硬化的机制之一。游洋等[10]通过实验证实，黄芪水提取物可以抑制载脂蛋白 E 基因敲除小鼠动脉基质金属蛋白酶- 9 的表达，抑制动脉粥样斑块的形成。薛嘉虹等[11]以高糖干预 THP - 1 单核细胞，结果显示高糖可抑制巨噬细胞中三磷酸腺苷结合盒 A1 的表达，促进巨噬细胞内脂质蓄积。夏鹏等[12]回顾性分析动脉粥样硬化性肾动脉狭窄(ARAS)患者临床资料发现，尿酸升高是 ARAS 的独立危险因素，尿酸联合脂蛋白 a 对于预测 ARAS 有一定的临床意义。张敏等[13]以兔颈动脉斑块作为干预对象，研究证实阿托伐他汀通过抑制环氧化物酶- 2、诱导型前列腺素合成酶 1 表达从而抑制兔颈动脉斑块形成。赵婷婷等[14]* 以可溶性环氧化物水解酶抑制剂(t - AUCB)干预小鼠巨噬细胞，实验发现 t - AUCB 可通过改善巨噬细胞胆固醇流出，抑制泡沫细胞形成。舒燕等[15]* 通过人群抽样调查发现，三酰甘油与高敏 C 反应蛋白呈正相关，HDL - C 与高敏 C 反应蛋白呈负相关，且在 BMI< 24 kg/m^2 的人群中相关性更强。付文波等[16]研究发现氧化型低密度脂蛋白能够激活巨噬细胞 Notch1 信号，增加促炎症细胞因子分泌，促进巨噬细胞活化。王文清等[17]以高脂喂养制造高胆固醇血症小鼠模型，证实高胆固醇血症大鼠存在血管脂联素抵抗，此效应在发病不同时期受不同因素影响。徐玉顺等[18]以淫羊藿总黄酮干预高胆固醇血症大鼠，发现淫羊藿总黄酮能改善血脂及提高主动脉 NO、eNOS 的水平。陈亚锋等[19]通过实验证实消退素 E1 能有效地抑制氧化型低密度脂蛋白诱导的内皮细胞凋亡，此作用可能通过 P13K/Akt 信号通路介导。国汉邦等[20]开展一项包括 20 名志愿者的研究，结果显示，血清脂蛋白亚类和 HDL 胆固醇酯化速率个体之间存在明显个体差异。丁浩等[21]采用 siRNA 转染技术下调细胞因子信号转导抑制因子 1，发现其具有抑制氧化型低密度脂蛋白促进 VSMC 增殖和降低其凋亡的作用。祁红等[22]采

用氢气饱和培养液培养内皮细胞发现，氢气饱和培养液可减少氧化型低密度脂蛋白诱导的内皮细胞凋亡，其机制可能与减少 ROS 含量和抑制 NF－κB 激活有关。费世早等[23]比对动脉粥样硬化脑梗死患者与健康体检者血浆脂蛋白相关磷脂酶 A2(Lp－PLA2)，发现不稳定斑块组血浆 Lp－PLA2 水平明显高于稳定斑块组。周婉等[24]通过研究发现视黄醇结合蛋白 4 和主动脉壁核因子 κB 是糖尿病大血管病变发生的独立危险因素。蒋卫东等[25]研究发现，动脉粥样硬化斑块内类表皮生长因子域 7(Egfl7)表达水平提高；抑制 Egfl7 表达水平的同时，其他血管生长因子和黏附分子表达水平亦下降。谢霆等[26]研究发现，脂肪因子 chemerin 下调巨噬泡沫细胞 CD36、ATP 结合盒转运子 A1(ABCA1)表达，诱导巨噬细胞内脂滴蓄积和泡沫细胞形成。吴德光等[27]研究发现 APS 能够使泡沫细胞 ATP－结合盒转运子 A1 的表达及胆固醇流出率上升，而细胞内总胆固醇含量显著下降，从而发挥抗动脉粥样硬化作用。刘公理等[28]研究证实血浆生化标志物 CRP、IL－6、MDA、sCD40L 水平与斑块的不稳定显著相关，IL－6、MDA、sCD40L 有望成为评价斑块稳定性及预测斑块破裂较理想的生化标志物。卢瞳等[29]研究发现应用新型分子影像探针在 7.0TMRI 和 NIRF 上可有效检测 AS 斑块，有助于鉴别高危斑块，可为动脉粥样硬化多模式成像提供依据。赵振等[30]应用比较蛋白组学筛选动脉粥样硬化闭塞症(ASO)相关蛋白，筛选出的差异蛋白质可能参与了 ASO 的发病，差异蛋白 HSP27 可能有重要作用。成永霞等[31]证实，普罗布考使糖基化终末产物作用后的心脏微血管内皮细胞 ROS 蛋白表达降低，NO 生成增加，而 iNOS 蛋白表达降低。贺海波等[32]研究证实珠子参总皂苷增加心肌细胞核内 Nrf2 的表达水平，上调 SOD/GPX/CAT 反应系统基因表达水平和促进 Nrf2 核移位，抑制心肌细胞氧化应激损伤。孔曼等[33]采用不同浓度不同时间过氧化氢刺激乳鼠心肌细胞，发现低浓度过氧化氢可通过促发内质网应激整合调控机制介导心肌细胞凋亡。刘媛等[34]发现细胞色素 P450 酶 2C9 基因与维生素 K 环氧化物还原酶复合物 1 基因多态性与华法林剂量大小，起效时间长短和过度抗凝等不良反应发生率存在相关性。涂荣会等[35]发现缺氧后处理抑制线粒体活性氧爆发，减轻缺氧复氧心肌细胞凋亡，其抗凋亡机制可能与线粒体和细胞膜 Bcl－2 蛋白表达上调和 Bax 蛋白表达下调有关。余靓平等[36]采用基因分型对三种华法林个体化给药模型进行验证，证实 Wen 模型最准确，Wen 模型在低剂量组中临床实用性最好，Ohno 模型在中剂量组实用性最好。简维雄等[37]通过代谢产物谱研究显示，急性心肌梗死心血瘀阻证代谢途径与缺氧后的糖代谢紊乱密切相关，养心通脉方可以有效干预这一过程。刘玥等[38]* 通过对 232 例体检对象的研究发现，年龄、收缩压、糖尿病史是早期动脉粥样硬化的影响因素，各种主要心血管危险因素与臂踝脉搏波传导速度相关。陈安平等[39]通过研究证实肝细胞生长因子及骨髓间充质干细胞联合移植治疗具有促进慢性缺血心肌新血管生成、抑制细胞凋亡、改善心功能等作用。陈治国等[40]研究证实冠脉搭桥术中心肌内注射移植骨髓干细胞治疗缺血性心脏病安全可行，术后能改善左室收缩功能及心肌血流灌注。张晓婷等[41]以北京市 1 949 例中老年人作为观察对象，发现中老年人群颈动脉新发斑块率随着三酰甘油水平上升而增加，高三酰甘油血症增加颈动脉新发斑块的危险。钟巧青等[42]以前脂肪细胞株为研究对象，发现炎症状态下脂肪细胞的胆固醇流出减少，通过上调 B 族 I 型清道夫受体表达能促进炎症脂肪细胞内胆固醇的流出。李佳等[43]对比 150 例急性心肌梗死患者与 100 例健康体检者，研究发现三磷酸腺苷结合盒转运子 A1R219K 基因多态性与血脂水平相关，并且可影响普伐他汀的治疗效果。李韬等[44]通过动物实验证实，三七能降低血脂，抑制凝血恶烷 B2、α－颗粒膜蛋白 140 表达，对动脉粥样硬化和血栓性心脑血管疾病有较好的防治作用。王义勇等[45]发现高同型半胱氨酸及高胆固醇使得大鼠主动脉基因组 DNA 总甲基转移酶活力增高，基因组 DNA 总甲基化水平降低。王巍等[46]研究发现在高脂环境中，环孢素 A 能通过 VEGF/DAF 和 ROS/CRP 途径激活补体系统，从而导致补体所介导的血管内皮细胞的损伤，而 FK506 无明显的影响。郑家胜等[47]采用电镜观察高脂血症患者红细胞形态，发现呈圆拱形锅盖状异常形态红细胞明显增多，部分红细胞互相粘连呈串状或簇状。李国平等[48]以腺病毒建立肝特异胰岛素受体急性缺失动物模型，结果显示极低密度脂蛋白中三酰甘油的分泌速度降低，可能与肝脏脂肪酸的合成速度下降有关。阳琰等[49]证实，HepG2 细胞中三酰甘油的代谢与氧化物酶体增殖物激活受体 α(PPARα)、载脂蛋白 A5(apoA5)密切相关。高学文等[50]调查发现老年人小肠脂肪酸结合蛋白基因外显子 2 中 54 位点密码子 A/T 单核苷酸多态性与老年人群的血脂水平相关。闫国超等[51]通过动物实验证实高脂饮食诱导的肥胖大鼠血清胱抑素 C 水平升高，α－硫辛酸明显改善肥胖大鼠的胰岛素抵抗状态，降低肥胖引起的肾损伤。王晓黎等[52]研究发现严重高三酰甘油血症患者 apoA5 基因存在新的 T184S 突变，该突变具有潜在的破坏 apoA5 蛋白功能的作用，但并不造成其分泌障碍。

(丛晓亮　樊　民)

黎洪展等[53]通过对AS大鼠模型树突状细胞分布的研究后认为：AS大鼠动脉内膜增生与DCs及T细胞比例变化有关，并在主动脉内膜增生斑块形成可能起重要作用。刘俭等[54]通过观察小鼠腹主动脉狭窄模型层流切应力对动脉重构及VCAM-1表达影响认为，低切应力可通过VCAM-1介导引起动脉重构，而高切应力则起保护作用。康静等[55]通过对PPAR-γ信号转导通路在脂内素调控人单核细胞源性巨噬细胞转运蛋白A1表达中的作用，认为，PPAR-信号转导通路可能是脂内素致AS的新机制。付文波等[56]通过对ox-LDL刺激人单核细胞株THP1对Notch1表达及分泌细胞因子的影响后发现ox-LDL致动脉粥样硬化作用可能由Notch1介导。刘龙涛等[57]通过红曲微粉对血脂异常合并动脉粥样硬化患者的作用研究，认为降脂红曲微粉有肯定的调脂及抗动脉粥样硬化的作用且等效于血脂康及他汀。马晓海等[58]通过3.0T MR成像对兔腹主动脉粥样硬化斑块破裂及血栓形成模型的成像研究后发现：高分辨率MRI可无创性评估动物模型斑块破裂和血栓形成。徐汇川等[59]通过研究螺内酯对大鼠主动脉粥样硬化斑块内ACE2表达作用的实验发现：螺内酯能延缓大鼠斑块进展、增加其稳定性及斑块内ACE2表达。赵辉林等[60]通过对老年人离体颈动脉管壁MRI表现与病理对照研究后得出结论：3.0T MRI可清晰显示管壁形态和细微结构并能进行量化评估。马聪等[61]通过观察厄贝沙坦调节人脐静脉内皮细胞动脉粥样硬化相关炎症基因表达谱的变化后得出与动脉粥样硬化及心梗基因有MMP2等8条且增加AT2R过表达。戴晓洁等[62]通过研究炎症感染及金葡菌疫苗诱发高血脂家兔产生抗动脉粥样硬化形成的欲适应效应后发现：疫苗诱发的炎症减轻了AS斑块的发生。郭延松等[63]通过研究氯沙坦对大鼠各血脂指标的测定及病变部位AngII表达，结果表明，氯沙坦有抗动脉粥样硬化的作用。杨桂棠等[64]通过对AS患者血管中E1A激活基因阻遏子(CREG)的表达变化研究发现：CREG作为维持VSMCs分化的蛋白与AS发展密切相关。

孔高茵等[65]通过光学显微镜下观察心肌炎症改变和检测心肌组织超氧化物歧化酶活性及丙二醛的含量认为，过表达Nrf2基因能通过抗炎和抗氧化应激保护缺血再灌注心肌。屈顺林等[66]通过检测心肌细胞活性、测定心肌细胞LDH活性、启动子PGL3-Mipul活性、Mipul mRNA表达情况认为Mipul可能参与心肌细胞的缺氧复氧损伤，可能通过调控凋亡基因发挥作用。段维勋等[67]通过于缺血前及后不同时间测定血流动力学各指标认为Cur后处理对I/R大鼠心肌具有保护作用，其作用机制与JAK2/STAT3信号通路的活化有关。刘佳妮等[68]通过检测大鼠心肌梗死面积、心肌组织中ROS的含量、Akt和p-Akt的水平，细胞凋亡、CK、LDH、SOD、MDA含量变化。认为DIDS同时具有激活PI3K/Akt信号通路及降低ROS水平，减轻I/RI，达到保护心肌组织的作用。李钢等[69]通过检测缺氧前复氧2小时心肌细胞存活率、CK、LDH活性以及心肌细胞凋亡率，HIF-1α、p-Akt表达认为H2S后处理可通过PI3K/Akt信号通路促进HIF-1α表达，从而拮抗心肌细胞的缺氧复氧损伤。冯力等[70]使用尼克地尔药物处理后，通过观察细胞胎盘蓝情况，死亡细胞百分比下降认为尼克地尔是通过开放线粒体KATP通道模拟缺血后适应来减轻心肌细胞缺氧复氧损伤的。马芳义等[71]通过对Apelin免疫组化染色、多态的阳性表达，测定平均光密度值认为大鼠心肌缺血后心肌组织Apelin表达下降，推测可能与Apelin代谢不足或肾素血管紧张素-醛固酮系统激活，反馈性抑制Apelin表达有关，Apelin对心脏的保护作用减弱。刘永欣等[72]通过测定LDH、SOD的活性和灌流结束后心肌组织SOD活性和MDA含量认为APⅢ可以减少心脏I/R中氧自由基的生成，保护心肌，作用优于维拉帕米。姚菊等[73]*通过观察凋亡细胞形态测定各组细胞凋亡率、检测NF-kβ、FKN和P53 mRNA转录水平。认为mito-KATP开放可抑制缺氧复氧所致MMECs凋亡。其机制可能与抑制NF-kβ、FKN和P53 mRNA表达有关。高超等[74]通过ELISA检测TNF-α与APN血浆水平，超声评估心脏LVEF，检测心肌梗死面积，检测细胞凋亡情况认为抗TNF-α中和抗体发挥的心肌保护作用可能部分通过提高APN实现。黄文新等[75]通过检测微血管密度及低氧诱导因子1α蛋白表达、检测HIF-1α mRNA表达情况认为去铁胺可以促进大鼠缺血心肌组织微血管形成，其机制可能上调HIF-1α的表达有关。蔡伟等[76]通过探讨实时三维超声心动图17节段时间容积缺陷参数对早期CHD心肌缺血诊断的价值后发现实时三维超声心动图17节段容积-时间曲线参数对早期诊断CHD能提供更多信息。姚涵文等[77]通过应用斑点追踪技术评价纵向、径向、圆周应变后认为与冠状动脉造影结果对照，纵向应变的敏感度、特异度、阳性预测值列各项指标之首。刘峰等[78]用胺碘酮对家兔处理后观察急性无灌流心肌缺血时，动作电位时程，跨壁负极离散度和心律的变化认为胺碘酮可延长内外膜心肌细胞的动作电位时程，并可减小急性缺血心肌的跨壁负极离散度可能是其抗心律失常机制的细胞电生理基础。侯丽芳等[79]通过检测心肌组织中超氧化物歧化酶、丙二醛、一氧化碳的含量认为无创肢体缺血预处理具有增强心肌电稳定性、减轻心肌氧化损伤的作用

p38MAPK 可能为其发挥保护作用的重要途径，KATP 可能仅在抗氧化和改善工学等方面发挥了作用。王晓红等[80]通过检测心肌细胞超微结构，测定心肌细胞存活率，检测 LDH 活性，成功的建立体外培养乳鼠 H/R 模型，认为氧糖剥夺 2 小时为较适宜的模拟体内心肌缺血损伤时间。李恒等[81]通过测定心肌细胞收缩率和平均收缩速率，观察超微结构和线粒体变化，测定时点的线粒体呼吸空置率后认为单纯缺血期低温可以减轻细胞线粒体损伤，并有助于心肌细胞早期恢复收缩功能。

（历 娜 梁 春）

（二）危险因素

于向东等[82]通过 163 例患 CHD 的 2 型 DM 患者，分组对照观察各组的 Lp(α)及相关血脂的水平，认为 Lp(α)水平可作为 2 型 DM 合并 CHD 患者冠脉病变严重性的评价指标之一。李莹等[83]通过采用流式细胞术检测两组 CHD 患者外周血中 $CD144^+$/Annexin V^+（膜联蛋白 5^+）的内皮微颗粒水平，认为其与脂蛋白 A、CRP、肌酸激酶同工酶等有关，对评价冠脉性心脏病高危状态有较高价值。范书英等[84]通过测定血浆脂肪细胞因子 chemerin 水平及空腹血糖、血脂、肌酐、CRP 等生化指标，得出 CHD 患者血浆脂肪细胞因子 chemerin 显著升高，且与多项生理指标密切相关。李晓涛等[85]通过比较 CHD 和非 CHD 患者及 CHD 患者 3 组之间的血浆骨桥蛋白水平，认为 CHD 患者中血浆骨桥蛋白水平明显升高，与冠脉病变的狭窄程度密切相关。江守洪等[86]通过检测不稳定型心绞痛、稳定性心绞痛及健康对照组的血清 hs-CRP 和 IL-6 水平及冠脉内超声检测冠脉斑块情况，认为老年 CHD 患者血清 IL-6 水平与脂质斑块密切相关。黄照河等[87]通过比较 SAP、UAP、AMI 患者及健康对照人群的空腹血糖、血脂、胱抑素（cystatin C）及尿蛋白肌酐比值及其与冠脉病变的相关性，认为 UACR 和 cystatin C 与冠脉病变相关，联合检测可初步预测冠脉狭窄程度。庞军刚等[88]通过 ELISA 方法检测 CHD 糖代谢正常、异常、单纯糖代谢异常及健康人群的血浆 gherelin 水平，认为 CHD 糖代谢异常患者 Gherelin 水平显著下降，且糖代谢异常对 gherelin 影响更明显。李林岭等[89]通过分组比较 CHD 患者与正常人群血液胆红素水平及大便中尿酸含量，认为 CHD 患者肠道对尿酸代谢高于正常，抗氧化能力较正常人降低。张晓伟等[90]通过收集无 AF 病史 CHD 病例随访，终点事件为 AF 发生，通过 COX 回归认为 ACEI 对症状性 CHD 患者具有预防新发 AF 的作用。黄佳等[91]通过二维应变软件分析检查 CHD 患者，认为二维斑点追踪应变成像技术能准确评价患者的左室不同步性，LSDI 与 $T_{AS\text{-}POST}$ 可定量评价 CHD 患者左室不同步。向水等[92]通过检测外周血单个核细胞中 SOCS1/SOCS3 的 mRNA 和蛋白表达水平，认为 SOCS1 和 SOCS3，的高表达可能参与 CHD 的发病，起机制可能与 CHD 患者体内促炎细胞椅子水平升高有关。陈猛等[93]*通过观察冠脉无明显病变患者各支冠脉血流帧数，认为冠脉慢血流（SCF）与血清脂联素（ANP）、高敏 C 反应蛋白（hs-CRP）之间的相关，炎症反应在 SCF 发生的病理生理过程中起重要作用。潘永寿等[94]通过测量 CHD 患者左室 Tei 指数，及 LVEDV、LVESV、LVEF，分析得出 CHD 患者左室 Tei 指数的升高与左室收缩功能指标密切相关，联合应用可准确反应 CHD 患者左室整体功能。程景林等[95]通过测定血清 VEGF 与 HIF-1α 水平，认为 CHDVEGF 水平的升高可能是心肌缺血诱导的 HIF-1α 所调控的。姚磊等[96]通过对外周血单个核细胞（PBMCs）内 HCMV-DNA 定量检测，认为 CHD 患者 PBMCs 的 HCMV 感染可能在其致动脉粥样硬化性发病过程中发挥重要作用。张淑琴等[97]比较 CHD 患者及正常组人白细胞计数及白细胞分类比例，认为外周血白细胞计数及其分类的比例、N/L 比值的变化对于评估 CHD 的病情的严重程度有重要意义。高锦雄等[98]检测冠脉轻度狭窄患者、冠脉严重狭窄患者和健康对照组的 RAGE 基因 3 种多态性基因型，认为 RAGE 基因 G82S 多态性的单倍体型与 SCS 的发生明显相关性。罗丹等[99]通过压力导丝测定冠脉临界病变处心肌血流储备分数，IVUS 测定最小管腔面积（MLA）、血管外膜面积等，得出 IVUS 测定的面积狭窄率 $\geqslant 75\%$ 和 MLA $\leqslant 3.00\ mm^2$ 与 FFR < 0.75 密切相关。冯娜等[100]通过观察 AS 患者血浆 E-selectin（E-选择素）、IL-6 水平变化与 AS 发展关系，认为检测 AS 患者血浆 E-选择素、IL-6 的变化可以评估疗效及预后。任丽等[101]观察冠脉临界病变患者血清基质金属蛋白酶 9（MMP-9）、可溶性配体（sCD40L）水平，得出冠脉临界病变患者血清 MMP-9、sCD40L 水平增高，与易损斑块的形成、破裂及 CHD 的预后有关。包明威等[102]观察 CHD 患者平板运动负荷试验中 QT 间期的动态变化规律，得出 CHD 患者运动负荷试验中的 QT 滞后现象与交感神经张力异常增高和 T 波终末部的异常动态改变有关。彭清等[103]检测 CHD 及对照组患者血浆 Apelin 水平，并用 IRI 为胰岛素敏感性评价指标，得出 Apelin 可能与 CHD 发病密切相关，在联系炎症、胰岛素抵抗和 CHD 之间可能发挥重要作用。陈淑红等[104]通过采用免疫投射比浊法测定人血清 Cys-C 水平，得出随着 CHD 患者病变加重，Cys-C水平在一定范围内和 CHD 病程相关。祁学文等[105]通过研究

冠脉严重狭窄的SAP患者循环中EPCs及基质细胞衍生因子(SDF)-1α与冠脉侧支循环形成的关系,得出冠脉侧支循环形成与EPCs及SDF-1α水平有关,VEGF可能参与此过程调节。靳齐峰等[106]采用ELISA测定ACS患者血清中PAPP-A水平,认为PAPP-A是一种独立的、能够有效预测CHD风险以及斑块易损性的标记物。郭兰燕等[107]选择CHD患者分组后测患者脂联素、Apelin、BMI、HOMA-IR,并进行比较,得出脂联素水平在CHD+DM患者中反映病情,而Apelin水平可能参与DM的发生。齐天军等[108]对SAP患者和UAP患者分别进行CAG和IVUS检查,检测其hs-CRP、MCP-1、RANTES和Fractalkine的水平,认为MCP-1、RANTES和Fractlkine可能促进冠脉粥样硬化斑块的不稳定。邓玲艳等[109]通过物理缺氧刺激原代SD大鼠乳鼠心肌细胞检测TNF-α mRNA水平等相关指标,发现缺氧通过刺激NF-κB通路,诱导心肌细胞自分泌TNF-α,NF-κB在缺氧诱导心肌细胞自分泌过程中正向调节。王丽萍等[110]通过对比PCI术后及CABG手术后超声心动图,证明STI可以定量评价CHD患者行PCI或CABG手术治疗前后左室局部及整体收缩功能,对评价治疗效果和预后有重要价值。王琴等[111]通过对比冠脉左前降支狭窄>75%的CHD患者和健康人静息状态下RTMCE检查,认为CHD患者心肌血流速度减慢,存在心肌微循环损伤,RIMCE可定量评价缺血心肌的血流灌注状况。张玉美等[112]通过对比分析CHD患者冠脉狭窄程度及范围与血脂的关系,得出TG、TC、LDL-C可作为CHD的危险因素,HDL-C与冠脉病变程度独立负相关,而LDL-C与之独立正相关。

(历　娜　任雨笙)

(三) 诊断

刘晓英等[113]对可疑CHD(CHD)患者行心肌声学造影后结果显示造影后心肌内膜边界显示较造影前明显清晰,极大地提高了对节段性室壁运动异常检测的准确性。李镜发等[114]研究显示国产腺苷负荷心肌灌注断层显像诊断CHD敏感性及特异性均较高,临床应用安全可靠,具有重要的临床应用价值。涂超梅等[115]对比冠状动脉64排螺旋CT(CTA)和冠状动脉造影的结果,显示CTA对冠状动脉狭窄病变有较高的诊断价值,尤其是在阴性预测方面,有极高的排除诊断价值。张文娟等[116]研究发现缬沙坦能有效抑制AngⅡ诱导的血管平滑肌细胞增殖,其机制与调节线粒体融合素基因2(Mfn-2)的表达、抑制Ras-Raf-ERK/MAPK信号通路有关。张凯等[117]研究认为非传统危险因素血清尿酸、血浆纤维蛋白原水平升高和总胆红素水平下降是CHD的危险因素,对存在高尿酸血症、高纤维蛋白原血症或胆红素代谢紊乱的患者给予必要的药物和行为干预有可能会预防和减少心血管事件。师作范[118]探讨血清同型半胱氨酸、叶酸、维生素B_{12}浓度与CHD的关系,认为同型半胱氨酸是心血管疾病的重要危险因素,其水平随着CHD的程度加重而增加。刘颖颖等[119]对冠脉造影结果和尿酸水平进行研究,认为血清尿酸水平与CHD的患病率有关,且与冠状动脉病变程度呈正相关。赵映等[120]研究确诊为CHD的3 789例患者,认为不同性别的CHD患者在不同年龄段有不同的危险因素和冠脉病变特点,糖尿病和血脂异常似对女性冠脉病变的影响较大,而吸烟对男性影响较大。刘燕等[121]检索PubMed及EMBase数据库英文文献,并获取CHD和幽门螺杆菌(Hp)感染的病例-对照研究,累计样本量10 573例,患者4 105例,认为Hp感染与CHD的发生相关。许文亮等[122]观察70例CHD患者和18例健康对照血清内脏脂肪素水平和其他生化指标,认为CHD患者血清内脏脂肪素水平显著升高,胰岛素抵抗指数和体重指数是其升高的独立影响因素。欧凤荣等[123]研究认为吸烟、男性性别、血脂水平异常时早发CHD重要危险因素;血浆纤维蛋白原水平增高对于预测早发CHD心肌梗死可能具有一定的临床意义。李挺等[124]研究认为高血压、血脂紊乱、糖尿病、尿酸升高、不健康的习惯行为及生活方式、肥胖等是CHD的主要危险因素;锻炼身体、合理膳食、戒烟限酒、减肥、调脂、控制血糖及血压水平,对预防心血管疾病具有积极意义。林朴卿等[125]随机选取158例心内科患者,随机分为稳定型心绞痛组、急性冠脉综合征组和对照组,认为OX40L可能参与了CHD特别是ACS的炎症发展过程,OX40L水平的高低可作为预测ACS冠脉病变程度的参考指标。高阅春等[126]研究行冠脉造影的连续住院的患者731例,研究表明在传统的CHD危险因素中,吸烟、男性及2型糖尿病与CHD患者联系更加紧密,而心肾功能下降和hs-CRP水平升高与冠脉病变严重程度具有一定相关性。张佳菊等[127]研究认为has-微小RNA-1靶基因COG6 rs9548934C→T多态性改变与早发CHD的发病风险降低相关,尤其在女性和低血脂水平的人群中保护作用更为显著。孙春明等[128]研究行冠脉造影和超声心动图检查患者188例,认为主动脉瓣钙化的独立危险因素为年龄、胆固醇、三酰甘油、同型半胱氨酸水平;冠脉病变程度重者主动脉瓣钙化发生率高。王洪巨等[129]观察CHD患者血清胱抑素C(cystatin C)水平,认为CHD患者血清cystatin C水平明显降低,与冠状动脉病变程度呈负相关。张磊等[130]回顾性分析9 608例行诊断性冠状动脉造影疑诊CHD的患者,研究表明肾功能降低患者的CHD发病率明显升高,其冠状动脉狭窄程度更为严重,患者肾功能降低越显著,则CHD发病率越高,肾功能降低与冠状动脉狭窄程度呈独立正相关。耿婕等[131]研究784例年龄大于65岁的患者,认为血脂异常和肾功能减退均是CHD发病的危险因素,血脂异常同时引起肾脏损害,对于老年CHD患者需积极控制血脂,同时关注其他重要脏器功能。颜利求等[132]回顾性分析2 959例行CAG并符合条件患者的冠脉造影资料,认为年龄、性别、高血压、糖尿病、吸烟是冠脉病变严重程度的独立危险因素;eGFR的降低不是冠脉病变严重程度的独立危险因素。金莉子等[133]进行CHD血尿酸与冠脉SYNTAX评分的相关性分析SYNTAX评分高危组的血尿酸浓度明显高于中危组、低危组及正常组,回归分析排除了其他危险因素的混杂影响,证明两者间的独立相关关系。贺涛等[134]应用24小时动态心电图研究发现CHD伴阻塞性睡眠呼吸暂停低通气综合征(OSAHS)患者心律失常发生率明显增高,心率变异性显著降低,窦性心率震荡减弱。董彦文等[135]检测149例CHD患者和33例正常对照患者同型半胱氨酸(Hcy)、hs-CRP水平并行选择性冠脉造影,认为Hcy、hs-CRP为CHD的危险因素,可以为CHD的危险分层提供依据。鲁祖建等[136]观察80例年龄小于60岁的中青年CHD住院患者,认为中青年人CHD主要危险因素是吸烟、血清高胆固醇、CHD家族史,改变不良生活方式对高危人群进行干预可能有助于早期防治中青年CHD。田江华等[137]选取经冠脉造影确诊玩得急性心肌梗死患者291例,经分析认为血清TBIL水平与冠状动脉评分无显著相关性,在一定程度上可能与急性心肌梗死单支病变相关。邓金刚等[138]应用ELISA法测定306例CHD患者和100例冠脉造影正常者HP特异性抗体及其细胞毒素相关蛋白特异性抗体CagA-HP IgG,认为CHD的发生与Hp感染及毒力存在明显关系,检测血清Hp特异性抗体及抗CagA-HP IgG抗体有助于CHD的早期防治。李美丽等[139]入选227例行冠脉造影的住院病例,研究认为年龄、糖尿病、低HDL-C、高尿酸血症是CHD最显著的独立危险因素;总胆红素不是CHD的独立相关因素,可能通过其他相关因素间接对CHD的发生起作用。杨静等[140]入选15例有冠状动脉造影结果的系统性血管炎合并CHD患者,认为多种系统性血管炎可合并冠状动脉病变,临床上可以表现为危急重症,冠脉狭窄或闭塞、动脉瘤形成、痉挛、急性血栓形成和小血管病变共同参与发病。张剑等[141]入选311例患者,研究认为年龄、CHD家族史、低HDL和糖尿病等与冠脉钙化密切相关,合并多种CHD危险因素的患者行多层冠状动脉CT检查及冠状动脉钙化积分测定对CHD的早期诊断有一定帮助。张欣等[142]入选CHD组367例,非CHD组166例患者,研究认为血浆内皮微粒(EMP)水平可反映冠脉内皮功能障碍,与CHD的发生、冠状动脉斑块的不稳定性有关。沈琳等[143]研究表明在老年冠状动脉粥样硬化这一亚临床阶段,小动脉弹性指数(C2)已开始下降,测定C2有助于老年冠状动脉粥样硬化患者的早期发现。啜玉彩等[144]入选88例正常对照组和175例CHD组患者,通过胃十二指肠镜活检制作胃窦部组织切片,Wartin-Starry银染色确定Hp感染。结果显示没有明确Hp感染与CHD的关系。黄群等[145]入选218例中老年患者,应用多因素Logistic回归分析显示,同型半胱氨酸(Hcy)、尿酸(UA)是中老年CHD患者的独立危险因素。程爱娟等[146]研究认为三磷酸腺苷结合盒转运子(ABCA1)基因-14 bp及锌指蛋白可变数目串联重复序列(VNTR-ZNF)位点多态性与CHD发生无相关性;ABCA1基因-14 bp位点T等位基因携带者血浆高密度脂蛋白胆固醇水平较低。赵智伟等[147]将30只SD大鼠随机分为实验组和对照组,实验组采用改良Cuff法构建颈静脉动脉化(AVG)模型,分别于术后1、2、4周取出静脉桥及对照组颈静脉,进行形态学分析,结果显示AVG使静脉桥血管内膜及中膜增生,加快了静脉桥血管的结构重塑。高伟等[148]对观察65例CHD合并左室室壁瘤患者接受外科手术治疗的情况,多数患者术后2周、3个月LVEF、LVDD、LVSD均有显著差异,心功能有1~2级不同程度的改善。董化江等[149]探讨内皮素1(ET-1)在大鼠心肌缺血/再灌注(I/R)损伤过程中的变化规律及左旋精氨酸(L-Arg)的影响,结果认为在心肌I/R损伤的某些阶段可试用L-Arg进行干预,降低ET-1的表达。杨雪等[150]在日本大耳白兔中的实验研究认为贝前列素钠(BPS)预处理兔心肌,对I/R损伤早期具有拮抗作用。任淑静等[151]应用家兔心肌缺血再灌注模型进行研究,认为静脉用粒细胞集落刺激因子(G-CSF)未改变心室颤动激动频率及缺血再灌注除颤阈值(DFT),但是G-CSF通过增加缺血区心肌组织中苏氨酸蛋白激酶(p-Akt)的表达可减少心肌损伤,减少再灌注心律失常。黄邵洪等[152]研究显示大鼠在体心肌缺血20分钟再灌注60分钟,组织间液钙离子浓度在缺血期无明显变化,再灌注期迅速下降,这种变化趋势与胞膜钠钙交换体(NCX)表达无关。刘巧丽等[153]研究表明白细胞介素17(IL-17)及内皮素1(ET-1)参与大鼠急性心肌缺血再灌注后无复流现象的发生,他汀类药物可抑制IL-17及ET-1的表达,他汀类药物减轻大鼠急性心肌缺血再灌注后无复流现象可能与 IL－17 及 ET－1 的表达减少有关。刘永欣等[154]观察心房肽Ⅲ对离体大鼠心肌缺血再灌注后心律失常的影响，认为 APⅢ可以减少再灌注心律失常，对离体心脏 I/R 损伤具有保护作用。王新等[155]将 20 只 SD 大鼠随机分为缺血-再灌注组和高同型半胱氨酸处理组，连续给药 10 周后结扎冠状动脉左前降支 60 分钟后松开结扎线再灌注心肌，结果示腹腔注射同型半胱氨酸可诱发高同型半胱氨酸血症，增加缺血再灌注心肌的梗死面积。王若琦等[156]研究运动平板试验诱导的心肌急性缺血前后跨壁复极离散度（TDR）改变和室性期前收缩（VP）发生情况，结果示缺血心肌 TDR 增大，当合并 VP 时，TDR 增大更加明显，发生恶性室性心律失常的风险也增大。肖成伟等[157]应用新西兰大白兔制造心肌缺血再灌注模型，研究发现乌司他丁（UTI）可降低心肌缺血再灌注损伤 SPD、NO 的下降，减少丙二醛（MDA）、TNF－α、cTnI 的生成，其机制可能是通过增加内源性 NO 的含量，抑制 TNF 表达，清楚氧自由基。何蓉等[158]将犬心肌定量缺血 50 分钟，再灌注 4 小时，建立犬心肌 I/R 模型，研究发现再灌注时，静脉输注葡萄糖-胰岛素-钾液（GIK）可减轻心肌超微结构的损伤，其中的胰岛素是 GIK 上述作用的关键成分。李妮妮等[159]观察三磷酸腺苷（ATP）和腺苷 A2a 受体激动剂 CGS－21680 后处理对心肌缺血再灌注损伤的影响，结果示 ATP 处理后可减轻心肌缺血再灌注损伤，其作用机制可能与抑制炎症反应，减少细胞凋亡有关。何伟等[160]观察 21 例接受胸骨下段小切口非体外循环下冠状动脉旁路移植术联合经皮冠状动脉支架植入术（杂交术）的 CHD 多支病变患者，结果显示杂交技术治疗 CHD 多支病变近、中期疗效确切。高燕等[161]进行一项基于倾向评分的回顾性队列研究，结果示老年 CHD 患者联用氯吡格雷和钙拮抗剂（CCB）治疗不增加全因死亡及缺血性心脑血管事件的发生，不同代谢途径 CCB 之间死亡率无显著差异，非二氢吡啶类 CCB 与氯吡格雷联用时比二氢吡啶类 CCB 致缺血性心脑血管终点事件的风险更高。郭永和等[162]选取通过冠状动脉支架治疗术进行部分血运重建的老年患者 73 例，分盐酸曲美他嗪治疗组和常规药物治疗组，结果显示，对于老年冠状动脉多支病变行不完全血运重建术后，盐酸曲美他嗪可减少其术后心绞痛的发作，提高运动耐量，改善左心功能。李晨光等[163]研究认为胸痛时间大于 3 年，靶血管开口闭塞、合并三支病变为冠状动脉慢性完全性闭塞性（CTO）病变行经皮冠状动脉成形术（PCI）的独立负性预测因素，应权衡患者的临床因素及病变特点选择个体化的治疗策略。樊少博等[164]探讨不同再血管化治疗方案对 CHD 伴糖尿病患者预后的影响，入组受试的 456 例患者，结果显示，此类患者接受冠状动脉旁路移植术（CABG）治疗并不优于 PCI 治疗，但 SYNTAX 评分高分组患者接受 CABG 治疗可能会降低不良事件发生率。马波红等[165]选择高血脂合并 CHD 患者 120 例，随机分为对照组、阿托伐他汀钙 10 mg 组和阿托伐他汀钙 20 mg 组，8 周后分别检测血清 NO、ET 和肱动脉血管内皮的血流介导的舒张功能，结果表明，20 mg 阿托伐他汀钙能更好地改善血管内皮功能。崔广林等[166]研究认为高分辨率熔解曲线（HRM）方法能有效检测 CYP2C9*3（1075A/C；rs1057910）和 VKORC1（－1639A/G；rs9923231）基因多态性且与其他方法相比临床操作的可行性高。陈秋霞等[167]选取 128 例 CHD 心功能不全患者，分别对肾功能指标肾小球滤过率、β2 微球蛋白和胱抑素正常（64 例）和异常（64 例）患者设常规治疗对照组和加用阿托伐他汀钙治疗观察组，结果示阿托伐他汀钙对 CHD 心功能不全患者有一定的肾脏保护作用。王浩然等[168]观察 104 例冠状动脉多支病变在阜外心血管病医院接受“一站式”复合技术再血管化治疗的患者，平均随访 1.5 年，认为“一站式”复合技术再血管化是治疗多支冠状动脉粥样硬化心脏病的一种安全有效的选择。张伟等[169]报道了血栓抽吸治疗冠状动脉栓塞 2 例，认为这两例患者为左房内血栓脱落进入冠脉导致心肌梗死，冠脉病变不是很重，血栓抽吸可能是一个很好的治疗方法，且血栓抽吸后可能并不需要植入支架。洪浩江[170]选取 50 例 CHD 室性心律失常患者，均采用胺碘酮治疗，结果显示 CHD 快速心律失常急诊应用胺碘酮的临床效果明显，能迅速缓解患者的临床症状，药物不良反应少，安全可靠。王进等[171]研究认为对于 CHD 伴中度以上缺血性二尖瓣反流患者，全面积极的手术干预并未带来更理想的早期手术效果，在充分再血管化的基础上，可选择简单而安全有效的手术方式。韩萍萍等[172]研究认为对冠状动脉狭窄 50%～75%的患者，放射性核素 MPI 是判断有无心肌缺血的有效方法，可以了解缺血的范围和程度，对指导临床医师选择适当的治疗方案有重要参考价值。陈少萍等[173]报道经微导管明胶海绵栓塞成功治疗冠状动脉Ⅲ型穿孔 1 例。杨飞燕[174]观察 26 例应用地尔硫䓬缓释胶囊辅助治疗高龄冠脉三支病变患者，结果示其可迅速缓解心绞痛症状，减少硝酸甘油用量，降低患者心率，且安全性高。蒋云等[175]进行氯吡格雷与泮托拉唑联用治疗 CHD 安全性的研究，结果显示泮托拉唑组死亡 1 例（死于心源性休克），对照组死亡 1 例（死因为心肌梗死、多器官功能衰竭）；泮托拉唑组和对照组出血事件发生率分别为 2.1%和 12.8%（$P<0.05$）。杨萍等[176]选取 CHD 陈旧性心肌梗死患者 25 例，随机分为实验组 14 例（给予

震波能量治疗)和安慰剂对照组 11 例,3 个月为一个治疗周期,共 9 次振波治疗,结果示体外心脏震波治疗(CSWT)是 CHD 治疗的最新选择,是一种无创、安全、有效的新型血管再生疗法。王琴等[177]研究认为 CHD 患者心肌血流速度减慢,存在心肌微循环损伤,实时心肌声学造影(RTMCE)可定量评价缺血心肌的血流灌注状况。吴贵军等[178]回顾性分析 1 447 例入院疑诊 CHD 的无胸痛症状但存在心悸、气短等其他不适症状的患者,筛选危险因素并计算危险积分,认为诊断评分方案简单、实用,可有效预测无胸痛就诊人群 CHD 的可能性。李娜等[179]探讨腺苷负荷诱导的 ST 段下移的发生特点、与腺苷负荷-静息心肌灌注现象(MPI)心肌缺血之间的关系及其在 CHD 诊断中的作用,认为腺苷注射诱导的心电图 ST 段改变能为腺苷心肌 MPI 提供有价值的诊断信息。黎海东等[180]对 201 例 CHD 患者根据 CAG 后血管狭窄情况进行分组,测定血清脂蛋白(a)的水平,结果显示血浆脂蛋白(a)水平与 CHD 有密切关系,其水平越高,CHD 的危险性越大。温晓燕等[181]对 98 例不同类型的 CHD 患者与 118 例正常体检者用免疫比浊法测定血浆 D－D 水平,结果示临床检查血浆 D－D 聚体水平有助于临床 CHD 的诊断及治疗。安彩云等[182]选取疑似 CHD 拟行 CAG 检查的患者 257 例,术前行超声心动图检查,重点观察有无主动脉瓣钙化,结果示主动脉瓣膜钙化可作为预测 CHD 的无创检查的参考指标。包明威等[183]研究显示平板运动负荷试验中 QT 滞后指数用于 CHD 无创筛查具有较高的敏感性和特异性,与传统诊断标准结合,可提高平板运动负荷试验对 CHD 的诊断效力。田希存[184]入选行冠脉钙化积分检查患者 39 例,其中 CHD 组 22 例,非 CHD 组 17 例,分析后认为钙化积分与心电图改变、CHD 发生率及血脂增高的概率呈正相关。刘洪梅等[185]根据冠状动脉造影结果连续选取早发 CHD 病变患者,分析认为血清髓过氧化物酶(MPO)水平是早发冠脉三支病变的发生预测因素。张保和等[186]回顾分析 175 例临床拟诊 CHD 并行冠状动脉造影的 CHD 患者的体表心电图 T 波及其动态变化,结果显示 T 波倒置与 CHD 无关,而倒置 T 波的假性正常化与 CHD 显著相关,可作为心肌缺血的标志之一。程爱娟等[187]采用病例对照研究,聚合酶链反应(PCR)-限制性片段长度多态性,将 228 例经冠脉造影的 CHD 患者设为 CHD 组,同地区造影排除 CHD 者 200 例设为对照组,PCR 法检测 ABCA1 基因 －14 bp 位点 SNP,结果示 ABCA1 基因 －14 bp 位点多态性在 CHD 与非 CHD 者中无差异,T 等位基因携带者血浆 HDL－C 水平降低。罗小平等[188]将 98 例临床诊断或可以 CHD 患者行 64 排螺旋 CT 心电门控平扫及增强扫描及行颈动脉超声联合诊断 CHD,与冠脉造影结果对照,结果认为 64 排螺旋 CT 检查时一种无创、快捷的冠状动脉血管检查方法,联合颈动脉超声有较高的准确性。吴贵军等[189]通过对 9 874 例入院疑诊 CHD 并行冠状动脉造影确诊或排除 CHD 的患者进行分析,认为负荷核素心肌显像检查时筛查的较好方案;运动负荷心电图检查及冠脉 CTA 是确诊的较好方案。王爱萍等[190]研究认为运动试验 Duke 评分(DTS)与冠状动脉病变狭窄程度高度相关,应用该评分可以更好地对临床中怀疑心肌缺血的患者进行明确诊断及预后判断。杨文珍等[191]分析 96 例 CHD 患者的动态心电图(DCG)结果,认为 DCG 在临床上诊断心肌缺血尤其是无症状心肌缺血(SMI)的敏感性、特异性、准确性都较高,大大提高了 SMI 的检出率。李馨等[192]选择冠状动脉造影结果正常患者 20 例为 CHD 高危人群组,另选年龄匹配的健康志愿者 20 例做对照组行"声诺维"心肌造影,结果显示心肌超声造影(MCE)通过订立评价心肌微循环灌注可达到检查冠状动脉微循环内皮功能损伤的目的。陈欣等[193]* 收集临床拟诊 CHD 的老年患者 64 例,静脉注射腺苷,记录室壁运动、症状和不良反应,结果显示腺苷超声心动图负荷试验对于老年人是一种较理想的诊断 CHD 的无创检查方法。张小杉等[194]分析 35 例冠状动脉造影证实的 CHD 患者与 30 例正常人,认为超声二维应变技术可准确评价室壁运动异常,为临床评价 CHD 患者左心收缩功能提供无创性新方法。俞吉文等[195]认为 64 排螺旋 CT 完全可以作为无创的筛查 CHD 的手段;钙化病变明显干扰了 64 排螺旋 CT 诊断冠脉管腔狭窄程度和斑块性质的准确性和特异性。

(厉　娜　潘晓明)

康德强等[196]探讨辐射剂量个体化基础上的低剂量冠状动脉 CTA 扫描实施方案,得出 BMI 联合 Suf 作为分类标准,可进一步提高个体化的精确标准,确保图像质量的同时合理降低辐射剂量。郑建良等[197]观察冠脉造影时顺路性肾动脉造影的可行性,并分析肾动脉狭窄(RAS)的相关危险因素,得出冠脉造影顺路肾动脉造影是可行的,而年龄、高血压、高血脂、糖尿病是 RAS 的相关危险因素,植入支架安全有效。冯天鹰等[198]比较 IVUS 与 CAG 对冠脉弥漫性斑块的诊断价值,得出对于冠脉内弥漫性斑块,CAG 低估了病变程度,IVUS 可以直接评估冠脉横截面,从而明确冠脉狭窄的性状和严重程度。祖建国等[199]以冠脉造影为对照,评价分析心脏平板运动试验对 CHD 的诊断价值,得出平板运动试验可作为非侵入性诊断 CHD 的方法,为疑诊 CHD 的患者提供筛选,提高 CHD 的诊断效率。郭军等[200]比较 OCT 与 IVUS 识别及评价不同类型斑块的准确性，认为OCT与IVUS对不同类型斑块的识别有较好的准确性和一致性，OCT对纤维斑块的识别优于IVUS，对钙化斑块的识别并不优于IVUS。李彦等[201]探讨冠脉造影正常女性冠状动脉血流与血管舒张功能的相关性，认为冠脉造影正常的女性，冠状动脉血流的血管舒张功能具有相关性，血管舒张功能下降可能是导致女性冠脉硬化形成的主要机制。余飞等[202]了解冠脉CT成像在老年患者中的应用价值并探讨其结果与血压、血脂、BMI等指标的关系，得出64排螺旋CTA检查对评价老年患者冠脉病变有一定的临床价值，积极的调脂及控糖治疗有助于冠脉病变的进展。梁韬等[203]探讨64排CTA在诊断室壁瘤受累冠脉的临床应用价值，得出室壁瘤的发生和受累冠脉节段的数目、狭窄程度密切相关，64排CTA可准确评估室壁瘤与受累冠脉节段受累程度。刘颖等[204]总结CABG后心绞痛复发患者桥血管造影特点，分析桥血管病变及危险因素，得出靶血管直径≥2.0 mm，SVG患者行CABG术中应用体外循环者及序贯吻合术式者桥血管病变率会偏高。丁国良等[205]优化双源CT冠脉成像的扫描方案，降低患者冠脉成像的辐射剂量，得出在心率规律且小于70次/分的患者行前瞻性心电门控冠脉成像，可有效降低患者的辐射剂量，减轻辐射损伤。黄光等[206]对12例冠脉造影检查并发颅内出血患者的临床资料进行回顾性分析，得出冠脉造影并发颅内出血的患者大多有高血压病史，均在造影检查中或检查后24小时内急性发病，发病时血压显著升高。田津等[207]应用冠脉血流显影计数结合外周血管超声评价左胸廓内动脉轮流术后远期桥血管通畅性，认为超声可显示桥血管血流信号，提示评价桥血管通畅性的依据。马立萍等[208]分析ACS患者PCI术后患者住院期间的平均血糖水平与患者预后的相关性，得出在糖尿病合并PCI术后住院期间患者的平均血糖水平控制在(7.8～11.1 mmol/L)范围内时安全性好，病死率低。刘廷筑等[209]比较UCG示RWMA和CAG指征中ECG异常、症状与CAG结果的关系，并探讨能否成为CAG的适应证，得出UCG诊断RWMA可以作为CAG的适应证之一。黄光等[210]回顾性分析1 332例冠脉造影患者的治疗过程和疗效，认为冠脉造影检查引起的颅内出血是综合因素所致，其中控制效果不好的高血压病史是引起颅内出血的重要原因。白志轩等[211]比较64－MSCT冠脉造影现象和SCA诊断冠脉狭窄的准确性，结果表明64－MSCT诊断冠脉狭窄具有较高的准确性，具体评价与病变检测受解剖部位和血管大小的影响。张晓东等[212]评价256排螺旋CT前瞻性心电门控冠脉成像的图像质量与辐射剂量，并与回顾性心电门控对照分析，认为256排螺旋CT低剂量前瞻性心电门控成像可获得与回顾性心电门控相似的满足诊断需要的图像质量。吴伟峰等[213]比较双源CT前瞻性心电门控扫描与应用不同管电压回顾性心电门控扫描的冠脉成像质量和患者的辐射剂量，结果表明在保证冠脉成像质量的前提下，根据患者的自身情况制定合适检查方案，能够降低患者的辐射剂量。平学军等[214]评价前瞻性门控扫描技术减低X线辐射的效能及前瞻性门控低剂量扫描冠脉CT成像技术的应用价值，认为当受检者心率≤70次/分时，可选择时间窗为R－R间期70%前瞻性门控扫描。赵磊等[215]评价给予前瞻性心电门控技术的重叠时间设置应用于心率<75次/分、心率变异<5次/分患者冠脉造影的价值，分析表明依据心率及心率变异的PT合理设置可以扩大前瞻性门控技术的适用范围，对0毫秒的PT设置需谨慎。牛玉军等[216]探讨128排螺旋SCT评价MCA收缩期压缩程度与MB长度和厚度的相关性，结果表明128排螺旋SCTCA能准确显示MCA与心肌的解剖关系，是诊断MB－MCA的首选方法。汤和青等[217]观察体外循环心脏直视手术期间天麻素对患者脑血管/脑耗氧的影响，并探讨其在体外循环心脏直视术期间的脑保护作用，研究表明CPB中天麻素能降低脑养耗，有利于改善大脑氧供需平衡。吴云等[218]观察黄达肝葵钠与低分子肝素钙治疗不稳定型心绞痛的临床效果，认为在UA的基础治疗上加用黄达肝葵钠或低分子肝素钙治疗的死亡终点没有区别，但黄达肝葵钠与低分子肝素钙组比较明显出血减少。梁静等[219]分析947例患者4F造影导管经桡动脉途径行冠脉造影的可行性与安全性，认为4F造影导管经桡动脉行冠脉造影术安全可行，对桡动脉损伤小，血管并发症少，术后压迫止血时间短。

（岳温恒　任雨笙）

（四）心绞痛

华正东等[220]通过对UA、SA、CPS患者外周血CD34细胞内的细胞因子进行分析，认为UA患者存在T细胞亚群平衡偏移，主要表现为Th1细胞功能亢进。孔媛[221]对65例葛根素注射液辅助治疗的CHD心绞痛的患者进行疗效分析，结果表明葛根素治疗CHD心绞痛有良好的远期效应，值得推广。陆永光等[222]采用RT－PCR检测外周血CD4T淋巴细胞miRNA－155水平，酶联免疫法检测血清IFN－γ/IL－4表达水平，得出microRNA－155(mi－RNA 155)主要通过影响Th1细胞的分化和功能。黄立萍等[223]观察变异性心绞痛患者12导联24小时动态心电图ST段改变与冠状动脉造影检测结果，发现动态心电图ST段改变对变异性心绞痛诊断有重要价值。钱玉红等[224]观察短期大剂量氟伐他汀对 56 例老年不稳定心绞痛患者的疗效，得出大剂量氟伐他汀在老年不稳定型心绞痛患者的治疗中强效降脂作用明显，治疗安全可靠的结论。黄浙勇等[225]观察药物洗脱支架治疗 65 例血管痉挛性心绞痛患者严重固定性狭窄的疗效，认为药物洗脱支架治疗合并严重固定狭窄的血管痉挛性心绞痛疗效有限，支架内再狭窄、再发心肌缺血症状的发生率较高。于彤彤等[226]通过对 66 例 BNP 成功治疗的稳定型心绞痛患者的随访，观测其是否再发，认为经临床成功治疗的稳定型心绞痛患者，测量 BNP 值对预测心绞痛再发有临床意义。李丹辉等[227]通过分析 25 例 EAP 患者心率变异性的特点和研究 PCI 对 HRV 的影响，结果表明 EAP 患者存在明显的自主神经功能紊乱，PCI 治疗能有效改善单支血管病变 EAP 患者的心脏自主神经功能。江宗朋等[228]分析丹参多酚酸盐治疗对 60 例 UAP 患者的疗效和患者血液中 AngⅡ、UA、VEGF - A 水平的影响，发现丹参多酚酸盐注射液治疗 UAP 安全有效，并可降低血液中 AngⅡ、UA 水平，但对 VEGF - A 水平无明显影响。郁光辉等[229]观察尼克地尔治疗 124 例 CHD 稳定型心绞痛患者心功能及心肌缺血情况的作用，认为尼克地尔能够显著改善心脏供血，提高稳定型心绞痛患者的心功能。姚建东[230]观察曲美他嗪联合洛伐他汀对 CHD 不稳定心绞痛的临床治疗效果，认为曲美他嗪联合洛伐他汀治疗 CHD 不稳定心绞痛疗效安全可靠，值得推广。袁惠敏等[231]探讨前列地尔注射液治疗老年 UAP 患者的临床疗效及其机制，结果表明前列地尔注射液能明显控制心绞痛发作次数及时间，改善心电图，可能与降低患者 hs - CRP、胱抑素 C(Cys C)水平有关。许晓晗等[232]研究择期 PCI 术前应用负荷剂量 TMZ 60 mg 对 UA 患者 PCI 术心肌损伤和术后长期应用 TMZ 对 PCI 术后再发心绞痛症状的影响，得出 PCI 术前口服负荷剂量 TMZ 可以减少手术相关心肌损伤，术后长期服用则可以降低再发心绞痛症状的发生率的结论。朱成刚等[233]探讨 NF - κB 在 VA 中的作用和他汀类药物的干预效应，发现 UA 患者受到 CRP 刺激后外周血单核细胞中 NF - κB 的水平高于对照组，辛伐他汀可以抑制 VA 患者体内炎症反应的强度。陈学军等[234]观察 CHD 患者血清 PAPP - A、NPT 水平与冠状动脉不稳定斑块的相关性，得出 CHD 患者血清 PAPP - A、NPT 水平升高提示冠脉斑块不稳定，可能是冠脉病变活动性的指标。张杰等[235]观察 95 例患者低分子肝素钙联合小剂量尿激酶治疗不稳定型心绞痛的临床疗效，发现患者临床症状及心电图变化均获得明显改善，心绞痛的发作次数明显减少。黄文军等[236]观察 PCI 治疗 UAP 应用替罗非班易化的有效性和安全性，认为中高危 UAP 患者行 PCI，早期使用替罗非班能显著减少无复流现象，提前前向血流，改善术后心肌灌注。鲍敏等[237]观察静脉滴注地尔硫䓬治疗不稳定型心绞痛的临床疗效，结果表明地尔硫䓬可以作为治疗不稳定型心绞痛，尤其是硝酸酯类药物疗效不佳的一线药物。彭杰成等[238]观察血浆 hs - CRP 和 MCP - 1 水平在 UA 患者中的变化，结果表明血浆 hs - CRP 和 MCP - 1 水平对于 UA 患者病情严重程度与近期不良预后的评估具有一定的价值。杨海娜等[239]* 观察缬沙坦治疗 UAP 的疗效及安全性，认为在 UAP 常规治疗的基础上，加用缬沙坦，对 UAP 治疗的疗效、安全性及耐受性均好。沈展[240]观察阿托伐他汀对 UA 患者血清中炎症因子和血脂的影响，探讨阿托伐他汀治疗 UA 可能的作用机制，结果表明阿托伐他汀可降低 UA 患者血清 hs - CRP 及 IL - 6 水平。严建琼[241]探讨 124 例患者低分子肝素联合辛伐他汀治疗不稳定型心绞痛的临床治疗效果，发现低分子肝素钙联合辛伐他汀能够显著改善不稳定型心绞痛患者临床症状和体征，临床治疗效果显著。钱玉红等[242]检测大剂量氟伐他汀短期治疗老年 UA 患者血清中 sICAM - 1s、VCAM - 1 和 TNF - α 水平的影响，认为大剂量氟伐他汀短期治疗不能进一步降低老年 UA 患者血清中 sICAM - 1s、VCAM - 1 和 TNF - α 水平。华宁等[243]观察 SAP 与 UAP 患者 IVUS 测定，进行斑块定性及定量分析，比较不同心绞痛患者冠脉斑块影像学特征，发现 SAP 与 UAP 冠状动脉病变斑块及血管重构存在差异，IVUS 能有效反映冠脉病变斑块特点。屈敦涛等[244]观察法舒地尔对不稳定型心绞痛患者心功能和血清炎症因子的影响，发现法舒地尔可以显著改善不稳定心绞痛患者心功能，降低患者血浆中 IL - 6、IL - 8 和 TNF - α 水平。唐新宇等[245]观察 24 例患者进行 CMR 扫描，对图像进行首过灌注和延迟扫描分析，并与传统检查结果对比，得出心脏磁共振在不稳定型心绞痛的诊断、评估方面具有重要价值的结论。陈荣松[246]观察 80 例患者早期应用阿托伐他汀治疗不稳定型心绞痛临床效果，认为早期应用阿托伐他汀能够降低不稳定型心绞痛患者血脂水平，减少急性心肌梗死发生，减少患者住院次数。畅晓燕等[247]通过对 ACS 患者心率震荡(HRT)变化对患者预后评价的探讨，认为 ACS 患者 HRT 不仅能反应 HDL - C 水平，而且在评价患者预后中有良好的参考价值。郑美丽等[248]通过探讨 B_1 受体阻滞剂对 ACS 患者单核细胞 Toll 样受体 4 及下游 TNF - α 炎症因子的影响，发现 B_1 受体阻滞剂可抑制 TLR4 及 IL - 8 下游炎症因子。方芳等[249]通过观察易损斑块在 ACS 患者中的病理组织学特点得出结论：

炎症反应可能是易损斑块形成的重要原因；易损斑块是发生ACS的重要危险因素。杨庆辉等[250]通过对比磺达肝葵那与那曲肝素在65岁以上ACS患者中的临床治疗效果比对认为，磺达肝葵那与那曲肝素相比更加安全有效。李颖等[251]通过分析ACS患者外周血单核细胞节律基因与病变程度的相关性得出结论，ACS患者PBMCs节律性明显异常，此发现可应用于病变早期预测。吴锦晖等[252]通过研究老年患者脉压与ACS的相关性后得出结论：老年患者脉压水平与CHD危险因素相关，有助于评估高危患者。杨晓云等[253]通过研究ACS患者的心率减速力与心率变异性之间的关系后认为：ACS患者心率减速力下降，其变化与心率变异性有关。杨大浩等[254]通过研究血小板-白细胞聚集体与ACS的相关性后得出结论，PLA升高可能预示ACS患者的不稳定状态，并可作为预测病情的指标之一。张效林等[255]通过研究ApoM基因启动子区T-788C多态性与ACS的关系后认为该基因多态性与ACS发病相关，其C等位基因是独立危险因素。刘文娴等[256]通过探讨NSTE-ACS患者NT-proBNP水平与GRACE评分的关系后认为，NT-proBNP是NSTE-ACS患者近期发生MACE的预测因素。卢群等[257]通过观察PON与ACS直接的关系后认为低浓度PON与ACS发生有关，但与冠脉狭窄程度无关。杨丽霞等[258]通过对比ACS患者不同血运重建治疗后生活治疗的评价结果认为，CABG在躯体受限程度、心绞痛发作频率和治疗满意度上优于PCI。张效林等[259]通过研究北方汉族人群IL-8基因+394T/G多态性与ACS的关联性后得出结论：IL-8基因+394T/G多态性与ACS发病无相关性且不是独立危险因素。姚康等[260]通过探讨ACS患者Fractalkine水平，认为Fractalkine可能与冠脉粥样硬化炎症免疫发病有关，尤其在斑块破裂过程中起重要作用。付文波等[261]通过探讨ACS患者外周血单核-巨噬细胞Notch1分子及炎症细胞因子表达后发现，Notch1信号通路在斑块形成及发展中起重要作用。葛长江等[262]通过研究脉血康胶囊对PCI治疗后的ACS患者血小板聚集率的影响后得出结论：脉血康胶囊可降低PCI治疗后的ACS患者的血小板聚集率，改善远期预后。卜平元等[263]通过探讨血清cTnI与高敏C-反应蛋白在ACS患者行PCI后的变化，结果表明cTnI及hs-CRP在PCI术后升高，并可能成为PCI术后斑块不稳定的指标。刘珍竹等[264]通过比较不同剂量阿托伐他汀对ACS患者硫化氢和一氧化氮的影响后得出结论：ACS患者体内硫化氢和一氧化氮水平较低，应用阿托伐他汀后水平可升高。吴敏等[265]通过探讨ACS患者行PCI时冠脉内应用维拉帕米的近期疗效及安全性，认为ACS患者行PCI时冠脉内应用维拉帕米可改善血管TIMI血流且安全可靠。姜红菊等[266]通过探讨ACS患者TH1/TH2漂移与冠脉病变特点及胸痹虚实症候的相关性，认为TH1/TH2向TH1漂移与ACS发生有关，虚证较实证者冠脉病变严重。余梅玫等[267]通过研究红细胞膜总胆固醇含量(CEM)与ACS的相关性后得出结论：CEM可能通过炎症反应参与ACS发病，且预测作用优于hs-CRP。张玉霄等[268]通过评价国产替罗非班对老年ACS患者接受PCI治疗近期远期预后的影响，认为国产替罗非班可明显改善血流进而改善近期远期预后。熊大迁等[269]通过探讨缺血修饰清蛋白(IMA)在ACS早期诊断中的应用，认为IMA是ACS早期诊断的敏感标志物，具有重要的阴性预测价值。袁敏等[270]通过探讨焦虑及抗焦虑治疗对ACS患者血管内皮功能及血小板活化状态的影响后认为：焦虑可加重ACS患者血管内皮功能紊乱，而抗焦虑则起反作用从而改善预后。李硕等[271]通过研究心肌型脂肪酸结合蛋白(H-FABP)对ACS的诊断价值后得出结论：发病后3～6小时H-FABP联合cTnI具有最好的诊断价值。黎敏等[272]通过对比不同院前急救模式对ACS疗效的影响得出结论，院前给予硝酸酯类药物口服给药方式对疗效帮助最大。周恒等[273]通过探讨盐酸替罗非班对NSTE-ACS患者PCI术后CRP及心肌标记物的影响，认为酸替罗非班术后发挥抗炎作用且不影响心肌标记物水平。韦方等[274]通过观察血脂康对ACS患者淋巴细胞亚群的影响，认为血脂康可调节ACS患者的免疫紊乱，稳定斑块。娄域峰等[275]通过研究半乳糖凝集素3在ACS和稳定CHD中的应用，认为半乳糖凝集素3可更好地对ACS患者危险性分层并预测预后。吴勤等[276]通过探讨ACS患者焦虑情况，认为ACS后并发焦虑为糖尿病等多种原因的结果，医师应予以重视。史文冰等[277]通过观察ACS行PCI后不同剂量阿司匹林和氯吡格雷对主要不良心血管事件的影响，认为PCI时早期增加阿司匹林和氯吡格雷剂量可降低MACE的发生率。钟一鸣等[278]通过探讨在静脉使用替罗非班基础上加用冠脉内注射替罗非班对ACS患者行PCI疗效的影响，认为此方法明显改善冠脉血流，短期疗效有益。吴涛等[279]通过观察国人ACS患者行PCI围手术期应用阿托伐他汀对炎症和凝血因子的影响，认为阿托伐他汀能有效抑制ACS患者PCI术后炎症反应，调节TF/TFPI平衡。何华等[280]通过病例对照研究探讨35岁以下ACS患者的发病情况，认为除吸烟等传统危险因素外，睡眠缺乏是新的独立危险因素。蒋芳勇等[281]通过观察不同剂量血脂康对ACS患者行PCI后炎症因子及血脂变化的影响，发现血脂康能降低hs－CRP，MMP－9及LDL－C水平；炎症因子降低与降脂程度有关。王月红等[282]通过探讨ACS患者在不同糖耐量状态下，sCD40L和sICAM－1变化的相关性后得出结论：糖代谢紊乱激活sCD40L，使sICAM－1水平升高，影响斑块稳定性。罗助荣等[283]通过探讨血清骨保护素（OPG）和BNP水平与ACS的关系，认为OPG和BNP水平升高与ACS病变程度有关。苏津自等[284]通过研究PCI术前hs－CRP水平对术后肾功改变的影响及阿托伐他汀的作用，认为术前高hs－CRP水平是肾功能损害的危险因素，阿托伐他汀可减少其损伤。刘爱东等[285]通过探讨高龄ACS患者行PCI后4年情况。发现24个月内心血管事件发生率降低，但对患者长期生存无影响。方芳等[286]通过研究ACS患者PECAM－1及内皮细胞选择素与心肌基因多态性的关系，认为PECAM－1及内皮细胞选择素与斑块易损性有关，PECAM－1基因多态性则不起直接作用。赵晗等[287]通过探讨NEST－ACS患者血浆NT－proBNP与病变严重程度的关系，认为NT－proBNP水平越高病变程度越重，并可作为预测冠脉三支病变的指标。邓锡伟等[288]通过心肺复苏配合球囊反搏急诊冠脉血栓抽吸术成功抢救心搏骤停2小时的患者。

（段　磊　梁　春）

（五）心肌梗死

李国境等[289]分析了30例临床表现均不典型的AMI患者，得出结论：对疑似AMI的患者需要常规进行心电图心肌酶谱的检查以提高诊断准确性并采取措施，避免漏诊误诊。杨丽华等[290]对前壁心梗伴心源性休克的患者进行回顾性研究，认为溶栓后早期冠脉再通可降低急性心梗伴心源性休克的病死率。王洪等[291]将成功进行封堵治疗的ASD患者分为卡托普利组、氯沙坦和对照组，不同时期随访心超，发现卡托普利和氯沙坦有助于逆转ASD的右房右室重构，改善心功能。陈图刚等[292]将行常规治疗的AMI患者分为不加用芪参益气滴丸治疗和不加用两组，观察心超结果及血BNP等结果，结果表明常规治疗基础上家用芪参益气滴丸可改善急性心梗患者心功能。雷玉华等[293]采用心电监测法检测心肌梗死患者房室传导阻滞的发生率及对药物反应和预后，认为AMI患者中下壁、中后壁心肌梗死易并发AVB，早期发生预后好。谢江等[294]回顾接受IABP治疗的AMI心源性休克患者，回归分析住院期间下呼吸道感染的危险因素，评估感染对预后影响，认为，下呼吸道感染与有创通气、深静脉置管、输血等有关，预防抗生素减少感染。麦子杰等[295]将发病12小时内接受PCI的AMI患者分为绿色通道组及常规通道组，研究表明首次医疗接触至球囊扩张时间可考虑作为救护车运送AMI患者急诊PCI的新时间指标。邵兴慧等[296]回顾性分析国际多中心CREATE研究数据库内中国STEMI患者，根据性别分成两组，对比两组一般情况药物治疗情况和终点事件发生情况，得出结论，女性患者入院症状较重，近期预后较男性差。任晓楠等[297]将STEMI拟行PCI患者，按是否给予替罗非班治疗及给予时间分组，测定IPA及活性，得出结论，急性STEMI行PCI患者，早期应用大剂量替罗非班可较正常剂量更好地抑制血小板聚集和活性。张东营等[298]对合并室间隔穿孔的急性心肌梗死患者进行回顾性分析，得出结论，记性AMI合并VSD的危险因素为高龄、女性、广泛前壁心肌梗死及高血压患者，内科保守治疗病死率高。刘紫东等[299]将STEMI急诊PCI治疗成功患者按术中有无发生无复流分组，检测血浆MMP－9水平及心超数据，得出结论：AMI患者急诊PCI术前血浆MMP－9水平增高与术中无复流发生有关，预后差。李响等[300]将NSTEMI患者入院时脂肪酸结合蛋白检测结果分阳性组和对照组，观察临床特征和住院预后，结果表明，脂肪酸结合蛋白不仅具有早期诊断价值，还是判断预后指标。时晓迟等[301]回顾性分析由回旋支闭塞引起AMI患者的临床特征、心电图表现、冠脉病变特点及住院病死率，发现由回旋支闭塞引起的AMI发病率较低，心电图无明显定位病例多，但院内死亡率不低。岑梅珠等[302]比较分析急性前壁心梗伴完右患者临床事件，心电图，心超及造影和预后情况，认为急性前壁心梗伴完右患者易出现恶性心律失常，多为伴前降支病变的多支病变。朱素娟等[303]比较直接和延迟PCI对AMI患者左心室结构和功能的影响，发现两者治疗前后心超数值无统计学差异。杨春等[304]将急性下壁心梗患者心电图各个导联ST改变进行分析，并与冠脉造影结果相联系，结果表明下壁心梗以右冠病变为主。徐红新等[305]观察Notch信号激活剂Jagged蛋白对胚胎干细胞向心肌细胞分化的影响，认为胚胎干细胞中加入Jagged蛋白持续激活Notch信号，会抑制胚胎干细胞向心肌细胞分化。纳丽莎等[306]将AMI患者PCI术前、术后3天和术后1个月分别行心超检查，应用超声血流向量图测量各个指标，发现超声血流向量图为评价AMI患者PCI术后短期心腔内流体动力学变化提供一个理想工具。王猛等[307]回顾性分析AMI患者的临床资料，按照年龄分组，比较临床表现，梗死部位及治疗结果，分析表明老年心梗发病症状不典型并发症多，病死率高。刘伟光[308]将常规治疗AMI患者按照加用不同剂量倍他乐克治疗分组，观察疗效，发现倍他乐克减少心律失常发生，可提高急性心梗的治疗疗效。畅辉等[309]回顾性分析AMI患者在采取冠脉介入治疗过程中应用抽吸导管及直接PCI即刻及近期疗效，得出结论：在AMI患者进行急诊PCI过程中应用抽吸导管可减少慢血流及无复流发生率，近期疗效好。赵颖超等[310]测定AMI患者及正常患者体内血浆D二聚体、GPⅡb/Ⅲa、心肌酶谱含量记录Killp心功能分级，认为血浆D二聚体、GPⅡb/Ⅲa与判断AMI预后有关，可用于诊断治疗AMI。王华等[311]收集急诊PCI的STEMI患者年龄、EF值、Killp分级等临床资料，对比BNP水平差异，发现STEMI患者PCI术后BNP水平与年龄、EF值、Killp分级等相关。陈园园等[312]比较非ST段抬高心梗合并高血压、糖尿病患者PCI治疗时机的选择，得出结论，合并高血压病的NSTEMI患者早期积极PCI治疗，合并糖尿病患者择期PCI更安全可靠。韩琴等[313]统计AMI患者恶性心脏事件发生情况，测定各类患者早期QT离散度及JT离散度，发现QTd和JTd变化与AMI患者早期病情严重程度有关。孟冬梅等[314]测定男性AMI患者和健康体检者外周血AR基因CAG重复序列的长度，认为男性AR基因CAG重复序列是急性心梗的危险因素。郭霞等[315]回顾性分析AMI患者临床资料，观察尿激酶溶栓疗效，结果表明溶栓治疗AMI安全有效，年龄大、症状持续时间长不是绝对禁忌证。刘丹等[316]回顾性分析AMI患者临床资料及血浆BNP水平，回归分析比较BNP预测脑梗死发生的价值及界值，发现发病24小时内血浆BNP水平大于1 082 ng/L的AMI患者易并发脑梗死。李江等[317]回顾性分析入选接受IABP治疗AMI患者的血小板情况及临床特点，发现AMI患者应用IABP治疗时可出现明显的血小板减少，需严密监测。林泽鹏等[318]将常规药物治疗的STEMI患者分为加用辛伐他汀组和瑞舒伐他汀组，随访颈动脉内膜厚度及^{99m}Tc－MIBI等指标，发现后者可使STEMI患者颈动脉内膜厚度明显下降进一步改善存活心肌细胞功能。李超[319]按照AMI患者校正的QT间期离散度数值分两组，比较两组患者室性心律失常发生率及30天内病死率，认为AMI患者QTcd大于等于60毫秒发生室性心律失常机会大，与30天内病死率相关。吴春涛等[320]* 探讨AMI患者早期应用螺内酯对心脏重构的影响发现AMI患者在常规治疗基础上早期联合使用小剂量螺内酯可明显抑制AMI后晚期重构，防止心衰发生。陈莉等[321]回顾性分析STEMI患者临床资料，根据血尿酸水平分为正常组和增高组，根据管早结果分析血尿酸水平和冠脉病变严重程度的关系，发现在STEMI患者中高尿酸血症患者主要心血管不良事件发生率增加。王荣英等[322]将STEMI患者根据入院心电图QRS波群形态进行缺血分级，患者均行溶栓治疗，观察心电图变化，认为STEMI患者入院时心电图呈3级缺血是发生严重心律失常的独立预测因素。杨平等[323]将STEMI行溶栓治疗患者按是否服用阿托伐他汀钙分两组，比较心肌酶谱、再通指征、并发症等指标，发现阿托伐他汀可减轻心肌缺血再灌注损伤，减少不良事件。郭宝亮等[324]根据STEMI初期BNP浓度由低到高分组，观察各组造影结果及预后情况，发现STEMI患者BNP越高，冠脉病变越严重，心血管事件发生率越高。仲琳等[325]将早期急诊PCI术后无复流的AMI患者分为比索洛尔治疗组和对照组，对照术后BNP及心超检查结果发现，比索洛尔可改善早期AMI急诊PCI术无复流后血流再通后患者心功能。黎丽娴等[326]将常规药物治疗的AMI患者按是否服用脑心通胶囊分组，检测治疗前后血浆内皮素等指标及评估梗死面积，发现脑心通胶囊可减少AMI患者梗死面积，机制可能与其改善血管内皮功能有关。许明正等[327]将103例胸痛患者连续检测缺血修饰清蛋白、肌钙蛋白，心肌酶谱等指标，结果表明缺血修饰清蛋白对AMI的早期诊断有较高价值，三项联合检测诊断AMI敏感性优于单项检测。冯亮飞等[328]将STEMI患者行动脉造影，并测定术前术后C反应蛋白，结果发现STEMI患者C反应蛋白越明显其梗死越严重，心功能越差。郭士遵等[329]将常规治疗的STEMI患者按是否给予粒细胞集落刺激因子治疗分两组，分别随访心超及冠脉造影，发现给予粒细胞集落刺激因子治疗的AMI患者EF值明显升高，心功能恢复较好。赵文萍[330]等将行PCI或CABG治疗的AMI患者根据造影前是否合并束支阻滞分组，并对死亡率进行分析，分析表明AMI合并束支阻滞患者可通过PCI或CABG使传导阻滞有所恢复。唐强等[331]将STEMI患者按照年龄分组，随访各组临床特征治疗结果，并与对照组对比，认为高龄组患者手术成功率，并发症及病死率等与对照组并无统计学差别。段凤霞等[332]探讨组织运动二尖瓣环位移自动追踪技术在评价AMI患者左心室收缩功能中的临床应用价值，最后得出结论，此技术可作为一种简单准确客观评价AMI患者心功能的新方法。肖文涛等[333]将急诊拟行PCI的AMI患者按照移植骨髓干细胞类型的不同来分组，随访心超结果，发现间充质干细胞移植对AMI患者心功能的改善优于单个核细胞移植。王发辉等[334]将常规治疗的AMI患者分为尿激酶溶栓组和对照组，观察两组冠脉再通率，病死率等，发现尿激酶溶栓能够显著提高AMI冠脉再通率，降低病死率。董士勇等[335]测定因CHD行CABG术患者各移植血管血流量，根据术后是否发生围手术期MI分组，分析相关危险因素，发现移植血管总血流量小于48.5 ml/min的患者术后发生围手术期MI的概率增加。池一凡等[336]回顾性分析行CABG治疗的AMI患者，观察AMI后手术时间、手术死亡率、使用IABP及并发症发生情况等，发现AMI合并心源性休克、机械并发症或左主干严重病变患者应紧急手术。范树虹等[337]检测因胸痛住院患者心肌型脂肪酸结合蛋白和心肌酶谱等指标，比较三种指标对诊断早期AMI的敏感性特异性，结果发现心肌型脂肪酸结合蛋白对于早期诊断AMI有较高敏感性。陈健[338]将AMI患者随机分为溶栓加PCI组和单独PCI组，比较两组疗效发现AMI患者溶栓后PCI治疗疗效优于直接PCI治疗。李振军等[339]观察AMI患者中植入国产紫杉醇涂层冠脉支架的安全性及近期疗效发现国产之家用于AMI急诊是安全有效的。张治平等[340]*回顾性分析340例AMI后室壁瘤形成患者临床资料，根据是否发生严重二尖瓣反流分为两组，比较左室附壁血栓发生率，结果表明心肌梗死后室壁瘤形成伴严重二尖瓣反流时可能有降低左室附壁血栓形成的作用。王晖等[341]将发病内12小时直接行PCI治疗的急性STEMI患者分为缺血后处理组和常规治疗组，分析表明心肌缺血后处理能减轻老年STEMI患者心肌再灌注损伤。曹艳君等[342]回顾性分析急性473例心肌梗死患者资料，分析围手术期死亡患者临床特征，发现AMI急症PCI围手术期心源性休克心脏破裂为主要死亡原因。彭建业等[343]检测初发AMI患者AT1R基因A1166C的多态性，并对所有患者行冠脉造影判定冠脉病变的支数，认为AT1R基因A1166C的多态性与AMI患者冠脉病变程度有关。肖平喜等[344]回顾性分析存在慢性完全闭塞而行PCI的陈旧性心梗患者，按术前是否使用IABP分两组，比较无复流发生率、PCI相关心梗发生率等指标，结果表明症状性陈旧性心梗患者CTO病变的介入治疗IABP预处理明显降低无复流发生率。李东宝等[345]将278例发病12小时内行PCI的STEMI患者根据支架后是否再次球囊扩张分组，每次根据血栓负荷程度分为高负荷和低负荷，认为高血栓负荷的STEMI患者支架后球囊扩张与短期疗效和无复流相关。黎鹏等[346]应用实时心肌超声造影评价心肌梗死患者心肌微循环灌注的可行性，得出结论，收缩末期与舒张末期再充盈参数可以评价心肌微循环灌注。薛红霞等[347]统计急性及陈旧性心梗患者梗死部位和缺血性二尖瓣反流的发生情况，发现心肌梗死患者易伴发缺血性二尖瓣反流。骆景光等[348]将接受PCI和氯吡格雷治疗的AMI患者分为PPI治疗组和非PPI组，随访心血管事件发生率，得出结论，静脉用泮托拉唑不影响住院期间氯吡格雷的有效性。马仙红等[349]回顾性分析采用溶栓治疗老年AMI患者临床资料与常规治疗患者对比，发现前者明显再通率高于后组，得出结论老年AMI行静脉溶栓治疗安全有效。刘继军等[350]探讨大鼠心肌梗死时普伐他汀对室性心律失常的影响及潜在机制，认为普伐他汀能显著减少MI大鼠室性心律失常发生，可能与上调MI大鼠Cx43分布的表达有关。闫小菊等[351]测定AMI患者和冠造正常者血浆和肽素及cTnI浓度，并记录心血管事件发生率，发现和肽素和cTnI之间呈负相关，发病第3天和肽素水平是预测近期心血管事件的有效指标之一。杨静等[352]选取252例老年STEMI患者并按照植入支架的型号不同分组，随访不同支架近期治疗的效果，得出结论，Excel支架与Cypher支架治疗老年STEMI有效，与BMS之家族比较可减少支架内再狭窄发生。杨剑峰等[353]将急诊PCI术成功后的AMI患者按心电图ST段下降幅度分两组，均测定糖化血红蛋白，对其相关性的观察进行比较，发现AMI患者经急诊PCI术后ST段下降幅度与糖化血红蛋白数值明显相关，可作为早期干预指标。吴其明等[354]将AMI行PCI患者按是否给予替罗非班治疗分两组，观察TIMI3级血流发生率等指标，认为替罗非班可有效改善AMI患者PCI术后心肌灌注。肖士桂等[355]将AMI并予尿激酶溶栓患者按照梗死前有无心绞痛分为缺血预适应组和非缺血预适应组，比较两组冠脉再通率梗死面积左室功能等指标，结果表明缺血预适应对AMI患者缺血心肌有保护作用，提高溶栓后冠脉再通率，改善心功能。徐训发等[356]回顾性分析328例AMI住院患者，分析众多因素对发生医院获得性肺炎的影响，得出结论，住院时间为AMI患者发生HAP的主要危险因素，临床上需缩短住院时间来减少HAP发生。赵雅琳等[357]入选72例行PCI的AMI患者，测定血浆BNP、CRP水平，测定LVEF、记录不良心脏事件，发现联合检测BNP和CRP水平有助于预测AMI行PCI患者的预后。李勇等[358]将PCI治疗的AMI患者随机分为阿托伐他汀组和对照组，检测患者不同时期血清胎盘生长因子水平，发现AMI患者择期PCI术前给予阿托伐他汀治疗可能通过抗炎作用改善心肌灌注。王小兵等[359]将急性下壁梗死患者根据冠脉造影结果分为右冠病变组和左冠病变组，对比分析心电图改变及临床特点，得出结论，心电图对诊断下壁心肌梗死相关血管及其临床特点具有重要预测价值。张晗等[360]分析大量STEMI患者，按照入院不同心率水平分组，分析各组患者心血管终点事件发生情况，认为STEMI患者入院心率是近期预后危险因素。

（赵燕敏）

王胜强等[361]根据随机分组拟行急诊PCI的急性心肌梗死患者治疗后发现：高负荷剂量的国产氯吡格雷与进口氯吡格雷效果相当，亦未见明显不良反应，可以替代使用。李贻奎等[362]通过比较认为,在大鼠心梗模型制作时,结扎一次可以提高模型制作速度,戊巴比妥钠作为在体大鼠心肌梗死模型的麻醉剂可以提高制作模型的心梗面积清晰度。宋元彬等[363]通过实验提示阿托伐他汀可显著改善大鼠AMI后心脏重构及心功能,其作用具有剂量依赖性,机制可能与抑制TGF-β1/Smad2信号通路有关。金美娟[364]通过随机分组,分别给予不同治疗方案发现:预防性使用抗菌药物,在减少急性心肌梗死医院感染发生率,提高急性心肌梗死治愈率中无积极意义,相反可增加真菌感染的概率。孟冬梅等[365]探讨了心肌型脂肪酸结合蛋白(H-FABP)对非体外循环不停跳冠状动脉旁路移植术(OPCAB)术后心肌梗死的诊断价值,认为H-FABP有助于OPCAB术后心肌梗死的早期快速诊断。邴森等[366]通过回顾性分析提示总胆固醇、肌钙蛋白、非弥漫性病变成为PCI术后发生主要不良心脑血管事件的相关因素,与手术因素相比,前者的预测价值更大,而肌酐、LDL-C、分叉病变、LVEF成为大出血的相关因素。崔杰西等[367]检测了AMI患者贺正常健康对照组的血浆后发现血浆BNP和cTnI、hs-CRP水平在AMI患者中显著升高,联合检测血浆BNP、cTnI、hs-CRP水平对AMI的辅助诊断、疗效观察及预后判断具有重要价值。姚康等[368]通过回顾性分析后提出青年心肌梗死患者的临床危险因素特征、冠脉病变特点及预后与老年患者存在较大差异,心功能及主要心血管不良事件等远期预后较好。尹建等[369]进行META分析后显示冠脉较静脉途径使用GP Ⅱb/Ⅲa受体拮抗剂能改善STEMI行PCI治疗患者术后罪犯血管再通、心肌灌注及左心室功能恢复,降低不良事件,同时不增加主要出血并发症。吴泓权等[370]通过建立大鼠模型,提示超声微泡介导MCD-microRNA(MCD-miR)干扰质粒靶向转染入梗死后心肌,可增加丙二酰辅酶A含量,降低乳酸含量,可明显延缓心功能恶化。罗张兴等[371]提出患者就诊不及时和转运时间延误是导致STEMI患者不能及时血运重建的主要原因,在时间窗就诊的患者医生的因素是未行血运重建的关键。王春燕等[372]回顾性分析130例患者后发现在急诊STEMI行急诊PCI的患者中,基础肾病、心功能不全是对比剂肾病发生的危险因素,g-I/eGFR比值与CIN呈负相关。何松坚等[373]探讨了介入法在猪冠脉内置入栓塞弹簧圈制作急性心肌梗死模型的可行性,认为该模型制作具有操作简单、创伤小、死亡率低、成功率高等诸多优点。钟慧等[374]观察了心肌梗死后浦肯野纤维电生理特性的改变,发现MI后假腱索滞后除极(DAD)和动作电位(AP)交替现象与浦肯野细胞钙调控异常有关,且可能有潜在的致心律失常左右。齐康等[375]研究了N末端B型利钠肽原与急性心梗患者合并初发房颤事件相关性,发现NT-proBNP优于传统危险因素,可以用于后者发作的预测和危险分层。于凤旭等[376]应用^{99m}Tc-MIBI SPECT技术探讨心肌内直接注射富含血小板血浆(PRP)对于Fisher鼠心肌梗死后心功能影响,认为可以提高EF值,并且可以改善心肌梗死节段的灌注情况,但是不能改善心室重构。贾玉和等[377]通过实践证实大多数心梗后瘢痕性室速患者,均可在窦律下标测到关键峡部区,并以此为中心线性消融,以不能诱发室速作为急性期终点同样能得到较好远期成功率。朱绿玉等[378]发现肝素化前CR(凝血速率)值与PCI围手术期心肌梗死具有显著相关性,提示对该指标的监测可能会预测围手术期心肌梗死的发生风险。李昭等[379]回顾性分析了AMI后行PCI治疗的57例青年女性,发现高血压、低血红蛋白血症及尿酸是青年女性发生急性心梗的主要危险因素,且病变以单支为主。李洁芳等[380]对113例AMI患者行DCG检察,证实HRV(心率变异性)减小程度与恶性室性心律失常及猝死发生率正相关,对于AMI患者预后预测起着重要作用。郭月红等[381]应用^{99m}Tc-MIBI MPI进行评价,发现通心络(超微粉剂)能够缩小AMI再灌注治疗后心肌无再流面积,对无再流现象有一定疗效。周丽等[382]应用血流向量图(VFM)技术观察心梗患者收缩期涡流特点,结果显示前壁心肌梗死对收缩期左室血液流场的影响较下后壁更明显,VFM技术可用于评价该变化。黄从刚等[383]将65例AMI患者随机分为两组,比较后发现米诺环素后处理减轻了AMI再灌注损伤,提高了尿激酶溶栓的再通率,降低了再灌注心律失常和恶性心律失常的发生。贺晓楠等[384]将60例急性心肌梗死患者分为腺苷组和对照组,证实行急诊PCI术前精点腺苷能减轻心肌再灌注损伤。崔进等[385]发现前列地尔可改善行急诊PCI的急性心肌梗死患者的氧化应激状态,有可能减少造影剂肾病的发生。秦光明等[386]观察了ST抬高型心肌梗死患者外周血内皮微粒($CD31^+/CD42b^-$)的水平,认为前者有可能成为预测心肌损伤的指标。宋桂仙等[387]比较了不同心梗造模方法导致室性心律失常发生的差异,发现与结扎法相比,封堵法可以导致大面积心梗,室性心律失常发生率高。杨舒萍等[388]证实了心梗患者梗死阶段血流速度明显减低,达峰时间延长,血流向量成像(VFM)是一种有效的评价梗死节段血流动力学变化的新方法。陈剑等[389]认为常规位结扎LCA所致交感神经重构程度与低位结扎相比未见差异,提示后者制作的交感神经模型可以用于交感重构与心律失常及干预的研究。何宁等[390]认为超声斑点追踪显像(STI)技术对评价急性心肌梗死患者左室同步性和介入治疗后变化具有重要的临床意义。林仲秋等[391]根据对65岁以上1 081例无MI的老年患者进行立卧位血压及心率测量并跟踪随访，提示收缩压及舒张压体位性低血压增加MI的发生风险。刘君等[392]发现经桡动脉易化PCI治疗可在早期充分、持久地开通IRA，能在AMI早期阻抑急性左室重构过程，改善左室功能，优于直接PCI和单纯溶栓。赵威等[393]*通过回顾性分析发现规律运动者即使发生STEMI，运动耐量仍优于不运动者，且这种相关性在相对年轻(40～49岁)的患者中最为突出。李秀娟等[394]发现AMI后梗死边缘区3层心肌快速延迟整流K^+通道KCNH2基因表达的不均一下调，可能在MI后早期室性心律失常的发生中起重要作用。莫均荣等[395]通过检测AMI患者静脉血，提示血清LDL水平改变与LDLR基因启动子区CpG岛-383、-140的甲基化修饰无关。任莉娜等[396]探讨了AMI与MI伴2型糖尿病患者T波电交替的变化，提示MI患者TWA增大，HRV(心率变异性)多项指标普遍降低，LF/HF(低高频比)增大，伴DM患者更明显，TWA可能与自主神经中的交感神经成分有关。严宝剑[397]根据随机分组对照分析观察后证实瑞舒伐他汀较辛伐他汀相比，更能减低心梗患者血清C反应蛋白及基质金属蛋白酶9水平。蔡英等[398]根据回顾性分析发现AMI并发室间隔破裂补多见，大多发生在广泛前壁AMI中，若能尽早开通，辅以血管活性药物，必要时IABP支持，至穿孔后4～8周行修补术，可提高存活率。陈军等[399]发现中青年组心梗患者发病特点和老年不同，健康的生活方式和合理的情绪宣泄有利于心梗的早期预防。张国新等[400]分析发现超急性期STEMI患者心电图可出现缺血性J波，T波高尖、ST段抬高、急性损伤阻滞、也可无明显变化，缺血性J波的出现提示心电活动不稳定，易发生室性心律失常。赵然尊等[401]发现腺病毒介导人受体活性修饰蛋白移植通过促进梗死区心肌组织MMP-9表达，降低梗死区胶原沉积，抑制心肌纤维化，进而改善心室重构。沈菲等[402]通过检测证实AMI患者的血浆CRP和D-二聚体水平，作为一种敏感性指标，对预测心肌梗死患者发生心脏破裂有一定价值。齐林等[403]发现FBG基因的-455G/A和9p21的rsl333040、rs10116277、rs2383207位点的多态性可能与云南汉族心肌梗死有一定的相关。王丽平等[404]将健康雄性SD大鼠随机分为心梗组和假手术组，实验显示，发生心肌梗死后梗死区周围心肌C3G蛋白表达水平显著增加，提示其参加了心肌重塑。李志玲[405]分组检测后发现单纯疱疹感染对老年CHD急性心肌梗死有明显的影响，与血液流变特性指标有一定的相关性。陈昭喆等[406]发现MI后大鼠心肌组织IL-17表达明显增加，大量IL-17表达与MI后室性心律失常的发生密切相关，其可能对MI后室性心律失常折返环的形成有诱导或促进作用。许香梅等[407]探讨了螺内酯对心梗心肌细胞凋亡的影响，发现可减少心肌细胞凋亡，同时增加凋亡相关基因Bcl-2蛋白的表达和减弱Bax蛋白的表达。宋雷等[408]收集2010年北京PCI注册研究中接受直接PCI的心梗患者住院死亡病例，发现死亡主要原因依次为心源性休克、机械并发症和介入操作并发症。周贤等[409]检测了心肌组织特异性miR-1在AMI患者血浆中含量，发现其可作为AMI的一个新的敏感生物学标志。赵博等[410]检测了接受直接PCI手术的STEMI患者围手术期多种血清标志物，认为多血清标志物异常可能在一定程度上提示预后不良，组合分析多血清标志物来评估预后比单一标志物更有意义。龚良庚等[411]发现MR心功能测定可以动态监测AMI后心室功能性重塑过程，通过DTI(MR扩散张量成像)可以反映心室结构性重塑过程的心肌微观察结构的改变。赵汉军等[412]联合抽吸导管局部取样及全身取样分析后发现STEMI患者全身血浆IL-37水平下降并在发病1天后升高，而STEMI时闭塞罪犯血管局部血浆IL-37水平高于其全身，提示IL-37可能在发病中起重要作用。龙仙萍等[413]通过建立兔心梗模型研究后发现外源性RAMP1(腺病毒介导的受体活性修饰蛋白-1)基因转染可能通过抑制局部NF-κB活性，下调炎症细胞因子TNF-α等表达，部分阻断促纤维化发生的环节，从而在一定程度上减轻梗死交界区胶原纤维过度沉积，改善心功能。张金良等[414]探讨了热浪对北京市居民每日AMI死亡人数的影响，发现其影响存在滞后效应，升温幅度，女性，年龄等均对死亡风险有影响。冼伟进等[415]比较了STEMI患者PCI术中使用血栓抽吸导管联合经抽吸导管与经指引管冠脉内注射替罗非班和硝酸甘油的疗效，发现前者更能减少慢血流的发生，改善心肌再灌注及左心功能。蒋翎等[416]认为AMI后发生心室电风暴患者应及时给予电复律及药物治疗，并积极针对病因治疗，尽早开通梗死相关动脉，恢复缺血心肌再灌注。邓少雄等[417]分组后比较发现急性右心室心肌梗死并左心室前壁梗死患者血浆BNP水平高，梗死相关动脉病变严重，直接PCI治疗后心室重构改善明显，血浆BNP水平下降显著。高艳周等[418]研究发现心梗后大鼠平滑肌NADPH氧化酶系统被激活，阿托伐他汀通过降低Noxl mRNA及Nox4 mRNA表达而减少平滑肌超氧阴离子O_2^-产生。庞立俊[419]通过对比检测发现AMI患者伴有低T_3综合征，并且T_3越低，患者的心肌梗死越严重，T_3对预测患者疾病严重程度和预后有重要价值。宋秀霞等[420]认为甲状腺功能正常的AMI患者FT_3水平与心脏舒张功能、严重心血管事件率及冠脉病变严重程度密切相关,可作为反映心梗患者病情的一项重要指标。赵映等[421]*通过回顾性分析证实症状至PCI时间、术前TIMI血流分级、病变血管长度和血栓负荷程度可作为AMI患者急诊PCI后发生无复流的独立预测因素。王珏等[422]观察了胞外信号调节激酶抑制剂对11,12-环氧二十碳三烯酸引起的结构型一氧化氮合酶变化的影响,认为11,12-EET对心功能的保护作用可能通过上调ERK进而增加sNOS的表达来实现。赵慧强等[423]通过猪冠脉慢性完全闭塞模型研究发现,小动脉和微动脉可发生管壁增厚、管腔狭窄、纤维化等重构,影响冬眠心肌和心功能的恢复。

(汪沁沁)

(六) 介入治疗

韩业晨等[424]回顾分析2 053例接受PCI治疗患者的临床资料,随访结果表明,有缺血性卒中史患者较无缺血性卒中年龄较大,HTN、DM、MVD患病率较高;心源性死亡、再次脑梗死及脑出血的发生率较高,服用DAPT时间及主要出血事件发生率差异无统计学意义。陈士良等[425]对16例CHD并发OSAS的患者行CAG及多导睡眠图监测,发现13例患有RCA严重狭窄病变及严重的OSAS,并同时进行了支架植入术,术后心功能OSAS的各项指标明显改善。王学忠等[426]入选86例接受择期PCI治疗的患者,记录PCI术前、术后冠脉远端心电图,测定围术期心肌酶学指标及心脏事件,结果表明有意义的冠脉内ECG改变对预测心肌损伤的敏感性为77%,特异性为94%,其阳性预测值和阴性预测值分别为90%和86%,术后4周变化组患者中心脏事件发生率较对照组患者高($P<0.05$)。郭素峡等[427]通过IVUS评价直接支架植入和预扩张后支架植入方式对小血管(直径≤2.75 mm)支架内再狭窄的影响,结果表明,前者支架内再狭窄发生率低于后者。裴汉军等[428]*回顾性分析11例PCI治疗失败后行急诊CABG患者的临床资料,其中冠状动脉夹层5例、冠状动脉穿孔3例、病变无法充分扩张1例、血管急性闭塞1例和支架脱载1例,CABG术后随访(47±33)个月,发生心脏性死亡1例,Q波心肌梗死2例,1例死于肾功能衰竭,无因心源性事件再次住院的患者。董国峰等[429]研究表明老年人接受急诊PCI围手术期服用大剂量阿托伐他汀(术前80 mg,术后40 mg×3 d),术后72小时BUN及Scr的增加、CIN的发生率明显低于常规剂量阿托伐他汀组。高阅春等[430]回顾性分析PCI治疗左主干/3支病变患者共190例,计算SYNTAX积分及临床SYNTAX积分,随访其主要不良心脑血管事件(MACCE),结果表明,SYNTAX积分及临床SYNTAX积分是MACCE的独立预测因子,ROC曲线分析结果SYNTAX积分AUC(0.667)大于临床SYNTAX积分AUC(0.636)。薛超等[431]比较老年组(≥65岁)及非老年组(<65岁)患者接受DES治疗后生命质量的改善情况,结果表明,术前及术后老年组患者躯体健康总评(PCS)、精神健康总评(MCS)分值均低于非老年组,与术前相比,术后6个月两组的质量评分均有明显改善,老年组生理职能改善程度优于非老年患者,MCS改善程度劣于非老年组。李浪等[432]通过经桡动脉造影测量桡、尺动脉内径大小,其中汉族组1 070例,壮族组276例,两组人群桡、尺动脉平均桡动脉内径差异无统计学意义,多重线性回归分析显示桡动脉内径与性别、体重呈正相关,与糖尿病呈负相关。关绍义等[433]*连续入选3 316例置入DES的ACS患者,其中840例(25.3%)诊断为血小板高反应性(HPR),HPR患者按1∶2的比例随机接受标准抗血小板治疗及强化抗血小板治疗,结果表明,强化组患者治疗3天后HRP改善率为54.3%,未改善者加用西洛他唑3天后,强化组的HRP改善率上升至为81.1%,术后30天,两组患者均未发生死亡、卒中以及主次要出血事件,亚急性支架血栓发生率无统计学差异。宁尚秋等[434]总结了28例心脏介入治疗术并发急性心脏压塞患者的临床资料,结果表明,心脏压塞发生率为0.18%,8例发生在术中,20例发生在返回病房后(20.4±12.7)小时,以突发胸闷、血压下降、恶心呕吐、大汗为主要临床表现;1例死亡,23例经内科治疗后好转,4例转入外科开胸止血后好转。许勤华[435]检测表明行PCI治疗后心绞痛患者CK、CK-MB、LDH等生化指标显著改善,血凝指标如PT、APTT、FIB、TT以及DD变化不明显。郭洁等[436]回顾性分析了64例PCI术后并发消化道出血的临床资料,保守治疗+内镜止血成功率为92.19%,病死率4.69%;回归分析显示年龄>70岁,应用Ⅱb/Ⅲa受体拮抗剂、消化性溃疡病史以及ACS入院是消化道出血的预测因素。贾克刚等[437]将行PCI治疗的CHD患者依据eGFR和尿蛋白分成:A组(eGFR<60 ml/min,尿蛋白阴性)、B组(eGFR<60 ml/min,尿蛋白阳性)、C组(eGFR≥60 ml/min,尿蛋白阴性)、D组(eGFR≥60 ml/min,尿蛋白阳性),随访30天至3年,分析表明,蛋白尿与发生心脏事件的RR为2.006,B组患者术后第1年心脏事件发生率最高,术后3年生存率最低。郭永和等[438]入选153例年龄≥70岁接受PCI治疗的老年患者,分为完全血运重建(CR)组和不完全血运重建(IR),随访分析表明两组患者院内围手术期及1年的MACE发生率差异无统计学意义。扈秀丽等[439]随访观察表明置入DES后,需三重抗栓治

疗(华法林、阿司匹林和氯吡格雷)患者即使严格控制INR(1.6～2.5),1年总的出血发生率仍显著高于常规双重抗血小板组,而与华法林抗凝组无显著差异;严重出血事件三重抗栓组显著高于其他两组。张萍等[440]应用腺苷负荷心肌灌注显像评价老年PCI疗效,结果表明,心肌扫描总积分与冠状动脉总狭窄指数呈正相关,PCI后心肌扫描总积分、LVEF与治疗前比较明显改善。董平栓等[441]报道AMI患者行急诊PCI过程中,应用血栓抽吸导管联合冠状动脉内注射替罗非班可明显减少慢血流、无复流等并发症的发生,从而降低病死率,改善近期预后。樊光辉等[442]对置入支架的CHD患者加用瑞舒伐他汀(10 mg,1次/晚,总疗程6个月),检测表明,两组术前和术后1天血清ET-1、eNOS水平无差异,与对照组相比,治疗组术后1、3、6个月ET-1水平显著降低,eNOS水平明显升高。林桐梅等[443]报道曲美他嗪能显著减少CHD患者PCI术后心绞痛发作,增加6分钟步行距离及LVEF,心绞痛患者疗效及运动耐量,降低ST段下移幅度,但并不减少主要心脏不良事件发生率。李占鲁等[444]经过(13±5.9)个月的随访发现,PCI术后氯吡格雷加用PPI治疗组患者,支架内再狭窄发生率明显高于未使用PPI组患者(19.6%比8.0%),两者比较差异具有统计学意义($P<0.001$)。徐蓉等[445]对心功能不全行冠脉介入治疗患者进行围手术期注射前列地尔干预(10 μg/d),与术前相比,24小时、48小时的SCr与eGFR无显著差异,而与对照组相比,干预组术后对比剂肾病的发生率显著降低。朱鹏立等[446]收集345例择期PCI患者服用PPI前后最大血小板聚集率(MPA)和中位数为7个月随访期间CVEs再发的情况,分析表明,氯吡格雷联合PPI组的MPA下降幅度明显低于未联合PPI组,联合泮托拉唑组的MPA下降幅度明显高于奥美拉唑组和其他PPI组,奥美拉唑组的再发CVEs明显高于其他PPI组。罗经钢等[447]观察6例DES植入术后患者行非心脏手术,使用GPⅡb/Ⅲa受体拮抗剂替代DAPT围手术期临床事件的发生,结果表明这些患者均未发生缺血性室性恶性心律失常、心绞痛、心肌梗死、心源性猝死,以及输血或需二次手术止血等出血事件。孙畅等[448]对急性冠状动脉内支架术前应用普萘洛尔,观察表明,与安慰剂组相对照,干预组的无复流发生率显著降低,ET-1、vWF等指标也较术前显著改善。杨利华[449]等对226例DM并发MVD的CHD患者非随机行PCI或CABG治疗,随访1年,结果表明,CABG组TVR和MACCE发生率显著低于PCI组,而非致死性MI,卒中和死亡则无显著性差异。张倩等[450]将277例AMI行PPCI合并氯吡格雷抵抗的患者,术后5天分为常规氯吡格雷组(75 mg/d)和大剂量组(150 mg/d),检测表明大剂量组术后ADP值显著低于常规剂量组,前者的心梗、死亡和轻度出血发生率在术后30天时与后者相比无统计学差异,而在180天时显著低于后者,2组均无中、重度出血发生。范成辉等[451]随访108例年龄≥80岁患者择期PCI术后的长期临床事,结果表明,部分血运重建组与完全血运重建组在全因死亡、心血管死亡、心血管原因再住院率方面差异无统计学意义($P>0.05$)。郭金成等[452]前瞻性对STEMI患者经桡动脉应用单根MAC指引导管行急诊CAG和PCI治疗,与常规CAG后行PCI组相比较,穿刺置管时间、PCI操作成功率和造影剂用量无明显差异,而操作时间、D2B时间和透视时间明显降低,30天的MACCE率无统计学差异。周恒等[453]观察到与术中替罗非班组比较,早期替罗非班组没有降低术后CRP水平,没有影响术后CK-MB、TnI水平(均$P>0.05$),没有减少术后30天MACE,出血事件发生率亦无明显差异。李玉子等[454]研究表明在氯吡格雷低反应患者中,应用双倍维持量氯吡格雷能够显著增强对血小板聚集的抑制反应,在6个月的随访中,150 mg组患者的复合终点事件发生率明显降低,而出血的发生率无明显增加。杨政等[455]报道83例应用国产DES治疗CABG术后心肌缺血的成功率为97.5%,随访1年结果显示10例患者发生MACCE(12.0%),其中死亡1例(1.2%),缺血性脑中风1例(1.2%),心肌梗死1例(1.2%),再次血管重建8例(9.6%),靶病变重建1例(1.2%)。朱甜甜等[456]用光学血小板聚集仪检测9例发生支架内血栓患者花生四烯酸(AA)和二磷酸腺苷(ADP)诱导的血小板聚集率,与对照组相比,氯吡格雷低反应者发生率显著增高;而氯吡格雷加倍后血小板聚集率较加量前显著降低。王长华等[457]入选320例STEMI并行PPCI的女性患者,分为无复流组和复流正常组,统计表明女性STEMI患者行PPCI后无复流发生率为25.3%,入院收缩压<100 mmHg、靶病变长度>20 mm、侧支循环0～1级、PPCI前血栓负荷评分>4和PPCI前IABP术是无复流的独立预测因素。许文亮等[458]入选163例接受PPCI治疗的STEMI患者,测定平均血小板体积(MPV)、大血小板比例(P-LCR)等指标,评估IRA行PPCI前后的TIMI血流分级,计算PPCI后校正的TIMI血流帧数计数(CTFC),回归分析显示,MPV或P-LCR是IRA行PPCI后CTFC的独立影响因素。王艳等[459]报道埃索美拉唑、雷贝拉唑、雷尼替丁或法莫替丁对PCI术后患者氯吡格雷的抗血小板活性无明显的影响。陈晖等[460]选择88例DES内再狭窄再次PCI治疗的CHD患者,采取单纯球囊血管成形术(POBA)或置入DES治疗,随访结果表明，两组间组支架内再狭窄的发生率、MACE、TLR、MI的发生率及病死率均无统计学差异。吴明祥等[461]回顾性分析9例PCI术后脑出血患者的临床资料，结果表明所有患者均联用3种以上抗血栓药物，早期临床表现有高血压、头痛、恶心、呕吐，甚至神志淡漠、烦躁及偏瘫，5例行外科手术清除血肿，其余药物治疗，最终存活2例，其余7例患者死亡。刘志忠等[462]入选DK-CrushⅠ～Ⅳ系列试验的糖尿病合并真性分叉病变患者211例，其中，单支架策略组(PS组)119例，双支架策略组(DS组)92例，随访9个月，DS组与PS组的发生MACE、主支再狭窄发生率差异无统计学差异，分支再狭窄DS组显著低于PS组。刘胜强等[463]选择PCI治疗术后发生上消化道出血的病例77例，常规治疗基础上，随机分成口服云南白药和凝血酶的治疗组39例和口服去甲肾上腺素的对照组38例，观察结果表明，云南白药治疗组72小时后消化道止血率以及120、168小时后的粪便潜血好转率均明显好于对照组，且未见有支架内血栓形成事件发生。魏广和等[464]研究得出结论吡格列酮能够降低非糖尿病患者药物洗脱支架的再狭窄，这种作用独立于调整血糖、血脂之外，改善胰岛素抵抗和血管内皮功能可能是吡格列酮阻止支架内再狭窄的重要机制。罗裕等[465]检测1 738例CHD PCI术后患者的CYP2C19基因多态性，并将这些患者分为CCBs组和非CCBs组，检测ADP途径诱导的血小板最大聚集率，结果表明CYP2C19＊2基因型患者支架内血栓形成的发生率明显高于野生型纯合子患者(RR4.26，95％CI 1.28～9.22，$P<0.05$)，是否服用CCB对MPAR及支架内血栓形成率无影响。段宝民等[466]回顾性分析102例STEMI患者的临床结果，分为延迟急诊PCI组和溶栓后择期PCI组，结果表明PCI后IRA的TIMI评分、发病3个月时的心脏超声指标以及梗死后心绞痛、发病3个月时心源性死亡两组差异无统计学意义；前者严重心力衰竭、恶性心律失常等较后者高，轻度出血则低于后者。沈雳等[467]以IVUS评价壳聚糖/肝素层层白组装(LBL)涂层支架的贴壁情况及对猪冠状动脉重构的影响，结果表明LBL涂层支架、SES和BMS在置入猪冠状动脉1个月后，未见晚期贴壁不良及血管异常重构，而LBL涂层支架置入1个月后，管腔面积虽小于SES，但显著大于BMS。戈睿佗等[468]选择经CAG证实临界病变的CHD患者24例，对靶血管行FFR检测，对FFR＜0.75的病变进一步行PCI治疗，在OMT基础上，随访3个月，结果表明共有8例患者的11处病变行PCI治疗，术后3个月2例发生心绞痛事件，无1例发生心源性猝死或再次入院治疗。王志坚等[469]经研究证明在接受DES的CHD人群中，肥胖不增加TLR的风险，但可独立增加非TLR的风险，他汀治疗可能会部分缓解肥胖对非TLR的不良影响。沈雳等[470]构建小型猪冠状动脉内植入支架模型，分别置入BMS或新型全降解聚乳酸西罗莫司洗脱支架(Xinsorb支架)，随访结果表明Xinsorb支架置入后未出现支架内血栓，置入30天，Xinsorb支架比BMS能显著减少新生内膜面积和管腔狭窄面积，置入30天时BMS内皮化完全，但Xinsorb支架内皮化完全所需的时间在30～90天。田锐等[471]研究表论老年人药物洗脱支架术后在应用阿司匹林和氯吡格雷的基础上加用西洛他唑，可降低再发心绞痛和再次血运重建发生率，而出血风险无显著增加，具有较高的安全性。卢凤民等[472]研究表明PCI术后双联抗血小板基础上联用奥美拉唑不影响氯吡格雷抗血小板效应，而CYP2C19＊2的AA基因变异影响氯吡格雷对血小板的抑制效果。张军等[473]在行PCI治疗中发生无复流的ACS患者分别经冠脉内注入替罗非班和维拉帕米，评估TIMI血流分级、校正的TIMI帧数(cT-FC)，分析表明，替罗非班组TIMI 3级血流比例明显高于对照组，cTFC帧数少于对照组，术后7天、14天的LVEF及CK-MB均优于对照组，随访两组术后3天内出血、术后30天内MACE比较无统计学意义(P＞0.05)。卢明瑜等[474]分析120例无保护LMCA病变患者行DES的疗效，将其分为分叉病变组(80例)和非分叉病变组(40例)两组，根据病变特点行单支架术或双支架术，结果表明两组间住院期间及出院后随访其主要心脏不良事件及支架内血栓形成发生率差异无统计学意义。郭五一等[475]研究表明CHD组和心绞痛组PCI术前、术后J波在Ⅱ、Ⅲ、aVF导联的发生率最高，而心梗组在V5、Ⅱ、Ⅲ、aVF导联较高；前降支狭窄与右冠脉或回旋支狭窄组J波分别在V5、V6与Ⅱ、Ⅲ、aVF导联的发生率最高；PCI术后，J波振幅和时限均降低。宋现涛等[476]对实验小猪支架术后不同时间造影，随访评价抗CD34抗体对雷帕霉素洗脱支架早期再内皮化的影响，结果表明将抗CD34抗体联合应用到雷帕霉素洗脱支架上，能够显著抵消后者在支架术后早期对再内皮化的抑制作用。

（杨　靖）

参考文献

1　王　强，等.第三军医大学学报，2012，34(6)：481
2　杨　娅，等.中国超声医学杂志，2012，28(4)：304
3　姚文君，等.安徽医学，2012，33(4)：472
4　郑晓慧，等.中华老年医学杂志，2012，31(4)：330
5　李小强，等.第三军医大学学报，2012，34(8)：734
6　佟　浩，等.中国医科大学学报，2012，41(3)：211

7 邱　洁，等. 中华老年医学杂志，2012，31(5)：371
8 赵江涛，等. 临床心血管病杂志，2012，28(6)：471
9 昌　薇，等. 中国免疫学杂志，2012，28(6)：489
10 游　洋，等. 中华心血管病杂志，2012，40(6)：522
11 薛嘉虹，等. 心脏杂志，2012，24(4)：421
12 夏　鹏，等. 中华肾脏病杂志，2012，28(5)：367
13 张　敏，等. 中华老年医学杂志，2012，31(6)：525
14* 赵婷婷，等. 中华心血管病杂志，2012，40(3)：248
15* 舒　燕，等. 中华心血管病杂志，2012，40(2)：125
16 付文波，等. 临床心血管病杂志，2011，27(8)：624
17 王文清，等. 心脏杂志，2011，23(4)：450
18 徐玉顺，等. 心脏杂志，2011，23(4)：455
19 陈亚锋，等. 中华心血管病杂志，2011，39(11)：1039
20 国汉邦，等. 中华检验医学杂志，2011，34(12)：1135
21 丁　浩，等. 广东医学，2011，32(17)：2232
22 祁　红，等. 第三军医大学学报，2011，33(17)：1851
23 费世早，等. 脑与神经疾病杂志，2012，20(1)：44
24 周　婉，等. 中国糖尿病杂志，2011，19(8)：620
25 蒋卫东，等. 中华老年医学杂志，2012，31(1)：39
26 谢　霆，等. 华中科技大学学报(医学版)，2012，41(1)：27
27 吴德光，等. 临床心血管病杂志，2012，28(2)：147
28 刘公理，等. 山东医药，2012，52(5)：7
29 卢　瞳，等. 中华核医学与分子影像杂志，2012，32(1)：16
30 赵　振，等. 中华外科杂志，2012，50(2)：153
31 成永霞，等. 心脏杂志，2012，24(3)：324
32 贺海波，等. 第三军医大学学报，2012，34(15)：1527
33 孔　曼，等. 华中科技大学学报(医学版)，2012，41(3)：253
34 刘　媛，等. 中华心血管病杂志，2011，39(10)：929
35 涂荣会，等. 中华心血管病杂志，2012，40(6)：516
36 余靓平，等. 中华心血管病杂志，2012，40(7)：614
37 简维雄，等. 中国中西医结合杂志，2012，32(4)：515
38* 刘　玥，等. 心脏杂志，2011，23(4)：518
39 陈安平，等. 中国胸心血管外科临床杂志，2012，19(3)：286
40 陈治国，等. 武汉大学学报(医学版)，2011，32(6)：783
41 张晓婷，等. 中华流行病学杂志，2012，33(5)：455
42 钟巧青，等. 中国循环杂志，2012，27(2)：145
43 李　佳，等. 心脏杂志，2012，24(2)：185
44 李　韬，等. 江苏医药，2012，38(7)：763
45 王义勇，等. 天津医药，2012，40(4)：366
46 王　巍，等. 四川大学学报(医学版)，2012，43(3)：305
47 郑家胜，等. 心电与循环，2012，31(4)：220
48 李国平，等. 心肺血管病杂志，2012，31(3)：320
49 阳　琰，等. 解放军医学杂志，2012，37(7)：707
50 高学文，等. 中华老年医学杂志，2012，31(6)：451
51 闫国超，等. 广东医学，2012，33(14)：2042
52 王晓黎，等. 中华内科杂志，2012，51(5)：380
53 黎洪展，等. 临床心血管病杂志，2011，27(9)：655
54 刘　俭，等. 南方医科大学学报，2011，31(8)：1349
55 康　静，等. 临床心血管病杂志，2011，27(9)：661
56 付文波，等. 第二军医大学学报，2012，33(2)：140
57 刘龙涛，等. 中国中西医结合杂志，2011，31(9)：1196
58 马晓海，等. 中华放射学杂志，2011，45(12)：1211
59 徐汇川，等. 中国急救医学，2011，31(12)：1075
60 赵辉林，等. 中华放射学杂志，2011，45(9)：879
61 马　聪，等. 南方医科大学学报，2011，31(11)：1835
62 戴晓洁，等. 复旦学报(医学版)，2012，31(9)：42
63 郭延松，等. 第二军医大学学报，2011，32(12)：1286
64 杨桂棠，等. 心脏杂志，2011，23(5)：565
65 孔高茵，等. 临床医学研究，2012，29(4)：647
66 屈顺林，等. 山东医药，2012，52(23)：5
67 段维勋，等. 心脏杂志，2012，24(3)：298
68 刘佳妮，等. 心脏杂志，2011，23(4)：429
69 李　钢，等. 第三军医大学学报，2011，33(17)：1803
70 冯　力，等. 广东医学，2012，33(9)：1211
71 马芳义，等. 内蒙古医学杂志，2012，44(1)：23
72 刘永欣，等. 河北医药，2011，33(21)：3210
73* 姚　菊，等. 山东医药，2012，52(15)：42
74 高　超，等. 心脏杂志，2012，24(3)：281
75 黄文新，等. 江苏医药，2012，38(12)：1370
76 蔡　伟，等. 中国超声医学杂志，2011，27(8)：715
77 姚涵文，等. 福建医药杂志，2012，34(3)：117
78 刘　峰，等. 心脏杂志，2011，23(5)：561
79 侯丽芳，等. 中国心脏起搏与心电生理杂志，2011，25(5)：422
80 王晓红，等. 宁夏医学杂志，2012，34(3)：193
81 李　恒，等. 中华急诊医学杂志，2011，20(11)：1143
82 于向东，等. 天津医药，2011，39(10)：921
83 李　莹，等. 上海医学，2012，35(1)：53
84 范书英，等. 临床心血管病杂志，2012，28(1)：31
85 李晓涛，等. 中国循环杂志，2011，26(4)：271
86 江守洪，等. 山东医药，2012，52(5)：49
87 黄照河，等. 中国实用内科杂志，2012，32(6)：455
88 庞军刚，等. 心脏杂志，2012，24(4)：468
89 李林岭，等. 心脏杂志，2012，24(4)：503
90 张晓伟，等. 山东医药，2012，52(28)：78
91 黄　佳，等. 中华超声影像学杂志，2012，21(6)：470
92 向　水，等. 华中科技大学学报(医学版)，2012，41(2)：152
93* 陈　猛，等. 临床心血管病杂志，2012，28(4)：269
94 潘永寿，等. 广西医学杂志，2011，33(9)：1112
95 程景林，等. 山东医药，2012，52(5)：13
96 姚　磊，等. 中国病原生物学杂志，2011，6(8)：571
97 张淑琴，等. 陕西医学杂志，2011，40(12)：1669
98 高锦雄，等. 临床心血管病杂志，2012，28(1)：41

99 罗　丹,等.江苏医药,2012,38(16):1902
100 冯　娜,等.河北医药,2011,33(21):3231
101 任　丽,等.临床心血管病杂志,2011,27(9):677
102 包明威,等.临床内科杂志,2011,28(11):746
103 彭　清,等.临床心血管病杂志,2011,27(10):736
104 陈淑红,等.宁夏医学杂志,2012,34(3):240
105 祁学文,等.山东医药,2011,51(43):28
106 靳奇峰,等.临床心血管病杂志,2012,28(1):28
107 郭兰燕,等.临床心血管病杂志,2011,27(10):732
108 齐天军,等.中华心血管病杂志,2011,39(9):797
109 邓玲艳,等.临床心血管病杂志,2012,28(4):298
110* 王丽萍,等.第三军医大学学报,2012,34(8):776
111 王　琴,等.山东医药,2012,52(15):23
112 张玉美,等.中国介入心脏病学杂志,2012,20(3):126
113 刘晓英,等.河北医药 2012,34(7):1046
114 李镜发,等.广州医药 2011,42(5):23
115 涂超梅,等.心肺血管病杂志 2011,30(5):424
116 张文娟,等.华中科技大学学报(医学版)2012,41(1):7
117 张　凯,等.山东医药 2012,52(16):80
118 师作范.河北医药 2011,33(22):3422
119 刘颖颖,等.天津医药 2012,40(4):320
120 赵　映,等.中华流行病学杂志 2012,33(4):423
121 刘　燕,等.江苏医药 2012,38(13):1546
122 许文亮,等.中国循环杂志 2012,27(2):137
123 欧凤荣,等.中国实用内科杂志 2012,32(5):369
124 李　挺,等.医学临床研究 2012,29(5):965
125 林朴卿,等.广东医学 2012,33(10):1416
126 高阅春,等.中国循环杂志 2012,27(3):178
127 张佳菊,等.中华心血管病杂志 2012,40(5):386
128 孙春明,等.中华老年医学杂志 2012,31(6):472
129 王洪巨,等.临床心血管病杂志 2011,27(10):729
130 张　磊,等.中国介入心脏病学杂志 2012,20(1):4
131 耿　婕,等.中华老年医学杂志 2012,31(2):117
132 颜利求,等.中国介入心脏病学杂志 2011,19(5):252
133 金莉子,等.中国实用内科杂志 2011,31(9):717
134 贺　涛,等.临床心血管病杂志 2011,27(9):674
135 董彦文,等.内蒙古医学杂志 2011,43(7):774
136 鲁祖建,等.医学临床研究 2011,28(9):1722
137 田江华,等.临床心电学杂志 2011,20(6):428
138 邓金刚,等.山东医药 2011,51(31):74
139 李美丽,等.哈尔滨医药 2011,31(6):410
140 杨　静,等.中华心血管病杂志 2011,39(8):730
141 张　剑,等.中国介入心脏病学杂志 2011,19(6):318
142 张　欣,等.临床心血管病杂志 2012,28(1):24
143 沈　琳,等.中华老年医学杂志 2011,30(9):722
144 啜玉彩,等.心脏杂志 2012,24(1):57
145 黄　群,等.中国慢性病预防与控制 2012,20(1):9
146 程爱娟,等.中华医学遗传学杂志 2012,29(1):56
147 赵智伟,等.山东医药 2011,51(32):20
148 高　伟,等.新疆医学 2011,41(9):72
149 董化江,等.中国危重病急救医学 2011,23(12):731
150 杨　雪,等.心脏杂志 2011,23(4):434
151 任淑静,等.中华心律失常学杂志 2011,15(5):363
152 黄邵洪,等.华中科技大学学报(医学版)2012,41(1):76
153 刘巧丽,等.中国地方病学杂志 2011,30(5):506
154 刘永欣,等.河北医药 2011,33(19):2897
155 王　新,等.医学临床研究 2011,28(8):1539
156 王若琦,等.中国急救医学 2011,31(12):1066
157 肖成伟,等.江西医药 2011,46(9):802
158 何　蓉,等.心脏杂志 2011,23(6):727
159 李妮妮,等.心脏杂志 2011,23(5):594
160 何　伟,等.江苏医药 2012,38(15):1776
161 高　燕,等.南方医科大学学报 2012,32(4):462
162 郭永和,等.心肺血管病杂志 2012,31(4):422
163 李晨光,等.上海医学 2012,35(3):210
164 樊少博,等.天津医药 2012,40(6):609
165 马波红,等.陕西医学杂志 2012,41(8):976
166 崔广林,等.中华心血管病杂志 2012,40(6):477
167 陈秋霞,等.广东医学 2012,33(12):1827
168 王浩然,等.中国胸心血管外科临床杂志 2012,19(3):232
169 张　伟,等.临床心血管病杂志 2012,28(4):319
170 洪浩江.吉林医学 2012,33(18):3908
171 王　进,等.解放军医学杂志 2012,37(4):332
172 韩萍萍,等.中华核医学杂志 2011,31(5):313
173 陈少萍,等.第二军医大学学报 2012,33(1):115
174 杨飞燕.山东医药 2011,51(43):97
175 蒋　云,等.山东医药 2012,52(4):102
176 杨　萍,等.重庆医学 2011,40(29):2918
177 王　琴,等.山东医药 2012,52(15):23
178 吴贵军,等.中国实用内科杂志 2012,32(4):286
179 李　娜,等.中国医科大学学报 2012,41(8):723
180 黎海东,等.河北医药 2012,34(10):1472
181 温晓燕,等.宁夏医学杂志 2012,34(8):785
182 安彩云,等.陕西医学杂志 2012,41(8):1046
183 包明威,等.中华心血管病杂志 2012,40(7):589
184 田希存.河北医药 2012,34(13):1996
185 刘洪梅,等.陕西医学杂志 2012,41(8):964
186 张保和,等.宁夏医学杂志 2011,33(11):1054
187 程爱娟,等.天津医药 2011,39(8):701
188 罗小平,等.江西医药 2011,46(8):760
189 吴贵军,等.中国介入心脏病学杂志 2011,19(6):313
190 王爱萍,等.心脏杂志 2011,23(6):763
191 杨文珍,等.哈尔滨医药 2011,31(6):409
192 李　馨,等.中国临床医学影像杂志 2011,22(11):783
193* 陈　欣,等.临床内科杂志 2011,28(11):749
194 张小杉,等.山东医药 2011,51(36):53

195 俞吉文,等.吉林医学 2011,32(34):7228
196 康德强,等.中华放射学杂志,2012,46(3):234
197 郑建良,等.江苏医药,2011,37(20):2451
198 冯天鹰,等.临床心血管病杂志,2011,27(12):909
199 祖建国,等.安徽医学,2011,32(10):1743
200 郭 军,等.中华心血管病杂志,2012,40(4):302
201 李 彦,等.中国综合临床,2012,28(7):698
202 余 飞,等.安徽医学,2012,33(6):728
203 梁 韬,等.广东医学,2012,33(14):2152
204 刘 颖,等.天津医药,2012,40(3):224
205 丁国良,等.山东医药,2011,51(48):94
206 黄 光,等.临床神经病学杂志,2012,25(1):60
207 田 津,等.中华超声影像学杂志,2012,21(1):19
208 马立萍,等.中国糖尿病杂志,2011,19(12):901
209 刘廷筑,等.临床心血管病杂志,2011,27(12):894
210 黄 光,等.北京医学,2012,34(1):8
211 白志轩,等.中国胸心血管外科临床杂志,2012,19(1):8
212 张晓东,等.中国放射学杂志,2011,45(9):835
213 吴伟峰,等.浙江医学,2011,33(9):1269
214 平学军,等.实用放射学杂志,2011,27(11):1731
215 赵 磊,等.实用放射学杂志,2011,27(11):1735
216 牛玉军,等.中国临床医学影像杂志,2012,23(1):5
217 汤和青,等.四川医学,2012,33(3):454
218 吴 云,等.内蒙古医学杂志,2012,44(3):281
219* 梁 静,等.中国介入心脏病学杂志,2012,20(1):24
220 华正东,等.临床心血管病杂志,2011,27(9):658
221 孔 媛.山东医药,2012,52(2):110
222 陆永光,等.中华急诊医学杂志,2011,20(9):960
223 黄立萍,等.中国介入心脏病学杂志,2012,20(1).16
224 钱玉红,等.河北医药,2012,34(6):856
225 黄浙勇,等.中华心血管病杂志,2012,40(7):560
226 于彤彤,等.山西医药杂志,2012,41(5):437
227 李丹辉,等.医学临床杂志,2012,29(5):820
228 江宗朋,等.山东医药,2012,52(13):25
229 郁光辉,等.吉林医学,2012,33(19):4120
230 姚建东.吉林医学,2012,33(18):3903
231 袁惠敏,等.山东医药,2012,52(29):76
232 许晓晗,等.首都医科大学学报,2012,33(4):457
233 朱成刚,等.山东医药,2012,52(24):7
234 陈学军,等.江苏医药,2012,38(5):548
235 张 杰,等.中国综合临床,2011,27(8):808
236 黄文军,等.临床心血管病杂志,2012,28(2):132
237 鲍 敏,等.吉林医学,2012,33(1):27
238 彭杰成,等.广东医学,2011,32(24):3243
239* 杨海娜,等.心脏杂志,2011,23(4):502
240 沈 展.河北医药,2012,33(23):3565
241 严建琼.吉林医学,2012,33(1):116
242 钱玉红,等.临床内科杂志,2011,28(9):618
243 华 宁,等.心脏杂志,2012,24(1):97
244 屈敦涛,等.医学临床研究,2011,28(9):1753
245 唐新宇,等.中华急诊医学杂志,2012,21(1):70
246 陈荣松.吉林医学,2011,32(28):5902
247 畅晓燕,等.中国实用内科杂志,2012,32(1):61
248 郑美丽,等.中华高血压杂志,2011,19(10):973
249 方 芳,等.中华心血管病杂志,2011,39(9):802
250 杨庆辉,等.中国急救医学,2011,31(9):803
251 李 颖,等.上海医学,2012,35(4):309
252 吴锦晖,等.中华内科杂志,2012,51(6):476
253 杨晓云,等.心脏杂志,2012,24(2):219
254 杨大浩,等.中华心血管病杂志,2012,40(6):482
255 张效林,等.山东医药,2012,52(29):1
256 刘文娴,等.中华心血管病杂志,2012,40(5):373
257 卢 群,等.中华心血管病杂志,2012,40(7):579
258 杨丽霞,等.心肺血管病杂志,2012,31(4):405
259 张效林,等.心脏杂志,2012,24(4):442
260 姚 康,等.中国介入心脏病学杂志 2012,20(4):181
261 付文波,等.心脏杂志,2012,24(3):335
262 葛长江,等.中国中西医结合杂志,2012,32(7):906
263 卜平元,等.中国内镜杂志,2012,18(1):38
264 刘珍竹,等.中华高血压杂志,2012,20(3):252
265 吴 敏,等.中华老年医学杂志,2012,31(4):290
266 姜红菊,等.心脏杂志,2012,24(2):209
267 余梅玫,等.临床心血管病杂志,2012,28(7):492
268 张玉霄,等.中国危重病急救医学,2011,23(12):727
269 熊大迁,等.重庆医学,2011,40(26):2637
270 袁 敏,等.中华急诊医学杂志,2011,20(10):1084
271 李 硕,等.中华急诊医学杂志,2012,21(3):299
272 黎 敏,等.中华急诊医学杂志,2012,21(3):323
273 周 恒,等.临床心血管病杂志,2011,27(10):764
274 韦 方,等.贵州医药,2012,36(1):1
275 娄域峰,等.中华急诊医学杂志,2012,21(2):160
276 吴 勤,等.山东医药,2012,52(4):27
277 史文冰,等.心脏杂志,2011,23(6):782
278 钟一鸣,等.山东医药,2011,51(41):70
279 吴 涛,等.广东医学,2011,32(23):3051
280 何 华,等.心脏杂志,2011,23(5):661
281 蒋芳勇,等.中国中西医结合杂志,2011,31(12):1607
282 王月红,等.临床心血管病杂志,2011,27(11):831
283 罗助荣,等.心脏杂志,2011,23(4):472
284 苏津自,等.中华心血管病杂志,2011,39(9):807
285 刘爱东,等.中国综合临床,2011,27(10):1024
286 方 芳,等.中华心血管病杂志,2011,39(12):1110
287 赵 晗,等.心肺血管病杂志,2011,30(6):506
288 邓锡伟,等.中华急诊医学杂志,2011,20(11):1201
289 李国境.宁夏医学杂志,2012,34(2):160
290 杨丽华.北京医学,2011,33(11):891
291 王 洪,等.江西医药,2011,46(8):689

292 陈图刚,等.江西医药,2011,46(8):687
293 雷玉华,等.中国心脏起搏与心电生理杂志,2011,25(6):525
294 谢　江,等.内科急危重症杂志,2012,18(1):28
295 麦子杰,等.广东医学,2012,33(3):388
296 邵兴慧,等.中华心血管病杂志,2012,40(2):108
297 任晓楠,等.中华心血管病杂志,2012,40(2):131
298 张东营,等.江苏医药,2012,38(5):602
299 刘紫东,等.中国急救医学,2012,32(2):139
300 李　响,等.中国急救医学,2012,32(2):136
301 时晓迟,等.中国急救医学,2012,32(2):157
302 岑梅珠,等.心肺血管病杂志,2012,31(1):71
303 朱素娟,等.山东医药,2011,51(47):82
304 杨　春,等.云南医药,2012,33(1):15
305 徐红新,等.武汉大学学报(医学版),2011,32(5):604
306 纳丽莎,等.中华超声影像学杂志,2012,21(2):104
307 王　猛,等.吉林医学,2012,33(6):1135
308 刘伟光.吉林医学,2012,33(6):1224
309 畅　辉,等.吉林医学,2012,33(6):1260
310 赵颖超,等.内蒙古医学杂志,2012,43(12):1428
311 王　华,等.山东医药,2012,52(4):19
312 陈园园,等.山东医药,2012,52(5):33
313 韩　琴.山东医药,2012,52(2):48
314 孟冬梅,等.天津医药,2012,40(1):15
315 郭　霞,等.陕西医学杂志,2012,41(2):205
316 刘　丹,等.中国神经精神疾病杂志,2012,38(1):6
317 李　江,等.山东医药,2012,52(4):17
318 林泽鹏,等.南方医科大学学报,2011,31(10):1789
319 李　超.吉林医学,2011,32(28):5911
320* 吴春涛,等.中华急诊医学杂志,2012,21(2):146
321 陈　莉,等.中华急诊医学杂志,2012,21(2):156
322 王荣英,等.中华急诊医学杂志,2012,21(2):141
323 杨　平,等.山东医药,2012,52(5):41
324 郭宝亮,等.山东医药,2012,52(5):39
325 仲　琳,等.中华高血压杂志,2011,19(8):784
326 黎丽娴,等.中国中西医结合杂志,2011,31(12):1615
327 许明正,等.中国综合临床,2011,27(10):1012
328 冯亮飞,等.中国综合临床,2011,27(10):1022
329 郭士遵,等.浙江医学,2011,33(10):1429
330 赵文萍,等.中国介入心脏病学杂志,2011,19(5):261
331 唐　强,等.中国介入心脏病学杂志,2011,19(5):257
332 段凤霞,等.临床心血管病杂志,2011,27(12):905
333 肖文涛,等.中国急救医学,2011,31(12):1096
334 王发辉,等.吉林医学,2011,32(35):7498
335 董士勇,等.中国胸心血管外科临床杂志,2011,18(6):498
336 池一凡,等.中国胸心血管外科临床杂志,2011,18(6):531
337 范树虹,等.临床心血管病杂志,2011,27(11):837
338 陈　健.重庆医学,2012,41(3):295
339 李振军,等.宁夏医学杂志,2012,34(1):39
340* 张治平,等.心脏杂志,2011,23(5):641
341 王　晖,等.中华老年医学杂志,2011,30(9):714
342 曹艳君,等.中华老年医学杂志,2011,30(9):726
343 彭建业,等.心脏杂志,2011,23(5):613
344 肖平喜,等.新医学,2011,42(11):732
345 李东宝,等.心脏杂志,2011,23(5):617
346 黎　鹏,等.中华超声影像学杂志,2011,20(12):1021
347 薛红霞,等.宁夏医学杂志,2011,33(10):1001
348 骆景光,等.临床内科杂志,2011,28(11):743
349 马仙红,等.吉林医学,2011,32(35):7462
350 刘继军,等.临床心血管病杂志,2011,27(9):688
351 闫小菊,等.临床心血管病杂志,2011,27(9):680
352 杨　静,等.中国急救医学,2011,31(10):879
353 杨剑峰,等.临床心电学杂志,2011,20(5):348
354 吴其明,等.山东医药,2011,51(36):60
355 肖士桂,等.医学临床研究,2012,29(2):323
356 徐训发,等.中华医院感染学杂志,2012,22(2):264
357 赵雅琳,等.山东医药,2012,52(3):102
358 李　勇,等.临床心血管病杂志,2012,28(2):116
359 王小兵.心脏杂志,2012,24(1):50
360 张　晗,等.中华心血管病杂志,2012,40(1):18
361 王胜强,等.山东医药,2012,52(29):74
362 李贻奎,等.中国中西医结合杂志,2012,32(7):948
363 宋元彬,等.南方医科大学学报,2012,32(2):202
364 金美娟.中华医院感染学杂志,2012,22(9):1895
365 孟冬梅,等.中华胸心血管外科杂志,2012,28(5):298
366 邴　森,等.心脏杂志,2012,24(3):361
367 崔杰西,等.吉林医学,2012,33(19):4052
368 姚　康,等.上海医学,2012,35(3):206
369 尹　建,等.第三军医大学学报,2012,34(10):974
370 吴泓权,等.解放军医学杂志,2012,37(5):400
371 罗张兴,等.中国介入心脏病学杂志,2012,20(2):90
372 王春燕,等.中国介入心脏病学杂志,2012,20(2):83
373 何松坚,等.中国介入心脏病学杂志,2012,20(2):105
374 钟　慧,等.武汉大学学报(医学版),2012,33(3):313
375 齐　康,等.中国急救医学,2012,32(5):390
376 于风旭,等.中华心血管病杂志,2012,40(5):392
377 贾玉和,等.中华心律失常学杂志,2012,16(2):134
378 朱绿玉,等.中国介入心脏病学杂志,2012,20(4):185
379 李　昭,等.中华心血管病杂志,2012,40(3):225
380 李洁芳,等.心肺血管病杂志,2012,31(3):281
381 郭月红,等.中华核医学与分子影像杂志,2012,32(2):127
382 周　丽,等.中华超声影像学杂志,2012,21(4):284
383 黄从刚,等.中国心脏起搏与心电生理杂志,2012,26(3):236
384 贺晓楠,等.山东医药,2011,51(52):89

385 崔 进,等.广东医学,2012,33(8):1172
386 秦光明,等.中华急诊医学杂志,2012,21(7):701
387 宋桂仙,等.中国心脏起搏与心电生理杂志,2012,26(3):246
388 杨舒萍,等.中华超声影像学杂志,2012,21(7):575
389 陈 剑,等.广东医学,2012,33(12):1712
390 何 宁,等.中华超声影像学杂志,2012,21(7):558
391 林仲秋,等.中华内科杂志,2012,51(7):520
392 刘 君,等.中华核医学与分子影像杂志,2012,32(3):198
393* 赵 威,等.中华内科杂志,2012,51(6):453
394 李秀娟,等.重庆医学,2012,41(20):2062
395 莫均荣,等.广东医学,2012,33(14):2068
396 任莉娜,等.广东医学,2012,33(14):2095
397 严宝剑.中华急诊医学杂志,2012,21(8):892
398 蔡 英,等.临床心血管病杂志,2012,28(6):452
399 陈 军,等.宁夏医学杂志,2012,34(6):532
400 张国新,等.中国急救医学,2011,31(11):1018
401 赵然尊,等.中华高血压杂志,2012,20(7):648
402 沈 菲,等.内科急危重症杂志,2012,18(3):151
403 齐 林,等.中华医学遗传学杂志,2012,29(4):413
404 王丽平,等.解放军医学杂志,2012,37(8):770
405 李志玲.中华医院感染学杂志,2012,22(16):3511
406 陈昭喆,等.临床心血管杂志,2012,28(6):422
407 许香梅等.河北医药,2012,34(14):2085
408 宋 雷,等.中华心血管病杂志,2012,40(7):554
409 周 贤,等.中国急救医学,2012,32(7):579
410 赵 博,等.中国介入心脏病学杂志,2012,20(3):130
411 龚良庚,等.中华放射学杂志,2012,46(7):645
412 赵汉军,等.中国循环杂志,2012,27(3):170
413 龙仙萍,等.中华老年医学杂志,2012,31(7):610
414 张金良,等.中华流行病学杂志,2012,33(7):710
415 冼伟进,等.中国综合临床,2012,28(7):694
416 蒋 翎,等.广西医学,2012,34(6):764
417 邓少雄,等.第二军医大学学报,2012,33(6):637
418 高艳周,等.山东医药,2012,52(13):38
419 庞立俊.中国综合临床,2012,28(1):24
420 宋秀霞,等.中国循环杂志,2012,27(1):21
421* 赵 映,等.南方医科大学学报,2012,32(2):261
422 王 珏,等,首都医科大学学报,2011,32(6):802
423 赵慧强,等.中国介入心脏病学杂志,2012,20(3):165
424 韩业晨,等.中华心血管病杂志,2011,39(11):980
425 陈士良,等.陕西医学杂志,2012,41(1):47
426 王学忠,等.中国医学科学院学报,2011,33(5):495
427 郭素峡,等.心脏杂志,2011,23(6):786
428* 裴汉军,等.中华心血管病杂志,2012,40(1):30
429 董国峰,等.临床心血管病杂志,2011,27(10):757
430 高阅春,等.中华内科杂志,2012,51(1):31
431 薛 超,等.中华心血管病杂志,2012,40(2):94
432 李 浪,等.中国循环杂志,2011,26(5):351
433* 关绍义,等.中华心血管病杂志,2012,40(1):25
434 宁尚秋,等.中华急诊医学杂志,2011,20(9):999
435 许勤华.山东医药,2011,51(33):82
436 郭 洁,等.新疆医学,2011,41(9):94
437 贾克刚,等.中华检验医学杂志,2011,34(10):893
438 郭永和,等.中国介入心脏病学杂志,2012,20(1):9
439 扈秀丽,等.中国心脏起搏与心电生理杂志,2012,26(1):58
440 张 萍,等.中华老年医学杂志,2011,30(9):718
441 董平栓,等.临床心血管病杂志,2011,27(11):849
442 樊光辉,等.临床内科杂志,2012,29(4):246
443 林桐梅,等.中国综合临床,2012,28(3):274
444 李占鲁,等.浙江大学学报(医学版),2011,40(6):667
445 徐 蓉,等.医学临床研究,2012,29(6):1128
446 朱鹏立,等.临床心血管病杂志,2012,28(7):518
447 夏经钢,等.中国综合临床,2011,27(12):1276
448 孙 畅,等.陕西医学杂志,2012,41(4):409
449 杨立华,等.心脏杂志,2012,24(2):236
450 张 倩,等.临床心血管病杂志,2012,28(5):342
451 范成辉,等.中华老年医学杂志,2012,31(6):465
452 郭金成,等.中国介入心脏病学杂志,2012,20(3):148
453 周 恒,等.华中科技大学学报(医学版),2012,41(2):202
454 李玉子,等.临床心血管病杂志,2012,28(5):331
455 杨 政,等.中华急诊医学杂志,2011,20(9):918
456 朱甜甜,等,江苏医药,2012,38(12):1401
457 王长华,等,首都医科大学学报,2012,33(4):432
458 许文亮,等.中国介入心脏病学杂志,2012,20(4):194
459 王 艳,等.心脏杂志,2012,24(3):353
460 陈 晖,等.上海医学,2012,35(3):216
461 吴明祥,等.中国急救医学,2012,32(5):475
462 刘志忠,等.中国介入心脏病学杂志,2012,20(4):189
463 刘胜强,等.心脏杂志,2012,24(4):507
464 魏广和,等.临床心血管病杂志,2012,28(6):445
465 罗 裕,等.临床心血管病杂志,2012,28(6):439
466 段宝民,等.中国急救医学,2012,32(8):692
467 沈 雳,等.中华心血管病杂志,2012,40(7):569
468 戈睿佗,等.新医学,2011,42(8):499
469 王志坚,等.中国介入心脏病学杂志,2011,19(6):327
470 沈 雳,等.中国介入心脏病学杂志,2011,19(6):301
471 田 锐,等.中华老年医学杂志,2012,31(3):185
472 卢凤民,等.中华医学遗传学杂志,2012,29(4):478
473 张 军,等.安徽医学,2012,33(2):155
474 卢明瑜,等.中国介入心脏病学杂志,2012,20(1):32
475 郭五一,等.中华心血管病杂志,2011,39(12):1083
476 宋现涛,等.心肺血管病杂志,2011,30(6):539

二、高血压

(一) 基础研究

姚丽梅等[1]将雄性 SD 大鼠分为手术组和对照

组,手术组进行二肾一夹手术建立肾血管性高血压左室肥厚模型,经过检测相应血液指标,认为富脯氨酸蛋白酪蛋白激酶(PYK2)蛋白表达增加与大鼠肾血管性高血压左心室肥厚密切相关。张颖等[2]采用RT-PCR检测自发性高血压大鼠心肌组织中结缔组织因子mRNA的表达,用苏木精、伊红染色检测心肌纤维化,用免疫组化染色检测结缔组织因子在心肌组织中的分布,发现结缔组织因子参与了高血压大鼠心肌病变的发生发展。陈建康等[3]培养大鼠心肌细胞,分为对照组、血管紧张素Ⅱ组、吡多胺组、替米沙坦组和联合治疗组,用流式细胞仪检测细胞上清液中活性氧簇浓度,硫代巴比妥酸法测定丙二醛浓度等,认为吡多胺和替米沙坦协同下调大鼠心肌细胞晚期糖基化终产物mRNA的表达。孙经武等[4]将12周雄性SHR随机分组,采取缬沙坦灌胃和对照饲养处理,10周后截取胸主动脉,发现高血压时血管重构可能与ACE2的表达下调有关,缬沙坦可能通过增加血管中ACE2的表达而发挥保护血管作用。刘卫等[5]将60只自发性高血压大鼠随机分组,采用清醒自由活动大鼠血压测定系统监测给药前后大鼠的血压和血压变异性,发现钩藤总碱具有确切的降压作用,但对血压变异性没有影响。天麻素本身不降低血压,但与钩藤总碱联用具有协同降压作用。赵婷等[6]对7周龄大小的SHRSP令其每日摄入1 g食盐以促进脑卒中的发生,同时每日腹腔注射不同剂量的盐酸非那嗪奈,发现其可延缓SHRSP的脑卒中发生时间。陆尽亚等[7]构建SD大鼠两肾一夹模型,根据缬沙坦使用情况随机分组观察大鼠心肌肥厚程度改变,RT-PCR法检测CaN mRNA表达和CaMKⅡδ可变剪接变化,免疫印迹法检测CaN、Calpain Ⅰ蛋白质表达改变,并测定CaN活性变化,认为缬沙坦可通过Calpain Ⅰ、CaN通路和CaMKⅡδ的可变剪接预防肾血管高血压大鼠心肌肥厚。余冬梅等[8]通过对SHR随机分组,不同降压药物分别喂养,发现未予治疗组老鼠TRPC3和TRPC6表达均上升,缬沙坦可能通过抑制TRPC3蛋白表达参与逆转左室肥厚的过程。刘洁等[9]对自发性高血压大鼠进行去肾神经术,认为去肾神经对于中年SHR大鼠的降压效应是暂时的,急性期血压下降,血压的变化与NE及肾素活性的变化一致。杨震等[10]观察自发性高血压大鼠心肌的血管紧张素转化酶和ACE2的表达,发现SHR心肌ACE明显升高,ACE2显著降低,SHR高血压发生发展过程中存在ACE和ACE2表达的失衡。程功[11]等筛选血脂正常SHR和Wistar-Kyoko大鼠喂养8周后分离主动脉,测量TC、TG、LDL-C、NO、NOS等,认为阿托伐他汀具有降低血脂正常SHR血压、调节血脂、改善内皮功能及抗炎作用等。张海洋等[12]将人脐静脉内皮细胞随机分组,测定各组eNOS和caveolin-1蛋白及mRNA表达情况等,认为Hcy可能通过增强caveolin-1蛋白表达,使其与eNOS耦联增加,进而抑制了eNOS活力。姚丽梅等[13]将20只雄性SD大鼠随机分组,采用二肾一夹模型,12周后采用Western印迹方法检测心肌组织中蛋白激酶B表达,发现PKB途径可能是肾血管性高血压致左心室肥厚相关信号转导途径之一。汪文杰等[14]选择SHR20只,采用随机分组,运用投射电镜观察心肌细胞超微结构及线粒体损失情况等方法,认为前胡丙素有一定的降压作用,可能是通过上调SHR心肌肌质网PLB的基因表达。陈驰等[15]研究血压变异性对SD大鼠主动脉及心肌组织瞬时受体电位通道6表达的影响,认为BPV增大时,大鼠主动脉及心肌组织TRPC6表达量增加。刘晓敏[16]等研究复方苦豆子对肾性高血压复合高脂血脂大鼠血压、体质量、肝脏脂质、血浆内皮素、总一氧化氮合成酶等,认为CK可降低高血压复合高脂血症模型大鼠的血压,调节肝脏脂质。唐昱等[17]认为丹参酮ⅡA在抗心肌肥厚的同时能明显阻断肥厚心肌细胞出现异常增大的I_{kr}和I_{ks}离子流,缩短肥厚心肌细胞APD,降低膜电容。尹广利等[18]对大鼠分时间段采用放免法和硝酸还原法检测血液中内皮素1等,认为不同年龄和性别对于大鼠收缩压、血液中内皮素1和一氧化氮的时间生物学特征有影响。郭建美等[19]采用扫描电镜观察高血压大鼠穹窿下器室管膜特征,发现高血压大鼠穹窿下器室管膜细胞和室管膜上结构存在超微结构的损伤,提示以上形态学的改变和高血压的变化有关。赵红等[20]以自发性高血压大鼠为模型,发现SHR大鼠心肌组织TNF-α高表达,口服小剂量螺内酯可降低SHR大鼠心肌组织TNF-α水平。黄颖等[21]对SHR随机分组,通过脂质体瞬时转染技术,实时荧光定量PCR、免疫组织化学及Western印迹等技术,发现抑制miR-1表达能使SHR肥厚左室心肌组织Cx43蛋白水平升高。戴小华等[22]采用分组饲养,建立模型,检测不同指标的方法,发现养肝益水颗粒主要通过降低肾脏局部AngⅡ、TGF-β及CTGF的表达而发挥肾脏保护作用。李云等[23]认为男性CC基因型与血清醛固酮水平较高相关,服用氢氯噻嗪后血清醛固酮水平高增高及血压水平低下降;女性高血压患者CC基因型与血清醛固酮水平无明显相关。贺小艳等[24]认为孕期炎症刺激导致子代大鼠血管局部肾素血管紧张素系统异常,可能是子代大鼠高血压发生发展的重要原因。殷泉忠等[25]认为依那普利+替米沙坦能明显降低SHRs的血压,并且对肾脏有很好的保护作用。马纪琳等[26]检测家族聚集性高血压患者MAPK信号通路基因表达,得出结论:MAPK信号通路在家族聚集性高血压的发病中起着重要作用，并涉及广泛的功能分类基因。

（二）流行病学

冯玉梅等[27]对759例原发性高血压患者分为构型组190例，非构型组204例，超构型组186例，反构型组179例，分别计算各组脉压指数，并进行踝肱指数测量，认为血压昼夜节律异常是影响脉压指数及踝肱指数的重要因素，恢复正常血压昼夜节律对防治动脉粥样硬化及靶器官保护具有重要临床意义。章琦等[28]选取61例患者，根据是否还有高血压及阻塞性睡眠呼吸暂停综合征（OSAS）分为正常对照组、单纯高血压组、高血压合并OSAS组，比较3组之间非杓型昼夜血压曲线的比例以及夜间平均血氧水平、呼吸紊乱指数等认为OSAS合并高血压患者血压昼夜节律成非杓型、HRV增强，夜间平均血氧水平下降等可能使高血压患者心血管事件增加的重要危险因素。马萍等[29]对142例宁夏回族原发性高血压患者、112例正常血压者及158例宁夏汉族原发性高血压患者、176例正常汉族血压者应用PCR－RFLP技术进行eNOS G894T基因多态性检测，认为eNOS基因G894T多态性与宁夏地区回、汉族人群EH发病无关。周白丽等[30]对不同海拔的高血压患者采用放射免疫法测定血浆降钙素基因相关肽、肾上腺髓质素含量，用比色法测定血清MPO含量，用Triage荧光免疫分析仪测定BNP含量，发现海拔高度影响高原居住人群的血管活性物质分泌，可能是高原不适应，导致血压升高的因素之一。于荣焕等[31]对45～60岁原发性高血压患者按治疗情况分组，采用简易智能状态检查量表等测试认知功能、记忆和智能，发现中年原发性高血压未治疗患者存在广泛的认知功能、记忆和智能障碍。积极治疗并控制血压后可延缓这种情况的发生。李世军等[32]对老年男性高血压患者检测血清总睾酮和雌二醇水平和心室肌去甲肾上腺素含量，发现老年男性高血压心肌肥厚患者存在血清总睾酮水平下降和心交感神经密度减低，血清总睾酮水平下降与心交感神经密度减低密切相关。张辉锋等[33]选择高血压患者和对照组，测定两组血压、体质量指数、血浆BNP、血脂、血糖等指标，应用聚合酶链反应方法对目的DNA进行基因多态性分析，发现BNP T381C基因多态性的C等位基因与高血压的发病及进展相关联，C等位基因变异可能通过减少BNP分泌而参与高血压病的发生发展。胡小亮等[34]探讨原发性高血压患者血压晨峰和心血管疾病危险因素之间的相关性，认为24小时SBP、年龄、空腹血糖是影响血压晨峰的主要危险因素。陈海燕等[35]对大理白族EH患者采用基因突变聚合酶链反应法扩增AGT基因M235T多态性，认为AGT基因M235T多态性可能与云南大理白族人群EH的发病无密切关系。

吴寿岭等[36]采用前瞻性队列研究方法，对101 510名符合美国预防、检测、评估与治疗高血压全国联合委员会高血压诊断标准的人作为观察队列，观察高血压前期人群中心脑血管事件发生率，结论为：高血压前期人群的总心脑血管事件、脑梗死和脑出血累积发生率高于理想血压人群，高血压前期是总心脑血管事件和脑梗死的独立危险因素。曾庆意等[37]对南昌大学第二临床医学院2007级青年学生317人用自动示波设备测量卧位10分钟和立位3分钟血压和心率，认为青年人群中，性别和卧位血压影响OHT和OH的检出率。张隽等[38]选择65岁以上的老年高血压患者进行血压水平测量，调查常见心血管病危险因素后认为，老年高血压病患者的舒张压水平控制情况优于收缩压，并发其他心血管病危险因素相当普遍。李莉等[39]观察高血压患者血浆大内皮素与颈动脉斑块的关系，认为大ET高血压颈动脉斑块的形成可能相关，是分判断病情及预后的重要参考指标。郭利伟等[40]对河南汉族原发性高血压患者采用限制性扩增片段长度多态性的方法检测TNF－α启动区基因多态性，认为TNF－α－308G>A位点基因多态性与河南汉族原发性高血压发病相关。李晓娜等[41]对天津北辰区60岁以上老年人进行等容量比例整群随机抽样方法调查高血压分布特征及危险因素，认为其与高龄、地区经济类型、家族史、BMI分组、生育次数、糖尿病等密切相关。洪忠新等[42]将北京房山区中老年村民150例作为研究对象，认为碳水化合物摄入占总能量比例大于60%时，高血压患病率明显增高，以收缩压升高为显著。严亚琼等[43]采用社区高血压患者运动干预项目基线调查数据，采用多阶段分层随机抽样方法进行研究，认为高血压运动干预项目应增加自我效能和运动愉悦感，同时提供家庭支持和发展适当的运动形式，促进运动行为的变化。王娓娓等[44]分析100例60岁以上原发性老年高血压患者尿酸水平，认为，尿酸水平增高与老年原发性高血压患者脑卒中发生密切相关。寇学俊等[45]采用PCR技术分析AT_2R A1675G基因多态性，采用ELISA技术测定AT_2R表达，认为AT_2R A1675G基因多态性与家族性高血压有明显相关性；G基因和AT_2R在家族性高血压的发病中起着重要的保护作用。

（三）临床研究

Zuern CS等[46]对11例难治性高血压患者进行双侧经导管射频消融去肾交感神经支配术（RDN），6个月后进行24小时动态血压监测（ABPM），发现RDN明显降低血压变异性（BPV）。徐慧[47]比较厄贝沙坦联合氢氯噻嗪和单用厄贝沙坦治疗原发性高血压的临床疗效,认为厄贝沙坦联合氢氯噻嗪降压效果特别明显,可作为轻、中度老年原发性高血压患者降压治疗的首选药物。梁有峰等[48]对95例无左室肥厚的原发性高血压患者,用动脉硬化测定仪测量其颈-股动脉脉搏波传导速度,并依据其结果分成3组,采用荧光免疫法定量测定其血清BNP水平,认为在尚未出现左室肥厚的原发性高血压患者中,BNP可作为患者动脉硬化水平的预测指标。李晓牧等[49]应用肾上腺薄层CT进行筛查,对异常者进一步完善其肾上腺病变的各项内分泌功能检测,得出肾上腺病变和肾上腺高血压的检出率,认为影像检查优先的策略在门诊高血压患者中筛查肾上腺高血压具有良好的应用价值。于超等[50]对无左室重构PH患者、健康志愿者应用实时三平面定量组织速度成像(QTVI)及应变率成像测量右心室游离壁各节段心肌舒张早期和晚期峰值速度等,认为QTVI可以对PH无左室重构患者右心室舒张功能进行准确的估测。刘学森等[51]选取原发性高血压患者190例,检测其血压昼夜节律,计算夜间血压下降率,检测CAP和反射波增益指数(AI),踝臂脉搏波传导速度和踝臂指数之间的差异及其相互关系,认为中心动脉压与夜间血压下降率相关,与反构型高血压的发生存在一定的联系。梁晓玲等[52]选取EH患者34例,EH+T2DM35例及对照组19例,采用酶联免疫吸附法测定血清Apelin水平,同时测定TC、TG、HDL-C等水平,认为EH患者血清Apelin水平可升高,其与肥胖、糖脂代谢有关。芦雅萍等[53]对入选患者应用超声二维斑点追逐技术(2D-STI)测量并计算短轴心尖部旋转峰值及达峰时间等,认为高血压患者左心室扭转及解旋运动的异常早于室壁厚度的增加,2D-STI技术可定量检测左心室扭转与解旋运动,有可能作为评价高血压患者左心室收缩及舒张功能的早期指标。

陈平安等[54]依据夜间收缩压标准差的三分位间距将高血压患者分组,彩色多普勒超声仪测定IMT和颈动脉斑块,同时检测血浆hs-CRP和血管紧张素转化酶,认为高血压患者BPV与颈动脉IMT及hs-CRP密切相关。邓燕等[55]通过超声测量患者P波起始点至心尖四腔观二尖瓣前瓣、后瓣及三尖瓣前瓣组织多普勒曲线上A波起始点的时限,认为组织多普勒可准确评价高血压患者心房内和心房间不同步性。李莉等[56]应用彩色多普勒超声对原发性高血压患者叶间动脉血流动力学参数进行检测,分析叶间动脉阻力指数(RI)变化规律,认为其是敏感、有效的诊断指标,有临床应用价值。许先进等[57]收集青年高血压患者和对照组一般情况、心血管危险因素及左心室结构和功能指标以及颈动脉内-中膜厚度等指标,认为青年原发性高血压人群存在明显的左心室肥厚和外周动脉粥样硬化与血管重构。陈鹏等[58]对2例难治性高血压患者实施经皮交感神经射频消融术并随访1年,认为难治性高血压患者经过经皮交感神经射频消融术使血压持续下降,用药剂量和种类减少。罗向红等[59]应用超声评价高血压患者心脏、血管弹性变化及二者弹性匹配关系,认为高血压患者动脉与心脏弹性变化相互关联,两者的匹配可评价心-血管偶联。王丽莉等[60]选取老年单纯原发性高血压患者和合并2型糖尿病患者测定其血浆血管性血友病因子、纤维蛋白原等后认为老年原发性高血压合并2型糖尿病患者存在凝血、纤溶功能紊乱等异常现象。王宁等[61]对符合条件的高血压合并阻塞性睡眠呼吸暂停低通气综合征患者进行分组,比较各组患者血生化指标、血压及血压变异性,认为AHI与血压变异性相关,睡眠呼吸暂停对夜间血压变异性影响明显。韩飞舟等[62]对68例血压正常的中年人进行冷加压试验和慢性盐负荷试验,根据结果分组,得出血压正常的中年人群中盐敏感性检出率为32.4%,冷加压实验或可代替慢性盐负荷试验检测人群的盐敏感性。张喆等[63]采用电化学发光免疫试验进行血清NT-proBNP检测,认为血清NT-proBNP检测可用于评价患者的心功能状态,在临床诊断与疗效观察有非常重要的意义。王宁等[64]对原发性高血压患者348例进行24小时动态血压监测和BAPWV测定,根据结果分组,比较2组患者年龄、性别构成比、血糖、血脂、血肌酐等,认为高血压患者夜间收缩压负荷和舒张压负荷是影响BAPWV的独立因素。岳文伟等[65]根据24小时动态心电图计算初始震荡与震荡斜率,认为隐性高血压、白大衣高血压、原发性高血压患者的窦性心率震荡均明显减弱,提示他们存在自主神经损害。祁泽明等[66]选择94例EH患者采空腹静脉血测定UA、胆红素hs-CRP水平,认为UA在EH的发生发展过程中起一定作用,而血胆红素和hs-CRP与其发展可能无相关性。阚艳敏等[67]应用ET技术检测患者双侧颈总动脉的弹性参数,认为正常高值血压伴高脂血症患者颈总动脉弹性明显降低,应用ET技术优于常规超声,能更早发现颈总动脉弹性改变。袁公贤等[68]对187例老年高血压患者测定ABI、baPWV、RBP、血胱氨酸蛋白酶抑制剂C值,认为老年人ISH非杓型血压昼夜节律异常较杓型更易发生外周动脉、肾脏损害。梁锐等[69]选取EH患者70例采用超声多普勒测量颈动脉IMT并计算斑块积分等,认为EH患者血清MMP-2、MMP-9及TIMP-1与颈动脉粥样硬化的发生和发展有关。李季等[70]对左室肥厚患者选择心尖四腔心切面存图,应用斑点追踪二尖瓣环位移软件描绘二尖瓣环间隔部和二尖瓣环左室侧壁2个点相对于心尖部运动曲线，认为利用二维斑点追踪技术测量二尖瓣环位移可以准确、方便的评价左室舒张和收缩功能。吕珺等[71]探讨高血压患者血压晨峰与左心室重构的关系，对80例高血压患资料进行回顾性分析，依据ABPM、MBPS值等进行比较计算，认为MBPS与左心室重构的发生密切相关，高血压患者有MBPS者更易发生左心室重构。孙尚文等[72]发现以氨氯地平为基础，联合替米沙坦或复方阿米洛利均能降低CAP、增强指数和改善大动脉顺应性，其中以氨氯地平联合替米沙坦改善动脉弹性更明显。江隆福等[73]测定4 501例患者心率、血压、血糖、血脂后按年龄进行相关性分析后认为老年人的血压随心率的增快而升高，提示老年高血压患者同样存在交感活性的增加，对此类老年高血压患者使用RAS抑制剂与β受体阻滞剂是合理的。宋爱羚等[74]认为醛固酮、PRA和AngⅡ水平在原醛症、EH和嗜铬细胞瘤患者中明显不同；可选择立位ARR为40作为切点在高血压患者中筛查原醛症。蒋伟等[75]认为钾、钠摄入量与血压变化密切相关，其中低盐饮食后血压下降，高盐饮食后血压上升，而在高盐负荷基础上予以大剂量补钾使血压下降，高盐饮食可增大血压变异性，限盐可降低血压变异性。舒帮明等[76]认为高血压患者冠心病发病率高于非高血压患者，高血压合并冠心病患者血尿酸水平高于非冠心病患者，尿酸升高程度与冠脉病变程度一致。张少鑫等[77]探讨血压变异性和原发性高血压患者早期肾损害的关系，认为原发性高血压患者夜间收缩压变异性、24小时舒张压变异性、夜间舒张压水平和二酰甘油与早期肾损害相关。王云等[78]收集原发性高血压患者156例，分别测定相关系数，认为收缩压标准差和变异系数在高龄老年高血压患者中增高，收缩压标准差及其变异系数可作为反应BPV的指标。刘兴姣等[79]认为解剖M型超声心动图在分析原发性高血压Ⅰ期患者左房壁、房间隔运动幅度、运动方向及厚度变化上具有重要应用价值，有望成为评价原发性高血压患者心脏早期损害的快捷方法，对高血压病分期有重要指导意义。李刚强等[80]应用直接测序法对80例原发性高血压、80例肾性高血压及40例正常人群的α-内收蛋白基因进行单核苷酸多态性分析，发现复方缬沙坦对原发性高血压患者的降压作用可能与α-内收蛋白基因多态性有关。蒋海强等[81]采用HPLC－TOFMS结合模式识别的代谢组学法对高血压病肝阳上亢症患者尿液代谢物进行研究，从微观领域寻找小分子代谢标记物。孙永超等[82]测量MS患者代谢指标和不同时段血压值，认为MS与MBPS的发生密切相关，其组分FPG、SBP及腰围是影响MBPS发生的危险因素。谭碧峰等[83]认为EH患者血清EL水平升高，其与收缩压成正相关，而与APN水平成负相关。

（四）药物治疗

郭琳琳等[84]将60例高血压病患者随机分为缬沙坦组和贝纳普利组，连续用药8周分别检测两组患者体内EPO、红细胞计数、血红蛋白等相关指标，发现缬沙坦有减少肾功能正常的高血压病患者EPO分泌和血红蛋白水平的趋势。邹顺等[85]选取高血压患者86例，根据给予降脂药物不同分为辛伐他汀组和氟伐他汀组，6个月后比较两种降脂药物对高血压肾病患者尿蛋白的影响，认为氟伐他汀和辛伐他汀均可减少原发性高血压肾病患者的尿蛋白排泄，但是两者发挥作用并无差异。王国民等[86]将120例伴糖耐量减低非糖尿病EH患者随机分为二甲双胍组和贝那普利组，观察2组治疗前后血压和胰岛素敏感性变化，发现二甲双胍与贝那普利对伴糖耐量减低EH患者具有相似的降压效应和良好的协同作用。郑晓可[87]对130例高血压Ⅱ级患者采用奥美拉唑治疗，治疗前后分别测量左心室舒张末期内径、室间隔厚度和左心室后壁厚度并用酶联免疫吸附试验测定血清抵抗素水平，认为奥美拉唑能逆转高血压患者左室肥厚和降低血清抵抗素水平，抵抗素水平可以作为疗效判断的指标。杨省利等[88]对186例顽固性高血压病患者进行随机分组，采用小剂量螺内酯治疗，治疗前后进行相关指标检测，认为小剂量螺内酯作为第四代降压药除可有效降压外，还可有效降低高血压靶器官心脏、肾脏损害，但在治疗过程中需检测血钾及肾功能。王顺等[89]对232例轻中度原发性高血压患者采用随机、双盲双模拟、阳性药物平行对照方法进行随机实验，认为复方非洛地平缓释片治疗轻中度原发性高血压安全、有效。马朝阳等[90]选择EH患者及对照组，给予尼卡地平治疗后分别观察两组临床疗效和治疗前后血浆神经肽、神经降压素水平，认为尼卡地平可有效降低血压，其机制可能与调节血浆NPY、NT水平有关。朱琳等[91]选取原发性高血压患者及对照组给予厄贝沙坦氢氯噻嗪比较治疗前后踝肱动脉脉搏波传导速度的脉压变化，认为厄贝沙坦氢氯噻嗪可以更好减低脉压、踝肱动脉脉搏波传导速度，改善动脉僵硬度。赵丽华[92]观察替米沙坦与二甲双胍联合治疗对高血压合并非酒精性脂肪肝患者血压和糖脂代谢的影响，认为替米沙坦与二甲双胍联合治疗能够改善高血压合并NAFLD患者的血压和糖脂代谢。房晶等[93]通过建立LC－MS/MS法测定人血浆中左旋氨氯地平血药浓度并进行体内手性转换可能性，认为此法选择性强，灵敏度高，精密度好，值得推广应用。荣惠等[94]对高血压患者分组并分组进行药物治疗，采用ELISA测定血清中HO－1水平，认为高血压患者血清 HO－1 水平显著升高，而普罗布考治疗可以改善高血压患者氧化应激状态，下调其血清 HO－1 水平，更有助于血压控制。杨玲[95]认为在降压达标的基础上，阿托伐他汀及厄贝沙坦均能减少高血压患者阵发性房颤的复发；阿托伐他汀有效降低血中 CRP、IL－6 水平；厄贝沙坦能降低血中肾素、AngII 水平，长期应用可抑制左心房扩大。陈安等[96]对 108 例高血压合并高血压患者分组后随机服用多达一，对比两组治疗后血脂水平及颈动脉超声检测结果，认为在多达一能够有效降低血脂，缓解动脉粥样硬化，适用于高血压合并高血脂患者。赵旭东等[97]选择妊娠高血压患者随机应用尼卡地平和拉贝洛尔，观察各项生化指标，认为尼卡地平可有效控制血压，可改善围产儿结局。孙秀丽等[98]观察氯沙坦钾治疗老年肥胖型高血压病的疗效，认为氯沙坦钾治疗效果显著，对老年高血压病患者的血脂和胰岛素抵抗有一定的缓解作用。宁宁等[100]认为对于空腹血糖异常的高血压患者，氯沙坦钾较苯磺酸左旋氨氯地平更具有改善胰岛动能、降低胰岛素抵抗的优势。于立杰等[101]认为比索洛尔升高血清及组织 NO、eNOS 的含量，促进组织 eNOS mRNA 的表达，比索洛尔可对内皮源性血管活性物质时间生物学特性产生影响。

（黄志刚）

参 考 文 献

1 姚丽梅，等. 广西医学，2012，34(7)：822
2 张　颖，等. 心脏杂志，2011，23(4)：446
3 陈建康，等. 中国医科大学学报，2012，41(7)：622
4 孙经武，等. 临床心血管病杂志，2012，28(5)：355
5 刘　卫，等. 中华高血压杂志，2012，20(6)：570
6 赵　婷，等. 第二军医大学学报，2011，32(12)：1282
7 陆尽亚，等. 中华心血管病杂志，2012，40(6)：511
8 余冬梅，等. 心脏杂志，2011，23(4)：459
9 刘　洁，等. 第三军医大学学报，2012，34(4)：336
10 杨　震，等. 临床心血管病杂志，2011，27(12)：914
11 程　功，等. 陕西医学杂志，2011，40(11)：1450
12 张海洋，等. 中国公共卫生，2012，28(5)：642
13 姚丽梅，等. 广西医学，2012，34(8)：966
14 汪文杰，等. 重庆医学，2012，41(14)：1392
15 陈　驰，等. 中华高血压杂志，2012，20(6)：551
16 刘晓敏，等. 山东医药，2012，52(20)：19
17 唐　昱，等. 中华高血压杂志，2012，20(4)：378
18 尹广利，等. 中华高血压杂志，2012，20(6)：546
19 郭建美，等. 重庆医学，2012，41(13)：1297
20 赵　红，等. 天津医药，2012，40(1)：64
21 黄　颖，等. 中国心脏起搏与心电生理杂志，2012，26(4)：345
22 戴小华，等. 中国中西医结合杂志，2012，32(3)：371
23 李　云，等. 中华医学遗传学杂志，2012，29(1)：68
24 贺小艳，等. 中华心血管病杂志，2011，39(9)：853
25 殷泉忠，等. 山东医药，2011，51(37)：35
26 马纪琳，等. 临床心血管病杂志，2011，27(12)：911
27 冯玉梅，等. 山东医药，2012，52(8)：74
28 章　琦，等. 新医学，2012，43(2)：90
29 马　萍，等. 临床心血管病杂志，2012，28(3)：189
30 周白丽，等. 高原医学杂志，2012，22(1)：12
31 于荣焕，等. 中华高血压杂志，2011，19(11)：1032
32 李世军，等. 中华高血压杂志，2011，19(12)：1151
33 张辉锋，等. 山东医药，2011，51(49)：51
34 胡小亮，等. 中国循环杂志，2012，27(2)：95
35 陈海燕，等. 临床心血管病杂志，2011，27(8)：568
36 吴寿岭，等. 中华高血压杂志，2012，20(3)：247
37 曾庆意，等. 中华高血压杂志，2011，19(9)：825
38 张　隽，等. 心脏杂志，2011，23(5)：658
39 李　莉，等. 河北医药，2012，34(15)：2317
40 郭利伟，等. 中国慢性病预防与控制，2011，19(6)：571
41 李晓娜，等. 中国慢性病预防与控制，2011，19(6)：565
42 洪忠新，等. 首都医科大学学报，2012，33(3)：403
43 严亚琼，等. 中华流行病学杂志，2012，33(8)：779
44 王娓娓，等. 中华老年医学杂志，2012，31(6)：462
45 寇学俊，等. 中国循环杂志，2012，27(2)：87
46 Zuern CS，等. 中华高血压杂志，2012，20(6)：586
47 徐　慧. 吉林医学，2011，32(35)：7488
48 梁有峰，等. 临床心血管病杂志，2012，28(5)：352
49 李晓牧，等. 中华内分泌代谢杂志，2012，28(2)：126
50 于　超，等. 中国临床医学影像杂志，2012，23(5)：347
51 刘学森，等. 中国高血压杂志，2012，20(1)：44
52 梁晓玲，等. 天津医药，2012，40(6)：615
53 芦雅萍，等. 中华高血压杂志，2012，20(2)：157
54 陈平安，等. 临床心血管病杂志，2012，28(4)：277
55 邓　燕，等. 广西医学，2012，34(2)：141
56 李　莉，等. 中华超声影像学杂志，2011，20(9)：822
57 许先进，等. 临床内科杂志，2011，28(10)：699
58 陈　鹏，等. 中华高血压杂志，2012，20(1)：57
59 罗向红，等. 中华超声影像学杂志，2011，20(11)：921
60 王丽莉，等. 天津医药，2012，40(2)：150
61 王　宁，等. 中华高血压杂志，2012，20(3)：277
62 韩飞舟，等. 第二军医大学学报，2012，33(7)：747
63 张　喆，等. 陕西医学杂志，2012，41(8)：1064
64 王　宁，等. 心肺血管病杂志，2012，31(4)：425
65 岳文伟，等. 山东医药，2012，52(5)：53
66 祁泽明，等. 临床心血管病杂志，2012，28(3)：234
67 阚艳敏，等. 中国临床医学影像杂志，2012，23(4)：233
68 袁公贤，等. 中华老年医学杂志，2012，31(5)：380
69 梁　锐，等. 江苏医药，2012，38(15)：1808
70 李　季，等. 山东医药，2012，52(24)：70

71 吕 珺，等. 中国慢性病预防与控制，2012，20(4)：457
72 孙尚文，等. 中国高血压杂志，2012，20(3)：256
73 江隆福，等. 心电与循环，2012，31(4)：239
74 宋爱羚，等. 中华内科杂志，2012，51(4)：294
75 蒋 伟，等. 心脏杂志，2012，24(2)：197
76 舒帮明，等. 临床内科杂志，2012，29(7)：472
77 张少鑫等. 中国高血压杂志，2012，20(6)：565
78 王 云，等. 中华老年医学杂志，2012，31(7)：551
79 刘兴姣，等. 中国超声医学杂志，2012，28(2)：140
80 李刚强，等. 临床内科杂志，2012，29(4)：276
81 蒋海强，等. 中国中西医结合杂志，2012，32(3)：333
82 孙永超，等. 心脏杂志，2012，24(4)：450
83 谭碧峰，等. 医学临床研究，2012，29(2)：215
84 郭琳琳，等. 南方医科大学学报，2011，31(10)：1761
85 邹 顺，等. 四川医学，2012，33(5)：781
86 王国民，等. 临床心血管病杂志，2012，28(5)：359
87 郑晓可. 广东医学，2012，33(5)：689
88 杨省利，等. 心脏杂志，2011，23(6)：822
89 王 顺，等. 中华高血压杂志，2012，20(2)：146
90 马朝阳，等. 山东医药，2012，52(29)：54
91 朱 琳，等. 中华高血压杂志，2011，19(9)：883
92 赵丽华. 中华高血压杂志，2012，20(3)：282
93 房 晶，等. 第二军医大学学报，2012，33(7)：763
94 荣 惠，等. 临床心血管病杂志，2012，28(6)：436
95 杨 玲. 新医学，2012，43(4)：243
96 陈 安，等. 中华老年医学杂志，2012，31(6)：469
97 赵旭东，等. 中国实用内科杂志，2011，31(10)：789
98 孙秀丽，等. 医学临床研究，2012，29(2)：206
99 宁 宁，等. 第三军医大学学报，2012，34(10)：967
100 于立杰，等. 中华高血压杂志，2012，20(6)：518

三、心脏瓣膜病

(一) 风湿性心脏瓣膜病

鲁志兵等[1]研究发现伴房颤的风湿性心脏病患者存在心房高交感神经支配，此可能与房颤发生有关。张复贵等[2]研究发现风湿性心脏病并发房颤主要与心脏结构发生的改变和血流动力学变化有关。李莉等[3]研究发现中国汉族人群转化生长因子Ⅱ型受体(TGFBR2)基因 rs6785358、rs764522 位点多态性与风湿性心脏病无明显关联。岑光旅等[4]研究发现体外循环瓣膜置换术可使风湿性心脏病患者的细胞免疫功能受到明显的抑制。管一平等[5]研究发现比索洛尔、依那普利和螺内酯联合治疗风心病心力衰竭较常规方法在改善心衰，阻止心脏重构方面效果更好。黄志勇等[6]研究发现应用经食管实时三维超声心动图技术及相关二尖瓣定量分析程序可得到二尖瓣对合指数。合并有二尖瓣反流的风湿性心脏病患者二尖瓣对合指数明显小于正常人。因此该参数可作为定量评估风湿性心脏病患者二尖瓣对合程度的形态学指标。蒋迎九等[7]研究发现血清降钙素原是风湿性心脏病术后继发感染较好的诊断和观察指标，对指导抗生素的应用有很高的临床价值。廖金文等[8]研究发现对风湿性心脏病并发缩窄性心包炎患者，同期行瓣膜置换和心包剥除手术，积极有效的围手术期处理能达到理想的治疗效果。沈飞等[9]研究发现西地那非的改善风湿性心脏病肺动脉高压患者术中血流动力学及心肺保护作用优于前列地尔。陆小虎等[10]研究发现三尖瓣直径＞70 mm可以作为风湿性左心瓣膜病变术中三尖瓣成形或置换手术的一个指征。张大国等[11]研究发现双极射频消融较单极射频消融治疗风湿性心脏病合并房颤，恢复窦性心律成功率高，安全可靠，省时，有利于心肌保护，易于操作推广，具有较好的临床实用价值。支爱华等[12]研究发现右心房耳分流术患者 CT 为首选检查手段，可明确分流情况且定量分类，根据其影像特点可为临床提供治疗依据，亦是术后随访的主要方法。马南等[13]研究提示术中加用三尖瓣成形环保证三尖瓣功能是治疗右心室功能不全的解剖基础，充分的术前准备、术后强心治疗及对右心室前后负荷的调整是治疗风湿性心脏瓣膜病合并右心室功能不全患者的重要因素。王红勇等[14]研究发现对于合并巨大左心房的风心病重度二尖瓣狭窄进行经皮球囊二尖瓣成形术是安全有效的。颜涛等[15]研究发现风湿性主动脉瓣置换术后患者生活质量有明显改善，年龄不是影响患者术后生活质量的危险因素，但对年轻患者及时行手术治疗更有利于其总体健康的恢复。

（王忠凯）

参考文献

1 鲁志兵，等. 中国心脏起搏与心电生理杂志，2011，25(6)：513
2 张复贵，等. 中国心脏起搏与心电生理杂志，2011，25(6)：520
3 李 莉，等. 中国胸心血管外科临床杂志，2012，19(1)：52
4 岑光旅，等. 重庆医学，2011，40(35)：3584
5 管一平，等. 心脏杂志，2011，23(5)：623
6 黄志勇，等. 临床心血管病杂志，2012，28(2)：142
7 蒋迎九，等. 中国综合临床，2012，28(2)：149
8 廖金文，等. 临床心血管病杂志，2012，28(4)：281
9 沈 飞，等. 江苏医药，2012，38(8)：913
10 陆小虎，等. 江苏医药，2012，38(9)：1040
11 张大国，等. 重庆医学，2012，41(11)：1115
12 支爱华，等. 中华放射学杂志，2012，46(2)：101
13 马 南，等. 中华胸心血管外科杂志，2011，18(5)：466
14 王红勇，等. 临床心血管病杂志，2011，27(10)：773
15 颜 涛，等. 第二军医大学学报，2012，33(5)：497

(二) 瓣膜替换成形手术

王焰斌等[1]研究发现乌司他汀后处理通过抑制氧自由基减轻再灌注心律失常，产生心肌保护作用，从而改善心功能，和预处理保护作用相当，联合处理产生协同保护作用。姜海滨等[2]研究提示国产主动脉自膨式人工瓣膜支架系统可控性强、操作简便，以带刻度的硅胶管为模型有助于提高瓣膜支架的定位释放精度。陆清声等[3]研究提示经股动脉球扩式主动脉瓣置换术可用于国人严重主动脉瓣狭窄患者，但在术前准备与评估、术中操作等方面提出了更高的要求。熊克品等[4]研究提示心脏机械瓣膜置换术后正确服用华法林抗凝治疗，及时监测，注意各种干扰因素可以明显降低并发症的发生率。安勇等[5]研究发现新疆成年人心脏瓣膜病患病率随年龄增加呈增多趋势，且存在民族差异。刘媛等[6]研究发现系统研究与华法林药代学和药效学相关的 CYP2C9、CYPA4、VKORCI 和 GGCX4 种基因 12 个 SNPs 的突变频率在中国汉族行瓣膜置换术患者人群中的分布，对于指导华法林个体化用药具有重要的临床意义。杨明等[7]研究提示"达・芬奇"机器人系统对二尖瓣结构暴露效果好，可安全、有效地完成二尖瓣成形及置换，是可供选择的微创术式之一。丁志威等[8]研究提示 BNP 可以反映 LVEDD 的变化，可作为二尖瓣病变患者术前新功能评估的参考指标，而 NT-proBNP/BNP 临床应用价值不大。薛清等[9]研究发现中重度黏液样退行性二尖瓣关闭不全患者合并轻度功能性三尖瓣反流，特别是术前存在肺动脉压＞30 mmHg、心房颤动的患者，行二尖瓣成形术同期应积极行三尖瓣成形术。张领等[10]研究发现二尖瓣膜形态是决定经皮球囊二尖瓣成形术疗效的关键因素之一。对于超声二尖瓣形态学积分低的患者，经皮球囊二尖瓣成形术成功率较高，术后近期及远期随访疗效较好，再狭窄发生率较低，治疗方案可优先选择经皮球囊二尖瓣成形术。郑景浩等[11]研究发现对于小儿二尖瓣反流行成形术可行，术后早期效果良好，瓣膜发育尚可，再手术率相对较低。对小儿二尖瓣反流早期干预可以减少瓣膜损害。杨毅等[12]研究发现 Danielson 成形术加用人工瓣环矫治有助于提高 A 或 B 型 Ebstein 心脏畸形患者的中、远期疗效。许立龙等[13]研究发现术中 RT 3D-TEE 可提供独特的"外科医生观"，全面显示瓣膜病变性质，对制定瓣膜手术方案具有重要参考价值。术中即刻评价自体成形瓣膜或人工瓣膜的功能，提高了手术的成功率。刘鸣等[14]研究提示了解瓣膜病患者瓣膜置换术围术期心电图 ST 段变化的规律，对于疗效评价及愈后的判断有重要的临床意义。于洋等[15]研究发现在非体外循环冠状动脉旁路移植术期间采用自制二尖瓣成形装置成形治疗缺血性二尖瓣反流，直接完成了左心室塑型，规避了体外循环风险，即刻疗效确切，对循环指标影响甚小，有一定的临床应用价值。巫金龙等[16]研究发现再次接受左房室瓣置换术与第一次接受左房室瓣置换术相比，不增加患者早、中期病死率；左室射血分数是影响再次左房室瓣置换术患者术后早期生存率的独立高危因素；糖尿病、左室射血分数是影响再次左房室瓣置换术后中期生存率的独立高危因素。陈婷婷等[17]研究发现乌司他丁能抑制体外循环过程中炎性介质的释放，减轻体外循环期间炎症反应。氨甲环酸具有轻微抗炎性反应，在心脏瓣膜置换手术中联合应用乌司他丁和氨甲环酸可抑制炎性反应。陈翔等[18]研究发现经导管置入自制新型带瓣膜球囊扩张支架置换动物主动脉瓣方法可行，效果理想。都彩菊等[19]研究发现在心脏瓣膜置换术中联合应用复合辅酶及门冬氨酸钾镁有利于术后的心脏复跳后严重心律失常的发生，并减少心脏低心排量的发生。姜胜利等[20]研究发现老年患者心脏瓣膜手术虽然手术风险较高，但仍可以获得满意效果。孟毅等[21]研究提示重视心脏瓣膜术后呼吸衰竭发生的危险因素，加强围手术期处理，缩短体外循环时间，减少并发症，以减少呼吸衰竭的发生，降低病死率。吴卫华等[22]研究发现 RT3D-TEE 所提供的二尖瓣瓣周漏解剖及功能等的诊断信息，能最大限度帮助临床医生于术前选择并制定最佳的治疗手段及具体的方案，对二尖瓣瓣周漏介入封堵术而言，RT3D-TEE 的作用不可或缺。黄栎为等[23]研究发现二维斑点追踪显像技术可较准确评价慢性缺血性二尖瓣反流患者乳头肌的运动功能，为进一步的临床研究提供了无创、可信赖的新方法。

(王忠凯)

参 考 文 献

1 王焰斌，等. 中华胸心血管外科杂志，2011，27(11)：662
2 姜海滨，等. 上海医学，2011，34(11)：873
3 陆清声，等. 第二军医大学学报，2011，32(12)：1335
4 熊克品，等. 中国胸心血管外科临床杂志，2012，19(1)：88
5 安　勇，等. 中华流行病学杂志，2011，32(11)：1114
6 刘　媛，等. 北京大学学报(医学版)，2011，43(6)：798
7 杨　明，等. 南方医科大学学报，2011，31(10)：1721
8 丁志威，等. 心脏杂志，2011，23(5)：650
9 薛　清，等. 中国胸心血管外科临床杂志，2011，18(6)：503
10 张　领，等. 中华心血管病杂志，2011，39(12)：1124
11 郑景浩，等. 中华胸心血管外科杂志，2011，27(8)：459
12 杨　毅，等. 中华胸心血管外科杂志，2011，27(11)：659
13 许立龙，等. 中华超声影像学杂志，2012，21(1)：14
14 刘　鸣，等. 临床心电学杂志，2012，21(3)：209

15 于 洋,等.中国胸心血管外科临床杂志,2012,19(3):244
16 巫金龙,等.第二军医大学学报,2012,33(6):633
17 陈婷婷,等.北京医学,2012,34(8):669
18 陈 翔,等.中国介入心脏病学杂志,2012,20(4):221
19 都彩菊,等.中国综合临床,2012,28(5):538
20 姜胜利,等.中华胸心血管外科杂志,2012,28(3):146
21 孟 毅,等.中国胸心血管外科临床杂志,2012,19(2):168
22 吴卫华,等.临床心血管病杂志,2011,27(12):897
23 黄栎为,等.四川大学学报(医学版),2012,43(2):271

四、先天性心脏病

(一) 流行病学

景涛等[1]对重庆市石柱县3～15岁少年儿童进行先天性心脏病筛查。结果室间隔缺损、房间隔缺损、动脉导管未闭分别为22.86%、12.86%和12.86%。冯青青等[2]对广西各地市医院确诊的先天性心脏病患者及其血缘亲属进行调查,发现先天性心脏病有家族聚集现象,遗传因素在先天性心脏病的发生中起重要作用。谢军等[3]发现转化生长因子β2基因上rs6658835位点的单核苷酸多态性与中国汉族室间隔缺损的易感性存在关联。

(二) 基础研究

辛毅等[4]采用荧光原位杂交技术对羊水细胞进行检测,发现检出先天性心脏病22q11.2微缺失病例可明显提高先天性心脏病产前诊断的检出率。李健等[5]发现中国散发性先天性心脏病患者群中存在金属蛋白酶Tolloid样1(TLL-1)基因外显子10第60位碱基A插入,与健康对照组的碱基突变发生率差异有统计学意义。段国威等[6]探讨血清中超敏C反应蛋白(hs-CRP)在室间隔缺损修补术前后的变化,发现其可作为室间隔缺损患儿修补术后预后评估的一项重要指标。付娟娟等[7]研究发现经颈外静脉行房间隔穿刺术及球囊扩张术制作猪房间隔缺损动物模型是一种有效、简便、微创、可重复的方法,在手术时间和X线暴露时间方面优于股静脉建立模型方式。卢荣鑫等[8]发现miR在左向右分流型肺动脉高压大鼠中表达存在差异,miR可能参与肺动脉高压大鼠肺血管的重构。承伟等[9]研究发现肺动脉高压大鼠肺动脉平滑肌细胞对雷诺定受体激动剂雷诺定的敏感性增强,钌红、丁卡因对雷诺定诱导的肺动脉高压大鼠肺动脉平滑肌细胞$[Ca^{2+}]i$上升有明显的抑制作用。王小双等[10]发现在血小板源性生长因子BB(PDGF-BB)存在的情况下,紫杉醇可剂量依赖性抑制大鼠肺血管平滑肌细胞的增殖,通过作用于微丝细胞骨架促进血管平滑肌细胞由合成型向收缩型转化,进而影响血管平滑肌细胞的增殖。李刚等[11]研究发现Resorcinolnaphthalein(ACE2激活剂,Res)激活ACE2可以抑制重度肺动脉高压的形成,而调节肾素血管紧张素系统的平衡可能是其作用的主要机制之一。常凤军等[12]研究发现左旋精氨酸(L-Arg)能够恢复内皮一氧化氮合酶(eNOS)和诱导型一氧化氮合酶(iNOS)之间的平衡并有效抑制肺动脉高压的进展。

(三) 临床研究

李俊杰等[13]* 通过回顾性登记研究得出结论,经导管介入治疗常见先天性心脏病总成功率98.5%,近、远期并发症发生率低,但应注意严重并发症的发生,加强和完善长期随访十分重要。金梅等[14]回顾分析1 844例先天性心脏病介入治疗的患者,经导管介入治疗先心病避免了开胸手术的高风险因素,封堵效果好,成功率高,术后恢复快,严格掌握适应证是手术能否成功的关键。刘倩等[15]报道儿童房间隔缺损(ASD)介入封堵术后出现了凝血酶、纤溶系统的激活及血小板的活化,短期内恢复至术前水平;儿童ASD介入术后使用阿司匹林抗凝已足够。王毅等[16]探讨常规使用或延长低分子肝素对ASD封堵术后纤溶功能变化的影响,发现两组ASD封堵术后纤溶功能一过性激活,至术后3天均恢复术前水平。尚小珂等[17]比较介入封堵与外科微创封堵治疗单纯继发孔ASD,两种方法均可有效地治疗单纯ASD,介入治疗住院时间短、创伤小、并发症少、住院费用低、有好的临床应用前景。徐争鸣等[18]研究发现术前超声心动图测量ASD直径及术中封堵器大小的选择在ASD封堵治疗中起着重要作用,而缺损边缘的情况则是封堵术成功与否的决定因素。朱永彪等[19]报道经股静脉途径一次性完成房室间隔复合型缺损的介入治疗具有技术上的可行性、创新性和良好的治疗效果。李伟等[20]分析成人继发孔型ASD封堵术后左房形态及功能变化与年龄的关系发现,≥40岁ASD患者封堵术后左房形态及功能恢复较慢。姚玮等[21]研究发现ASD并发肺动脉高压封堵术后静脉点滴重组人脑钠尿肽可进一步降低肺动脉压及血浆内皮素水平,增加6分钟步行试验距离。刘卫其等[22]评价经导管封堵治疗ASD合并肺动脉高压的安全性及近、中期疗效,封堵成功率高,随访肺动脉压力明显下降。刘新波等[23]研究室间隔缺损(VSD)介入治疗前后左心功能及血流动力学指标的变化发现,患者术后左心功能及血流动力学改善明显。郑晓舟等[24]应用双封堵器治疗复杂膜部瘤型VSD,发现该方法可行,且具有满意的疗效和安全性。周玉杰等[25]对经导管介入治疗的成人复杂动脉导管未闭(PDA)患者随访1年发现,对于合并有解剖学或血流动力学异常的成人复杂PDA,经导管介入治疗是一种安全、有效的治疗手段。牛涛等[26]探讨国产封堵器治疗PDA伴不同程度肺动脉高压(PAH)患儿的临床效果,结果显示安全、有效。郑超等[27]研究发现血浆miR－22在特发性肺动脉高压(IPAH)患者表达明显下调,是导致IPAH患者肺动脉中膜平滑肌增殖及肺血管重构的可能机制之一,可作为IPAH诊断分子标志物。卢荔红等[28]报道介入试验性封堵联合盐酸伐地那非综合治疗具有微创、简便、安全、可靠的特点,给先天性心脏病并发重度PAH的患者带来根治的希望。李强强等[29]报道对左向右分流型先天性心脏病合并重度PAH儿童在心导管检查中吸入伊洛前列素可明显降低肺血管阻力,无明显不良反应发生,是安全有效的急性肺血管扩张试验用药。顾晴等[30]通过临床观察发现静脉注射依洛前列素能改善难治性PAH濒危患者的血流动力学状态,改善心功能,降低肺动脉压力。壮可等[31]报道对西地那非联合辛伐他汀治疗多种病因所致的女性PAH,血浆N端脑钠肽原(NT－pro－BNP)可作为评估其疗效的一项简易、无创、可靠的生化指标。米杰等[32]报道急性肺血栓栓塞症(PTE)患者经治疗后慢性血栓栓塞性肺动脉高压(CTEPH)的发生率为14.7%,急性期肺动脉收缩压升高以及CK－MB升高是预测因素。蒋鑫等[33]研究发现肺静脉闭塞病(PVOD)是罕见的恶性心肺血管疾病,易被误诊,使用现有肺动脉高压靶向治疗药物疗效不佳、预后差,应及早考虑进行肺移植治疗。熊江等[34]报道采用覆膜Cheatham－Platinum(CP)支架治疗青少年及成人主动脉缩窄早中期结果安全有效,但远期结果有待进一步随访。

(四) 心电图检查

李若汝等[35]发现心电图Ⅱ、Ⅲ、aVF导联出现R波切迹诊断ASD的敏感性和特异性分别为59.5%和90.5%,是心电图诊断ASD的一项指标。张浩等[36]报道应用偏心型和对称型封堵器治疗膜周部VSD术后传导阻滞发生率相似,且多数能恢复正常,VSD距主动脉瓣距离、VSD距三尖瓣隔瓣的距离、封堵器直径与VSD直径的差值可作为术后新发传导阻滞的预测指标。

(五) X线、CT、MRI检查

王晓武等[37]报道双源64层CT(DSCT)诊断心外大血管畸形的检出率高于经胸超声心动图(TTE),对可疑并发大血管畸形的复杂先天性心脏病应作为常规检查手段。纪晓鹏等[38]发现DSCT前门控低剂量技术在保证图像满足诊断要求的前提下,大大降低了受检患儿的辐射剂量,减少了辐射危害,具有重要的临床应用价值。杨丕丕等[39]报道高清CT容积螺旋穿梭技术在诊断先天性心脏病中能够准确、无创地反映心脏、心外结构及血流动力学信息,为临床诊断提供帮助。崔燕海等[40]报道磁共振对复杂型先天性心脏病正确诊断率达96.8%,可以作为心脏超声检查的重要补充检查手段。李世国等[41]报道对比剂增强多层螺旋CT(MSCT)横轴面图像结合VR三维重组可以明确显示上腔静脉窦型房间隔缺损及伴发畸形的解剖特征,具有较高的临床应用价值。王建堂等[42]研究发现MSCT对法洛四联症并发畸形诊断的真实性优于TEE。李炜等[43]报道MSCT对冠状静脉窦异常的诊断准确率明显高于超声检查,可作为超声检查的补充,为外科手术或介入电生理治疗提供可靠的诊断依据。何嘉等[44]应用^{18}F－FDG心肌SPECT代谢显像检测右室心肌的葡萄糖代谢水平能够反映特发性肺动脉高压血流动力学改变的严重程度,同时对于药物疗效判断以及预后评估具有重要意义。于浩等[45]报道标准切面重建序列的图像后处理技术可以提高DSCT对小儿复杂先天性心脏病心内结构性畸形诊断的灵敏度。

(六) B超检查

肖燕燕等[46]通过研究未发现左心和右心功能受封堵器大小和植入时间长短的影响,提示ASD封堵术安全有效,组织多普勒技术能够更为早期、细致地评价心功能。李丽雅等[47]报道超声心动图检测胎儿心房长径和心脏长径的比值(AL/CL),可以准确地区分胎儿房室隔缺损和胎儿正常心脏,AL/CL融入产前超声基础筛查可望提高房室隔缺损产前检出率。孙菲菲等[48]发现实时三维经食管超声心动图能更科学、直观地评价ASD的形态特征及与毗邻结构的空间关系,在ASD的诊断及指导治疗方面具有重要的临床应用价值。连溯等[49]报道通过实时三维超声心动图成像技术及Qlab软件分析,可快捷、准确、无创地测定ASD患者右心室整体及节段的收缩功能变化情况,并早期发现不同肺动脉收缩压对右心室功能的影响。陈纪昀等[50]报道伴有PAH的ASD患者在封堵术后短期内其右心室功能得到改善,二维斑点追踪技术可准确、客观地检测、评价ASD术后右心室功能的变化。张小用等[51]发现经胸骨上窝切面探测PDA,对主动脉侧内径测值相对准确,有利于PDA的分型诊断。杨光等[52]研究发现能耐受PDA封堵术的患者均能在术后早期开始获益,术前左室舒张期末内径较大组和肺动脉平均压<25 mmHg组获益最大。张红菊等[53]报道超声心动图能够准确反映特发性肺动脉高压患者PAH的阶段和程度,超声心动图通过准确评价心脏的结构及血流动力学特点可为诊断提供客观准确的依据。田庄等[54]报道在肺高压患者中,超声心动图获取的二尖瓣E峰和二尖瓣环运动速度(E')比值E/E'与右心导管

测量的肺毛细血管楔压有良好的相关性。孔德红等[55]采用实时三维超声心动图研究发现肺动脉高压患者右心室容积增大，右心室整体和节段收缩功能减退，右心室整体和节段收缩功能受损的程度与右心室后负荷增高程度密切相关。侯传举等[56]研究发现彩色多普勒超声心动图(CDE)对法洛三联症有特异性诊断价值，介入治疗前应用CDE判断ASD大小、位置和肺动脉瓣狭窄程度非常重要。李颖等[57]报道实时三维超声心动图能通过测量右室容积及射血分数来评价法洛四联症患者右室功能的变化。罗艳红等[58]发现超声心动图对功能性单心室的诊断准确率高，对临床有重要的指导作用。赵艳君等[59]报道左室型单心室患儿存在周向和径向收缩功能不全，速度向量成像技术能定量评价左室型单心室短轴节段室壁的收缩功能。姥义等[60]报道超声心动图诊断冠状动脉瘘具有特异性，且简便、准确，可作为诊断冠状动脉瘘的首选影像学检查方法。杨冰冰等[61]应用定量组织速度成像技术研究发现孤立性心肌致密化不全患者各室壁运动规律受到破坏，存在明显的收缩及舒张不同步，且与病变节段及心功能相关。唐秀杰等[62]研究发现超声心动图诊断肺静脉异位引流具有较高的准确性，而对于少数较难诊断的完全性及部分性病例的鉴别，应结合CT等辅助检查综合判断。江勇等[63]报道右心声学造影在分流性先天性心脏病、鉴别肺动脉高压原因、了解腔静脉回流路径中具有重要价值，可作为常规超声心动图诊断分流性先心病的补充。李婷等[64]发现空间-时间相关成像技术能为胎儿心脏畸形的诊断提供更多的诊断信息和依据，是二维超声心动图的有力补充。

(七) 治疗

刁明强等[65]回顾性分析行介入治疗的57例先心病患者后发现只要严格掌握手术适应证，规范操作，经导管介入治疗先心病安全、微创、疗效确切。孟庆智等[66]*报道先心病介入封堵术是一种微创而有效的治疗措施，并发症及病死率低，但VSD封堵术并发症的发生率相对最高。刘加立等[67]研究发现心脏压塞是先天性心脏病介入治疗的严重并发症，规范的操作技术能有效避免其发生。刘亚平等[68]研究25例膜周部VSD患者，介入治疗术后仅有1例出现短暂性右束支传导阻滞，随访期间无严重并发症，VSD介入封堵治疗是安全有效的方法。李寒等[69]报道通过药物对重度肺动脉高压患者进行诊断性治疗，可以对肺动脉高压性质做出准确的判断，能获得良好的疗效。徐争鸣等[70]报道对于膜周部的多发VSD，只要病例和封堵器选择得当，采用目前介入技术通过单伞封堵多个缺损是可行的。梁永梅等[71]报道对于特殊类型的ASD，包括多发性ASD和短残边ASD，可通过经导管介入技术来治愈。陈火元等[72]*报道老年房间隔缺损患者通常合并肺动脉高压，只要严格掌握适应证和规范操作，经导管封堵治疗老年房间隔缺损仍是一种安全有效的方法。杨天和等[73]研究发现术前了解ASD解剖细节，严格掌握适应证是经导管介入治疗特殊类型ASD手术成功的关键，远期随访疗效肯定。郭永和等[74]*报道对于并发有解剖学或血流动力学异常的成人复杂PDA患者，经导管介入治疗是一种安全、有效的治疗手段。郑可等[75]报道经导管介入治疗婴幼儿PDA，具有安全、有效、操作简便及适应证广等优点，可作为治疗大多数婴幼儿PDA的首选方法。李小波等[76]报道PDA并发严重肺动脉高压双向分流者行封堵试验可有效鉴别动力型和阻力型PAH，长期随访证实经封堵试验后介入封堵安全性可行。戴辰程等[77]发现对于低体质量婴幼儿粗大、漏斗腔短小或应用常规PDA蘑菇形封闭器治疗效果不佳的PDA，应用肌部VSD封闭器更安全有效。杨栋等[78]报道Plug封堵器新方法介入治疗细小动脉导管未闭安全可行，试验组的X线辐射剂量及手术总时间均较对照组少，试验组优于对照组。毛文凯等[79]报道应用主动脉覆膜支架腔内隔绝术治疗成人巨大PDA是一种安全、有效的方法。周更须等[80]报道经内科保守治疗无效或内科药物治疗禁忌的早产儿PDA，行床旁动脉导管外科结扎(或钳夹)术是治疗早产儿PDA的相对安全有效的方法。张刚成等[81]报道并发体肺侧支的复杂紫绀型先心病，在围手术期应当内外科联合处理侧支血管的问题，可采用经皮介入封堵法，有效、简单、安全，可行多支、多次封堵，有效减少并发症的发生，降低手术病死率。郭清奎等[82]采用非体外循环经胸壁微创封堵术(OPOTTMIS)治疗简单先天性心脏病安全、可行、有效。赵哲等[83]报道右心旁路手术治疗复杂先天性心脏病分期手术效果好，但手术难度增加，全腔静脉-肺动脉吻合术，外管道与右心房开窗效果好。苏俊武等[84]发现先心病可以在右外侧剖胸小切口下完成，该入路安全可靠、创伤小、暴露好并恢复快。姜睿等[85]报道右心室双出口合并完全性房室间隔缺损患者可一期行双心室矫治术，近年来手术效果明显提高。李寒等[86]报道通过药物对重度肺动脉高压患者进行诊断性治疗，可以对肺动脉高压性质做出准确的判断，判断手术指征，降低手术病死率，获得良好的疗效。孙夫强等[87]报道肺血管痉挛型持续性肺动脉高压患儿应尽早采用最低有效剂量吸入一氧化氮联合高频振荡通气治疗，特别是≥34周的早产患儿疗效更佳。刘承虎等[88]报道肺动脉环缩术能有效降低不同年龄段伴肺动脉高压拟行单心室修复的先心病患儿的肺动脉压力，术后效果良好。陈少萍等[89]应用国产细腰型室间隔缺损封堵器经导管介入治疗主动脉窦瘤破裂的疗效好，安全性高。傅立军等[90]报道在不合并主动脉瓣环和左心室发育不良的情况下，经皮球囊主动脉瓣成形术是小婴儿重症主动脉瓣狭窄有效的治疗手段。范祥明等[91]报道采用姑息手术和介入技术相结合的复合治疗措施能有效改善肺动脉发育，为合并肺动脉发育不良的重症法洛四联症根治手术创造条件。沈群山等[92]报道合并体肺侧支的法洛四联症患者，在围手术期采用经皮介入封堵法内外科联合处理侧支血管，可行多支、多次封堵，可减少并发症，降低手术病死率。梁延春等[93]采用右心室造影明确法洛四联症术后右室及肺动脉瓣环解剖结构，CARTO 标测定位室间隔补片和手术瘢痕，在明确室速发生基质基础上指引射频导管消融法洛四联症术后室速可取得较高的成功率。杨桂棠等[94]报道永存左上腔静脉并发室上性心动过速，导管消融治疗有较高的手术成功率和较低的手术并发症，但在左锁骨下静脉穿刺的识别、导管消融的技巧及手术并发症的防治方面仍有其特殊性。凌雁等[95]报道双向 Glenn 术后合并奇静脉和(或)半奇静脉扩张、氧饱和度降低，但无上腔静脉压或平均肺动脉压升高者，可经皮介入栓堵奇静脉和(或)半奇静脉，以增加肺血流量，提高氧饱和度。

(陈　韬　李松华)

参 考 文 献

1 景　涛，等. 重庆医学，2012，41(5)：472
2 冯青青，等. 广西医学，2012，34(3)：264
3 谢　军，等. 中华医学遗传学杂志，2012，29(2)：210
4 辛　毅，等. 心肺血管病杂志，2012，31(3)：236
5 李　健，等. 中华心血管病杂志，2012，40(5)：402
6 段国威，等. 中国综合临床，2012，28(7)：771
7 付娟娟，等. 中国介入心脏病学杂志，2012，20(2)：101
8 卢荣鑫，等. 第三军医大学学报，2012，34(6)：504
9 承　伟，等. 中国循环杂志，2012，27(2)：149
10 王小双，等. 中华结核和呼吸杂志，2012，35(7)：511
11 李　刚，等. 心肺血管病杂志，2012，31(2)：192
12 常凤军，等. 中华胸心血管外科杂志，2012，28(4)：237
13* 李俊杰，等. 中华心血管病杂志，2012，40(4)：283
14 金　梅，等. 心肺血管病杂志，2012，30(5)：364
15 刘　倩，等. 中国介入心脏病学杂志，2012，20(3)：137
16 王　毅，等. 第三军医大学学报，2012，34(10)：980
17 尚小珂，等. 中国介入心脏病学杂志，2012，20(1)：20
18 徐争鸣，等. 中国介入心脏病学杂志，2012，20(1)：28
19 朱永彪，等. 中国介入心脏病学杂志，2012，19(5)：265
20 李　伟，等. 心脏杂志，2012，24(2)：227
21 姚　玮，等. 心脏杂志，2012，24(1)：75
22 刘卫其，等. 广东医学，2012，32(16)：2128
23 刘新波，等. 宁夏医学杂志，2012，34(5)：421
24 郑晓舟，等. 心脏杂志，2012，24(3)：350
25 周玉杰，等. 首都医科大学学报，2012，33(4)：446
26 牛　涛，等. 宁夏医学杂志，2011，33(12)：1167
27 郑　超，等. 中华急诊医学杂志，2012，21(1)：57
28 卢荔红，等. 临床心血管病杂志，2012，28(7)：514
29 李强强，等. 心肺血管病杂志，2012，31(4)：381
30 顾　睛，等. 中国循环杂志，2012，27(1)：53
31 壮　可，等. 临床心血管病杂志，2012，28(4)：288
32 米　杰，等. 中华心血管病杂志，2012，40(6)：497
33 蒋　鑫，等. 中华心血管病杂志，2011，39(10)：896
34 熊　江，等. 中华外科杂志，2012，50(7)：629
35 李若汝，等. 临床心电学杂志，2012，21(1)：18
36 张　浩，等. 江苏医药，2012，38(5)：522
37 王晓武，等. 心脏杂志，2012，24(3)：391
38 纪晓鹏，等. 实用放射学杂志，2012，28(3)：424
39 杨丕丕，等. 中华放射学杂志，2012，46(2)：113
40 崔燕海，等. 中国综合临床，2012，28(7)：689
41 李世国，等. 中华放射学杂志，2012，46(6)：508
42 王建堂，等. 心脏杂志，2012，24(1)：90
43 李　炜，等. 中华放射学杂志，2012，46(2)：110
44 何　嘉，等. 中华核医学杂志，2011，31(6)：400
45 于　浩，等. 心脏杂志，2012，24(3)：385
46 肖燕燕，等. 心肺血管病杂志，2011，30(5)：385
47 李丽雅，等. 中国超声医学杂志，2011，27(8)：742
48 孙菲菲，等. 中国超声医学杂志，2011，27(10)：952
49 连　溯，等. 中国超声医学杂志，2012，28(4)：330
50 陈纪昀，等. 中国临床医学影像杂志，2012，23(6)：389
51 张小用，等. 中国超声影像学杂志，2012，21(4)：277
52 杨　光，等. 中国实用内科杂志，2012，32(3)：209
53 张红菊，等. 中国超声医学杂志，2012，28(5)：432
54 田　庄，等. 中华内科杂志，2012，51(6)：449
55 孔德红，等. 中华超声影像学杂志，2011，20(9)：747
56 侯传举，等. 中国超声医学杂志，2012，28(6)：525
57 李　颖，等. 中国临床医学影像杂志，2012，23(1)：42
58 罗艳红，等. 中国超声医学杂志，2012，28(4)：324
59 赵艳君，等. 中华超声影像学杂志，2012，21(2)：99
60 姥　义，等. 中国超声医学杂志，2012，28(1)：82
61 杨冰冰，等. 中国超声医学杂志，2011，27(8)：711
62 唐秀杰，等. 中国超声医学杂志，2011，27(10)：913
63 江　勇，等. 中国循环杂志，2012，27(2)：130
64 李　婷，等. 中国临床医学影像杂志，2012，23(6)：401
65 刁明强，等. 中国胸心血管外科临床杂志，2012，19(3)：266
66* 孟庆智，等. 中国介入心脏病学杂志，2012，20(4)：207
67 刘加立，等. 中国介入心脏病学杂志，2012，20(4)：204
68 刘亚平，等. 医学临床研究，2012，29(2)：309
69 李　寒，等. 心肺血管病杂志，2012，31(4)：402

70 徐争鸣,等.实用放射学杂志,2012,28(1):158
71 梁永梅,等.心肺血管病杂志,2011,30(5):379
72* 陈火元,等.中华心血管病杂志,2011,39(11):993
73 杨天和,等.临床心血管病杂志,2011,27(12):921
74* 郭永和,等.临床心血管病杂志,2012,28(3):217
75 郑 可,等.心肺血管病杂志,2011,30(5):375
76 李小波,等.心脏杂志,2012,24(4):F0003
77 戴辰程,等.心肺血管病杂志,2011,30(5):392
78 杨 栋,等.中国介入心脏病学杂志,2011,19(6):332
79 毛文凯,等.中国胸心血管外科临床杂志,2012,19(2):202
80 周更须,等.心肺血管病杂志,2012,31(4):395
81 张刚成,等.心脏杂志,2012,24(4):480
82 郭清奎,等.中华胸心血管外科杂志,2012,28(3):141
83 赵 哲,等.北京医学,2012,34(7):529
84 苏俊武,等.心肺血管病杂志,2012,31(4):358
85 姜 睿,等.中国胸心血管外科临床杂志,2012,19(3):318
86 李 寒,等.北京医学,2012,34(7):539
87 孙夫强,等.天津医药,2012,40(7):682
88 刘承虎,等.中华胸心血管外科杂志,2012,28(4):219
89 陈少萍,等.中华心血管病杂志,2012,40(4):298
90 傅立军,等.中华心血管病杂志,2012,40(4):289
91 范祥明,等.中华胸心血管外科杂志,2011,27(10):581
92 沈群山,等.医学临床研究,2012,29(5):873
93 梁延春,等.心脏杂志,2011,23(5):604
94 杨桂棠,等.心脏杂志,2012,24(4):483
95 凌 雁,等.心肺血管病杂志,2012,31(3):284

五、感染性心内膜炎

吕鹏飞等[1]研究提示血培养阴性的感染性心内膜炎患者做到早期诊断,掌握适当的手术时机和手术原则,合理用药同时加强围手术期管理可取的较好的治疗效果。张林等[2]研究发现外科治疗感染性心内膜炎效果良好,能明显降低病死率。而正确把握手术时机、手术方式以及围手术期的正确处理时提高感染性心内膜炎治愈率的关键。朱跃红等[3]研究发现感染性心内膜炎患者临床表现、易感因素、致病菌发生了变化,多次血培养及超声心动图检查有助于诊断。王辉等[4]研究发现二叶式主动脉瓣畸形是主动脉瓣感染性心内膜炎常见的瓣膜异常。二叶式主动脉瓣感染性心内膜炎的患者更年轻,易发生瓣周脓肿。手术治疗可降低二叶式主动脉瓣感染性心内膜炎的死亡率。杨剑[5]研究发现酿脓链球菌仍然是感染性心内膜炎的主要病原菌,对万古霉素、利奈唑胺耐药率较低;嗜麦芽寡养单孢菌感染为感染性心内膜炎主要革兰阳性菌,其对左氧氟沙星、磺胺甲噁唑/甲氧苄啶耐药率较低;及时掌握其动态变化,做好抗菌药物的宏观管理,对遏制耐药菌的产生具有重要意义。

(王忠凯 朱嘉琦)

参 考 文 献

1 吕鹏飞,等.中国综合临床,2011,27(11):1188
2 张 林,等.四川医学,2012,33(2):274
3 朱跃红,等.中华传染病杂志,2012,30(1):24
4 王 辉,等.临床心血管病杂志,2012,28(2):138
5 杨 剑.中华医院感染学杂志,2011,21(21):4603

六、心肌疾病

(一)心肌炎

徐晶等[1]研究发现心肌自动分区运动分析技术可以检测病毒性心肌炎(VMC)儿童左心室局部功能,VMC患儿的室壁运动彩色变化不一致,其色带层次减少或变窄。夏野等[2]研究发现丹参酮ⅡA磺酸钠联合黄芪注射液对于急性VMC有良好的辅助治疗作用,其能显著改善患者临床症状,并有明显的抗心律失常作用。李永伟等[3]研究发现VMC患者外周血单核细胞来源的树突状细胞处于较成熟的功能状态,表达较高水平的IL-12和TNF-α,并通过调节T细胞、NK细胞和巨噬细胞参与VMC的发生发展。李宁等[4]研究发现重组人硫氧还蛋白(TRX)能够抑制病毒性心肌炎小鼠心肌细胞凋亡,其抑制作用与调节相关蛋白表达有关,从而起到保护心肌细胞的作用。关键等[5]研究发现阿托伐他汀可以改善VMC小鼠生存率,改善组织病理学表现,减轻心肌病变,提高心脏射血功能,可能是一种潜在的治疗方法。庞羽等[6]研究发现外源性TGF-β联合IL-6在添加外源性IL-23后能显著增加VMC小鼠体内TH17细胞数及IL-17的表达。杨帆等[7]研究发现VMC小鼠中存在少量IL-17^+/IFN-γ^+细胞,但与对照组比较,各检测时点均无统计学差异,提示两者可能与VMC的炎症过程无关。王焱等[8]研究发现白细胞介素21(IL-21)及其相关因子参与自身免疫性心肌炎的发病进程,促进Th17细胞的分化,并促进IL-17的分泌。韩丽娜等[9]研究发现在自身免疫性心肌炎大鼠模型中,Th1、Th17亚群介导的细胞免疫在炎症性心肌炎阶段占优势,Th2、Th17亚群介导的体液免疫在纤维化心肌炎阶段占优势。吴红霞等[10]研究发现IL-27通过产生IL-10降低炎性因子的释放,从而能够有效缓解自身免疫性心肌炎病情。郭晓辰等[11]研究发现病毒性心肌炎患者生活质量量表的条目筛选可以在临床流行病学资料的基础上结合多种统计方法较科学地进行。华军益等[12]研究发现病毒性心肌炎小鼠心肌坏死区出现明显纤维化,心脏内皮间充质转化参与了纤维化的形成,

TGF-β1是重要的介导因子。孙艳侠等[13]研究发现曲美他嗪能够减少病毒性心肌炎中心肌细胞的损害,其机制可能与其抗氧化作用以及通过下调 Fas mRNA 水平抑制心肌细胞凋亡有关。王虹等[14]研究发现 CK-MB在心肌炎时与 cTnI 水平一致,但 CK-MB 观察窗较短,在肌病时,CK-MB 升高,而 cTnI 正常。因此,应慎用 CK-MB 判定是否存在心肌损害。王晓琼等[15]研究发现怀孕母鼠早期感染柯萨奇病毒可致乳鼠心肌细胞凋亡增加,而叶酸对柯萨奇病毒造成的心肌细胞损伤具有修复作用。

(二)心肌病

李敏等[16]研究发现在 95 例肥厚型心肌病患者中肌钙蛋白 T 基因并未发生错义突变、移码突变、简介突变,肌钙蛋白 T 基因不是我国肥厚型心肌病的常见致病基因。谭团团等[17]研究发现肥厚型心肌病患者交感神经对心脏的调控功能显著受损,复极动态性显著异常,并且其 QT/RR 斜率增高与左室肥厚程度相关。孙乐山等[18]研究发现钙调神经磷酸酶活化 T 细胞核因子 3 信号通路参与心肌肌钙蛋白 TR146W 突变,导致心肌肥大。王妍等[19]通过分析 711 例肥厚型心肌病患者的临床资料发现,轻、中度心功能下降是患者的主要表现,且梗阻和心房颤动存在对其影响最突出,室间隔化学消融术可明显改善梗阻症状。杨忠伟等[20]研究发现 MYH7 基因在肥厚型心肌病家系中具有较高的突变率,运用变性高效液相色谱技术,能够快速有效地进行基因突变筛查。胡越成等[21]研究发现双腔起搏治疗肥厚型梗阻性心肌病可改善心脏重构,室间隔厚度、左室流出道内径和左室流出道压力阶差可作为评价起搏治疗的敏感、特异的超声指标。杨杰等[22]* 对 2001 年至 2009 年收治的 100 例确诊肥厚型心肌病患者及部分家属进行临床评估分析并随访,通过聚合酶链反应扩增所有编码序列及内含子-外显子拼接部位,并通过直接测序法分析 TNNT2 基因多态/突变情况,结果发现在 100 例先证者中发现 1 例 R92W 错义突变,1 例 R286H 错义突变,发现 3 号内含子与 4 号外显子拼接部位 5 bpCTTCT 序列的缺失/插入基因多态性改变,22 例缺失型(DD 型)患者的临床特点与其余 78 例无显著性差异。在已经明确诊断为肥厚型心肌病患者中,TNNT2 基因突变的发生率极低,提示 TNNT2 可能不是我国肥厚型心肌病患者的主要致病基因。超声心动图的长期随访评估对于预防临床表型较轻,心肌肥厚不明显的 R92W 突变携带者尤其是男性患者的猝死发生尤为重要的临床意义。92 位点的精氨酸突变,能够增强细肌丝 Ca^{2+} 敏感性,从而可以在细胞质中的低 Ca^{2+} 浓度环境下更好地与肌凝蛋白结合,减缓 Ca^{2+} 的流出,增加了收缩的强度和范围,进而使收缩功能增强。第 15 号内含子剪接位点突变所产生的两种截断形式的蛋白与 TnI 的亲和力降低,显著影响肌球蛋白 ATP 酶活性的激活和抑制。但尽管明确了肥厚型心肌病患者与许多基因突变相关,然而这些突变是通过何种基因编码调控水平致病的机制仍然需要进一步研究。王纯等[23]通过二维应变成像技术发现肥厚型心肌病患者伴有心肌致密化不全的心尖节段其收缩功能较不伴有心肌致密化不全的心尖节段明显减低。徐敏雯等[24]研究发现化学消融治疗肥厚型心肌病患者疗效满意,单支血管消融效果不佳时可行多支血管消融,术中出现心律失常可能与无水乙醇用量较多有关。吴鸿谊等[25]对 4 例超声心动图检查出的不可解释的心肌肥厚患者的研究发现,除原发性肥厚型心肌病外,尚有少见的代谢性遗传性肥厚型心肌病和系统疾病浸润心肌导致心肌肥厚。胡金柱等[26]研究发现对于已知先证者致病基因突变,家族成员进行特定性突变基因检测,不但能够对受累个体提供重要临床咨询,还能指导家族成员及后代的管理和治疗。邵春丽等[27]研究发现多巴酚丁胺激发超声可作为激发肥厚型心肌病患者左心室流出道压力阶差的备选方法。毛俊等[28]研究发现常规 12 导联心电图上检出的 fQRS 是肥厚型心肌病患者存在心肌纤维化/瘢痕的特异性指标,但其敏感性有限。

张海波等[29]研究发现扩张型心肌病心力衰竭心肌细胞中连接蛋白 2 基因表达和蛋白表达都明显减少,同时兴奋收缩耦联基质网和细胞膜横小管的间距明显增加。黄俊等[30]研究发现应用二维斑点成像技术,通过分析各节段应变。应变率及纵向扭转角等参数,证实扩张型心肌病患者心脏存在一定角度的纵向顺时针扭转。张瑞芳等[31]研究发现三维斑点追踪成像技术简便、准确,可用于评价扩张型心肌病患者 CRT 后左心功能及心肌非同步运动的变化。李鹏等[32]研究发现胸腺五肽可抑制心肌重塑,改善扩张型心肌病大鼠的心功能状态,并通过提高 IL-10,降低 IFN-γ 水平,调整 CD4/CD8 比值来调节免疫失衡状态。刘洪智等[33]研究发现血管紧张素(1~7)可显著改善阿霉素扩张型心肌病大鼠的心功能,抑制左心室心肌细胞凋亡。其机制可能与促凋亡蛋白半胱氨酸蛋白酶(caspase)-3 及 Bax 表达下调、抗凋亡蛋白 Bcl-xl 表达上调有关。王冬沫等[34]研究发现斑点追踪显像技术可准确检测扩张型心肌病患者左室扭转及整体收缩功能,与 NYHA 心功能分级相关,可为临床治疗方案的制定和疗效观察提供可靠的定量参数。肖文涛等[35]研究发现干细胞移植治疗扩张型心肌病安全、有效,间充质干细胞移植的疗效相对于单个核干细胞移植而言优势并不明显。王德国等[36]研究发现扩张型心肌病患者的房颤节律伴随心房连接蛋白43的表达、磷酸化及其分布异常。

郭宏伟等[37]研究发现心脏β_1、M_2受体自身抗体为代表的免疫机制参与ICM患者的早中期左房重构及房颤形成和持续。贺莉等[38]研究发现与美托洛尔比较，卡维地洛对阿霉素心肌病有保护作用，并能降低室性心律失常的发生，其机制与氧化自由基降低密切相关。丰尚鹏等[39]成功构建了小鼠DSG2基因shRNA真核表达载体，并表现出符合ARVC患者心肌细胞病理和分子生物学特点的表型特征。

王秀红等[40]研究发现山东省克山病病情处于稳定态势，但仍有慢型、潜在型患者检出。赵丽丽等[41]研究发现长期低硒、低蛋白质和低VitE摄入使机体抗氧化能力降低，Gpx1、Se－W mRNA表达与硒水平密切相关，而Gpx4、TrxR、Se－P mRNA未见明显相关性。姜山等[42]研究发现SCN5A基因SNP位点H558R可能是慢型克山病合并高血压以及慢型克山病高血压病患者发生QRS间期延长的易感因子。张鼎等[43]研究发现黄绿青霉素可引起大鼠心肌组织变性坏死，低硒低蛋白也可以造成大鼠心肌组织轻微损伤，两因素叠加时心肌损伤较严重。兰天等[44]研究发现长期硒或VitE缺乏，可以使机体的抗氧化能力降低，导致心肌损伤的发生，硒和VitE可提高机体的抗氧化能力，起到保护心肌的作用。

唐昱等[45]研究发现生脉注射液能明显改善心室重构和心肌纤维化，这可能与其抗氧化、一致结缔组织生长因子过度表达有关。马新英等[46]研究发现补肾活血方可以抑制大鼠成纤维细胞增殖及胶原表达。张海啸等[47]研究发现大蒜素通过部分阻抑$TGF\beta_1$介导的Smad信号减轻压力超负荷大鼠的心肌反应性纤维化。范延红等[48]研究发现精氨酸加压素刺激下心肌成纤维细胞中内源性TGF－β1合成的增加可部分的介导AVP诱导的心肌成纤维细胞向肌成纤维细胞转化。

（陆　阳）

参考文献

1 徐　晶，等．中国超声医学杂志，2011，27(8)：703
2 夏　野，等．医学临床研究，2011，28(10)：1990
3 李永伟，等．中国免疫学杂志，2011，27(11)：1009
4 李　宁，等．中国地方病学杂志，2012，31(2)：172
5 关　键，等．中华急诊医学杂志，2011，20(11)：1149
6 庞　羽，等．临床心血管病杂志，2012，28(2)：97
7 杨　帆，等．中华心血管病杂志，2011，39(12)：1135
8 王　焱，等．中华心血管病杂志，2012，40(1)：43
9 韩丽娜，等．四川大学学报(医学版)，2011，42(6)：751
10 吴红霞，等．新医学，2011，42(12)：833
11 郭晓辰，等．中国医学科学院学报，2012，34(2)：116
12 华军益，等．浙江大学学报(医学版)，2012，41(3)：298
13 孙艳侠，等．中国循环杂志，2012，27(3)：224
14 王　虹，等．中国危重病急救医学，2011，23(12)：723
15 王晓琼，等．中国公共卫生，2011，27(9)：1141
16 李　敏，等．南方医科大学学报，2011，31(9)：1589
17 谭团团，等．临床内科杂志，2012，29(2)：116
18 孙乐山，等．江苏医药，2012，38(2)：125
19 王　妍，等．中国循环杂志，2011，26(6)：434
20 杨忠伟，等．中国循环杂志，2011，26(6)：442
21 胡越成，等．中华超声影像学杂志，2011，20(10)：829
22 杨　杰，等．中华心血管病杂志，2011，39(10)：909
23 王　纯，等．中国超声医学杂志，2011，27(10)：910
24 徐敏雯，等．心电与循环，2012，31(1)：14
25 吴鸿谊，等．上海医学，2012，35(3)：220
26 胡金柱，等．临床心血管病杂志，2012，28(6)：448
27 邵春丽，等．中华心血管病杂志，2012，40(3)：214
28 毛　俊，等．中华心律失常学杂志，2012，16(2)：127
29 张海波，等．中华胸心血管外科杂志，2012，28(1)：35
30 黄　俊，等．中华心血管病杂志，2011，39(10)：920
31 张瑞芳，等．中华超声影像学杂志，2011，20(10)：838
32 李　鹏，等．中国医科大学学报，2012，41(7)：607
33 刘洪智，等．中华心血管病杂志，2012，40(3)：219
34 王冬沫，等．中国超声医学杂志，2012，28(1)：43
35 肖文涛，等．中华心血管病杂志，2012，40(7)：575
36 王德国，等．心脏杂志，2012，24(3)：340
37 郭宏伟，等．山东医药，2011，51(45)：68
38 贺　莉，等．临床心血管病杂志，2012，28(2)：107
39 丰尚鹏，等．中华心律失常学杂志，2012，16(3)：219
40 王秀红，等．中国地方病学杂志，2011，30(6)：673
41 赵丽丽，等．中国地方病学杂志，2012，31(3)：279
42 姜　山，等．中国地方病学杂志，2012，31(4)：377
43 张　鼎，等．中国地方病学杂志，2012，31(4)：389
44 兰　天，等．中国地方病学杂志，2012，31(4)：381
45 唐　昱，等．临床心血管病杂志，2012，28(2)：94
46 马新英，等．南方医科大学学报，2012，32(1)：122
47 张海啸，等．中国中西医结合杂志，2012，32(5)：666
48 范延红，等．心脏杂志，2012，24(1)：7

七、心律失常

（一）房颤

吴柳等[1]研究低强度自主神经节（GP）刺激对心房电生理特性的影响，发现6小时低强度GP刺激可致心房电生理性质显著改变，并有利于房颤发生，提示长期低强度自主神经系统激活可形成有利于房颤发生的电生理基质。金彦彦等[2]研究C反应蛋白与心房颤动合并血栓的相关性，证实CRP升高、左心房直径扩大是非瓣膜性血栓患者形成的独立危险因素，炎症反应可能参与心房血栓形成。陈卓宏等[3]研究热休克蛋白 60(HSP60)与心房颤动的关系，房颤组(n=22)的 HSP60 表达阳性率及血清 C 反应蛋白含量均高于对照组(窦性心律，n=20)，差异有统计学意义，从而反映氧化应激与房颤关系密切。秦胜梅等[4]分析心脏再同步治疗(CRT)在心功能不良伴心房颤动患者中的临床疗效，比较房颤组(n=15)与窦性心律组(n=65)的临床疗效(有效率分别为 66.7%、70.8%)(包括病死率)差异无统计学意义，认为接受房室结消融的房颤患者和窦性心律患者一样，均能够从 CRT 中获益。夏云龙等[5]研究房颤射频消融术后远程心电监测随访的意义，认为对于心律失常尤其是消融术后房颤的监测，电话远程优于常规 24 小时动态心电监测，能及时发现术后心律失常复发，尤其是无症状房颤。李晓宏等[6]观察慢性心衰合并持续性房颤患者心脏再同步化治疗(CRT)术后房室结消融及药物控制心室率的疗效，显示 CRT 可改善患者心功能，CRT 术后再行房室结消融可以提高有效的双心室起搏比例，进一步提高 CRT 疗效。周祁娜等[7]研究序列消融犬窦房结脂肪垫和房室结脂肪垫对迷走神经介导心房颤动诱发的影响，通过对消融顺序及单独和联合消融的比较，证实心外膜脂肪垫消融可改变迷走神经干刺激对房颤诱发及心房肌、肺静脉有效不应期的影响，其中房室结脂肪垫是迷走神经干支配心房的汇聚点和中控区，可能是房颤神经消融更有效的靶点。张瑜等[8]利用 miRNA 芯片研究持续性和阵发性房颤患者 miRNAs 表达谱的改变，与健康对照组相比，持续性和阵发性房颤患者 miRNAs 表达谱有显著改变，提示循环 miRNAs 可用于房颤发生和发展过程中调控机制的研究。张健等[9]研究心脏瓣膜病房颤患者左心房 HCN 通道及 5-HT4-R 的表达，发现左心房肌 HCN2、HCN4 的 mRNA 表达及蛋白表达上调及 5-HT4-RmRNA 表达及蛋白表达水平下调可能是瓣膜病房颤患者左心房肌电重构的分子基础之一。魏玲等[10]研究房颤患者热休克蛋白 47(HSP47)的表达及其与心肌纤维化的相关性，发现房颤患者存在心肌纤维化及左心房扩大，两者呈正相关关系，提示房颤患者存在左心房结构重构，心房组织中 HSP47 基因表达显著增加，并与房颤的严重程度密切相关，提示可能与房颤的发生和维持有关，心房组织中 HSP47 的表达与心肌纤维化指标及左心房内径呈正相关，提示 HSP47 的表达增加可能是影响心肌纤维化的分子机制之一，与房颤患者心房结构重构密切相关。胡红耀等[11]研究迷走神经介导性房颤和 6 小时快速起搏介导的房颤模型中研究心房动作电位时限的回复性质，发现迷走神经介导性房颤和 6 小时快速起搏介导的房颤具有不同的回复性质，不同机制的房颤具有不同的心房回复性质。杨志健等[12]研究左上肺静脉脂肪垫对犬房颤的影响，结果显示左侧迷走神经干纤维部分通过左上肺静脉脂肪垫对房颤的触发和维持发挥作用。王艳霞等[13]研究螺内酯对阵发性房颤发作的影响，证实螺内酯能够有效抑制阵发性房颤患者心房结构和功能的改变，减少房颤发生率及持续时间。李满生等[14]观察阿托伐他汀钙在胺碘酮转复持续性房颤中的作用，发现阿伐他汀钙可以降低房颤的复发，其机制可能与抗炎作用有关。胡斌等[15]利用 64 排 CT 测量观察 102 例房颤患者冠状窦的放射解剖学参数发现，冠状窦开口向上且指向右前方，开口段直径变异巨大。冠状窦开口高度与胸椎绝对位置相关性差，而与心脏是否横位相关，一般位于心脏下缘水平线上约 1.2 个椎体高。王亚珠等[16]研究 ACE 基因 I/D 和 ACE2 基因 A9570G 多态性与房颤的相关性，发现 ACE 基因 I/D 和 ACE2 基因 A9570G 多态性与房颤的相关性均不明显，但在男性患者中，ACE2 基因 A9570G 多态性中 G 基因型可能是预测心房增大的一个危险因子。包萍等[17]研究预激综合征患者发生心房颤动的危险因素及射频消融导管房室旁路后的远期预后中发现，男性、高龄、多旁路是预激综合征患者发生房颤的危险因素；而女性、高龄、基础心脏病、房颤病史长及消融前左心房内径大是预测消融后房颤复发的较好指标。过常发等[18]通过研究 81 例房颤患者应用双极射频消融术在心外科手术同期治疗房颤的疗效，结果发现心外科手术同期行双极房颤射频消融术是安全有效的。左房内径小于 60 mm、房颤标测为影响房颤近期疗效的独立影响因素，可能带来更佳的消融结果。黄从新等[19]为分析我国经导管消融治疗心房颤动的工作状况，对我国经导管消融治疗房颤的病历资料进行了回顾性分析，结果发现在相关条件较好的医院，可将经导管消融作为无基础心脏疾病的阵发性房颤的一线治疗方法。田晓晨等[20]为评价伊布利特在持续性心房颤动射频消融术中应用的有效性及影响因素，通过研究 18 例持续性房颤患者，结果提示静脉注射伊布利特在持续性房颤射频消融术中应用疗效迅速，对消融后心房扑动转复率更高。张劲林等[21]为阐述持续性心房颤动递进式消融术中产生的房性心动过速的电生理机制，通过研究 92 例患者，结果认为对持续性房颤递进式消融术中出现的房速准确标测其机制是可行的，对指导成功消融有重要意义。张劲林等[22]为总结递进式消融术式治疗持续性心房颤动(简称房颤)的手术过程及临床转归，对 200 例持续性房颤患者采用递进式消融策略治疗，证实递进式消融可能是治疗持续性房颤的一种有效术式。储慧民等[23]为探讨阵发性和持续性心房颤动患者肺静脉前庭(PVO)和左房(LA)内连续碎裂电位(CFEAs)的电生理特点。对24例药物治疗无效的房颤患者进行研究发现,LA电解剖重构在房颤维持中起重要作用,PeAF LA内连续CFAEs分布较PAF广泛,碎裂程度更高,房颤周长较短。PVO绝大多数连续CFAEs位于5～10 mm区域。李茜楠等[24]为探讨无结构性心脏病房颤患者的左房或右房基质金属蛋白酶9(MMP－9)、金属蛋白酶组织抑制因子1(TIMP－1)、转化生长因子β1(TGF－β1)和碱性成纤维细胞生长因子(bFGF)血清水平与心房结构重构的关系,对42例无结构性心脏病房颤患者及17例阵发性室上速或预激综合征患者研究发现,MMP－9、TIMP－1和TGF－β1与房颤相关,并可提示房颤的结构重构程度。杨龙等为[25]观察在心房颤动射频消融术中使用伊布利特对消融即刻疗效作用,通过研究99例患者,结果发现对经充分线性消融仍为房颤或转为LAFL患者,静脉推注Ibu并加强消融能提高手机即刻疗效。王平等[26]为评价消融终止作为持续性心房颤动导管消融终点对术后窦性心律维持和复发的影响,通过研究286持续性房颤患者,结果发现消融终止并不有助于术后长期窦性心律维持,术中出现AT能预测术后复发心律失常类型。常栋等[27]为探讨去神经效应在CPVA治疗PAF中的潜在价值,通过研究106例患者,结果发现CPVA可产生心房去神经效应,后者有助于提高CPVA治疗PAF远期的成功率。除了肺静脉电隔离,去神经效应可能也是CPVA治疗PAF的重要机制。韦苇等[28]为探讨肺静脉结果特点及左心房内径与心房颤动经导管射频消融术后复发的相关性,对267例患者进行研究发现,LAD越大、上肺静脉开口越宽的房颤患者,经导管射频消融术后越容易复发,而病程较长和持续性房颤亦是房颤射频消融术后复发的独立预测因素。时向民等[29]为分析上腔静脉起源房性早搏、心房纤颤(房颤)的体表心电图及心内电生理特点,探讨上腔静脉起源房颤的电生理机制,通过研究12例患者,发现上腔静脉起源房早及房颤具有独特的体表心电图特点,有助于术前预测靶静脉,上腔静脉电隔离所需时间及消融点数少,成功率高。李建美等[30]为探讨病态窦房结综合征患者合并阵发性房颤的射频消融治疗效果,通过对7例患者进行研究发现,快慢型病态窦房结综合征合并阵发性房颤患者对房颤射频消融治疗效果较好,大部分患者术后心动过缓明显改善,而不需要置入心脏永久起搏器。王洪等[31]对4例AFL患者在三维标测系统指导下行多环心房扑动(AFL)的射频消融治疗,结果发现多环AFL的心房内折返错综复杂,应用三维标测系统可清楚地显示折返途径及关键峡部。

(二)室上性心动过速

刘胜强等[32]认为在室上速行射频消融术之前行食管心房调搏电生理检查可初步了解阵发性室上性心动过速性质、分类、简化射频消融操作程序、缩短手术时间、降低放射线照射损害等优点,值得在临床推广应用。周法光等[33]通过对1 106例阵发性室上性心动过速患者分析,发现经导管射频消融治疗阵发性室上速是安全有效的。孙晓花等[34]观察82例小儿室上性阵发性心动过速治疗中心律平与三磷酸腺苷的疗效和不良反应,发现三磷酸腺苷有效率及复律时间明显优于心律平,不良反应虽大于心律平,但持续时间短且可自行缓解,可作为儿科首选。梁锦军等[35]通过对154例阵发性室上性心动过速病例分析,发现射频消融治疗能显著改善患者预后和生活质量。张劲林等[36]采用心房不同部位拖带法鉴别不典型房室结折返性心动过速(AVNRT)和房性心动过速(AT),显示此法可用于鉴别不典型的AVNRT和起源点邻近Kock三角的AT。夏野等[37]回顾分析207例射频消融局灶性房性心动过速患者的解剖分布及长期随访,发现局灶性房速起源部位具有丛集分布的特点,并且在左右心房之间有性别差异,常起源于冠状窦口、界嵴、房室结周围、腔静脉等心房内特殊解剖位置,射频消融即刻及远期成功率较高,并发症发生率极低,在有经验的电生理中心可以成为一线治疗的选择。

施海峰等[38]为探讨左心耳电位快速鉴别二尖瓣环折返性房性心动过速的临床应用价值,通过对348例患者进行研究发现,结合左心耳电位的快速标测是鉴别二尖瓣环折返性房速的有效方法。

(三)室性心律失常

阮磊等[39]研究抗心律失常肽(AAP10)对低钾低镁条件下伊布利特致尖端扭转性室性心动过速(TdP)及心肌电不稳定性的影响,发现缝隙连接开放剂AAP10可能通过开放缝隙连接减少跨壁复极离散度,从而起到预防伊布利特在低钾低镁条件下致TdP的作用。谭海斌等[40]尝试采用EnSite NavX三维标测系统指导主动脉窦起源的室性心律失常的消融,同时行冠脉造影,以确定NavX导航的准确性,发现NavX标测技术可以代替冠状动脉造影,指导主动脉窦起源的室早和(或)室速的标测和消融。谷宏越等[41]回顾分析His束旁特发性室性早搏(PVCs)的心电图特点及射频消融方法,发现His旁的室性早搏在体表心电图上完全可以进行鉴别,射频消融术可以根治此类PVCs。柯俊等[42]研究CaMK Ⅱ－ryanodine受体信号途径中发现KN－93和兰尼碱能够有效抑制心肌肥厚兔触发性室性心律失常的发生,此途径可成为抗心律失常治疗的全新靶点。徐涛等[43]采用心室M层起搏技术探讨防治跨室壁复极离散(TDR)增大相关性心律失常的可行性,发现与心外膜起搏相比,心室M层起搏可有效减小TDR,但与心内膜起搏相比,差异无统计学意义。陈昭喆等[44]采用大鼠体外心脏灌流模型观察IL-17对心脏室性心律失常的作风,发现不同浓度的IL-17灌流可引起体外心脏室性心律失常。李先进等[45]选取65例射频消融治疗频发室早的患者,观察静脉应用异丙肾上腺素在射频消融疗效判断中的应用价值,发现异丙肾上腺素对于判断频发室早射频消融疗效无明确作用。梁延春等[46]分析4例特发性右室流出道(RVOT)室性早搏(PVC)触发多形性室性心动过速或心室颤动(PVT/VF)的患者,发现起源于RVOT的PVC触发PVT/VF具有PVC联律间期不恒定及PVT/VF的周长短的临床特征,射频导管消融治疗有效。庄晓华等[47]通过对56例射频消融治疗的频发室早的心功能分级、超声心动图有关参数分析,发现消融治疗可改善频发室早引起的心脏结构重构和功能减退。冯向飞等[48]观察144例流出道室早患者在行腺苷试验后室早及双结对腺苷的反应情况,发现流出道室早对腺苷的反应以敏感型和不敏感型居多,延迟敏感和延迟不敏感较少,对双结的作用以双结抑制及房室结抑制为主,认为腺苷可安全有效地用于流出道室早的电生理检查。王骋等[49]通过对102例特发性室早患者分析,发现随着室早负荷的增大,左室的结构与功能出现重构性变化。温旭涛等[50]比较分析了不同标测方法检测190例右室流出道室早射频消融疗效及自主神经变化,发现非接触心内膜标测定位更准确,手术成功率较高,手术时间及X线曝光时间短,对心肌及局部神经损伤较小。刘福强等[51]发现心功能正常的特发性频发室性早搏患者血浆BNP水平升高,射频消融有效治疗室早后可使患者血浆BNP降低,在心脏超声检查心脏结构改变不明显的情况下采用BNP来判断室早患者病情严重程度、发展及预后情况有重要意义。凌天佑等[52]采用磁导航技术结合CARTO消融室性早搏1例,磁导航系统结合CARTO,可迅速构建流出道,操作时只需要1人在控制室即可,减少曝光时间,对心律失常的标测与消融提供很大帮助。林长坚等[53]通过连续起搏犬左心室前壁心外膜的外置电极,诱发室颤等过程,研究其不应期离散度及激动周期变异与心室颤动诱发的关系,发现心室不应期离散度及激动周期变异与室颤诱发相关,两者变异增大易于促发室颤。王焱等[54]通过采用全细胞膜片钳技术记录兔右室(RV)游离壁和RVOT心肌细胞的动作电位来研究兔右室流出道(RVOT)心肌细胞动作电位及钠钙交换尾电流(INCX,tail)相关特性,结果发现RVOT心肌细胞APD变异程度大,而且APD显著延长的RVOT细胞Ⅱ(NCX,tail)到达峰值时延迟及相应电流显著增大,这是RVOT部位好发触发活动的重要机制。周贤惠等[55]观察6例起源于AMC的室性心律失常患者想点图特征及射频消融,以研究起源于主动脉窦与二尖瓣环界处(AMC)室性心律失常的心电图特点及射频消融。最终得出结论:室性心律失常时V1-V6出现R或Rs波形提示起源于AMC,射频消融治疗安全、有效。何文博等[56]将24只杂种犬分为两组以研究心脏神经节丛(GP)消融对心室不应期和室性心律失常发生的影响。通过实验发现在正常心脏,GP消融延长心室ERP但不增加ERP的空间离散度。在急性心肌梗死心脏,GP消融显著增加室性心律失常发生率和降低室颤阈值,提示合并冠心病的患者GP消融可能增加室性心律失常发生的风险。

(四)心脏起搏

汪菁峰等[57]通过观察121例慢性心功能不全患者接受心脏再同步化治疗(CRT)情况,发现CRT时应尽可能将左室电极置于左室侧壁或侧后壁,有利于术后心功能恢复。丁立刚等[58]分析右束支阻滞患者心脏再同步治疗疗效时,发现对于合并右束支阻滞的心力衰竭患者心脏再同步治疗无明显获益。陈旭华等[59]回顾分析43例遗传性心律失常并且植入心律转复除颤器(ICD)的患者,发现遗传性心律失常患者恶性室性心律失常复发率高且复发早,二级预防植入ICD可有效预防患者猝死的发生。丁立刚等[60]通过随访植入CRT-P/D的合并RBBB的心力衰竭患者,结果显示合并RBBB的心力衰竭患者CRT无明显获益。陈旭华等[61]回顾性分析阜外医院从2004年6月到2011年6月诊断为长QT综合征、Brugada综合征、致心律失常性右心室心肌病(ARVC)以及肥厚型心肌病并且植入了ICD的全部患者,了解因遗传性心律失常植入心律转复除颤器(ICD)的患者术后情况及ICD的治疗效果。最终发现遗传性心律失常患者恶性室性心律失常复发率高且复发早。二级预防植入ICD可有效预防患者猝死的发生。梁义秀等[62]通过入选的43例患者探讨研究慢性心力衰竭心脏再同步治疗(CRT)后心室点重构和室性心律失常与左心室逆重构关系,结果发现CRT后左心室逆重构与电重构及室性心律失常发生减少相关。左心室逆重构程度及性别对CR患者术后室性心律失常事件有预测意义。丁立刚等[63]通过连续入选植入心脏再同步治疗除颤器(CRT-D)的患者,术中采用3种起搏模式,以研究心脏再同步治疗(CRT)植入术中不同起搏模式对室性心律失常诱发情况的影响。结果发现,双心室顺序起搏模式可能具有潜在致心律失常作用。双心室顺序起搏模式下心脏电生理刺激或自发的室性期前收缩对衰竭心脏电生理稳定性的影响需长期临床研究进一步证实。何浪等[64]对主动固定导线植入右心室间隔患者193例同时进行起搏参数测试以探讨损伤电流(COI)与主动固定导线稳定性关系,发现在室间隔起搏主动固定导线植入术中应测试COI,测得COI应至少在5 mV以上,但COI过大将增加导线穿孔的风险。姚静等[65]选择因阵发性室上性心动过速行射频消融的无器质性心脏病患者26例,于消融成功后,置人起搏导管以分析右室不同位点起搏状态下左室收缩模式及功能的改变。得出结论:与AAI起搏模式相比,右室起搏可导致左室收缩模式的改变及收缩功能的降低,其中以RVA起搏状态改变最为明显。左室纵向应变参数可用于评价不同位点起搏状态下左室收缩模式及功能改变。赵波等[66]通过观察更换起搏器的住院患者和门诊前复诊的起搏器患者来研究长期右室心尖部起搏对于基础心功能正常患者三尖瓣返流的影响。最终结果显示:基础心左功能正常的患者长期右室心尖部起搏可引起三尖瓣的轻微返流,有临床意义或加重恶化的三尖瓣返流很少发生,且与起搏器植入年龄、心室起搏百分比无明显相关。姜海滨等[67]选取6只山羊测量不同起搏频率下主动脉跨瓣压力阶差的变化,结果显示:250～300次/分的起搏频率可有效地降低主动脉跨瓣压力阶差,既能保证动物的安全又可减少因压力阶差引起的瓣膜置入过程中的移位。李鼎等[68]选择50例患者以观察右室间隔部不同部位起搏后QRS波时限与形态,发现在间隔面距心影下缘1.5～2个椎体影高度处且RAO时头端位于3区者起搏后QRS波时限较窄,电轴较正常,植入简便安全。

(五)其他

李葵香等[69]采用整群抽样对5 000例健康体检者心电图分析,研究早复极综合征(ERS)的影响因素,发现ERS发生率男性高于女性,并随着年龄的增加及心率的增快而逐渐降低,劳动强度大者发生率也有增加趋势,ERS最常见于胸导联。张艳娟等[70]应用二维斑点追踪显像技术分析完全性左束支传导阻滞对左心室内同步性及扭转的影响,发现孤立性完全性左束支传导阻滞患者即使左室射血分数在正常范围之内,其他反映心脏力学的很多指标已经有所下降,二维斑点追踪技术可以用来评价这些指标。傅春枝等[71]分析完全性左束支传导阻滞临床疾病谱发现,完全性左束支传导阻滞患者绝大多数有器质性心脏病,冠心病占疾病病因的绝大多数,其次是高血压,也可见于风湿性心脏病、心肌病等。周熙惠等[72]研究一个房室传导阻滞(AVB)家系心脏钠离子通道α亚单位基因检测发现,在一个AVB家系中发现了SCN5A基因新的遗传变异c.3002 T>A(L1001Q)。黄兵等[73]研究低强度自主神经节(GP)刺激对犬心房离子电流的影响,发现6 h低强度GP刺激可以通过转录后调节引起乙酰胆碱依赖性钾电流密度增加和L型钙电流密度的下降。黄峥嵘等[74]采用信号平均心电图(SAECG)监测心室晚电位(LP),评价其在Brugada综合征患者心律失常事件的预测价值,认为LP可以作为Brugada综合征患者心律失常事件的有效预测因子之一。周祁娜等[75]探讨心外膜脂肪垫网络迷走神经干对窦房结和房室结功能的影响,结果提示迷走神经干刺激的迷走效应右侧大于左侧,右侧主要通过房室结脂肪垫调控窦房结功能,房室结脂肪垫是主控区,窦房结脂肪垫为辅助区。张艳娟等[76]应用二维斑点追踪显像技术分析选取的26例孤立性CLBBB患者、24例合并心力衰竭的CLBBB患者和20例健康志愿者的左心室内同步性及左室扭转峰值的改变,得出结论:孤立性CLBBB患者即使左室射血分数在正常范围之内,但是反映心脏力学的很多指标已经有所下降,2D-STI技术可以用来评价这些指标。李海玲等[77]对1年前发现的罕见心房静止家系中患者及患者子女的心电图、超声心动图等进行随访,发现在心房静止诊断中,超声心动图心房机械活动消失早于心电图异常。蒋伟等[78]通过选取64例学院正常者参与实验,以探讨研究慢性盐负荷及补钾对健康成人QT间期离散度(QTD)、T波峰-末间期的影响。结果显示,盐负荷可升高血压并使Qtd、QTdc及Tp-Te增加,补钾可以减低高盐对QTd、QTdc、Tp-Te的影响,提示补钾可通过缩短心肌复极时间,降低心脏复极不均一性,对心律失常可能有一定预防作用。尹先东等[79]通过对16条杂种犬心外膜脂肪垫行系统消融术以观察研究其远期生理电效应,结果显示仅消融犬心外膜脂肪垫可能具有远期致心律失常作用,尤其在心房水平。廖自立等[80]对29例Mahaim纤维患者进行心内电生理检查和射频导管消融治疗。得出结论:导管消融是Mahaim纤维介导的心动过速安全、有效的治疗方法。消融中出现加速性Mahaim纤维自主心律可以作为判定有效消融的预测指标。李葵香等[81]采用整群抽样方法对5 000例年龄在20～60岁的健康体检者的心电图进行分析以了解早期复极综合征(ERS)的发生率及其与性别、年龄、心率、导联分布、机体有氧活动量的关系,结果发现ERS发生率男性高于女性,并随着年龄的增加及心率的增快而逐渐降低,劳动强度大者发生率也有增加趋势,ERS最常见于胸导联。李海玲等[82]通过分析一家族性心房静止患者的临床、心电生理表现,探讨其可能的发病机制。最终结果显示,该家系可明确诊断为心房静止;其发病原因可能是常染色体不完全显性遗传;此家系心房静止可能由其他一个或多个新的基因突变引起。

（崔海明　张家友）

参考文献

1　吴　柳，等. 中华心律失常学杂志，2011，15(6)：446
2　金彦彦，等. 中华内科杂志，2011，50(10)：836
3　陈卓宏，等. 中国心脏起搏与心电生理杂志，2011，25(5)：409
4　秦胜梅，等. 中华心律失常学杂志，2011，15(4)：255
5　夏云龙，等. 中华心律失常学杂志，2011，15(4)：264
6　李晓宏，等. 中华心律失常学杂志，2011，15(4)：252
7　周祁娜，等. 中华心血管病杂志，2011，39(12)：1088
8　张　瑜，等. 解放军医学杂志，2012，37(3)：195
9　张　健，等. 中华心律失常学杂志，2012，16(1)：51
10　魏　玲，等. 中华心律失常学杂志，2012，16(1)：46
11　胡红耀，等. 中华心律失常学杂志，2012，16(1)：56
12　杨志健，等. 第二军医大学学报，2011，32(9)：969
13　王艳霞，等. 中国心脏起搏与心电生理杂志，2011，25(6)：517
14　李满生，等. 中国心脏起搏与心电生理杂志，2011，25(5)：411
15　胡　斌，等. 中国临床医学影像学杂志，2012，23(3)：161
16　王亚珠，等. 解放军医学杂志，2011，36(9)：904
17　包　萍，等. 中华心律失常学杂志，2011，15(4)：259
18　过常发，等. 中华胸心血管外科杂志，2011，27(12)：727
19　黄从新，等. 中华心律失常学杂志，2011，15(4)：247
20　田晓晨，等. 中华心血管病杂志，2011，39(11)：1029
21　张劲林，等. 中华心律失常学杂志，2012，16(1)：23
22　张劲林，等. 中国心脏起搏与心电生理杂志，2012，26(3)：221
23　储慧民，等. 中国心脏起搏与心电生理杂志，2012，26(3)：225
24　李茜楠，等. 心脏杂志，2012，24(3)：347
25　杨　龙，等. 中华心律失常学杂志，2012，16(2)：111
26　王　平，等. 中华心律失常学杂志，2012，16(2)：93
27　常　栋，等. 中华心律失常学杂志，2012，16(2)：87
28　韦　苇，等. 中华心律失常学杂志，2012，16(3)：206
29　时向民，等. 第二军医大学学报，2011，32(11)：1193
30　李建美，等. 中国介入心脏病学杂志，2012，20(3)：145
31　王　洪，等. 中国心脏起搏与心电生理杂志，2011，25(5)：401
32　刘胜强，等. 陕西医学杂志(　)，2012，41(4)：425
33　周法光，等. 中国综合临床(　)，2012，28(6)：600
34　孙晓花，等. 陕西医学杂志(　)，2012，41(5)：548
35　梁锦军，等. 临床心血管病杂志(　)，2012，28(3)：230
36　张劲林，等. 中国心脏起搏与心电生理杂志，2012，26(2)：133
37　夏　野，等. 中华心血管病杂志(　)，2012，40(3)：231
38　施海峰，等. 中华心律失常学杂志，2011，15(6)：409
39　阮　磊，等. 中国心脏起搏与心电生理杂志，2011，25(5)：418
40　谭海斌，等. 中华心律失常学杂志，2011，15(6)：418
41　谷宏越，等. 中国心脏起搏与心电生理杂志，2012，26(4)：295
42　柯　俊，等. 中华急诊医学杂志，2012，21(4)：392
43　徐　涛，等. 中华心律失常学杂志，2012，16(2)：140
44　陈昭喆，等. 临床心血管病杂志，2012，28(3)：186
45　李先进，等. 中国心脏起搏与心电生理杂志，2012，26(2)：123
46　梁延春，等. 中国心脏起搏与心电生理杂志，2012，26(2)：107
47　庄晓华，等. 中国心脏起搏与心电生理杂志，2012，26(2)：175
48　冯向飞，等. 中国心脏起搏与心电生理杂志，2012，26(2)：125
49　王　骋，等. 中国心脏起搏与心电生理杂志，2012，26(1)：54
50　温旭涛，等. 广东医学，2011，32(16)：2170
51　刘福强，等. 医学临床研究，2011，28(8)：1441
52　凌天佑，等. 中国心脏起搏与心电生理杂志，2011，25(5)：466
53　林长坚，等. 中华心律失常学杂志，2011，15(5)：354
54　王　焱，等. 中国心脏起搏与心电生理杂志，2011，25(6)：527
55　周贤惠，等. 中国心脏起搏与心电生理杂志，2012，26(2)：115
56　何文博，等. 中华心律失常学杂志，2011，15(6)：442
57　汪菁峰，等. 中国心脏起搏与心电生理杂志，2012，26(1)：22
58　丁立刚，等. 中华心律失常学杂志，2012，16(1)：9
59　陈旭华，等. 中华心律失常学杂志，2012，16(3)：176
60　丁立刚，等. 中华心律失常学杂志，2012，16(21)：9
61　陈旭华，等. 中华心律失常学杂志，2012，16(3)：176
62　梁义秀，等. 中华心律失常学杂志，2011，15(5)：341
63　丁立刚，等. 中华心律失常学杂志，2012，16(3)：184
64　何　浪，等. 中华心律失常学杂志，2012，16(2)：131
65　姚　静，等. 中华超声影像学杂志，2012，21(7)：553
66　赵　波，等. 中国心脏起搏与心电生理杂志，2012，26(4)：315
67　姜海滨，等. 中国介入心脏病学杂志，2011，19(5)：268
68　李　鼎，等. 中国心脏起搏与心电生理杂志，2012，26(1)：29
69　李葵香，等. 临床心电学杂志，2011，20(4)：272
70　张艳娟，等. 中华超声影像学杂志，2012，21(5)：369
71　傅春枝. 河北医药，2012，34(14)：2128
72　周熙惠，等. 中国心脏起搏与心电生理杂志，2011，25(5)：392
73　黄　兵，等. 中华心律失常学杂志，2012，16(3)：214

74 黄峥嵘,等.中华老年医学杂,2012,31(1):21
75 周祁娜,等.中华心律失常学杂志,2012,16(2):144
76 张艳娟,等.中华超声影像学杂志,2012,21(5):369
77 李海玲,等.中华心律失常学杂志,2012,16(1):29
78 蒋 伟,等.中华心律失常学杂志,2012,16(1):34
79 尹先东,等.中华心律失常学杂志,2011,15(6):435
80 廖自立,等.中华心律失常学杂志,2011,15(4):283
81 李葵香,等.临床心电学杂志,2011,20(4):272
82 李海玲,等.中国心脏起搏与心电生理杂志,2011,25(5):396

八、心力衰竭

(一) 基础研究

马力等[1]评价评价 ATP 的感性钾通道(KATP)开放剂吡那地尔对大鼠慢性压力超负荷性左心室肥厚/心力衰竭模型心功能的影响,发现吡那地尔可显著改善心衰模型大鼠的心功能。刘明鑫等[2]研究步长稳心颗粒对慢性心衰兔窦房结功能和心房肌电生理特性的影响,发现稳心颗粒能改善心衰兔窦房结传导时间,不影响心房肌的单向动作电位时程和有效不应期。童欣等[3]研究超声靶向破坏微泡技术转染 H-FABP 基因对大鼠心肌梗死后心功能的影响,发现超声微泡介导的 H-FABP 转染可以提高 H-FABP 表达、降低心肌 FFA 含量、改善心肌氧化应激水平等改善慢性心衰时的心功能。李劲草等[4]探讨促红细胞生成素(EPO)对慢性心衰患者 B 型利钠肽(BNP)、基质金属蛋白酶 9(MMP-9)及左心室质量指数(LVMI)的影响,发现加用小剂量 EPO 可明显降低贫血发生率、BNP、MMP-9水平并有降低 LVMI 的趋势。孙向东等[5]探讨大鼠充血性心力衰竭心肌间质 MMP-2 的表达和厄贝沙坦干预对此影响,发现 MMP-2 的表达增高是心室重塑和心力衰竭发生发展的机制之一,厄贝沙坦可通过抑制 MMP-2 的表达而改善心室重塑及心功能。刘韬等[6]探讨兔慢性心衰模型离体心室动作电位整复性(APDR)变化对室性心律失常的影响,发现心室动作电位时程电交替可预测心衰兔室性心律失常的发生,心室 APDR 曲线 S_{max} 及 S_{max} 离散度均增大,促进了室性心律失常的发生。李兵等[7]研究培哚普利对慢性心衰大鼠心肌能量代谢和超微结构的影响,发现培哚普利能够改善心力衰竭大鼠心肌能量代谢、病理和超微结构。卢晓梅等[8]探讨醛固酮对 H9C2 细胞凋亡的诱导作用,发现醛固酮刺激 H9C2 细胞后,通过与盐皮质激素受体结合诱导氧化应激导致细胞凋亡。刘飞等[9]探讨麝香保心丸对心力衰竭大鼠血管紧张素Ⅱ受体(ATR)各亚型表达水平的影响,发现采用麝香保心丸可调节 ATR 各亚型的表达,对保护肾脏功能、改善心衰起到有益作用。郑俊波等[10]探讨体外膜肺氧合(ECMO)对急性右心衰竭犬血流动力学的影响,发现静脉-动脉 ECMO 可以有效改善急性右心衰竭犬的心功能,并保持血流动力学稳定。张杰民等[11]探讨外置主动脉旁反搏装置(OTPACD)对急性心衰的辅助效果,发现主动脉内气囊反搏技术(IABP)对急性心衰动物有良好的辅助作用,而 OTPACD 进一步增加了心输出量,提高了舒张期平均动脉压,降低了左心室舒张末压,改善心脏功能,增加脑部灌注,对急性心衰辅助效果优于 IABP。宋衍秋等[12]观察外源基因人 BNP 对慢性心衰大鼠心功能的影响,发现间断给予 BNP 重组腺病毒能够有效地改善心衰大鼠心脏结构和功能。罗时珂等[13]建立异丙肾上腺素(ISO)诱导大鼠慢性心衰模型,发现皮下注射 ISO 诱导建立模型简便、可靠,心衰模型的成功建立以皮下注射剂量为 2.5 $mg \cdot kg^{-1} \cdot d^{-1}$ 较为适宜。

(二) 临床诊治

1. 辅助检查

邓新桃等[14]研究 BNP 水平对慢性心力衰竭患者预后的影响,发现 BNP 水平是心衰患者心血管事件发生的独立危险因素,超过 1 910 ng/L 的患者预后较差。李国祥[15]对 CT 在左心室衰竭诊断中的作用进行深入分析发现 CT 在左心室衰竭中的诊断正确率也很高,可成为诊断左心室衰竭的重要补充。张慧娟等[16]选取 76 例心衰患者,探讨半乳凝集素 3 的表达情况及对预后的预测价值,发现其与心衰严重程度及左室重构相关,半乳凝集素 3 水平升高的患者近期预后差。于胜波等[17]回顾性分析 16 681 例心衰住院患者临床资料,发现病因对慢性收缩性心衰患者预后存在显著性影响。陈伟宁等[18]观察 36 例肺部感染并发心力衰竭患者,发现这部分患者血清心肌酶谱及 BNP 水平的变化规律明显,与其严重程度有一定的相关性,可以反映疾病的发展转归。王忠等[19]探讨 90 例哈萨克族心衰患者血浆和肽素、N 端前体脑钠肽(NT-proBNP)水平的变化及临床意义,发现和肽素、NT-proBNP 水平显著升高,与心衰严重程度有良好的相关性,可作为判断哈族心衰患者心功能的一个良好指标。颜秉菊等[20]选取 176 例慢性心衰患者研究红细胞体积分布宽度(RDW)水平与心脏超声心功能指标的关系,发现 RDW 是反映心功能受损的敏感指标,与心功能状态和左室重塑有明显的相关性,对指导治疗、评价预后均具有重要临床价值。杜智勇等[21]探讨基于 ^{1}H-NMR 的模式识别方法应用于慢性心力衰竭血清代谢组学研究的可行性,发现该技术是研究慢性心衰代谢组学的有效技术手段,心衰患者血清代谢组与健康人存在明显差异。邓梦华等[22]选取 36 例急性心衰患者,评估血浆 NT-proBNP 水平与胸腔内血容量指数(ITBVI)的相关性,发现 NT-proBNP 浓度越高,心脏泵血功能越差,心脏容量超负荷的风险越大。郭军等[23]研究急性左心衰竭患者的炎症介质变化、T淋巴细胞亚群、NK 细胞的表达及与 NYHA 分级的关系,发现这部分患者的细胞免疫功能下降,调整细胞免疫功能和调控炎性介质可能是治疗新思路。吕宝江等[24]回顾性比较 BNP 和 NT-proBNP 在浙江医科大学附属第二医院的临床应用情况,认为这两项指标的检测更趋合理,但也有过度使用情况的发生。于胜波等[25]探讨 RDW 对慢性心衰患者预后的预测价值及相关因素分析,发现 RDW 相关因素在不同病因中存在差异,患者总病死率与 RDW 间存在 J 型分布,评价 RDW 的预后价值需考虑病因因素。王建龙等[26]研究全基因组甲基化对心力衰竭患者心肌基因表达的影响,发现心衰时 DNA 启动子区甲基化会发生改变,并且 DNA 启动子区的甲基化会伴随着基因表达量的改变。喻长莉[27]探讨血清 BNP 检测联合 APACHEⅡ评分在急性心力衰竭患者治疗中的作用,认为两者联合在急性心衰的治疗中具有指导作用,能够更好地判断急性心衰患者心功能状况和病情程度。宋鉴清等[28]检测 83 例慢性心衰患者尿液 BNP 水平,发现尿液 BNP 对慢性心力衰竭的诊断有重要意义,与血浆 BNP 具有相似的诊断价值。刘一等[29]探讨实时三维超声心动图评价慢性心衰患者左房功能的价值,发现其能定量评价慢性心力衰竭患者左房容积和功能,对判断左室舒张功能及预测未来心血管事件具有重要意义。曹省等[30]应用实时三维超声心动图定量评价左房功能及其同步性,发现慢性心衰患者左房功能减低,存在着不同步性,随着左室充盈压增高,不同步性更加显著。郝亚荣等[31]选择收缩性心功能不全伴无房颤患者 243 例,测定血清醛固酮浓度变化,发现醛固酮是心功能不全发生房颤的独立危险因素,发生房颤者醛固酮血清浓度升高。王璐璐等[32]检测 60 例心衰患者血浆 Apelin-12 水平变化,发现舒张性心衰患者和收缩性心衰患者血浆 Apelin-12 水平均降低,与心功能分级无关。袁伟等[33]测定 192 例心衰患者血清可溶性 ST2(sST2)水平,认为 sST2 与 BNP、左室射血分数等指标具有相关性,可用于心力衰竭的诊断并提示近期预后不佳。王伟佳等[34]探讨心衰标志物 NT-proBNP 与 BNP 检测结果对心衰评价的潜在干扰因素,认为合理选择标本类型是检测的关键,在评价合并有其他疾病的心衰时,应客观分析 NT-pmBNP 与 BNP 的诊断价值。张卓一等[35]探讨 BNP 在鉴别急诊呼吸困难中的价值以及心衰分层中的作用,指出心源性呼吸困难 BNP 值明显高于肺源性呼吸困难,BNP 含量变化与心功能变化密切相关。李晓涛等[36]通过检测血浆 Apelin-12、NT-proBNP 在舒张性心衰中的水平,认为两者对诊断舒张性心衰及判断严重程度有一定的参考价值。蔡宗群等[37]通过检测血浆生长分化因子 15(GDF-15)水平探讨其与左心衰的关系,认为 GDF-15 是良好的心衰标志物,可作为辅助诊断左心衰的指标。王超等[38]应用血流向量成像(VFM)技术可以定量分析慢性心衰患者收缩期左室心腔内血流流场的变化情况,指出其有望成为一种较为准确的检测左心室收缩功能的新方法。欧阳维富等[39]检测 372 例急性心衰患者血清胱抑素 C(Cys C)水平,指出 Cys C 升高是急性心衰预后不良的独立危险因子,可作为不良临床事件危险分层的指标。

2. 心脏再同步治疗

汪咏莳等[40]用超声三维斑点追踪技术评价比格犬在快速起搏诱发心力衰竭过程中左心室的扭转运动,发现左心室扭转运动的变化可以反映快速起搏诱发心力衰竭动物血流动力学和左心室收缩同步性的变化。樊济海等[41]对 20 例行心脏再同步化治疗(CRT)的患者进行疗效和技术的总结,认为 CRT 治疗心衰有效,术前冠状动脉/冠状静脉造影对指导和易化左室导线植入有益。梁延春等[42]对 10 例中重度心力衰竭患者进行电生理标测指引 CRT 左室导线植入,发现电生理标测指引冠状静脉窦(CS)分支最延迟电激动处植入左室导线的 CRT 方法可行且短期疗效明显。姜凤霞等[43]利用超声二维斑点追踪显像技术评价慢性心力衰竭患者左室机械运动同步性,发现该技术能定量评价慢性心力衰竭患者左室收缩同步性,纵向参数较径向、圆周参数检出不同步的能力更强。马春燕等[44]探讨超声二维斑点追踪检测的左心室扭转参数预测 34 例接受 CRT 治疗的短期疗效,发现其预测 CRT 短期治疗有效的敏感性和特异性分别为 78%和 74%。李婷等[45]应用核素心室显像法评价缺血性心肌病和扩张型心肌病患者的心脏机械收缩同步性,发现不同病因心肌病患者室间及室内的收缩同步性不同,核素心室显像可获知心室不同步的程度、累及范围,对 CRT 有一定的指导意义。王勇等[46]对 65 例充血性心力衰竭患者进行超声心动图检查评价心脏非同步化运动,发现超声在评价心脏机械运动的同步性方面显示出了独特的作用,其相关同步化参数指标能成为心脏同步化治疗的有效指标之一。汤永庆等[47]* 探讨 CRT 对充血性心力衰竭(心衰)患者内皮功能的影响,认为 CRT 可以提高内皮细胞的功能,其机制可能是通过增加心输出量来实现的。徐莉等[48]观察 CRT 对 17 例顽固性心衰患者血浆 BNP 水平及心功能的影响,发现 CRT 能够明显降低 BNP 水平,改善其心功能,血浆

BNP水平能够反应患者术后心功能情况。马丽佳等[49]观察CRT对32例慢性心衰患者的临床疗效，发现CRT可明显改善心功能，提高生活质量，缓解临床症状，植入CRT-D可有效预防心源性猝死。桂春等[50]观察CRT对7例扩张型心肌病伴轻度慢性心衰的治疗效果，认为CRT能改善轻度慢性心衰和左束支传导阻滞患者的心功能，逆转心室重构。孙国建等[51]* 分析124例CRT术后患者超反应的预测因子，认为完全左束支阻滞及心力衰竭症状出现较短的患者CRT反应较好。张步春等[52]比较CRT与心脏再同步治疗除颤器(CRT-D)对心力衰竭患者预后的影响，认为CRT-D对心力衰竭患者的预后可能优于CRT。蒲里津等[53]对行心脏超声优化CRT的30例心衰患者进行研究，发现右室感知触发左室起搏较右室优先的传统CRT模式改善CHF患者的血流动力学，降低CRT年平均费用。邱春光等[54]观察右心房、左心室起搏治疗慢性心衰伴左束支传导阻滞患者的短期疗效，发现对窦性心律、完全性左束支传导阻滞的慢性心衰患者进行右心房、左心室起搏短期疗效确切。聂慧娟等[55]观察双心室同步起搏对20例慢性心衰患者的疗效，发现双心室再同步化起搏治疗可以明显改善患者心功能，提高生活质量，逆转左室重构，且随着时间延长持续改善。孙艳丹等[56]探讨组织运动瓣环位移(TMAD)技术在评价慢性心衰患者心室间同步性的应用价值，指出心衰患者 ΔPTtv-mv 显著延长，TMAD测量 ΔPTtv-mv 可以作为心衰患者左右室同步性评价的新指标。周菁等[57]* 在常规CRT植入技术基础上探讨左室主动固定电极在CRT中的应用价值，发现CRT采用左室主动固定电极安全性好，降低脱位和膈肌刺激风险，增加手术成功率。惠玲玲等[58]观察左心室大小和术后急性期收缩压变化对CRT疗效的影响，指出心衰患者CRT反应较好与治疗前左心室较小和术后急性期收缩压升高相关。

3. *药物治疗*

李玲等[59]纳入65例心衰合并低钠血症患者观察托伐普坦的疗效和安全性，发现托伐普坦可以有效纠正心衰患者低钠血症，增加尿量，总体耐受性良好，严重不良事件的发生率低。钟东[60]观察替米沙坦联合辛伐他汀治疗86例慢性心衰患者的疗效及安全性，发现在常规治疗基础上应用替米沙坦联合辛伐他汀能明显改善患者心功能，提高疗效。何春杰等[61]发现对慢性充血性心力衰竭合并阵发性心房颤动患者进行阿托伐他汀治疗，不仅可以改善心功能，还能降低房颤的复发率，可能与其抑制相关炎症反应有关。胡恒亮[62]对胺碘酮治疗50例重度左心衰竭并心房颤动进行分析，发现小剂量胺胍酮治疗重度左心衰竭并房颤患者安全有效。彭晓玲等[63]入选163例原发性高血压伴心力衰竭患者，探讨靶剂量比索洛尔治疗对原发性高血压伴心力衰竭患者心脏重构和心功能的影响，发现其可以明显改善心脏重构和心功能。何江等[64]对95例慢性心衰患者进行贝那普利治疗，发现贝那普利能抑制慢性心衰患者神经内分泌的过度激活，改善患者左心室功能。黄瑛等[65]观察大剂量螺内酯对老年慢性心衰患者心功能和BNP的影响，发现在常规用药基础上采用大剂量螺内酯可以明显改善患者心功能并降低BNP水平。张宇辉等[66]入选228例急性失代偿性心力衰竭患者探讨国产左西孟旦注射液治疗的安全性和有效性，发现左西孟旦可以更显著的改善症状，提高射血分数，降低BNP和肺毛细血管楔压水平，耐受性和安全性良好。李继红等[67]入选120例慢性心衰患者，观察核酪注射液对6分钟步行试验距离的影响，发现核酪注射液治疗能明显改善慢性心力衰竭患者的心功能。郭俊[68]探讨促红细胞生成素(EPO)在有轻度贫血的慢性心衰中的治疗作用，发现EPO治疗慢性心力衰竭，不仅能改善贫血状态，还能够明显改善心功能，获得明确的心脏保护作用。贾志等[69]将200例急性前壁心肌梗死合并心力衰竭患者随机分为对照组和基因重组人脑利钠肽(rhBNP)组各100例，发现短期使用rhBNP能改善急性前壁心肌梗死心力衰竭患者的心功能，减少住院期间不良心脏事件，增加6个月无事件存活率。孙裕平等[70]观察卡维地洛治疗26例小儿慢性心功能不全的临床疗效，发现卡维地洛治疗后患儿精神明显好转，食欲、体质量、活动量均明显增加，治疗安全有效，耐受性好。孙远南等[71]调查分析167例老年心衰合并肺部感染患者的抗感染药物应用情况，认为这部分患者的抗感染药物应用基本合理，但仍存在个别过量使用情况，应进一步加强管理，促进抗感染药物的合理使用。于胜波等[72]回顾性分析16 681例慢性心衰患者利尿剂对房颤发生的影响，认为利尿剂是这些患者房颤发生的独立危险因素，氢氯噻嗪＞40 mg/d和呋塞米≥40 mg/d增加房颤发生风险。于胜波等[73]分析湖北省慢性心衰患者药物治疗分布及其影响因素，认为湖北省心衰患者药物治疗有待改善，药物治疗受年龄、性别影响，其中女性患者药物治疗情况较男性差。黄陆力[74]选取70例慢性心衰患者，发现普伐他汀短期用于充血性心衰患者，可有效降低患者的炎症因子水平，减轻炎症反应，降低患者的血脂水平，缓解患者的病情。袁方等[75]研究静脉注射rhBNP对40例急性失代偿性心衰合并急性肾损伤患者心、肾功能的影响，认为rhBNP静脉注射较利尿剂加量治疗能更有效地改善患者的心、肾功能。陈茂华等[76]研究rhBNP对急性心肌梗死后急性失代偿性心衰患者循环内分泌激素及左室功能的影响，发现 rhBNP 对患者的血浆肾素、AngⅡ和醛固酮水平有快速而持续的抑制作用，可以显著改善左室功能。栾晓军等[77]评价短期静脉应用不同剂量的 rhBNP 治疗 48 例急性心衰患者，发现 rhBNP 改善血流动力学效果明显，且能改善呼吸困难等临床症状，使用中剂量($0.1\ \mu g \cdot kg^{-1} \cdot min$)不但疗效较好，且不良事件较少，适宜临床应用。

4. 其他

卢亮[78]探讨经桡动脉介入治疗 120 例老年冠心病合并慢性左心衰竭患者的临床疗效和安全性，发现经桡动脉介入治疗老年冠心病合并慢性左心衰竭安全性高，相比经股动脉径路占有诸多优势。于胜波等[79]回顾性调查和分析湖北地区 16 681 慢性收缩性心衰患者的资料，发现这部分患者房性心律失常常见，房速和房颤发生风险随年龄增加和左室射血分数减低而增加，房颤发生风险在不同病因引起的心衰中存在差异。刘东等[80]观察无创正压机械通气(NIPPV)对 26 例急性左心衰竭血浆高敏肌钙蛋白 T(hs－TnT)水平的影响，发现 NIPPV 能够提高急性左心衰竭的治疗效果，并能进一步降低血浆 hs－TnT 水平。李洁等[81]观察连续性肾脏替代疗法(CRRT)对临床药物治疗无效的 85 例难治性心衰的治疗效果，发现 CRRT 治疗可以快速清除患者容量负荷，纠正心衰，提高生存率。毕晓锋等[82]入选 32 例急性心源性肺水肿患者，发现无创通气模式成比例辅助通气(PAV)、双水平气道正压通气(BiPAP)对改善患者氧合和缓解呼吸困难具有显著的临床疗效，PAV 与 BiPAP 对 ACPE 患者的疗效相仿，PAV 的同步性、舒适性较 BiPAP 好，气道峰压较低，更易被患者接受。陆艳辉等[83]探讨 887 例心衰患者患病率、心力衰竭特点以及危险因素，发现心衰已经成为危重症临床实践不容忽视的问题，其发病受到多因素影响，警惕左室射血分数正常的心力衰竭对危重症临床实践具有重要意义。彭云珠等[84]选取 50 例缺血性心衰患者探讨体外心脏震波(CSWT)治疗的可行性及安全性，认为 CSWT 是一项无创、安全、有效的新疗法，可缓解患者心绞痛、改善心功能，提高生活质量及运动耐量。于胜波等[85]探讨房颤对慢性收缩性心衰住院患者远期预后的影响，认为房颤不增加远期总死亡、心血管病死亡、心力衰竭死亡和心脏性猝死，而增加栓塞相关死亡。赵青等[86]入选 20 例心衰患者应用心肺运动试验(CPET)评估运动能力，认为 CPET 可以客观、定量地评价慢性心衰竭患者的运动能力。尹巧香等[87]对 6 949 例心衰患者进行住院 30 天病死率的危险因素分析，认为老龄、并发疾病、研究时段是影响病死率的独立危险因素。程中伟等[88]入选 83 例左室射血分数≤35％且否认既往心肺复苏、晕厥和持续室速或室颤的心衰患者，认为这部分患者预后较差，植入型心律转复除颤器(ICD)具有降低死亡率和心脏性再住院率的倾向性。

(刘夙璇　白　元)

参考文献

1　马　力，等. 河北医药，2011，33(19)：2885
2　刘明鑫，等. 中国心脏起搏与心电生理杂志，2011，25(6)：540
3　童　欣，等. 第三军医大学学报，2012，34(5)：396
4　李劲草，等. 新医学，2012，43(7)：450
5　孙向东，等. 临床心血管病杂志，2011，27(8)：627
6　刘　韬，等. 中华心血管病杂志，2012，40(6)：467
7　李　兵，等. 中华急诊医学杂志，2011，20(9)：955
8　卢晓梅，等. 广东医学，2012，33(10)：1388
9　刘　飞，等. 首都医科大学学报，2012，33(1)：99
10　郑俊波，等. 中国危重病急救医学，2012，24(4)：229
11　张杰民，等. 中华胸心血管外科杂志，2011，27(8)：489
12　宋衍秋，等. 中华心血管病杂志，2011，39(8)：706
13　罗时珂，等. 重庆医学，2012，41(4)：352
14　邓新桃，等. 中华心血管病杂志，2012，40(6)：462
15　李国祥. 吉林医学，2012，33(11)：2390
16　张慧娟，等. 临床心血管病杂志，2012，28(4)：259
17　于胜波，等. 中华流行病学杂志，2011，32(11)：1148
18　陈伟宁，等. 中华医院感染学杂志，2012，22(6)：1178
19　王　忠，等. 临床心血管病杂志，2011，27(12)：925
20　颜秉菊，等. 临床心血管病杂志，2011，27(10)：767
21　杜智勇，等. 南方医科大学学报，2012，32(3)：415
22　邓梦华，等. 广东医学，2012，33(12)：1723
23　郭　军，等. 中国急救医学，2012，32(6)：491
24　吕宝江，等. 心电与循环，2012，31(4)：229
25　于胜波，等. 中华心血管病杂志，2012，40(3)：237
26　王建龙，等. 首都医科大学学报，2012，33(4)：427
27　喻长莉. 内科急危重症杂志，2011，17(4)：243
28　宋鉴清，等. 中华检验医学杂志，2011，34(9)：775
29　刘　一，等. 武汉大学学报(医学版)，2012，33(3)：397
30　曹　省，等. 中华超声影像学杂志，2012，21(2)：116
31　郝亚荣，等. 中国心脏起搏与心电生理杂志，2011，25(5)：414
32　王璐璐，等. 临床心血管病杂志，2012，28(1)：68
33　袁　伟，等. 第二军医大学学报，2012，33(2)：175
34　王伟佳，等. 中华心血管病杂志，2011，39(8)：695
35　张卓一，等. 浙江医学，2011，33(10)：1466
36　李晓涛，等. 心脏杂志，2011，23(4)：498
37　蔡宗群，等. 临床心血管病杂志，2012，28(4)：252
38　王　超，等. 中华超声影像学杂志，2012，21(4)：281
39　欧阳维富，等. 中华高血压杂志，2011，19(10)：938
40　汪咏莳，等. 中华超声影像学杂志，2012，21(1)：60
41　樊济海，等. 中国心脏起搏与心电生理杂志，2012，26(3)：205
42　梁延春，等. 中国心脏起搏与心电生理杂志，2012，26(3)：196
43　姜凤霞，等. 中华超声影像学杂志，2012，21(7)：562

44 马春燕,等. 中国医科大学学报,2011,40(10):919
45 李 婷,等. 中华核医学与分子影像杂志,2012,32(4):302
46 王 勇,等. 中华超声影像学杂志,2012,21(3):264
47* 汤永庆,等. 临床心血管病杂志,2012,28(7):525
48 徐 莉,等. 内科急危重症杂志,2011,17(4):220
49 马丽佳,等. 临床心电学杂志,2012,21(3):196
50 桂 春,等. 广西医学,2012,34(4):422
51* 孙国建,等. 中华心律失常学杂志,2011,15(5):325
52 张步春,等. 中华急诊医学杂志,2011,20(12):1316
53 蒲里津,等. 中国心脏起搏与心电生理杂志,2011,25(6):488
54 邱春光,等. 中国循环杂志,2012,27(2):107
55 聂慧娟,等. 临床心血管病杂志,2011,27(12):952
56 孙艳丹,等. 中国超声医学杂志,2012,28(7):608
57* 周 菁,等. 中国介入心脏病学杂志,2012,20(2):87
58 惠玲玲,等. 心脏杂志,2011,23(6):741
59 李 玲,等. 中华心血管病杂志,2011,39(10):936
60 钟 东. 广西医学,2012,34(8):1044
61 何春杰,等. 心电与循环,2012,31(4):223
62 胡恒亮. 吉林医学,2012,33(5):970
63 彭晓玲,等. 中华高血压杂志,2012,20(1):81
64 何 江,等. 四川医学,2011,32(8):1204
65 黄 瑛,等. 中华老年医学杂志,2011,30(10):827
66 张宇辉,等. 中华心血管病杂志,2012,40(2):153
67 李继红,等. 中国循环杂志,2012,27(2):119
68 郭 俊. 内科急危重症杂志,2011,17(5):308
69 贾 志,等. 中国综合临床,2012,28(4):373
70 孙裕平,等. 中华急诊医学杂志,2012,21(7):751
71 孙远南,等. 中华医院感染学杂志,2012,22(8):1691
72 于胜波,等. 中华心律失常学杂志,2012,16(2):98
73 于胜波,等. 中华流行病学杂志,2012,33(2):229
74 黄陆力. 中华医院感染学杂志,2012,22(8):1619
75 袁 方,等. 上海医学,2011,34(12):938
76 陈茂华,等. 临床心血管病杂志,2012,28(7):508
77 栾晓军,等. 中国循环杂志,2011,26(4):283
78 卢 亮. 中华老年医学杂志,2012,31(1):54
79 于胜波,等. 中华心律失常学杂志,2011,15(6):405
80 刘 东,等. 心脏杂志,2011,23(6):775
81 李 洁,等. 医学临床研究,2012,29(7):1259
82 毕晓锋,等. 中华急诊医学杂志,2012,21(7):736
83 陆艳辉,等. 中华急诊医学杂志,2011,20(9):922
84 彭云珠,等. 中华心血管病杂志,2012,40(2):141
85 于胜波,等. 中华心律失常学杂志,2012,16(1):39
86 赵 青,等. 中国循环杂志,2011,26(5):370
87 尹巧香,等. 心脏杂志,2011,23(6):748
88 程中伟,等. 中华心律失常学杂志,2011,15(5):336

九、心包炎

赵晔等[1]回顾性分析538例慢性缩窄性心包炎患者的临床资料,结果提示心包剥脱术是治疗慢性缩窄性心包炎的有效手段,胸骨正中切口径路是外科治疗慢性缩窄性心包炎最佳的手术径路。曾艳等[2]总结并分析202例需要进行心包穿刺和引流的心包积液患者的临床特征、病因及心包积液性质,提示需要进行心包穿刺和引流的心包积液多为渗出液或血性渗出液,肿瘤和结核为主要原因,注意识别和鉴别医源性心包积液和急性心肌梗死,积极行心包穿刺和引流是重要的治疗手段。侯刚等[3]对经内科胸腔镜诊断的20例不明原因胸腔积液患者的临床资料进行分析、总结,证明使用内科胸腔镜对胸腔积液的病因诊断具有较高的临床实用价值,为一种安全、有效、诊断率高的检查方法。王文瑞等[4]回顾性分析46例缩窄性心包炎患者的临床资料,结果提示正确的围手术期处理及充分合理的心包剥脱,可使缩窄性心包炎患者术后心功能明显改善。陈海燕等[5]选择临床确诊的急性心包炎患者41例,结合临床对心电图检查结果进行分析,结果提示急性心包炎时aVR导联R段偏移或抬高为特征性表现,具有较高的诊断价值。周明广[6]收集18例存在心包膜肥厚、心包液纤维分隔的结核性心包炎患者,观察和分析中心静脉留置管心包腔引流并心包腔内注射尿激酶治疗结核性心包炎的疗效,证明本法对保持积液引流畅通,灌洗易引起心包粘连的纤维蛋白渗出液,减少纤维蛋白在心包内沉积,防止心包粘连和缩窄具有积极意义,是防治结核性心包粘连缩窄的有效方法之一。张鼎文等[7]对确诊的13例缩窄性心包炎(CP)的超声心动图特点进行回顾性总结,结果提示下腔静脉增宽及随呼吸运动塌陷率降低,室间隔舒张期异常运动,左室后壁舒张中后期运动平直,二尖瓣环舒张早期E峰峰值速度等指征对CP有较为重要的诊断价值。苗莉等[8]回顾性分析86例伴发于恶性肿瘤的心包积液患者进行引流治疗的有效性,提示心包穿刺或心包开窗是短期缓解心包积液相关症状、恢复血流动力学稳定的安全有效手段。田野等[9]对90例心包积液患者随机分为直接置管引流组和单纯穿刺抽液组行心包穿刺术的疗效进行分析,结果提示传统心包穿刺抽液可以在短时间内缓解患者的症状,但复发快,尤其是肿瘤性心包积液的量往往增长迅速,需要反复穿刺抽液,抽液时间明显长于置管引流组,增加术者的工作量和疲劳感;随着积液量的减少针尖逐渐靠近心肌可能切割损伤心肌或冠状动脉,甚至危及生命;直接抽液时抽取速度相对快,使心腔扩张,短时间内回心血量增加,可致急性肺水肿的发生。

(余 慧)

参考文献

1 赵 晔,等. 中国胸心血管外科临床杂志,2012,19(2):197

2　曾　艳,等.内科急危重症杂志,2011,17(5):276
3　侯　刚,等.医学临床研究,2012,29(1):50
4　王文瑞,等.解放军医学杂志,2012,37(5):496
5　陈海燕,等.医学临床研究,2011,28(11):2123
6　周明广.吉林医学,2011,32(28):6001
7　张鼎文,等.贵州医药,2011,35(9):844
8　苗　莉,等.山西医药杂志,2011,40(11):1112
9　田　野,等.中国循环杂志,2012,27(3):195

十、心脏与心包肿瘤

张建明等[1]回顾性分析3例心脏黏液瘤合并脑栓塞患者的临床资料,提示心脏黏液瘤合并脑栓塞的临床特点是由脱落的瘤栓阻塞脑血管导致多发性脑卒中样改变。程前进等[2]总结34例原发性心脏肿瘤的手术治疗经验,其中良性肿瘤28例,恶性肿瘤6例,提示原发性心脏肿瘤,因随时可能发生栓塞,甚至猝死。由于恶性肿瘤进展较快,应早期手术并结合综合性治疗以改善预后。丛娟等[3]回顾分析11例胎儿心脏肿瘤的超声资料,证明超声心动图可显示胎儿心脏肿瘤的数目、大小、部位,反映血流梗阻、瓣膜反流、心包积液、心律失常等并发症,对决定是否继续妊娠、围生期监护具有重要意义。史敏科等[4]回顾性分析原发性心脏黏液瘤76例患者的临床资料,结果提示心脏黏液瘤术前超声心动图检查诊断准确率高,确诊应尽早手术;手术的关键是保持瘤体完整。刘化刚等[5]回顾性分析5例左心房黏液瘤合并动脉栓塞患者的临床资料,提示心脏黏液瘤合并动脉栓塞患者,如发生重要器官栓塞或外周动脉栓塞无血流通过,应尽早行手术治疗,并根据患者的状态考虑是否同期行心脏黏液瘤切除术;如栓塞的肢体远端血液供应良好,待病情稳定后行心脏黏液瘤切除术,同期行 Fogarty 导管取栓术。杨静等[6]回顾性分析经手术和病理证实的9例心内平滑肌瘤病的临床和心脏超声表现,结果提示心内平滑肌瘤病具有特定的病史和心脏超声特点,大多数患者有心脏相关的症状;诊断的关键在于对该病的认识和警惕性;心脏超声在疾病的初筛、诊断、病情评估和治疗随访中有重要的作用。徐学增等[7]总结44例全胸腔镜下心房黏液瘤手术的经验,证明全胸腔镜下心房黏液瘤手术安全可靠,创伤小,患者恢复快。王明岩等[8]总结7例非囊肿性原发性心包肿瘤患者的诊断和治疗方法,提示良性肿瘤一经确诊应尽早手术切除;恶性心包肿瘤较易误诊,如无远处转移,应积极争取手术治疗,化疗和放疗效果均不理想。姚青等[9]回顾性分析26例心脏占位病变患者的临床资料,证明外科手术是治疗心脏良性肿物的首选方法,手术效果取决于肿物的病理分型及累及范围。张智旸等[10]回顾性分析64例心脏黏液瘤患者的临床表现、超声特点和手术情况,结果提示心脏黏液瘤以左心房黏液瘤最为常见,其临床表现多样,心脏超声对心脏黏液瘤的诊断价值高。侯翠红等[11]分析10例原发性心脏肿瘤介导的室性心动过速的患者的临床表现、心电图特点,治疗方法并随访疗效,提示原发性心脏良性肿瘤介导的室性心动过速经肿瘤切除术可以治愈。张小杉等[12]对20例右心肿瘤患者进行经胸超声心动图(TTE)观察,证明TTE能够无创、准确观察右心系统肿瘤,对肿瘤良恶性的鉴别有重要价值。张婷等[13]对44例经左心室造影证实为室壁瘤的心肌梗死患者的相关因素进行分析,结果提示室壁瘤形成独立的相关因素包括:前降支病变、心绞痛病史、主要血管完全或次全闭塞。史敏科等[14]对40例原发性心脏黏液瘤采用右腋下小切口行左房黏液瘤摘除术的效果进行分析,提示右腋下小切口应用于左房黏液瘤,有创伤小、失血少、切口美观等优点,且与常规切口相比,病死率和并发症发生率差异无统计学意义,该技术非常适合于小儿和青年女性患者,肥胖,右胸膜腔或心包粘连不是右腋下小切口手术的禁忌征,但操作难度增大。石华铮等[15]对3例经病理或临床证实的心包恶性病变进行^{18}F-FDG PET/CT 扫描检查,结果提示应用^{18}F-FDG PET/CT 检查对确诊有一定帮助。陈磊等[16]对16例左房黏液瘤患者进行围手术期处理分析,提示超声心动图是诊断左心房液瘤的首选方法,另外一旦确诊,均应手术治疗。

(余　慧)

参考文献

1　张建明,等.临床神经病学杂志,2011,24(6):464
2　程前进,等.心肺血管病杂志,2012,31(1):43
3　丛　娟,等.中华超声影像学杂志,2012,21(2):177
4　史敏科,等.河北医药,2012,34(5):720
5　刘化刚,等.中国胸心血管外科临床杂志,2011,18(6):576
6　杨　静,等.临床心血管病杂志,2011,27(11):852
7　徐学增,等.中华胸心血管外科杂志,2012,28(4):205
8　王明岩,等.中国胸心血管外科临床杂志,2012,19(1):83
9　姚　青,等.北京医学,2012,34(7):546
10　张智旸,等.中华心血管病杂志,2012,40(7):597
11　侯翠红,等.中华心血管病杂志,2012,40(6):502
12　张小杉,等.山东医药,2011,51(52):80
13　张　婷,等.中国实用内科杂志,2012,32(3):225
14　史敏科,等.江苏医药,2011,37(23):2855
15　石华铮,等.中华核医学与分子影像杂志,2012,32(1):67
16　陈　磊,等.江苏医药,2012,38(9):1102

十一、大动脉疾病

温淑云等[1]研究发现糖皮质激素及(或)免疫抑制剂以及血管严重狭窄或闭塞者适时联合介入与手术,可有效控制大动脉炎患者的临床症状及炎性指标,改善患者的生存质量。张卫平等[2]研究发现大动脉炎患者的体液和T淋巴细胞亚群水平在发病时变化明显,对该病的发病机制研究和临床诊断有重要意义。

张总刚等[3]研究发现采用三分支主动脉弓覆盖支架治疗Stanford A型主动脉夹层可简化主动脉弓部手术,降低手术风险,适合于多数Stanford A型主动脉夹层患者的治疗,长期效果尚需进一步观察。董逸飞等[4]研究发现主动脉夹层腔内修复术具有安全、可行、有效的特点,手术病死率和并发症发生率低,手术成功率高和短期生存率高,根据有限的资料证实B型夹层的介入治疗,具有良好的中短期疗效。康凯等[5]研究提示依据患者病情设计个体化的手术及体外循环方案;综合利用各种外科手术技巧预防出血;足量、快速应用止血药以及注意术中血压、血细胞比容的管理等,可有效减少术中出血及其相关并发症的发生。钱进等[6]研究提示急性主动脉夹层病例逐年增多,临床工作中应高度重视胸痛、腹痛、后背痛、转移痛等症状,注意监测患者血压、心率,并高度警惕老年、女性、A型主动脉夹层的患者。夏健明等[7]研究发现主动脉夹层肺损伤与体温、白细胞、超敏C反应蛋白、累及双肾动脉或肠系膜上动脉相关,其中超敏C反应蛋白>15 mg/L、白细胞>14 G为独立预测因素。高雷等[8]研究发现超声心动图引导下置入覆膜支架治疗B型主动脉夹层安全、有效、并发症少,近期效果满意,中、远期结果需进一步观察。王云等[9]研究发现采用深低温停循环三分支主动脉弓覆膜支架植入治疗急性A型主动脉夹层及主动脉弓严重病变,安全、有效、简化。陈云银[10]研究发现CT扫描时诊断主动脉夹层动脉瘤首选的影像学方法,具有准确、快速、无创伤的特点,对该病的诊断及治疗具有重要意义。陈俞宏等[11]研究发现对主动脉夹层合并主动脉瓣反流者,可优先采用保留主动脉瓣的主动脉根部替换术。王亮等[12]研究发现女性、急性病程、肾功能不全、术后开胸止血、输血量是Stanford A型主动脉夹层患者术后院内死亡的独立危险因素。胡孜阳等[13]研究发现与正常主动脉组织相比,miRNAs在主动脉夹层患者的主动脉组织中呈现差异表达,其可能在主动脉夹层的发病中发挥着重要作用,其中hsa-miR-146b-5p_st有可能成为新的主动脉夹层的分子标志物。

(王忠凯)

参考文献

1 温淑云,等.中华风湿病学杂志,2011,15(9):604
2 张卫平,等.山东医药,2012,52(15):34
3 张总刚,等.新疆医学,2011,41(2):1
4 董逸飞,等.心肺血管病杂志,2011,30(6):524
5 康　凯,等.心肺血管病杂志,2011,30(6):521
6 钱　进,等.武汉大学学报(医学版),2012,33(1):119
7 夏健明,等.临床心血管病杂志,2012,28(1):64
8 高　雷,等.中华心血管病杂志,2011,39(11):984
9 王　云,等.宁夏医学杂志,2012,34(2):103
10 陈云银.河北医药,2012,34(5):686
11 陈俞宏,等.临床心血管病杂志,2012,28(2):157
12 王　亮,等.中华外科杂志,2012,50(5):422
13 胡孜阳,等.中华心血管病杂志,2012,40(5):406

十二、其他

(一)心电图

王巍亚等[1]探讨肺结核患者红细胞沉降率(ESR)对心脏电活动的影响。按ESR检查结果将560例肺结核患者分为ESR正常组、ESR轻度增快组、ESR中度增快组和ESR重度增快组,分别比较各患者入院心电图。结果显示ESR增快患者,心电图异常发生率、快速性心律失常、ST-T及T波改变发生率增高。何达菊[2]记录和分析86 621例常规12导联心电图,检出完全性左束支阻滞170例,占0.19%,右束支阻滞3 243例,占3.74%,完全性右束支阻滞1 587例,占1.83%。结论RBBB较常见,CLBBB不多见。CLBBB合并急性心肌梗死心电图诊断须慎重。郭晓霞等[3]分析格尔木地区门诊及住院患者心电图检查2 650例,检出窦性心律失常454例,占51.3%,传导阻滞166例,占18.76%,主动性异位心律124例,占14.01%,传导路径异常43例,占4.86%,及其他心律失常11.08%。结论高原低氧低气压环境对心律失常有特殊影响,对心肌自律性、兴奋性及传导性均有不同程度的影响,高原特发疾病与心律失常有密切的关系。王庆茹等[4]对200例正常青年人,按性别分两组,对立体心电向量图和平面向量图心房除极最大向量振幅、心房复极Ta向量振幅指标对比分析,结果显示青年人立体P环最大向量振幅正常范围男性0.045～0.15 mV、女性0.041～0.119 mV,立体Ta向量振幅正常范围男性0.006～0.049 mV、女性0.004～0.044 mV,性别间均有显著差异(男性>女性,$P<0.05$);立体p环最大向量和Ta向量均大于各平面值,其中与H面差异有显著性(立体>H面,$P<0.05$)。杨怀恩[5]对52例同时行心电图及超声心动图检查的病例进行分析,结果显示心电图ptfv1的出现与右心

结构变化有一定关系。洪美满等[6]对50例确诊急性肺动脉栓塞患者心电图进行分析，结果显示窦性心动过速10例(33.3%)，房性期前收缩4例(13.3%)，心房颤动2例(6.7%)，肺性P波1例(1.78%)，S1QⅢTⅢ(至少一项)15例(50%)，ST-T改变(ST段aVR抬高，右胸及下壁导联ST压低，T波倒置)16例(53.3%)。其中部分患者具有多项心电图改变。周林海等[7]收集24小时内入院确诊的78例肺动脉栓塞患者的心电图信息，根据欧洲心脏协会肺动脉栓塞指南将患者分成低风险、中等风险、高风险3组，计算心电图积分、Q-Tcd。结果显示高风险组Q-Tcd较中、低风险组显著增加(均 $P<0.01$)。Q-Tcd与肺动脉收缩压和心电图积分存在正相关($r=0.67$、0.30，$P<0.01$ 或 $P=0.05$)。童惠平等[8]对120例常规12导联心电图诊断为顺钟向转位的心电图再进行心电向量图的检查，同时经心脏超声心动图确诊右心室肥大结果进行统计分析，结论心电向量图弥补了心电图诊断上的不足，在顺钟向转位心电图提高了右心室肥大的诊断准确性，其价值优于常规12导心电图。陈海燕等[9]对进行体检的1 862例60岁以上老年人检测出的异常心电图进行分析，结果显示心电图异常改变有随年龄增长而增加的趋势；心电图异常与血压、血脂、血糖等因素有关。郭燕明等[10]将520例24小时动态心电图数据做成的Lorenz散点图图形与动态心电图诊断及心率变异(HRV)线性指标对照分析。结论Lorenz散点图图形特点与动态心电图心律失常类型，与HRV线性时域指标有较好的相关性。顾婷婷等[11]对85例动态心电图检查结果出现长RR间期(RR≥2 000毫秒)患者进行回顾性分析，结果显示长RR间期多见于夜间睡眠期(0:00～5:00)及白天休息期(12:00～14:00)，活动及清醒期比较少见；长RR>3 000毫秒时患者会出现黑矇、晕厥甚至抽搐。结论动态心电图长RR分析对于减少临床上心源性猝死是简单有效的办法。时志城等[12]常规测量10例临终患者的QT间期实测值(QT)，通过QT间期换算公式计算QT间期预测值(QTp)、校正后QT间期值(QTc)以及QT/QTp比值，结果显示10例临终患者心电图除出现各型传导阻滞、心室停搏等心电异常外，均伴随QT间期缩短。结论：继发性QT间期缩短可能是出现于临终患者的一种罕见心电图表现，在一定程度上反映了心脏电活动衰竭，其预后不良，应引起临床高度重视。焦建等[13]回顾性分析4 142例疑诊冠心病行腺苷负荷/静息MPI的女性患者资料，结果显示女性患者易出现负荷ECG“假阳性”；负荷MPI是评价此类患者有无冠心病的重要手段；同机CTCA则是避免冠状动脉3支病变而MPI“假阴性”的弥补手段，因此，利用SPECT/CT施行MPI/CTCA是对此类患者进行冠心病筛查的准确性较高的无创性评价手段。刘明艳[14]观察抗精神病药阿立哌唑对精神分裂症患者Tp-Te间期的影响，结果显示治疗4周后，氯氮平组的Tp-Te间期及Tp-Tec间期与治疗前相比较明显延长，且与阿立哌唑组相比较具有统计学意义($P<0.05$)，表明与氯氮平相比，阿立哌唑对心电图Tp-Te间期及Tp-Tec间期的影响较小，安全性相对较大。崔勇等[15]探讨AVR导联四步法和Ⅱ导联RWPT法鉴别诊断宽QRS波群(WCT)心动过速的价值。结果显示，AVR导联四步法诊断准确率及对室速诊断的敏感度、特异性均明显高于Ⅱ导联RWPT法(P 均<0.005)。贾一新等[16]回顾性分析141例次心脏移植后心肌活检结果，与同期描记的心肌内心电图(IMEG)数据。发现如以心率、心肌阻抗、QRS波幅、心室除极反应T波降支最大斜率数据4项指标联合诊断排斥反应(AR)，回顾性分析诊断敏感度可达95.3%，特异性为96.1%，其ROC曲线下面积为0.923 7。采用心肌内心电图联合诊断可以避免52.5%心肌活检数量，将出现4.7%的漏诊率。采用IMEG监测AR的患者较未采用的患者，预计5年生存率高。于阿信等[17]回顾性分析862例行动态心电图检查、心率变异性(HRV)分析并完成楼梯运动试验的受检者，依据HRV结果分为异常组和正常组，观察心率变异性与楼梯运动后心率恢复关系，结论HRV异常组运动后心率恢复减慢。卢海燕[18]对141例2型糖尿病患者进行动态心电图、运动平板试验及冠状动脉造影检查。发现运动平板试验诊断2型糖尿病冠状动脉病变的敏感度72.41%，特异度66.67%，阳性预测值77.78%，阴性预测值60.00%，预测准确性70.21%；动态心电图诊断2型糖尿病冠状动脉病变的敏感度58.62%，特异度72.22%，阳性预测值77.27%，阴性预测值52.00%，预测准确性63.83%；运动平板试验对2型糖尿病冠状动脉病变的诊断敏感度高于动态心电图($P<0.05$)。万进等[19]回顾性分析156例心肌桥患者的临床资料，研究平板运动试验(TET)时的心肌缺血情况，同时采用直线相关分析，研究冠状动脉造影显示的心肌桥长度与心肌缺血、运动时间的关系。结论TET可评估心肌桥患者的心肌缺血，心肌桥长度与心肌缺血和运动时间相关，吸烟者缺血发生率较高，应该控烟和戒烟。张静等[20]回顾性分析112例患者平板运动试验资料，根据平板运动试验中是否发生心脏变时功能不全分为变时功能正常组(65例)及变时性功能不全组(47例)，收集各项临床观察指标进行Logsitic多因素回归分析，结果显示吸烟($OR=3.473$；95% CI 为1.510～7.988；$P=0.003$)影响心脏变时功能，是平板

运动试验中心脏变时功能不全发生的独立危险因素。赵英杰等[21]分析 61 例确诊的 ARVC 患者，根据心脏 MRI 检查结果，分为右心室局部病变组、右心室弥漫病变组、双心室病变组，分析比较三组的心电图特征。结论心电图正常并不能排除 ARVC。ARVC 患者 T 波倒置在 12 导联心电图上具有很高的发生率，并且 T 波倒置在胸部导联的延伸与病变程度是相关的，T 波倒置的范围可以提示 ARVC 病变累及的程度。翟军鹏等[22]对 321 例动态心电图数据 HRV 心电散点图与时域、频域指标进行相关分析，观察心电散点图指标的特点。结果显示，心电散点图用于表达 HRV 的各项指标与时域、频域指标，有对应关系，心电散点图视觉直观性强，能分辨出真实窦性心搏图形与干扰伪差图形，窦性心搏图形具有多态性和个体唯一性。余华等[23]对 27 例房室结双径路传导患者动态心电图进行回顾性分析，结果显示，动态心电图上 P－R 间期呈跳跃现象提示存在房室结双径路。郑华等[24]对食管心脏电生理检查中的 1∶2 房室传导现象、心室起搏现象、心房颤动与室上性心动过速、拖带现象、P－R 间期超长跳跃现象、特殊类型电交替现象等少见现象进行了分析。邵墨沁[25]报道了 5 例 WPW 患者出现酷似心肌梗死的心电图，其中 2 例为左侧壁房室旁道，2 例为左后壁房室旁道、1 例为后间隔房室旁道，提示不同房室旁道位置会导致 EKG 出现类似心肌梗死表现。

（王　倩　胡建强）

参 考 文 献

1 王巍亚，等. 临床心血管病杂志，2012，28(6)：458
2 何达菊. 临床心电学杂志，2011，20(5)：360
3 郭晓霞，等. 青海医药杂志，2011，41(7)：38
4 王庆茹，等. 临床心电学杂志，2011，20(4)：255
5 杨怀恩. 中国循环杂志，2011，26(4)：291
6 洪美满，等. 心电学杂志，2011，30(5)：407
7 周林海，等. 心电与循环，2012，31(3)：150
8 童惠平，等. 吉林医学，2011，32(29)：6191
9 陈海燕，等. 医学临床研究，2011，28(10)：1905
10 郭燕明，等. 内蒙古医学杂志，2011，43(7)：792
11 顾婷婷，等. 医学临床研究，2012，29(1)：69
12 时志城，等. 临床心血管病杂志，2012，28(3)：183
13 焦　建，等. 心肺血管病杂志，2012，31(4)：452
14 刘明艳. 临床心电学杂志，2012，21(2)：117
15 崔　勇，等. 山东医药，2011，51(39)：59
16 贾一新，等. 心肺血管病杂志，2012，31(1)：31
17 于阿信，等. 中国心脏起搏与心电生理杂志，2011，25(6)：575
18 卢海燕. 心电与循环，2012，31(3)：158
19 万　进，等. 中华心血管病杂志，2012，40(7)：593
20 张　静，等. 临床心电学杂志，2012，21(2)：98
21 赵英杰，等. 中华心血管病杂志，2011，39(8)：734
22 翟军鹏，等. 临床心电学杂志，2012，21(2)：112
23 余　华，等. 心电与循环，2012，31(3)：143
24 郑　华，等. 心电与循环，2012，31(4)：255
25 邵墨沁. 医学临床研究，2011，28(10)：1889

（二）影像学检查

方晓燕等[1]对 13 例冠心病患者进行斑点追踪显像(speckle tracking imaging，STI)及实时超声心动图(real-time three-dimensional echocardiography，RT－3DE)检查，获得左室 12 节段径向应变及圆周应变达峰时间标准差(Trs12－SD，Tcs12－SD)、左室 16 节段纵向应变达峰时间标准差(Tls16－SD)、16 节段和 12 节段达最小容积时间标准差(Tmsv16－SD，Tmsv12－SD)，所测得的结果与门控心肌灌注 SPECT 显像(gated myocardial perfusion single-photon emission computed tomography，GMPS)进行比较。结果发现，STI 参数 Trs12－SD 与 GMPS 参数相位标准差、相位宽度正相关(分别为 $r=0.800$，$P<0.05$；$r=0.607$，$P<0.05$)；RT－3DE 参数 yuTmsv16－SD 与 GMPS 参数相位标准差、相位宽度相关性更好(分别为 $r=0.8047$，$P=0.001$；$r=0.890$，$P<0.01$)。可见，RT－3DE 参数较 STI 参数与 GMPS 参数的相关性更好，提示 RT－3DE 参数有望成为评价左心室收缩同步性的理想指标。舒先红等[2]对 70 例心脏再同步化治疗(CRT)前及术后 6 个月的患者应用 RT－3DE 和 STI 评价左心室同步性，以左室收缩末容积(LVESV)缩小 15%为 CRT 治疗有效，同时在 21 条试验犬进行同样的检测。评价同步性的超声参数包括 RT－3DE，评价左室 16 节段达最小收缩容积时间的标准差及其与心动周期的比值(Tmsv－16 SD，SDD)，STI 评价犬左室乳头肌水平 6 节段 QRS 波起点及径向应变和圆周应变达峰时间的标准差与心动周期的比值(Trs－6 SD，Tcs－6 SD)。结果显示，动物试验的 Tmsv－16 SD、Trs－6 SD、Tcs－6SD 与左室射血分数(LVEF)呈负相关(分别为 $r=-0.806$、-0.75、-0.83，P 均<0.01)，Trs－6SD 对 CRT 疗效最有预测价值，当 Trs－6 SD≥12.2%时，预测 CRT 有效的敏感性和特异性分别为 83.3%和 100%。临床研究显示，SDI 最优预测价值，当其临界值为 6.55%时，预测 CRT 有效的敏感性和特异性分别为 80.0%和 81.8%。可见，RT－3DE 和 STI 能有效评价左室内不同步。汤乔颖等[3]采用三维超声斑点追踪和二维超声斑点追踪技术对 31 例健康志愿者进行了心肌运动分析，测量左室的纵向、圆周向及径向应变，并通过纵向及圆周向应变计算心肌总应变矢量的大小及角度。结果发现，三维斑点追踪测得

的纵向及圆周向应变在左室整体及各短轴水平均小于二维应变,而矢向应变则相反。三维斑点追踪测得的心肌应变在左室不同水平间存在差异,左室中部水平的纵向、圆周向及矢向应变均大于基底部及心尖部水平,而二维应变在不同水平间的差异未显示出明显规律。通过测量的纵向及圆周向应变计算得到心肌总应变矢量大小和角度,应用三维应变计算出的心肌总应变矢量绝对值在左室中部水平最大,而总应变矢角度在不同水平间无明显差异。可见,三维斑点追踪可通过测量心肌应变对左室局部功能进行准确评价且重复性良好,具有潜在的临床应用价值。姚静等[4]对 27 例右室流出道起源的试行期前收缩患者的左心室腔邓蓉收缩期涡流及左心室腔不同层面时间-血流曲线进行超声分析。应用血流向量标测(vector flow mapping, VFM),在涡流模式下分析等容收缩期左心室腔涡流直径、速度、圈数,获取左心室腔基底段至心尖段各层面时间-血流曲线,分别测量各层面收缩期负向、舒张期正向血流量。结果发现,与正常组比较,右室流出道起源的室性期前收缩患者组等容收缩期所形成的涡流直径、速度、圈数均降低(P 均<0.01),左心室腔时间-血流曲线杂乱。秦石成等[5]采用三维超声斑点追踪技术评价 87 例冠状动脉不同程度狭窄患者的冠脉对应心肌节段的径向收缩期峰值应变(systolic peak radial strain, RS)和径向应变达峰时间(time to systolic peak radial strain, TRS)。结果发现,RS 随冠脉狭窄程度的加重而降低,TRS 随狭窄程度的加重而延迟。重度冠状动脉狭窄(>75%)时,病变冠状动脉相对应节段 TRS 较轻重度冠状动脉狭窄(>50%-≤75%)组有提前的趋势。可见,3D-STI 可以评价不同冠状动脉狭窄程度的局部心肌收缩功能改变。邓彦东等[6]采用经胸实时超声监测 80 例肺动脉瓣狭窄患者行肺动脉瓣球囊扩张术不同时段的肺动脉瓣环内径和跨瓣压差(TPG),结果发现,不同程度的肺动脉瓣狭窄患者 TPG 在球囊导管扩张术后均明显降低($P<0.01$)。孟红等[7]采用超声心动图检测了 56 例左心瓣膜疾病合并三尖瓣轻度或中度以上反流患者的三尖瓣瓣环直径、瓣叶闭合高度、闭合长度、心室三维容积和射血分数。发现,三尖瓣反流中度以上组患者的瓣环直径、闭合高度、右室舒张末容积、肺动脉高压均明显大于三尖瓣轻度反流组患者($P<0.01$)。与三尖瓣反流程度重要相关的因素分别是瓣环直径、闭合高度、右室舒张末容积、肺动脉高压。王玨等[8]以 150 例行对比增强磁共振血管成像(CEMRA)或对比增强 CT 血管成像(CECTA)检查的房颤患者及健康成人为研究对象,分别测量了各支肺静脉与冠状面及横轴面间的投射角,统计分析后发现,各支肺静脉投射角在男性组和女性组之间、房颤和健康对照组之间、CEMRA 图像组和 CECTA 图像组之间差异均无统计学意义($P>0.05$)。可见,肺静脉投射角是各支肺静脉真实而稳定的解剖学特征;持续性及长期阵发性房颤不会造成肺静脉投射角度的改变;各支肺静脉的投射角由于分布比较集中,平均值具有相当好的代表性,可据此指导肺静脉造影时的投照角度。冯天鹰等[9]对 35 例心肌梗死后合并左心室室壁瘤患者,在术前 3 天分别进行三维超声心动图和三维经食管心动图检查,结果分析发现,三维经食管超声心动图所测得左心室舒张末期容积、收缩末期容积、室壁瘤容积较三维经胸超声心动图所测得的数据偏高,而三维经食管超声心动图所测得的左心室射血分数偏低,二者差异有统计学差异($P<0.05$)。可见,三维经食管超声心动图对心室重构、心腔扩大或室壁瘤形成的左心室评价更为精确。潘敏等[10]回顾性分析了 271 例急诊行床边超声心动图检查患者的资料,发现床边超声心动图检查的阳性率为 44.3%,可见,对症状不典型、初诊为急性冠状动脉综合征的主动脉夹层等高危患者应及时行床边超声心动图检查以协助诊断。

陆敏杰等[11]采用 MRI 测量 169 例正常志愿者心脏各房室腔内径及心功能参数,发现心脏各房室腔主要参数为:左心房前后径(2.87±0.77)cm,右心房径(垂直于房间隔)(3.61±0.57)cm,左心室舒张末横径(4.97±0.52)cm,右心室舒张末横径(2.65±0.48)cm,心功能主要参数为:左心室 EF(60.62±7.08)%、舒张末容积(128.27±32.16)ml、收缩末容积(46.02±15.72)ml、心肌质量(82.97±24.03)g;右心室 EF(47.73±6.50)%,舒张末容积(47.73±6.50)%、舒张末容积(115.37±26.71)ml、收缩末容积(67.7±21.07)ml、心肌质量(48.24±13.42)g。除左心室收缩末容积($P=0.144$)、舒张末容积指数($P=0.714$)、收缩末容积指数($P=0.113$)、心脏指数($P=0.199$)及右心室 EF 值($P=0.296$)和收缩末容积指数($P=0.093$)男女差异无统计学意义外,其余各指标性别间差异均有统计学意义($P<0.01$)。朱孔博等[12]回顾性分析了 18 例经心内膜心肌活检确诊为心肌淀粉样变性的患者,其中 5 例行心脏核磁共振检查,对这 5 例患者的临床资料进行分析。发现 5 例患者均有心力衰竭的临床表现以及心电图改变,心脏超声提示左心室向心性肥厚,心肌回声增强、颗粒样回声,左心房扩大,限制性舒张功能不全。心脏磁共振主要表现为左心室壁增厚,室间隔增厚明显,双房均增大,心室收缩功能正常或降低,舒张功能均不同程度受限,部分伴有心包及胸腔积液,延迟钆显像呈不同程度的延迟强化,位于左心室心内膜下或心肌弥漫性延迟强化,部分患

者强化可为线样、颗粒样或斑片状。随病程延长，心肌延迟钆显像程度与范围有更严重的趋势，与心电图改变一致。苏莉等[13]以11只开胸比格犬为研究对象，采集基础状态及仅超声辐照5分钟（发射频率1.7/3.4 MHz，机械指数1.0）后左心室短轴观二尖瓣水平、乳头肌水平、心尖水平3个完整心动周期二维动态灰阶图像。再经股静脉团注声诺维5 ml并予以超声辐照5分钟，并于辐照后即刻、20分钟、40分钟、60分钟各时间点分别采集前述图像。结果发现：①造影前后各状态犬心率、血压、射血分数、左室收缩末容积及舒张末容积、每搏量、心输出量、二尖瓣口前向血流流速曲线E/A、组织多普勒二尖瓣环e/a、E/e等指标差异均无统计学意义（$P>0.05$），实验全过程中犬生命体征平稳；②基础状态各节段周向应变及应变率、径向应变及应变率与仅超声辐照对照组及造影后各时间点比较，多数节段各参数较基础状态有一增大趋势但差异无统计学差异（$P>0.05$）；(3)病理切片HE染色光镜下见近外膜处心肌细胞少量炎症细胞浸润（检出率21.2%）、心肌纤维断裂溶解（检出率6.1%）；(4)透射电镜检查见线粒体在肌丝间排列规整、嵴膜清楚、质膜完整，未见肌浆网扩张；可见局部内皮细胞轻度肿胀（检出率28.6%），红细胞漏出（检出率42.9%），肌丝局限性溶解（检出率21.4%），面积不足整个视野的10%；未见心肌膜破坏和闰盘分离；核染色质无明显边聚。可见，心肌超声造影对全心脏整体功能及局部力学状态无显著影响。

（王　倩）

参考文献

1　方晓燕，等. 中华超声影像学杂志，2011，20(10)：833
2　舒先红，等. 中华超声影像学杂志，2011，20(8)：665
3　汤乔颖，等. 中华超声影像学杂志，2012，21(6)：461
4　姚　静，等. 中华超声影像学杂志，2011，20(9)：737
5　秦石成，等. 中华超声影像学杂志，2011，20(11)：925
6　邓彦东，等. 中华超声影像学杂志，2012，21(1)：23
7　孟　红，等. 中华超声影像学杂志，2012，21(3)：185
8　王　玨，等. 心肺血管病杂志，2012，31(3)：264
9　冯天鹰，等. 心肺血管病杂志，2012，31(2)：181
10　潘　敏，等. 临床心血管杂志，2012，28(4)：295
11　陆敏杰，等. 中华放射学杂志，2011，45(10)：924
12　朱孔博，等. 中华心血管病杂志，2011，39(10)：915
13　苏　莉，等. 中华超声影像学杂志，2012，21(6)：514

（三）心脏骤停与心肺复苏

1. 临床研究

刘汉等[1]通过监测心肺复苏后患者脑电双频指数（bispectral index，BIS），发现BIS持续监测在一定程度上反映患者预后，与血氧饱和度（SaO_2）-颅底静脉氧饱和度（SjO_2）差值相结合对心肺复苏后患者预后评估更有价值，且与GCS和APACHE-Ⅱ评分有良好相关性。方伟钧等[2]通过比较不同能量之间的双相波在心肺复苏（CPR）患者中除颤成功率和即刻窦性心律恢复率，发现双相100 J和150 J在除颤成功率和即刻窦性心律恢复率方面均无统计学差异，根据病情，可选用100 J为首次除颤能量，以减小电能对心肌的损伤。任晓红等[3]发现院前CPR与院内不同，受到多重客观因素的影响，在现场进行CPR时可根据院前急救反应时间、发病时间、目击者施救与否、临床表现及原发病，抓住主要矛盾，科学、灵活的选择复苏程序，具体有待进一步研究。张艳等[4]采用回顾性资料对照研究的方法发现CPR后亚低温患者的综合治疗质量仍需提高，尤其应该强化对$PaCO_2$和体温的管理力度。邹圣强等[5]通过探讨临床医生徒手心肺复苏按压的质量，发现临床医生CPR按压质量不高，建议在CPR徒手按压第3周期末及时更换按压实施者，特别是女性医生，以保证徒手按压的频率和深度。范爽等[6]通过探讨神经元特异性烯醇化酶（NSE）用于心肺复苏后缺血缺氧性脑病严重程度判断的可能性，发现NSE可以作为评价CPR后缺血缺氧性脑病的早期指标，NSE水平越高，脑损伤越严重，预后愈差。刘成杰等[7]通过比较不同除颤方法，分别为双相波除颤仪100～150 J和单项波除颤仪200～360 J，发现双相波除颤不仅可更明显的减小电除颤时所需的能量，减少对心肌的损害，而且通过对能量的优化，是除颤成功率、自主循环恢复率、长期存活率均明显升高。

2. 基础研究

刘勇等[8]通过室颤后犬不同潮气量机械通气肺泡灌洗液的研究，发现大小潮气量机械通气均能有效改善复苏后低氧血症，小潮气量机械通气能减少肺TLR4的表达，减轻复苏后肺损伤。代正等[9]通过比较心脏骤停猪复苏中动静脉血气的变化，复苏期间存在氧供和酸碱失衡，分析静脉血气对了解机体组织的氧合和酸碱状态更切合临床实际。李秀满等[10]通过比较胸外心脏按压心肺复苏与腹部提压心肺复苏对窒息性心搏停止猪复苏时血流动力学指标和呼吸指标的影响，发现在窒息性心搏停止复苏早期，腹部提压心肺复苏更有优势。杨婷等[11]通过观察外源性磷酸肌酸对大鼠心肺复苏后脑损伤的影响，发现心肺复苏后脑能量代谢障碍，磷酸肌酸可以增加CPR后脑组织的ATP含量，减轻脑组织病理损伤，具有保护作用，在大剂量给药时更明显。郭涛等[12]通过探讨心肺复苏后脑损伤中的作用及可能机制，发现内源性H2S可能参与心肺复苏后脑损伤的发生发展过程，小剂量外源性H2S可通过降低脑组织含水量，发挥脑保护作用。胡春林等[13]在试验中观察乌司他丁能否抑制自主循环恢复后新西兰兔血浆炎症因子的升高，发现其可通过减轻自主循环恢复后炎症细胞浸润，使血浆炎症因子水平降低，从而改善心功能。刘京铭等[14]系统评价山莨菪碱对脑复苏神经功能的影响及安全性，发现其在心肺脑复苏的应用可促进神经功能的恢复，对脑复苏有益且相对安全。何婧瑜等[15]探讨脑室内注射胰岛素对心肺复苏后大鼠CA1区神经元凋亡和对抑凋亡因子Bcl-2，促凋亡因子Bax mRNA表达的影响，发现注射胰岛素具有保护作用。江慧琳等[16]探讨促红细胞生成素(EPO)对窒息性心搏停止大鼠心功能不全的心肌保护作用，发现EPO可显著改善窒息性心搏停止大鼠CPR后的心功能，减轻心肌损伤。杨晴等[17]探讨乌司他丁对大鼠心肺复苏后早期血清S-100B蛋白，神经元特意烯醇化酶及海马病理改变的影响及作用，发现UTI能降低大鼠心肺复苏后早期血清S-100B蛋白水平，减轻病理损伤，具有脑保护作用。孙江丽等[18]研究大鼠心肺复苏后不同时间点脑红蛋白、缺氧诱导因子1a在mRNA水平表达中的变化规律，发现其表达呈时相性。刘海健等[19]发现血管升压素可以明显减轻大鼠心肺复苏后早期心脏收缩功能不全的程度。温汉春等[20]发现硫酸镁并不能改善室颤大鼠复苏后10小时的脑神经功能，也未发现硫酸镁影响大鼠复苏后的血浆皮质醇浓度。刘荣等[21]发现增强型体外反搏可升高心脏骤停后犬血清NO浓度和降低血清ET-1浓度，降低ET-1/NO比值，改善内皮舒缩功能，增加颅内微循环灌注量。

(白　元)

参 考 文 献

1 刘　汉，等. 中华急诊医学杂志，2012，21(1)：24
2 方伟钧，等. 中国急救医学，2012，32(4)：339
3 任晓红，等. 中国急救医学，2012，32(6)：554
4 张　艳，等. 中国急救医学，2012，32(4)：295
5 邹圣强，等. 中国急救医学，2012，32(8)：750
6 范　爽，等. 中国急救医学，2012，32(7)：603
7 刘成杰，等. 中国急救医学，2012，32(7)：606
8 刘　勇，等. 中国急救医学，2012，32(8)：704
9 代　正，等. 中国急救医学，2012，32(4)：330
10 李秀满，等. 中国危重病急救医学，2012，24(4)：237
11 杨　婷，等. 中华急诊医学杂志，2012，21(3)：265
12 郭　涛，等. 中华急诊医学杂志，2012，21(1)：18
13 胡春林，等. 中华急诊医学杂志，2012，21(1)：12
14 刘京铭，等. 中华急诊医学杂志，2012，21(1)：28
15 何婧瑜，等. 中华急诊医学杂志，2012，20(10)：1056
16 江慧琳，等. 中华急诊医学杂志，2012，23(10)：608
17 杨　晴，等. 中国急救医学，2012，21(12)：1092
18 孙江丽，等. 中国急救医学，2012，31(9)：819
19 刘海健，等. 中国急救医学，2012，31(9)：822
20 温汉春，等. 中国急救医学，2012，31(11)：995
21 刘　荣，等. 中国急救医学，2012，32(4)：322

(四) 直立倾斜试验和晕厥

何芝香等[1]选取不明原因晕厥或接近晕厥、头晕、头痛、胸闷等男患者1 099例、女患者1 250例，发现直立倾斜试验(HUTT)疾病谱，依次为：晕厥59.69%(1 402/2 349)、头晕20.56%(483/2 349)、胸闷8.00%(188/2 349)、头痛5.24%(123/2 349)、叹气2.45%(58/2 349)、心慌2.17%(51/2 349)、其他1.87%(44/2 349)。晕厥、胸闷、心慌等患者HUTT阳性率均>50%，晕厥是HUTT检查的明确适应证。

余意君等[2]选取心源性晕厥患者32例、非心源性晕厥患者53例，发现心源性晕厥组BNP浓度(342.81±208.53)ng/L，非心源性晕厥组BNP浓度(52.32±34.37)ng/L，2组比较差异有统计学意义($P<0.01$)，BNP以150 ng/L为分界点，诊断心源性晕厥的敏感度为87.5%，特异度为66.0%，阴性预测值为89.7%，阳性预测值为60.9%。曾昆等[3]将确诊为血管迷走性晕厥(VVS)的患者随机分为起搏器组(22例)和药物治疗组(20例)，起搏器组置入单腔起搏器，药物治疗组口服美托洛尔。发现起搏器组直立倾斜试验转阴率82.0%，0例发生晕厥，2例仍有晕厥先兆，药物治疗组转阴率50.0%，8例发生晕厥。2组的转阴率和晕厥发生率差异均有统计学意义($P<0.01$)

(于曼丽　马丽萍)

参 考 文 献

1 何芝香，等. 中国急救医学，2012，32(3)：200
2 余意君，等. 天津医药，2012，40(3)：286
3 曾　昆，等. 临床心血管病杂志，2011，27(8)：612

(五) 川崎病

彭茜等[1]进行病例对照研究，实验组包括206例川崎病患儿，对照组包括年龄与性别相近的285例非川崎病婴幼儿。采用聚合酶链反应-限制性片段长度多态性与DNA测序两种技术对研究对象的*ITPKC*基因的rs28493229多态进行分型，比较实验组和对照组、实验组中继发与不继发冠状动脉损伤以及静脉注射免疫球蛋白治疗敏感与不敏感病例中rs28493229等位基因与基因型的频率。结果发现，实验组和对照组rs2849329的C等位基因频率均显著低于日本人群($P<0.01$)。该单核苷酸多态位点等位基因、基因型与C等位基因携带者频率在实验组和对照组、继发与不继发冠状动脉损害患者组以及静脉注射免疫球蛋白治疗敏感与不敏感患者组之间均未发现统计学差异。

可见，*ITPKC*基因 rs28493229 多态与中国人群川崎病的发生与发展部存在显著的相关性，提示该单核苷酸多态位点的 C 等位基因不能作为判断中国人群川崎病易患性、患者预后及疗效的分子遗传标记。相较于日本人群，中国人群中 rs28493229 显著偏低的 C 等位基因频率，可能会削弱其在该人群川崎病/冠状动脉损害发病中的重要性。陈晶晶等[2]回顾性分析了 43 例川崎病并发冠状动脉损害患儿和 70 例川崎病未并发冠状动脉损害患儿的临床资料（χ^2 检验），进行单因素分析；对单因素分析结果提示与冠状动脉损害发生率有显著相关的因素，进行多元 Logistic 逐步回归分析。结果发现，男性、年龄≤1 岁、白细胞计数＞12×10^9/L、血清清蛋白＜35 g/L、中性粒细胞百分比＞80%、超敏 C 反应蛋白≥100 mg/L 是川崎病患儿并发冠状动脉损害的危险因素，其 *OR* 值分别为 1.69、4.02、3.06、2.42、2.92、4.05。段艳华等[3]回顾性分析 19 例临床诊断为川崎病冠状动脉损害，同时行经胸多普勒超声和双源 CT 前瞻性心电门控低剂量扫描的患儿资料；记录患儿冠状动脉瘤样扩张及动脉瘤的位置、数量并测量其大小；Pearson 相关分析比较双源 CT 成像和经胸多普勒超声两种检查方法的一致性。结果发现 19 例患儿均成功完成双源 CT 前瞻性心电门控低剂量冠状动脉成像，可评价冠状动脉节段比率为 91.5%(226/247)，其中，15 例患儿诊断为川崎病冠状动脉瘤样扩张或动脉瘤形成，双源 CT 成像上共发现 28 个动脉瘤、15 支血管瘤样扩张。其中，9 个动脉瘤及 2 支瘤样扩张经胸多普勒超声未显示。双源 CT 成像与经胸多普勒超声对比显示冠状动脉瘤及瘤样扩张最大直径的平均测量值分别为(0.63±0.20)和(0.58±0.20)cm，相关性较好($r=0.989$，$P<0.05$)；对瘤体及瘤样扩张最大长径的平均测量值分别为(1.49±0.83)和(1.22±0.66)cm，相关性较好($r=0.965$，$P<0.05$)。可见，与经胸多普勒相比，双源 CT 成像对小儿川崎病患儿冠状动脉远段的动脉瘤及瘤样扩张的显示较好。翟秀全等[4]对 68 例年龄(5.94±3.02)岁的患儿进行分析，其中包括 30 例急性川崎病患者（急性期组），18 例远期川崎病患儿（远期组），20 例年龄匹配的健康儿童（对照组）。分别应用定量组织速度成像及组织追踪成像测量所有研究对象左室侧壁、下壁、前壁及后壁，室间隔前间隔及后间隔的最大纵向运动速度及最大位移。结果发现，急性期组 6 个室壁的平均最大纵向运动速度在二尖瓣环段、基底段、中间段与对照组及远期组相比差异显著($P<0.05$)，远期组的 6 个室壁的最大纵向运动速度在瓣环段、中间段显著低于对照组($P<0.05$)，在基底段与对照组无差异($P<0.05$)。急性期组 6 个室壁的平均最大位移在二尖瓣环段、基底段、中间段与对照组和远期组比较差异显著($P<0.05$)，远期组的 6 个室壁的最大位移在瓣环段、基底段显著低于对照组($P<0.05$)，在中间段与对照组无差异($P>0.05$)。可见，定量组织速度成像联合组织追踪成像技术可用于检测川崎病急性期及远期患儿左室局部心肌收缩功能的降低。张雅媛等[5]对 281 例川崎病患儿的临床资料进行回顾性分析，其中，不完全性川崎病 53 例(18.9%)，对静脉丙种球蛋白治疗无反应的 12 例(4.27%)，男性 191 例，女性 90 例，男女比例 2.1∶1.年龄最小 2 个月，最大 13 岁。＜1 岁 87 例，1～3 岁 121 例，3～5 岁 42 例，＞5 岁 31 例。平均发病年龄 2 岁 3 个月。急性期合并冠脉损害者 74 例(26.3%)，其中冠脉扩张 41 例(14.6%)，小冠脉瘤 26 例(9.3%)，中等冠脉瘤 7 例(2.5%)。住院 2 周后新发生的冠脉扩张 22 例(10.6%)。冠脉损害者随访 6 个月至 3 年，完全恢复正常者 67 例，其中 1 例对静脉丙种球蛋白无反应，住院 2 周后出现巨大冠状动脉瘤，随访 2 年完全恢复正常。可见，川崎病冠脉损害与发热持续时间、血红蛋白、血小板、红细胞沉降率有关。川崎病发病 10 天内静脉丙种球蛋白效果好，2 g/kg 单次注射优于 1 g/(kg·d)连用 2 天疗法。陈晶晶等[6]回顾性分析 113 例川崎病患儿临床资料，将其分为冠状动脉损害组和非冠状动脉损害组，应用 Kobayashi 评分体系对所有患儿评分，并分析该评分体系的能效。结果发现，冠脉损害组 43 例，非冠脉损害组 70 例，根据该评分体系分为低危组 80 例、高危组 33 例，单因素分析结果显示，谷草转氨酶(AST)≥100 U/L、外周血中性粒细胞百分比≥80%、C 反应蛋白≥100 mg/L、年龄≤1 岁是川崎病患儿并发冠脉损害的危险因素，Kobayashi 评分高危组的冠脉损害发生率明显高于低危组（*P* 均＜0.05）。该评分体系的灵敏度为 0.56、特异度为 0.87、符合率 Kappa 值为 0.50。可见，Kobayashi 评分体系的 7 个参数中 AST≥100 U/L、外周血中性粒细胞百分比≥80%、C 反应蛋白≥100 mg/L、年龄≤1 岁被证明是中国川崎病患儿并发冠脉损害的危险因素。该评分体系虽然可以预测中国川崎病患儿是否并发冠脉损害，但能效不高。

（王　倩　胡建强）

参 考 文 献

1　彭　茜，等. 中华医学遗传学杂志，2011，28(6)：644
2　陈晶晶，等. 华中科技大学学报(医学版)，2012，41(2)：205
3　段艳华，等. 中华放射学杂志，2012，46(4)：312
4　翟秀全，等. 第三军医大学学报，2011，33(19)：2066
5　张雅媛，等. 安徽医学，2012，33(1)：29

6　陈晶晶，等. 华中科技大学学报（医学版），2011，40(6)：746

（六）马方综合征

孙晓刚等[1]选取28例马方综合征主动脉根部手术后远端主动脉病变患者进行再次手术治疗。首次手术包括Bentall手术24例，David手术4例。Stanford A型夹层8例，主动脉根部瘤20例。再次手术包括胸腹主动脉置换术10例，全主动脉弓置换及支架象鼻术7例，胸降主动脉置换术6例，全主动脉置换术2例，全主动脉弓置换术2例，部分主动脉弓置换术1例。术后随访时间10～118个月，平均(40.8±29.5)个月。住院死亡2例，术后1年、5年实际生存率分别为(94.5±1.3)%、(90.6±1.4)%。

（于曼丽　马丽萍）

参考文献

1　孙晓刚，等. 中华胸心血管外科杂志，2011，27(8)：452

（七）心脏移植

张松林等[1]用二氯甲烷(MC)诱导同种心脏移植受鼠体内产生CO，以C57BL/6小鼠为供者，Balb/c小鼠为受者，建立小鼠颈部异位心脏移植模型。MC1组和MC2组受鼠分别于术前1天至术后6天和至13天，用含MC的橄榄油100 mg/kg灌胃，移植对照组术前1天至术后6天用等体积不含MC的橄榄油灌胃。移植对照组，MC1组，MC2组移植心脏的平均存活时间分别为6.3、12.1和19.4天。两组实验组较对照组，移植心脏存活时间明显延长($P<0.01$)。阳揭宇等[2]以小鼠颈部异位心脏移植为模型，分别在移植术后1、3、5、7天，采用荧光染料Cy7. SE标记抗小鼠ICOS抗体(Cy7. SE－ICOS－Ab)经尾静脉注入移植小鼠，用荧光实时显像仪观察移植物荧光图变化。发现同系移植及同种移植治疗（同种移植＋他克莫司）组小鼠移植术后各时间点基本不显影，同种移植组术后3、5、7天荧光逐渐增强，同种移植治疗后停药组停药3天荧光强度逐渐增强，停药5、7天后强度明显增强。H－E染色表明同系及同种移植治疗小鼠移植物无明显排斥反应，同种及同种移植治疗后停药组术后1天移植物无明显排斥反应，术后3、5、7天排斥反应逐渐出现并加重。张海波等[3]选取103例接受心脏移植术后患者，使用心肌内心电图、组织多普勒超声、外周血多基因表达等三种无创监测技术监测排斥反应。术后1、3、12个月，或发生临床排斥症状，或以上监测结果高度怀疑排斥反应时常规进行心肌活检。发现心肌内心电图监测排斥反应的敏感度为92.9%，特异性为99.2%，阳性预见率为70.0%，阴性预见率为99.8%。常规超声仅在心脏功能明显降低时发现异常。

（于曼丽　马丽萍）

参考文献

1　张松林，等. 中华器官移植杂志，2012，33(4)：241
2　阳揭宇，等. 第二军医大学学报，2012，33(7)：721
3　张海波，等. 中华器官移植杂志，2012，33(5)：267

文　选

可溶性环氧化物水解酶抑制剂可抑制小鼠巨噬细胞泡沫化　[中华心血管病杂志，2012，40(3)：248]长沙湘雅二院赵婷婷培养小鼠巨噬细胞系RAW264.7，分组为空白对照组、不同浓度t－AUCB干预组、100 μmoL/Lt－AUCB＋GW9662组。t－AUCB干预组再分为4个亚组，分别用不同浓度t－AUCB(1，10，50，100 μmol/L)干预24小时。100 μmoL/Lt－AUCB＋GW9662组为在t－AUCB前1小时加入过氧化物酶增殖体激活型受体γ(PPARγ)拮抗剂GW9662 5 μmol/L。采用油红O染色鉴定泡沫细胞的形成，液体闪烁计数器检测各组细胞氚－标记胆固醇(^{3}H－cholesterol)的流出率。实时PCR和免疫印迹法分别测定巨噬细胞三磷酸腺苷结合盒转运子Al(ABCAl) mRNA和蛋白的表达。结果油红O染色24小时后，空白对照组细胞大量红染，t－AUCB组细胞红染明显少于空白对照组($P<0.05$)。100 μmoL/Lt－AUCB＋GW9662组细胞大量红染，显著多于100μmoL/Lt－AUCB组($P<0.05$)。空白对照组胆固醇流出率为(5.91±0.18)%。1、10、50和100 μmol/Lt－AUCB干预组胆固醇流出率分别为(7.03±0.33)%、(8.05±0.32)%、(9.04±0.14)%和(10.06±0.85)%，均明显高于空白对照组(P均<0.05)。100 μmol/Lt－AUCB＋GW9662组胆固醇流出率为(6.33±0.15)%，明显低于100 μmol/Lt－AUCB组，$P<0.05$。各浓度t－AUCB干预组小鼠巨噬细胞ABCA1 mRNA和蛋白表达均明显高于空白对照组，P均<0.05，100 μmol/Lt－AUCB＋GW9662组ABCA1 mRNA和蛋白表达显著低于100 μmol/Lt－AUCB组，$P<0.05$。结论t－AUCB可通过PPARγ－ABCA1途径改善巨噬细胞胆固醇流出，抑制巨噬细胞内胆固醇过度蓄积，从而抑制泡沫细胞的形成。

（杨　靖）

三酰甘油和高密度脂蛋白胆固醇与炎症的关系　[中华心血管病杂志，2012，40(2)：125]成都华西医院舒燕按照随机抽样的方法抽取样本，在排除影响血脂及炎症水平的相关因素后，共有580例，平均年龄

(62.3±6.6)岁;男性占58.7%。资料中包含TG、HDL-C和高敏C反应蛋白(hs-CRP),该人群最终被纳入分析。结果在整个人群中,TG与hs-CRP呈正相关,HDL-C与hs-CRP呈负相关;且在BMI<24 kg/m² 的人群中,相关性更强(r分别为0.236及-0.140,P均<0.001)。在BMI<24 kg/m² 的人群中,高TG患者和低HDL-C患者的hs-CRP浓度较高,差异有统计学意义;且随着血脂异常程度的增加,hs-CRP浓度及异常率也逐渐升高(趋势P均<0.01)。Logistic分析提示,在BMI<24 kg/m² 的人群中,TG和HDL-C异常与hs-CRP异常独立相关,即使在调整性别、年龄、TC、LDL-C、FPG、收缩压、舒张压、高血压病史、糖尿病病史、吸烟史及饮酒史等后,以TG及HDL-C均正常为对照,存在一个血脂成分异常(高TG或低HDL-C)或2个血脂成分异常时(高TG且低HDL-C),hsCRP异常的OR值分别为1.970(P=0.105)和9.098(P=0.031)。而在BMI≥24 kg/m² 的人群中,上述关系不存在,但心血管疾病危险因素的聚集状态更明显。

(杨　靖)

评　述　尽管目前欧洲血脂异常指南中明确指出HDL-C不作为主要的调脂治疗目标,但人们从没有停止对HDL-C的探索。该文指出TG与hs-CRP呈正相关,HDL-C与hs-CRP呈负相关,且在BMI<24 kg/m² 的人群中,相关性更强,表明高TG和HDL-C仍然是炎症激活的异常指标,但两者哪个为因,哪个为果需要更深入的研究进行探讨。

(杨　靖　张家友)

臂踝脉搏波传导速度与心血管危险因素的相关性　[心脏杂志,2011,23(4):518]天津人民医院刘玥对2010年3～7月天津市人民医院体检人群232例进行常规体检,应用全自动动脉硬化测定仪VBP-9测定双肢的baPWV,按代谢异常组分进行分组,分别比较各组临床基本资料、baPWV及ICVD风险评分。结果:随着代谢异常组分的增加,baPWV逐渐增加,代谢异常各组baPWV均高于对照组,各组间差异均有统计学意义(P<0.05)。不同组之间,体质量指数、收缩压、舒张压、空腹血糖、三酰甘油、10年风险评估随着代谢异常数目的增高而呈上升趋势,高密度脂蛋白胆固醇(HDL-C)随着代谢异常数目的增加而降低,各组间差异具有统计学意义(P<0.05),糖尿病史、高血压病史、吸烟史各组间差异有统计学意义(P<0.05)。Logistic回归分析:baPWV影响因素中年龄OR=1.062 95%,CI为1.009～1.118、收缩压OR=1.085 95%,CI为1.032～1.139、糖尿病史OR:5.650 95%Ct为1.735～18.395;国人ICVD危险评分与baPWV存在回归关系(r=0.531,P<0.01)。结论:年龄、收缩压、糖尿病史是早期动脉粥样硬化的影响因素,各种主要心血管危险因素与baPWV测定值相关,ICVD评分与baPWV相关。

(杨　靖)

Mito-KATP对缺氧复氧大鼠心肌微血管内皮细胞凋亡的影响及作用机制　[山东医药,2012,52(15):42]南通大学附属医院的姚菊培养大鼠心肌微血管内皮细胞,随机分为4组:对照组(N组)、模型组(H/R组)、开放剂组(DZ组)、阻断剂组(5-HD组)。DZ组加入100 μmol/L二氮嗪预处理2小时,5-HD组在加入100 μmol/L二氮嗪前,先用100 μmol/L5-羟葵酸预处理2小时,然后上述两组和H/R组同样进行缺氧2小时复氧2小时。Hoechst染色方法观察凋亡细胞形态,AnnexinV-FITC/PI双标记法测定各组细胞凋亡率、RT-PCR法检测各组NF-κB、FKN和p53 mRNA转录水平。结果与N组比较,H/R组可见大量细胞坏死、脱落,细胞凋亡率升高(P<0.01),NF-κB、FKN和p53mRNA表达上调(P<0.01);与H/R组比较,Dz组可见部分细胞坏死脱落,细胞凋亡率降低(P<0.01),NF-κB、FKN和p53 mRNA表达下调(P<0.01);5-HD组与H/R组比较无显著差异。

(杨　靖)

评　述　近年来,已有研究表明Mito-KATP的激活与缺血-再灌注损伤的内皮、心肌的保护有关,也有相应靶点的药物开发、应用于临床。随着研究的深入,Mito-KATP的激活还与抑制氧化应激、改善内皮功能有关。该文研究表明mito-KATP开放可抑制缺氧/复氧所致MMECs凋亡,其机制可能与抑制NF-κB、FKN及p53 mRNA表达有关。

(杨　靖　任雨笙)

冠状动脉慢血流与血清脂联素、高敏C反应蛋白的关系　[临床心血管病杂志,2012,28(4):269]山东大学陈猛选择行冠状动脉造影(CAG)显示冠状动脉无明显病变的患者70例,通过校正TIMI血流计帧法(cTFC)计算各支冠状动脉的血流帧数。冠状动脉血流平均帧数≥27定义为SCF,将患者分为SCF组(35例)和对照组(35例)。检测ANP和hs-CRP水平。结果:SCF组血清的APN水平低于对照组[(4.88±0.34)μg/ml:(7.34±0.48)μg/ml,P<0.05],而其血清hs-CRP水平高于对照组[(2.13±1.07)μg/ml:(1.29±0.69)μg/ml,P<0.05],Logistic回归分析表明hs-CRP是影响SCF的危险因素(OR=2.44,P=0.04),APN是SCF的保护性因素(OR=0.94,P=0.03)。结论:血清hs-CRP水平升高、APN水平降

低与 SCF 相关，炎症反应在 SCF 发生的病理生理过程中起重要作用。

（杨　靖）

斑点追踪成像评价 CHD 患者 CABG 或 PCI 术治疗前后左室收缩功能　[第三军医大学学报，2012，34(8)：776]三军医大新桥医院王丽萍选取新桥医院心内科 2010 年 11 月至 2011 年 10 月期间行 PCI 术治疗的 CHD 患者 35 例(男性 21 例，女性 14 例)，年龄(56.1±12.5)岁，选取本院心外科同期行 CABG 手术治疗的 CHD 患者 30 例(男性 19 例，女性 11 例)，年龄(57.8±14.8)岁，分别于手术前 3 天、术后 1、3、6 个月时行超声心动图检查，采集相应时间点的左心室二维图像；另选年龄性别相匹配的 48 名健康者作为正常对照组；比较分析其常规超声心动图参数、二维应变参数的变化差异，以及各组在各时间点内的相关性。结果：①CHDPCI 组及 CABG 组术前常规心脏超声参数(E/A、LVEF) STI，参数(GBLS、GBRS、GBCS、Protapex、Protbase、Ptw)均显著低于正常对照组($P<0.05$)。②CHDPCI组术后 1、3、6 个月各阶段的参数值均较术前增高且呈递增趋势，但仍低于正常对照组($P<0.05$)；术后各阶段参数值与术前比较差异显著($P<0.05$)。③CHDCABG 组术后 3、6 个月 STI 参数与正常组比较，差异有统计学意义($P<0.05$)，但术后 1 个月测值较术前比较无明显改善($P>0.05$)。行 PCI 及 CABG 组的 GBLS、GBRS、GBCS 均与 LVEF 显著性相关($P<0.01$)。结论 STI 可以定量评价 CHD 患者行 PCI 或 CABG 手术治疗前后左室局部及整体收缩功能，对评价治疗效果及预后具有重要的临床价值。

（杨　靖）

腺苷超声心动图负荷试验对老年 CHD 患者的诊断价值　[临床内科杂志 2011，28(11)：749]北京复兴医院陈欣收集临床拟诊 CHD 的老年患者 64 例，静脉注射腺苷每分钟 140 μg/kg，总计时 6 分钟，总剂量 0.8 mg/kg，并同时记录室壁运动、患者症状和不良反应等。左心室 16 节段中出现室壁运动异常为阳性。于试验后 1 周内行冠状动脉造影，并以其为金标准，计算腺苷超声心动图负荷试验敏感性和特异性等。结果腺苷超声心动图负荷试验诊断 CHD 的敏感性为 68.8%，特异性为 81.2%，准确性为 75%。诊断 CHD 单支、双支和三支病变的敏感性分别为 60.6%、70.0%和 83.3%。腺苷超声心动图负荷试验不良反应发生率为 62.0%，但症状轻微。

（杨　靖）

述　评　无创的心肌缺血评估在 CHD 的诊治中占有重要的地位。大多数老年人由于种种原因无法完成运动负荷试验，药物负荷试验作为运动负荷试验的替代越来越受到重视。药物负荷试验常用的药物是多巴酚丁胺。该文应用腺苷作为负荷试验的药物，结果表明腺苷超声心动图负荷试验对于老年人是一种较理想的诊断 CHD 的无创检查方法。

（杨　靖　梁　春）

经桡动脉 4F 导管行冠状动脉造影的可行性与安全性研究　[中国介入心脏病学杂志，2012，20(1)：24]北京安贞医院梁静入选 2008 年 5 月至 2009 年 5 月于安贞医院就诊初次行冠状动脉造影的患者 947 例，使用随机数字表随机分为 4F 导管组和 5F 导管组。比较两组间造影成功率、造影图像质量、手术时间、对比剂用量、压迫止血时间、单导管完成率、导管打结率、桡动脉痉挛发生率以及术中和术后不良心血管事件，分别于术前 24 小时，术后 24 小时，术后 4 周行右桡动脉彩色多普勒超声。结果 4F 导管组和 5F 导管组在造影成功率、造影图像质量、手术时间、对比剂用量、单导管完成率、导管打结率、桡动脉痉挛发生率等方面差异均无统计学意义，压迫止血时间 4F 组显著短于 5F 组(4.62±0.98)小时比(6.36±0.93)小时，$P<0.001$。除 5F 组一例患者于术中出现心室颤动外，两组患者均未出现院内、院外死亡、急性血栓事件、严重出血事件、前臂大血肿等；4F 组桡动脉闭塞、桡动脉内膜增厚率均显著少于 5F 组(分别为 0.60%比 2.30%，$P=0.038$；1.10%比 4.10%，$P=0.003$)。

（杨　靖）

评　述　随着器械的发展和造影技术的日趋成熟，冠脉造影已经成为心内科的一项常规检查项目，该回顾性研究结果证实 4F 造影导管经桡动脉行冠状动脉造影术安全、可行，同时对桡动脉损伤小，血管并发症少，术后压迫止血时间短，舒适度更高，为加快病房周转，降低住院费用提供了有利条件。

（杨　靖　任雨笙）

缬沙坦治疗不稳定型心绞痛的疗效和安全性　[心脏杂志，2011，23(4)：502]天津医大杨海娜 UAP 患者 120 例，随机分为常规组(60 例)和缬沙坦组(60 例)。常规组：常规治疗，包括硝酸酯类药物、阿司匹林、β-受体阻滞剂及他汀类药物，连续服药 6 个月，缬沙坦组在常规治疗的基础上加缬沙坦 80～160 mg，每天 1 次。观察治疗前后患者心绞痛临床症状的改善情况、心绞痛发作次数的改变、心电图 ST 段变化、血压变化及左心室肥厚的改变等情况。结果：治疗后，常规组和缬沙坦组心绞痛临床症状明显缓解，发作次数减少，ST-T 段压低减轻，左心室肥厚明显逆转(均 $P<0.05$)，缬沙坦组改善更显著($P<0.05$)，两组患者的血压均明显下降($P<0.05$)，但两组比较差异无统计学意义。

（杨　靖）

评　述　ARB并非常规的抗心绞痛药物，也无直接的抗心绞痛的药理学作用，但在该文中缬沙坦能显著减少心绞痛的发作次数，可能与缬沙坦逆转左室肥厚、改善微循环缺血、提高血管内皮功能等机制有关。

（杨　靖　张家友）

醛固酮受体拮抗剂对心肌梗死后心脏重构影响[中华急诊医学杂志，2012，21(2)：146]哈医大一院吴春涛入选哈尔滨医科大学附属第一医院 CCU 病房 2008 年 1 月至 2010 年 1 月所有初次发病并且在 24 小时内住院的 616 例急性 ST 段抬高型心肌梗死(STEMI)患者．纳入标准：入选病例均为初发并且在 24 小时内入院且符合急性 STEMI 诊断和治疗指南中的诊断标准。排除标准：排除非 ST 段抬高型心肌梗死，单纯右室梗死及陈旧性心肌梗死者；心功能分级(Killip)Ⅳ级或低血压状态者；肾功能不全者（血肌酐>221 μmol/L)；血钾>5.0 mmol/L 者；发病距就诊时间超过 24 小时及年龄>75 岁者．入选病例按照随机数字表归入对照组及治疗组，共 528 例受试者完成 1 年观察治疗，其中对照组 266 例，治疗组 262 例，两组患者在年龄、性别、既往病史，入院时情况、治疗情况等方面差异无统计学意义．治疗组(n=262)AMI 患者在常规治疗的基础上加用螺内酯 20 mg/d，对照组(n=266)行常规治疗。在发病后 1 个月和 1 年检测两组超声心动图、血钾、血肌酐，以评价螺内酯对心脏重构、左室功能和肾功能及血钾的影响。统计学方法应用 PASW statistics 18.0 软件进行统计处理．组间差异及组内差异应用 t 检验，如方差不齐时可用 t 检验．计数资料应用 χ^2 检验．结果治疗组在、1 年时超声指标 LVESD、LVEDD、LVEF、LAD-ML、LAD-SI 较对照组有显著改善(P<0.05)，治疗组在 1 年时 LVESD、LVEDD、LVPWT、LVEF、LAD-ML、LAD-SI 均较 1 个月时明显改善(P<0.05，其中 LVEF P=0.007)，对照组 LVEF 在 1 年时较 1 个月时有明显改善(P=0.027 7)．两组肌酐、血钾水平差异无统计学意义．

述　评　根据指南，前壁 AMI 合并心功能不全的患者必须使用转换酶抑制剂和β受体阻滞剂。随着数个大型临床试验结果的公布，醛固酮受体拮抗剂的地位不断提升。该研究表明在 AMI 患者在常规治疗的基础上早期联合应用小剂量(20 mg/d)螺内酯，可明显抑制 AMI 后的晚期重构，防止心力衰竭的发生，提示了醛固酮拮抗早期应用的临床价值。

（杨　靖　任雨笙）

心肌梗死后室壁瘤形成伴严重二尖瓣返流对左室附壁血栓形成的影响　[心脏杂志，2011，23(5)：641]武汉亚洲心脏病医院张治平回顾性分析 340 例心肌梗死后室壁瘤形成患者的临床资料，根据是否并发严重二尖瓣返流分为严重二尖瓣返流组与非严重二尖瓣返流组，严重二尖瓣返流组 84 例，二尖瓣返流较轻或无返流 256 例，归为非严重二尖瓣返流组，比较两组左房直径、左室舒张末期直径、左室收缩末期直径、室间隔及左室后壁厚度、左室射血分数及左室附壁血栓发生率。结果：分析结果显示，严重二尖瓣返流组的左室附壁血栓发生率明显低于非严重二尖瓣返流组(11%比 22%，P<0.05)。严重二尖瓣返流组的左房直径、左室舒张末期直径、左室收缩末期直径均大于非严重二尖瓣返流组(均 P<0.01)。严重二尖瓣返流组的左室射血分数低于非严重二尖瓣返流组。左室舒张期室间隔厚度及后壁厚度两组无显著差异。

（杨　靖）

发病前规律运动对急性心肌梗死患者早期运动耐量的影响[中华内科杂志，2012，51(6)：453]北大三院赵威入选初次发生急性 STEMI 并行心肺运动试验的患者 239 例，回顾性分析患者发病后早期 VO_2peak 的影响因素。结果 128 例(53.6%)STEMI 患者在发病前有规律运动习惯，经独立样本 t 检验，规律运动与无规律运动组患者发病后早期 VO2peak 差异无统计学意义(P=0.317)。经性别、年龄及临床特征等多因素校正，既往规律运动是 STEMI 后早期 VO2peak 的独立影响因素(β：1.703，P=0.015)。按年龄分层，结果显示仅 40～49 岁年龄层患者 VO2peak 在规律运动和无规律运动两组间差异有统计学意义[(25.0±3.3)ml · kg^{-1}～ · min^{-1}比(21.3±5.1)ml · kg^{-1} · min^{-1}，P=0.004]。结论：规律运动者即使发生 STEMI，运动耐量仍优于不运动者，且这种相关性在相对年轻(40～49 岁)的患者中最为突出。

（杨　靖）

急性心肌梗死患者急诊 PCI 术后无复流的危险因素分析　[南方医科大学学报，2012，32(2)：261]解放军总医院赵映收集发病在 6 小时以内，或 12 小时内仍有持续胸痛的 843 名 AMI 患者给予急诊 PCI，收集患者的临床、造影和介入治疗资料。PCI 术后，根据 TIMI 血流分级和心肌显色分级两项结果将患者分为两组，正常血流组和无复流组。比较这两组患者基本临床资料、造影结果和手术相关资料的差异，分析 AMI 患者急诊 PCI 术后出现无复流的原因。结果：急诊 PCI 术后无复流的发生率约为 15.9%。通过单变量分析，既往 MI 病史、心梗 Killip 分级、症状至 PCI 时间、术前 IABP 应用、术前 TIMI 分级、病变长度、血栓负荷程度、再灌注方法与急诊 PCI 术后发生无复流有关(P<0.05)。多变量 Logistic 回归模型认为，症状至 PCI 时间(OR：1.60；95%CI：1.02～2.73)、术前 TIMI 血流分级(OR：1.1；95%CI：1.04～1.16)、病

变血管长度(*OR*：1.40；95%*CI*：1.19～1.69)，血栓负荷程度(*OR*：2.02；95%*CI*：1.47～2.76)可作为急诊 PCI 术后无复流发生的独立危险因素。

(杨　靖)

评　述　急性心梗直接 PCI 术中发生罪犯血管的无复流意味着预后不良。该文通过收集无复流病例资料，分析表明症状至 PCI 时间、术前 TIMI 血流分级、病变血管长度和血栓负荷程度可作为 AMI 患者急诊 PCI 后发生无复流的独立预测因素。

(杨　靖　任雨笙)

CHD 患者介入治疗失败后行急诊冠状动脉旁路移植术的预后　[中华心血管病杂志，2012，40(1)：30]阜外心血管病医院裴汉军回顾性分析 2002 年 1 月至 2010 年 12 月阜外心血管病医院 11 例经皮冠状动脉介入治疗失败后行急诊 CABG 患者的临床资料，并进行随访。院内随访内容包括心脏性死亡、Q 波心肌梗死、肾功能不全、神经系统事件；院外随访的研究终点为主要心血管不良事件，包括死亡、心肌梗死和靶病变血管重建。结果：患者年龄(61±5)岁，冠状动脉造影显示三支病变患者 5 例(45.5%)，在介入治疗的靶血管病变中，9 例(81.8%)位于左前降支，中、重度钙化、慢性完全闭塞及弥漫性长病变分别为 3 例(27.3%)、4 例(36.4%)和 4 例(36.4%)。11 例患者均有行急诊 CABG 的指征，其中冠状动脉夹层 5 例(45.5%)、冠状动脉穿孔 3 例(27.3%)、病变无法充分扩张 1 例(9.1%)、血管急性闭塞 1 例(9.1%)和支架脱载 1 例(9.1%)。CABG 术后随访(47±33)个月。院内随访期间，发生心脏性死亡 1 例(9.1%)，Q 波心肌梗死 2 例(18.2%)；院外随访期间，1 例(9.1%)患者死于肾功能衰竭，无因心源性事件再次住院的患者。

(杨　靖)

评　述　PCI 术后急诊 CAG 多与围术期的并发，如心梗、血管穿孔、血管急性闭塞等相关。急诊 CABG 对这样的患者来说是挽救生命的，该文经过随访分析认为 PCI 失败后行急诊 CABG 多见于复杂冠状动脉病变，术后患者的长期预后良好。

(杨　靖　梁　春)

强化抗血小板治疗对冠状动脉支架术后血小板高反应性的影响　[中华心血管病杂志，2012，40(1)：25]沈阳军区总医院关绍义选取 2009 年 3 月至 2011 年 2 月在 3 家医院连续入选 3 316 例置入药物洗脱支架的急性冠状动脉综合征患者，其中 840 例(25.3%)患者诊断为 HPR。HPR 定义为氯吡格雷 300 mg 和阿司匹林 300 mg 治疗 24 小时后，20 μmol/L 二磷酸腺苷诱导的血小板聚集率>55%。HPR 患者按 1∶2 的比例随机接受标准抗血小板治疗(标准组，*n*=280)及强化抗血小板治疗(强化组，*n*=560)，标准组患者服用阿司匹林 300 mg/d 和氯吡格雷 75 mg/d。强化组患者服用阿司匹林 300 mg/d 和双倍剂量氯吡格雷(150 mg/d)，3 天后如 HPR 未改善则加用西洛他唑(50～100 mg，每天 2 次)。观察患者的 HPR 改善率及发生的临床事件。结果：强化组患者治疗 3 天后 HRP 改善率为 54.3%(304/560)；256 例 HRP 未改善的患者接受西洛他唑治疗 3 天后，强化组的 HRP 改善率为 81.1%(454/560)。术后 30 天，强化组 HPR 改善率显著高于标准组(69.9%比 55.7%，*P*=0.000)。两组患者均未发生死亡及卒中事件，强化组发生亚急性支架血栓形成 1 例(0.2%)，标准组未发生支架血栓形成事件(*P*=1.000)。两组均未发生死亡和主要及次要出血事件，轻度出血发生率两组之间差异无统计学意义(强化组为 4.3%，标准组为 2.1%，*P*=0.166)。

(杨　靖)

评　述　血小板高反应性是临床中常见的显像，与支架内血栓、再发心梗、卒中等心血管不良事件密切相关，目前改善抗血小板药物抵抗的措施包括增加原有药物剂量、加用第三种药物以及改用新型药物这三种。该研究采用了常用的前两种方法来改善抵抗，结果表明强化抗血小板治疗可显著改善 ACS 冠状动脉支架术后的 HPR，且不增加出血风险，但其临床获益还需更长时间随访研究的证实。

(杨　靖　张家友)

经导管介入治疗常见先天性心脏病中国注册登记研究　[中华心血管病杂志，2012，40(4)：283]广东心血管病研究所李俊杰等报道了经导管介入治疗常见先天性心脏病中国 23 家医疗中心注册登记研究的结果。通过回顾性登记研究的方法，收集 2008 年 1 月 1 日至 2010 年 12 月 31 日全国 14 个省市的 23 家医疗中心接受介入治疗的常见先天性心脏病患者的 5 808 例，其中动脉导管未闭(PDA)1 600 例、房间隔缺损(ADS)1 847 例、室间隔缺损(VSD)1 885 例和肺动脉瓣狭窄(Ps)476 例。介入治疗总成功率 98.5%，其中 PDA、ASD、VSD 封堵术成功率分别为 99.5%、98.8%和 97.4%，Ps 的经皮球囊肺动脉瓣成形术(PBPV)成功率 98.5%。多因素 Logistic 回归分析显示：PDA 直径和手术时间、ASD 年龄和手术时间、VSD 距主动脉瓣距离分别是影响 PDA、ASD、VSD 封堵术成功率的因素。早期并发症的发生率 5.3%，但严重并发症发生率仅为 0.6%，所有介入治疗均未出现死亡病例。影响 PDA、ASD、VSD 封堵术及 PBPV 并发症的因素分别为：PDA 直径和手术时间、ASD 最大径、手术时间和封堵器直径、年龄和 Ps 程度。平均随访 15 个月(1～36 个月)，截止到研究结束，PDA、ASD 及 VSD 完全闭合率均达到了100%，PBPV跨瓣压差进一步降低至正常范围。随访期间发生各类并发症共15例(0.2%)，4例需要外科手术干预。结果显示，经导管介入治疗常见先天性心脏病疗效确切，是一种安全有效的治疗方法。近、远期并发症发生率低，但应注意严重并发症，尤其是远期并发症的发生。加强和完善长期随访十分重要。

(陈　韬)

评　述　本研究是中国国家意义上的先心病介入治疗的多中心登记研究，是迄今为止国内外先心病介入治疗最大样本的报道，总成功率达到98.5%，严重并发症发生率仅为0.6%，表明先心病介入治疗是安全有效的方法。本研究依据全国23家医疗中心的病例资料，对我国先心病介入治疗的概况进行了初步分析，并得出了影响疗效和并发症的主要因素。如此大规模、多中心的研究为今后国家性的先心病数据库和随访登记系统提供了实施、流程方面的重要参考，也是制定中国先心病介入治疗指南的重要依据。

(李松华)

先天性心脏病介入治疗17例并发症的原因及处理　[中国介入心脏病学杂志，2012，20(4)：207]上海远大心胸医院孟庆智等回顾性分析自2008年3月至2012年3月在上海远大心胸医院接受介入治疗的共1 077例先天性心脏病患者。其中，介入术中及术后并发症的总体发生率为1.58%(17/1 077)，无死亡病例。房间隔缺损(ASD)组共3例出现并发症，占了ASD组的0.99%(3/303)；动脉导管未闭(PDA)组共3例出现并发症，占PDA组的0.97%(3/310)；室间隔缺损组(VSD)组共11例出现并发症，占VSD组的2.61%(11/421)，肺动脉瓣球囊成形术(PBPV)组未见并发症，并发症均经保守治疗或介入处理，无患者因并发症需接受外科干预。结果显示：先天性心脏病介入封堵术是一种微创而有效的治疗措施，但其并发症不容忽视，尤以VSD封堵术发生率最高。先心病介入治疗的并发症及病死率总体较低，术前应进行充分沟通，术后应作严格随访，尤其应警惕部分介入治疗术后迟发并发症的发生。

(陈　韬)

述　评　先心病介入治疗是一种较安全、有效的非开胸手术方法，过去的10年里，我国先天性心脏病的介入治疗得到了迅猛的发展，治疗方法逐渐成熟，适应症日渐拓宽，特别是使用我国自己研发的封堵器后，房室传导阻滞等并发症明显降低，目前已领先于世界。根据最近几年国内主要医学中心的统计，先天性心脏病介入治疗及围治疗期并发症基本稳定在3%左右，病死率小于0.1%，大部分并发症如封堵器脱落、残余分流、溶血、瓣膜损伤、血管并发症、心包填塞等多可通过术前严格筛选患者和规范手术操作等措施减少或避免。

(李松华)

老年房间隔缺损患者介入治疗的临床分析　[中华心血管病杂志，2011，39(11)：993]沈阳军区总医院陈火元等回顾该院2000年5月至2010年6月行经导管封堵治疗的(64.5±3.8)岁房间隔缺损患者82例。经导管封堵术中行右心导管检查。术后1天、1个月、3个月和6个月进行随访。分析老年房间隔缺损患者的临床特征，观察房间隔缺损封堵前后肺动脉压及心功能的改变情况。结果显示82例房间隔缺损患者中，合并肺动脉高压37例，发生率为45.1%。封堵前的右心导管检查显示，患者肺动脉收缩压为(44.1±12.4) mmHg (1 mmHg=0.133 kPa)，肺动脉平均压为(25.2±6.8) mmHg。1例重度肺动脉高压患者不适宜经导管封堵治疗，其余81例均成功行介入治疗，无手术相关并发症。36例封堵成功的肺动脉高压患者肺动脉收缩压由术前的(52.7±10.3) mmHg下降至术后的(31.8±6.3) mmHg ($P<0.05$)，肺动脉平均压由术前的(30.9±4.7) mmHg下降至术后的(21.8±3.4) mmHg($P<0.05$)。与术前比较，术后1天、1个月、3个月和6个月NYHA心功能分级改善。术后新发心房颤动6例。研究发现老年房间隔缺损患者通常合并肺动脉高压。只要严格掌握适应证和规范操作，经导管封堵治疗老年房间隔缺损仍是一种安全有效的方法。

(陈　韬)

述　评　大部分未经治疗的ASD患者能存活至老年，但经常会出现各种临床症状，如心悸、劳力性呼吸困难、乏力等。由于多数老年ASD患者同时合并其他疾病，开胸手术风险较大，介入治疗相对安全，易于接受。本研究60岁以上的ASD患者在经导管封堵ASD后，心功能分级明显提高，说明左心室收缩功能的提高与左心室前负荷的持续改善及左室几何构型的进一步优化有关。此外，本研究中术后新发心房颤动6例，发生率较低，老年ASD患者行封堵术时的年龄及是否有房性心律失常的病史是封堵术后发生房性心律失常的重要预测因素。

(李松华)

成人复杂动脉导管未闭介入治疗的有效性和安全性　[临床心血管病杂志，2012，28(3)：217]北京安贞医院郭永和等回顾分析了2004年4月至2008年4月期间在北京安贞医院接受经导管介入治疗的成人复杂动脉导管未闭(PDA)患者共112例，最小直径<3.0 mm者选用弹簧栓子，最小直径≥3.0 mm者选用

Amplatzer或国产蘑菇伞形动脉导管封堵器，不能常规建立输送轨道的患者采用逆行建轨方法。在常规操作的基础上，复杂PDA介入治疗遵循各自的特殊性。介入治疗成功的患者分别于术后第1周及第1、3、6和12个月行彩色多普勒超声心动图检查随访。结果显示介入治疗总体成功率达93.8%，术后1年残余分流的发生率为1.8%，均为少量分流，无须特殊处理。肺动脉收缩压在介入治疗后为(58±20)mmHg(1 mmHg=0.133 kPa)，较介入治疗前(94±21)mmHg显著下降约35 mmHg($P<0.001$)。所有患者无一例发生死亡、再通、封堵器脱位及介入相关的肺动脉或主动脉狭窄等严重并发症，发生溶血及穿刺部位血管并发症的患者经保守治疗后均康复出院。研究结果提示对于并发有解剖学或血流动力学异常的成人复杂PDA患者，经导管介入治疗仍是一种安全、有效的治疗手段。

(陈　韬)

评　述　动脉导管未闭是一种常见的先天性心脏病，严重的可导致充血性心力衰竭、反复肺部感染及肺动脉高压，同时存在较高的发生感染性心内膜炎的危险。本研究对成人复杂类型PDA经导管介入治疗的有效性和安全性进行了评价，效果满意。本研究中47例巨大PDA均选用特制规格的国产蘑菇伞形封堵器，3例未成功的患者系并发的肺动脉高压为不可逆性，而非技术或器械原因所致。而对于微小PDA，成功建立输送轨道是经导管介入治疗成功的保障。总之，随着技术的完善和医疗器械的改进，对于并发解剖学或血流动力学异常的成人复杂PDA患者，经导管介入是一种安全、有效的治疗手段。

(李松华)

心脏再同步化治疗对充血性心力衰竭患者内皮功能的影响　[临床心血管病杂志，2012，28(7)：525]上海公利医院汤永庆等探讨CRT对充血性心力衰竭患者内皮功能的影响，认为CRT可以提高内皮细胞的功能，其机制可能是通过增加心输出量来实现的。

述　评　心力衰竭患者常伴有血管内皮功能受损，病死率与血管内皮功能受损密切相关。血管内皮在维持血管的完整、调节血管张力及组织灌注中起重要的作用。血管内皮直接受血液中各种理化因子刺激，本身又是高代谢、多功能细胞，对刺激的敏感性高，因而最易被损伤。心衰患者内皮细胞释放的一氧化氮失衡，造成内皮依赖性血管舒缩功能异常。目前认为心脏再同步治疗(CRT)是治疗心衰的最佳手段，可明显改善心脏功能，提高生活质量。本研究将扩张心肌病并发心衰患者分为药物治疗组(10例)和CRT+药物治疗组(12例)，分别在治疗前、治疗12周末，检测心脏超声、脑钠肽(BNP)，并利用超声检测肱动脉血管内皮功能，评估扩张型心肌病并发心衰的患者CRT后的内皮功能。结果显示药物治疗组和CRT+药物治疗组患者治疗后的BNP水平降低，LVEF增加；CRT+药物治疗组治疗后肱动脉内径的变化率(FMD)增加，而单纯药物治疗组治疗前后FMD无统计学意义。CRT改善内皮功能的机制目前还不清楚，由内皮功能减弱引起的外周血管舒张能力缺陷可导致在生理性刺激下内皮释放一氧化氮的能力丧失，当一氧化氮含量不足时可使心输出量降低。CRT可能是通过增加一氧化氮的产生，提高心输出量，从而改善扩张型心肌病并发心衰患者的内皮功能。

(刘夙璇　徐荣良)

心脏再同步治疗超反应的预测因子分析　[中华心律失常学杂志，2011，15(5)：325]杭州浙江医院孙国建等回顾性分析124例行CRT的心衰患者，发现超反应组在心功能分级、BNP、QRS时限、LVEF等明显改善，术前伴完全左束支阻滞及心衰症状出现短的患者CRT反应较好。

述　评　心脏再同步治疗(CRT)能明显改善心力衰竭患者的症状、提高运动耐力，减少住院率及全因死亡率。CRT配合最佳药物治疗，可明显提高心力衰竭患者的生存质量，减少心力衰竭住院率及病死率。但即使严格按照指南进行CRT，仍有30%以上的患者无反应。也有部分患者CRT术后出现超反应，除明显改善临床症状外，还能逆转心肌重构，甚至使心脏大小和功能恢复正常。目前仍缺少有效的指标来预测CRT的效果。本文主要是回顾本中心过去CRT中出现的超反应病例，进行分析来探讨预测超反应的因素。本文结果约有17%的患者有超反应表现，较以前的研究13%～16%略高。与其他反应组相比，超反应组的QRS时限更宽、左心室重构较小及心力衰竭症状出现时间较短。因此，心室内径较小、QRS时限较宽的CRT患者反应要好。然而，QRS时限及LVEDD不能独立预测CRT超反应。左束支阻滞能很好预测CRT超反应，左束支阻滞患者CRT超反应的发生率为非左束支阻滞患者的近6倍。本结果提示，左心室内径较小，结构改变小的患者其病变程度较轻，更容易逆转心室重构，尤其是心力衰竭症状出现较晚的患者，其发生超反应的概率越大。亚组分析提示，心功能Ⅱ级的患者与Ⅲ～Ⅳ级有相同的有效性，其因心力衰竭的住院率更低。因此，提示心力衰竭患者可以更早地进行CRT。CRT存在超反应，且能明显改善心脏重构，甚至恢复正常。此外，完全性左束支阻滞及心力衰竭症状出现时间越短，越容易出现CRT超反应。

(刘夙璇　徐荣良)

左室主动固定电极在心脏再同步治疗中的初步应用 ［中国介入心脏病学杂志，2012，20(2)：87］北大一院周菁等在常规CRT植入技术基础上探讨左室主动固定电极在CRT中的应用价值，发现CRT采用左室主动固定电极安全性好，降低脱位和膈肌刺激风险，增加手术成功率。

述　评　心脏再同步治疗(CRT)是存在心室间或室内传导延迟的慢性充血性心力衰竭患者的一项有效手段。该手术的成功与否很重要地取决于左室电极在冠状窦内的位置是否合适、有无膈肌刺激及是否发生脱位。左室被动电极存在的主要问题是稳定性不强，较容易发生脱位。主动固定电极能否顺畅地放置到合适位置并有效解决膈肌刺激和脱位问题，国内的经验很少。本研究通过观察5例CRT主动固定电极的应用，做一初步分析。研究中所有选择的靶血管均较粗大，而且无明显弯曲，被动固定电极不容易稳定固定在目标位置上，属于容易发生左室电极脱位的情况，而血管直径均符合主动固定电极的适用范围，因此直接选用了左室主动固定电极，结果均成功植入，且半年以上随访显示效果明显，未发生任何术后并发症。左室主动电极提供了更多的静脉和部位选择，伸展的伞叶可在目标靶静脉内根据需要固定电极导线，而且在植入过程中伸展固定的方式允许电极的重置，从而明显提高了手术的成功率，增加了稳定于理想起搏位置的机会，降低了脱位和膈肌刺激的风险，并可明显缩短手术时间。左室主动电极植入后阈值稳定，消除了其可能过度扩张靶血管造成阈值升高的顾虑。适度的固定既可保障电极的稳定，又可减少血管过度损伤导致血栓形成，从而阻碍主动电极的回收或以后拔除的可能性。另外，长期抗凝或抗血小板治疗能否减少血栓形成和增加回收率还需要进一步研究。

（刘凤璇　徐荣良）

消化系统疾病

本年度共收集消化系统疾病文献 3 924 篇，其中纳入回顾 1 041 篇(占 26.5%)，列入文选 38 篇(占 1%)。

一年回顾

一、食管疾病

(一) 食管炎

郑丰平等[1]研究发现使用光谱抗生素、质子泵抑制剂(PPI)、合并恶性肿瘤、糖尿病是念珠菌性食管炎的危险因素，制霉素可以作为治疗念珠菌性食管炎一种安全、有效、经济的选择。梁学亚等[2]研究发现胃食管反流病(GERD)患者接受 PPI 治疗前基础食管酸暴露水平可能对 PPI 治疗后食管酸暴露产生影响，从而影响症状的再发。刘慧敏等[3]对胃食管反流病问卷(GerdQ)评分的意义进行研究后发现，GerdQ 评分以 9 分为临界值，敏感性及特异性最佳，GerdQ 积分高低与 RE 严重程度无明显相关性。高岩等[4]采用高分辨食管内压力-阻抗联合测定(MⅡ-HRM)及 24 小时联合多通道内阻抗-pH(MⅡ-pH)检测以慢性咳嗽为主要表现的 GERD 患者，发现以慢性咳嗽为主要表现的 GERD 发病机制与 UES 静息压力减低、卧位酸及非酸反流、近端反流的增多以及食管清除功能障碍密切相关。李彩丽等[5]通过体外胃电图的方法研究 GERD 患者胃电节律，NERD 和 RE 均存在胃电节律异常，兰索拉唑能够使胃电节律恢复正常。关婧等[6]* 观察发现，大部分 NERD 患者在放大内镜下具有特殊表现如黏膜表面浑浊、发白、粗糙不平，且一部分有白色颗粒样增生，血管扩张呈螺旋形，延伸至齿状线下方区，可作为 NERD 放大内镜下诊断提示。刘贞等[7]研究发现序贯疗法幽门螺杆菌(Hp)根除率明显优于三联疗法；根除 Hp 对反流性食管炎 8 周愈合率无明显影响。闫霞等[8]观察了泮托拉唑治疗老年反流性食管炎的疗效，结果示泮托拉唑能有效治疗老年人反流性食管炎及减少复发，维持 48 周的用药安全、有效。林敏[9]观察了四逆散加减肝胃不和型反流性食管炎的疗效，结果四逆散加减为肝胃不和型反流性食管炎的有效方剂，其疗效优于奥美拉唑加多潘立酮治疗。唐艳萍等[10]通过研究 RE 动物模型，结果贲门肌部分切开联合外置幽门部分结扎术造模成功率较传统方法高。王炘等[11]研究发现食管酸暴露和食管反流症状的控制不依赖于夜间酸突破的缓解，更大程度上取决于食管动力异常的改善。曹慧娟等[12]研究非糜烂性胃食管反流病治疗发现以抑酸剂为基础的联合用药效果要优于单用抑酸剂者，抑酸剂联合促动力药及利胆剂治疗 NERD 可使治疗效果达到最佳。朱春兰等[13]通过胃镜、食管测压及 24 小时食管 pH 检测研究 GERD 患者，结果无效食管动力(IEM)在 GERD 中常见，其食管动力障碍中绝大多数为 IEM，IEM 与食管远端酸暴露及 RE 密切相关。林海玲等[14]采用放射免疫法测定食管黏膜损伤预防模型 SD 大鼠食管黏膜组织 TNF-α，IL-1β，IL-6 含量，结果溶血卵磷脂对大鼠食管黏膜有损伤作用，铝碳酸镁、硫糖铝能有效预防溶血卵磷脂诱导的食道黏膜损伤。牛小平等[15]对埃索美拉唑维持治疗半年上的老年 NERD 患者行 SAS 及 SDS 评分，结果老年 NERD 患者心理异常与生活质量下降明显相关。涂蕾等[16]采用高分辨食管测压对食管动力障碍 NERD 患者伊托必利治疗前后评估，结果伊托必利可有效改善 NERD 患者的胃食管反流症状，部分可改善食管运动障碍。曹健[17]观察了莫沙必利辅助治疗难治性胃食管反流病的疗效，结果莫沙必利辅助雷贝拉唑治疗难治性胃食管反流病有良好疗效。徐定婷等[18]对疑诊 GERD 患者行反流性疾病问卷调查、胃镜及动态食管 pH 检测，发现症状问卷对反流性食管炎阴性预测值意义较大，问卷总分与 pH 检测指标呈正相关。王凯等[19]采用 HE 染色及免疫组化方法观察 GERD 患者食管黏膜 TRPV1 受体表达，TRPV1 受体表达增加与患者症状程度相关。陈甜子等[20]应用超声对胃食管反流病患者研究，发现 GERD 患者 His 角明显大于正常人，腹段食管明显短于正常人。曾艳凌等[21]采用食管下段 24 小时 pH 及胆红素检测，发现反流性食管炎(RE)及 Barrett 食管(BE)患者酸暴露及中重度反流患者比例明显高于 NERD，BE 病理性反流尤其是酸胆汁混合反流比例明显高于 NERD 患者。陈荣伟等[22]观察了多塞平辅助治疗合并焦虑 NERD 的疗效，结果多塞平辅助雷贝拉唑、莫沙比利治疗合并焦虑 NERD 有良好疗效。王薇等[23]检查奥美拉唑常规剂量、疗程口服治疗的老年反流性食管炎的血常规，发现随着年龄增长，常规剂量、疗程口服奥美拉唑对血液系统的不良反应逐渐显现，尤其是白细胞和血小板计数，停药后可逆转。

（张　玲）

参考文献

1　郑丰平，等. 胃肠病学和肝病学杂志，2012，21(2)：147
2　梁学亚，等. 中华内科杂志，2012，51(7)：513
3　刘慧敏，等. 新疆医学，2011，41(12)：39
4　高　岩，等. 中华内科杂志，2011，50(11)：931
5　李彩丽，等. 胃肠病学和肝病学杂志，2011，20(10)：913
6*　关　婧，等. 中华消化内镜杂志，2011，28(9)：506
7　刘　贞，等. 临床内科杂志，2011，28(10)：678
8　闫　霞，等. 胃肠病学和肝病学杂志，2011，20(9)：789
9　林　敏. 临床消化病杂志，2012，24(1)：45
10　唐艳萍，等. 中华消化杂志，2011，31(9)：632
11　王　炘，等. 临床消化病杂志，2012，24(3)：151
12　曹慧娟，等. 临床消化病杂志，2012，24(3)：156
13　朱春兰，等. 中华消化内镜杂志，2012，29(6)：329
14　林海玲，等. 医学临床研究，2012，29(5)：840
15　牛小平，等. 中华老年医学杂志，2012，31(4)：279
16　涂　蕾，等. 临床消化病杂志，2011，23(6)：323
17　曹　健. 吉林医学，2011，32(33)：7056
18　徐定婷，等. 中国实用内科杂志，2012，32(3)：198
19　王　凯，等. 安徽医学，2012，33(2)：140
20　陈甜子，等. 宁夏医学杂志，2011，33(10)：949
21　曾艳凌，等. 福建医药杂志，2012，34(2)：13
22　陈荣伟，等. 临床消化病杂志，2012，24(4)：228
23　王　薇，等. 中国综合临床，2012，28(1)：39

（二）食管癌

钱文军等[1]检测 126 例食管鳞癌患者和 14 例健康对照者血清 VEGF 及 endostatin。结果，发现食管鳞癌患者血清 VEGF、endostatin 水平升高，可作为食管鳞癌恶性程度及肿瘤负荷的预测指标。王雷等[2]发现 DC/IL－27－Ag 可活化特异性 CTL，在裸鼠体内产生了抑制肿瘤生长的作用，显著抑制食管癌细胞增殖、促进其凋亡，为 DC 应用于食管癌的免疫治疗提供了理论和动物实验依据。黄庆娟等[3]发现携带凋亡素及内皮抑素双基因的腺病毒载体能在多种肿瘤细胞中表达，感染食管癌细胞后，能有效诱导其凋亡且其致凋亡率高于仅携带凋亡素的单基因腺病毒载体。苏乃伟等[4]报道 MMP－9 在广西食管癌的发生、侵袭、淋巴结转移过程中起一定的作用；nm23 的表达缺失与食管癌的发生密切相关，可作为评价食管癌预后指标之一。李书军等[5]报道 hsa－miR－223 在高转移能力的食管癌细胞 KYSE－150 中呈低表达，具有类似抑癌基因的作用并调控 ARTN 表达，降低食管癌细胞 KYSE－150 的迁移和侵袭能力。高红军等[6]研究显示磷酸甘油酸变位酶 1(PGAM1)在食管鳞状细胞癌组织中的表达明显高于癌旁正常组织，PGAM1 可能是食管鳞状细胞癌的肿瘤相关抗原。王长春等[7]*报道食管鳞癌患者外周血游离 DNA 中维甲酸受体 β2(RARβ2)和 p16INK4α 基因甲基化可反映机体的荷瘤状态，并可作为判断食管鳞癌手术彻底程度的指标。刘波涛等[8]发现 Bax 基因 P53 结合位点多态性与我国西南地区食管鳞状细胞癌(ESCC)发病关系密切。郭艳丽等[9]发现食管鳞癌组织及细胞株中 SRY－box17 基因均呈高甲基化状态，可能是引起 mRNA 表达下调的重要机制之一，并可能通过 Wnt/β－catenin(β－连环蛋白)信号转导通路的激活在食管癌的发生、发展中具有重要作用。李林蔚等[10]发现甲基化表观遗传学机制是导致 ECRG4 基因在食管癌细胞系 EC9706 中表达缺失的一个机制。王洁莲等[11]采用侧群细胞(SP)分析法研究了食管癌干细胞，并检测食管癌 Eca－109 细胞存活和生长，明确环氧合酶(COX)抑制剂 NS－398 对食管癌细胞的放射增敏机制。王健等[12]报道以慢病毒为载体介导的 CIAPIN1 基因高表达可有效抑制食管癌 EC9706 细胞增殖、促进细胞凋亡和降低细胞侵袭迁移能力。万勇等[13]报道死亡相关蛋白激酶 1(DAPK1)、CD147 蛋白表达与食管鳞癌临床病理学特征有关，DAPK1、CD147 可能参与了食管鳞癌的转移过程，DAPK1、CD147 作为预测食管鳞癌预后的重要指标。王雪珊等[14]报道高清显微内镜对食管重度异型增生或早癌组织诊断的敏感度、特异度、阳性预测值、阴性预测值和准确率分别为 81.22%、94.12%、81.82%、94.12%和 91.11%，高清显微内镜与病理对重度异型增生或早癌诊断的一致性较高(K 值＝0.760)。许茜等[15]报道术前 CT 扫描能比较准确地反映食管癌淋巴结转移的分布规律，其中对下颈区淋巴结转移的诊断效能最高。李娟等[16]报道在判断食管癌临床T分期方面CT较PET具有一定优势,对判断N分期方面,两者准确率均较高。SUV临界值9.0可以作为一项实用的判断预后指标。苗振军等[17]报道化疗是治疗原发性食管小细胞癌(PSCCE)的基础,在降低PSCCE术前分期、抑制PSCCE术后复发和转移方面起重要作用。手术和放疗是PSCCE局部治疗的有效手段,对LD宜采用局部治疗联合化疗,而对ED,放疗联合化疗可作为标准治疗方案。陈保富等[18]报道胸腹腔镜联合下食管癌手术对患者术后早期肺功能影响较小,术后肺部并发症发生率相对较低。彭明尧等[19]报道FP(氟尿嘧啶+顺铂)方案配合后程加速超分割三维适形放疗治疗食管癌近期疗效和局部控制率均明显提高,有进一步提高远期生存率可能,虽毒副作用增加但能耐受。宋慧琴等[20]报道己酮可可碱可以增加人食管癌EC9706细胞对5-Fu的敏感性,减少5-Fu的剂量。叶凯等[21]报道胸段食管癌孤立性淋巴结分布与肿瘤部位、浸润深度密切相关,双侧喉返神经旁、食管旁及胃周淋巴结是其高发部位。高海峰等[22]报道组织分化程度和病变部位是影响胸廓入口淋巴结转移的危险因素,胸廓入口处淋巴结的清扫对预防胸段食管癌术后局部复发和转移有重要意义。

(薄陆敏)

陈鹏程等[23]报道食管肉瘤样癌是一种不同于食管其他类型的恶性肿瘤,具有自身病理特征,其癌成分和肉瘤成分组成呈多样性和复杂性,具有转化分化的潜能,这些特点导致食管肉瘤样癌患者的预后情况各不相同。毛友生等[24]报道右侧开胸较左侧开胸清除胸部淋巴结更彻底、更完全,尤其是对于清扫双侧气管食管沟和喉返神经旁的淋巴结,最终有可能改善患者生存。选择右胸入路二切口或三切口行完全的胸腹二野或三野淋巴结清扫可能成为胸段食管癌外科治疗的未来趋向。盛巍等[25]报道卡培他滨对食管癌放疗有增敏作用,它与后程加速超分割适形放疗结合能提高食管癌患者的局部控制率和生存率。周兴辉等[26]报道高危型HPV16感染可能是温岭市食管癌高发区的危险因素,Arg/Arg基因型可能是该地区食管癌患者的易感基因型,个体携带p53Arg/Arg基因型更容易发生HPV相关的食管癌。吴齐等[27]报道无X线监视的内镜下支架置入术是安全可行的,单次双食管覆膜支架置入术可缓解晚期超长食管癌引起的吞咽困难,有效封堵癌性瘘,改善患者生存质量和生存期。罗金红等[28]报道紫杉醇脂质体联合奈达铂治疗晚期食道癌疗效确切,不良反应较轻,值得在临床上对此展开进一步的研究。解丽等[29]报道相比白光模式,窄带成像技术(NBI)模式与碘染色均可增强病变的可识别性,能清楚显示病变轮廓和形态。能提高平坦型微小黏膜病变的检出率,同时也有效提高活检的准确性。操作方便,易于推广应用。NBI对早期食管癌及癌前病变诊断有一定的临床应用价值。甄婵军等[30]报道胸段食管癌出现锁骨上淋巴结转移与胸腔内淋巴结转移患者生存情况存在显著性差异;单纯锁骨上淋巴结转移与合并内脏器官转移患者的预后有显著性差异,分期时是否应将锁骨上淋巴结转移划分为M分期或N分期,还是分亚组需进一步研究;原发灶的位置对食管癌锁骨上淋巴结转移的预后影响不大;患者的年龄、锁骨上淋巴结转移时间、单侧或双侧转移、近期疗效及是否合并内脏转移对预后有影响。李书军等[31]报道微小RNA-181a作用于PRDM1基因的3'UTR,在转录后水平上调PRDM1蛋白的表达,提示PRDM1是miR-181a直接调控的靶基因。叶武等[32]*研究认为在内镜碘染色的基础上,通过计算机辅助进行颜色定量分析,可以增强对于病灶识别的敏感性;同时,计算机定量分析食管黏膜碘染色后的色变数据能较好地反映病灶的病理性质,帮助提高活检的准确性并有望提高食管早期癌的诊断率。张军等[33]通过检测食管鳞癌患者肿瘤组织及血清中CD44v6的表达并探讨其临床意义,提示CD44v6有望成为食管鳞癌诊断及预后判断的辅助指标,血清sCD44v6有望成为食管鳞癌诊断筛查的辅助指标。岳冬丽等[34]报道甲基转移酶抑制剂5-氮-2'-脱氧胞苷(5-Aza-CdR)抑制食管癌Eca9706细胞的增殖;5-Aza-CdR可以逆转KRT19基因启动子区的甲基化,恢复其蛋白表达,KRT19基因启动子区的甲基化可能是其失表达的重要机制,为食管癌诊疗提供了一个新靶点。余乐等[35]通过研究表皮生长因子(EGF)促进人食管鳞癌细胞增殖的机制,报道EGF上调人食管鳞癌HKESC-1细胞COX-2蛋白表达,而不影响COX-1蛋白表达。EGF还能刺激HKESC-1细胞释放PGE_2,并上调PGE_2受体亚型EP2的蛋白表达。非选择性COX抑制剂吲哚美辛和COX-2选择性抑制剂SC-236均可完全阻断EGF刺激的PGE_2释放。这两种COX抑制剂也都能够抑制EGF的促细胞增殖作用。提示EGF对HKESC-1细胞的促增殖作用,一方面是通过诱导COX-2蛋白的表达从而促进PGE_2的释放;另一方面通过上调EP2受体的蛋白表达。张艳等[36]*探讨磷脂酰肌醇3-激酶(PI3K)在食管鳞状细胞癌中的表达及临床意义,结果发现PI3K蛋白和mRNA在食管鳞癌组织中的表达水平明显增高,PI3K蛋白高表达的食管鳞癌患者预后差,提示PI3K基因在食管鳞癌发生及发展中起促进作用,可以作为判断食管鳞癌预后的辅助指标。张娜等[37]报道组蛋白去乙酰化酶

(HDAC2)可能在食管鳞癌的发生、发展中具有重要作用,其表达下调介导的食管鳞癌细胞增殖抑制、细胞周期静止以及细胞凋亡可能与p21、bax的表达升高和细胞周期蛋白(cyclin)D1、bcl-2表达降低密切相关。李军等[38]报道食管鳞癌患者外周血循环肿瘤细胞的数量可以反映肿瘤的进展程度,可作为判断食管鳞癌生物学恶化的指标。雷晓毅等[39]报道苯那普利(6 mg/kg)能明显抑制EC9706裸鼠移植瘤生长,抑制肿瘤新生血管形成可能是其抑瘤机制之一。培哚普利(4 mg/kg)可能存在类似作用。闫文姬等[40]报道泛素羧基末端酯酶L1(UCHL1)基因启动子区甲基化在食管癌患者中普遍存在,UCHL1基因表达受启动子区甲基化调控。UCHL1基因甲基化在食管癌发生发展中可能起着重要作用。刘亮等[41]报道三磷酸腺苷结合转运蛋白G2(ABCG2)参与了食管癌多药耐药的形成,青蒿琥酯(Art)可通过降低食管癌细胞中ABCG2的表达从而逆转食管癌耐药作用。秦艳茹等[42]报道结肠腺瘤息肉蛋白(APC)基因表达缺失可能与食管鳞癌的发生、发展相关,导致5年生存率下降,因此上调APC可能是治疗食管鳞状细胞癌(ESCC)患者的新方向,检测APC可能为食管癌预后判断提供依据。王莉等[43]报道有丝分裂阻滞缺陷蛋白2(MAD2)基因沉默能够促进人食管鳞癌细胞系KYSE30的体外增殖和侵袭能力增强,并抑制凋亡,提示其变化对肿瘤的发生和转移发挥重要作用。李向东等[44]报道食管癌术后常规上消化道造影有利于早期发现胃瘫综合征,其诊断须胃镜检查除外机械性梗阻;治疗关键在于胃镜下幽门扩张和肠内营养支持,非手术治疗效果满意。曾富春等[45]报道管状胃重建消化道在食管癌根治术中不延长手术时间和住院时间,操作简单、安全,术后并发症发生率低,可改善患者的生活质量,提高生存率,值得临床推广。朱允和等[46]报道在食管鳞状细胞癌中,Foxo1及Ki-67蛋白表达明显高于食管正常鳞状上皮组织,且随肿瘤分化程度的增高Foxo1的表达显著升高,而Ki-67的表达则显著降低。提示Foxo1和Ki-67在食管鳞状细胞癌肿瘤细胞分化过程中发挥着不同作用,其作用机制不同。

(王　伟)

郑红等[47]评价了H101对CEA低表达和过表达细胞株的杀伤效果,发现溶瘤病毒H101对CEA低表达细胞的杀伤力明显增强,沉默CEA基因的表达有望成为提高溶瘤病毒H101抗癌效果的新途径。唐娜娜等[48]探讨了食管鳞癌中HIF-1_α和HK-Ⅱ的表达对糖酵解的影响,发现二者在缺氧条件下表达明显增强,HIF-1_α可能通过HK-Ⅱ影响细胞糖酵解水平。孙国贵等[49]构建锰超氧化物歧化酶(MnSOD)基因重组慢病毒表达载体,观察其对食管癌细胞增殖的影响,发现MnSOD过表达对食管癌TE-1细胞增殖具有抑制和促进的双向作用。王长春等[50]应用甲基化特异性聚合酶连反应法检测76例食管癌患者相关标本,发现食管鳞癌患者血浆与肿瘤组织中RARβ_2、CDH1、RASSF1A甲基化一致性良好,且其甲基化水平可动态反映荷瘤状态。陈力等[51]分析RNA干扰Livin联合顺铂对食管癌细胞Eca-109的影响,认为其通过上调半胱氨酸蛋白酶-3、半胱氨酸蛋白酶-9的表达从而抑制Eca-109细胞的增殖和促进其凋亡。程祝忠等[52]应用多层螺旋CT(MSCT)对50例食管癌患者行术前分期及术式预计,证明其可以有效地显示肿瘤形态、大小、部位、侵犯范围、淋巴结转移和远处转移等,为食管癌患者行术前评估,制定手术方案提供依据。朱婉琦等[53]回顾2004～2008年期间行^{18}F-FDG PET/CT MTV食管癌患者,发现MTV与食管癌术后患者预后密切相关,高MTV患者术后需接受更加积极的治疗。方文涛等[54]按照新版分析标准将既往209例胸段食管鳞癌术后患者重新分期,发现新版分期能较好地反映胸段食管鳞癌患者的预后,肿瘤浸润程度和淋巴结转移范围是重要预后因素。张百华等[55]分析了32例食管癌肉瘤患者的临床资料,显示病理N分期是独立的预后影响因素。该病淋巴结转移率相对较低,外侵不明显,手术切除疗效好。于涛等[56]采用回顾性研究,对收治的32例同时性多发食管癌的临床资料进行总结,认为完善的术前检查可显著提高同时性多发食管癌的确诊率,手术是其较好治疗方法。张亚年等[57]总结31例胸腔镜联合腹腔镜食管癌根治手术经验,认为全腔镜食管癌根治术安全可行,具有一定的临床应用优势,但对术者要求较高。唐建枢等[58]探讨不同途径营养支持对食管癌患者术后免疫功能、营养状况的影响,认为术后早期应用肠内营养更能有效改善患者的营养状况和免疫功能,利于患者恢复。武育卫等[59]* 应用超声内镜探测61例食管早癌和癌前病变浸润深度,并与术后病理比较,认为超声内镜能较准确鉴别食管早期癌和癌前病变浸润深度,黏膜切除术安全有效。许亚萍等[60]回顾了196例食管癌根治性治疗后局部复发的临床特点,分析其预后因素,建议对复发患者予以积极的多学科综合治疗以进一步提高疗效。对于局部复发既往未曾接受过放疗的患者,放疗剂量应该≥60 Gy。王晓虹等[61]行胃镜下食管梗阻部结节及浸润处多点或密集型植入5-Fu缓释粒子,并对其疗效评价,认为其是缓解晚期食管癌患者梗阻症状安全、有效的方法。牛明华等[62]将^{125}I放射粒子和5-Fu缓释粒子镶嵌至食管支架上,制成食管内放射化学治疗粒子支架,用以治疗中晚期食管癌,疗效满意。张彤[63]报道应用紫杉醇顺铂方案联合自体 CIK 细胞输注治疗Ⅳ期食管癌疗效突出，毒性反应轻微，治疗顺应性好，提高了患者的生存质量。Kang Guo 等[64]对 52 名接受新辅助化疗的食管癌患者研究后发现，肿瘤消退分级(TRG)与病理 T 及 N 分期相关，有望作为预测疗效及预后的指标。LU Tai - ying 等[65]报道全反式维甲酸(ATRA)通过下调血管内皮生长因子及其通路组分而抑制肿瘤细胞的新生血管形成，从而显著抑制人食管鳞状细胞癌细胞系 EC9706 的生长。Huang Jing 等[66]进行了一项Ⅱ期试验，观察了吉西他滨和顺铂对复发或转移食管鳞癌患者的疗效，结果在平均 76 个月的随访发现，该方案疗效较好，可实现延长生存期。Yang Yan-li 等[67]对食管鳞状细胞癌(ESCC)的研究发现，ESCC 存在表皮生长因子受体(EGFR)蛋白过表达和(或)基因拷贝数过高的现象非常普遍，EGFR 有望成为 ESCC 的治疗新靶点。Li Hui 等[68]总结了 6 例应用腹腔镜联合胸腔镜下行微创 Ivor Lewis 食管切除术的疗效，在经过平均 2 个半月的随访病情后认为，该法用于治疗恶性食管肿瘤在技术上是可行的，但仍需多中心长期的前瞻性研究进一步证实。

(张 玲)

参考文献

1 钱文军，等. 山东医药，2011，51(42)：70
2 王 雷，等. 中国肿瘤临床，2011，38(23)：1419
3 黄庆娟，等. 胃肠病学和肝病学杂志，2012，21(5)：423
4 苏乃伟，等. 广西医学，2012，34(1)：4
5 李书军，等. 中国肿瘤临床，2011，38(17)：1002
6 高红军，等. 中国医学科学院学报，2012，34(3)：244
7* 王长春，等. 中华肿瘤杂志，2012，34(6)：441
8 刘波涛，等. 第三军医大学学报，2012，34(10)：963
9 郭艳丽，等. 肿瘤，2012，32(4)：269
10 李林蔚，等. 中华肿瘤杂志，2011，33(8)：570
11 王洁莲，等. 中华消化杂志，2011，31(10)：697
12 王 健，等. 第二军医大学学报，2011，32(11)：1258
13 万 勇，等. 中华肿瘤杂志，2012，34(1)：44
14 王雪珊，等. 中华消化内镜杂志，2012，29(1)：24
15 许 茜，等. 实用放射学杂志，2011，27(8)：1154
16 李 娟，等. 中国肿瘤临床，2011，38(23)：1449
17 苗振军，等. 中国胸心血管外科临床杂志，2012，19(4)：390
18 陈保富，等. 中华外科杂志，2012，50(7)：633
19 彭明尧，等. 四川医学，2012，33(6)：996
20 宋慧琴，等. 山东医药，2012，52(13)：35
21 叶 凯，等. 中国肿瘤临床，2011，38(17)：1035
22 高海峰，等. 中国肿瘤临床，2011，38(17)：1043
23 陈鹏程，等. 中华肿瘤杂志，2012，34(4)：287
24 毛友生，等. 中华肿瘤杂志，2012，34(4)：296
25 盛 巍，等. 中华肿瘤杂志，2011，33(9)：702
26 周兴辉，等. 中华医院感染学杂志，2012，22(5)：910
27 吴 齐，等. 中国内镜杂志，2012，18(1)：59
28 罗金红，等. 肿瘤，2011，31(12)：1093
29 解 丽，等. 中国内镜杂志，2011，17(12)：1237
30 甄婵军，等. 中国肿瘤临床，2011，38(23)：1458
31 李书军，等. 肿瘤，2011，31(9)：813
32* 叶 武，等. 中华消化内镜杂志，2012，29(4)：208
33 张 军，等. 华中科技大学学报(医学版)，2012，41(4)：461
34 岳冬丽，等. 中国癌症杂志，2011，21(11)：866
35 余 乐，等. 南方医科大学学报，2011，31(8)：1323
36* 张 艳，等. 中华肿瘤杂志，2011，33(8)：594
37 张 娜，等. 肿瘤，2011，31(10)：886
38 李 军，等. 中华胸心血管外科杂志，2012，28(3)：157
39 雷晓毅，等. 中华消化杂志，2012，32(5)：330
40 闫文姬，等. 中华内科杂志，2012，51(5)：390
41 刘 亮，等. 解放军医学杂志，2011，36(12)：1301
42 秦艳茹，等. 中国肿瘤临床，2011，38(16)：967
43 王 莉，等. 中国癌症杂志，2011，21(7)：562
44 李向东，等. 重庆医学，2011，40(33)：3380
45 曾富春，等. 四川医学，2011，32(9)：1369
46 朱允和，等. 中国肿瘤临床，2012，39(5)：269
47 郑 红，等. 中华肿瘤杂志，2011，33(11)：822
48 唐娜娜，等. 中华消化杂志，2012，32(2)：108
49 孙国贵，等. 中华肿瘤杂志，2011，33(8)：583
50 王长春，等. 中华检验医学杂志，2012，35(1)：37
51 陈 力，等. 重庆医学，2011，40(34)：3442
52 程祝忠，等. 中华肿瘤杂志，2011，33(12)：929
53 朱婉琦，等. 中华核医学杂志，2011，31(6)：378
54 方文涛，等. 中华肿瘤杂志，2011，33(9)：687
55 张百华，等. 中华外科杂志，2012，50(3)：256
56 于 涛，等. 中华胸心血管外科杂志，2011，27(10)：604
57 张亚年，等. 第二军医大学学报，2011，32(12)：1378
58 唐建枢，等. 江苏医药，2012，38(12)：1430
59* 武育卫，等. 胃肠病学和肝病学杂志，2011，20(9)：785
60 许亚萍，等. 中华肿瘤杂志，2011，33(12)：925
61 王晓虹，等. 胃肠病学和肝病学杂志，2011，20(10)：907
62 牛明华，等. 中华消化杂志，2012，32(2)：129
63 张 彤，等. 中国免疫学杂志，2012，28(7)：652
64 Kang Guo，等. 中国癌症杂志，2012，31(8)：399
65 LU Tai-ying，et al. Chin Med J，2011，124(17)：2708
66 Huang Jing，et al. Chin Med J，2011，124(23)：4012
67 Yang Yan-li，et al. Chin Med J，2012，125(3)：450
68 Li Hui，et al. Chin Med J，2012，125(8)：1376

(三) 食管其他疾病

李艳霞等[1]将 FICE 染色内镜、FICE 放大内镜、乙酸染色内镜和乙酸染色放大内镜下 Barrett 食管

(BE)诊断结果与病理结果对比分析，结果 FICE 染色内镜诊断 BE 与病理诊断符合率较高，联合放大内镜能显著提高 BE 诊断率。龙沛琪等[2]报道数字染色内镜对齿状线与胃食管交界处间距间的栅栏状血管的观察具有重要意义，可提高疑似 BE 检出率，共聚焦激光显微内镜诊断 BE 的敏感度和特异度均较高。张海等[3]报道氩离子凝固术能有效逆转 BE 的食管黏膜，是一种安全、有效的治疗方法，联合质子泵抑制剂不仅能明显改善症状，还可减少复发。孙敬平等[4]将 166 例疑诊 BE 患者随机分为常规内镜组及色素内镜组，结果内镜下结晶紫染色结合病理活检诊断 BE 的方法和传统的普通内镜结合病理活检相比，其诊断准确率和肠化型 BE 的检出率明显提高。戴军等[5]报道改良型可回收金属支架治疗贲门失弛缓症具有安全、放置时间短、无移位脱落、症状明显改善及复发率低等优点。王洪波等[6]报道内镜下球囊扩张联合肉毒毒素注射治疗贲门失弛缓症能有效改善患者临床症状及食管动力学状态。何利平等[7]对 7 例确诊贲门失弛缓症的患者行 POEM 术，7 例均手术成功，2 例出现皮下气肿、纵隔气肿，经内科治疗后痊愈，余均未出现相关并发症，随访 1～12 个月，7 例吞咽困难均明显改善。王占东等[8]报道了 51 例食管胃交界神经内分泌肿瘤患者的病理形态，其中溃疡型 39 例，局部浸润型 6 例，弥漫浸润型 4 例，黏膜局部隆起型 2 例，侵及网膜 37 例、浆膜层 7 例、肌层 5 例、黏膜下层 2 例。

（郭杰芳）

参 考 文 献

1 李艳霞，等. 中华消化内镜杂志，2011，28(12)：684
2 龙沛琪，等. 中华消化内镜杂志，2011，28(12)：688
3 张 海，等. 胃肠病学和肝病学杂志，2011，20(12)：1099
4 孙敬平，等. 临床消化病杂志，2012，24(3)：149
5 戴 军，等. 中华消化内镜杂志，2012，29(1)：19
6 王洪波，等. 山东医药，2012，52(25)：47
7 何利平，等. 中华消化内镜杂志，2012，29(8)：449
8 王占东，等. 山东医药，2011，51(42)：75

二、胃、十二指肠疾病

(一) 慢性胃炎

薄元恺等[1]将胃镜下胃窦黏膜粗糙不平不同表现的慢性萎缩性胃炎的患者 118 例分为均匀粗糙组和非均匀粗糙组，发现胃窦黏膜粗糙不平的均匀性可作为慢性胃炎萎缩性和非萎缩性的判断依据，胃镜下黏膜粗糙程度分级有临床意义。罗显克等[2]回顾性分析了 962 例慢性胃炎患者行胃镜检查和快速尿素酶检测幽门螺杆菌(Hp)的临床资料，发现慢性萎缩性胃炎主要发病年龄在 45～54 岁和 55～64 年，此年龄段 Hp 感染率也最高。姚利云[3]将 100 例慢性萎缩性胃炎患者随机分为两组，一组采用胃康舒宁方联合西药进行资料，对照组使用单纯西药治疗，发现采用中药组方胃康舒宁方和西药联合治疗慢性萎缩性胃炎，具有见效快、治愈后不易复发的特点。郁岩杰等[4]分别用免疫组织化学及半定量反转录 PCR 方法对 385 例胃镜活检的不同病变胃黏膜不同形态标本组织进行 Reg4、Ki67 因子的蛋白质和 mRNA 水平检测，结果显示肠化隆起灶黏膜中 Reg4 和 Ki67 表达水平比肠化凹陷灶黏膜高，推测前者发生异性增生或癌变的可能性大于后者。廖艳等[5]用智能分光比色技术(FICE)对单纯慢性胃炎患者进行上消化道内镜检查，发现 FICE 可清晰显示黏膜表面腺管开口形态和黏膜下微血管结构，从而提高 CAG 的诊断准确率。游绍伟等[6]对 72 例气虚血瘀热郁型 CAG 患者分两组进行治疗，发现荞笋消萎饮对临床中气虚血瘀热郁型 CAG 具有较好疗效。魏玥等[7]发现益气化瘀解毒法可以改善慢性萎缩性胃炎伴异型增生大鼠的一般情况，降低死亡率，还可有效逆转胃癌前病变的病理改变。马永英[8]观察了川芎嗪、果胶铋和抗生素联合治疗 280 例慢性萎缩性胃炎的疗效，发现川芎嗪、果胶铋和抗生素联合治疗慢性萎缩性胃炎效果良好。潘华君[9]发现对慢性浅表糜烂性胃炎，经连续治疗 4 周症状仍反复疗效不佳的患者，应考虑到伴有功能性消化不良，此时给予焦虑和抑郁症测试，可获得极为有用的临床证据，给于精神干预治疗可取得理想的效果。黄雪霞[10]将 80 例慢性胃炎患者随机分两组，治疗组在常规治疗基础上加用隔姜灸治疗，发现隔姜灸辅助治疗虚寒型慢性胃炎能更好地缓解症状。肖秀国[11]将 50 例慢性浅表性胃炎随机分为两组，对照组采用奥美拉唑治疗，研究组采用胃必治联合奥美拉唑治疗，发现胃必治联合奥美拉唑能有效治疗慢性浅表性胃炎。冯珍等[12]对 110 例患者进行放大内镜窄带成像检查，发现放大内镜窄带成像下胃黏膜分型与病理组织学存在密切关系，通过放大内镜窄带成像准确识别胃黏膜超微结构将有助于对萎缩、肠化生等常见胃黏膜病变的诊断。邢朝富[13]将 138 例疣状胃炎经 Hp 检测均阳性的患者随机分为 A 组(氩离子凝固术加 Hp 根治组)，B 组(单纯 Hp 根治组)，发现内镜下氩离子凝固术联合贝雷拉唑三联治疗 VG 安全有效。潘志刚等[14]将 76 例疣状胃炎且合有 Hp 感染的患者随机分为两组，治疗组给予 APC+抗 Hp 药物治疗，对照组给予单纯药物治疗，发现 APC 联合药物治疗 Hp 阳性疣状胃炎疗效确切，安全性高。DU Yiqi 等[15]将 253 例确诊为糜烂性胃炎的消化不良患者随机给予 6 周 300 mg 或 3 g 硫糖铝治疗，发现吉法酯对患有慢性糜烂性胃炎合并黏膜炎症的患者有效。

(郭晓榕)

参考文献

1 薄元恺,等.中国内镜杂志,2011,17(8):785
2 罗显克,等.河北医药,2011,33(21):3238
3 姚利云.吉林医学,2011,32(33):7028
4 郁岩杰,等.肿瘤,2011,31(10):937
5 廖 艳,等.中华消化内镜杂志,2011,28(11):636
6 游绍伟,等.贵州医药,2011,35(12):1108
7 魏 玥,等.胃肠病学和肝病学杂志,2011,20(10):916
8 马永英.青海医药杂志,2011,41(9):78
9 潘华君.胃肠病学和肝病学杂志,2011,20(7):641
10 黄雪霞.广西医学,2012,34(3):305
11 肖秀国.吉林医学,2011,32(27):5715
12 冯 珍,等.胃肠病学和肝病学杂志,2011,20(12):1110
13 邢朝富.吉林医学,2012,33(5):943
14 潘志刚,等.河北医药,2012,34(1):61
15 DU Yi-qi, et al. Chin Med J, 2012,125(16):2878

(二)消化性溃疡

秦永昌[1]分析了298例胃镜检查患者,发现消化性溃疡(PU)检出率男性高于女性,汉族和藏族高于回族和土族。胃溃疡好发于胃窦和胃角。Hp感染仍是青海东部农业区PU发病的主要原因之一。李峰[2]选取100例收治的PU患者随机分两组,发现四联疗法治疗组临床疗效显著,Hp转阴率高。谭华斌等[3]将96例活动性PU患者随机分成两组,治疗组使用10日序贯疗法,对照组使用传统三联疗法治疗。发现10日序贯疗法Hp根除率明显高于传统三联疗法。张小红等[4]将120例PU患者随机分成两组,分别给予雷贝拉唑与奥美拉唑三联疗法治疗,治疗4周后发现雷贝拉唑组溃疡愈合率(93.3%)高于对照组溃疡愈合率(81.7%),两组愈合率比较有差异具有统计学意义。汪明飞[5]将284例Hp感染患者随机分为两组,试验组使用双歧杆菌活菌胶囊+三联疗法,对照组使用常规三联疗法。发现加用双歧杆菌三联活菌,能改善胃内pH值,减少不良反应,提高Hp根除率。董乐凤[6]收集了298例PU和慢性胃炎患者,采集胃窦部黏膜、进行Hp鉴定,测定其对6种常用抗生素的敏感性,发现PU和慢性胃炎患者Hp感染率高,且耐药性逐年增高。王迎昕[7]比较近5年雷贝拉唑或奥美拉唑三联疗法治疗Hp阳性PU的随机对照试验或临床对照试验,进行Meta分析,发现与奥美拉唑比较,雷贝拉唑三联疗法具有起效迅速,临床症状缓解快、溃疡愈合率高等优点。王承志等[8]将60例应激性溃疡合并出血患者随机分两组,在常规治疗的基础上,观察组服用埃索美拉唑,对照组服用奥美拉唑,发现埃索美拉唑在改善应激性溃疡合并出血患者临床症状,胃泌素、NO方面优于奥美拉唑。马卫景等[9]将400例60岁以上的经内镜确诊的PU患者与60岁以下的PU患者进行临床内镜分析,发现老年PU症状不典型,其中GU、复合性溃疡、胃多发性溃疡及胃高位溃疡多见,消化道出血和溃疡癌变率高。顾新[10]将70例PU患者随机分为两组,对照组采用阿莫西林加克林霉素加奥美拉唑,观察组采用阿莫西林加克林霉素加埃索美拉唑治疗,发现埃索美拉唑治疗组可提高Hp的根治率,迅速缓解患者疼痛。眭礼平[11]将Hp阳性的120例PU患者分为两组,治疗组服用雷贝拉唑、克林霉素、呋喃唑酮,对照组服用奥美拉唑、克林霉素、呋喃唑酮,发现两组方案均能有效缓解症状和有效根除Hp,但雷贝拉唑三联疗法在改善临床症状和促进溃疡愈合方面优于奥美拉唑。徐红霞[12]将42例PU患者随机分两组,均给予常规治疗,在此基础上治疗组给予泮托拉唑静脉滴注,对照组给予西咪替丁,发现泮托拉唑静脉滴注治疗PU疗效确切。龙春华[13]回顾性分析了87例Hp阳性经内镜证实的PU患者,认为质子泵抑制剂抑制胃酸,抗菌药根除Hp感染,溃疡愈合率和Hp根除率高。梁艳斌等[14]用COX回归方法分析了295例PU穿孔及1 032例PU合并出血患者,发现衰老是一个独立于合并症、与PU穿孔或出血预后不良存在强关联的预测因素。周洁[15]回顾性分析了144例确诊为PU的患者,随机分为两组,观察组患者采用奥美拉唑、左氧氟沙星、阿莫西林联合治疗。对照组用奥美拉唑、克林霉素、阿莫西林治疗,发现奥美拉唑、左氧氟沙星、阿莫西林三联疗法治疗消化性溃疡疗效显著,不良反应少。徐华等[16]对35例上消化道溃疡患儿临床治疗进行总结分析,发现三种不同病因所致儿童上消化道溃疡临床及胃镜表现不同,为儿童上消化道溃疡临床诊断、鉴别诊断及治疗提供依据。于博坤[17]将100例PU患者随机分两组,观察组给予阿莫西林、克林霉素、埃索美拉唑治疗,对照组给予阿莫西林、克林霉素、奥美拉唑治疗,发现阿莫西林、克林霉素、埃索美拉唑联合治疗PU在促进溃疡愈合及缓解症状方面有良好疗效,尤其可以有效控制Hp感染引起的溃疡复发。覃桂聪等[18]通过对60例PU患者进行胃镜检查,发现PU具有一定的流行病学特点,其发生与性别、年龄、发生部位等关系密切。

(郭晓榕)

参考文献

1 秦永昌.青海医药杂志,2011,41(10):68
2 李 峰.吉林医学,2011,32(36):7664

3 谭华斌,等.临床内科杂志,2011,28(8):570
4 张小红,等.陕西医学杂志,2011,40(10):1412
5 汪明飞.中华医院感染学杂志,2011,21(18):3943
6 董乐凤.山东医药,2011,51(43):70
7 王迎昕.医学临床研究,2012,29(2):252
8 王承志,等.医学临床研究,2011,28(11):2202
9 马卫景,等.河北医药,2011,33(20):3091
10 顾 新.吉林医学,2011,32(33):7055
11 眭礼平.吉林医学,2011,32(27):5708
12 徐红霞.吉林医学,2011,32(27):5724
13 龙春华.吉林医学,2012,33(5):953
14 梁艳斌,等.临床内科杂志,2012,29(3):181
15 周 洁.吉林医学,2011,32(33):7047
16 徐 华,等.中国内镜杂志,2011,17(10):1053
17 于博坤.吉林医学,2012,33(9):1872
18 覃桂聪,等.吉林医学,2012,33(9):1904

(三)应激性溃疡

潘国宏等[1]将62例应激性溃疡患者随机分两组,观察组使用泮托拉唑,对照组使用法莫替丁,发现泮托拉唑能提高应激性溃疡患者热休克蛋白70表达,促进溃疡愈合速度较法莫替丁迅速,认为泮托拉唑愈合溃疡机制之一可能与提高HSP70有关。CHANG Qing等[2]将荧光标记移的雄性大鼠骨髓间充质干细胞经尾静脉注射到用吲哚美辛(消炎痛)诱导的胃溃疡大鼠,发现自体干细胞移植可促进大鼠胃溃疡的愈合。

(郭晓榕)

参考文献

1 潘国宏,等.胃肠病学与肝病学,2011,20(7):656
2 CHANG Qing, et al. Chin Med J, 2012,125(6):1169

(四)胃肿瘤

1. 胃癌

杨奕轩等[1]*等报道利用其构建的pIRES2-EGFP-ARHⅠ重组质粒和NF-κB报告基因质粒共转人胚胎肾293T细胞,发现ARHⅠ可下调NF-κB的转录激活能力;且使胃癌细胞株中NF-κB的磷酸化降低,减少入核从而发挥抑癌作用。张彩凤等[2]通过对人胃癌细胞株SGC-7901的研究发现stathmin在胃癌的发生与发展中发挥重要作用,有效抑制胃癌中stathmin基因的表达既能抑制胃癌细胞分裂增殖,促进细胞周期静止,有可诱导胃癌细胞凋亡,很可能成为一个良好的胃癌生物治疗靶点。林伟等[3]利用Src络氨酸激酶抑制剂4-苯胺喹唑啉刺激人胃癌细胞株SGC-7901后,证实Src络氨酸激酶活化与人胃癌细胞株SGC-7901体外转移能力密切相关,其机制可能与肿瘤转移相关基因表达有关。李忠武等[4]通过对中国北方胃癌高发区山东省临朐县372人进行ICAM-1 469K/E基因测序,发现此人群中ICAM-1 469K/E基因多台性明显增加胃黏膜低级别异型增生的发病风险,但与中毒萎缩性胃炎的发病无关。黄庆文等[5]对缺氧条件下胃癌细胞SGC-7901中三叶因子3(TFF3)与血管内皮生长因子(VEGF)及缺氧诱导因子(HIF-1α)的相互关系进行了探讨。他们发现TFF3介导调节了缺氧条件下VEGF和HIF-1的表达,TFF3有可能是潜在的抗血管生成胃癌治疗靶点。吕庆福等[6]观察了瞬时转染信号转导与转录激活因子3(STAT3)siRNA后对人胃癌细胞株SGC-7901增殖、凋亡与侵袭的影响,他们证实应用siRNA技术能有效抑制SGC-7901 STAT3基因的表达,进而抑制细胞的增殖,诱导细胞凋亡,降低其侵袭力,为以STAT3基因为靶向的胃癌基因治疗提供了新的思路和手段。程剑等[7]研究了半乳糖凝集素3(galectin-3)、C-erbB-2和上皮型钙黏蛋白(E-cadherin)在胃癌中的表达,并得出结论galectin-3、C-erbB-2和E-cadherin的异常表达和胃癌的发生、进展及转移有关。沈国双等[8]对前列腺干细胞抗原(PSCA基因)rs2976392位点多态性与青海藏族人群胃癌的相关性进行了探讨,发现PSCA基因rs2976392位点多态性可能于青海藏族人群胃癌相关;携带G/A型基因型胃癌发生的危险性增加。林国辉等[9]检测30例确诊胃癌的患者的胃癌组织及相应癌旁组织中EZH2 mRNA及蛋白的表达发现其在胃癌组织中表达增强,故检测胃癌组织中EZH2蛋白的表达可能对判断胃癌的恶性程度及病情进展有一定的价值。李桂青等[10]通过对48例胃癌患者胃癌组织中热休克蛋白27和60(HSP27/60)的蛋白表达得出结论,HSP27/60表达与胃癌生物学行为有相关性,在胃癌的发生、发展过程中发挥着重要的作用。

(王玉琼 高 军)

袁媛[11]对辽宁省庄河地区胃癌高危人群采用两轮筛查法,以胃镜检查和胃黏膜活检作为金标准,当选择PGⅠ/PGⅡ≤7为临界值时,血清PG检测筛查胃癌的灵敏度为64.3%,特异度为69.1%。马汉伟等[12]对陕西省安塞县居民胃癌前疾病的影响因素分析显示,年龄大于40岁、进餐时间不规律、进食腌制食物、常有紧张感或易激动、睡眠质量差和Hp感染等因素会增加患病风险。林朗等[13]研究发现,生存蛋白(survivin)、CerbB-2和P53在胃癌组织中过表达,生存蛋白表达与淋巴结转移、远处转移相关,与CerbB-2表达相关,生存蛋白阳性患者5年生存率明显低于阴性患者。胡秀等[14]回顾分析了94例Menetrier病并与120例胃癌对比,发现Menetrier病好发于中年患者,男性为主,平均病程(49.7±65.4)个月,联合胃镜和上消化道钡餐透视可提高诊断灵敏度。陶春华等[15]报道，胃癌细胞MKN-45中MUCl基因与E-黏附素的表达存在负相关，抑制MUCl基因的表达能显著抑制肿瘤细胞的侵袭能力。张林等[16]发现，抗EGFR/抗CD3双功能抗体联合效应细胞与胃癌细胞株SGC7901结合率显著高于两组单抗对照组($P<0.05$)，抗EGFR/抗CD3双功能抗体组对胃癌细胞株SGC7901杀伤率显著高两组单抗对照组($P<0.05$)。邹荣等[17]发现，pE-P-B细胞PTEN蛋白表达水平明显高于pE-B细胞($P<0.05$)和BGC823细胞($P<0.05$)，而paxillin的蛋白表达水平明显低于后两者($P<0.05$)，表明过表达PTEN可能通过下调paxillin的表达从而抑制胃癌的转移。朱志强等[18]报道，CDCR4在胃癌组织中存在过度表达，与胃癌淋巴结转移、术后转移复发呈正相关性，胃癌组织CXCR4阳性表达组生存率低于阴性表达组。丁健等[19]发现，EGFR和整合素信号在胃癌细胞中发生交叉反应，FAK是其中的关键信号分子，阻断FAK表达可以有效抑制两条信号通路引起的胃癌细胞侵袭和增殖。唐海林等[20]研究发现，在胃癌组织中高表达的miR-222和TIMP3蛋白低表达可能是胃黏膜恶性转变以及胃癌发生浸润转移的重要生物学标志。马炬明等[21]研究显示，转染p16的SGC-7901细胞存活率下降，G1期细胞比例上升，S期细胞比例下降。p16阴性组的胃癌患者无瘤生存期明显缩短。贺建宇等[22]发现，erufosine对胃癌AGS细胞的IC_{50}和IC_{90}分别为(5.8±2.6)μmol/L和(13.5±4.6)μmol/L，对人骨髓细胞的IC_{50}和IC_{90}分别为(96.5±32.6)μmol/L和(232.8±42.8)μmol/L，两组IC_{50}及IC_{90}的差异均有统计学意义($P<0.01$)。陈晓仪等[23]发现，OPN SNP-443 C/C突变型基因型在胃癌患者中Ⅳ期与Ⅰ期、其他分期间差异均有统计学意义($P<0.05$)，OPN SNP-443 T/C杂合子型基因型在Ⅳ期与其他分期间差异有统计学意义($P<0.05$)。杨洲等[24]发现，TWIST在43例胃癌患者癌组织标本中的阳性表达率(58.14%)高于在12例正常组织中的阳性表达率(25.00%)($P<0.05$)，TWIST的高表达与胃癌患者是否存在远处转移有关($P=0.006$)。张瑞瑞等[25]报道，依维莫司可以通过上调细胞周期蛋白P21的表达，阻滞胃癌SGC7901细胞周期进而抑制细胞增殖，联合用药对SGC7901细胞抑制具有协同效应。

(辛　磊)

李捷等[26]*采用组织芯片和免疫组织化学法检测199例胃癌及相应癌旁正常组织中beclin1和PTEN蛋白的表达，并用Western印迹方法检测15例新鲜胃癌及相应癌旁组织中beclin1和PTEN蛋白的表达率。结果显示胃癌组织中beclin1和PTEN蛋白含量呈正相关，均明显低于相应癌旁正常组织，且生存分析表明beclin1和PTEN均是判断胃癌患者预后的独立因素。殷国建等[27]用1μmol/L二甲基鞘氨醇与不同浓度的5-氟尿嘧啶(5-Fu)、顺铂(DDP)、丝裂霉素(MMC)单独和(或)联合作用胃癌SGC7901细胞24小时，采用四甲基偶氮唑蓝(MTT)法检测各组细胞抑制率并判断联用时的相互作用关系，结果发现，DMS与化疗药物联用可抑制胃癌细胞的生长，并具有协同作用，Sphka有望成为提高化疗药物疗效的新靶点。杨晓丹等[28]制备细胞爬片，采用免疫细胞化学方法和灰度测定检测SGC-7901细胞和SGC-7901/ADR中P-gp及GST的表达，结果提示，P-gp、GST在胃癌SGC-7901/ADR细胞中的表达较SGC-7901细胞明显增加，可能是胃癌多药耐药的原因之一。陈金明[29]等应用组织芯片和免疫组化技术，分析胃癌和癌旁组织中netrin-1蛋白和Ki67的表达。结果表明netrin-1蛋白参与了胃癌的发生发展，但netrin-1蛋白的表达不是胃癌患者预后的独立影响因素。王妮娜[30]等成功构建了含有全长MACC1cDNA的表达载体系统，建立了稳定表达MACC1的BGC-823/pBaBb-puro-MACC1细胞，通过对差异基因的分析发现MACC1可能引起胃癌细胞株BGC-823基因表达谱中一些非常重要的分子的改变。涂龙霞等[30]用流式细胞仪(FCM)检测法、MTT法及免疫印迹(Western印迹)法观察紫杉醇联合肿瘤坏死因子相关凋亡诱导配体(TRAIL)诱导人胃腺癌SGC-7901细胞凋亡的作用及其协同作用机制，结果发现，紫杉醇可协同TRAIL诱导SGC-7901细胞凋亡，DR4表达增加可能是其协同作用的机制。张莉等[32]用不同浓度1,25$(OH)_2D3$处理胃癌SGC-7901细胞，采用MTT法检测细胞增殖情况；流式细胞仪检测细胞生长周期；RT-PCR和Western印迹法分别检测TNF-α在mRNA和蛋白水平的表达情况。结果表明1,25$(OH)_2D3$可抑制胃癌细胞增殖，且与其抑制TNF-α的表达可能有相关性。杨紫汐等[33]构建真核表达载体EX-E2372-M03，通过脂质体lipofectamine2000转染至人胃癌细胞株BGC-823，用RT-PCR法检测转染细胞GMⅡ、c-myc、bcl-2 mRNA的表达，结果表明，过表达GMⅡ能促进胃癌细胞增殖，可能与上调c-myc的表达有关。贾皑等[34]选取胃癌(包括胃体癌及胃窦癌)患者159例应用聚合酶链反应和限制性片段长度多态性(PCR-RFLP)技术对VEGF-460C/T基因位点多态性进行基因分型。结果提示，VEGF-460C/T基因多态性T等位基因可作为胃癌易感性的预测指标，但不能作为预后预测指标。王晓盛等[35]应用免疫组化SP

法检测P27、Fas在135例胃癌组织及45例正常胃黏膜组织中的表达情况，结果表明胃癌组织中P27、Fas表达下降，二者在胃癌中的低表达可能与胃癌的分型、恶性程度、淋巴结转移及生存期有关，对胃癌的发生可能起协同作用。李贵玲等[36]利用RNA干扰(RNAi)技术稳定沉默人胃癌SGC7901细胞中的突变型p53基因，观察其对细胞生物学行为的影响，结果表明p53 siRNA可有效抑制突变型p53基因在胃癌SGC7901细胞中的表达。印义琼等[37]收集75例胃癌患者和75例健康对照者全血，采用PCR和RFLP，分析IL-10基因-1082位启动子的3个基因型(AA、AG、GG)在胃癌患者和正常人之间的分布差异。结果提示中国汉族人中IL-10基因-1082位启动子基因多态与胃癌的遗传易感性相关，不同的基因型与胃癌的部位和分期相关。史良会等[38]观察L型氨基酸转运载体1(LAT1)与其异二聚体CD98hc在胃癌细胞SGC-7901中的表达及LAT1对细胞增殖与迁移能力的影响，结果发现LAT1及其异二聚体CD98hc在SGC-7901细胞中有表达，LAT1可能促进SGC-7901细胞的增殖，加快细胞周期进程，增强SGC-7901细胞的迁移能力。余刚等[39]观察了以pCI-neo为载体的反义血管内皮生长因子C(anti-VEGF-C)转染的人胃癌细胞SGC-7901中VEGF-C蛋白的表达，及其对人胃癌细胞生长的抑制作用。结果表明VEGF-C能促进癌旁微淋巴管增生、提高胃癌侵袭力；反义VEGF-C转染可封闭人胃癌细胞SGC-7901VEGF-C mRNA，减少其VEGF-C蛋白的表达，抑制其体外生长。刘勇等[40]用LY294002处理BGC-823细胞，流式细胞术测定处理前后两组细胞周期分布。结果表明，阻断P13K通路可增加胃癌细胞P27蛋白表达，降低p-P27蛋白表达，改变P27和p-P27蛋白的核浆分布，可以使细胞周期停滞于G1期，诱导细胞凋亡。杨军等[41]收集72例胃癌标本，采用免疫组织化学SP法检测TMEM16A的表达，结果提示，TMEM16A高表达于胃癌组织，可作为胃癌的分子诊断和靶向治疗的一个新的候选靶点。

(刘牧云　高　军)

薛鹏等[42]* 通过对229例胃癌患者样本组成的组织芯片，进行PTEN和p-AKT免疫组化染色。结果发现PTEN和p-AKT蛋白的表达量均高于癌旁组织，且两种蛋白的表达量与肿瘤TNM分期、浸润深度和脉管浸润有关，p-AKT蛋白的表达量与淋巴转移相关，且p-AKT表达阳性的患者生存率显著低于阴性表达者。冷雪等[43]采用免疫组化对187例胃癌标本进行TFPI-2蛋白，通过CD34免疫组化染色评价肿瘤组织微血管密度，CD34/PAS双重染色观察胃癌中血管生成拟态的分布特征。在分化程度较高的胃癌组织中，TFPI-2通过抑制内皮依赖性血管，抑制肿瘤浸润和转移，具有抑制胃癌进展的作用。苏晓辉等[44]采用RNA干扰技术，沉默E-钙黏蛋白(E-cadherin)和S100A2基因表达，逆转录聚合酶链反应和Western印迹法检测干涉结果，MTT和Transwell检测细胞生长和侵袭力的变化。结果发现E-cadherin和S100A2蛋白具有抑制细胞增殖和侵袭的功能。全天一等[45]检测7株胃癌细胞系及永生化人胃黏膜上皮细胞中CENP-H的mRNA和蛋白表达水平，并检测其对细胞生物学功能方面的影响。结果发现CENP-H对胃癌细胞的增殖具有重要的作用。顾玮等[46]对胃癌外周血微小核糖核酸表达谱进行初步分析。结果发现与对照组相比，54个microRNA(miR)差异性表达，其中上调miR为35个，下调的miR为19个，提示这些差异性表达的miR有可能成为新的胃癌诊断分子标志物。吕辉等[47]等运用原位杂交检测胃癌及癌旁组织中的miR-124的表达。发现研究组miR-124阳性表达率显著低于癌旁对照组，且其表达量与胃癌临床分期及浸润深度相关，有淋巴结转移组显著高于无淋巴结转移组。冯亚光等[48]收集临床胃癌病例标本70例及其相应癌旁正常组织30例，采用免疫组化法检测Gli1与FoxM1蛋白在胃癌及正常组织中的表达，结果发现Gli1与FoxM1蛋白在胃癌中的高表达可能与胃癌的发生发展有关。刘明月等[49]通过不同浓度重组人P53腺病毒感染3种不同P53状态胃癌细胞。结果发现腺病毒介导P53基因感染3种不同P53状态胃癌细胞改变细胞内在的P53状态，P53蛋白表达、生长抑制率、细胞周期分布、凋亡率均与细胞内在的P53状态无关。杨雅莹等[50]构建shRNA表达质粒沉默GMⅡ基因，转染BGC-823细胞，结果发现RNA干扰技术可沉默人胃癌BGC-823细胞中GMⅡ mRNA和蛋白的表达，从而抑制BGC-823细胞的侵袭和迁移能力。雷婷等[51]采用免疫组织化学方法检测Id1及MMP-2、MMP-9在胃癌组织中的表达，发现Id1和MMP-2、MMP-9在胃癌组织中共表达；Id1可正性调控MMP-2、MMP-9的表达水平。王亮等[52]对136例胃癌患者，术前行超声双重造影及超声内镜检查，发现超声内镜和超声双重造影对胃癌术前T分期的总准确率相当，但在T1期中超声内镜明显优于超声双重造影。胡月亮等[53]对胃镜活检病理诊断为LGIEN的190例患者总结内镜下病灶部位和形态分类，并行内镜复查了解胃癌漏诊情况。结果发现胃镜活检病理检查为LGIEN的患者中部分同时存在有癌灶，内镜短期、重复检查可减少胃癌漏诊率。谈凯等[54]收集中晚期胃癌术后患者，分为观察组和对照组，观察组采用奥沙利铂和卡培他滨联合应用的XELOX方案，对照组采用FOLFOX方案。结果发现对胃癌患者采用奥沙利铂联合卡培他滨化疗方案可显著改善机体的免疫抑制状态，恢复淋巴细胞亚群比例。傅国平等[55]收集63例SOX和SP方案治疗的进展期胃癌资料进行回顾性分析，结果发现SOX和SP化疗方案治疗进展期胃癌均具有较好的近期疗效，且不良反应可以耐受。肖莉等[56]收集病例确诊的进展期胃癌45例，其中HER-2(+)20例，HER-2(-)25例，均接受紫杉醇联合卡培他滨联合化疗。结果发现HER-2受体的状态与进展期胃癌紫杉醇化疗敏感性相关，HER-2(+)组的化疗疗效优于HER-2(-)组。魏文洲等[57]以手术病理检查结果为标准，分别计算仿真胃镜(CTVG)、表面遮盖显示(SSD)、空气铸型成像(ACI)、Ray sum和上消化道钡餐(UGI)5种技术检出早期和进展期胃癌的准确率以及进展期胃癌Borrmann分型的准确率。结果发现：包括CTVG和TR在内的多层CT胃镜是术前评价胃癌的一种有价值的方法，CTVG可替代UGI来检测胃癌的病灶，SSD、ACI和Ray sum结合使用提高其诊断胃癌的价值。

（孔祥毓）

李子禹等[58]通过筛选11例胃癌新辅助化疗原发病灶病理学完全缓解(PCR)患者的临床资料。结果发现从PCR角度判断目前应用的胃癌新辅助化疗方案及临床评效手段有待改良。张广钰等[59]回顾分析行腹腔镜结合胃镜治疗胃间质瘤的患者临床资料，结果发现所有患者均完成手术，无中转开腹和手术并发症发生。认为腹腔镜结合胃镜治疗间质瘤安全可行。蔡长春等[60]经内镜下套吸分离切除21例患者胃小间质瘤。结果发现21例病例中20个瘤体完全分离。所有患者未出现并发症。内镜下套吸分离切除术治疗胃小间质瘤安全、有效，操作简便、并发症少、切除彻底。焦健华等[61]]对33例病灶大、位于固有肌深层胃间质瘤行内镜下胃壁全层切除术(EFTR)治疗，并与同期行内镜黏膜下切除术(ESD)治疗的34例胃间质瘤病例在有效性、安全性、手术复杂程度等方面进行比较。结果发现EFTR与ESD术式比较EFTR手术风险并未明显增加，但作为ESD手术的扩展，EFTR更为复杂。余世界等[62]*通过对疑似早期胃癌的患者分别行电子放大内镜、FICE染色放大内镜、靛胭脂染色放大内镜检查，对微血管形态观察发现，FICE染色放大内镜明显好于电子放大内镜、靛胭脂染色放大内镜，对早期胃癌的诊断，其敏感度、特异度以及与病理组织学的符合率方面，FIEC染色放大内镜均明显高于电子放大内镜，且均与靛胭脂染色放大内镜相近。黄理明等[63]采用定量聚合酶链反应方法检测胃癌和正常对照者的HLA-DQA1基因拷贝数多态的基因型。结果提示HLA-DQA1基因拷贝数多态是胃癌的遗传易感因素，与Hp感染存在交互作用。宋卫峰等[64]对918例胃癌患者分别采用AJCC第6版和第7版胃癌TNM分期系统进行重新分期。结果发现AJCC第7版胃癌TNM分期系统在预测预后价值方面要优于第6版，但前者的优势十分有限，且存在一定缺陷。张茂申等[65]回顾性分析63例残胃癌患者的临床病理资料和随访。结果发现手术方式、病理分期和病理类型是影响残胃癌患者预后的独立因素，而患者的性别、年龄、首次重建术式以及肿瘤部位与患者的预后无关。手术方式、病理分期和病理类型是残胃癌患者的预后影响因素。早期诊断和行根治性手术有助于提高残胃癌患者的生存率。甘涛等[66]回顾分析507例胃癌患者的病历资料。结果发现AFP胃癌患者的5年生存率低于普通胃癌，肝转移、淋巴转移、TNM分期及分化程度影响其预后。早诊断、早治疗是目前提高治愈率和患者生存率的重要措施。耿红青等[67]对经胃镜并经病理诊断为胃癌患者的临床资料进行回顾性分析，发现胃癌胃镜检出率及Hp感染阳性率高，好发于胃窦部，40岁以上的中老年人占绝大多数，男性明显多于女性。根除Hp、少食咸菜、腌制食品、戒烟限酒可有效减少胃癌的发生。姚毓洲等[68]对68例年龄低于35岁青年胃癌患者性别、内镜资料、临床表现、病理及c-erbB-2蛋白表达进行统计分析，发现贫血可能是提示青年女性胃癌具有诊断价值的参考指标，检测C-erbB-2蛋白表达可提示预后并指导临床治疗。赵德利等[69]对河南选择食管癌高发区采用以人群为基础的配对病例对照研究。结果发现，消化系统疾病史、常吃干果干菜、饮食不规律、常吃烫热食品、常吃腌制食品、吸烟、胃食管反流性疾病是贲门癌发病的危险因素，常吃豆类食品、BMI≥25是贲门癌发病的保护性因素。温登瑰等[70]回顾性分析了7 267例手术病例的家族史、发病年龄、多原发癌发生率及性别比从食管上、中、下段的鳞癌到贲门腺癌的变化，发现从食管上、中、下段的鳞癌再到贲门腺癌，家族性癌所占的比例逐渐减小。吴绍全等[71]回顾性分析由手术病理证实的胃底贲门癌患者，分别行上腹部螺旋CT、钡餐检查，比较两组患者的黏膜病变、胃泡内软组织肿块、恶性龛影、胃壁增厚及食管下端变窄的检出率。结果示胃底贲门癌患者首选上消化道钡餐造影检查，次选螺旋CT检查，两者结合可以提高诊断准确率。陈秀峰等[72]回顾性分析实施开腹手术的112例Ⅱ、Ⅲ型AEG病例资料，发现Ⅱ、Ⅲ型AEG目前主要经腹手术治疗，根据肿瘤的位置、大小选择行近端胃切除或全胃切除手术。杨子鑫等[73]回顾性分析应用 FOLFOX4 方案及 FLP 方案治疗食管胃结合部癌根治术后的患者 267 例。结果发现 FOLFOX4 方案与 FLP 方案比较可延长患者的 DFS 和 OS，且不良反应能够耐受。

（王凯旋）

王金栋等[74]在术后不同时间段内对 32 例食管癌和贲门癌术后患者进行 24 小时 pH 和胆红素监测、电子胃镜、免疫组织学检查。残余食管黏膜发生反流性食管炎的 TNFα 表达水平明显高于无发生者（$P=0.0274$）。COX－2 的表达可作为反应胃食管反流发生的分子标记。郭炜等[75]探讨贲门腺癌（GCA）中 WWOX 基因启动子区及第 1 外显子区的甲基化状态及其对表达的影响，并分析贲门腺癌中 WWOX 与 Smad4 蛋白表达之间的关系。基因启动子区及第 1 外显子区的高甲基化导致的基因表达下调可能在贲门腺癌中发挥重要作用。郭艳丽等[76]应用甲基化特异性 PCR 及 RT－PCR 的方法研究贲门腺癌（GCA）组织中 Wnt 通路相关因子 Sox17 基因的甲基化状态及 mRNA 表达情况。Sox17 基因在贲门腺癌中呈高甲基化状态，可作为 Wnt 拮抗基因甲基化谱中的一个新成员。张蓉等[77]研究显示，近 10 年间中国西北地区上消化道肿瘤患者食管癌（EC）、贲门腺癌（GCA）患者所占比例呈现上升趋势，EC 中食管鳞癌（ESCC）、食管腺癌（EAC）构成仍相对稳定，仍以 ESCC 为主，提示我国 EAC 的发生远低于西方国家。

（李　平）

2. 其他

毕纯龙等[78]对 51 例经手术病理证实的 GISTs 的多层螺旋 CT（MSCT）表现与肿瘤病理危险度分级进行回顾性分析。MSCT 表现为肿瘤多向腔外生长且伴囊变、坏死，增强多不均匀性强化，静脉期强化程度高于动脉期。苏娟等[79]采用免疫组织化学方法检测 PJS 息肉（20 例）、正常肠黏膜组织（20 例）、大肠腺瘤性息肉（25 例）、大肠腺癌（25 例）组织中 SHH 和 GL11 蛋白的表达和分布，提示 SHH－GL11 信号通路可能与 PJS 息肉的发生及恶变有关。张秀敏等[80]报道通过 PCR 扩增检测 38 例样本的 KIT 和 PDGFRA 基因突变类型，共检测出 KIT 基因突变 34 例，其中 32 例发生在外显子，突变形式有点突变、插入突变与缺失突变。邹游等[81]应用流式细胞术检测各部位细胞增殖与凋亡并用 Western 印迹法检测相应部位组织 C－myc 蛋白的表达水平。肿瘤组织的 C－myc 蛋白表达水平明显高于瘤旁组织。曹海龙等[82]报道 485 例胃底腺息肉（FGPs）患者的临床资料分析，临床常以上腹不适（182 例，37.5%）和（或）胃食管反流状（83 例，17.1%）及上腹痛（102 例，21.0%）等表现，胃镜下多表现为胃底或胃体、单发或 2～5 枚直径小于 5 mm 的广基隆起。范如英等[83]报道了 9 例胃肠类癌，其中直肠类癌 5 例，阑尾类癌 2 例，胃类癌 1 例，小肠类癌 1 例。类癌多表现为孤立性病灶，少数为多原发。肿瘤生物学位低度恶性，预后较好。组织学病理及免疫组化检查确诊的主要手段。谭至柔等[84]报道了 36 例胃肠道间质瘤并消化道出血患者的临床资料，男性较女性多见；部位以胃最多，其次为小肠。临床表现主要为黑便。36 例均经外科手术治疗，CD117 阳性 31 例（86.1%），CD34 阳性 27 例（75.0%）。确诊主要依靠手术病理及 CD117、CD34 的联合检测，手术切除是首选的治疗方法。李生栩等[85]回顾性分析 22 例经免疫组织化学证实为 GIST 患者，共行 28 例次 ^{18}F－FDG 符合线路显像，用 ROI 技术计算良恶性病变/正常组织放射性比值（T/B）。^{18}F－FDG 符合线路显像在原发 GIST 良恶性的鉴别及治疗后复发或转移灶的监测中有一定应用价值。王洪山等[86]回顾性分析对伊马替尼继发耐药的复发和转移的晚期 8 例 GIST 患者的临床资料。采取手术切除复发和转移灶（特别是耐药病灶）联合伊马替尼等靶向治疗为主的综合治疗模式，均获得较好的治疗效果。何强等[87]报道了 31 例经手术病理证实的胃肠道间质瘤（GIST）的多层螺旋 CT（MSCT）资料，病理诊断 7 例良性 GIST，8 例交界性 GIST，16 例恶性 GIST。CT 可作为 GIST 的常规检查方法，可对肿瘤进行准确定位，有助于判断 GIST 的性质，指导临床治疗和预后评估。

（李　平）

宋东等[88]认为与单纯化疗相比，以 DC－CIK 为基础的过继性细胞免疫治疗安全、有效，可提高缓解率，改善患者生存质量。高伟等[89]认为甲磺酸伊马替尼对对复发或转移的胃肠间质瘤（GIST）具有很好的延缓病情发展、提高生存率的作用。且该药不良反应较轻，大部分呈一过性，或对症支持治疗可缓解。郭花等[90]认为胃镜与腹腔镜联合及内镜黏膜下挖除术（ESE）是治疗 GIST 的微创、安全、科学、有效的新方法。黄贺等[91]认为内镜下套扎切除经内镜超声诊断明确的上消化道黏膜下良性肿瘤（<12 mm），技术简捷、疗效确切、方法安全。杨欣艳等[92]认为光动力疗法治疗上消化道早期肿瘤安全、有效、损伤小，术后恢复快。尤其适用于长期服用抗凝药、合并心脑血管等基础病而不能耐受手术及放化疗，以及胃镜下 EMR、ESD 切除肿瘤存在高度出血风险的患者。叶郁红等[93]认为胃肠道神经内分泌肿瘤（GINEN）组织形态学表现复杂多样，Syn 和 CgA 联合检测可协助的诊断，预后与组织学类型有关。许秀霞等[94]认为 ^{18}F－FDG PET－CT 双时相显像对鉴别胃肠道良恶性病变

有一定的价值,优于单次显像。高丽珍[95]等认为胃肠肿瘤根治术后行腹腔热灌注化疗联合高频热疗序贯化疗与单纯静脉化疗的不良反应和并发症发生率相似,至疾病进展时间明显延长。徐宏勇等[96]认为通过对单链抗体的原核表达,明确了单链抗体对胃癌细胞的识别能力。赵丹瑜等[97]认为内镜检查是发现早期类癌的重要手段,内镜下超声探查可以进一步明确病变来源及层次,并为内镜下治疗提供依据。EMR及ESD为根治早期类癌的首选方法。李成浩等[98]认为洛铂在腹腔灌注二线化疗中,有效率较顺铂高,而且不良反应除血小板降低外,神经毒性及肾脏毒性较顺铂低。姜宗丹[99]等研究发现氯吡格雷对人胃黏膜上皮细胞株(GES-1)细胞损伤作用随着浓度增加而明显。推测氯吡格雷是通过破坏上皮细胞间紧密连接蛋白的完整性及其屏障功能,对细胞产生损伤作用。闫栋等[100]认为大部分CD117阳性GIST存在kit基因的功能获得性突变,而CD117阴性GIST存在人血小板衍生生长因子受体α(PDGFRα)基因突变,且与kit基因突变是相互独立事件,也可作为GIST的另一种发病机制。叶必星等[101]认为突触素(Syn)诊断胃肠胰腺神经内分泌肿瘤(GEP-NET)的敏感度高于嗜铬素A(CgA),CgA对GEP-NET预后判断有一定的指导意义。

(王　雷)

参考文献

1* 杨奕轩,等.中华消化杂志,2012,32(1):37
2 张彩凤,等.中华消化杂志,2011,31(8):565
3 林　伟,等.中国癌症杂志,2012,22(3):177
4 李忠武,等.中华肿瘤杂志,2012,34(3):192
5 黄庆文,等.中华消化杂志,2012,32(4):232
6 吕庆福,等.江苏医药,2011,37(19):2251
7 程　剑,等.江苏医药,2011,37(19):2290
8 沈国双,等.山东医药,2011,51(39):12
9 林国辉,等.广东医学,2011,32(24):3233
10 李桂青,等.胃肠病学和肝病学杂志,2012,21(1):31
11 袁　媛.中华肿瘤杂志,2012,34(7):538
12 马汉伟,等.华中科技大学学报(医学版)2012,41(2):244
13 林　朗,等.中华消化杂志,2011,31(8):562
14 胡　秀,等.胃肠病学和肝病学杂志,2012,21(1):38
15 陶春华,等.中华消化杂志,2012,32(3):175
16 张　林,等.胃肠病学和肝病学杂志,2012,21(1):28
17 邹　荣,等.胃肠病学和肝病学杂志,2012,21(1):34
18 朱志强,等.第二军医大学学报,2012,33(1):43
19 丁　健,等.第三军医大学学报,2012,34(1):34
20 唐海林,等.中国肿瘤临床,2012,39(4):194
21 马炬明,等.中华肿瘤杂志,2012,34(1):21
22 贺建宇,等.中国癌症杂志,2011,21(9):675
23 陈晓仪,等.江苏医药,2011,37(18):2131
24 杨　洲,等.四川大学学报(医学版),2011,42(5):625
25 张瑞瑞,等.第三军医大学学报,2011,33(18):1951
26* 李　捷,等.中华消化杂志,2012,32(3):170
27 殷国建,等.中华肿瘤杂志,2012,34(2):96
28 杨晓丹,等.胃肠病学和肝病学杂志,2011,20(9):792
29 陈金明,等.四川大学学报(医学版),2011,42(6):802
30 王妮娜,等.南方医科大学学报,2012,32(3):312
31 涂龙霞,等.中国免疫学杂志,2012,28(4):308
32 张　莉,等.南方医科大学学报,2012,32(5):710
33 杨紫汐,等.第三军医大学学报,2012,34(10):912
34 贾　皑,等.胃肠病学和肝病学杂志,2012,21(5):399
35 王晓盛,等.胃肠病学和肝病学杂志,2012,21(5):412
36 李贵玲,等.浙江大学学报(医学版),2012,41(3):281
37 印义琼,等.四川大学学报(医学版),2012,43(3):378
38 史良会,等.第三军医大学学报,2012,34(14):1418
39 余　刚,等.武汉大学学报(医学版),2012,33(3):378
40 刘　勇,等.中国肿瘤临床,2012,39(14):945
41 杨　军,等.南方医科大学学报,2012,32(6):794
42* 薛　鹏,等.肿瘤,2012,32(4):281
43 冷　雪,等.中国肿瘤临床,2012,39(8):433
44 苏晓晖,等.中国医科大学学报,2012,41(4):297
45 全天一,等.南方医科大学学报,2012,32(2):265
46 顾　玮,等.中华消化杂志,2012,32(4):222
47 吕　辉,等.医学临床研究,2012,29(3):388
48 冯亚光,等.中国肿瘤临床,2012,39(7):377
49 刘明月,等.胃肠病学和肝病学杂志,2012,21(8):740
50 杨雅莹,等.肿瘤,2012,32(6):402
51 雷　婷,等.中华癌症杂志,2011,21(7):555
52 王　亮,等.中华超声影像学杂志,2011,20(11):957
53 胡月亮,等.胃肠病学和肝病学杂志,2012,21(1):13
54 谈　凯,等.中国肿瘤临床,2011,38(18):1166
55 傅国平,等.中国癌症杂志,2012,22(4):291
56 肖　莉,等.中国肿瘤临床,2012,39(15):1108
57 魏文洲,等.武汉大学学报(医学版),2012,33(4):559
58 李子禹,等.中国实用外科杂志,2012,32(4):319
59 张广钰,等.第三军医大学学报,2012,34(12):1244
60 蔡长春,等.中国内镜杂志,2012,18(6):561
61 焦健华,等.中华消化内镜杂志,2011,28(11):632
62* 余世界,等.中华消化内镜杂志,2011,28(9):502
63 黄理明,等.中华肿瘤杂志,2012,34(4):269
64 宋卫峰,等.肿瘤,2012,32(8):615
65 张茂申,等.中华肿瘤杂志,2012,34(3):236
66 甘　涛,等.华中科技大学学报(医学版),2012,41(4):481
67 耿红青,等.临床消化病杂志,2012,24(4):245
68 姚毓洲,等.吉林医学,2012,33(16):3372

69 赵德利,等.中华肿瘤杂志,2011,33(10):775
70 温登瑰,等.中国肿瘤临床,2012,39(10):687
71 吴绍全,等.重庆医学,2012,41(20):2084
72 陈秀峰,等.四川大学学报(医学版),2012,43(2):289
73 杨子鑫,等.肿瘤,2011,31(9):851
74 王金栋,等.中华胸心血管外科杂志,2012,28(2):90
75 郭 炜,等.肿瘤,2011,32(4):275
76 郭艳丽,等.中国肿瘤临床,2012,39(14):965
77 张 蓉,等.中华消化内镜杂志,2012,29(4):220
78 毕纯龙,等.中国临床医学影像杂志,2011,22(12):878
79 苏 娟,等.第二军医大学学报,2011,32(12):1306
80 张秀敏,等.中国肿瘤临床,2012,39(10):660
81 邹 游,等.华中科技大学学报(医学版),2011,40(5):533
82 曹海龙,等.中华消化内镜杂志,2011,28(10):569
83 范如英,等.临床内科杂志,2012,29(8):568
84 谭至柔,等.中国综合临床,2012,28(6):565
85 李生栩,等.中华核医学与分子影像杂志,2012,32(2):131
86 王洪山,等.中国实用外科杂志,2012,32(8):648
87 何 强,等.江苏医药,2012,38(13):1552
88 宋 东,等.中国肿瘤临床,2012,39(9):497
89 高 伟,等.中国综合临床,2012,28(5):517
90 郭 花,等.胃肠病学和肝病学杂志,2012,21(8):736
91 黄 贺,等.中华消化内镜杂志,2012,29(4):223
92 杨欣艳,等.胃肠病学和肝病学杂志,2012,21(8):724
93 叶郁红,等.华中科技大学学报(医学版),2012,41(4):440
94 许秀霞,等.中华肿瘤杂志,2012,34(5):364
95 高丽珍,等.肿瘤,2012,32(1):65
96 徐宏勇,等.胃肠病学和肝病学杂志,2011,20(8):754
97 赵丹瑜,等.中华消化杂志,2012,32(2):85
98 李成浩,等.中国医科大学学报,2012,41(1):73
99 姜宗丹,等.中华消化杂志,2012,32(7):479
100 闫 栋,等.中华消化杂志,2012,32(3):192
101 叶必星,等.中华消化杂志,2012,32(1):29

(五)幽门螺杆菌感染

程志玲等[1]对武汉市2 975名公务员进行了幽门螺杆菌(Hp)感染情况的调查,发现其Hp感染率为42.38%,低于我国平均水平,生活饮食习惯及胃病史是影响Hp感染的主要因素。严红等[2]分析了2 857例健康体检人员Hp感染的情况,其中年龄段为30~39、40~49岁是感染高峰,分别为75.7%和78.5%,男性感染率高于女性(59.5%对33.2%),工人感染率高于知识分子(61.1%对45.6%),Hp感染与年龄、性别及职业有显著相关性。宋阳等[3]* 通过建立Hp蒙古沙鼠感染模型探讨了Hp感染与胃内菌群的关系,研究发现胃内正常菌群由乳杆菌、肠杆菌等构成,给予乙醇及抗生素破坏该菌群结构后Hp感染率为93.3%,明显高于对照组(26.7%),说明Hp感染与胃黏膜菌群结构的变化密切相关。王菲等[4]对贵阳地区Hp毒力基因的分布及其与上消化道疾病的关系进行了研究,发现该地区vacA基因以sla-m2为主,cagA基因阴性,不同基因菌株与上消化道疾病无相关性。吴庆刚等[5]应用质谱分析的方法比较了Hp与人巨噬细胞U937作用前后的蛋白谱变化,结果共检测到了2个差异蛋白斑点,其中一种被鉴定为Hp热休克蛋白60。李冬宏等[6]以大肠杆菌BL21为载体构建了Hp外膜蛋白17(唾液酸结合黏附素,SabA)的表达体系,最终经SDS-PAGE和飞行质谱鉴定及验证,为Hp疫苗的研究奠定基础。张小娟等[7]研究了Hp抗原基因ureB在食用级乳酸菌中的表达及其免疫原性,该研究成功地构建了ureB乳酸菌NICE的表达体系,适宜条件下可溶性的ureB表达可占上清蛋白的20.19%,并且该表达蛋白可被小鼠抗ureB免疫血清识别,提示开发Hp口服疫苗可能具有较好前景。毕宝亮等[8]研究了慢性胃炎Hp感染患者中T淋巴细胞亚群的相对含量,发现$CD3^+$、$CD4^+$、$CD8^+$含量和$CD4^+/CD8^+$比值均显著降低,推测T淋巴细胞紊乱可能参与了慢性胃炎的免疫应答过程。侯叶廷等[9]对Hp感染与胃食管反流病(GERD)的关系进行了研究,结果显示GERD患者中Hp感染率明显低于正常对照(35.5%对51%,$P<0.05$),且Hp感染率与炎症程度呈负相关,Hp可能对GERD有潜在保护作用。王乐等[10]探讨了Hp感染与血脂代谢异常的关系,发现Hp感染与高LDL和TC水平显著相关,均衡混杂因素后Hp感染罹患高LDL血症的*OR*值为3.455($P<0.01$),Hp感染可能是LDL水平升高的危险因素。陈海潮等[11]探讨了联合检测Hp相关蛋白在胃、十二指肠疾病中的临床价值,结果显示CagA、VacA和Ure检测对萎缩性胃炎及胃癌的阳性率为80%~90%,对溃疡的阳性率为70%~78%,VacA、Ure、HSP60检测对胃癌的阳性率均为89.5%,Hp抗体检测对胃、十二指肠疾病的诊治有较高的参考价值。郭静霞等[12]评价了Hp粪便抗原检测在诊断Hp感染中的价值,发现其敏感性、特异性等均与金标准无显著差异,是一种简单、易行的非侵入性检测方法。刘捷[13]探讨了序贯疗法治疗儿童Hp感染的临床疗效,提示10日序贯疗法Hp的根除率达86.5%,是治疗儿童Hp感染经济、有效的方法,相比对照组不良反应更小,依从性更好。高承霞等[14]在体外观察了苦豆子提取物对Hp临床耐药株的抑菌活性,发现苦豆子生物碱的MIC_{50}为16 mg/ml,具有较好的抗Hp效果,有可能成为治疗Hp感染的一种有效药物。陆德云等[15]评价了含铋剂

四联方案治疗消化性溃疡患者 Hp 感染的疗效，结果四联组 Hp 根除率为 87.14%，三联组 Hp 根除率为 73.53%($P<0.05$)，认为增加铋剂可显著提高 Hp 根除率。王琴等[16]观察了不同疗程的埃索美拉唑＋左氧氟沙星＋阿莫西林/克拉维酸方案对治疗 Hp 感染的疗效，结果显示 14 天疗效优于 7 天，且不增加不良反应的发生。张杰等[17]探讨了 8 天序贯疗法用于治疗 Hp 感染的可行性，发现其 Hp 根除率为 92.7%，与四联方案相当，且费用便宜近 200 元，8 天序贯疗法是根除 Hp 感染经济、有效的方案。孙丽群[18]探讨了双歧杆菌四联活菌片联合标准三联疗法治疗 Hp 感染的临床疗效，结果联合组 Hp 根除率为 87.3%，明显高于对照组(60.4%)，并且联合组不良反应更低。徐法贞[19]等对培菲康联合四联疗法根除 Hp 的疗效及对胃黏膜病理变化的影响进行了评价，结果加入培菲康可提高根除率，能明显减轻胃黏膜炎症，阻止萎缩和肠化的进展。周伟等[20]对河西走廊地区 Hp 感染的耐药性进行了分析，发现该地区甲硝唑耐药性高(47.89%)，建议在根除方案中应尽量避免使用；而阿莫西林、克拉霉素及呋喃唑酮耐药率低，分别为 4.23%、1.41%及 0%，可以作为一线用药。施莉等[21]应用基因芯片技术检测了 Hp 对左氧氟沙星耐药的 gyrA 基因突变，并评价其临床应用价值，在 12 株临床耐药株中，芯片检测到了 C261A、C261G、G271A 及 A272G 等突变点，而在敏感株中并未发现突变点，该结果与直接测序一致，说明该芯片检测体系能对临床分离的 Hp 准确地进行左氧氟沙星耐药分型。

(安　薇　杜奕奇)

参考文献

1　程志玲，等. 中华医院感染学杂志，2012，22(14)：3068
2　严　红，等. 中华医院感染学杂志，2012，22(2)：329
3* 宋　阳，等. 第三军医大学学报，2012，34(9)：805
4　王　菲，等. 中国人兽共患病学报，2011，27(10)：918
5　吴庆刚，等. 中国公共卫生，2012，28(1)：37
6　李冬宏，等. 中国人兽共患病学报，2012，28(3)：197
7　张小娟，等. 中国人兽共患病学报，2011，27(10)：925
8　毕宝亮，等. 中华医院感染学杂志，2012，22(14)：2986
9　侯叶廷，等. 胃肠病学和肝病学杂志，2012，21(8)：708
10　王　乐，等. 重庆医学，2012，41(23)：2412
11　陈海潮，等. 中华医院感染学杂志，2012，22(11)：2268
12　郭静霞，等. 中华实验和临床病毒学杂志，2011，25(6)：495
13　刘　捷. 中华医院感染学杂志，2012，22(5)：959
14　高承霞，等. 第三军医大学学报，2012，34(11)：1126
15　陆德云，等. 四川医学，2012，33(5)：771
16　王　琴，等. 临床消化病杂志，2011，23(5)：281
17　张　杰，等. 天津医药，2012，40(1)：79
18　孙丽群. 临床消化病杂志，2012，24(2)：101
19　徐法贞，等. 临床消化病杂志，2012，24(3)：184
20　周　伟，等. 中国病原生物学杂志，2012，7(4)：258
21　施　莉，等. 中华检验医学杂志，2011，34(12)：1100

(六) 十二指肠疾病

张力等[1]报道幽门螺杆菌阳性(Hp)十二指肠溃疡(DU)患者血清胃蛋白酶原 PGⅠ和血清促胃液素(胃泌素)-17(G-17)升高，这两者含量对分析胃肠肽类激素与 Hp 引起的 DU 及症状程度和疗效评价有较好的参考价值。左满凤等[2]报道奥美拉唑加两种抗生素组成的三联疗法治疗儿童 DU 并消化道出血疗效好、安全，根除 Hp 可以提高儿童 DU 的愈合率。晏军等[3]报道奥美拉唑、阿莫西林和克拉霉素 5 天短程疗法与三联 2 周疗法在临床有效率方面差异无统计学意义，三联短程治疗是一种短程、高效、不良反应小的方案，值得推广。李茂胜等[4]报道 15 例病理证实的十二指肠腺癌行多层螺旋 CT，9 例以肠壁增厚为主，6 例以肿块为主，平扫呈等密度或稍高密度影，增强扫描早期呈轻至中度强化，静脉期明显强化，延迟期强化不明显。汪佩文等[5]报道 37 例十二指肠肿瘤(PDT)患者以恶性为主，早期症状隐匿、误诊率高，诊断首选内镜检查，联合上消化道钡餐及 CT 检查等可提高检出率，超声内镜对其诊断价值高，胰、十二指肠切除是主要治疗手段。曹雪源等[6]报道十二指肠 Brunner 腺瘤常表现为上消化道出血及肠梗阻，检查方法包括造影、CT 及内镜检查，可与消化性溃疡、胃癌并存，应注意鉴别。钟芸诗等[7]报道了 67 例十二指肠黏膜下肿瘤患者的资料，其中电切治疗 11 例，行内镜黏膜切除术 12 例，内镜黏膜下剥离术 45 例，尼龙绳结扎 1 例，术中活动性大出血 1 例，穿孔 2 例，延迟性出血 3 例，一过性淀粉酶升高 3 例，迟发性穿孔 1 例。危安等[8]报道 14 例十二指肠乳头部肿瘤患者经腹超声声像图特征，表现为低回声多见，边界较模糊，无明显包膜，多为不规则结节状，病灶内可见偏心气体强回声或周边可见肠气、肠壁蠕动。陆晓恒等[9]探讨了超声内镜对十二指肠间质瘤和脂肪瘤的鉴别诊断价值，认为两者在病变起源层次、表面形态及回声特征方面均有明显不同，而在病变部位、大小上未见明显区别。

(郭杰芳)

参考文献

1　张　力，等. 中国病原生物学杂志，2012，7(4)：297
2　左满凤，等. 吉林医学，2012，33(7)：1354
3　晏　军，等. 吉林医学，2011，32(26)：5457
4　李茂胜，等. 重庆医学，2012，41(8)：797

5 汪佩文，等. 胃肠病学和肝病学杂志，2012，21(7)：626
6 曹雪源，等. 中华消化杂志，2012，32(7)：490
7 钟芸诗，等. 中华消化杂志，2012，32(6)：369
8 危 安，等. 医学临床研究，2012，29(3)：493
9 陆晓恒，等. 中华超声影像学杂志，2011，20(10)：850

三、小肠疾病

李晓林等[1]建立同种大鼠原位小肠移植模型，分别予生理盐水、NO前体物质左旋精氨酸和不同剂量NO合酶抑制剂左旋硝基精氨酸甲酯处理，发现NO在大鼠小肠移植缺血再灌注损伤中起到细胞毒和细胞保护的双重作用，在急性排斥反应中加重组织损伤。张静等[2]在肠道缺血再灌注模型大鼠肠黏膜下注射体外培养大鼠骨髓间充质干细胞，发现可以减轻小肠缺血再灌注损伤。钟世顺等[3]提取、纯化双歧杆菌分泌型黏附素，发现其能减轻大鼠缺血再灌注后肠黏膜损伤。郝静梅等[4]产前使用地塞米松，发现能减轻新生大鼠坏死性小肠炎发生率，降低肠道Toll样受体4(TLR4)表达。陈晓晴等[5][6]用促红细胞生成素干预坏死性小肠结肠炎模型新生大鼠，发现能减轻黏膜损伤，下调TLR4表达，减少炎症因子产生和细菌易位率，降低发病率。郭文娟等[7]采用免疫组化法检测7例小肠腺癌Bcl-w蛋白表达，通过RNA干扰技术沉默其在小肠腺癌细胞HuTu-80中的表达，发现Bcl-w蛋白在小肠腺癌组织中阳性表达率为85.7%，单独沉默Bcl-w蛋白表达对HuTu-80细胞凋亡没有影响，但可加强5-Fu作用。吴波等[8]对5例小肠移植受者术后324个肠黏膜活检样本行组织学和组织化学观察，发现均先后经历再灌注损伤、淋巴回流恢复、急性排斥反应、肠功能改变等过程。唐毅等[9]回顾分析65例新生儿坏死性小肠炎患者超声图像，发现80.0%图像表现为多发肠壁增厚，大于3 mm，可伴腹腔积液，41例肠壁积气。张丽意等[10]的报道结果与上述类似。

（陈伟忠）

参考文献

1 李晓林，等. 中华器官移植杂志，2012，33(1)：48
2 张 静，等. 中华器官移植杂志，2012，33(3)：160
3 钟世顺，等. 中华内科杂志，2011，50(10)：863
4 郝静梅，等. 第三军医大学学报，2012，34(2)：145
5 陈晓晴，等. 解放军医学杂志，2012，37(5)：436
6 陈晓晴，等. 解放军医学杂志，2011，36(9)：918
7 郭文娟，等. 中华肿瘤杂志，2012，34(3)：182
8 吴 波，等. 中华器官移植杂志，2012，33(1)：36
9 唐 毅，等. 第三军医大学学报，2012，34(13)：1347
10 张丽意，等. 中华超声影像学杂志，2012，21(7)：633

四、大肠疾病

（一）大肠癌

1. 病因和发病机制

葛军娜等[1]分析结直肠癌肿瘤相关性贫血的相关因素，发现心功能不全、低蛋白血症、黑便、T分期、右半结肠癌是结直肠癌贫血的相关因素，而贫血和低蛋白血症是结直肠癌围手术期输血的相关因素。支杰华等[2]探讨扬州地区大肠癌临床发病特点及青年人和老年人大肠癌病例特点比较。结果显示，大肠癌的发病率上升；青年患者腹痛多见，恶性程度高，分期晚。老年患者贫血多见，癌肿分化好。姚慧静[3]采用病例对照研究方法探讨身体体质量(BMI)与结直肠癌发病的关系，为结直肠癌的预防提供参考，研究发现结直肠癌的发生与BMI有关。刘泽兵等[4]探讨血吸虫病对老年人结直肠癌组织学分型、分化程度、浸润深度、淋巴结转移等恶性生物学行为以及预后的影响。结果发现合并血吸虫病与老年人结直肠癌的恶性生物学行为有关。郝俊莲等[5]采用回顾性研究方法研究了山西省人民医院2005～2010年经病理证实的大肠癌患者，分析其临床及病理特点，了解其变化趋势。梁荣等[6]探讨汉族大肠癌无症状平均风险人群中不同年龄组进展期肿瘤的发病率，从而为确定最佳的大肠癌筛查开始年龄提供科学依据。秦双等[7]探讨结直肠癌与人乳头状瘤病毒(HPV)-16型感染的相关性。发现结直肠癌的发生和临床分期与HPV-16型感染密切相关，但是其恶性程度与人乳头状瘤病毒感染无显著相关。

王海玲等[8]探讨Piwil 2和Nanog蛋白在结肠癌发生、发展中的作用。研究结果表明，Piwil 2、Nanog蛋白的表达升高出现在结肠瘤阶段，且结肠癌组织Piwil 2和Nanog蛋白表达呈正相关。郭东琳等[9]探讨核因子$_{\kappa}$B(NF-$_{\kappa}$B)在促进结肠癌SW620细胞增殖迁移过程中的作用及其可能的机制，发现形成TF/Ⅶa/PAR2/NF-$_{\kappa}$B/TF正反馈通路。CHU Z-H等[10]研究翻译控制肿瘤蛋白(TCTP)与肝再生磷酸酶-3(PRL-3)促进结肠癌转移的关系。研究结果表明，TCTP可能是PRL-3促进结肠癌增殖、迁移、侵袭的介质。赵公芳等[11]探讨miR-21在大肠癌及癌旁正常组织中的表达与癌组织临床病理因素的关系。结果显示miR-21的过高表达可能与大肠癌细胞的浸润和转移有关。张晓梅等[12]报道，利用RT-PCR方法构建人Dact2基因真核表达载体。研究结果表明，成功构建了人Dact2真核表达载体，为其功能研究奠定了基础。冯燕君等[13]* 比较HT29和HCT116两种结肠癌细胞系中肿瘤干细胞的差异，初步探讨结肠癌干细胞研究模型。结果显示与HT29相比，

HCT116结肠癌细胞系更适合作为肿瘤干细胞研究的模型。祁卫东等[14]检测了TROP-2基因在结直肠癌组织mRNA的表达水平,探讨其与临床病理参数的相关性及临床意义,检测该基因表达水平,可作为了解大肠癌细胞侵袭、转移的一个有用指标。张红杰等[15]探讨解偶联蛋白2(UCP2)在结肠肿瘤发生、发展中的作用,发现UCP2通过调控活性氧自由基(ROS)产生而参与结肠肿瘤的发生、发展,该过程可能与ROS激活ERK1/2及JNK1/2从而导致肠上皮细胞过度增殖有关。张贵海等[16]探讨Na^+,K^+-ATP酶α亚单位及哇巴因对结直肠癌的作用。发现Na^+,K^+,-ATP酶活性下降可能参与结直肠癌的转移;哇巴因抑制结直肠癌细胞的增殖及侵袭力的机制,可能部分与下调Na^+,K^+-ATP酶α_1亚单位蛋白表达有关。李晓等[17]研究硒结合蛋白1(SBP1)在大肠癌组织中的表达及其临床病理学意义,发现SBP1可能抑制大肠癌的进展,我们的研究结果可能为今后的SBP1在肿瘤发生的分子机制,以及大肠癌的化学预防和治疗中作用的研究提供一个基础。苏颖洁等[18]探讨鞘氨醇激酶1(SphK1)和NF-κB在结肠癌组织中的表达及其临床意义。结果显示,SphK1和NF-κB可能与结肠癌的发生、发展密切相关,并可能在结肠癌的浸润和转移中起重要作用。王敏等[19]探讨尿苷二磷酸葡萄糖醛酸转移酶1A(UGT1A)、核因子E2相关因子2(Nrf2)及Kelch样环氧氯丙烷相关蛋白-1(Keap1)表达与结肠肿瘤发生发展的关系。结果显示,UGT1A表达下调及Nrf2/Keap1信号系统的表达异常可能与结肠肿瘤的发生相关。杨勇等[20]探讨钙结合蛋白S100A2与Wnt/β-catenin(β-连环蛋白)信号通路关键分子β-catenin、pGSK-3β在人结肠癌组织中的表达和意义以及相关性。发现能通过调节Wnt/β-catenin通路关键分子而参与结肠癌的发生、发展。廖雯婷等[21]检测结直肠癌组织中Bmi-1、PTEN和E-Cadherin(E-钙黏蛋白)的表达,探讨其相关性及意义。研究发现Bmi-1和PTEN和E-Cadherin之间呈负相关,从组织水平证实Bmi-1对PTEN及E-Cadherin的调控关系。张娟等[22]研究上调人结肠癌SW480细胞株中Twist基因的表达,观察其对细胞增殖、凋亡及侵袭能力的影响,发现上调Twist基因可提高SW480细胞体外增殖、迁移和侵袭能力,降低SW480细胞凋亡率。

HE Jing-dong等[23]研究干扰素诱导跨膜蛋白1(IFITM1)对结肠癌SW480细胞株增殖、侵袭和转移的影响。研究结果表示IFITM1可以提高结肠癌SW480细胞株的增殖,侵袭和转移。顾勇等[24]检测Med-19基因在结肠癌中的表达及其与临床病理参数间的相关性,观察Med-19对结肠癌细胞增殖和凋亡的影响。研究提示Med-19基因可以作为结肠癌治疗的潜在基因靶点。苏坚等[25]研究二烯丙基硫(DADS)对人结肠癌SW480细胞肌动蛋白解聚因子(ADF)表达及肿瘤细胞增殖、迁移与侵袭能力的影响。发现DADS抑制人结肠癌SW480细胞迁移与侵袭可能与下调destrin和p-cofilinl有关。余娜莎等[26]探讨慢病毒载体介导RNA干扰(RNAi)抑制大肠癌细胞系HT-29细胞Livin基因表达对其生物学行为的影响。发现利用慢病毒载体介导RNA干扰技术沉默Livin基因的表达可抑制大肠癌HT-29细胞增殖,促进细胞凋亡,使细胞侵袭性减弱。

倪勤等[27]探讨原癌基因L-myc和H-ras的多态性以及基因-基因交互作用与结直肠癌发病风险的关系。发现H-ras和L-myc之间的基因-基因交互作用增加直肠癌的发病风险。于卫建等[28]研究MHC-I类链相关基因A(MICA)第5外显子微卫星多态性与大肠癌之间的相关性,发现MICA-STR MICA* A6等位基因多态性与大肠癌相关,MICA* A6是人群个体中1个大肠癌遗传易感标记。

(张永镇　蔡全才)

2. 诊断

YE Ying-jiang等[29]* 对298例结直肠癌患者进行MDT研究,结果发现MDT组CT TNM分期的准确率比前MDT组的高($P=0.044$),参与MDT组($P=0.002$)是影响总体生存期的重要独立因素。王灿阳等[30]采用病史问卷调查及大便隐血试验(FOBT),对10 116人进行初筛,86例高危人群接受肠镜检查,其中大肠病变检出率8.6%,经病理证实腺瘤20例,腺癌2例。朱琼琼等[31]采用甲基化特异性PCR分析直肠癌患者粪便中波形蛋白基因甲基化状态,60例结直肠癌患者粪便阳性率为51.67%。刘寒梢等[32]通过miRNA表达谱芯片检测结直肠癌患者及健康志愿者血清差异表达的miRNA,结果发现一组结直肠癌特异性血清miRNA标志物,检测结直肠癌灵敏度为77.78%、特异性为100%,ROC曲线下面积为0.914。何渝军等[33]利用2DE-MS技术对大肠癌患者及正常人血清蛋白进行比较分析,筛选出的转甲状腺素蛋白在大肠癌患者血清中含量明显低于大肠腺瘤和正常组血清($P<0.01$)。俞金龙等[34]应用64层CTA断层图像虚拟技术对10例术后病理标本证实的结肠癌和结肠息肉进行容积扫描,10例三维成像图像诊断与病理符合率100%,该技术无创、有效、准确反映病变定位。卫旭彪等[35]等对321例结直肠癌病例的术前肠镜活检标本进行回顾性研究,结果显示高级别肿瘤($OR=2.155$,95%CI:1.081～4.296,$P=0.029$),以及活检

组织直径较小的病例($RR=1.944$,95%CI:1.149～3.290,$P=0.013$)与活检组织中无法确定黏膜下层浸润相关。谢国化等[36]运用焦磷酸测序法检测结直肠癌患者 K-ras 基因第 12、13 密码子点突变率分别为 91.7%和 100%,具有敏感、准确的优点,可用于临床个体化化疗中肿瘤基因突变检测。刘峰等[37]运用基因芯片技术筛选结直肠癌腹膜转移相关基因,在表达上调基因中选择 2 条基因进行 RT-PCR 验证,结果与芯片结果完全相符,为寻找结直肠癌腹膜转移的标志物提供参考依据。

(杨 鸣 蔡全才)

3. *治疗*

孙振海等[38]在研究人结肠癌细胞 SW480 时发现联用奥曲肽能增强塞来昔布的抗肿瘤作用,其机制可能与奥曲肽抑制塞来昔布引起的未折叠蛋白反应(UPR)相关。谢赣丰等[39]探讨针对丙酮酸脱氢酶激酶-1(PDK-1)的 RNA 干扰联合 5-Fu 对人结肠癌 LS174T 细胞的促凋亡作用,发现 PDK-1 shRNA 能特异性下调 LS174T 细胞中 PDK-1 的表达,联合 5-Fu 可促进结肠癌细胞化疗诱导凋亡。谢琦等[40]运用磁共振弥散成像(DWI)研究 rAd/p53 治疗人类结肠癌荷瘤裸鼠的早期改变,发现 ADC 值和 EADC 值在治疗后 24 小时即可出现有统计意义的改变,可作为 rAd/p53 治疗肿瘤早期疗效评价的生物标记物。黄品同等[41]研究 VEGFR2 高表达的结肠癌皮下种植瘤 Balb/C 裸鼠时发现,载靶向 VEGFR2 单抗的脂质微泡结合超声辐照后肿瘤长径、荧光面积及血管密度明显减少,提示该方法能增强抗癌疗效。赵连武等[42]采用不同浓度蛋白酶体抑制剂 MG132 于不同时间点作用于 lovo 细胞,Transwell 小室检测 lovo 细胞穿透基底膜的能力,发现低剂量 MG132 处理后 lovo 细胞生长无明显抑制,而侵袭性明显减弱。任剑珍等[43]利用去甲基化药物 5-氮杂-2'-脱氧胞苷作用于人结肠癌 HCT116 细胞可抑制其生长,种植瘤裸鼠给药后肿瘤中出现非甲基化条带、CDH13 mRNA 和蛋白表达阳性,提示去甲基化药物有抑癌效应。王博等[44]使用甲基化药物 S-腺苷蛋氨酸处理结直肠癌细胞株 SW620 和 lovo,发现两株结直肠癌细胞出现生长增殖阻滞但均未见明显凋亡,有望成为结直肠癌治疗的新途径。

蔡讯等[45]观察了 86 例不可切除的局部进展或转移性结直肠癌患者化疗后 5-Fu 血药浓度,发现晚期结直肠患者经过 5-Fu 为基础的化疗后,血药浓度在 25～35 mg/L 的患者预后较好,不良反应发生率亦较低。陈永昌等[46]回顾了 27 例奥沙利铂辅助化疗失败后一线再引入治疗的患者,中位疾病进展时间和中位总生存延长,不良反应尚可耐受,提示奥沙利铂再引入可带来生存获益,安全可行。贺文兴等[47]研究 73 例行 FOLFOX4 化疗的晚期结直肠癌患者,发现 ERCC1 codon 118 基因的 C/C 基因型相对于 T/T+C/T 基因型,化疗有效率较高,总生存时间较长,提示检测该基因多态性可能有助于指导化疗。王炼等[48]发现重组人内皮抑素腺病毒(Ad-hE)联合顺铂(Cis)对小鼠结肠癌肺转移有明显抑制作用且小鼠生存期延长,其抑瘤机制可能为减少肿瘤血管生成、促进肿瘤细胞凋亡。吕静等[49]设计随机对照试验发现 XELOX 方案(奥沙利铂+卡培他滨)联合沙利度胺一线治疗晚期转移性结直肠癌,无进展生存期和客观有效率无统计学差异,疾病控制率明显提高。吴庆宇等[50]发现肝动脉介入联合全身静脉化疗肝转移率 4.17%,而仅行全身化疗组肝转移率 28.95%,差异显著而毒副作用无显著性差异,提示肝动脉介入联合全身静脉化疗可安全有效预防术后肝转移。刘克杰等[51]比较贝伐单抗联合 IFL 方案(伊立替康、氟尿嘧啶、亚叶酸钙)和单用 IFL 方案治疗进展期结直肠癌,发现联合方案 1 年存活率、中位疾病进展期和中位生存期有明显优势而毒副作用可耐受。Guan Zhong-zhen 等[52]* 比较贝伐单抗联合改良伊立替康、亚叶酸钙和 5-Fu 静注(mIFL)方案和单用 mIFL 方案一线治疗转移性结直肠癌,发现联用组无进展生存期(PFS)、6 月 PFS 率和中位总生存期显著改善而不良反应可耐受。周军等[53]回顾分析了 11 例接受尼妥珠单抗联合伊立替康二线治疗的晚期结直肠癌患者,疾病控制率 45.5%(5/11),中位无进展生存期 37～519(中位值 55)天,总体安全性良好,最佳剂量尚需摸索。

陈小兵等[54]检测大肠癌细胞 HCT116、HT29 中 TIP30 基因启动子 CpG 岛甲基化状态和 mRNA 的表达水平,发现 TIP30 基因启动子甲基化状态可能影响大肠癌细胞对 5-Fu 的敏感性。张贵海等[55]发现哇巴因能显著减弱耐奥沙利铂大肠癌细胞株 SW480/OxR 的侵袭力,可下调 P-gp、上调 β_1 亚单位表达,增加 Na^+,K^+-ATP 活性,可部分逆转结直肠癌耐药细胞 MDR。Wang Zhen-xin 等[56]* 使用 ^{18}F-FDG PET 显像在大肠癌 HCT-116 细胞中观察 5-Fu 化疗联合热疗的有效性,结果证实 ^{18}F-FDG 摄取抑制率可作为癌细胞 5-Fu 治疗有效性的早期评估指标,而热疗在低剂量时与 5-Fu 并未显示出协同作用。高向前等[57]采用免疫组化方法研究发现 PI3KCB 蛋白在结直肠癌组织中表达增加,且与多药耐药 MDR 基因产物 GST-π 的表达呈正相关,提示检测 PI3KCB 蛋白对于合理筛选有效化疗药物有一定参考价值。寇卫政等[58]评估了糖调节受损结直肠癌患者化疗期间临床干预对其糖调节受损及预后的影响,干预组给予二甲双胍行降糖治疗，该组患者糖调节受损明显改善且预后较好。李长颖等[59]观察谷氨酰胺肠溶胶囊对伊立替康化疗不良反应的影响，发现FOLFIRI联合谷氨酰胺肠溶胶囊的治疗组和单纯化疗组相比，腹泻发生率明显降低(分别为57.90%和86.36%)，且耐受性较好。

李炳根等[60]对14例右半结肠癌患者施行结肠系膜完整切除概念规范下的腹腔镜右半结肠根治术，手术均成功，获得淋巴结数符合NCCN指南要求，术后随访3～19个月，未发现肿瘤复发转移，方法安全可行。丁培霖等[61]总结了98例青年人结直肠癌的特征，以直肠多见，病理多为低分化腺癌、印戒细胞癌，易转移与种植，预后差。术式首选保留神经的扩大根治术，可达较高的根治率和生活质量。刘峰等[62]比较腹腔镜及开腹手术治疗浆膜浸润结直肠癌，结果发现腹腔镜组复发率12.1%，开腹组为26.8%，腹腔镜组患者累积无复发率明显高于开腹组，提示对这类患者，腹腔镜手术部分优于开腹手术。张杰等[63]回顾了29例因左半结肠癌梗阻行金属支架置入的患者，置入成功率92.6%，24例成功行Ⅰ期切除无张力吻合，无围手术期死亡病例，提示金属支架疗效确切，为外科根治创造了条件。黄宣等[64]就肠道支架序贯手术与急诊手术治疗梗阻性左半结肠癌做了荟萃分析，共纳入5项RCT研究，结果显示肠道支架序贯手术疗效较好，可降低永久性造瘘术及切口感染率。毕新宇等[65]回顾性分析了123例结直肠癌肝转移患者的临床资料，发现R0切除是影响预后的独立危险因素，提示手术切除是结直肠癌肝转移患者获得长期生存的最佳手段。王正冬等[66]对结直肠癌根治患者关腹前在瘤床、已侵犯组织的剥离面、淋巴结清扫区域分多点植入氟尿嘧啶植入剂，发现植入组局部复发率明显低于对照组，提示进展期结直肠癌患者术中行腹腔区域性量化缓释化疗安全可靠。朱达坚等[67]选取腹腔镜结直肠癌根治患者，对照组术前常规口服肠道抗菌药，观察组术前5天起口服肠道微生态制剂，发现肠道微生态制剂能纠正肠道菌群失调并减少炎症反应，减少术后感染性发生。

钟海平等[68]发现麦纤散能通过促进肿瘤细胞凋亡、增加结肠组织IGFBP7等机制对抗溃疡性结肠炎相关结肠癌实验大鼠肿瘤的发生和进展。邓三花等[69]观察Wistar大鼠诱癌模型大蒜素处理组和非处理组的异常腺窝，发现大蒜素处理组ACF数目较非处理组明显减少，支持其对结直肠癌的预防作用。崔同建等[70]探讨了大肠癌中医证型与核苷酸切除修复角化互补基因1(ERCC1)C8092A和C19007T两个位点基因多态性的关系，发现ERCC1 C19007T基因型及等位基因在各证型间的分布频率有差异，可能与大肠癌中医证型有关。

(杨　帆　蔡全才)

4. 预后

Jing-Qing Ren等[71]* 对145例ⅡI期结直肠癌的临床病理因素和随访调查数据进行回顾性分析，发现淋巴结转移度与淋巴结分期相关($r=0.695$，$P<0.001$)，淋巴结转移度是判断Ⅲ期结直肠癌预后的因素。禚洪庆等[72]采用组织芯片及免疫组化方法检测120例结直肠癌组织标本中tansgelin－2的表达情况，结果提示tansgelin－2表达是影响结直肠癌患者预后的独立因素(RR>1，$P<0.05$)。王恒树[73]等研究发现多药耐药基因产物P－gp、TS、TopoⅡ指标可以作为临床判断结直肠癌分期的指标。王丽[74]等采用显微切割结合甲基化PCR，检测85例结直肠癌患者组织及癌旁正常组织CDH13基因启动子区域甲基化，结果提示CDH12基因甲基化与不良总生存有关($P<0.01$)。黄英等[75]免疫组化SP法检测大肠癌组织及癌旁正常组织中Ang－2、Tie－2、VEGFR－2的表达，结果表明Ang－2、Tie－2、VEGFR－2的表达与大肠癌复发转移及预后密切相关。陈爱方等[76]发现claudin－4、MMP－2在大肠癌组织中的阳性表达率与其浸润深度、淋巴结节转移及Duke分期有关($P<0.05$)，两者的表达水平可能成为大肠癌早期诊断和预后的重要指标。陈林均等[77]发现大肠癌组织中15－LOX－1阳性表达患者1年、3年、5年生存率及中位生存时间明显高于阴性表达患者($P<0.05$)，15－LOX－1表达水平可以作为评估大肠癌患者预后的独立因素($P<0.05$)。庞明辉等[78]运用免疫组化检测结肠癌组织芯片和石蜡切片中LIN28蛋白表达并评分，发现LIN28高表达与TNM分期密切相关($OR=6.583$，95%CI：2.97～14.59)。陈雅敏等[79]的研究表明检测XPD751单核酸苷多态性可能为预测接受FOLFOX方案化疗后结直肠癌患者预后的指标。李林海等[80]应用RT－PCR检测结肠癌患者、结肠良性肿瘤患者和健康人外周血VEGF－C mRNA和CK20 mRNA的表达，显示VEGF－C和CK20在结肠癌患者外周血的阳性表达率分别为52.5%和60.0%，其中有淋巴结转移的阳性表达明显高于无淋巴结转移($P<0.05$)。傅燕等[81]发现内皮抑素和血管抑素在大肠癌租住中呈低表达，且两者的阳性表达率随着临床分期的进展而降低，对两者进行联合检测有助于大肠癌早期诊断、治疗和预后评估。廖伟等[82]对52例青年大肠癌患者及52例中老年患者预后资料进行回顾性分析，发现青年大肠癌患者临床特点主要表现为不良生活习惯较多，便血腹痛发生率高，低分化腺癌发生

率高等。范文华等[83]回顾性分析15例肠癌患儿临床资料，发现儿童/青少年结直肠癌发病率低，临床症状缺乏特异性，早期诊断、早期治疗是改善其预后的最基本保证。易呈浩[84]等分析了1 368例结直肠癌患者的临床特点，结果提示肿瘤浸润深度、转移淋巴结数、邻近器官受累、远处转移、手术方式和术后感染等因素是影响结直肠癌预后的主要独立因素。郝云鹤等[85]对79例结直肠癌肺转移患者预后资料进行回顾性分析，发现手术与否(RR=4.805，95%CI：1.864～12.384，P=0.001)和肺转移瘤数量(RR=2.177，95%CI：1.431～3.314，P=0.01)是影响结直肠癌肺转移预后的独立因素。

（杨　鸣　蔡全才）

参考文献

1 葛军娜，等. 中国医学科学院学报，2011，33(5)：549
2 支杰华，等. 胃肠病学和肝病学杂志，2011，20(9)：814
3 姚慧静. 胃肠病学和肝病学杂志，2011，20(10)：904
4 刘泽兵，等. 中华老年医学杂志，2011，30(10)：836
5 郝俊莲，等. 中华内科杂志，2011，50(11)：958
6 梁　荣，等. 第二军医大学学报，2012，33(4)：368
7 秦　双，等. 中华医院感染学杂志，2012，22(14)：3002
8 王海玲，等. 中华消化杂志，2011，31(9)：627
9 郭东琳，等. 中华肿瘤杂志，2011，33(9)：649
10 CHU Zhong-hua，et al. Chin Med J，2011，124(22)：3778
11 赵公芳，等. 胃肠病学和肝病学杂志，2011，20(10)：897
12 张晓梅，等. 胃肠病学和肝病学杂志，2011，20(10)：889
13* 冯燕君，等. 胃肠病学和肝病学杂志，2011，20(10)：892
14 祁卫东，等. 中华消化内镜杂志，2011，28(9)：520
15 张红杰，等. 中华消化杂志，2011，31(12)：808
16 张贵海，等. 中国肿瘤临床，2012，39(3)：121
17 李晓，等. 胃肠病学和肝病学杂志，2012，21(2)：140
18 苏颖洁，等. 中华内科杂志，2012，51(3)：220
19 王　敏，等. 中华内科杂志，2012，51(7)：531
20 杨　勇，等. 第三军医大学学报，2012，34(15)：1576
21 廖雯婷，等. 中国肿瘤临床，2012，39(9)：559
22 张　娟，等. 中国肿瘤临床，2012，39(9)：540
23 HE Jing-dong，et al. Chin Med J，2012，125(3)：517
24 顾　勇，等. 中国癌症杂志，2012，22(4)：264
25 苏　坚，等. 中国肿瘤临床，2012，39(6)：310
26 余娜莎，等. 中国肿瘤临床，2012，39(15)：1060
27 倪　勤，等. 中华肿瘤杂志，2012，34(1)：15
28 于卫建，等. 中国输血杂志，2012，25(2)：144
29* YE Ying-jiang，et al. Chin Med J，2012，125(2)：172
30 王灿阳，等. 中国综合临床，2012，28(2)：155
31 朱琼琼，等. 中华消化杂志，2011，31(12)：803
32 刘寒梢，等. 肿瘤，2012，32(1)：42
33 何渝军，等. 第三军医大学，2012，34(18)：1835
34 俞金龙，等. 南方医科大学学报，2011，31(9)：1585
35 卫旭彪，等. 中国实用外科杂志，2012，32(1)：92
36 谢国化，等. 中华检验医学杂志，2012，35(7)：585
37 刘　峰，等. 南方医科大学学报，2012，32(3)：400
38 孙振海，等. 华中科技大学学报(医学版)，2012，41(3)：306
39 谢赣丰，等. 第三军医大学学报，2012，34(1)：9
40 谢　琦，等. 中国临床医学影像杂志，2012，23(3)：176
41 黄品同，等. 中华超声影像学杂志，2012，21(3)：253
42 赵连武，等. 胃肠病学和肝病学杂志，2012，21(2)：130
43 任剑珍，等. 中华肿瘤杂志，2012，34(1)：6
44 王　博，等. 广东医学，2011，32(24)：3157
45 蔡　讯，等. 中华肿瘤杂志，2012，34(1)：39
46 陈永昌，等. 中国肿瘤临床，2012，39(13)：927
47 贺文兴，等. 广东医学，2012，33(10)：1408
48 王　炼，等. 四川大学学报(医学版)，2011，42(5)：616
49 吕　静，等. 中国肿瘤临床，2011，38(16)：981
50 吴庆宇，等. 胃肠病学和肝病学杂志，2012，21(2)：144
51 刘克杰，等. 胃肠病学和肝病学杂志，2011，20(10)：900
52* Guan Zhong-Zhen，等. 中国癌症杂志，2011，30(10)：682
53 周　军，等. 解放军医学杂志，2012，37(1)：54
54 陈小兵，等. 胃肠病学和肝病学杂志，2012，21(2)：133
55 张贵海，等. 中国肿瘤临床，2012，39(5)：254
56* Wang Zhen-xin，et al. Chin Med J，2012，125(4)：657
57 高向前，等. 山东医药，2012，52(14)：7
58 寇卫政，等. 山东医药，2012，52(28)：54
59 李长颖，等. 医学临床研究，2011，28(12)：2308
60 李炳根，等. 中华外科杂志，2012，50(3)：215
61 丁培霖，等. 医学临床研究，2012，29(7)：1254
62 刘　峰，等. 中国实用外科杂志，2012，32(1)：88
63 张　杰，等. 中华消化内镜杂志，2012，29(2)：85
64 黄　宣，等. 中华消化内镜杂志，2012，29(2)：88
65 毕新宇，等. 中国实用外科杂志，2012，32(2)：133
66 王正冬，等. 山东医药，2012，52(27)：84
67 朱达坚，等. 广东医学，2012，33(14)：2121
68 钟海平，等. 中华老年医学杂志，2012，31(4)：326
69 邓三花，等. 胃肠病学和肝病学杂志，2012，21(7)：623
70 崔同建，等. 中国中西医结合杂志，2012，32(5)：628
71* Ren Jing-Qing，等. 中国癌症杂志，2012，31(5)：241
72 禚洪庆，等. 中华外科杂志，2012，50(6)：551
73 王恒树，等. 河北医药，2012，34(1)：34
74 王　丽，等. 江苏医药，2012，38(2)：199
75 黄　英，等. 宁夏医学杂志，2012，34(4)：295
76 陈爱方，等. 武汉大学学报(医学版)，2012，33(3)：366
77 陈林均，等. 胃肠病学和肝病学杂志，2012，21(6)：510
78 庞明辉，等. 首都医科大学学报，2012，33(3)：366
79 陈雅敏，等. 中华肿瘤杂志，2012，34(7)：501
80 李林海，等. 胃肠病学和肝病学杂志，2012，21(2)：126

81　傅　燕，等. 胃肠病学和肝病学杂志，2012，21(6)：518
82　廖　伟，等. 医学临床研究，2012，29(3)：444
83　范文华，等. 广东医学，2012，33(12)：1747
84　易呈浩，等. 中国肿瘤临床，2012，39(9)：597
85　郝云鹤，等. 中华外科杂志，2012，50(3)：211

(二) 大肠腺瘤

KIM You-joung 等[1]* 对 1 322 例接受结肠镜检测无症状患者的人体测量进行分析，结果显示在 3 种肥胖诊断方法中，只有 BMI 与腺瘤稳定相关，全身性肥胖是大肠腺瘤的危险因素。关景明等[2]采用免疫组化检测大肠黏膜中代表细胞增殖的标志物 Ki－67、COX－2 和细胞凋亡相关因子的表达，发现伴 CSM 的大肠腺瘤与不伴 CSM 的比较差异有统计学意义($P<0.05$)。刘红[3]分析普通窄带成像(NBI)内镜下 87 例患者的结直肠增生性息肉与腺瘤腺管及微血管特征的差异，以 B 型腺管形态、Ⅱ型或Ⅲ型微血管中任一特征诊断腺瘤敏感度、特异度、准确率分别为 97.3%、82.4%、92.5%。翟爱军等[4]在 4 800 例接受电子结肠镜患者中，大肠息肉检出率为 12.3%，大肠息肉病理多表现为腺瘤性息肉，息肉体积大、绒毛成分含量高及不典型增生重者易癌变。冯广铭等[5]收集 283 例结直肠腺瘤摘除住院患者临床资料并进行随访，年龄≥60 岁、体重指数≥25 kg/m^2，多发腺瘤(≥2 个)与 CRA 复发明显相关(χ^2 值分别＝4.299、5.291 和 8.883，P 值分别为 0.038、0.021 和 0.027)。刘杨等[6]回顾性分析 1 198 名结肠镜下息肉切除术患者病史资料及镜下息肉形态等特点，发现结肠息肉术后复发与患者症状、息肉发生的部位、生长方式、病理类型及中药干预等因素相关($P<0.05$)。

(杨　鸣　蔡全才)

参 考 文 献

1* KIM You-joung, et al. Chin Med J, 2011, 124(22): 3711
2　关景明，等. 中华消化内镜杂志，2012，29(6)：336
3　刘　红，等. 中华消化杂志，2011，31(12)：798
4　翟爱军，等. 北京医学，2012，34(7)：592
5　冯广铭，等. 中华消化杂志，2012，32(1)：19
6　刘　杨，等. 中国内镜杂志，2012，18(5)：470

(三) 炎症性肠病

欧洋肖[1]等研究发现 IL－10 具有抑制 EMT(上皮-间质转化)、减轻小鼠肠道纤维化的作用，可能与 IL－10 对 ERS(内质网应激)的调控有关。杨丽[2]等研究发现促肾上腺皮质释放因子(CRF)不仅能直接刺激肠上皮细胞中 TLR4/NF－κB 通路活化，还可促使结肠上皮对 LPS(脂多糖)的反应增加，导致 IL－8 释放增多。张慧霞[3]等研究发现血浆 25－OHVitD3 水平可反映 IBD 的严重程度，维生素 D 缺乏可能是导致 IBD 发病的危险因素之一。徐宁[4]等研究发现 Toll 样受体 4 与负性调控因子 Tollip 的表达失衡参与了炎症性肠病的发病机制。张慧霞[5]等探讨人类白细胞抗原(HLA)－Cw 等位基因与 IBD 的相关性发现 HLA－Cw＊07 基因可能与 UC 易感性密切相关；HLA－Cw＊12基因可能与 CD 易感性密切相关。李阳[6]等研究发现 UC 结肠黏膜中 DNMT3a、INF－γ 表达与结肠炎性反应程度相关，DNA 甲基化可能参与 UC 发病过程中 Th1/Th2 免疫平衡的调节。蒋益[7]等发现肿瘤坏死因子相关凋亡诱导配体(Trail)基因多态性及单倍型与 UC 易感性密切相关。赵晓丹[8]等探讨江苏省汉族人群中 IL－23 受体基因多态性与炎症性肠病及其表型的关系发现，rs11805303 是 UC 的易感基因位点，同时 rs11805303、rs17375018 位点的基因多态性与 UC、CD 的临床表型有关联性。李玲[9]等探讨 MDR1(多药耐药基因)C3435T、G2677T/A 与 UC 相关性，研究发现 MDR1C3435T 的基因突变可增加 UC 的发病风险，而 UC 与 MDR1G2677T/A 位点多态性无直接相关性。吴昊[10]等研究发现 MTHFR G1793A 突变等位基因和基因型频率在浙江省汉族人群 UC 患者中显著增高，该基因突变可能增加 UC 的发病风险并影响 UC 病变部位。廖辉[11]等研究发现姜黄素能显著抑制 IL－23 的表达，对实验性大鼠结肠炎有明显的抑制作用。张静[12]等研究发现雷公藤甲素可能通过下调 RORC 表达抑制 Th17 细胞分化、IL－17 产生，上调 Foxp3 促进 Treg 细胞(调节 T 细胞)形成，从而调节结肠炎小鼠 Th17/Treg 平衡，抑制肠道炎症。范如英[13]等研究发现血清中抗中性粒细胞胞浆抗体(pANCA)对 UC 具有一定的敏感性及高度的特异性，有利于 UC 的诊断及鉴别诊断。Ye Yue-fang 等[14]研究认为经口免疫调节处理的葡聚糖硫酸钠诱导的结肠炎小鼠在脾脏和大肠黏膜中的 $CD8\alpha^+$ T 淋巴细胞比例升高。郑海涵[15]等用 ELISA 法检测 45 例 IBD 患者，发现血清中 ST2(人基质裂解素)水平可作为炎症性肠病活动性评估和临床治疗效果的评价指标。杨黎[16]等研究发现简化克罗恩病活动指数(CDAI)和血清 CRP 不能完全替代胶囊内镜评分指数(Lewis 评分)，用于评估小肠克罗恩病患者胶囊内镜下病变的炎症程度，但血清 CRP 对判断胶囊内镜下中-重度黏膜炎症有一定指导价值。姜黎[17]等回顾性分析近 20 年共 404 例 UC 患者资料，发现 UC 患病率显著增加，性别构成比差别趋向缩小，发病年龄趋向年轻化，发病部位有向全结肠蔓延趋势，中度 UC 逐渐增多，轻度 UC 逐渐减少，而肠外表现的发生率有所下降。宋军民[18]

等研究发现帕罗西汀能改善轻-中度 UC 伴焦虑/忧郁的患者，通过减轻腹泻和腹痛促进临床缓解，但对组织学表现无改善作用。杨霞[19]等研究发现益生菌可能通过抑制 Toll 样受体 4 表达从而减少炎性因子 TNF-α产生。曹艳菊[20]研究发现益生菌通过促使 TLR2 表达进一步增加，并可抑制 TLR4 的表达，进而控制 NF-κB 的活性。夏璐[21]等通过荟萃分析探讨英夫利昔单抗(IFX)治疗 UC 疗效，归纳整理 7 篇文献，发现 IFX 可以诱导 UC 的临床缓解及维持，减少难治性中重度 UC 患者的结肠切除率，提高生活质量。陆晓娟[22]等研究发现 IFX 治疗 UC 前两次治疗有效可预示远期治疗效果好，但早期的药物不良反应不影响后续治疗的进行。曹倩[23]等回顾性分析 234 例 UC 患者临床资料，发现 UC 患者起病时若存在中重度腹痛、贫血、血小板增多和(或)低蛋白血症，则可能预示糖皮质激素治疗的反应性相对较差。冉文斌[24]等回顾性分析硫唑嘌呤(AZA)治疗 24 例顽固性 UC 患者的临床资料，发现小剂量 AZA 治疗顽固性 UC 具有较好的临床疗效，尤其是在糖皮质激素撤停、维持缓解和黏膜愈合等方面更明显，且无严重不良反应发生。袁洁璐[25]等回顾性分析 IFX 治疗 CD 的疗效和安全性发现，IFX 可快速改善患者临床症状，安全性高，而且 IFX 在黏膜愈合和瘘管治疗方面的作用可在用药早期显现。肖英莲[26]等一项前瞻性开放研究发现，英夫利昔升阶梯和降阶梯治疗均可使超过半数的 CD 患者在治疗 30 周时达到临床及内镜下缓解，降阶梯治疗可能更有利于快速缓解症状。这可能与 CD 临床表型有关。缪应雷[27]等对免疫抑制剂治疗炎症性肠病进行 Meta 分析，纳入 35 篇 RCT 研究，发现 AZA 用于 IBD 治疗需较长时间才显效，不能耐受 AZA 的 IBD 可考虑使用 6-MP，CsA 疗效不明显，而 MTX 可考虑用于对 AZA 或 6-MP 无应答的 CD 患者。

（谢　沛　杜奕奇）

参 考 文 献

1 欧洋肖，等. 中华消化杂志，2012，32(2)：118
2 杨　丽，等. 中华消化杂志，2011，31(9)：609
3 张惠霞，等. 中华消化杂志，2012，32(3)：186
4 徐　宁，等. 第二军医大学学报，2012，33(1)：32
5 张惠霞，等. 中华内科杂志，2011，50(10)：856
6 李　阳，等. 中华消化杂志，2011，31(10)：673
7 蒋　益，等. 中华消化杂志，2011，31(12)：812
8 赵晓丹，等. 中华内科杂志，2011，50(11)：935
9 李　玲，等. 中华消化杂志，2012，32(4)：270
10 吴　昊，等. 解放军医学杂志，2011，36(11)：1214
11 廖　辉，等. 山东医药，2012，52(13)：31
12 张　静，等. 胃肠病学和肝病学杂志，2011，20(12)：1118
13 范如英，等. 胃肠病学和肝病学杂志，2012，21(8)：758
14* YE Yue-fang, et al. Chin Med J, 2012，125(12)：2173
15 郑海涵，等. 胃肠病学和肝病学杂志，2011，20(12)：1115
16 杨　黎，等. 中华消化内镜杂志，2012，29(3)：126
17 姜　黎，等. 武汉大学学报(医学版)，2012，33(3)：434
18 宋军民，等. 胃肠病学和肝病学杂志，2012，21(5)：441
19 杨　霞，等. 临床消化病杂志，2012，24(4)：198
20 曹艳菊. 胃肠病学和肝病学杂志，2012，21(8)：760
21 夏　璐，等. 胃肠病学和肝病学杂志，2012，21(7)：632
22 陆晓娟，等. 胃肠病学和肝病学杂志，2012，21(8)：764
23 曹　倩，等. 中华消化杂志，2011，31(9)：577
24 冉文斌，等. 中华内科杂志，2012，51(8)：613
25 袁洁璐，等. 中华消化杂志，2012，32(6)：384
26 肖英莲，等. 中华内科杂志，2012，51(2)：100
27 缪应雷，等. 中华消化杂志，2012，32(4)：266

(四) 其他

郭新奎等[1]发现无神经节细胞的巨结肠狭窄段 SP 前体前速激肽原 mRNA(PPTAmRNA)无表达，扩张段与正常对照比较无明显差异，移行段较扩张段和正常对照减少。认为其可能参与了先天性巨结肠症发病，与结肠肌间神经丛和黏膜下神经丛肽能神经缺乏有关。张守华等[2]回顾分析 64 例因先天性巨结肠实施根治术的患儿临床资料，显示该方法充分发挥腹腔镜下探查的优势，减少对肠道的干扰，有效防止肠黏连，创伤少、恢复快、切口美观，安全可行。苏秀丽等[3]对 86 例结肠黑变病(MC)进行回顾性分析，认为 MC 的检出率呈逐年增加的趋势；老年人及中青年女性易患本病；临床表现缺乏特异性；容易合并结肠腺瘤；便秘及服用蒽醌类泻剂与 MC 密切相关，MC 预后良好。祁小鸣等[4]发现 58 例老年 MC 病变多累及一个或多个肠段，25 例伴有大肠息肉，其中大肠腺瘤 23 例，5 例伴有结肠癌，便秘 49 例，服用泻药 53 例，便秘和长期服蒽醌类泻药有关，伴发大肠息肉和结肠癌概率增加。朱晶晶等[5]分析了 77 例蛋白丢失性肠病(PLE)，发现儿童组以小肠淋巴管扩张症为主，成人组以系统性红斑狼疮为主。首发症状为浮肿、腹泻、腹胀、腹痛和消瘦乏力等，女性多见，缺乏特异性临床表现，易误诊，病程迁延但预后较好。毛伯能等[6]回顾性分析 65 例缺血性结肠炎，发现缺血性结肠炎好发于老年人，多有基础疾病，以腹痛、腹泻、便血为主要表现，病变主要发生在左半结肠，呈节段性分布和一过性改变，预后良好。孙立群等[7]发现肠缺血再灌注时发生细菌移位，肠道 sIgA 下降，随着再灌注损伤加重，肠淋巴组织中 IgM^+ B 细胞比例增高，IgA^+ B 细胞比例降低，肠道 sIgA 下降,发生远隔脏器细菌移位。王艳蕾等[8]发现七叶皂苷钠可减轻肠缺血再灌注时肺的损伤,其机制可能是通过抑制氧自由基的产生、白细胞活化调控p38MAPK信号转导通路,从而抑制肺组织细胞的凋亡。常文秀等[9]观察到中医古方凉膈散对肠缺血再灌注损伤后肠黏膜屏障保护作用表现为,减轻小肠黏膜病理损伤程度、降低MDA含量、提高SOD活力、减低肠黏膜细胞凋亡指数及Bax表达水平。

刘晶晶等[10]发现130例炎症性肠病(IBD)患者粪便中有难辨梭状芽孢杆菌感染16例,溃疡性结肠炎10例,克罗恩病6例;活动期IBD感染率显著高于非活动期,感染率随疾病严重程度的上升而增高。洪娜等[11]普拉梭菌对炎症性肠病模型大鼠的肠道炎性反应修复有一定的促进作用。其机制可能与分泌丁酸盐,上调外周血和脾内的Foxp3 Treg水平,抑制促炎因子Ⅱ-17、IL-6分泌,重建Treg/Thl7平衡来减轻局部肠道的炎性反应。吴增祐等[12]观察发现胃动素通过促进钙离子内流来增强大鼠近端结肠平滑肌细胞的收缩幅度,但不能通过平滑肌细胞的平衡电位及动作电位频率的变化来改变结肠平滑肌的收缩频率。宋宴鹏等[13]发现17例肠脂垂炎病灶形态呈圆形、椭圆形或不规则形,内部回声水平与病程的发展及就诊时间相关,病灶内无或仅有少许血流信号,认为肠脂垂炎有较典型的超声表现。吕春华等[14]发现在三硝基苯磺酸(TNBS)诱发的慢性结肠炎肠壁纤维化动物模型结肠组织中TGF-β增高,以慢性炎症为著,TGF-β表达与肠壁纤维化呈正相关。TGF-β可能是肠纤维化机制之一。张峻等[15]发现益生菌VS1 ♯3能降低三硝基苯磺酸(TNBS)诱发的大鼠结肠炎症,可明显升高的DAI和肠组织MPO水平,减轻结肠炎性反应评分,增加claudin-1、-2、-3的表达,从而增强肠黏膜屏障功能,发挥缓解急性结肠炎性反应的作用。叶胜青等[16]发现植物乳杆菌(Lp)能有效减轻IL-10敲除小鼠肠道炎症,对结肠炎起到一定的治疗作用,且治疗作用与Lp调节肠道菌群及抑制促炎细胞因子的表达有关。LIU Jun等[17]对比观察37例MC和13例正常对照组肠组织中水通道蛋白-8(AQP8)的表达,发现MC组AQP8阳性表达率、表达评分值及AQP8 mRNA表达均显著低于对照组,认为长期使用缓泻剂可引起肠道水的吸收,与MC发生密切相关。韩亮等[18]*用小鼠模型研究显示,TNF-α抗体具有显著的抗结肠炎作用,可改善肠黏膜通透性,其机制可能与调控MLCK表达有关。　　(黄　文)

参考文献

1 郭新奎,等.陕西医学杂志,2011,40(9):1224
2 张守华,等.江西医药,2012,47(1):7
3 苏秀丽,等.山东医药,2011,51(52):85
4 祁小鸣,等.胃肠病学和肝病学杂志,2012,21(7):629
5 朱晶晶,等.胃肠病学和肝病学杂志,2012,21(4):366
6 毛伯能,等.胃肠病学和肝病学杂志,2011,20(12):1124
7 孙立群,等.解放军医学杂志,2012,37(4):293
8 王艳蕾,等.天津医药,2011,39(10):948
9 常文秀,等.天津医药,2012,40(4):370
10 刘晶晶,等.中华消化杂志,2012,32(4):245
11 洪　娜,等.中华消化杂志,2012,32(7):459
12 吴增祐,等.中华消化杂志,2012,32(7):445
13 宋宴鹏,等.中国临床医学影像杂志,2012,23(4):273
14 吕春华,等.江西医药,2011,46(11):995
15 张　峻,等.中华消化杂志,2011,31(9):613
16 叶胜青,等.中华消化杂志,2011,31(9):619
17 LIU Jun, et al. Chin Med J, 2011,124(19):3061
18* 韩　亮,等.中华消化杂志,2012,32(6):389

五、消化道出血

(一) 上消化道出血

罗艺珍等[1]Logistic回归分析789例患者,认为消化性溃疡(PU)并发出血的危险因素有服用NSAIDs、吸烟、复合溃疡、溃疡直径>20 mm、活动期溃疡。詹海勇等[2]将128例非静脉曲张上消化道出血分为奥美拉唑4 mg/h持续静脉泵入或40 mg/12 h静脉注射,两者治疗效果和不良反应均相似。薛静等[3]分析34例Dieulafoy病,3例药物治疗,5例手术治疗,26例内镜下止血夹或注射治疗,内镜治疗安全性、有效性良好。何海玲等[4]探讨57例急性上消化道出血并失血性休克,限制性液体复苏可有效改善血乳酸、血气剩余碱值、血红蛋白及血小板计数等指标。周慧等[5]比较75例PU并发出血组和153例PU无出血的对照组患者,出血组^{14}C呼气试验的阳性率明显较低(53.33%比69.93%)。杨丽珺等[6]回顾233例老年上消化道出血,61例并发医院感染;Logistic回归分析院内感染的危险因素有年龄、住院天数、体力状况评分、侵入性操作、抗菌药联合使用。孟祥俭等[7]回顾74例老年(60～78岁)和74例青年(21～34岁)上消化道出血患者,老年人常见诱因是非类固醇药物史,常见病因是GU(50.0%)、胃癌(13.5%);而青年常见诱因是酗酒史,常见病因是DU(52.7%)和急性胃黏膜病变(28.38%)。韩菊平等[8]评价464例老年消化道出血常见病因是DU(43.9%)、急性胃黏膜病变(29.3%)、GU(18.1%),服用非类固醇药物、抗血小板药是主要诱因,常见首发症状是黑便。王小云[9]分析56例上消化道出血患者生存质量的调查问卷,发现年龄较大、男性、企事业单位干部、文化程度高的患者生存质量更好。赵丽娟等[10]分析471例口服阿司匹林和氯吡格雷的冠心病患者,发现年龄>65岁、用药时间越长、两药联合应用等因素增加上消化道出血的风险。邓丽君[11]分析220例口服阿司匹林患者,Logistic回归分析上消化道出血的独立危险因素是既往消化道出血史,保护因素是服用他汀类药物。高杰贤[12]将134例NSAIDs相关溃疡出血患者经胃镜止血后,联合使用奥美拉唑和替普瑞酮8周的再出血发生率(8.0%)明显低于单用奥美拉唑(13.0%)。杨阳[13]回顾278例高血压性脑出血患者并发上消化道出血的危险因素有出血位于丘脑、脑干或出血破入脑室,脑出血量>30 ml;58例脑出血合并上消化道出血的患者病死率增加。

(二) 下消化道出血

蒋锐等[14]回顾经数字减影血管造影确诊的非肿瘤性小肠出血8例,造影后垂体开压素治疗,随访1年大便隐血阳性2例,内科治疗后好转。郭先科等[15]将胶囊内镜和结肠镜同步检查不明原因消化道出血100例,检出病变98例,其中小肠恶性肿瘤13例、小肠血管瘤错构瘤12例、息肉16例、克罗恩病2例、溃疡性结肠炎3例、Dieulafoy病7例、憩室5例。熊劲松等[16]分析可疑小肠出血患者138例,74例双气囊小肠镜出血性病变检出率(91.89%)和病因诊断率(81.08%)均高于64例胶囊内镜(79.69%,64.06%)。陈李华等[17]回顾103例不明原因消化道出血患者行116次双气囊内镜检查,检出阳性病变66例,常见病变是肿瘤(31.1%)、血管畸形(22.3%)、溃疡(9.7%)、克罗恩病(6.8%)和憩室(4.9%)。张贵年等[18]分析腹腔镜联合内镜诊治急性小肠出血11例全部成功,手术平均时间(70.3±32.6)分钟,平均住院天数(7.9±3.1)天。

(汪　鹏)

参 考 文 献

1 罗艺珍,等.吉林医学,2012,33(3):490
2 詹海勇,等.广东医学,2012,33(1):127
3 薛　静,等.内科急危重症杂志,2011,17(4):230
4 何海玲,等.内科急危重症杂志,2012,18(1):39
5 周　慧,等.医学临床研究,2012,29(1):151
6 杨丽珺,等.中华医院感染学杂志,2011,21(21):4467
7 孟祥俭,等.四川医学,2011,33(10):1557
8 韩菊平,等.临床消化病杂志,2012,24(2):99
9 王小云.吉林医学,2012,33(18):3860
10 赵丽娟,等.云南医药,2011,32(6):574
11 邓丽君.临床内科杂志,2012,29(6):403
12 高杰贤.内蒙古医学杂志,2012,44(5):542
13 杨　阳.山东医药,2011,51(43):76
14 蒋　锐,等.四川医学,2012,33(1):152
15 郭先科,等.中国内镜杂志,2011,17(9):897
16 熊劲松,等.临床内科杂志,2012,29(2):97
17 陈李华,等.浙江大学学报(医学版),2012,41(1):99
18 张贵年,等.中国内镜杂志,2012,18(1):107

六、消化道内镜

(一) 胃及十二指肠内镜

郭瑾陶等[1]对33例患有胃固有肌层来源1 cm以下肿瘤的患者进行内镜下结扎剥离治疗,结果24个瘤体内镜下部分剥离,8个瘤体内镜下完整剥离,33个瘤体均随皮圈套完整脱落。赵志峰等[2]对16例经胃镜及超声胃镜确诊食管固有肌层肿物的患者,进行黏膜下隧道法内镜切除治疗。完整切除率100%,术中并发皮下气肿1例,随访半年无复发。刘红等[3]以完成M-NBI检查的连续患者69例为对象,按NBI内镜下病变黏膜表面形态分型,证明其与组织学检查结果有较好的相关性,M-NBI能明显提高对胃窦炎的预测能力。吕瑛等[4]比较了28例经ESD治疗和51例经EMR治疗的胃食管连接部(GEJ)癌前病变及早癌患者,证明ESD整块切除率及组织学治愈性切除率高,局部复发率低。刘靖正等[5]分析714例上消化道异物患者的胃镜治疗,成功取出695例,成功率为97.3%,术后多数患者仅有黏膜轻度擦伤,无一例严重并发症。覃丽佳等[6]回顾性分析内镜检查残胃患者281例,一旦出现上消化道大出血,在补充有效血容量的基础上,尽快行急诊内镜检查,根据出血量及内镜下forrest分级采取不同的止血措施。尚春香等[7]收集青海省近30年胃镜下检出食管癌患者的病例资料,检出率逐年下降,而发病年龄逐渐升高,以食管中下段为高发部位,在所有检出病理类型中以鳞癌最多见,老年患者、腺癌患者好发于下段。汪芳裕等[8]回顾性分析食管黏膜病变多环黏膜套切术(EMBM)46例,48个病灶均一次完全切除,分其中89.1%病例在静脉麻醉下进行手术,证明EMBM可作为治疗早期食管癌或癌前病变的有效方法。王淑芳等[9]应用窄带成像放大内镜(NBI-ME)对145例次患者的食管上皮内乳头状毛细血管襻(IPCL)进行观察并分型,证明NBI-ME对食管黏膜的炎症和恶性肿瘤可进行精准的内镜诊断,而在黏膜不同级别上皮内瘤变的诊断中,对低级别上皮内瘤变的诊断相对具有优势。孟华辉等[10]回顾性分析60例晚期食管癌患者,对照组采用内镜直视法置入食管支架,观察组采用X线监视联合内镜直视法置入食管支架,观察组临床疗效有效率为96.7%,显著高于对照组(70.0%);观察组3个月和6个月生存率均显著高于对照组。白杨等[11]开展虚拟内镜不同训练模式对胃镜技能建立的作用研究,证明教师指导法在残气量、患者痛苦指数及操作时间方面优于自学法。路国涛等[12]* 对81例ESD术后患者采用随机对照研究,2组患者术后迟发出血率差异无统计学意义。傅承宏等[13]对20例胃固有肌层肿瘤患者成功进行内镜黏膜下剥离术治疗,操作时间40~120分钟,平均74.8分钟,切除肿瘤平均直径2.6 cm,其中3例因出现较大穿孔而需腹腔镜介入进行全层切除。丁岩冰等[14]研究证明食管良性狭窄采取内镜下扩张联合黏膜注射曲安奈德治疗是安全的,多频次注射可明显提高治愈率。朱燕华等[15]回顾分析91例孤立性胃静脉曲张患者胃镜检查图像,根据内镜形态分为结节隆起型、条索型、葡萄串型、树枝型及混合型,证明内镜下形态分型可为临床的病因诊断提供线索。钟芸诗等[16]回顾分析27例行内镜黏膜下挖除术(ESE),切除率96.3%(26/27),1例中转手术治疗,推荐用于直径小于3.0 cm、腔内生长为主的食管固有肌层肿瘤。陈睿等[17]选择362例胃黏膜表现不典型患者,结果证明在色素内镜、电子染色内镜指导下进行活检,可提高胃黏膜轻-中度不典型增生、癌前病变及早期胃癌的检出率。李希诗等[18]收集317例因为黏膜病变行共聚焦检查(CLE)的患者,结果表明CLE检查及CLE导向活检术是提高皮革胃诊断正确性的有效方法。徐美东等[19]对26例经超声内镜和CT诊断为来源固有肌层的上消化道肿瘤(SMTs)患者全麻下行经黏膜下隧道内镜肿瘤切除术(STER),结果表明STER治疗SMTs安全、有效,可一次性完整切除病变。冯秀雪等[20]回顾分析215例因胃黏膜病变行ESD患者资料,表明病变大小为ESD术后出血的独立危险因素,对于较大病变,应优化ESD术前评估使病变最小化以预防术后出血。刘靖正等[21]对62例胃黏膜下肿瘤患者在完整切除病灶后,经内镜活检通道、直视下应用金属夹缝合全层缺损创面,其中61例完整缝合全层缺损创面者成功率为100%。王志化等[22]研究表明应用计算机图像分析法有望成为内镜下病灶面积测量相对准确、客观简便的方法。刘素丽等[23]回顾性分析52例早期胃癌内镜下表现及窄带成像技术(NBI)、靛胭脂染色后病变及周边组织表现特征,表明在病变黏膜微血管形态优于靛胭脂。WANG等[24]使用M-NBI分析76例胃上皮内瘤变患者,诊断低、高级别上皮内瘤变敏感度分别为89.93%和69.57%,特异度为69.57%和89.93%,总的准确性为84.15%。余福兵等[25]对内镜发现的胃SMT行内镜超声检查,对来源于固有肌层的SMT行皮圈套扎联合高频电切术,32例病变均一次性完整切除,31例术后出现消化道穿孔,应用尼龙圈结合钛夹闭合术成功封闭,未转外科手术。刘慧等[26]选择14例隆起型病变的消化道肿瘤患者,在电子内镜直视下将5-Fu缓释粒子植入到肿瘤部位,1~2个月后复查胃镜,病灶部分缓解及稳定。杨建荣等[27]应用窄带成像技术对113例患者进行检查,证明通过NBI对5种胃小凹的形态观察可以推测病理组织学诊断。杨黎鸿等[28]证明预吸氧后鼻导管给氧2~3 L/min是无痛胃镜检查过程中安全、有效、简便的给氧模式。曹晓莉等[29]回顾分析1 268例行胃镜与X线钡餐检查的患者,胃镜对上消化道疾病的敏感性为89%,X线钡餐的敏感性为87%,二者联合应用的敏感性为93.5%。蔡建群等[30]对7例不明原因腹水患者行经胃内镜下腹腔探查术,均获得明确诊断,未出现相关并发症。张修礼等[31]对169家医院的无痛胃肠镜开展情况进行分析,110家(65.1%)开展了无痛胃肠镜,三级医院开展率明显高于二级医院,二级医院则显著高于一级医院。张修礼等[32]* 对169家医院开展调查,其中147家医院可开展消化内镜操作,占87.0%。丁祥武等[33]回顾分析133例行EUS-FNA检查的患者,证明穿刺针大小(22 G和19 G)和穿刺部位对组织获得量以及确定诊断无明显影响;直径<1 cm病灶的组织获得量和确定诊断的比例明显低于更大的病灶。联合细胞学涂片和组织学检查可提高诊断率。曹俊等[34]回顾分析869例十二指肠隆起型病变的内镜表现和病理特点,超声内镜下提示良性病变内部回声均与、各层结构清楚,恶性病变内部回声不均匀、层次不清、可见侵犯周围组织或淋巴结等。方慧祺等[35]对内镜发现的154例上消化道黏膜下肿瘤患者根据超声内镜检查结果选择不同的内镜微创治疗方案,超声内镜诊断与术后病理性质符合率为92.8%,来源层次符合率90.6%。温泉等[36]回顾分析54例上消化道直径<3 cm的黏膜下小病变患者的临床资料,超声内镜对此类病灶的诊断准确率为74.1%,共有14例误诊,以异位胰腺最常见。

(二)小肠内镜

康艳等[37]对140例患者使用网篮圈套将胃内滞留胶囊内镜送入小肠,100%成功进入小肠,88.4%进入大肠,完整进行了对小肠的摄片检查。李娜等[38]对疑诊为小肠疾病的患者接受胶囊内镜(CE)和单气囊小肠镜(SBE)检查,CE总体诊断率为75.68%,SBE为89.19%,差异无统计学意义。郑丰平等[39]回顾分析胶囊内镜检查12例不明原因严重消化道出血(OGIB)患者的资料,共检出小肠病变10例,阳性率83%,证明OGIB以小肠血管损伤最常见,其次为小肠肿瘤。匡蕾等[40]回顾分析133例OGIB患者,认为年龄、病变类型、病变部位、图像质量对 CE 诊断结果具有较大影响，存在憩室病、末端回肠及回盲部病变、图像质量差的患者漏诊风险较大。干甜等[41]回顾分析 663 例采用国产 OMOM 胶囊内镜行消化道检查的资料，成功率 99.2%，阳性病变检出率 79.6%，小肠病变检出率为 61.8%，诊断率为 55.0%。4 例患者发生 CE 滞留。赵云峰等[42]回顾分析 53 例双气囊检查(DBE)的疑似中消化道疾病患者的资料，均能耐受麻醉并顺利完成检查，共 46 例发现病变(86.79%)。陈佳敏等[43]将 116 例接受胶囊内镜检查患者随机分为 2 组，干预组患者在吞服胶囊后立即肌注胃复安针 10 mg，证明肌注胃复安可明显缩短胶囊胃通过时间，不影响小肠通过时间，可提高全小肠检查完成率。杜凡等[44]证明姿态控制系统联合可控智能胶囊内镜行胃部检查是可行的，具有较好的临床应用价值。赵航等[45]回顾分析 149 例行双气囊小肠镜检查及单气囊小肠镜检查的患者资料，结果表明单气囊小肠镜总诊断产出率高于双气囊小肠镜组，两种类型小肠镜检查对不同主诉患者诊疗进程影响差异无显著性。杜奕奇等[46]分析 7 例经确诊克罗恩病(CD)伴不同程度肠梗阻，扩张术采用控制性径向球囊扩张器球囊进行逐级扩张，以扩张后内镜进入远端肠腔为标准，成功率达 80%，所有患者术后腹痛及肠梗阻症状明显缓解，均未出现出血及穿孔等严重并发症。王小璇等[47]回顾总结 141 例临床怀疑小肠 CD 行双气囊小肠镜检查患者的资料，检出率为 90.8%，CT 小肠成像检出率为 76.0%。

(三) 结直肠内镜

苏燕波等[48]分析 46 例经结肠镜发现大肠息肉样病变的患者，证明 NBI 内镜能更为清晰地显示大肠息肉样病变轮廓、腺管开口及微血管形态；能较好地区分大肠肿瘤和非肿瘤性病变；操作转换简单易行。赵晓军等[49]分析 293 例接受急诊结肠镜检查的急性下消化道出血患者，急诊结肠镜检查成功率 90.1%，总体诊断率 64.5%。徐美东等[50]对经 ESD 治疗的 174 例结直肠侧向发育型肿瘤(LST)病变进行回顾分析，证明结节混合型和伪凹陷型由于病变较大、黏膜下侵犯的概率高，操作时间较长，并发症发生率较高。浦福兴等[51]对 32 例结直肠恶性梗阻施行 X 线辅助下经内镜植入钛镍记忆合金支架术，仅 1 例发生肠穿孔，成功率 96.9%。黄茂华等[52]对大肠镜检查 118 例小儿先天性巨结肠(HD)进行观察，证明大肠镜下 HD 结肠皱襞和肠腔直径有明显变化，可直观显示 HD 术前并发症，为充分术前准备提供依据。范之丹等[53]对接受无痛结肠镜检查的 90 例患者随机分组试验，证明脑电双频指数监测指导下靶控静脉输注丙泊酚用于无痛结肠镜检查能保持适宜的麻醉深度和血流动力学稳定，减少丙泊酚剂量。章亚娣等[54]回顾分析 313 例行内镜下结直肠息肉摘除术患者的资料，出血率为 3.5%，证明高血压是结直肠息肉摘除后出血的独立危险因素。刘燕兵等[55]* 将 127 例患者按年龄随机分为 2 组，分别行普通结肠镜、高分辨率数字染色内镜检查，后者判断病变性质的敏感度和特异度分别为 80%和 100%。庞勇等[56]采用黏膜下注射分片黏膜切除法治疗直径超过 3 cm 的结直肠无蒂息肉患者 37 例，34 例完全切除，成功率 91.9%，平均耗时 50 分钟，复发率 25.0%。陈天明等[57]分析急诊结肠镜诊治的 67 例急性消化道出血患者，均查明了出血病因，并于内镜下成功止血。郑丹等[58]回顾分析临床证实的 70 例缺血性肠病患者的临床资料，经结肠镜检查结果提示缺血性肠病的有 69 例，64 排 CT 检查提示的有 67 例，诊断率均大于 95%。朱浩等[59]分析经普通内镜检查发现的 LST 119 例，证明大肠 LST 内镜形态有一定特殊性，内镜下黏膜切除术是治疗在大肠的有效而安全的方法。陆利等[60]对经肠镜高频电凝切除术治疗儿童结肠息肉 1 316例进行临床观察，共 1 353 个息肉，全部内镜下切除，并发症发生率 0.012%，复发率 0.003%，无一例癌变。

(邹文斌　胡良皞　廖　专)

参 考 文 献

1 郭瑾陶，等. 中华消化内镜杂志，2011，28(10)：549
2 赵志峰，等. 中华消化内镜杂志，2012，29(5)：251
3 刘　红，等. 中华消化内镜杂志，2012，29(5)：268
4 吕　瑛，等. 中华消化内镜杂志，2012，29(5)：243
5 刘靖正，等. 中华消化内镜杂志，2012，29(1)：46
6 覃丽佳，等. 胃肠病学和肝病学杂志，2012，21(4)：357
7 尚春香，等. 青海医药杂志，2012，42(4)：89
8 汪芳裕，等. 中华消化内镜杂志，2012，29(8)：441
9 王淑芳，等. 中华内科杂志，2012，51(4)：284
10 孟华辉，等. 中国内镜杂志，2012，18(3)：307
11 白　杨，等. 中国内镜杂志，2012，18(3)：252
12* 路国涛，等. 中华消化内镜杂志，2012，29(8)：433
13 傅承宏，等. 中华消化内镜杂志，2012，29(7)：385
14 丁岩冰，等. 中华消化内镜杂志，2011，28(12)：680
15 朱燕华，等. 胃肠病学和肝病学杂志，2011，20(7)：637
16 钟芸诗，等. 中华消化内镜杂志，2011，28(10)：545
17 陈　睿，等. 山东医药，2011，51(45)：51
18 李希诗，等. 胃肠病学和肝病学杂志，2011，20(11)：1023
19 徐美东，等. 中华消化内镜杂志，2011，28(11)：606
20 冯秀雪，等. 中华消化内镜杂志，2012，29(2)：65
21 刘靖正，等. 中华消化内镜杂志，2012，29(2)：69
22 王志化，等. 中华消化内镜杂志，2012，29(2)：74

23　刘素丽，等. 中国内镜杂志，2012，18(2)：160
24　Wang SF，et al. Chin Med J，2012，125(5)：728
25　余福兵，等. 中国内镜杂志，2012，18(2)：121
26　刘　慧，等. 青海医药杂志，2011，41(7)：20
27　杨建荣，等. 胃肠病学和肝病学杂志，2012，21(1)：25
28　杨黎鸿，等. 第三军医大学学报，2011，33(17)：1865
29　曹晓莉，等. 实用放射学杂志，2011，27(8)：1190
30　蔡建群，等. 中华消化内镜杂志，2012，29(5)：263
31　张修礼，等. 中华消化内镜杂志，2012，29(6)：316
32*　张修礼，等. 中华消化杂志，2012，32(6)：365
33　丁祥武，等. 中华消化内镜杂志，2011，28(9)：497
34　曹　俊，等. 中华消化杂志，2012，32(6)：374
35　方慧祺，等. 中国内镜杂志，2011，17(11)：1132
36　温　泉，等. 临床内科杂志，2011，28(8)：536
37　康　艳，等. 中华消化杂志，2011，31(10)：706
38　李　娜，等. 胃肠病学和肝病学杂志，2012，21(8)：743
39　郑丰平，等. 中国内镜杂志，2012，18(4)：422
40　匡　蕾，等. 中华消化内镜杂志，2012，29(9)：319
41　干　甜，等. 第三军医大学学报，2012，34(14)：1464
42　赵云峰，等. 中华消化内镜杂志，2012，29(3)：148
43　陈佳敏，等. 浙江大学学报(医学版)，2012，41(2)：205
44　杜　凡，等. 中华消化内镜杂志，2012，29(3)：133
45　赵　航，等. 中国内镜杂志，2011，17(8)：859
46　杜奕奇，等. 中华消化内镜杂志，2012，32(6)：379
47　王小璇，等. 中华消化内镜杂志，2012，29(3)：144
48　苏燕波，等. 中国内镜杂志，2012，18(3)：225
49　赵晓军，等. 胃肠病学和肝病学杂志，2012，21(8)：730
50　徐美东，等. 中华消化内镜杂志，2012，29(8)：422
51　浦福兴，等. 江苏医药，2012，38(5)：598
52　黄茂华，等. 中国内镜杂志，2011，17(12)：1293
53　范之丹，等. 重庆医学，2012，41(7)：705
54　章亚娣，等. 中华急诊医学杂志，2012，21(1)：74
55*　刘燕兵，等. 中华消化内镜杂志，2012，29(1)：29
56　庞　勇，等. 中国内镜杂志，2011，17(10)：1056
57　陈天明，等. 中国急救医学，2011，31(12)：1141
58　郑　丹，等. 临床消化病杂志，2011，23(6)：376
59　朱　浩，等. 临床消化病杂志，2011，23(6)：343
60　陆　利，等. 陕西医学杂志，2011，40(9)：1238

七、肝脏疾病

(一) 脂肪肝

李静等[1]报道了石家庄市 20 922 名体检人员，非酒精性脂肪性肝病(NAFLD)患病率为 19.18%，多因素 logistic 回归分析显示尿酸、收缩压、体质量指数、空腹血糖和三酰甘油是独立危险因素。秦春梅等[2]选取 48 例糖耐量正常男性为研究对象，应用动态血糖监测系统评价血糖波动情况，行多元线性回归分析显示，△G30、腰围和年龄被引入方程。文晗等[3]* 检测肥胖儿童青少年的内肥素水平，发现肥胖儿童青少年血清内肥素水平随着脂肪肝程度的加重而上升，说明肥胖儿童青少年中血清内肥素水平与 NAFLD 相关。李磊等[4]回顾性分析 20 例非酒精性脂肪性肝硬变患者的临床资料，报道临床特征为年龄大、女性、高血压、糖尿病、血脂紊乱等合并症发病率高，脾功能亢进、食管静脉曲张、腹水等门脉高压表现与乙型肝炎肝硬变相似。

李良平等[5]发现细胞角蛋白 18 片段和炎症相关因子在 NAFLD 伴代谢综合征(MS)患者中明显增高，提示可能向严重肝病发展，认为临床工作中应注意对该类患者严密监测。陈越峰等[6]将组织弥散定量分析技术用于脂肪肝分度，发现组织弥散定量分析技术有助于脂肪肝分度诊断。石喻等[7]探讨双回波同反相位(IP－OP)减影法及 T2 校正^{1}H－MRS 定量分析非酒精性脂肪肝患者的肝脂肪含量，发现 IP－OP 减影法可简单快速诊断脂肪肝程度，^{1}H－MRS 对脂肪肝定量诊断具有更高的准确性。徐东风等[8]报道磁共振梯度双回波化学位移技术与 CT 定量诊断脂肪肝具有较好的相关性，认为可成为临床定量诊断脂肪肝的一种简单、有效方法。全杰荣等[9]将超声射频信号多参数用于诊断 SD 大鼠脂肪肝，发现与常规超声相比基于超声射频信号包络的参数 MSR、SK、KU 诊断脂肪肝准确性更高，可用于脂肪肝的辅助定量分析。

王万东等[10]发现，L02 肝细胞脂肪变模型在内质网应激状态下，固醇调节元件结合蛋白(SREBP)－1c 下调表达后能减轻内质网应激的后续效应，改善肝细胞脂质代谢，还可能通过 CCL2 通路减轻肝细胞内质网应激所致的炎症效应。廖俊蕾等[11]研究发现，炎症因子通过促进 SREBP2 及其下游靶基因表达致 HepG2 细胞内胆固醇异常积聚，而通过 RNA 干扰抑制 SREBP2 的表达，可以明显减轻炎症因子所致的细胞内胆固醇的异常积聚。程文会等[12]以正常人肝细胞株 L02 细胞为研究靶细胞，对照组和低氧处理组细胞分别在 21%和 1%氧浓度下培养，发现低氧通过低氧诱导因子－2α－ADRP 途径诱导肝细胞脂肪沉积。丁佳等[13]* 通过建立不同的肝细胞脂肪变模型探讨脂肪酸对肝细胞内质网应激的作用，发现相同的脂肪酸浓度下软脂酸的比例越高对肝细胞的损伤作用越大，软脂酸呈时间剂量依赖性地调控肝细胞内质网应激，牛磺熊去氧胆酸可在一定程度上改善软脂酸引起的内质网应激。张琼等[14]用油酸诱导永生化人肝细胞(IHH)建立 NAFLD 细胞模型，发现胰岛素样生长因子－1 和胰岛素样生长因子结合蛋白－3 表达下降，为深入研究临床上部分非酒精性脂肪肝病儿童身高受限的机制提供了实验基础。程瑗等[15]研究非酒精性单纯性脂肪肝(NAFL)患者外周血 $CD4^+$ $CD25^+$ 调节性 T 细胞(Treg)数量变化，发现 NAFL 患者外周血 Treg

数量增加可能是 NAFL 作为 MS 组分之一，与 MS 时机体处于慢性低度炎性反应状态所表现出的促炎与抗炎平衡紊乱有关。祁明美等[16]研究抵抗素对脂肪变性肝细胞脂质代谢及核因 κB(NF-κB)、肿瘤坏死因子 α 表达的影响，发现抵抗素可能通过 NF-κB 依赖途径对肝细胞脂肪变性胰岛素抵抗发挥促炎作用，从而促进 NAFLD 的发生与发展。胡晓娜等[17]构建大鼠 NAFLD 模型，发现血管紧张素Ⅱ和转化生长因子(TGF)β1 在 NAFLD 模型大鼠的肝组织内浓度明显增加，认为肾素血管紧张素系统可能参与了 NAFLD 的发生和发展。苏珊珊等[18]用 Fas 基因突变 C57BL/6J 小鼠予以高脂、胆碱-蛋氨酸缺乏饮食喂养 3 周建立小鼠非酒精性脂肪性肝炎模型，发现 Fas 基因突变可诱导或加剧肝细胞损伤，促进非酒精性脂肪性肝炎的发生及进展。曹洁等[19]报道软脂酸钠对 L02 肝细胞具有较强的脂毒性，可以诱导肝细胞发生内质网应激反应，内质网应激上调 CHOP 和 P-JNK 表达可能在软脂酸钠诱导脂肪变性肝细胞凋亡中具有重要作用。陈洁等[20]研究发现脂肪肝发生过程中 Calpain 2 的表达上调抑制了自噬相关基因 ATG7 的表达，进而减弱了自噬对细胞的保护作用，导致肝细胞的损伤加重，认为自噬可能参与了 NAFLD 的发生。李良平等[21]发现 NAFLD 患者当代谢危险因素数量达到 3 个或以上时，反映肝脏凋亡及炎症的细胞角蛋白 18 片段和炎症相关因子的表达水平较 3 个以下代谢危险因素者增高，提示代谢危险因素的增多可能是 NAFLD 患者肝脏凋亡和炎症的危险因素。邱烈旺等[22]研究发现肝细胞脂肪变性模型中水甘油通道蛋白 AQP3 表达下调、AQP9 表达上调、AQP7 表达无明显差异，提示不同亚型的水甘油通道蛋白可能通过不同的机制参与了肝细胞非酒精性脂肪变性。覃岭等[23]通过建立过表达载脂蛋白 A-Ⅰ(apoA-Ⅰ)的细胞模型，发现过表达 apoA-Ⅰ可以减少胆固醇、游离脂肪酸及三酰甘油在人肝细胞内的聚积。张琴等[24]探讨沉默乙肝病毒 X(HBx)基因对 HepG2.2.15 细胞脂质代谢相关基因表达，发现可能通过调节肝 X 受体 α、脂肪酸合成酶、SREBP-1c 表达来影响肝细胞脂代谢，田晓媛等[25]研究发现棕榈酸、油酸上调肝细胞 SREBP-1c 的表达并促进细胞内三酰甘油(TG)的合成，可能促进肝细胞脂肪变性，而二十碳五烯酸、亚油酸下调肝细胞 SREBP-1c 的表达并显著降低肝细胞内 TG 含量，减轻肝细胞脂肪变性。

杨林辉等[26]报道 NASH 患者血清内毒素水平及肠道通透性增高，而服用乳果糖可降低 NASH 患者肠道的通透性及血浆内毒素水平。曾娟等[27]观察多烯磷脂酰胆碱联合水飞蓟素治疗酒精性脂肪肝，发现治疗组总有效率 86.1%明显优于对照组 66.7%，且无明显副作用。刘纯钢[28]观察熊去氧胆酸联合辛伐他汀治疗脂肪肝合并高脂血症，治疗组总有效率为 86.8%，对照组总有效率为 75.0%，并且无明显副作用。杨林辉等[29]选择肠道菌群中具有代表性的细菌共 5 种进行培养和计数，发现 NASH 患者存在肠道菌群失调、革兰阴性杆菌过度生长的现象，提示肠道微生态失衡可能参与了 NASH 的发生发展。曾明曦等[30]对抗氧化剂治疗非酒精性脂肪性肝病效果及安全性进行系统评价，结果显示抗氧化剂不能改善非酒精性性脂肪性肝病患者肝脏的脂变、炎症、纤维化及肝功能，认为目前的证据不支持抗氧化剂可以治疗非酒精性脂肪性肝病。王旭霞等[31]研究发现甲氰咪呱对高脂饮食诱导的大 NASH 有一定治疗效果，可有效阻遏自由基引发的氧化应激，保持氧化/抗氧化平衡，改善 NASH 大鼠脂肪变性，减轻炎症反应。李晓沛等[32]研究报道还原型谷胱甘肽和多烯磷脂酰胆碱可促进非酒精性脂肪性肝炎大鼠肝功能的恢复，并且可以改善肝脏组织学。王玮等[33]探讨辛伐他汀对 NAFLD 肝组织纤维化模型及肝星状细胞的作用，发现辛伐他汀通过增加 LX-2 细胞中内皮型一氧化氮合酶(NOS)表达，减少诱导型 NOS 表达，减少 α-平滑肌肌动蛋白和Ⅰ型胶原生成抑制或逆转肝纤维化发生和发展。汤建军等[34]研究报道脂肪变性加重肝脏缺血再灌注损伤，缺血预处理对脂肪肝的缺血再灌注损伤具有保护作用，认为 5～8 分钟缺血和 10 分钟再灌注的缺血预处理方案可能是中重度脂肪肝时的最佳预处理方案。段晓燕等[35]研究发现半乳凝素 3 与肥胖相关肝脂质沉积发生有关，而海狗油能有效降低 NASH 大鼠半乳凝素 3 表达，可能是其重要治疗机制之一。王智超等[36]研究报道游泳运动和易善复对于抑制脂肪肝的形成有一定积极作用，游泳运动的保护作用优于易善复，易善复对于正常肝脏影响较小，可以用于脂肪肝的预防性治疗。丁洁等[37]应用高脂乳剂灌胃法喂养大鼠，发现灌胃 12 周可以成功复制大鼠 NAFLD 模型，该模型具有较强的临床相似性、可靠性。

（施　健）

参 考 文 献

1 李　静，等. 第二军医大学学报，2012，33(8)：879
2 秦春梅，等. 中华内分泌代谢杂志，2011，27(9)：736
3* 文　晗，等. 中华流行病学杂志，2012，33(3)：269
4 李　磊，等. 临床肝胆病杂志，2011，27(10)：1032
5 李良平，等. 临床肝胆病杂志，2012，28(5)：359
6 陈越峰，等. 中国临床医学影像杂志，2012，23(3)：173
7 石　喻，等. 中国临床医学影像杂志，2012，23(4)：248

8　徐东风,等.实用放射学杂志,2011,27(10):1492
9　全杰荣,等.四川大学学报(医学版),2012,43(1):54
10　王万东,等.中华肝脏病杂志,2011,19(9):664
11　廖俊蕾,等.中华肝脏病杂志,2012,20(7):526
12　程文会,等.中华肝脏病杂志,2012,20(1):30
13* 丁　佳,等.中华消化杂志,2011,31(11):729
14　张　琼,等.中华肝脏病杂志,2012,20(3):196
15　程　瑗,等.中华传染病杂志,2011,30(1):43
16　祁明美,等.中华肝脏病杂志,2012,20(1):40
17　胡晓娜,等.中华消化杂志,2012,32(6):395
18　苏珊珊,等.中华肝脏病杂志,2011,19(9):653
19　曹　洁,等.第三军医大学学报,2011,33(18):1935
20　陈　洁,等.第三军医大学学报,2011,33(20):2162
21　李良平,等.胃肠病学和肝病学杂志,2011,20(7):606
22　邱烈旺,等.第三军医大学学报,2012,34(7):622
23　覃　岭,等.首都医科大学学报,2012,33(2):198
24　张　琴,等.第三军医大学学报,2011,33(23):2466
25　田晓媛,等.第三军医大学学报,2012,34(1):66
26　杨林辉,等.胃肠病学和肝病学杂志,2012,21(6):564
27　曾　娟,等.胃肠病学和肝病学杂志,2012,21(2):173
28　刘纯钢.胃肠病学和肝病学杂志,2011,20(7):621
29　杨林辉,等.临床肝胆病杂志,2012,28(2):124
30　曾明曦,等.南方医科大学学报,2012,32(5):695
31　王旭霞,等.胃肠病学和肝病学杂志,2011,20(7):614
32　李晓沛,等.胃肠病学和肝病学杂志,2011,20(7):610
33　王　玮,等.中华消化杂志,2011,31(11):739
34　汤建军,等.临床肝胆病杂志,2011,27(12):1308
35　段晓燕,等.胃肠病学和肝病学杂志,2012,21(3):258
36　王智超,等.复旦学报(医学版),2012,39(2):166
37　丁　洁,等.临床肝胆病杂志,2012,28(7):531

(二) 肝纤维化

本年度关于肝纤维化的文章共124篇,主要涉及肝纤维化的发病机制、诊断方法和治疗。

王春莹等[1]在体外培养大鼠肝星状细胞(HSC)株HSC-T6时加入骨成形蛋白7(BMP7),发现BMP7可下调转化生长因子β1(TGFβ1)刺激的α-SMA平滑肌肌动蛋白(α-SMA)、gremlin、纤维连接蛋白(FN)表达,抑制HSC-T6增殖。张哲等[2]分别利用脂多糖(LPS)及高迁移率族蛋白1(HMGB1)处理小鼠HSC细胞株JS1、Toll样受体4(TLR4)基因敲除细胞株JS2及MyDD88基因敲除细胞株JS3,发现LPS及HMGB1处理JS1后,细胞核因子κB(NF-κB)、AP-1及单核细胞趋化蛋白(MCP-1)表达均上调,而在JS2、JS3细胞中,上述因子上调均受到抑制,提示HMGB1作为一种内源性TRL4配体,能激活HSC的TRL4信号,从而促进TLR4介导的炎症表型。孙银春等[3]利用小干扰RNA(siRNA)抑制TGFβ1表达,可显著下调肝纤维化大鼠肝组织Smad2、3、4mRNA和蛋白表达,改善肝纤维化。李旭等[4]发现血管紧张素Ⅱ(Ang Ⅱ)通过RhoA-ROCK通路促进人HSC表达结缔组织生长因子(CTGF)mRNA,而血管紧张素(1~7)与Mas受体结合后对Ang Ⅱ激活的CTGF mRNA表达具有抑制作用。郝礼森等[5]检测腺病毒介导的野生型第10号染色体缺失的磷酸酶张力蛋白同源物基因(PTEN)对HSC-T6细胞周期的影响,发现过表达的野生型PTEN能通过下调细胞周期蛋白D1(cyclin D1)和细胞周期蛋白依赖性激酶4(CDK4)的表达,导致HSC-T6发生G0/G1阻滞,进而抑制其增殖。郑素军等[6]观察到小干扰Smad3可抑制TGFβ1对HSC-T6的活化,具有抗纤维化作用。李莹等[7]发现外源性TGF-β3可促进HSC中内源性TGF-β3表达,并促进HSC增殖,但不影响HSC细胞大体形态。周伟等[8]发现骨髓间充质干细胞(BMSC)尾静脉移植2周后不能改善肝硬变大鼠的肝功能,进一步研究发现BMSC主要分布于肝组织纤维间隔中,主要分化为肌成纤维细胞,反而参与了肝纤维化的进展。施志强等[9]发现针对解聚蛋白样金属蛋白酶2(ADAMTS2)的siRNA能有效抑制ADAMTS2基因在HSC-T6中的表达,并抑制其增殖和生物学活性,提示ADAMTS2可能是抗肝纤维化治疗的有效靶点。陈燕等[10]发现Smad7和Timp-1 siRNA均可抑制大鼠肝纤维化,联合治疗效果优于单独治疗。王全楚等[11]通过检测慢性乙肝肝纤维化患者肝穿病理组织中NF-κB p65表达,发现其与肝衰竭后肝纤维化分期呈明显正相关,与α-SMA、Ⅰ型胶原、Ⅲ型胶原表达也呈正相关。王玮等[12]检测发现高脂饮食致非酒精性脂肪性肝纤维化大鼠肝脏脂联素表达下降,利用脂联素处理HSC细胞株LX-2后,细胞内eNOS表达下调,iNOS表达和AMPK活性上调,认为脂联素通过上调eNOS表达阻止LX-2细胞活化,减少Ⅰ型胶原生成。

在肝纤维化诊断方面,有多篇文章提到实时组织弹性成像技术(FibroScan)对肝纤维化评价的作用。蒋长秀等[13]利用日立Preirus超声诊断仪测定76例乙肝患者实时组织弹性成像(RTE)弹性特征量,并以病理结果为对照,发现RTE弹性特征量诊断肝纤维化敏感度、特异度、准确性分别为97.73%、65.38%、85.71%,ROC曲线下面积(AUC)为0.92,认为该法是评价肝纤维化的良好参数。林森浩等[14]认为FibroScan可定量诊断大鼠肝纤维化,但严重的炎症坏死会影响其准确性。纪冬等[15]研究发现FibroScan联合APRI、FIB-4诊断中度肝纤维化AUC为0.836,显著高于FibroScan单独诊断,且较单独检测具有特异性无明显下降但敏感度大幅提高的优点。王健等[16]

应用实时超声造影技术结合时间-强度曲线定量评估肝硬化患者肾血流灌注，结果提示随着 Child－Pugh 评级升高，肾血流灌注达峰时间延长，峰值强度与肝硬化 Child－Pugh 评级呈负相关。陈明丽等[17]通过建立肝纤维化大鼠超声定量模型，并与病理学结果对比，发现超声检查结合声像图纹理分析对定量诊断大鼠肝纤维化具有较高的准确性。关于肝纤维化诊断血清学指标也有不少研究。张占卿等[18]构建了基于血清蛋白电泳（SPE）诊断乙肝相关肝纤维化程度的数学模型，发现基于 SPE 比例模型的诊断价值并不优于 γ 球蛋白含量构成比。汪月娥等[19]* 检测 75 例慢性乙肝病毒携带者血清 APRI、Zeng、FIB－4 三种指标综合模型，与病理结果对照评价三种模型用于评估进展性肝纤维化的效果，发现 Zeng 模型具有更高的 AUC 水平（0.739）和特异度（95.24%），但其灵敏度及阴性预测值较低。王伟等[20]研究则发现 APRI 和 API 是简便易得且对慢性 HBV 携带者肝纤维化程度判断有一定价值的临床指标。李曼等[21]分析了 52 例慢性乙肝患者外周血纤维化蛋白（FBRS）表达水平，并和肝活检病理比较，认为 FBRS 表达水平与肝组织纤维化程度呈正相关。马佳丽等[22]建立了针对原发性胆汁性肝硬变（PBC）的无创性肝纤维化诊断模型 H 指数，由血小板计数、血清胆碱酯酶、清蛋白、HDL－C 和凝血酶原活动度组成，判断进展期肝纤维化 AUC 为 0.861，以 H 指数＜－2.20 预测早期纤维化敏感性为 96.6%，以 H 指数＞0.41 预测进展期纤维化特异性为 93.2%，认为该模型能协助准确区分 PBC 患者早期和进展期病变。龙莉玲等[23]认为多层螺旋 CT 肝脏灌注成像参数能反映肝纤维化、肝硬变的血流动力学改变，有助于鉴别重度肝纤维化和早期肝硬变及晚期肝硬变。

庄让笑等[24]发现腹腔注射乙酰半胱胺酸镁盐（NAC－Mg）可有效逆转实验性大鼠肝纤维化。刘波等[25]利用福辛普利处理非酒精性脂肪性肝炎（NASH）大鼠，发现福辛普利可能通过下调血清瘦素水平，上调脂联素血清水平和其在脂肪组织的基因表达，保护 NASH 大鼠肝功能，并发挥抗肝纤维化作用。唐东等[26]利用 RGD 环肽修饰纳米脂质体包封氧化苦参素，能显著降低氧化苦参碱抗大鼠四氯化碳（CCl_4）致肝纤维化的有效剂量与用药频次，提示该新剂型有重要的临床应用前景。沈海钦等[27]发现外源性硫化氢对 CCl_4 诱导的大鼠慢性肝损伤具有保护作用，其机制可能与抑制肝内胶原合成、减少自由基生成、减轻脂质过氧化及抑制 HSC 增殖活化有关。中药治疗肝纤维化研究方面也取得一定进展。叶立红等[28]发现软肝化坚颗粒降低肝纤维化模型 C57 小鼠肝脏血小板衍生生长因子－B（PDGF－B）的表达，进而减轻肝纤维化程度和肝组织损伤。张泽高等[29]评估了小茴香精油对肝纤维化大鼠模型中抗氧化应激损伤及抗纤维化作用，认为其具有减轻肝脏炎症反应，防止肝纤维化进展的作用。王媛等[30]发现青蒿虎酯呈剂量和时间依赖性地抑制原代分离培养活化的 HSC，其体外抗肝纤维化作用与其下调 TGFβ1 基因及蛋白表达有关。刘成等[31]认为消黄方能显著改善二甲基亚硝胺致肝纤维化大鼠肝组织的氧化应激。

（郑凯民　林　勇）

参考文献

1 王春莹，等．中华传染病杂志，2012，30(4)：195
2 张　哲，等．中华肝脏病杂志，2012，20(8)：581
3 孙银春，等．中华肝脏病杂志，2012，20(4)：289
4 李　旭，等．中华肝脏病杂志，2012，20(6)：458
5 郝礼森，等．中华肝脏病杂志，2012，20(7)：503
6 郑素军，等．临床肝胆病杂志，2012，28(4)：289
7 李　莹，等．中华消化杂志，2012，32(4)：241
8 周　伟，等．中华肝脏病杂志，2011，19(9)：706
9 施志强，等．中华肝胆外科杂志，2012，18(3)：205
10 陈　燕，等．胃肠病学和肝病杂志，2011，20(8)：703
11 王全楚，等．胃肠病学和肝病杂志，2011，20(11)：1046
12 王　玮，等．中华肝脏病杂志，2011，19(12)：917
13 蒋长秀，等．中华超声影像杂志，2012，21(1)：84
14 林森浩，等．中华肝脏病杂志，2012，20(5)：386
15 纪　冬，等．解放军医学杂志，2011，36(11)：1136
16 王　健，等．中华超声影像学杂志，2012，21(3)：213
17 陈明丽，等．中华肝脏病杂志，2012，20(2)：122
18 张占卿，等．胃肠病学和肝病学杂志，2011，20(8)：712
19* 汪月娥，等．中华消化杂志，2012，32(1)：49
20 王　伟，等．中华传染病杂志，2012，30(1)：29
21 李　曼，等．临床肝胆病杂志，2011，27(12)：1312
22 马佳丽，等．中华内科杂志，2012，51(8)：618
23 龙莉玲，等．中华放射学杂志，2012，46(4)：317
24 庄让笑，等．中华肝脏病杂志，2012，20(7)：549
25 刘　波，等．第三军医大学学报，2012，34(16)：1646
26 唐　东，等．胃肠病学和肝病学杂志，2011，20(8)：696
27 沈钦海，等．广东医学，2012，33(14)：2048
28 叶立红，等．临床肝胆病杂志，2011，27(10)：1047
29 张泽高，等．中华肝脏病杂志，2012，20(3)：221
30 王　媛，等．中华肝脏病杂志，2012，20(4)：294
31 刘　成，等．胃肠病学和肝病学杂志，2012，21(5)：462

（三）肝硬化

1．*病因与发病机制*

尹梁宇等[1]完成的一项巢式病例对照研究结果显示较高的空腹血糖水平与肝硬化发病风险升高相关，可能是肝硬化独立的危险因素。庄旭东[2]检测 50 例肝炎后早期肝硬化患者静脉血脂联素，发现肝硬化患者脂联素水平显著高于健康者,提示肝硬化的发生、发展过程是脂联素、炎症反应和糖脂代谢紊乱等多种因素综合作用的结果。

2. 诊断

金宏慧等[3]检测 70 例肝硬化患者血清铁蛋白(SF),结果提示 SF 与透明质酸(HA)有显著的相关性,是反映肝纤维化的敏感指标。张纯林等[4]利用声触诊组织量化技术(VTQ)检测慢性乙肝患者(CHB)、早期肝硬化患者、健康者 3 组共 122 例,结果显示 VTQ 对诊断早期肝硬化有重要价值。张军等[5]回顾性分析 29 例 CHB、43 例肝硬化患者及 20 例健康者的血清纤维化指标及门静脉灌注指数(PPI),发现 PCⅢ 主要反映肝脏炎症活动,HA 能可靠预测肝硬化储备功能,PPI 可有效评估病情进展程度。贾艳会等[6]回顾分析肝硬化患者及健康对照各 65 例,结果发现血清 CA125 与总胆汁酸(TBA)、胆碱酯酶(ChE)相关性好,三者同时检测能有效检测肝功能变化。张世斌等[7]评估 85 例肝硬化患者鼻胃镜检查发现经鼻胃镜可完成经口胃镜的诊断功能,且术中不适感及术中、术后并发症减轻而少,可作为常规检查。陶冉等[8]应用磁共振多回波 T2 扫描定量计算肝硬化患者肝脏 R2 值,发现肝脏 R2 值与血清铁蛋白浓度相关性好,可用于无创活体定量测量乙型肝炎后肝硬化和酒精性肝硬化患者肝脏内铁浓度。王威巍等[9]应用 RBANS 量表测定 56 例首次诊断乙肝后肝硬化患者,结果发现患者均存在明显的认知功能障碍,可能与血氨及肝功能等级无直接联系,与肾功能可能存在一定关系。

3. 治疗

王艳梅等[10]对 148 例肝硬化患者进行入院后主观综合性营养评估(SGA 评估),发现肝硬化患者多数存在营养不良,综合治疗的同时肠内+肠外营养支持疗效优于单纯肠内或肠外营养。袁媛等[11]对肝硬化患者随机分组比较结构脂肪乳(STG)和中长链脂肪乳(MCT/LCT)疗效,发现 STG 比 MCT/LCT 具有更好的氮平衡。刘光伟等[12]总结 21 例丙肝后肝硬化患者资料发现临床应用 135ug 聚乙二醇干扰素 α-2a 及个体化、小剂量利巴韦林较为安全,早期应答好,持续病毒学应答率较慢性肝炎低。章美元等[13]将乙肝肝硬化患者随机分为 21 例普通治疗组及 30 例联合治疗组(拉米夫定、阿德福韦酯、扶正化瘀胶囊),发现联合治疗能明显改善患者 Child-Pugh 分级及肝脾形态,降低 HBVDNA 水平。肖二辉等[14]对 24 例丙肝后肝硬化脾切除贲门外周血管离断术后的患者抗病毒(聚乙二醇干扰素联合利巴韦林)治疗 1 年,停药后随访 24 周,早期应答率 54.17%,持续应答率 62.50%。谢玉梅等[15]还研究了部分脾栓塞术后患者,发现脾切除患者应答率 65.00%,部分脾栓塞患者应答率 58.62%。朱琥等[16]分析 79 例自体骨髓干细胞移植治疗肝硬化失代偿期患者,发现治疗后 MELD-Na 分值下降,可减少患者近期病死率,起效时间大约为 12 周,对于 MELD-Na 分值大于 20 的患者效果不显著。郭晓钟等[17]* 比较 23 例首次自体骨髓干细胞移植患者与 22 例二次移植患者(首次移植后 4~12 个月)的疗效,提示二次移植疗效虽然不优于首次移植,但与移植治疗前相比仍有改善,可用于维持治疗。刘黎等[18]分析 77 例乙肝肝硬化患者资料发现采用拉米夫定、阿德福韦酯联合自体骨髓干细胞移植治疗可有效避免骨髓干细胞受到乙肝病毒的感染,有利于干细胞在肝内分化并改善患者肝功能及生活质量。孙厚坦等[19]采用超声引导经皮门静脉穿刺自体骨髓干细胞移植治疗肝硬化患者 64 例,发现该方法操作简单、安全有效、副作用小。马博等[20]回顾分析 62 例肝硬化合并胆囊结石患者临床资料,发现严格掌握手术指征的肝硬化(Child A、B 级)合并胆囊疾病的患者行腹腔镜胆囊切除术(LC)是可行的,控制术中出血(尤其是胆囊床部位)是难点,适当放宽中转开腹指征可减少并发症。叶丽萍等[21]回顾分析 104 例肝硬化合并胆总管结石患者资料,发现采用有效的预防和止血措施后的内镜治疗安全有效。

(盛　夏)

4. 预后

肖宏等[22]分析 90 例肝硬化患者发现均存在明显的凝血异常及纤溶亢进,可预示病情严重程度,PT、BPC、Child-Pugh 分级可作为上消化道出血的危险因素。潘晨等[23]分析 976 例乙肝肝衰竭患者行多元 Logistic 回归分析结果显示上消化道出血、肺部感染、INR 延长、AST 升高以及肝硬化是诱发肝衰竭患者发生肝性脑病的重要危险因素。杨进孙等[24]收集 642 例乙肝肝硬化患者行单因素及多因素非条件 Logistic 回归分析显示 Child-Pugh 分级、腹水程度、感染是并发肝肾综合征的危险因素($P<0.05$),OR 值分别为 6.21、3.57、和 4.56。吴娟等[25]回顾分析 99 例肝硬化合并糖尿病患者资料发现女性、高龄是肝硬化患者发生糖尿病的危险因素,合并糖尿病的肝硬化患者容易并发上消化道出血、肝性脑病和电解质紊乱,预后差。张倩倩等[26]分析 272 例肝硬化合并食管静脉曲张患者,发现高危组脾脏直径大于非高危组(161.96±33.64 对 139.15±24.29,$P=0.024$),ROC 曲线下面积为 0.71。陈丽红等[27]研究终末期肝病模型与血清钠比值预测失代偿期肝硬化患者短期预后的临床价值,发现 MESO 对失代偿期肝硬化患者的短中期预后均具有较好的预测能力,且优于 MELD 及 CTP 评分,

在 CTP 等级相同时，MESO 联合 CTP 评分能够更好的预测肝硬化患者的预后。王剑等[28]评价 Logistic 模型及 3 个传统肝硬化预后模型对失代偿期肝硬化患者 3 个月及 1 年预后的预测价值，发现 4 种模型均能较好的预测失代偿期肝硬化 3 个月及 1 年预后情况，其中 Logistic 模型预测该患者预后的 AUC 最大。郭秀丽等[29]比较 CTP 评分、MELD 评分、MELD - Na 及 iMELD 评分系统对酒精性失代偿期肝硬化患者短期预后的预测价值，发现其他 3 个评分系统均优于 CTP，能更准确的反映病情的轻重，更具有临床应用价值。马萍等[30]观察失代偿期乙型肝炎肝硬化患者长期抗病毒治疗疗效，发现长期抗病毒治疗可以改善肝功能，改善预后，降低肝癌发生机会，延缓肝移植需求。

（盛　夏　王一平）

(1) PBC：周运恒等[31]观察细胞因子信号转导抑制分子在原发性胆汁性肝硬化患者树突状及其表型和分泌细胞因子的变化，发现 SOCS 的低表达可能与免疫平衡紊乱和免疫耐受破坏有关。马欢等[32]分析熊去氧胆酸联合免疫抑制剂治疗原发性胆汁性肝硬化-自身免疫性肝炎重叠综合征的长期疗效及预后，发现该联合治疗可以明显改善重叠综合征患者的生化指标，延缓患者病情进展，提高生存率，缓解率较高，但停用后复发率亦较高。王磊等[33]探讨原发性胆汁性肝硬化患者肝脏雌激素受体与外周血 T 淋巴细胞亚群细胞因子和自身抗体的相关性，发现 PBC 患者血清细胞因子水平和 ER 阳性率显著升高，与自身抗体阳性率呈正相关，提示 PBC 患者肝组织高表达 ER，可能是 PBC 的发病原因之一。韩志君等[34]研究 miR - 146a 对原发性胆汁性肝硬化患者 T 细胞增殖及白细胞介素- 2 分泌的调控作用，发现 PBC 的发病机制可能与患者辅助性 T 细胞内 miR - 146a 表达降低，对细胞增殖的抑制作用减弱有关。刘晓等[35]* 探讨 miR - 302e 在原发性胆汁性肝硬化发病机制中的可能作用，发现其表达降低可能导致单核细胞对 LPS 刺激呈现高反应性，从而参与 PBC 发病。

（王一平）

(2) 门脉高压：花荣等[36]分析了多种血管活性物质在门脉高压症(PPHTN)发病机制中的作用，认为内皮素 1 升高和内皮素 1/一氧化氮比例失衡可能是引发 PPHTN 的重要原因之一。凝血噁烷 A_2（血栓素 A_2）可能加重 PPHTN 肺动脉高压的程度。刘垚等[37]分析了乙肝肝硬化门脉高压患者肝、脾、脾门血管中组织生长抑素受体 1～5 的 mRNA 的表达，发现受体表达的差异可能与其参与调控血管壁重构、平滑肌迁移增殖有关。

楚毅等[38]回顾了 68 例左侧门脉高压症的临床资料，发现其原发病因中胰源性最多，主要为慢性胰腺炎，其他疾病有左肝癌、门静脉海绵样变性、脾脓肿、淋巴瘤等。王宇翔等[39]探讨了双源 CT 双能量成像技术对门静脉高压的诊断价值，认为该技术能提高三维重建的效果，对管径的测量和病变的显示无影响，但明显降低辐射剂量，具有一定应用价值。

汤绍辉等[40]* 对血管紧张素Ⅱ受体拮抗剂(ARB)治疗门脉高压症(PHT)的随机对照研究进行了荟萃(Meta)分析，认为 ARB 可以有效降低肝硬化 PHT 患者的门静脉压力，疗效与普萘洛尔相似，不良反应少。肖华鑫等[41]通过对比研究发现普萘洛尔联合 5 -单硝酸异山梨酯较单用普萘洛尔能更有效降低肝硬化门脉高压血流动力学参数。

张玉惠等[42]探讨了带蒂脾段腹膜后固定术改良 Sugiura 术治疗肝硬化门脉高压症的可行性，认为是一种合理可取的有效方法。蔡小勇等[43]通过实践认为改良 Sugiura 手术，即先行脾切除，后离断食管下段胃底贲门周围血管，并在贲门上方行食管下段横断吻合，虽有大出血风险，但对于熟练腹腔镜技术的医院是可行且创伤小的。吕云福等[44]分析了 161 例门脉高压手术治疗的患者，发现术后创面大出血、肝脏重度萎缩、血液 pH 值＜7.35，BE＜－3 mmol/L、PLT 下降、术中创面大出血，红细胞减少是手术预后危险因素。

吴玉芳等[45]通过随机对比发现普萘洛尔联合内镜[套扎或(和)组织胶]可以有效预防肝硬化门脉高压食管胃底静脉曲张再出血。魏勇等[46]认为脾切除联合贲门周围血管离断术对于门脉高压症急性上消化道出血止血效果好，并发症少，在解决出血同时解决了脾亢的问题，值得推广。

（蔡洪培）

(3) 静脉曲张及出血：蔡陈效等[47]对 105 例食管静脉曲张患者进行内镜下聚桂醇注射治疗，观察止血疗效及临床不良反应，发现该药治疗后发热、胸痛、出血、穿孔或异位栓塞等不良反应较少，证明内镜下聚桂醇注射治疗食管静脉曲张是安全、有效的。王奎等[48]对 2008 年 7 月至 2010 年 7 月 2 年间收治的 82 例肝硬化食管静脉曲张患者行内镜下结扎根除治疗，根据治疗前是否合并胃静脉曲张分为 2 组，A 组合并胃静脉曲张，B 组无胃静脉曲张，所有患者随访至少 1 年以上，观察内镜下食管静脉曲张根除后胃静脉曲张的变化情况，发现部分可以消失，而部分会增加出血风险。秦将均等[49]探讨 64 排螺旋 CT 门静脉成像显示胃左静脉对预测食管静脉曲张出血风险的临床价值，发现胃左静脉的 MDCT 能较为准确的预测肝硬化食管静脉曲张出血的风险情况，胃左静脉管径越宽，食管静脉曲张破裂出血危险性越大。程留芳等[50]建立食管胃静脉曲张出血互联网录入系统，由全国共 29 家医院对病例进行互联网录入，结果发现食管胃静脉曲张出血在我国主要原因仍是乙型肝炎肝硬化，指南推荐的药物加内镜联合治疗在大约半数患者中能够实现，患者主要死因仍是出血。张静等[51]回顾性分析 2005 年 1 月 1 日至 2009 年 12 月 31 日在北京大学第三医院住院并接受内镜治疗的急性非静脉曲张性上消化道出血患者 223 例的临床资料，发现内镜下止血治疗起效迅速，疗效确切，是急性非静脉曲张性上消化道出血的首选治疗方法。兰春慧等[52]回顾性分析我院内镜中心 2009 年 5 月至 2010 年 12 月行内镜下行肝硬化治疗的 64 例患者共 153 例次的资料，其中男性 46 例，女性 18 例，观察急诊止血率，静脉曲张消失和基本消失率，并发症发生率及病死率。发现国产聚桂醇注射液治疗食管静脉曲张疗效好，并发症少，临床应用安全。叶小萍等[53]探讨声触诊组织量化技术无创评估乙肝肝硬化食管静脉曲张程度的可行性，发现 VTQ 技术测定的脾 SWV 值可无创评估乙肝肝硬化患者食管静脉曲张程度，但未发现肝 SWV 值可用于评估食管静脉曲张程度。杨天文等[54]探讨血小板变化结合 B 超预测肝硬化患者出血的临床意义，发现肝硬化患者血小板变化结合 B 超检查可作为临床预测食管胃底静脉出血危险性的预测方法。孙吉春等[55]对比研究腔内外联合断流术与内镜下食管曲张静脉套扎术治疗食管曲张静脉的疗程及其对门静脉压力、血流动力学的影响，发现腔内外联合断流术比内镜下食管曲张静脉套扎术能更好的治疗食管曲张静脉，降低门静脉压力，改善血流动力学。李莎等[56]对 50 例门静脉高血压合并食管胃底静脉曲张的患者行 MSCT 门静脉血管成像技术，观察食管胃底静脉曲张的形态，位置及血供类型，发现 MSCT 血管成像较胃镜无创、安全、重复性好，可观察曲张迂曲走形及血供，具有很高的临床应用价值，可作为食管胃底静脉曲张诊断及治疗前后的常规检查。占国清等[57]探讨肝硬化并发食管胃静脉曲张出血早期再出血的影响因素，发现诱因、既往出血史、血生化、凝血功能、出血程度、腹水程度、静脉曲张程度及 Child-Pugh 分级均是早期再出血的影响因素，改善这些情况对于预防早期再出血可能有帮助。王敏等[58]收集肝硬化食管静脉曲张患者 272 例，回顾性分析其临床资料，发现国际标准化比值和红色征是肝硬化食管静脉曲张出血的预测重要参考因素，而肝功能 CTP 评分与控制出血成功与否有关。蒋彩凤等[59]筛选食管静脉曲张破裂出血的危险因素，为预测曲张静脉破裂出血提供更为经济且创伤更小的手段，发现 SAAG 对预测食管胃底静脉曲张破裂出血具有较好的价值。杜爱民等[60]分析食管静脉曲张结扎术后导致门静脉高压性胃病加重的各种相关危险因素，发现肝硬化患者 EVL 前后的重度 PHG 构成比率与肝功能 Child-Pugh 分级呈明显正相关，门奇静脉断流术，Hp 感染均为肝硬化患者 EVL 后引起 PHG 程度加重的重要危险因素。林沪等[61]评价人脐带间充质干细胞治疗失代偿性肝硬化腹水患者随访 1 年的临床疗效，发现该方法能升高白蛋白水平，减少腹水生成，具有良好的临床应用前景。韩萍等[62]探讨瞬时弹性成像检测对肝硬化腹水的预测作用，发现 Fibroscan 可以有效预测肝硬化患者发生腹水的可能性，具有一定的临床应用价值。顾生旺等[63]观察腹水浓缩腹腔会输治疗顽固性肝硬化腹水的并发症与疗效，发现该技术对顽固性肝硬化腹水减轻症状有一定的疗效，但不能改善患者预后。周年兰等[64]观察中心静脉导管引流联合白细胞介素 2 注射治疗肝性胸水的疗效，发现疗效显著，值得推广。

（王一平）

(4) 腹水：唐能源等[65]比较 60 例腹水患者及 20 例无腹水患者发现腹腔内革兰阴性杆菌感染患者血清及腹水脂多糖结合蛋白（LBP）明显升高（$P<0.01$），SBP 患者血清 LBP 水平明显增高（$P<0.05$），提示血清 LBP 结合腹水 LBP 对 SBP 有一定诊断价值。孙文锦[66]随机分 2 组治疗肝硬化 SBP 患者各 35 例，发现亚胺培南组疗效优于头孢哌酮舒巴坦组（$P<0.05$）。王莹等[67]采用随机分 2 组治疗 SBP 各 19 例，发现胸腺肽 α1 治疗组（1.6 mg，qod×2 周）疗效优于对照组。刘树人等[68]随机分 2 组治疗 SBP，常规抗生素组（13 例）可减低内毒素水平，加用诺氟沙星口服选择性肠道去污染（SDD）组（15 例）可进一步减轻肠黏膜损伤，降低肠黏膜通透性，防止细菌移位。

（盛　夏）

参 考 文 献

1　尹梁宇，等. 中华肝脏病杂志，2012，20(5)：381
2　庄旭东. 第三军医大学学报，2011，33(19)：2080
3　金宏慧，等. 临床肝胆病杂志，2012，28(3)：216
4　张纯林，等. 中国超声医学杂志，2012，28(7)：626
5　张　军，等. 中华传染病杂志，2012，30(6)：374
6　贾艳会，等. 广东医学，2011，32(20)：2712
7　张世斌，等. 胃肠病学和肝病学杂志，2012，21(3)：242
8　陶　冉，等. 中国临床医学影像杂志，2012，23(4)：253
9　王威巍，等. 第三军医大学学报，2011，33(19)：2051
10　王艳梅，等. 临床消化病杂志，2012，24(4)：234
11　袁　媛，等. 解放军医学杂志，2012，37(4)：357
12　刘光伟，等. 中华实验和临床病毒学杂志，2011，25(6)：477
13　章美元，等. 胃肠病学和肝病学杂志，2012，21(2)：166
14　肖二辉，等. 中华肝脏病杂志，2012，20(2)：139

15 谢玉梅，等. 中华肝脏病杂志，2012，20(2)：112
16 朱 琥，等. 武汉大学学报(医学版)，2012，33(4)：516
17* 郭晓钟，等. 中华消化杂志，2011，31(8)：545
18 刘 黎，等. 胃肠病学和肝病学杂志，2011，20(12)：1092
19 孙厚坦，等. 中华超声影像学杂志，2012，21(5)：397
20 马 博，等. 吉林医学，2012，33(13)：2721
21 叶丽萍，等. 中华消化内镜杂志，2011，28(12)：671
22 肖 宏，等. 医学临床研究，2011，28(12)：2256
23 潘 晨，等. 中华肝脏病杂志，2012，20(6)：434
24 杨进孙，等. 中国病原生物学杂志，2012，7(2)：115
25 吴 娟，等. 安徽医学，2011，32(12)：1990
26 张倩倩，等. 胃肠病学和肝病学杂志，2012，21(3)：247
27 陈丽红，等. 临床肝脏病杂志，2011，27(10)：1044
28 王 剑，等. 中国实用内科杂志，2012，32(1)：57
29 郭秀丽，等. 临床内科杂志，2011，28(11)：756
30 马 萍，等. 山东医药，2012，52(13)：22
31 周运恒，等. 中华检验医学杂志，2012，35(3)：216
32 马 欢，等. 中华消化杂志，2012，32(4)：236
33 王 磊，等. 中华肝胆病杂志，2012，20(5)：336
34 韩志君，等. 中华风湿病学杂志，2012，16(8)：541
35* 刘 晓，等. 第二军医大学学报，2012，33(2)：160
36 花 荣，等. 肝胆胰外科杂志，2011，23(4)：278
37 刘 垚，等. 中华外科杂志，2012，50(4)：361
38 楚 毅，等. 胃肠病学和肝病学杂志，2012，21(7)：652
39 王宇翔，等. 实用放射学杂志，2012，28(6)：940
40* 汤绍辉，等. 中华内科杂志，2011，50(12)：1013
41 肖华鑫，等. 中国病原生物学杂志，2012，7(3)：220
42 张玉惠，等. 肝胆胰外科杂志，2012，24(2)：158
43 蔡小勇，等. 中国实用外科杂志，2011，31(12)：1114
44 吕云福，等. 中华肝胆外科杂志，2012，18(4)：278
45 吴玉芳，等. 胃肠病学和肝病学杂志，2011，20(9)：850
46 魏 勇，等. 肝胆外科杂志，2012，20(1)：38
47 蔡陈效，等. 中国内镜杂志，2012，18(5)：466
48 王 奎，等. 第三军医大学学报，2012，34(11)：1117
49 秦将均，等. 实用放射学杂志，2011，27(9)：1366
50 程留芳，等. 临床肝脏病杂志，2012，28(6)：462
51 张 静，等. 北京大学学报(医学版)，2012，44(4)：582
52 兰春慧，等. 第三军医大学学报，2012，34(12)：1147
53 叶小萍，等. 中华超声影像学杂志，2012，21(5)：405
54 杨天文，等. 四川医学，2012，33(7)：1245
55 孙吉春，等. 中国内镜杂志，2012，18(7)：693
56 李 莎，等. 胃肠病学和肝病学杂志，2012，21(4)：350
57 占国清，等. 临床消化病杂志，2011，23(5)：292
58 王 敏，等. 安徽医学，2012，33(6)：649
59 蒋彩凤，等. 中华消化杂志，2011，31(9)：591
60 杜爱民，等. 胃肠病学和肝病学杂志，2011，20(10)：909
61 林 沪，等. 中华传染病杂志，2012，30(4)：204
62 韩 萍，等. 解放军医学杂志，2011，36(11)：1143
63 顾生旺，等. 胃肠病学和肝病学杂志，2011，20(8)：722
64 周年兰，等. 临床肝脏病杂志，2012，28(8)：616
65 唐能源，等. 中华肝脏病杂志，2012，20(7)：492
66 孙文锦. 胃肠病学和肝病学杂志，2012，21(3)：240
67 王 莹，等. 哈尔滨医药，2012，32(2)：94
68 刘树人，等. 胃肠病学和肝病学杂志，2011，20(8)：719

(四) 原发性肝癌

1. 病因与发病机制

祝葆华等[1]提取6例HBsAg阳性HCC患者癌组织基因组DNA，发现在HBsAg阳性HCC细胞基因组中存在HBx的整合，19q12、2q32.2、22q12是HBx参与整合的位点，其中定位于19q12的基因为CCNE1。符小玉等[2]利用miRNA芯片技术检测稳定表达HBx-d382及HBx的L02细胞系中miRNA表达，发现HBx及其缺失突变体能影响L02细胞的miRNA表达谱，在L02/HBx-d382细胞中下调更明显的miR-338-3p和miR-551b可能通过调控细胞周期蛋白D1、细胞周期蛋白G1和E2F转录因子的表达而调节细胞生长。谢琼慧等[3]将HBx基因稳定转染HepG2细胞，发现miR-192表达明显下调，HBx通过下调miR-192抑制HepG2细胞凋亡。陈文豪等[4]发现HBx可以促进EP2表达和增加MMP2活性，并通过EP2上调HL-7702肝细胞的侵袭能力。呙晓梅等[5]采用不同浓度的内皮抑素体外作用于肝癌细胞株HepG2，发现内皮抑素可抑制HepG2的VEGF表达，且可抑制裸鼠移植瘤内新生血管的生长。杨志勇等[6]回顾性分析了220例合并HBV感染的PHC病例，发现HBeAg阳性PHC发生率高于阴性者。且后者并发肝癌合并肝硬化更常见，预后更差，且早期漏诊率更高。臧红等[7]分析了50例HCC临床标本中细胞凋亡易感基因(CAS)表达，推测HBV DNA可能通过上调CAS表达，在肝癌发生发展中发挥重要作用。刘晓聪等[8]检测110例乙肝相关HCC及癌旁标本，发现肝癌中TLR4表达降低而TLR9表达增高，推测乙肝病毒可能通过拮抗TLR4表达，激活TLR9通路促进肝癌进展。

张友才等[9]利用黄曲霉素(AFB1)处理诱发大鼠HCC，发现在大鼠肝癌组织中DNA甲基化转移酶(DNMT)3a及3b mRNA表达水平明显升高，提示AFB1诱导HCC的表观遗传学机制。唐超莉等[10]发现肝癌干细胞标志CD133在二乙基亚硝胺(DEN)诱导的小鼠HCC发生过程中表达量逐渐增加。张光谋等[11]发现DEN诱导大鼠肝癌发生过程伴随Bcl-2逐渐升高和Bax降低，提示二者可作为诊断肝癌前病变的辅助指标。

闻炳基等[12]通过基因杂交技术分析了17例女性

及46例男性HCC患者的基因组DNA拷贝数变异(CAN)的差异，发现女性患者染色体片段1q21.3-q22、11q11、19q13.31-q13.32扩增及16p11.2丢失频率高于男性，而男性11q11丢失频率更高，提示CAN在性别特异性HCC过程中发挥重要作用。刘顺等[13]比较500例男性HCC和590例无肿瘤病史患者，发现男性IL-6基因启动子区-572位点多态性可能与HCC发生相关，其携带G等位基因与HBV感染有超相乘交互作用，两者同时存在增加男性HCC发生的风险。谢佳新等[14]采用病例对照研究，用质谱法对367例诊断明确的HBsAg阳性HCC患者和性别、年龄匹配的367例对照的IL-6、STAT3、EGFR、mTOR进行多态性检测，发现IL-6、mTOR多态性与HCC易感性无关，女性携带STAT3 CC基因型及EGFR(AG+GG)的个体患HCC的风险降低。

齐鲁楠等[15]发现广西地区HCC患者染色体19p/2p25.1-25.2/3q22.3-q23的缺失及9p13.2-9p21的扩增是该地区HCC特有的遗传学特征之一，而13q缺失可能与该人群HBV/AFB1双因素的协同有关。杨艳等[16]发现TNF-α基因1031位点和-308位点单核苷酸多态性在HCC发生过程中，与吸烟、饮酒、食生鱼及HBsAg阳性等环境因素交互作用可增加HCC发病风险。

张毅等[17]检测50例临床肝癌标本发现HCC中NF-κB激活和连环蛋白P120(P120ctn)表达下调相关($P<0.05$)，且二者均与HCC恶性程度相关。赵延大等[18]研究发现干扰素和(或)维甲酸联合应用诱导的相关基因19(GRIM-19)与p-STAT3表达负相关，其低表达与p-STAT3共同促进HCC发生、发展。弭丽丽等[19]通过临床标本的检测发现肝癌组织中Notch1表达上调，而在肝硬化及正常组织中表达无差异，提示Notch1可能参与HCC的发生。mTOR信号通路活化在肿瘤发生过程中发挥重要作用。骆平等[20]研究发现HCC组织中mTOR、LDHB表达上调，而mTOR的活化可能促进或激活LDHB的表达，二者共同参与HCC的发生发展。周晓艳等[21]发现mTOR通路下游的核糖体S6激酶(p70S6K)和真核细胞翻译起始子(eIF4E)表达随肝癌分化程度升高，二者正相关，且与HCC侵袭转移正相关。诺埃尔等[22]通过临床标本的检测发现肝癌组织中Twist表达明显增高，与肿瘤病理分级正相关，且与HIF-1α通路活化正相关，二者可能共同促进了肝癌的进展。杨晓宇等[23]分析了临床62例HCC、48例肝硬化及10例正常肝组织，发现非受体转录因子ZEB-1在HCC组织中高表达，且与临床分期、肿瘤分化程度、有无转移及是否复发密切相关。王耀辉[24]等研究TNF-α诱导人肝癌细胞系MHCC-97H分泌IL-8及MAPK和NF-κB信号通路对其的调节作用，发现TNF-α明显促进肝癌细胞分泌IL-8，p38 MAPK磷酸化蛋白表达明显上调，并可促进NF-κB p65的核转位。胡志坚等[25]根据二阶段致癌理论建立微囊藻毒素LR(MCLR)中期动物模型，发现MCLR能增加p53基因突变概率，从而使p53基因失去了对下游基因的调控能力。吕宏娜等[26]检测单链远侧上游因子结合蛋白1(FUBP1)在HCC中的表达，发现HCC中FUBP1被激活并由细胞质移位至细胞核，表达高低与肿瘤恶性化程度相关。

细胞周期调节失控是肿瘤发生、发展中的重要分子事件。马瑞波等[27]研究发现HCC中细胞S期激酶相关蛋白(Skp)2蛋白的高表达和细胞周期检测点激酶Chk2低表达，与肿瘤恶性生物学行为密切相关。徐晨等[28]发现细胞周期调节蛋白ICBP90表达在肝硬化及HCC中表达升高并与肿瘤病理分期及转移范围密切相关。

增殖与凋亡失衡是原发性肝癌发生发展的重要机制。公方晓等[29]用瞬时转染的方法研究let-7c对人肝癌细胞HCCLM3增殖的影响，发现let-7c能抑制HCCLM3细胞的增殖，并使停留在G1期细胞比例增加，其机制可能为let-7c抑制cyclin D1及其mRNA的表达。

在肝癌的病因发病机制的研究中，DNA甲基化的报道不多。张俊霞等[30]发现中国北方人群HCC中$p14^{ARF}$启动子甲基化可能是其基因失活的原因，同时与HCC的发生发展相关。董志珍等[31]以自身配对法收集肝癌的癌灶、癌周和远癌组织，甲基化特异性PCR分析IGF-Ⅱ基因启动子P3的甲基化状态，发现IGF-Ⅱ基因P3启动子甲基化率在肝癌组织为0，显著低于癌旁组织及远癌组织，肝癌组织的IGF-Ⅱ mRNA扩增阳性率和蛋白阳性表达率明显高于癌旁组织和远癌组织。

卢燕辉等[32]通过检测51例肝癌及癌旁组织RUNX3 mRNA表达水平，发现人RUNX3基因在肝癌组织中明显降低，且其低表达与肿瘤分化等相关，提示其可能是一种抑癌基因。夏永欣等[33]发现miR-181a表达下调参与HCC发生发展过程，miR-181a异常表达与HCC的肿瘤分化程度、临床分期和合并肝硬化相关。曹亚玲等[34]研究发现miR-149-5p过表达可抑制肝癌细胞的增殖和侵袭，其可作为一种抑癌基因在HCC的诊断治疗中发挥作用。赵守魁等[35]通过临床标本的检测，发现肿瘤中FHIT蛋白低表达而p21表达增高，这与肿瘤的病理分型和侵袭转移有关，推测FHIT基因的缺失可能通过上调p21基因转录导致肿瘤发生。侯俊丞等[36]发现肝癌组织中核移位YB-1蛋白增多($P<0.05$)，且与P-gp、PCNA蛋白表达正相关($P<0.05$)，提示YB-1蛋白可能通过核移位途径上调后者蛋白表达，从而促进HCC的发生发展及恶性表型的维持。史俊林等[37]报道E-FABP蛋白在人、树鼩和大鼠肝癌组织中较癌旁和正常组织显著上调($P<0.05$)，提示E-FABP可能是影响肝癌发生发展的重要分子。陶璇等[38]检测了167例HCC及癌旁组织，发现肿瘤中ARG1表达明显降低，且与肿瘤分化程度、组织学分级及微血管侵犯等相关($P<0.05$)，提示ARG1低表达可能参与HCC的发生发展。

王鑫等[39]*检测到肝癌细胞系及标本组织中存在少量侧群(SP)表型细胞，其成瘤性比非SP细胞更强。贾茜等[40]发现肝癌细胞系中肝癌干细胞相关标志CD90、CD133、Oct4和ABCG2高表达，且后两者高表达与肝癌干细胞耐药相关。

陈务卿等[41]比较我国南部肝癌高发家族成员及无癌居民外周血NK细胞和B细胞，发现NK细胞与B细胞比值下降可能促进肝癌的发生，并导致肝癌的家族聚集性。刘辉等[42]发现外周血中$CD_4^+CD_{25}^+CD_{127}^{low}$Tregs水平异常增高可能是HCC免疫逃逸的一个重要机制，且其变化水平与临床病情进展相关。

李悦国等[43]报道下调肝癌细胞株中的CCL15表达后细胞的侵袭迁移能力降低，且细胞中MMP-9表达减少。提示CCL15能够促进MMP-9分泌参与肝癌细胞的侵袭转移。孙海艳等[44]检测不同转移潜能肝癌细胞株，发现骨桥蛋白(OPN)表达水平与肝癌转移潜能正相关，且其糖基化水平改变与转移潜能增高有关。李科等[45]报道CEACAM6蛋白在HCC组织中的表达均明显高于癌旁组织($P<0.01$)，且与肿瘤分期、有无门脉癌栓和包膜侵犯相关($P<0.01$)，提示CEACAM6可能与HCC的侵袭转移相关。杨建伟[46]发现MTA1蛋白在发生转移的HCC组织中表达明显高于无转移HCC及肝硬化组织($P<0.01$)，提示MTA1蛋白在肝癌组织中的表达与HCC转移相关。谢伟敏等[47]检测226例HCC、65例癌旁及17例非癌组织中ERCC1的表达，发现HCC中ERCC1表达明显增高，且与有无门静脉癌栓及复发等相关($P<0.05$)，提示ERCC1阳性表达与门静脉癌栓形成及术后转移、复发相关。游海燕等[48]构建含人源性长寿保障基因(LASS2)腺病毒并转染入人肝癌HCCLM3细胞，发现LASS2基因过表达可抑制肝癌细胞的迁移和侵袭能力，其机制可能与LASS2蛋白结合ATP6L，抑制其分泌H^+功能相关。张军等[49]采用荧光差异双向凝胶电泳和质谱技术定量分析检测Ech1在小鼠肝癌高低淋巴道转移Hca-F细胞/Hca-P细胞中的表达，发现Ech1在Hca-F细胞的表达明显高于Hca-P，抑制Ech1表达可降低小鼠肝癌细胞株Hca-F细胞的黏附能力。刘亮等[50]*发现缺氧抑制MHCC97肝癌细胞增殖及MHCC97-R移植瘤生长，但增加其体外侵袭及体内转移，敲除β-连环蛋白(β-catenin)不能进一步加强缺氧对细胞增殖的抑制效应，但可明显减少由缺氧诱导的侵袭、转移。武金才等[51]发现高表达Tspan8见于高转移潜能的肝癌细胞，Tspan8在肝癌组织中的表达明显高于相应癌旁组织，下调Tspan8后，细胞增殖变化不明显，但MMP-12表达抑制明显，细胞侵袭能力明显下降。陈巧佩等[52]利用含有13种肿瘤相关的凝集素集合芯片技术比较研究非转移性和转移性人肝癌血清糖蛋白凝集素亲和谱，发现与非转移性人肝癌血清相比，转移性肝癌血清糖蛋白对麦胚凝集素、黑接骨木凝集素、红腰豆凝集素和欧曼陀罗凝集素的亲和作用增强。

(胡平方　宁北芳)

2. 诊断

夏羽佳等[53]用流式细胞仪分析3种肝癌细胞株中CD133、CD90、CD44、CD34、CD24的表达差异，发现CD90和CD44与肝癌细胞的转移潜能有相关性。潘群雄等[54]用免疫组织化学方法研究70例人肝癌组织标本，发现肿瘤干细胞标志EpCAM、CD133与肝癌的恶性进程相关，其高表达提示肝癌患者生存期短、预后不良。胡瑜等[55]研究发现用甲基化敏感性限制性内切酶定量PCR(MSRE-qPCR)方法，检测血浆腺瘤性结肠息肉病(APC)基因甲基化水平可提高临床肝细胞癌(HCC)诊断效率。邱东民等[56]用MSRE-qPCR法检测HCC组织中多个基因DNA甲基化状态，发现联合检测APC、GSTP1、RASSF1A和SFRP1等的DNA甲基化状态对于HCC风险评估和分子诊断具有重要价值。张世杰等[57]用免疫组织化学方法检测发现磷脂酰肌醇蛋白多糖-3(GPC-3)对HCC和HCC合并肝内胆管细胞癌(CHC)诊断具有高度特异性、敏感性，联合采用GPC-3和细胞角蛋白-19(CK-19)对HCC、CHC及胆管细胞肝癌(ICC)的诊断和鉴别诊断有重要价值。林哲绚[58]用免疫组织化学方法检测发现HCC组织ATP7B阳性表达率显著升高，且与肿瘤分化程度有关，对临床病理分级具有参考价值。吴飞翔等[59]*采用表面增强激光解吸离子化-飞行时间质谱技术检测出凝血酶轻链和生长相关性癌基因编码蛋白，认为两者是HCC的潜在血清标志物，可作为HCC术后复发转移的预测指标。杨喆娟等[60]分析HCC患者血浆氨基酸水平，显示肝癌患者血浆中存在严重氨基酸代谢紊乱，了解氨基酸代谢变化有助于肝癌的诊疗。吴巧萍等[61]研究证实高尔基蛋白73(GP73)可作为诊断HCC的血清标志物,GP73诊断肝癌的敏感性优于AFP,联合检测GP73和AFP可提高肝癌的检出率。梁嵘等[62]研究发现HCC患者血清GP73表达水平显著高于肝硬化、乙型肝炎、乙肝病毒携带者、其他恶性肿瘤、肝良性肿瘤和健康志愿者,诊断HCC的敏感性和特异性均显著高于AFP,联合检测GP73和AFP可提高HCC诊断率。张建平等[63]研究发现HCC组织及其近癌旁组织微血管密度(MVD-CD105)高表达提示肿瘤的局部转移和进展,CD105分子虽不能作为抗肝癌血管生成靶向治疗的靶标,但MVD-CD105检测对后续治疗有指导意义。

胡四龙等[64]研究提示^{18}F-FDG和^{11}C-乙酸盐PET/CT单独检查对初诊和经治HCC的检测灵敏度均不高,但两者联合可提高HCC原发灶、残留及复发病灶的检出率,并能预示HCC的分化程度。邓怀福等[65]研究显示S-^{11}C-甲基-L-半胱氨酸是一种有前景的新型氨基酸PET显像剂,可用于肿瘤与无菌性炎症的鉴别。戴新等[66]研究显示超声造影用于辅助定位经皮穿刺射频消融治疗肝癌肝移植术后肝转移灶,可起到早发现、早诊断、定位准确、效果好,操作简便易行、微创无严重并发症、提高疗效的作用。王红阳等[68]研究发现常规二维超声不能准确评价无水乙醇注射所致兔肝局部坏死灶的大小,实时超声弹性成像能很好地反映坏死灶的形态和大小。白敏等[68]研究发现超声造影定量参数与组织中的血管内皮生长因子表达及微血管密度有相关性,能无创地评估活体内HCC的血管生成。周薪传等[69]比较分析145个患者共159个肝病灶的超声,发现常规超声与超声弹性成像结合能显著提高肝良恶性肿瘤的鉴别诊断能力。毛丽娟等[70]分析65例患者共67个肝病灶的超声,发现动态三维和二维超声造影均可准确地鉴别肝肿瘤的良恶性,但动态三维超声造影可更直观、有效地显示肝肿瘤血管的空间立体关系。陈兵等[71]应用基质辅助激光解析电离飞行时间质谱系统分析获得多个原发性肝细胞癌骨转移患者血清差异多肽,这些差异血清多肽可能成为潜在的诊断HCC骨转移的分子标志物。葛勇胜等[72]研究显示对比增强计算机体层摄影术结合对比增强超声检查可提高肝癌射频消融治疗前肝内肿瘤病灶的检出率及治疗后肝内残留肿瘤和新发肿瘤病灶的检出率。孙继全等[73]采用实时监控技术对40例临床怀疑小肝癌的患者进行多层螺旋CT动态增强检查,研究发现实时监控技术可获得最佳动脉期图像,提高小肝癌的检出率。张翔等[74]研究显示动态增强CT在肝细胞癌射频消融(RFA)治疗后较长时间中能有效鉴别肿瘤和炎症反应带,而灌注扫描在RFA治疗后早期更具有鉴别诊断价值。邢军等[75]发现用四维CT的3种方法,即$IGTV_{10}$(10个呼吸时相融合);$IGTV_{IN+EX}$(0%时相和50%时相融合);$IGTV_{MIP}$(MIP图像上包含呼吸运动信息),得到的原发性肝癌大体靶体积(IGTV)中心位置变化不明显;当肿瘤位于肝脏下半部分且运动矢量≤0.9 cm时,采用吸气末和呼气末融合勾画靶区;当肿瘤位于肝脏上半部分或运动矢量>0.9 cm时,由所有呼吸时相融合勾画靶区。李薇等[76]回顾性分析经手术病理证实的小肝癌病例,显示小肝癌CT动脉期强化水平与其血管生成情况等生物学行为密切相关,可作为诊断及预后判断的指标。柴瑞梅等[77]回顾性分析27例接受TACE治疗的原发性肝癌患者资料,显示以双源CT动脉期双能量扫描与常规CT动态增强相比,对TACE术后肝癌病灶评估更准确。刘聿辉等[78]回顾性分析64例经CT诊断为肝内肿瘤合并门静脉栓子病例,显示肝细胞肝癌组静脉内栓子增强明显强化,相应门静脉扩张,较肝脏其他肿瘤更易于直接侵犯门静脉。刘静静等[79]回顾性研究发现常规磁共振成像(MRI)高中分化、中分化、中低分化小肝癌(sHCC)影像学表现较典型,弥散加权成像(DWI)均呈高信号,部分高分化sHCC常规MRI不典型,DWI呈等或高信号,需动态随访。宋吉慧等[80]*使用HepG2细胞及大鼠原位肝癌模型研究发现甲胎蛋白(AFP)靶向超小型超顺磁性氧化铁(AFP-USPIO)分子探针具有良好的主动靶向作用,可实现肝细胞癌的主动靶向特异性成像和诊断。蒋奕等[81]研究显示多层螺旋CT与磁共振成像对肝炎肝硬化背景下小肝癌的定性诊断价值相似,但对于<2 cm的小肝癌,磁共振成像的鉴别能力优于多层螺旋CT。陶冉等[82]研究显示磁敏感加权成像序列在显示肝细胞癌的包膜上明显优于常规磁共振T_1WI、T_2WI序列,是常规扫描序列的有益补充。于德新等[83]研究显示MR血氧水平参数T2*测量有助于肝脏良、恶性占位病变的鉴别,T2*值及病灶/肌比值可作为肝脓肿与良性肿瘤鉴别的参数,而R2*值对良、恶性鉴别无意义。刘文英等[84]比较97例肝转移癌患者常规超声、超声造影(CEUS)及增强CT(CECT)检查的肝转移癌检出率,显示CEUS与CECT相似,较常规超声明显增加肝转移癌的检出。任杰等[85]回顾性分析43例门静脉栓子的常规超声、CEUS及CECT图像资料,显示CEUS可以准确鉴别门静脉癌栓与血栓,较常规超声和CECT更准确,值得推广。张文书等[86]分析35例肝原发性神经内分泌肿瘤(NET)(原发组)和35例肝转移性NET(转移组)资料,显示原发组男性多发,肿块较大、多单发、多位于单叶,转移组肿块小、常多个、多双叶同时发生。李攀等[87]回顾性分析43例NET

肝转移患者的资料，发现肝转移是NET的常见甚至首发表现，以非功能性NET居多，其原发灶以胰腺和胃常见，联合生长抑素受体显像、PET.CT、EUS有助于原发灶的检出。张洪义等[88]研究显示术前肝动脉造影提高术前小于1.0 cm病灶的发现率，精准肝切除手术使手术时间缩短、切除肝脏体积减小、术中失血及围手术期输血减少、术后住院天数减少。杨玥等[89]研究发现5-Fu处理使肝癌BEL-7402细胞中CD56、CD54、EpCAM和CD133阳性细胞比例升高；同EpCAM和CD133一样，CD56和CD54阳性细胞比其各自单阴性细胞更具克隆形成能力，提示CD56和CD54也可能是肝癌干细胞的分子标志。

（王雨田）

3. 治疗

（1）外科治疗：沈丛欢等[90]通过活体肝移植（LDLT）与尸体肝移植（DDLT）治疗原发性肝癌（HCC）的比较，发现两者1年及3年生存率及无瘤生存率均无统计学差异，认为LDLT治疗HCC可以取得与DDLT一样的效果，值得推广应用。杨连粤等[91]评估中肝叶切除治疗直径＞5 cm的中央型大肝癌的临床结果，发现术后患者1、3、5年总生存率及无瘤生存率分别为71％、46％、29％及65％、40％、24％，认为此术式可作为首选术式治疗中央型大肝癌。张向化等[92]回顾性分析影像学可切除肝癌因肝功能不良而行二期手术治疗的病历资料，发现对此类患者可先行TACE治疗，经积极保肝、抗病毒治疗后，可获得二期手术切除的机会，且效果良好。叶甲舟等[93]对规则性肝切除与非规则性肝切除术后肝癌肝内复发情况进行Meta分析比较，发现前者在降低术后早期肝内复发和局部复发风险并提高5年无瘤生存率等方面优于后者。曲伟等[94]回顾分析88例肝癌切除术后复发行补救性肝移植术病例，结果发现此方法并不增加手术风险和降低生存率，对于此类患者是有效可行的治疗策略。

（方嘉庆）

（2）介入治疗：胡鸿涛等[95]* 分析不能行手术治疗的原发性肝癌伴Ⅱ型或Ⅲ型门静脉癌栓的23例患者的临床资料，结果显示^{125}I粒子植入联合动脉化学栓塞治疗，可以显著延长伴有门静脉癌栓的原发性肝癌患者的中位生存期。徐峰等[96]研究发现对于小细胞肝癌（SHCC）这类复发风险相对较低的肝癌，辅助性TACE并不能减少术后早期复发，不宜作为常规预防复发的治疗方法。其能否影响SHCC患者远期复发及总生存情况，需进一步随访证实。赵广生等[97]应用新型明胶海绵微粒（350～560 μm）行TACE联合乌苯美司胶囊治疗原发性肝癌患者25例，20例单纯行TACE治疗，显示明胶海绵微粒TACE治疗原发性肝癌疗效确切，联合乌苯美司胶囊有望进一步提高患者远期疗效。胡智明等[98]对2005年1月至2010年8月18例难以根治性切除原发性肝癌TACE后二期切除患者资料进行回顾性分析。结果发现对难以根治性切除原发性肝癌均可先行TACE术，一旦条件具备应尽早手术。手术应遵循安全有效的原则，应最大限度保存正常肝组织。使用选择性出入肝血流阻断技术可减少出血，避免残肝缺血损害。季勇等[99]探讨热灌注、肝动脉化疗栓塞（TACE）、射频消融（RFA）联合^{125}I粒子植入治疗原发性肝癌（PHC）的临床应用价值。随访时间6至40个月（平均26.8个月），全组肿瘤完全坏死率为96％，除1例粒子游走外，未出现其他严重并发症。热灌注TACE、RFA联合^{125}I粒子植入治疗PHC，近期疗效明显，可望成为PHC更有效的治疗新模式。高长启等[100]选择肝右叶肝癌患者22例，采用超选择插管技术，对肿瘤的供血动脉行完全性充填法化疗栓塞术，显示完全性充填法TACE对于肝癌是安全有效的，近期疗效较传统方法为佳，可望提高其远期疗效。刘凤永等[101]选取2002年1月至2011年6月对125例胰腺癌伴肝转移患者进行了265次介入治疗（所有患者均联合胰腺病灶放疗）；显示介入治疗可以使胰腺癌肝转移患者肿瘤缩小，病情稳定。其中肿瘤大小、乳酸脱氢酶浓度和肿瘤对治疗的反应性是影响患者生存率的主要因素。温锋等[102]回顾性分析因原发性肝癌多次行经皮肝动脉化疗栓塞术的患者343例，对存在肝外侧支供血的病例，采用选择性插管或应用微导管超选择性插管进行肿瘤的介入栓塞治疗。推论原发性肝癌多次化疗栓塞后，需要重视肝外侧支血供的存在并给予超选择性栓塞治疗，对于提高肝癌的介入治疗效果具有十分重要的临床意义。张成佳等[103]探讨原发性肝癌（PHC）首次动脉栓塞化疗术（TACE）后早期肝肾功能的变化。推论PHC患者首次TACE后1周肝功能有一过性损伤，但对肾功能无影响。按肿瘤大小注入碘油对肝功能影响程度相当。

（3）消融治疗：冯莉莉等[104]回顾性分析该院射频治疗的37例肝癌患者的资料，对直径超过5 cm的肝癌患者首先采用经肝动脉导管栓塞化疗（TACE）联合射频消融治疗。对直径小于5 cm肝癌，直接应用射频消融治疗，得出结论射频消融治疗肝脏肿瘤是一种疗效可靠、安全性较高的微创治疗技术。陈建等[105]用冷循环微波消融针治疗原发性肝癌92例（149个结节），平均直径（4.9±3.4）cm。发现单一微波消融治疗对小肝癌疗效显著；TACE＋滋养动脉优先消融＋双针消融的组合策略是治疗巨块型肝癌的有效方法；环形不间断消融策略能大幅减少大肝癌消融布点、简化治疗过程，有可能成为追求巨块型肝癌原位灭活的新途径。牟楠楠等[106]研究发现经皮肝穿刺射频消融联合肝动脉化疗栓塞治疗原发性小肝细胞癌的疗效与单纯采用经皮肝穿刺射频消融方法疗效相近，对于小肝细胞癌而言，单纯采用经皮肝穿刺射频消融方法是安全有效的。周大臣等[107]利用 Meta 分析的方法，评价经皮射频消融与手术切除治疗符合 Milan 标准的小肝癌的疗效。发现对于符合 Milan 标准且适应手术切除和经皮射频消融治疗指征的小肝癌，经皮射频消融与手术切除治疗患者的术后总体生存率相似。经皮射频消融具有袭性小、术后并发症发生率低等优点，但是手术切除能够较好的预防术后肿瘤复发。对于不愿意行手术切除的患者，可推荐选择经皮射频消融治疗。朱朝勇等[108]对 35 例肝癌患者 57 个病灶进行了射频消融治疗，根据治疗前后超声造影和 CT 结果、AFP 变化评价疗效。显示射频消融治疗非手术适应证肝脏肿瘤近期疗效较满意，无严重并发症发生。陈万海等[109]研究不同方式的射频消融(RFA)与无水乙醇(PEI)联合应用对正常兔肝脏的消融效果。发现 PEI 后 RFA 组产生的消融体积明显大于 RFA 后 PEI 组、RFA 组、PEI 组；PEI 后 RFA 组单位消融体积能耗最低；PEI 后 RFA 组产生的消融灶类圆率最高。邵子力等[110]比较 RFA 与手术切除治疗结直肠癌肝转移(CRLM)的疗效。手术切除治疗 CRLM 疗效优于 RFA，对于直径≤3 cm 单个 CRLM，RFA 可在一定程度上替代手术切除。袁强等[111]选取 208 例肝脏恶性肿瘤患者接受了 241 例次的微波消融(MWA)。结果显示 MWA 治疗肝脏恶性肿瘤创伤小，安全有效，具有重要的临床价值。

（冯灵美）

(4) 放射治疗：陈云萍等[112]比较 TACE 联合伽马刀治疗与 TACE 联合三维适形放疗治疗 HCC 的疗效，结果发现，治疗后 3 个月前者缓解率大于后者，1、2、3 年生存期无统计学差异。谢锋等[113]研究发现，在 β-连环蛋白高表达的 HepG2 肝癌细胞株中，^{125}I 粒子近距离照射后，β-连环蛋白的表达呈下降趋势，且下降程度与照射时间呈正相关。认为 ^{125}I 粒子近距离照射对于 HepG2 肝癌细胞株具有疗效。刘艳迪等[114]利用乳化糖赖氨酸作为肝细胞靶向载体，将放射性核素 ^{153}Sm 特异性地浓集至肝脏，用全肝内照射的方法治疗大鼠肝癌，发现此方法可以引起肿瘤缩小，对肝功能无明显影响，为临床晚期肝癌的治疗提供了一种新方法。

(5) 生物治疗：李湘竑等[115]研究发现索拉菲尼能明显延长肝癌肝移植术后肿瘤复发患者的生存期，并不增加排斥反应发生率。李照东等[116]观察索拉菲尼联合奥曲肽在体外对人肝癌细胞株 HepG2 的抑制作用，发现两者均可抑制 HepG2 增殖，并诱导其凋亡，联合应用效果更为显著；其机制可能与二者协同抑制 VEGF 表达，并下调抗凋亡蛋白 Mcl-1 及磷酸化 ERK1/2 的表达有关。庄丽萍等[117]对干扰素辅助治疗肝细胞癌随机对照试验进行系统评价和 Meta 分析，结果发现，干扰素辅助治疗病毒性肝炎相关性肝细胞癌能在一定程度上降低其复发率，提高患者生存率，且患者对干扰素的不良反应能较好耐受。陈鹏等[118]研究发现 NF-κB 抑制剂吡咯烷二硫氨基甲酸(PDTC)与阿霉素均可抑制肝癌细胞的生长，小剂量合用可产生协同作用，其协同机制可能与 PDTC 抑制阿霉素对 NF-κB 的激活有关。苏小琴等[119]研究发现沙利度胺联合 Gemox 方案有望提高中晚期肝癌的治疗有效率，降低血清 VEGF，且能改善患者的一般情况，提高患者对全身化疗的耐受性。屈凤莲等[120]研究了 111 例中晚期接受亚砷酸注射液单药治疗的原发性肝癌患者，发现亚砷酸有一定疗效，且有明显的镇痛作用，能在一定程度上延长中晚期肝癌患者的中位疾病进展时间和中位生存时间。黄正接等[121]观察全人源性肿瘤细胞单克隆抗体 3(huTNT-3)介导截短组织因子(tTF)对小鼠肝癌 H_{22} 细胞移植瘤的效果，发现 huTNT-3/tTF 融合蛋白保留了组织因子的凝血活性，并靶向定位于肿瘤血管，能诱导肿瘤血管形成血栓，从而抑制肿瘤生长。牟霞等[122]研究发现，siRNA 通过靶向抑制 VEGF 相关的趋化因子 1(VCC-1)表达，从而抑制 SMMC7721 肝癌细胞增殖能力及克隆形成能力。李冕等[123]建立 RhoA 基因的腺病毒 siRNA 系统，并联合 TNF-α 诱导肝细胞凋亡，发现构建的腺病毒 siRNA 系统能抑制 RhoA 基因的表达，二者联合能抑制肿瘤细胞生长和增殖并诱导肿瘤细胞凋亡。胡建霞等[124]研究 Fms 样酪氨酸激酶 3 配体＋肿瘤抗原＋CpG 联合应用对肝癌小鼠的治疗效果，发现其可发挥明显的抗肿瘤作用，推测该方案可能通过打破肿瘤免疫耐受，激活和增加循环中 T 细胞，并趋化 NK 细胞、DC 细胞、$CD8^+$ T 细胞到肿瘤局部，发挥杀伤肿瘤细胞的作用。谢毅等[125]选择裸小鼠皮下移植瘤模型来研究 AKT2-shRNA 转染阻断 AKT2 的表达对肝肿瘤细胞一般生物学特性的影响，结果发现，SMMC-7721 肝癌细胞移植瘤在裸鼠皮下的生长受到显著抑制。董兆如等[126]研究发现，小剂量阿司匹林可协同干扰素-α 抑制肝癌 BEL-7402 细胞的增殖，通过激活半胱氨酸蛋白酶(caspase)-3 及-9 诱导肿瘤细胞凋亡，该作用可能与促凋亡蛋白 Bax 表达的增高有关。孙彦明等[127]通过体内与体外实验证实乳糖酸修饰的 mPEG-PLGA-PLL 纳米粒对肝癌细胞 Huh7 有很好的靶向效果，可为肝癌的靶向治疗提供较好的药物载体。程明荣等[128]构建重组质粒 pIRES-GM-CSF-

IL－21，发现其对小鼠肝癌移植瘤具有明显的抗肿瘤效应，并能促进小鼠体内 IFN－γ 和 IL－2 的分泌，增强脾脏中 NK 和 CTL 细胞的活性，其效果优于单一 GM－CSF 或 IL－21 基因治疗。张建新等[129]研究发现三氧化二砷联合 5－氟尿嘧啶能显著增强对小鼠肝癌皮下移植瘤的抑制作用，两者具有协同作用，机制可能与增强抑制细胞增殖和诱导凋亡有关，且两者合用未发现明显毒副作用。祝葆华等[130]研究发现柴胡皂苷-d(SSd)对人肝癌细胞株 HepG2 细胞恶性表型有明显的逆转作用，其机制可能与 SSd 上调 HepG2 细胞 p27 基因 mRNA 表达使其进入分化过程有关。秦建民等[131]研究发现马钱子碱能够抑制人肝癌 SMMC－7721 细胞的基质黏附，其抑制作用与药物剂量正相关，推论马钱子碱具有抑制肝癌细胞侵袭、转移的作用。蔡宇等[132]研究发现全反式维甲酸（ATRA）具有抗肝癌作用，ATRA 能增强超生微泡包裹的单纯疱疹病毒胸苷激酶（HSV－TK）自杀基因杀伤肝癌的效果，其机制可能与 ATRA 促进了 Cx32 蛋白的正常表达有关。刘子文等[133]* 研究发现 ATRA 可通过下调肝癌细胞内源性 microRNA－18a（miR－18a）的表达而有效抑制肝癌细胞系 HepG2 和 SMMC－7721 的增殖。唐博等[134]研究发现，δ 阿片受体激动剂 D－丙 2，D－亮 5 脑啡肽（DADLE）可激活阿片受体发挥对肝癌细胞系 HepG2 增殖的抑制作用，其机制与蛋白激酶 C 途径相关。并发现 DADLE 可增加 HepG2 细胞对顺铂的敏感性。刘燕等[135]发现吲哚胺 2，3 双加氧酶（IDO）的抑制剂 1－甲基色氨酸（1－MT）对荷肝癌小鼠皮下移植瘤生长有抑制作用，IDO 可促进肝癌细胞的生长，并参与肝癌细胞的免疫逃逸，1－MT 与化疗药联合应用抗肿瘤效果更好。

（方嘉庆）

(6) 综合治疗：郭建平等[136]对比观察三维适形放疗（3DCRT）或高强度超声聚焦（HIFU）联合肝动脉栓塞化疗（TACE）治疗肝细胞癌（HCC）的临床疗效。发现 HIFU 联合 TACE 治疗 HCC 远期疗效优于 3DCRT 联合 TACE，且 ALT 升高、放射性皮炎、RILD 发生率低，但皮肤烧伤发生率较高。王佳玉等[137]发现奥沙利铂对 Hep3B 中 GADD45－I 诱导并不明显。奥沙利铂作用后 Hep3B 的半胱氨酸蛋白酶－3 能够迅速地启动凋亡的发生和发展。推论 p53 对铂类化疗药物对肝癌细胞的 GADD4513 诱导具有重要作用，增强转录调节因子的表达水平是其可能的作用机制。高洁等[138]探讨奥沙利铂（L－OHP）对人肝癌细胞株 HuH－7 细胞周期的影响及其相关机制，推论 LOHP 可能通过影响 CDK4、细胞周期蛋白 D 及 p21 的活性使 HuH－7 细胞阻滞在 S 期，从而抑制肝癌细胞 HuH－7 的增殖。李秀东等[139]为 2008 年 2 月至 2011 年 12 月同一手术组采用选择性肝血流阻断方法行手术切除且术后病理证实为肝细胞癌的患者共 110 例。肝实质离断应用超声刀组 58 例，钳夹法组 52 例。分析显示两组患者手术方式、手术时间、阻断时间无显著差异。术中出血量、术后并发症钳夹法组显著高于超声刀组。需输血病例钳夹法组亦高于超声刀组，但差异无统计学意义。赵红佳等[140]选取 60 例肝癌患者采用随机数字表法分成对照组（30 例）和治疗组（30 例）。对照组单纯行微波消融治疗，治疗组于微波消融治疗后 3 天加用扶正抑瘤方药，疗程 6 个月。结论：用扶正抑瘤方药协同微波消融治疗肝癌可提高疗效，增强机体免疫力，改善肝功能及肝纤维化程度。陈海川等[141]选取 12 例在肝癌破裂出血手术切除后，将氟尿嘧啶植入剂分别播撒于肝切除部位或断面、局部淋巴引流区域、网膜组织。推论同国内同类研究相比较，氟尿嘧啶植入剂能显著减少肝癌破裂术后肿瘤腹腔种植转移。王志亮等[142]回顾性分析 86 例复发性肝癌患者的临床资料。发现复发性肝癌的再切除治疗有很高的临床应用价值；宜根据复发灶的大小、部位、数目、肝功情况和全身情况选择恰当的、个体化的或者综合性的治疗方法。毕京鹏等[143]应用高强度聚焦超声 HIFU 治疗原发性肝癌患者 25 例，转移性肝癌患者 6 例，观察 HIFU 前后其临床症状、甲胎蛋白（AFP）、彩色多普勒超声、CT 及 T 细胞亚群（CD3、CD4、CD8、CD4/CD8）的变化。结论 HIFU 是一种有效的治疗肝癌的手段，同时也能使机体的免疫功能得到一定的改善。凌志海等[144]探讨吉西他滨对肝癌 HepG2 细胞辐射增敏作用的影响及机制。提示 GEM 可显著增强 HepG2 细胞的辐射敏感性，这种作用是通过增强辐射诱导的 G0/G1 期细胞阻滞和细胞凋亡来实现的。王庆亮等[145]观察不同温度热疗处理后 SMMC－7721 的形态学变化，联合处理后细胞增殖能力降低，流式细胞仪分析示细胞凋亡比例增加，转染后 mTOR 基因表达在 mRNA 水平和蛋白水平均受到抑制，而联合处理后表达水平进一步下降。推测热疗可以增强 mTOR 靶向基因治疗对 SMMC－7721 细胞的体外杀伤作用。袁博等[146]将 60 例原发性肝癌患者随机分为两组，A 组术前 3 天口服优思弗，B 组不用优思弗。结论术前口服优思弗对肝门阻断下原发性肝癌切除术后急性肝功能损害有预防作用。李涛等[147]以不同剂量组合的阿司匹林和IFN－α作用于荷瘤裸鼠，发现小剂量阿司匹林可协同 IFN－α 抑制 HCC 生长转移，抑制 MMP－2 和 VEGF 的活性和表达是其重要作用机制之一。王新真等[148]选取 50 例原发性肝癌患者非随机分为 2 组，A 组 25 例行单纯氩氦刀冷冻消融治疗，B 组 25 例行氩氦刀冷冻消融联合无水乙醇注射治疗。显示氩氦刀冷冻消融联合无水乙醇注射治疗原发性肝癌是一种微创、安全、有效的新方法,对于不适宜手术切除治疗的肝癌患者是一种有效的治疗方法。

(冯灵美)

4. 预后

唐津天等[149]对88例单独使用TACE或TACE联合肝动脉介入化疗(rAI)、肝动脉介入栓塞(TACE)、经皮无水乙醇注射(PEIT)等介入方法治疗中晚期肝癌的患者进行回顾性分析,门静脉癌栓和治疗次数是影响TACE治疗原发性中晚期肝癌预后的主要因素。以TACE为主的介入治疗可以延长中晚期肝癌患者的生存时间。侯洪志等[150]回顾分析作者在2006年10月至2010年10月行手术治疗肝癌患者31例,认为肝癌的治疗目前仍为以手术切除为主,早期诊断、早期治疗为取得良好效果的关键,此外术中采取合理的血流阻断方法,减少术中出血及围手术期输血量,以及术中、术后化疗药物应用,有助于改善肝癌手术患者的预后。莫斌等[151]回顾性研究四川大学华西医院肝移植中心的206例肝癌肝移植患者,认为槐耳颗粒用于肝癌肝移植患者,能够提高患者的无瘤生存时间和生存时间。尤其是针对晚期肝癌肝移植,能够明显改善生存状况。吕昕亮等[152]回顾性89例肝癌手术切除患者临床资料,COX模型多因素分析显示:预防性门静脉化疗栓塞、肿瘤大小、术前门静脉癌栓、术后经导管动脉化疗栓塞(TACE)是影响患者肝癌切除术后复发的独立因素。结论肝癌切除术后TACE能有效预防肿瘤复发。马良等[153]比较肝细胞性肝癌(HCC)巴塞罗那肝癌临床分期(BCLC)B期、C期患者行肝切除术及TACE治疗的疗效。认为在严格选择患者的情况下,肝切除术较TACE治疗更能提高BCLCB期、C期HCC患者的生存率,延长生存时间。周霖等[154]观察氩氦冷冻消融治疗对HCC患者外周血细胞程序性死亡受体-1(PD-1)表达的影响,分析PD.-1与HCC病程及患者预后的关系。认为HCC患者外周血细胞PD-1分子的表达随肿瘤进展而逐渐增加,氩氦刀冷冻消融治疗可降低HCC患者PD1的表达;术前PD-I水平可用于预测HCC患者氩氦刀术后的生存期。常秀娟等[155]探讨氩氦冷冻消融治疗进展期HCC的临床疗效,并分析影响其疗效的预测因素。认为冷冻消融治疗进展期HCC能够延长患者中位生存期和和肿瘤进展时间;进展期肝癌预测系统(ALCPS)评分及东部肿瘤协作组体能状态(ECOG PS)评分系统是进展期HCC患者OS的重要预测因素。

(冯灵美)

参考文献

1 祝葆华,等.中华肝脏病杂志,2012,20(6):468
2 符小玉,等.中华肝脏病杂志,2012,20(8):598
3 谢琼慧,等.中华肝脏病杂志,2011,19(11):857
4 陈文豪,等.中国肿瘤临床,2011,38(24):1529
5 呙晓梅,等.华中科技大学学报(医学版),2012,41(2):171
6 杨志勇,等.临床肝胆病杂志,2012,28(4):270
7 臧 红,等.中华实验和临床病毒学杂志,2012,26(4):285
8 刘晓聪,等.山东医药,2012,52(23):70
9 张友才,等.中国癌症杂志,2012,22(1):74
10 唐超莉,等.肿瘤,2012,32(8):585
11 张光谋,等.中国公共卫生,2011,27(11):1448
12 闻炳基,等.第二军医大学学报,2012,33(1):5
13 刘 顺,等.中华肝脏病杂志,2012,20(6):463
14 谢佳新,等.中华流行病学杂志,2012,33(2):215
15 齐鲁楠,等.中华肝胆外科杂志,2012,18(1):9
16 杨 艳,等.中国癌症杂志,2012,22(1):35
17 张 毅,等.第三军医大学学报,2011,33(17):1820
18 赵延大,等.中国肿瘤临床,2011,38(22):1359
19 弭丽丽,等.中华肝脏病杂志,2012,20(8):628
20 骆 平,等.安徽医学,2012,33(8):965
21 周晓艳,等.山东医药,2012,52(7):38
22 诺埃尔,等.武汉大学学报(医学版),2012,33(3):412
23 杨晓宇,等.第二军医大学学报,2012,33(8):842
24 王耀辉,等.中华肝脏病杂志,2011,19(12):912
25 胡志坚,等.中华肝脏病杂志,2011,19(9):698
26 吕宏娜,等.中华肝脏病杂志,2011,19(9):696
27 马瑞波,等.贵州医药,2012,36(3):219
28 徐 晨,等.中华消化杂志,2012,32(3):190
29 公方晓,等.中华肝脏病杂志,2011,19(11):853
30 张俊霞,等.临床肝胆病杂志,2011,27(10):1051
31 董志珍,等.中华肝脏病杂志,2012,20(8):593
32 卢燕辉,等.中华肝胆外科杂志,2012,18(1):30
33 夏永欣,等.胃肠病学和肝病学杂志,2012,21(7):597
34 曹亚玲,等.第三军医大学学报,2012,34(7):627
35 赵守魁,等.陕西医学杂志,2012,41(8):949
36 侯俊丞,等.胃肠病学和肝病学杂志,2011,20(12):1084
37 史俊林,等.中华肝脏病杂志,2012,20(4):270
38 陶 璇,等.中华消化杂志,2012,32(2):113
39* 王 鑫,等.第二军医大学学报,2011,32(10):1126
40 贾 茜,等.第三军医大学学报,2012,34(9):852
41 陈务卿,等.广西医学,2012,34(4):388
42 刘 辉,等.中国肿瘤临床,2011,38(22):1376
43 李悦国,等.中华肝脏病杂志,2012,20(5):372
44 孙海艳,等.中华肝脏病杂志,2011,19(12):904

45 李 科,等.第三军医大学学报,2011,33(17):1883
46 杨建伟.重庆医学,2012,41(3):264
47 谢伟敏,等.中国肿瘤临床,2012,39(14):957
48 游海燕,等.肿瘤,2012,32(4):244
49 张 军,等.中华肝脏病杂志,2012,20(8):605
50* 刘 亮,等.中华肝胆外科杂志,2012,18(1):58
51 武金才,等.中华肝胆外科杂志,2012,18(2):126
52 陈巧佩,等.复旦学报(医学版),2011,38(5):389
53 夏羽佳,等.胃肠病学和肝病学杂志,2012,21(3):221
54 潘群雄,等.肿瘤,2012,32(8):628
55 胡 瑜,等.肿瘤,2011,31(10):924
56 邱东民,等.中国癌症杂志,2011,21(8):615
57 张世杰,等.首都医科大学学报,2011,32(5):653
58 林哲绚,等.临床肝胆病杂志,2012,28(4):273
59* 吴飞翔,等.中华肝胆外科杂志,2012,18(8):592
60 杨喆娟,等.中华医院感染学杂志,2012,22(1):96
61 吴巧萍,等.中华实验和临床病毒学杂志,2012,26(2):148
62 梁 嵘,等.肿瘤,2012,32(2):115
63 张建平,等.中华肝胆外科杂志,2011,17(12):978
64 胡四龙,等.中华核医学与分子影像杂志,2012,32(3):170
65 邓怀福,等.中华核医学与分子影像杂志,2012,32(3):214
66 戴 新,等.临床消化病杂志,2011,24(2):91
67 王红阳,等.肝胆胰外科杂志,2012,24(2):133
68 白 敏,等.中国超声医学杂志,2012,28(3):251
69 周薪传,等.中华超声影像学杂志,2011,20(11):950
70 毛丽娟,等.中华超声影像学杂志,2012,21(2):133
71 陈 兵,等.肿瘤,2012,32(8):643
72 葛勇胜,等.肿瘤,2012,32(6):462
73 孙继全,等.实用放射学杂志,2011,27(9):1420
74 张 翔,等.实用放射学杂志,2012,28(5):687
75 邢 军,等.中华肿瘤杂志,2012,34(2):122
76 李 薇,等.实用放射学杂志,2012,28(5):679
77 柴瑞梅,等.中华放射学杂志,2011,45(10):980
78 刘聿辉,等.实用放射学杂志,2011,27(8):1201
79 刘静静,等.中华肝胆外科杂志,2012,18(8):573
80* 宋吉慧,等.中华肝胆外科杂志,2012,18(8):618
81 蒋 奕,等.实用放射学杂志,2012,28(5):692
82 陶 冉,等.实用放射学杂志,2012,28(5):699
83 于德新,等.实用放射学杂志,2011,27(11):1681
84 刘文英,等.中华超声影像学杂志,2012,21(5):401
85 任 杰,等.中华超声影像学杂志,2011,20(11):944
86 张文书,等.中华肝胆外科杂志,2012,18(3):161
87 李 攀,等.中华内科杂志,2012,51(4):289
88 张洪义,等.中华肝胆外科杂志,2012,18(5):346
89 杨 玥,等.中华肝脏病杂志,2011,19(9):686
90 沈丛欢,等.肝胆外科杂志,2011,19(5):340
91 杨连粤,等.中华肝胆外科杂志,2012,18(4):245
92 张向化,等.肝胆胰外科杂志,2012,24(2):89
93 叶甲舟,等.中华肝胆外科杂志,2012,18(8):582
94 曲 伟,等.肝胆外科杂志,2011,19(5):336
95* 胡鸿涛,等.中华放射学杂志,2012,46(6):552
96 徐 峰,等.第二军医大学学报,2012,33(3):274
97 赵广生,等.山东医药,2012,52(8):85
98 胡智明,等.中华肝胆外科杂志,2012,18(5):361
99 季 勇,等.肝胆胰外科杂志,2012,24(2):145
100 高长启,等.福建医药杂志,2012,34(2):94
101 刘凤永,等.中国肿瘤临床,2012,39(6):331
102 温 锋,等.中国临床医学影像杂志,2012,23(5):319
103 张成佳,等.江苏医药,2012,38(11):1310
104 冯莉莉,等.江西医药,2012,47(1):5
105 陈 建,等.第二军医大学学报,2012,33(8):872
106 牟楠楠,等.肝胆胰外科杂志,2012,24(4):271
107 周大臣,等.中华外科杂志,2011,49(12):1132
108 朱朝勇,等.青海医药杂志,2012,42(2):31
109 陈万海,等.中华肝胆外科杂志,2012,18(8):623
110 邵子力,等.广东医学,2012,33(10):1410
111 袁 强,等.中国肿瘤临床,2012,39(15):1104
112 陈云萍,等.临床肝胆病杂志,2012,28(4):264
113 谢 锋,等.中国医科大学学报,2012,41(6):514
114 刘艳迪,等.中国肿瘤临床,2012,39(14):949
115 李湘竑,等.南方医科大学学报,2011,31(9):1608
116 李照东,等.中华肝脏病杂志,2012,20(2):126
117 庄丽萍,等.中华肝脏病杂志,2012,20(5):363
118 陈 鹏,等.肝胆外科杂志,2011,19(4):299
119 苏小琴,等.胃肠病学和肝病学杂志,2012,21(7):604
120 屈凤莲,等.中华肿瘤杂志,2011,33(9):697
121 黄正接,等.中华肿瘤杂志,2012,34(4):249
122 牟 霞,等.中国医科大学学报,2012,41(8):682
123 李 冕,等.中国病原生物学杂志,2012,7(2):89
124 胡建霞,等.中国癌症杂志,2011,21(10):771
125 谢 毅,等.中华消化杂志,2012,32(7):484
126 董兆如,等.中华肝胆外科杂志,2012,18(4):292
127 孙彦明,等.中国癌症杂志,2012,22(4):241
128 程明荣,等.中华肿瘤杂志,2011,33(9):661
129 张建新,等.肝胆胰外科杂志,2012,24(2):128
130 祝葆华,等.中华肝脏病杂志,2011,19(10):764
131 秦建民,等.肝胆外科杂志,2011,19(5):390
132 蔡 宇,等.第三军医大学学报,2011,33(20):2112
133* 刘子文,等.中华肝胆外科杂志,2012,18(5):386
134 唐 博,等.中华肿瘤杂志,2012,34(6):425
135 刘 燕,等.中华肝胆外科杂志,2011,17(11):924
136 郭建平,等.山东医药,2012,52(18):56
137 王佳玉,等.中华肝胆外科杂志,2012,18(2):130
138 高 洁,等.华中科技大学学报,2012,41(4):445
139 李秀东,等.中华肝胆外科杂志,2012,18(8):638

140　赵红佳,等.中国中西医结合杂志,2012,32(1):32
141　陈海川,等.肝胆胰外科杂志,2012,24(4):316
142　王志亮,等.陕西医学杂志,2012,41(2):172
143　毕京鹏,等.中国综合临床,2012,28(5):519
144　凌志海,等.南方医科大学学报,2011,31(12):1993
145　王庆亮,等.新医学,2012,43(3):174
146　袁　博,等.山东医药,2012,52(18):58
147　李　涛,等.中华肝胆外科杂志,2012,18(1):50
148　王新真,等.河北医药,2012,34(15):2274
149　唐津天,等.新疆医学,2012,42(5):21
150　侯洪志,等.肝胆外科杂志,2011,19(4):284
151　莫　斌,等.四川大学学报(医学版),2011,42(5):739
152　吕昕亮,等.中华肝胆外科杂志,2012,18(1):15
153　马　良,等.广西医学,2012,34(8):963
154　周　霖,等.解放军医学杂志,2011,36(10):1031
155　常秀娟,等.中华肝脏病杂志,2011,19(10):759

(五)肝移植

丁家增等[1]比较了大鼠全肝移植、50%部分肝移植、30%部分肝移植组术后肝功能变化,发现30%部分肝移植组肝细胞增殖再生受到明显抑制,推测与肝细胞微环境恶化和叠加的缺血再灌注损伤有关。闫振等[2]通过向原位肝移植大鼠输注TGF-β_1修饰的脾细胞,发现可延长移植肝脏存活时间,提示TGF-β_1基因修饰的脾细胞可诱导大鼠移植肝脏的耐受产生。

鞠卫强等[3]回顾分析了23例HBsAg阳性供肝的肝移植病例,随访期间均未出现乙肝复发所致的肝功能异常、移植肝丢失和病死。认为HBsAg阳性供肝可以安全使用。程颖等[4]评估了心脏死亡器官捐献供肝移植的效果,认为其术后胆道并发症发生率,尤其是缺血性胆管炎发生率较高,但术后整体效果与脑死亡器官捐献的肝移植相当。蒋文涛等[5]提出腔镜辅助带肝中静脉活体右半肝供肝切取技术,认为具有微创和安全性高的双重优点。

鞠卫强等[6]* 认为肝移植术后常规彩色多普勒超声监测肝动脉血流是早期发现肝动脉血栓形成的关键,超声造影和肝动脉造影可明确诊断。王鑫等[7]提出对于预防肝移植术后近期心律失常的预防和诊断,应术前仔细评估、术后维持水电解质平衡、酸碱平衡,对于既往心脏病史及术前心电图提示QT间期延长的患者应加强监测和评估。陈虹等[8]回顾了129例肝移植术后远期黄疸的病例,其中胆道并发症、排异反应占多数,其他病因包括病毒感染、药物性肝损、肿瘤复发、Gilbert综合征、乳头肌功能紊乱、血管并发症、放射性肝炎、肝脓肿及不明原因。郑丰平等[9]针对肝移植术后胆道并发症所致的胆总管插管困难病例采用了双导丝插管技术,发现双导丝插管技术能较快获得成功,未较常规插管明显增加并发症发生率。曲伟等[10]回顾分析了38例肝移植术后乙肝复发患者的临床资料,发现HBV耐药基因变异及肝癌复发是肝移植术后乙肝复发的重要原因,良性肝病肝移植患者乙肝复发后接受阿德福韦酯或恩替卡韦挽救治疗可获得较好预后,而肝癌肝移植术后乙型肝炎复发患者预后较差。黄磊等[11]发现超米兰标准肝癌患者肝移植术后预防应用索拉菲尼可以推迟肝癌的复发,延长生存期,且药物毒副作用可以耐受。

(蔡洪培)

参考文献

1　丁家增,等.肝胆外科杂志,2011,19(5):387
2　闫　振,等.胃肠病学和肝病学杂志,2012,21(4):331
3　鞠卫强,等.中华肝脏病杂志,2012,20(1):14
4　程　颖,等.中华器官移植杂志,2011,32(12):719
5　蒋文涛,等.中华肝胆外科杂志,2012,18(7):526
6*　鞠卫强,等.中华肝胆外科杂志,2012,18(1):19
7　王　鑫,等.中华肝胆外科杂志,2012,18(7):532
8　陈　虹,等.中华器官移植杂志,2012,33(2):97
9　郑丰平,等.中华消化内镜杂志,2011,28(10):559
10　曲　伟,等.中华肝脏病杂志,2012,20(1):10
11　黄　磊,等.中华肝胆外科杂志,2012,18(5):350

(六)肝良性肿瘤

钟梅等[1]回顾分析36例手术切除的肝局灶性结节状增生,临床和影像学缺少特异性表现,病理表现为结节状肿块,中央纤维性瘢痕,其内为大小不等的厚壁血管。詹茜等[2]回顾分析6例肝脏不典型血管瘤影像表现,"共性"表现为增强扫描呈"早出晚归"表现,"个性"表现为瘢痕内囊变、坏死、钙化;瘤灶出血;瘤体压迫周围组织。刘立国等[3]回顾分析经手术治疗的10肝细胞腺瘤和1例肝腺瘤病,超声造影、CT及MRI增强扫描多提示病灶动脉期强化,门脉期、延迟期去强化,组织病理中可有不典型增生。潘金锋等[4]有类似报道。王平等[5]对6例老年肝内胆汁瘤行相通胆管关闭,囊肿开窗引流术,随访无复发。李智宇等[6]回顾分析经手术切除的72例肝脏增生性瘤样病变,共78个病灶,肝局灶性结节性增生47例,肝腺瘤样增生3例,肝不典型增生性结节3例,肝炎性假瘤3例,肝肉芽肿4例,肝硬化结节3例,肝炎结节6例,肝再生结节1例,肝淋巴组织增生2例。吴辉等[7]回顾分析非巨大的位于肝表面的6例腹腔镜下肝血管瘤切除术和5例腹腔镜引导下肝血管瘤射频消融术,无胆漏、出血等并发症。占大钱等[8]系统回顾动脉栓塞治疗肝血管瘤文献26篇,共151例,76.4%的患者症状改善,74.1%的血管瘤缩小,但长期疗效欠佳。李国平等[9]对46例肝占位行经皮肝穿刺活检联合动脉造影及栓塞术,可及时发现和治疗穿刺出血等并发症。邹华等[10]对30例巨大肝血管瘤行加强型射频消融治疗，一次治疗完全毁损率达70.96%，病灶缩小率为87.1%。何雁等[11]对20例肝肿瘤行二维彩色多普勒超声、超声造影和增强MRI检查，二维彩色多普勒超声发现瘤结节28个，超声造影发现瘤结节36个（增生性结节12个，恶性病灶24个），增强MRI发现瘤结节35个（增生性结节13个，恶性病灶22个）。

（陈伟忠）

参考文献

1 钟 梅，等. 解放军医学杂志，2011，36(9)：948

2 詹 茜，等. 第二军医大学学报，2011，32(12)：1346

3 刘立国，等. 中华肝胆外科杂志，2012，18(3)：166

4 潘金锋，等. 中华消化杂志，2012，32(5)：341

5 王 平，等. 中华肝胆外科杂志，2012，18(4)：249

6 李智宇，等. 中华外科杂志，2012，50(2)：97

7 吴 辉，等. 肝胆胰外科杂志，2011，23(6)：491

8 占大钱，等. 华中科技大学学报（医学版），2011，40(5)：623

9 李国平，等. 复旦学报（医学版），2012，39(1)：56

10 邹 华，等. 中华肝脏病杂志，2012，20(4)：261

11 何 雁，等. 中国超声医学杂志，2012，28(7)：629

（七）肝病及其他

高国鹏等[1]采用聚合酶链反应-单链构象多态性（PCR－SSCP）检查结合DNA测序技术对特发性胆汁瘀积性肝炎患儿的胆盐输出泵（BSEP）基因进行突变筛查，发现一种新的BSEP基因突变，位点为c.499G>T。姜萍萍等[2]利用不同剂量蓝莓治疗CCl_4致急性肝损伤大鼠，可显著改善大鼠血清转氨酶ALT、AST，且肝组织TLR4表达显著下调，认为蓝莓可下调肝组织中TLR4表达减轻急性肝损伤。李世波等[3]利用熊去氧胆酸（UDCA）治疗α-萘异硫氰酸酯（ANIT）诱导大鼠胆汁瘀积性肝损伤，可显著降低血清胆红素、胆汁酸及转氨酶；与对照组比较，ELISA法检测血清IL－10、IL－6、TNF－α有显著差异，实时荧光定量PCR检测肝组织多药耐药相关蛋白2（Mrp2）mRNA明显上调，认为UDCA对ANIT诱导的胆汁瘀积性肝损伤保护作用可能和调控血清细胞因子及肝脏Mrp2表达有关。李超等[4]利用外源性肝细胞生长因子（HGF）对人脐带华通胶干细胞进行诱导，发现可使干细胞表达间充质细胞表型标志物CD73、CD90、CD105和HLA－ABC，不表达造血干细胞表型标志物CD45及HLA－DR，端粒酶表达阳性，甲胎蛋白（AFP）和清蛋白（Alb）基因表达升高，认为HGF可以诱导华通胶干细胞向肝细胞样细胞分化。刘芳等[5]采用体外诱导分化大鼠骨髓间质干细胞（BMSCs）治疗大鼠急性肝功能衰竭，取得满意疗效。

施晓雷等[6]*利用200×10^3和$1\,200\times10^3$两种不同膜截流分子量的半透膜作为新型生物人工肝（BAL）支持系统隔离膜对正常比格犬进行BAL，发现200×10^3组细胞活力、清蛋白分泌水平及尿素合成能力均显著优于$1\,200\times10^3$组，且反应器内免疫球蛋白分子浓度显著降低，认为降低BAL膜截流分子量可以有效减少免疫球蛋白分子的透过，维持BAL中细胞材料功能。赵心凯等[7]研究发现BAL中血浆置换（PE）联合连续性血液透析滤过（CHDF）治疗严重肝硬化合并肝肾综合征（HRS）可有效降低血浆一氧化氮（NO）、肿瘤坏死因子（TNF）－α及内毒素水平，安全有效。

袁帆等[8]对25例常规超声无法确诊的肝局灶性病变患者40个病灶进行超声造影检查，诊断符合率92.5%，认为该法对肝局灶性病变的定性诊断准确率高于常规超声。伍林柏等[9]运用进口Magnum 16 G一次性肝穿刺活检针进行300例快速肝活检，成功率99%，术后发生局部疼痛54例、过敏12例、轻度红肿2例、血压一过性下降19例，认为该法安全性好。

郭成伟等[10,11]分别采用CT全灌注成像及3T磁共振扩散加权成像（DWI）分析兔肝缺血再灌注损伤（IRI）模型肝脏表现，发现CT灌注参数能动态反映兔肝IRI后血流动力学，其灌注参数与肝损伤的程度具有密切的相关性；而3T DWI能动态检测肝IRI的病理发展过程。张劭等[12]利用基因芯片、实时荧光定量逆转录聚合酶链反应（RT－PCR）等研究发现，IRI后再灌注早期（1小时），核因子κB调控通路的关键基因Gadd45a和Egr－1明显升高，24小时降至正常，认为上述基因在大鼠肝脏IRI中参与调控细胞周期G2/M期阻滞和修复受损DNA。

林福生等[13]研究认为17－β雌二醇对大鼠IRI损伤有明显保护作用，其可能机制为促进Bcl－2及抑制Bax表达，从而抑制肝细胞凋亡。罗皓等[14]则研究发现肝组织中糖原含量高时，大鼠IRI后肝组织结构受损减轻，血清ALT、AST降低，肝脏Bcl2 mRNA表达上升，存活时间延长，认为预存糖原可减轻大鼠IRI。何康等[15]经门静脉注射重组人热休克蛋白（HSP）27后对小鼠进行IRI操作，可显著减轻肝损伤；而利用干扰HSP27表达的短发夹RNA的重组腺病毒抑制HSP27表达，肝损伤加重，认为HSP27在减轻小鼠IRI损伤过程中发挥重要作用，并发现HSP27还可调节缺血预适应（IP）减轻IRI损伤的效应。

赖荣陶等[16]总结138例药物性肝损伤（DILI）患者资料，发现中草药（包括中成药，占53.6%）、抗微生物药（8.0%）以及保健品（6.5%）是最常见的致肝损药物，同一时相临床分型与病理损伤分型有较好的一致性;胆汁瘀积型及混合型肝损伤患者的组织炎症和纤维化评分均高于肝细胞损伤组,认为结合临床表现与病理特征可有助于 DILI 的诊断。王悦之等[17]分析 2006～2011 年间万方学术论文数据库中有关国内老年药物性肝损伤患者资料,发现老年药物性肝损伤男性多于女性,导致肝损伤药物主要为抗微生物类药、心血管类药、中药、解热镇痛药和抗肿瘤药,临床分型以肝细胞型最为常见,患者大多预后良好。王淑珍等[18]回顾分析 31 例小儿药物性肝损伤临床特点,平均年龄(8.8±3.9)岁,用药种类主要包括抗生素(41.9%)、中药制剂(29.0%)、解热镇痛药(19.4%),临床分型主要为混合型(48.4%),平均住院天数 25.22 天,多数预后良好,肝衰竭或合并血液病者预后较差。

李俊等[19]回顾 181 例成人肝脓肿患者资料,中位年龄 60 岁,不足半数伴有右上腹阳性症状和体征,实验室检查以低白蛋白血症、谷氨酰转肽酶升高为主,脓肿多累及肝脏右叶、且多为单个,菌种以肺炎克雷白菌和大肠杆菌为主。胡立华等[20]分析 42 例胆源性肝脓肿资料,其中 18 例合并糖尿病,超声检查诊断 36 例,CT 诊断 5 例,超声引导下肝穿刺诊断 1 例,36 例行脓液培养患者中 30 例阳性,以革兰阴性菌为主,经单纯抗生素或抗生素联合超声引导下脓肿穿刺抽脓治疗有效率 90.5%,1 例死亡。王向东等[21]总结 10 例肝脏嗜酸性脓肿患者临床病理资料,均经手术和病理学证实,以腹痛、嗜酸性粒细胞升高、血清寄生虫抗体阳性为主要临床表现,9 例接受肝切除手术治疗,1 例行引流术,8 例随访恢复良好。

路欣等[22]对 44 例下腔静脉阻塞的 Budd-Chiari 综合征(BCS)患者进行磁共振静脉成像(MRV)检查,发现以数字减影血管造影(DSA)为金标准,MRV 诊断下腔静脉完全阻塞的灵敏度为 100%、特异度为 57.1%、阳性预测值为 92.5%、阴性预测值为 100%,认为 MRV 成像有利于 BCS 下腔静脉阻塞端,尤其是远心端的观察。刘健等[23]在 57 例患者施行 BCS 根治术过程中采用肝素化后自体血回收回输,除 1 例术中发生下腔静脉破裂、大量失血而于术中、术后输异体血并死于围手术期外,其余患者术中均未输异体血,认为该法可简化体外循环和深低温停循环下 BCS 根治术的手术程序。

李搀等[24]报道布加综合征并嗜酸性粒细胞增多综合征 1 例。武正山等[25]报道肝脏朗格汉斯细胞增生症 1 例。周玮等[26]报道肝紫癜病 2 例,均经病理确诊。王亚东等[27]回顾 12 例肝淀粉样变性患者资料,男 8 例,女 4 例,中位年龄 56 岁,1 例合并心肌淀粉样变性,5 例合并肾淀粉样变性,3 例合并心、肝、肾、脾、胰腺、皮肤等 3 个及以上脏器受累,预后差。

(曾　欣)

参 考 文 献

1　高国鹏,等. 山东医药,2012,52(10): 14
2　姜萍萍,等. 临床肝胆病杂志,2012,28(5): 380
3　李世波,等. 中华消化杂志,2012,32(5): 325
4　李　超,等. 临床肝胆病杂志,2012,28(2): 139
5　刘　芳,等. 重庆医学,2011,40(24): 2398
6*　施晓雷,等. 中华肝胆外科杂志,2012,18(1): 46
7　赵心恺,等. 中国急救医学,2011,31(9): 838
8　袁　帆,等. 吉林医学,2012,33(19): 4070
9　伍林柏,等. 临床肝胆病杂志,2011,27(10): 1081
10　郭成伟,等. 中华放射学杂志,2011,45(11): 1063
11　郭成伟,等. 中华放射学杂志,2011,45(9): 874
12　张　劭,等. 中华器官移植杂志,2012,33(8): 466
13　林福生,等. 中华肝胆外科杂志,2012,18(3): 215
14　罗　皓,等. 四川大学学报(医学版),2011,42(5): 653
15　何　康,等. 中华器官移植杂志,2012,33(8): 455
16　赖荣陶,等. 中华肝脏病杂志,2012,20(3): 185
17　王悦之,等. 胃肠病学和肝病学杂志,2012,21(5): 473
18　王淑珍,等. 中华肝脏病杂志,2012,20(3): 193
19　李　俊,等. 中华实验和临床病毒学杂志,2012,26(3): 202
20　胡立华,等. 中华肝脏病杂志,2012,20(2): 149
21　王向东,等. 四川大学学报(医学版),2011,42(5): 733
22　路　欣,等. 中华肝脏病杂志,2011,19(12):923
23　刘　健,等. 中国实用外科杂志,2012,32(6): 485
24　李　搀,等. 中华肝脏病杂志,2012,20(7): 553
25　武正山,等. 中华肝胆外科杂志,2012,18(2): 138
26　周　玮,等. 临床肝胆病杂志,2012,28(5): 383
27　王亚东,等. 中华内科杂志,2011,50(10): 880

八、胆管系统疾病

(一) 胆囊炎胆石症

张桂东等[1]回顾性分析 18 例急性化脓性胆囊炎合并血小板减少的患者,经过抗炎、输注维生素 K,血小板等积极治疗准备后,采取急诊手术切除胆囊。结果显示开腹胆囊切除、腹腔镜下胆囊切除都是可取的,所有患者术后无 1 例出现腹腔内出血和 DIC。李国光等[2]回顾分析 76 例残余胆囊炎患者的临床资料,全部病例经再次开腹手术治愈,无并发症,术后随访效果满意。朱斌等[3]回顾分析 133 例急性胆囊炎行 LC 患者,认为延期 LC 较早期 LC 难度增大,但同样安全可行。张同军等[4]分析了 106 例急性胆囊炎腹腔镜切除的病例,认为急性胆囊炎患者行腹腔镜手术应持积极态度,术后常规放置引流管,操作精准、及时中转开腹是 LC 治疗急性胆囊炎的安全保障。侯克柱等[5]回顾分析接受 B 超引导下经皮经肝胆囊穿刺引流(PTGD)联合二期小切口胆囊切除(MC)治疗的 120 例高龄高危急性梗阻性胆囊炎患者的临床资料。120例均穿刺置管成功,全组无一例因急性梗阻性胆囊炎及相关的治疗而发生严重并发症或死亡。张紫平等[6]回顾性分析老年急性胆囊炎患者77例,其中36例行B超引导下经皮经肝胆囊穿刺引流术(PGCD术),认为PGCD治疗高龄急性胆囊炎患者疗效满意,安全、经济,值得临床推广。胡丹等[7]探讨经胆囊造瘘予内镜电凝消除胆囊黏膜的可行性($n=8$),认为电切镜电极消除胆囊黏膜是胆囊造瘘后胆囊硬化闭塞的可行方法,可避免再次胆囊切除术。张春礼等[8]对48例妊娠中晚期急性胆囊炎并胆囊颈部结石嵌顿经保守治疗不缓解者采用PTGD,全部患者均穿刺置管成功,获得有效的引流减压。全组无一例因PTGD治疗而危及孕妇及胎儿生命安全。郭发金等[9]回顾性分析59例老年急性胆囊炎患者在超声引导下行PPDG的临床资料,结果显示PPDG治疗老年人急性胆囊炎有效、安全和简便。詹国峰[10]回顾性分析120例胆囊炎患者,结果显示中西医结合治疗60例胆囊炎总有效率达95%,认为大柴胡汤加减联用抗生素治疗胆囊炎有协同作用。黎其龙[11]将90例急性胆囊炎患者按就诊先后顺序分为治疗组和对照组各45例,治疗组在对照组治疗基础上加用中药辩证治疗,治疗组显效率和总有效率均明显高于对照组(P均<0.05)。许正金[12]回顾分析32例胆囊切除术后综合征(PCS)患者的临床资料,认为PCS病因复杂,重视术前的全面检查和术中探查是防止术后发生PCS的关键,治疗应根据不同病因选择合理的治疗方案,大部分患者症状持续需手术处理。

(王洛伟)

参考文献

1 张桂东,等.河北医药,2012,34(9):1375
2 李国光,等.医学临床研究,2012,29(4):777
3 朱 斌,等.中华肝胆外科杂志,2011,17(10):820
4 张同军,等.肝胆外科杂志,2012,20(3):196
5 侯克柱,等.中华肝胆外科杂志,2012,18(6):424
6 张紫平,等.医学临床研究,2012,29(7):1318
7 胡 丹,等.中国内镜杂志,2012,18(1):75
8 张春礼,等.中华肝胆外科杂志,2011,17(9):785
9 郭发金,等.中华老年医学杂志,2012,31(1):36
10 詹国峰.江西医药,2012,47(2):128
11 黎其龙.吉林医学,2012,33(17):3663
12 许正金.肝胆外科杂志,2012,20(3):193

(二) 胆管炎与胆管良性病变

赵闯等[1]探讨外源性白细胞介素-10(IL-10)对梗阻性黄疸大鼠肝再生的作用,结果显示外源性IL-10可通过抑制肝组织TGF-β1的表达促进梗阻性黄疸大鼠肝再生并改善受损肝功能。唐建文等[2]报道梗阻性黄疸大鼠肝细胞NF-κB的激活可能是引起多药耐药相关蛋白-2(MRP-2)表达下降的重要原因,NF-κB对MRP-2调控可能起重要作用。刘晓红等[3]分析了25例Mirizzi综合征影像学表现并与手术所见进行对照,结果提示通过术前影像征象对Mirizzi综合征进行Csendes分型有一定困难。俞海龙等[4]回顾分析26例Mirizzi综合征患者的治疗,认为腹腔镜及腹腔镜胆道镜联合应用能安全处理大部分Ⅰ型和Ⅱ型病例,对于Ⅲ型和Ⅳ型患者,腹腔镜下处理较为困难,应尽量开腹处理。黄磊等[5]回顾分析150例胆胰管合流异常患者,结果显示对患者行内引流术,Oddi括约肌切开成形术或肿瘤根治术,可取得较好效果。曾婕等[6]回顾分析62例胆管狭窄患者,认为肝门部胆管超声检查对鉴别肝移植术后两种胆管狭窄类型有重要价值,以管腔是否显示清晰能较好区分二者。王保春等[7]回顾分析1 098例胆总管扩张症患者临床资料,结果显示胆管扩张症最常见的病因是胆管结石、胰头癌和壶腹周围癌。刘金钢等[8]分析7例经腹腔镜技术治疗的胆总管囊肿患者临床资料,认为完全腹腔镜成人先天性胆总管囊肿切除、肝总管空肠Roux-en-Y术安全可行,具有创伤小、恢复快的优点。朱继巧等[9]回顾分析28例腹腔镜胆囊切除(LC)术中胆囊三角解剖不清的病例,认为术中超声确认胆囊管闭塞、无残留结石后,旷置胆囊管残端、留置引流管,避免中转开腹手术是安全可行的。冀明等[10]对36例良性胆道狭窄患者行全覆膜胆道金属支架置入术治疗,支架放置3~6个月后全部成功拔除,其中28例(77.8%)良性胆道狭窄消失。潘杰等[11]对21例内镜治疗困难的良性胆管狭窄患者给予经皮穿刺球囊扩张及留置经皮经肝胆管引流(PTCD)管支撑治疗,认为该法是一种有效的替代治疗方法。刘志毅等[12]回顾分析20例胆管出血患者的临床资料,结果显示肝动脉血管造影与栓塞是术后胆道出血诊断治疗的首选,如果非手术治疗无效或栓塞疗法失败,则应积极手术治疗。

(李淑德)

参考文献

1 赵 闯,等.中华肝胆外科杂志,2012,18(6):452
2 唐建文,等.胃肠病学和肝病学杂志,2011,20(10):936
3 刘晓红,等.实用放射学杂志,2011,27(11):1689
4 俞海龙,等.临床肝胆病杂志,2012,28(2):114
5 黄 磊,等.肝胆胰外科杂志,2012,24(4):343
6 曾 婕,等.中华超声影像学杂志,2012,21(5):394
7 王保春,等.中华肝胆外科杂志,2011,17(9):752
8 刘金钢,等.中华肝胆外科杂志,2012,18(5):365

9 朱继巧,等. 中华肝胆外科杂志,2012,18(4):261
10 冀 明,等. 中华消化内镜杂志,2011,28(12):668
11 潘 杰,等. 中华内科杂志,2012,51(6):433
12 刘志毅,等. 中华肝胆外科杂志,2011,17(9):745

(三) 胆管癌与胆囊癌

邹俊民等[1]回顾分析 28 例肝门胆管癌多层螺旋 CT 征象,认为多层螺旋 CT 能较准确诊断肝门胆管癌和评价病灶浸润范围,是肝门胆管癌可切除性的术前重要评价方法。张志元等[2]回顾性分析 24 例经临床手术病理证实的肝内胆管癌的 CT 和 MRI 表现,认为 CT 与 MRI 均是肝内胆管癌的有效检查方法,MRI 在显示软组织肿块大小、范围、胆管壁浸润程度、门静脉受累及胆管扩张定位比 CT 更有优势。陶连元等[3]报道 14-3-3 蛋白七个亚型中 β、γ、η、σ、ε 和 θ 亚型在胆管癌原发组织中高表达,表明 14-3-3 蛋白在胆管癌的发生过程中具有重要作用。刘磊等[4]回顾性分析 128 例肝外胆管癌患者的临床病理资料。分析肝外胆管癌神经及脉管浸润转移与临床病理因素之间的关系。认为肿瘤大小和肿瘤浸润深度是影响肝外胆管癌神经及脉管浸润转移的独立危险因素。鲁珊珊等[5]报道 CT 及 MRI 均能有效检出肝门部胆管癌. MRI 在显示肿瘤边界,诊断浸润型胆管癌、门静脉侵犯及管壁浸润较 CT 可能更有优势,两者综合应用对肝门部胆管癌诊断更可靠。白强等[6]采用免疫组化 SP 法检测生存蛋白(survivin)在 37 例先天性胆总管囊肿组织(其中儿童 20 例,成人 17 例)和 10 例胆管癌组织中的表达,10 例正常胆管作为对照. 认为生存蛋白参与了胆总管囊肿癌变过程,可能与癌变的发生发展有关,在先天性胆总管囊肿癌变过程中可能起到促进作用。华颂文等[7]认为 GPR78 和 GPR94 表达水平可能是反应胆总管腺癌发生、发展及临床生物学行为及预后的重要标记物。检测胆总管腺癌等恶性肿瘤组织中 GPR78 和 GPR94 表达水平,可能对指导临床辅助治疗有重要临床价值。何培生等[8]回顾性分析 80 例肝门部胆管癌患者临床资料,对患者手术方式及术后情况进行总结。认为乙型肝炎和丙型肝炎病毒感染的肝门部胆管癌恶性程度相对较高,预后可能较差,合理选择手术方式是治疗肝门部胆管癌的主要方法,能够延长患者的最佳生存时间。刘勇刚等[9]常规培养 QBC939 细胞,采用 PDTC(100 μmol/L)阻断 NF-κB 信号通路,Western 印迹法检测核内 P65 蛋白水平的表达,CCK-8 检测细胞生长增殖抑制率,流式细胞仪观察细胞周期与凋亡的变化情况。认为阻断 NF-κB 信号通路诱导人肝门部胆管癌细胞 G0/G1 期阻滞及细胞凋亡,从而抑制细胞生长与增殖,提示 NF-κB 信号通路组成性激活参与人肝门部胆管癌的发生发展,以 NF-κB 信号通路作为治疗的靶点可能给人肝门部胆管癌带来新的治疗选择。刘磊等[10]应用四甲基偶氮唑盐法检测洛伐他汀作用后细胞增殖情况。流式细胞技术检测细胞凋亡率,细胞划痕实验观察细胞迁移能力改变。RT-PCR 和 Western 印迹法检测洛伐他汀作用前后人胆管癌细胞株 QBC939 中白细胞介素-6(IL-6)、丝氨酸/苏氨酸蛋白激酶 B(protein kinase B,PKB/Akt)、血管内皮生长因子(VEGF)、基质金属蛋白酶-9(MMP-9)mRAN 和 Akt 蛋白的表达。认为洛伐他汀可抑制胆管癌细胞的增殖、迁移并诱导其凋亡,可能与下调 IL-6、Akt、VEGF、MMP-9 的表达有关。王向群等[11]报道二十碳五烯酸可能通过增加脂质过氧化反应而阻遏人肝胆管癌 FRH-0201 细胞的增殖,诱发细胞凋亡。朱宏毅等[12]回顾分析 71 例肝门胆管癌病例资料。认为术前血清 CEA 正常、根治性手术切除、分期较早的患者肝门胆管癌预后相对较好。朱林生等[13]收集 45 例肝外胆管癌标本及 10 例非癌胆总管标本。应用免疫组织化学方法检测 45 例肝外胆管癌手术切除标本及 10 例非肿瘤胆总管标本中 CD44v6 及 MMP-2 的表达情况。观察 CD44v6 及 MMP-2 的表达与胆管癌各临床病理学指标之间的关系。认为 CD44v6 及 MMP-2 的高表达为胆管癌患者不良预后指标。彭永军等[14]对手术或穿刺病理证实的 27 例周围型肝内胆管癌的 CT 征象进行回顾性分析。认为螺旋 CT 多期增强扫描的强化特征可提高周围型肝内胆管癌的诊断率,尤其对不典型周围型肝内胆管癌有一定诊断意义。杨超等[15]成功构建了 16 个组蛋白乙酰化酶的 shRNA 慢病毒载体,从而为在 SGC996 和 GBC-SD 胆囊癌细胞中研究人组蛋白乙酰化酶奠定坚实的基础。王瑞权等[16]应用免疫组织化学方法,观察 48 份胆囊癌及 15 份胆囊炎组织中 DLC-1 表达结果。认为 DLC-1 的阳性表达可作为预测胆囊癌转移潜能的生物学指标并有望成为基因治疗的靶点。李民华等[17]应用免疫组织化学 SP 法检测 SATB1、E-Cad 在 39 例胆囊癌组织和 23 例对照患者的胆囊组织中的表达。认为胆囊癌中 SATB1、E-Cad 的异常表达与肿瘤发生及侵袭转移有关,可望成为胆囊癌早期诊断及判断预后的参考指标。钱斌等[18]回顾性分析经手术病理证实的 5 例胆囊癌肉瘤的 CT 影像表现,5 例均行 CT 平扫,3 例增强。认为全面综合地分析胆囊癌肉瘤的 CT 影像学特征对胆囊癌肉瘤的诊断及其鉴别具有一定的价值。张志发等[19]利用流式细胞术从 GBC-SD 中分选 SP、非 SP 细胞(non-SP),分别进行软琼脂克隆形成实验和非肥胖性糖尿病联合免疫缺陷(NOD/SCID)小鼠的移植瘤形成实验。通过流式细胞术检测 5 例人胆囊癌组织中 SP 细胞的比例。认为来源于GBC－SD的SP细胞亚群具有类似肿瘤十细胞的高致瘤性。张成斌等[20]采用组织芯片技术和免疫组化方法检测79例胆囊癌和20例正常胆囊黏膜组织标本Twist、E－钙黏蛋白(E－cadherin)、N－钙黏蛋白的表达情况。认为Twist、E－钙黏蛋白的异常表达与胆囊癌发生发展密切相关，Twist表达是胆囊癌的独立预后指标之一。温德才等[21]采用免疫组化SP法检测61例胆囊癌组织中乙酰肝素酶及CD34的表达，分析其与胆囊癌临床病理参数及微血管密度的相关性。认为胆囊癌组织中乙酰肝素酶呈高表达，且与胆囊癌转移及临床分期有关；乙酰肝素酶能促进胆囊癌的转移及血管生成。董添等[22]收集胆囊癌、腺瘤性息肉、正常及炎性胆囊分别为21、15、9例。采用免疫组化S－P法检测hTERT与bcl－2蛋白表达。认为hTERT和bcl－2表达的上调与胆囊癌的发生、发展及恶性程度密切相关。胆囊癌hTERT的表达与bcl－2的表达密切相关。朱锦辉等[23]选取手术切除病理明确的19例原发性胆囊癌和13例胆囊腺瘤样息肉新鲜组织标本，采用RT－PCR和免疫组化染色在mRNA和蛋白水平检测Flt－4在原发性胆囊癌和胆囊腺瘤样息肉的表达情况，并分析Flt－4免疫组化阳性表达的病例与胆囊癌肝浸润、淋巴转移、病理分级和Nevin分期等恶性特征的相关性。认为原发性胆囊癌组织中Flt－4在mRNA和蛋白水平均存在高表达，Flt－4的阳性表达同胆囊癌肝浸润、淋巴转移和Nevin分期明显相关，但与病理分级无明显相关。耿建利等[24]采用免疫组化SP法检测55例胆囊癌组织、10例正常胆囊组织及10例慢性胆囊炎组织中的Syk蛋白。认为胆囊癌组织中Syk蛋白表达下调，且其与胆囊癌的临床分期有关。杨卫富等[25]采用免疫组织化学SP法检测45例胆囊癌及相应45例癌旁胆囊组织、20例慢性胆囊炎组织中STAT3、p－STAT3及生存蛋白的表达，并分析其与临床病理特征、预后的关系。认为STAT3、p－STAT3、生存蛋白参与了胆囊癌的发生、发展，可能作为判断胆囊癌转移、预后的临床指标。李新星等[26]采用免疫组化检测42例胆囊癌组织和10例慢性胆囊炎组织石蜡切片中PCNA和半胱氨酸蛋白酶－3的表达水平，并分析与临床病理特征之间的关系。认为PCNA和半胱氨酸蛋白酶－3的表达在胆囊癌组织中呈负相关，且两者表达水平与胆囊癌淋巴结转移、癌组织分化程度及病理TNM分期有关，提示PCNA和半胱氨酸蛋白酶－3是反映胆囊癌生物学行为的重要指标。王小坤等[27]回顾性研究分析96例胆囊癌患者的临床资料，对可能影响预后的因素进行Kaplan－Meier法及log－rank检验，并通过COX比例风险回归模型对其临床病理因素进行多因素分析。认为早期发现胆囊癌，并进行根治性切除是改善胆囊癌患者预后的关键因素。窦新民等[28]回顾性分析经手术、病理证实的36例胆囊癌的CT征象。认为由于胆囊癌的CT直接征象表现多样，故具有不同的间接征象，仔细分析CT间接征象对胆囊癌的诊断、临床分期及治疗方案的制定具有重要价值。

（王　东）

参考文献

1 邹俊民，等. 中国实用外科杂志，2011，31(12)：1110
2 张志元，等. 医学临床研究，2011，28(8)：1562
3 陶连元，等. 肝胆胰外科杂志，2011，23(4)：286
4 刘　磊，等. 肿瘤，2012，32(5)：376
5 鲁珊珊，等. 实用放射学杂志，2011，27(10)：1504
6 白　强，等. 中华肝胆外科杂志，2012，18(4)：266
7 华颂文，等. 中华肝胆外科杂志，2012，18(6)：476
8 何培生，等. 中华医院感染学杂志，2012，22(14)：3078
9 刘勇刚，等. 中国肿瘤临床，2012，39(15)：1065
10 刘　磊，等. 中华肝胆外科杂志，2012，18(4)：296
11 王向群，等. 中华肝胆外科杂志，2012，18(4)：302
12 朱宏毅，等. 肝胆胰外科杂志，2012，24(2)：92
13 朱林生，等. 河北医药，2011，33(19)：2936
14 彭永军，等. 实用放射学杂志，2012，28(3)：402
15 杨　超，等. 肝胆胰外科杂志，2012，24(3)：224
16 王瑞权，等. 肝胆胰外科杂志，2012，24(3)：214
17 李民华，等. 肝胆外科杂志，2012，20(3)：212
18 钱　斌，等. 重庆医学，2011，40(28)：2836
19 张志发，等. 中华肝胆外科杂志，2011，17(9)：775
20 张成武，等. 中华消化杂志，2011，31(9)：598
21 温德才，等. 江苏医药，2011，37(19)：2302
22 董　添，等. 安徽医学，2012，33(2)：144
23 朱锦辉，等. 肝胆胰外科杂志，2011，23(5)：373
24 耿建利，等. 山东医药，2011，51(38)：60
25 杨卫富，等. 临床肝胆病杂志，2011，27(9)：939
26 李新星，等. 肝胆胰外科杂志，2012，24(1)：14
27 王小坤，等. 肝胆胰外科杂志，2012，24(1)：22
28 窦新民，等. 河北医药，2012，34(3)：372

九、胰腺疾病

（一）胰腺炎

陈瑜等[1]成功建立SD大鼠急性坏死性胰腺炎模型，发现血清SP－A浓度的增高及肺泡灌洗液中SP－A浓度减少程度与病情严重程度呈正相关。黄继征等[2]回顾性分析经ERCP、EST、ENBD等相关介入方法治疗胆源性胰腺炎(ABP)的56例患者，结果提示治疗性ERCP、EST及ENBD可以迅速改善ABP患者的病情，减少并发症和病死率。刘宏等[3]发现Bcl－2、fas基因表达参与重症急性胰腺炎(SAP)肝脏损伤的发病机制,在 SAP 早期给予 DADA 治疗对减轻肝脏损害程度、改善预后是有益的。万美华等[4]建立大鼠急性胰腺炎模型后给予大承气汤灌胃,发现大承气汤能通过降低腹内压以减轻 SAP 肺损伤程度。倪瑞军等[5]回顾性分析了 8 例 AIP 患者的 MR 资料,认为自身免疫性胰腺炎在 MRI 上有特征性表现,抑脂 T_1WI、动态增强扫描对其诊断具有重要价值。胡国勇等[6]* 建立小鼠急性胰腺炎模型后腹腔注射 Nec－1,检测血淀粉酶和脂肪酶、IL－1、TNF mRNA 的表达,与空白对照组比较 Nec－1 对实验性胰腺炎具有明显的保护作用。倪海滨等[7]回顾性分析 90 例 SAP 住院患者临床资料,发现腹内高压的程度对 SAP 患者呼吸功能产生明显影响。刘秀荣等[8]将 160 例胆石症行 ERCP 术的患者随机分为观察组和对照组,结果提示 ERBD 对 ERCP 术后预防高淀粉酶血症及胰腺炎有一定的临床价值。程春生等[9]在大鼠 SAP 模型造模后 6 小时检测 GSH 及病理,结果提示发病早期(6 小时)就可以出现胰腺和肝脏损害,补充 N－乙酰半胱氨酸能可减轻胰腺和肝脏的损害。李文星等[10]分析大鼠胰腺炎模型后发现 SAP 可致肝损伤,ET 与 Treg 细胞在 SAP 肝损伤中可能发挥重要作用。樊恒等[11]发现生存蛋白在 SAP 大鼠胰腺中及并发肾损伤的肾组织中呈异常高表达,且表达的高低与肾组织损伤的严重程度有关,可能起到减轻肾损伤、促进其修复的作用。窦艳等[12]通过大鼠腹腔内注射雨蛙素诱导急性胰腺炎后给予微波热疗预处理,检测炎症指标发现均降低,提示微波热疗对胰腺炎有保护作用。余璐等[13]分析 367 例胆总管结石行 ERCP 取石术患者,结果提示 ENBD 能有效预防胆总管结石患者 ERCP 术后急性胰腺炎及高淀粉酶血症的发生。莫艳波等[14]对 20 例 SAP 患者在常规治疗上采用血液灌流治疗,发现治疗后血清炎症因子 CRP 等均比治疗前降低,提示血液灌流能改善预后并提高早期抢救成功率。王皓等[15]收集 MAP、SAP、单纯胆囊炎患者各 20 例,发现凝血功能及血液流变学指标与 AP 病情相关,动态监测有助于评估 AP 病情的发展及转归。胡占升等[16]对 20 例 SAP 患者在常规治疗基础上实施 CBP,与常规治疗组比较发现,CBP 组 APACHE Ⅱ评分和临床指标均有改善,并发症的发生率也明显降低。戴凤霞[17]检测 MAP、SAP 及健康者血清 ICAM－1、TNF 及 CRP 水平,发现 AP 组明显高于对照组,SAP 组高于 MAP 组,提示这些指标与 AP 的发生发展密切相关。金浩等[18]建立大鼠 SAP 模型后腹腔注射 NAC,检测 AMY、CR、BUN、肾组织病理、MPO 活性和 ICAM－1 蛋白表达与对照组比较差异有统计意义,说明 NAC 对肾损伤具有保护作用。李峥艳等[19]回顾性分析 SAP 患者 119 例,进行相关 CT 评分及腹部 CT 胰腺外炎症评分,发现各项 CT 评分中,EPIC 评分预测 SAP 合并肾损伤的准确性优于 CTSI 及 Balthazar CT 分级。沈佳庆等[20]采用对小鼠腹腔注射左旋精氨酸建立了慢性胰腺炎模型。余贤恩等[21]回顾性分析了 66 例急性胰腺炎患者,发现 CRP 浓度及 EPIC 评分能反映急性酒精性胰腺炎的严重性,可作为其判断严重性的有效指标。余佳等[22]通过对大鼠的研究,发现 PARP 抑制剂 3－AB 可能通过抑制肺组织 MPO,下调 IL－1β、IL－6、TNF－α 和 ICAM－1 等炎症介质的表达,对 SAP 肺损伤发挥保护和治疗作用。谢俊锋等[23]对大鼠模型进行研究,发现在发生 SAP 后,应用吡格列酮能使 NF－κB 和活化的半胱氨酸蛋白酶－3 表达减弱。孙学成等[24]研究发现,在大鼠体内,异体骨髓间充质干细胞移植能抑制急性胰腺炎后促炎因子水平,减轻肠黏膜损伤。钱琼信等[25]研究了 45 例 SAP 患者,发现区域动脉灌注治疗适用于早期非手术治疗者、早期未局限化的胰腺坏死继发感染者、暴发性胰腺炎和需早期手术的危重患者。俞蕾等[26]发现胰腺炎患者血清 HMGB1 水平明显升高,血清 HMGB1 水平测定可作为评价胰腺炎病变和炎症反应程度的有效指标。周圆圆等[27]对 652 例急性胰腺炎患者采用 BISAP 和 Ranson 评分,发现 BISAP 评分系统在急性胰腺炎早期,针对患者严重度、死亡率的预后评估准确性高于 Ranson 评分。刘丹等[28]发现,持续性 IL－8、IL－6 血液滤过对 SAP 患者的炎症介质清除有效,可以有效改善患者的预后。胡兵等[29]研究了 53 例急性重症胆源性胰腺炎患者,发现 ICU 内行无 X 线引导下内镜干预治疗安全、可行。王华等[30]通过超声引导穿刺引流联合胆道镜清创治疗 SAP 胰周脓肿,认为"声镜联合"方法简单、疗效可靠,操作安全。陈宏等[31]研究发现"早期目标指导"的液体治疗优于传统液体治疗,并可在一定程度上缓解 SAP 病情。韩良富等[32]研究发现,急性胰腺炎患者入院 24 小时内 LDH＞320.55 U/L、SCr＞99.75 μmol/L、CRP＞102 mg/L,预示发展为 SAP 的可能性较大。杨晶等[33]回顾了 1966～2010 年的文献,通过 Meta 分析发现,添加益生菌并不能够降低 SAP 患者的感染率和病死率。舒建昌等[34]回顾了 2011 年以前的文献,对 185 例病例进行荟萃分析后发现,自身免疫性胰腺炎是一种特殊类型的慢性胰腺炎,易误诊为胰腺癌而采取手术治疗。冯永文等[35]研究发现,对 SAP 患者早期应监测血管外肺水、膀胱内压及 B 型钠尿肽以指导液体复苏,且宜采用提高胶体比例的限制性液体复苏策略。倪瑞军等[36]研究了自身免疫性胰腺炎的 CT 表现,发现有特征性表现,动态增强扫描对诊断具有重要意义,多数病例可以通过 CT 检查确诊。梁超等[37]通过对大鼠模型的研究,发现活血清解汤能够通过上调瘦素及瘦素受体表达,调节细胞因子网络平衡,阻断炎症介质的级联效应,从而阻止高脂血症性胰腺炎的发生和发展。蔡逢春等[38]回顾了 65 例患者资料,发现对于急性期重症急性胆源性胰腺炎无明确胆管梗阻及感染的患者,早期行 ERCP 会增加治疗风险及失败率,建议病情稳定后择期 ERCP。吴玉芳等[39]研究发现,对 SAP 患者放置空肠营养管行肠内营养的治疗效果好、方法安全。高永忠等[40]通过与传统开腹手术对比,发现内镜联合腹腔镜阶梯性治疗急性胆源性胰腺炎,在腹痛缓解时间、并发症发生率、病死率等指标均较手术组缩短或降低,具有较好的临床应用价值。林涛等[41]的随机对照研究发现术前应用吲哚美辛与安慰剂比较可有效降低 ERCP 患者术后胰腺炎(2.5%对 9.5%)和高淀粉酶血症(5.5%对 13.5%)的发生率。王世文[42]等发现 SAP 早期阶段细胞因子的变化与病情进展密切相关,MMF 可通过抑制细胞免疫及炎性细胞因子的产生减轻炎症损伤反应。贾文焯[43]等发现磷脂酰肌醇 3-激酶 γ 在急性胰腺炎时可能具有促进细胞坏死的作用,其机制是改变了组织蛋白酶 B 和 L 之间的平衡、促进了胰蛋白酶原的活化。蔡守旺等[44]回顾分析 24 例充气式腹膜后入路肾镜下治疗感染性坏死性胰腺炎病例,发现该疗法可作为治疗大多数感染性坏死性胰腺炎的首选方法。孟科等[45]发现高渗盐水(7.5%)腹腔灌洗可减轻大鼠 AP,其机制可能是诱导胰腺组织内 HSP70 抑制炎性因子的合成和胰腺组织内蛋白酶原的激活。黄玲等[46]回顾了 503 例 AP 患者资料,比较 Ranson、CTSI 和 BISAP 评分系统对 AP 病情和预后的评估作用,发现对于 SAP 并发脏器功能衰竭的风险和预后的判断,BISAP 评分优于 Ranson 评分。倪海滨等[47]的研究发现腹腔高压持续 9 小时后减压,对 SAP 合并腹高压模型猪的血流动力学及氧化代谢产生明显影响。张志强等[48]发现银杏叶提取物能明显减轻 SAP 患者的细胞因子释放,抑制氧化应激,清除体内氧自由基,迅速缓解患者临床症状,防治胰腺感染和坏死。张浩等[49]发现急性坏死性胰腺炎大鼠胰腺细胞中钙调素依赖性蛋白激酶Ⅱ(CaMKⅡ)表达水平明显升高。褪黑素干预可抑制 CaMKⅡ表达,起到保护胰腺组织的作用。左罗等[50]探索建立 AP 病因诊断临床路径,路径组病因明确率为 91.1%,显著高于对照组,增加了胆管结石、十二指肠疾病和胰腺分裂的检出率。彭泽华等[51]回顾 575 例 AP 患者的临床病史及 CT 影像有无胃裸区、左肾上腺及肾周间隙受累,发现以上三个区域受累情况与 AP 的严重程度和预后有关。闫明先等[52]发现高脂血症大鼠胰腺腺泡细胞 CCK/IP3 信号通路发生变化,其信号分子 IP3 表达增高,腺泡细胞对 CCK 刺激的外分泌敏感性增加。刘勇等[53]设计并成功构建了编码 GRP78 的 shRNA 慢病毒载体,建立了稳定沉默 GRP78 基因的胰腺腺泡细胞株 AR42J,为探讨 GRP78 基因在 AP 发病机制中的作用提供了新的细胞模型。彭兰等[54]研究发现阻断 p38 MAPK 信号传导通路可以明显缓解大鼠 SAP 的病情,预示此信号通路可以为 SAP 的治疗提供一个有价值的靶标。姜仁鸦等[55]研究发现蛋白酶体抑制剂 PS-341 可通过抑制胰腺内 NF-κB 活化而抑制炎症反应,减轻 SAP 小鼠胰腺和肺脏组织损伤,可能成为治疗 SAP 的一个新措施。潘桂霞等[56]发现新型显像剂 ^{99m}Tc-环丙沙星的 SPECT 功能性成像对于 SAP 继发感染灶的诊断具有价值。隆云等[57]回顾性分析 57 例 SAP 患者临床资料,认为梗阻性胆源性胰腺炎应积极解除梗阻,非梗阻性胰腺炎早期应采用非手术治疗。董为民[58]回顾性 83 例老年 AP 患者,发现老年 AP 病因以胆源性多见,易并发感染、休克和多器官功能障碍,而感染、肺和肾功能障碍是影响预后的独立危险因素。金浩等[59]研究发现维生素 D 结合蛋白(VDBP)在 SAP 患者血清中含量明显降低,且与较差预后相关,提示 VDBP 可能作为判断 SAP 患者预后的有效指标。孙加奎等[60]回顾 23 例 SAP 合并 ACS 的 CT 特征,发现下腔静脉受压、膈肌上抬和圆腹征的发生率以及 CTSI 评分高于非 ACS 患者,对判断患者病情严重程度具有一定意义。刘双庆等[61]发现依达拉奉可降低 SAP 大鼠血肌酐、尿素氮、肾脏组织髓过氧化物酶活性和丙二醛水平,减轻大鼠肾脏组织的病理损害,但未改善胰腺组织的病理损害。林泽伟等[62]回顾分析 304 例 SAP 患者,认为针对 SAP 全身或局部并发症应采取多学科个体化治疗。陈娟等[63]利用 Meta 分析方法汇总 12 项研究共 383 例 SAP 患者资料,发现 CVVH 治疗可提高总体治愈率,降低总体病死率,缩短症状改善时间,降低并发症发生率。程春生等[64]发现 SAP 大鼠胰腺组织与对照组相比 GSH 水平明显较低,提示 GSH 消耗导致细胞骨架直接暴露于自由基攻击之下,促进胰腺炎的发展。陈都等[65]收集 135 例 AP 患者临床资料,发现 48 小时内出现血清白蛋白降低,肌酐或乳酸脱氢酶升高时容易出现 MODS,应及早采取有效措施降低死亡率。倪瑞军等[66]发现节段性自身免疫性胰腺炎(AIP)与胰腺癌及内分泌肿瘤(PECT)的强化模式不同,CT 双期扫描在节段性 AIP、胰腺癌、PECT 鉴别诊断中具有重要价值。Wan MH 等[67]发现改良大承气汤可以有效缓 SAP 患者解腹内高压并缩短住院时间。Zhou WC 等[68]分析 105 名 ASBP 患者资料,发现 ERCP 治疗结合肠内营养可以显著改善症状、临床体征及实验室检查水平，并且显著减少住院费用和住院时间。Zhuang Y 等[69]回顾性分析 94 例接受术中穿刺活检的胰腺肿块患者的病历资料，发现术中穿刺活检对于鉴别胰腺肿块简单易行、精确性高。Li JN 等[70]回顾性分析了 636 例 CP 患者的发病原因，发现近年来 CP 的主要病因由胆系疾病转变为酒精滥用，自身免疫因素导致的 CP 也有明显增加。Li HP 等[71]回顾性分析 25 例妊娠 AP 患者的病历资料，发现主要病因为胆源性，大多保守治疗预后良好，出现 8 例早产及 2 例流产，未出现胎儿畸形。Su MS 等[72]* 回顾性 594 例 SAP 的病原菌，认为感染部位、菌种和药敏性合理应用抗菌药物、治疗过程正确操作、加强洗手对于治疗和预防 SAP 相关感染有重要意义。

（董元航　陈　燕　于齐宏　杜奕奇）

参考文献

1 陈　瑜，等.重庆医学，2011，40(25)：2497
2 黄继征，等.重庆医学，2011，40(25)：2575
3 刘　宏，等.陕西医学杂志，2011，40(11)：1460
4 万美华，等.四川大学学报(医学版)，2011，42(5)：707
5 倪瑞军，等.中国临床医学影像杂志，2011，22(9)：631
6* 胡国勇，等.胃肠病学和肝病学杂志，2012，21(2)：180
7 倪海滨，等.中国急救医学，2012，32(2)：153
8 刘秀荣，等.山东医药，2011，51(35)：54
9 程春生，等.胃肠病学和肝病学杂志，2012，21(6)：570
10 李文星，等.中华肝胆外科杂志，2012，18(7)：552
11 樊　恒，等.临床肝胆病杂志，2012，28(8)：603
12 窦　艳，等.医学临床研究，2012，29(6)：1061
13 余　璐，等.胃肠病学和肝病学杂志，2012，21(4)：316
14 莫艳波，等.内科急危重症杂志，2012，18(3)：163
15 王　皓，等.江苏医药，2012，38(1)：69
16 胡占升，等.山东医药，2011，51(46)：72
17 戴凤霞.山东医药，2011，51(35)：49
18 金　浩，等.中国急救医学，2011，31(11)：987
19 李峥艳，等.四川大学学报(医学版)，2011，42(5)：695
20 沈佳庆，等.胃肠病学和肝病学杂志，2011，20(11)：1010
21 余贤恩，等.胃肠病学和肝病学杂志，2011，20(7)：668
22 余　佳，等.中华急诊医学杂志，2012，21(1)：38
23 谢俊锋，等.中华消化杂志，2011，31(10)：704
24 孙学成，等.中华消化杂志，2011，31(10)：658
25 钱琼信，等.肝胆胰外科杂志，2011，23(4)：290
26 俞　蕾，等.中华医院感染学杂志，2011，21(18)：3966
27 周圆圆，等.第三军医大学学报，2012，34(7)：658
28 刘　丹，等.中国综合临床，2011，27(10)：1055
29 胡　兵，等.中华消化内镜杂志，2012，29(1)：36
30 王　华，等.复旦学报(医学版)，2012，39(1)：107
31 陈　宏，等.首都医科大学学报，2012，33(1)：68
32 韩良富，等.中国急救医学，2011，31(12)：1058
33 杨　晶，等.中华消化杂志，2012，32(2)：93
34 舒建昌，等.胃肠病学和肝病学杂志，2011，20(11)：1018
35 冯永文，等.中国危重病急救医学，2011，23(8)：458
36 倪瑞军，等.中国临床医学影像杂志，2011，22(10)：704
37 梁　超，等.肝胆胰外科杂志，2011，23(5)：394
38 蔡逢春，等.内科急危重症杂志，2011，17(4)：199
39 吴玉芳，等.内科急危重症杂志，2011，17(4)：206
40 高永忠，等.中华消化内镜杂志，2012，29(4)：197
41 林　涛，等.中华消化内镜杂志，2012，29(4)：185
42 王世文，等.中华急诊医学杂志，2012，21(4)：387
43 贾文焯，等.中华肝胆外科杂志，2012，18(6)：462
44 蔡守旺，等.中华肝胆外科杂志，2012，18(6)：439
45 孟　科，等.中华内科杂志，2012，51(7)：559
46 黄　玲，等.中华消化杂志，2012，32(6)：400
47 倪海滨，等.中华外科杂志，2011，49(9)：825
48 张志强，等.中华急诊医学杂志，2012，21(8)：878
49 张　浩，等.中华消化杂志，2012，32(3)：180
50 左　罗，等.中华内科杂志，2012，51(2)：104
51 彭泽华，等.中华外科杂志，2012，50(2)：101
52 闫明先，等.山东医药，2012，52(23)：42
53 刘　勇，等.四川大学学报(医学版)，2012，43(5)：645
54 彭　兰，等.临床消化病杂志，2012，24，(2)：96
55 姜仁鸦，等.肝胆胰外科杂志，2012，24(3)：232
56 潘桂霞，等.中国临床医学影像杂志，2012，23(5)：355
57 隆　云，等.中国实用外科杂志，2012，32(7)：565
58 董为民.陕西医学杂志，2012，41(3)：320
59 金　浩，等.武汉大学学报(医学版)，2012，33(2)：211
60 孙加奎，等.中国实用外科杂志，2011，31(9)：816
61 刘双庆，等.中国急救医学，2011，31(10)：905
62 林泽伟，等.中国实用外科杂志，2012，32(7)：561
63 陈　娟，等.胃肠病学和肝病学杂志，2012，21(3)：284
64 程春生，等.广东医学，2012，33(2)：179
65 陈　都，等.中国急救医学，2011，31(10)：876
66 倪瑞军，等.中国临床医学影像杂志，2011，22(12)：852
67 Wan MH，et al. Chin Med J，2012，125(11)：1941
68 Zhou WC，et al. Chin Med J，2011，124(19)：2993
69 Zhuang Y，et al. Chin Med J，2012，125(2)：182
70 Li JN，et al. Chin Med J，2011，124(21)：3556
71 Li HP，et al. Chin Med J，2011，124(17)：2771
72* Su MS，et al. Chin Med J，2012，125(10)：1772

（二）胰腺癌

王连才等[1]研究 IDO 及 B7－H1 在胰腺癌中的表达及术后预后的关系，发现两种蛋白表达升高，联合表达可作为胰腺癌术后预后独立预测指标。刘辰等[2]发现胰腺癌中微管不稳定蛋白 Stathmin 高表达，并与胰腺癌侵袭转移有特异性，DNA 去甲基化可降低胰腺癌中 Stathmin 的表达。程卓鑫等[3]研究发现缺氧通过上调胰腺癌细胞 NF-κB P65 活性，调控上皮-间质转化相关蛋白表达，增强其迁移侵袭能力。孙国贵等[4]系统评价生存蛋白在胰腺癌中的表达及与临床病理特征的关系，发现其在胰腺癌中高表达并增加了其淋巴结转移的危险。阳昌军等[5]通过脂质体转染 smac 基因，发现 smac 能抑制人胰腺癌裸鼠移植瘤的生长，可能与其诱导胰腺癌细胞凋亡和抑制肿瘤血管形成有关。白纪刚等[6]检测胰腺癌组织、癌旁组织及正常胰腺组织的 GRP94 表达情况，发现 GRP94 的高表达可能参与胰腺癌的发生发展，并对胰腺癌细胞有保护作用。肖卫东等[7]以细胞周期蛋白(Cyclin)D1 为靶基因对胰腺癌 AsPC-1 细胞进行 RNA 干扰，发现 Cyclin D1-siRNA 能通过沉默靶基因表达抑制 AsPC-1 细胞生长、改变细胞周期分布和诱导细胞凋亡。杜继东等[8]分析 34 例中晚期胰腺癌患者临床资料，试验组采用术中射频消融、^{125}I 放射性粒子植入化疗，对照组单纯灌注化疗，结果试验组可获得较好的疗效。王伟等[9]通过免疫组化 SP 法检测 Wnt5a 在不同胰腺组织中的蛋白表达水平，发现 Wnt5a 参与了 PDAC 的发生发展，Wnt5a 表达增强是 PDAC 的早期事件并预示患者预后不良。李伟等[10]用 PP2A 抑制剂斑蝥素和冈田酸处理 PANC-1 细胞，结果提示 PP2A 抑制剂通过 PP2A/IKKα/IκBα/P65 依赖性通路发挥抗胰腺癌作用。王铮等[11]构建胰腺癌细胞 CXCR4 的 siRNA 载体，应用 Transwell 侵袭小室观察 CXCR4 干扰对胰腺癌细胞的影响。证实 CXCR4 基因能抑制胰腺癌细胞的增殖、侵袭和成瘤能力。张念华等[12]对 76 例晚期胰腺癌合并恶性腹水患者分组研究，发现腹腔灌注化疗联合内生场热疗治疗较常规单纯腹腔化疗疗效好，能延长患者生存期，并未增加不良反应。何政等[13]发现 CD55 基因对胰腺癌细胞系 BxPC-3 细胞迁移、侵袭和成瘤能力有调控作用，可望成为胰腺癌新的治疗靶点。张海峰等[14]对 35 例胰腺癌手术患者术前行血清 CA242 水平检测，发现胰腺癌患者 CA242 升高提示预后不良，检测 CA242 水平有助于胰腺癌病情及预后判断并指导个体化治疗。郭晓钟等[15]观察 KAI1 诱导的自噬在人胰腺癌 MiaPaCa-2 细胞中凋亡的分子途径，发现其通过抑制细胞中半胱氨酸蛋白酶活化和 PARP 裂解拮抗 KAI1 诱导的凋亡。王正松等[16]检测胰腺癌患者 K-ras 基因突变位点，发现 K-ras 基因突变与胰腺癌有显著相关性，且第 12 密码子为热门突变位点。王巍等[17]采用 Tjp-2 siRNA 转染仓鼠胰腺癌细胞，发现 Tjp-2 表达降低可增强胰腺癌细胞的侵袭能力，Tjp-2 可作为胰腺癌治疗的新靶点。吉顺荣等[18]通过流式细胞术发现胰腺癌患者外周血中 $CD8^+$ $CD28^+$ T 淋巴细胞的比例下降和功能减退，E-钙黏蛋白/αEβ7 信号通路异常。刘文佳等[19]研究发现经卡介苗活化的胰腺癌树突状细胞疫苗生物活性增加，可通过 TRAIL 直接杀伤肿瘤细胞，且瘤内注射免疫治疗肿瘤作用更强。向俊峰等[20]探讨亚硝酸钠对胰腺癌细胞系 PANC-1 生长的影响，发现亚硝酸钠抑制 PANC-1 细胞的生长，促进细胞凋亡。张杰等[21]*研究认为 EUS-FNA 标本中 S100A6 基因 mRNA 在 PDA 中高水平表达，具有良好的术前诊断价值。罗国培等[22]发现可切除性胰腺癌患者血清 CA-199 水平明显低于不可切除患者，血清 CA-199 水平可作为辅助性手段用于胰腺癌可切除性的判断。张勇等[23]发现 STAT3 shRNA 可降低 Panc-1 细胞中 STAT3 mRNA 以及蛋白的表达，抑制 Panc-1 细胞增殖，增加吉西他滨的化疗敏感性。梁瑾瑜等[24]通过分析胰腺癌患者超声造影定量参数与肿瘤微血管密度，认为定量超声造影可初步评估胰腺癌肿瘤微血管密度。田笑等[25]回顾性分析胰头部肿块型慢性胰腺炎与胰头癌患者 CT 资料，认为 CT 检查对胰头部肿块型慢性胰腺炎与胰头癌的诊断有重要意义。丁庆国等[26]通过分析胰腺癌组及对照组的胰腺 DW1 特点，认为 DW1 可清晰显示胰腺癌病灶及转移灶，对胰腺癌诊断及分期有重要价值。李世岩等[27]通过对比术前超声双重造影及术后结果，发现超声双重造影可准确评价胰腺癌对胰周血管的侵犯情况。张静等[28]分析认为胰腺癌伴梗阻性黄疸患者胆汁培养以革兰阴性菌为主，高龄、胆管手术史、下段梗阻及 APACHEⅡ＞4 分是感染独立危险因素。方圆等[29]回顾性分析壶腹癌患者临床资料，认为壶腹周围癌预后好于胰腺癌，壶腹周围癌起源部位、淋巴结转移与预后密切相关。邹晓平等[30]*研究发现 EUS 引导下腹腔神经丛阻滞术可安全有效地缓解晚期胰腺癌所致癌性腹痛。张敏敏等[31]研究发现谐波造影增强超声内镜技术在胰腺疾病诊断中可安全、简便、准确地显示病灶血供情况，为胰腺疾病诊断提供帮助。韩文峰等[32]总结国产陀螺刀治疗胰腺癌临床资料，认为陀螺刀治疗胰腺癌初期疗效较好，毒副作用低，但远期疗效需进一步观察。左朝晖等[33]研究发现胰十二指肠切除术是胰头癌有效的治疗方法，扩大胰十二指肠切除术提高了手术切除率，Roux-Y 胆肠吻合术是胰头癌重要的姑息治疗方法。陈坚等[34]回顾性研究发现立体定向放射治疗、高强度聚焦超声、化学治疗均为晚期胰腺癌患者可选择的有效手段，联合治疗效果较单纯治疗佳。宋堃等[35]对吉西他滨治疗进展期胰腺癌的 RCT 进行荟萃(Meta)分析，认为吉西他滨联合用药的客观缓解率、1 年生存率、获益率高于吉西他滨单独用药组。王楠娅等[36]探讨高强度聚焦超声(HIFU)联合吉西他滨治疗不可切除胰腺癌的疗效和安全性，认为HIFU是一种安全、无创、疗效确切的治疗胰腺癌方法。Guo Q等[37]通过对人胰腺癌细胞株进行聚焦超声照射发现聚焦超声照射阈值的升高提高了人胰腺癌细胞凋亡的比例。

(董元航　陈　燕　杜奕奇)

参考文献

1　王连才，等.中华肝胆外科杂志，2012，18(7)：503
2　刘　辰，等.中华肝胆外科杂志，2012，18(6)：442
3　程卓鑫，等.中华外科杂志，2012，50(5)：446
4　孙国贵，等.中国综合临床，2012，28(4)：435
5　阳昌军，等.医学临床研究，2012，29(5)：925
6　白纪刚，等.陕西医学杂志，2012，41(3)：300
7　肖卫东，等.山东医药，2011，51(43)：20
8　杜继东，等.山东医药，2011，51(40)：85
9　王　伟，等.第二军医大学学报，2012，33(3)：265
10　李　伟，等.中华消化杂志，2012，32(1)：42
11　王　铮，等.第三军医大学学报，2012，34(4)：279
12　张念华，等.新医学，2012，43(1)：19
13　何　政，等.山东医药，2012，52(7)：1
14　张海峰，等.山东医药，2012，52(7)：21
15　郭晓钟，等.中华消化杂志，2011，31(12)：817
16　王正松，等.第三军医大学学报，2011，33(21)：2300
17　王　巍，等.重庆医学，2012，41(17)：1713
18　吉顺荣，等.上海医学，2012，35(4)：316
19　刘文佳，等.临床肝胆病杂志，2012，28(8)：592
20　向俊峰，等.肝胆胰外科杂志，2012，24(3)：236
21*　张　杰，等.中华消化杂志，2012，32(5)：320
22　罗国培，等.中华肝胆外科杂志，2012，18(6)：436
23　张　勇，等.江苏医药，2011，37(19)：2255
24　梁瑾瑜，等.中华肝胆外科杂志，2012，18(3)：188
25　田　笑，等.实用放射学杂志，2011，27(8)：1196
26　丁庆国，等.中国临床医学影像杂志，2012，23(5)：358
27　李世岩，等.中华超声影像学杂志，2012，21(3)：209
28　张　静，等.中华医院感染学杂志，2012，22(1)：93
29　方　圆，等.中国实用外科杂志，2012，32(8)：652
30*　邹晓平，等.中华消化内镜杂志，2011，28(11)：623
31　张敏敏，等.中华消化内镜杂志，2011，28(11)：627
32　韩文峰，等.山东医药，2012，52(28)：50
33　左朝晖，等.中华肿瘤杂志，2011，33(12)：933
34　陈　坚，等.中国肿瘤临床，2011，38(23)：1453
35　宋　堃，等.中华外科杂志，2011，49(9)：839
36　王楠娅，等.临床肝胆病杂志，2011，27(11)：1193
37　Guo Q, et al. Chin Med J, 2012, 125(12)：2089

(三) 胰腺其他疾病

夏菁等[1]回顾了245例患者的结果，发现行胰头部肿块术中组织芯活检是判断胰头部肿块性质的较为安全、有效而准确的方法，与病理切片诊断符合率高，可为手术决策提供依据。蔡丽蓉等[2]报道了一例胰腺上皮样血管平滑肌脂肪瘤，行胰头肿瘤切除术，术后随访7月，复查未见肿瘤复发。周江蛟等[3]回顾既往文献中报道的569例无功能胰岛细胞瘤患者资料，结果显示超声和CT可作为首选检查方法，而外科手术是有效治疗手段。周泉波等[4]对24例胰腺实性假乳头状肿瘤患者进行回顾性研究，发现其为一种低度恶性肿瘤，诊断需要综合分析临床、影像及病理组织的特征，根治性切除术对患者有益。颜丽芬等[5]回顾了21例胰腺实性假乳头状瘤患者的资料，比较术前CT及MRI表现与病理结果，发现影像学检查能反应其病理特点。杨蕾等[6]回顾性分析了12例经内镜诊治的胰腺导管内乳头状黏液性肿瘤患者，发现影像学检查有独特表现，而ERCP对诊治有重要意义。

(于齐宏　杜奕奇)

参考文献

1　夏　菁，等.肝胆胰外科杂志，2011，23(5)：377
2　蔡丽蓉，等.中华消化杂志，2012，32(1)：63
3　周江蛟，等.中华肝胆外科杂志，2012，18(3)：180
4　周泉波，等.中华肝胆外科杂志，2012，18(7)：499
5　颜丽芬，等.中国实用外科杂志，2012，32(2)：141
6　杨　蕾，等.临床肝胆病杂志，2012，28(2)：108

十、胃肠动力障碍性疾病

陈英等[1]选取80例难治性功能性消化不良患者，随机分为药物组及CTPAG组，疗程10天，疗效评价提示CTPAG组的显著疗效率均高于药物组，CTPAG组的中度抑郁、焦虑百分比显著低于口服药物组($P<0.05$)。唐海英等[2]应用^{99m}Tc-Ec标记的固体核素显像法检测FD患者的固体食物排空及餐后胃内容物分布情况，结果显示FD患者的胃排空与症状之间存在不一致，胃内食物分布异常可能是FD患者产生消化不良症状的原因。吴奕军等[3]将140例FD患者随机分为对照组及联合多虑平治疗组，疗程4周，认为莫沙必利联合多虑平治疗FD能够显著改善临床症状，治疗效果较佳。王晓林等[4]采用焦虑、抑郁自评双量表对餐后不适综合征和上腹疼痛综合征各40例患者作问卷调查，结果提示功能性消化不良亚型与焦虑和抑郁均存在密切联系。王百惠等[5]观察给予nesfatin-1刺激后对大鼠离体胃环形肌收缩活动的调节作用，研究发现nesfatin-1对大鼠胃平滑肌的收缩具有明显的抑制作用，呈剂量依赖性，且胃底、体的效果显著强于胃窦。姚学敏等[6]对行胃镜检查患者分别根据罗马

Ⅱ、Ⅲ标准分型，符合罗马Ⅲ标准FD患者同时合并焦虑和抑郁时，症状总积分最高，认为罗马Ⅲ标准在临床实际中更易理解和运用。张海英等[7]将92例FD患者分为对照组及实验组（依托必利片联合复方消化酶胶囊），疗程4周，结果表明实验组治疗有效率明显提高，起效时间缩短。杨春敏等[8]检测两组受试者临床疗效以及血浆相关激素的浓度，认为CTPAG治疗难治性消化不良疗效优，且与血浆胃动素水平上调，血浆瘦素、降钙素基因相关肽水平下调有关。Sun等[9]研究35名功能性便秘患者与自身注意力和情绪状态的关系，认为功能性便秘患者更易合并神经症人格，并且在该类患者中可能存在脑功能障碍和注意缺失。Tas等[10]进行一项前瞻性研究，探索口臭与胃食管反流感染之间的关系，认为口臭与严重上消化道症状密切相关，但与食管炎等胃镜检查发现无相关性。

纪昌林等[11]探讨白细胞介素（IL）-10启动子区基因多态性与肠易激综合征（IBS）的关系，认为IL-10启动子区域-819位点T/T基因型可能与IBS发生有关。沈峰等[12]报道，IBS是上海松江社区成人的多发病，胃肠道感染史、腹部手术史、服用抗生素及止痛药物、嗜好辛辣食物、焦虑及失眠可能是IBS患病的危险因素。杨晓鸥等[13]检测炎症性肠病（IBD）和肠易激综合征（IBS）患者粪便钙卫蛋白（FCP），发现68.76 μg/g可作为最佳的诊断临界点，FCP对于鉴别IBD与IBS具有较高的价值。李正阳等[14]报道不同亚型IBS结肠组织中胰高糖素样肽（GLP）-1受体的表达水平不同，血清GLP-1水平也不同，提示GLP-1及其受体的改变可能与IBS不同亚型的发生有关。陈惠新等[15]采用阿森斯睡眠障碍量表（AIS）对IBS患者（63例）及健康体检志愿者（51例）进行问卷调查，认为IBS患者存在入睡时间、夜间苏醒和总睡眠质量3个因子和AIS总分异常。常颖等[16]报道，结肠黏膜SERT mRNA及蛋白的水平与IBS患者的躯体及心理症状相关，而SERT蛋白含量越少越容易出现躯体化、焦虑、抑郁和敌对的情绪表现。王巧民等[17]报道，腹泻型IBS存在着肠道菌群变化，利福昔明能改善IBS总体症状和单项症状，能维持到停药后4周，不良反应少，利福昔明能安全有效的用于治疗IBS。郭凌云等[18]报道，马来酸曲美布汀对寒冷束缚应激大鼠结肠平滑肌收缩的影响可能是通过大鼠结肠平滑肌细胞BKca通道mRNA、蛋白表达上调和RyR mRNA表达上调而起作用。兰英等[19]系统评价益生菌制剂对肠易激综合征的疗效，认为益生菌制剂能有效改善肠易激综合征的总体症状，尤其是腹痛和腹胀等方面。杨长青等[20]探索内脏高敏感性大鼠中肥大细胞的作用，认为急性冷束缚应激（ACRS）引起的内脏高敏感具有肥大细胞依赖性，旋毛虫感染和ACRS均可引起TRPV1和pERK蛋白表达增加。邓琴等[21]在慢性综合应激大鼠模型探索Cajal细胞（ICC）在损伤中的作用，结果提示Th2免疫应答相关炎症性因子产生增加，其可能通过调控TMEM16A表达参与ICC的损伤。

（王云锋　林　寒）

参 考 文 献

1 陈　英，等. 胃肠病学和肝病学杂志，2012，21(2)：150
2 唐海英，等. 临床消化病杂志，2011，23(5)：276
3 吴奕军，等. 临床消化病杂志，2011，23(6)：379
4 王晓林，等. 临床内科杂志，2011，28(9)：615
5 王百惠，等. 中华消化杂志，2012，32(6)：417
6 姚学敏，等. 中华消化杂志，2012，32(5)：303
7 张海英，等. 临床消化病杂志，2012，24(4)：244
8 杨春敏，等. 胃肠病学和肝病学杂志，2012，21(8)：754
9 Sun Yi, et al. Chin Med J, 2012，125(23)：486
10 Tas A, et al. Chin Med J, 2011，124(22)：3707
11 纪昌林，等. 中华消化杂志，2011，31(10)：669
12 沈　峰，等. 中华消化杂志，2011，31(10)：663
13 杨晓鸥，等. 临床消化病杂志，2011，23(5)：259
14 李正阳，等. 中华消化杂志，2012，32(4)：249
15 陈惠新，等. 胃肠病学和肝病学杂志，2012，21(5)：444
16 常　颖，等. 中华消化杂志，2012，32(5)：307
17 王巧民，等. 中华消化杂志，2012，32(7)：482
18 郭凌云，等. 中华消化杂志，2012，32(7)：450
19 兰　英，等. 胃肠病学和肝病学杂志，2011，20(9)：809
20 杨长青，等. 北京大学学报(医学版)，2011，43(6)：809
21 邓　琴，等. 胃肠病学和肝病学杂志，2012，21(8)：750

十一、腹水及腹膜、腹膜后和肠系膜疾病

(一) 腹水

王婷婷等[1]对74份临床腹水标本进行高迁移率族蛋白B1（HMGB1）检测，发现炎症性和肿瘤性渗出液的HMGB1水平高于漏出液（$P<0.01$），而炎症性渗出液的HMGB1/总蛋白比值高于肿瘤性渗出液（$P<0.01$）；腹水HMGB1对渗出液鉴别敏感度为90%时，其特异性为80%。认为腹水HMGB1对腹水性质的鉴别有较好的临床意义。文丽明等[2]对107例良性腹水及47例恶性腹水采用细胞学检查、染色体分析技术和肿瘤标记物联合检测，结果显示联合检测诊断恶性腹水的灵敏度为95.7%，特异性为85.6%，准确度为87%，均显著高于单一项目检测。在腹水治疗方面，翟凤钰等[3]报道采用重组人p53腺病毒注射液联合顺铂治疗23例恶性腹水，完全缓解8例，部分缓解11例，稳定2例，有效率82.6%，疾病控制率

91.3%，中位无进展生存时间4.1个月，中位生存总时间8.6个月，1年生存率21.7%。陈非等[4]观察腹腔热灌注(IPCH)联合全身化疗对恶性腹水的疗效，结果显示IPCH联合全身化疗组的完全缓解率、部分缓解率及临床受益率(分别为38.5%、42.3%及90.3%)均高于单纯全身化疗组(分别为14.0%、16.0%及66.0%)，而两组不良反应发生率无明显差异。

(二)腹膜、腹膜后和肠系膜疾病

刘慧荣等[5]报道84例晚期腹腔肿瘤患者行腹腔热灌注化疗联合局部内生场热疗，完全缓解13例(24%)，部分缓解17例(29%)，轻微缓解34例(40%)。治疗后疼痛程度明显改善，生活质量(KPS)评分及主要症状改善缓解率为86.9%。王亚丽等[6]报道腹腔多发间质瘤1例。

王超等[7]总结分析5例恶性腹膜间皮瘤的诊治经验，认为该病初期可无临床症状，早期诊断困难，且易与其他疾病混淆，延误治疗。姚丹等[8]对23例经手术病理证实的腹膜假性黏液瘤的CT表现进行分析，将其分成肿块型、腹水型和混合型3型。研究显示该CT分型与临床符合率分别为60%、67%和100%，对临床制定手术方案有一定指导意义。

张建都等[9]回顾分析34例原发性腹膜后肿瘤的临床资料，发现其B超和CT的诊断率分别为76.5%和94.1%；肿瘤完全切除20例(58.8%)，其中联合脏器切除5例(14.7%)。认为B超和CT是其主要诊断手段，完全切除肿瘤是治疗的关键和影响预后的重要因素。李刚等[10]报道7例腹膜后促纤维增生性小圆细胞瘤病例。此外，关于腹膜后肿瘤的个案报道还有原始神经外胚层肿瘤[11]、多发巨大恶性神经内分泌肿瘤[12]、恶性蝾螈瘤[13]、异型性平滑肌瘤术后延伸至心脏[14]、异位嗜铬细胞瘤合并降结肠癌[15]等。

陈彬彬[16]回顾分析21例肠系膜上动脉血栓形成患者的临床资料，认为D-二聚体检测有助于早期诊断，治疗应以手术为主，合理的术中处理可预防术后短肠综合征。王潞等[17]报道疑似主动脉夹层的肠系膜动脉血栓形成1例。蔡明岳等[18]收集2例孤立性腹腔干并肠系膜上动脉(SMA)夹层的临床资料，并结合文献报道的119例病例，对孤立性内脏动脉夹层(IDVA)的诊治进行分析总结。认为增强CT或MRI是其主要诊断方法，大部分IDVA可选择保守治疗；而对动脉破裂、管腔阻塞及保守治疗中夹层进展者，需行腔内介入或外科手术治疗。杨涛等[19]总结分析15例肠系膜上静脉血栓(MVT)经皮经肝穿刺门静脉-肠系膜上静脉置管溶栓治疗的临床效果，结果显示所有患者均成功置管，血管再通率73.3%(11/15)，未出现全身系统出血病例。随访6～36个月，无门静脉系统血栓加重及复发病例。李康军等[20]对4例肠系膜囊肿的CT结果进行分析，其中囊肿多房1例，单房3例；肿块直径大于10 cm 2例，小于10 cm 2例；结肠系膜囊肿3例，小肠系膜囊肿1例；囊肿浆液性2例，乳糜淋巴液性2例；伴出血1例。认为CT能直观快速确定囊肿的结构及部位，并可发现继发感染、脓肿等并发症，为治疗提供有效支持。赵学梅等[21]回顾分析146例小儿急性肠系膜淋巴结炎的临床资料，认为该病以发热、腹痛为主要症状，缺乏典型的临床表现，容易误诊。王付龙等[22]报道自发性孤立性肠系膜纤维瘤病1例。

(施　斌)

参考文献

1　王婷婷，等. 中华医院感染学杂志，2011，21(19)：3989
2　文丽明，等. 医学临床研究，2012，29(4)：765
3　翟凤钰，等. 山东医药，2011，51(45)：61
4　陈　非，等. 重庆医学，2011，40(34)：3465
5　刘慧荣，等. 山东医药，2011，51(35)：69
6　王亚丽，等. 实用放射学杂志，2011，27(11)：1783
7　王　超，等. 江苏医药，2012，38(5)：610
8　姚　丹，等. 中国临床医学影像杂志，2012，23(2)：122
9　张建都，等. 四川医学，2011，32(8)：1240
10　李　刚，等. 中华泌尿外科杂志，2012，33(4)：320
11　钱晶晶，等. 中华肿瘤杂志，2011，33(8)：573
12　贺　梁，等. 中华外科杂志，2012，50(7)：667
13　钟丽云，等. 中华超声影像学杂志，2011，20(12)：1039
14　佐满珍，等. 天津医药，2012，40(2)：191
15　严以惠，等. 中华消化杂志，2012，32(5)：346
16　陈彬彬. 新医学，2011，42(12)：823
17　王　潞，等. 中国综合临床，2012，28(5)：552
18　蔡明岳，等. 中华内科杂志，2011，50(9)：743
19　杨　涛，等. 中国综合临床，2012，28(3)：238
20　李康军，等. 吉林医学，2012，33(7)：1445
21　赵学梅，等. 宁夏医学杂志，2011，33(11)：1085
22　王付龙，等. 中国实用外科杂志，2012，32(3)：260

文　选

非糜烂性食管炎放大胃镜图像特点的研究　[中华消化内镜杂志，2011，28(9)：506]南方医大南方医院关婧等探讨了放大内镜下非糜烂性食管炎(NERD)的细微改变及其对NERD的诊断价值。作者观察了从2007年4月至2008年1月间70例NERD患者、70例糜烂性胃炎(EE)、48例Barrett食管及正常志愿者

48例。使用Olmylpus FIG－Q240Z电子放大内镜，在齿状线处调整胃镜焦距，放大观察食管黏膜、血管、齿状线及小凹的形态特点。结果显示，放大胃镜下NERD的齿状线及黏膜小凹形态更接近正常对照组，差异无统计学意义；对于放大胃镜下图像特点，无法通过齿状线和黏膜小凹形态这两个观察指标区分NERD患者与正常人群。NERD组28.6％的食管黏膜出现白色增生改变，22.9％的黏膜粗糙不平，而在正常对照组中这些黏膜改变较少，主要为平坦光滑型黏膜。在血管形态的分布上，NERD组与EE组、BE组差异无统计学意义，与正常组差异有统计学意义。正常组血管形态以细直型(72.9％)为主，而NERD组除41.1％的细直型外，螺旋型占21.4％，不规则型占24.3％。故NERD组区别于正常组的胃镜下细微改变主要为齿状线上黏膜及血管的改变。作者认为大部分NERD患者在放大内镜下具有特殊表现如黏膜表面浑浊、发白、粗糙不平，且一部分有白色颗粒样增生，血管扩张、呈螺旋型，延伸至齿状线下方区，可作为非糜烂性食管炎放大内镜下诊断提示。

（张　玲）

述　评　GERD作为一种慢性疾病，长期困扰患者，并影响其工作和生活，GERD的3种疾病形式中EE和BE可通过胃镜检查和病理组织检查准确诊断。而占临床大多数的NERD有EE相似的症状但普通胃镜下无明显异常。由于本病目前尚无非常可靠的诊断标准，即使24小时pH值监测，敏感度也低于90％，且属侵入性方法，在大规模流行病学调查中也不易被接受，所以有关本病患病率的文献报道及诊断多建立在症状学的基础上。但在近年来的国内外研究已通过透射电镜及色素内镜等检查技术发现NERD也存在与EE相似的微小改变。故临床放大胃镜的使用及推广对于食管微小病变观察具有更简易更直观的意义。高分辨放大胃镜能够发现在普通胃镜下看似正常的细微改变。

（邹多武）

维甲酸受体β2和p16INK4α基因甲基化在食管鳞癌患者肿瘤组织和外周血中的表达　［中华肿瘤杂志，2012，34(6)：441］浙江省立同德医院王长春等探讨血浆RARβ2和p16INK4α甲基化对食管鳞癌手术彻底程度的参考价值以及其与食管鳞癌患者临床病理特征的关系。采用实时甲基化特异性聚合酶链反应(real－time MSP)技术对76例食管鳞癌患者肿瘤组织、配对的癌旁正常组织、术前1天、术中(手术刚结束时)和术后第7天外周血游离DNA中RARβ2和p16INK4α基因的甲基化状态进行检测。随机选取60例年龄配对的健康志愿者外周血浆DNA作为对照。结果RARβ2和p16INK4α基因在食管鳞癌组织中的甲基化率分别为72.4％(55/76)和86.8％(66/76)，在患者术前外周血中的甲基化率分别为63.2％(48/76)和71.1％(54/76)，二者具有良好的一致性。外周血游离DNA中RARβ2和p16INK4α基因的甲基化与肿瘤病理分期、淋巴结转移以及神经脉管浸润均相关(均$P<0.05$)，外周血游离DNA中RARβ2基因的甲基化还与患者的肿瘤家族史相关($P=0.023$)，p16INK4α基因的甲基化还与肿瘤的浸润程度相关($P=0.037$)。

（薄陆敏）

述　评　恶性肿瘤的发生、发展、侵袭和转移与多个基因和多个分子的表达水平密切相关。肿瘤DNA存在于患者的外周血中，源于肿瘤的DNA甲基化能够在外周血中检测到。MSP技术的敏感性很高，可检测出1 ml血中的单个肿瘤细胞，并且能够从1 000个未甲基化的基因拷贝中检测出1个甲基化基因。外周血DNA甲基化检测可反映肿瘤的进展程度、机体的荷瘤状态和手术的彻底程度，并有可能作为肿瘤复发的随访指标。

（邹多武）

定量分析碘染后色变数据诊断早期食管癌的初探　［中华消化内镜杂志，2012，29(4)：208］东南大学附江阴医院叶武等为探讨计算机定量分析食管粘膜碘染色后的色变数据在诊断早期食管癌中的价值，先后分析了2010年7月至2011年7月东南大学附属江阴医院消化内科行食管碘染色检查的58例患者(男性41例，女性17例，年龄35～76岁，平均61岁)的内镜图像，共发现62个异常染色灶，其中黏膜组织慢性炎症19个，低级别上皮内瘤变13个，高级别上皮内瘤变11个，鳞状细胞癌19个。颜色分量参数R/R’(红色)及H/H’(色调)在食管炎症、低级别上皮内瘤变、高级别上皮内瘤变及癌变等4组不同病理改变间均有统计学差异。作者认为，在内镜碘染色的基础上，通过计算机辅助进行颜色定量分析，可以增强对于病灶识别的敏感性；同时，计算机定量分析食管黏膜碘染色后的色变数据H/H’及R/R’能较好地反映病灶的病理性质，帮助提高活检的准确性并有望提高食管早期癌的诊断率。

（王　伟）

述　评　目前食管癌的早期诊断主要采用内镜普查加碘染色和指示性活检来提高其诊断率，但食管上皮癌变或异性增生、炎症等病变，碘液均表现为不染区或淡染区，无特异性，进而导致染色情况的判断易受操作者主观因素的影响。在图像颜色显示与分析中，任何一种颜色都可以用特定参数模型(包括RGB、HIS等多种颜色空间)进行表达，因此，作者认为通过计算机图像分析软件对内镜下染色后图像的颜色变化进行定量分析，可增强对病灶识别的敏感性并减少主观性，这对食管癌的早期诊断提供了一个新的方向。但是，该研究仅为初步探索，尚需通过进一步多中心大样本研究，得出 H/H'及 R/R'参数对于不同病理改变的参考值，并整合到普通胃镜操作系统中，对临床实践才具有指导意义。

（邹多武）

磷脂酰肌醇 3-激酶在食管鳞状细胞癌中的表达及其临床意义　[中华肿瘤杂志，2011，33(8)594]河北医大四院张艳等探讨磷脂酰肌醇 3-激酶(PI3K)在食管鳞状细胞癌中的表达及临床意义。收集了该院 2002～2004 年间行手术切除并经病理证实为食管鳞癌的 91 例石蜡标本(其中高分化 6 例，中分化 52 例，低分化 33 例；淋巴结转移 31 例，无淋巴结转移 60 例；0～Ⅰ期 8 例，Ⅱ期 57 例，Ⅲ期 5 例，Ⅳ期 21 例)及 2009 年 3～5 月手术切除的 30 例新鲜标本(其中高分化 4 例，中分化 20 例，低分化 6 例；淋巴结转移 12 例，无淋巴结转移 18 例)；分别采用免疫组化 SP 法及 RT-PCR法检测了 PI3K 在石蜡标本中的蛋白表达及其在新鲜标本中的 mRNA 表达情况，并分析了 PI3K 表达与临床病理指标及预后的关系。结果显示，PI3K 蛋白在食管鳞癌及正常食管粘膜中的阳性表达率分别为 86.8%和 10.0%($P<0.001$)，其表达强度与肿瘤分化程度($r=0.351$)、侵袭深度($r=0.210$)及临床分期($r=0.240$)有关($P<0.05$)。PI3K mRNA 在食管鳞癌组织及癌旁正常组织中的相对表达量分别为 0.675 ± 0.029 和 0.349 ± 0.073($P<0.05$)，其表达与肿瘤分化程度、侵袭程度及临床分期有关($P<0.05$)。Kaplan-Meier 单因素回归分析显示 PI3K 蛋白表达、分化程度、侵袭深度、有无淋巴结转移、临床分期、有无脉管瘤栓、残端是否阳性与患者预后相关($P<0.05$)；COX 多因素回归模型分析显示肿瘤临床分期、侵袭深度及残端阳性与患者预后相关($P<0.05$)，而 PI3K 蛋白表达与预后无关($P=0.226$)。作者认为 PI3K 蛋白和 mRNA 在食管鳞癌组织中的表达水平明显增高，PI3K 基因在食管鳞癌发生及发展中起促进作用。PI3K 蛋白表达增强提示食管鳞癌患者预后差，可以作为判断食管鳞癌预后的辅助指标。

（王　伟）

述　评　肿瘤的发生涉及多种细胞事件及生理过程，PI3K 是一种磷脂酰胆碱激酶，参与调节细胞的分裂、分化和凋亡细胞的生长信号调控。本研究采用免疫组化和逆转录聚合酶链反应(RT-PCR)分别检测 PI3K 在食管鳞癌及正常食管黏膜组织中蛋白和 mRNA 的表达，结果显示，PI3K 蛋白和 mRNA 在食管鳞癌组织中的表达水平均明显增高，且 PI3K 的表达与肿瘤分化程度、侵袭深度、临床分期等有关，提示 PI3K 的异常表达在食管鳞癌发生及发展中发挥重要作用。此外，单因素及多因素回归模型分析结果提示 PI3K 可以作为判断食管鳞癌预后的辅助指标。该研究进一步揭示了 PI3K 作为一个关键的细胞调节因子在肿瘤发生及发展中的重要价值，为食管鳞癌的发病机制研究、早期诊断及基因治疗提供了新的分子靶标。

（邹多武）

食管早期癌和癌前病变超声内镜诊断及内镜下食管黏膜切除术的临床研究　[胃肠病学和肝病学杂志，2011，20(9)：785]解放军 150 中心医院武育卫等探讨了食管早期癌和癌前病变超声内镜诊断价值及内镜下食管黏膜切除术的临床治疗价值。作者对 61 例食管早期癌和癌前病变行超声内镜探测病变浸润深度，位于黏膜层及黏膜肌层的食管早期癌和癌前病变行内镜下食管黏膜切除术(EMR)，位于黏膜下层的食管早期癌行外科手术治疗。EMR 术 28 例，外科手术 33 例。比较超声内镜和术后病理判断病变浸润深度。结果超声内镜判断食管黏膜内癌的特异性和敏感性为 94.1%(48/51)、98.0%(48/49)；黏膜下癌的特异性和敏感性为 80.0%(8/10)、72.7%(8/11)；鉴别黏膜内癌及黏膜下癌浸润深度准确率为 91.8%(56/61)。28 例 EMR 术后病理：14 例食管早期癌和 12 例食管黏膜中重度异型增生完全切除，完全切除成功率为 92.9%(26/28)，观察 3～45 个月无复发。作者认为超声内镜能较准确鉴别食管早期癌和癌前病变浸润深度，黏膜切除术治疗食管早期癌和癌前病变是安全有效的内镜治疗方法。

（张　玲）

述　评　我国食管癌的发病率和死亡率均较高，早期诊断和早期治疗是疾病控制的关键。超声内镜检查是目前诊断食管早期癌和癌前病变的主要方法，能判断浸润深度，为正确选择内镜治疗或外科手术提供依据。在食管早期癌方面内镜治疗有术后创伤小、痛苦少、恢复快、费用低、并发症少、生活质量高等优势，并与外科手术具有相似的治疗效果。目前内镜治疗虽应用广泛，但尚缺乏系统、全面、大样本的临床研究以评价其诊疗效果，未来期待有更多相关数据以指导临床。

（邹多武）

Ras 同源基因家族成员 I 基因在胃癌细胞中下调核因子-κB 信号转导通路转录活性　[消化杂志 2012，32(1)：37]厦门大学附中山医院杨奕轩等研究了 Ras 同源基因家族成员 I(RH I)与 NF-κB 之间的相互关系以及在胃癌发生发展中的可能机制。利用前期构建的 pIRES2 - EGFP - ARH I 重组质粒和其保存的 NF - κB 报告基因质粒共转任胚胎肾 293T 细胞，根据荧光素酶反应测定 NF - κB 转录激活能力。通过 siRNA 方法干扰胃癌 MKN - 28 细胞株中抑制 ARH I 的表达，检测器 NF - κB 磷酸化水平以及细胞核内 NF -κB 的变化情况。结果发现 ARH I 可下调 NF - κB 的转录激活能力；且使胃癌细胞株中 NF - κB 的磷酸化降低，减少入核从而发挥抑癌作用。

（王玉琼　高　军）

述　评　ARH I 是一种母源性印迹的抑癌基因，抑制肿瘤的生长、转移、侵袭，其抑癌作用的分子机制尚未明确。NF - κB 作为一种重要的转录因子对众多基因发挥调节作用，其大部分功能都是在核内所实现。本研究不仅证实 ARH I 能下调 NF - κB 磷酸化水平，且证实 ARH I 可改变 NF - κB 蛋白的核内外分布，进而发挥抑癌作用。这些结论证明了 ARH I 在胃癌中是一种抑癌基因，同时解释了其具体的抑癌机制，为胃癌的发生机制提供了重要线索，而且为通过干预 NF - κB 表达进行肿瘤治疗提供新的理论依据。

（高　军）

Beclin1 和 PTEN 蛋白在胃癌中的表达及预后价值　［中华消化杂志，2012，32(3)：170］上海长征医院李捷等应用组织芯片和免疫组织化学法检测 199 例胃癌及相应癌旁正常组织中 Beclin1 和 PTEN 蛋白的表达，并用 Western 印迹法检测 15 例新鲜胃癌及相应癌旁组织中 Beclin1 和 PTEN 蛋白的表达率，以探讨 Beclin1 和 PTEN 蛋白在胃癌发生过程中的意义及其对预后的影响。免疫组织化学法检测结果提示，癌组织中 Beclin1 和 PTEN 蛋白阳性表达率分别为 47.2%(94/199)和 55.8%(111/199)，均低于相应癌旁组织的表达率 94.5%(188/199)和 92.5%(184/199)，$P<0.01$］。胃癌组织中 Beclin1 和 PTEN 蛋白的低表达均与性别、分化程度、肿瘤浸润深度、淋巴结转移以及疾病分期有关($P<0.05$)。胃癌组织中 Beclin1 和 PTEN 的表达呈正相关($r=0.680$，$P<0.01$)。生存分析表明 Beclin1 和 PTEN 均是判断胃癌患者预后的独立因素。Beclin1 阳性患者的 5 年生存率为 67.0%(63/94)，阴性者为 33.30(35/105)；PTEN 阳性患者的 5 年生存率为 71.2%(79/111)，阴性者为 21.6%(19/88)(P 均<0.01)。Western 印迹法检测结果提示胃癌标本中 Beclin1 和 PTEN 蛋白含量明显低于相应癌旁正常组织(P 均<0.01)。研究结果提示，Beclin1 和 PTEN 的异常表达可能和胃癌的发生发展相关。

（刘牧云　高　军）

述　评　胃癌的生物学特性影响其预后，而对胃癌的准确诊断和预后的探讨有着巨大的临床意义。本研究证实，胃癌组织中 Beclin1 和 PTEN 蛋白阳性表达率均低于相应癌旁组织的表达率，且胃癌组织中 Beclin1 和 PTEN 的表达呈正相关，低表达均与性别、分化程度、肿瘤浸润深度、淋巴结转移以及疾病分期有关。生存分析进一步表明，Beclin1 和 PTEN 均是判断胃癌患者预后的独立因素。本研究对 Beclin1 和 PTEN 两种蛋白在胃癌的临床诊断、预后判断及其在胃癌发生发展中的作用进行了有益的探索，有潜在临床应用前景。

（高　军）

胃癌中 PTEN 和 p - AKT 蛋白的表达及其临床意义与预后分析　［肿瘤，2012，32(4)，281］上海第一人民医院薛鹏等收集 229 例随访超过 5 年的胃癌患者肿瘤组织标本，制作成组织芯片，应用免疫组织化学的方法检测 PTEN 和 p - AKT 蛋白的表达，并将检测结果与患者的临床病例特征和生存期进行统计分析。结果发现：胃癌组织中 PTEN 和 p - AKT 蛋白的阳性表达率分别为 45.9%和 55.9%，均高于相应癌旁组织($P<0.05$)。PTEN 和 p - AKT 蛋白表达与肿瘤 TNM 分期、浸润深度和脉管浸润有关($P<0.05$)；PTEN 蛋白在肠型胃癌组织中的阳性表达率较弥漫型胃癌组织中高，差异有统计学意义($P<0.05$)；p - AKT 蛋白表达与 Lauren 分型无关，但与淋巴结转移有关($P<0.01$)。PTEN 蛋白阳性表达和阴性表达患者的生存期无明显差异($P>0.05$)，p - AKT 蛋白阳性表达患者的生存率低于阴性表达者，差异有统计学意义($P<0.05$)。提示：PTEN 和 p - AKT 蛋白表达与胃癌的发生、发展、侵袭和转移相关。p - AKT 蛋白表达式胃癌的预后因素。

（孔祥毓　高　军）

述　评　中晚期胃癌预后差，临床缺乏有效治疗措施，靶向治疗显示出一定的应用前景。本研究通过收集随访超过 5 年的胃癌组织标本，通过免疫组化方法对 PTEN 和 p - AKT 两种蛋白进行了定量检测。发现两种蛋白在胃癌组织中高表达，且表达量与肿瘤 TNM 分型、浸润深度、脉管转移、病理学分型、淋巴结转移等临床资料相关。提示两种蛋白在胃癌诊断中有一定标志物功能，且为进一步靶向治疗提供基础。

（高　军）

智能染色内镜对早期胃癌的诊断价值探讨　［中华消化内镜杂志，2011，28(9)：502］武汉大学人民医院余世界等通过对疑似早期胃癌的患者分别行电子放大内镜、FICE 染色放大内镜、靛胭脂染色放大内镜检查。对疑似病灶的胃黏膜腺管及微血管形态的清晰程度进行评分比较，并对疑似部位进行靶向活检。结果发现 FICE 染色放大内镜与电子放大内镜、靛胭脂染色放大内镜在观察腺管结构显示方面差异无统计学意义。在观察微血管形态方面，FICE 染色放大内镜明显好于电子放大内镜、靛胭脂染色放大内镜。在诊断早期胃癌的敏感度、特异度以及与病理组织学的符合率方面 FIEC 染色放大内镜均明显高于电子放大内镜，且均与靛胭脂染色放大内镜相近。作者认为 FICE 染色放大内镜可以更方便地提供清晰的血管图像，有助于早期胃癌的诊断，提高活检检查的准确率。

述　评　世界胃癌年发病率为 13.86/10 万人。我国是胃癌的高发区，胃癌年患病率和死亡率均是世界平均水平的 2 倍多。早期胃癌手术后 5 年生存率可达到 90%～95%。本研究通过对早期胃癌患者分别行电子放大内镜、FICE 染色放大内镜、靛胭脂染色放大内镜检查进行对比研究。结果发现 FIEC 染色放大内镜均明显高于电子放大内镜，且均与靛胭脂染色放大内镜相近。FICE 染色放大内镜可以更方便地提供清晰的血管图像，有助于早期胃癌的诊断，提高活检检查的准确率，从而降低胃癌的死亡率。

（王凯旋）

幽门螺杆菌感染蒙古沙鼠模型胃黏膜菌群多样性研究　［第三军医大学学报，2012，34(9)：805］三军医大宋阳等分析了幽门螺杆菌(Hp)感染蒙古沙鼠模型胃黏膜菌群多样性，并探讨了 Hp 感染与胃内菌群的关系。作者采用直接灌胃法建立 Hp 感染蒙古沙鼠模型，以 50%乙醇＋抗生素混悬液为预处理液，分别建立了空白对照组(生理盐水＋Hp 培养基)、阴性对照组(预处理液＋Hp 培养基)、直接感染组(生理盐水＋Hp 菌液)及预处理感染组(预处理液＋Hp 菌液)，每组各 15 例，4 周后取胃黏膜进行 Hp 定植率的检测，同时提取细菌基因组 DNA，以此为模板采用聚合酶链反应-变性梯度凝胶电泳技术(PCR－DGGE)对黏膜局部菌群进行指纹图谱分析，并对特异性条带进行测序鉴定分析。结果预处理感染组 Hp 感染率为 93.3%，与直接感染组感染率(26.7%)有显著差异($P<0.05$)；各个实验组 PCR－DGGE 指纹图谱分析显示条带数量如下：空白对照组 21.6±2.5、阴性对照组3.3±1.1、直接感染组 14.6±2.4、预处理感染组7.2±2.2，提示各组间菌群多样性存在显著差异；将特异性条带和共同条带扩增回收后测序，用 BLAST 进行比对发现蒙古沙鼠胃内菌群结构以肠杆菌株为优势菌群，它与乳杆菌属及其他一些不可培养细菌共同组成，最终证实 Hp 感染与胃黏菌群结构的变化密切相关。

（安　薇）

述　评　近年来研究发现胃内存在大量微生物对机体免疫应答和生物屏障方面都有影响，而对胃内微环境的研究还处于初步阶段。该实验一方面证实了蒙古沙鼠胃内菌群结构的改变能影响 Hp 感染率，另一方面发现 Hp 定植后对胃内微环境也产生了不同影响，不仅仅是竞争性抑制其他细菌，同时还可促进了一些细菌的定植生长，提示 Hp 定植后对菌群的影响可能是通过改变微环境而产生的。由此提示，维持胃内正常微生态环境对 Hp 感染的防治是至关重要的，为益生菌辅助根除 Hp 感染奠定了基础。

（杜奕奇）

HT29 和 HCT116 结肠癌细胞无血清培养形成肿瘤干细胞球特性的差异性研究　［胃肠病学和肝病学杂志，2011，20(10)：892］上海瑞金医院冯燕君等以无血清培养法培养 HT29 和 HCT116 细胞，观察其在不同时间形成肿瘤干细胞球的差异，用限制性稀释法计算两者的成球率；流式细胞术分析 HT29 和 HCT116 细胞系中 CD44/CD24 的表达情况；裸鼠体内成瘤实验鉴定 HT29 细胞球与 HCT116 细胞球成瘤能力。以比较 HT29 和 HCT116 两种结肠癌细胞系中肿瘤干细胞的差异，初步探讨结肠癌干细胞研究模型。研究结果显示，无血清培养法发现 HCT116 较 HT29 更易形成肿瘤干细胞球且所需时间更短，即 HT29 在无血清培养的第 7 天开始形成规则的球体，而 HCT116 则在第 5 天就已形成规则的球体，HCT116 成球率(11.4±1.15)%高于 HT29(3.31±0.27)%，且差异有统计学意义($P<0.05$)；HT29 和 HCT116 中 $CD44^+/CD24^-$ 各细胞含量有显著差异，结果显示具有干细胞特性的 $CD44^+/CD24^-$ 结肠癌细胞在 HCT116 中所占比例(60.33±5.75)%明显高于 HT29(9.23±2.15%)%，差异有统计学意义($t=13.939$，$P<0.05$)；体内成瘤实验发现 HCT116 细胞球在裸鼠体内的成瘤能力明显强于 HT29 细胞球，HCT116 细胞球的成瘤速度及瘤体生长速度都较 HT29 细胞球快。研究结果提示，HT29 和 HCT116 结肠癌细胞都能在无血清培养基中存活并形成结肠癌干细胞球，但是 HCT116 更易形成细胞球，由于细胞球是干细胞的集合体，这提示在 HCT116 中肿瘤干细胞数可能较 HT29 多，运用肿瘤干细胞表面标记分子 CD44/CD24 分选肿瘤干细胞，在 HCT116 细胞系中具有干细胞特性的 $CD44^+/CD24^-$ 的细胞数明显高于 HT29 细胞系，也说明了在 HCT116 细胞系中可能存在更多的肿瘤干细胞，而裸鼠体内成瘤实验的结果更是进一步的证实了这一假设。因此我们可以初步推测 HCT116 比 HT29 更适合作为结肠癌干细胞的研究模型，这为今后结肠癌干细胞的深入研究奠定了初步基础。

（张永镇　蔡全才）

述　评　肿瘤干细胞(CSC)是指能分化出不同表型、具有不断自我更新和分化能力的肿瘤细胞群，具有与干细胞相似的特征，是肿瘤复发、转移及治疗耐受性的根本原因。肿瘤干细胞概念的提出为现代肿瘤研究提供了新的方向，对肿瘤的诊断、治疗和预防都具有非常重要的价值。本研究在不同结肠癌细胞系的细胞球形成实验中通过鉴定其干细胞特性试图确立较为可靠的结肠癌干细胞研究模型，希望为结肠癌干细胞研究及结肠癌治疗提供初步的理论依据。研究结果表明，与 HT29 相比，HCT116 结肠癌细胞系更适合作为肿瘤干细胞研究的模型，这为今后结肠癌干细胞的深入研究奠定了初步基础。

（蔡全才）

多学科团队合作对结直肠癌诊断的影响 [Chin Med J，2012，125(2)：172]北大人民医院 YE Ying-jiang 等评估多学科团队合作(MDT)诊疗结直肠癌在中国开展的影响。298 例结直肠癌患者参与 MDT 队列研究，记录信息包括：TNM 分期、分化程度、经扫查的淋巴结数量和通过或未通过 CT 检查判断的 TNM 分期，它的准确率包括局部或远处复发情况。结果：MDT 组中扫查的淋巴结数量和经 CT 的 TNM 分期准确率均明显高于前 MDT 组。MDT 组 CT TNM 分期的准确率比前 MDT 组的高($P=0.044$)。MDT 组肿瘤复发率低于前 MDT 组(log－rank 试验，$P<0.001$)。多因素分析发现年龄($P=0.001$)、参与 MDT 组($P=0.002$)、分化程度($P=0.003$)、扫查的淋巴结数量($P=0.002$)和 TNM 分期($P=0.000$)是影响总体生存期的重要独立因素。结论：开展 MDT 工作提高结肠癌患者的诊断率和总体生存期。MDT 工作改善学科间交流合作，同时保证高质量的诊断、循证决策及最佳治疗策略。

（杨　鸣　蔡全才）

述　评　多学科团队合作(MDT)是指临床多学科工作团队，针对某一疾病进行的临床讨论会(参与人员亲身参与或通过电视电话会议)，从而制定出最规范的诊疗方案。英国等国家推荐多学科团队合作诊疗结直肠癌，但在中国这种结直肠癌诊疗模式的影响非常局限。本研究旨在评估该模式在中国开展的影响。结果显示，MDT 组中扫查的淋巴结数量和经 CT 的 TNM 分期准确率均明显高于前 MDT 组，参与 MDT 组是影响总体生存期的重要独立因素。提示开展 MDT 工作可以改善学科间交流合作，同时保证高质量的诊断、循证决策及最佳治疗策略

（蔡全才）

贝伐单抗联合化疗在中国转移性结直肠癌患者中的有效性和安全性：一项Ⅲ期随机 ARTIST 临床试验 [中国癌症杂志，2011，30(10)：682]中山大学 Guan Zhong-Zhen 等为在国内人群评估贝伐单抗联合改良伊立替康、亚叶酸钙和 5－Fu 静脉注射方案(mIFL)一线治疗转移性结直肠癌(mCRC)的疗效，联合国内 11 家医院和罗氏公司，进行了前瞻性多中心随机Ⅲ期临床试验，将 214 例既往未接受过治疗的转移性结直肠癌按 2∶1 的比例随机分配到 mIFL[每周伊立替康(125 mg/m²)，亚叶酸钙(20 mg/m²)和 5－Fu(500 mg/m²)持续 4 周，6 周为一个疗程]联合贝伐单抗(5 mg/kg 每 2 周一次)组和单用 mIFL 组。主要研究终点是无进展生存期(PFS)和 6 个月无进展生存率，次要终点包括客观反应率(ORR)，有效时间，总生存时间和两组的安全性指标。结果发现 mIFL 联合贝伐单抗显著延长了中位 PFS(mIFL 组 4.2 个月，mIFL＋贝伐单抗组 8.3 个月，$P<0.001$)、6 个月无进展生存率(分别为 25.0%和 62.6%，$P<0.001$)和中位总生存期(OS)(分别为 13.4 个月和 18.7 个月，$P=0.014$)，显著提高了 ORR(分别为 17%和 35%，$P=0.013$)。几乎所有患者都发生了至少一种副作用，(mIFL 组 99%，mIFL＋贝伐单抗组 97%)，3、4 级的副作用如腹泻发生率分别为(mIFL 组 21%，贝伐单抗＋mIFL 组 26%)，中性粒细胞减少发生率分别为(mIFL 组 19%，贝伐单抗＋mIFL 组 33%)，无伤口愈合延迟或充血性心力衰竭发生。结果提示贝伐单抗联合 mIFL 在国内人群中用于转移性结直肠癌一线治疗有效并且耐受性良好，临床的受益和安全性与国外高加索人群的关键Ⅲ期临床试验结果一致。

（杨　帆　蔡全才）

述　评　在高加索人群中进行的临床试验证明，贝伐单抗联合伊立替康或 5－Fu 为基础的化疗可延长既往未治疗的转移性结直肠癌患者的 PFS 和 OS。本Ⅲ期临床试验目的是想验证在高加索人群中联用贝伐单抗的受益能否在国内人群中重复。贝伐单抗作为血管内皮生长因子(VEGF)的人源化单克隆抗体，与 VEGF 结合，阻止和减弱 VEGF 与血管内皮细胞表面受体的结合，从而抑制内皮细胞增殖和新生血管生成，是肿瘤治疗的重要靶点。本研究结果显示国内 mCRC 患者使用 mIFL 联结合贝伐单抗一线治疗，PFS、OS 和 ORR 均有明显改善而副作用可耐受，确证了该方案在汉族人群中的有效性和安全性。

（蔡全才）

^{18}F－FDG 摄取早期评估 5－Fu 和热疗处理结肠癌细胞 HCT－116 的治疗有效性 [Chin Med J，2012，125(4)：657]苏州大学附一院 Wang Zhen-xin 等测定结肠癌细胞 HCT－116 的 ^{18}F－脱氧葡萄糖(^{18}F－FDG)摄取率，并评估化疗、热疗以及热-化疗联合治疗的 ^{18}F－FDG 摄取抑制率，运用 ^{18}F－FDG 正电子发射断层成像(PET)这种先进技术对化疗进行早期疗效评

价和预后评估。研究者首先测定了HCT－116在多种实验条件下的^{18}F－FDG摄取率，包括不同浓度5－Fu处理后的细胞生长抑制率、^{18}F－FDG摄取率和^{18}F－FDG摄取抑制率。随后，比较了HCT－116细胞接受化疗(5－Fu，100 μg/ml)，热疗(43℃，40分钟)以及热-化疗联合24小时后的细胞生长抑制率、^{18}F－FDG摄取抑制率。最后，实验测定了HCT－116细胞的早期凋亡、细胞形态和超微结构，同时测定了细胞培养介质里的葡萄糖和乳酸脱氢酶(LDH)。统计分析运用SPSS16.0行单因素方差分析(ANOVA)和相关性分析。结果发现：HCT－116的^{18}F－FDG摄取率为(44.25±2.19)％。加入不同浓度的5－Fu维持24小时，^{18}F－FDG摄取率与5－Fu剂量呈负相关($r=-0.879$，$P<0.01$)；细胞生长抑制率与^{18}F－FDG摄取抑制率呈正相关($r=0.831$，$P<0.01$)。HCT－116细胞接受化疗、热疗以及热-化疗联合24小时后^{18}F－FDG摄取抑制率分别为(12.94±2.80)％，(28.25±4.59)％和(21.60±3.68)％。HCT－116细胞的早期凋亡率分别为(9.80±0.16)％，(19.80±2.40)％和(15.70±1.80)％，治疗后细胞培养介质中葡萄糖和LDH比治疗前升高。结果证明^{18}F－FDG摄取抑制率可作为癌细胞5－Fu治疗有效性的早期评估指标，而热疗在低剂量时与5－Fu并未显示出协同作用。

(杨　帆　蔡全才)

述　评　近期热疗和化疗的联合是临床肿瘤治疗的一个热点。^{18}F－FDG是可以用于PET显像的葡萄糖类似物，这种无创的分子显像已在改善结直肠癌的临床决策中显示出了很大的潜力。这项研究使用^{18}F－FDG摄取抑制率指标评估了5－Fu、热疗以及两者联合对结肠癌肿瘤细胞的抑制作用，发现^{18}F－FDG摄取抑制率可早期评估5－Fu治疗的疗效，而热疗并未显示出协同作用，化疗联合热疗的作用尚存在争议。

(蔡全才)

淋巴结转移度在Ⅲ期结直肠癌中的诊断价值　[中国癌症杂志，2012，31(5)：241]广州红十字医院Ren JQ报道结直肠癌淋巴结分期基于转移淋巴结数量，虽然这种分期不可避免地受已切除淋巴结数量的影响，但是淋巴结转移度(LNR)是不受影响的。本研究旨在探讨LNR在诊断Ⅲ期结直肠癌的价值。对1998年1月到2008年12月145例Ⅲ期结直肠癌的临床病理因素和随访调查数据进行回顾性分析。结果：LNR与切除淋巴结数量不相关($r=-0.154$，$P=0.065$)，但是LNR与转移淋巴结数量($r=0.739$，$P<0.001$)和淋巴结分期相关($r=0.695$，$P<0.001$)。Kaplan－Meier生存分析结果显示，肿瘤形态、肠梗阻、血清癌胚抗原(CEA)浓度、T分期、N分期、LNR均与Ⅲ期结直肠癌患者的无病生存期相关($P<0.05$)。多因素分析结果表明，血清CEA浓度、T分期和LNR是无病生存的预后因素($P<0.05$)，而N分期与其无关($P=0.664$)。结论：LNR是判断Ⅲ期结直肠癌预后的因素，其预测价值高于N分期。

(杨　鸣　蔡全才)

述　评　淋巴结转移度(LNR)的概念最初出现在食管胃肿瘤的研究中。LNR是否是结直肠癌的预后因素的问题越来越受到关注。如果LNR是结直肠癌的预后因素，相对于N分期来说LNR的优势是受切除淋巴结数量的影响较小。本研究旨在探讨LNR是否是独立于N分期的结直肠癌可靠的临床相关预后因素。结果显示LNR是判断Ⅲ期结直肠癌预后的因素，其预测价值高于N分期，这对于结肠癌诊断及治疗、预后具有重要意义

(蔡全才)

肥胖测量方式与大肠腺瘤　[Chin Med J，2011，124(22)：3711]韩国首尔国立大学Kim Y J认为很少有研究同时用体重指数(BMI)、腰围臀围比(WHR)、腰围(WC)肥胖与大肠腺瘤之间的关联。本研究旨在用BMI、WHR和WC探讨大肠腺瘤和肥胖之间的关联强度。对1 322例接受结肠镜检测无症状患者的人体测量、血液检测结果和自填式问卷信息进行分析，结果：确诊440例大肠腺瘤患者。多因素Logistic回归分析结果显示，全身性肥胖(BMI≥25 kg/m^2)增加大肠腺瘤发病风险($OR=1.43$，95％CI：1.05～1.94)。韩国肥胖症研究协会WC定义的腹型肥胖和最高WHR百分组(WHR≥0.95)与腺瘤明显相关。在3种肥胖诊断方法中(BMI，WC和WHR)，在三者相互校正后，只有BMI与腺瘤稳定相关($OR=1.30$，95％CI：1.02～1.80；$OR=1.49$，95％CI：1.06～2.10；WC和WHR分别校正后)。结论：上述数据表明全身性肥胖是大肠腺瘤的危险因素。

(杨　鸣　蔡全才)

述　评　肥胖病的特点是慢性高胰岛素血症和胰岛素抵抗。高胰岛素血症通过细胞增殖和抑制凋亡导致肿瘤发展。大多数研究运用衡量全身性肥胖的BMI来探讨肥胖与大肠腺瘤关系，很少有相关研究运用腰臀比和腰围来衡量全身性肥胖。本研究旨在用BMI、腰臀围比和腰围探讨大肠腺瘤和肥胖之间的关联强度。结果显示，在3种肥胖诊断方法中(BMI，WC，and WHR)，在三者相互校正后，只有BMI与腺瘤稳定相关。提示全身性肥胖(运用BMI衡量)是大肠腺瘤的危险因素。

(蔡全才)

肿瘤坏死因子-α抗体对实验性结肠炎小鼠肠黏膜通透性的影响及机制　[中华消化杂志，2012，

32(6)：389]安徽医大附一院韩亮等选择18只C57BL/6J小鼠，分为健康对照组、模型对照组和TNF-α抗体组，其中模型对照组和TNF-α抗体组小鼠喂饲5%葡聚糖硫酸钠溶液7天。TNF-α抗体组造模第1、4天予TNF-α抗体腹腔注射。造模7天后处死小鼠，每日进行疾病活动指数(DAI)评分，检测小肠黏膜通透性。取结肠肠段，光镜观察并行病理组织学评分。取部分回肠肠段，电镜下观察。制备肠黏膜匀浆测定髓过氧化物酶(MPO)活性、TNF-α含量和小肠黏膜肌球蛋白轻链激酶(MLCK)含量。Western印迹法检测黏膜MLCK表达水平。结果显示，与健康对照组比较，模型对照组小鼠DAI逐日增高。与模型对照组比较，TNF-α抗体组DAI获改善。模型对照组小鼠回肠上皮细胞胞间连接复合体缩短、变宽，细胞间隙扩大。TNF-α抗体组小鼠回肠上皮细胞连接结构紧密程度较高。模型对照组小鼠病理评分和结肠黏膜MPO活性、TNF-α含量均高于健康对照组，TNF-α抗体组则均低于模型对照组。模型对照组小肠黏膜中MLCK含量高于健康对照组，TNF-α抗体组低于模型对照组。Western印迹法检测显示，模型对照组小鼠小肠黏膜中MLCK表达水平高于健康对照组，TNF-α抗体组则低于模型对照组。作者认为，TNF-α抗体具有显著的抗结肠炎作用，可改善肠黏膜通透性，其机制可能与调控MLCK表达有关。

（黄 文）

述 评 肠黏膜屏障破坏是炎症性肠病(IBD)发病机制中的重要环节。修复肠黏膜屏障有利于控制或减轻肠黏膜炎性反应，是治疗IBD的重要方法。肠黏膜屏障存在与功能维护主要依赖肠上皮细胞和紧密连接(TJ)，肌球蛋白轻链激酶(MLCK)通过调控肌球蛋白轻链磷酸化而启动TJ开放。TNF-α可通过增加MLCK表达和肌球蛋白轻链磷酸化影响TJ功能。TNF-α抗体可改变IBD患者肠黏膜通透性，在IBD的临床治疗中发挥重要作用。本研究观察TNF-α抗体对实验性结肠炎小鼠肠黏膜通透性的影响及可能的作用机制。结果证实TNF-α抗体对DSS诱导的实验性结肠炎小鼠模型疗效显著，其可能机制与调节MLCK表达，降低肠黏膜通透性，恢复肠黏膜功能密切相关，TNF-α抗体应用可能成为IBD临床治疗的方向之一。

（李兆申）

铝碳酸镁联合质子泵抑制剂治疗内镜黏膜下剥离术后人造溃疡的随机对照研究 [中华消化内镜杂志，2012，29(8)：433]扬州第一人民医院路国涛对81例ESD术后患者，采用随机对照研究，随机分为PPI组(40例)和联合用药组(41例)。对比2组患者的手术迟发出血率，并于1周后对比2组上腹部症状积分，于手术4周后对比2组溃疡大小及愈合率。结果显示2组患者术后迟发出血率差异无统计学意义(7.5%比4.9%，$P>0.05$)。1周后联合用药组患者的上腹饱胀、上腹痛症状严重程度积分(0.70、0.45)和发生频率积分(1.34、1.22)均优于PPI组症状严重程度积分(0.83、0.65)和发生频率积分(1.92、1.62)(P均<0.05)，而嗳气、恶心症状严重程度和发生频率积分2组差异无统计学意义($P>0.05$)。4周后联合用药组溃疡直径(6.1±2.9)mm明显小于PPI组(10.8±4.8)mm($P<0.05$)，且联合用药组溃疡愈合率(82.4±8.9)%，也明显高于PPI组的(70.4±13.2)%($P<0.05$)。研究表明，在PPI应用基础上加用铝碳酸镁，能有效改善患者上消化道症状和促进ESD术后人造溃疡愈合。

（邹文斌）

述 评 随着内镜黏膜下剥离术(ESD)的逐步开展，治疗的同时也造成了人工溃疡。如何进行有效的药物治疗促进溃疡愈合、减少溃疡出血等，仍是目前临床主要任务之一。笔者研究中，联合用药组取得较好的治疗效果，与铝碳酸镁能中和胃酸、修补胃黏膜碳酸氢盐屏障、促进溃疡组织的表皮生长因子(EGF)及其抗体高表达有关，而EGF能促进溃疡上皮重建、促进溃疡周边正常上皮异性覆盖溃疡创面，因此加用铝碳酸镁有利于加快溃疡愈合。本次研究结果为临床治疗提供了良好的指导。该研究为单中心研究，样本量较小，有待扩大样本量进行深入验证。

（廖 专）

我国消化内镜传统诊治项目开展现状与分析：169家医院调查报告 [中华消化内镜杂志，2012，32(6)：365]解放军总医院张修礼等调查分析国内169家医院传统诊治项目开展现状，其中147家医院可开展消化内镜操作，占87.0%。在这147家医院中，所有医院(100%)均可开展常规胃镜检查，93.9%(138/147)的医院可开展肠镜检查，二、三级医院肠镜开展率(97.8%、100%)高于一级医院(25.0%，$P<0.01$)；所有三级医院(100%)和79.8%(71/89)的二级医院能开展内镜下息肉切除术，明显高于一级医院(16.7%，$P<0.01$)；在147家医院中，共有74家开展经内镜逆行胰胆管造影(ERCP)，占50.3%，其中76.1%(35/46)的三级医院、43.8%(39/89)的二级医院可开展ERCP，三级医院高于二级医院($P<0.01$)；12家已开展消化内镜操作的一级医院中，均未开展ERCP、超声内镜检查(EUS)及食管静脉套扎+硬化(EVL+EVS)治疗。结果证明常规胃肠镜检查在我国二、三级医院已普及，一级医院还有较大提升空间；ERCP术及

EVL+EVS 等传统消化内镜介入操作在三级医院较普及，二级医院有待提高。

（邹文斌）

述　评　近 30 年来国内消化内镜发展迅速，但反映消化内镜发展状况的国内调查报告鲜见，且均为 10 年前的区域性调查。本研究提供了我国消化内镜传统诊治项目开展概况。研究表明，传统消化内镜诊治项目目前仍是消化内镜临床操作中的主流，在众多消化道疾病的诊断与治疗中发挥着不可替代的重要作用。另外，胃肠镜、EUS、胃肠道息肉切除术、ERCP 及 EVS+EVL 术 10 年来在国内普及速度较快，特别是二、三级医院。应该注意的是在重视消化内镜发展速度的同时，更应关注和加强消化内镜操作的规范性，如此才能使我国消化内镜在质与量的平衡上健康发展。

（李兆申）

高分辨率数字染色内镜在筛查早期微小结直肠病变中的应用价值探讨　[中华消化内镜杂志，2012，29(1)：29]南方医大附三院刘燕兵等对 127 例患者按年龄随机分为 2 组，分别行普通结肠镜、高分辨率数字染色内镜检查，由后者预判病变病理性质，并与组织病理学相比较。结果发现，普通结肠镜检查 64 例发现微小病变 84 个，高分辨率数字染色内镜检查 63 例患者，单独用高分辨率发现微小病变 147 个，加用电子染色后共发现微小病变 259 个，其中包括 102 个平坦型病变。与病理组织学结果比较，高分辨率数字染色内镜判断病变性质的敏感度和特异度分别为 80%、100%。上述研究表明高分辨率数字染色内镜显著增加微小结直肠病变的检出率，并能较好地区分病变的性质。

（符宏宇）

述　评　普通内镜很容易发现进展期大肠癌和向肠腔突出生长的息肉，但对于平坦凹陷病变和微小癌前病变却极易漏诊。高分辨率数字染色内镜有高分辨率(HD)和电子染色(i-scan)两大功能，从而使病变显示更清晰，显著增加微小癌前病变的检出率，并能预判其病理性质。本研究将高分辨率数字染色内镜与普通内镜检查相比较，并预判微小病变的性质与组织病理学对比，探讨了进行高分辨率数字染色内镜筛查大肠癌前病变的价值。高分辨率数字染色内镜能有效的识别病变，尤其是微小病变，并能通过 i-scan 功能较好的预判病变的性质，将对大肠癌及癌前病变的筛查起着巨大的作用。

（李兆申）

内肥素与儿童青少年肥胖、非酒精性脂肪肝的关联研究　[中华流行病学杂志，2012，33(3)：269]北大公共卫生学院文晗等采用双抗体夹心 ELISA 法测定 69 名体重正常无 NAFLD 和 106 名肥胖儿童青少年(肥胖无 NAFLD 49 名及合并 NAFLD 57 名，其中轻度 42 名、中重度 15 名)的血清内肥素水平。发现肥胖儿童青少年血清内肥素水平随着脂肪肝程度的加重而上升，肥胖无 NAFLD 组为(1.59±0.36)ng/ml、肥胖合并轻度 NAFLD 组为(1.74±0.36)ng/ml、肥胖合并中重度 NAFLD 组为(1.97±0.36)ng/ml，三者之间差异有统计学意义，并与年龄、丙氨酸转氨酶活性相关，不同程度 NAFLD 者内肥素水平差异有统计学意义。作者认为肥胖儿童青少年中血清内肥素水平与 NAFLD 相关。

（施　健）

内质网应激在脂肪酸致肝细胞损伤中的作用
[中华消化杂志，2011，31(11)：729]上海仁济医院丁佳等以正常成人肝细胞株 HL-7702 为研究对象，以软脂酸或混合脂肪酸建立肝细胞脂肪变模型，同时检测牛磺熊去氧胆酸(TUDCA)对脂肪变肝细胞内质网应激相关基因表达的影响。结果发现，混合脂肪酸浓度达 0.5 mmol/L 或软脂酸浓度达 0.125 mmol/L 即可影响肝细胞活力，单纯软脂酸对肝细胞的损伤作用较混合脂肪酸更强。相同的脂肪酸浓度下，软脂酸的比例越高对肝细胞的损伤作用越大，软脂酸呈时间剂量依赖性地调控肝细胞内质网应激。TUDCA 干预低剂量软脂酸组肝细胞内质网应激前后 GRP78mRNA 和 CHOP mRNA 相对表达量差异无统计学意义，TUDCA 干预高剂量软脂酸组肝细胞内质网应激前后 CHOP mRNA 表达量差异有统计学意义，但 GRP78 mRNA 表达量差异无统计学意义。作者认为 TUDCA 可在一定程度上改善软脂酸引起的内质网应激。

（施　健）

述　评　NAFLD 包括单纯性肝细胞内脂肪积聚以及脂质过度聚集所引起的肝纤维化、肝细胞凋亡和肝硬化等一系列疾病。脂肪性肝炎时肝细胞功能可发生障碍，TUDCA 本身可改善内质网功能，油酸和软脂酸是最常见的合成 TG 所需长链单不饱和脂肪酸和饱和脂肪酸。本研究采用不同比例的油酸/软脂酸诱导肝细胞脂肪变性，软脂酸能触发肝细胞内内质网应激相关基因 CRP78 和 CHOP 表达水平升高，同时 TUDCA 能部分缓解软脂酸引起的内质网应激。本研究以 CRP78 和 CHOP 为参照观察脂肪酸引起的肝细胞损伤是否与内质网应激有关，结果显示 TUDCA 能改善下游信号通路中 CHOP mRNA 表达，说明对于脂肪酸诱导的肝细胞内质网应激有部分改善作用，但是其具体作用机制仍需进一步研究证实。

（谢渭芬）

血清学指标综合模型预测慢性乙型肝炎进展性肝纤维化　[中华消化杂志，2012，32(1)：49]上海静安区中心医院汪月娥等验证了 AST/PLT 指数(APRI)、上海市肝纤维化课题协作组提出的 Zeng 模型以及国外建立的 FIB-4 指数这三个模型对慢性乙型肝炎进展性纤维化的预测作用。研究共纳入 75 例慢性乙肝患者,通过检测血清学指标评估以上三个指数。以肝穿刺病理为评估肝纤维化的金标准。发现 APRI、Zeng、FIB-4 模型与肝纤维化分期之间的相关性分别为 0.178、0.342、0.218,上述指标分别在临界值为≤0.5 和≥1.5、<3.0 和>8.7、<1.45 和>3.25 时,对评估慢性乙肝进展性肝纤维化的 AUC 分别为 0.615、0.739 和 0.640,对评估肝硬化的 AUC 分别达 0.543、0.717 和 0.545。其中 Zeng 模型具有最高的 AUC 水平,其特异度为 95.24%,但灵敏度仅为 14.81%,阴性预测值为 30.3%,阳性预测值为 88.9%。认为血清学指标模型对动态观察乙肝患者肝纤维化程度有一定参考价值,其中 Zeng 模型更佳。

(郑凯明　林　勇)

述　评　肝纤维化程度决定慢性乙肝的预后和治疗策略。肝活检仍为诊断金标准,由于其创伤性及取样误差,受到一定限制,故无创性肝纤维化评估方法有其重要的临床应用价值。本研究比较 3 种血清学指标综合模型对慢性乙肝患者进展性肝纤维化程度的判断价值,发现 Zeng 模型方法安全简便快速易重复,优于另 2 种模型,有望用于动态监测慢性乙肝患者经抗病毒及抗纤维化治疗前后病情变化。但 Zeng 模型灵敏度较差,阴性预测值很低。进一步在临床探索新的血清学指标综合模型并尝试与 FibroScan 等新技术结合,可能为肝纤维化的无创诊断提供新的方向。

(林　勇)

二次自体骨髓干细胞移植治疗失代偿期肝硬化与首次移植对比研究　[中华消化杂志,2011,31(8):545]沈阳军区总院郭晓钟等将 2007 年 5 月至 2009 年 12 月住院治疗的 45 例肝硬化失代偿期患者分为首次移植组 23 例及二次移植组 22 例。首次移植组经内科治疗后经股动脉行自体骨髓干细胞移植术,二次移植组则在首次移植后 4~12 个月行第二次干细胞移植。结果二次移植术后 8 周血清白蛋白、ALT、凝血酶原时间、纤维蛋白原均较移植前改善($P<0.05$),与首次移植后相比无统计学差异。提示肝硬化失代偿期患者进行二次自体骨髓干细胞移植对肝功能仍有改善作用,可用于维持治疗。

(盛　夏)

原发性胆汁性肝硬化患者单核细胞内 miR-302e 表达降低及意义　[第二军医大学学报,2012,33(2):160]二军医大长征医院刘晓等采用荧光定量 PCR 技术检测了 10 名健康对照者和 12 名 PBC 患者的 T 细胞、B 细胞及单核细胞内 miR-302e 的相对表达量,发现 PBC 患者外周血单核细胞内 miR-302e 的表达量较健康个体降低,在 LPS 刺激的 THP-1 细胞中,miR-302e mimics 及其抑制剂分别可以抑制和促进 IL-6、TNF-α 的释放,在 LPS 刺激下,PBC 患者单核细胞释放 IL-6、TNF-α 的能力强于来自健康个体的单核细胞,故认为 miR-302e 表达降低可能导致单核细胞对 LPS 刺激呈现高反应性,从而参与 PBC 发病。

(王一平)

肝癌中少量侧群细胞的分离、纯化及在体内荷瘤能力　[第二军医大学学报,2011,32(10):1126]二军医大东方肝胆外科研究所王鑫等从侧群(side population,SP)表型细胞具有干细胞特性的角度出发,对肝癌细胞系中的 SP 细胞进行检测、分离和评价。利用 SP 细胞能将荧光染料 Hoechst33342 泵到细胞外的特性,结合流式细胞技术进行分离纯化。在肝癌细胞系 PLC、Huh7、Hep3B、SMMC7721 及 1 例临床肝癌组织中检测到 SP 细胞的比例依次为 0.8%、0.3%、0.6%、0.3%、0.4%;未在 HepG2 中检测到 SP 细胞。NOD-SCID 荷瘤实验发现 SP 细胞较非 SP 细胞具有更高的成瘤性。这些都为进一步分析 SP 细胞的肿瘤干细胞特性奠定了基础。

(宁北芳)

述　评　近年来,乳腺癌干细胞、脑瘤干细胞及急慢性髓系白血病干细胞等的发现不断证明肿瘤干细胞假说的正确性。由于肿瘤干细胞缺乏高度特异性的表面标志,如何分离、评价肿瘤干细胞是当前研究的热点。本研究通过对肝癌中 SP 细胞的分离、纯化并在发现 SP 细胞在 NOD-SCID 小鼠体内的高成瘤性,为进一步发现肿瘤干细胞的作用机制,研制新的靶向肿瘤干细胞的药物提供新的思路。

(谢渭芬)

血管紧张素Ⅱ受体拮抗剂治疗肝硬化门静脉高压症疗效与安全性的荟萃分析　[中华内科杂志,2011,50(12):1013]广州,暨南大学附一院汤绍辉等通过检索 PubMed、EMBASE、Web of Science、The Cochrane Central Register of Controlled Trials、中国期刊全文数据库等关于 ARB 降低肝硬化门静脉压力的随机对照试验共 8 个,Meta 分析提示 ARB 可有效降低肝硬化门脉高压患者的门静脉压力,其疗效及对血压影响与普萘洛尔相似,对心率及肝肾功无明显影响,不良反应较少,有可能成为肝硬变门静脉高压治疗的一种新选择。

述　评　肝硬变门静脉高压症内科治疗方面尚无较为理想的降低门静脉压力的药物。目前临床上公认的降低门静脉压力的首选药物是普萘洛尔,但只有不到 50%的患者获得较满意的疗效,加之应用普萘洛尔后肝脏血液灌注减少,可能使肝功能损害加重,故临床应用受到一定限制。而关于 ARB 治疗门脉高压的研究结果差异较大,而汤绍辉等进行的荟萃分析结果肯定了 ARB 的疗效。故 ARB 有望成为普萘洛尔的替代品进入临床应用。

(蔡洪培)

抑制肝癌细胞 β-catenin 表达能降低缺氧诱导的侵袭转移潜能 [中华肝胆外科杂志,2012,18(1):58]上海复旦大学刘亮等利用 100 μmol/L 氯化钴处理高转移性 MHCC97 肝癌细胞模拟体外缺氧;将红色荧光标记的上述细胞(MHCC97-R)行肝脏原位种植并肝动脉结扎,构建体内缺氧模型。在此基础上,以 RNAi 技术敲除上述细胞内 β-连环蛋白(β-catenin)基因,观察其对缺氧环境中肝癌细胞侵袭、转移能力的影响。结果显示缺氧环境中,G1 期 MHCC97 细胞比例为(56.1±3.2)%,远高于常氧细胞(32.0±0.9)%,$P<0.05$;体内模型原位移植术后 6 周肝动脉结扎组 MHCC97-R 移植瘤体积为(3.1±1.0)cm^3,小于假手术组[(4.24±0.5)cm^3,$P<0.05$]。但缺氧能增加其体外侵袭及体内转移。敲除 β-连环蛋白不能进一步加强缺氧对细胞增殖的抑制效应,但可明显减少由缺氧诱导的侵袭、转移。因此作者认为缺氧环境中,肝癌细胞增强的侵袭转移潜能与 β-连环蛋白功能相关。

(胡平方)

述 评 缺氧是增加肿瘤恶性表型的重要微环境因素,β-连环蛋白信号通路在缺氧应激中的功能作用是目前研究争论的焦点。本研究通过体内外实验研究认为,在缺氧环境中,肝癌细胞增强的侵袭转移潜能与 β-连环蛋白功能相关。其作用方式可能涉及肝癌发生、发展过程中的众多环节,有待进一步深入研究。

(谢渭芬)

肝细胞癌潜在血清标志物 GRO-1 和 Thrombin 的蛋白鉴定及其临床特征分析 [中华肝胆外科杂志 2012,18(8):592]广西医大附肿瘤医院吴飞翔等采用表面增强激光解吸离子化-飞行时间质谱技术检出两个肝细胞癌(HCC)候选血清标志物凝血酶轻链和生长相关性癌基因编码蛋白(GRO-1),以这两个因子建立的 HCC 诊断模型敏感性和特异性均为 89.6%,显著高于甲胎蛋白(AFP)单独检测的敏感性和特异性(69%,83%)。它们与 AFP 联合使用可提高检测的灵敏度和特异性(91.7%,92.7%),而对其他肿瘤的敏感性均不超过 50%。研究且证实 HCC 患者癌组织的 GRO-1 和 Thrombin 表达具有显著相关性,GRO-1 表达与肝外转移及术后复发显著相关,Thrombin 与术后复发及 AFP 升高相关,GRO-1 和 Thrombin 高表达患者术后 5 年生存率明显低于低表达患者。结果显示 GRO-1 表达量是影响 HCC 预后的独立影响因素,血清标志物凝血酶轻链和 GRO-1 是 HCC 潜在血清标志物,有可能成为 HCC 患者术后复发转移的预测指标。

(王雨田)

甲胎蛋白靶向 USPIO 分子探针在肝癌特异性磁共振成像中的价值 [中华肝胆外科杂志 2012.18(8):618]济南,齐鲁医院宋吉慧等采用表面修饰的超小型超顺磁性氧化铁(USPIO)连接抗 AFP 抗体后构建成甲胎蛋白(AFP)靶向超小型超顺磁性氧化铁(AFP-USPIO)分子探针。AFP-USPIO 和 USPIO 分别与 HepG2 细胞孵育 4 小时后体外磁共振成像,测量 T_2WI 信噪比(SNR)显示 SNR 均随 AFP-USPIO 或 USPIO 剂量的增加而下降,剂量间以及同一剂量时两组间 SNR 差异具有统计学意义。构建大鼠原位肝癌动物模型,尾静脉注射 AFP-USPIO 或 USPIO 前后 1 小时进行磁共振成像,测量 T_2WI 肝脏肿瘤与周围肝组织的对比噪声比(cNR),显示注射 AFP-USPIO 前后,大鼠肝脏肿瘤的 CNR 差异显著($P=0.028$,$t=3.380$);注射 USPIO 前后肝脏肿瘤的 CNR 差异不显著($P=0.275$,$t=1.263$)。靶向与非靶向组肿瘤强化后的 CNR 差异显著($P=0.042$,$t=3.487$)。病理结果显示靶向组肿瘤组织内见大量铁染色颗粒,而非靶向组铁染色颗粒则明显减少。结果显示 AFP-USP10 分子探针具有良好的主动靶向作用,可实现肝细胞癌的主动靶向特异性成像和诊断。

(王雨田)

全反式维甲酸抑制肝癌细胞增殖的作用机制研究 [中华肝胆外科杂志,2012,18(5):386]北京协和医院刘子文等利用全反式维甲酸(ATRA)处理肝癌细胞系 HepG2 与 SMMC-7721,选择 MTT 法分析细胞增殖。利用实时 PCR 方法研究 ATRA 对 miR-18a 表达的影响,并选择特异抑制剂 Anti-miR-18a 处理肝癌细胞,利用 MTT 法分析细胞增殖。设计拯救实验,利用 ATRA 处理转染 miR-18a 模拟物的肝癌细胞系,利用 MTT 法分析细胞增殖情况。结果发现,ATRA 可以有效抑制肝癌细胞系 HepG2 和 SMMC-7721 的增殖,A490 吸光度值分析显示:HepG2 经 ATRA 处理后,细胞增殖分别被抑制 74%($P<0.05$,36 小时)、72%($P<0.01$,48 小时)、67%($P<0.05$,72 小时);SMMC-7721 经 ATRA 处理后,细胞增殖分别被抑制 68%($P<0.05$,48 小时)、64%($P<0.01$,72 小时)。miR-18a 在肝癌细胞 HepG2 与 SMMC-7721 中的表达水平分别上调 4.7 倍($P<0.05$)、3.8 倍($P<0.05$);ATRA 处理后,HepG2 与 SMMC-7721 内源性 miR-

18a 的表达水平分别下调 67%($P<0.05$)与 56%($P<0.05$)。过表达 miR-18a 的肝癌细胞 HepG2 与 SMMC-7721 对 ATRA 的抑制作用出现耐受，其中 HepG2 细胞增殖上调 1.2 倍($P<0.05$)，SMMC-7721 细胞增殖上调 1.25 倍($P<0.05$，24 小时)与 1.2 倍($P<0.05$，48 小时)。

(方嘉庆)

述　评　ATRA 具有很强的诱导分化肿瘤细胞作用，于实体瘤细胞进行的研究显示，ATRA 也可抑制肿瘤细胞增殖。该研究发现，ATRA 可有效抑制肝癌细胞 HepG2 和 SMMC-7721 的增殖，MiR-18a 在肿瘤表达上调发挥癌基因的作用，ATRA 处理可抑制 MiR-18a 内源性的表达水平，并通过拯救实验证实 MiR-18a 在一定程度上逆转了 ATRA 的抑制作用。提示 MiR-18a 是 ATRA 处理的效应基因，MiR-18a 表达上调赋予肝癌细胞对 ATRA 的耐受特性。该研究提示，利用 ATRA 结合 MiR-18a 表达抑制可能是肝细胞癌治疗的新策略。

(谢渭芬)

^{125}I 粒子植入联合动脉化学栓塞治疗原发性肝癌合并门静脉癌栓　[中华放射学杂志 2012，46(6)：552]河南省肿瘤医院胡鸿涛等回顾性分析不能行手术治疗的原发性肝癌伴Ⅱ型或Ⅲ型门静脉癌栓的 23 例患者的临床资料，男 20 例、女 3 例；年龄 34～70 岁，平均(56.48)岁；肝内原发肿瘤 1～15 个(中位数为 4 个)。23 例门静脉癌栓的平均直径为(20.5±1.5)mm，平均长度为(37.44±2.6)mm。所有患者均行动脉化学栓塞治疗肝内原发病灶，同时经皮穿刺门静脉癌栓内^{125}I 粒子植入治疗门静脉癌栓。通过治疗计划系统计算出处方剂量、所需粒子数、粒子的空间分布、粒子放射性活度、匹配周边剂量等参数，然后在 CT 监视下，依次在肿瘤的不同层面及位置植入^{125}I 粒子。结果每例患者动脉化学栓塞治疗次数 1.0～6.0 次，平均(3.1±0.4)次；门静脉穿刺粒子植入次数 1.0～2.0 次，平均(1.4±0.5)次；植入粒子数 4～17 枚，平均(7±1)枚。患者生存期 3～24 个月，中位生存期 18 个月。患者 3、6 和 12 个月生存率分别为 91.3%(21/23)和 69.6%(16/23)和 60.9%(14/23)。所有患者均未见与治疗相关的严重并发症发生。认为^{125}I 粒子植入联合动脉化学栓塞治疗，可以显著延长伴有门静脉癌栓的原发性肝癌患者的中位生存期。

(冯灵美)

述　评　动脉化学栓塞是我国晚期原发性肝癌的常用方法之一，但关于其该法治疗结合^{125}I 粒子植入长期疗效观察报道很少。^{125}I 粒子植入治疗门静脉癌栓具有微创，持续杀伤肿瘤细胞，不存在药物弥散对疗效的影响，能够通过改变肿瘤细胞免疫表型来降低肿瘤的转移等优点。但本研究也不排除样本量偏小等所致误差，这还需要更大样本量群体的验证。

(谢渭芬)

乙型肝炎表面抗原阳性供肝在肝移植中的应用　[中华肝脏病杂志，2012，20(1)：14]广州，中山大学附一院鞠卫强等回顾分析了 23 例 HBsAg 阳性供肝的肝移植病例，所有病例术后口服恩替卡韦、静滴乙型肝炎免疫球蛋白。随访期间(10～38 个月)记录肝功能、急性排斥反应、感染、血管并发症、胆道并发症、乙肝复发、肿瘤复发、生存等证据。均未观察到乙型肝炎复发所致的肝功能异常、移植肝丢失和病死。认为 HBsAg 阳性供肝可以安全使用。

(蔡洪培)

述　评　肝移植往往受限于供肝来源。我国又是乙肝人口大国，故很可能出现供肝为 HBsAg 阳性的患者。此文献讨论了 HBsAg 阳性供肝在成人肝移植中应用安全性和对预后的影响。得出结论：HBsAg 阳性供肝可以安全地用于乙型肝炎相关终末期肝病的患者。这也扩大了供肝的来源。

(谢渭芬)

膜截流分子量对新型生物人工肝支持系统内细胞材料影响的实验研究　[中华肝胆外科杂志，2012，18(1)：46]南京鼓楼医院施晓雷等探索膜截流分子量对新型生物人工肝(BAL)支持系统内细胞材料功能的影响。该研究组利用 200×10^3 和 $1\ 200\times10^3$ 两种不同膜截流分子量的半透膜作为 BAL 支持系统隔离膜，将猪原代肝细胞及骨髓间充质干细胞按 2∶1 比例接种至反应器，对正常比格犬进行治疗 6 小时，定时收集 BAL 系统中培养液，观察各组细胞活力及功能变化。结果发现 200×10^3 组细胞活力保持在 90%左右，明显高于 $1\ 200\times10^3$ 组的 22%。细胞功能检测显示，200×10^3 组细胞清蛋白分泌水平及尿素合成分别为 53.3 μg/10^6 细胞和 3.6 μg/10^6 细胞，显著高于 $1\ 200\times10^3$ 组的 5.6 μg/10^6 细胞和 0.3 μg/10^6 细胞。ELISA 及细胞免疫荧光检测均发现 $1\ 200\times10^6$ 组反应器内免疫球蛋白分子浓度显著高于 200×10^3 组。认为降低 BAL 膜截流分子量可以有效减少免疫球蛋白分子的透过，从而维持 BAL 中细胞材料的功能。

(曾　欣)

述　评　急性肝功能衰竭目前仍是临床治疗的难点，生物人工肝支持系统的出现为其治疗带来了曙光。但如何选择人工肝材料并在体外保持生物人工肝中的肝细胞功能是困扰生物人工肝疗效的一大难题。该研究探讨了不同膜截流分子量的半透膜作为 BAL 支持系统隔离膜对维护肝细胞功能的效果，认为低膜截流分子量有助于维持人工肝支持系统中细胞材料的功能,为临床改善人工肝支持系统疗效进行了有益探索。

(谢渭芬)

Necrostatin-1对雨蛙肽诱导的小鼠急性胰腺炎的保护作用 [胃肠病学和肝病学杂志,2012,21(2):180]上海第十人民医院胡国勇等探讨了非凋亡性程序性细胞坏死的化学小分子,即Necrostatin-1(Nec-1)对雨蛙肽诱导的小鼠急性胰腺炎的保护作用。他们将小鼠分为四组,分别注射生理盐水、DMSO、Nec-1+雨蛙素、Nec-li,并分别于12小时、18小时、24小时处死小鼠,收集血清和胰腺组织。结果发现Nec-1组血清淀粉酶和脂肪酶较vehicle组和Nec-li组显著降低($P<0.01$)。胰腺病理组织评分Nec-1组明显低于Vehicle组和Nec-li组。通过RT-PCR检测发现Nec-1组IL-1β和TNF-αmRNA的表达明显低于vehicle组和Nec-li组,其差异具有统计学意义($P<0.01$)。本研究发现,Nec-1明显降低了血清淀粉酶和脂肪酶的水平,抑制了胰腺腺泡细胞的坏死,减轻了AP的严重程度,从而进一步证实程序性坏死促进了雨蛙肽诱导的小鼠胰腺损伤过程。同时,胰腺组织中IL-1β和TNF-αmRNA的表达也明显减少,由此推测Nec-1能够抑制炎症介质的产生是通过抑制炎症反应来调节的。

(陈　燕)

述　评　AP时导致的腺泡细胞的死亡以坏死为主要形态学表现,因为特异性抑制细胞的程序性坏死对于AP的治疗更具有临床意义。Nec-1是一种抑制程序性坏死的特异性化学抑制剂,该研究首次证实了Nec-1在小鼠AP损伤中具有明显的保护作用,从而提示抑制AP时腺泡细胞的程序性坏死可能具有重要的临床意义,为AP的治疗提供了新的思路和靶点,但Nec-1的作用靶点和程序性坏死发生的分子机制仍有待进一步研究。

(杜奕奇)

SAP患者病原菌分布和耐药性的临床研究 [中华医学杂志英文版,2012,155(10):1772]解放军总医院Su Mao-sheng等回顾性分析了解放军总院2008年至2011年接受肝胆手术的SAP患者的病原菌分布、种类和耐药性。他们发现在分离出的594例样本中,418例(70.4%)为革兰阴性菌,142例(23.9%)为革兰阳性菌,34例(5.7%)为真菌。最为常见的革兰阴性菌感染为大肠杆菌(19.8%),而最为常见的革兰阳性菌感染为粪肠球菌。SAP相关感染病原体主要分布于腹腔引流液、痰液、胆汁和伤口分泌物。几乎所有革兰阴性病原菌均对碳青霉烯类药物敏感,产超广谱β内酰胺酶菌株对青霉素和头孢菌素的耐药性强于不产超广谱β内酰胺酶菌株,葡萄球菌对万古霉素和利奈唑胺敏感。耐甲氧西林葡萄球菌对常用抗菌药物的抗药性强于甲氧西林敏感葡萄球菌,肠球菌对万古霉素和利奈唑胺耐药率较低。因此,革兰阴性菌是SAP患者肝胆手术后感染的主要病原体,真菌感染较多且耐药率较高。根据感染部位、菌种和药敏性合理应用抗菌药物、治疗过程正确操作、加强洗手对于治疗和预防SAP相关感染及降低其病死率有意义。

(董元航)

述　评　目前关于SAP相关感染系统治疗的研究仍非常有限,本文从接受肝胆手术SAP患者病原菌的分布及耐药性出发,发现革兰阴性菌是SAP患者肝胆手术后感染的主要病原体,真菌感染数较多见且耐药率较高。根据感染部位、菌种和药敏性合理应用抗菌药物以及正确治疗,对SAP相关感染治疗成功率有重大意义,并为预防SAP的感染提出了积极建议。

(杜奕奇)

超声内镜引导下细针穿刺活检组织中S100A6 mRNA水平对胰腺癌的诊断价值 [中华消化杂志,2012,32(5):320]北京朝阳医院张杰等对18份胰腺癌(PDA)患者手术切除胰腺标本及22份正常胰腺标本,通过荧光定量PCR测定S100A6基因水平,以确立S100A6 mRNA表达水平用于检测PDA的诊断界值,同时选取28例因胰头癌行超声内镜引导下细针穿刺活检(EUS-FNA)患者,通过免疫组化染色观察S100A6蛋白在PDA中表达情况。结果PDA患者手术标本和EUS-FNA标本中S100A6 mRNA表达水平显著高于正常胰腺组织($P<0.01$),22例PDA患者EUS-FNA标本的S100A6表达水平高于6例胰腺良性疾病穿刺标本($P<0.01$),6例胰腺良性疾病穿刺标本与正常胰腺手术标本中S100A6表达水平无差异。研究认为EUS-FNA标本中S100A6基因mRNA在PDA中高水平表达,具有良好的术前诊断价值。

(董元航)

述　评　通过EUS可微创、安全地于手术前获取胰腺组织进行病理学诊断,但仍有20%左右的患者无法得到确切的细胞学检查结果,本研究前瞻性地对28例患者的胰腺占位进行良恶性预测,将细胞学检测与胰腺EUS-FNA标本中的S100A6表达水平结合起来,提高了诊断准确度,为临床诊断胰腺癌提供了一种有价值的诊断新方法。

(杜奕奇)

内镜超声引导下腹腔神经丛阻滞术治疗胰腺癌所致癌性腹痛的临床研究 [中华消化内镜杂志,2011,28(11):623]南京鼓楼医院邹晓平等评价了内镜超声引导下腹腔神经丛阻滞术缓解胰腺癌所致癌性腹痛的有效性及安全性。作者收集了手术无法切除胰腺癌且接受1～2次内镜超声引导下腹腔神经丛阻滞术患者的年龄、性别、术前疼痛病程、阿片类药物使用情况、肿瘤部位、治疗前后疼痛评分、治疗次数、术后疼痛缓解时间以及生存时间，发现术后疼痛评分低于术前，81.5%患者术后疼痛缓解，中位镇痛时间为56.0天，可信区间与中位生存时间97.0天重叠。认为内镜超声引导下腹腔神经丛阻滞术可安全有效地缓解晚期胰腺癌所致癌性腹痛，但并未发现腹痛病程、术前疼痛评分、治疗次数、阿片类药物使用情况、肿瘤部位等临床因子影响镇痛效果及其维持时间。

（董元航）

述　评　上腹脏器疼痛尤其胰腺占位所致癌性腹痛其痛觉传入神经均在腹腔神经丛换元并由内脏大神经传入胸段脊髓。腹腔神经丛阻滞术永久性消融其内神经元从而缓解疼痛。本文前瞻性分析了27例胰腺癌患者。研究发现，内镜超声引导下腹腔神经丛阻滞术治疗癌性腹痛患者，技术安全、疗效明确、作用持久，能够改善生存质量。选择最佳治疗时机、改进药物剂型、优化手术方案将更好实现内镜超声引导下腹腔神经阻滞术的临床价值。

（杜奕奇）

造血系统疾病

本年度共收集造血系统疾病文献 1 861 篇，其中纳入回顾509 篇(占 27.4%)，列入文选 16 篇(占 0.9 %)。

一年回顾

一、红细胞疾病

(一) 再生障碍性贫血(AA)

近期在 AA 的发生机制、实验及治疗方案方面有了显著进展。王敏等[1]报道，AA 患儿外周血 Th17 细胞、IL-17、IL-6 水平显著高于对照组，且 IL-17、IL-6水平与 Th17 细胞比例呈正相关。因此，认为 Th17 细胞及相关因子在 AA 的免疫发病机制中发挥重要作用。黄国清等[2]报道与正常对照和 AA 恢复期相比，初发再障的 $CD4^+$ Treg 比例显著低下，$CD8^+$ T 细胞比例明显升高，提示 Treg 细胞在再障恢复造血中可能起着正向调控的作用。童勇等[3]报道 AA 患者外周血 Th 细胞减少，细胞内 $CD3^+CD4^+IFN-\gamma$、$CD3^+CD4^+IL-4$ 均增高，Th1/Th2 增高，认为 AA 的发病是一种 Th1 型反应。刘海燕等[4]应用 IFN-γ 腹腔注射联合白消安灌胃建立 BALB/c 小鼠重型 AA 模型，显示调节性 T 细胞数量降低和 Th17 细胞升高，可能与人类 AA 的发生机制接近。周明等[5]采用静脉输注大剂量抗胸腺细胞球蛋白(HD-IVIgG)[0.4 g/(kg·d)]联合康力龙、环孢素 A(CsA)治疗重型 AA(SAA) 21 例有效率达到 90.5%，显著高于只使用康力龙和 CsA 治疗重型 AA(SAA)。梁立艳等[6]一线使用兔源抗胸腺细胞球蛋白(r-ATG)联合 CsA 治疗初发的 SAA/VSAA 患者，显示初始 CsA 血药浓度水平与 SAA 更早获得免疫抑制疗法疗效相关。覃大卫等[7]采用 ATG 联合 CsA 治疗儿童 AA，显示美国 Genzyme 或德国 Fresenius 的两种 ATG 制剂均能获得显著疗效，ATG 治疗后 2 周内，外周血淋巴细胞绝对值下降幅度≥2×10^9/L 者的有效率高。梁欣荃等[8]同样探讨 ATG 加 CsA 方案治疗成人 SAA 的疗效，结果 80% 达到完全缓解，9%部分缓解，11%无效。黄丽芳等[9]采用 ATG 和 CsA 治疗 24 例 SAA 患者，显示免疫抑制治疗(IST)可有效减少输血依赖。合用雄激素可增加治疗反应率；治疗 30 天中性粒细胞绝对值≥1.5×10^9/L 可能提示患者对 IST 反应好。邓伟等[10]探讨肝炎相关再生障碍性贫血的临床特征，认为发病机制多与 T 淋巴细胞免疫异常有关，与甲、乙、丙、丁、戊等肝炎病毒无明显关联。李云龙等[11]观察人脐带间充质干细胞(HUC-MSC)联合人类白细胞抗原(HLA)单倍型相合移植治疗 SAA，结果 8 例患者均重建供者造血。柴晔等[12]采用体外实验研究 hUC-MSC 对 AA 患者 Treg 细胞的影响，显示人脐带间充质干细胞体外可增加再生障碍性贫血患者 Treg 细胞占 $CD4^+$ T 细胞比例，为临床提供新理论依据。

(二) 缺铁性贫血(IDA)

栾虹等[13]认为网织红细胞新型参数，如网织红细胞百分率(RET%)、网织红细胞绝对值(RET%)、未成熟网织红细胞比率(IRF)、低荧光强度网织红细胞百分率(LFR%)、中荧光强度网织红细胞百分率(MFR%)和高荧光强度网织红细胞百分率(HFR%)，对不同类型贫血的鉴别诊断具有实用价值。牛瑞兵[14]随机观察 196 例以非贫血为主要原因就诊的患儿，发现 MCV 降低、RDW 升高者 98 例，其中 Hb 降低者 54 例，由此认为 MCV 和 RDW 检测有助于及时发现儿童隐性缺铁性贫血。赵红等[15]分析 106 例小儿 IDA 的临床资料，认为小儿 IDA 主要发生于婴幼儿，农村患儿较城市患儿多见，母乳喂养未及时、合理添加辅食是小儿 IDA 的主要原因。杨小燕[16]采用全自动血液分析仪检测，结果显示地中海贫血患者的 RBC、

HGB比缺铁性贫血患者的高($P<0.05$),同时缺铁性贫血患者的RDW明显高($P<0.05$)。认为RBC、HGB、MCV、RDW等参数有助于筛查和诊断贫血原因。

(三)溶血性贫血

1. 自身免疫性溶血性贫血(AIHA)

陈瑶等[17]对AIHA患者血液中红细胞上结合的抗体进行免疫分型,发现以$IgG^{+}C3$型多见,其余依次为C3型、IgG型,且$IgG^{+}C3$型溶血程度较C3、IgG型重。刘鸿等[18]探讨利妥昔单抗联合环磷酰胺(CTX)治疗难治性AIHA,结果所有患者均治疗有效,但停药后部分患者有复发,再次原方案强化治疗后仍有效。

2. 地中海贫血

王三斌等[19]报道HLA单倍体相合外周血造血干细胞移植治疗重型β地中海贫血,可以使多数患者获得长期植活,急慢性GVHD仍是影响生存率及生活质量的主要因素。黄俊等[20]探讨使用重组人促红细胞生成素(rHuEPO)治疗血透的β-地中海贫血患者贫血,显示大剂量rHuEPO:200~250 IU/(kg·W)能纠正伴β-地中海贫血的血透患者贫血。张淑莹等[21]报道地中海贫血筛查及G6PD缺乏症检测方法简便、经济、可接受性高,可及时筛出地中海贫血、G6PD缺乏症高风险夫妇。魏明等[22]发现α-地中海贫血缺失型突变常见的为--- SEA、--- $\alpha^{3.7}$和--- $\alpha^{4.2}$,非缺失型突变为Hb CS、Hb QS和Hb WS。非缺失型α-地贫突变的功能缺陷比缺失型严重。与此相似的是,张永良等[23]报道α-地贫的程度与缺陷的α-珠蛋白基因数密切相关,非缺失型Hb H病-^{SEA}的贫血比缺失型Hb H病严重,--- $\alpha^{4.2}$/--- SEA型Hh H病又重于--- $\alpha^{3.7}$/--- SEA型Hb H病。严提珍等[24]荧光PCR熔解曲线法可同时检测多份待测标本,并可准确检出多种基因突变类型,可用于β-地贫的基因诊断和产前诊断。王彦华等[25]报道重型β-地中海贫血儿童在异基因造血干细胞移植后,CMV感染后会导致$CD8^{+}CD28^{-}$细胞堆积,是构成$CD8^{+}$细胞升高的主因,且两者比率呈线性相关。李富春等[26]报道高剂量(30 mg/kg)和(低剂量15 mg/kg)的ATG-F在重型地中海贫血造血干细胞移植中均可取得理想效果。

3. 阵发性睡眠性血红蛋白尿(PNH)

邹农等[27]回顾分析76例PNH显示该组患者有较高的血管内溶血发生率,骨髓衰竭、血栓和肾功能损伤的比例较高。合并血栓的PNH患者外周血中性粒细胞$CD59^{-}$比例更高。李春富等[28]报道以环磷酰胺、白消安、氟达拉滨、塞替派、抗人T-淋巴细胞兔免疫球蛋白预处理,非亲缘造血干细胞移植有效治疗PNH合并地中海贫血1例。

4. 酶缺陷所致的溶血性贫血

王明艳等[29]分析63例蚕豆病患儿的临床资料。显示1~5岁多发,男孩发病多为蚕豆上市季节,患儿及有蚕豆病家族史者应禁食蚕豆,积极治疗预后良好。杜冠魁等[30]的研究显示血液中还原型谷胱甘肽(GSH)与6-磷酸葡萄糖脱氢酶(G6PD)相关,G6PD缺乏症患者细胞内GSH含量偏低。

(四)真性红细胞增多症(PV)和高原红细胞增多症(HAPC)

孙爱红等[31]观察PV合并凝血功能异常患者经过红细胞单采后血细胞及凝血功能恢复情况,认为红细胞单采联合羟基脲治疗有效。朱家斌等[32]认为PV合并溶血,起病隐袭,早期不易发现,JAK2V617点突变的等位基因特异性聚合酶链反应(AS-PCR)检测有助于诊断。姚兵等[33]认为HAPC并发动脉血栓,容易发生在四肢动脉主干起始部。高龄是发生动脉血栓的高危因素,发病后早期手术是获得良好预后的关键。黄义明等[34]观察藻酸双酯钠治疗HAPC,显示可以明显改善患者的血液流变学特性,改善组织的缺氧状态,在治疗HAPC中有积极的应用价值。

(五)全血细胞减少

李凌君等[35]研究了126例全血细胞减少患者发现其中血液系统疾病列前三位的分别为:再生障碍性贫血(AA)、骨髓增生异常综合征(MDS)及急性白血病(AL)。刘彤华[36]研究了194例全血细胞减少患者,显示造血系统疾病占82.5%,前3位为AA、AL、MDS;非造血系统疾病占16.5%,前3位为脾功能亢进、风湿结缔组织病、感染性疾病。吴光启等[37]报道骨髓穿刺涂片联合骨髓活检病理切片更能客观准确地反映骨髓的真实情况,两者联合检查可以进一步提高全血细胞减少性疾病诊断的准确性。

(六)其他

莫宗平等[38]采用血红蛋白碱性琼脂糖凝胶电泳方法研究我国两广地区异常血红蛋白(Hb)的基因突变,结果显示异常血红蛋白以E、Q-Tailand、Hb New York为主。罗雅娟等[39]研究了红细胞体积分布宽度(RDW)对危重症患者预后的评估价值,结果显示RDW可预测危重症患者的预后。周全全等[40]进行了范可尼贫血(FA)肿瘤相关通路的基因富集分析,显示FA患者高肿瘤易感性与肿瘤相关细胞因子、激素等内环境变化密切相关。

(李　荣)

参考文献

1　王　敏,等.中国小儿血液与肿瘤杂志,2011,16(6):248

2 黄国清,等.中国免疫学杂志,2012,28(7):645
3 童 勇,等.中国免疫学杂志,2011,27(9):840
4 刘海燕,等.中华血液学杂志,2012,33(8):653
5 周 明,等.医学临床研究,2011,28(9):1665
6 梁立艳,等.中华血液学杂志,2011,32(11):766
7 覃大卫,等.中国小儿血液与肿瘤杂志,2012,17(1):9
8 梁欣荃,等.临床血液学杂志,2011,24(1):662
9 黄丽芳,等.内科急危重症杂志,2011,17(6):348
10 邓 伟,等.南方医科大学学报,2011,31(8):1443
11 李云龙,等.重庆医学,2011,40(30):3032
12 柴 晔,等.中国免疫学杂志,2011,27(9):837
13 栾 虹,等.中国医科大学学报,2011,40(11):1018
14 牛瑞兵.内蒙古医学杂志,2012,44(6):650
15 赵 红,等.吉林医学,2012,33(16):3482
16 杨小燕.吉林医学,2011,32(30):6333
17 陈 瑶,等.江苏医药,2012,38(2):219
18 刘 鸿,等.中华内科杂志,2012,51(6):456
19 王三斌,等.中华血液学杂志,2011,32(12):844
20 黄 俊,等.广东医学,2012,33(1):68
21 张淑莹,等.广东医学,2011,32(20):2714
22 魏 明,等.中华检验医学杂志,2012,35(5):463
23 张永良,等.中华检验医学杂志,2012,35(5):418
24 严提珍,等.中华检验医学杂志,2012,35(5):407
25 王彦华,等.南方医科大学学报,2012,32(7):1008
26 李春富,等.南方医科大学学报,2012,32(5):691
27 邹 农,等.中华血液学杂志,2012,33(6):471
28 李春富,等.南方医科大学学报,2012,32(3):425
29 王明艳,等.吉林医学,2012,33(4):798
30 杜冠魁,等.吉林医学,2012,33(15):3163
31 孙爱红,等.白血病·淋巴瘤,2012,21(3):172
32 朱家斌,等.中华老年医学杂志,2012,31(8):701
33 姚 兵,等.高原医学杂志,2011,21(3):8
34 黄义明,等.高原医学杂志,2011,21(2):42
35 李凌君,等.吉林医学,2011,32(36):7809
36 刘彤华.吉林医学,2012,33(11):154
37 吴光启,等.吉林医学,2012,33(21):4628
38 莫宗平,等.广东医学,2012,33(3):338
39 罗雅娟,等.中国急救医学,2012,32(4):355
40 周全全,等.中华血液学杂志,2012,33(5):371

二、白细胞疾病

(一) 急性白血病

1. 实验研究

(1) 分化与凋亡:蔡佳翌等[1]探讨 HAG 方案对白血病细胞株 HL-60 和 U937 的体外作用,结果显示 HAG 方案通过降低线粒体膜电位途径起到诱导肿瘤细胞凋亡的作用。俞文娟等[2]研究新型组蛋白去乙酰化酶(HDAC)抑制剂 ITF2357 对急性髓系白血病(AML)细胞的增殖抑制及诱导分化和促凋亡作用,结果发现低剂量 ITF2357 通过降解 AML1-ETO 蛋白有效抑制 AML1-ETO 阳性 AML 细胞的增殖,使细胞阻滞于 G0/G1 期,诱导其发生凋亡及分化。郭勇等[3]研究表明冬凌草甲素通过抑制 ABL 酪氨酸激酶及其下游信号转导,并上调促凋亡蛋白 Bax、下调抗凋亡蛋白 Bcl-2 而发挥抗 Ph 染色体阳性急性淋巴细胞白血病(ALL)作用。赵妍敏等[4]研究显示,去甲氧柔红霉素(IDA)和雷帕霉素对 Jurkat 细胞的生长抑制具有协同作用,其协同机制可能与雷帕霉素逆转 IDA 引起的 Akt/mTOR 信号通路激活,并抑制 ERK 信号活化有关。刘文丹等[5]通过比较蛋白质组学方法分析二甲基亚砜(DMSO)作用 HL-60 细胞前后的蛋白质表达谱,部分揭示了 DMSO 参与调控白血病细胞分化的机制。

(2) 血液免疫学:孙海洪等[6]研究显示可溶性 B7-H3(sB7-H3)与白血病的分型具有相关性,可能会为急性白血病的临床诊断提供依据。吴功强等[7]研究显示用抗体修饰抑制性 KIR 受体有助于提高 NK 细胞杀伤肿瘤及同种异体成熟树突状细胞(DC)的能力。刘立民等[8]研究显示,初诊 AML 患者 Th22 细胞数量减少,且随着疾病缓解 Th22 细胞得以一定程度恢复,可能与 AML 的发生发展呈负相关。王迪等[9]研究显示 NPM1 基因突变能影响 AML 患者的免疫表型特征。

(3) 分子生物学:廖清船等[10]探讨亚甲基四氢叶酸还原酶(MTHFR)基因多态性及其单体型与 ALL 患儿大剂量甲氨蝶呤(HDMTX)化疗毒性反应的相关性,结果显示 MTHFR1298C 等位基因及 CC 单体型可能是 HDMTX 毒性反应的保护因素,TA 单体型可能是危险因素。李俊英等[11]研究发现,成人 T 细胞白血病细胞中过表达的 Bcl3 对 NFκB 通路有抑制作用。米瑞华等[12]探讨异柠檬酸脱氢酶 1 和 2(IDH1 和 IDH2)基因突变在 AML 患者中的发生频率和对预后的影响,结果显示 IDH 突变是 AML 常见的分子突变类型,并且是 AML 患者的不良预后因素。而贾祝霞等[13]的研究也显示,IDH 基因突变在初诊 AML 患者中有较高的发生率,其中 IDH2 突变更为频繁,该突变可与 FLT3-ITD、NPM1 突变共同存在并有一定相关性,提示 IDH 突变在促进白血病发生中可能和后两种基因起协同作用。周匡果等[14]认为利用生物信息学工具能提取基因芯片有效信息,有利于进一步深入研究 IDH1 在核型正常 AML 发病机制中的作用。马亮等[15]的研究显示,NPM1 插入突变为 AML 患者常见基因改变,正常核型患者插入突变发生率高于异常核型患者。吴圣豪等[16]检测 50 例 AML 患者 EZH2 蛋白的表达情况,阳性率 34%,且表达阳性者预后较差,可能是AML新的预后判断指标。李林萌等[17]的研究显示，AML1-ETO9a(AE9a)异构体与AML1-ETO(AE)共表达于伴有t(8;21)的AML-M2患者中，两者正相关。在缓解期监测AE9a在AE及AE9a两者总体中百分比的变化比单独监测AE融合基因能更早地预示疾病复发趋势。吴勇等[18]研究显示，特定微小RNA(microRNA, miRNA)参与了急性早幼粒细胞白血病(APL)细胞分化过程。乔曼等[19]研究显示，在核心结合因子相关性AML(CBF-AML)中，受体酪氨酸激酶(RTK)突变常见，c-Kit基因突变发生频繁，JAK2V617F突变罕见。卫佳等[20]研究显示抑癌基因FBXW7在Notch1诱导的小鼠白血病模型中低表达，提示FBXW7介导的泛素化降解途径异常可能与Notch1诱导小鼠白血病的发生、发展相关。彭宏凌等[21]研究显示，ALL和AML存在相对特异的磷酸化多肽，这为急性白血病的诊断及治疗提供了潜在的分子靶位。汤芳芳等[22]研究表明，XPA A23G和XPC C499T多态性可能与中国人群ALL遗传易感性有关。陆滢等[23]* 用实时定量PCR方法检测114例初发成人AML患者抑制分化因子1(ID1)的表达，结果全部患者均检测到ID1表达，ID1基因高表达多见于AML核型预后不良和高龄患者，与AML不良预后相关。满孝蕊等[24]研究显示，胰岛素样生长因子结合蛋白7(IGFBP7)基因通过影响U937细胞增殖以及与基质内皮细胞的黏附、穿膜、侵袭能力而参与AML的发生、发展过程。成志勇等[25]研究显示，PTEN可能通过抑制COX-2表达从而抑制白血病细胞增殖、黏附功能。

(4) 干细胞生物学：朱海波等[26]检测了两种白血病干细胞标记($CD34^+CD38^-CD96^+$和$CD34^+CD38^-CD123^+$)，结果显示CD96和CD123表达阳性者复发率高于阴性者，且1年生存率降低，平均生存时间缩短，说明CD96和CD123可作为白血病患者疗效和预后指标之一。王光平等[27]筛选AML患者骨髓造血干/祖细胞特异性miRNA的表达及其水平，结果显示AML患者与正常人造血干/祖细胞存在多种差异表达的miRNA，而miRNA-10a和miRNA-220c表达明显下调。

(胡晓霞　杨建民)

2. 诊断与检测方法

(1) 基因改变：王珏等[28]采用多重巢式逆转录PCR法检测526例初诊AML患者29种常见融合基因，结果检出率为35.7%(188/526)，其形态学分布符合文献报道。王玥等[29]比较实时荧光定量聚合酶链反应(RT-qPCR)与巢式PCR法对白血病融合基因的检测数据，结果显示RT-qPCR较巢式PCR更为敏感而准确，应用RT-qPCR可提高微小残留病的检出率。林福安等[30]用半巢式甲基化特异性PCR(hn-MSP)检测ALL患者p15基因甲基化和缺失，结果显示，p15基因甲基化状态在ALL患者中有较高的检出率，hn-MSP对分析p15基因甲基化状态具有较高的特异性和敏感性。陆滢等[31]用聚丙烯酰胺凝胶电泳法(poly acrylamide gel electrophoresis, PAGE)检测正常核型AML患者FLT3-ITD和NPM1基因突变，结果显示PAGE可快速、简便地同时检测患者FLT3-ITD和NPM1基因突变。庞丽萍等[32]研究显示，PCR检测FLT3的表达可作为AML患者的临床辅助检测方法。赵瑾等[33]研究显示，多重巢式RT-qPCR可用于初诊时染色体畸变的筛选，可在核型正常的ALL患者中检出隐匿的染色体易位。

(2) 流式细胞术分析：刘光明等[34]研究显示，六色流式细胞术使用的抗体总数较少，但通过FSC/SSC、SSC/CD45、SSC/CD19设门，对幼稚细胞群、$CD19^+$细胞群在多个双参数点图上进行分析，能发现比三色流式细胞术更多的白血病相关免疫表型，更有利于进行微小残留病(MRD)的检测。张正昊等[35]用四色流式细胞术CD45/SSC设门分析92例B-ALL患者免疫表型与分型间的关系，结果显示CD45阴性细胞仅出现于分化阻滞在B祖细胞的患者。王璐璐等[36]建立八色流式细胞术检测B-ALL MRD的方法，可鉴别骨髓正常B淋巴系细胞群、B-ALL治疗缓解后骨髓造血重建的B系前体细胞与MRD细胞群；且标本用量少，检测速度快，能够有效诊断MRD。童春容等[37]*研究显示，在急性白血病化疗后获得第一次完全缓解(CR1)后流式细胞术定期监测MRD具有良好的预后价值。万岁桂等[38]分析中国流式细胞术对急性白血病免疫分型现状，结果显示目前在标本处理、设门方法、数据获取和分析方面均已取得共识，但在抗体数量和组合、抗原阳性判定标准方面还存在一定差异。

(3) 细胞遗传学：白淑潇等[39]研究显示，间期荧光原位杂交(FISH)检测能够检出少数核型正常的AML的隐匿性重排如AML1/ET0、PML/RARα和CBFβ/MYH11，但对于MLL重排似无帮助。岑岭等[40]分析45例ALL成年患者的临床特征与染色体异常之间的相关性，结果显示WBC是否$>30\times10^9/L$，核型是否异常以及是否伴Ph染色体是成人ALL患者预后的独立因素。刘青等[41]研究显示，儿童ALL易出现细胞遗传学改变；对于有足够分裂象的患者，常规染色体核型分析仍是可靠的方法，对分裂象质量低或无分裂象的患者，FISH检测能提高细胞遗传学异常检出率。左媛等[42]应用八探针间期FISH联合染色体核型分析观察ALL成人与儿童患者的细胞遗传学差异,结果显示两者的融合基因表达各有侧重,不同的细胞遗传学特征与其预后密切相关。

(4) 其他:姜华等[43]研究了一种早期诊断侵袭性曲霉病的有效方法,将单次血清半乳甘露聚糖(GM)抗原检测指数≥0.7或连续2次指数≥0.5作为阳性界值比单用一种界值敏感性提高,特异性增加。王峻等[44]采用动态增强MRI(DCE-MRI)分析47例急性白血病患者骨髓浸润微循环血流动力学特点,结果显示髂骨骨髓的最大强化率与骨髓原始细胞比例呈正相关,而与强化斜率无相关性。叶蕾等[45]经过比较显示,EGIL 1998诊断积分系统和WH0 2008诊断分型标准对诊断混合表型急性白血病(MPAL)具有交叉、互补性。

(胡晓霞　杨建民)

3. 流行病学与个案报道

陈万青等[46]汇总中国32个肿瘤登记地区2003～2007年白血病的发病率为5.17/10万,城市地区高于农村地区;在恶性肿瘤新发病例构成中位居第13位,占全部恶性肿瘤的1.94%;髓样白血病发病率高于淋巴样白血病。死亡率为3.94/10万,位于死因的第9位,占全部恶性肿瘤死亡的2.29%。与1970年和1990年的数据比较,白血病死亡位次有明显下降,但粗死亡率仍然呈上升趋势。中国男、女性白血病发病率在统计的184个国家中均位居第87位。郭碧赟等[47]分析184例儿童急性淋巴细胞白血病(ALL)的临床资料,结果显示初发儿童ALL的就诊病例数呈逐年上升趋势,加强儿童白血病的防治尤为重要。王昆[48]收集文献报道的7个家系46例急性髓系白血病(AML)患者资料,进行统计学分析。结果显示,第1代与第2代、第2代与第3代之间累计无病生存率差异有统计学意义($P<0.005$),早现遗传是家族型AML的特征之一。李佳丽等[49]分析重庆市儿童白血病发病相关的主要因素及特点,结果显示儿童患病前1年居室装修及直接接触农药杀虫剂等因素可能是发病的主要危险因素。吴洵民[50]报道2例恶性血液病合并实体肿瘤,为慢性粒细胞性白血病(CML)合并乳腺癌及AML合并肺癌。刘怡等[51]报道1例儿童髓系、巨核系、T系混合白血病。苗苗等[52]报道1例真性红细胞增多症患者患病10年后转成AML。郭晔等[53]报告2例伴有嗜酸性粒细胞增高的ALL(ALL/EO)患儿,并进行文献复习,提示ALL/EO是罕见的临床亚型。吴春晓等[54]报道1例使用小剂量利妥昔单抗有效治疗ALL脐血移植后并发的自身免疫性溶血性贫血。陈岩岩等[55]报道2例门冬酰胺酶诱发抗凝血酶缺乏,导致儿童ALL患者形成脑血栓。柏露等[56]报道1例儿童伴血小板生长因子受体β(PDGFRβ)基因重排的髓系肿瘤患者,最终急变为ALL。李玉龙等[57]报道2例伴Ph样染色体的急性白血病,提示该类疾病与Ph+ALL或CML的遗传学本质不同。郭晓等[58]报道1例伴有t(9;22)(q34;q11)的急性早幼粒细胞白血病(APL)。姚雯等[59]报道1例PML-RARα阴性的APL患者伴发乳腺粒细胞肉瘤。张学亚等[60]报道1例应用全反式维甲酸(ATRA)治疗APL引起肝功能衰竭,提示应用ATRA时应注意保肝治疗。

4. 并发症

曾惠等[61]对恶性血液病化疗后并发间质性肺炎(IPI)进行临床分析,提示粒缺大于7天、真菌感染是并发IPI的高危因素。郑昌成等[62]分析AL患者侵袭性肺部真菌感染(IPFI)的临床特点,显示AL患者具有IPFI发生的多种高危因素,具有临床表现无特异性、影像学改变复杂多变、曲霉菌感染比例高等特点。袁凯锋等[63]探讨AML化疗后肺部侵袭性真菌感染经验性抗真菌治疗的时机,结果显示化疗后粒缺伴肺部炎性病变的AML患者,IPFI发生率高,应当早期进行经验性抗真菌治疗。赵邢力等[64]分析显示伏立康唑在AML真菌感染二级预防中安全有效。袁晓莉等[65]对28例血液病肺部感染患者进行CT引导下经皮肺活检,证明安全有效,有利于早期明确诊断。陈梅等[66]分析老年AL患者院内感染的特点,结果表明老年AL患者院内感染发生率高,血清清蛋白水平、中性粒细胞数、住院时间与预防性使用抗生素是院内感染的危险因素。李雪等[67]对AL患者医院感染的临床特征及相关因素进行分析,显示年龄、化疗疗程、血细胞参数、皮质激素和感染类型与院内感染密切相关。廖丽昇等[68]分析12例恶性血液病急性肺损伤/急性呼吸窘迫综合征的临床特征,显示这类患者进展快,病死率高,早期诊断、尽早去除病因,合理使用机械通气、应用糖皮质激素对病情转归至关重要。刘国强等[69]分析深低温冻存自体血小板输注治疗恶性血液病化疗后血小板减少症的疗效和安全性,显示其临床止血效果与异体新鲜血小板疗效相当,且不良反应少。孔黛等[70]分析11例恶性血液病合并骨髓坏死(BMN)患者的临床特征,提示临床工作中应警惕BMN的存在。

5. 治疗与预后

赵冰冰等[71]对92例细胞遗传学预后中等的AML接受大剂量阿糖胞苷巩固治疗的疗效进行分析,显示大剂量组与中剂量组相比,DFS和OS均具有显著优势。袁烨等[72]分析高三尖杉酯碱(HHT)联合ATRA治疗APL的疗效,显示HHT和DNR为基础的治疗方案疗效相似。方宝枝等[73]*认为地西他滨可有效治疗成人AML,血液学不良反应较重,必须给予积极的支持治疗。李颖等[74]认为应用咖啡酸片联合G-CSF可有效预防和治疗化疗后外周血细胞的下降。杨斌等[75]比较FLAG方案与IA方案治疗初治AML的疗效,结果显示CR率和有效率相当,但前者骨髓抑制期长、感染率高。郑志海等[76]对老年AML诱导缓解的疗效及预后进行分析,结果显示与姑息治疗相比,诱导缓解化疗可改善老年AML患者的预后,延长中位生存期。刘红艳等[77]研究显示TAG方案治疗老年AML具有缓解率高、耐受性好、不良反应轻等特点。陈琳等[78]比较CHAG与CAG预激方案治疗难治复发的AML的疗效,认为前者CR率更高,感染率虽然有所增加但无统计学差异。朱剑锋等[79]应用CAG方案治疗难治、复发的ALL患者,证明有效率高、粒缺时间短,生存时间延长。黄靖等[80]研究显示伊马替尼联合改良的Hyper-CVAD/MA强化方案及异基因干细胞移植可作为一线治疗措施治疗成人Ph阳性的ALL患者。张越峰等[81]对117例Ph阳性的成人ALL临床资料进行分析,认为伊马替尼及异基因干细胞移植均可显著改善其长期生存率。叶启东等[82]对10岁以上的儿童、青少年ALL的临床及预后特征进行研究,显示ALL-2005方案对该类患者疗效良好,初诊时的铁蛋白水平、融合基因检测、早期治疗反应及MRD监测为预后重要指标。翟欣辉等[83]研究显示沙利度胺联合化疗可提高AL的缓解率,有可能成为一种通过抗新生血管抑制白血病细胞生长及浸润的有效治疗方法。李巍等[84]对130例CBF AML患者进行随访,提示年龄、染色体核型及巩固治疗的方案是影响该类患者生存、预后的主要因素,在巩固治疗中采用≥2疗程的中剂量Ara-C可以延长其OS、RFS。AML伴inv(16)/t(16;16)患者较AML伴t(8,21)患者总体生存期长、预后好。郭绪涛等[85]应用PCR检测123例初治AML患者ERG基因的表达,认为ERG基因高表达很可能是正常核型AML预后不良因素。嵇虎等[86]应用流式细胞仪检测AML细胞CD11b的表达,显示CD11b表达阳性是AML预后不良的独立危险因素。汪琼等[87]分析伴11p15异常的AML患者临床特征,提示这类患者治疗效果差,预后不良。尹列芬等[88]回顾性分析急性白血病患者血小板无效输注(PTR)的非免疫因素,认为发热、感染、脾脏肿大、年龄、ABO血型可能为导致AL患者PTR的相关非免疫因素。而性别、妊娠、AL类型、某些药物与其无关。王小钦等[89]认为开展急性白血病和骨髓增生异常综合征多中心大样本预后的研究中有3个关键点:严密的研究协作组、完善的随访制度及预后研究模式的选择。

(陈 洁 宋献民)

(二)慢性白血病

江浩等[90]*研究证明尼洛替尼对伊马替尼耐药或不耐受的CML患者可产生持久性疗效,其疗效在CML慢性期优于进展期患者。尼洛替尼对基线时突变为Y253H、F359V/C、T315I的患者疗效不佳。夏君燕等[91]检测177例伊马替尼(IM)耐药CML和33例Ph(+)急性淋巴细胞白血病(ALL)患者ABL1基因突变情况,共检测到32种点突变,检出率占34.2%,其中T315I占12%,突变率最高,另外还有少见的插入、缺失突变,多种耐药突变可同时存在于1个克隆中,不同的耐药克隆可在同一个体内并存。谷红丽等[92]在32例IM耐药的CML患者中检出了ABL激酶区点突变14例,点突变率为43.8%。魏永强等[93]应用大剂量IM(600 mg/d以上)治疗28例初发进展期CML、经羟基脲和(或)IFN-α以及联合化疗失败后再给予常规剂量IM疗效仍欠佳的各阶段CML,10例(35.7%)达到血液学完全缓解,13例(46.4%)达到血液学部分缓解,5例(17.9%)达到主要细胞遗传学反应(CC yR),12例达到次要细胞遗传学反应(42.9%)。周励等[94]研究显示我国CML患者服用IM后的血药浓度个体差异大,IM血浆谷浓度与其获得CC yR无明显相关性,但增加IM剂量能提高血浆谷浓度,对部分患者的治疗有一定的意义。吴圣豪等[95]报道联合应用IM和IFN-α能够更快地获得细胞遗传学反应和分子学反应,尤其对于Sokal积分低、中危患者,而高危患者联合用药无明显意义。但在用药36个月内,联合用药并未明显提高生存率。赵艳丽等[96]报道应用亲缘HLA半相合造血干细胞移植(HSCT)治疗35例进展期CML患者,入院时处于加速期和急变期患者的5年总生存率分别为46.2%和45.5%,移植前达到第二次慢性期可显著提高存活率。徐明珠等[97]通过多因素回归分析显示疾病状态、移植类型、急性移植物抗宿主病(GVHD)的严重程度是接受异基因HSCT治疗的CML患者长期生存的独立影响因素。慢性期且有HLA相合同胞供者的患者移植后可获得较高的长期生存率。钟巧玉等[98]应用三氧化二砷治疗CML患者25例,总有效率84%,骨髓完全缓解率36%,不良反应轻微。霍菲菲等[99]报道应用RT-qCR检测bcr-abl转录水平监测CML治疗后的微小残留病,可以评价治疗效果,预测疾病复发,指导早期进行干预治疗。江倩等[100]报道2例女性患者和10例男性患者的配偶在患者服用酪氨酸激酶抑制剂期间妊娠,并生产了12名婴儿,1例早产伴畸形,余足月生产,无畸形,目前12例患者子女生长发育正常。建议育龄期女性治疗期间应该有效避孕,并避免哺乳,男性患者服药期间无须避孕。

李小丰等[101]实验证明三氧化二砷对T315I突变的CML细胞株有明显的凋亡诱导作用，其机制可能与下调bcr-abl蛋白水平、抑制酪氨酸激酶活性、阻断其下游PI3K-AKT和JAK-STAT5信号途径有关。王志林等[102]报道短串联重复序列CSF1PO、vWA、TPOX基因座与CML的发生有关，但其生物学意义尚不清楚。高加良等[103]报道二氢青蒿素可通过影响bcr-abl融合基因的表达抑制K562细胞的增殖，促进细胞凋亡。杨慧等[104]报道转录因子PU.1基因异常高度甲基化导致PU.1基因表达下降，可能参与CML的发病过程，为CML的治疗提供了潜在的新靶点或预后标记。嘉红云等[105]报道Src激酶抑制剂ZD6474可通过抑制Src激酶磷酸化水平诱导K562/A02细胞凋亡，体内给药可抑制裸鼠移植瘤的生长。刘小军等[106]研究认为含SH2结构域的肌醇磷酸酶(SHIP)基因碳末端PxxP结构域点突变可影响K562细胞的体外迁移和侵袭能力。

万鼎铭等[107]报道一例T淋巴母细胞淋巴瘤合并CML急髓变的患者，采用单倍型HSCT获得无病生存。陈宝安等[108]报道一例CML患者发生髓外T淋巴母细胞急性变，淋巴结切片荧光原位杂交分析显示bcr-abl融合基因阳性。肖仕珊等[109]报道一例伴JAK2V617F阳性的慢性中性粒细胞白血病。赵湜等[110]应用地西他滨单药治疗2例慢性粒单核细胞白血病，1例进展，1例达到血液学改善。李永辉等[111]应用利妥昔单抗联合氟达拉滨、环磷酰胺(FCR方案)治疗慢性淋巴细胞白血病17例，总有效率94.12%，完全缓解率35.29%，患者耐受性好。

(吕书晴　闵碧荷)

(三)骨髓增生异常综合征

刘炳楠等[112]*采用流式细胞术检测骨髓增生异常综合征(MDS)患者及正常对照者原代骨髓单个核细胞在给予EPO刺激前后$CD34^+CD38^-CD123^+$和$CD34^+CD38^-CD123^-$细胞P-STAT5表达，提出前者可能是MDS真正的恶性克隆细胞。邵雪君等[113]分析MDS患者骨髓造血干/祖细胞造血调控相关基因表达，探讨MDS的发生机制。结果提示钙黏蛋白(cadherin)、β-连环蛋白(β-catenin)和c-myc相关基因表达异常与MDS的病态造血密切相关。程翼飞等[114]研究儿童MDS中WT1基因表达规律及其在鉴别MDS与再生障碍性贫血(AA)中的作用。发现MDS患儿WT1基因表达水平较AA为高；其表达水平随着MDS疾病的进展而增高。张翼鷟等[115]检测MDS患者骨髓细胞SHP-1基因启动子的甲基化状态。结果提示SHP-1基因启动子异常甲基化可能涉及STAT3信号通路的激活，在MDS的发生发展中发挥作用，与预后相关。张薇等[116]研究MDS患者骨髓$CD3^+$T细胞TET2及DLK1基因的表达水平，结果显示$CD3^+$T细胞中TET2 mRNA表达降低，DLK1 mRNA表达增高，可能导致机体免疫监视功能下降。张天佼等[117]通过回顾性分析探讨MDS患者体外集落形成细胞(CFC)培养特征及其与非重型再生障碍性贫血(NSAA)患者的异同。提出MDS起病初期造血祖细胞数量明显减少，且红系受累更为广泛而显著。李玲等[118]探讨病态造血细胞与细胞遗传学改变对MDS诊断及分型的意义。结果表明，染色体核型异常同时具有病态细胞≥0.10者显示与MDS亚型有关联。周峰等[119]建立了对高三尖杉酯碱耐药的SKM-1/HHT细胞系，认为其耐药机制主要涉及mdr1的过度表达以及MRP及topo-Ⅱa表达水平的改变。秦燕等[120]探讨血清铁代谢平衡相关激素hepcidin联合铁负荷指标在临床诊治MDS患者铁过载中的应用价值。结果表明通过动态监测MDS输血依赖患者的hepcidin水平可以预测机体实质性铁过载的发生。李冰等[121]研究表明合并自身免疫性疾病的MDS患者以女性、年龄<60岁者为主，染色体异常为+8的比例高，可能具有较好的预后。王增胜等[122]分析新疆地区MDS患者细胞遗传学异常与细胞形态学的相关性，认为不同地域MDS患者的细胞遗传学存在差异，且细胞遗传学异常与细胞形态学相关。陈悦丹等[123]回顾性分析419例MDS患者临床资料，显示血小板严重减少的MDS患者预后不良，结合血小板计数、染色体核型、MCV及修订的WPSS有望促进我国MDS患者分组治疗策略的制订。曲士强等[124]研究不同细胞遗传学预后分组对MDS患者的预后分层意义。认为与IPSS和德国-奥地利细胞遗传学分组比较，修订的IPSS细胞遗传学分组能够起到更细致、更有效的预后分层作用。苏涛等[125]回顾性分析原发性骨髓增生异常综合征伴骨髓纤维化(MDS-MF)患者的临床特征和预后，结果表明MDS伴MF患者网状纤维增生与原始细胞数、巨核细胞的增生和发育异常、染色体核型密切相关，预后较差。邵秀茹等[126]观察15例MDS中危Ⅰ、Ⅱ型和高危患者采用地西他滨治疗的临床疗效和不良反应，认为地西他滨治疗MDS随着疗程数增加CR率增加且骨髓抑制时间缩短。陈伟丰等[127]应用地西他滨治疗MDS/AML，并与同期应用HA方案治疗的MDS/AML进行疗效和不良反应的比较。提示地西他滨治疗MDS/AML安全有效。蓝海等[128]研究小剂量阿糖胞苷(Ara-C)联合亚砷酸序贯沙利度胺治疗高危MDS的临床疗效及安全性。提出该方案治疗高危MDS安全有效，中危Ⅱ组患者有较好的疗效，有更好的生存获益。

(四) 骨髓增殖性肿瘤(MPN)

许笑等[129]检测原发性血小板增多症(ET)及原发性骨髓纤维化(PMF)患者外周血 MPL515 突变频率及 JAK2V617F 突变情况。结果显示 JAK2V617F 是 ET 和 PMF 的分子标志物,而在 JAK2V617F 阴性的病例中,MPL515 突变则是一个重要、有益的补充。黄晓兵等[130]研究结果表明高龄、高血小板计数、伴发血栓形成、诊断 ET 等均是 MPN 可能并发肺动脉高压(PAH)的危险因素。对于诊断明确的病例,积极控制 PAH 是改善这类患者预后的关键。秦伟等[131]探讨细胞因子信号转导抑制蛋白(suppressor of cytokine signaling, SOCS)基因超甲基化在经典型 MPN 中的临床作用及其机制。提出 MPN 患者中存在 JAK2V617F 突变及 SOCS 基因超甲基化,从而导致 SOCS mRNA 表达水平降低,改变 JAK - STAT 信号通路等的转录活性而最终影响疾病的发展。薛胜利等[132]以 1 例非综合征性先天性粒细胞减少症并进展为慢性粒-单核细胞白血病患者为研究对象,分别对其 ELA2、HAX1、WASp 和 GFI1 基因进行测序和突变分析。发现该例患者存在一种新型的复合型杂合性 HAX1 基因突变:c. 430 - 1insG 和 c. 655 - 9del5bp。

(五) 其他白细胞疾病

宋世平等[133]测定白血病粒细胞缺乏期患者血清超敏 C 反应蛋白(hs - CRP)浓度的变化,结果表明 hs -CRP 浓度的变化与患者感染程度以及病情变化有一定相关;白血病粒细胞缺乏期患者 hs - CRP 变化预示机体存在感染。葛晋源等[134]应用黄芪注射液防治恶性肿瘤化疗后白细胞减少症 55 例,取得了较好疗效,但对血液系统肿瘤化疗后白细胞减少治疗作用有限。

(陈　莉　闵碧荷)

参 考 文 献

1 蔡佳翌,等. 白血病·淋巴瘤,2011,20(12): 712
2 俞文娟,等. 中华血液学杂志,2012,33(5): 366
3 郭　勇,等. 中华血液学杂志,2012,33(6): 439
4 赵妍敏,等. 浙江大学学报(医学版),2011,40(5): 482
5 刘文丹,等. 中华血液学杂志,2012,33(3): 238
6 孙海洪,等. 中国免疫学杂志,2012,28(4): 362
7 吴功强,等. 浙江大学学报(医学版),2011,40(5): 475
8 刘立民,等. 中华血液学杂志,2012,33(2): 133
9 王　迪,等. 白血病·淋巴瘤,2012,21(4): 193
10 廖清船,等. 中华流行病学杂志,2012,33(7): 735
11 李俊英,等. 中华血液学杂志,2012,33(8): 669
12 米瑞华,等. 中华血液学杂志,2011,32(9): 610
13 贾祝霞,等. 中华血液学杂志,2012,33(5): 397
14 周匡果,等. 华中科技大学学报(医学版),2012,41(4): 404
15 马　亮,等. 中华检验医学杂志,2012,35(1): 27
16 吴圣豪,等. 中华血液学杂志,2012,33(3): 232
17 李林萌,等. 中华血液学杂志,2012,33(1): 1
18 吴　勇,等. 中华血液学杂志,2012,33(7): 546
19 乔　曼,等. 中华血液学杂志,2011,32(10): 679
20 卫　佳,等. 白血病·淋巴瘤,2011,20(12): 709
21 彭宏凌,等. 中华血液学杂志,2012,33(3): 163
22 汤芳芳,等. 中华内科杂志,2011,50(10): 859
23* 陆　滢,等. 中华血液学杂志,2012,33(4): 278
24 满孝蕊,等. 中华血液学杂志,2012,33(4): 307
25 成志勇,等. 中华检验医学杂志,2012,35(2): 165
26 朱海波,等. 中华血液学杂志,2012,33(1): 58
27 王光平,等. 中华血液学杂志,2012,33(7): 541
28 王　珏,等. 临床血液学杂志,2011,24(9): 511
29 王　玥,等. 中国医科大学学报,2012,41(8): 738
30 林福安,等. 白血病·淋巴瘤,2012,21(4): 208
31 陆　滢,等. 中华医学遗传学杂志,2012,29(2): 163
32 庞丽萍,等. 临床血液学杂志,2011,24(9): 551
33 赵　瑾,等. 白血病·淋巴瘤,2012,21(6): 356
34 刘光明,等. 中国小儿血液与肿瘤杂志,2012,17(3): 104
35 张正昊,等. 中华血液学杂志,2011,32(11): 792
36 王璐璐,等. 中华检验医学杂志,2012,35(5): 423
37* 童春容,等. 中华血液学杂志,2011,32(11): 748
38 万岁桂,等. 白血病·淋巴瘤,2011,20(9): 525
39 白淑潇,等. 中华医学遗传学杂志,2011,28(6): 690
40 岑　岭,等. 中华医学遗传学杂志,2012,29(3): 356
41 刘　青,等. 中华血液学杂志,2012,33(4): 282
42 左　媛,等. 南方医科大学学报,2012,32(5): 707
43 姜　华,等. 临床血液学杂志,2012,25(3): 163
44 王　峻,等. 中华放射学杂志,2011,45(9): 817
45 叶　蕾,等. 中华血液学杂志,2012,33(4): 286
46 陈万青,等. 肿瘤,2012,32(4): 251
47 郭碧赟,等. 中国小儿血液与肿瘤杂志,2012,17(1): 26
48 王　昆. 白血病·淋巴瘤,2011,20(8): 502
49 李佳丽,等. 第三军医大学学报,2012,34(9): 888
50 吴洵民. 浙江医学,2011,33(10): 1527
51 刘　怡,等. 中国小儿血液与肿瘤杂志,2011,16(6): 277
52 苗　苗,等. 中国实用内科杂志,2012,32(3): 235
53 郭　晔,等. 中华血液学杂志,2012,33(2): 131
54 吴春晓,等. 中华血液学杂志,2012,33(2): 107
55 陈岩岩,等. 中国小儿血液与肿瘤杂志,2012,17(3): 136
56 柏　露,等. 中华血液学杂志,2011,32(12): 871
57 李玉龙,等. 白血病·淋巴瘤,2011,20(12): 751
58 郭　晓,等. 中华血液学杂志,2012,33(3): 168
59 姚　雯,等. 白血病·淋巴瘤,2012,21(6): 382

60 张学亚,等.解放军医学杂志,2012,37(6):668
61 曾 惠,等.临床血液学杂志,2012,25(3):175
62 郑昌成,等.安徽医学,2011,32(10):1691
63 袁凯锋,等.广州医学,2012,33(6):858
64 赵邢力,等.中华医院感染学杂志,2012,22(11):2401
65 袁晓莉,等.中华血液学杂志,2012,33(8):657
66 陈 梅,等.白血病·淋巴瘤,2012,21(8):495
67 李 雪,等.中华医院感染学杂志,2011,21(24):5202
68 廖丽昇,等.临床血液学杂志,2011,24(11):689
69 刘国强,等.中华内科杂志,2012,51(3):188
70 孔 黛,等.白血病·淋巴瘤,2012,21(5):305
71 赵冰冰,等.中华血液学杂志,2012,33(3):229
72 袁 烨,等.中华血液学杂志,2011,32(11):752
73* 方宝枝,等.肿瘤,2011,31(11):1022
74 李 颖,等.中华血液学杂志,2012,33(5):423
75 杨 斌,等.中华血液学杂志,2012,33(2):141
76 郑志海,等.中华血液学杂志,2012,33(2):79
77 刘红艳,等.临床血液学杂志,2012,25(5):309
78 陈 琳,等.中华血液学杂志,2012,33(6):484
79 朱剑锋,等.中华血液学杂志,2012,33(1):51
80 黄 靖,等.中华血液学杂志,2011,32(10):673
81 张越峰,等.中华血液学杂志,2011,32(12):814
82 叶启东,等.中华血液学杂志,2011,32(12):840
83 翟欣辉,等.白血病·淋巴瘤,2011,20(8):486
84 李 巍,等.中国医学科学院学报,2011,33(5):517
85 郭绪涛,等.临床血液学杂志,2012,25(1):13
86 嵇 虎,等.临床血液学杂志,2011,24(9):520
87 汪 琼,等.中华血液学杂志,2012,33(2):76
88 尹列芬,等.中国输血杂志,2012,25(2):153
89 王小钦,等.中华血液学杂志,2012,33(4):332
90* 江 浩,等.中华血液学杂志,2012,33(2):123
91 夏君燕,等.中华检验医学杂志,2012,35(1):17
92 谷红丽,等.中华血液学杂志,2012,33(8):664
93 魏永强,等.临床血液学杂志,2011,24(9):517
94 周 励,等.中华血液学杂志,2012,33(3):183
95 吴圣豪,等.中华血液学杂志,2012,33(4):311
96 赵艳丽,等.中华器官移植杂志,2012,33(2):73
97 徐明珠,等.山东医药,2011,51(49):88
98 钟巧玉,等.白血病·淋巴瘤,2012,21(6):368
99 霍菲菲,等.白血病·淋巴瘤,2012,21(4):199
100 江 倩,等.中华血液学杂志,2012,33(1):6
101 李小丰,等.中华血液学杂志,2011,32(12):874
102 王志林,等.中华医学遗传学杂志,2012,29(3):306
103 高加良,等.中华医学遗传学杂志,2012,29(1):19
104 杨 慧,等.中华肿瘤杂志,2012,34(3):169
105 嘉红云,等.中华血液学杂志,2012,33(3):220
106 刘小军,等.中华血液学杂志,2012,33(1):38
107 万鼎铭,等.中华血液学杂志,2012,33(3):227
108 陈宝安,等.中华血液学杂志,2011,32(10):693
109 肖仕珊,等.中华内科杂志,2012,51(4):318
110 赵 湜,等.临床血液学杂志,2012,25(3):186
111 李永辉,等.白血病·淋巴瘤,2011,20(9):564
112* 刘炳楠,等.中华血液学杂志,2012,33(6):480
113 邵雪君,等.中华血液学杂志,2012,33(7):522
114 程翼飞,等.中华血液学杂志,2012,33(7):536
115 张翼鷟,等.中华血液学杂志,2012,33(2):108
116 张 薇,等.中华内科杂志,2012,51(7):543
117 张天佼,等.中华血液学杂志,2012,33(7):516
118 李 玲,等.白血病·淋巴瘤,2012,21(7):408
119 周 峰,等.中华血液学杂志,2012,33(6):433
120 秦 燕,等.中华血液学杂志,2012,32(11):758
121 李 冰,等.中华血液学杂志,2012,33(7):527
122 王增胜,等.中华内科杂志,2012,51(6):476
123 陈悦丹,等.中华血液学杂志,2012,33(7):532
124 曲士强,等.中华血液学杂志,2011,32(12):819
125 苏 涛,等.中华血液学杂志,2012,33(5):378
126 邵秀茹,等.中华血液学杂志,2011,32(11):789
127 陈伟丰,等.中华血液学杂志,2012,33(2):143
128 蓝 海,等.临床血液学杂志,2012,25(5):292
129 许 笑,等.中华检验医学杂志,2012,35(7):634
130 黄晓兵,等.临床血液学杂志,2011,24(11):652
131 秦 伟,等.中华血液学杂志,2011,32(11):772
132 薛胜利,等.中华内科杂志,2011,50(11):922
133 宋世平,等.中华医院感染学杂志,2012,22(16):3462
134 葛晋源.临床内科杂志,2012,29(8):570

三、出血性疾病

(一)免疫性血小板减少症(ITP)

季杰等[1]对18例特发性和继发性ITP和3例疑似血栓性血小板减少性紫癜(TTP)患者ADAMTS13酶活性和vWF前肽水平的分析显示这两者的联合分析对TTP的诊断有参考意义。揭旭日等[2]通过对21例ANA阳性难治性ITP患者在激素的基础上加用吗替麦考酚酯,结果显示其疗效优于单用激素或联合长春新碱,且有减少向SLE发展的作用。杨晓春等[3]用环孢素A治疗23例难治性小儿ITP患者,结果有效率达78.3%,大部分患者血小板在4~5周开始上升。王厚才等[4]分析35例ITP患者免疫细胞亚群变化,结果ITP患者$CD3^+$ T细胞、$CD4^+$ T细胞及$CD4^+/CD8^+$均显著低于正常对照组,而$CD8^+$ T细胞$CD19^+$ B细胞显著高于对照组,经治疗后各指标都恢复至正常水平。饶燕飞等[5]对57例ITP患者研究显示,ITP患者Hp感染率显著高于正常对照组,Hp阳性ITP患者$CD4^+$ T细胞比例更低,Hp根治成功者血小板上升和T细胞亚群改善的幅度显著优于根治失败者。王艺超等[6]通过高通量基因芯片筛选ITP脾和正常脾巨噬细胞的差异表达基因,结果筛选出718个上调和

827个下调基因，涉及Toll样受体信号通路、Fcγ受体介导吞噬通路等。刘德新等[7]通过对125例儿童急性ITP进行临床分析，显示≤3岁占60%，46.4%的患儿有前驱感染史，9.6%的患儿1个月内有预防接种史，糖皮质激素单用或联合人免疫球蛋白治疗均有效。袁玉芳等[8]分别用美罗华联合小剂量地塞米松和大剂量地塞米松冲击治疗22例难治性ITP患儿，结果前组疗效显著优于后组，两组不良反应无显著差异。潘倩影等[9]分析70例ITP患者免疫学特点显示ANA、SSA阳性和IgG升高的比例增加。ANA阳性患者初发时病情更重，对激素反应更好，BAFF水平更高，且可能与进展为SLE有关。张春来等[10]采用PCR法比较132例ITP患者和正常对照者TRAIL基因1525G/A、1595C/T位点基因型，发现其基因的多态性与ITP易感性无相关性。李福娥等[11]分析38例妊娠合并ITP患者临床资料，显示发病率约为0.35%，26例伴有妊娠并发症，30例孕期采用糖皮质激素±丙球±血小板输注治疗安全有效。对新生儿不良影响主要为颅内出血、早产、窒息。范庆祥等[12]通过检测50例ITP患者IL-6和TNF-α显示其水平显著高于正常对照，治疗后可有不同程度下降，并与疗效相关。靳蕊蕊等[13]通过605例ITP的Meta分析发现对于HP阳性患者抗HP治疗可显著提高ITP治疗的有效率，降低复发率。蔡远芳等[14]通过比较人免疫球蛋白1 g/(kg·d)连用2天和0.4 g/(kg·d)连用5天治疗ITP的疗效，结果显示前者总有效率、显效率显著高于后者，血小板上升更快。何飞等[15]分析200例ITP儿童患者PAIg水平与疗效关系，显示其水平与血小板计数呈负相关。难治性ITP患儿PAIgM显著升高或合并PAIgG升高，且治疗后这两者下降不明显。王欣等[16]通过对178例ITP婴儿患者进行CMV检测显示是否感染CMV在临床特点及对糖皮质激素、丙球的反应上无显著差异。宋佳等[17]通过分离26例ITP患者的外周血单个核细胞，体外分别给予地塞米松干预及空白对照，RT-PCR检测亮氨酸拉链蛋白mRNA和Bcl-2 mRNA水平，ELISA检测Bcl-2蛋白水平，结果地塞米松对照组亮氨酸拉链蛋白mRNA显著升高，Bcl-2 mRNA和蛋白水平显著降低。金洁萍等[18]用100 mg利妥昔单抗每周1次，连用4周治疗17例难治性ITP患者，结果有效率达64.7%，复发率36.4%，不良反应少。许国发等[19]将小剂量利妥昔单抗治疗有效的ITP患者治疗前后的外周血单个核细胞体外诱导获成熟树突细胞(DC)，结果治疗后DC缺乏典型形态，流式显示HLA-DR、CD80、CD83、CD86水平降低，ELISA显示IL-12p70水平降低，TGF-β1水平升高，MTT显示T细胞增殖指数减低。李燕等[20]用利妥昔单抗100 mg qw×4治疗20例复发难治性ITP患者，结果55%达CR，20%有效，25%为无效，中位疗效持续时间8个月。治疗后$CD19^+$淋巴细胞明显下降，3例PAIg阳性患者转阴。周雪丽等[21]用商业化PAKUTO的ELISA试剂盒检测274例ITP患者自身血小板抗体，结果敏感性为44%，特异性为95.7%，阳性预测值为98%，阴性预测值为26.2%，可有效区分非免疫性血小板减少。

康玉敬等[22]对30例慢性原发性ITP(pITP)患者B细胞亚群分析显示，与正常对照相比，pITP患者$CD19^+CD27^-$比例以及B细胞激活因子水平显著增高，长春新碱能显著抑制$CD19^+CD27^+$和$CD19^+CD27^-$细胞的表达。程旭等[23]对141例血小板减少患者的研究显示ITP、实体肿瘤和血液肿瘤患者与正常对照组间TPO水平无显著差异，前两组的IL-11水平则显著高于正常对照组。常丽贤等[24]分析51例ITP和23例继发性血小板减少患者血小板表面抗原显示两组$CD61^+$比例显著高于正常对照组，$CD41^+CD61^+$(Ⅱb/Ⅲa)比例显著低于对照组，ITP组Ⅱb/Ⅲa比例显著低于继发性组。崔晶等[25]对22例ITP患者的研究显示，ITP患者HPVB19-IgG阳性比例显著高于正常对照组，HPVB19感染与血小板相关抗体无关，ITP组IL-2、IL-4水平显著高于对照组。

(二) 过敏性紫癜

林尤宁[26]用ELISA法检测65例过敏性紫癜(HSP)患儿白介素(IL)、干扰素(IFN)和肿瘤坏死因子-α(TNF-α)水平，与正常对照组相比，IL-4、TNF-α明显升高，IL-12、IFN-γ明显降低，肾损患者TNF-α比无肾损者明显升高。武翠娥[27]对73例过敏性紫癜患儿检测血清特异性IgE和总IgE，显示总IgE>100 IU/ml者占91.8%，吸入性过敏原中以户尘螨、粉尘螨、蟑螂过敏者多见，食物性过敏原以虾、蟹、腰果、花生、黄豆、羊肉、鸡蛋蛋黄多见，≥2种过敏者占76.7%。刘玲等[28]通过比较有无抗HP治疗对HP阳性腹型HSP患儿疗效的影响，结果抗HP治疗组有效率(93.2%)显著高于对照组(72%)，且复发率明显降低。王秀萍等[29]用孟鲁司特钠治疗36例HSP患儿，结果有效率(96.7%)显著高于对照组(80.6%)。赵建中[30]对45例HSP患儿作回顾性临床分析，显示>7岁患儿多见，平均发病年龄7.6岁，冬季发病率高，57.8%患儿有诱因，主要是感染，均有皮肤受累、关节受累者占37.8%，胃肠受累占26.7%，肾脏受累占11.1%。李玉娟等[31]用ELISA、RT-PCR法检测60例HSP患者粘附分子sCD146和CD146 mRNA水平，结果急性期HSP患者均显著高于恢复期患者，恢复期患者均显著高于正常对照者。朱军[32]用流式细胞仪检测30例HSP急性期患儿外周血T淋巴细胞亚群，结果与正常对照组相比，HSP患儿$CD3^+$、$CD3^+CD4^+$细胞及$CD4^+/CD8^+$比例显著下降，$CD3^-CD16^+CD56^+$细胞无显著差异。邹晗等[33]对18例单纯肾型和10例复合肾型HSP患者检测胱抑素C(Cys C)水平，结果显示单纯肾型组和复合肾型组CysC水平显著高于正常对照组，重型组显著高于轻型组。侯佳宜[34]用ELISA法检测164例不同类型的HSP患者B细胞激活因子(BAFF)水平，结果显示HSP活动期患者血清BAFF显著高于正常对照组，混合型HSP患者BAFF水平与同型IgA表达呈一定相关性。

(三) 血友病及其他凝血机制障碍性疾病

秦欢欢等[35]对1例临床出血表现与凝血因子Ⅷ(FⅧ)活性检测结果不符的交叉反应阳性(CRM^+)血友病A患者用直接核苷酸测序法进行(FⅧ)基因测序，发现3号外显子在28828A→G突变，导致His99Arg氨基酸改变。体外研究发现His99Arg和His99Ala两种FⅧ能够表达，但His99Arg突变FⅧ基本无功能，His99Ala凝血功能也降低。刘小红等[36]对167例血友病A患者筛查FⅧ抑制物，显示9%患者阳性，重型血友病、有家族史、有大出血或手术使用大剂量FⅧ制剂史是产生抑制物的相关因素。潘学谊等[37]报道1例获得性重型血友病患者，在环磷酰胺、地塞米松治疗效果不佳的情况下使用利妥昔单抗375 mg/m² qw×4后，FⅧ：C逐渐恢复正常，显效时间为7天。王巧芳等[38]在治疗原发病的基础上用1～5 U/(kg·h)持续泵入肝素治疗20例DIC新生儿，治愈率为80%，而未予肝素治疗的8例DIC新生儿治愈率仅25%。陈懿建等[39]回顾性分析92例获得性维生素K依赖性凝血因子缺乏患者临床资料，与对照组相比，HGB明显降低，PT、APTT显著延长。接受凝血因子和维生素K治疗疗效佳。朱铁楠等[40]对4个中心3 493例汉族志愿者蛋白C、蛋白S和抗凝血酶活性检测显示，女性PC、PS活性低于男性，年龄对各蛋白的活性均有不同程度的影响。王明山等[41]以DNA直接测序法对1例FⅦ缺乏患者进行FⅦ基因分析发现该患者存在g.8355 A>T(p.Gln100 Leu)和g.11482 T>G(p.His 348 Gln)两种杂合突变。杨艳辉等[42]报道3例获得性FⅤ抑制物阳性患者，均有不同程度出血，PT、APTT显著延长，FⅤ活性降低，经糖皮质激素和免疫抑制治疗2例有效，1例死于颅内出血。

(四) 其他

刘力等[43]对2010年湖北省严重发热伴血小板减少综合征(SFTS)进行流行病学分析，结果共报告188例，发病率为0.33/10万，皮肤破损、接触蜱或被蜱叮咬可能是危险因素，病死率为11.2%，采集的129例标本中67.4%检测到SFTS病毒阳性。曹丽等[44]回顾性分析23例溶血-肝酶升高-血小板减少综合征患者，显示急进性较非急进性患者血小板显著降低，肝酶显著升高，孕产妇并发症发生率和死亡率显著升高。早期诊断，及时终止妊娠可降低母婴死亡率。张敬宇等[45]将野生型VWF质粒和A1500E突变体质粒转染Hela细胞，用重组ADAMTS13进行水解，再行多聚体电泳分析，结果显示A1500E突变体对ADAMTS13敏感性异常增高。

(樊建玲)

参考文献

1 季 杰，等. 四川大学学报(医学版)，2011，42(6)：807
2 揭旭日，等. 广东医学，2011，32(22)：2996
3 杨晓春，等. 江苏医药，2011，37(24)：2998
4 王厚才，等. 中华内科杂志，2011，50(9)：763
5 饶燕飞，等. 重庆医学，2012，41(2)：113
6 王艺超，等. 四川大学学报(医学版)，2012，43(4)：525
7 刘德新，等. 中国小儿血液与肿瘤杂志，2012，17(3)：129
8 袁玉芳，等. 中国小儿血液与肿瘤杂志，2012，17(4)：174
9 潘倩影，等. 中国免疫学杂志，2012，28(8)：741
10 张春来，等. 山东医药，2012，52(20)：38
11 李福娥，等. 陕西医学杂志，2012，41(7)：924
12 范庆祥，等. 山东医药，2011，51(43)：87
13 靳蕊蕊，等. 第三军医大学学报，2011，33(17)：1880
14 蔡远芳，等. 吉林医学，2011，32(27)：5694
15 何 飞，等. 中国小儿血液与肿瘤杂志，2011，16(5)：225
16 王 欣，等. 中国小儿血液与肿瘤杂志，2011，16(6)：268
17 宋 佳，等. 武汉大学学报(医学版)，2012，33(2)：272
18 金洁萍，等. 北京医学，2011，33(10)：803
19 许国发，等. 中华血液学杂志，2012，33(3)：207
20 李 燕，等. 中华血液学杂志，2012，33(3)：204
21 周雪丽，等. 中华血液学杂志，2012，33(3)：200
22 康玉敬，等. 临床内科杂志，2012，29(3)：167
23 程 旭，等. 临床血液学杂志，2012，25(3)：157
24 常丽贤，等. 中华血液学杂志，2011，32(9)：630
25 崔 晶，等. 临床血液学杂志，2012，25(1)：16
26 林尤宁. 河北医药，2011，33(17)：2616
27 武翠娥. 吉林医学，2011，32(30)：6457
28 刘 玲，等. 吉林医学，2012，33(7)：1395
29 王秀萍，等. 陕西医学杂志，2012，41(5)：599
30 赵建中. 哈尔滨医药，2012，32(2)：103
31 李玉娟，等. 中华皮肤科杂志，2012，45(4)：279
32 朱 军. 吉林医学，2011，32(29)：6218

33 邹 晗,等.新疆医学,2012,42(5):1
34 侯佳宜.中国免疫学杂志,2012,28(8):752
35 秦欢欢,等.中华血液学杂志,2011,32(9):587
36 刘小红,等.中华血液学杂志,2011,32(9):627
37 潘学谊,等.临床血液学杂志,2012,25(5):326
38 王巧芳,等.江西医药,2011,46(11):1028
39 陈懿建,等.中华血液学杂志,2012,33(3):236
40 朱铁楠,等.中华血液学杂志,2012,33(2):127
41 王明山,等.临床血液学杂志,2012,25(1):19
42 杨艳辉,等.中华血液学杂志,2012,33(4):294
43 刘 力,等.中华流行病学杂志,2012,33(2):168
44 曹 丽,等.临床内科杂志,2011,28(11):759
45 张敬宇,等.中华血液学杂志,2012,33(3):169

四、其他造血系统疾病

(一) 淋巴瘤(ML)

1. 基础研究

梁伟等[1]报道 IL-21 可抑制弥漫性大 B 细胞淋巴瘤(DLBCL)细胞系 SUDHL-4 细胞增殖,诱导细胞凋亡。其机制可能是通过 C-Myc 和 Bcl-2 调节的线粒体途径。王燕婴等[2]* 探讨 SOX-11 基因在套细胞淋巴瘤(MCL)患者中的表达及其临床意义。钟琳等[3]检测 50 例间变性大细胞淋巴瘤(ALCL),结果显示 CD_{99} 蛋白在 ALCL 中高表达,且多与 ALK 蛋白呈复合表达。周可树等[4]检测 75 例 B 细胞非霍奇金淋巴瘤(B-NHL),microRNA-155(miRNA-155)于慢性淋巴细胞白血病(CLL)中的表达显著高于 MCL 及脾边缘区淋巴瘤(SMZL)($P<0.05$)。CLL 中 IgVH 未突变组的表达显著高于突变组($P=0.012$),SMZL 患者 miRNA 146a 的表达显著高于 CLL 及 MCL($P<0.01$)。郭亚男等[5]以 RT-PCR 法检测 50 例 DLBCL,显示 miRNA-21 在瘤组织中的表达量显著增高,且非GCB 型明显高于 GCB 型($P=0.039$)。陈卫群等[6]报道 DLBCL 患者血清 miRNA-21 高表达,且与临床分级分期、基因型和预后判断密切相关。贺荣芳等[7]以 FISH 及免疫组化法检测 150 例 ML 标本中 miRNA-23a 及 RUNX1,表达,并以 30 例反应性增生(RH)作对照,结果显示 miRNA-23a 在 ML 的表达显著高于 RH,且与 RUNX1 蛋白的表达呈负相关。李康保等[8]检测 28 例初发 NHL 患者血清胰岛素样生长因子(IGF-1)及其结合蛋白-3(IGFBP-3),二者水平于 NHL 患者均明显降低,IGF-1/IGFBP-3 比值与 NHL 无明显相关性。李莉等[9]以 RT-PCR 检测 40 例 DLBCL 组织中 MTAP、CDKN2A 和 CDKN2B 基因表达,结果显示上述基因表达水平于 DLBCL 较 RH 显著为低($P=0.024$、0.044 及 0.047),且与总生存期相关。曲凡等[10]以甲基化特异 PCR 法检测 48 例儿童 ML,结果显示骨髓细胞中 RUNX3 基因呈高甲基化状态,使该基因表达受阻。肖慧芳等[11]以免疫组化 EnVision 法检测 44 例 NHL 组织中生存蛋白(survivin),cox-2 及 bcl-2 蛋白的表达,均较 30 例 RH 显著为高($P<0.05$)。吴红等[12]的实验显示雷公藤红素可改变 Burkitt 淋巴瘤细胞株 Raji 细胞的胞膜超微结构,诱导 Raji 细胞凋亡。陈伟等[13]报道厚朴酚可诱导 Raji 细胞凋亡,其机制可能与上调细胞内胱冬蛋白酶-8(caspase-8)及诱导促凋亡基因 Bad 的表达有关。

应香岚等[14]以 EB 病毒寡核苷酸探针检测 ML 90 例,结果显示 NHL 患者 EBV 感染阳性率为 42.6%,鼻腔及鼻咽部 NHL 的阳性率(66.7%),高于肠道 NHL(23.3%)及浅表淋巴结 NHL(25%)($P<0.05$),肠道 T-NHL 感染率(50%)高于 B-NHL(16.7%)($P<0.05$)。张玉娜等以免疫组化法检测 50 份 B-NHL 组织,p63、bcl-2 及 PCNA 蛋白的阳性表达率分别为 60%、78%和 80%,均显著高于 RH 组织的 5%、35%及 35%;p63 与 bcl-2、PCNA 蛋白的表达均呈正相关($P<0.001$ 及 0.01)。王列样等[16]以流式细胞术(FCM)检测 123 例初治 NHL 患者外周血 $CD_4^+CD_{25}^{high}CD_{127}^{low}$ Treg 水平,结果显示男性患者、LDH 增高患者及Ⅲ-Ⅳ期患者均明显增高,提示患者存在免疫抑制。

2. 病理、免疫表型、分期、分型

哈德提·别克米托夫等[17]报道新疆乌鲁木齐地区 466 例 NHL 临床病理特征,显示该地区结外发病高于结内,B-NHL 的发病明显高于我国内地,维吾尔族 T-淋巴母细胞淋巴瘤(T-LBL)和 ALCL 高于汉族,而汉族结外 NK/T 细胞淋巴瘤(NK/T-CL)高于维吾尔族。王小燕等[18]分析 22 例结内 MZL,好发于中、老年人,很少累及结外器官、瘤细胞一致强表达 CD20,不表达 CD38、CD10、cyclinD1、CD21、CD23、Bcl-6,但有 39%(7/18 例)表达 CD_5,30%(3/10 例)表达Bcl-2。FISH 检测中有 2 例存在 IGH-MALT-1 融合基因。潘毅等[19]分析 98 例滤泡性淋巴瘤(FL),免疫组化表型 Bcl-2 的阳性率为 87.8%,CD10 阳性率为 62.2%。FISH 显示 Bcl-IgH 易位发生率为 58.5%,与 CD10 的表达呈正相关,与 Ki-67 的表达呈负相关。Bcl-6 易位发生率为 16.3%,均存在于高级别 FL 中。闵敏等[20]以免疫组化法检测 47 例中枢神经系统 DLBCL(CNS-DLBCL),认为 Hans、Choi 及 Tally 分型与 CNS-DLBCL 的预后均无明显相关性,而预后与术后放、化疗和甲氨蝶呤治疗相关。徐教生等[21]报道 36 例皮肤 NK/T-CL,其中原发皮肤 13 例,继发 20 例,未能明确者 3 例,与原发者相比,继发者发病年龄较早,B症状及多发皮损改变的频率较高($P<0.05\sim0.01$),EB病毒检出率在原发、继发病例中均高,前者为93.3%,后者为85%。田小波等[22]分析27例T-LBL,TdT、CD_3及CD_{99}的阳性率分别为100%、81.5%及85.2%,CD43、CD2、CD4、CD7、CD8有不同程度的表达。孙健等[23]报道4例累及胃肠道的ALCL,肿瘤细胞以多形性大细胞为主,均高表达CD_{30},且至少表达一种细胞毒性抗原,4例均存在TCR克隆性重排,2例为ALK阳性。4例EBER原位杂交均阴性。赖玉梅等[24]报道4例胃ALCL,肿瘤细胞一致性强表达LCA、CD_{30}和$CD_3\varepsilon$,阳性率75%(3/4例),ALK蛋白水平及基因水平检测均为阴性(4/4例),并未检出EBV。赵伟等[25]分析77例T-NHL,最常见的亚型为NK/T-CL(41.6%),其次为非特指性外周T细胞淋巴瘤(PTCL-NOS)(26.0%)及ALCL(14.3%)。

3. 病例报道

吴维颢等[26]回顾分析56例霍奇金淋巴瘤(HL),均为经典型(CHL),结节硬化型和混合细胞型共占89.2%,首次就诊时71.4%患者处于Ⅲ、Ⅳ期,60.7%有B症状,可进行疗效评估的47例中1年及3年的无病生存(DFS)及总生存(OS)率分别为76.5%、60.0%及85.3%、75.0%。Ying,Z-T等[27]分析30例MCL,中位年龄58岁,有骨髓或胃肠道侵犯者分别占36.7%及30.0%,50.0%有脾增大,18例用R-CHOP治疗者,完全缓解(CR)率为38.9%,总有效率(ORR)率为72.2%。杨萍等[28]回顾分析91例T-NHL,中位年龄38岁,IPI评分为中、高危/高危者占63.7%,64.8%有结外侵犯,治疗后ORR为63.8%,预期3年及5年生存率分别为55.5%和41.3%。李楠等[29]分析27例结外鼻型NK/T-CL,全组平均生存时间为32(2~42)个月,1、2、3年总生存(OS)率分别为79.8%、71.6%和53.7%,早期(Ⅰ+Ⅱ期)患者2年OS为83.3%。郭智等[30]分析20例血管免疫母细胞T细胞淋巴瘤(AITCL),中位年龄55.9%(36~73)岁,经治疗后1、2、3年DFS率分别为67%、33%及11%。阮桂仁等[31]分析5例艾滋病合并NHL,认为艾滋病患者若出现不明原因淋巴结肿大、咽部溃疡或不明原因发热均应警惕ML。郜桂菊等[32]分析艾滋病相关淋巴瘤,分别为DLBCL 7例,Burkitt淋巴瘤3例,就诊时已至中、晚期,化疗效果欠佳,并发症多,高效抗逆转录病毒治疗不能明显改善患者预后。

丛佳等[33]分析淋巴瘤合并结核21例,认为淋巴瘤患者在化疗中应密切注意陈旧性肺结核复燃。

赵久良等[34]报道1例45岁男性T-NHL伴骨髓侵犯患者以急性B型乳酸中毒为首发表现。

吴擘颋等[35]报道6例NHL以温抗体型自身免疫性溶血性贫血起病。田珊等[36]报道1例原发性腹膜后DLBCL合并大疱性类天疱疮。

4. 原发性结外病变

万伟等[37]回顾性分析110例原发性胃肠道NHL(PGINHL),中位年龄58.5岁,部位以胃为主,其次为小肠,DLBCL及黏膜相关组织淋巴瘤(MALT)是主要类型,可追踪的75例中,5年生存率62%,治疗首选联合化疗,手术用于局部并发症及对巨块型病变的控制。刘辉等[38]回顾分析204例原发性胃淋巴瘤(PGL),认为Musshoff分期、细胞分级是影响预后的独立因素,对Ⅰ、Ⅱ期的PGL,外科手术治疗不再是首选措施。陈广侠等[39]回顾性总结胃MALT初诊患者幽门螺杆菌(Hp)感染率为97.9%,其中85例IE期患者中36例行单纯根治Hp治疗,CR率为66.7%,PR率为27.8%。钟碧波等[40]回顾性分析原发性胃MALT,Hp感染率高达93%,胃镜下活检阳性率仅占48%。王小沛等[41]报道原发性胃DLBCL 69例,中位年龄54(21~78)岁,以女性居多(占40例),治疗多采用以化疗为主的综合治疗,CR率37.7%,PR率46.4%,LDH水平是影响预后的因素。冉文斌等[42]报道原发性肠道NHL 85例,中位年龄32(14~76)岁,男女之比为3.05∶1,以B-NHL多见,占68.2%,但T-NHL的发病年龄较轻(36岁vs 56岁),误诊率高。

李爱武等[43]报道29例肺MALT,中位年龄53(27~73)岁,临床表现及影像学缺乏特异性,易误诊,诊断主要依靠病理活检,治疗以手术为主。

李雅妮等[44]分析原发性皮肤B-NHL 26例,以FL及MZL多见,DLBCL次之,临床表现不典型,5年OS率为80.8%。成琼辉等[45]以窄谱中波紫外线联合重组人IFN-α_{1b}治疗早期蕈样肉芽肿10例,CR率50%,ORR率90%。

沈琳等[46]应用免疫组化法检测71例原发性中枢神经系统淋巴瘤(PCNSL)组织,结果显示细胞周期蛋白E(cyclin E)阳性表达为独立的预后不良因素($P=0.018$),FOXP1阳性表达可能为重要的预后不良因素($P=0.065$)。李志超等[47]以免疫组化EnVision法检测59例PCNSL中CD_{10}、Bcl-6,Mum-1、Bcl-2、Ki-67表达,结果显示以nonGCB型多见,但GCB组与nonGCB组的恶性程度无明显差异,Bcl-2阳性表达者预后可能更差。

何卫阳等[48]分析23例原发性睾丸淋巴瘤,认为所有患者于手术后均应进行放疗及化疗,预防性鞘内注射及对侧睾丸的预防性放疗可明显减少肿瘤复发。

周韬等[49]分析10例原发性甲状腺淋巴瘤,均为DLBCL,术前9例被误诊为甲状腺癌,1例误诊为结节性甲状腺肿。

5. 诊断与鉴别诊断

王金明等[50]以RT-PCR法检测47例NHL患者外周血单个核细胞中的B淋巴细胞刺激因子的mRNA表达，结果显示明显高于20例健康对照组（$P<0.0001$）。刘宏艳等[51]以Biomed-2体系检测22例MALT淋巴瘤患者IgH基因克隆性重排，16例阳性，3例淋巴组织RH中1例阳性。刘宗晋等[52]应用蛋白芯片表面加强激光解吸电离-飞行时间质谱技术检测36例T-NHL及30例DLBCL患者血清蛋白质，显示相对分子量为4 593.12和9 182.24的蛋白质可能是鉴别T-NHL的特异血清学标志。

陈燕等[53]检测57份中国上海地区FL样本，t(14：18)的发生率为33.3%，其中1～2级FL的发生率为54.5%，而3级FL仅为4.2%，均低于欧美报道，而$1q^+$的发生率则较高，达35.6%。贾视霞等[54]以FISH法检测50例DLBCL，结果24例非老年组p53阳性率为16.7%，而26例老年组则为61.5%，差异显著（$P=0.001$）。陈涛等[55]以FISH法检测36例胃MALT淋巴瘤，t(11：18)(q^{21}：q^{21})易位阳性率为41.67%，阳性者中位生存期较阴性者显著为短（43个月 vs 130个月）（$P<0.01$）。

丰恺超等[56]对74例淋巴瘤患者同时进行3种方法的骨髓检查，骨髓侵犯的阳性率于骨髓涂片为16.2%，骨髓活检为13.5%，而流式细胞术为31.1%，三者可相互修正。

张谦等[57]报道19例原发性胃淋巴瘤的CT诊断，认为多层螺旋CT可清晰显示胃壁的厚度、柔软性及胃腔内外情况。韦璐等[58]回顾分析22例经手术病理证明的原发性小肠淋巴瘤，多层螺旋CT的主要表现为肠壁不规则增厚，受累肠管仍能保持一定的扩张变及柔软性，病灶呈轻、中度强化。

陈丽红等[59]回顾分析28例淋巴瘤骨髓侵犯，磁共振成像定性诊断的敏感度为96.4%，定量分析能一定程度区分骨髓浸润程度。

程玮等[60]报道4例淋巴瘤患者于化疗前及化疗4疗程后作^{18}FDG-PT检查，认为治疗前检查有助于进行准确的临床分期，化疗后有助于评估预后。魏立强等[61]报道22例初诊鼻型结外NK/T细胞淋巴瘤治疗前作PET/CT检查，认为有助于精确显示鼻咽部及全身病灶。

6. 治疗

周霞等[62]的实验显示地西他滨诱导MCL细胞系Mino细胞凋亡可能是通过对$P15^{ink4B}$及$P27^{kip1}$基因的去甲基化作用及对Bcl-2基因表达的调控。侯芸等[63]报道以CTVP（环磷酰胺、吡喃阿霉素、长春地辛、泼尼松）方案治疗85例侵袭性B-NHL（初治74例，复治11例），有效率68.9%，CR率55.4%、1、3、5年生存率分别为82.4%、71.5%和60.7%，中位生存期75(6～99)个月。王科峰等[64]回顾分析改良的BFM-90方案治疗成人T-LBL 36例，有效率达100%，34例达CR/CRU，中位随访29.5个月，17例复发，8例死亡。胡小山等[65]报道以含铂类化疗方案（ESHAP、EP、GCP）治疗初治PTCL，总有效率100%，Ⅰ、Ⅱ期患者CR率为60%，Ⅲ、Ⅳ期为50%，张明智等[66]回顾分析29例PTCL-U的疗效，GDP（吉西必滨、地基米松、顺柏）方案组14例，CHOP方案组15例，结果显示GDP组总有效率优于CHOP（78.6% vs 60%，$P<0.05$）。闫春平等[67]前瞻性随机分组对比CHOP与CMOP（以米托蒽醌替代阿霉素）对初治NHL的疗效，各46例，结果显示CMOP组的有效率（93.3%）显著优于CHOP组（76.7%）（$P<0.05$）。毒性反应无统计学差异。陈喜林等[68]以博安霉素（boanmycin）为主的方案治疗难治性NHL 6例，结果CR 1例，PR 3例。平凌燕等[69]以克拉屈滨（cladribine）联合环磷酰胺治疗18例复发难治性B-NHL，总有效率27.8%，CR率16.7%，Ⅲ、Ⅳ级粒细胞减少发生率为33.3%。Chen等以环孢素A、泼尼松及大剂量免疫球蛋白治疗CHOP及CHOP样方案耐药的血管免疫母细胞性T细胞淋巴瘤12例，CR 33.3%，PR 41.7%，中位有效率20(12～49)个月，中位无进展生存期为25(10～56)个月。赵瑾等[71]回顾分析GDP方案治疗复发、难治性NHL 34例，总有效率52.9%，CR 1例（2.9%）。陆颖等[72]前瞻性随机分组对比国产吉西他滨联合奥沙利铂（GEMOX）与GDP对复发难治性NHL的疗效，共56例，结果显示两者疗效相似，总有效率分别为67.9%及60.8%，但GEMOX组的胃肠道反应较少（$P<0.05$）。

张会来等[73]前瞻性随机对比R-GEMOX与RICE治疗复发、难治性DLBCL的疗效，共65例，两组CR率、PR率及ORR率均相似，而R-GEMOX组的中性粒细胞减少、消化道反应明显优于RICE组（$P<0.05$）。程志祥等[74]*评价R-CHOP方案对初治DLBCL患者的有效性，安全性及预后的影响。He X-H等[75]回顾性对比R-CHOP及CHOP对非GCB型DLBCL的疗效，共159例（前者110例，后者49例），结果显示R-CHOP方案分别可明显减少CD_{10}^-、Bcl-6^-或Mum-1^+患者的复发率（$P=0.01～0.003$）。王晓雪等[76]非随机对照CHOP方案加或不加利妥昔单抗治疗Ⅲ、Ⅳ期DLBCL 56例，一年无进展生存率分别为80.5%及56.7%，差异显著（$P=0.049$），而不良反应相似。朱志刚等[77]以R-CHOP方案治疗70～86岁

DLBCL 25例,R-CHOP用8个疗程后单药利妥昔单抗每3个月一次,持续2年,结果19例(76%)获CR,6例获RP,无严重不良反应。许昕等[78]以R-CHOP方案治疗70岁以上老人B-NHL 15例,共6～8疗程,均达CR,1例出现急性黄疸性肝炎,相关血液学毒性均可耐受。沈文怡等[79]以GEMOX方案加或不加利妥昔单抗治疗11例中位年龄72.18岁的老年B-NHL,于10例可评估的患者中ORR达90%,5例获CR/CRU。侯芸等[80]以利妥昔单抗联合NCE(长春瑞滨、顺铂、依托泊苷)治疗46例复发/耐受性B-NHL,4周期后,CR率为52.17%,中位随访69个月,中位PFS 10.9(2～3)个月,中位OS为30.2(5～65)个月,毒副作用可耐受。

王晓等[81]前瞻性随机分组对比CHOP方案加或不加沙利度胺治疗DLBCL,各20例,二疗程后,加用组CR+PR为80%,不加组为60%,差异显著($P<0.05$),加用组治疗后VEGF水平较治疗前明显下降($P<0.05$)。商安芳等[82]前瞻性随机分组比较R-CHOP和R-CHOP加沙利度胺治疗60例侵袭性B-NHL,结果显示加用沙利度胺组的CR、ORR率及1、3、5年OS率均较不加组明显为高($P<0.05$)。

胡凯等[83]等报道在来那度胺作用下,CIK细胞的分泌功能和对淋巴瘤细胞系Z-138、Jurkat、RPMI8226等细胞的杀伤效应均有显著增强($P<0.05$)。

张永清等[84]报道用PAD(硼替佐米、阿霉素、地塞米松)方案治疗15例复发/难治性MCL,3疗程后4例达CR,8例达PR,Ⅲ～Ⅳ级血小板减少发生率33.3%,带状疱疹病毒感染率20%,Ⅱ级周围神经炎13.3%。

赵莹等[85]报道103例HBsAg(—)、HBcAb(+)的淋巴瘤患者接受含利妥昔单抗的化疗方案,中位5(2～11)个周期后,仅2例发生乙肝病毒激活,占1.9%,该2例保护性抗体HBsAb均为阴性。黄燕华等[86]通过对86例HBsAg(—)、HBcAb(+) DLBCL患者接受CHOP或R-CHOP方案的观察,认为肝功能损害的发生率低,因此不支持常规使用抗乙肝病毒治疗,但强调要密切监测患者的肝功能、HBV标志及HBV-DNA水平。

沈倩雯等[87]通过对193例Ⅰ、Ⅱ期结外NK/T-CL患者的观察,认为区域野50 Gy的放疗可获89%的CR,3年局部控制率为90.3%,但24.9%的患者发生远处转移,因此认为应设计更有效的化疗方案以减少远处转移。

肖方等[88]报道28例T-NHL作自体造血干细胞移植(HHSCT),其中单次移植的5例,复发3例(60%),23例作双次移植,复发率为21.7%,多次AHSCT后1、3年OS率为95.7%和76.1%,预期中位PFS为60个月(5例单次移植为18个月)。

7. 预后

余正平等[89]回顾分析106例DLBCL;COX回归多因素分析显示非GCB来原、骨髓侵犯、是否获得CR以及治疗策略的选择是影响DLBCL预后的独立危险因素($P=0.001～0.012$)。侯芸等[90]以RT-PCR检测60例DLBCL患者外周血及骨髓中细胞分裂周期相关蛋白激酶7(Cdc7)和微小染色体维持蛋白2(MCM2),显示Cdc7和MCM2基因高表达是DLBCL患者预后不良因素($P=0.025～0.032$)。化范例等[91]以免疫组化EnVision二步法检测47例DLBCL组织中Cox-2的表达,显示阳性表达均来自非GCB型,预后较差。

(余润泉)

参考文献

1 梁　伟,等.中华血液学杂志,2012,33(5):402
2* 王燕婴,等.中华血液学杂志,2012,33(7):556
3 钟　琳,等.中华血液学杂志,2012,33(3):173
4 周可树,等.中华血液学杂志,2011,32(10):656
5 郭亚男,等.白血病·淋巴瘤,2012,21(5):269
6 陈卫群,等.中华检验医学杂志,2012,35(5):431
7 贺荣芳,等.中国肿瘤临床,2012,39(10):674
8 李康保,等.内科急危重症杂志,2012,18(2):94
9 李　莉,等.白血病·淋巴瘤,2011,20(8):464
10 曲　凡,等.白血病·淋巴瘤,2012,21(8):465
11 肖慧芳,等.白血病·淋巴瘤,2011,20(10):608
12 吴　红,等.第二军医大学学报,2012,33(8):856
13 陈　伟,等.南方医科大学学报,2011,31(11):1918
14 应香岚,等.浙江医学,2011,33(9):1310
15 张玉娜,等.山东医药,2012,52(11):25
16 王列样,等.白血病·淋巴瘤,2012,21(4):218
17 哈德提·别克米托夫,等.白血病·淋巴瘤,2011,20(10):612
18 王小燕,等.中华血液学杂志,2012,33(5):388
19 潘　毅,等.中国肿瘤临床,2011,38(18):1075
20 闵　敏,等.中华肿瘤杂志,2012,34(2):110
21 徐教生,等.中华皮肤科杂志,2011,44(4):611
22 田小波,等.重庆医学,2011,40(34):3447
23 孙　健,等.中国医学科学院学报,2012,34(3):228
24 赖玉梅,等.白血病·淋巴瘤,2012,21(4):203
25 赵　伟,等.江苏医药,2012,38(7):812
26 吴维颐,等.临床血液学杂志,2012,25(3):140
27 Ying Zhi-Tao,等.Chin J Cancer,2012,31(7):348
28 杨　萍,等.白血病·淋巴瘤,2012,21(5):264
29 李　楠,等.白血病·淋巴瘤,2011,20(10):602
30 郭　智,等.白血病·淋巴瘤,2012,21(1):42
31 阮桂仁,等.中华内科杂志,2012,51(3):184

32　郜桂菊，等. 中国肿瘤临床，2011，38(18)：1114
33　丛　佳，等. 白血病·淋巴瘤，2012，21(1)：34
34　赵久良，等. 白血病·淋巴瘤，2012，21(1)：56
35　吴擘颋，等. 中华血液学杂志，2012，33(1)：64
36　田　珊，等. 中国皮肤性病学杂志，2012，26(7)：633
37　万　伟，等. 中华血液学杂志，2011，32(10)：652
38　刘　辉，等. 中华外科杂志，2012，50(2)：106
39　陈广侠，等. 中华消化内镜杂志，2012，29(3)：155
40　钟碧波，等. 内科急危重症杂志，2011，17(5)：293
41　王小沛，等. 肿瘤，2011，31(11)：1036
42　冉文斌，等. 南方医科大学学报，2012，32(4)：534
43　李爱武，等. 中华肿瘤杂志，2012，34(5)：390
44　李雅妮，等. 中华皮肤科杂志，2012，45(7)：474
45　成琼辉，等. 临床皮肤科杂志，2011，40(10)：641
46　沈　琳，等. 中华血液学杂志，2012，33(8)：648
47　李志超，等. 立体定向和功能性神经外科杂志，2012，25(3)：134
48　何卫阳，等. 重庆医学，2011，40(30)：3094
49　周　韬，等. 重庆医学，2011，40(34)：3460
50　王金湖，等. 中国免疫学杂志，2012，28(7)：627
51　刘宏艳，等. 白血病·淋巴瘤，2012，21(1)：26
52　刘宗晋，等. 白血病·淋巴瘤，2012，21(8)：465
53　陈　燕，等. 中华肿瘤杂志，2012，34(2)：117
54　贾祝霞，等. 白血病·淋巴瘤，2012，21(5)：300
55　陈　涛，等. 中华医学遗传学杂志，2012，29(2)：181
56　丰恺超，等. 中国肿瘤临床，2011，38(18)：1085
57　张　谦，等. 实用放射学杂志，2011，27(9)：1374
58　韦　璐，等. 广东医学，2012，33(1)：112
59　陈丽红，等. 白血病·淋巴瘤，2012，21(1)：30
60　程　玮，等. 白血病·淋巴瘤，2012，21(5)：277
61　魏立强，等. 临床血液学杂志，2011，24(9)：538
62　周　霞，等. 白血病·淋巴瘤，2012，21(4)：213
63　侯　芸，等. 中国肿瘤临床，2011，38(18)：1099
64　王科峰，等. 广东医学，2011，32(24)：3191
65　胡小山，等. 山东医药，2012，52(4)：78
66　张明智，等. 中国肿瘤临床，2012，39(12)：857
67　闫春平，等. 山东医药，2011，51(33)：35
68　陈喜林，等. 白血病·淋巴瘤，2011，20(10)：587
69　平凌燕，等. 中国肿瘤临床，2011，38(18)：1120
70　Chen Xing-Gui，等. Chin J Cancer，2011，30(10)：731
71　赵　瑾，等. 白血病·淋巴瘤，2012，21(8)：472
72　陆　颖，等. 中国癌症杂志，2011，21(8)：621
73　张会来，等. 中国肿瘤临床，2011，38(18)：1107
74*　程志祥，等. 中华血液学杂志，2012，33(4)：357
75　He Xiao-Hui，等. Chin J Cancer，2012，31(6)：306
76　王晓雪，等. 中国医科大学学报，2012，41(4)：373
77　朱志刚，等. 内科急危重症杂志，2011，17(6)：351
78　许　昕，等. 广东医学，2012，33(12)：1825
79　沈文怡，等. 白血病·淋巴瘤，2012，21(3)：159
80　侯　芸，等. 中华肿瘤杂志，2012，34(4)：306
81　王　晓，等. 内科急危重症杂志，2012，18(1)：48
82　商安芳，等. 内科急危重症杂志，2011，17(6)：366
83　胡　凯，等. 白血病·淋巴瘤，2012，21(5)：257
84　张永清，等. 中国肿瘤临床，2011，38(18)：1092
85　赵　莹，等. 中国癌症杂志，2012，22(4)：312
86　黄燕华，等. 中华肿瘤杂志，2012，34(5)：385
87　沈倩雯，等. 肿瘤，2011，31(9)：835
88　肖　方，等. 临床血液学杂志，2012，25(7)：425
89　余正平，等. 中华血液学杂志，2011，32(12)：830
90　侯　芸，等. 中华肿瘤杂志，2011，33(12)：911
91　化范例，等. 复旦学报(医学版)，2012，39(3)：243

（二）浆细胞病

1. *多发性骨髓瘤*(MM)

(1) 基础研究：廖爱军等[1]的实验显示鞘氨醇来源的新型免疫抑制剂 FTY 720 可引起 MM 细胞株 U266 细胞发生凋亡及自噬，其机制可能为通过自噬在溶酶体降解了生存蛋白(survivin)等抗凋亡因子或其上游的调控因子。赵怡然等[2]*报道 MM 患者骨髓 $CD38^+CD138^+$ 浆细胞 Notch-1 表达水平明显增高。杜恒飞等[3]的实验显示去甲斑蝥素(norcantharidin, NCTD)对 U266 细胞有抗增殖及促凋亡作用，其机制与调节细胞周期和抑制 VEGF 的表达有关。宋晓宁等[4]*报道 NCTD 通过 NF-κB/IκBα 途径增强阿霉素的抗骨髓瘤效应。郭越洁等[5]以流式细胞术(FCM)检测 15 例 MM 患者原代骨髓瘤细胞，显示大部分 MM 患者骨髓均表达单个核细胞趋化蛋白-1 及其受体 CCR2。李皎等[6]的实验显示正常人骨髓间充质细胞(MSC)与 MM 细胞株 U266 或 RPMI8226 细胞共培育后，均可使成纤维细胞激活蛋白(FAP)及增殖诱导配体(APRIL)的 mRNA 表达明显下调。王宁等[7]的实验显示 MM 患者 MSC 向成骨细胞分化的潜能比健康人降低，成骨转录共刺激因子 TAZmRNA 和 Wnt/B-catenin mRNA 的表达降低($P<0.05$)。李颖等[8]报道 PCDH10 基因在正常人群中表达，但在 MM 患者骨髓及 MM 细胞系 KM3 及 RPMI8226 细胞中广泛低表达，且 77.27%(34/44 例)的 MM 患者 PCDH10 基因呈甲基化状态。曾蓉等[9]报道冬凌草甲素可明显抑制 RPMI8226 细胞增殖，引起 G2/M 细胞周期阻滞，诱导细胞凋亡，该效应与 NF-κB 活性抑制相关。王艺华等[10]的实验显示马钱子碱对 MM 骨病中骨代谢机制的影响可能通过成骨细胞对破骨细胞的调节而发挥作用，马钱子碱对 MM 骨病骨代谢的影响大于硼替佐米。荣雯玉等[11]的实验显示黄芩素在一定浓度范围内可通过降低 MM 细胞的 VEGF 表达而促进 RPMI8226 细胞凋亡。郑旭等[12]的实验显示 β-榄香烯能抑制 RPMI8226 细胞的 IL-6 基因表达，明显减

少 RPMI8226 细胞 IL-6 的自分泌。钱樱等[13]报道一定浓度的茶多酚能抑制 RPMI-8226 细胞繁殖并诱导其凋亡,其机制可能与产生活性胱冬蛋白酶-3 片段,抑制 Bcl-2 蛋白表达及降低细胞分泌 IL-6 水平相关。刘春艳等[14]报道成功建立 MM 原代细胞异种移植的免疫缺陷小鼠模型。

(2) 病例报道:钟玉萍等[15]报道 1 例 54 岁女性 IgA-κ型多发性骨髓瘤治疗过程中发生间歇性腹痛,手术证明为卵巢髓外浆细胞瘤破裂出血。吕鸿雁等[16]报道 1 例 IgD-λ型 MM 以右侧膝关节肿痛、积液及关节腔内实质团块为首发症状。陈小玲等[17]报道 1 例 IgD-λ型 MM 以单侧睾丸无痛性肿大起病。刘肇修等[18]报道 1 例 43 岁男性 IgD-λ型 MM 合并高淀粉酶血症。

(3) 诊断:刘爱军等[19]以免疫比浊法检测 62 例 MM 患者的血清游离轻链(SFLC),并以 35 例慢性肾功能不全(CRF)患者及 62 例健康供血者作为对照。结果显示健康对照组 SFLC 较低,κ/λ 比值为 0.97±0.66(范围 0.33～1.61),CRF 组 SFLC 明显增高($P<0.001$),但 κ/λ 比值正常,而 57 例分泌型 MM 均存在 κ/λ 值异常,治疗后趋于正常。张霞等[20]以 FQ-PCR 法检测 21 例 MM 患者外周血单个核细胞中 miRNA-202 表达,结果显示较 20 名健康人显著为高($P<0.01$),推测 miRNA-202 可能参与 MM 的发生过程。韦苇等[21]以 RT-PCR 法检测 70 例 MM 及 10 名健康志愿者骨髓 Bmi-1 基因表达,结果显示骨髓中瘤细胞百分比与 β2-MG 及 Bmi-1 基因表达呈正相关($P<0.01$)。张苗等[22]检测 33 例 MM 骨病患者骨髓上清液 1L-17 水平,结果显示显著高于 20 例对照者($P<0.005$),骨髓 IL-17 与 RANKL 的表达呈正相关($P<0.05$)。周健等[23]检测 33 例 MM 患者血清骨桥蛋白(OPN)与 TNF-2,显示 Ⅰ～Ⅲ期 MM 患者血清 OPG 依次降低,而 TNF-2 水平依次升高($P<0.05$)。

Lai Y Y 等[24]* 报道一项国内多中心检测 MM 细胞遗传学的结果,并对其意义进行了评估。HU YU 等[25]报道田 FISH 法检测 72 例 MM,77.8%有染色体异常,其中 RB1 缺失占 51.3%,D13S319 异常占 47.2%,Iq^{21}扩增占 45.8%,$17P^{13}$缺失占 22.2%,具有 Iq^{21}扩增或/及 $17P^{13}$缺失者,硼替佐米疗效不佳。霍菲菲等[26]以 FISH 法检测 44 例初诊 MM,32 例(72.7%)有基因异常,其中 IGH 基因重排及 RB1 和 D13S319 缺失最常见,其次为 q^{21}扩增,P^{53}缺失最少。

(4) 治疗:袁振刚等[27]报道一组关于不同剂量硼替佐米与地塞米松组合治疗复发难活性 MM(RRMM)的多中心、非随机对照的前瞻性研究,共 168 例,硼替佐米剂量分为 1.3 mg/kg 或<1.3 mg(0.7～1.0 mg)/kg;地塞米松剂量分为 20 或 40 mg,结果显示硼替佐米与地塞米松组合对 RRMM 有良好的治疗效果,不同剂量的组合疗效相似,但低剂量硼替佐米组周围神经病的发病率低。马兰等[28]对比 BD 方案(硼替佐米、地塞米松)与 VAD 方案(长春新碱、表阿霉素、地塞米松)对 RRMM 的疗效,共 40 例,均分两组,结果显示 BD 组生存质量优于 VAD 组,不良反应轻($P<0.05$)。李娟等[29]回顾分析 62MM,认为以含硼替佐米方案作诱导治疗后序贯自体造血干细胞移植(ASCT)可提高 ASCT 的疗效。

胡影等[30]报道以雷利度胺单用或联合地塞米松、异环磷酰胺治疗 RRMM 7 例,雷利度胺剂量为10～25 mg/d,d_1～d_{21},2 个周期后,4 例获部分缓解(PR)。程晓文等[31]报道三氧化二砷联合维生素 C 及沙利度胺治疗 RRMM 35 例,总有效率 71.43%,其中 2 例获完全缓解(CR),12 例获 PR。

杨建和等[32]回顾分析 DVD(多柔比星脂质体、长春新碱、地塞米松)与 VAD 方案(长春新碱、阿霉素、地塞米松)治疗初治伴肾功能不全的 MM,前者 15 例,后者 19 例,结果两组总有效率相似(80.0% vs 78.9%),但 DVD 组肌酐下降速度明显优于 VAD 组($P<0.05$)。

郭列平等[33]报道以持续低剂量环磷酰胺(50 mg/d)联合泼尼松(15 mg/d)治疗 RRMM 84 例,平均随访 23.5 个月,有效率 64.2%,其中 CR 2 例,PR 21 例,中位起效时间 2 个月。郭列平等[34]又报道经上述治疗后,患者骨髓微血管密度及血清 VEGF、PDGF-BB 表达水平明显降低。

张曦梁[35]对比 MM 在传统化疗过程中加或不加氯磷酸盐,尿液Ⅰ型胶原氨基末端肽(uNTX)及血清骨特异性碱性磷酸酶(sBAP)的变化,治疗 6 个月后加用者 uNTX 较不加组明显降低,sBAP 明显升高($P<0.01$)。李斯丹等[36]回顾性比较 205 例 MM 在化疗及 ASCT 过程中使用帕米磷酸钠对 MM 骨病的影响,用药组($n=76$ 例)骨骼事件发生率明显降低($P<0.01$),发生第一次病理性骨折的时间明显延长($P=0.04$)。

龚德华等[37]报道 1 例 MM 合并管型肾病,在化疗基础上采用高截留量透析(HCO-HD),血清游离轻链从透析前的 4 689 mg/L,降至 492.7 mg/L,而改用超纯净透析液作 HCO-HD 后,血清内毒素水平由于透析而升高的不良反应也得到控制。李永新等[38]报道用双重膜过滤血浆置换治疗 MM 伴高球蛋白血症 22 例,置换后患者血清 M 蛋白,ESR 明显下降($P<0.05$)而纤维蛋白原、$β_2$-微球蛋白、D 二聚体下降及白蛋白升高不明显。

孙薏等[39]报道利用树突细胞联合细胞因子诱导杀伤细胞单独治疗 RRMM 26 例,6 个月后总有效率

73.1%，其中 CR 2 例，NCR 2 例，PR 12 例，MR 3 例。

周莉莉等[40]* 报道 70 例 MM 以 ASCT 作巩固治疗的疗效。蓝海峰等[41]报道 10 例 MM 进行同胞 HLA 配型相合的异基因造血干细胞移植，均成功植入，5 例发生急性 GVHD，Ⅲ度以上 GVHD 1 例，1 年无病生存率为 55.6%，复发率为 11.11%，其中 1 例已无病生存 99 个月。

(5) 预后：张丽娜等[42]利用 4 色 FCM 探讨 50 例初诊 MM 免疫表型的预后价值，认为 CD28 表达多与 ISS 高分期相关，而 CD117 则为较佳预后因素，$CD28^{+}CD117^{-}$者预后不良。张忆梓等[43]报道初发 MM(n=100)的血清神经元烯醇化酶(NSE)水平与骨髓浆细胞比例及血清 β-微球蛋白水平有显著相关性(P<0.05)，NSE 升高组的无事件生存及总生存期均较 NSE 正常组明显为短(P=0.023)。

2. *原发性巨球蛋白血症*(WM)

张冬芹等[44]报道 1 例 IgM-κ 型 WM (56 岁男性)以双肺多个大小不等团片状密度增高影为主要表现，支气管黏膜病理检查为小淋巴细胞弥漫性浸润。陈浩等[45]报道 1 例 IgM-κ 型 WM 伴有急性间质性肾炎及 κ 轻链沉积病。

3. POEMS *综合征*

张晨露等[46]报道 24 例 POEMS 综合征。24 例均有周围神经病变，19 例有肝大，17 例有脾大，15 例有内分泌改变，21 例有皮肤色素沉着，曾行血清 M 蛋白检查的 21 例中，18 例为阳性。徐峰等[47]报道 1 例 POEMS 综合征伴肾小球弥漫性系膜溶解。陈旭等[48]报道 1 例 POEMS 综合征伴多中心性透明血管型 Castleman 病及血小板增多症。

(*余润泉*)

参 考 文 献

1 廖爱军，等. 中华血液学杂志，2011，32(10)：664
2* 赵怡然，等. 中华血液学杂志，2012，33(4)：274
3 杜恒飞，等. 山东医药，2012，52(1)：22
4* 宋晓宁，等. 中华血液学杂志，2011，32(12)：809
5 郭越洁，等. 白血病·淋巴瘤，2012，21(7)：405
6 李 皎，等. 江苏医药，2012，38(12)：1373
7 王 宁，等. 白血病·淋巴瘤，2011，20(11)：652
8 李 颖，等. 第三军医大学学报，2012，34(9)：817
9 曾 蓉，等. 华中科技大学学报(医学版)，2011，40(5)：505
10 王艺华，等. 白血病·淋巴瘤，2011，20(11)：659
11 荣雯玉，等. 武汉大学学报(医学版)，2011，32(5)：611
12 郑 旭，等. 山西医药杂志，2012，41(2)：107
13 钱 樱，等. 肿瘤，2012，32(1)：1
14 刘春艳，等. 中华血液学杂志，2012，33(3)：195
15 Zhong Yu-ping，等. Chinese Medical Journal，2012，125(16)：2948
16 吕鸿雁，等. 中华肿瘤杂志，2011，33(8)：638
17 陈小玲，等. 中华血液学杂志，2012，33(8)：604
18 时肇修，等. 中华消化杂志，2012，32(7)：491
19 刘爱军，等. 白血病·淋巴瘤，2011，20(11)：645
20 张 霞，等. 中华检验医学杂志，2011，34(10)：931
21 韦 苇，等. 中华血液学杂志，2012，33(4)：316
22 张 苗，等. 白血病·淋巴瘤，2012，21(5)：282
23 周 健，等. 山东医药，2011，51(33)：38
24* Lai Yue-yun，等. Chinese Medical Journal，2012，125(15)：2663
25 Hu Yu，等. Chinese Medical Journal，2011，124(19)：2981
26 霍菲菲，等. 白血病·淋巴瘤，2011，20(11)：648
27 袁振刚，等. Chinese Medical Journal，2011，124(19)：2969
28 马 兰，等. 河北医药，2011，33(24)：3723
29 李 娟，等. 中华内科杂志，2012，51(4)：279
30 胡 影，等. 白血病·淋巴瘤，2011，20(11)：680
31 程晓文，等. 白血病·淋巴瘤，2012，21(1)：47
32 杨建和，等. 白血病·淋巴瘤，2011，20(11)：656
33 郭列平，等. 白血病·淋巴瘤，2012，21(5)：290
34 郭列平，等. 中华血液学杂志，2012，33(6)：457
35 张 曦，等. 中华血液学杂志，2011，32(10)：660
36 李斯丹，等. 白血病·淋巴瘤，2012，21(7)：397
37 龚德华，等. 肾脏病与透析肾移植杂志，2012，21(4)：324
38 李永新，等. 山东医药，2012，52(17)：22
39 孙 薏，等. 解放军医学杂志，2011，36(11)：1245
40* 周莉莉，等. Chinese Medical Journal，2011，124(9)：2975
41 蓝海峰，等. 中华血液学杂志，2012，33(3)：191
42 张丽娜，等. 临床血液学杂志，2012，25(7)：430
43 张忆梓，等. 中华血液学杂志，2012，33(5)：417
44 张冬芹，等. 中华内科杂志，2011，50(12)：1055
45 陈 浩，等. 肾脏病与透析肾移植杂志，2012，21(4)：390
46 张晨露，等. 白血病·淋巴瘤，2012，21(2)：101
47 徐 峰，等. 肾脏病与透析肾移植杂志，2012，21(1)：88
48 陈 旭，等. 中华皮肤科杂志，2012，45(4)：259

(三) 其他

1. Castleman *病*(CD)

王金顺等[1]报道 10 例多中心性 CD(MCD)，认为浆细胞型或混合型病理学特征、多克隆性高免疫球蛋白血症及血清清蛋白水平降低是诊断 MCD 的指标，也是监测病情的指标，冉鹏程等[2]回顾分析经病理证明的 27 例 CD 的 CT、MRI 表现，累及淋巴结的局灶型 CD 多表现为类园形结节或肿块，密度或信号均匀，增强后明显持续强化，累及淋巴结的多中心型病变的影像表现与淋巴瘤相似，累及结外组织的CD影象表现无特征性，诊断较困难。李永新等[3]报道1例多中心、透明血管型CD合并肾病综合征。王慧涵等[4]以CEOD方案(环磷酰胺、表柔比星、长春新碱、地塞米松)治疗8例CD，4个疗程后，总有效率为25%，其中CR及PR各3例。

2. IgG4相关疾病

贺建霞等[5]报道1例IgG4相关淋巴结病，该患者为男性，76岁，除颈部、腋下、纵隔、腹膜后及右腹股沟淋巴结肿大外有胰腺及双侧颌下腺增生，血清IgG高达70.7%，淋巴结活检中，$IgG4^{+}$/IgG细胞达100%，应用糖皮质激素治疗次日淋巴结及双颌下腺肿大明显缩小，9天后肿大的淋巴结消失。

3. 噬血细胞综合征(HPS)

王菱菱等[6]报道2例新型布尼亚病毒相关HPS，均于抗病毒及对症、支持治疗后痊癒。王晶石等[7]分析4例伴EB病毒感染的淋巴瘤继发HPS，认为临床抗病毒效果欠佳或治疗过程中反复出现HPS需警惕潜在淋巴瘤的可能性。王旖旎等[8]报道1例48岁男性出现典型的HPS表现，经基因测序证明存在PRFI基因突变。吴道香等[9]分析31例淋巴瘤相关性HPS及39例非淋巴瘤相关性HPS患者血清可溶性白细胞介素-2受体/血清铁蛋白比值，前组明显高于后组($P=0.025$)，认为比值明显升高时对诊断淋巴瘤相关性HPS有重要提示意义。王菱菱等[10]随机对比HLH-2004方案与COP方案对继发性HPS的疗效，共38例，结果显示两者疗效相当，1年OS率分别为55.6%及68.3%($P>0.05$)，但COP方案不良反应相对较轻。肖莉等[11]报道HLH-2004方案治疗儿童EB病毒相关HPS，HLH-2004方案组1个月、1年、3年生存率分别为(88.6±5.2)%、(77.2±6.3)%及(55.8±7.9)%，而单用激素组分别为(79.6±9.2)%、(57.9±12.8)%及(36.2±14.7)%。

4. 朗格汉斯组织细胞增生症(LCH)

张嘉等[12]报道1例77岁LCH，表现为颌下及左颈部鸡蛋大小肿块，活检显示S-100、CD1α及CD207阳性，电镜下查见Birbeck颗粒，因多脏器功能衰竭于入院2周后死亡，曹毅媛等[13]报道2例肺LCH的CT表现，均为多发囊腔和结节，好发于上叶，病变组织S-100阳性，CD1α阳性，CD68阳性。

5. Erdheim-Chester病(ECD)

周晓莉等[14]报告1例骨ECD：患者女性，38岁，右股骨远端有低密度园形病灶，境界尚清，局灶髓腔内硬化，骨皮质增厚，活检组织显示大量富含脂质的泡沫状组织细胞弥漫浸润，CD68阳性，S-100及CD1α阴性。

6. 骨髓纤维化

龚旭波等[15]通过对156例的研究认为骨髓切片形态学是原发性骨髓纤维化(PMF)早期与原发性血小板增多症(ET)鉴别的基础，紧密型巨核细胞簇、巨核细胞异形性、及骨小梁旁巨核细胞有利于早期PMF的诊断，而JAK_2 V617F突变对两者无鉴别意义。

7. Niemann-Pick病

Rong[16]等报道1例47岁女性B型Niemann-Pick病，患者肝、脾显著增大，无肺部及神经系统受累，其妹45岁有同样表现，研究表明该患者神经鞘磷脂磷酸二脂酶-1(SMPD-1)基因第1号外显子发生$V_{36}A$及$N_{522}S$突变。

(余润泉)

参 考 文 献

1 王全顺，等. 临床血液学杂志，2011，24(11)：649
2 冉鹏程，等. 中国临床医学影像杂志，2012，23(6)：444
3 李永新，等. 白血病·淋巴瘤，2012，21(7)：437
4 王慧涵，等. 中华血液学杂志，2012，33(1)：56
5 贺建霞，等. 中华血液学杂志，2012，33(8)：677
6 王菱菱，等. 中华血液学杂志，2012，33(3)：250
7 王晶石，等. 白血病·淋巴瘤，2011，20(8)：494
8 王旖旎，等. 中华血液学杂志，2012，33(4)：291
9 吴道香，等. 白血病·淋巴瘤，2012，21(3)：145
10 王菱菱，等. 临床血液学杂志，2012，25(5)：284
11 肖　莉，等. 中华血液学杂志，2011，32(10)：668
12 张　嘉，等. 中华血液学杂志，2012，33(4)：266
13 曹毅媛，等. 武汉大学学报(医学版)，2012，33(2)：238
14 周晓莉，等. 山东医药，2012，52(23)：46
15 龚旭波，等. 中华血液学杂志，2012，33(1)：25
16 HUA Rong，等. Chinese Medical Journal，2012，125(8)：1511

五、输血与血型

(一) 血源质量调查

王利杰等[1]经过比较认为，如用于检测低值乙肝病毒(HBV)表面抗原，电化学发光免疫分析法比酶联免疫吸附试验的特异性好、敏感度高。王文博等[2]建立了一种快速检测献血者中丙型肝炎病毒(HCV)感染的混合标本荧光定量PCR检测方法。陈锦艳等[3]探讨广州地区无偿献血人群HCV感染者自然转归(自发清除病毒)的相关因素，认为女性及年青均利于HCV感染者的自然转归。倪宏英等[4]调查认为，闽南地区无偿献血者中存在较高比例的隐匿性乙肝病毒感染，巢式PCR法对隐匿性乙肝感染的检测灵敏度优于Procleix Ultrio全自动核酸检测系统。廖峭等[5]调查认为广州地区无偿献血人群中 HCV－1b 和－6a 为主要亚型，且其病毒载量高于其他亚型。容莹等[6]跟踪检测 15 338 人份无偿献血者血标本，估计深圳市无偿献血者隐匿性 HBV 感染(OBI)的流行率为 1∶3 068，认为 HBV 的 Pre－S/S 蛋白免疫表位区的变异可能是 OBI 发生机制之一。张杰等[7]研究认为，使用共用剃刀、乙肝家族史、内镜检查史、牙科治疗史、未注射乙肝疫苗是 HBV 感染的危险因素。宋任浩等[8]调查显示近 10 年石家庄地区献血人群总体初筛人类免疫缺陷病毒(HIV)阳性率为 0.204％，总体确认阳性率为 0.004％，以男性为主，有低龄化的趋势，性传播感染为主要感染方式。刘慧鑫等[9]核实 2007 年后河南、安徽四县艾滋病(AIDS)综合防治信息系统中报告的采、供血途径感染 HIV 者的信息，了解其真实感染途径多数确为经既往不安全采、供血(浆)途径感染。唐卫国等[10]调查研究显示，重庆市 2008 和 2009 年无偿献血人群的 HIV 感染率分别为 55.8/10 万(51/91 399)和 72.1/10 万(72/108 205)，以 18～29 岁的年轻人为主，感染途径以男-男性传播方式为最。王宋兴等[11]调查深圳地区无偿献血者 HIV 的感染率为 0.053 4％(61/114 223)，重复无偿献血者中为 0.001 5％(2/137 369)，并评估经 EIASA 筛查抗－HIV 后的阴性血传播 HIV 的危险度为 1/45 872。陈素良等[12]调查分析河北省籍经血 HIV 感染者的潜伏期和生存期，显示潜伏期观察组 HIV 感染者累积患病率为 88.70％(314/354)，发病强度为 9.14/100 人年(314/3 435.75)，中位潜伏期为 113 个月，病死强度为 204.70/100 人年(141/68.88)，中位生存期为 4 个月。杨玲玲等[13]* 研究认为噻唑橙(TO)光化学法可有效灭活红细胞中病毒和细菌，有氧情况下(裸照或充氧)病毒灭活效果好于密闭无氧。于青等[14]比较三波长法与邻联甲苯胺法测定血浆游离血红蛋白(FHb)结果，前者稳定可信，操作简便，其应用前景更为广阔。于晶晶等[15]研究认为，凝血酶－Ca 法和 $CaCl_2$ 法制备的血小板凝胶(PG)均在 1 小时内基本完全释放 PDGF－AB、TGF－β1 2 种主要血小板生长因子(PGFs)，而上清均可在一定浓度范围内促进细胞增殖。易中梅等[16]研究认为，全血室温放置过夜所制备的冰冻血浆，仅不稳定的凝血因子 FⅧ含量减少，其他凝血因子均与常规制备的冰冻血浆相当。夏代全等[17]的实验显示白细胞滤除不影响制备的血浆质量，但放置 24 小时后再过滤，制备的血浆中 FⅧ含量显著低于 6 小时内过滤制备的血浆。王拥军等[18]报道 25 Gy ^{137}Cs 辐照红细胞能有效地抑制淋巴细胞活化增殖，对其他细胞成分的损伤较小，能有效地防止高危患者 TA－GVHD 的发生。陈燕等[19]报道细胞内海藻糖可提高冻干红细胞血红蛋白(Hb)回收率且可保持细胞正常 ATP 水平，而细胞外的海藻糖对红细胞冻干保存有保护作用，但浓度过高 Hb 回收率减少。曹惠等[20]报道 0.5 和 1.0 μmol/L 的外源性 1－磷酸鞘氨醇可降低手工浓缩血小板内游离 Ca^{2+} 的浓度及血小板活化率和凋亡率，起到抑制血小板贮存损伤的作用。于青等[21]采用 Percoll 密度梯度离心法分离不同天龄红细胞(RBC)，显示 RBC 功能随密度增大逐渐降低，一氧化氮(NO)可明显改善高天龄 RBC 的变形性，但对全血无明显影响。谭曼虹等[22]报道冷冻血小板输注安全，虽提升血小板数量劣于新鲜机采血小板，但止血有效率优于新鲜机采血小板。王锐锋等[23]报道符合条件的献血者一次机采 2 U 血小板和 1 U 血小板同样安全可行，采集的血小板产品质量符合《机采成分血质量标准》。葛健民等[24]报道大部分献血者在捐献血小板后外周血小板数会下降，但仍在正常范围内，72 小时后得到恢复，对身体无不利影响。肖瑞卿等[25]通过比较认为，血浆抗体效价均数约为红细胞悬液上清液的 6 倍，血浆各类蛋白约为红细胞悬液上清液的 7～8 倍，提示红细胞悬液中抗体效价低且蛋白含量少，交叉配血时只做主侧配血即可。于晶晶等[26]检测过期血小板和全血血浆中血小板生长因子含量及促细胞增殖作用，结果与新鲜血小板、全血均无显著差异。李大成等[27]筛查分析深圳献血者 CD36 抗原缺失型频率为 3.06％(10/327)，其中Ⅰ型(血小板和单核细胞均缺失)占 0.31％(1/327)，Ⅱ(仅血小板缺失)型占 2.75％(9/327)，与亚洲其他地区人群的频率相当，应重视 CD36 的同簇免疫。李玉笑等[28]通过追踪 HBsAg、抗－HCV、抗－HIV、抗－TP 和 ALT 检测不合格的献血者，减少了筛查结果假阳性对献血者流失的影响。

(二) 输血及输血反应

章文等[29]的实验显示盐水介质法、凝聚胺法、微柱凝胶法等 3 种交叉配血法各有优缺点，联合应用更能准确了解凝集性质及不配合的原因，可避免抗体漏检。战军等[30]回顾性分析 78 例母、胎输血综合征(FMH)新生儿的临床资料，提出 FMH 产前临床表现为胎动减少或消失、胎心电子监护正弦样曲线异常等，应争取产前诊断，及时干预，以减少围产儿死亡率。王秋实等[31]通过调查认为儿童手术输血相关性急性肺损伤(TRALI)的发生率为 0.58‰，富含血浆的血液制品是引起儿童手术患者发生 TRALI 的危险因素。李佳岑等[32]调查了华西医院 1996～2007 年间 14 岁以下患者围手术期临床用血情况，提出年龄是评估小儿手术围手术期输血的重要指标，建议针对新生儿及婴幼儿采用小包装供血。吴慧等[33]采用多因素分析显示性别、年龄、体重指数、吸烟史、糖尿病病史、病变冠脉数、术者经验、体外循环、术前波立维使用是影响单纯冠状动脉旁路移植术患者围手术期血制品使用的独立危险因素。周洁等[34]* 的回顾分析显示，大量输血时较高比例地输注血浆有利于预防创伤性失血患者发生凝血功能障碍，降低患者住院期间红细胞输注总量。大量输血现状调研协作组[35]的多中心回顾性分析显示，大量输血时红细胞输注量与患者的死亡率相关，72小时内输注新鲜冰冻血浆(FFP)：RBC 的比例为 1：(1～2)更利于大量输血患者生存。袁文声等[36]检测全血 4℃保存 24 小时后制备的普通血浆(FP)中凝血因子除FⅧ水平显著下降外，因子Ⅴ、因子Ⅶ和 Fib 水平活性与 6 小时内制备的新鲜冰冻血浆无差异。王迅等[37]构建数学模型探讨上海地区输血传播丙型肝炎病毒的残留风险为 1：101 000，处于较安全的水平。彭涛等[38]回顾性分析 138 例肿瘤患者输血不良反应的特点及不良反应相关因素，认为所输注的血液成分、所罹患肿瘤种类与肿瘤患者输血后不良反应相关。杨丽云等[39]探索自制 ABO 血型室内质控品，通过 2 年应用证明其性能稳定可靠，可长期保存，符合室内质控品要求，较为经济可行。刘曦等[40]制备了四种胺化聚乙烯醇亲和材料，在体外水相静态吸附试验中对内毒素均有良好吸附效果，溶血率均符合国家相关标准(5%)，总蛋白和白蛋白的非特异性吸附少。陆紫敏等[41]比较不同输血方法在自身免疫性溶血性贫血患者的疗效后认为，去白细胞悬浮红细胞能达到与洗涤红细胞相同的输血成效，联合血液置换疗效更佳。林军等[42]通过观察认为，反复异体红细胞悬液输注可造成机体免疫功能改变，$CD4^+CD25^+$ Treg 水平的下降导致 T 细胞的异常活化，可能最终导致红细胞输注无效。邓晶等[43]研究血小板输注无效患者的血小板特异性糖蛋白抗体的表达，认为与血小板特异性抗原(HPA)基因型密切相关，建议选择 HPA 基因型一致的血小板供者。高晓云等[44]报道配合性血小板输注可有效改善 HLA－I 类抗体导致的血小板输注无效，但随着血小板输注次数增加，配合性血小板输注效果亦降低。袁强等[45]采用 Meta 分析显示，输注白细胞滤过的血小板可减少血小板输注无效和 HLA 同种免疫反应的发生。

(三) 血型

许德义等[46]鉴定 2 例罕见的类孟买型 Bm^{-h} 和 Am^{-h}，血清中含有抗－HI，认为 α－1,2－岩藻糖基转移酶基因(FUT1)547－548 位 AG 两碱基缺失和 658 C>T 错义突变是产生类孟买血型的分子基础之一。陶苏丹等[47]建立 FUT1 基因 293 C>T 和 658 C>T 突变真核表达细胞，显示 FUT1 突变引起 H 抗原减弱的机制为表达蛋白的酶活性明显下降。陈剑等[48]首次报道在一例 Rh 抗原缺失 D_C－型患者血清中查到 IgM 及 IgG 抗－Hr_0，效价分别为 128、512，以及 IgM 及 IgG 性质的抗－e，效价分别为 16、8。陈家学等[49]的调查显示，恩施州土家族 RhD 阴性人群的 RHD 基因合子型中的 RHD+/RHD－杂合型比例(32.94%)高于浙江汉族 RhD 阴性人群(25.48%)及中国哈萨克族 RhD 阴性人群(16.67%)的相应比例。徐华等[50]报道 2 个新发现的 RHD 等位基因并对其家系成员进行分型研究，结果显示这两个新发现的 RHD 等位基因为 RHD 假基因，家系调查显示均可以稳定遗传。李宏等[51]的调查显示，四川部分地区汉族献血者中 RhD 阴性个体的基因以 RHD 全缺失为主，其次为 RHD－CE(2～9)－D 型，并存在其他稀有基因型。王宝燕等[52]检测 Rh 阴性患者输注 D^{el} 型血液后抗－D 效价升高，认为 D^{el} 表型红细胞具有一定的免疫原性，Rh 阴性个体输血中应进一步排除弱 D 及 D^{el} 型。姬艳丽等[53]通过鉴定 1 个 D^{el} 表型家系基因，认为高通量红细胞血型基因分型的多重连接依赖探针扩增技术(MLPA)能够对 D^{el} 表型作明确的基因鉴定。陈剑[54]对 1 名 ABO 血型正反定型不符患者进行血型血清学检测，为 A_m 亚型，并做家系调查，输血时建议选择 O 型的洗涤红细胞/红细胞悬液、AB 型的新鲜冰冻血浆和 O 型/A 型机采血小板。刘长利等[55]采用 PCR－SSP 方法检测 12 例血清学方法定型为 B(A)血型标本，结果显示 B(A)04 和 B(A)02 等位基因可能是我国北方汉族人群 B(A)血型中主要的遗传类型。田力等[56]以核苷酸序列分析鉴定 3 例血清学分型困难标本，结果为 A_WB 亚型 B(A)表现型，基因型均为罕见的 B(A)02/O 型。吕杭军等[57]发现 1 个 ABO 新等位基因 Ael08 并研究其分子机制，结果为 α－1,3－N－乙酰半乳糖胺基转移酶基因第 804 位碱基处插入 G 突变导致产生 A^{el} 表型。焦伟等[58]调查显示广西侗族人群 ABO、Rh 血型分布符合国内南方少数民族的分布特征，但 Rh 阴性比例明显低于汉族人群。周华友等[59]建立 RHD 基因启动区 4 个多态性位点 PCR－SSP 检测方法，研究认为多态性与 RhD 阴性机制无关。刘亚庆等[60]检测 4 例 Rh 血型为 DCcEe 患者血清中存在抗 CE 复合抗原的抗体，推测抗体的产生是由于缺失某些 CE 复合抗原经过输血或妊娠免疫产生，这种复合抗原抗体与单纯的 C、c、E、e 抗原均无反应性。侯涛等[61]评估固相法血型定型试剂在模拟高温高湿、高温干燥、严寒干燥和低温干燥 4 种极端气候条件下血型鉴定准确性，均为 100%，可满足血液应急保障的需求。任思婳等[62]明确 1 例 ABO 血型血清学正、反定型不符患者的血清学表型为 A_2B 血型，基因分型为少见的 ABO* cisAB.03.1.1/ABO* O.02.01.1。贾翠英等[63]报道，14 例自身免疫性溶血性贫血患者ABO血型鉴定正、反定型不符，血型鉴定之前采用氯喹放散试验后，均达到正、反定型一致。邱芬等[64]调查新疆北疆地区维吾尔族、回族人群Kidd血型基因频率，结果显示维吾尔族JKa抗原表达高于JKb，回族JKa抗原表达低于JKb。谭庆芬[65]调查柳州地区汉族无偿献血者Kidd血型基因频率为 $JK^a=0.4675$，$JK^b=0.5325$，抗-JK^a 随机输血不配合可能性为70.2%，抗-JK^b 随机输血不配合可能性为76.7%。李玲等[66]报道为荧光定量PCR法检测胎儿RhCcE血型的准确性随孕期相应增加，孕晚期时达100%。孟庆丽等[67]对1例ABO疑难血型样本进行血清型和基因型鉴定，发现该样本为ABw型，突变的等位基因为Bw12，基因型为A102/Bw12。李素波等[68]报道制备一种a-N-乙酰半乳糖胺酶(NAGA)的高效价高特异性兔多克隆抗体，可用于A→O血型改造中微量NAGA残留的检测。范亚欣等[69]的研究显示为HLA区域的MICA基因第5外显子和TNFα位点微卫星多态性分布在中国北方辽宁汉族人群中均存在地区差异。刘嫵等[70]确认1个中国人群中的HLA新等位基因，于2009年10月由WHO HLA因子命名委员会正式命名为HLA-B*58:01:04。朱远雁等[71]研究湖北土家族人群HLA-DRB1基因多态性，共检出13种等位基因，总体分布分别与汉族及其他多种少数民族比较均存在差异。洪小珍等[72]报道1例ABO亚型患者，证实的α-1,3-半乳糖基转移酶基因第889位G→A突变导致产生Bx09表型，血清中可含有抗B抗体，该等位基因从母亲遗传所得。朱传福等[73]与李晓丰等[74]及章旭等[75]分别鉴定一个中国汉族人群中发现的HLA新等位基因，已被WHO HLA因子命名委员会正式命名为HLA-B*40:96和HLA-B*52:11及HLA-B*54:09。李桢等[76]研究中国部分汉族人群HLA-A座位常见等位基因内含子的全长序列，得到免疫基因标记数据库确认，认为其内含子的多态性对基因重组具有重要意义，其中A*30组系具有高突变率和重组率。邓晶等[77]调查分析广州地区部分无偿献血者HLAⅠ、Ⅱ类抗体的分布及特异性，显示女性献血者的HLA抗体出现频率明显高于男性献血者。董兆梅等[78]研究中国两个隔离群体(傈僳族和怒族)HLAⅠ类基因区域内5个HLA-Alu插入多态性的分布特征，认为不同群体中HLA-Alu插入与HLA不同等位基因的关联程度存在差异。喻琼等[79]建立了可靠的HLA基因HLA-DPA1和HLA-DPB1同步测序分型方法，用于南方汉族人群HLA-DPB1测序分型结果与用Atria AlleleSEQR商品化测序分型试剂盒检测的结果一致。梁延连[80]等探讨流式细胞术(FCM)在临床血小板相容性试验中的应用价值，认为FCM较固相凝集法更灵敏简单、更快捷准确。沈彤等[81]利用TaqMan PCR技术了解上海单采血小板献血人群HPA-1～5、15多态性分布，显示HPA各等位基因频率符合国内汉族人群HPA分布情况，与各地区人群分布无明显差异。周世航等[82]报道熔解曲线分析法用于HPA-15基因分型快速简单、准确通量高、重复性好，优于常规的PCR-SSP法，国内HPA-15等位基因分布存在着种族差异。周丹等[83]*采用Luminex结合序列特异性寡核苷酸探针方法分析认为，中国汉族人群中HPA-3和HPA-15杂合程度最高，在中国南北方汉族人群中HPA-1和HPA-3系统基因多态性分布存在明显的地域差异。付丽辉等[84]报道利用构建的真核载体pTE2-s-CD36转染人胚肾细胞制备出具有功能活性的重组人血小板表面CD36抗原的纯化表达蛋白。邹勇等[85]报道pH3柠檬酸缓冲液处理血小板可有效去除血小板表面HLA-Ⅰ类抗原，并同时诱导血小板的活化和凋亡。

(四)新生儿高胆红素血症

董雪芹等[86]调查哈密地区O型及Rh阴性孕产妇的新生儿溶血病(HDN)的发病情况，认为夫妻血型不合孕妇进行血型血清学检查，可提前预测HDN发生。魏丁等[87]采用回归分析显示感染是引起新生儿高胆红素血症的最常见原因，早产及围生期因素是重症高胆红素血症的主要影响因素。何子毅等[88]通过分析认为产前RhD阴性孕妇抗D抗体的检出率与产后发生HDN的相关性尚不明确，ABO血型不配合对RhD阴性孕妇发生RhD-HDN有保护作用，但对产生抗D抗体的检出率无影响。周英等[89]建立一种流式细胞术产前非侵入性检测ABO血型不合导致新生儿溶血病方法，为ABO血型不合导致新生儿溶血病提供了一种可靠的诊断依据。张金凤等[90]观察认为，新生儿血液中髓鞘碱性蛋白及β淀粉样肽水平随着胆红素的增高而增高，脑干听觉诱发电位(BAEP)的异常耳数增多，NBNA评分降低，可一定程度反映高胆红素血症的神经损伤。吴洁等[91]报道为降钙素原是早期区分新生儿高胆红素血症感染与非感染因素的敏感指标，但临床应用中应注意新生儿年龄影响。高彩云等[92]观察新生儿溶血病患儿血浆纤溶酶原激活物和纤溶酶原激活物抑制物的含量，认为HDN患儿存在纤溶与抗纤溶作用的平衡失调及血管内皮系统损伤。蒙丹华等[93]报道高胆红素血症可对新生儿听力和脑干造成一定程度的损害，高胆红素血症新生儿应早期进行BAEP检测。王译等[94]的研究显示，新生儿高胆红素血症能导致不同程度的肾功能损害，尿微量蛋白测定可作为其早期检测指标之一。杜振军[95]比较IgG

抗体效价测定与单核细胞单层试验对预判新生儿溶血病的效果，认为后者总体优于前者，可根据患者的实际情况二者同时进行。吴武林等[96]对比研究认为，常规磁共振(MR)检查对新生儿胆红素性脑病的早期诊断可提供有益的帮助，扩散加权成像(DWI)对于新生儿胆红素脑病患儿的早期诊断没有意义。欧常学等[97]探讨急性胆红素脑病在低场磁共振的MRI表现，认为低场MRI可较好显示高胆红素血症对基底节苍白球的损伤，双侧苍白球 T_1WI呈对称性高信号是急性胆红素脑病的重要特征。裴进升等[98]的研究显示，新生大鼠胆红素脑损伤后给予褪黑素干预，可以提高脑组织Bcl-2表达，抑制Bax及NSE表达，改善胆红素相关性脑损伤所致的学习记忆障碍。王丹等[99]报道，完备的Rh HDN确诊检测能避免发生因Rh血型不合引起的新生儿输血后溶血，减少换血次数，降低Rh DHN的死亡率和致残率。马丽娟等[100]观察游泳对新生儿体重、胎粪初排、转黄时间、降低新生儿黄疸指数及神经行为的影响，认为游泳明显降低新生儿黄疸指数和新生儿高胆红素血症的发生。李贵南等[101]分析新生儿高间接胆红素血症BAEP异常率与换血治疗的关系，认为早期新生儿重度高间接胆红素血症患儿积极进行换血治疗，可减少听力损伤的可能。

（高　磊　闵碧荷）

参考文献

1 王利杰，等. 中国输血杂志，2011，24(9)：767
2 王文博，等. 中国输血杂志，2012，25(4)：351
3 陈锦艳，等. 中国输血杂志，2012，25(3)：228
4 倪宏英，等. 中国输血杂志，2011，24(12)：1044
5 廖　峭，等. 中国免疫学杂志，2012，28(3)：242
6 容　莹，等. 中国输血杂志，2011，24(7)：565
7 张　杰，等. 中国输血杂志，2012，25(4)：360
8 宋任浩，等. 中华医院感染学杂志，2011，21(17)：3568
9 刘慧鑫，等. 中国艾滋病性病，2011，17(5)：533
10 唐卫国，等. 中国输血杂志，2011，24(7)：562
11 王宋兴，等. 中国输血杂志，2012，25(7)：674
12 陈素良，等. 中华流行病学杂志，2012，33(7)：658
13* 杨玲玲，等. 中国输血杂志，2012，25(5)：41
14 于　青，等. 中国输血杂志，2012，25(2)：138
15 于晶晶，等. 中国输血杂志，2012，25(2)：133
16 易中梅，等. 中国输血杂志，2011，24(10)：836
17 夏代全，等. 中国输血杂志，2011，24(10)：839
18 王拥军，等. 中国输血杂志，2011，24(10)：864
19 陈　燕，等. 中国输血杂志，2012，25(3)：236
20 曹　惠，等. 中国输血杂志，2012，25(3)：239
21 于　青，等. 中国输血杂志，2012，25(4)：341
22 谭曼虹，等. 医学临床研究，2012，29(1)：173
23 王锐锋，等. 中国输血杂志，2011，24(8)：687
24 葛健民，等. 中国输血杂志，2011，24(8)：685
25 肖瑞卿，等. 中国输血杂志，2011，24(11)：929
26 于晶晶，等. 中国输血杂志，2012，25(6)：552
27 李大成，等. 中国输血杂志，2012，25(4)：304
28 李玉笑，等. 中国输血杂志，2011，24(11)：964
29 章　文，等. 中国输血杂志，2012，25(3)：242
30 战　军，等. 四川大学学报(医学版)，2012，43(3)：478
31 王秋实，等. 中国输血杂志，2012，25(6)：570
32 李佳岑，等. 中国输血杂志，2012，25(1)：24
33 吴　慧，等. 中国输血杂志，2012，25(4)：336
34* 周　洁，等. 中国输血杂志，2011，24(10)：844
35 大量输血现状调研协作组. 中国输血杂志，2012，25(7)：628
36 袁文声，等. 中国输血杂志，2011，24(9)：776
37 王　迅，等. 中华流行病学杂志，2011，32(9)：936
38 彭　涛，等. 中国输血杂志，2011，24(7)：598
39 杨丽云，等. 中国输血杂志，2011，24(9)：754
40 刘　曦，等. 中国输血杂志，2012，25(1)：28
41 陆紫敏，等. 中国输血杂志，2011，24(9)：750
42 林　军，等. 中国输血杂志，2011，24(7)：594
43 邓　晶，等. 中国输血杂志，2011，24(10)：858
44 高晓云，等. 中国输血杂志，2012，25(4)：386
45 袁　强，等. 中国医学科学院学报，2011，33(4)：412
46 许德义，等. 中华医学遗传学杂志，2011，28(6)：694
47 陶苏丹，等. 中华医学遗传学杂志，2011，28(5)：521
48 陈　剑，等. 中国输血杂志，2011，24(7)：589
49 陈家学，等. 中国输血杂志，2012，25(5)：469
50 徐　华，等. 中华医学遗传学杂志，2011，28(5)：507
51 李　宏，等. 中国输血杂志，2012，25(2)：130
52 王宝燕，等. 中国输血杂志，2011，24(7)：592
53 姬艳丽，等. 中国输血杂志，2012，25(6)：542
54 陈　剑，等. 中国输血杂志，2011，24(11)：956
55 刘长利，等. 中国输血杂志，2012，25(5)：429
56 田　力，等. 中国输血杂志，2012，25(1)：33
57 吕杭军，等. 中国输血杂志，2011，24(8)：676
58 焦　伟，等. 陕西医学杂志，2011，40(11)：1531
59 周华友，等. 中国输血杂志，2011，24(8)：665
60 刘亚庆，等. 北京医学，2012，34(2)：134
61 侯　涛，等. 中国输血杂志，2011，24(12)：1019
62 任思婳，等. 中国输血杂志，2012，25(4)：363
63 贾翠英，等. 中国输血杂志，2012，25(7)：691
64 邱　芬，等. 中国输血杂志，2012，25(7)：682
65 谭庆芬. 中国输血杂志，2012，25(6)：572
66 李　玲，等. 中国输血杂志，2012，25(5)：426
67 孟庆丽，等. 中华医学遗传学杂志，2012，29(4)：482
68 李素波，等. 中国输血杂志，2012，25(7)：652
69 范亚欣，等. 中国输血杂志，2011，24(11)：961
70 刘　嫞，等. 中国输血杂志，2011，24(11)：949

71 朱远雁,等.中国输血杂志,2011,24(11):947
72 洪小珍,等.中华医学遗传学杂志,2011,28(5):548
73 朱传福,等.中华医学遗传学杂志,2011,28(5):517
74 李晓丰,等.中华医学遗传学杂志,2011,28(6):712
75 章 旭,等.中华医学遗传学杂志,2012,29(1):91
76 李 桢,等.中华医学遗传学杂志,2011,28(6):638
77 邓 晶,等.中国输血杂志,2012,25(1):36
78 董兆梅,等.中华医学遗传学杂志,2012,29(2):222
79 喻 琼,等.中华医学遗传学杂志,2012,29(3):323
80 梁延连,等.中国输血杂志,2012,25(4):308
81 沈 彤,等.中国输血杂志,2011,24(11):936
82 周世航,等.中国输血杂志,2011,24(9):760
83* 周 丹,等.中国输血杂志,2012,25(4):300
84 付丽辉,等.中国输血杂志,2012,25(6):557
85 邹 勇,等.中国输血杂志,2011,24(8):669
86 董雪芹,等.中国输血杂志,2011,24(8):693
87 魏 丁,等.医学临床研究,2011,28(12):2318
88 何子毅,等.重庆医学,2012,41(8):748
89 周 英,等.四川医学,2012,33(1):12
90 张金凤,等.广东医学,2011,32(19):2550
91 吴 洁,等.云南医药,2012,33(2):117
92 高彩云,等.河北医药,2012,34(12):1793
93 蒙丹华,等.广西医学,2011,33(10):1298
94 王 译,等.四川医学,2012,33(6):948
95 杜振军.中国输血杂志,2012,25(6):565
96 吴武林,等.实用放射学杂志,2011,27(8):1242
97 欧常学,等.实用放射学杂志,2012,28(6):910
98 裴进升,等.广东医学,2012,33(12):1706
99 王 丹,等.中国输血杂志,2011,24(11):953
100 马丽娟,等.中国综合临床,2011,27(9):920
101 李贵南,等.医学临床研究,2011,28(9):1705

六、造血干细胞移植

(一) 实验研究

王淑华等[1]* 的研究显示可溶性肿瘤坏死因子受体Ⅰ(sTNFRⅠ)基因修饰的未成熟树突细胞(DC)可延长白血病小鼠异基因骨髓移植后的存活时间,在减轻移植物抗宿主病(GVHD)的同时又保留移植物抗白血病(GVL)效应。李贵苹等[2]的研究表明经 IL-10 和 TGF-β1 诱导的无关第三方耐受型 DC 在体外能够抑制 $CD4^+$ T 细胞的增殖,过继性输注能有效预防异基因骨髓移植小鼠急性 GVHD 的发生。王韵等[3]应用抗 CD158 单抗封闭供者杀伤细胞免疫球蛋白样受体(KIR)的抑制性受体 KIR2DL1 及 KIR2DL3,可提高供者自然杀伤细胞对受者 DC 的杀伤活性,输注异源反应性 NK 细胞可作为治疗 GVHD 的新方法。王祥民等[4]探讨应用环孢素 A 联合钴原卟啉预防小鼠异基因造血干细胞移植后 GVHD 的作用,结果表明二者联合可增强环孢素 A 的抗 GVHD 效应,并减轻环孢素 A 的不良反应,其机制可能与血红素氧合酶-1 表达上调有关。程海等[5]研究了异基因骨髓移植小鼠急性 GVHD 早期肺损伤中 T_H17 细胞的作用和机制,结果显示在移植早期阻断 T_H17 细胞及其细胞因子的分泌会导致炎症因子分泌失衡并加重肺损伤。周玥等[6]的研究表明三丁基过氧化氢(t-BHP)能有效诱导 Sca-1^+ 造血干/祖细胞衰老,其机制可能与 t-BHP 调控细胞周期调控分子的表达有关。张可莹等[7]观察 3 种不同培养基以及细胞接种密度对体外诱导造血干/祖细胞向血小板方向增殖和分化的影响,结果显示,与 X-VIVO10 和 IMDM/10% FBS 相比,StemSpan® SPEM 培养基最有利于脐血 $CD34^+$ 细胞体外向血小板定向扩增和分化,10^4/ml 的 $CD34^+$ 细胞接种密度最有利于细胞扩增和分化。王磊等[8]探讨 Notch1 信号传递水平对小鼠造血干细胞体外分化为 T/B 淋巴细胞的影响,研究表明 Notch1 突变导致 Notch1 信号水平降低,对 HSC 向 B 淋巴细胞分化没有影响,但是能明显抑制其向 T 淋巴细胞的分化。王芳等[9]应用 Solexa 技术研究人脐带血 $CD34^+$ 细胞体外诱导巨核细胞的 mRNA 表达,结果显示巨核细胞和非巨核细胞 mRNA 表达存在显著差异,差异基因编码产物与细胞发育、黏附、凋亡、代谢、细胞内及细胞间的信号转导以及免疫应答等功能相关。吴小金等[10]应用免疫磁珠法分选出人脐带血中的 $CD133^+$ 造血祖细胞,探索最佳干性维持培养方法,结果显示采用优化的无血清培养基能够有效扩增该细胞并长期维持其干性。陈荟竹等[11]报道经修饰的多聚乙烯-超顺磁性氧化铁(PEI2k-SPIO)纳米颗粒体外标记大鼠骨髓间充质干细胞(BMSCs)的最佳浓度是 7 μg/ml,标记后 MRI 可成像的最低标记细胞量为 1×10^4,最佳成像细胞量为 1×10^6,PEI2k-SPIO 标记对 BMSCs 生物学活性没有影响,MRI 可敏感显像 PEI2k-SPIO 标记的 BMSCs。张滢等[12]在小鼠异基因骨髓移植中通过输注内皮祖细胞(EPC)对骨髓内皮细胞(EC)进行修复,并进一步观察其对造血重建的影响,证明了联合输注 EPC 可修复受者骨髓 EC 并促进造血重建。马亚丹等[13]分析 HLA 高分辨等位基因与骨髓移植术后 HCMVpp65 抗原血症的相关性,研究表明 HLA-DRB1*901 等位基因可能与骨髓移植术后患者发生高 HCMVpp65 抗原血症有关,HLA-A*2 402 等位基因可能与骨髓移植术后患者发生低 HCMVpp65 抗原血症有关。

(邱慧颖　章卫平)

(二) 临床研究

(1) 造血干细胞移植:王季石等[14]观察造血干细

胞移植治疗 110 例血液病患者,异基因造血干细胞移植(allo-HSCT)中Ⅰ～Ⅲ度急性 GVHD 发生率为 28.6%,慢性 GVHD 发生率为 32.7%。中位随访 36(1～60)个月,自体外周血造血干细胞移植组(auto-PBSCT)与 allo-HSCT 组分别有 45 例(73.8%)和 39 例(79.6%)无病生存。向茜茜等[15]观察 45 例患者实施亲代间单倍体相合造血干细胞移植的疗效,43 例造血重建成功。急性 GVHD 发生率为 40.0%,慢性 GVHD 发生率为 22.2%。王静波等[16]分析 45 例复发难治性急性髓系白血病(AML)采用挽救性 allo-HSCT 的疗效,43 例稳定植活,20 例发生急性 GVHD,26 例发生慢性 GVHD,3 年总存活率(OS)及无病存活率(DFS)分别为 62.6%及 60.2%。吴梅青等[17]探讨含或不含全身照射(TBI)的预处理方案对急性白血病(AL)allo-HSCT 疗效的影响,共 287 例,按预处理方案分为 TBI＋环磷酰胺及白消安＋环磷酰胺,两组移植后造血重建、DFS、GVHD 发生率和疾病复发情况的差异均无统计学意义(P>0.05)。邱志祥等[18]分析 20 例原发性淀粉样变性患者行 auto-PBSCT 的疗效,完全缓解(CR)6 例,部分缓解 5 例,3 年 OS 率达 71.4%。沈文怡等[19]探讨单次大剂量足叶乙甙(VP16)联合粒细胞集落刺激因子(G-CSF)用于恶性血液病患者 auto-PBSCT 动员的有效性和安全性。80 例患者中动员失败 3 例,Ⅳ度白细胞减少发生率为 36.25%,感染发生率为 23.75%,既往其他方案动员失败的 6 例患者中 5 例动员成功。谭业辉等[20]分析 27 例外周血造血干细胞动员情况,结果显示外周血 $CD34^+$ 细胞百分比和绝对值与采集产物中 $CD34^+$ 细胞呈明显正相关。采集当天 $CD34^+$ 细胞绝对值≥20/μl 时,单次采集获得 $CD34^+$ 细胞≥2×10^6/kg 者的比例达 76.2%。王佳琪等[21]分析 124 例行 allo-HSCT 的白血病患者,单因素分析结果显示移植后第 30 天淋巴细胞计数(LC30)≥0.40×10^9/L 与 LC30<0.40×10^9/L 相比,5 年 OS 率明显升高[(62.2±5.8)%对(37.0±8.6)%,$P=0.003$],5 年复发率(RR)与 5 年非复发死亡(NRM)均明显降低($P<0.05$),慢性 GVHD 累积发生率明显升高($P=0.042$)。高雁群等[22]采用流式细胞术(FCM)对 102 例 AL 患者 allo-HSCT 后进行骨髓微小残留病(MRD)检测,71 例 MRD 持续阴性者,仅 3 例髓外复发,其 DFS 及 OS 率分别为 66.2%及 90.1%。移植后 MRD 阳性者 27 例,经过干预治疗,11 例患者转阴,其 DFS 及 OS 率分别为 63.6%及 72.7%,另 16 例血液学复发,其 DFS 及 OS 率分别为 11.1%及 25.0%。陈佳等[23]分析 262 例 AL 患者行 allo-HSCT 后复发的影响因素,结果显示急性淋巴细胞白血病(ALL)的影响因素为染色体危险度分层、初始诱导疗程;AML 为染色体危险度分层、移植前 MRD 水平、白细胞重建时间和抑制物中 $CD4^+/CD8^+$ 细胞比值;慢性髓细胞白血病(CML)为移植前病期。

(2) 移植后 GVHD 及其他并发症:陈心传等[24]观察 25 例采用第三方脐血预防 allo-HSCT 后 GVHD 的效果,与 16 例对照组比较,两组急性 GVHD 与Ⅲ～Ⅳ度急性 GVHD 的累积发生率分别为 44.0%与 68.8%,16.0%与 37.5%,差异均无统计学意义($P>0.05$)。文钦等[25]分析 24 例 allo-HSCT 后并发肠道急性 GVHD 患者的临床特征,发生中位时间为移植后 24 天,Ⅲ度 2 例,Ⅳ度 22 例,经治疗 15 例症状缓解,9 例疗效欠佳。刘晓丹等[26]观察采用第三方骨髓间充质干细胞(MSC)治疗 5 例患者 allo-HSCT 后植入功能不良(PGF)的疗效。所有患者中性粒细胞与血小板均达到恢复标准,中位随访 761 天未见不良反应。王倩等[27]总结 83 例 allo-HSCT 后发生肝损害的患者的临床特征,Ⅱ～Ⅳ级肝损害 45 例。预处理化疗所致 7 例,环孢素所致 9 例,肝静脉闭塞病所致 2 例,肝脏 GVHD 所致 24 例,乙型肝炎病毒再激活所致 2 例,多器官衰竭所致 1 例。治疗后 37 例治愈或好转,2 例未愈,6 例死于原发病复发或移植相关并发症。陈瑶等[28]分析 114 例患者异基因外周血干细胞输注后 24 小时内新出现发热的发生率和病因。32 例患者出现发热,6 例为感染性病因,26 例为输注相关性发热,多因素分析显示女性供者及供者采集当日外周血白细胞计数高是输注相关性发热的危险因素。鲍文等[29]报道 38 例 allo-HSCT 患者中 13 例发生肺部真菌感染,治愈率 46%。急性 GVHD、大剂量激素治疗、住院天数大于 90 天为肺部真菌感染的危险因素($P<0.05$)。郭智等[30]分析 140 例 allo-HSCT 患者的临床资料,8 例患者发生真菌性败血症感染,检出真菌均为假丝酵母菌属,经治疗后 5 例治愈,3 例无效死亡。邱志祥等[31]*对 183 例 allo-HSCT 患者进行巨细胞病毒(CMV)定量监测,132 例发生 CMV 血症,2 例明确为 CMV 病,单因素及多因素回归分析均显示发生 CMV 血症的危险因素为移植方式和环孢素 A 浓度>300 μg/L。徐勇等[32]报道 2 例单倍体相合造血干细胞移植后合并弥漫性肺泡出血,患者均在发病 3 个月内死亡。唐晓文等[33]报道无关供者 allo-HSCT 后人类疱疹病毒-6 型病毒性脑炎 1 例。胡凯等[34]报道 allo-HSCT 后慢性炎症性脱髓鞘性多发神经病变 1 例。

(许晓倩　王健民)

参 考 文 献

1* 王淑华,等. 中华血液学杂志,2012,33(2):88

2 李贵苹,等. 中华血液学杂志,2012,33(6): 461
3 王 韵,等. 中华器官移植杂志,2011,32(10): 618
4 王祥民,等. 中华器官移植杂志,2012,33(3): 165
5 程 海,等. 中华器官移植杂志,2011,32(12): 752
6 周 玥,等. 第三军医大学学报,2011,33(18): 1893
7 张可莹,等. 中国输血杂志,2011,24(8): 672
8 王 磊,等. 中国免疫学杂志,2011,27(9): 804
9 王 芳,等. 中国医学科学院学报,2011,33(5): 529
10 吴小金,等. 南方医科大学学报,2012,32(3): 349
11 陈荟竹,等. 四川大学学报(医学版),2012,43(4): 578
12 张 滢,等. 中华血液学杂志,2012,33(8): 623
13 马亚丹,等. 中华实验和临床病毒学杂志,2011,25(6): 427
14 王季石,等. 白血病·淋巴瘤,2012,21(5): 273
15 向茜茜,等. 解放军医学杂志,2012,37(2): 121
16 王静波,等. 中华血液学杂志,2012,33(6): 467
17 吴梅青,等. 中华器官移植杂志,2012,33(2): 77
18 邱志祥,等. 中华血液学杂志,2012,33(3): 187
19 沈文怡,等. 中华血液学杂志,2012,33(8): 628
20 谭业辉,等. 中华器官移植杂志,2012,33(2): 90
21 王佳琪,等. 中华血液学杂志,2012,33(8): 632
22 高雁群,等. 中华血液学杂志,2012,33(2): 84
23 陈 佳,等. 中华血液学杂志,2011,32(11): 729
24 陈心传,等. 中华器官移植杂志,2012,33(2): 86
25 文 钦,等. 重庆医学,2011,40(30): 3034
26 刘晓丹,等. 中华血液学杂志,2012,33(2): 98
27 王 倩,等. 白血病·淋巴瘤,2012,21(8): 477
28 陈 瑶,等. 中华内科杂志,2012,51(3): 179
29 鲍 文,等. 江苏医药,2012,38(2): 184
30 郭 智,等. 中华医院感染学杂志,2012,22(4): 709
31* 邱志祥,等. 中华内科杂志,2012,51(5): 371
32 徐 勇,等. 中华血液学杂志,2012,33(8): 674
33 唐晓文,等. 中华器官移植杂志,2011,32(11): 696
34 胡 凯,等. 白血病·淋巴瘤,2011,20(11): 669

文 选

ID1 基因在急性髓系白血病中的表达及其临床意义 [中华血液学杂志,2012,33(4): 278]浙江宁波一院陆滢等采用 RT-PCR 方法探讨分化抑制因子 1(ID1)基因在急性髓系白血病(AML)患者中的表达及其临床意义。结果 114 例 AML 患者均检测到 ID1 基因表达,不同核型预后组之间 ID1 基因表达水平有明显差异,预后不良组明显高于预后中等组。此外,ID1 基因表达水平与年龄[≥60 岁患者明显高于<60 岁患者(P=0.002)]和白细胞计数[≥10×10^9/L 患者明显高于<10×10^9/L患者(P=0.005)]相关;在年龄<60 岁 AML 患者中,第 1 个疗程结束后未获得 CR 患者伴有 ID1 基因高表达。研究显示,ID1 基因高表达多见于 AML 核型预后不良和高龄患者,与不良预后相关,可能是成人 AML 患者不良预后的分子标志。

(胡晓霞)

述 评 AML 患者的临床分层在治疗选择中有至关重要的作用。目前,AML 的预后因素众多,公认的包括细胞遗传学和基因表达改变。而具有预后意义的新的分子和蛋白也正在逐步发现中。ID1 蛋白有类原癌基因的功能,刺激 DNA 合成,促进细胞由 G1 期向 S 期转化,同时也参与了正常造血系统功能的调节,在调控细胞的定向分化和增殖方面起重要作用。该研究探讨了 ID1 基因在急性髓细胞白血病中的表达情况,并初步探讨了 ID1 的表达强度和白血病治疗和预后之间的关系,结果显示 ID1 在 AML 核型预后不良和>60 岁患者中高表达,与 AML 不良预后相关,可能成为成人 AML 不良预后的分子标志。对于这些具有预后意义的分子和蛋白,仍需要通过临床随机对照研究进一步证实。

(杨建民)

流式细胞术定期监测微量残留病可预测急性白血病复发—单中心 163 例研究 [中华血液学杂志,2011,32(11): 748]北京道培医院童春容等用流式细胞术(FCM)监测 2005 年 4 月至 2009 年 7 月收治的第 1 次完全缓解(CR1)期急性白血病患者(不包括接受造血干细胞移植者)骨髓微量残留病(MRD),研究急性白血病在化疗获得 CR1 后用 FCM 定期监测 MRD 的预后价值。共入组 163 例患者,AML 108 例,B-ALL 55 例。根据 CR1 时 MRD 检测结果将患者分为 MRD 阳性(≥0.01%)及阴性组(<0.01%),89 例 AML 患者在诊断后 1 年内接受 MRD 监测,59 例阴性者中 47 例 24、36 个月的持续完全缓解率(CCR)分别为 94%及 78%,而 30 例阳性者中分别为 13%。35 例 B-ALL 患者在诊断后 5 个月接受监测,22 例阴性者中 20 例的 24、36 个月 CCR 率均为 96%,而 13 例阳性者均为 0%。结果显示 MRD 阴性组 CCR 率显著高于 MRD 阳性组(P<0.01)。研究提示,FCM 定期监测急性白血病 MRD 有良好的预后价值。

(胡晓霞)

述 评 MRD 是患者经过治疗达到完全缓解后,形态学监测骨髓原始细胞<5%,但是采用更敏感的方法仍可检测出白血病细胞的状态。目前,监测 MRD 的方法主要包括白血病基因定量及 FCM 两大类。FCM 可通过细胞上异常表达抗原监测 MRD,约有 90%以上的白血病患者可采用 FCM 监测白血病。上

文用FCM方法监测了163例未接受造血干细胞移植治疗的白血病患者的MRD,定期监测显示MRD与患者的预后有明显的相关性,化疗后CR1如果MRD持续阳性,绝大多数复发,MRD从阴性转为阳性者均复发;而MRD持续阴性者,大多数仍保持CCR。因此CR1后的MRD有很好的预后价值。MRD至少可提前1个月预测复发,因此定期监测MRD可帮助及时选择正确治疗方案。

(杨建民)

地西他滨治疗成人急性髓细胞白血病的临床观察 [肿瘤,2011,11(31):1022],苏州大学附一院方宝枝等收集2009年8月至2010年10月接受地西他滨治疗的15例AML患者(年龄>18岁)的临床资料,评价其疗效和不良反应。结果:15例患者中,完全缓解3例,部分缓解5例,总有效率为53.3%。在12例可行细胞遗传学评价的患者中,1例(8.3%)获得完全细胞遗传学缓解。中位总生存期为123天(27～509天),中位无复发生存期为70天(19～306天),中位反应持续时间为33天(11～176天)。Ⅳ级血液学不良反应发生率为93.3%,Ⅲ～Ⅳ级感染发生率为33.3%,无Ⅲ～Ⅳ级出血、恶心呕吐和肝功能损伤。早期死亡1例。结论:地西他滨可有效治疗成人急性髓细胞白血病,血液学不良反应较重,必须给予积极的支持治疗。

(陈　洁)

述　评　DNA甲基化是一种重要的表观遗传学修饰,DNA甲基化异常是AML发生的重要机制之一。地西他滨是一种DNA甲基化酶抑制剂,常用于MDS的治疗,近年来也开始应用于AML的治疗。据国外报道,地西他宾治疗AML的总有效率不高于50%,目前地西他宾对何种类型AML患者有效率更高、什么是最佳的治疗方案,如给药时间、给药剂量和治疗周期以及是否需要联合其他化疗药物等问题还需进一步探索。该研究对地西他宾治疗AML进行了有益的尝试。

(宋献民)

评价基线ABL激酶区点突变对尼洛替尼治疗伊马替尼耐药或不耐受慢性髓系白血病疗效影响 [中华血液学杂志,2012,33(2):123]北大人民医院江浩等评价分析2007年2月至2010年5月用伊马替尼治疗耐药或不耐受的慢性髓系白血病(CML)—慢性期、加速期、急变期患者共34例,患者口服尼洛替尼400 mg,每12小时1次,中位随访时间14(1.5～50)个月。于治疗前(基线时)及治疗后每6个月检测ABL激酶区点突变,同时评估血液学、细胞遗传学、分子生物学疗效及疾病进展情况。结果显示慢性期(13例)与进展期(21例,加速期11例及急变期10例)患者获得主要细胞遗传学反应(MCyR)率分别为70%及30%($P=0.027$),完全细胞遗传学反应(CCyR)率分别为70%及20%($P=0.005$)。慢性期与加速期患者4年疾病无进展生存率分别为(81.8±11.6)%及(20.5±12.9)%($P<0.01$)。17例(50%)患者基线时检出ABL激酶区点突变。基线时有突变患者完全血液学反应(CHR)、MCyR、CCyR及主要分子学反应(MMR)率分别为56%、43%、37%及31%;无突变患者分别为59%、53%、41%和18%(P值均>0.05)。具有体外对尼洛替尼高度敏感性突变、体外对尼洛替尼敏感性未知的突变及无突变患者的CHR、MCyR、CCyR率相当,而具有体外对尼洛替尼高度不敏感性突变(Y253H、F359V/C、T315I)的患者CHR和MCyR率仅为17%,6例患者中无一例获得CCyR,治疗24个月内均疾病进展。因此尼洛替尼对伊马替尼耐药或不耐受CML患者可产生持久性疗效,其疗效在CML慢性期优于进展期患者。尼洛替尼对基线时突变为Y253H、F359V/C、T315I的患者疗效不佳。另有4例(12%)患者在治疗尼洛替尼后检出新突变,均为尼洛替尼高度不敏感性突变,患者出现疾病进展。

(吕书晴)

述　评　伊马替尼的问世使CML的预后大为改观,但也存在耐药及不耐受问题,尼洛替尼的应用有望改善疗效。伊马替尼耐药的主要原因是bcr-abl的扩增和过表达及ABL激酶区点突变,本研究结果也证实了该现象,并观察到具有体外对尼洛替尼高度不敏感性突变是该药治疗的主要不良预后因素。本组病例较少,有些比较差异难于体现。

(闵碧荷)

骨髓增生异常综合征患者骨髓$CD34^+CD38^-CD123^+$细胞内STAT5磷酸化水平变化 [中华血液学杂志,2012,33(6):480]天津医大刘炳楠等采用流式细胞术分别检测36例MDS患者及14名正常对照者原代骨髓单个核细胞(BMMNC)在给予10 U/mlEPO刺激前后$CD34^+CD38^-CD123^+$和$CD34^+CD38^-CD123^-$细胞信号转导和转录活化蛋白5(STAT5)磷酸化(P-STAT5)表达水平[以平均荧光强度(MFI)表示]。研究MDS患者骨髓$CD34^+CD38^-CD123^+$细胞P-STAT5水平,初步探讨MDS患者骨髓原代细胞胞内与增殖有关的STAT5存在状态。结果显示:未加入EPO刺激的高、低危组患者$CD34^+CD38^-CD123^+$细胞P-STAT5表达水平分别为173.05±102.78和113.71±67.22,明显高于$CD34^+CD38^-CD123^-$细胞(68.99±50.42和58.84±27.51,P值分别<0.01和<0.05)和正常对照组$CD34^+CD38^-CD123^-$细胞(63.06±21.06,P值分别<0.01

和<0.05)，MDS患者组与正常对照组 $CD34^+CD38^-CD123^-$ 细胞P-STAT5表达水平比较差异无统计学意义(P 值>0.05)；EPO刺激的高、低危组患者 $CD34^+CD38^-CD123^-$ 细胞P-STAT5表达水平分别为239.45±152.05和144.04±58.11，明显高于 $CD34^+CD38^-CD123^-$ 细胞(64.21±23.43和68.41±25.10，P 值均<0.01)和正常对照组 $CD34^+CD38^-CD123^-$ 细胞(75.21±27.02，P 值<0.01)，MDS患者组与正常对照组 $CD34^+CD38^-CD123^-$ 细胞P-STAT5表达水平比较差异无统计学意义(P 值>0.05)。EPO刺激后，高、低危组患者 $CD34^+CD38^-CD123^+$ 细胞P-STAT5表达水平的中位增高值分别为28.86和21.80，明显高于 $CD34^+CD38^-CD123^-$ 细胞(5.50和7.42，P 值分别<0.01和<0.05)和正常对照组 $CD34^+CD38^-CD123^-$ 细胞(6.39，P 值分别<0.01和<0.05)；EPO刺激前后MDS患者组与正常对照组 $CD34^+CD38^-CD123^-$ 细胞P-STAT5表达的增高水平比较差异无统计学意义(P 值>0.05)；EPO刺激前后 $CD34^+CD38^-CD123^+$ 细胞P-STAT5表达水平及刺激后增高水平在高、低危组患者间差异无统计学意义(P 值均>0.05)。结论表明：MDS患者骨髓 $CD34^+CD38^-CD123^+$ 细胞胞内与增殖有关的STAT5呈激活状态并较 $CD34^+CD38^-CD123^-$ 细胞对EPO的刺激反应更为显著，提示 $CD34^+CD38^-CD123^+$ 细胞可能是MDS真正的恶性克隆细胞。

(陈　莉)

述　评　近年来在白血病干细胞(LSC)的研究中发现，LSC所表达的免疫表型为 $CD34^+CD38^-$，白血病患者的 $CD34^+CD38^-$ 细胞高表达 $CD123^+$ (>90%)，而正常人的 $CD34^+CD38^-$ 细胞中几乎测不到 $CD123^+$ (<1%)，故认为 $CD123^+$ 可作为LSC的特有标志，本文作者检测了MDS患者与正常对照者BMMNC中STAT5的激活状态，发现MDS患者骨髓 $CD34^+CD38^-CD123^+$ 细胞胞内与增殖有关的STAT5呈激活状态并较 $CD34^+CD38^-CD123^-$ 细胞对EPO的刺激反应更为显著，而且在高、低危MDS患者中无明显差异，提示 $CD34^+CD38^-CD123^+$ 细胞可能是MDS真正的恶性克隆细胞，这一发现为根除MDS恶性克隆提供了新的治疗靶点。

(闵碧荷)

SOX-11基因在套细胞淋巴瘤患者中的表达及其临床意义　[中华血液学杂志，2012，33(7)：556]天津血研所王燕婴等采用RT-PCR法检测80例B细胞非霍奇金淋巴瘤(B-NHL)患者肿瘤细胞SOX-11 mRNA的表达(以GAPOH作为内参照物)，其中慢性淋巴细胞白血病(CLL)50例，套细胞淋巴瘤(MCL)20例，脾边缘区淋巴瘤(SMZL)6例，毛细胞白血病(HCL)2例，滤泡性淋巴瘤，原发性巨球蛋白血症各1例。

结果显示，80例B-NHL患者SOX-11 mRNA的表达水平为2.90(0.75～4.63)，20例MCL的SOX-11 mRNA的表达水平[3.06(0.75～4.63)]明显高于其他60例B-NHL(P=0.014)，单独与CLL、SMZL患者相比，差异均有统计学意义(P=0.020及0.002)，但与HCL患者相比，差异无统计学意义(P=0.369)

白细胞计数增高，12号染色体三体、Myc基因扩增和近期疗效小于部分缓解的MCL患者，其SOX-11 mRNA表达水平明显低于其他MCL患者(P 值分别为0.042，0.013，0.028及0.009)，但与MCL国际预后指数分层、LDH、共济失调毛细血管扩张症突变基因异常和p53基因缺失无显著相关性(P 值分别为0.333、0.790、0.865和0.116)

中位随访25(5～146)个月，SOX-11 mRNA高表达患者的无进展生存及总生存期均优于低表达者(P 值分别为0.002及0.042)

作者等认为SOX-11 mRNA在MCL患者中高表达，高表达的MCL患者预后相对较好。

述　评　SOX-11基因属于SOX基因家族，是一类由Y染色体的性别决定区(sex determination region of Y chromosome，SRY)相关基因构成，在胚胎发育过程中对神经发育、软骨形成过程具有重要功能。

近年来发现SOX-11基因在MCL细胞的胞核中高表达，对MCL的诊断和鉴别有重要意义。

上文是国内检测MCL SOX-11 mRNA表达病例较多的一篇报道，结果显示SOX-11 mRNA不仅在MCL患者中呈高表达，且高表达SOX-11的MCL患者预后相对较好，值得关注。

(余润泉)

R-CHOP方案对初治弥漫性大B细胞淋巴瘤患者的有效性、安全性及预后的影响：一项回顾性多中心长期随访研究　[中华血液学杂志，2012，33(4)：257]上海中山医院程志祥等总结利妥昔单抗加CHOP(R-CHOP)方案对初治弥漫性大B细胞淋巴瘤(DLBCL)患者有效性、安全性及预后的影响。该研究起自2000年1月1日至2010年5月1日结束，为一项多中心研究，共纳入≥18岁的初治DLBCL 507例，分为CHOP及R-CHOP两组。CHOP组接受6个疗程CHOP方案，R-CHOP组接受至少4个疗程R-CHOP方案化疗，之后两个疗程采用CHOP方案或R-CHOP方案治疗。利妥昔单抗剂量为375 mg/m^2，CHOP方案：环磷酰胺750 mg/m^2，阿霉素50 mg/m^2，长春新碱 1.4 mg/m²(最大剂量 2.0 mg/m²),泼尼松 60～100 mg。

结果在 411 例可分析的病例中 CHOP 组 224 例,其中完全缓解(CR) 160 例(71.43%),总有效率(ORR)为 87.95%,R-CHOP 组 187 例,其中 CR 144 例(77.01%)ORR 为 95.19%。R-CHOP 组的 ORR 较 CHOP 组显著提高($P=0.007$)。R-CHOP 组的 CR/CR_U 较 CHOP 组有所提高,但差异无统计学意义($P=0.121$)。

中位随访时间 CHOP 组为 35.2 个月,R-CHOP 组为 28.1 个月,随访至终点时 CHOP 组的预期中位无进展生存(PFS)时间为 84.8 个月,R-CHOP 组尚未到达,两组均未到达中位总生存(OS)时间。采用 Kaplain-Meier 法进行生存分析,R-CHOP 组的 PFS 及 OS 均优于 CHOP 组(P 值均<0.05),两组的不良反应相似。

作者等认为利妥昔单抗联合 CHOP 方案对初治 DLBCL 较 CHOP 方案有更高的缓解率及更长的 PFS 及 OS 时间。

述　评　上文是国内有关利妥昔单抗对初治 DLBCL 疗效的一项多中心研究,虽为回顾性非随机分组分析,但由于随访时间长(长达 138 个),其结果仍具一定的参考意义。

(余润泉)

多发性骨髓瘤患者骨髓 $CD_{38}^+CD_{138}^+$ 浆细胞 Notch⁻¹表达水平及其临床意义的研究　[中华血液学杂志,2012,33(4):274]天津总医院赵怡然等应用流式细胞术检测 33 例多发性骨髓瘤(MM)患者(初治 24 例,复治 9 例)骨髓 $CD_{38}^+CD_{138}^+$ 浆细胞、$CD_{38}^+CD_{138}^-$ 浆细胞及 15 名健康对照者骨髓 $CD_{38}^+CD_{138}^-$ 浆细胞表面 Notch-1 表达水平,并与其他临床指标进行相关性分析。

结果显示,Notch-1 在 MM 患者 $CD_{38}^+CD_{138}^+$ 浆细胞的表达率(60.21±25.06)%明显高于 MM 患者 $CD_{38}^+CD_{138}^-$ 浆细胞[(39.84±18.94)%,$P=0.000$]及正常对照组 $CD_{38}^+CD_{38}^-$ 浆细胞[(38.34±19.39)%,$P=0.004$],而后两者比较,差异无统计学意义($P>0.05$)。

24 例初治患者 $CD_{38}^+CD_{138}^+$ 浆细胞 Notch-1 表达水平分别与骨髓中恶性浆细胞比例($r=0.914$,$P=0.000$)、血清 LDH($r=0.604$,$P=0.002$)和血清 β_2-微球蛋白水($r=0.455$,$P=0.026$)呈显著相关,而其中肾功能异常者 $CD_{38}^+CD_{138}^+$ 细胞,Notch-1 表达水平与血肌酐水平呈正相关($r=0.664$,$P=0.026$);与有无骨骼损害无显著相关。

Notch-1 在 $CD_{38}^+CD_{138}^+$ 浆细胞上的表达水平与经一个疗程 VD(硼替佐米,比基米松)方案治疗后骨髓中恶性浆细胞下降率呈显著正相关($r=0.842$,$P=0.000$)。

述　评　近年研究显示 Notch-1 信号通路活化与 MM 的发生、发展及耐药密切相关,并有可能成为 MM 治疗的另一个靶点。上文对 Notch-1 在 MM 患者原代细胞中的表达进行观察,并与其他临床指标进行相关性分析,颇有参考价值。

(余润泉)

去甲斑蝥素通过 NF-κB/$I_κB_2$ 途经增强阿霉素的抗骨髓瘤效应　[中华血液学杂志,2011,32(12):809]河北医大二院宋晓宁等研究去甲斑蝥素(Norcantharidin, NCTD)联合阿霉素(ADR)对多发性骨髓瘤(MM)细胞增殖、凋亡的影响及其机制。

作者以 MM 细胞系 U_{266} 细胞为对象,采用 NCTD(10 μmol/L)和 ADR(0.25 μmol/L)单独或联合处理细胞,分别以 MTT、FCM、Western 印迹、免疫组化法等观察细胞的增殖、凋亡、NF-κBP65、P-NF-kBP65、IκBα、P-IκBα、生存蛋白(survivin)、Bcl-2,Bax 蛋白水平及 VEGF 水平的变化。

结果显示,NCTD 能增强 ADR 的细胞毒性和诱导凋亡的作用,两者具有协同作用。

1. 与 ADR 单药组比较,联合用药组胞核 NF-κB P65 和胞质 P-IκBα 的表达量分别由(2.08±0.29)和(0.39±0.07)降至(0.48±0.08)和(0.02±0.01)($P<0.05$),胞质 NF-κBP65 和 IκBα 表达无变化。

2. 联合用药组与 ADR 单药比较 survivin 和 Bcl-2 表达水平分别由(0.31±0.05)和(0.23±0.05)降至(0.03±0.02)和(0.05±0.02)($P<0.05$),而 Bax 的表达由(0.46±0.06)降至(0.62±0.08)($P<0.05$)。

3. ADR 组和联合用药组 VEGF 的表达阳性率分别为(44.6±4.4)%和(27.0±2.17)%,显示 NCTD 能增强 ADR 对 VEGF 表达的抑制作用($P<0.05$)。

作者认为 NCTD 系通过抑制 NF-κB/IκBα 途经调节下游信号分子 survivin、Bcl-2、Bax 和 VEGF 的表达,进而增强 ADR 的抗 MM 效应。

述　评　去甲斑蝥素(NCTD)是传统中药斑蝥素通过去除 1、2 位甲基而获得的异构体,构型改变后其不良反应明显降低而抗肿瘤活性得到增强,在体外对肝癌、乳腺癌具有良好的抗肿瘤作用(见:Cytotechnology,2009;59:201)。

该文的结果显示 NCTD 增强 ADR 抗 MM 细胞效应的作用机制与 NCTD 能下调 ADR 引起的 NF-κB 活化,进而调节下游信号分子 survivin、Bcl-2、Bax 和 VEGF 的表达有关,进一步深化了对去甲斑蝥素性状的认识，颇有参考意义。

（余润泉）

多发性骨髓瘤患者异常细胞遗传学的预后意义——一项中国多中心研究 [Chinese Medicol Journal 2012,125(15)：2663] 北京人民医院 Lai YY 等报道一项多发性骨髓瘤（MM）异常细胞遗传学的全国多中心研究。该研究起自2004年5月，于2009年5月终止，全中国共52家医院参与，共收集多发性骨髓瘤672例。

所有患者除作常规方法的染色体分析外（骨髓细胞于 RPMI 1640 加 20%胎牛血清及 2%L-谷氨酰胺中培育24小时后收集，G或R带显影，分析20个分裂相细胞），并以 i-FISH 法系统筛选 del(13q)、IgH 重排、del(p53)及 $1q^{21}$ 扩增。

结果显示，常规方法检测到93例有染色体核型异常，占22.1%，而以 i-FISH 检测，则82.3%的患者有异常，常规检测中最常见的异常为1号染色体，占48.4%，$-13/13q^-$ 为37.6%，高二倍体36.6%，亚二倍体30.1%，IgH 重排占23.7%；i-Fish 检测中最常见的异常为 del(13)，占60.4%，而 IgH 重排、$1q^{21}$ 扩增及 del(p53)分别占57.6%、49.0%及34.7%。

分析显示传统方法检测到的染色体异常中，$-13/13q^-$ 与低水平血小板计数相关（$P=0.015$），高二倍体与低血清清蛋白相关（$P=0.028$）。

i-FISH 检测显示 IgH 重排与 β_2^- 微球蛋白升高相关（$P=0.019$）；具有 $1q^{21}$ 扩增及 del(p53)的患者在初始治疗后"疾病进展"的发生率高，而 IgH 重排与1号染色体异常同时存在，其"无进展生存期"明显缩短（$P=0.036$）。

述 评 上文是国内首次大系列、多中心检测 MM 患者细胞遗传学的材料，由于检测方法统一，例数也较多，结果的可信度较高，值得一读。

（余润泉）

70例多发性骨髓瘤以自体造血干细胞移植作为巩固治疗的临床效果——一病例对照研究 [Chinese Medical Journal，2011，124(19)：2957] 二军医大长征医院周莉莉等总结该院1998年10月至2010年8月20例多发性骨髓瘤（MM）进行自体造血干细胞移植（ASCT）的临床效应，并以同期未进行 ASCT 的70例 MM 作为对照。移植组与对照组在年龄、性别、分型、Durie-Salmon 分期、国际预后分期及肾功能状态方面均无显著差异（$P=0.101\sim0.730$），对照组以传统化疗进行巩固与维持，中位随访38（1～128）个月，移植后移植组的完全缓解率由27.1%（79/70例）增至51.4%（36/70例）。中位无进展时间（PFS）较对照组显著延长（45个月 vs 25个月）（$P<0.001$），总生存期（OS）移植组也较对照组明显延长（55个月 vs 30个月，$P=0.016$）。单因素分析显示国际预后分期及移植前是否达≥VGPR 与 PFS 及 OS 相关（$P<0.001$）

述 评 多发性骨髓瘤迄今仍属不可根治性疾病，竭尽全力以减少骨髓瘤细胞负荷是延长患者生存期的必由之路，自体造血干细胞移植无疑是一种有力措施。

上文是国内单一机构对 MM 进行自体造血干细胞移植的总结，虽非严格的前瞩性随机分组，但两组有一定的可比性，其结果仍有一定的启示意义。

（余润泉）

噻唑橙光化学法对红细胞中病毒及细菌灭活作用的研究 [中国输血杂志，2012，25(5)：410]北京红十字血液中心杨玲玲等将指示病毒——伪狂犬病毒（PRV）和辛德毕斯（Sindbis）病毒分别加入红细胞比积为20%的红细胞悬液中，采用噻唑橙（TO）孵育1小时后做476 nm 光照射处理，结果显示在60 μmol/LTO、1.06E-01 $w\cdot m^{-2}\cdot nm^{-1}$ 光强条件下，照射5分钟可将大部分 PRV 和 Sindbis 病毒灭活，20分钟灭活作用达峰值，分别为5.88和5.12 $LogTCID_{50}$。通过 TO 浓度（C）、光照强度（I）、光照时间（T）三因素三水平正交试验确定裸照时 PRV 及 Sindbis 病毒灭活最优条件均为 I=1.33E-01 $w\cdot m^{-2}\cdot nm^{-1}$，T=20分钟，C=80 μmol/L。在此最优条件下，可灭活红细胞中 PRV≥6.13 $LogTCID_{50}$（裸照，$n=4$）、（4.75±0.62）$LogTCID_{50}$（密闭血袋，$n=4$）、（6.06±0.16）$LogTCID_{50}$（密闭血袋充氧，$n=4$），可灭活红细胞中 Sindbis 病毒（5.41±0.12）$LogTCID_{50}$（裸照，$n=4$）、（3.72±0.77）$LogTCID_{50}$（密闭血袋，$n=4$）、（5.76±0.25）$LogTCID_{50}$（密闭血袋充氧，$n=4$）。同时在此条件下可灭活小肠结肠炎耶尔森菌（5.91±0.13）Log10、金黄色葡萄球菌>6.8 Log10、表皮葡萄球菌>6.0 Log10，显示 TO 光化学法可有效灭活红细胞中病毒及细菌，有氧情况下病毒灭活效果好于密闭无氧。

（高 磊）

述 评 输血有传播疾病的风险，目前虽采取一系列预防干预措施，但仍未能完全解决问题。因此，探讨对血液及血液制品进行病原体灭活处理成为当前输血研究课题的热点。作者借助噻唑橙光敏剂证实可见光在一定条件下可有效灭活红细胞中的病原体，这确为力求临床输血无害化的一项可行性措施，但在实际应用中其工艺流程的优化仍有待进一步完善。

（闵碧荷）

血浆与红细胞不同输注比例对创伤性失血患者大量输血救治的影响 [中国输血杂志，2011，24(10)：

844]重庆大坪医院周洁等回顾性分析131例次因创伤性失血需要输注悬浮红细胞10 U以上的大量输血患者，根据入院24小时内输注血浆与悬浮红细胞(FP∶RBC)的比例，将患者分为高比例组(FP∶RBC≥1∶1，$n=56$)、中比例组(FP∶RBC=1∶2～1∶1，$n=43$)、低比例组(FP∶RBC≤1∶2，$n=32$)，采用单变量方差分析、配对t检验和Kaplan-Meier的统计方法，比较患者大量输血前后和3组之间凝血功能指标、在院期间红细胞输注总量及生存率的差异。比较输注不同比例的血浆和红细胞对创伤性失血患者救治的影响。结果显示，与输血前相比，高比例组和中比例组患者输血后APTT、PT-INR均无明显变化，低比例组APTT、PT-INR均明显升高($P<0.01$)。3组之间输血后的凝血功能指标、在院期间红细胞输注总量差异有统计学意义[输血后APTT，高比中比低：(37.3±12.4)比(41.1±11.5)比(49.9±14.0)，$P<0.05$；输血后PT-INR，高比中比低：(1.11±0.19)比(1.20±0.37)比(1.66±0.62)，$P<0.05$；在院期间红细胞输注总量，高比中比低：(19.8±6.3)比(25.8±11.3)比(26.6±8.0)，$P<0.01$]，但生存率差异无统计学意义。输血后高、中比例组凝血功能均显著优于低比例组($P<0.05$)，高比例组在院期间红细胞输注总量显著少于其他两组，低比例组与中比例组相比无差异。结论提示，大量输血时较高比例地输注血浆，有利于预防创伤性失血患者发生凝血功能障碍、降低患者住院期间红细胞输注总量，可达到节约血液资源的目的。

(高　磊)

述　评　创伤性失血患者如不及时给予救治可能导致死亡，而大量输血是治疗的主要手段之一。因凝血因子多存在于血浆中，在大量输入红细胞悬液时，因悬液中缺乏凝血因子会引起创伤性凝血功能障碍，加重出血状态。作者对此作了回顾性调查，认为大量输血方案以输注血浆与悬浮红细胞比例为1∶1最好。值得广大临床医师借鉴。若为前瞻性研究，其意义将更大。

(闵碧荷)

2 458名中国汉族人类HPA-1～6、15基因多态性的研究　[中国输血杂志，2012，25(4)：300]深圳血液中心周丹等采用Luminex结合序列特异性寡核苷酸探针(flow-sequence specific oligonucleotide probes，FLOW-SSO)方法对2 458名深圳市机采血小板无偿捐献者(其中南方人群1 554人，北方人群904人)进行HPA-1～6、15系统基因分型，以研究中国南、北方汉族人群HPA-1～6、15的基因分布。还采用聚合酶链反应—序列特异性引物(PCR-sequence specific primer，PCR-SSP)方法对有疑问的标本及罕见抗原(如HPA-1b/1b、2b/2b、5b/5b等)做进一步确认。结果显示，中国汉族人群中HPA-1～6、15基因频率分别为：HPA-1a 0.991 7，HPA-1b 0.008 3，HPA-2a 0.955 2，HPA-2b 0.044 8，HPA-3a 0.558 6，HPA-3b 0.441 4，HPA-4a 0.998 0，HPA-4b 0.002 0，HPA-5a 0.986 2，HPA-5b 0.013 8，HPA-6a 0.985 6，HPA-6b 0.014 4，HPA-15a 0.545 2，HPA-15b 0.454 8。比较中国南、北方汉族人群HPA-1～6、15系统的基因多态性，在HPA-1和HPA-3系统($\chi^2=15.032\ 0$、$5.418\ 8$，$P<0.05$)基因频率分布差异显著，符合Hardy-Weinbery遗传定律。这个结论提示在中国汉族人群中，HPA-3和HPA-15杂合程度最高，HPA-1和HPA-3系统基因多态性分布存在明显的地域差异。其次，为了给免疫性血小板减少症患者提供相合血小板输注，在中国建立血小板供者资料库是必要的。

(高　磊)

述　评　反复输注血小板后易产生血小板抗体，引起血小板同种免疫反应，造成血小板输注无效、输血后紫癜以及移植相关的免疫性血小板减少症等一系列同种免疫血小板减少综合征。作者等通过鉴定2 458名中国汉族机采血小板无偿捐献者HPA-1～6、15抗原系统的等位基因，取得了目前国内样本数较大的HPA基因分型的分析资料，并建立了当地的血小板供者资料库。是一项很有意义的工作，但必须具有足够数量的血小板供者资料库才能满足临床对血型相合血小板输注的需求，以保证输注的安全性和有效性。这也是各地临床医务人员和输血工作者今后共同努力的方向。

(闵碧荷)

sTNFRⅠ基因修饰的未成熟树突细胞对异基因骨髓移植小鼠移植物抗宿主病和移植物抗白血病作用的研究　[中华血液学杂志，2012，33(2)：88]徐州医学院附院王淑华等为探讨可溶性肿瘤坏死因子受体Ⅰ(sTNFRⅠ)基因修饰的未成熟树突细胞(DC)对白血病小鼠异基因骨髓移植后GVHD和GVL效应的影响及其机制，以BALB/c(H-2^d)小鼠为供鼠，C57 BL/6(H-2^b)小鼠为受鼠，建立小鼠T细胞白血病BMT模型。实验分组：①A组：单纯照射组；②B组：白血病发病组；③C组：allo-BMT组；④D组：pXZ9-DC组(未经修饰的未成熟DC组)；⑤E组：sTNFRⅠ-DC组(sTNFRⅠ修饰的未成熟DC组)。结果显示A组小鼠均于10天内死于骨髓衰竭，B组小鼠均死于淋巴瘤/白血病，C组小鼠出现明显急性GVHD表现，而D组和E组小鼠只有部分出现GVHD表现，且GVHD评分及病理表现均较C组明显减低或减轻(P值均<

0.05)，其中E组小鼠GVHD评分较C和D组均降低(P值均<0.05)，病理学改变最轻，D、E组小鼠存活时间均较C组明显延长(P值均<0.05)，其中E组小鼠平均存活时间最长。移植后C、D和E组小鼠血清IFN-γ浓度在+12天时达高峰，后逐渐下降，+18天时E组IFN-γ的浓度较C和D组降低($P<0.05$)，C组小鼠血清IL-4降低，而D和E组浓度渐升高，+12天达高峰，三组间两两比较差异均有统计学意义(P值均<0.05)。

（邱慧颖）

述　评　异基因造血干细胞移植是治疗恶性血液病的有效方法，但GVHD及复发仍然是影响移植患者生存的关键问题，目前尚无可靠的方法对GVHD和GVL进行完全分离。本文作者建立了白血病小鼠异基因骨髓移植模型，研究结果表明未成熟DC可诱导免疫耐受，输注sTNFRⅠ基因修饰的未成熟DC更可延长移植小鼠的存活时间，在一定程度上减轻GVHD的同时又保留GVL效应，为临床GVHD的防治提供了新的途径和研究思路，具有一定的借鉴意义。

（章卫平）

异基因造血干细胞移植后血巨细胞病毒定量监测及临床意义　[中华内科杂志，2012，51(5)：371]北大一院邱志祥等探讨异基因造血干细胞移植(allo-HSCT)后巨细胞病毒(CMV)的易感因素及CMV血症对allo-HSCT患者生存的影响。共183例，从预处理开始至移植后3个月内，采用荧光定量PCR方法每周检测1次外周血单个核细胞CMV DNA拷贝数，应用单因素分析及多因素回归分析发生CMV血症的危险因素，比较并分析CMV血症与无CMV血症患者5年总生存率的差别。结果显示183例患者中有132例(72.1%)发生CMV血症，其中78例(59.1%)发生在回输干细胞1个月后，54例(40.9%)发生在回输干细胞1个月内，回输干细胞后3个月内血中CMV检测持续阴性者51例(27.9%)。183例患者中只有2例明确诊断为CMV病，发生率为1.1%。单因素分析及多因素回归分析均显示，发生CMV血症的危险因素为移植方式和环孢素A(CsA)浓度>300 μg/L。不同移植方式间两两比较显示亲缘相合移植与亲缘不全相合、无关供者及脐带血移植组之间CMV血症发生率差异均有统计学意义($P<0.05$)，而亲缘不全相合、无关供者和脐带血移植组两两比较差异均无统计学意义，进一步将患者分为使用抗胸腺细胞球蛋白(ATG)组和未用ATG组进行统计分析，结果显示两组间CMV血症差异存在统计学意义($P<0.001$)。Kaplan-Meier生存曲线显示CMV血症与无CMV血症患者5年总生存率之间差异无统计学意义($P=0.387$)。

（许晓倩）

述　评　该文分析了183例异基因造血干细胞移植患者进行巨细胞病毒(CMV)定量监测的结果。结果显示132例(72.1%)发生CMV血症，但仅有2例明确诊断为CMV病。上文的CMV血症发生率明显高于既往文献报道，考虑是否因荧光定量PCR技术存在一定的假阳性率导致？如若能同时进行pp65抗原或IgM抗体检测，并进行相互验证，则结果可能更有价值，也更有临床指导意义。

（王健民）

泌尿系统疾病

本年度共收集泌尿系统疾病文献 1 178 篇，其中纳入回顾 345 篇(占 29.3%)，列入文选 13 篇(占 1.1%)。

一年回顾

一、原发性肾小球疾病

(一) 肾小球肾炎

苏华等[1]研究表明，在各种病理类型的肾小球疾病患者中血清胆固醇可促进肾间质 ATP 结合元件 A1(ABCA1)的表达；ABCA1 对胞内脂质的转运具有双向作用，其与泡沫细胞形成缺陷肯定有关；ABCA1 可能参与了肾小管间质的损害。刘奶花等[2]分析 31 例特发性局灶节段性肾小球肾炎的临床特点，对激素和环磷酰胺敏感有助于提高远期预后。赵三龙等[3]回顾分析 23 例 C1q 肾病患儿资料，临床以肾病综合征或肾病水平蛋白尿为主，往往有激素耐药或依赖；病理以 MCD 为主，也可表现为 MsPGN 或 FSGS。加用其他免疫抑制剂治疗后，MCD 和 MsPGN 者多获缓解，FSGS 预后欠佳。陈惠萍等[4]分析 10 例纤维连接蛋白肾小球病临床及病理资料，80%有肾病蛋白尿，50%肾功能受损，全部患者肾小球体积增大，Masson 染色均见肾小球毛细血管外周襻内皮下嗜复红物沉积，免疫荧光示免疫球蛋白及补体均阳性，纤维连接蛋白染色肾小球 100%阳性。电镜下见肾小球毛细血管外周襻内皮下及系膜区电子致密物。蒋亦明等[5]报道 1 例水痘并发急性肾小球肾炎。刘洁等[6]研究高糖刺激下肾小球细胞 megsin、MCP-1 表达升高；转染 megsin 基因后，系膜细胞 MCP-1 表达升高更显著，系膜细胞Ⅳ胶原分泌增加。高祎等[7]分析 355 例隐匿性肾小球肾炎资料，IgA 肾病及非 IgA 肾病比例无差异，IgA 肾病及非 IgA 肾病以系膜增生性病变为主，部分伴有蛋白尿者病理表现较重。梁丹丹等[8]报道 1 例急性感染后肾小球肾炎，临床表现为急性肾炎综合征伴大量蛋白尿，免疫荧光见 C3 强阳性，同时伴 IgA、IgM、C1q 沉积，行免疫抑制治疗，1 年后重复肾活检示肾脏病变明显减轻，仅见肾小球轻度系膜细胞增生病变。喻小娟等[9]回顾分析 12 例 C3 肾小球肾炎临床病理资料，以非 MPGN 型为主；临床上多表现为肾炎综合征；病理多表现为轻度系膜增生性肾小球肾炎，补体旁路活化在 C3 肾小球肾炎中可能发挥重要作用。

(张　鹂)

参考文献

1　苏　华，等. 中华肾脏病杂志，2011，27(11)：819
2　刘奶花，等. 山西医药杂志，2012，41(1)：83
3　赵三龙，等. 中华肾脏病杂志，2011，27(12)：877
4　陈惠萍，等. 肾脏病与透析肾移植杂志，2011，20(5)：425
5　蒋亦明，等. 江苏医药，2012，38(16)：1979
6　刘　洁，等. 中华肾脏病杂志，2012，28(5)：407
7　高　祎，等. 陕西医学杂志，2012，41(4)：473
8　梁丹丹，等. 肾脏病与透析肾移植杂志，2012，21(2)：190
9　喻小娟，等. 中华肾脏病杂志，2011，27(11)：797

(二) 肾病综合征

任献国等[1]回顾性分析 1 116 例原发性肾病综合征(NS)患儿的临床病理相关性，结果显示肾组织病理在临床分型上的分布差异非常显著，不同肾组织病理患儿在应用糖皮质激素 4 周后转归情况的差异非常显著，临床表现、肾组织病理和应用糖皮质激素 4 周后转归情况存在相关性。张龙江等[2]对 63 例年龄≤18 岁的肾病综合征患者进行 CT 血管成像检查，其中 11 例患者存在肾静脉血栓，9 例为急性，累及双肾静脉 2 例，8 例进行抗凝治疗的患者随访显示 4 例完全缓解；

结果提示CT血管成像是肾静脉血栓诊断和随访的快速有效办法。任红旗等[3]采用随机对照方法观察了小剂量他克莫司[0.05 mg/(kg·d)]联合雷公藤多苷(TAC+TW组,11例)与单用TW(TW组,9例)治疗激素抵抗性肾病综合征的疗效与不良反应;随访至12个月时TAC+TW组总有效率90.9%,TW组总有效率66.7%;不良反应发生率两组之间无明显差异;结果显示小剂量TAC+TW能有效减少激素抵抗性肾病(SRNS)患者蛋白尿,临床缓解率较高,耐受性较好。吴金土[4]采用来氟米特治疗56例难治性肾病综合征患者,经回访均完全缓解,缓解率为100%,其中51.8% 4年未复发,28.6%连续3年未复发,19.6%连续2年未复发,使用激素联合来氟米特治疗持续缓解时间明显长于其他药物治疗患者。王道静等[5]分析了40例我国南方汉族散发性SRNS儿童的NPHS1基因,NPHS1基因突变检出率为15%,其中2 677A>G、IVS8+30C>T、IVS21+14G>A、IVS25-23C>T和*142T>C为新发现的NPHS1基因突变。李鹏等[6]检测肾病综合征患者肾组织局部水通道蛋白(AQP)表达,NS患者AQP1主要表达在近端肾小管,水肿组的表达低于非水肿组;AQP2主要表达在集合系统,水肿组的表达高于非水肿组;AQP4在肾脏皮质集合管未见表达。吴冬科等[7]观察了低分子量肝素钙(A组,20例)与双嘧达莫(B组,20例)干预儿童肾病综合征高凝状态,结果显示血浆vWF是反映儿童NS高凝状态的早期敏感指标,低分子量肝素钙能有效改善儿童NS的高凝状态。

(边　琪)

参 考 文 献

1 任献国,等.安徽医学,2011,32(9):1259
2 张龙江,等.中国临床医学影像杂志,2012,23(2):125
3 任红旗,等.第二军医大学学报,2011,32(12):1340
4 吴金土.中华医院感染学杂志,2012,22(9):1824
5 王道静,等.中华肾脏病杂志,2012,28(2):95
6 李　鹏,等.中华肾脏病杂志,2011,27(10):735
7 吴冬科,等.山东医药,2011,51(52):62

(三) IgA肾病与IgM肾病

张爱平等[1]回顾性分析了456例原发性IgAN患者的临床和肾脏病理特点,其中高尿酸血症者127例,发生率为27.9%,高尿酸血症组平均年龄、男性比例、高血压发生率、血清胆固醇、三酰甘油(甘油三酯)、体质量指数、肌酐、尿蛋白定量水平显著高于血尿酸正常组;高尿酸血症组肾组织病理病变程度显著重于血尿酸正常组;结果提示高尿酸水平对IgA肾病有明显影响。李萍等[2]采用声脉冲辐射力成像技术评估IgA肾病患者肾脏弹性硬度,健康志愿者组和IgAN病理Lee分级组弹性指数中位数分别为1.57 m/s;Lee分级Ⅰ～Ⅱ级:2.06 m/s,Ⅲ级:2.52 m/s,Ⅳ级2.53 m/s,Ⅴ级2.84 m/s;随着Lee分级程度加重,弹性指数增加。这一方法有助于无创性评估肾脏纤维化。高静等[3]采用基质辅助激光解析电离飞行时间质谱技术分析IgA肾病和非IgA肾病患者的血清肽质量指纹图谱。结果显示,IgA肾病和非IgA肾病的血清肽质量指纹图谱具有9个差异多肽,主因素分析表明前8个因素的累积解释变异量超过95%,说明该模型的鉴别诊断能力较好,提示这一技术对于鉴别IgA肾病和非IgA肾病具有可行性。孙海英等[4]研究发现IgA肾病患者扁桃体L-选择素、VLA-4α、LFA-1、ICAM-1、VCAM-1的表达高于非肾炎慢性扁桃体炎组,IgAN扁桃体生发中心和滤泡外区HEV内血管地址素表达增强;提示扁桃体淋巴细胞归巢异常是伴有慢性扁桃体炎的IgAN患者的重要特征,IgA肾病发病机制与之有密切联系。徐大民等[5]*分析了93例IgA肾病患者血压昼夜节律情况,其中68例(73%)血压节律消失,在慢性肾脏病1期、2期及3期以上组血压节律消失的比例分别为69%和77%,在其中29例并发高血压患者中,非杓型血压组eGFR下降速率快于杓型血压组;结果显示IgA肾病早期即可出现慢性的血压节律消失,IgA肾病伴高血压患者的血压节律消失可能是影响肾功能进展的危险因素。吴燕等[6]分析了181例IgA肾病患者和199例糖尿病肾病患者的临床资料,分析这两类常见肾脏疾病CVD危险因素。结果显示,DN患者在CKD各期CVD患病率均高于IgAN患者,两组患者的CVD均以LVH最常见,但DN组CAD、LVH发生率均明显高于IgAN,其中CAD患病率升高尤为明显,提示可能与DN患者CVD死亡率高有关。两组CKD 5期患者CVD患病率均迅速升高,提示CKD患者CVD防治应及早进行。于磊等[7]通过基因测序法筛查与中国北方IgA肾病患者蛋白尿水平相关的NPHS2基因的多态性,检测到8种基因多态性:−931A>T、−601C>T、19G>T、171A>G、357C>T、IVS3−21C>T、1 023C>T和1 107A>G532;其中NPHS2基因C357T的T等位基因是中国北方IgA肾病患者发生蛋白尿以及大量蛋白尿的保护因素。刘虹等[8]研究脂多糖(LPS)或溶血性链球菌(HS)刺激IgA肾病和非肾脏疾病慢性扁桃体炎患者腭扁桃体单个核细胞Ⅰα-Cα胚系转录本、激活诱导的胞嘧啶脱氨酶(AID)mRNA和蛋白的表达。结果显示:LPS和Hs均能够诱导IgA肾病患者腭扁桃体单个核细胞IgA和IgA1的分泌、AID和Ⅰα-Cα的表达增加,提示IgA肾病患者腭扁桃体IgA和IgA1

的分泌增加可能与 IgA 类别转换相关基因 AID 和 Iα－Cα高表达有关。王畅等[9]研究发现 IgA 肾病患者体内 PBMC 处于高度活化状态，并且凋亡率增高，雷公藤甲素能有效抑制 IgAN 患者 PBMC 的炎性活化状态，并可能通过线粒体途径改变 Bcl－2 蛋白家族抗凋亡因子平衡而诱导 IgAN 患者的 PBMC 凋亡。姜雪等[10]成功通过穿通支原体培养液经尿道上行感染小鼠制作 IgA 肾病模型，为 IgA 肾病病原体的研究提供了新的方向。朱法旺等[11]采用背向散射积分(IBS%)将超声图像中的亮度信号进行定量化，评价 IgA 肾病患者肾脏受损程度，结果显示 IBS%随病理损害程度的加重升高，这一方法可较好地反映肾实质受损程度和肾功能情况。

(边　琪)

参 考 文 献

1 张爱平，等. 中华风湿病学杂志，2011，15(12)：825
2 李　萍，等. 中国超声医学杂志，2011，27(10)：935
3 高　静，等. 南方医科大学学报，2011，31(8)：1309
4 孙海英，等. 中国免疫学杂志，2011，27(9)：832
5* 徐大民，等. 中华肾脏病杂志，2012，28(5)：350
6 吴　燕，等. 肾脏病与透析肾移植杂志，2012，21(3)：210
7 于　磊，等. 中华内科杂志，2011，50(10)：851
8 刘　虹，等. 中华肾脏病杂志，2012，28(2)：83
9 王　畅，等. 中华肾脏病杂志，2011，27(10)：724
10 姜　雪，等. 中华肾脏病杂志，2011，27(10)：775
11 朱法望，等. 中华超声影像学杂志，2012，21(4)：362

(四) 膜性肾病

周广宇等[1]分析了成人膜性肾病患者血清抗 M 型磷脂酶 A2 受体(PLA2R)抗体与特发性膜性肾病(IMN)实验室指标的相关性，20 例 IMN 患者中 15 例血清抗 PLA2R 抗体阳性，阳性比例为 75%；7 例 IgA 肾病患者中 1 例抗 PLA2R 抗体阳性，阳性比例为 14.29%；6 例 HBV－MN 患者中 1 例阳性，阳性比例为 16.67%；其余患者均为阴性。IMN 患者血清抗 PLA2R 抗体阳性比例显著高于继发性膜性肾病和其他肾小球肾炎($P<0.01$)，且抗 PLA2R 抗体水平与 IMN 患者尿蛋白量呈正相关；提示抗 PLA2R 抗体可能是 IMN 的特异性抗体。吴燕等[2]前瞻性入组汉族 IMN 患者 59 例患者，其中改良 Ponticelli 方案治疗组 29 例，对照组(缬沙坦组)30 例，治疗 6 个月，治疗组 9 例(31%)患者完全缓解，8 例(27.6%)患者部分缓解，有效率为 58.6%；对照组无 1 例完全缓解，仅 3 例部分缓解，部分缓解率为 9.7%；两组患者在治疗过程均未发现严重不良反应发生。赵非等[3]研究发现醛固酮可显著促进系膜细胞增殖，抗氧化剂乙酰半胱氨酸、过氧化氢酶、超氧化物歧化酶显著抑制醛固酮诱导的系膜细胞增殖，醛固酮可通过氧化应激活化 Ki－RasA－c－Raf－MEK－ERK 信号通路。李娟等[4]将原发性 MN 患者血清注射雄性新西兰大耳白兔后兔 24 小时尿蛋白量显著增高，8 周后免疫荧光结果显示 IgG 呈细颗粒状沿肾小球毛细血管壁沉积；光镜显示肾小球基底膜增厚；电镜显示足突融合，上皮下可见电子致密物沉积。结果显示，原发性 MN 患者血液中存在抗足细胞抗体，是原发性 MN 的主要病因。

(边　琪)

参 考 文 献

1 周广宇，等. 中华肾脏病杂志，2012，28(2)：111
2 吴　燕，等. 肾脏病与透析肾移植杂志，2012，21(2)：109
3 赵　非，等. 中华肾脏病杂志，2012，28(1)：41
4 李　娟，等. 中华肾脏病杂志，2012，28(7)：544

(五) 胶原Ⅲ肾病

陈惠萍等[1]回顾性分析了 12 例胶原Ⅲ肾病患者的临床表现与组织学特点，结果显示高血压和蛋白尿是胶原Ⅲ肾病最常见的临床表现，肾活检组织学改变具有特征性，超微结构表现为肾小球毛细血管襻内皮下疏松、区域增宽，内皮下和(或)系膜区见束状或单枝的、有明暗带、直径 43～60 nm 的胶原纤维，诊断需借助免疫荧光染色和超微结构观察；本病预后相对良好。

(边　琪)

参 考 文 献

1 陈惠萍，等. 肾脏病与透析肾移植杂志，2011，20(6)：522

二、继发性肾小球疾病

(一) 狼疮性肾炎

石鑫岳等[1]通过 ELISA 法检测 LN 患者尿液中 TGF－β1、巨噬细胞炎症蛋白 MIP－1α 和中性粒细胞明胶酶相关脂质运载蛋白 NGAL 水平，提示前者及后二者分别与肾脏病变慢性化、活动病理相关。高丽霞等[2]应用 ELISA 法研究 LN 血浆中 Th17 细胞相关的细胞因子和 TGF－β 水平的变化，提示 Th17 及其相关的细胞因子在 SLE 表达异常，但 Th17 的表达与 SLE 肾脏病变无相关性。许圣淳等[3]将 80 例Ⅳ＋Ⅴ型 LN 患者随机分为多靶点疗法(MT)和传统静脉环磷酰胺冲击疗法组各 40 例，随访 24 个月，提示 MT 法能获得更高缓解率、安全性好。

李敏等[4]采用免疫组化技术检测中性粒细胞细胞外网格(NET)在 LN 肾组织表达情况，提示 NET 在 LN 患者肾组织广泛表达，肾小球中浸润的 NET 可能参与了 LN 患者肾组织的活动性损伤。卢文等[5]*应用免疫组化法检测LN患者肾组织血管性血友病因子及P-选择素的表达，提示二者参与了LN病理发展过程，联合检测二者助于对LN严重程度的评估。王丽娜等[6]将132例SLE患者分为LN组和非LN组，分析左心结构和功能与各相关因素间关系，提示LN患者向心性肥厚发生率较高，高血压、肾损害等因素加重心脏损害。郑朝晖等[7]通过免疫印迹法测定481例LN患者血清中抗核小体抗体(AnuA)表达，提示AnuA阳性者临床病理特征及疾病活动度显著，可作为增生性LN的生物学标记。

(二) 紫癜性肾炎

王太森等[8]通过将43例紫癜肾患儿随机分为治疗组及对照组，治疗组给予100 IU/(kg・d)低分子肝素钙，连续7天，随诊3个月，治疗组血尿、蛋白尿明显减少，安全可靠。范俊英等[9]对62例成人紫癜肾患者进行分析提示其临床表现与病理分型多样，肌酐与蛋白尿可反映病情轻重，肾病综合征、肾小球新月体是预后不良的危险因素。蔡晋等[10]通过测定紫癜肾炎患儿血浆血栓调节蛋白、血管性假性血友病因子和IL-8水平与临床分型相关性，提示三者水平随临床分型不同变化，联合测定可提高诊断率。

(三) 乙肝病毒相关性肾炎

朱楠等[11]通过免疫组化法检测48例HBV-GN及154例非HBV-GN患者肾组织标本，提示Toll样受体4(TLR4)在HBV-GN肾组织异常表达，其分布与HBsAg一致，TLR4可能参与了肾组织病变进展。周益等[12]通过免疫组化及免疫荧光双标法观察48例HBV-GN患者肾组织中Notch1受体表达，提示Notch1受体分布与HBsAg一致，与肾间质病变和肾功能相关，其可能参与了肾脏病理进展。庄永泽等[13]通过免疫组化法检测35例HBV-MN患者肾组织中肾素表达情况，提示其显著减少，且不同分期中表达无差异，在肾病综合征患者表达更低，肾素表达下调与蛋白尿的产生密切相关。

(李　娟)

参 考 文 献

1 石鑫岳，等. 中华风湿病学杂志，2012，16(1)：33
2 高丽霞，等. 中国免疫学杂志，2011，27(9)：828
3 许圣淳，等. 肾脏病与透析肾移植杂志，2012，21(2)：101
4 李　敏，等. 中华肾脏病杂志，2012，28(4)：267
5* 卢　文，等. 中华风湿病学杂志，2012，16(5)：313
6 王丽娜，等. 中华风湿病学杂志，2012，16(6)：388
7 郑朝晖，等. 中华肾脏病杂志，2012，28(6)：435
8 王太森，等. 四川医学，2012，33(2)：318
9 范俊英，等. 北京医学，2012，34(4)：264
10 蔡　晋，等. 江苏医药，2012，38(14)：1646
11 朱　楠，等. 中华内科杂志，2011，50(12)：1008
12 周　益，等. 中华肾脏病杂志，2011，27(9)：646
13 庄永泽，等. 中华内科杂志，2011，50(9)：766

(四) 糖尿病肾病

凌光辉等[1]研究显示高糖诱导的人近端肾小管上皮细胞系(HK-2细胞)细胞外基质(ECM)沉积过程中，TGF-β1信号通路活化，Smad锚定蛋白(SARA)表达下调；过表达SARA可能通过上调Smad 2蛋白表达，抑制TGF-β1信号传导，减少高糖诱导的HK-2细胞ECM分泌。张贤梅等[2]通过高糖成功诱导肾小球系膜细胞(GMC)增殖，且GMC中乙酰肝素酶(HPA)表达增加，而当归补血汤能抑制GMC增殖、减少HPA表达，效果优于格列齐特。苏艳新等[3]探讨了人脂联素重组慢病毒对血小板源性生长因子(PDGF)诱导的HMC增殖及腺苷酸活化蛋白激酶(AMPK)信号通路活化的影响，提示脂联素通过激活AMPK信号通路抑制PDGF-BB诱导的系膜细胞增殖。李锦等[4]研究并发现了雷帕霉素干预可减轻高糖对系膜细胞自噬功能抑制，减轻氧化损伤，延缓衰老，3-甲基腺嘌呤加重高糖对系膜细胞自噬功能的抑制，进一步加重细胞氧化损伤，加速衰老。李治国等[5]研究显示，高糖环境下原代培养的SD大鼠肾小球系膜细胞的蛋白酶体途径蛋白酶体α各亚基和自噬途径LC3蛋白表达均降低。孙爱丽等[6]研究显示DN患者尿胞外体1型辅助性T细胞/2型辅助性T细胞漂移，可能在糖尿病早期肾病发病过程中起重要作用。范秋灵等[7]采用基因芯片检测方法发现多配体蛋白聚糖4(syndecan-4)位于T2DM清蛋白尿乙肝基因位点(UA-1)附近区域，是DN的候选基因。于磊等[8]成功构建了钠依赖的葡萄糖转运蛋白2(SGLT2)真核表达载体，为探讨SGLT2基因表达、功能及SGLT2突变在家族性肾性糖尿发病的遗传机制提供了重要依据。李灿明等[9]发现晚期糖基化产物可通过上调晚期糖基化终产物受体表达，激活细胞内肾素血管紧张素系统(RAS)，破坏肾小球内皮细胞紧密连接，导致其通透性升高。周晓琳等[10]发现脂蛋白酯酶基因缺陷促进小鼠1型糖尿病(T1DM)肾病24小时尿清蛋白含量及血压升高，加重T1DM早期的紧张。邢艳芳等[11]发现高糖可激活大鼠肾小球内皮细胞内的RAS，且与血管紧张素转换酶(ACE)和非ACE途径有关。邱红渝等[12]发现高糖和甘露聚糖结合凝集素(MBL)可能通过激活补体凝集素途径(LCP)使人肾小球内皮细胞转化因子-β_1核酸(TGF-β_1)表达及蛋白释放增加，并导致细胞内和转录因子-κβ(NF-κβ)活性明显增强。阳诚等[13]研究显示，蛋白酶抑制剂 MG132 能增加 DN 大鼠体质量、改善蛋白尿、减轻肾脏纤维化。柳刚等[14]发现高糖能刺激人近端肾小管上皮细胞株（HK－2）细胞激活素 A（ACTA）表达增加促进肾小管上皮细胞纤连蛋白（FN）合成，卵泡抑素作用与之相反。牟亚汝等[15]认为前列腺素 E1 减少 DN 大鼠尿清蛋白的机制与肾小球细胞凋亡无明显相关，可能与肾小管细胞凋亡有关。庞琦等[16]研究显示，microRNA－215（miR－215）在 DN 小鼠肾组织中表达上调，可能通过抑制连环蛋白-β（β－catenin）互动蛋白 1 的表达参与 DN 的发生、发展。范秋灵等[17]发现 miR－503 和 miR－181d 在糖尿病 KKAy 小鼠肾小球内的表达显著上调，氯沙坦治疗可抑制其在糖尿病（DM）状态下的异常表达。王春花等[18]成功构建了野生型和突变型小鼠动力蛋白激活蛋白 1 真核表达载体，并在足细胞中表达。陈吉刚等[19]研究认为分子伴侣甜菜碱可能通过减轻内质网应激及相关炎症反应治疗 DN 小鼠。赵安菊等[20]研究发现 DN 大鼠肾内小动脉钙化前已有骨基质蛋白表达，单核细胞趋化蛋白（MCP－1）可能影响骨基质蛋白肾小动脉中骨基质蛋白核心结合因子 α1（cbfα1）的表达，cbfα1、骨形成蛋白 2、基质 Gla 蛋白及 MCP－1 可能参与了 DN 血管病变。苏艳新等[21]通过静脉注射小鼠脂连素基因重组慢病毒发现脂连素通过激活腺苷酸活化蛋白激酶信号通路，抑制雷帕霉素靶蛋白信号活化进而抑制早期 DN 时肾组织异常增殖。颜晓勇等[22]通过检测早期 DM 大鼠中缺氧诱导因子（HIF）－1a 的表达和细胞凋亡情况，提示 HIF－1a 在早期 DM 大鼠肾脏表达上调，且可能通过诱导细胞凋亡增加，促进 DN 的发展。程庆砾等[23]发现链脲佐霉素复制的糖尿病小鼠输注骨髓干细胞后肾小球系膜细胞异常增生、系膜基质增多、Ⅳ型胶原和 TGF－$β_1$ 表达增加。党建中等[24]研究发现促红细胞生成素可通过抑制糖尿病大鼠肾脏氧化应激，降低 TGF－$β_1$、FN 表达，减轻糖尿病大鼠肾脏病理改变。王云等[25]发现全反式维甲酸可能通过其受体介导途径抑制糖尿病肾病肾组织细胞增殖及凋亡，对糖尿病肾病有保护作用。李凤婷等[26]发现固本通络汤可改善 DN 大鼠血糖、肾功能、肾小管病理损伤，明显降低肾小管间质 p38 丝裂原活化蛋白激酶表达，延缓 DN 大鼠肾脏病理进展。尹金凤等[27]研究显示青藤碱可改善 DN 大鼠 24 小时尿蛋白排泄量及 MCP－1 mRNA 水平，认为其对 DN 的防治作用可能与降低 MCP－1 表达有关。张燕等[28]研究显示雷公藤多苷可延缓 DN 大鼠肾组织纤维化，其机制可能与雷公藤多苷抑制促纤维化 TGF－β1 及下游细胞因子 Gremlin 的表达，上调抗纤维化因子骨形成蛋白 7 的表达有关。王旭方等[29]* 应用代谢组学方法检测不同时期 DN 患者的血清及尿液糖、脂和氨基酸代谢产物，认为该方法可展示不同时期 DN 患者的血清及尿液中代谢产物的变化特点，有利于发现 DN 早期诊断及病情进展的生物学标志物。兰凯等[30]研究显示，帕立骨化醇显著减少 DN 大鼠早期蛋白尿，其机制可能与通过抑制肾组织肾素表达，下调肾小球基底膜乙酰肝素酶，上调足细胞 podocin 蛋白表达有关。胡晓舟等[31]研究显示，雷帕霉素可减轻 DN 大鼠尿蛋白、保护及修复足细胞病变，且存在一定剂量相关性，其机制可能与上调 nephrin 和 podocin 蛋白表达有关。屈智慧等[32]研究显示，长春新碱干预后的 DN 大鼠尿蛋白排泄减少，肾质量/体质量下降，其机制可能与降低 TGF－β1 表达有关。李洁等[33]研究显示，糖尿病肾病（DN）患者血清中 miR－192 表达量显著低于健康对照，可能通过调节转化生长因子 β（TGF－β）通路参与 DN 的发病。陈波等[34]检测中国南方汉族人群 179 例 DN 患者和 60 名正常对照者基因多态性后认为载脂蛋白 C3 基因启动子区－482 区 C→T多态性和 DM 病程与 DN 显著相关。贾海燕等[35]采用 Meta 分析方法纳入 29 个病例对照研究，结果显示中国汉族人 DN 与 ACE 插入/缺失多态性显著相关，ACE 基因缺失型是 DN 的危险因子。金晶等[36] Meta 分析显示中国人群纤溶酶原激活物抑制因子 1（PAI－1）基因 4G/5G 基因型及 5G 等位基因是患 T2DN 的保护性因素，4G/4G 基因型及 4G 等位基因是 T2DM 人群及正常人群患 T2DN 的危险因素。李斌等[37]运用聚合酶链反应-限制性片段长度多态性方法发现在昆明地区汉族人群中 SUM04 基因 GA 基因型可能是 DN 发生的危险因素。易斌等[38]研究表明，DN 结缔组织生长因子（CTGF）启动子甲基化程度低于 DM 非肾病患者，而 CTGF 表达高于非肾病患者，提示 CTGF 基因启动子的低甲基化可能参与 DN 的发生发展。易斌等[39]研究结果显示，维生素 D 受体（VDR）BsmⅠ基因多态性与 DN 易感性相关。B 等位基因阳性患者更易出现大量清蛋白尿急早期发生肾病。臧丽等[40]研究发现 DN 患者中维生素 D 不足和缺乏发生率高，维生素 D 缺乏者具有较高的尿蛋白、胆固醇、低密度脂蛋白，冠脉钙化与血清 1，25 $(OH)_2D_3$ 呈负相关关系。李相友等[41]研究发现，血管紧张素在体外可通过上调过氧化物酶体增殖物激活受体 γ 及表达，从而部分抑制高糖诱导的 α 平滑肌肌动蛋白表达，实现其抑制转分化的作用，而这种作用部分通过 Mas 受体所介导。于倩等[42]用实时定量 PCR 和免疫组化法发现 TGF－$β_1$ 与结缔组织生长因子在肾病早期表达明显升高，对于评价 DN 进程有重要意义。许岭翎等[43]将 T2DM 分为正常清蛋白尿组和

DN组，进行相关因素分析，提示载脂蛋白B(ApoB)与尿清蛋白/肌酐显著正相关，ApoB可能是T2DM肾病的危险因素。李芸等[44]通过对1 885例无DM、初治的肾小球疾病患者进行血糖或OGTT检测，提示这些人群中糖代谢异常患病率41.9%，其相关因素包括年龄、家族史及伴代谢综合征。刘海霞等[45]对78例DM患者分组为正常清蛋白尿组及微量清蛋白尿组，分别检测MCP－1、TNF－α等炎症标志物，后组指标明显上升，提示早期检测血清上述指标对DN的诊断和治疗有意义。刘凯等[46]通过对238例T2DM患者根据蛋白尿分组检测尿胱抑素C(Cyst C)与尿β_2－微球蛋白(β2－MG)，提示二者均为检测早期DN的敏感指标，且二者存在正相关关系，尿β2－MG敏感性更高。钟慧等[47]纳入40岁以上接受腹膜透析治疗的患者研究发现DN伴高血压的腹膜透析患者的血压变异性大于同龄的慢性肾小球肾炎患者伴高血压的腹膜透析患者。沈文清等[48]纳入96例2型DM患者，发现DN组胱抑素C、脂蛋白(a)、超敏C反应蛋白、载脂蛋白水平均高于单纯糖尿病组，可作为诊断糖尿病早期肾损害敏感指标。黄佑群等[49]*采用回顾性病例对照研究收集1 242例糖尿病肾脏疾病(DKD)住院患者资料，认为该院DKD患者初诊时机较晚，且病情重、多并发其他疾病，年龄、清蛋白、Scr、心脑血管疾病、Chaerlson指数为死亡危险因素，初诊时清蛋白水平与患者存活时间相关。肖园园等[50]研究显示DN患者血清脂连素(APN)、血管内皮生长因子(VEGF)水平与氧化应激密切相关，低APN血症是T2DM及DN发生的危险因素，VEGF升高可能是DN的危险因素。李青等[51]通过多中心前瞻性队列研究显示常规西医治疗联合中医辨证论治能降低DN患者部分时点体重指数、空腹血糖、糖化血红蛋白及血肌酐(Scr)水平，安全性良好。高云等[52]研究提示早期DN患者接受α-硫辛酸治疗后，可溶性细胞间黏附分子1及超敏C反应蛋白表达降低，提示α-硫辛酸可通过抗氧化及改善炎症状态保护DN肾脏。

(李　娟　赖学莉　谌　卫)

参考文献

1 凌光辉，等．肾脏病与透析肾移植杂志，2012，21(4)：346
2 张贤梅，等．武汉大学学报(医学版)，2011，32(5)：569
3 苏艳新，等．中华内分泌代谢杂志，2012，28(3)：226
4 李　锦，等．南方医科大学学报，2012，32(4)：467
5 李治国，等．中华肾脏病杂志，2011，27(9)：656
6 孙爱丽，等．中华肾脏病杂志，2011，27(9)：637
7 范秋灵，等．中华肾脏病杂志，2012，28(4)：312
8 于　磊，等．中华肾脏病杂志，2011，27(8)：606
9 李灿明，等．中华肾脏病杂志，2011，27(9)：667
10 周晓琳，等．中华糖尿病杂志，2012，20(1)：61
11 邢艳芳，等．中华肾脏病杂志，2011，27(11)：831
12 邱红渝，等．四川大学学报(医学版)，2011，42(5)：604
13 阳　诚，等．中华肾脏病杂志，2012，28(2)：146
14 柳　刚，等．中华肾脏病杂志，2012，28(2)：133
15 牟亚汝，等．中华老年医学杂志，2012，31(4)：335
16 庞　琦，等．中华老年医学杂志，2012，28(4)：305
17 范秋灵，等．中华肾脏病杂志，2012，28(5)：397
18 王春花，等．第二军医大学学报，2012，33(7)：780
19 陈吉刚，等．第三军医大学学报，2012，34(11)：1040
20 赵安菊，等．四川大学学报(医学版)，2012，43(3)：414
21 苏艳新，等．中华肾脏病杂志，2012，28(7)：518
22 颜晓勇，等．天津医药，2011，39(10)：951
23 程庆砾，等．中国糖尿病杂志，2011，19(10)：777
24 党建中，等．中华肾脏病杂志，2011，27(8)：597
25 王　云，等．中华肾脏病杂志，2012，28(4)：318
26 李凤婷，等．首都医科大学学报，2011，32(6)：816
27 尹金凤，等．江西医药，2012，47(3)：195
28 张　燕，等．肾脏病与透析肾移植杂志，2012，21(3)：237
29* 王旭方，等．肾脏病与透析肾移植杂志，2012，21(3)：201
30 兰　凯，等．中华肾脏病杂志，2012，28(7)：524
31 胡晓舟，等．中华肾脏病杂志，2012，28(7)：528
32 屈智慧，等．中华肾脏病杂志，2012，28(7)：531
33 李　洁，等．中华肾脏病杂志，2012，28(5)：388
34 陈　波，等．中国糖尿病杂志，2012，20(4)：263
35 贾海燕，等．中国糖尿病杂志，2012，20(6)：414
36 金　晶，等．中国糖尿病杂志，2011，19(12)：887
37 李　斌，等．中华糖尿病杂志，2011，19(10)：726
38 易　斌，等．中华肾脏病杂志，2012，28(3)：189
39 易　斌，等．中华肾脏病杂志，2012，28(4)：281
40 臧　丽，等．四川大学学报(医学版)，2012，43(3)：420
41 李相友，等．中华肾脏病杂志，2011，27(12)：903
42 于　倩，等．天津医药，2012，40(3)：262
43 许岭翎，等．中国糖尿病杂志，2011，19(9)：664
44 李　芸，等．中国糖尿病杂志，2011，19(12)：920
45 刘海霞，等．中国糖尿病杂志，2012，20(2)：108
46 刘　凯，等．医学临床研究，2012，29(2)：201
47 钟　慧，等．四川大学学报(医学版)，2012，43(3)：429
48 沈文清，等．中华老年医学杂志，2012，31(6)：495
49* 黄佑群，等．中华肾脏病杂志，2012，28(1)：36
50 肖园园，等．武汉大学学报(医学版)，2012，33(2)：228
51 李　青，等．中国中西医结合杂志，2012，32(3)：317
52 高　云，等．中国综合临床，2012，28(1)：32

三、肾小管-间质疾病与尿路感染

(一) 肾小管-间质疾病

许楚瓯等[1]发现Cdc42互动蛋白4在5/6肾切除

组大鼠肾脏组织中表达上调，且主要分布于肾小管上皮细胞侧基底膜处，其与β-连环蛋白(β-catenin)有部分共定位，且存在相互作用。肖红波等[2]发现人肾小管上皮细胞有热休克蛋白47(HSP47)表达，不同浓度TGF-β1干预不同时间时，HSP47基因和蛋白表达呈浓度和时间依赖性增高。陈国纯等[3]发现单侧输尿管结扎(UUO)小鼠肾组织中活化的肌成纤维细胞高表达mTOR通路下游效应因子pS6K，雷帕霉素显著抑制pS6K表达及肾间质中肌成纤维细胞的活化。沈楠等[4]*报道了UUO大鼠肾组织TGF-βI型受体ALK-5、ALK-7和TGF-βRII的mRNA表达于术后3天上升并随梗阻时间延长逐渐增加，于14天达到峰值。李青等[5]发现单核细胞通过CD18分子与HK-2细胞表面ICAM-1结合，从而启动NF-κB信号通路介导的特定基因转录，最终导致肾小管上皮细胞发生转分化。杨磊等[6]发现NF-κB抑制剂PDTC可通过减少ICAM-1及CTGF的表达缓解单侧肾切除-1%NaCl-醛固酮所致肾损伤。连耀国等[7]报道血管内皮生长因子$_{165}$(VEGF$_{165}$)抑制TGF-β1诱导HK-2细胞EMT，Smad2/3磷酸化、Smad7信号表达上调受抑制。邢丽等[8]发现骨髓源干细胞(BMDSC)静脉输入进展性肾小球硬化大鼠42天后24小时尿蛋白量显著低于非治疗组，系膜细胞和基质增生及肾小球硬化明显减轻，BMDSC可分化成内皮细胞，促进肾小球毛细血管的修复再生。王大鹏等[9]报道α-1,6核心岩藻糖基转移酶(FUT8)小分子干扰RNA(siRNA)显著抑制HK-2细胞TGF-βRⅡ和ALK-5的核心岩藻糖基化，抑制TGF-β-Smad2/3信号转导通路的活化。林琼真等[10]观察到IgAN患者CD3$^+$的T淋巴细胞和CD68$^+$的单核/巨噬细胞数量上显著相关，比例不随病变程度加重而变化，药物相关性间质性肾炎患者CD3$^+$/CD68$^+$与肾间质纤维化和α-SMA阳性面积呈负相关。

(吴　灏)

参考文献

1 许楚瓯，等. 中华肾脏病杂志，2012，28(6)：469
2 肖红波，等. 中华肾脏病杂志，2011，27(12)：923
3 陈国纯，等. 中华肾脏病杂志，2012，28(3)：226
4* 沈　楠，等. 中华肾脏病杂志，2011，27(10)：752
5 李　青，等. 中华肾脏病杂志，2011，27(11)：825
6 杨　磊，等. 中华肾脏病杂志，2011，27(9)：673
7 连耀国，等. 北京医学，2012，34(4)：299
8 邢　丽，等. 中华肾脏病杂志，2011，27(11)：850
9 王大鹏，等. 中华肾脏病杂志，2011，27(10)：763
10 林琼真，等. 北京医学，2012，34(4)：260

(二) 尿路感染

黄惠梅等[1]探讨了小儿泌尿系感染临床特点及致病菌分布情况，发现小儿泌尿系感染常临床表现不典型，大肠杆菌为其主要致病菌，肠球菌感染呈上升趋势。殷丽军等[2]通过观察泌尿道感染患儿病原菌的构成和耐药变化，发现大肠杆菌、粪肠球菌、粪肠球菌是儿童泌尿道感染的三种主要致病菌，肠球菌的构成比呈上升趋势。周炯等[3]通过治愈多重耐药铜绿假单孢菌引起的复发性尿路感染，发现喹诺酮类药物通常对多重耐药铜绿假单孢菌具有很好的药敏表现。李燕[4]探讨了2型糖尿病(T2DM)合并尿路感染的危险因素，发现其危险因素有年龄大、女性、糖尿病病程长、糖化血红蛋白高、留置尿管及合并其他疾病等。陈有维等[5]观察了规则抗菌疗法治疗复发性尿路感染的临床疗效，发现采用规则抗菌疗法治疗复发性尿路感染疗效可靠，治愈率高，且未见肝肾功能等不良反应。章茵[6]总结了老年人肾盂肾炎的临床特点和治疗体会，发现老年肾盂肾炎多由耐药菌引起，细菌培养阳性率低，治疗效果相对较差，有效高的误诊率，诊断需结合临床表现和实验室检查，治疗应采取综合治疗。聂庆东等[7]通过分析老年患者泌尿系统感染的致病菌，发现其致病菌以大肠杆菌为主(52.5%)，仅对亚胺培南、哌拉西林/他唑巴坦、阿米卡星及呋喃妥因较敏感，54.8%的菌株产超广谱β-内酰胺酶(ESBLs)，其基因型以CTX-M-14和CTX-M-1为主。陈科帆等[8]分析了70例ESBLs大肠杆菌引起的尿路感染，发现其临床表现无特异性，且对亚胺培南100%敏感，应慎用氟喹诺酮类、氨基糖苷类及磺胺类治疗。李银玲等[9]观察长期留置尿管膀胱冲洗间隔时间对泌尿系感染的影响，发现应尽量避免不必要的膀胱冲洗，如无特殊感染和出血，每周进行2次膀胱冲洗为最佳。杨青等[10]探讨了我国尿路感染常见病原菌，发现病原菌以大肠杆菌为代表的革兰阴性菌为主，但肠球菌属等革兰阳性菌所占比例有所增多，多药耐药菌株增加。郑卫东等[11]分析了中段尿1 124株病原微生物的构成发现大肠杆菌是泌尿系感染主要致病菌，病原微生物耐药性日趋严重，真菌感染呈逐年上升趋势。杨春霞等[12]分析了北京地区社区获得性单纯性泌尿系感染，发现其主要病原菌仍是大肠杆菌(65%)，对喹诺酮类药物敏感性较低，对阿米卡星、头孢哌酮/舒巴坦、呋喃妥因和磷霉素氨丁三醇的敏感性较高。蒋伟等[13]通过分析该院1 945例尿路感染患者的标本，发现大肠杆菌为泌尿系感染的主要病原菌，女性患者明显高于男性；真菌引起的尿路感染有明显上升的趋势；喹诺酮类抗菌药耐药性较高。倪英等[14]分析了医院获得性尿路感染，发现其常见病原菌为真菌(40.85%)、革兰阴性菌(34.15%)，危险因素有女性、年龄≥60岁、留置尿管、置管时间>20天、患有原有疾病及住院时间>35天。刘娇等[15]研究了表面活性蛋白-D(SP-D)基因多态性和蛋白水平与汉族成年女性尿路感染(UTI)易感性，发现SP-D-Thr11Met和SP-D-Thr160Ala位点等位基因的变异可能不能导致汉族成年女性对尿路感染易感，而血中SP-D蛋白的水平可能与成年女性尿路感染易感性相关。赵俊丽等[16]观察了基因重组人β-防御素2(hβD2)对大鼠模型大肠杆菌致泌尿系感染的作用，发现基因重组hβD2对大肠杆菌致泌尿系感染有显著的预防及治疗作用。赵铁等[17]*探索外膜蛋白T(OmpT)基因在尿路致病性大肠杆菌(UPEC)CFT073致尿路感染中的作用，证实OmpT作为毒力因子参与细菌定植膀胱组织，在UPEC致尿路感染的过程中发挥重要作用。

(董　睿)

参考文献

1 黄惠梅，等. 吉林医学，2011，32(27)：5723
2 殷丽军，等. 中华传染病杂志，2011，29(12)：735
3 周　炯，等. 中国医学科学院学报，2012，34(3)：310
4 李　燕. 中华医院感染学杂志，2012，22(13)：2816
5 陈有维，等. 中华医院感染学杂志，2012，22(8)：1610
6 章　茵. 四川医学，2011，32(11)：1760
7 聂庆东，等. 中华医院感染学杂志，2012，22(14)：2971
8 陈科帆，等. 中国抗生素杂志，2011，36(12)：939
9 李银玲，等. 山西医药杂志，2012，41(3)：303
10 杨　青，等. 中华医院感染学杂志，2012，22(3)：476
11 郑卫东，等. 中国抗生素杂志，2012，37(2)：158
12 杨春霞，等. 中华泌尿外科杂志，2012，33(2)：132
13 蒋　伟，等. 中华医院感染学杂志，2012，22(4)：848
14 倪　英，等. 中华医院感染学杂志，2011，21(17)：3622
15 刘　娇，等. 武汉大学学报(医学版)，2011，32(6)：699
16 赵俊丽，等. 中华泌尿外科杂志，2011，32(12)：846
17* 赵　铁，等. 南方医科大学学报，2012，32(7)：956

(三)肾结核

刘智勇等[1]利用基因芯片对6例泌尿系统结核患者尿液标本进行检测。检出5例结核分枝杆菌阳性，证明基因芯片方法可以对尿液中的结核分枝杆菌进行快速检测。李静等[2]用荧光定量PCR仪检测33例疑似肾结核患者尿液。21例检出结核分枝杆菌。正常对照组均阴性，说明荧光PCR技术检测尿中分枝杆菌有良好应用前景。甘启忠[3]总结51例肾结核患者的临床资料，男性患者症状不典型，IVU及CT为早期肾结核的诊断方法。钟久庆等[4]回顾分析56例不典型结核患者的临床资料。认为临床表现缺乏特异性，实验室与影像学检查对确诊有决定意义。早期使用抗结核药物治疗，中晚期必须行手术治疗。陈仁彤[5]回顾分析10例肾结核患者的超声声像图。5例混合回声型，3例扩张无回声型，1例似结石型，1例无改变，肾结核声像图表现多样，超声鉴别诊断需结合病史、临床表现及其他检查。曹晖等[6]回顾分析86例肾结核患者的超声声像图并与病理结果对照，符合率为60.5%，超声声像图不同病理阶段表现各异，对肾结核诊断有较高应用价值。任晓梅[7]回顾分析86例肾结核患者的彩超图像，超声符合者53例，诊断率88.3%。周小龙等[8]回顾分析56例应用输尿管镜诊断早期肾结核患者的临床资料。肾盂尿结核杆菌聚合酶链反应及尿沉渣找抗酸杆菌阳性率分别为87.5%和66.07%，病理阳性率91.07%。输尿管镜对早期肾结核诊断安全、有效。

(张　鹂)

参考文献

1 刘智勇，等. 中华医院感染学杂志，2012，22(16)：3465
2 李　静，等. 宁夏医学杂志，2011，33(10)：1019
3 甘启忠. 吉林医学，2012，33(8)：1650
4 钟久庆，等. 江西医药，2011，46(9)：841
5 陈仁彤. 山西医药杂志，2012，41(3)：243
6 曹　晖，等. 疾病预防控制通报，2012，27(4)：86
7 任晓梅. 吉林医学，2012，33(16)：3485
8 周小龙，等. 重庆医学，2011，40(26)：2676

(四)药物性肾病

郝旭等[1]观察原人参二醇对阿霉素肾病大鼠的肾脏具有明显的保护作用，其机制可能与保护足细胞损伤，减少尿蛋白，进而缓解肾小管间质损害有关。杨妍姣等[2]分析367例接受非急诊周围动脉疾病腔内治疗术的患者发生造影剂肾病的危险因素。发现造影剂用量、糖尿病为造影剂肾病的独立危险因素，血清胱蛋白酶抑制剂C升高与Scr在诊断肾损伤上符合情况较差。谢红浪等[3]回顾分析22例克林霉素导致急性肾损伤，肉眼血尿和少尿急性肾损伤多见，罕见发热、皮疹及嗜酸性粒细胞增多，肾小管损伤明显，淋巴细胞转化试验阳性率高，肾活检多数符合肾小管坏死，70%需要肾脏替代治疗，近期肾功能恢复良好。孟冬梅等[4]研究甲泼尼龙对马兜铃酸诱导的HK-2细胞凋亡有保护作用，但即使浓度很高，也不能完全逆转凋亡，马兜铃酸可能通过线粒体引起细胞凋亡，甲泼尼龙可能不是通过作用于线粒体发挥保护作用。许建国等[5]分析672例接受冠脉造影和PCI患者，对比剂肾病发病率较高，年龄≥65岁和对比剂用量≥200 ml是其独立危险因素。王晨丹等[6]观察根据细胞周期序贯用药对阿霉素肾病大鼠病理损伤有显著改善，减少尿蛋白量，升高 TP 和 Alb，减少 TG 和 Chol，恢复 nephrin、podocin 的表达，抑制 CTGF 蛋白表达，改善肾脏纤维化。程虹等[7]探讨马兜铃酸损伤肾小球足细胞，导致足细胞相关蛋白 mRNA 表达下调，足突节段增宽，出现蛋白尿。周益等[8]探讨 5 项 RCT 共 1 009 例患者短期大剂量他汀类药物应用可预防 CKD1－2 期冠脉造影患者对比剂肾病的发生，而 CKD3－5 期无显著预防作用。陈真等[9]回顾分析 25 例头孢曲松钠引起急性肾功能不全的临床特点和治疗，发现通过保守治疗或输尿管插管可取得良好治疗效果。

（张　鹂）

参 考 文 献

1　郝　旭，等. 肾脏病与透析肾移植杂志，2011，20(5)：444
2　杨妍姣，等. 中华肾脏病杂志，2012，28(7)：538
3　谢红浪，等. 肾脏病与透析肾移植杂志，2011，20(5)：432
4　孟冬梅，等. 中华肾脏病杂志，2011，27(11)：856
5　许建国，等. 肾脏病与透析肾移植杂志，2012，21(1)：24
6　王晨丹，等. 中华肾脏病杂志，2012，28(3)：232
7　程　虹，等. 中华肾脏病杂志，2012，28(3)：222
8　周　益，等. 中华内科杂志，2011，50(11)：942
9　陈　真，等. 中华泌尿外科杂志，2012，33(8)：570

四、急性肾损伤与急性肾衰竭

汪蓓蕾等[1]建立庆大霉素、顺铂、环孢素诱导大鼠急性肾损伤(AKI)模型，与对照组比较，肾组织内肾损伤分子－1(Kim－1)mRNA 水平均升高，肾 Kim－1 蛋白均呈阳性表达。黄云芳等[2]发现重症 AKI 患者与 AKI 诊断前 3 天比较，AKI 诊断前 2 天及 1 天患者尿肝型脂肪酸结合蛋白(L－FABP)均明显增高，但尿N－乙酰－β－D－氨基葡萄糖苷酶及血肌酐无明显改变。蒋波等[3]发现 AKI 患者血清中性粒细胞胶原酶相关脂质运载蛋白(NGAL)、尿 NGAL 显著高于非 AKI 组，而尿白细胞介素－18、尿 Kim－1 浓度差异无统计学意义。蒋芬等[4]报道与 RIFLE 标准相比，AKIN 标准在诊断 ICU 成人患者 AKI 的发生方面更敏感，但是在预测院内死亡方面并未体现优势。李婷等[5]回顾分析了急性肾衰竭行肾穿刺活检的 50 例患者，急性间质性肾炎和急性肾小管坏死是最常见的原因，肾脏转归最好的是肾小管-间质病变，最差的是新月体肾炎和血管炎。温静等[6]发现老年住院患者 AKI 发生率为 10.8%，病因依次为感染、低血容量、药物、心血管疾病、呼吸衰竭和肿瘤等，多器官功能障碍综合征、消化道出血、机械通气、营养不良是 AKI 患者达到透析或死亡等终点事件的危险因素。潘永军等[7]分析了 118 例梗阻性 ARF 患者，主要病因是泌尿系结石，其次为恶性肿瘤、结核及前列腺增生；急诊解除梗阻是治疗的关键，输尿管插管引流术是首选方法。王晓慧等[8]应用连续低效每日透析滤过与连续性静-静脉血液滤过治疗重症 AKI 患者，两组有效率、病死率、尿量恢复时间差异无统计学意义，但治疗时间更短，肝素用量少，治疗费用低。周莹等[9]分析了 170 例 AKI 患者，主观综合性营养评估(SGA)评分 A 级、B 级和 C 级的比例分别为 25.3%、51.8%和 22.9%，Kaplan－Meier 生存曲线显示 SGA 分级越差，累积生存率越低。

（吴　灏）

参 考 文 献

1　汪蓓蕾，等. 天津医药 2012，40(2)：138
2　黄云芳，等. 武汉大学学报(医学版)，2011，32(6)：793
3　蒋　波，等. 中国实用内科杂志，2012，32(6)：442
4　蒋　芬，等. 中国危重病急救医学，2011，23(12)：759
5　李　婷，等. 江苏医药，2011，37(17)：2031
6　温　静，等. 中华老年医学杂志，2012，31(5)：386
7　潘永军，等. 重庆医学，2012，41(7)：671
8　王晓慧，等. 临床内科杂志，2011，28(11)：762
9　周　莹，等. 中华肾脏病杂志，2011，27(8)：567

五、慢性肾衰竭与透析

(一) 慢性肾衰竭

1. 流行病学

王德光等[1]采用分层多级抽样方法随机抽取安徽省 18 岁以上常住居民 3 800 人进行调查，发现安徽省成人慢性肾脏病(CKD)患病率为 10.4%，知晓率为 6.5%，女性、年龄增加、高血压、糖尿病及高尿酸血症是 CKD 的独立危险因素。唐盛等[2]对广西 18～74 岁常住居民进行 CKD 抽样调查，发现广西城镇与农村居民 CKD 患病率(9.58%比 9.42%)差异无统计学意义，城镇居民 CKD 知晓率高于农村(14.45%比 6.27%，$P<0.05$)。刘志康等[3]调查四川省凉山彝族自治州中老年人 CKD 流行病学，发现该人群 CKD 患病率较高(17.8%)，但知晓率(1.0%)和治疗率低。孟立强等[4]的前瞻性队列研究结果显示中晚期 CKD 患者蛋白尿和血红蛋白水平与肾功能进展独立相关，通过 CKD 专业门诊一体化治疗，能够有效控制其各种并发症。周弋等[5]问卷调查上海浦东新区随机抽取的 20～80 岁社区居民，结果显示 CKD 粗患病率为 16.0%，高尿酸血症(HUA)可能是 CKD 的独立危险因素。裴华颖等[6]回顾分析河北省南部地区 2 874 例肾活检患者病理类型和临床特征，认为 IgAN 仍是最

为常见的肾小球疾病，与5年前相比，MN、MCD和HBV－GN患者比例均有升高。林沁等[7]观察分析显示慢性肾功能不全（CRF）非透析患者代谢综合征（MS，21.8%）及高尿酸（87.6%）发生率明显增高。刘红燕等[8]回顾分析认为CKD并发脓毒血症除与贫血、低蛋白血症和其他的感染因素有关外，与肾功能下降、深静脉留置导管和应用免疫抑制剂相关。于海波等[9]统计分析显示维持性透析患者恶性肿瘤的发病率超过CKD非透析患者，高于普通人群，可能与年龄、透析龄、吸烟等有关。赖寒等[10]回顾分析显示尿毒症患者的死亡与年龄、性别无关，心血管疾病、呼吸衰竭、尿毒症脑病、脑出血、消化道大出血为常见死因，血液透析频率、血清前清蛋白、低钠血症、肺部感染、糖尿病为死亡危险因素。

2. 发病机制

梁伟等[11]应用血管紧张素Ⅱ（AngⅡ）处理小鼠足细胞（MPC），发现AngⅡ通过AngⅡ受体诱导小鼠足细胞凋亡，抑制足细胞nephrin表达，nephrin通过P13K－Akt信号通路调节足细胞存活状态。梁耀先等[12]探讨干细胞因子（SCF）和肥大细胞（MC）与慢性肾衰竭大鼠皮肤损害发生发展的关系，认为慢性肾衰竭时皮肤组织中MC的浸润和SCF的表达均显著增多，提示二者可能参与慢性肾衰竭皮肤损害的发生发展。王会玲等[13]观察肌肉特异性糖皮质激素受体基因敲除（MGRKO）对CKD状态下小鼠骨骼肌消耗的影响，发现内源性糖皮质激素水平升高在CKD肌肉消耗中发挥重要作用；MGRKO可减轻/阻止CKD状态下的体重下降和肌肉萎缩，下调肌萎缩关键基因Atrogin－1和MuRF－1表达水平；该效应与阻断糖皮质激素影响Akt/Fox01信号途径有关，抑制糖皮质激素信号通路可能改善CKD肌肉消耗。

3. 诊断

孙妍蓓等[14]测定江苏两地1 404名60～94岁常住居民肾小球滤过率（GFR），比较简化MDRD方程（eGFRa）、中国方程（c－aGFR3）、瑞金方程（M－MDRD－GFR）及CKD－EPI公式对60岁以上人群肾功能的评估价值，结果显示各种方法计算GFR值均有随增龄呈下降的趋势，CKD－EPI公式与简化MDRD公式的相关性最好、偏差最小、符合率最高。吕瑞雪等[15]以CKD患者为研究对象，建立基于血清胱抑素C（Cyst C）的GFR预测模型，认为该模型与同类研究所获GFR预测模型相比，体现了较好的预测能力，可试用于临床CKD患者GFR水平的预测。李影等[16]建立了同时测定血清芳香族氨基酸（AAA）含量的HPLC－FLD法，结果显示HPLC－FLD法测定血清AAA简便、快速，血清AAA总量诊断CRI的敏感度、特异度分别为90%和100%，对CRI患者的诊断和评价有一定价值。徐维佳等[17]测定慢性肾小球肾炎（CGN）患者尿肝型脂肪酸结合蛋白（L－FABP），发现CGN患者尿L－FABP均值明显升高，与eGFR呈负相关，与尿蛋白量和Scr呈正相关，＞76.58 μg/（g·cr）时CGN预后显著变差，预测CGN进展的ROC曲线下面积（AUC）为0.95，为119.8 μg/（g·cr）时，其敏感性为87.5%，特异性为90.5%，可作为监测CGN进展的新生物学标记物。郝一鸣等[18]采用表面增强激光解吸离子化-飞行时间-质谱（SELDI－TOF－MS）技术建立CRF患者尿液蛋白预测模型，得到M/Z4649.81和M/Z9536.92两个差异蛋白峰组成的生物标记物，可以将CRF组和健康对照组样本较好地分类，其正确率为96.0%，敏感性为100.0%，特异性为94.7%，差异蛋白峰可能为17种蛋白质，为CRF早期临床诊断提供了依据。袁鲁晓等[19]*探讨慢性肾心综合征（CRCS）患者尿液肾损伤分子1（KIM－1）水平变化及其与预后的关系，分析显示入院第1天CRCS患者尿液KIM－1与eGFR呈负相关，与SCr呈正相关，入院第1天时尿液KIM－1对CRCS患者预后判断能力较强。周慧等[20]测定CKD患者免疫法粪便隐血试验（IFOBT），发现阳性率17%，与eGFR负相关，与Scr、年龄呈正相关，IFOBT检测值＞100 μg/L是影响CKD患者生存率的重要因素。董建华等[21]检测CGN患者转化生长因子（TGF－β1）T869C基因多态性，发现其与CRF进展存在显著相关性，C等位基因和CC基因型是CRF进展的遗传易感性标记。

4. 心血管系统

唐琦等[22]观察曲美他嗪（TZM）对CRF大鼠心肌能量代谢及病理结构的影响，发现曲美他嗪可以改善CRF大鼠心肌能量代谢、微炎性反应和氧化应激状态，从而防治CRF大鼠心肌细胞纤维化及左心室肥厚。陈丹燕等[23]应用原子力学显微镜（AFM）探测外周血单个核细胞的形态结构，发现其与炎症程度相关。张海英等[24]分析尚未行肾脏替代治疗的CKD患者心律失常的发生情况及临床特点，发现CKD患者严重心律失常的发生率较高，CKD分期高、糖尿病、高血压、左心室肥大、高钾血症的CKD患者更易发生严重心律失常。罗志锋等[25]探讨尿毒症患者血浆蛋白酶体与动脉内皮损伤的相关性，发现尿毒症患者血浆20S蛋白酶体含量和活性的显著升高与动脉内皮功能损伤密切相关。王媛等[26]研究早期CKD患者的血管内皮功能损害程度及其与肾脏病理损伤的关系，认为肾性高血压患者在肾功能损害之前已经存在血管内皮功能的异常，血管内皮功能紊乱对肾脏的病理损伤有一定的促进作用，高频超声早期检测CKD患者的血管内皮功能有重要的临床意义。王丽妍等[27]探讨尿毒症毒素非对称性二甲基精氨酸(ADMA)致内皮完整性破坏的情况下,血管活性肽 apelin-13 对血管平滑肌细胞收缩作用的影响,结果显示 ADMA 可通过影响细胞骨架及细胞间连接,导致单层血管内皮细胞对 apelin-13 的通透性增高,apelin-13 穿越损伤的内皮层引起平滑肌 p-MLC 水平升高,可能参与了尿毒症高血压的发生。李忠心等[28]探讨 CKD 患者血栓调节蛋白(Tm)水平与动脉粥样硬化(AS)的相关性,结果显示 CKD 患者 Tm 水平与 IMT 独立相关,血管内皮细胞损伤与 CKD 患者动脉粥样硬化并发症密切相关,Tm 有可能成为血管内皮细胞损伤或功能紊乱的标志物。龚立峰等[29]探讨 CKD5 期患者桡动脉中骨形态发生蛋白(BMP)拮抗剂 gremlin 表达与血管钙化的关系,认为 gremlin、BMP-2 均可能参与了 CKD5 期患者桡动脉平滑肌细胞向成骨样细胞表型转化这一过程,而 BMP-7 可能阻止此过程的进展。颜佳毅等[30]探讨 CKD 中晚期患者血成纤维细胞生长因子 23(FGF23)水平与冠状动脉钙化的关系,分析认为血清 FGF23 水平与 CKD 中晚期患者冠脉钙化发生相关,作为诊断冠脉钙化的参考指标,其敏感度低于 AKP,特异性优于 AKP。金晓红等[31]研究并发高血压的住院 CKD 患者的降压药使用和血压控制情况,结果显示住院 CKD 患者的高血压治疗率(91.74%)很高,但控制率(42.4%)仍较低,女性、ACEI 类降压药是 CKD 患者血压控制的有利因素,而脉压差大、糖尿病是血压控制不良的独立危险因素。尹道馨等[32]了解 CKD3～4 期合并高血压患者血压控制情况、治疗现状,分析其影响因素,结果显示高血压知晓率高(97.7%),控制率低(39.2%)。

5. 钙磷代谢

颜佳毅等[33]调查 CKD 中、晚期非透析和透析患者矿物质和骨代谢紊乱治疗情况,发现 CKD 中、晚期非透析患者矿物质和骨代谢紊乱的知晓率和治疗率较低,控制率较高;而透析患者的知晓率和治疗率较高,但控制率较低。王宓等[34]了解 CKD 患者维生素 D 情况,发现非肾病综合征、非血液净化 CKD 患者维生素 D 不足及缺乏发生率高,且在 CKD 早期就已存在,血清清蛋白、磷及糖尿病是 CKD 非血液净化、非肾病综合征患者 25(OH)D 缺乏的独立预测因子。汤婷等[35]观察 CKD 不同阶段血 FGF23 水平变化及其与甲状旁腺素(PTH)等生化指标的相关性,分析认为血 FGF23 水平在 CKD 早期已高出正常,并随着肾功能减退不断升高,在终末期异常升高;CKD 终末期血磷水平显著升高并刺激 FGF23 生成增加,高 FGF23 水平与继发性甲旁亢发生相关;年龄、活性维生素 D3、肾功能状态、营养状况及有无"甲旁亢"均能影响血 FGF23 水平。李海明等[36]探讨尿毒症时高磷刺激人甲状旁腺细胞增生和功能亢进机制,认为可能通过局部 COX-2 表达和代谢途径参与。邱君思等[37]*评价选择性环氧化酶 2(COX-2)抑制剂塞来昔布对尿毒症大鼠甲状旁腺异常增生的影响,认为塞来昔布可以显著抑制尿毒症大鼠甲旁亢和甲状旁腺增生。

6. 影像学

黄秀娟等[38]研究 CRI 患者颈动脉波强值的变化,结果显示波强值与年龄、血压呈正相关,且能在血管壁出现器质性改变之前反映 CRI 患者心脏以及血管功能的变化。魏炜等[39]利用血管回声跟踪技术评价 CRF 患者股总动脉内皮功能及弹性,发现该技术能够早期提示受损并提供量化依据,与腹膜透析相比血液透析对于患者动脉损伤程度更大,且随透析时间延长呈逐渐加重的趋势,检测中需注意影响其测值准确性的因素。陈军红等[40]利用超声斑点追踪成像,认为尿毒症患者即使左室整体收缩功能尚能代偿,使得 LVEF 维持正常,但其纵向和环向方向上的形变能力已经早于整体收缩功能而出现下降,可能与尿毒症患者左室构型变化有密切关系。张丽等[41]应用二维应变技术评价 CKD 患者右室功能,认为该技术可以早期评价 CKD 患者右室功能。

7. 中医中药

郑京等[42]探讨 CKD3、4 期患者治疗前后骨代谢指标——骨钙素(BGP)、抗酒石酸酸性磷酸酶(TRACP)的变化及与白细胞介素-17(IL-17)、调节性 T 细胞(Treg)的关系,及益肾降浊冲剂能否影响骨代谢,结果显示益肾降浊冲剂能改善 CKD3、4 期患者肾功能、延缓微炎症的进展,不能提高 $CD4^+CD25^+CD127lo$ 水平,对骨代谢无影响;CKD3、4 期患者 $CD4^+$ 细胞的分化是向 Th17 转化,其免疫状态处于一种免疫无能和免疫系统不断被激活的状态;CKD3、4 期患者体内炎症因子在诱导破骨细胞活化中起重要作用。蒋志伟等[43]应用肾康注射液治疗 CRF,结果显示治疗后患者血肌酐和肌酐清除率得到明显改善,总有效率 73.05%,中医症候总有效率 98.00%,随访肌酐清除率和血肌酐水平基本保持稳定。郭立芳等[44]应用益气通络解毒降浊方结合西医基础疗法治疗 CRF,认为在改善肾功能、降低尿蛋白方面有较好的疗效。高辉等[45]评价以加味参芪地黄汤为主的中医药治疗方案在延缓 CRF 方面的作用,认为加味参芪地黄汤配合西医常规治疗能延缓 CRF 的进展。

8. 其他

吴建华等[46]观察铜剂联合促红细胞生成素(EPO)加铁剂治疗肾性贫血大鼠前后的红细胞

(RBC)、血红蛋白(Hb)、血细胞比容(Hct)、血清铁(Fe)的变化,发现该法能够有效提高机体对铁剂的吸收和利用,并促进肾性贫血大鼠 Hb 的生成。孙波等[47]分析尿毒症患者应用三代头孢菌素所致精神、神经症状的影响因素,认为尿毒症患者较肾功能正常 CKD 患者头孢菌素脑病的发生率明显升高,增龄是其危险因素,血液透析可减少其发生。

(戎　殳)

参考文献

1 王德光,等.中华肾脏病杂志,2012,28(2):101
2 唐　盛,等.中华肾脏病杂志,2011,27(12):890
3 刘志康,等.四川医学,2012,33(7):1280
4 孟立强,等.中华肾脏病杂志,2011,27(8):555
5 周　弋,等.中华流行病学杂志,2012,33(4):351
6 裴华颖,等.中华流行病学杂志,2012,33(8):850
7 林　沁,等.中华高血压杂志,2011,19(9):873
8 刘红燕,等.内科急危重症杂志,2012,18(2):92
9 于海波,等.山东医药,2012,52(24):85
10 赖　寒,等.中华肾脏病杂志,2011,27(11):815
11 梁　伟,等.中华肾脏病杂志,2011,27(10):746
12 梁耀先,等.中华肾脏病杂志,2012,28(4):301
13 王会玲,等.肾脏病与透析肾移植杂志,2012,21(1):41
14 孙妍蓓,等.江苏医药,2012,38(3):269
15 吕瑞雪,等.四川大学学报:医学版,2012,43(1):104
16 李　影,等.中华检验医学杂志,2011,34(9):769
17 徐维佳,等.中华肾脏病杂志,2012,28(4):272
18 郝一鸣,等.中华肾脏病杂志,2011,27(9):633
19* 袁鲁晓,等.山东医药,2012,52(9):23
20 周　慧,等.中华肾脏病杂志,2012,28(6):429
21 董建华,等.重庆医学,2011,40(30):3066
22 唐　琦,等.中华肾脏病杂志,2011,27(8):585
23 陈丹燕,等.中国医科大学学报,2012,41(3):265
24 张海英,等.中华肾脏病杂志,2012,28(2):106
25 罗志锋,等.中华肾脏病杂志,2012,28(5):371
26 王　媛,等.中国临床医学影像杂志,2011,22(12):858
27 王丽妍,等.中华肾脏病杂志,2011,27(12):907
28 李忠心,等.中华肾脏病杂志,2011,27(8):581
29 龚立峰,等.中华肾脏病杂志,2011,27(11):807
30 颜佳毅,等.中华肾脏病杂志,2012,28(5):355
31 金晓红,等.中华肾脏病杂志,2011,27(8):576
32 尹道馨,等.中国实用内科杂志,2012,32(3):205
33 颜佳毅,等.中华肾脏病杂志,2012,28(1):10
34 王　宓,等.中国实用内科杂志,2012,32(2):138
35 汤　婷,等.肾脏病与透析肾移植杂志,2012,21(2):120
36 李海明,等.中华肾脏病杂志,2012,28(1):5
37* 邱君思,等.中华肾脏病杂志,2012,28(2):127
38 黄秀娟,等.中国临床医学影像杂志,2012,23(1):9
39 魏　炜,等.中国超声医学杂志,2012,28(1):51
40 陈军红,等.中国超声医学杂志,2012,28(2):130
41 张　丽,等.中国临床医学影像杂志,2012,23(3):201
42 郑　京,等.中国中西医结合杂志,2012,32(2):183
43 蒋志伟,等.中国医科大学学报,2011,40(10):941
44 郭立芳,等.中国中西医结合杂志,2012,32(8):1042
45 高　辉,等.中国中西医结合杂志,2012,32(1):39
46 吴建华,等.广东医学,2012,33(8):1093
47 孙　波,等.中国实用内科杂志,2011,31(10):777

(二) 血液透析

1. 流行病学

崔晓萌等[1]探讨 928 例城乡终末期肾病(ESRD)患者开始血液透析时的流行病学特征差异,发现农村患者较城市患者年轻、病程短,透析前肾功能更差,高血压和贫血等并发症控制较差;病因中慢性肾小球肾炎更多见,而高血压肾病及糖尿病肾病则相对比例较少。刘高伦等[2]比较偏远山区 ESRD 血液透析(HD)和腹膜透析(PD)患者的生存状况、存活时间及死亡原因,认为此类患者生存状况堪忧,主要问题为经济原因,其次为交通状况、文化程度;生存时间 PD(平均 38.4 个月)优于 HD(平均 26.4 个月),PD 或为其相对优先选择。

2. 透析模式

张凯悦等[3]* 比较不同剂量和模式连续性肾脏替代治疗(CRRT)对氨基酸的清除率,发现不同透析模式对氨基酸清除率存在一定影响,但不同治疗剂量对其影响更明显。杜邱娜等[4]探讨 ESRD 患者高通量血液透析对体内心血管疾病相关蛋白结合毒素对甲酚硫酸盐(PCS)、吲哚硫酸盐(IS)和同型半胱氨酸(Hcy)的清除情况,发现此类毒素可以部分清除,其透前血浆浓度与透析清除总量呈正相关,但其清除行为不同于小分子水溶性物质。孙丽君等[5]研究夜间长时间血液透析(INHD)对尿毒症患者营养状态的影响,认为 INHD 能提高维持性 HD 患者的食欲和膳食摄入量,且能降低患者血磷水平,较好地改善患者营养状态。

3. 透析技术

袁静等[6]前瞻性观察改善透析液水质对长期 HD 患者微炎性反应状态的影响,认为采用含双级反渗、高频热消毒以及内毒素过滤器在内的水处理和中央供液系统,能明显提升透析液水质,透析液水质提升显著改善了 MHD 患者的微炎性反应状态及减少相关并发症如营养不良、贫血的发生。张凯悦等[7]通过单中心随机、对照、前瞻性临床研究比较局部枸橼酸、低分子肝素(LMWH)、局部枸橼酸联合小剂量 LMWH 三种抗凝方法在连续性静脉-静脉血液滤过(CVVH)中的疗效及安全性，结果显示枸橼酸联合小剂量 LMWH 抗凝与单用枸橼酸和 LMWH 抗凝比较，能显著延长滤器使用寿命，而出血相关不良反应并无明显增加。黎碧辉等[8]观察尿素氮清除速率及渗透压改变速率对首次 HD 患者透析失衡发生的影响，发现尿素氮清除速率及渗透压改变速率与透析失衡的发生密切相关，降低透析液流量及血流量能降低首次 HD 患者透析失衡的发生，并减轻透析失衡的症状。韦洮等[9]探讨维持性 HD 患者残余肾功能(RRF)的变化及其影响因素，结果显示 RRF 下降速率平均为(0.39±0.27) ml/(min·m^2)，脱水量大、低清蛋白及收缩压增高是 RRF 下降的独立影响因素，认为开始透析时容量负荷过重导致脱水量过大、透析不充分及血压控制不良均不利于 HD 患者 RRF 的保护。

4. 心血管系统

张静等[10]回顾性分析 MHD 患者发生透析中高血压(IDH)的临床资料，认为容量超负荷可能是 MHD 患者发生 IDH 的主要原因，通过增加超滤、调整透析液钙离子浓度和服降压药有助控制 IDH 的发生。钟波等[11]评估 MHD 患者心脏瓣膜钙化对死亡率和死亡原因的影响，分析认为心脏瓣膜钙化是预测非心血管源性死亡及心血管源性死亡的独立危险因素，且与年龄、性别、透析时间、C 反应蛋白水平及是否合并粥样硬化性血管疾病或糖尿病存在相关性。庞家华等[12]采用 Tei 指数综合评价透析治疗对尿毒症患者左心功能的影响，发现长期规律的透析治疗能明显改善尿毒症患者的左心功能；Tei 指数能用于心功能的评价。陈丹燕等[13]探讨尿毒症 HD 患者 Treg/Th17 细胞功能是否发生失衡及其对血管钙化因子 BMP-2 表达的影响，结果显示此类患者 Treg/Th17 细胞失衡使微炎症因子分泌异常，进而加剧血管钙化，导致加速性动脉粥样硬化和心血管疾病发生。焦莉平等[14]测定 MHD 患儿血浆脑钠肽(BNP)水平，发现 MHD 患儿血浆 BNP 水平明显升高，认为 BNP 水平可以反映 MHD 患儿的容量状态。

5. 血液系统

陈楠等[15]采用开放、随机、对照、多中心临床试验方法观察持续性促红细胞生成素受体激活剂(C.E.R.A.)维持 CKD 透析贫血患者 Hb 水平的疗效和安全性，结果显示在已接受 EPO 治疗的 CKD 透析贫血患者中，换用 CERA 每 4 周 1 次皮下注射可有效维持 Hb 水平，且非劣效于 EPO-β 治疗，患者总体上耐受良好。黄俊等[16]使用促红细胞生成素纠正 MHD 合并 α-珠蛋白生成障碍性贫血(α-珠贫)，发现合并 α-珠贫可能加重 MHD 患者的贫血程度，且使其对常规剂量促细胞生成红素治疗反应不足，需大剂量促红细胞生成素才可纠正贫血，但这并不能改变其小细胞低色素状态。

徐雁等[17]测定 MHD 患者血清铁调素水平，结果提示血清铁调素水平显著升高，血清铁调素水平与 MHD 患者铁负荷及微炎症状态相关，ELISA 方法检测铁调素可以应用于临床，结合超敏 C 反应蛋白及铁代谢指标等可指导肾性贫血中铁剂的应用。杨杨等[18]* 测得 MHD 患者抗-PF4/H 抗体阳性率为 40.8%，影响该抗体水平的危险因素包括既往血栓栓塞事件、抗凝剂类型、每周透析总时间和透析龄等，认为该抗体可以作为血栓栓塞事件的标志物，抗血小板药物对预防抗体阳性患者血栓栓塞事件效果显著。

6. 钙磷代谢

沈波等[19]检测 HD 患者血清 25-羟维生素 D[25(OH)D]水平，结果显示 25(OH)D 缺乏(11.2%)和不足(72.8%)十分常见，且可能与心脏疾病、炎症、贫血的发生发展相关，年龄增长、女性、营养不良等是导致的 25(OH)D 缺乏和不足的因素。方艺等[20]开展多中心研究应用盐酸司维拉姆治疗 MHD 患者高磷血症，结果提示盐酸司维拉姆可有效纠正 MHD 患者高磷血症，并能降低血清钙磷乘积和血清低密度脂蛋白水平，用药后便秘等胃肠道症状较常见。程叙扬等[21]采用单中心、前瞻性、自身前后对照研究口服药用活性炭对未能控制的高磷血症透析患者血磷与钙磷乘积的作用，发现顽固性高磷血症透析患者在继续原有磷结合剂治疗基础上，口服药用活性炭可以有效地降低血磷水平与钙磷乘积，对血钙及 iPTH 水平没有显著性影响，活性炭治疗可使患者血清蛋白水平轻度下降。钱慕周等[22]应用雷洛昔芬治疗 MHD 妇女骨质疏松，结果显示雷洛昔芬对 MHD 妇女骨质疏松的治疗安全有效，提高 E2、IGF-1 水平可能是其发挥作用的机制。

7. 营养

王文龙等[23]随访观察 MHD 患者营养和炎性反应状态与其住院和死亡情况的关系，发现营养不良与炎性反应状态的程度越重，其住院和死亡的风险越大，营养不良、炎性反应评分和 TNF-α 水平越高，1 年内首次住院的危险性越大。王景福等[24]检测 MHD 患者外周血单个核细胞(PBMC)核因子(NF)-κBp65 活性与超敏 C 反应蛋白(hs-CRP)水平及与营养不良的相关性，认为 MHD 患者营养不良发生率较高，检测 NF-κBp65 活性可能较血清 hs-CRP 水平能更早发现营养不良。孟宇等[25]前瞻性分析生物电阻抗分析法(BIA)测定的 MHD 患者非脂肪组织含量(FFM)，结果提示 MHD 患者较健康人普遍存在营养不良，经体表面积校正的 FFM 在一定程度上可以反映营养状态，并且对 MHD 患者的预后具有预示作用。

8. 感染

蔡宗仰等[26]回顾性分析379例MHD患者血管通路感染情况，发现内瘘感染少见，而导管相关性感染具有特异性，洋葱假单孢菌可能易致隧道感染，拔除导管是治疗的主要措施，但应注意个体化防治。郭凯等[27]回顾调查MHD患者一般状况、肺部感染及抗菌治疗现状，结果显示肺部感染发生率约为41.94%，以55岁以上年龄者高发，合并疾病以心血管事件最多，其治疗应先按照社区获得性肺炎(CAP)模式管理，同时进行个体化评估，注意有无医院获得性肺炎(HAP)发生的危险因素和特殊病原菌，进而优化抗菌治疗方案。韩颖等[28]调查湖北省84所医院3 608例MHD患者丙型肝炎病毒(HCV)感染情况，结果显示HCV感染率5.88%，反复输血、透析时间长、透析次数多、接受多家医院透析是MHD患者感染HCV高的重要因素。许亚茹等[29]了解HD患者经血液传播疾病的危险因素，提出对于HD患者必须严把每一个治疗和管理环节。

9. 精神神经系统

高芳等[30]调查发现MHD患者慢性疼痛发生率为45.7%，多数表现为中度疼痛，加重患者的抑郁、失眠，疼痛的发生可能与PTH、β2-MG和BMD水平变化有关。唐春苑等[31]调查MHD患者的睡眠状况，结果93.2%患者匹茨堡睡眠质量指数量表(PSQI)总分≥5分，家庭关怀度及社会支持与睡眠指数得分呈负相关，疾病负担与睡眠指数得分呈正相关，营养状况、不安腿综合征、睡眠呼吸暂停综合征与睡眠指数得分密切相关。吴琼等[32]探讨维持性透析患者的乐观水平及不同透析方式对患者乐观水平的影响，结果提示ESRD患者在规律透析后仍有不同程度的心理情绪障碍，HD患者与PD患者在不同透析时间段的乐观水平有差别。

10. 其他

叶文玲等[33]研究MHD患者肺动脉高压(PHT)的特征及相关因素，认为PHT是MHD常见的并发症，其发生与左室收缩和舒张功能下降密切相关，与钙磷代谢、AVF流量、血红蛋白、透析充分性及营养状态等无明显相关性。张琥等[34]探讨尿毒症MHD并发幽门螺杆菌阴性慢性糜烂性胃炎的有效治疗方法，认为泮托拉唑结合麦滋林-s治疗具有显著疗效。

(戎　殳)

参考文献

1 崔晓萌，等. 复旦学报(医学版)，2011，38(6)：508
2 刘高伦，等. 四川医学，2012，33(1)：64
3* 张凯悦，等. 肾脏病与透析肾移植杂志，2012，21(3)：223
4 杜邱娜，等. 中华肾脏病杂志，2012，28(1)：25
5 孙丽君，等. 中华肾脏病杂志，2012，28(1)：16
6 袁　静，等. 中华肾脏病杂志，2012，28(3)：179
7 张凯悦，等. 肾脏病与透析肾移植杂志，2012，21(4)：311
8 黎碧辉，等. 医学临床研究，2012，29(2)：280
9 韦　洮，等. 北京医学，2012，34(4)：283
10 张　静，等. 肾脏病与透析肾移植杂志，2011，20(6)：501
11 钟　波，等. 肾脏病与透析肾移植杂志，2011，20(6)：512
12 庞家华，等. 江苏医药，2011，37(17)：2056
13 陈丹燕，等. 第三军医大学学报，2011，33(21)：2260
14 焦莉平，等. 北京医学，2012，34(4)：291
15 陈　楠，等. 中华内科杂志，2012，51(7)：502
16 黄　俊，等. 新医学，2012，43(4)：223
17 徐　雁，等. 上海医学，2012，35(3)：242
18* 杨　杨，等. 第二军医大学学报，2011，32(9)：974
19 沈　波，等. 复旦学报(医学版)，2012，39(2)：135
20 方　艺，等. 中华肾脏病杂志，2012，28(3)：183
21 程叙扬，等. 中华肾脏病杂志，2012，28(1)：21
22 钱慕周，等. 山东医药，2012，52(12)：83
23 王文龙，等. 中华肾脏病杂志，2012，28(5)：383
24 王景福，等. 天津医药，2012，40(1)：21
25 孟　宇，等. 肾脏病与透析肾移植杂志，2011，20(6)：517
26 蔡宗仰，等. 肾脏病与透析肾移植杂志，2012，21(2)：145
27 郭　凯，等. 中国急救医学，2012，32(6)：486
28 韩　颖，等. 内科急危重症杂志，2011，17(4)：208
29 许亚茹，等. 中华医院感染学杂志，2012，22(2)：302
30 高　芳，等. 中华肾脏病杂志，2011，27(12)：896
31 唐春苑，等. 中华肾脏病杂志，2012，28(3)：201
32 吴　琼，等. 医学临床研究，2012，29(5)：918
33 叶文玲，等. 中华肾脏病杂志，2012，28(1)：31
34 张　琥，等. 中国综合临床，2011，27(12)：1289

(三) 腹膜透析

赵占正等[1]发现尿毒症及腹膜透析时腹膜组织angpt-2表达上调，腹膜组织毛细血管密度增高，可溶性tie融合蛋白干预可以抑制此过程，提示阻断配体介导的信号传导通路可能是抑制腹膜新生毛细血管形成的机制之一。汤天凤等[2]发现高浓度(4.25%)葡萄糖腹膜透析液可显著诱导人腹膜间皮细胞神经酰胺表达及诱导亡，并调bax、p53蛋白表达，下调bcl-2蛋白表达，外源性神经酰胺可逆转地昔帕明对上述过程的抑制作用。刘卫华等[3]发现CAPD患者血FGF-23增高，血磷、肾功能状态、1，25$(OH)_2$维生素D_3均可调节血 FGF-23 水平,但 FGF-23 与骨密度降低无关。李占园等[4]发现腹膜透析感染革兰阳性球菌占 35.2%,格兰阴性菌占 35.2%,分别对万古霉素和亚胺培南 100%敏感,对其他抗生素不同程度耐药。唐杏明等[5]发现营养差、透析不充分、随诊周期长、贫血、电解质失衡是葡萄球菌腹膜炎的易感因素,表皮葡萄球菌复发率高。史均宝等[6]发现亚胺培南-西司他丁钠作为革兰阴性杆菌或培养阴性的腹膜透析相关性腹膜炎的后续治疗,其有效率(79.2%)高于头孢他啶组(22.2%),在发病 3 周后治愈率(72.2%)高于头孢他啶组(23.1%)。于晓艳等[7]发现容量负荷重、血压控制不佳及感染是腹膜透析并发心力衰竭的主要原因,贫血、营养不良也是影响患者发生心力衰竭的因素。赵建荣等[8]发现 CAPD 患者血浆 ADMA 水平与 LVEF 呈负相关($r=-0.562$, $P<0.01$),与 LVMI、LVM、LVEDD、LAD 呈负相关($P<0.05$),提示 ADMA 与左心室结构与功能的改变以及重塑过程相关。朱微等[9]对 32 例选择腹膜透析的 ESRD 患者的研究发现,应用输尿管镜辅助下腹膜透析管置入技术是一种定位精确、安全可靠、并发症少的置管新方法。沈非等[10]比较了两种治疗腹膜透析管大网膜包裹的方法,发现腹腔镜下包裹松解复位术与开放性腹膜透析管拔除及重新安置术相比不能减少大网膜包裹的复发(38.89%比 33.33%, $P>0.05$)。

(陈冬平)

参考文献

1 赵占正,等.中华肾脏病杂志,2011,27(9):662
2 汤天凤,等.中华肾脏病杂志,2012,28(7):553
3 刘卫华,等.中华肾脏病杂志,2011,27(8):572
4 李占园,等.中华医院感染学杂志,2012,22(6):1300
5 唐杏明,等.中华肾脏病杂志,2012,28(4):276
6 史均宝,等.中华肾脏病杂志,2011,27(9):652
7 于晓艳,等.中国急救医学,2012,32(6):539
8 赵建荣,等.中华肾脏病杂志,2012,28(6):491
9 朱 微,等.肾脏病与透析肾移植杂志,2012,21(2):126
10 沈 非,等.肾脏病与透析肾移植杂志,2012,21(2):129

六、肾肿瘤

(一) 基础研究

赵修民等[1]测定肾透明细胞癌(RCCC)组织中 Yes-相关蛋白(YAP)和大肿瘤抑制基因 1(LATS1)的表达水平,发现两者在 RCCC 发生和发展中起重要作用,有望成为 RCCC 治疗新靶点。姜耀东等[2]比较了肾癌组织与正常肾组织中、肾癌与非肾癌患者外周血中 MN/CAⅨ mRNA 表达,研究发现其在肾癌尤其是透明细胞癌中特异性高表达,在预后及治疗上有潜在价值。赵春娟等[3]检测了 51 例肾癌及癌旁组织中 miR-363的表达水平,证实 miR-363 可能与肾癌的进展密切相关,进一步研究可能对肾癌早期诊断及治疗具有潜在意义。张爱莉等[4]发现 Wnt 通路拮抗基因 SFRP1/2/4/5 四基因的甲基化均可能参与肾透明细胞癌的发生,SFRP1/5 甲基化与肿瘤发展、浸润和转移有关,SFRP4 甲基化与肿瘤恶性行为有关。张俊等[5]研究发现,肾细胞癌源性 exosomes 能促进单核细胞损伤,诱导其分化为髓源性抑制细胞,该细胞中程序性死亡配体 1 表达增高,可能是抑制细胞免疫功能的负性调节机制之一。罗琳等[6]证实促凋亡蛋白 BNIP3 在原发性肾透明细胞癌组织中有所表达,但多数为低表达,且与缺氧诱导因子-1α(HIF-1α)、血管内皮生长因子(VEGF)的表达无相关性。杨旭凯等[7]采用 RNA 干扰膜-细胞骨架联接蛋白 Ezrin 能有效抑制肾细胞癌株 786-0 细胞增殖活性,降低细胞侵袭力,证实 Ezrin 在人肾癌细胞增殖、侵袭中发挥重要作用。张辉等[8]检测肾癌组织中 KISS-1 和 E-钙调蛋白(E-cadherin)的表达,并上调肾癌 Caki-1 细胞中 KISS-1 表达,发现两者与肾癌侵袭转移有关,KISS 在肾癌细胞中能上调 E-钙调蛋白表达。芦志华等[9]发现肾透明细胞癌(尤其是 FuhrmanⅢ级)肾组织中组蛋白乙酰化酶 hMOF 基因及蛋白表达显著下降,hMOF 蛋白表达水平与肾癌的恶性程度、临床分期、远处转移的风险有关。牛志宏等[10]调节肾癌细胞中肾母细胞瘤过表达(NOV)基因水平,发现 NOV 可抑制肾癌细胞的增殖,促进肾癌细胞 786-0 的黏附、侵袭和迁移。曹进等[11]在 Caki-1 肾癌细胞中转染精脒/精胺 N1 乙酰基转移酶 2(SSAT2)后发现细胞的增殖减少,细胞凋亡率、坏死率和对阿奇霉素的敏感性增加,可能逆转肾癌耐药。孟庆泽等[12]发现肾癌组织中 T 细胞淋巴瘤侵袭和转移诱导蛋白 1(Tiam1)表达率显著增高,与肾癌的分期、分级、淋巴结转移、血管浸润有关,有助于诊断及预后评估。张永波等[13]检测了 27 例儿童肾母细胞瘤中粒细胞集落刺激因子(G-CSF)及其受体(G-CSFR)的表达水平,发现呈高表达,在使用 G-CSF 时,应慎重考虑其对肿瘤的影响。

李育等[14]应用核磁共振一维氢谱(^{1}HNMR)代谢组学技术,能显著区分早期 ccRCC 患者和健康人的血清代谢物差异,为 ccRCC 的早期诊断提供了一种新的有效方法。李鑫等[15]应用冬凌草甲素下调 O-糖链的起始糖基化转移酶 N-乙酰氨基半乳糖转移酶(pp-GalNAc-T14)表达,产生抑制肾癌细胞的作用,冬凌草甲素可能成为 RCC 治疗的新策略。张川等[16]应用雷帕霉素(RPM)干预人肾癌 ACHN 细胞,发现其明显抑制人肾癌 ACHN 细胞生长及迁移,以 RPM 为基础的肾癌治疗方案可能在临床中具有良好的应用前景.刘峰等[17]应用兔 VX2 肾移植瘤模型证实经导管动脉化疗栓塞术(TACE)是一种创伤小、疗效确切的治疗兔 VX2 肾移植瘤的方法,术后 1 周残存肿瘤组织细胞增殖指数升高。

(二)临床分析

张中元等[18]* 回顾了 110 例施行保留肾单位手术治疗的肾肿瘤患者,发现 RENAL 肾肿瘤评分系统具有良好的稳定性,但仍需进一步研究评价其预测手术相关结局的能力。黄吉炜等[19]分析了 68 例肾嫌色细胞癌患者资料,该病临床少见,呈低度恶性,瘤体较大,预后较好,不适用 Fuhrman 分级系统,肿瘤最大径是否>7 cm 是其预后独立预测因素。常晓峰等[20]发现肾母细胞瘤 85%在 5 岁前起病,表现为腹部包块,右侧略多于左侧,以Ⅰ、Ⅲ期为主,病理分型以 FH 为主,转移部位为肺和肝脏,总体生存率 78.9%,可并发其他器官先天畸形。刘佳等[21]报道肾嗜酸细胞瘤属少见的良性肿瘤,其临床表现及影像学检查缺乏特异性,预后良好,保留肾单位手术或射频、冷冻消融等微创治疗也许能取得满意效果。潘寿华等[22]分析了 11 例非常少见的肾集合管癌(CDC)病例,其确诊主要依据病理学检查,肿瘤恶性程度高,进展迅速,预后差。李刚等[23]研究了 10 例罕见的肾良性上皮源性肿瘤-后肾始基腺瘤(MA),其部分可含有恶性成分,少数为恶性,易误诊为肾癌,其生物学行为不确定,需长期随访。孔文等[24]比较了 1 531 例术前影像学诊断为肾癌的患者资料,其中良性病变比例低,随体积增大,良性病变比例下降,透明细胞癌比例降低,乳头状癌和嫌色细胞癌比例增加。周雅等[25]回顾了 89 例肾透明细胞癌患者资料,合并慢性肺疾病(CPD)者可加重组织内缺氧状态,机体缺氧状态与肾透明细胞癌预后存在负相关。

(三)影像学检查

刘学玲等[26]对肾集合管癌行动态增强 CT 检查发现其中心多位于肾髓质,境界不清,无包膜,密度多样,呈轻中度进行性延迟强化,影像表现与病理密切相关。魏淑萍等[27]应用声辐射力脉冲成像(ARFI)技术检测肾癌硬度,发现肾癌硬度与超声造影反映的血流灌注存在相关性,质地硬者灌注高,质地软者灌注低。李丛等[28]分析了 101 例病理确诊肾细胞癌的血管结构超声造影三维重建(3D-CEUS)图像资料,不同病理类型肾细胞癌超声造影峰值强度与内部均匀程度存在显著差异。燕翠菊等[29]采用超声造影定量参数分析方法区分肾脏占位病变的良恶性,其多种超声造影参数在两类病理改变间存在显著性差异,为诊断提供了更多信息。

(四)治疗研究

王林辉等[30]* 总结了 2 052 例肾癌病例,微创手术成为主流手术方式,复杂性肾癌的安全性及切除率提高,保留肾单位手术增多,逐渐向微创手术方向发展。张崔建等[31]对 10 例成人肾母细胞瘤患者进行随访观察发现预后较差,较早的肿瘤分期及手术结合放、化疗的综合治疗是患者改善预后的关键。吴震杰等[32]比较了经脐单孔多通道腹腔镜与标准腹腔镜在肾癌根治术中的疗效,前者术后疼痛轻,肠道功能恢复快,切口满意度高,但肿瘤治疗效果仍需进一步长期随访。张东旭等[33]应用后腹腔镜肾部分切除术治疗 T1b 期肾癌,安全、有效,具有创伤小,恢复快的优点,远期疗效尚需大样本对照研究和长期随访观察。王林辉等[34]发现在腹腔镜肾癌根治术中超早期肾动脉阻断技术安全可行,遵循了无瘤原则又能减少 T2 期肾癌术中出血,一定程度上拓宽了肾癌腹腔镜手术适应证。韩志坚等[35]在 10 例肾癌伴下腔静脉瘤栓的患者术中采用克氏无创阻断钳阻断肝上下腔静脉,有助于切除肾癌伴肝内下腔静脉瘤栓,可避免开胸手术,减少手术创伤。郑建华等[36]回顾分析肾癌术后辅助性免疫治疗的临床疗效,根治性肾切除术后辅助性免疫治疗可以降低国内肾癌患者术后复发转移风险,延长生存时间。胡骁轶等[37]总结 62 例舒尼替尼治疗晚期转移性肾癌病例,血液学不良反应是用药后较常见现象,合理、及时处理血液学不良反应是获得满意疗效的保证。杨琳等[38]报道索拉非尼治疗晚期肾癌患者的高血压发生率较高,以轻至中度为主,降压治疗效果较好,高血压对索拉非尼疗效无预测作用。

(马熠熠)

参考文献

1 赵修民,等.中华泌尿外科杂志,2012,33(3):171
2 姜耀东,等.南方医科大学学报,2012,32(3):412
3 赵春娟,等.肿瘤,2012,32(5):368
4 张爱莉,等.中国肿瘤临床,2011,38(19):1179
5 张 俊,等.第三军医大学学报,2012,34(2):172
6 罗 琳,等.四川大学学报(医学版),2012,43(1):79
7 杨旭凯,等.第三军医大学学报,2011,33(20):2136
8 张 辉,等.中国医科大学学报,2011,40(9):781
9 芦志华,等.中国医科大学学报,2011,40(9):777
10 牛志宏,等.中华泌尿外科杂志,2012,33(4):250
11 曹 进,等.第三军医大学学报,2012,34(11):1083
12 孟庆泽,等.中华泌尿外科杂志,2011,32(12):815
13 张永波,等.第三军医大学学报,2012,34(5):406
14 李 育,等.第二军医大学学报,2012,33(1):67

15　李　鑫,等.复旦学报(医学版),2012,39(3):273
16　张　川,等.医学临床研究,2012,29(4):603
17　刘　峰,等.中国临床医学影像杂志,2012,23(3):181
18* 张中元,等.北京大学学报(医学版),2012,44(4):539
19　黄吉炜,等.中华肿瘤杂志,2012,34(7):510
20　常晓峰,等.中国肿瘤临床,2012,39(15):1040
21　刘　佳,等.中华外科杂志,2012,50(7):642
22　潘寿华,等.中华泌尿外科杂志,2012,33(1):44
23　李　刚,等.中华泌尿外科杂志,2012,33(1):47
24　孔　文,等.中华泌尿外科杂志,2012,33(2):88
25　周　雅,等.中华泌尿外科杂志,2012,33(8):598
26　刘学玲,等.中国临床医学影像杂志,2011,22(12):860
27　魏淑萍,等.中华超声影像学杂志,2012,21(5):416
28　李　丛,等.中国超声医学杂志,2012,28(5):450
29　燕翠菊,等.中华超声影像学杂志,2012,21(4):312
30* 王林辉,等.第二军医大学学报,2011,32(9):929
31　张崔建,等.北京大学学报(医学版),2012,44(4):535
32　吴震杰,等.第二军医大学学报,2011,32(10):1069
33　张东旭,等.第二军医大学学报,2012,33(4):454
34　王林辉,等.第二军医大学学报,2011,32(9):934
35　韩志坚,等.中华泌尿外科杂志,2012,33(7):492
36　郑建华,等.中国肿瘤临床,2012,39(2):97
37　胡骁轶,等.中华泌尿外科杂志,2012,33(8):627
38　杨　琳,等.肿瘤,2012,32(5):380

七、肾移植

李亮等[1]对38例携带乙肝病毒的肾移植患者CYP3A5基因进行分型,结果显示CYP3A5的表达水平对携带乙肝病毒的肾移植患者术后晚期他克莫司浓度剂量比具有显著影响。石向华等[2]探讨CD40阻断剂对大鼠肾移植急性排斥反应的影响,发现CD40L单克隆抗体具有明显的抑制大鼠肾移植急性排斥反应的作用。周梅生等[3]研究肾移植术后ARB替换CCB控制高血压和蛋白尿的效果,发现肾移植后二者治疗高血压均安全有效,而应用ARB对减少蛋白尿和降低心血管事件风险可能会更好。吴卫真等[4]观察BMSC输注预防肾移植早期急性排斥反应(AR)的疗效,发现术前自体BMSC输注可降低肾移植后早期AR的发生率,可促进移植肾功能早期恢复,安全性较好。陈莉萍等[5]回顾分析39例再次肾移植受者的临床资料,发现与Bax和ALG相比,ATG能更好地预防AR,改善移植肾功能,提高移植物早期(1年)存活率,且不增加感染的发生风险。蔡曼波等[6]探讨CTLA4 Ig基因和CD40 Ig基因转染供肾对异种大鼠移植肾存活的影响,结果显示供肾局部同时转染CTLA4 Ig基因和CD40 Ig基因可明显延长其异种移植后的存活时间。陈文华等[7]研究发现MSCT作为活体肾移植供者术前评价"一站式"检查方法,可为供肾和取肾手术方式的选择提供准确、有价值的信息。许书添等[8]回顾性分析发现肾移植术后早期重症肺部感染患者存在明显的内皮细胞损伤,随着疾病的缓解、免疫力重建,内皮细胞功能得以不同程度改善。张丽红等[9]*研究移植肾排异反应中肾小管上皮细胞的表型转化,结果显示随着急性T细胞介导性排异反应加重,肾小管上皮细胞发生表型转化的现象明显增强。祝藩原等[10]回顾将CsA转换为Tac治疗的97例肾移植受者的资料,发现使用CsA行免疫抑制治疗的肾移植受者发生相关并发症后转换为Tac治疗是安全有效的。

张玲等[11]研究肾移植术后结核病发病情况,发现我国肾移植受者术后并发结核病风险大,且易合并严重并发症致死,早期诊治对提高患者长期存活率具重要意义。李文浩等[12]回顾性分析肾移植术后并发肺部感染40例,结果显示肾移植术后并发肺部感染治疗难度较大,早期诊断、早期治疗和及时调整免疫抑制药物剂量是关键。马麟麟等[13]研究发现DC及其亚群的变化与肾移植受者免疫状态有关,其变化异常常提示受者免疫状态不稳定,在受者发生急性排斥反应时,可作为诊断的参考指标。王玉新等[14]研究发现磷酸化GSK-3β表达下调在大鼠移植肾早期肾间质单核细胞浸润、SMC移行增殖及后期肾间质纤维化、肾小管萎缩、肾血管硬化病变的发生中起重要作用。肖漓等[15]研究发现sHLA-G5可作为预测AR和CMV感染的生物标志分子,CMV感染和AR与受者体内的免疫平衡状况相关。陈瑜等[16]报道静脉注射免疫球蛋白治疗再次肾移植后加速性排斥反应一例,认为治疗成功关键在于及时诊断、早期使用IVIg,及时血透,维持水电解质平衡等亦重要。

苗芸等[17]探讨CsA短期替代Tac对移植后新发糖尿病(NODAT)的改善作用,结果显示发生NODAT的肾移植受者将Tac短期(6个月)转换为CsA可明显改善糖代谢异常。陈莉萍等[18]探讨肾移植后早期应用咪唑立宾(MZR)的有效性和安全性,结果显示在严密监测下,MZR可应用于肾移植术后早期抗排斥反应治疗。郭君其等[19]研究发现应用西罗莫司+环孢素A(或他克莫司)+吗替麦考酚酯+泼尼松四联方案改善了慢性移植肾肾病患者的血肌酐和GFR,但增加了患者蛋白尿的发生率。赵杰等[20]探讨活体肾移植中供者术前GFR与受者移植肾功能之间的关系,结果显示活体肾移植供者术前GFR为移植肾功能的重要预测因素。郑鳕洋等[21]调查分析发现亲属活体肾移植对供者生活质量和心理无明显不良影响,可明显提高受者生活质量,但仍需严格筛选供者,加强术后随访和社会支持。葛士骝等[22]分析移植肾101例临床资料,结果显示利用彩色多普勒超声诊断移植肾早期急性排异,可为临床评估肾移植效果提供客观依据。叶争渡等[23]研究发现超声造影可客观地反映移植肾急性肾小管坏死及急性排异后移植肾皮质血流灌注情况,较常规能更好地诊断急性肾小管坏死。

殷立平等[24]探讨大黄酸对大鼠慢性移植肾肾病(CAN)模型移植肾的治疗作用,结果显示大黄酸可通过降低肾结缔组织生长因子表达改善 CAN 大鼠肾功能及肾脏慢性病变。张波等[25]研究发现甲泼尼龙治疗肾移植术后巨细胞病毒肺炎患者的体温变化可以反映患者的预后情况。胡建敏等[26]研究发现CD20 阳性淋巴细胞在移植肾组织的浸润与移植物的预后相关,其机制可能不是通过慢性体液免疫反应。林玲等[27]研究发现肾移植受者 CYP3A5*3 和 CYP3A4*18B 基因多态性对 Tac 的药动学有显著影响,对 CYP3A5 - CYP3A4 单倍型的分析比单独考虑一种基因型影响更为显著。李壮江等[28]研究发现通过对肺部感染的具体诱因入手进行分析,并采取有针对性的具体卫生宣教和预防措施,可显著减少肾移植术后肺部感染的发生率。孙星慧等[29]研究发现 CAN 患者的肾实质血管分布减少,而 VEGF 表达增加,血管分布数量与 VEGF 表达负相关。VEGF 可能参与了 CAN 的发病过程。张磊等[30]研究发现去甲肾上腺素(NE)在内脏灌注、组织氧代谢和改善肾功能方面优于多巴胺,对于肾移植术后感染性休克患者,NE 可能是更好的选择。赵静等[31]研究发现 VTQ 技术可定量反映移植肾皮质的弹性变化,测值稳定,可重复性强,能够用于监测移植肾功能变化及早期诊断 CAN。

(李　林)

参考文献

1 李　亮,等.广东医学,2011,32(24):3201
2 石向华,等.南方医科大学学报,2011,31(12):2085
3 周梅生,等.中华器官移植杂志,2011,32(11):655
4 吴卫真,等.中华器官移植杂志,2011,32(11):647
5 陈莉萍,等.中华器官移植杂志,2011,32(11):651
6 蔡曼波,等.中华器官移植杂志,2011,32(11):679
7 陈文华,等.中华器官移植杂志,2011,32(11):659
8 许书添,等.肾脏病与透析肾移植杂志,2011,20(5):412
9* 张丽红,等.中华肾脏病杂志,2011,27(11):811
10 祝藩原,等.中华器官移植杂志,2011,32(9):527
11 张　玲,等.中华器官移植杂志,2011,32(10):600
12 李文浩,等.中华器官移植杂志,2011,32(10):633
13 马麟麟,等.中华器官移植杂志,2011,32(10):588
14 王玉新,等.中华器官移植杂志,2011,32(11):683
15 肖　漓,等.中华器官移植杂志,2011,32(10):584
16 陈　瑜,等.中华器官移植杂志,2012,33(1):59
17 苗　芸,等.中华器官移植杂志,2012,33(1):14
18 陈莉萍,等.中华器官移植杂志,2012,33(1):18
19 郭君其,等.中华器官移植杂志,2012,33(1):22
20 赵　杰,等.天津医药,2012,40(1):31
21 郑鳕洋,等.第二军医大学学报,2012,33(3):280
22 葛士骝,等.江苏医药,2011,37(19):2313
23 叶争渡,等.中国超声医学杂志,2011,27(11):1016
24 殷立平,等.江苏医药,2011,37(17):2007
25 张　波,等.临床内科杂志,2011,28(12):817
26 胡建敏,等.中华器官移植杂志,2012,33(1):9
27 林　玲,等.中华器官移植杂志,2012,33(4):220
28 李壮江,等.中华器官移植杂志,2012,33(4):225
29 孙星慧,等.山东医药,2012,52(14):68
30 张　磊,等.北京医学,2012,34(3):189
31 赵　静,等.中华超声影像学杂志,2012,21(4):316

八、其他

(一) 肾活检及其他检查

张亚莉等[1]分析了 6 148 例肾活检临床病理发现,近 10 年来慢性肾炎所占比例增加;膜性肾病、硬化性病变及原发性小血管炎肾损害明显增多;过敏性紫癜性肾炎有所减少;并发慢性肾功能不全的患者接受肾活检明显增多。王国宝等[2]回顾性分析 44 例频繁复发并接受重复肾活检的狼疮性肾炎患者资料发现,病理类型的转换非常常见,依次为单纯膜性狼疮肾炎(100%)、增生性狼疮肾炎(35%)和混合性狼疮肾炎(23.5%)。姚英等[3]分析了 104 例肾淀粉样变发现,我国最常见的类型为 AL 型(93.3%),其中以 AL - λ 型为主(87.6%),而 AL - κ 型患者更容易心脏受累(40.7%)及肝脏受累(26.9%)。陈樱花等[4]发现在抗中性粒细胞胞质抗体相关血管炎活动时,外周血液中循环内皮细胞(CECs)数量较缓解组明显升高[(30±12)个/ml 比(17±5)个/ml, $P<0.01$]。卜昆鹏等[5]发现广西汉族人群中,TCRCα - 560C/T 基因多态性可能与 ANCA 相关小血管炎患者发热、24 小时尿蛋白定量及空腹血糖升高相关,可能与 AAV 的遗传易感性不相关。费梅等[6]发现 VEGF 和 Flk - 1 与血清肌酐、尿蛋白/肌酐呈正相关,二者与肾间质炎细胞浸润程度相关性最高,与球性硬化、间质纤维化、肾小管萎缩无相关性。张燕等[7]发现应用胰蛋白酶消化 30 分钟、IgG 和 IgA 37℃ 温箱孵育 90 分钟、HBsAg 和 HBcAg 二抗 37℃温箱孵育 150 分钟的条件下,石蜡切片免疫荧光法能够较好地应用于肾病穿刺组织诊断。

蔡晓玲等[8]发现血清尿酸及肌酐水平在尿蛋白/肌酐比增高的 2 型糖尿病患者中明显升高,正常高值的血清尿酸水平与清蛋白尿及肾小球滤过率下降相关。刘海英等[9]以现场调查为基础,按是否高血压分层,经过血压、血脂、尿酸、吸烟、饮酒多因素调整,发现在208例微量蛋白尿患者中血清一氧化氮水平与微量蛋白尿无显著相关性。赵蓓等[10]对4 626例老年人单次尿液和肾功能检查结果分析发现,老年人肾功能不全检出率高于非老年人,老年人肾功能不全者蛋白尿检出率明显高于肾功能正常者。夏鹏等[11]回顾分析了190例怀疑动脉粥样硬化性肾动脉狭窄(ARAS)的患者(其中89例确诊),发现尿酸>344 μmol/L是ARAS发病的独立相关因素,同时伴有脂蛋白a>242 mg/L时,预测ARAS的特异性达96%。倪杰等[12]发现尿中促炎细胞因子GCSF、ICAM-1、IFN-γ、IL-1β、IL-2、IL-6、IL-8、IL-11、IL-15及MIP-1δ在应用厄贝沙坦300 mg/d组后较150 mg/d组明显下降,150 mg/d组剂量增加剂量至300 mg/d后尿中GCSF、GM-CSF、IL-12p40、MCP-2及MIP-1α进一步下降。

李江涛等[13]发现与标准GFR相比,CKD-EPI公式更精确且表现出更少的偏倚,能更好地发现CKD;在高eGFR亚组中CKD-EPI公式可避免简化的MDRD公式对GFR的低估。王学晶等[14]发现酶法Cr检测系统具有良好的准确度,苦味酸法和酶法Cr检测结果间存在较大差异。低浓度时,Cr测量偏倚和不同公式计算eGFR均可导致较大的偏差。寿玮龄等[15]基于Cys C的肾小球滤过率预测公式计算eGFR与rGFR比较,发现Larsson公式、Grubb公式、Hoek公式、Filler公式、Rule公式、Stevens公式和Hojs公式均不能直接应用于我国CKD患者。周琦等[16]发现苦味酸法和酶法的检测数据大部分(86.7%)不可比,利用稳健Z比分数评价肌酐能力验证是合理的,可避免离群值对评价效果的影响。杨仪等[17]发现在SPECT/CT测定GFR时应用CT可以直接精确测量肾脏深度,可以代替传统的Tonnesen公式法,有助于提高Gates法GFR测定的准确性。刘小丽等[18]发现使用含碘造影剂后4小时,NGAL水平上升25%对于诊断造影剂相关急性肾损伤敏感性及特异性分别为0.872和0.808,而NGAL联合Cys C具有90%的诊断特异性。谢园园等[19]发现uKIM-1、uNGAL对诊断梗阻性肾病所致AKI具有较高的准确性,术后72小时uKIM-1>156 pg/(mg. Cr)与梗阻性肾病肾脏不良预后相关。

(陈冬平)

参 考 文 献

1 张亚莉,等. 中华肾脏病杂志,2012,28(5):411

2 王国宝,等. Chin Med J,2012,125(16):2890

3 姚　英,等. 北京医学,2012,34(4):267

4 陈樱花,等. 肾脏病与透析肾移植杂志,2011,20(6):530

5 卜昆鹏,等. 广东医学,2012,33(9):1273

6 费　梅,等. 中华肾脏病杂志,2012,28(5):403

7 张　燕,等. 北京大学学报(医学版),2011,43(6):900

8 蔡晓玲,等. Chin Med J,2011,124(22):3629

9 刘海英,等. 中华流行病学杂志,2012,33(7):746

10 赵　蓓,等. 中华老年医学杂志,2011,30(11):947

11 夏　鹏,等. 中华肾脏病杂志,2012,28(5):367

12 倪　杰,等. Chin Med J,2012,125(6):1147

13 李江涛,等. Chin Med J,2012,125(4):599

14 王学晶,等. 中华检验医学杂志,2011,34(11):1037

15 寿玮龄,等. 中华检验医学杂志,2011,34(11):961

16 周　琦,等. 中华检验医学杂志,2011,34(12):1144

17 杨　仪,等. 中华核医学与分子影像杂志,2012,32(4):255

18 刘小丽,等. Chin Med J,2012,125(6):1051

19 谢园园,等. 肾脏病与透析肾移植杂志,2012,21(4):317

(二) 肾缺血再灌注损伤

纪翔等[1]研究发现缺血后处理(IPO)能减轻大鼠肾缺血再灌注损伤(IRI),并可以降低IRI后肾KIM-1表达量,KIM-1较其他指标可更早、更有效的反映IPO的保护作用。朱国贞等[2]上调大鼠肾脏intermedin(IMD)表达,发现其能通过抑制内皮素-1(ET-1)、肿瘤坏死因子α(TNF-α)表达实现在大鼠肾脏缺血再灌注中保护肾脏结构及功能的作用。谢晓强等[3]证实粒细胞集落刺激因子(G-CSF)能有效动员骨髓干细胞进入外周血并向缺血肾脏归巢,G-CSF动员可以提高肾脏修复的效能,减轻肾脏组织病理损伤程度。邱月等[4]报道输注骨髓间充质干细胞(MSC)可减轻大鼠肾脏缺血再灌注损伤(IRI),在再灌注后输注MSC效应最明显,这可能与减轻炎症反应和抑制肾小管细胞凋亡有关。武飞等[5]发现他克莫司能降低血清TNF-α表达水平和增加肾脏B细胞淋巴瘤分子2(Bcl-2)表达,从而改善大鼠肾缺血再灌注损伤。蔡明等[6]研究表明乙醇预处理小鼠肾小管上皮细胞(TEC)能有效减轻其缺血再灌注损伤,乙醛脱氢酶2是产生保护效应的关键分子。

(马熠熠)

参 考 文 献

1 纪　翔,等. 北京大学学报(医学版),2012,44(4):511

2 朱国贞,等. 中华肾脏病杂志,2012,28(1):52

3 谢晓强,等. 中华急诊医学杂志,2012,21(5):491

4 邱　月,等. 中华器官移植杂志,2012,33(4):246

5 武　飞,等. 首都医科大学学报,2012,33(2):242

6 蔡 明,等.中华器官移植杂志,2012,33(8):451

(三)其他

付莉莉等[1]观察新型过氧化物酶体增殖物激活受体激动剂 DH9 对人囊肿衬里上皮细胞中 Wnt-β 连环蛋白信号通路的作用,发现该化合物通过抑制 GSK3β 依赖方式下调 β-连环蛋白表达,从而抑制 Wnt-β-连环蛋白信号通路,最终减少囊肿衬里上皮细胞的增殖。胡文娟等[2]研究发现 ApoD 可能通过调节细胞周期减弱 WT9-12 细胞增殖,其表达减少可能在 ADPKD 的发病过程中具有一定作用。袁志忠等[3]研究发现洛伐他汀对 ADPKD 囊肿衬里上皮细胞 COL Ⅰα1 基因启动子活性有明显抑制作用,这一作用可能与其抑制 GGPP 产生,从而阻断促纤维化细胞因子信号转导有关。张彤等[4]研究发现 ADPKD 肾囊肿感染的主要致病菌为 G^- 杆菌,初始经验治疗常需联合用药,必要时行囊肿穿刺抽液治疗。随着对该并发症认识的加深,治疗效果不断提高。李明等[5]研究发现 ADPKD 患者外周血淋巴细胞具有基因不稳定性,在环境因素刺激下,有可能通过基因突变启动多脏器囊肿形成。SCGE 为进一步阐明 ADPKD 发病机制及预后判断提供了一种新的方法和思路。马熠熠等[6]研究发现对有肉眼血尿的 ADPKD 患者应首先明确诱因,卧床休息应作为核心治疗措施,在考虑用止血药时建议用抗纤维蛋白溶解类药物,不需预防性使用抗生素。刘新文等[7]回顾分析 40 例采用经皮肾动脉球囊血管扩张成形术或经皮肾动脉支架植入术治疗的双侧肾动脉重度狭窄患者,平均随访 12 个月,观察治疗前后血压和肾功能变化,证实血管内介入治疗可有效降低双侧肾动脉重度狭窄患者的高血压,稳定肾功能。李志勇等[8]对 38 例重复肾畸形患儿进行了静脉尿路造影和磁共振尿路成像检查,发现两种检查具有互补性,联合采用可更好地对重复肾作出准确诊断。石尧等[9]回顾性分析 Alport 综合征 35 例患者的临床资料,发现眼科检查对诊断 Alport 综合征提供帮助,iTrace 分析是评估前锥晶体的一种有效检查方法。郑昇等[10]研究发现 AS 患者 c.609+5G 高度保守存在 5G>A 突变,证实该变异可能使 COL4A5 基因剪接发生错误而导致基因 mRNA 不能正常翻译。

(李 林 马熠熠)

参 考 文 献

1 付莉莉,等.中华肾脏病杂志,2012,28(6):464
2 胡文娟,等.第二军医大学学报,2012,33(5):465
3 袁志忠,等.第二军医大学学报,2011,32(9):1038
4 张 彤,等.中华肾脏病杂志,2012,28(3):174
5 李 明,等.中华肾脏病杂志,2012,28(3):170
6 马熠熠,等.中华肾脏病杂志,2012,28(6):439
7 刘新文,等.中华急诊医学杂志,2012,21(4):415
8 李志勇,等.中国临床医学影像杂志,2012,23(4):274
9 石 尧,等.江苏医药,2012,38(9):1043
10 郑 昇,等.中国实用内科杂志,2012,32(5):366

文 选

IgA 肾病患者血压节律及其与临床病理指标的关系 [中华肾脏病杂志,2012,28(5):350] 北大一院徐大民等采用横断面调查研究。选择 2009 年 3 月至 8 月在 IgA 肾病数据库登记的原发性 IgA 肾病患者,收集临床病理资料,并通过动态血压监测 IgA 肾病患者血压昼夜节律情况。用(日间血压平均值-夜间血压平均值)/日间血压平均值来判断血压昼夜节律状况。比较血压节律正常组及异常组的临床病理指标。共 93 例患者完成动态血压监测并纳入分析,其中 68 例(73%)血压节律消失,在慢性肾脏病(CKD)1 期、2 期及 3 期以上组血压节律消失的比例分别 70%、70%及 81%,3 组间差异无统计学意义($P=0.587$)。非勺型血压在血压正常组与高血压组比例分别为 69%和 77%($P=0.373$)。血压节律消失与年龄、性别、血压、蛋白尿、肾功能以及肾脏病理损伤程度不相关。在随访时间超过 12 个月的 54 例中,非勺型血压组 eGFR 下降速率虽快于勺型血压组,但差异无统计学意义($P=0.329$);在其中 29 例并发高血压患者中,非勺型血压组 eGFR 下降速率快于勺型血压组,且差异有统计学意义[(-6.79 ± 11.58)比(-0.344 ± 1.74) ml·min·(1.73 m^2)·年$^{-1}$,$P=0.019$]。研究显示 IgA 肾病早期即可出现明显的血压节律消失。IgA 肾病伴高血压患者的血压节律消失可能是影响肾功能进展的危险因素。

(边 琪)

述 评 血压是影响 IgA 肾病进展最为重要的可干预性危险因素,良好的血压控制可延缓 IgA 肾病肾功能下降速度。动态血压监测对于预测肾功能进展和心血管事件较诊室血压更有优势。然而,血压节律消失与靶器官损害程度的相关性目前仍然存在争议。本研究发现大多数 IgA 肾病患者血压节律消失,特别是在 CKD1~2 期已有近 70%患者血压节律消失,提示血压节律在 IgA 肾病早期即发生了改变。血压节律消失可能是肾功能快速下降的危险因素,恢复血压节律可能对肾脏保护有益。同时提示改变降压药服用时间可能有助于改善血压节律,并改善蛋白尿。该研究进一步加强了对血压节律与 IgA 肾病肾脏预后关系的认识，为 IgA 肾病患者的降压治疗策略的制定提供了新了切入点。

（郭志勇）

血管性血友病因子及 P-选择素在狼疮性肾炎患者肾组织的表达及意义［中华风湿病学杂志，2012，16(5)：313］　安徽医大附一院卢文等为探讨血管性血友病因子(vWF)及 P-选择素与狼疮性肾炎的病理临床关系而采取了免疫组化方法，检测 71 例 LN 患者肾组织及 10 份正常对照肾组织中 vWF 及 P-选择素的表达，结果与临床病理指标进行综合分析。并分析两者的相关性及其临床意义。具体方法为收集安徽医科大学第一附属医院肾内科 2006 年 1 月至 2010 年 7 月的住院患者，符合 1997 年美国风湿病协会对 SLE 修订的诊断标准，并有持续性蛋白尿、镜下血尿、管型尿或肾功能损害的 71 例 LN 患者，及 10 例该院泌尿外科肾脏良性疾病的手术患者，并取远离病变 2cm 以上的正常肾组织作为对照。采用免疫组化方法检测两组肾组织中 vWF 及 P-选择素的表达，并与临床病理指标进行综合分析。结果显示 vWF 在正常对照组几乎无表达，LN 患者肾小球系膜基质，肾小管及间质血管内膜均可见 vWF 的阳性表达，以Ⅳ型表达最明显；正常对照组仅有极少量 P-选择素表达，LN 组肾小球系膜基质，肾小管及间质中均有 P-选择素广泛表达，以Ⅳ、Ⅴ型显著。肾组织中 vWF 的表达水平与肾组织活动指数、尿蛋白定量呈正相关；肾组织中 P-选择素的表达水平与肾组织活动指数、尿蛋白定量、系统性红斑狼疮疾病活动度(SLEDAI)呈正相关；肾组织中 vWF 及 P-选择素的表达呈明显正相关。结果提示提示 vWF 及 P-选择素参与了 LN 病理发展过程，联合检测 vWF 及 P-选择素有助于对 LN 严重程度的评估，进而为临床治疗提供依据。

（李　娟）

述　评　vWF 是血管内皮损伤的特征性标志物，其表达增加提示血液处于高凝状态。对于 vWF，以往的研究多集中于血液中的检测，组织中特别是狼疮肾炎患者肾组织中报道甚少。P-选择素是血小板和内皮细胞活化的分子标志物，是炎症反应早期介导白细胞向局部组织黏附聚集的重要分子和信号。二者均反映血小板活化状态和血管内皮细胞功能。该研究采用免疫组化方法检测两组肾组织中 vWF 及 P-选择素的表达，并与临床病理指标进行综合分析。证实 vWF 及 P-选择素在 LN 的发生发展中可协同发挥作用，共同参与 LN 免疫识别、炎症反应及血栓形成。联合检测 vWF 及 P-选择素可以更准确反映由异常免疫反应启动的肾小球免疫炎症性病变、体内高凝状态及血小板聚集程度，为临床免疫治疗、抗凝、抑制血小板聚集治疗等提供依据。

（郭志勇）

糖尿病肾病患者血清及尿液代谢组特点及临床意义［肾脏病与透析肾移植杂志，2012，21(3)：201］南京军区南京总医院王旭方等选取 90 例临床确诊的男性 2 型糖尿病患者，依据尿蛋白水平分为 3 组，并选取年龄匹配的健康成年男性 25 例为对照。留取清晨空腹血清、中段尿标本，采用气相色谱/质谱(GC/MS)和液相色谱/质谱(LC/MS)法检测糖、脂、氨基酸等小分子代谢产物变化。结果发现不同组别 DN 患者血清及尿液代谢产物水平呈现完全不同的分布。多种糖代谢通路存在紊乱，糖酵解和三羧酸循环代谢通路障碍表现为血清葡萄糖水平升高而糖酵解和三羧酸循环产物未见显著改变；蛋白激酶 C 通路异常活化表现为血清磷脂酰胆碱(PC)水平下降而花生四烯酸水平升高；己糖胺通路的异常活化表现为血清谷氨酰胺及尿液尿嘧啶二磷酸水平下降。血清支链氨基酸水平在尿清蛋白正常期出现升高，而蛋白尿期呈下降趋势；尿液氨基酸水平在尿清蛋白正常和蛋白尿组均低于正常对照组，而微量清蛋白尿组与正常对照组未见显著差异。血清必需脂肪酸在各组间未见显著差异，非必需脂肪酸和反式脂肪酸水平升高；脂肪酸 β 氧化障碍则表现为血清左旋肉碱及脂酰辅酶 A 水平下降。早期诊断的候选标志物有血清棕榈酸、尿 PC(P-19：1(12Z)/0：1)和十八烷二酸；而疾病进展的候选标志物有血清左旋肉碱、PC(9：0/0：0)和 Dg(17：2(9Z,12Z)/20：3(8Z,11Z,14Z)/0：0)，尿液尿嘧啶二磷酸和 lysoPC(16：0)。作者认为代谢组学方法可展示不同时期 DN 患者血清及尿液中代谢产物的变化特点，为进一步发现 DN 早期诊断及病情进展的生物标志物奠定基础。

（谌　卫）

述　评　糖尿病肾病在肾活检患者中的检出率逐年上升，成为终末期肾病的重要原因之一。目前临床上诊断 DN 主要依据微量清蛋白尿，而Ⅰ期和Ⅱ期患者并无较好诊断标志，难以及时诊断及治疗。代谢组学是系统生物学的一个重要领域，能通过磁共振或质谱法定性和定量检测不同代谢通路的小分子代谢产物变化规律，并行组间差异分析，反映机体疾病状态下代谢水平改变。该研究通过代谢组学方法较好展示了不同时期 DN 患者血清和尿液糖代谢、脂代谢及氨基酸代谢相关产物的变化特点，为进一步发现疾病早期诊断及病情进展的生物标志物奠定了基础。证实代谢组学可作为研究 DN 患者宏观代谢水平和微观病理生理机制的较好的研究方法。

（郭志勇）

1 242 例糖尿病肾脏疾病住院患者初诊时情况及危险因素分析 ［中华肾脏病杂志，2012，28(1)：36］

四川大学华西医院黄佑群等采用回顾性病例对照研究，收集 2003 年 1 月至 2008 年 12 月在该院住院期间首次诊断为糖尿病肾脏疾病(DKD)的 1 242 例患者的临床资料，其中男性 671 例，女性 571 例，患者初诊时的情况，并随访至 2010 年 3 月，分析所有 DKD 患者死亡危险因素。结果显示 1 242 例患者年龄(64.0±15.0)岁，糖尿病病程(10.5±7.9)年，初诊时处于 Mogensen 分期Ⅲ、Ⅳ期、Ⅴ期的患者各占 22.8%、40.6%、36.6%，并发心脑血管疾病者占 24.8%，包括冠心病(心绞痛、心肌梗死)、充血性心力衰竭、扩张型心肌病、肥厚型心肌病、脑梗死、脑出血等。其中 36.6%患者血肌酐(Scr)＞176.8 μmol/L。对初诊时为Ⅲ、Ⅳ或Ⅴ期的病例进行单因素方差分析发现，3 组间糖尿病病程、血红蛋白、清蛋白、Scr、伴随疾病指数(Charlson 指数)差异有统计学意义。Logistic 回归分析显示，年龄、清蛋白、Scr、并发心脑血管疾病、Charlson 指数均为 DKD 死亡危险因素(*OR* 值分别为 1.057、0.908、1.002、2.006、1.371)，而与性别、糖尿病病程、血红蛋白等无相关。上述危险因素在 416 例未行肾脏替代治疗的随访患者中得到了进一步的验证。多元线性回归分析发现，初诊时的血清蛋白水平与未透析 DKD 患者存活时间相关($P=0.003$)。162 例未行肾脏替代治疗的患者总体预后差，平均存活时间(距首次住院诊断为 DKD)短，为 1.214 年，首诊分期为 MogensenⅤ的占 46.3%，糖尿病病程(12.6±8.8)年，58.3%患者并发心脑血管疾病。作者认为早期诊断并积极干预 DKD 相关危险因素对改善患者预后极其重要。

（赖学莉）

述　评　DKD 作为糖尿病最常见的并发症之一，患病率逐年上升。如何防止 DKD 的发生、发展及降低 DKD 患者的死亡风险成为临床工作的重点。该研究通过回顾性分析该院 1 242 例 DKD 住院患者的临床资料，分析死亡相关危险因素。研究结果显示该院 DKD 患者初诊时机较晚，且病情重、多并发其他疾病，年龄、清蛋白、Scr、心脑血管疾病、Chaerlson 指数为死亡危险因素，而性别、糖尿病病程、血红蛋白等未显示出统计学意义上的相关性。初诊时清蛋白水平与患者存活时间相关。早期诊断及积极干预 DKD 相关危险因素对改善患者预后及其重要，积极控制 DKD 进展的危险因素是治疗的核心。

（郭志勇）

单侧输尿管梗阻大鼠肾脏转化生长因子 β 受体亚型表达的变化 ［中华肾脏病杂志，2011，27(10)：752］

大连医大附一院沈楠等为探讨 TGF-βⅠ型受体(RI)、Ⅱ型(RⅡ)受体以及下游 Smad 蛋白在单侧输尿管梗阻(UUO)大鼠模型肾脏中表达及意义，将 90 只雌性 Wistar 大鼠随机分为正常对照组(CON 组)、假手术组(SOR 组)和单侧输尿管梗阻组(UUO 组)，结果发现与 CON 组相比，UUO 组大鼠的 Scr 及 BUN 于术后 3 天开始升高，第 21 天达峰值；术后 3 天肾间质可见明显炎性细胞浸润，14 天后出现明显肾小管萎缩，21 天可见明显肾间质纤维化；肾组织 TGF-βⅠ型受体 ALK-5、ALK-7 和 TGF-βRⅡ的 mRNA 表达于术后 3 天上升并随梗阻时间延长逐渐增加，于 14 天达到峰值；ALK-6 的 mRNA 表达于术后 3 天下降，并随梗阻时间延长逐渐减少，于 14 天达谷值。ALK-5、ALK-6、ALK-7 和 TGF-βR1I 蛋白表达与基因表达一致。Smad2/3 及 P-Smad2/3 的蛋白表达于术后 3 天上升并随梗阻时间延长逐渐增加，于 14 天达到峰值。作者得出结论认为，在肾间质纤维化进展中不同 TGF-β受体亚型存在不同的变化规律并与肾间质纤维化进展密切关联。

（吴　灏）

述　评　肾间质纤维化是多种常见慢性肾脏病发展的共同结局，TGF-β是目前公认的最强促进肾间质纤维化发生发展的细胞因子。TGF-β要通过不同的受体亚型及组合来发挥多种生理及病理作用。通常情况下，TGF-β与其Ⅱ型受体结合，使Ⅰ型受体磷酸化并与前二者结合，形成 TGF-β-TGF-βRⅡ-TGF-βRⅠ复合体，激活下游信号转导通路，发挥不同的生理和病理功能。作者以经典的 UUO 模型为肾间质纤维化模型，应用第 2 代功能基因芯片技术分析正常及 UUO 大鼠肾组织 TGF-β受体亚型及 Smad 蛋白家族表达，筛选出差异表达的 TGF-β受体亚型及 Smad 蛋白，并用实时荧光定量 PCR、Western 印迹及免疫荧光方法进行验证，初步揭示了 TGF-β受体亚型及 Smad 蛋白在正常肾脏和肾间质纤维化发生和进展中的分布和变化规律，提示从受体亚型层面干预肾间质纤维化相对于抑制 TGF-β本身的表达可能更具有特异性。

（郭志勇）

尿路致病性大肠杆菌外膜蛋白 T 敲除株的构建及功能评价 ［南方医科大学学报，2012，32(7)：956］

南方医科大学赵铁等为了探索外膜蛋白 T(OmpT)基因在尿路致病性大肠杆菌(UPEC)CFT073 致尿路感染中的作用，利用 Red 重组技术构建 UPEC CFT073 ompT 基因缺失株(命名为 COTD)，并建立小鼠急性尿路感染模型，通过体内外实验比较野生株与敲除株在膀胱组织的定植能力。PCR 分析及测序鉴定证实

OmpT 基因缺失株构建是成功的；体外实验结果显示野生株黏附率为(8.3±1.9)%，敲除株粘附率为(6.7±2.2)%，敲除株黏附率明显低于野生株($P<0.05$)。体内实验发现膀胱组织内野生株定植细菌数为(7±2)×10^5CFU，敲除株定植细菌为(17±8)×10^4CFU，OmpT 敲除株定植于膀胱组织的能力明显降低($P<0.05$)。由此得出结论，OmpT 作为毒力因子参与细菌定植膀胱组织，在 UPEC 致尿路感染的过程中发挥重要作用。

(董　睿)

述　评　尿路感染是临床中最普遍的细菌感染之一，每年导致 600～700 万人就医。尿路致病性大肠杆菌(UPEC)引起的尿路感染约占 90%。UPEC 临床分离株具有高度的遗传学异质性，表现出不同的定植及持续感染膀胱等靶器官的能力。绝大多数 UPEC 都携带外膜蛋白 T(OmpT)基因，其编码的(OmpT)是一种弱活性的纤溶蛋白酶原激活剂，但是其在大肠杆菌致尿路感染中的作用机制并不清楚。本研究利用 RED 同源重组系统构建尿路致病性大肠杆菌 CFT 073 的 ompT 基因敲除株，并建立 C57/BL 6 小鼠(易被 UPEC 感染)尿路感染动物模型，通过体内外实验考察 OmpT 基因的缺失对致病株定植能力的影响，从而初步探索 OmpT 参与致病的机制，为最终明确 OmpT 在大肠杆菌致尿路感染中的作用打下基础。

(郭志勇)

慢性肾心综合征患者尿液肾损伤分子 1 水平变化及其与预后的关系　[山东医药，2012，52(9)：23]　天津医大总院袁鲁晓等为探讨慢性肾心综合征(CRCS)患者尿液肾损伤分子 1(KIM-1)水平变化及其与预后的关系，选择 CRCS 患者 27 例，根据入院 14 天内肾功能改变情况，分为肾功能改善组(A 组)8 例和肾功能未改善组(B 组)19 例，同期选择不合并心力衰竭的慢性肾衰竭患者 13 例作为慢性肾衰竭组(C 组)、健康体检者 10 例作为对照组(N 组)。分别检测各组入院第 1、7、14 天时尿液 KIM-1 水平，并探讨其与肾小球滤过率估计值(eGFR)、血肌酐(SCr)的关系及其在判断 CRCS 预后中的价值。结果发现入院第 1 天，A、B 组尿液 KIM-1 水平较 C、N 组明显增加(P 均<0.05)；14 天后，A 组尿液 KIM-1 水平较第 1 天明显下降($P<0.05$)，其余各组无明显改变。相关分析显示，入院第 1 天 CRCS 患者尿液 KIM-1 与 eGFR 呈负相关($r=-0.245$，$P<0.05$)，与 SCr 呈正相关($r=0.561$，$P<0.05$)。ROC 曲线分析显示，入院第 1 天时尿液 KIM-1 对 CRCS 患者预后判断能力较强。作者认为早期检测尿液 KIM-1 水平有助于 CRCS 的早期诊断和预后判断。

(戎　殳)

述　评　目前国内外广泛开展急性肾损伤研究，急性肾损伤的早期标志物肾损伤分子 1(KIM-1)和中性粒细胞明胶酶蛋白分子(NGAL)等在动物肾衰竭模型、临床心脏手术后、肝脏手术后和药物性肾损伤导致的急性肾损伤中研究比较多，已经取得比较一致的认识，这些早期肾损伤标志物可对临床早期防治急性肾损伤提供指导。本文研究慢性肾心综合征患者尿液肾损伤分子 1 水平变化及其与预后的关系，可能有助于人们对心肾综合征的认识，但文章数据仅仅显示第 1 天时尿液 KIM-1 对 CRCS 患者预后判断能力较强，需要进一步排除 1 型肾心综合征存在。

(叶朝阳)

选择性环氧化酶 2 抑制剂抑制尿毒症大鼠甲状旁腺异常增生　[中华肾脏病杂志，2012，28(2)：127]　上海华山医院邱君思等为评价环氧化酶 2(COX-2)抑制剂塞来昔布(celecoxib)对尿毒症大鼠甲状旁腺(PG)异常增生的影响，通过 5/6 肾大部分切除结合高磷饮食(P 1.2%，Ca 1.2%)建立尿毒症甲状旁腺功能亢进症(甲旁亢)大鼠模型，存活大鼠按随机数字表法分成尿毒症甲旁亢非用药组(Nx-HP 组，$n=17$)、塞来昔布预防组[Prey 组，$n=18$，建模后 1 天起给塞来昔布 100 mg/(kg(d)]和塞来昔布治疗组[Ther 组，$n=18$，建模 1 个月后给塞来昔布 100 mg/(kg(d)]，并以假手术组作为对照(Sham 组，$n=14$)。12 周后检测各组大鼠肾功能、血甲状旁腺激素(iPTH)水平、PG 大小以及 PG 中增殖细胞核抗原(PCNA)、COX-2 表达。结果显示 Nx-HP 组大鼠血清 iPTH 水平较 Sham 组显著升高[(100.73±4.35)ng/L 比(34.77±0.83)ng/L，$P<0.01$]，塞来昔布干预后 iPTH 水平显著下降[Prev 组(87.36±2.18)ng/L，Ther 组(87.47±1.76)ng/L](均 $P<0.05$)。计算显微镜下 PG 最大面积显示，Nx-HP大鼠 PG 最大面积显著增大，是 Sham 组的 5.28 倍[(2.436±0.372) mm^2/kg 比(0.461±0.089)mm^2/kg，$P<0.01$]；而 Prey 组[(0.987±0.254) mm^2/kg]和 Ther 组[(1.270±0.305) mm^2/kg]PG 分别缩小 59.47%($P<0.01$)和 47.87%($P<0.05$)，两组间差异无统计学意义。PCNA 在 Sham 组 PG 中仅少量表达，Nx-HP 组显著增多，塞来昔布干预后 PCNA 阳性细胞明显减少，Prey 组和 Ther 组蛋白表达水平分别降低 52.91% 和 34.68%(均 $P<0.05$)。COX-2 在 Sham 组 PG 中几乎未见表达，但在尿毒症大鼠中明显增多，Nx-HP 组、Prey 组和 Ther 组分别为 Sham 组的 2.47 倍、2.34 倍和 3.04 倍(均 $P<0.05$)，而 3 组间差异无统计学意义。实时定量 PCR 检测 PCNA 和 COX-2 基因水平显示同样变化趋势。作者认为选择性 COX-2 抑制剂塞来昔布可以显著抑制尿毒症大鼠

甲旁亢和甲状旁腺增生。

（戎　殳）

述　评　慢性肾衰竭患者日益增加，维持性血液透析使得慢性尿毒症长期存活，但其骨矿物质代谢异常疾病(CKD-MBD)十分常见，继发性甲旁亢严重影响患者骨病、心血管疾病等，近几年已经研究生产许多新药抑制磷的吸收，临床上已使用溉醇、思维拉姆、西那卡塞等药物抑制甲状旁腺激素的产生，减少肾性骨病发生发展。环氧化酶抑制剂 COX-2 抑制剂对于是否影响甲状旁腺细胞罕见报道，该研究证明选择性 COX-2 抑制剂塞来昔布可以显著抑制尿毒症大鼠甲旁亢和甲状旁腺增生，可能提示临床上使用该类药物的益处，但需要更多研究进一步观察。

（叶朝阳）

局部枸橼酸联合小剂量低分子肝素抗凝在连续性肾脏替代治疗中的应用　[肾脏病与透析肾移植杂志，2012，21(4)：311]　南京军区南京总医院张凯悦等为比较局部枸橼酸、低分子肝素(LMWH)、局部枸橼酸联合小剂量 LMWH 三种抗凝方法在连续性静脉-静脉血液滤过(CVVH)中的疗效及安全性，设计了单中心随机、对照、前瞻性临床研究，将 2010 年 11 月至 2011 年 9 月期间南京军区南京总医院住院行 CVVH(预计≥30 h)、无抗凝禁忌的危重症患者随机分成局部枸橼酸组(A 组)、LMWH 组(B 组)、局部枸橼酸联合小剂量 LMWH 组(C 组)。如滤器使用时间≤8 h、出现临床需要或明显抗凝相关并发症时需更换抗凝方案。主要观察终点为滤器使用寿命，同时观察血红蛋白(Hb)、血小板计数(PLT)、凝血指标、治疗前后血气的变化及出血发生情况。共入组 57 例患者，其中 A 及 C 组各有 2 例未完成观察，余 53 例纳入分析，其中男性 36 例(67.9%)，女性 17 例(32.1%)，A、B 及 C 组各有 15、19 及 19 例。研究结果显示 3 组滤器使用寿命分别是(21.22±13.49) h，(25.1±23.97) h，(40.35±30.88) h($P<0.01$)。治疗过程中共 8 例患者因抗凝效果不满意更改抗凝方式，其中 A 组及 B 组各 3 例(20%，15.8%)改为 C 组即枸橼酸联合小剂量 LMWH 抗凝($P>0.05$)，C 组 2 例(10.5%)增加 LMWH 剂量；7 例因血气分析结果异常更改抗凝方式，分别为 A 组 3 例(20%)、C 组 4 例(21.1%)，均停用枸橼酸抗凝($P>0.05$)，改为碳酸氢盐置换液；4 例因出血原因更改抗凝方式的患者均在 B 组(21%)($P<0.05$)。观察过程中 A、B、C 三组出现 Hb、PLT 下降达 30% 以上(三组间 $P>0.05$)。仅 B 组 2 例(10.5%)($P>0.05$)患者引流液观察到出血。三组患者 CVVH 的治疗时间、住院天数、ICU 时间、放弃或死亡的比例均无统计学差异($P>0.05$)。作者认为枸橼酸联合小剂量 LMWH 抗凝与单用枸橼酸或 LMWH 抗凝比较，能显著延长滤器使用寿命，而出血相关不良反应并无明显增加。

（戎　殳）

述　评　连续性肾脏替代治疗(CRRT)在急性肾损伤临床救治上十分重要，危重症患者中大多数存在创伤、出血、引流等高危出血状态，患者需要长时间的 CRRT 治疗改善患者的脓毒血症或炎症或进行多器官功能支持治疗，包括深静脉营养治疗等，长时间的体外血液循环抗凝十分困难，要做到维持滤器功能和减少出血风险的平衡需要精密调整，2012 年 KDIGO 指南认为在 CRRT 枸橼酸抗凝优于肝素，该文是国内较好设计的随机对照研究，进一步说明枸橼酸抗凝的优越性，但其长时间使用对酸碱平衡、电解质的影响仍然困扰临床应用。

（叶朝阳）

维持性血液透析患者血清抗-PF4/H 抗体阳性率、危险因素及与血栓栓塞发病率的相关性　[第二军医大学学报，2011，32(9)：974]　解放军总医院肾脏病科杨杨等设计横断面和队列研究调查 157 例维持性血液透析患者抗-PF4/H 抗体的阳性率，利用统计学方法分析抗-PF4/H 抗体水平的影响因素及其与血栓栓塞事件的关系，结果发现 40.8%(64/157)的患者表现为抗-PF4/H 抗体阳性；血清抗体阳性组与抗体阴性组患者既往血栓栓塞事件、抗凝剂类型、每周透析总时间和透析龄等因素差异具有统计学意义($P<0.05$)；抗体阳性患者血栓栓塞事件发生率高于阴性患者($P<0.05$)，抗-PF4/H 抗体对血栓栓塞的危险度 RR=2.349。服用阿司匹林或氯吡格雷的抗体阳性患者血栓栓塞发病率低于未服用抗血小板药物的透析患者。因此，作者总结称本组维持性血液透析患者抗-PF4/H 抗体阳性率较高，影响该抗体水平的危险因素包括既往血栓栓塞事件、抗凝剂类型、每周透析总时间和透析龄等，提出该抗体可以作为血栓栓塞事件的标志物，并认为抗血小板药物对预防抗体阳性患者血栓栓塞事件效果显著。

（戎　殳）

述　评　维持性血液透析已经成为挽救慢性肾衰竭患者的最主要手段，由于肾脏供体的匮乏，大多数尿毒症患者需要长期血液透析，维持性血透患者长期使用肝素成为必然。然而，肝素可以消耗血小板，可以诱导机体产生抗-PF4/H 抗体导致血栓形成，目前国内很少开展这方面的常规检测，缺乏抗-PF4/H 抗体的流行病学资料，本文研究维持性血液透析患者血清抗-PF4/H 抗体阳性率、危险因素及与血栓栓塞发病率的相关性，对提高认识肝素诱导的血小板减少症具有重要参考价值。

(叶朝阳)

R. E. N. A. L. 肾肿瘤评分系统用于保留肾单位手术的临床分析　[北京大学学报(医学版),2012,44(4):539]　北大一院张中元等系统回顾了该院泌尿外科收治的110例施行保留肾单位手术治疗的肾肿瘤病例,根据影像学检查中肿瘤直径、生长类型、毗邻关系、与肾轴线的位置等项目,采用R. E. N. A. L. 系统评分,并进一步分析R. E. N. A. L. 系统评分与手术方式、肾脏缺血时间、围手术期并发症等因素间的相互关系,探讨对于施行保留肾单位手术的患者应用该评分系统的临床意义。110例肾肿瘤患者中,男性84例,女性26例,平均年龄(54.6±12.8)岁,平均BMI为(24.85±3.1) kg/m^2,中位基础肌酐值85.6 μmol/L(45～349 μmol/L),平均肿瘤大小(3.0±1.7) cm,51例为左侧肿瘤,59例为右侧肿瘤。57例患者行开放性肾部分切除术,45例为腹腔镜下肾部分切除术。平均手术时间(135.0±50.7)分钟,中位出血量100 ml(5～2 800 ml),中位术后第1天血肌酐值为94 μmol/L,中位血肌酐变化幅度16.2%(－20.2%～89.6%)。围手术期共27例患者发生29项并发症,根据Clavien－Dindo系统评估,术后并发症中5例为Ⅰ级,5例为Ⅱ级,1例为Ⅲb级。中位住院日13天(5～56天)。依据2002年AJCC肾癌TNM分期标准,PT1a期90例,PT1b期14例,PT2期1例,PT3a期1例。采用R. E. N. A. L. 肾肿瘤评分系统进行评分,并根据分值划分为低度(4～6),中度(7～9),高度(10～12),采用卡方检验结果显示评分结果与手术方式、肾缺血时间和血肌酐变化幅度之间均存在显著相关,而与围手术期并发症无显著相关性。随着肾肿瘤R. E. N. A. L. 评分增高(复杂程度增加),选择施行开放式保留肾单位手术的患者比例逐渐增加,总分>9时,开放手术比例显著多于腹腔镜手术(26:2);肿瘤复杂度增高,术中肾阻断时间势必增加,术后肾功能受影响更大。

R. E. N. A. L. 评分系统变量相对简单,具有良好的稳定性与可重复性,能够协助指导手术方式的选择以及评估围手术期肾功能变化,对于预测手术相关结局的作用仍需进一步评估。

(马熠熠)

述　评　肾癌是肾脏最常见恶性肿瘤,肾脏肿瘤常用手术方式为患侧肾脏全切除,对于肾功能已经受损、无肿瘤侧肾脏已经失功能、或双侧肾脏同时患肿瘤、抑或为孤立肾肿瘤患者等都需要尽可能保护健全的肾脏组织。国外早年已经有研究采取肾脏部分切除对患者的生存益处,本文研究R. E. N. A. L. 肾肿瘤评分系统用于保留肾单位手术的临床分析,对于指导临床采取手术方式具有指导意义,如能随访分析手术效果与患者近期和远期的生存率可能具有更大价值。

(叶朝阳)

肾细胞癌治疗单中心临床分析(1995－2009年)　[第二军医大学学报,2011,32(9):929]　二军医大长海医院王林辉等总结分析了15年的肾细胞癌临床数据,研究技术引进与改良对肾细胞癌外科治疗的微创率、手术切除率及安全性的影响。共统计分析2 052例肾癌病例,其中T1期1 516例,T2期以上536例,其中复杂性肾癌(伴淋巴结转移、静脉癌栓、侵犯周围脏器但可切除、肝肺孤立转移)277例,完成根治手术217例、姑息性手术41例、未完成手术19例(包括术中因癌栓脱落死亡3例)。上述患者按手术时间分组,1995年1月至1999年12月为第1组,2000年1月至2004年12月为第2组,2005年1月至2009年11月为第3组,比较各组间手术方式、手术切除率及安全性。第1组共546例,全部采用开放手术,其中保留肾单位手术42例;复杂性肾癌89例,完成根治手术64例、姑息性手术16例、未完成手术9例(包括术中因癌栓脱落死亡2例)。术后因出血行二次手术2例,均止血后治愈出院,动力性肠梗阻1例,无其他严重围手术期并发症。第2组共673例,其中保留肾单位手术95例,采用腹腔镜手术(经腰)117例,中转开放手术6例;开放手术556例;复杂性肾癌88例,完成根治手术68例,姑息性手术13例,未完成手术7例(包括术中因癌栓脱落死亡1例)。术后因出血行二次手术1例,止血后治愈出院,无其他严重围手术期并发症。第三组共833例,开放手术248例,采用腹腔镜手术585例,中转开放手术14例;T1期保留肾单位手术142例,开放手术82例,腹腔镜下60例;复杂性肾癌100例,完成根治手术85例,姑息性手术12例,未完成手术3例,无围手术期死亡病例。保留肾单位的肾癌手术及腹腔镜下微创手术是早期肾肿瘤外科治疗的发展趋势,改进手术显露(改良手术切口选择、采用Omni拉钩),预防癌栓脱落(术前DSA引导下预先放置静脉临时滤器),预见出血部位,减少邻近脏器损伤是提高复杂性肾癌手术切除率及安全性的重要原因。随着技术发展,复杂性肾癌外科治疗的切除率及安全性还将进一步提高,腹腔镜下微创治疗将进一步扩展。

(马熠熠)

述　评　肾癌是肾脏最常见恶性肿瘤,手术治疗是最佳办法,早期治疗可以完全根治,手术治疗模式目前趋向微创。该文献复习15年资料2 052例肾癌病例,说明保留肾单位的肾癌手术及腹腔镜下微创手术是早期肾肿瘤外科治疗的发展趋势,改进手术显露(改良手术切口选择),预防癌栓脱落(术前DSA引导下预先放置静脉临时滤器),预见出血部位,减少邻近脏器损伤是提高复杂性肾癌手术切除率及安全性的重要原因,复杂性肾癌外科治疗的切除率及安全性还将进一步提高。

(叶朝阳)

移植肾排异反应中肾小管上皮细胞的表型转化

[中华肾脏病杂志,2011,27(11):811]吉林大学张丽红等为了观察人移植肾肾穿刺标本不同排异反应病变中肾小管上皮细胞表型转化状态,探讨排异反应与肾小管上皮细胞表型转化的相关性,应用免疫组织化学SP法检测55例移植肾穿刺不同病变组中肾小管上皮细胞α平滑肌肌动蛋白(α-SMA)的表达。随着配型方法改进、肾移植手术完善、新型免疫抑制剂的发现和联合应用,同种肾移植的成功率和存活率已极大提高,然而,移植肾的远期存活率却未有明显的改善和提高,约50%的移植肾在术后的10年中,由于慢性移植肾功能丧失还需继续新的治疗。移植肾慢性纤维化的发生机制是肾脏病研究的热点,肾小管上皮细胞向间充质细胞转化已受到广泛关注。正常肾小管细胞属于上皮细胞,可表达角蛋白、E-钙黏蛋白等上皮细胞标记物,而不表达间叶组织标记蛋白α-SMA。该研究结果显示:各组萎缩病变的肾小管上皮细胞均有α-SMA阳性表达,表现为近基底膜处胞质阳性染色,提示出现了表型转化。在无萎缩病变的肾小管中,仍有部分肾小管细胞呈α-SMA阳性染色。7例基本正常病例组均无肾小管上皮细胞的表型转化。28例急性T细胞介导排异IA级病例组中,1例肾小管上皮细胞α-SMA阳性表达率为25%~50%,3例为10%~25%。14例排异反应IB级中,1例α-SMA阳性表达率达50%以上,2例25%~50%,2例10%~25%。此外,α-SMA阳性表达的肾小管上皮细胞内或肾小管周围均有炎细胞浸润,提示发生表型转化的肾小管上皮细胞与急性排异反应炎细胞的浸润呈现共同的分布趋势。该研究结果表明:随着急性T细胞介导性排异反应加重,肾小管上皮细胞发生表型转化的现象明显增强。本研究为移植肾慢性纤维化的发生机制,特别是急性排异和慢性移植肾功能之间的可能联系提供了依据,为目前慢性移植肾功能丧失的预防提供了参考。

(李　林)

述　评　成功的肾脏移植是慢性尿毒症治疗的最佳办法。配型方法改进、肾移植手术完善、新型免疫抑制剂的联合应用,使得临床上肾移植后急性排斥反应已经很少见。然而,移植肾的远期存活率却未有明显的改善和提高,约50%的移植肾在术后的10年中,由于慢性排斥导致移植肾功能丧失。移植肾慢性纤维化的发生机制是移植肾脏病研究的热点,该研究结果表明排斥反应过程中肾小管上皮细胞向间充质细胞转化,表型转化的肾小管上皮细胞与急性排异反应浸润的炎细胞呈现共同的分布趋势,为深入研究防治慢性移植肾排斥反应提供新思路,也为有效治疗急性排斥、减少慢性排斥提供理论依据。

(叶朝阳)

内分泌及代谢疾病

本年度共收集内分泌及代谢疾病文献 2 079 篇，其中纳入回顾 561 篇(占 27%)，列入文选 14 篇(占 0.7%)。

一年回顾

一、下丘脑、垂体疾病

(一) 垂体瘤

张东波[1]分析 42 例经蝶入路垂体瘤切除术后的并发症，主要有尿崩症、垂体功能低下、高血糖、脑脊液鼻漏等，通过对症处理多可有效控制。胡业帅等[2]研究国人复发性垂体瘤中 AIP 基因的突变与垂体瘤复发的相关性，进行 PCR 扩增及 DNA 测序比对，发现原发性和复发性垂体瘤中 AIP 基因均出现突变，可能是早期诊断及治疗垂体瘤复发的新途径。朱丹化等[3]分析垂体生长激素大腺瘤和无功能大腺瘤的生长模式，生长激素大腺瘤明显表现出优先突破鞍底向蝶鞍下生长的倾向，而无功能大腺瘤则倾向于突破鞍膈向蝶鞍上生长。吴留洋等[4]报道在侵袭性垂体腺瘤与非侵袭性垂体腺瘤中，部分 miRNAs 存在表达差异，这可能与垂体腺瘤的侵袭性生长有关。裴傲等[5]分析 38 例老年垂体瘤患者，发现主要表现为视力障碍和垂体功能低下，内镜经鼻蝶入路手术是安全、有效的治疗方法。裴傲等[6]探讨内镜经鼻蝶窦入路手术治疗 15 例急性卒中垂体腺瘤患者，发现该方法是安全、有效的，完善的围手术期处理措施是保证手术成功的关键。王婉等[7]通过检测雌激素受体拮抗剂对垂体腺瘤 GH3 细胞的影响，探讨雌激素在垂体催乳素腺瘤发生、发展中的作用机制，发现雌激素受体拮抗剂是通过抑制细胞增殖、PRL 分泌及抗雌激素而发挥抑瘤作用，而 ICI 的作用与下调 ERα 的表达有关。陈茂华等[8]回顾分析 163 例经鼻蝶窦入路内镜下垂体瘤切除术后的颅内感染因素，感染率为 9.82%，手术时间越长伴有脑脊液漏和糖尿病及应用激素者是感染的影响因素。李俊武等[9]回顾性分析 260 例伽马刀治疗的泌乳素型垂体瘤患者，随访观察疗效效果，发现该治疗方法的有效率高，安全性好。李德坤等[10]探讨分析 242 例垂体瘤术后尿崩发生的相关因素，术后尿崩症发生率为 21%，均是一过性尿崩症，ACTH 腺瘤、手术方式是术后尿崩症发生的独立危险因素。王剑新等[11]从病理形态学角度研究垂体腺瘤对鞍底硬膜的影响，发现侵袭性垂体腺瘤肿瘤周边膜性层次仍然存在，传统意义的“侵袭”概念并不准确；垂体囊内可见疑似瘤细胞可能是目前造成侵袭性误判的主要原因。张楠等[12]分析临床表现为库欣病的垂体促肾上腺皮质激素腺瘤的诊断和手术治疗疗效，发现双侧岩下窦采血(BIPSS)有助于库欣病术前 ACTH 微腺瘤的鉴别诊断和肿瘤定位；经蝶入路是治疗垂体 ACTH 微腺瘤手术的首选方法，术后未缓解或复发病例可考虑再次手术。余云湖等[13]报道外科手术是治疗多数垂体腺瘤的首选方法，其中经鼻蝶窦入路创伤小、恢复快，是大多数垂体腺瘤患者的首选术式。牛国栋等[14]报道垂体催乳素腺瘤的治疗需采取个体化治疗，手术需严格把握适应症，长期随访手术与药物治疗的疗效相似。垂体 PRL 微腺瘤不建议首选手术治疗。凌南等[15]报道垂体 TSH 腺瘤发病率极低，甲亢患者血清 TSH 水平不被抑制时应警惕垂体 TSH 腺瘤的存在，鞍区影像学检查有助于垂体 TSH 腺瘤的早期诊断和治疗。周智超等[16]报道垂体瘤术后 1 周内及 3 个月复查率低，垂体瘤术后可能存在较多漏诊垂体功能减退的患者。

(二) 中枢性性早熟

鄢力等[17]分析 51 促性腺激素释放激素类似物治疗 51 例女童特发性中枢性早熟的临床疗效，GnRHa 能有效抑制下丘脑-垂体-性腺轴治疗 ICPP，但促身高增长作用有待进一步研究。郑丕娟等[18]观察20例接受缓释型促性腺激素释放激素类似物治疗后的特发性中枢性早熟男孩的成年身高，发现GnRHa能改善ICPP男孩的成年身高。

（三）生长激素缺乏症

张春芳等[19]探讨成人生长激素缺乏症的诊断方法，鞍区疾病普遍存在严重生长激素缺乏，精氨酸兴奋试验、左旋多巴兴奋试验与胰岛素耐量试验比较无统计学差异，安全性好，可作为成人生长激素缺乏症的检测方法。李正秋等[20]探讨重组人生长激素对青春期前特发性矮小症儿童促身高增长的疗效，发现皮下注射rhGH对治疗儿童ISS有增快生长速度作用，是一种安全有效的方法。

（四）其他

石茂静等[21]报道垂体功能减退症女性患者的心电图异常表现与男性相比无差异，女性的心血管疾病危险因素比男性低，可能与女性患者的甘油三酯及尿酸水平低有关。刘赫等[22]回顾性分析117例垂体前叶功能减退症临床特征，发现本症由于致病因素的变化，发病人群、首发症状及受累激素均已发生变化，男性多于女性，发病年龄偏高，病因以垂体瘤为主。周元芳[23]探讨11例继发性尿崩症的发生原因及治疗效果，各种原因所致失血性休克、全身性缺血缺氧改变、能量供给障碍等均可能导致继发性尿崩症。早期发现、及时诊断和正确处理是关键。周翠岚等[24]总结11例垂体Rathke囊肿的MRI表现，多位于鞍区，多呈圆形或椭圆形，边界清楚；T1W1呈低信号，T2W1呈高信号，信号均匀。5例行增强扫描，囊肿无强化。

（刘志民　宝　轶）

参 考 文 献

1 张东波. 山东医药，2012，52(2)：46
2 胡业帅，等. 中华神经外科杂志，2012，28(1)：55
3 朱丹化，等. 中华神经外科杂志，2012，28(1)：59
4 吴留洋，等. 中国神经精神杂志，2011，37(12)：752
5 裴　傲，等. 中国神经免疫学和神经病学杂志，2012，19(1)：26
6 裴　傲，等. 中华神经外科杂志，2012，28(3)：229
7 王　婉，等. 中华神经外科杂志，2012，28(3)：285
8 陈茂华，等. 中华医院感染学杂志，2011，21(19)：4032
9 李俊武，等. 立体定向和功能性神经外科杂志，2012，25(3)：162
10 李德坤，等. 安徽医学，2012，33(7)：835
11 王剑新，等. 中华神经外科杂志，2012，28(7)：688
12 张　楠，等. 中国临床神经科学，2012，20(3)：295
13 余云湖，等. 中华神经外科杂志，2012，28(4)：343
14 牛国栋，等. 中华神经外科杂志，2012，28(4)：336
15 凌　南，等. 江苏医药，2012，38(16)：1896
16 周智超，等. 中华内分泌代谢杂志，2012，28(7)：542
17 鄢　力，等. 四川医学，2012，33(6)：933
18 郑丕娟，等. 中华内分泌代谢杂志，2012，28(7)：551
19 张春芳，等. 临床内科杂志，2012，29(2)：90
20 李正秋，等. 医学临床研究，2012，29(3)：431
21 石茂静，等. 临床心电学杂志，2011，20(5)：341
22 刘　赫，等. 中华内分泌代谢杂志，2011，27(11)：883
23 周元芳. 四川医学，2011，32(8)：1259
24 周翠岚，等. 江西医药，2011，46(8)：762

二、甲状腺疾病

（一）碘缺乏及高碘

王木华等[1]对福建省碘缺乏病高危地区病例搜索，未发现新发地克病及疑似地克病病例，8～10岁儿童总体甲状腺肿大率为3.6%，但东山县为5.4%，超过国家消除碘缺乏病标准（<5%）。王燕玲等[2]*通过测定碘油干预前和干预后婴幼儿尿碘，发现脑发育关键期碘营养不足会导致婴幼儿生长发育落后，通过口服碘油能改善碘缺乏造成的生长发育障碍。楼晓明等[3]调查发现，浙江省哺乳期妇女碘营养水平总体处于适宜水平；与沿海农村、内陆地区的孕妇相比，沿海城市孕妇在一定程度上存在碘营养水平不足的问题。孙毅娜等[4]对妊娠20天母鼠的研究发现，母鼠碘缺乏导致胎鼠脑神经元发育和突触生长受损，且损伤随母鼠缺碘程度而逐渐加重。李颖等[5]通过观察酪蛋白摄入对高碘小鼠机体和甲状腺碘代谢水平的影响，发现长期摄碘过多可明显增加血清、甲状腺和尿液中的含碘量，而酪蛋白摄入增多可促进高碘的排泄。刘玉辉等[6]通过动物实验得出结论：大鼠妊娠前边缘性碘缺乏时，妊娠后FT4水平下降，影响仔鼠脑内相关蛋白的表达，并对智力产生一定影响。

（二）甲状腺功能亢进症

孙媛媛等[7]发现促甲状腺激素受体（TSHR）基因内含子1区域5个SNP与山东临沂地区汉族人群Graves病（GD）相关，其中rs12101261是一个独立致病位点，该基因多态性与血清TRAb水平相关。潘天荣等[8]发现等位基因HLA-DRB1*08032、HLA-DRB1*1501可能是安徽地区汉族人使用抗甲状腺药物（ATD）致白细胞减少的易感基因，HLA-DRB1*0901可能是其保护基因或抗性基因。王冉等[9]发现TSHR基因内含子1区域rs179247、rs12101261、rs4903964与蚌埠地区汉族人群Graves病明显相关联；并且rs12101261和rs4903964是TSHR基因内含子1上的主效易感位点，TSHR基因可能是TRAb持续阳性Graves病患者的一个主效易感基因。常玉莹等[10]分析 50 例甲亢患者，发现抵抗素水平的调节受甲状腺激素影响，甲亢患者血抵抗素可能与胰岛素抵抗及糖脂代谢紊乱有关。戈荧等[11]分析指出甲状腺相关眼病的发生发展受多方面因素的影响，戒烟、恢复并维持甲状腺功能及其自身抗体水平的正常能够预防或改善甲状腺相关眼病的发生发展。罗洪霞等[12]分析 GD 患者甲状腺组织剪切波速度的变化及其与促甲状腺激素（TSH）的相关性，发现甲状腺组织剪切波速度可作为 GD 诊断的一项辅助指标，可间接反映 TSH 的水平。胡晓青等[13]研究发现超声二维应变成像技术能够准确定量评价甲亢患者右室长轴收缩功能，为临床评价右心功能提供有效方法。常娟等[14]发现综合检测细胞角蛋白 19（CK－19）、波形蛋白、血管内皮生长因子 C（VEGF－C）和环氧化物酶 2（COX－2）4 种免疫学指标，对探讨 GD 和桥本甲状腺炎（Hashimoto's thyroiditis，HT）发生、发展过程及预后评估具有一定的参考价值。于美丽等[15]应用血管回声跟踪（echo-tracking，ET）技术定量评价 GD 患者的颈动脉弹性变化，发现 GD 患者血管内皮功能受损，应在病程早期积极治疗；ET 可以作为评价 GD 患者血管内皮功能的新技术。金仲慧等[16]分析发现计算机辅助归一化分析对 Graves 病甲亢治疗计划的制定和预后有一定帮助。孟凤苓等[17]研究发现 GD 未治疗组及复发组血清 CXC 趋化因子配体 10（CXCL10）水平高于 GD 缓解组及正常对照组，血清 CXCL1O 与 FT3、FT4 水平呈正相关，与 TSH 水平呈负相关。刘隽等[18]发现甲状腺相关眼病（TAO）患者血清抗带有卷曲螺旋和锚蛋白重复序列的葡萄膜自身抗原（UACA）抗体水平明显高于 GD 患者，提示抗 UACA 抗体可能是 TAO 患者眼肌损害的一个临床标记物。叶小珍等[19]研究发现 Graves 眼病（GO）患者的血清可溶性细胞间黏附分子 1（sICAM－1）、透明质酸（HA）水平明显增高，提示 GO 患者外周血 sICAM－1、HA 水平可作为评价 GO 活动性的指标。周新建等[20]比较 87 例患者治疗后的甲状腺摄碘率（TUR）和有效半衰期（EHL），甲状腺重量由核素显像及 B 超重复测量，得出治疗剂量 ^{131}ITUR 和 EHL 低于示踪剂量，甲状腺抗体阳性对治疗结果有影响。郭满涛等[21]发现放射性碘治疗白细胞减低的甲状腺功能亢进患者联合“升白”药物能在治疗早期过程中升高白细胞，且与白细胞正常组早期疗效不会产生差异，对白细胞减低的甲亢患者是一种安全有效的治疗方法。查兵兵等[22]发现外周血 $CD4^{+}$ $CD25^{+}$ 调节性 T 细胞免疫功能减弱导致 CD4＋T 细胞增殖失控可能是 Graves 病发病的重要原因，药物治愈患者其免疫功能难以完全恢复正常导致 Graves 病容易复发。冯会娟等[23]研究发现 ^{131}I 治疗巨大甲状腺肿性 Graves 甲亢安全有效，总治愈率与早发甲减的发生率与非巨大甲状腺肿性 Graves 甲亢相近。邓波等[24]发现 Graves 病患者治疗前甲状腺重量、FT4 水平、^{131}I 治疗系数、单位质量甲状腺组织 ^{131}I 剂量是影响 ^{131}I 治疗效果的因素，单位质量甲状腺组织 ^{131}I 剂量与成功治愈独立正相关。闫瑞红等[25]通过比较 ^{131}I 及 ^{131}I 联合保肝药物治疗 Graves 甲状腺功能亢进症合并肝损害的效果，分析 500 例 ^{131}I 治疗 Graves 甲亢合并肝损害疗效良好，联合应用保肝药物可促进患者肝功能的恢复。陈永辉等[26]分析证明 ^{131}I 治疗 Graves 病后 3 年，甲亢缓解率高，但甲减发生率也高，ATD 治疗和有效半衰期是影响 ^{131}I 成功治疗的重要因素。陶文玉等[27]发现抗甲状腺药物（ATD）治疗前和治疗中，尤其强化初治阶段应密切监测白细胞的变化，一旦发现粒细胞减少，应及时采取有效的升白细胞综合治疗措施，以减少严重不良后果。徐庆会等[28]采用随机、对照、开放性临床研究发现双环醇片对甲亢所致肝功能损害及甲巯咪唑治疗后所致肝功能损害患者有良好的疗效和安全性。劳丹华等[29]分析发现周期性麻痹是甲亢的常见并发症之一，多见于青壮年男性，其甲亢症状较轻。个体化放射性碘治疗对甲亢并周期性麻痹患者治疗效果较好。李文君等[30]指出 Graves 病合并免疫性血小板减少症（ITP）在年长的患者中更易发生，患者的临床表现与实验室检查结果之间并不一致，合并血小板减少的 Graves 病患者的 FT3 水平更高。黄灵等[31]* 分析 163 例 GD 患者，发现 Graves 病患者具有较高的骨质疏松患病比例，高骨转换速率是 Graves 病合并骨质疏松患者的显著特征，高甲状腺激素水平是影响其骨转换速率和骨质疏松的重要因素。杜晓明等[32]通过观察发现丙基硫氧嘧啶（PTU）和甲巯咪唑（MMI）均能够改善 GD 患者的自身免疫状态，而 MMI 的免疫抑制作用较为明显。毕美等[33]发现 TSHR－A 亚单位-腺病毒免疫建立的 GD 模型中 Bregs 表达存在缺陷，提示 Bregs 表达可能在 GD 的发生及发展中发挥免疫调节作用，且 GD 疾病严重程度可能与 Bregs 缺乏程度有关。毕文君等[34]通过家兔实验发现超声斑点追踪成像（STE）能准确评估甲亢性心肌病兔不同左室构型局部心肌收缩功能的变化。王亚娟等[35]通过动物实验发现定量组织速度成像（QTVI）技术可具体发现甲亢性心肌病兔不同左室构型左室收缩及舒张功能的变化情况。

（三）甲状腺功能减退症

司珊珊等[36]选择新疆阿克苏地区乌什和拜城 2 个县的 9 个乡符合调查标准的妊娠妇女作为调查对象，发现妊娠第 19～23 周妇女的甲状腺功能低下倾向可能是造成子女大脑发育异常的重要因素。陈欣等[37]通过检索国内外数据库发现亚甲减与左心室舒张功能减退有明显相关性，但与左心室收缩功能减退无明显相关性。张立文等[38]分析32例甲减患者，发现甲减患者颈动脉弹性明显低于正常对照组，ET技术为甲减患者颈动脉的弹性检测提供了一种快捷、无创的早期评价方法。陈勇刚[39]应用ET技术检测38例亚临床甲状腺功能减退患者及60例正常者颈动脉，发现亚临床甲状腺功能减退患者易发生早期动脉血管内皮功能损伤，ET技术有助于早期发现及定量分析。郑燕等[40]通过动物实验发现成年期甲减大鼠海马突触前膜蛋白syntaxin-1表达增加，常规剂量甲状腺素替代治疗能使其恢复至正常水平。潘天荣等[41]通过大鼠实验发现左旋甲状腺素(LT)、维生素E(VitE)及二者联合治疗可降低甲减大鼠心肌细胞凋亡，其机制可能与甲状腺功能改善和氧化应激水平降低有关。

(四) 甲状腺炎

李晨阳等[42]* 通过对58例产后甲状腺炎(PPT)患者随访观察24个月，发现20.8%的PPT患者在产后24个月时持续甲减，其发生与PPT的病程特点、分娩时及产后的TSH水平有关。闫玉玺等[43]通过对116例经临床确诊的HT患者分析发现，超声弹性成像应变率(strain ratio，SR)法有助于评价HT的病程进展情况。张传菊等[44]发现超声弹性成像能够简便、无创、半定量地反映亚急性甲状腺炎(subacute thyroiditis，SAT)的硬度信息，为其诊断及分期诊断提供了一项新的检测方法。王建红等[45]分析经穿刺活检或手术后病理证实的HT合并甲状腺结节的超声弹性图像，发现超声弹性应变率比值在HT合并甲状腺良恶性结节的鉴别诊断中有较高的诊断价值。彭娟等[46]分析68例经手术及病理证实的慢性淋巴细胞性甲状腺炎合并甲状腺恶性肿瘤的超声声像图特征，发现其超声声像图表现有一定特异性，及对占位的良恶性进行初步判断。张凤娟等[47]发现声触诊组织量化(VTQ)技术作为无创、量化检测HT的方法，可评价甲状腺组织的硬度，有助于HT诊断。

(五) 甲状腺结节、甲状腺肿及囊肿

张永红等[48]通过分析肿瘤坏死因子相关凋亡诱导配体基因(TRAIL)1 525位点多态性与结节性甲状腺疾病关系，发现TRAIL基因1 525位点多态性与结节性甲状腺疾病发生关系密切。张春玉等[49]分析发现大连地区体检人群中甲状腺结节、代谢综合征患病率均较高，且两者患病率均随年龄增长而升高，超重/肥胖是甲状腺结节的危险因素之一。席蓓莉[50]研究发现，老年男性人群具有较高的甲状腺结节患病率，早期较小的结节对甲状腺功能无显著影响。TT_3、FT_3水平随年龄增长而降低。陈曼等[51]分析169例甲状腺结节的超声表现、超声引导下甲状腺结节细针穿刺细胞学结果、随访及手术病理，发现超声评估结合超声引导下细针穿刺细胞学检查对甲状腺结节的正确处理具有重要的临床价值。李文波等[52]发现超声引导下细针吸取细胞学检查对不同大小的甲状腺实性及囊实性结节取材满意，诊断准确性好，有较高的临床应用价值。王菁等[53]回顾性分析发现超声造影增强模式分析对甲状腺实性结节良恶性鉴别诊断具有重要的价值。关志伟等[54]回顾2007年8月至2010年3月间无甲状腺癌病史或甲状腺手术史行PET/CT检查者共计8 463例，其中145例意外发现甲状腺高代谢结节有较高的恶性百分率，其中37例证实为恶性病变。李恒国等[55]研究发现甲状腺良、恶性结节的CT灌注扫描中，平均通过时间(MMT)和ROI的血流量(BF)对其鉴别诊断具有价值，但以MTT的诊断准确度更高。付鹏等[56]通过回顾性分析572例甲状腺结节的声像图特点，对提示结节的恶性风险具有不同程度的价值，利用综合分析的评分方法将结节分为不同的危险等级，可为临床提供依据。杨华等[57]发现实时超声弹性成像技术在甲状腺实性结节的定性诊断中具有较高的应用价值；在对颈部淋巴结定性诊断方面，与常规二维超声结合可提高诊断准确性。付超等[58]等研究发现实时剪切波弹性成像技术可对甲状腺结节良恶性作出定量诊断，为鉴别甲状腺结节的良恶性提供了一种新的方法。郝志华等[59]通过分析13 664例行甲状腺超声检查结果，发现甲状腺结节在体检人群中的检出率不低，但多数为良性结节。徐斌等[60]对50枚甲状腺良性结节的研究发现，超声引导下甲状腺结节经皮热消融治疗安全性高，创伤小，可控性强，疗效确切。

(六) 甲状腺肿瘤

魏松锋等[61]发现1954～2009年间天津市肿瘤医院收治的甲状腺癌的构成比中，甲状腺乳头状癌所占比例升高，甲状腺滤泡癌及甲状腺未分化癌所占比例下降，其原因可能与检诊水平提高及高碘饮食等因素有关。陈振宇等[62]通过回顾性分析发现2009年资料与1999年资料相比，双侧甲状腺癌构成比和微小癌比例差异显著，B超的广泛应用和准确度提高可能是造成这种变化的原因。高卫利等[63]发现基因启动子区的甲基化改变可能是RaplGAP蛋白表达下调的重要机制之一。金东岭等[64]通过检测甲状腺癌患者甲状腺组织雌激素受体(ER)β1、ERβ2以及ERα的表达，发现ERβ2的表达缺失可能导致甲状腺滤泡上皮细胞的增生和癌变以及肿瘤的演进，并有一定的预后评估价值。李建周等[65]通过分析发现血清TSH水平高、男性、单个甲状腺结节者患甲状腺癌的风险高。佟杰等[66]分析38例PMC病理资料，发现不论乳头状结构的有无，同时出现核异型重叠、极性紊乱、毛玻璃核、核沟及核内包涵体是诊断甲状腺乳头状微小癌(PTMC)的关键，间质浸润、间质硬化及复杂分支的真性乳头结构是PTMC诊断的主要依据。吉日等[67]回顾分析得出结节最大横断面纵横比(A/T_C)≥1诊断甲状腺癌的敏感性高于结节最大纵断面纵横比(A/T_L)≥1，该指标的应用有助于提高甲状腺癌的检出率。周瑞莉等[68]通过192个甲状腺实性小结节分析，得出二维超声联合实时超声弹性成像对诊断甲状腺微小癌有较高价值。陈锐等[69]分析122例甲状腺乳头状癌，得出肿瘤浸润甲状腺外组织及同侧Ⅱ、Ⅲ、Ⅳ区淋巴结同时转移是甲状腺乳头状癌患者Ⅴ区淋巴结转移的危险因素，对于这一类患者建议行Ⅴ区淋巴结清扫。曾瑞超等[70]*回顾性分析发现，对于病理证实的PTMC患者，如出现肿瘤多发病灶、中央区淋巴结转移、合并桥本甲状腺炎及肿瘤位于甲状腺上极则需注意颈侧区淋巴结转移可能。范西红等[71]回顾性分析得出甲状腺微小癌(TMC)区域淋巴结转移发生率较高，应重视术前评估和术中快速活检，有选择的预防性区域性颈淋巴清扫可使患者获益。曾瑞超等[72]回顾性分析得出超声积分对甲状腺微小乳头状癌患者颈侧区淋巴结转移的鉴别诊断具有一定的预测价值，当超声积分≥2.5时需注意颈侧区淋巴结转移可能。张渊等[73]分析得出甲状腺乳头状癌具有较典型的恶性造影增强特征，提示超声造影有助于提高甲状腺乳头状癌的诊断准确率。韩志江等[74]回顾性分析47例共50枚MCT的CT资料发现瘤体形态不规则、甲状腺平扫边缘中断征、瘤体增强后相对低密度区小于平扫、细颗粒状钙化、瘤体周围多发小淋巴结有助于微小甲状腺癌(MCT)的诊断。潘兴寿等[75]通过对甲状腺腺瘤(TA)手术前后分析发现手术应激可加重合并原发性高血压的甲状腺腺瘤患者的胰岛素抵抗，控制高血压和纠正胰岛素抵抗有助于促进术后康复。陈泽泉等[76]通过对比发现^{131}I治疗可导致分化型甲状腺癌(DTC)患者短期内PTH水平降低，女性更为敏感。李田军等[77]发现刺激性甲状腺球蛋白(Tg)在乳头状甲状腺癌(PTC)全切术后、^{131}I治疗前对PTC的远处转移有预测价值。陈永辉等[78]发现DTC患者甲状腺全切或近全切术后，小剂量1 850～2 220 MBq ^{131}I去除残留甲状腺组织(RRA)与大剂量3 330～3 700 MBq RRA疗效相同，术式和治疗前Tg水平是影响RRA成功的重要因素。张宗敏等[79]分析了600例甲状腺乳头状癌患者的临床资料和随访资料，指出甲状腺乳头状癌患者生存率较高，TNM分期、病理分级和手术切除彻底性是患者预后的独立影响因素。赵媛等[80]对DTC预后相关因素进行分析并复习文献，发现年龄、就诊时肿瘤大小及早期转移影响DTC预后。张宗华等[81]分析发现细胞周期蛋白E(cyclin E)的表达强度与彩色血管能量成像(CPA)的血流分级及甲状腺癌预后相关，细胞周期蛋白E的表达是甲状腺癌有效的预后预测因子。张秀梅等[82]发现9-顺式维甲酸(9-cis-retinoic acid，9-cisRA)在一定浓度范围内可能通过上调RARβ、p21的表达进而下调细胞周期蛋白D1的表达，从而抑制细胞增殖。王任飞等[83]采用脂质体转染等方法建立稳定表达NIS的ATC细胞株，发现经一定浓度17-AAG作用后，可进一步提高肿瘤细胞的摄碘率，并可明显延迟碘的外流，提高细胞内碘的滞留率。杨井金等[84]发现无血清处理诱导甲状腺髓样癌TT细胞内S100A13及成纤维细胞生长因子(FGF-1)蛋白的释放与细胞内ca^{2+}螯合剂浓度变化有关。孟召伟等[85]实验发现，^{131}I会导致DTC细胞NF-κB表达增加、功能增强，联合使用NF-κB抑制剂可抑制这种改变，获得协同疗效。于丽波等[86]通过裸鼠实验发现全反式维甲酸(ATRA)联合曲古抑素(TSA)可增强FFC-133细胞和NMB-hFTC病灶的分化、摄碘能力，达到增强^{131}I杀死甲状腺癌病灶的协同作用。

(七)甲状腺功能检查

张桂芹等[87]通过对天津市中心妇产科医院的174名妊娠晚期孕妇调查，发现碘充足地区孕妇整体碘水平适宜，但仍存在碘缺乏和碘过量个体，碘缺乏孕妇所产新生儿患甲减、亚甲减的风险较高。魏薇等[88]调查发现高碘地区大部分孕妇碘营养过量，新生儿敏感促甲状腺激素(sTSH)水平较高且与母亲sTSH水平异常及患有甲状腺疾病有关，故应加强孕妇碘营养状况、甲状腺功能及新生儿sTSH水平的监测。

(八)其他

薛自立等[89]对做甲状腺功能检查的2 433例患者进行登记、分析，发现老年人甲状腺激素异常检出率高，提示对老年患者应注意甲状腺功能测定，及时诊断和治疗老年人甲状腺疾病。刘爱华等[90]通过对居民进行分层抽样调查共收集1 523人，分析发现尿微量清蛋白排泄率(ACR)与血清促甲状腺激素(TSH)未见相关性，高血糖、高血压是发生ACR的独立危险因素。李静等[91]抽取沈阳地区孕早期妇女505例，通过问卷方式获得其对富含大豆制品食物的摄入频度及相关背景资料，发现在碘充足地区，孕早期妇女进食富含大豆的食物未影响甲状腺功能。岳秀慧等[92]利用美国GE公司图像后处理软件Functool，发现b值为300 s/mm时，DWI图像质量好，甲状腺良性病变的ADC值明显高于恶性病变的ADC值。

(刘兴振　郑龙轶)

参考文献

1 王木华,等.中国地方病学杂志,2012,31(1):68
2* 王燕玲,等.中华流行病学杂志,2012,33(2):164
3 楼晓明,等.中国地方病学杂志,2011,30(6):602
4 孙毅娜,等.中华内分泌代谢杂志,2012,28(2):146
5 李 颖,等.中国地方病学杂志,2011,30(6):620
6 刘玉辉,等.中华内分泌代谢杂志,2012,28(5):382
7 孙媛媛,等.中华内分泌代谢杂志,2012,28(7):565
8 潘天荣,等.中华内分泌代谢杂志,2011,27(12):967
9 王 冉,等.中华内分泌代谢杂志,2012,28(4):306
10 常玉莹,等.中国地方病学杂志,2011,30(5):559
11 戈 荧,等.中国实用内科杂志,2011,31(9):707
12 罗洪霞,等.中华超声影像学杂志,2011,20(11):962
13 胡晓青,等.临床心血管病杂志,2011,27(12):901
14 常 娟,等.中华内分泌代谢杂志,2011,27(12):983
15 于美丽,等.中国临床医学影像杂志,2012,23(7):498
16 金仲慧,等.中华核医学与分子影像杂志,2012,32(4):273
17 孟凤芩,等.中华内分泌代谢杂志,2012,28(3):217
18 刘 隽,等.中华内分泌代谢杂志,2012,28(5):402
19 叶小珍,等.中华内分泌代谢杂志,2011,27(10):830
20 周新建,等.中华内分泌代谢杂志,2011,27(12):975
21 郭满涛,等.重庆医学,2012,41(1):28
22 查兵兵,等.中华内分泌代谢杂志,2012,28(6):499
23 冯会娟,等.南方医科大学学报,2011,31(8):1464
24 邓 波,等.临床内科杂志,2011,28(9):597
25 闫瑞红,等.中华核医学与分子影像杂志,2012,32(4):269
26 陈永辉,等.中华核医学与分子影像杂志,2012,32(3):206
27 陶文玉,等.临床内科杂志,2011,28(11):770
28 徐庆会,等.胃肠病学和肝病学杂志,2011,20(7):666
29 劳丹华,等.中国慢性病预防与控制,2012,20(4):459
30 李文君,等.中国实用内科杂志,2011,31(11):859
31* 黄 灵,等.中华内分泌代谢杂志,2011,27(11):906
32 杜晓明,等.中华内分泌代谢杂志,2011,27(9):739
33 毕 美,等.中国免疫学杂志,2012,28(3):246
34 毕文君,等.中国超声医学杂志,2012,28(4):297
35 王亚娟,等.中国超声医学杂志,2011,27(12):1060
36 司珊珊,等.中国地方病学杂志,2012,31(3):259
37 陈 欣,等.中华流行病学杂志,2011,32(12):1269
38 张立文,等.中国超声医学杂志,2011,27(10):891
39 陈勇刚,等.中华超声影像学杂志,2012,21(4):305
40 郑 燕,等.中国地方病学杂志,2012,31(2):162
41 潘天荣,等.中华内分泌代谢杂志,2012,28(7):584
42* 李晨阳,等.中华内分泌代谢杂志,2012,28(5):372
43 闫玉玺,等.中华超声影像学杂志,2012,21(5):386
44 张传菊,等.中华超声影像学杂志,2011,20(12):1047
45 王建红,等.中国超声医学杂志,2012,28(7):595
46 彭 娟,等.中国临床医学影像杂志,2012,23(2):111
47 张凤娟,等.中华超声影像学杂志,2011,20(9):764
48 张永红,等.中国地方病学杂志,2012,31(4):393
49 张春玉,等.中华内分泌代谢杂志,2012,28(2):132
50 席蓓莉.临床内科杂志,2012,29(8):558
51 陈 曼,等.中国超声医学杂志,2011,27(10):888
52 李文波,等.中华超声影像学杂志,2011,20(8):680
53 王 菁,等.中国超声医学杂志,2012,28(5):406
54 关志伟,等.中华核医学与分子影像杂志,2012,32(1):32
55 李恒国,等.中华放射学杂志,2011,45(9):831
56 付 鹏,等.中国超声医学杂志,2012,28(2):117
57 杨 华,等.中国超声医学杂志,2011,27(12):1064
58 付 超,等.中华超声影像学杂志,2012,21(1):49
59 郝志华,等.中国慢性病预防与控制,2012,20(3):307
60 徐 斌,等.第二军医大学学报,2011,32(11):1189
61 魏松锋,等.中华肿瘤杂志,2011,33(8):613
62 陈振宇,等.中国实用外科杂志,2012,32(1):77
63 高卫利,等.中华内分泌代谢杂志,2012,28(5):404
64 金东岭,等.中华内分泌代谢杂志,2011,27(11):932
65 李建周,等.中华肿瘤杂志,2011,33(12):921
66 佟 杰,等.中华肿瘤杂志,2011,33(8):599
67 吉 日,等.中华超声影像学杂志,2012,21(6):478
68 周瑞莉,等.中国超声医学杂志,2012,28(5):409
69 陈 锐,等.中华外科杂志,2012,50(7):625
70* 曾瑞超,等.中华内分泌代谢杂志,2012,28(3):207
71 范西红,等.中国实用外科杂志,2012,32(5):382
72 曾瑞超,等.中华超声影像学杂志,2012,21(2):146
73 张 渊,等.中国临床医学影像杂志,2011,22(11):803
74 韩志江,等.中华放射学杂志,2012,46(2):135
75 潘兴寿,等.中国急救医学,2012,32(1):4
76 陈泽泉,等.中华核医学与分子影像杂志,2012,32(4):265
77 李田军,等.中华核医学与分子影像杂志,2012,32(3):189
78 陈永辉,等.中华核医学与分子影像杂志,2012,32(1):39
79 张宗敏,等.中华肿瘤杂志,2011,33(10):779
80 赵 媛,等.中华内分泌代谢杂志,2011,27(11):920
81 张宗华,等.中国超声医学杂志,2012,28(4):293
82 张秀梅,等.中国肿瘤临床,2012,39(11):761
83 王任飞,等.中华核医学与分子影像杂志,2012,32(4):281
84 杨井金,等.中华内分泌代谢杂志,2011,27(11):941
85 孟召伟,等.中华核医学与分子影像杂志,2012,32(1):54
86 于丽薮,等.中华核医学杂志,2011,31(6):373
87 张桂芹,等.中国公共卫生,2012,28(3):268

88 魏　薇,等.中国地方病学杂志,2012,31(1):37
89 薛自立,等.中华老年医学杂志,2012,31(5):410
90 刘爱华,等.中国实用内科杂志,2012,32(6):461
91 李　静,等.中华内分泌代谢杂志,2012,28(5):388
92 岳秀慧,等.中华放射学杂志,2012,46(6):500

三、甲状旁腺疾病

颜新[1]报道一例表现为反复发作的急性胰腺炎的原发性甲旁亢病例,发病时CT提示胰腺炎,伴高血钙低血磷。在相似的胰腺炎反复发作2次后方发现甲状旁腺腺瘤。李铎[2]等调查结果提示,终末期肾病患者继发性甲旁亢行甲状旁腺手术切除术者,高iPTH与术前的血磷、血ALP和透析龄相关,提示控制血磷在防治难治性继发性甲旁亢可能更为重要。沈晶[3]等报道一例甲状旁腺区超过3 cm占位,增强CT部分强化,伴有高钙血症,术后病理见嗜酸细胞呈浸润性生长,预后较差。谢君辉[4]等认为联合应用降钙素和双磷酸盐有助于快速降低血钙,为原发性甲旁亢伴发高钙危象患者手术争取时间。李新民[5]等报道了甲旁亢组腺体增殖细胞核抗原(PCNA)和凋亡抑制基因(Bcl-2)表达阳性率明显高于对照组,且骨密度明显低于对照组,说明甲旁亢时骨密度与甲状旁腺腺体细胞增生密切相关。彭燕等[6]研究显示,ERK1/2信号通路部分参甲状旁腺激素致人近曲小管上皮细胞(HK-2细胞)合成与分泌纤溶酶原激活物抑制剂1(PAI-1)的作用。

(石勇铨　宝　轶)

参考文献

1 颜　新,等.广西医学,2012,34(5):652
2 李　铎,等.肾脏病与透析肾移植杂志,2012,21(2):115
3 沈　晶,等.中华放射学杂志,2011,45(9):888
4 谢君辉,等.中华内分泌代谢杂志,2012,28(5):439
5 李新民,等.中华放射学杂志,2011,45(9):870
6 彭　燕,等.中华肾脏病杂志,2011,27(10):758

四、肾上腺疾病

(一) 肾上腺肿瘤

梁萍等[1]研究发现肾上腺4种常见肿瘤的多排螺旋CT(SMCT)平扫、增强密度特征及其强化率、清除率存在差异,可作为这些肿瘤诊断及鉴别诊断的参考指标。杨玲等[2]采用CT双期增强扫描,结合肿瘤大小、密度以及强化特征参数,可提高肾上腺偶发性肿瘤的诊断准确度。夏照明等[3]证实联合检测Cx32和Cx43的表达对鉴别良、恶性肾上腺皮质肿瘤具有的参考意义,Cx43在原发性肾上腺皮质癌组织的表达与患者预后相关,增加其表达可能改善患者预后。吴留洋等[4]报道在侵袭性垂体腺瘤与非侵袭性垂体腺瘤中,部分miRNAs存在表达差异,可能与垂体腺瘤的侵袭性生长有关。曹彩霞等[5]证实类固醇生成因子1(SF-1)和DAX-1在不同肾上腺皮质肿瘤中表达各异,提示其可能参与肾上腺皮质肿瘤的生长和激素分泌。刘洋等[6]提出影响肾上腺皮质癌患者远期预后的临床因素主要是临床分期和年龄。患者年龄<50岁,临床分期越早,预后越好。江昌新等[7]认为遗传学改变在肾上腺皮质疾病发生中具有重要作用;影像学检查为首选定位检查方法,对评价肿瘤良、恶性有提示作用;病理变化与临床表现密切相关。

(二) 原发性醛固酮增多症

鄞国书等[8]提出尿醛固酮在原发性醛固酮增多症(PA)筛查有一定意义,采用11.6 μg/24小时作为切点可取得较高的筛查效率。钠摄入可影响尿醛固酮水平,但不影响其筛查效率。徐媛媛等[9]提出立位醛固酮/肾素比值(ARR)比卧位更适应作为原醛症的筛查指标,400 $(pg \cdot ml^{-1})/(ng \cdot ml^{-1} \cdot h^{-1})$是原醛症筛查试验比较合适的ARR切点。马轩等[10]分析216例原醛患者临床表现提出,原醛患者代谢综合征(MS)发病率高,MS及其组分患病率随醛固酮水平增加而升高。

(三) 嗜铬细胞瘤

黄建平等[11]观察6例经手术病理证实的异位嗜铬细胞瘤患者提出,CT及MRI影像具有较特异性血流动力学特点及形态、信号特点,有助于临床诊断。邢红霞等[12]报道6-羟多巴胺(6-OHDA)诱导大鼠嗜铬细胞瘤(PC12)细胞活性降低,并呈剂量及时间依赖性,囊泡单胺类转运体(VMAT)功能抑制加重上述变化。席云等[13]提出血浆游离甲氧基肾上腺素(MN)与^{131}I-间位碘代苄胍(MIBG)检查为阴性、但临床疑为嗜铬细胞瘤患者,FDG PET/CT可作为辅助诊断手段,减少漏诊率。张庆欣等[14]探讨肾上腺嗜铬细胞瘤诊断方法,提出高场磁共振仪肝脏三维容积快速扫描(LAVA)技术结合平扫,可大大提高术前诊断准确率。

(四) 库欣综合征

周薇薇等[15]研究认为ACTH依赖性库欣综合征中,双侧岩下窦静脉采血(BIPSS)比大剂量地塞米松抑制试验、垂体MRI动态增强诊断符合率更高;与垂体MRI检查相比,BIPSS分侧定位更为可信。张倩等[16]指出非ACTH依赖性双侧肾上腺大结节增生(AIMAH)为库欣综合征的独立少见类型,非ACTH依赖性及双侧肾上腺结节样增生为该病最重要的临床特点。沈雪峰等[17]探讨岩下窦静脉采血(IPSS)在疑难库欣综合征(CS)诊断中的应用价值,提出IPSS可作为疑难CS的重要鉴别手段。杨叶虹等[18]提出双侧岩下窦静脉取血(BIPSS)过程中联合去氨升压素(DDAVP)刺激试验,可用于指导影像学检查无明确结果的库欣病患者的鉴别诊断和治疗。

(五) 其他

周小莉等[19]报道46例慢性肾上腺皮质功能减低症最常见的原因是结核,临床表现以乏力、消化道症状最为多见,病情重者出现皮肤色素沉着、低血糖、低血压及性欲减退、腋毛、阴毛脱落等。周筠等[20]研究认为17β-雌二醇可上调成骨细胞中维生素D受体(VDR)的表达,并能快速激活成骨细胞中MAPK信号通路,MAPK信号通路参与了雌激素上调VDR表达的过程。汤艳红等[21]研究显示,雌激素上调HepG2细胞载脂蛋白M的表达,这种效应呈剂量和时间依赖性,可以被雌激素受体ER拮抗剂抑制。

(邹俊杰　汤　玮)

参考文献

1 梁　萍,等.实用放射学杂志,2011,27(12):1855
2 杨　玲,等.四川大学学报(医学版),2012,43(1):65
3 夏照明,等.重庆医学,2012,41(18):1824
4 吴留洋,等.中国神经精神杂志,2011,37(12):752
5 曹彩霞,等.中华内分泌代谢杂志,2012,28(2):103
6 刘　洋,等.四川大学学报(医学版),2012,43(2):293
7 江昌新,等.中华泌尿外科杂志,2012,33(3):165
8 鄞国书,等.中华高血压杂志,2012,20(5):464
9 徐媛媛,等.中华内分泌代谢杂志,2012,28(4):301
10 马　轩,等.中华内分泌代谢杂志,2011,27(9):724
11 黄建平,等.医学临床研究,2012,29(4):771
12 邢红霞,等.中华神经科杂志,2012,45(8):605
13 席　云,等.中华核医学与分子影像杂志,2012,32(4):259
14 张庆欣,等.青海医药杂志,2012,42(4):63
15 周薇薇,中华内分泌代谢杂志,2012,28(7),537
16 张　倩,等.中华内分泌代谢杂志,2011,27(11):892
17 沈雪峰,等.中华放射学杂志,2011,45(9):867
18 杨叶虹,等.中华内分泌代谢杂志,2011,27(11):880
19 周小莉,等.宁夏医学杂志,2011,33(9):835
20 周　筠,第二军医大学学报,2011,32(12),1291
21 汤艳红,中华内分泌代谢杂志,2012,28(6),505

五、糖尿病

(一) 流行病学

许嵘等[1]调查上海市郊区1 487例2型糖尿病患者,发现尽管糖尿病病程较短,但包括糖尿病肾病在内的各种糖尿病并发症的患病率较高,合并症控制率较低。2型糖尿病患者的非糖尿病肾病常见,进一步明确诊断对防治有重要意义。积极控制血糖、血压、血脂和血尿酸是降低2型糖尿病患者糖尿病肾病和慢性肾脏病发病率的关键。吴云涛等[2]调查开滦煤矿集团职工8 302例确诊为糖尿病正在使用降糖药物的患者,发现缺血性心血管病主要危险因素年龄增加、高血压、BMI、总胆固醇水平、吸烟可预测该人群发生心脑血管事件,随着发病因素增加,临床发生心脑血管事件的危险亦增加。王黎光等[3]* 调查开滦煤矿集团新发糖尿病人群4 857例,发现hsCRP水平受年龄、性别、体重指数、腰围、空腹血糖和三酰甘油(甘油三酯)影响,且与腹型肥胖显著相关。陈树春等[4]发现糖耐量正常的2型糖尿病一级亲属(FDR_s)已经出现了胰岛素抵抗、氧化应激、循环内皮祖细胞数量的减少及血管内皮依赖性舒张功能受损,且四者之间存在相关性。单红伟等[5]调查934例2型糖尿病患者、1 329例空腹血糖受损者及16 243例健康体检者,发现血清尿酸水平是2型糖尿病发生发展的独立危险因素。殷召雪等[6]调查499例90岁以上高龄老人,发现C反应蛋白(hsCRP)与糖尿病具有独立、显著的正向关系。付麒等[7]调查900例糖尿病前期患者,发现血清尿酸水平与胰岛素敏感性独立相关,尿酸水平越高胰岛素敏感性越低。吴景程等[8]发现2型糖尿病患者合并代谢综合征及其组分与糖尿病心血管和糖尿病肾病相关。

(二) 遗传与基因

刘大娜等[9]通过检测DM组、DM大血管病变(DVC)组、对照组-174位点、-572位点多态性,发现IL-6基因启动子区-174G/C多态性中,携带C等位基因的个体患DVC风险比G等位基因高。曾玉琴等[10]通过对T2DM大鼠脂联素受体基因表达的相关性研究,发现DM组大鼠脂联素水平、脂联素受体mRNA的表达水平显著降低与胰岛素敏感性密切相关。卢瑞春等[11]发现内皮型一氧化氮合酶(eNOS)基因第4内因子基因27 bp数目可变的串联重复序列(VNTR)多态性是影响汉族人群中糖尿病患者发生颈动脉粥样硬化的独立危险因素。周建博等[12]发现KCNQ1基因和AP3S1基因遗传变异与中国北方汉族T2DM糖尿病遗传易感性相关。施广德等[13]通过对江阴地区21例T1DM患者进行HLA-A基因分型研究,发现HLA-A*24位点的T1DM患者中频率明显升高,且与胰岛功能破坏显著相关。张阳丹等[14]采用病例对照研究方法,发现瘦素受体基因Gln223Arg多态性可能与2型糖尿病有关。戚筠等[15]通过检测热休克蛋白70(HSP-70)基因型多态性在112例T2DM患者和110例对照组的分布情况,发现HSP70-1基因+190位点多态性分布与T2DM人群有相关性。史静等[16]通过对宁夏T2DM患者和正常对照组KLF14

基因 rs972283 位点进行基因多态性和等位基因频率分析,发现 KLF14 基因 rs972283 位点多态性可能与宁夏 T2DM 发病无关,与肥胖、血脂代谢等有关。王葱等[17]* 采用实时荧光定量 PCR 测定组织 TG 代谢基因,发现高脂喂养组小鼠脂肪组织 ATGL 蛋白水平也明显低于普食组。曹音等[18]发现儿茶酚氧位甲基转移酶(COMT)Val158Met 多态性与糖尿病伴抑郁症可能有相关性。由于基因型 A/A 分布频率高,男性糖尿病患者较女性可能不易伴发抑郁。郭乌兰等[19]通过 Metal 分析发现中国汉族人群过氧化物酶体增殖物激活受体 γ 基因 Pro12Ala 多态性与 2 型糖尿病无相关性。郑颖颖等[20]发现在新疆维吾尔族人群中,C5L2 基因 C698T 基因多态性与 T2DM 具有相关性,CT 基因型可增加其 T2DM 发生的风险。汤世国等[21]通过将雄性 apoE/小鼠分为普食组(NF 组)和高脂喂养组(HF),共喂养 16 周,发现 HF 组小鼠肝脏 HMGCR、SREBP-2、LDLrmRNA 表达水平明显下降。李会芳等[22]发现 RANTES 基因-28C/G 等位基因携带者血浆 HDL-C 浓度较非 G 等位基因携带者低,该基因可能不是昆明地区汉族 T2DM 发生的危险因素。丁娇等[23]通过观察胰岛素抵抗骨骼肌细胞第 10 号染色体缺失并与张力蛋白同源的磷酸酶(PTEN)的表达,发现 PTEN 基因参与胰岛素抵抗和影响骨骼肌细胞的凋亡。吴丽娜等[24]通过研究白藜芦醇治疗糖尿病小鼠组和未治疗组,发现白藜芦醇通过增加 FoxO1 在糖尿病肾脏中的表达,从而对糖尿病肾脏起保护作用。李晓晶等[25]通过对 360 例内蒙古地区汉人(T2DM 组 116 例,正常对照组 194 例)rs4402960 单核苷酸多态性进行基因分型,发现 T2DM 组中的 rs4402960 的 T 等位基因频率和 TT、GT 基因型高于对照组。

(三)实验室检查

顾刘宝等[26]发现 T2DM 患者血清可溶性 CD40 配体(sCD40L)明显高于糖耐量正常者;T2DM 患者正常糖耐量一级亲属血清 sCD40L 水平已呈升高趋势;且与空腹血糖水平呈正相关。推测 sCD40L 升高在 T2DM 自然病程中可能发挥一定作用。门秀丽等[27]发现葛根素联合牛磺酸对 2 型糖尿病大鼠胰腺有保护作用,其机制可能与降低氧化应激水平,上调 PDX-1 基因表达有关。夏威等[28]发现血清内脏脂肪素 vaspin 水平的变化可能在老年 T2DM 合并非酒精性脂肪肝病(NAFLD)的发生发展起一定作用。梁绮君等[29]发现低剂量脂多糖参与调节小鼠胰岛 NIT-1 细胞的增殖和胰岛素基础分泌,其机制可能与其激活 NF-κB 和抑制 IRS-2 酪氨酸磷酸化有关。徐璐等[30]发现胰升血糖素样肽 1(GLP-1)能够抑制 3T3-L1 前脂肪细胞增殖及分化,提示脂肪细胞可能也是 GLP-1 减轻体重作用的潜在靶点。刘学荣等[31]对小鼠的实验研究,发现脂蛋白脂肪酶(LPL)基因敲除杂合子(LPL+/-)引起脂代谢异常,并随着周龄的延长,脂代谢异常逐渐加重,同时出现了糖代谢异常。侯庆宁等[32]发现 2 型糖尿病患者甲状腺水平与糖尿病病程、病情相关;2 型糖尿病患者 FT3、FT4 减少的主要原因之一可能是其下丘脑-垂体-甲状腺轴功能受损,最终导致甲状腺分泌 T3、T4 减少。李文淑等[33]发现 2 型糖尿病是影响成人乙肝疫苗接种免疫效果的因素之一,其机制可能与 Th1/Th2 细胞因子水平相对减低有关;采用皮下+三角肌肌内注射 20 μg 重组酵母疫苗能够显著提高成人 2 型糖尿病患者乙肝疫苗接种成功率。王绵等[34]发现糖尿病(DM)大鼠出现了肺间质纤维化,肺组织基质金属蛋白酶 2,9(MMP-2,9)的水平与肺间质纤维化的发生有关,罗格列酮可降低 DM 大鼠肺组织 MMP-2,9 的含量,减轻了 DM 大鼠肺间质纤维化的程度。刘洪彬等[35]发现增强核因子 2 相关因子(Nrf2)信号通路活性,能起到拮抗晚期糖基化终末产物(AGEs)诱导内皮细胞氧化损伤的作用,从而为动脉粥样硬化尤其是糖尿病心血管并发症的防治提供新的思路和靶点。吴川等[36]发现糖尿病神经病理性痛(DNP)大鼠脊髓背角凋亡细胞与半胱氨酸蛋白酶(caspase)-3 的表达上调。余盈娟等[37]对 SD 大鼠的实验研究,发现胰岛素能促进平滑肌细胞(SMC)增殖;在一定范围内呈剂量与时间依赖性诱导结肠 SMC 合成干细胞因子(SCF),该效应可能与磷脂酰肌醇 3 激酶(PI3K)与丝裂原活化蛋白激酶(MAPK)两条信号通路有关。叶文慧等[38]发现果糖高脂喂养的金黄地鼠模型特点为 TG 显著增高、糖耐量减低、胰岛素抵抗及脂肪肝,更适合作为现代人高果糖高脂饮食导致糖脂代谢紊乱的研究模型。韩炜等[39]发现表没食子儿茶素没食子酸酯(EGCG)可在一定程度上抑制高糖诱导的氧化应激损伤所致的细胞凋亡。EGCG 可能是通过抑制高糖所致的 NF-κB 增高,从而调控人脐静脉内皮细胞(HUVEC)细胞凋亡过程,发挥对 HUVEC 的保护作用。武强等[40]发现 2 型糖尿病患者第 1 次及第 2 次空腹尿 C 肽/肌酐比值与尿 C 肽和胰岛 β 细胞功能指数均呈正相关。苏静等[41]发现血浆下丘脑和脑干分泌肽(nesfatin-1)可能参与了胰岛素抵抗和 2 型糖尿病的发生和发展。吴卫平等[42]发现新诊断的 T2DM 和 T2DM 合并微血管并发症(T2DM+MC)组血浆抵抗素及趋化素水平较健康对照组(NC)组显著升高。其水平受性别、脂肪分布的影响。与新诊断的 T2DM 患者比较,T2DM+MC 组血浆抵抗素及趋化素水平呈升高趋势,但未显示统计学差异。王亭亭等[43]发现 T2DM 可引起患者认知功能损害,合并缺血性脑损害可加重患者的认知功能损害，事件相关电位P300检测可作为老年糖尿病认知损害早期诊断的客观指标。范莹莹等[44]发现米格列奈钙能有效降低2型糖尿病患者血浆成纤维细胞生长因子21(FGF21)水平变化，且可能与2型糖尿病的发生发展有关。陈毅光等[45]发现波动性高糖较持续性高糖引起大鼠胰岛β-细胞瘤株INS-1细胞产生更严重的氧化应激，在波动性高糖条件下，血红素加氧酶1(HO-1)可能通过抗氧化应激对INS-1细胞发挥保护效应。王恩达等[46]发现胰岛素产生细胞(IPCs)经微囊化后活性依然良好，且胰腺损伤提取物(RPE)可诱导骨髓间充质干细胞(BM-MSCs)分化为IPCs，此为糖尿病的治疗提供了新思路。钟宇华等[47]发现氯沙坦可通过抑制高糖及间歇性高糖诱导INS-1细胞内质网应激作用从而减少细胞凋亡。刘晓丽等[48]对T_2DM大鼠实验研究，发现胰岛素抵抗和高血糖可导致糖尿病肝脏病变；2型糖尿病、固醇调节组件结合蛋白1c(SREBP-1c)及C-Jun氨基端激酶(JNK)表达升高参与了肝脏脂质代谢紊乱与细胞凋亡。游为等[49]发现血糖波动条件下，氧化应激水平增高，单核细胞NF-κB表达增加，NF-κB上调细胞趋化蛋白1水平，后者可能会介导单核细胞沉积于血管内壁引起血管病变。侯粲等[50]发现2型糖尿病患者外周血单个核细胞(PBMC)组蛋白乙酰化修饰呈现异常。姚志文等[51]发现糖尿病模型小鼠的下丘脑和海马存在解耦联蛋白2(UCP2)表达差异。杨坤等[52]对120例T2DM患者进行胰岛素强化治疗，发现胰岛素强化治疗纠正高血糖状态能够使血清铁蛋白浓度降低。刘广智等[53]发现水通道蛋白8 mRNA在孕足月大鼠胎膜有表达，其在妊娠期糖尿病大鼠胎膜中的表达降低可能参与了羊水量异常的调控。高飞等[54]发现海马胆碱能神经刺激肽(HCNP)通过提高胆碱乙酰转移酶(ChAT)活性，推测影响乙酰胆碱合成，进一步活化3型毒蕈碱受体(M3R)促进胰岛素分泌，佛波酯(PMA)可阻断此作用。余劲明等[55]发现高浓度同种异基因大鼠骨髓间充质干细胞(MSCs)联合骨髓细胞(BMCs)输入体内后，使胰岛移植大鼠血清细胞因子发生显著变化，可能是诱导胰岛移植免疫耐受的原因之一。刘喆隆等[56]发现2型糖尿病患者外周血白细胞端粒长度较正常对照者明显减短，有效的血糖控制能延缓端粒缩短的进程。王会玲等[57]发现小檗碱具有降糖降脂作用，但可引起骨骼肌蛋白质合成下降，促进蛋白质分解代谢，加剧糖尿病的骨骼肌消耗，其机制与上调肌萎缩蛋白Fbox-1(atrogin-1)和肌环指蛋白(MurF-1)表达，同时下调真核转录因子3调节蛋白质(eIF3-f)有关。耿东华等[58]发现Roux-en-Y胃旁路术后的大鼠，血浆脂联素升高，通过脂联素受体作用于腺苷酸活化蛋白激酶(AMPK)信号通路，增加葡萄糖利用，减少肝糖原异生，并通过上调IRS-2达到缓解胰岛素抵抗的作用。郭南京等[59]发现利拉鲁肽对IGT的OLETF大鼠具有抗炎作用，能改善其胰岛细胞功能及胰岛素敏感性，降低其血清炎症指标水平，具有潜在的预防糖尿病及心血管疾病发生的作用。尉希清等[60]发现辛伐他汀能够抑制高糖损伤乳鼠心肌细胞NADPH氧化酶亚基的基因表达，减轻高糖引起的心肌损伤。陈频等[61]发现在体外，高糖、尼克酰胺联合利拉鲁肽可使人骨髓间充质干细胞(hBM-MSCs)定向诱导分化为胰岛素分泌细胞(IPCs)。杨生[62]发现T2DM患者血清肝细胞生长因子(HGF)增高，血管病变的T2DM者增高更为显著；糖尿病血管病变严重程度完全可以用血清HGF作为指标来反映，同时血压、血糖、血脂等是影响血清HGF水平的重要因素。徐静等[63]发现在T2DM合并非酒精性脂肪肝(NAFLD)大鼠肝脏组织中沉默调节蛋白1(SIRT1)表达显著降低，线粒体脱偶连蛋白2(UP2)表达显著升高。邓珊珊等[64]发现波动性高糖能导致胰岛细胞凋亡增加和功能障碍，其机制可能与上调Bax、CytC、半胱氨酸蛋白酶3(caspase-3)及降低胰岛素与PDX-1基因表达等相关。杨历新等[65]发现2 800 m海拔地区正常人HbA1C水平较平原地区明显升高，在诊断和治疗该地区糖尿病时需加以考虑。韩坤等[66]发现PPARγ和糖皮质激素受体(CR)在肝细胞糖代谢方面可能存在相互作用。沙洪等[67]发现STZ诱导的糖尿病大鼠的食管、小肠、结肠和直肠的形态学和生物力学均发生了重构，其管壁的重构可能与糖尿病患者的胃肠功能紊乱有关。张振等[68]发现钙非依赖型磷脂酶A2(iPLA2)在100 umol/L H_2O_2浓度下可抑制胰岛微血管内皮细胞(IMECs)的凋亡，而在500 umol/L H_2O_2浓度下则促进IMECs的凋亡。俞利红等[69]发现甲状腺激素水平对评估T2DM患者糖、脂及嘌呤代谢有重要意义。王素红等[70]发现高同型半胱氨酸血症(Hhcy)可以加重T2DM交感神经损害程度，且有长度依赖性特点，而皮肤交感反射检测是简单可行的手段。郭南京等[71]发现利拉鲁肽可能通过抑制胰岛IL-1β炎症因子表达，从而改善胰岛功能及糖代谢，延缓或阻止糖尿病发生发展。李渝等[72]发现伴有阻塞性睡眠低通气呼吸暂停综合征(OSAHS)的糖尿病患者由于慢性间歇性低氧与IR相关，故发生高血压、冠心病的可能性增大。杨明兰等[73]* 发现新诊断的1型糖尿病患者存在自然杀伤细胞数目和功能明显下降，自然杀伤细胞介导的免疫功能障碍可能在1型糖尿病的病程中发挥重要的作用。刘海明等[74]发现来源于NOD鼠体细胞的诱导性多能干细胞(iPS)有助于构建研究1型糖尿病的体外疾病模型。宋玉萍等[75]发现二甲双胍调节2型糖尿病大鼠糖脂代谢,改善胰岛素敏感性及氧化应激可能与脂肪组织腺苷酸活化激酶 α2(AMPKα2)的表达增加有关。黄金炳等[76]发现内源性雌激素对糖尿病小鼠具有一定保护作用。戴迟兵等[77]发现四磨汤可促进糖尿病大鼠胃窦饥饿素的基因表达,糖尿病大鼠胃窦降钙素基因相关肽(CGRP)基因表达显著增加,但四磨汤可下调糖尿病大鼠胃窦CGRP的基因表达水平。张立功等[78]发现氧化低密度脂蛋白(oxLDL)/氧化低密度脂蛋白受体(LOX-1)系统可能通过激活NF-κB,上调内皮细胞间黏附分子-1(ICAM-1)的表达,导致糖尿病早期内皮功能障碍。甄东户等[79]发现晚期糖基化终末产物(AGEs)对原代成骨细胞增殖、分化与矿化产生抑制作用,二甲双胍提高成骨细胞的成骨能力,减轻AGEs对成骨细胞功能的损害。姚亚民等[80]发现糖尿病大鼠导致的胃排空延迟和空肠P物质分布下调关系密切,同时也出现空肠起始端与回肠末端肠道的寡肽转运体PEPT1的表达减少。上述变化可能和糖尿病胃肠营养不良有关。王芳等[81]发现高糖可以诱导内皮细胞损伤,表现为NO的分泌水平降低,依帕司他可能是通过抑制醛糖还原酶(AR)和NO的上游基因NADPH氧化酶4(NOX4)的表达而发挥对血管内皮细胞损伤的保护作用。范瑞明等[82]发现塞来昔布(celecoxib)可能通过抑制脑组织中基质金属蛋白酶9(MMP9)及内皮细胞间黏附分子-1(ICAM-1)的表达而减轻糖尿病大鼠缺血-再灌注后神经功能的损伤而降低实验大鼠的死亡。陈磊等[83]的大鼠实验发现高糖慢性刺激可导致背根神经节(DRG)神经元蛋白激酶Cε(PKCε)和瞬时性受体电位通道4(TRPV4)的表达改变,在短期内有明显的增加,但二者高峰出现的时间不同。TRPV4的增加依赖于PKCε,而后者错后的高峰说明其参与更多的细胞内机制。杜婧等[84]发现血浆尿升压素(U-Ⅱ)的增高可能是T2DM合并阻塞性睡眠低通气呼吸暂停综合征(OSAHS)患者疾病发生、发展的重要因素,通过经鼻持续气道正压通气(nCPAP)治疗可使患者血浆U-Ⅱ明显降低,血糖明显下降,SPO_2改善,具有显著的临床疗效。李连喜等[85]发现临床上可将TSH和甲状腺过氧化物酶抗体(TPOAb)作为T2DM患者甲状腺功能的初筛指标。苗宗玉等[86]发现利拉鲁肽干预在改善小鼠糖脂代谢紊乱和胰岛素敏感性的同时部分逆转了成纤维细胞生长因子21(FGF-21)及其受体的改变。

(四)胰岛素抵抗

许丽萍等[87]采用ELISA法检测新诊断的T2DM及对照组的空腹血清nesfatin-1等水平,发现T2DM伴肥胖患者血清nesfatin-1水平显著降低。其可能通过影响摄食行为及摄食相关激素参与肥胖糖尿病患者的病理生理过程。滕兆刚等[88]通过建立小鼠胰腺损伤模型研究,发现C-fos诱导生长因子(Figf)可使Pds1、胰岛素1、mRNA表达水平升高,增加胰岛素分泌,Figf可能在胰岛β-细胞再生中发挥重要作用。霍丽丽等[89]*将门诊871例患者分为新诊断的T2DM组、IGR组、NGT组,比较发现血清ALT水平的升高与T2DM的发生有关联,且这种相关可能独立于肥胖、血脂、胰岛素敏感性和分泌功能而存在。史婧丽等[90]通过对受损的糖尿病大鼠的随机对照研究,发现津力达颗粒对糖尿病大鼠胰岛β-细胞具有保护作用。樊学敏等[91]通过采用整群随机抽样的方法观察宁夏农村居民胰岛素抵抗(IR)与血脂异常,发现IR在不同民族、性别间存在较大差异,与年龄呈正相关,与TG、FBG关系密切。何双涛等[92]通过研究165例2型糖尿病患者CA199水平与血糖、胰岛素抵抗(IR)和胰岛β-细胞功能的关系,发现T2DM患者CA199水平与血糖状态密切相关。刘长江等[93]发现,GDM患者存在胰岛素抵抗(IR)及胰岛素分泌功能降低,胰岛素分泌不能代偿IR是孕中期妊娠期糖尿病(GDM)发生的主要原因。陆玉莲等[94]采用ELISA法检测T2DM组和正常对照组患者血清硫氧还蛋白相互作用蛋白(TXNIP),发现TXNIP可能参与了T2DM及胰岛素抵抗的病理生理过程。邬姗等[95]研究发现小檗碱可能通过抑制ASK1表达,从而改善胰岛素抵抗大鼠的胰岛素抵抗状态,减少胰岛β-细胞凋亡。刘慧蔷等[96]采用正糖-高胰岛素钳夹技术评估胰岛素抵抗大鼠模型,发现二甲双胍能改善大鼠胰岛素抵抗,同时能上调胰岛素抵抗大鼠内脏脂肪组织vaspin mRNA的表达。郑建洵[97]采用生化分析仪及放射免疫法检测2型糖尿病和正常人空腹血糖、空腹胰岛素和瘦素水平,发现瘦素在2型糖尿病的发病中可能起一定作用。李兰芳等[98]发现TNF-α通过激活NADPH氧化酶(NOX)促进细胞内活性氧(ROS)水平增加,抑制NOX源性的ROS可以改善糖原合成。牛燕媚等[99]的小鼠实验,发现高脂饮食可能通过抑制TSC2基因和蛋白表达,增强胰岛素受体底物蛋白1(IRS1)的磷酸化水平,阻碍胰岛素信号传导,诱发IR。王冲等[100]通过检测80例初诊糖尿病患者和50例健康体检者IL-1β等,发现IL-1β是初诊糖尿病患者的独立危险因素且与胰岛β-细胞分泌功能减退有关。诸葛铭宁等[101]通过对SD大鼠研究,发现罗格列酮具有改善果糖饲料喂养SD大鼠的胰岛素抵抗、增加脂蛋白脂酶活性、降低血脂、血压的作用。张红等[102]对380例年龄在55～57岁不同血糖状态的城市社区居民进行空腹血糖与

个月，得出进入“蜜月期”的初发糖尿病合并酮症患者中91%为2型糖尿病，“蜜月期”持续的时间短暂是1型糖尿病的标志。商跃云等[264]通过对28例1型糖尿病酮症酸中毒并发非甲状腺疾病病态综合征研究发现3型脱碘酶mRNA水平的变化可能是T1DM合并DKA患者发生ESS的关键。杨灿等[265]通过对高血糖酮症(DK)患者进行血清乳酸和丙酮酸检测，发现血清乳酸和丙酮酸在高血糖酮症患者中显示出其一定的敏感度和特异性，可以作为高血糖酮症患者临床诊断指标。刘波等[266]研究认为自发酮症起病的糖尿病患者临床特点存在差异，结合自身免疫抗体和胰岛B细胞功能可提示其临床表型亚型的归类，胰岛功能的动态观察有助于分型诊断。

(七) 治疗

孙婧等[267]发现江苏省T2DM患者血糖控制现状比3年前全国调查情况有所改善，但仍有相当比例的患者HbA1C水平没有达到IDF及《中国2型糖尿病防治指南》推荐标准。接受胰岛素治疗的患者HbA1C均值及不达标比例明显高于其他治疗组，表明由于病程延长及口服降糖药用药失效导致病情恶化后，再选择胰岛素治疗，血糖控制情况并不理想。董其娟[268]发现地特胰岛素联合瑞格列奈治疗，可显著降低新诊断的住院T2DM患者的血糖水平，并且具有较好的安全性和治疗依从性。毛春英等[269]发现对妊娠期糖尿病患者进行个体化的医学营养治疗，有利于减少并发症和提高孕妇和胎儿的健康水平。宋晓燕等[270]发现对于血糖控制不佳的肥胖T2DM患者早期联用格列美脲，可有效降低患者空腹血糖及餐后血糖水平，有利于患者实现HbA1C达标；同时可显著降低胰岛素用量，提高治疗安全性和耐受性。李亚冬等[271]发现在2型糖尿病合并脑卒中患者进行持续胃肠内营养期间，先使用静脉胰岛素泵2～3天有效控制过高的血糖，而后过渡为甘精胰岛素治疗是相对安全、有效的治疗方案。宋璐璐等[272]发现吡格列酮联合利拉鲁肽治疗相比单药更好地改善db/db小鼠糖脂代谢，保护胰岛β细胞功能并促进其增殖。纪立农等[273]发现起始胰岛素治疗后T2DM患者整体血糖控制均有显著的改善。基础胰岛素的安全性较好；基础-餐时胰岛素HbA1C空腹和餐后血糖的改善情况最佳；预混胰岛素是目前我国T2DM人群最常用的起始治疗胰岛素，其疗效和安全性介于上述两种治疗方案之间，预混胰岛素类似物的无低血糖事件达标率优于其他的常用胰岛素治疗方案。华飞等[274]发现经皮超声导入甘精胰岛素以及皮下注射甘精胰岛素两种给药方式均能有效控制血糖。在达到同样降糖目标的情况下，经皮超声导入所需甘精胰岛素剂量较皮下注射增多15%左右。徐瑛等[275]发现CSⅡ治疗末日胰岛素使用量小于45 U/d宜选择每日2次预混胰岛素类似物治疗，大于45 U/d宜选择预混胰岛素类似物治疗。吕朝晖等[276]发现2型糖尿病患者在单纯应用磺酰脲类血糖控制欠佳时加用吡格列酮30 mg/d，不仅可进一步改善血糖控制、增强胰岛素敏感性，还可降低TG、升高HDL-C水平，安全性和耐受性好。许忆峰等[277]发现联合应用表皮生长因子(EGF)与促肝细胞生长因子(pHGF)体内可诱导动员后自体骨髓干细胞转分化为胰岛素分泌细胞，可以增加血浆胰岛素水平，降低血糖，治疗大鼠糖尿病。徐朝阳等[278]发现新诊断的T2DM患者接受短期甘精胰岛素+阿卡波糖治疗使血糖快速、安全达标的同时显著改善胰岛β-细胞功能和胰岛素敏感性，治疗简便，依从性较高。周剑等[279]发现对于初诊老年2型糖尿病患者，胰岛素泵强化治疗有利于胰岛素β细胞功能恢复，优于常规2次皮下胰岛素注射治疗。刘海霞等[280]发现双歧杆菌与机体炎症状态呈负相关，阿卡波糖可增加2型糖尿病患者粪便中肠道双歧杆菌数量，有利于降低机体慢性炎症状态。贾贺等[281]发现与格列苯脲相比，格列美脲不仅可以降低血糖，还可以改善胰岛素抵抗及减轻体重，低血糖发生率低，是有效安全地治疗2型糖尿病的药物。陈燕燕等[282]*发现治疗前胰升糖素反应(AGR)水平高，短期胰岛素强化治疗后AGR下降幅度大的新诊断2型糖尿病患者长期缓解可能性大，提示胰岛α-细胞功能的恢复在诱导长期缓解中具有独特的地位。张春玉等[283]发现地特胰岛素联合口服降糖药(OAD)治疗可以改善OAD疗效差的T2DM病情，体重增加不明显，低血糖发生率低。贾贺等[284]发现与格列苯脲相比，格列美脲在降低血糖的同时，还能改善胰岛素抵抗及减轻体重，且低血糖发生率低，是安全有效的治疗T2DM的药物。江学容等[285]发现格列苯脲更符合药物经济学原则，但由于易发生严重而持久的低血糖限制其临床广泛应用，老年患者应更加慎重；在以控制空腹血糖和体重为主要目标时选择二甲双胍更经济；在以控制餐后血糖为主要目标时选择格列吡嗪更为合理，尤其是体形消瘦者更为合适；格列吡嗪+二甲双胍联合用药方案适合单用格列吡嗪或二甲双胍效果不佳者，值得推荐。李文华等[286]发现口服降糖药(OAD)血糖控制不佳的老年T2DM患者，加用地特胰岛素、甘精胰岛素或中性鱼精蛋白锌胰岛素(NPH)均可有效控制血糖，但地特胰岛素在减少体重增加及低血糖发生上更有优势。徐忠良等[287]发现鱼类和水果摄入可能是成人隐匿性自身免疫性糖尿病(LADA)的保护因素，而不按时三餐和不按时早餐可能是LADA的危险因素。刘健等[288]发现广州地区人群T2DM的独立危险因素包括膳食脂肪、维生素 A、TG 及遗传，独立保护因素包括膳食纤维、维生素 E、维生素 B1、钙摄入和运动。陈旋等[289]发现初诊肥胖型 T2DM 患者胰岛素分泌及储备功能较好，经短期胰岛素泵强化治疗后，较非肥胖型 T2DM 患者能在短时间内将血糖控制在理想的范围。张宏武等[290]发现双相门冬胰岛素(Asp30)每日 3 次注射较每日 2 次注射在血糖控制达标条件下，血糖漂移(GV)及低血糖发生率低，日均胰岛素用量相当。张丹丹等[291]发现格列喹酮通过促进早相胰岛素分泌，显著减少新诊断的 T2DM 患者餐后血糖升高幅度，从而控制餐后高血糖。姚金萍等[292]发现自体骨髓来源干细胞移植可改善 2 型糖尿病患者的胰岛功能，减轻其对外源性降糖药物的依赖，且安全可行。黄海等[293]发现新诊断的 T2DM 患者临床使用胰岛素泵强化治疗后血管内皮功能改善，可能通过改善氧化应激及糖脂毒性起作用。李敬华等[294]发现甘精胰岛素联合口服药物能够有效降低血糖、促进胰岛 β-细胞功能恢复、低血糖发生少，为新诊断 T2DM 患者行之有效的降糖方案。邢莉等[295]发现地特胰岛素联合三餐前门冬胰岛素强化治疗能有效模拟人生理胰岛素分泌，有效控制高血糖，且效价比优于胰岛素泵强化治疗。焦秀敏等[296]发现早期胰岛素泵强化治疗明显升高初发 2 型糖尿病患者胰高血糖素样肽-1(GLP-1)水平，在糖尿病早期，不仅可以有效控制血糖，还可以通过升高 GLP-1 改善胰岛功能，提高胰岛素敏感性。李晓静等[297]发现阿卡波糖联合胰岛素强化治疗不仅能有效地控制血糖，提高 HbA1C 的达标率，改善患者血糖波动，降低低血糖发生率，还能改善胰岛素抵抗，减少胰岛素用量。汪英等[298]发现地特胰岛素(Det)在改善 T2DM 患者血糖变异性方面有优于中性精蛋白胰岛素(NPH)。李倩等[299]发现应用微量静脉泵输注胰岛素能够在一定时间内解除高血糖毒性，所需费用较低，低血糖事件也无明显增加。张倩等[300]发现地特胰岛素作为基础胰岛素联合二甲双胍治疗为新诊断时 HbA1C>9%的 T2DM 患者提供了一种简便、有效、安全的门诊强化治疗方案。高宏凯等[301]发现胃转流手术(GBP)对超重肥胖和正常体重 T2DM 均有明显治疗作用，但正常体重组 T2DM 有效率低于超重肥胖组，显示其降糖作用独立于减重作用，而超重肥胖组主要有赖于术后 IR 改善。杨娜等[302]发现罗格列酮可通过升高血浆 APN、降低血浆内皮素(ET)含量，对合并 T2DM 的冠心病(CHD)患者术后再狭窄起到一定的预防作用，其作用随着术后用药时间的延长逐渐显现。王爱民等[303]发现 T2DM 患者家庭血糖监测频次与控制对糖尿病相关并发症的发生和发展起重要作用，显著减少患者的住院次数、住院天数和住院费用。袁凤山等[304]发现尼克酰胺联合胰岛素分泌肽可在体内将骨髓干细胞转分化为胰岛素分泌细胞，改善 STZ 制备的糖尿病大鼠的高血糖症。黄伟等[305]发现糖尿病患者泌尿系感染病原菌耐药性十分严重，其中大肠埃希菌感染占 61.0%，故应加强力度，遏制细菌耐药性快速增长的不良趋势。郝春满等[306]发现住院 T2DM 患者静息能量消耗(REE)随 BMI 水平升高而升高，其能量供给依据 REE 进行确立时，应考虑不同 BMI 水平及其相对应的供应系数。赵廷启等[307]发现二肽基肽(DPP-4)抑制剂与二甲双胍联用治疗 T2DM 降糖效果更好，对体重无影响，不会增加低血糖风险。袁莉等[308]发现地特胰岛素联合瑞格列奈治疗可明显改善新诊断 T2DM 患者糖脂毒性，逆转受损的 β-细胞功能，且安全性好。唐祝奇等[309]发现新诊断的 T2DM 患者的标准馒头(100 g)餐后 2 小时 C 肽与空腹 C 肽(C2/C0)比值，可作为胰岛素强化治疗的预测指标，C2/C0≥3 的胰岛素强化治疗获益更大。何利平等[310]发现自体富血小板凝胶(APG)治疗可降低糖尿病难治性皮肤溃疡肉芽组织中基质金属蛋白酶(MMPs)的浓度，同时提高基质金属蛋白酶抑制因子(TIMPs)浓度，进而改善局部 MMPs-TIMPs 平衡；MMP-9/TIMP-1 比值是影响糖尿病难治性皮肤溃疡愈合的相关因素。周健等[311]发现 T2DM 患者个体差异较大，用药应考虑 80 岁及以上老年人的特点，血糖控制目标总体放宽和个体化原则，警惕低血糖事件。王宾等[312]发现口服降糖药血糖控制不佳的老年肥胖 T2DM 患者，在阿卡波糖和(或)二甲双胍基础上加用甘精胰岛素能有效控制血糖，降低低血糖的发生率，并能有效控制体重。甄月巧等[313]发现地特胰岛素或甘精胰岛素联合门冬胰岛素均可有效控制血糖，地特胰岛素在减少体重增加方面更有优势。陈树铭等[314]发现 T2DM 患者口服降糖药(OADs)失效后应尽快采用注射胰岛素、加强运动、控制饮食、减轻体重等干预治疗，可明显减少血管并发症发生。王慧等[315]发现黄连根基提取粉药根碱可显著促进 3T3-L1 细胞的脂肪酸氧化，其机制可能与上调 PPARα、PPARβ 基因及蛋白表达有关。林敏等[316]发现目前 2 型糖尿病患者 HbA1c 达标率为 30.2%，达标控制并不理想。HbA1c 达标有利于减少并发症的发生，降低 TC、LDL-C 水平。血糖达标组的患者较未达标组患者满意度高且依从性较好。毛勇等[317]发现匹伐他汀对患者血糖无明显影响，可用于我国糖尿病高胆固醇血症患者的长期治疗。程欣等[318]发现低胰岛素使用率是 T2DM 患者血糖控制不良因素之一，启动胰岛素治疗有望改善血糖控制状态。吕肖锋[319]发现 HbA1c 主要反映平均血糖，平均血糖波动幅度主要反映血糖变异性，两者反映了血糖控制的不同方面。

(八) 其他

郜振红等[320]通过对2型糖尿病(DM)患者1年的随访研究发现2型糖尿病是老年人认知功能障碍的危险因素。早期有效地控制血糖,有助于延缓T2DM患者的病情进展。范光磊等[321]应用双能X线骨密度仪分别测定102例老年2型糖尿病(T2DM)患者和42例健康老年人腰椎和股骨骨密度。通过对比发现联合应用TP I NP、13-CTx检测有助于T2DM患者骨质疏松的早期诊断。李凤敏等[322]通过动物实验发现DM大鼠出现骨形成、骨转换和骨生物力学异常,木糖醇可降低DM大鼠血糖,对其骨量、骨组织形态及骨生物力学产生影响。金启辉等[323]研究发现老年2型糖尿病患者多伴有睡眠质量问题,睡眠质量可能影响老年2型糖尿病患者的血糖控制,并与并发症发生密切相关,同时使患者的生活质量明显下降。宁魏青等[324]通过随机整群抽样方法从苏州市抽取261例45~70岁的绝经后妇女进行流行病学调查,发现绝经时间长、中心性肥胖和多产妇女是骨质疏松的高风险人群。余晓琴等[325]回顾性分析发现提高临床医师及影像学工作者对糖尿病性偏侧舞蹈症的认识,减少对本病的误诊,可使患者得到及时治疗。李绪娴[326]通过临床对比发现门冬胰岛素体内代谢快且降糖作用强,安全性好,对孕妇和胎儿无明显不良影响,是目前泵用胰岛素治疗2型糖尿病合并妊娠的优选。

(石建霞　陈晶波　梁菁菁　陈　谨)

参 考 文 献

1 许　嵘,等.中华内科杂志,2012,51(1):18
2 吴云涛,等.中华流行病学杂志,2012,33(1):88
3* 王黎光,等.中华内分泌代谢杂志,2012,28(1):32
4 陈树春,等.中华内科杂志,2012,51(3):197
5 单红伟,等.江苏医药,2012,38(5):519
6 殷召雪,等.中国糖尿病杂志,2012,20(5):332
7 付　麒,等.江苏医药,2012,38(6):675
8 吴景程,等.中国糖尿病杂志,2011,19(8):568
9 刘大娜,等.中国糖尿病杂志,2012,20(4):259
10 曾玉琴,等.山西医药杂志,2012,41(4):333
11 卢瑞春,等.中国神经精神疾病杂志,2011,37(11):683
12 周建博,等.首都医科大学学报,2012,33(4):468
13 施广德,等.中国糖尿病杂志,2011,19(11):841
14 张阳丹,等.第三军医大学学报,2011,33(18):1932
15 戚　筠,等.临床内科杂志,2011,28(12)842
16 史　静,等.宁夏医学杂志,2011,33(12):1151
17* 王　葱,等.中国糖尿病杂志,2012,20(3):219
18 曹　音,等.中国糖尿病杂志,2012,20(1):24
19 郭乌兰,等.中国医学科学学院学报,2011,33(6):593
20 郑颖颖,等.中华内分泌代谢杂志,2012,28(3):186
21 汤世国,等.中国糖尿病杂志,2012,20(4):292
22 李会芳,等.中国糖尿病杂志,2012,20(4):257
23 丁　娇,等.中国医科大学学报,2012,41(7):596
24 吴丽娜,等.中华内分泌代谢杂志,2012,28(5):423
25 李晓晶,等.第二军医大学学报,2012,33(8):915
26 顾刘宝,等.中国糖尿病杂志,2011,19(8):607
27 门秀丽,等.天津医药,2011,39(8):730
28 夏　威,等.中国糖尿病杂志,2011,19(9):691
29 梁绮君,等.中华内分泌代谢杂志,2011,27(9):761
30 徐　璐,等.中国糖尿病杂志,2011,19(9):670
31 刘学荣,等.中国糖尿病杂志,2011,19(9):697
32 侯庆宁,等.宁夏医学杂志,2011,33(9):884
33 李文淑,等.解放军医学杂志,2011,36(10):1068
34 王　绵,等.中国糖尿病杂志,2011,19(10):784
35 刘洪彬,等.重庆医学,2011,40(33):3329
36 吴　川,等.河北医药,2011,33(22):3365
37 余盈娟,等.中华消化杂志,2011,31(10):681
38 叶文慧,等.中国糖尿病杂志,2011,19(11):858
39 韩　炜,等.中国糖尿病杂志,2011,19(12):950
40 武　强,等.中华内分泌代谢杂志,2012,28(1):24
41 苏　静,等.中华内分泌代谢杂志,2012,28(1):26
42 吴卫平,等.中国糖尿病杂志,2012,20(1):55
43 王亭亭,等.中国糖尿病杂志,2012,20(1):28
44 范莹莹,等.中华内分泌代谢杂志,2012,28(2):143
45 陈毅光,等.中国糖尿病杂志,2011,20(2):153
46 王恩达,等.山东医药,2012,52(3):44
47 钟宇华,等.中国糖尿病杂志,2012,20(2):144
48 刘晓丽,等.中华老年医学杂志,2012,31(2):161
49 游　为,等.中华内分泌代谢杂志,2012,28(3):239
50 侯　粲,等.中华内分泌代谢杂志,2012,28(3):183
51 姚志文,等.江苏医药,2012,38(3):638
52 杨　坤,等.中国糖尿病杂志,2012,20(3):212
53 刘广智,等.河北医药,2012,34(3):339
54 高　飞,等.南方医科大学学报,2012,32(4):580
55 余劲明,等.中国糖尿病杂志,2012,20(4):295
56 刘喆隆,等.临床内科杂志,2012,29(4):237
57 王会玲,等.中华内分泌代谢杂志,2012,28(4):319
58 耿东华,等.中国医科大学学报,2012,41(4):293
59 郭南京,等.山东医药,2012,52(17):7
60 尉希清,等.中华内分泌代谢杂志,2012,28(5):419
61 陈　频,等.中华内分泌代谢杂志,2012,28(5):414
62 杨　生.陕西医学杂志,2012,41(5):568
63 徐　静,等.南方医科大学学报,2012,32(5):726
64 邓珊珊,等.山东医药,2012,52(15):12
65 杨历新,等.中华内分泌代谢杂志,2012,28(5):412
66 韩　坤,等.中华内分泌代谢杂志,2012,28(5):430
67 沙　洪,等.中国糖尿病杂志,2012,20(5):382
68 张　振,等.中国糖尿病杂志,2012,20(5):377

69 俞利红,等.中国糖尿病杂志,2012,20(5):363
70 王素红,等.天津医药,2012,40(6):547
71 郭南京,等.南方医科大学学报,2012,32(6):878
72 李 渝,等.中国糖尿病杂志,2012,20(7):537
73* 杨明兰,等.中华内分泌代谢杂志,2012,28(6):455
74 刘海明,等.中华内分泌代谢杂志,2012,28(6):472
75 宋玉萍,等.第二军医大学学报,2012,33(6):621
76 黄金炳,等.中华内分泌代谢杂志,2012,28(6):501
77 戴迟兵,等.中华消化杂志,2012,32(7):441
78 张立功,等.中华内分泌代谢杂志,2012,28(7):589
79 甄东户,等.中国糖尿病杂志,2012,20(7):549
80 姚亚民,等.第三军医大学学报,2012,30(14):1388
81 王 芳,等.南方医科大学学报,2012,32(7):940
82 范瑞明,等.中风和神经疾病杂志,2012,29(7):589
83 陈 磊,等.中国医科大学学报,2012,41(8):692
84 杜 婧,等.宁夏医学杂志,2012,34(8):709
85 李连喜,等.江苏医药,2012,38(8):1759
86 苗宗玉,等.中华内分泌代谢杂志,2011,27(9):775
87 许丽萍,等.中国糖尿病杂志,2012,20(5):329
88 滕兆刚,等.中国糖尿病杂志,2012,20(5):373
89* 霍丽丽,等.中国糖尿病杂志,2012,20(2):91
90 史婧丽,等.第二军医大学学报,2012,33(4):385
91 樊学敏,等.中国糖尿病杂志,2012,20(7):486
92 何双涛,等.中国糖尿病杂志,2012,20(7):493
93 刘长江,等.山东医药,2012,52(17):54
94 陆玉莲,等.江苏医药,2011,37(21):2532
95 邬 姗,等.中国中西医结合杂志,2011,31(10):1383
96 刘慧蔷,等.中华内分泌代谢杂志,2012,28(3):231
97 郑建洵,福建医药杂志,2012,34(1):77
98 李兰芳,等.中国糖尿病杂志,2012,20(1):58
99 牛燕媚,等.中国糖尿病杂志,2012,20(2):136
100 王 冲,等.山东医药,2012,52(5):86
101 诸葛铭宁,等.中国糖尿病杂志,2011,19(10):787
102 张 红,等.中国慢性病预防和控制,2012,20(3):284
103 吴 限,等.江西医药,2012,47(4):295
104 俞伟男,等.中国糖尿病杂志,2011,19(8):616
105 孙爱丽,等.中华肾脏病杂志,2011,27(9):637
106 唐文佳,等.第二军医大学学报,2011,32(9):949
107 张贤梅,等.武汉大学学报(医学版),2011,32(5):569
108 贾育梅,等.首都医科大学学报,2011,32(5):593
109 陈玉凤,等.中华内分泌代谢杂志,2011,27(10):849
110 任雯雯,等.中华肾脏病杂志,2011,27(10):720
111 周光宇,等.中华肾脏病杂志,2011,27(11):844
112 邢艳芳,等.中华肾脏病杂志,2011,27(11):831
113 王建平,等.中华内分泌代谢杂志,2011,27(11):945
114 马 方,等.中华超声影像学杂志,2011,20(9):803
115 刘会苗,等.中华内分泌代谢杂志,2011,27(12):1002
116 沈 洁,等.中华肾脏病杂志,2012,28(1):47
117 马瑞霞,等.中华内科杂志,2012,51(2):117
118 姜兆顺,等.中华肾脏病杂志,2012,28(2):138
119 周晓琳,等.中国糖尿病杂志,2012,20(1):61
120 孙亮亮,等.第二军医大学学报,2012,33(2):165
121 张 萌,等.中国糖尿病杂志,2012,20(2):105
122* 苏艳新,等.中华内分泌代谢杂志,2012,28(3):226
123 仇海燕,等.天津医药,2012,40(3):209
124 范秋灵,等.中国医科大学学报,2012,41(4):289
125 牟亚汝,等.中华老年医学杂志,2012,31(4):335
126 庞 琦,等.中华肾脏病杂志,2012,28(4):305
127 郭 兵,等.中国糖尿病杂志,2012,20(4):299
128 许益笑,等.中华内分泌代谢杂志,2012,28(4):325
129 王玉容,等.广东医学,2012,33(4):459
130 李 龙,等.中华肾脏病杂志,2012,28(3):217
131 范秋灵,等.中华肾脏病杂志,2012,28(4):312
132 高 洁,等.中国中西医结合杂志,2012,32(4):530
133 易 斌,等.中华肾脏病杂志,2012,28(4):281
134 范秋灵,等.中国医科大学学报,2012,41(5):391
135 沈洲姬,等.中国糖尿病杂志,2012,20(5):357
136 范秋灵,等.中华肾脏病杂志,2012,28(5):397
137 王旭方,等.肾脏病与透析肾移植杂志,2012,21(3):201
138 杨爱成,等.中国糖尿病杂志,2012,20(6):450
139 梅 希,等.中国糖尿病杂志,2012,20(6):461
140 杜 超,等.解放军医学杂志,2012,37(6):618
141 颜晓勇,等.重庆医学,2012,41(21):2128
142 王 丹,等.中华肾脏病杂志,2012,28(7):512
143 苏双全,等.中华肾脏病杂志,2012,28(7):507
144 张之杰,等.中华超声影像学杂志,2012,21(7):591
145 沈文清,等.中华老年医学杂志,2012,31(6):495
146 陈 频,等.中华内科杂志,2012,51(6):460
147 苏艳新,等.中华肾脏病杂志,2012,28(7):518
148 杨耀国,等.心肺血管病杂志,2012,31(7):471
149 杨晓洁,等.四川大学学报(医学版),2012;43(5):734
150 朱旅云,等.中国慢性病预防和控制,2012,20(4):375
151 张秀云,等.江苏医药,2012,38(9):1013
152 张 薇,等.心脏杂志,2011,23(5):575
153 薛 磊,等.中国综合临床,2011,27(9):934
154 马晓兰,等.第三军医大学学报,2011,33(20):2187
155 张 磊,等.中华内分泌代谢杂志,2012,28(1):21
156 赵林双,等.中华高血压杂志,2012,20(5):452
157 赵永才,等.中国慢性病预防和控制,2011,19(6):599
158 王丽莉,等.中华内分泌代谢杂志,2012,28(3):219
159 齐 婷,等.中国糖尿病杂志,2012,20(1):51
160 吴 莹,等.江苏医药,2012,38(2):128
161 刘 畅,等.广东医学,2012,33(1):59
162 程 梅,等.中华老年医学杂志,2011,30(11):958
163 郑霄云,等.中华老年医学杂志,2012,31(2):121
164 杨 强,等.心脏杂志,2012,24(3):292
165 梁秀珍,等.河北医药,2011,33(17):2617
166 李劲松.重庆医学,2011,40(25):2537

167 杨 博,等.临床心血管病杂志,2012,28(2):111
168 唐 爱,等.哈尔滨医药,2012,32(1):15
169 韩 愈,等.重庆医学,2011,40(34):3433
170 倪正平,等.江苏医药,2012,38(3):275
171 杨 吟,等.四川大学学报(医学版),2012,43(1):46
172 金启辉,等.中华内分泌代谢杂志,2012,28(1):29
173 高荔红,等.内蒙古医学杂志,2012,44(2):139
174 赵 竞,等.中国糖尿病杂志,2011,19(12):939
175 刘秀荣,等.中华高血压杂志,2011,19(9):878
176 何金波,等.河北医药,2012,34(8):1130
177 章 琳,等.陕西医学杂志,2011,40(9):1168
178 李佳伟,等.解放军医学杂志,2011,36(10):1037
179 王丽晔,等.中华心血管病杂志,2011,39(8):749
180 刘 谦,等.中国糖尿病杂志,2011,19(9):688
181 谢 赟,等.中国糖尿病杂志,2011,19(9):700
182 郭 薇,等.中华超声影像学杂志,2011,20(10):883
183 吴长君,等.中国超声医学杂志,2011,27(11):997
184 徐金金,等.武汉大学学报(医学版),2012,33(1):32
185 陈 辉,等.中国慢性病预防与控制,2012,20(1):54
186 李 华,等.中国综合临床,2011,27(9):958
187 祝文静,等.广东医学,2012,33(3):323
188 刘晓宇,等.中华心血管病杂志,2012,40(2):147
189 赵永才,等.中国慢性病预防与控制,2012,20(1):60
190 孙 玥,等.山东医药,2011,51(37):46
191 金红峰,等.浙江大学学报(医学版)2011,40(6):653
192 李卫虹,等.中国循环杂志,2011,26(6):446
193 徐 琳,等.陕西医学杂志,2012,41(2):198
194 闫香琴,等.河北医药,2012,34(4):499
195 杨 杪,等.临床内科杂志,2012,29(2):105
196 蒋 涛,等.医学临床研究,2012,29(2):244
197 王 静,等.中国糖尿病杂志,2012,20(1):48
198 樊国亮,等.中国医科大学学报,2012,41(1):56
199 刘玉波.山东医药,2011,51(37):56
200 李雪松.武汉大学学报(医学版),2011,32(6):800
201 郭丽银,等.广东医学,2011,32(16):2180
202 秦春梅,等.医学临床研究,2011,28(9):1717
203 牛海燕,等.中国超声医学杂志,2011,27(8):707
204 巴 根,等.中国实用内科杂志,2011,31(9):693
205 何 茜,等.中华内分泌代谢杂志,2011,27(10):813
206 余 芳,等.医学临床研究,2011,28(11):2106
207 康雅萍,等.中国公共卫生,2012,28(1):48
208 沈甲乙,等.临床内科杂志,2012,29(1):28
209 李德刚,等.宁夏医学杂志,2012,34(1):28
210 刘 萍,等.心脏杂志,2011,23(5):626
211 郑霄云,等.中国综合临床,2011,27(9):931
212 王维敏,等.临床内科杂志,2011,28(10):672
213 孙冬梅,等.中国综合临床,2011,27(11):1130
214 邵 平,等.四川医学,2012,33(6):1024
215 海静如.广西医学,2012,34(1):13
216 傅庆华,等.重庆医学,2011,40(35):3611
217 杨颖婷,等.广东医学,2011,32(20):2629
218 孟昭君.吉林医学,2012,33(24):5232
219 任卫华,等,心脏杂志,2012,24(3):344
220 冯世栋,等.心脏杂志,2012,24(3):303
221 张 杰,等.中国实用内科杂志,2012,32(7):533
222 许 纲,等.脑与神经疾病杂志,2012,20(1):69
223* 刘朝晖,等.中国糖尿病杂志,2012,20(3):169
224 江 红,等.中国综合临床,2012,28(5):466
225 袁爱花,等.第二军医大学学报,2012,33(4):436
226 夏朝霞,等.中国糖尿病杂志,2011,19(8):610
227 徐 威,等.广东医学,2012,33(12):1802
228 王 颖,等.中国综合临床,2011,27(8):812
229 董 昕,等.临床心血管杂志,2011,27(8):589
230 余海江.四川医学,2011,32(12):1935
231 叶晓梅,等.江苏医药,2012,38(3):298
231 陈 雄,等.浙江医学,2011,33(10):1459
233 路 强,等.内蒙古医学杂志,2011,43(12):1409
234 热孜万古丽.乌斯曼,等.中国糖尿病杂志,2012,20(2):117
235 贾安奎,等.中华内分泌代谢杂志,2011,27(10):810
236 董志军,等.中国医科大学学报,2011,40(11):997
237 潘敏敏,等.山东医药,2011,51(46):112
238 科内.阿布巴卡,等.武汉大学学报(医学版),2012,33(1):101
239 周 林,等.广东医学,2011,32(19):2577
240 车选义,等.陕西医学杂志,2012,41(6):666
241 杨光燃,等.首都医科大学学报,2011,32(5):598
242 信 中,等.首都医科大学学报,2012,33(4):477
243 宋秀霞,等.天津医药,2012,40(7):655
244* 崔黎黎,等.中国医科大学学报,2012,41(8):734
245 王结胜,等.中国糖尿病杂志,2012,20(6):447
246 胡 泓.中华内科杂志,2012,51(1):13
247 罗向红,等.广东医学,2011,32(22):2934
248 汪 飞,等.癫痫与神经电生理学杂志,2012,21(2):78
249 王春蕾,等.重庆医学,2012,41(10):944
250 许春伶,等.临床神经病学杂志,2011,24(6):442
251 周 昊,等.临床神经病学杂志,2011,24(6):445
252 任 欣,等.第三军医大学学报,2012,34(18):1893
253 文晓蓉,等.四川大学学报(医学版),2012,43(5):739
254 黄 斌,等.四川大学学报(医学版),2012,43(5):747
255 杨群英,等.中国糖尿病杂志,2012,20(3):189
256* 李惠琴,等.中华内分泌代谢杂志 2012,28(6):492
257 周 倩,等.中国糖尿病杂志,2012,20(3):185
258 韩会民,等.中国危重病急救医学,2011,23(10):621
259 张杉杉,等.中华内分泌代谢杂志,2012,28(6):487
260 畅 坚,等.中国糖尿病杂志,2012,20(3):192
261 王丽娟,等.中国糖尿病杂志,2012,20(3):182
262 孙好杰,等.中华内分泌代谢杂志,2012,28(3):201
263 范 慧,等.中华内科杂志,2012,51(2):108
264 商跃云,等.新医学,2012,43(1):30

265 杨　灿，等. 吉林医学，2012，33(16)：3415
266 刘　波，等. 临床内科杂志，2012，29(1)：24
267 孙　婧，等. 中国糖尿病杂志，2011，19(8)：591
268 董其娟. 中国糖尿病杂志，2011，19(8)：613
269 毛春英，等. 中国糖尿病杂志，2011，19(9)：653
270 宋晓燕，等. 中国糖尿病杂志，2011，19(9)：695
271 李亚冬，等. 临床内科杂志，2011，28(9)：606
272 宋璐璐，等. 中华内科杂志，2011，50(9)：781
273 纪立农，等. 中国糖尿病杂志，2011，19(10)：746
274 华　飞，等. 中国糖尿病杂志，2011，19(10)：752
275 徐　瑛，等. 中华内分泌代谢杂志，2011，27(10)：828
276 吕朝晖，等. 中华内科杂志，2011，50(10)：826
277 许忆峰，等. 中国医科大学学报，2011，40(10)：881
278 徐朝阳，等. 中国糖尿病杂志，2011，19(11)：850
279 周　剑，等. 安徽医学，2011，32(11)：1827
280 刘海霞，等. 中华内分泌代谢杂志，2011，27(11)：928
281 贾　贺，等. 中国实用内科杂志，2011，31(11)：862
282* 陈燕燕，等. 中华内分泌代谢杂志，2011，27(11)：992
283 张春玉，等. 中国糖尿病杂志，2011，19(12)：924
284 贾　贺，等. 中国糖尿病杂志，2011，19(12)：926
285 江学容，等. 中华内分泌代谢杂志，2011，27(12)：1021
286 李文华，等. 中国糖尿病杂志，2012，20(1)：39
287 徐忠良，等. 中国糖尿病杂志，2012，20(1)：7
288 刘　健，等. 中国糖尿病杂志，2012，20(1)：10
289 陈　旋，等. 医学临床研究，2012，29(1)：44
290 张宏武，等. 中国糖尿病杂志，2012，20(1)：36
291 张丹丹，等. 中国糖尿病杂志，2012，20(1)：44
292 姚金萍，等. 第三军医大学学报，2012，34(1)：74
293 黄　海，等. 中国糖尿病杂志，2012，20(1)：42
294 李敬华，等. 中国糖尿病杂志，2012，20(2)：124
295 邢　莉，等. 中国糖尿病杂志，2012，20(2)：126
296 焦秀敏，等. 临床内科杂志，2012，29(2)：110
297 李晓静，等. 中华内分泌代谢杂志，2012，28(2)：140
298 汪　英，等. 中国糖尿病杂志，2012，20(3)：199
299 李　倩，等. 中国糖尿病杂志，2012，20(3)：196
300 张　倩，等. 中国糖尿病杂志，2012，20(3)：202
301 高宏凯，等. 中国糖尿病杂志，2012，20(4)：248
302 杨　娜，等. 中国糖尿病杂志，2012，20(4)：280
303 王爱民，等. 中国糖尿病杂志，2012，20(4)：284
304 袁凤山，等. 医学临床研究，2012，29(4)：596
305 黄　伟，等. 中华医院感染学杂志，2012，22(4)：852
306 郝春满，等. 中国糖尿病杂志，2012，20(5)：370
307 赵廷启，等. 中国糖尿病杂志，2012，20(5)：367
308 袁　莉，等. 中国糖尿病杂志，2012，20(5)：349
309 唐祝奇，等. 中国糖尿病杂志，2012，20(5)：352
310 何利平，等. 四川大学学报(医学版)，2012，43(5)：757
311 周　健，等. 中华老年医学杂志，2012，31(6)：491
312 王　宾，等. 中国糖尿病杂志，2012，20(6)：438
313 甄月巧，等. 中国糖尿病杂志，2012，20(6)：435
314 陈树铭，等. 中国糖尿病杂志，2012，20(6)：441
315 王　慧，等. 解放军医学杂志，2012，37(6)：585
316 林　敏，等. 四川医学，2012，33(7)：1293
317 毛　勇，等. 中华内科杂志，2012，51(7)：508
318 程　欣，等. 中国糖尿病杂志，2012，20(7)：541
319 吕肖锋，等. 中国糖尿病杂志，2012，20(7)：515
320 郜振红，等. 吉林医学，2012，33(8)：1603
321 范光磊，等. 中华老年医学杂志，2012，31(8)：657
322 李凤敏，等. 北京医学，2011，33(11)：914
323 金启辉，等. 中华内科杂志，2012，51(5)：357
324 宁魏青，等. 江苏医药，2011，37(18)：2157
325 余晓琴. 中国综合临床，2011，27(9)：929
326 李绪娴，等. 广东医学，2012，33(7)：963

六、代谢综合征

孙桂丽等[1]通过用 ELISA 法测定代谢综合征(MS)患者血清 apelin 的变化，发现诊断 T2DM 的 MS 患者血清 apelin 明显高于糖调节受损的 MS 患者和超重或肥胖者，可能是胰岛素抵抗加重所致。陈冯梅等[2]通过前瞻性研究比较 MS、非 MS 人群各血脂水平与 T2DM 发病的关系，发现 MS 人群发生 T2DM 的风险高于非 MS 人群，但未随血脂水平的增高而增加。非 MS 人群中且 non－HDL－C 的预测作用较强。吴寿岭等[3]研究，计算 29 968 例合并或不合并 MS 的高血压前期者心脑血管事件的累积发病率，认为代谢综合征可增加高血压前期人群发生心脑血管疾病的危险。张秀娟等[4]*通过测定 414 名 T2DM 一级亲属的瘦素、内脂素、脂联素、血清视黄醇结合蛋白－4(RBP－4)等水平，认为脂联素、瘦素和 RBP－4 可能是参与 MS 形成的关键因子。展英华等[5]对 60 例 MS 患者分别行二维及三维超声心动图检查，同时测定血清脂联，认为三维超声心动图能快速准确地评价 MS 患者的左心功能，脂联素可能成为预测左室舒张功能早期改变的新指标。李亚璞等[6]通过大鼠实验测量高盐高脂、高脂大鼠体内脏脂肪质量、血清 VEGF 和 vWF 表达等指标，认为 VEGF 和 vWF 参与了血管壁的功能紊乱或损伤的病生理改变。邓红英等[7]对 334 例无糖尿病史的代谢异常者行 OGTT 等试验，测量相关指标认为随糖耐量状态恶化，代谢异常人群高胰岛素血症加重，胰岛素敏感性降低，胰岛细胞功能呈衰退趋势。姚超永等[8]通过比较 MS 与非 MS 人群血脂、血清胆红素等指标，发现血清直接胆红素可能参与 MS 发生，并通过影响血脂代谢影响 MS 发病。陈盼盼等[9]测定 571 例研究对象脉臂踝脉搏波速度(baPWV)，结合相关临床指标，发现 baPWV 在代谢综合征异常者中显著增加。贺燕林等[10]通过 CT 测量 56 例合并或不合并 MS 绝经后妇女心外膜脂肪体积(EFV)，发现 EFV

随着MS成分的增加而增加，可能是MS的一个非侵袭性预测评估指标之一。李丽娟等[11]通过测定574例合并或不合并MS的肥胖青少年血清睾酮水平，发现肥胖青少年男性血清睾酮水平与代谢综合征密切相关，胰岛素抵抗可能是它们之间相互作用的关键因素。冯胜强等[12]通过测定1 680名居民血脂、血糖、血清同型半胱氨酸(Hcy)等指标，发现高Hey水平是MS发生的相关因素，Hcy与年龄、男性、BMI、LDL－C、肌酐、尿酸独立相关。王紫晨等[13]通过分别WHO定义、IDF定义等定义计算1 458名中老年心脑血管病的患病率，分析MS患病与心脑血管病(CCVD)患病的关系，认为用WHO定义和CDS定义的MS是反映55岁及以上中老年人CCVD患病危险的最佳指标。刘佳等[14]回顾性分析281例T2DM患者年龄、BMI、MS患病率等指标，发现血清γ-谷氨酰转移酶(GGT)升高可明显增加男性T2DM患者MS及其各组分的患病风险，与女性患者无明显相关。申慧敏等[15]比较MS患者及正常人血糖、血脂、25(OH)D等指标，认为维生素D的低水平与MS密切相关，张明等[16]通过提取测定MS患者及正常人DNA并分析相关指标，发现IL－6R基因Asp358Ala多态可能与中国人MS相关。

（石建霞　梁菁菁）

参 考 文 献

1 孙桂丽，等. 中华内分泌代谢杂志，2012，28(3)：211
2 陈冯梅，等. 中国糖尿病杂志，2011，19(8)：565
3 吴寿岭，等. 中华心血管杂志，2012，40(5)：397
4* 张秀娟，等. 中华流行病学杂志，2012，33(4)：418
5 展英华，等. 中华超声影像学杂志，2011，20(9)：759
6 李亚璞，等. 天津医药，2012，40(4)：375
7 邓红英，等. 江苏医药，2012，38(6)：673
8 姚超永，等. 中华高血压杂志，2011，19(12)：1179
9 陈盼盼，等. 中国循环杂志，2012，27(1)：37
10 贺燕林，等. 中国糖尿病杂志，2011，19(12)：904
11 李丽娟，等. 临床内科杂志，2012，29(7)：463
12 冯胜强，等. 中华流行病学杂志，2012，33(3)：256
13 王紫晨，等. 中华老年医学杂志，2011，30(10)：871
14 刘　佳，等. 广东医学，2012，33(9)：1303
15 申慧敏，等. 中华内科杂志，2012，51(5)：397
16 张　明，等. 中华内分泌代谢杂志，2012，28(7)：572

七、其他

(一) 肥胖

任琳等[1]报道陕西省汉中农村地区常住居民中心性肥胖率为38.9%，男性低于女性。男性与已婚、家庭富裕、经常吃油炸食物、基本不干农活、不吸烟或已戒烟、看电视时间比较长相关，女性与低龄、经常干农活、人工喂养、文化程度较高、怀孕次数少相关。金亚男等[2]研究发现，肥胖儿童黑棘皮(AN)合并非酒精性脂肪性肝病(NAFLD)较其他肥胖儿童代谢紊乱情况严重。付连国等[3]研究显示，超重儿童青少年收缩压、舒张压比非超重者增加，但脉搏、肺活量无差异；肥胖儿童青少年收缩压、舒张压、脉搏和肺活量比非超重者均增加。郑荣秀等[4]研究认为，以OGTT为金标准，HbA1C识别糖耐量异常的能力明显强于FPG，采用ADA推荐的HbA1C≥5.7%、FPG≥5.6 mmol/L的切点识别糖耐量异常的敏感性和特异性分别为60.5%和86.8%、30.5%和94.0%。赵江波等[5]研究显示，部分肥胖者颈动脉内膜中层厚度(IMT)已明显升高，而血铁蛋白(SF)和apelin可能对预测肥胖者早期动脉粥样硬化有重要意义。黄晖明等[6]研究显示超重和肥胖人群的动脉僵硬度高于体重正常人群，超重和肥胖是独立于年龄、性别、高血压之外的高动脉僵硬度危险因素。秦春梅等[7]研究显示，中青年腹型肥胖男性存在血清睾酮浓度及IMT改变，血清睾酮与IMT呈负相关趋势，但两者的关系有待进一步研究证实。林寰东等[8]研究显示经髂嵴上缘水平、肋骨下缘与髂嵴上缘连线中点水平以及经脐水平腹围均能反映腹内脂肪含量，其中经脐水平测量腹围是简便易行、更好地反映腹内脂肪体积的方法。李晋等[9]研究显示，101例多囊卵巢综合征(PCOS)患者中39.8%患者体重正常，24.5%超重，35.7%肥胖。体重增加与胰岛素抵抗指数(HOMA－IR)的相关性独立于血清睾酮水平。祝超瑜等[10]研究结果显示，正常糖调节人群的腰围是影响血清apelin水平的独立相关因素($r^2=0.209, P<0.01$)，腹型肥胖可能是引起血清apelin水平升高的主要因素。朱旅云等[11]随访单纯肥胖者381例，正常体重者172名，发现腹型肥胖、胰岛素抵抗和内皮功能障碍是代谢综合征(MS)发生的基本病因。阳赣萍等[12]研究认为中国汉族为主的人群瘦素受体(LEPR) Gln223Arg和LEPR Pro1019Pro基因多态性与肥胖的发生均有关联。袁戈恒等[13]研究认为与糖代谢正常的肥胖患者比，糖耐量减低和2型糖尿病患者的空腹和30分钟胰淀素水平与其胰岛素之比降低，经胰岛素增敏剂罗格列酮治疗后，胰淀素水平升高而胰岛素水平无明显变化。于萍等[14]研究认为，在追赶生长过程中血清瘦素受体浓度下降、瘦素水平增高引发瘦素抵抗，瘦素功能不足可能是造成追赶肥胖的原因。辛婧等[15]研究认为，S100A16通过抑制p53活性进而促进3T3－L1前脂肪细胞的分化。白雪梅等[16]研究显示，利用RNA干扰下调下丘脑弓状核细胞因子信号转导抑制因子3(SOCS3)基因的表达能够抵抗高脂饮食诱导的肥胖、改善瘦素抵抗和相关的代谢紊乱。张珠华

等[17]研究显示，氯化钴诱导低氧上调3T3－L1脂肪细胞单核细胞趋化蛋白1的表达，参与脂肪组织慢性低度炎症的发生。高壮等[18]研究显示，海参脑苷脂及其长链碱基对营养性肥胖小鼠糖代谢和脂代谢具有明显的改善作用。汤深等[19]研究认为胃内水球术是治疗肥胖症的有效方法，体质量减轻速度稳定，并且具有无创伤、痛苦小的优点。张旭辉等[20]研究认为，肥胖患者后腹腔镜下根治性肾切除术中根据肿瘤部位合理选择不同位置的辅助性套管手术安全性高，患者能更好地受益于微创手术治疗。

（陈向芳　孙亮亮）

参考文献

1 任　琳，等. 中华流行病学杂志，2012，33(4)，356
2 金亚男，等. 天津医药，2012，40(4)，346
3 付连国，等. 北京大学学报(医学版)，2012，44(3)，359
4 郑荣秀，等. 中华内分泌代谢杂志，2011，27(9)，746
5 赵江波，等. 中国糖尿病杂志，2012，20(4)，277
6 黄晖明，等. 中华心血管病杂志，2011，39(10)，950
7 秦春梅，等. 中国综合临床，2011，27(10)，1060
8 林寰东，等. 中华内分泌代谢杂志，2012，28(2)，121
9 李　晋，等. 中华内分泌代谢杂志，2011，27(9)，733
10 祝超瑜，等. 上海医学，2012，35(1)，23
11 朱旅云，等. 中华内分泌代谢杂志，2011，27(10)821
12 阳赣萍，等. 中华流行病学杂志，2011，32(10)，1037
13 袁戈恒，等. 北京大学学报(医学版)，2011，43(6)，833
14 于　萍，等. 武汉大学学报(医学版)，2011，32(6)，761
15 辛　婧，等. 中华内分泌代谢杂志，2012，28(1)，68
16 白雪梅，等. 中华内分泌代谢杂志，2012，28(1)，63
17 张珠华，等. 中华内分泌代谢杂志，2011，27(10)，853
18 高　壮，等. 浙江大学学报(医学版)，2012，41(1)，60
19 汤　深，等. 中华消化内镜杂志，2012，29(4)，205
20 张旭辉，等. 中华泌尿外科杂志，2012，33(3)，185

(二) 骨质疏松症

方团育等[1]分析672名不同年龄段妇女骨代谢生化指标发现，血清护骨素(sOPG)和尿脱氧吡啶啉/尿肌酐(uDPD/cr)的变化先于骨密度，可以预测绝经后骨丢失。余国荣等[2]对兔的实验发现，阿仑膦酸钠(ALN)能促进骨髓间充质干细胞(BMSCs)增殖和骨向分化，促进转化生长因子B(TGF－B)及骨形成蛋白2(BMP－2)的表达可能是其作用机制之一。李正等[3]对大鼠的实验研究证实，雷奈酸锶(Sr)可通过上调骨形态发生蛋白7(BMP－7)表达促进大鼠BMSCs向成骨细胞分化。覃淑云[4]等通过骨质疏松SD大鼠模型研究证实，成骨细胞雌激素受体的表达与IL－10表达水平成正相关。廖立等[5]研究去势小鼠骨质疏松模型中骨髓间充质干细胞(BMMSC)的microRNA(miR)表达谱发现，miR表达异常可能导致骨质疏松发病过程中BMMSC的功能缺陷。赖晓阳等[6]研究发现，甲状旁腺激素促进去卵巢SD大鼠原代成骨细胞基质GLA蛋白(MGP)表达，可能在绝经后骨质疏松发病机制中发挥作用。高志立等[7]分析118例60～92岁老年人维生素D水平与骨密度的关系，发现血清25(OH)D_3水平与股骨颈骨密度呈正相关。杨杰等[8]研究证实，高浓度糖皮质激素可能通过刺激DKK1基因表达上调，抑制BMSCs增殖及其脂向分化，从而导致骨质疏松。张强等[9]通过在去势新西兰大白兔骨质疏松模型中植入微种植体，并加载100 g力值，证实辛伐他汀治疗可对抗骨质疏松对微种植体的不良影响。汪丙昂等[10]观察110例老年性骨质疏松患者发现，辛伐他汀对伊班膦酸钠治疗老年性骨质疏松症具有协同作用。张程等[11]研究证实，重组人甲状旁腺素(1－34)[rhPTH(1－34)]能显著促进骨合成代谢，其疗效优于依降钙素；血清富含半胱氨酸的酸性蛋白(SPARC)水平增加可能在rhPTH促进成骨过程中起重要作用。

（陈向芳　汤　玮）

参考文献

1 方团育，等. 重庆医学，2011，40(26)：2615
2 余国荣，等. 广东医学，2012，33(2)：155
3 李　正，等. 南方医科大学学报，2011；31(11)：1949
4 覃淑云，等. 广西医学，2011，33(11)：1393
5 廖　立，等. 浙江大学学报(医学版)，2012，41(1)：75
6 赖晓阳，等. 中华内分泌代谢杂志，2012，28(4)：330
7 高志立，等. 中华老年医学杂志，2012，31(6)：513
8 杨　杰，等. 解放军医学杂志，2012，37(4)：278
9 张　强，等. 中国综合临床，2011，27(9)：914
10 汪丙昂，等. 四川医学，2012，33(3)：429
11 张　程，等. 中华内分泌代谢杂志，2012，28(2)：136

(三) 多发性内分泌腺瘤

张慧等[1]研究1例多发性内分泌腺瘤Ⅰ型(MEN1)家系的MEN1基因突变情况，发现MEN1基因第9号内含子起始处杂合缺失突变，IVS9＋1_11delGTGAGGGACAG，为新发现的中国人MEN1致病基因类型。该突变可能影响MEN1 mRNA的剪接，所合成的menin蛋白易降解及表达缺失，最终导致肿瘤发生。谢君辉等[2]报道以胰岛细胞瘤为首发的1型多发性内分泌腺瘤病1例。宋钦华等[3]报道1例胰升血糖素瘤并文献回顾。俞露等[4]报道自身免疫性多内分泌腺病综合征Ⅱ型2例。

（陈向芳　孙亮亮）

参 考 文 献

1 张 慧,等.中华内分泌代谢杂志,2012,28(4),311
2 谢君辉,等.临床内科杂志,2012,29(7),496
3 宋钦华,等.中华内分泌代谢杂志,2012,28(1),79
4 俞 露,等.江苏医药,2012,38(11),1356

(四)肝豆状核变性

喻绪恩等[1]统计695例首次住院的安徽籍的WD患者,发现医务人员的卫生宣教比较好的城市和土壤中含铜量高的城市WD病例多,饮用水和土壤中的各种元素的含量可能是WD存在地域性原因。张敏娜等[2]对一家3例以肝病为主要表现的家系进行了基因检测,经ATP7B基因分析确诊为Wilson病,提示ATP7B基因分析对临床表现不典型的Wilson病患者具有重要的诊疗意义。朱永豹等[3]检测中国人Wilson病P型铜转运三磷酸腺苷酶基因突变热区,结果提示对有先证者的Wilson病家系成员应进行ATP7B基因第8、12、13号外显子检测,有助早期发现症状前患者和携带者。司马辉等[4]回顾性分析因Wilson病接受肝移植手术的8例患者的临床资料,结果提示通过全肝移植或活体肝移植术,能改善Wilson病患者铜代谢,并可显著缓解神经病学症状。

(陈向芳 叶 菲)

参 考 文 献

1 喻绪恩,等.中国神经精神疾病,2012,38(7):435
2 张敏娜,等.胃肠病学和肝病学杂志,2012,21(1):76
3 朱永豹,等.临床内科杂志,2012,29(1):52
4 司马辉,等.上海医学,2011,34(9):656

(五)痛风及高尿酸血症

张琰等[1]收集了在肌肉骨骼超声检查的痛风性关节炎患者及其他关节炎患者184个关节,发现超声影像出现关节内痛风石、平行线、高回声点或韧带内高回声对痛风性关节炎有诊断意义,提示肌肉骨骼超声是一种有效的痛风性关节炎诊断工具。郑茗丹等[2]通过使用双能量CT对痛风患者、对照组的多个关节进行扫描成像,发现双能量CT的诊断特异性高于X线和临床发现,对痛风的诊断有价值。周丹秋等[3]通过检测268例原发性痛风患者和288名健康志愿者的SLC2A9基因单核苷酸、多态性,提示SLC2A9基因-7442295多态性可能是评估中国汉族男性人群原发性高尿酸血症危险性的一个遗传学标志。李发贵等[4]通过对200例原发性痛风和235名对照的ABCG2基因C421ASNP进行分析,结果提示ABCG2基因的C421ASNP多态,尤其是AA基因型可能与中国汉族男性发生原发性痛风密切相关。张秀娟等[5]观察了痛风合并高血压患者同一高血压分级情况下的高血压药物的使用情况,发现血管紧张素Ⅱ受体阻滞剂(ARB)治疗有效增加了尿酸排泄分数。刘霞等[6]用自制的秋水仙碱脂质体凝胶治疗急性痛风性关节炎大鼠模型,证实秋水仙碱脂质体凝胶对尿酸钠所致大鼠急性痛风性关节炎症有明显的改善作用。赵卫等[7]通过比较原发性痛风性关节炎患者、无症状高尿酸血症患者及正常对照组3组的血清Dickkopf-1(DKK-1)浓度,在原发性痛风性关节患者血清DKK-1明显升高,提示DKK-1可能参与原发性痛风性关节炎骨破坏的发生。江丹等[8]测定原发性痛风性关节炎患者外周血脂联素及其受体1,2的水平,结果提示脂联素及其受体表达异常可能参与了GA的发生发展。

陈丽红等[9]通过测试并比较各种不同伴随疾病的高尿酸血症患者,以及苯溴马隆治疗前后的高尿酸血症患者的血小板聚集率,证实血尿酸水平增高能够促进血小板聚集,是血栓性疾病的危险因素。陈敢等[10]通过检测别嘌呤醇治疗后的高尿酸血症大鼠血尿酸、尿素、肌酐,TGF-β与α-SMA的表达,证实别嘌呤醇对高尿酸血症大鼠肾损害有明显的治疗作用。高宪玺等[11]通过比较冠心病和正常组、急性冠脉综合征和稳定性心绞痛组尿酸水平,结果提示高尿酸与急性冠脉综合征发生发展密切相关,并可促进急性冠脉综合征的发生发展。赵劲涛等[12]比较了无症状高尿酸血症患者、尿酸正常组,以及高尿酸血症患者治疗前后的微炎症指标,结果提示无症状高尿酸血症与微炎症状态密切相关。林志健等[13]采用高嘌呤饮食诱导鹌鹑高尿酸血症合并腹型肥胖模型,检测28天肝脏乙酰辅酶A羧化酶(ACC)蛋白表达显著升高,提示ACC表达的改变与高尿酸血症及腹型肥胖的形成有关。韩琳等[14]通过对538名青岛及周边地区汉族人hURAT1基因启动子区进行序列分析,共发现5个多态性位点,并证实这些多态性位点与原发性高尿酸血症密切相关。李剑军等[15]比较了老年患者中小剂量阿司匹林(100 mg/d)持续治疗1年后和对照组的尿酸水平,结果提示长期服用小剂量阿司匹林可能引起老年患者高尿酸血症。张娴娴等[16]比较了高尿酸血症给予泄浊除痹方、苯溴马隆以及空白组治疗前后的血尿酸水平,结果提示泄浊除痹方可有效降低高尿酸血症患者血尿酸水平且安全性高。

(郑骄阳 叶 菲)

参 考 文 献

1 张 琰,等.中华内科杂志,2012,51(4):304
2 郑茗丹,等.中华风湿病学杂志,2012,16(4):260
3 周丹秋,等.中华风湿病学杂志,2011,15(9):596

4　李发贵,等.中华医学遗传学杂志,2011,28(6):683
5　张秀娟,等.山东医药,2012,52(5):1
6　刘　霞,等.广东医学,2011,32(23):3038
7　赵　卫,等.北京大学学报(医学版),2012,44(3):254
8　江　丹,等.中华风湿病学杂志,2012,16(6):410
9　陈丽红,等.医学临床研究,2012,29(4):635
10　陈　敢,等.广东医学,2012,33(10):1390
11　高宪玺,等.河北医药,2012,34(12):1837
12　赵劲涛,等.临床内科杂志,2012,29(7):460
13　林志健,等.中华内分泌代谢杂志,2012,28(1):73
14　韩　琳,等.中华内分泌代谢杂志,2012,28(1):36
15　李剑军,等.医学临床研究,2011,28(9):1744
16　张娴娴,等.中国中西医结合杂志,2011,31(9):1216

(六) 大骨节病

王伟等[1]检测青海省患有大骨节病儿童的抗氧化应激相关标记物,结果证实大骨节病存在氧化应激损伤,体内氧自由基损伤与大骨节病的发生发展可能有一定的关系。何昌谋[2]对成人大骨节病患者关节注射透明质酸钠,观察炎症指标水平,提示透明质酸钠可能是通过降低血清中炎症因子含量,从而发挥抑制炎症反应,保护和修复关节软骨的作用。王莹等[3]观察了成人大骨节病游离体软骨和正常对照关节软骨中Bcl-2、半胱氨酸蛋白酶-8阳性细胞表达率与分布特点,发现大骨节病游离体软骨细胞凋亡及相关调控因子半胱氨酸蛋白酶-8及Bcl-2表达显著高于对照组。武世勋等[4]检测了大骨节病组(KBD)、骨关节病组(OA)和正常对照组的软骨不同层间的死亡受体调节因子FADD和c-FLIP表达变化和阳性表达率的显著性差异,提示死亡受体途径及其调节因子在大骨节病软骨损伤中具有重要作用。

(郑骄阳　叶　菲)

参 考 文 献

1　王　伟,等.中国地方病学杂志,2012,30(1):51
2　何昌谋,陕西医学杂志,2011,40(10):1401
3　王　莹,等.南方医科大学学报,2011,31(8):1314
4　武世勋,等.南方医学大学学报,2011,31(11):1851

(七) 血卟啉病

王海英等[1]报告了2例卟啉病患者均以中枢神经系统损害为首发症状,且早期误诊,提示临床以原因不明脑炎、脑病、锥体外系损害为主要临床表现的患者在鉴别诊断时应考虑到卟啉病。董灵娣等[2]对宁夏地区首个回族迟发型卟啉病(PCT)家系进行UROD基因的突变分析,结果提示PCT家系UROD基因各外显子未发现突变。

(郑骄阳　叶　菲)

参 考 文 献

1　王海英,等.中华内科杂志,2012,51(5):406
2　董灵娣,等.中国皮肤性病学杂志,2011,25(10):761

(八) 苯丙酮尿症

舒剑波等[1]通过正常人群的检测,及对天津地区99例高苯丙氨酸血症/PKU患者PAH基因分析中发现的3种突变A165D、Q301X、R413G,证实为PKU的新突变点,不属于多态性位点。季春燕等[2]利用高分辨率熔解曲线和多重连接依赖探针扩增技术成功检测了苯丙酮尿症患者基因突变,提示应用HRM和MLPA技术相对提高了PAH基因突变筛查的检出率。

(郑骄阳　叶　菲)

参 考 文 献

1　舒剑波,等.天津医药,2011,39(10):960
2　季春燕,等.中华医学遗传学杂志,2011,28(6):649

(九) 其他

尉海涛等[1]分析了13例心肌淀粉样变性患者的临床特点,提出对于原因未明的心力衰竭,超声心动图提示心肌肥厚,左心室大小正常,而心电图提示肢导联低电压的患者,应怀疑心肌淀粉样变性的可能。顾文华等[2]通过前瞻性研究试图了解急诊危重病患者酸碱失衡发生率与类型,发现急诊危重患者酸碱失衡发生率高,年龄与APACHEII评分是三重酸碱失衡患者预后差的主要影响因素。戈晓荣等[3]比较了在重症低钾血症患者中使用锁骨下经脉穿刺微泵补钾和常规静脉补钾的临床疗效,微泵组有效率显著高于常规补钾组,提示应早期诊断,快速、安全、合理补钾治疗。廖常彬等[4]观察了使用日间连续性肾替代治疗(CRRT)重症急性低钠血症的疗效,表明CRRT治疗急性严重低钠血症疗效确切,成功率高、安全,是急性重症低钠血症重要治疗手段。

符大勇等[5]观察了5例原发性肺淀粉样变患者的CT表现和临床表现、病理的关系,仅气管-支气管型影像学表现为特征性管壁波浪样钙化。该病诊断应排除其他疾病的可能性,最终诊断需靠病理活检。任丽等[6]分析了26例肾淀粉样变患者肾脏病理特征,提示肾组织病理检查对早期诊断极为重要,免疫组织化学染色对肾淀粉样变的分型及指导治疗至关重要。刘红艳等[7]对2例原发性系统性淀粉样变性患者行自体外周血造血干细胞移植,移植后接受2个疗程硼替佐米联合地塞米松治疗,治疗结果证实自体外周血造血干细胞移植联合硼替佐米治疗疗效肯定。

常毅娜等[8]检测了体检者和1例Fabry病患者外

周血粒细胞和血浆中 α-Gal A 酶的活性，提示两者相关性良好，均可用于 Fabry 病的筛查和诊断。张新顺等[9]应用胎儿羊水细胞艾杜糖-2-硫酸酯酶活性测定和基因突变检测的方法，对 2 例高危妊娠孕妇进行了成功的产前诊断，提示胎儿羊水细胞酶活性测定结合基因突变分析是一种较好的 MPSⅡ产前诊断方法。

黄永富[10]报道了 3 例就诊于其医院的罕见的尼曼皮克病伴继发性海蓝组织细胞增生症病例，骨髓细胞形态学以及穿刺活检可诊断。测定皮肤成纤维细胞酶活性可以检出 A 和 B 型的半合子，培养羊水细胞酶活性检测可供做 A、B 型的产前诊断。

张国强等[11]报道不典型原发性血色病 1 例，该患者以黄疸住院，而无临床常见表现，后经病理学检查诊断为原发性血色病，并治疗有效。提示此类不典型表现的患者在排除常见疾病的情况下，可行 CT、肝穿刺等检查协助诊断。

赵玉元等[12]报道采用脾切除治疗的小儿高歇病 3 例，均因腹部膨隆、脾肿大就诊，其中 2 例患儿累及骨骼，表现为股骨头坏死，脾切除后病情平稳，另一 14 个月男性患儿术后预后欠佳。卜翠翠等[13]报道了成人高歇病 2 例报道，通过比较骨髓细胞学与骨髓病理形态学，提出在诊断高歇病中，骨髓病理组织学检查较骨髓细胞形态学检查价值更大。

（郑骄阳　叶　菲）

参考文献

1 尉海涛，等. 吉林医学，2012，33(13)：2750
2 顾文华，等. 中华急诊医学杂志，2012，21(5)：523
3 戈晓荣，等. 安徽医学，2011，32(11)：1882
4 廖常彬，等. 四川医学，2011，32(12)：1924
5 符大勇，等. 实用放射学杂志，2011，27(8)：1282
6 任　丽，等. 中华肾脏病杂志，2011，27(10)：730
7 刘红艳，等. 内科急危重症杂志，2012，18(2)：106
8 常毅娜，等. 中华内分泌代谢杂志，2012，28(1)：54
9 张新顺，等. 中华医学遗传学杂志，2011，28(5)：536
10 黄永富. 重庆医学，2012，41(15)：1557
11 张国强，等. 中华肝脏病杂志，2012，20(8)：630
12 赵玉元，等. 中华肝胆外科杂志，2012，18(1)：67
13 卜翠翠，等. 云南医药，2012，33(3)：339

文　　选

婴幼儿脑发育关键期碘营养与生长发育关系的研究　[中华流行病学杂志，2012，33(2)：164]　甘肃省疾病预防控制中心王燕玲等于 2006～2010 年在甘肃省临夏回族自治州对所有乡镇的女性从孕期开始补充碘油至哺乳期结束，并对断乳的 3 岁内婴幼儿补充碘油，然后从 8 县(市)分别按照东、西、南、北、中随机抽取 5 个乡，每个乡随机抽取 1 个村，每个村随机抽取 0～3 岁婴幼儿、孕妇及乳母各 20 名(不足者从邻近村庄补足)，逐年监测孕妇、乳母、婴幼儿尿碘。2010 年测定部分婴幼儿智商(DQ)、身高、体重。并抽取干预前 0～3 岁婴幼儿作为对照。结果显示，碘油干预前(2006 年)和后(2007～2010 年)各测定 1 056 及 2 989 名婴幼儿尿碘。干预后婴幼儿尿碘中位数从 107.3 μg/L 上升为 139.6～190.7 μg/L，尿碘低于 50 μg/L 的比例从 23.9%下降为 6.7%～12.9%，DQ 值从 92.8 提高为 104.3，身高发育正常及以上的比例从 65.0%上升为 82.1%，体重正常及以上的比例从 59.3%上升至 81.4%，DQ 值、身高和体重与干预前相比差异均有统计学意义($P<0.05$)。孕妇尿碘从 89.3 μg/L 上升为 118.2～187.8 μg/L，乳母尿碘从 84.9 μg/L 上升为 135.2～187.5 μg/L。研究证实脑发育关键期碘营养不足会导致婴幼儿生长发育落后，通过口服碘油能改善碘缺乏造成的生长发育障碍。

（刘兴振　郑龙轶）

述　评　碘营养不足会导致儿童生长发育迟滞。本文发现缺碘地区婴幼儿脑发育关键期(孕妇、乳母及 0～3 岁儿童)碘营养不足会导致婴幼儿生长发育落后，通过口服碘油能改善碘缺乏造成的生长发育障碍，研究结果对甲状腺疾病的防治有一定的指导意义。

（郑龙轶　黄　勤）

Graves 病患者骨质疏松患病情况及骨转换指标特征　[中华内分泌代谢杂志，2011，27(11)：906]　上海中山医院黄灵等收集 2010 年 1 月至 2010 年 12 月于复旦大学附属中山医院内分泌科住院治疗的 GD 患者 163 例(男性 43 例，女性 120 例，平均年龄(47±1)岁，测定肝肾功能、血总 T_3、总 T_4、游离 T_3(FT_3)、游离 T_4(FT_4)、促甲状腺激素(TSH)、血清碱性磷酸酶(ALP)、骨钙素(osteocalin)、Ⅰ型前胶原氨基端前肽(procollagen Ⅰ N-terminal propeptide，PINP)、β-Ⅰ型胶原羧基端肽(β-C-terminal cross-linked telopeptides of type Ⅰ collagen，(β-CTX)、血清钙、血清磷、25 羟-维生素 D_3[25-(OH)D_3]、甲状旁腺素(PTH)、尿钙/肌酐比值等指标，并用双能 X 线吸收骨密度仪(DEXA)测定腰椎正位，左侧股骨近端的骨密度。发现 GD 患者中，骨质疏松 37 例(22.7%)，非骨质疏松的 126 例(77.3%)，按不同骨代谢状态分组比较，校正性别、年龄、体重指数后，骨质疏松组患者骨钙素、ALP、PINP、B-CTX 和游离 T_3(FT_3)水平高于非骨质疏松组($P<0.05$ 或 $P<0.01$)。校正性别、年龄、

体重指数后，骨钙素、PINP、β-CTX 水平与 FT3 水平呈正相关（P 均<0.01）；根据（FT_3）水平四分位数分组，各组骨钙素、PINP、B-CTX 水平逐渐上升（P<0.01）。研究证实 Graves 病甲状腺功能亢进患者具有较高的骨质疏松患病比例，高骨转换速率是 GD 合并骨质疏松患者的显著特征，高甲状腺激素水平是影响其骨转换速率和骨质疏松的重要因素。

（刘兴振　黄　勤）

述　评　甲状腺功能亢进相关的骨质疏松是继发性骨质疏松重要的病因之一。对甲亢 Graves 病患者骨质疏松的患病情况及其特征的研究将有助于提高早期诊断治疗甲亢相关继发性骨质疏松的意识，为进一步明确甲状腺激素对骨代谢的影响机制提供临床依据。本文对 163 例 Graves 病患者的横断面进行研究，发现 Graves 病患者具有较高的骨质疏松患病率，高骨转换速率是 Graves 病合并骨质疏松患者的显著特征，甲状腺激素水平是影响 Graves 病患者骨转换速率和骨质疏松的重要因素。

（郑龙轶　黄　勤）

58 例产后甲状腺炎患者的 2 年随访研究　［中华内分泌代谢杂志，2012，28(5)：372］　沈阳第五人民医院李晨阳等对 58 例产后甲状腺炎（PPT）患者在产后 12、18 和 24 个月进行随访，询问临床症状、进行体格检查并留取空腹血清，以测定血清促甲状腺素（TSH）、抗甲状腺过氧化物酶抗体（TPOAb）、抗甲状腺球蛋白抗体（TgAb），TSH 异常者加测 FT_3、FT_4 和 TSH 受体抗体（TRAb）。并以 50 名健康产妇为对照。结果显示 58 例 PPT 患者的随访率为 91.4%（n=53），产后 24 个月时持续性甲减的发生率为 20.8%（n=11），对照组无甲减发生。甲状腺功能亢进（甲亢）甲减双相型 PPT 患者持续性甲减的发生率为 26.7%（4/15），甲减单相型 PPT 患者持续性甲减的发生率为 63.6%（7/11），而表现为甲亢单相型的 27 例 PPT 患者无 1 例发生持续性甲减。所有发生持续性甲减的 PPT 患者，在产后 6 个月时 TSH 水平均高于 4.8 mU/L，并且其分娩时和产后 12 个月时的 TSH 均显著高于仅发生一过性甲减的 PPT 患者（P 均<0.01）。53 例 PPT 患者产后 12、18、24 个月时 TPOAb 阳性率分别为 56.6%、50.9%和 52.8%，TgAb 阳性率分别为 35.8%、30.2%和 30.2%，均显著高于对照组；临床 PPT 患者各月份 TPOAb 阳性率和滴度均高于亚临床 PPT 患者，其中产后 18 个月和 24 个月时点的比较差异有统计学意义（P 均<0.05）。研究表明，20.8%的 PPT 患者在产后 24 个月时持续甲减，持续性甲减的发生与 PPT 的病程特点、分娩时及产后的 TSH 水平有关。

（刘兴振　郑龙轶）

述　评　产后甲状腺炎（PPT）是孕产妇常见的自身免疫性甲状腺疾病，及时诊断 PPT 后的持续性甲减对妇女健康非常重要。本研究在前期 PPT 患病率调查基础上进行前瞻性研究，确定了 PPT 患者持续性甲减的发生率及与持续性甲减发生相关的临床和生化因素，对该病的防治具有指导价值。

（郑龙轶　黄　勤）

甲状腺乳头状微小癌颈侧区淋巴结转移相关因素分析　［中华内分泌代谢杂志，2012，28(3)：207］　温州医学院附一院曾瑞超等分析 2007 年 1 月至 2010 年 12 月该院收治的 141 例行中央区及颈侧区淋巴结清扫的甲状腺乳头状微小癌（papilarythyroidmicrocarcinoma，PTMC）患者资料，探讨患者临床病理因素与颈侧区淋巴结转移之间的关系，发现 141 例 PTMC 患者中出现颈侧区淋巴结转移的有 56 例，出现淋巴结跳跃性转移的有 9 例（6.4%）。单因素及多因素分析均发现肿瘤多发病灶、中央区淋巴结转移、合并桥本甲状腺炎及肿瘤位于甲状腺上极与颈侧区淋巴结转移显著相关（P<0.05），单因素分析发现肿瘤位于甲状腺上极与淋巴结跳跃性转移相关。研究表明，对于病理证实的 PTMC 患者，如出现肿瘤多发病灶、中央区淋巴结转移、合并桥本甲状腺炎及肿瘤位于甲状腺上极则需注意颈侧区淋巴结转移可能。淋巴结跳跃性转移发生少见，但当肿瘤位于甲状腺上极时，即使中央区淋巴结未见转移，仍需注意颈侧区淋巴结转移可能。

（刘兴振　郑龙轶）

述　评　随着 B 超及 B 超引导下细针穿刺等辅助检查手段的普及，我国甲状腺乳头状微小癌（PTMC）的检出率明显提高，但何种情况下需行颈侧区淋巴结清扫是该病治疗中争论的焦点之一。本研究通过对患者临床病理因素与颈侧区淋巴结转移情况的回归性分析，获得了颈侧区淋巴结转移的独立预测因素，为术前及术中决定是否行颈侧区淋巴结的清扫提供依据。

（郑龙轶　黄　勤）

新发糖尿病人群血清超敏 C 反应蛋白水平及其影响因素　［中华内分泌代谢杂志，2012，28(1)：32］　开滦唐家庄医院王黎光调查开滦集团 2006 年 7 月至 2007 年 10 月职工健康查体资料，分析新发糖尿患者群血清超敏 C 反应蛋白（hsCRP）水平及其影响因素。结果发现新发糖尿患者群中 hsCRP 水平随年龄增加而升高（P 趋势<0.01）。男性人群和女性人群中 hsCRP>3 mg/L者的比例分别为 18.8%和 26.7%。logistic 回归分析表明年龄、性别、体重指数、腰围、空腹血糖和三酰甘油是影响糖尿病患者 hsCRP 水平的水平的因素（P<0.05 或 P<0.01）；hsCRP 水平受多

种传统因素影响，且与腹型肥胖显著相关。

（陈晶波）

述　评　血清超敏 C 反应蛋白（hsCRP）水平不仅与糖尿病的发生密切相关；也可以与心脑血管疾病的发病风险有关。本研究发现新发糖尿病 hsCRP 水平受年龄、性别、体重指数、腰围、空腹血糖和三酰甘油影响，且与腹型肥胖显著相关。

（石建霞　黄　勤）

高脂诱导的胰岛素抵抗对 apoE$^{-/-}$ 小鼠甘油三酯代谢相关基因的影响　［中国糖尿病杂志，2012，20（3）：219］　重庆医大附二院王葱等将健康雄性 apoE$^{-/-}$ 小鼠，随机分为普食组和高脂喂养组各 10 只，共喂养 16 周。采用实时荧光定量 PCR 测定组织 TG 代谢基因：脂肪细胞三酰甘油酶（ATGL），激素敏感性脂肪酶（HSL），过氧化物酶体增殖物激活受体 γ（PPARγ）mRNA 表达，同时测定了脂肪组织 ATGL 蛋白水平。发现高脂喂养组小鼠空腹血糖、血浆胰岛素、胆固醇、游离脂肪酸（FFA）和 TG 明显升高；肝组织和脂肪组织 ATGL 和 PPARγ mRNA 的表达明显降低；而 HSLmRNA 表达没有明显变化。高脂喂养组小鼠脂肪组织 ATGL 蛋白水平也明显低于普食组。且产生了明显的 IR，可能与 TG 代谢相关基因及其蛋白水平的表达下调有关。

（陈　谨）

评　述　本研究表明，高脂喂养 apoE$^{-/-}$ 小鼠肝和脂肪 TG 代谢相关基因 ATGL 和 PPARγ mRNA 表达明显下调，脂肪组织 ATGL 和 PPAR 蛋白水平也明显降低，这可能与其 IR 的发生和发展密切相关。

（石建霞　黄　勤）

新诊断 1 型糖尿病患者外周血自然杀伤细胞的变化特点　［中华内分泌代谢杂志，2012，28（6）：455］　上海瑞金医院杨明兰等收集 2009 年到 2011 年瑞金医院收治新诊断 1 型糖尿病患者外周全血标本 43 份，同时收集性别、年龄匹配的正常对照健康志愿者外周全血标本 21 份，2 型糖尿病对照组 14 例，Ficoll 方法分离外周血单个核细胞（PBMC），流式细胞术（FACS）测定 PBMC 主要细胞亚群比例，流式细胞分选仪分离正常人和 1 型糖尿病患者自然杀伤细胞。实时荧光定量 PCR 检测自然杀伤细胞激活的主要效应分子 γ-干扰素（INF－γ）、穿孔蛋白/（perforin）及自然杀伤细胞激活性受体 NKp46、NKp30 基因 mRNA 表达水平。结果发现与正常对照相比，自然杀伤细胞是 1 型糖尿病患者所有细胞亚群中改变最明显的一群细胞，细胞数目明显降低［（102 ± 86）/μl 对（355 ± 264）μl，$P<0.01$］；与正常对照自然杀伤细胞相比，1 型糖尿病患者的自然杀伤细胞 NKp46、穿孔蛋白基因表达明显下调（$P<0.05$），NKp30、INF－γ 基因在 1 型糖尿病患者的自然杀伤细胞中表达无明显改变（$P>0.05$）。研究提示新诊断 1 型糖尿病存在自然杀伤细胞数目和功能明显下降，自然杀伤细胞介导的免疫功能障碍可能在 1 型糖尿病的病程中起重要作用。

（陈晶波）

述　评　研究 1 型糖尿病中自然杀伤细胞功能有可能为研究 1 型糖尿病诊治提供新的思路。至于自然杀伤细胞数目和功能为何下降，及其与 1 型糖尿病发病之间的因果关系有待进一步研究。

（石建霞　黄　勤）

血清丙氨酸转氨酶与糖代谢状况关系的研究　［中国糖尿病杂志，2012，20（2）：91］　北京积水潭医院霍丽丽等将 871 例门诊患者按照糖代谢状况分为新诊断的 T2DM 组、IGR 组、NGT 组，比较各组血清丙氨酸转氨酶（ALT）的变化，分析 ALT 的相关因素及其与 T2DM 患病率的关系。研究发现在新诊断的 T2DM 组和 IGR 组血清 ALT 水平均高于 NGT 组；血清 ALT 水平与肥胖和 HOMA－IR 关系密切；在校正性别、年龄、BMI 和腰围的影响后，血清 ALT 水平最高四分位组 T2DM 的患病率是最低四分位组的 2.16 倍，在进一步校正了血脂和 HOMA－IR 的影响后，这种关联仍存在但有所减弱。认为血清 ALT 水平的升高与 T2DM 的发生有关联，且这种相关可能独立于肥胖、血脂、胰岛素敏感性和分泌功能而存在。

（陈　谨）

述　评　血清丙氨酸转氨酶（ALT）水平与糖代谢状况相关，临床实践中可以根据血清 ALT 水平升高帮助鉴别那些可能存在 IR 和糖代谢异常的高危患者。

（石建霞　黄　勤）

人脂联素基因重组慢病毒对血小板源性生长因子诱导的肾小球系膜细胞增殖的影响　［中华内分泌代谢杂志，2012，28（3）：226］　重庆医大附一院苏艳新等将人脂联素重组慢病毒（Lenti－apM1－EGFP）感染血小板源性生长因子（PDGF）诱导的肾小球系膜细胞（HMC），确定最佳感染复数（MOI），并观察其细胞毒性。胸腺嘧啶核苷（3H－TdR）掺入法检测血小板源性生长因子（PDGF－BB）及腺苷酸活化蛋白激酶（AMPK）抑制剂（compound C）处理过的 HMC 及 Lenti-apM1－EGFP 感染后 HMC 增殖，流式细胞仪检测细胞周期，Western 印迹检测 AMPK 磷酸化水平。结果发现 Lenti-apM1－EGFP 对 HMC 无明显毒性；MOI 为 50 的 Lenti-apM1－EGFP 能够有效感染 HMC，并使之稳定表达脂联素（149.6 ± 12.8）ug/L。PDGF－BB 以剂量依赖性的方式促进 HMC 增殖能力增强。Lenti-apM1－EGFP 感染后 HMC 的 AMPK 磷酸化水平显著升高。研究提示脂联素通过激活AMPK信号通路抑制PDGF-BB诱导的系膜细胞增殖。

(陈晶波)

述 评 糖尿病肾病是终末期肾病最常见的原因之一,控制血糖认为是糖尿病肾病的标准治疗,但疗效并不令人满意。本研究发现脂联素通过激活AMPK信号通路抑制PDGF-BB诱导的系膜细胞增殖。那么脂联素通过怎样的机制抑制PDGF诱导的系膜细胞增殖呢?有关AMPK信号通路与PDGF诱导的生长信号通路之间的交叉对话有待进一步研究。

(石建霞 邹大进)

2型糖尿病患者血糖波动与非增生性视网膜病变的相关性研究 [中国糖尿病杂志,2012,20(3):169] 上海市糖尿病临床中心刘朝晖等采用动态血糖监测系统(CGMS)监测72例T2DM非增生性视网膜病变(NPDR)组和100例糖尿病正常眼底(NDR)组,发现NPDR组血糖标准、最大血糖波动幅度、平均血糖水平明显高于NDR组;NPDR与年龄、病程、SBP、DBP、HbA1c、SDBG、LAGE、MBG呈正相关,与HDL-C、2hC-P呈负相关。偏相关分析显示NP-DR与SDBG呈正相关。认为血糖波动与T2DM非增生性视网膜病变的发生发展相关。

(陈 谨)

评 述 本文发现血糖波动和T2DM非增生性视网膜病变发生发展相关,因此重视血糖水平的控制达标,减小血糖波动,控制病程、高血压及血脂等因素可预防及延缓NPDR的发生发展。

(石建霞 邹大进)

2型糖尿病患者胰岛素抵抗与合并周围神经病变相关性分析 [中国医科大学学报,2012,41(8):734] 中国医科大学附一院崔黎黎等回顾性研究了152名T2DM患者,根据是否合并糖尿病周围神经病变将152名患者分为不合并糖尿病周围神经病变组(NDPN组,57例)和合并糖尿病周围神经病变组(DPN组,95例)。糖尿病周围神经病变根据有周围神经功能紊乱的症状和(或)体征,肌电图显示有周围神经损害来判断,同时排除糖尿病之外的其他原因。记录研究对象的年龄、性别、糖尿病病程,测量身高、体质量、腰围及臀围,BMI、腰臀比。所有患者均进行口服糖耐量试验。测定血糖、血三酰甘油(TG)、总胆固醇(TC)、高密度脂蛋白胆固醇(HDL-C)、低密度脂蛋白胆固醇(LDL-C)、糖化血红蛋白(HbA1C)、血清胰岛素(IRI)和C肽,行肌电图检测。结果显示合并DPN的T2DM患者年龄较不合并周围神经病变的患者明显偏高。OGTT 120分钟胰岛素为合并周围神经病变的保护因素。用多因素Logistic回归校正性别、BMI、血脂等因素的影响后,发现年龄、空腹血糖和胰岛素水平、反映外周组织(脂肪组织和骨骼肌)胰岛素敏感性的Matsuda指数为T2DM患者合并周围神经病变的独立危险因素。

(梁菁菁)

述 评 糖尿病周围神经病变为T2DM患者常见的微血管并发症,目前国内尚无关于T2DM患者胰岛素抵抗程度与周围神经病变之间关系的直接临床证据。本文提示改善胰岛素抵抗可能对DPN的治疗有帮助,对DPN的治疗有一定意义。

(石建霞 邹大进)

218例糖尿病足患者临床特征及高危因素分析 [中华内分泌代谢杂志,2012,28(6):492] 南京第一人民医院李惠琴等回顾性分析218例糖尿病足患者,收集年龄、糖尿病病程、体重指数、收缩压、舒张压、白细胞、血红蛋白、空腹血糖、餐后2小时血糖、HbA1C、总胆固醇、血尿素氮、血清肌酐、血清白蛋白、纤维蛋白原、尿酸等临床信息。调查糖尿病周围神经病变、冠心病、脑梗塞的发生率以及足部溃疡感染情况和股总动脉内膜中层厚度。对糖尿病足的分级采用临床常用的Wagner分级,以患者出院时间作为判断预后的时间节点,预后分3个标准:①治愈:溃疡完全上皮化;②好转:溃疡面积缩小50%以上;③无效:溃疡面积减少在50%以下或者溃疡面积增加或者需要大截肢、死亡。结果发现不同Wagner分级之间空腹血糖及餐后2小时血糖随着糖尿病足病情的严重呈逐渐上升趋势,Wagner4级和5级的空腹血糖高于1级,Wagner5级的餐后2小时血糖高于1级。HbA1C整体水平偏高。Wagner 5级的白细胞、血尿素氮、血清肌酐、纤维蛋白原高于1级,而血清白蛋白、总胆固醇低于1级。糖尿病足不同Wagner分级的糖尿病神经病变、冠心病、脑梗塞的发生率均较高。Wagner2~5级的股总动脉内膜中层厚度高于1级。Wagner 5级感染发生率最高。回归分析显示血红蛋白、HbA1C、纤维蛋白原、股总动脉内膜中层厚度,细菌是糖尿病足病情严重性的独立危险因素,随着Wagner分级级别增高,住院天数逐渐增多。Wagner 5级平均住院13(21.14~7.1)天,且预后最差,病死率最高。

(梁菁菁)

述 评 目前糖尿病足仍是糖尿病患者致残、生活质量下降的主要原因之一,目前国内对糖尿病足患者血红蛋白、血清清蛋白、纤维蛋白原等全身一般状况的指标研究较少,对于糖尿病足的预警防治有指导意义。

(石建霞 邹大进)

急性胰升糖素反应与新诊断2型糖尿病长期缓解的关联 ［中华内分泌代谢杂志，2011，27(11)：992］ 中日友好医院陈燕燕等选择10例初诊2型糖尿病患者经2周胰岛素泵强化治疗，并跟踪随访1年观察缓解情况。治疗前、后进行高胰岛素-正常葡萄糖钳夹试验测定葡萄糖输注率(GIR)，静脉葡萄糖试验(IVGTT)测定胰升糖素和胰岛素并计算急性胰升糖素反应(AGR)和急性胰岛素反应(AIR)。分析长期缓解组合为缓解组胰岛素强化治疗前后AGR变化的差异。结果发现：①强化治疗1年缓解率为50%(5/10)，长期缓解组治疗后GIR、AIR均较基线显著增加($P<0.01$)。②长期缓解组治疗前AGR显著高于为缓解组［自然对数(5.10±0.60对2.85±1.86)，$P<0.05$］。③Spearman相关分析显示，治疗前AGR，治疗后AGR下降值(治疗前-治疗后)与长期缓解显著正相关(均$r=0.731$，$P=0.016$)。研究提示治疗前AGR水平高，短期胰岛素强化治疗后AGR下降幅度大的新诊断2型糖尿病患者长期缓解可能性大，提示胰岛α细胞功能的恢复在诱导长期缓解中具有独特的地位。

（陈晶波）

述　评 短期强化治疗诱导新诊断2型糖尿病长期缓解已有相关报告，但预测长期缓解的因素却难以确定。本研究提示胰岛素泵强化治疗前后胰升糖素水平的变化，可作为长期缓解的预测因素之一。

（石建霞　黄　勤）

糖尿病高危人群脂肪细胞因子与代谢综合征关系的研究 ［中华流行病学杂志，2012，33(4)：418］ 北京朝阳医院张秀娟等收集确诊T2DM患者的一级亲属及一级亲属中无糖尿病家族史、无糖耐量异常史，并经口服葡萄糖耐量试验证实为糖耐量正常的配偶或亲属中体检健康者共414名。空腹抽血，常规检测空腹血糖(FPG)、血脂、肝功、肾功，同时检测血清真胰岛素(FTI)、胰岛素原(FPI)。测量身高、体重、腰围和血压，并进行生活方式、遗传背景、饮食习惯等方面的调查。计算HOMA模型胰岛素抵抗指数、BMI，测定可以释放瘦素(LEP)、内脂素(VIS)、脂联素(APN)、抵抗素(REs)、视黄醇结合蛋白-4(RBP-4)等脂肪细胞因子。综合分析后发现从MS_0到MS_3，随着MS组分个数的聚集，血清LEP及女性RBP-4水平逐渐增加，APN水平逐渐降低，三者均与MS组分聚集有较强的平行关系，而VIS只在≥3个MS组分中有贡献，且在MS患者中血清VIS水平呈下降。RES水平则未见有随MS组分聚集的变化趋势。随着血清LEP和RBP-4水平的增加、APN水平的降低，MS各组分(血脂异常、肥胖、高血糖和高血压)检出率显著增加。MS患病率最高组中各脂肪细胞因子及MS组分的检出率排序有所不同。结果显示，血清LEP、RBP-4及APN三种脂肪细胞因子可通过各种途径对机体的能量代谢和脂肪代谢起调节作用，均在MS的发生发展中可能发挥重要作用，可作为MS发病的早期预示标志物和指标新靶点。单一检测一种脂肪细胞因子对MS诊断的特异性有限，联合检测可提高MS早期诊断的特异性，并与MS的各组分相互整合以更准确的确定高危人群和个体。

（梁菁菁）

述　评 MS早期积极采取特异性综合干预措施可更有效地预防和减少心脑血管事件的发生。

（石建霞　黄　勤）

风湿性疾病

本年度共收集风湿性疾病文献 505 篇，其中纳入回顾 136 篇(占 26.9%)，列入文选 3 篇(占 0.6%)。

一年回顾

一、类风湿关节炎

(一) 基础研究

刘荣清等[1]检测了葡萄糖-6-磷酸异构酶(GPI)在类风湿关节炎(rheumatoid arthritis, RA)活动期膝关节滑液中的含量，并探讨滑液中 GPI 与抗环瓜氨酸肽(CCP)抗体的关系。结果发现 GPI 在 RA 活动期患者滑液中高表达，且 GPI 与抗 CCP 抗体呈正相关，可作为 RA 实验室诊断的参考指标。叶芸等[2]报道了活动期和稳定期 RA 患者及健康人血清免疫球蛋白游离 κ、λ 轻链的变化及其与疾病活动度相关指标的相关性，证明两指标联合检测对早期活动期 RA 疾病活动度具有良好的参考价值。周剑锁等[3]研究了抗死亡受体抗体(AD5-10)与表阿霉素联合作用治疗 RA 的机制，证明表阿霉素可能通过改变 p53、p21、c-FLIP 和 Bcl-2 协同 AD5-10 诱导 FLS 凋亡。胡军林等[4]通过建立胶原诱导性关节炎(CIA)大鼠模型，评价单用重组人Ⅱ型肿瘤坏死因子受体-抗体融合蛋白(rhTNFR: Fc)及其联合甲氨蝶呤在抑制 CIA 大鼠关节骨破坏方面的作用及机制，发现单用 rhTNFR: Fc 及联合甲氨蝶呤均具有明显抑制关节骨破坏的作用，且其抑制炎症关节周围骨量减少的作用与抑制局部骨小梁数量减少及骨小梁分离度的增大相关。郭心灵等[5]探讨了 TNF-α 及其受体基因多态性与中国西北地区汉族人群 RA 易感性及其血清学指标的相关性，发现 TNFA-308GA 和 TNFA-863CA 与中国西北地区汉族人群 RA 易感性相关，TNFA 单倍型 GAC、GGA 和 GGC 与 RA 易感性相关，TNF-α 及其受体基因多态性与 RA 患者血清学指标未见明显相关性。张明峰等[6]探讨了三氧化二砷(As_2O_3)对胶原诱导的关节炎(CIA)大鼠滑膜增殖的抑制作用及机制，证明 As2O3 可能通过抑制 p-STAT1/SOCS1 信号通路抑制 CIA 大鼠滑膜增殖。许泼实等[7]研究了肽酰精氨酸脱亚胺基酶(peptidylarginine deiminase, PADI)基因多态性与 RA 易感性和发病机制的关系，发现汉族人群 PADI4-94 基因与 RA 易感性相关，PADI4-94 和 PADI4-104 少见基因携带者的 RA 患病风险较高。刘宇宏等[8]研究了 IL-32γ 对 RA 成纤维样滑膜细胞(FLS)增殖与细胞周期的影响及机制，发现 IL-32γ 可促进 RA-FLS 增殖和加速细胞周期转化。上调 NF-κBp65 和 cyclin D1 的表达可能是其作用机制之一。李菲菲等[9]探讨了 IL-1β 和 IL-1 Ra 基因多态性与 RA 易感性及其血清学指标的关系，证明了 IL-1B+3954*C 与女性 RA 易感性相关，L-1B-31*C 和单倍型 TCCT 与女性抗 MCV 阳性相关，单倍型 TCCC 与女性血清学指标全阳性相关。李晓峰等[10]观察胶原诱导性关节炎大鼠外周血中 T 辅助细胞 17 (Th17)相关细胞因子白细胞介素(IL)-6，IL-17 和 IL-23 水平的变化，证明了 Th17 相关细胞因子 IL-6，IL-17 和 IL-23 在 CIA 鼠的外周血中过度表达，提示 Th17 型细胞因子在 RA 的免疫致病机制中可能起重要作用。崔冉等[11]检测 RA 患者外周血滤泡辅助性 T 细胞(Tfh)和细胞因子 IL-21、CXCL13 的表达并与健康者比较，探讨其与 RA 临床表现的相关性及其可能的免疫学发病机制。证明 RA 患者外周血 Tfh 比例及 IL-21、CXCL13 水平显著升高，且与疾病活动、骨侵蚀等有明显相关，抗风湿药物治疗可以降低 Tfh。刘喜德等[12]运用基因芯片技术研究抗环瓜氨酸肽(CCP)抗体阳性和阴性 RA 患者外周血单个核细胞

(PBMC)基因表达谱差异,证明抗 CCP 抗体阳性和阴性 RA 患者之间存在差异表达基因,筛选到的差异基因如杀伤细胞免疫球蛋白受体基因、干扰素诱导基因、几丁质酶家族成员 CHI3L1 等为进一步研究 RA 发病机制及发现新治疗靶标提供重要线索。冯忠军等[13]探讨了 4 型肽酰基精氨酸脱亚胺酶(PADI4)单核苷酸多态性(SNP)与中国河北汉族人群 RA 易感性的关系,证明 PADI4 基因 SNP 单核苷酸多态性以及基因功能单倍体表达多样性均与河北汉族人群 RA 易感性相关。文振华等[14]探讨了 RA 合并抑郁状态的发生率,并对其相关因素进行探讨,证明抑郁状态在 RA 患者中常见,高 HAQ-DI 积分、CRP,低收入家庭和较多的关节压痛数的 RA 患者更容易合并抑郁。孔宁等[15]探究了 B 细胞表面的调节蛋白基因(BANK1)单核苷酸多态性(SNPs)与 RA 的关系,证明 BANK1 的 rs17266594 与 RA 相关,3 个 SNPs TGG 单倍体型可能是 RA 的易感因素。吕嘉等[16]探讨血管内皮生长因子(VEGF)和水通道蛋白 1(AQP1)在 RA 滑膜组织中的表达及其与滑膜血管生成的关系,证明 VEGF,AQP1 与 RA 滑膜血管的生成密切相关,两者在 RA 病情的发生和发展过程中有重要作用。王毅等[17]探讨两种抗瓜氨酸化蛋白/肽抗体(ACPA)即第三代抗环瓜氨酸肽(CCP3)抗体、抗突变型瓜氨酸波形蛋白(MCV)抗体及类风湿因子(RF)在 RA 诊断中的价值。证明抗 MCV 抗体对 RA 早期诊断价值较高,抗体联合检测提高了诊断的敏感性,抗 MCV 抗体及 RF 对判断 RA 疾病活动性有重要意义。张绍龙等[18]检测 RA 及骨关节炎患者血清、滑液中程序化死亡基因(PDCD)5 及肿瘤坏死因子(TNF)-α 的表达水平,并分析 PDCD5 与 TNF-α 表达的相关性,初步探讨 PDCD5 在 RA 发病机制中的作用,证明 PDCD5 与 TNF-α 是 RA 重要的凋亡调控因子,在 RA 的发生发展过程中发挥重要作用。贺琤雯等[19]探讨了高迁移率族蛋白 1(HMGB1)能否激活 RA 滑膜成纤维细胞(RASF)表达基质金属蛋白酶-13(MMP-13),研究发现 HMGB1 可以激活滑膜成纤维细胞,使其增殖周期速度加快,MMP-13 表达增加,提示 HMGB1 通过作用于滑膜成纤维细胞表达 MMP-13 加强关节结构破坏。韦秀宁等[20]探讨罗格列酮对 RA 患者滑膜成纤维细胞(RA-FLS)核因子 κB 受体激活配体(RANKL)和骨保护素表达的影响及信号传导通路,证明罗格列酮可能通过 p-ERK 信号途径抑制 RA-FLS 表达 RANKL 并上调骨保护素的表达。刘栩等[21]从等位基因及基因型 2 个层次探讨人类白细胞抗原(HLA)-DRB1 基因与中国北方汉族人群 RA 的相关性,结果表明中国汉族人群的 HLA-DRB1 的易感亚型特点皆为 QRRAA 序列,保护亚型为 DRRAA 与 DERAA,具体分型及分布与白种人不同。聂瑛洁等[22]探讨了经 IL-4/IL-10 诱导的树突状细胞(DC)对 RA 的作用,结果表明适时注射 IL-4 或 IL-10 诱导的 DC,对实验性 RA 具有保护作用。杨茜岚等[23]观察骨髓间充质干细胞(BMSCs)关节腔注射治疗胶原诱导性关节炎(CIA)的疗效,表明骨髓间充质干细胞关节腔注射治疗可以抑制 CIA 大鼠的病情发展。雷玲等[24]观察治疗前后 RA 继发间质性肺疾病(ILD)患者胸部高分辨率 CT(HRCT)和生活质量的变化及与 HRCT 相关的主要因素。结果表明男性 RA 易继发 ILD,RA-ILD 易出现肺部感染,早期治疗后大部分患者胸部 HRCT 有吸收,生活质量明显提高,呼吸道症状、气促程度、球蛋白、病程及患者的精力与 HRCT 明显相关。李海婷等[25]探讨抗突变瓜氨酸化波状蛋白(MCV)抗体、抗人瓜氨酸化纤维蛋白原抗体(AhFibA)、抗免疫球蛋白重链结合蛋白(BIP)抗体在未分化关节炎(UA)进展为 RA 中的预测价值,分析其与临床相关因素的相关性。证明抗 MCV 抗体、抗 BIP 抗体滴度升高对于 UA 向 RA 进展具有预测价值。郭建萍等[26]在汉族人群中研究树突状细胞免疫受体(DICR)基因多态性与 RA 及其不同亚型的易感相关性。结果证明汉族人群中 DCIR rs2377422 多态性主要与抗 CCP 抗体阴性 RA 易感相关;RA 患者 DCIR 基因表达水平明显增高;DCIR rs2377422 多态性可明显影响 DCIR 基因的表达。陈瑞林等[27]探讨了 Treg 细胞在 RA 患者外周血中的变化及与病情活动度、RA 相关抗体的关系。结果表明 RA 患者中 Treg 细胞数量减少并存在功能异常,疾病活动度越高的患者可能 Treg 细胞数量减少越明显。白彩琴等[28]观察环瓜氨酸肽对胶原诱导型关节炎(CIA)大鼠淋巴细胞激活的影响,结果表明 CCP 可刺激 CIA 大鼠脾淋巴细胞的体外增殖,此作用在建模早期即可出现,提示瓜氨酸化抗原可能在早期即参与了 RA 的发病。钱雷等[29]研究了 RA 患者外周血单个核细胞 Toll 样受体 4 通过诱导 Th17 细胞分化参与 RA 疾病发生发展的意义,结果表明 RA 患者 PBMCs 的 TLR4 表达及对脂多糖的刺激的反应性增加,且具有较强的诱导 Th17 细胞分化能力。宋泽蓉等[30]研究了炎性复合体(inflammasomes)在 RA 成纤维样滑膜细胞(FLS)中的表达及对细胞自身的影响。结论表明炎症因子 TNF 影响炎性复合体 mRNA 在 RA-FLS 中的表达。

(二)临床研究

陈晓翔等[31]报道 396 例 RA 患者,分别给予 TNFRⅡ-Fc、甲氨蝶呤或者联合用药治疗,同时观察疾病活动指数和双手的 X 线 Sharp 评分(SHS)等疗效和安全性指标,结果显示,TNFRⅡ-Fc联合甲氨蝶呤较单独使用TNFRⅡ-Fc或甲氨蝶呤能更有效控制RA的活动性。南彩玲等[32]应用高分辨率超声和多普勒超声技术,观察了60例RA患者和20名健康志愿者膝关节的超声声像图特点。结果表明,超声检查为RA患者膝关节病变的诊断和疾病进展情况的评估提供了一种简易、安全、有效的方法。潘殊方等[33]系统评价小剂量糖皮质激素(<15 mg/d)治疗RA的远期疗效以及安全性,证明小剂量糖皮质激素治疗RA远期疗效较好。薛红霞等[34]研究RA患者血浆D-二聚体(DD)和纤维蛋白原(FIB)的水平及其与RA病情活动指标的关系,发现RA患者血浆DD升高并不必然提示血栓形成,血浆DD及FIB可能成为判断RA病情活动的参考指标。杜芳等[35]评价注射用重组人Ⅱ型肿瘤坏死因子受体-抗体融合蛋白(rhTNFR:Fc)治疗大样本量风湿性疾病患者的安全性,证明rhTNFR:Fc治疗RA、AS等风湿性疾病具有良好的安全性。陈晓翔等[36]在396例RA患者中评价重组人肿瘤坏死因子受体Ⅱ-Fc融合蛋白(TNFRⅡ-Fc)治疗中重度活动性RA(RA)的临床和影像学疗效,结论显示,TNFRⅡ-Fc联合甲氨蝶呤较单独使用TNFRⅡ-Fc或甲氨蝶呤能更有效控制RA的活动性和影像学进展。郭军华等[37]评价了国产与进口地塞米松棕榈酸酯注射液治疗RA膝关节受累是否具有相同的临床疗效及安全性,证明国产地塞米松棕榈酸酯注射液与进口同类产品在治疗RA上具有相同的临床疗效及安全性。王冬雪等[38]检测了RA患者外周血肿瘤坏死因子样配体1A(TL1A)的表达水平,发现TL1A在RA患者血清中表达水平明显升高,并与RA病情活动相关,推测TL1A在RA的发病机制中起一定作用,但与IL17无直接相关。丁从珠等[39]评价来氟米特(LEF)联合小剂量糖皮质激素(GCs)治疗老年类风湿关节炎(RA)的有效性和安全性,证明LEF联合小剂量GCs能迅速改善老年RA患者症状、体征和实验室炎性活动指标。余宁等[40]观察了早期RA手腕关节的滑膜改变、骨质侵蚀及关节腔积液等在MRI上的表现,证明MRI能清楚显示早期RA手腕部小关节病变,优于传统X线平片检查。MRI可以对早期RA的滑膜炎进行半定量化分级评分,为早期RA滑膜炎的诊断及活跃程度的深入研究提供了新方法。付敏等[41]探讨支原体感染与RA的相关性,结果证明RA与支原体感染有关,支原体在RA中的地位是否等同于在ReA中的地位,需要大样本的临床研究及基础研究,RA与GA组支原体感染率的比较由于GA组病例数少,有待需进一步验证。张清等[42]观察人重组白细胞介素-1(hrIL-1)受体拮抗剂联合甲氨蝶呤治疗活动期RA患者的疗效,证明IL-1Ra通过阻断IL-1,可有效改善活动期RA患者的临床表现,然而大约1/5接受IL-1Ra治疗的患者发生继发性失效。莫颖倩等[43]评价了高频超声检测RA膝滑膜炎的效能,证明了RA关节高频超声滑膜炎声像与滑膜炎病理表现相关并有助于判断病理滑膜炎的严重程度。王新玲等[44]系统评价小剂量糖皮质激素抑制RA放射学进展的疗效,证明小剂量糖皮质激素能减缓RA放射学病损的进展。厉彦山等[45]探索了红细胞体积分布宽度(red blood cell distribution width,RDW)与RA病情活动的相关性,证明了RA患者的RDW与疾病活动性相关,这种相关性可能受到贫血因素的影响。吴庆军等[46]评估重组人Ⅱ型肿瘤坏死因子受体-抗体融合蛋白(rhTNRF:Fc)联合甲氨蝶呤治疗活动性RA52周的临床疗效、放射学改变和安全性。证明rhTNRF:Fc联合甲氨蝶呤治疗RA 52周能够显著减低疾病活动度、改善关节功能以及延缓放射学进展,达到临床缓解和阻止放射学进展的治疗目标,且耐受性良好。郭静等[47]研究了血清中抗核周因子(APF)、抗角蛋白抗体(AKA)及抗环瓜氨酸多肽(CCP)抗体在RA诊断中的意义。结果证明抗CCP抗体在RA诊断中的敏感度和与病情活动度的相关性均优于APF抗体,APF优于AKA抗体。张晓盈等[48]采用流行病学现况调查的研究方法,调查全国21家甲等医院风湿病专科737例RA患者,进而评估我国RA。我国患者工作能力障碍的情况,证明了RA严重影响患者的工作能力,低学历、发病年龄大、体力劳动、HAQ评分高、收入低以及自费方式支付医疗费用者更易出现工作能力障碍。王莉枝等[49]研究了我国RA患者发生骨折的临床特征,进一步评估发生骨折的危险因素,结果表明RA患者中骨折的发生率高,病程长、男性、畸形关节数多、RA家族史阳性为RA患者发生骨折的危险因素,早期对RA患者评估危险因素,积极治疗阻断疾病发展、避免关节发生畸形,对防治RA患者的骨质疏松、减少骨折的发生有利。万萍等[50]采用双向电泳、MALDI-TOF/TOF质谱分析等方法从RA滑膜组织中筛选并鉴定特异性自身抗原,提示锰超氧化物歧化酶抗体可能作为RA早期诊断与疾病活动性预测的指标之一。崔冉等[51]RA患者外周血中辅助性T细胞9及血清中IL-9的变化,探讨其与RA临床表现的相关性及其可能的免疫学发病机制,结果表明RA患者外周血Th9细胞比例及血浆中IL-9水平显著升高,且与疾病活动度及相关炎症指标明显相关。张舸等[52]探讨RA患者氧化应激状态与抑郁情绪之间的关系,发现RA患者存在氧化损伤,伴抑郁症状的患者抗氧化酶防御能力进一步减弱,提示氧化应激可能与RA抑郁

症状的发生和发展密切相关。刘田等[53]调查和分析了RA患者治疗中柳氮磺吡啶的使用及其不良反应发生情况。证明与其他国家相比，该药在我国应用率偏低，且平均用量上较临床规范用量偏小。

王秀茹等[54]* 对我国RA患者应用肿瘤坏死因子抑制剂的现状以及影响其应用的因素进行了研究，表明在我国大型医院就诊的RA患者中约有10%应用过TNF抑制剂，其病情随应用TNF抑制剂的疗程延长而减轻，治疗总费用随用药疗程延长而增加，但间接经济损失随疗程延长而减少，主要不良反应为过敏和感染。

李春等[55]* 研究了RA患者合并冠心病(coronary artery disease，CAD)的患病情况并评估其发生的危险因素。结果表明，RA患者冠心病的患病率为3.5%。高龄、合并糖尿病及高血压为其独立危险因素，合并使用羟氯喹(HCQ)为其保护因素。

（姜　磊）

参考文献

1 刘荣清，等. 中华风湿病学杂志，2011，15(11)：739
2 叶　芸，等. 中华检验医学杂志，2011，34(10)：915
3 周剑锁，等. 中国医学科学院学报，2011，33(4)：367
4 胡军林，等. 中华风湿病学杂志，2011，15(12)：843
5 郭心灵，等. 第二军医大学学报，2012，33(2)：155
6 张明峰，等. 中国免疫学杂志，2011，27(10)：928
7 许泼实，等. 中国慢性病预防与控制，2011，19(5)：489
8 刘宇宏，等. 中国免疫学杂志，2012，28(3)：257
9 李菲菲，等. 第三军医大学学报，2012，34(6)：572
10 李晓峰，等. 山西医药杂志，2012，41(5)：423
11 崔　冉，等. 中华风湿病学杂志，2012，16(5)：300
12 刘喜德，等. 中华风湿病学杂志，2012，16(5)：338
13 冯忠军，等. 中华风湿病学杂志，2012，16(5)：346
14 文振华，等. 中华风湿病学杂志，2012，16(2)：120
15 孔　宁，等. 中华风湿病学杂志，2012，16(2)：82
16 吕　嘉，等. 中华风湿病学杂志，2012，16(3)：200
17 王　毅，等. 天津医药，2012，40(3)：212
18 张绍龙，等. 中华风湿病学杂志，2011，15(11)：746
19 贺琤雯，等. 中国免疫学杂志，2011，27(12)：1097
20 韦秀宁，等. 中华风湿病学杂志，2011，15(9)：592
21 刘　栩，等. 中华风湿病学杂志，2011，15(11)：731
22 聂瑛洁，等. 中国免疫学杂志，2011，27(12)：1104
23 杨茜岚，等. 中华风湿病学杂志，2011，15(11)：736
24 雷　玲，等. 中华风湿病学杂志，2011，15(10)：682
25 李海婷，等. 安徽医学，2011，32(11)：1812
26 郭建萍，等. 中华风湿病学杂志，2012，16(1)：4
27 陈瑞林，等. 南方医科大学学报，2012，32(6)：886
28 白彩琴，等. 临床检验杂志，2011，29(2)：132
29 钱雷，等. 中华风湿病学杂志，2011，15(12)：816
30 宋泽蓉，等. 广东医学，2012，33(8)：1120
31 陈晓翔，等. 中华风湿病学杂志，2011，15(10)：671
32 南彩玲，等. 临床内科杂志，2011，28(9)：620
33 潘殊方，等. 重庆医学，2012，41(2)：119
34 薛红霞，等. 中国医科大学学报，2011，40(11)：1004
35 杜　芳，等. 中华风湿病学杂志，2011，15(12)：850
36 陈晓翔，等. 中华风湿病学杂志，2011，15(10)：671
37 郭军华，等. 中华风湿病学杂志，2012，16(6)：393
38 王冬雪，等. 内科急危重症杂志，2011，17(6)：337
39 丁从珠，等. 江苏医药，2012，38(11)：1274
40 余　宁，等. 武汉大学学报(医学版)，2012，33(3)：404
41 付　敏，等. 中华风湿病学杂志，2012，16(5)：322
42 张　清，等. 中华风湿病学杂志，2012，16(5)：335
43 莫颖倩，等. 中华风湿病学杂志，2012，16(2)：91
44 王新玲，等. 中华风湿病学杂志，2012，16(3)：156
45 厉彦山，等. 复旦学报(医学版)，2012，39(2)：152
46 吴庆军，等. 中华风湿病学杂志，2011，15(9)：600
47 郭　静，等. 中国实用内科杂志，2011，31(11)：850
48 张晓盈，等. 中华风湿病学杂志，2012，16(2)：77
49 王莉枝，等. 中华风湿病学杂志，2012，16(2)：102
50 万　萍，等. 第三军医大学学报，2012，34(15)：1564
51 崔　冉，等. 中华风湿病学杂志，2012，16(7)：442
52 张　舸，等. 北京大学学报(医学版)，2012，44(2)：199
53 刘　田，等. 北京大学学报(医学版)，2012，44(2)：188
54* 王秀茹，等. 北京大学学报(医学版)，2012，44(2)：182
55* 李　春，等. 北京大学学报(医学版)，2012，44(2)：176

二、强直性脊柱炎

黄烽等[1]为评价依那西普50 mg每周一次治疗强直性脊柱炎(ankylosing spondylitis，AS)的疗效，对来自6个医院的400例受试者开展了为期12周(双盲期和开放期各6周)的随机、双盲、安慰剂对照的多中心临床研究，研究显示依那西普50 mg每周一次治疗活动性AS，具有使用方便、起效迅速、疗效显著、耐受性好的特点。童强等[2]随访应用肿瘤坏死因子(TNF)-α拮抗剂治疗的369例中国汉族人群AS患者，发现英夫利西单抗和重组人Ⅱ型肿瘤坏死因子受体-抗体融合蛋白(rhTNFR：Fc)治疗的患者用药后2小时内和长期(≥2年)治疗的不良反应发生相当。杜旭娜等[3]在227例AS患者中研究强直性脊柱炎病情活动度评分(ASDAS)判断AS患者病情活动度的价值，发现ASDAS与各种疾病活动度判定方法间的相关性较好，能有效地区分疾病活动度，其诊断病情活动的准确性较高。李晏等[4]对318例门诊AS患者进行睡眠质量的研究，发现AS患者存在睡眠障碍的比例很高，与年龄、抑郁、焦虑情绪以及疾病活动性有密切关系。赵燕等[5]研究发现与类风湿关节炎、骨关节炎比较，α1抗胰蛋白酶(ATA1)在AS滑膜和滑液组织中均高表达，提示ATA1及关节滑膜在AS发病过程中起重要作用。王庆文等[6]检测了30例AS患者的血清转化生长因子β1(TGF-β1)、结缔组织生长因子(CTGF)水平以及AS骶髂关节组织中TGF-β1、磷酸化smad3、smad7、CTGF、Ⅰ型胶原和Ⅲ型胶原的表达，发现AS骶髂关节存在TGF-β1的过高表达，smad信号通路的激活，smad7的低表达，导致CTGF高表达，Ⅰ型胶原和Ⅲ型胶原大量沉积。魏克娜等[7]扩增AS患者外周单个核细胞(PBMC)中T细胞TCR BV的26个亚家族CDR3，分析发现AS患者外周血TCR BV CDR3谱系具有显著多态性和谱系漂移特点，进一步表明T细胞在AS免疫发病机制中扮演重要角色。刘童等[8]检测169例AS患者和健康对照184名的FCRL5基因中rs6427384和rs12036228位点的单核苷酸多态性(SNP)，结果发现安徽籍汉族人群AS易感性与FCRL5基因rs6427384和rs12036228位点单核苷酸多态性有关，其基因型的不同对AS的临床表现型有影响。黄振国等[9]比较了53例拟诊AS患者的骶髂关节X线平片、CT和MRI的结果，发现MRI能显示X线平片和CT不能显示的骨髓水肿和滑膜炎等急性炎性改变，早期诊断价值优于X线平片和CT。

(吴　歆)

参 考 文 献

1　黄　烽，等. 中华内科杂志，2011，50(12)：1043

2　童　强，等. 中华风湿病学杂志，2011，15(11)：785

3　杜旭娜，等. 中华内科杂志，2012，51(3)：206

4　李　晏，等. 中华风湿病学杂志，2012，16(4)：251

5　赵　燕，等. 中华风湿病学杂志，2011，15(10)：677

6　王庆文，等. 北京大学学报(医学版)，2012，44(2)：244

7　魏克娜，等. 中华风湿病学杂志，2012，16(5)：329

8　刘　童，等. 中华风湿病学杂志，2011，15(9)：629

9　黄振国，等. 中华放射学杂志，2011，45(11)：1040

三、系统性红斑狼疮

(一) 遗传基因

刘炎等[1]收集培养5例系统性红斑狼疮(SLE)患者及5名健康对照者骨髓间充质干细胞(MSC)，以实时荧光定量聚合酶链反应(PCR)技术检测Olf-1/EBF相关锌指蛋白(OAZ)基因，发现OAZ基因在SLE患者中高表达；OAZ基因可以调控MSC中CCL2的表达，这一效应可能在SLE自身抗体产生中发挥作用。任江萍等[2]对141例SLE患者及144例对照组人群的甲基CpG结合蛋白2(MeCP2)基因单核苷酸多态性进行检测，发现中国长江以南汉族人群中MeCP2基因rs2239464，rs2075596位点基因多态性与SLE相关，突变等位基因G可能是SLE保护性等位基因。王红蕾等[3]研究显示SLE患者和健康人体内循环微小RNAs(miRNAs)的表达谱存在着明显差异，这些差异的循环miRNAs可作为一种潜在的SLE候选生物标志物。杨荟等[4]发现MRL/lpr狼疮小鼠肾组织信号转导和转录激活因子3(STAT3)mRNA和磷酸化STAT3(p-STAT3)蛋白的表达均高于对照组，而其蛋白抑制剂(PIAS3)mRNA表达低于对照组。马亚等[5]分析1例SLE合并Fabry病患者家系临床资料、酶学和基因学的特点，发现家系中2名成员外周血白细胞酶活性降低；其中的男性家系成员的基因检测显示外显子2有错义突变。提示对于难以鉴别的患者需技师进行自身抗体及GLA酶学或基因学检测。罗雄燕等[6]应用PCR-限制性片段长度多态性(RFLP)检测244例SLE患者和162例健康志愿对照者维生素D受体(VDR)Apa Ⅰ和Bsm Ⅰ位点基因多态性，发现VDR Apa Ⅰ和Bsm Ⅰ位点多态性基因型联合中Aa-bb基因型与我国汉族SLE发病易感性有关，而Aa-bb基因型SLE患者更易出现浆膜炎、血液系统受累和抗Sm抗体生成。高婷婷等[7]采用PCR及RFLP方法检测82例SLE患者和100例正常人TNFSF4基因rs84468和rs3850641位点多态性分布，发现TNFSF4基因rs844648和rs3850641位点存在单核苷酸多态性变异，该多态性与湖北地区汉族人群SLE的发病相关。

(二) 免疫调节

陆智敏等[8]应用流式细胞术检测42例SLE患者、20名健康对照组外周血中$CD3^+$ $\gamma\delta^+$ T细胞的凋亡率，并测定SLE患者血清抗核抗体和抗双链DNA抗体水平，发现SLE患者外周血γδT细胞数量下降，与病情活动相关；$\gamma\delta^+$ T细胞数量下降的机制可能与凋亡增加有关。何德宁等[9]采用密度梯度离心法分离SLE和健康对照者外周血单个核细胞，磁珠分选纯化B细胞，发现SLE患者外周血B细胞脂筏和骨架蛋白的表达和分布存在异常，B细胞脂筏和骨架蛋白表达的调节可能在治疗SlE中具有一定的作用。卢文等[10]应用免疫组化方法检测71例狼疮肾炎患者肾组织及10份正常对照肾组织中vWF及P-选择素的表达，结果与临床病理指标进行综合分析，发现vWF及P-选择素参与狼疮肾炎病例发展过程，联合检测vWF、P-选择素有助于对狼疮肾炎严重程度的评估，进而为临床治疗提供依据。高丽霞等[11]采用酶联免疫吸附法测定23例有活动性肾脏病变的狼疮患者，20例无肾脏病变的狼疮患者和20例健康对照者血浆中IL-17、IL-6、IL-23、IL-27和TGF-β水平，分析它们的相关性。发现IL-17及其相关的细胞因子在

SLE患者中表达异常，但IL-17的表达与SLE肾脏病变无相关性。魏明等[12]检测了40名健康对照者及42例SLE患者外周血$CD4^+CD25^{high}Foxp3^+$调节T细胞的数量，并采用RT-PCR检测特异性转录因子Foxp3mRNA的表达水平，并分析其与SLE患者疾病互动指数（SLEDAI）、补体C3及血清抗双链DNA(ds-DNA)抗体的关系，发现SLE患者外周血$CD4^+CD25^{high}Foxp3^+$调节T细胞和Foxp3mRNA的变化可能是导致SLE疾病发生和发展的关键因素之一，与疾病的活动性有密切关系。俞烜华等[13]采用ELISA法检测47例SLE心脏损害患者、55例SLE无心脏损害患者及38名健康对照血清IL-17A水平；采用RT-PCR方法定量13例SLE心脏损坏患者、14例SLE无心脏损害患者及13名健康对照者外周血单个核细胞中孤核受体(ROR)γt基因表达水平，发现Th17细胞可能参与了SLE心脏损害的发生；高龄，病程长及疾病活动度高的SLE患者心脏损害发生概率增高；心脏损害组脑利钠肽水平较无心脏，损害组及对照组的显著升高。脑利钠肽有望成为SLE心脏损害的预测、评价指标。尤海燕等[14]发现SLE患者外周血中可能存在Th17/调节性T细胞的失衡，且失衡程度可能与疾病活动性相关。

（三）临床研究

石鑫岳等[15]通过ELISA法检测狼疮患者尿液中TGF-β1，MIP-1α和NGAL的水平，并分析其与病理分型、Austin评分和组织学半定量评分的相关性，发现狼疮肾炎患者尿液中TGF-β1与肾脏的病变的慢性化相关。而MIP-1α和NGAL与肾脏活动病理相关。莫丽莎等[16]通过ELISA法检测54例SLE患者及27名健康对照组血清卵泡抑素样蛋白1(FSTL1)水平。免疫组织化学染色检测狼疮肾炎患者肾脏组织及健康者肾脏组织中FSTL1的表达情况，发现FSTL1在SLE患者血清中明显升高，且与疾病活动性有关。孟娟等[17]检测81例SLE患者血清抗β2糖蛋白Ⅰ抗体水平，分析其与心血管病变（CVD）相关指标、既往CVD病史的关系。结果显示SLE患者CVD发生率高，抗β2-糖蛋白Ⅰ抗体可能参与了SLE患者CVD的发生发展。孟凡华等[18]检测30例SLE患者与25名健康对照者的磷脂酶C-γ1与磷脂酶C-γ2mRNA表达水平，分析它们与补体C3、C4、抗ds-DNA抗体及SLE疾病活动指数（SLEDAI）积分的相关性，发现SLE患者磷脂酶C-γ1与磷脂酶C-γ2的表达水平在SLE患者中增高，磷脂酶C-γ1与SLEDAI积分呈正相关，磷脂酶C-γ2与补体C3、C4呈负相关，与抗ds-DNA抗体正相关，可能对SLE患者的诊断和病情评估有较大价值。李敏等[19]收集了62例狼疮性肝损害和62例无狼疮性肝损害患者的相关临床数据，并对其外周血白细胞干扰素（INF）渗导蛋白4蛋白激酶（PRKR）基因表达进行比较分析，发现不同类型肝损害有着不同的临床和实验室特点，蛋白激酶在单纯胆酶升高组明显高表达。张继云等[20]的研究发现SLE患者骨髓间充质肝细胞（BMSCs）在体外培养过程中，迁移、增殖能力较健康人显著降低，其机制可能是SLE患者体内IKK-β的表达增加，通过活化核因子-κB信号通路，影响迁移与增殖相关基因的表达，从而抑制了BMSCs的迁移与增殖。

袁风红等[21]总结了江苏省1999～2009年住院SLE患者的临床资料及治疗情况，分析发热与SLE的临床表现、免疫学指标、疾病活动及治疗情况间的关系，发现发热时SLE常见的临床表现之一。血白细胞下降、CRP升高、肝功能异常、贫血、入院年龄轻为SLE患者出现发热症状的危险因素，而肾累及、环磷酰胺应用为保护因素。李海云等[22]分析SLE合并自身免疫性溶血性贫血（AIHA）患者的一般情况、临床表现、实验室及辅助检查等治疗，发现SLE合并AIHA患者的抗心磷脂抗体IgG阳性率高，但抗磷脂抗体综合征的发生率无显著增加。SLE合并AIHA患者关节炎、面部红斑、白细胞减低及淋巴细胞减低的发生率低，但有发生肺泡出血的倾向。李瑞等[23]对509例SLE合并胃肠血管炎患者的临床资料做回顾性分析，发现SLE病情稳定或轻度活动患者也可出现胃肠血管炎，由于SLE合并胃肠血管炎表现多无特异性，故易误诊，需提高警惕，降低误诊率。吕洪华[24]对128例SLE患者进行分析，发现SLE的病情变化，血液白细胞降低、低清蛋白、激素冲击使用是合并医院感染的危险因素，其中真菌感染达54.5%与甲泼尼龙的冲击量有关。王涛等[25]分析北京协和医院皮肤科22例狼疮性脂膜炎患者的临床、组织病理特点及好资料预后情况，发现狼疮性脂膜炎较少见，其典型的临床和病例特征是其诊断的要点，硫酸羟氯喹及中小剂量糖皮质激素治疗有效。王卓龙等[26]分析40例合并HBV感染的SLE患者临床资料，并与性别、发病年龄相匹配的60例无HBV感染的SLE患者比较，发现SLE合并HBV感染患者发热、肝脏受累、肾脏受累、血小板减少、巨细胞病毒感染增多，可合并HBV相关性肾炎；肝脏病变严重者预后差；血清HbsAg阳性的SLE患者在接受免疫抑制剂治疗时应同时使用抗HBV治疗。何朝生等[27]的研究显示SLE患者CVD患病率较高，并随着年龄的增加而升高。狼疮性肾炎患者CVD患病率高于非狼疮性肾炎患者。收缩压、eGFR、血清HDL、病程、疾病活动度、血清补体C3、超敏-C反应蛋白是SLE患者发生CVD的危险因素。

李东旭等[28]发现当SLE患者出现高热、血白细胞和中性粒细胞计数升高、血LDH升高、CRP升高10倍以上时需警惕败血症感染；SLE活动与败血症感染可能相互影响，且病程长者疾病活动性受影响更明显。低蛋白血症、SSA/SSB抗体阴性可能是败血症感染的危险因素，羟氯喹可能有减少败血症发生的作用。刘栩等[29]发现合并血小板减少的SLE患者脏器受累比例较高，主要包括神经系统和肺。聚合细胞减少组的患者无论在疾病活动度、脏器受损等临床特点发面与无巨核细胞减少组差异无统计学意义。血小板减少的近期治疗效果也与骨髓巨核细胞数量无相关性。王丽娜等[30]发现儿狼疮肾炎患者向心性肥厚较非狼疮肾炎者发生率高，考虑与SLE累及肾脏进而引起高血压、尿酸与尿素氮升高有关。李吴萍等[31]分析1 037例SLE住院患者的病案资料，发现关节痛是SLE最常见的首发症状，补体C3下降、蛋白尿、血小板降低和抗ds-DNA阳性可以作为SLE早期诊断的指标。抗ds-DNA抗体滴度、红细胞沉降率和C3、C4水平异常发生率等指标在活动组均高于非活动组。高彦彦等[32]对49例SLE合并妊娠患者进行研究发现，SLE患者选择适当的妊娠时机，妊娠期间加强风湿免疫科及产科的监护，可以提高活产率，降低妊娠期间病情活动和早产率。叶华等[33]等分析41例住院分娩的SLE患者的病例资料和妊娠结果，并随访产后1年患者的SLEDAI、新生儿状况，分析比较孕前病程、既往用药情况、病程中SLEDAI评分对患者病情及后代的影响，发现SLE患者早产和分娩低体重儿的风险升高，严格掌握妊娠和分娩时机可提高SLE患者及胎儿的安全性。尹玉竹等[34]选择44例合并SLE患者的46次妊娠，分析孕期SLE病情活动情况及其对母儿结局的影响，找出与母儿不良预后相关的危险因素，发现孕期SLE活动可明显增加早产、胎儿生长受限(FGR)和胎儿丢失的发生率；活动性狼疮肾炎可明显增加早产和FGR的发生率；肾脏损害、低补体水平、aPL阳性和血清尿素氮水平与不良胎儿结局密切相关。杨静等[35]的研究发现，男性和继发抗磷脂综合征SLE患者冠状动脉疾病发生率高；SLE合并冠状动脉疾病者冠状动脉病变广泛，常常发生心肌梗死。徐燕等[36]分析北京协和医院住院治疗的SLE合并脑结核患者10例临床资料，发现对于病情稳定的SLE患者出现不明原因的发热、头痛及神经系统定位体征时，需警惕颅内感染尤其是脑结核的可能。胸部X线片及头颅MRI有助于诊断。费允云等[37]分析北京协和医院SLE住院死亡病例资料，发现感染已成为SLE的主要死因；肺部感染是最常见的感染部位，混合感染常见，烟曲霉菌、耶氏肺孢子菌、鲍曼不动杆菌和巨细胞病毒感染是以感染为主要死因患者的常见病原体。钱赓等[38]发现SLE初发冠心病患者传统危险因素较少，且以急性冠脉综合征(ACS)为主要首发表现，冠状动脉造影提示冠状动脉内血栓的比例明显增加。为预防心血管事件，在治疗SLE的过程中应注意合理使用激素并设法减少因SLE导致的蛋白尿。魏华等[39]研究提示序贯周期联合长春新碱和环磷酰胺联合治疗有交互作用，在降低蛋白尿定量、血清肌酐水平等方面有明显作用。徐景勃等[40]的研究比较2种不同预处理方案行非清髓性自体外周血造血干细胞移植(NAST)治疗SLE的疗效及安全性。研究发现，从免疫重建来看，是否使用抗胸腺细胞球蛋白(ATG)并没有明显差别。从安全性及造血重建考虑，推荐用阿糖胞苷＋环磷酰胺替代含有ATG的方案进行预处理。刘升云等[41]研究SLE患者代谢综合征(MS)的发生及其与糖皮质激素应用的关系，发现SLE患者MS的发生率高，使用羟氯喹治疗可能减少SLE患者MS的发生。费允云等[42]的研究他克莫司联合糖皮质激素治疗环磷酰胺无效的狼疮肾炎有效，6个月有效率达86％，是一种快速有效的缓解狼疮肾炎的治疗方法，血药浓度3 ng/ml以下即可有效，其治疗狼疮肾炎的最佳剂量可能为0.03～0.06 $mg \cdot kg^{-1} \cdot d^{-1}$。

(李　婷)

参考文献

1　刘　焱，等. 中华风湿病学杂志，2012，16(6)：364
2　任江萍，等. 复旦学报(医学版)，2012，39(2)：146
3　王红蕾，等. 中华风湿病学杂志，2012，16(8)：549
4　杨　荟，等. 南方医科大学学报，2012，32(6)：821
5　马　亚，等. 中华风湿病学杂志，2012，16(7)：473
6　罗雄燕，等. 中华内科杂志，2012，51(2)：131
7　高婷婷，等. 中华皮肤科杂志，2012，45(1)：38
8　陆智敏，等. 中华风湿病学杂志，2012，16(1)：23
9　何德宁，等. 中华风湿病学杂志，2012，16(5)：296
10　卢　文，等. 中华风湿病学杂志，2012，16(5)：313
11　高丽霞，等. 中国免疫学杂志，2011，27(9)：828
12　魏　明，等. 中华风湿病学杂志，2011，15(11)：772
13　俞烜华，等. 中华风湿病学杂志，2011，15(10)：660
14　尤海燕，等. 中华风湿病学杂志，2012，16(1)：50
15　石鑫岳，等. 中华风湿病学杂志，2012，16(1)：33
16　莫丽莎，等. 中华风湿病学杂志，2012，16(1)：38
17　孟　娟，等. 中华风湿病学杂志，2012，16(6)：414
18　孟凡华，等. 中华风湿病学杂志，2011，15(12)：846
19　李　敏，等. 中华风湿病学杂志，2012，16(5)：305
20　张继云，等. 中华风湿病学杂志，2011，15(11)：763
21　袁风红，等. 中华风湿病学杂志，2011，15(10)：666
22　李海云，等. 中华风湿病学杂志，2011，15(12)：803

23 李 瑞,等.浙江医学,2011,33(10):1498
24 吕洪华.中华医院感染学杂志,2012,22(12):2565
25 王 涛,等.中国医学科学院学报,2011,33(5):525
26 王卓龙,等.中华风湿病学杂志,2012,16(8):532
27 何朝生,等.南方医科大学学报,2011,31(11):1910
28 李东旭,等.中华风湿病学杂志,2012,16(2):115
29 刘 栩,等.中华风湿病学杂志,2012,16(4):243
30 王丽娜,等.中华风湿病学杂志,2012,16(6):388
31 李吴萍,等.中华风湿病学杂志,2012,16(5):343
32 高彦彦,等.中华风湿病学杂志,2012,16(8):553
33 叶 华,等.北京大学学报(医学版),2012,44(2):233
34 尹玉竹,等.中华风湿病学杂志,2012,16(1):53
35 杨 静,等.中华心血管病杂志,2012,40(5):382
36 徐 燕,等.中华风湿病学杂志,2012,16(1):19
37 费允云,等.中华风湿病学杂志,2012,16(5):309
38 钱 赓,等.中华心血管病杂志,2012,40(5):378
39 魏 华,等.中华风湿病学杂志,2011,15(11):777
40 徐景勃,等.中华风湿病学杂志,2012,16(8):527
41 刘升云,等.中华内科杂志,2012,51(6):441
42 费允云,等.中华风湿病学杂志,2012,16(1):9

四、干燥综合征

高丽霞等[1]选用23例原发性干燥综合征(pSS)和15例健康对照组,采用免疫磁珠分选外周血$CD4^+$ T细胞,提取叉头样转录因子(Foxp3)的mRNA,发现pSS组外周血$Foxp3^+$ T细胞的表达比健康对照组明显降低($t=0.695$;$P>0.05$),提示Foxp3参与pSS的发病。李艳秋等[2]分析pSS合并淋巴瘤患者12例,特征性免疫学改变为高球蛋白血症、低补体血症和$CD4^+$ T细胞减少,发现低补体血症不能认定为该类患者的预后影响因素,pSS合并淋巴瘤的预后相对不佳,利妥昔单抗联合化疗没有改善患者的疗效和生存。程永静等[3]通过采用PCR测定干燥综合征(SS)患者及健康志愿者外周血单个核细胞(PBMC),TCL1、THRA等基因表达,发现SS患者TCL1基因的表达明显高于健康对照,且与SS淋巴结病变活动指数有关。秦琴等[4]采用定时荧光定量反转录PCR法分别检测了23例pSS患者和23例健康对照个体外周血单个核细胞(PBMC)中TRAF6 mRNA的相对表达量,发现TRAF6参与了pSS的发病,是一种潜在的pSS的标志物。王玉华等[5]通过收集24例pSS患者和14例对照者的唇腺标本,提取唇腺中总RNA,利用RT-PCR法扩增骨桥蛋白(OPN)片段,发现pSS患者唇腺中OPN表达增加,可能是唇腺结构破坏的原因之一。莫汉有等[6]检测9例pSS患者并淀粉样变患者环磷酰胺治疗前后外周血游离轻链(sFLC)和细胞因子水平的特点,发现pSS患者并淀粉样变患者外周血游离轻链(sFLC)和细胞因子水平明显升高,提示细胞因子在其发病机制的起重要作用,环磷酰胺有较好治疗效果。周士亮等[7]采用流式细胞术检测19例pSS患者,15例健康对照外周血B细胞FcrRⅡb的平均荧光强度,发现pSS患者外周血中记忆性B细胞占总B细胞的百分率下降且FcrRⅡb表达水平显著下降,并与抗SSA抗体呈负相关,FcrRⅡb表达水平异常可能在pSS发病机制中起重要作用。

(徐 霞 赵东宝)

参考文献

1 高丽霞,等.中华风湿病学杂志,2012,16(7):477
2 李艳秋,等.四川大学学报(医学版),2012,43(3):473
3 程永静,等.中华风湿病学杂志,2012,16(4):220
4 秦 琴,等.第二军医大学学报,2012,33(1):63
5 王玉华,等.北京大学学报(医学版),2012,44(2):236
6 莫汉有,等.中华风湿病学杂志,2012,16(6):379
7 周士亮,等.中华风湿病学杂志,2012,16(5):292

五、多发性肌炎/皮肌炎

周娅妮等[1]分析216例皮肌炎(DM)并发恶性肿瘤的临床特点及实验室资料,发现年龄>40岁的男性患者,伴有皮肤异色症、吞咽困难和红细胞沉降率增快者易并发恶性肿瘤。吴昊等[2]分析6年收治的206例DM患者,发现有关节痛、咳嗽症状的发生率与间质性肺炎(ILD)呈正相关,而Gottron征的发生率与ILD发生呈负相关。陈芳等[3]采用ELISA法测定109例多发性肌炎/皮肌炎患者、20例SLE患者、20例RA患者及30名健康对照组血清中抗氨酰tRNA合成酶(ARS)抗体水平、抗Jo-1抗体水平,发现血清抗ARS抗体检测对多发性肌炎/皮肌炎伴ILD的诊断敏感性更高,有利于早期诊断。彭清林等[4]采用ELISA法检测28例多发性肌炎(PM)患者、30例DM患者及25例健康人血清B细胞活化因子(BAFF)水平及抗Jo-1抗体浓度,发现PM、DM患者血清BAFF水平升高,且与抗Jo-1抗体浓度呈正相关,检测血清BAFF浓度对皮肌炎的诊断、治疗有意义。朱赟等[5]分析15例多发性肌炎及皮肌炎的MRI检查,同时检测肌酸激酶水平,并测定肌力,发现MRI能更好地反映患者肌力改善情况,较肌酸激酶有更高的敏感性。柴方等[6]采用ELISA法测定113例多发性肌炎/皮肌炎患者血清抗黑色素病分化相关基因(MDA5)抗体水平,提示我国PM/BM人群,血清抗MDA5主要存在于皮肌炎患者,是皮肌炎合并了LD死亡的独立危险因素。

(高 洁 赵东宝)

参 考 文 献

1 周娅妮,等.临床皮肤科杂志,2012,41(3):133
2 吴 昊,等.中华皮肤科杂志,2012,45(3):161
3 陈 芳,等.中华风湿病学杂志,2012,16(2):96
4 彭清林,等.中华内科杂志,2012,51(3):210
5 朱 赟,等.中华风湿病学杂志,2011,15(10):687
6 陈 芳,等.中华风湿病学杂志,2012,16(1):13

六、系统性硬化症

徐雪等[1]分析71例系统性硬化症(SSc)患者及50例正常人血浆中S100A12和可溶性晚期糖基化终产物受体(sRAGE)蛋白和基因表达,发现S100A12和sRAGE在SSc患者体内高表达,且和某些脏器的损害及免疫学指标有显著相关性。雷玲等[2]采用流式细胞计数技术检测SSc小鼠模型及对照组外周血、皮肤/肺组织$CD4^+IL17^+Th17$,同时检测IL-17、IL-6水平,发现Th17细胞在SSc小鼠模型外周血、皮肤及肺组织表达增高,与纤维化病变密切正相关,且IL-17、IL-6等细胞因子参与SSc的发病。李林光等[3]对有雷诺现象的结缔组织病患者行甲襞微循环检查,发现甲襞微循环检查有利于临床上对伴有雷诺现象的SSc的诊断。万琳琳等[4]*通过检测45例SSc患者外周血Th17、Treg细胞占$CD4^+$的百分比及IL-17水平,发现外周血Th17、细胞比、IL-17水平与SSc病情活动呈正相关,Th17细胞亚群在活动期SSc患者体内扩增,且扩增与病情活动密切相关。

(徐 霞 赵东宝)

参 考 文 献

1 徐 雪,等.临床内科杂志,2012,29(5):320
2 雷 玲,等.北京大学学报(医学版),2012,44(2):259
3 李林光,等.中华内科杂志,2012,51(5):362
4* 万琳琳,等.中华皮肤科杂志,2012,45(1):12

七、白塞病

曹京波等[1]分析7例神经白塞病的磁共振检查资料,发现神经白塞病以脑实质损害为主,不同序列的MRI具有特征性改变,MRI检查是诊断神经白塞病非常敏感的方法。关鸿志等[2]分析27例神经白塞病(NBS)临床和脑脊液(CSF)细胞资料,发现NBS临床表现多样,神经影像学改变以基底节、脑干、丘脑等邻近中线的结构受累为主,CSF细胞学呈炎性反应表现,特别是CSF中性粒细胞比例升高对NBS诊断具有一定意义。

(徐 霞 赵东宝)

参 考 文 献

1 曹京波,等.中国神经免疫学和神经病学杂志,2012,19(1):40
2 关鸿志,等.中国神经免疫学和神经病学杂志,2012,19(1):1

八、成人斯蒂尔病

姚海红等[1]分析137例成人斯蒂尔病(AOSD)的临床、免疫学特征、临床疗效及预后相关因素,发现发热、皮疹、关节炎为其三大主征,血象异常及炎性指标尤其铁蛋白升高为主,肝氨基转移酶升高多见。起始足量糖皮质激素联合改善病情抗风湿药有利于疾病缓解,减少复发。王芳芳等[2]采用酶联免疫吸附法检测了82例AOSD患者和55名健康志愿者血浆巨噬细胞移动抑制因子(MIF)的表达,发现患者组MIF水平显著高于对照组,尤其MIF基因启动因子区-173和-174位点核苷酸多态性影响AOSD的易感性。胡志坚等[2]分析26例AOSD患者、40例系统红斑狼疮患者和48名健康体检人群的腺苷脱氨酶(ADA)和乳酸脱氢酶(LDH)的活性,发现ADA在成人斯蒂尔病患者中活性增高,提示ADA可能系该病的一种潜在诊断标志物。

(徐 霞 赵东宝)

参 考 文 献

1 姚海红,等.中华风湿病学杂志,2012,16(4):255
2 王芳芳,等.中华风湿病学杂志,2012,16(8):508
3 胡志坚,等.第三军医大学学报,2012,34(14):1473

九、其他

姜莉等[1]分析1997～2011年复旦大学附属华山医院收治的53例结缔组织病继发肺动脉高压患者的临床资料。结缔组织病继发肺动脉高压的主要表现是呼吸困难和肢端雷诺征。严重肺动脉高压将影响结缔组织病患者的生存率,肺动脉压力和PaO2的检测有利于判断预后。宋倩等[2]探讨了肺动脉高压(PAH)对结缔组织病(CTD)患者左心室功能的影响,发现肺动脉高压明显损伤结缔组织病患者左心室整体功能。李诗煜等[3]分析Churg-Strauss综合征患者的高分辨CT表现,并将CT表现与病理结果对照,发现Churg-Strauss综合征主要的肺CT表现包括磨玻璃样高密度影或肺泡实变、小叶间隔病变和气道增厚,相应病理学表现为嗜酸性粒细胞在肺泡、间质和气道中的浸润。高影等[4]探讨了35例幼年皮肌炎的临床特点、病理、实验室检查、诊治过程及预后情况,结果证明幼年皮肌炎应予早期诊断、早期治疗，预后良好。张斌等[5]等研究早期干预对淋巴细胞减少结缔组织病(CTD)患者感染率的影响，表明早期干预可以降低淋巴细胞计数减少的CTD患者的感染率。

李燕等[6]对鼠的实验，观察奇壬醇对牛Ⅱ型胶原特异性淋巴细胞体内和体外的免疫调节作用，探讨奇壬醇对抗原特异性淋巴细胞的免疫抑制作用机制。结果表明，奇壬醇可通过抑制Ⅱ型胶原特异性淋巴细胞分泌促炎因子，促进胶原特异性淋巴细胞分泌抗炎因子，抑制胶原特异性淋巴细胞增殖和促进其凋亡，以多条途径发挥免疫抑制作用。Ding Y等[7]比较了男性和女性系统性红斑狼疮患者的不同临床特征，以期研究性别等诸多因素的对该病预后的影响。结果表明早期发现危险因素及适当干预，能够减少红斑狼疮对患者的系统性损害。Bekir Durmus等[8]对99例强直性脊柱炎患者中25-羟基-维生素D3的水平进行了研究，发现在AS患者中，25-羟基-维生素D3水平有降低。

(姜　磊)

参考文献

1 姜　莉，等．临床内科杂志，2012，29(8)：540
2 宋　倩，等．中国慢性病预防与控制，2012，20(3)：301
3 李世煜，等．医学临床研究，2011，28(10)：1868
4 高　影，等．中华风湿病学杂志，2012，16(2)：132
5 张　斌，等．中华医院感染学杂志，2012，22(6)：1185
6 李　燕，等．南方医科大学学报，2012，32，(1)：1
7 DING Y，et al. Chin Med j，2012，125(14)：2477
8 Bekir Durmus，et al. Chin Med j，2012，125(14)：2511

文　选

我国类风湿关节炎患者应用肿瘤坏死因子抑制剂现况调查　[北京大学学报(医学版)，2012，44(2)：182]　首钢医院王秀茹等对我国RA患者应用肿瘤坏死因子(tumor necrosis factor，TNF)抑制剂的现状以及影响其应用的因素进行了研究。该研究采用多中心现况调查问卷调查的方法，记录入选者的一般情况和应用TNF抑制剂的情况，计算患者应用TNF抑制剂的费用，分析我国TNF抑制剂的应用现状及影响其应用的相关因素。结果：2009年7月至2010年11月期间，共有全国范围内的21家大型医院风湿免疫科就诊的1 095位RA患者完成问卷，其中112位患者应用了TNF抑制剂(infliximab，商品名类克或etanercept，商品名益赛普)进行治疗，占总研究人群的10.2%(其中益赛普81例，占7.4%；类克26例，占2.4%；两种制剂都用过者5例，占0.5%)。应用类克疗程<3个月及3～6个月者均为38.1%，益赛普疗程<3个月及3～6个月者分别占38.5%和25.0%. 应用类克疗程<3个月、3～6个月及6～9个月者的健康评估问卷(health assessment questionnaire，HAQ)评分分别为1.1、0.5、0.1，益赛普的相应评分分别为1.3、1.0、0.3. 应用类克疗程<3个月、3～6个月及6～9个月的费用分别为24 525.0、69 300.0、96 800.0元，益赛普的费用分别为7 394.8、9 158.6、54 910.9元。应用类克疗程<3个月、3～6个月及6～9个月的患者的间接经济损失分别为365.6、0、158.9元，益赛普分别为2 158.4、288.5、180.1元。出现过敏和感染的比例在应用益赛普者均为3.5%，在应用类克者均为6.5%。Logistic回归分析显示，受教育程度是影响TNF抑制剂应用的主要相关因素。结果表明，在我国大型医院就诊的RA患者中约有10%应用过TNF抑制剂，其病情随应用TNF抑制剂的疗程延长而减轻、治疗总费用随用药疗程延长而增加，但间接经济损失随疗程延长而减少，主要不良反应为过敏和感染，受教育程度是影响其应用的主要相关因素。

(姜　磊)

述　评　TNF抑制剂在国外使用时间已经有20年，在我国也已有10年，这些药物在我国RA中应用现状以及疗效，一直是风湿科医生关心的问题。该研究在全国范围内对21家综合医院1 095例RA患者进行调查，其中使用了TNF抑制剂的患者有112例，结果表明患者病情随应用TNF抑制剂的疗程延长而减轻、治疗总费用随用药疗程延长而增加，但间接经济损失随疗程延长而减少。本研究还存在一些不足，如TNF使用的患者例数相对较少，对TNF抑制剂的费用、疗效、不良反应的分析可能还存在偏差性。此外由于该研究是横断面分析，因此无法对TNF抑制剂进行准确的费用/效益评价。

(徐沪济)

全国多中心类风湿关节炎冠心病危险因素的现况调查　(北京大学学报(医学版)，2012，44(2)：176)　首钢医院李春等研究了我国类风湿关节炎(rheumatoid arthritis，RA)患者冠心病(coronary artery disease，CAD)的患病情况并评估其发生的危险因素。该研究通过调查RA患者冠心病相关的临床资料，包括冠心病的患病情况、冠心病传统危险因素[糖尿病、高血压、高血脂、吸烟及体重指数(BMI)]及RA临床表现[关节肿胀、疼痛、畸形数目、皮下结节数目、动态红细胞沉降率(erythrocyte sedimentation rate，

ESR)、C反应蛋白(C-reactive protein,CRP)、类风湿因子(rheumatoid factor,RF)等]、关节功能状态评分及用药情况。对冠心病组及非冠心病组的危险因素、临床特点及用药情况等方面进行单因素比较及多因素Logistic回归分析。共调查21家医院960例RA患者,其中女性779人,男性181人,女∶男=4.3∶1,平均年龄(52.7±13.9)岁(11.0～86.0岁)。RA患者冠心病的患病率为3.5%(34/960),其中合并超重和肥胖者占35.1%(377/960)、吸烟者占12.3%(118/960)、高血压者占17.0%(163/960)、糖尿病者占7.7%(74/960)、高胆固醇血症者占0.4%(4/960)、脑血管病者占3.0%(29/960)。冠心病组与非冠心病组相比,年龄高[(64.7±9.3)岁比(52.3±14.0)岁,$P<0.001$]、皮下结节数目多(14.7%比3.1%,$P=0.005$)、肺间质病变发生率高(17.6%对7.0%,$P=0.034$)、羟氯喹(hydroxychloroquine,HCQ)使用比例低(5.9%对22.6%,$P=0.021$)、糖尿病及高血压患病率高(29.4%对7.0%,$P<0.001$;38.2%对16.2%,$P=0.001$),而受检时关节畸形数目、RF水平及糖皮质激素的使用、高胆固醇血症患病率及BMI与冠心病发生无关。经多元Logistic回归分析,高龄、合并糖尿病及高血压为RA合并冠心病的独立危险因素,使用HCQ为RA合并冠心病的保护因素。结果表明RA患者冠心病的患病率为3.5%。高龄、合并糖尿病及高血压为其独立危险因素,合并使用HCQ为其保护因素。

(姜　磊)

述　评　研究表明冠心病是影响RA患者生存率和生活质量的重要合并症,然而我国目前尚缺乏相关数据,该研究在全国21家单位,对960例RA患者进行调查,目的在于了解我国RA合并冠心病的情况及其危险因素,为进一步诊断及治疗提供流行病学资料,研究结果表明高龄、合并糖尿病及高血压为RA合并冠心病的独立危险因素,使用HCQ为RA合并冠心病的保护因素。同时,该研究也存在一些缺陷,如采用问卷调查的方法,对高血压、高血脂异常的比例可能被低估;样本中合并冠心病的RA患者过少,可能影响患病率的估计准确度;我国RA患者就诊率低,因此可能存在研究偏差。但该研究仍为我国RA合并冠心病的发生情况提供了重要资料。

(徐沪济)

系统性硬皮病患者外周血Th17/Treg细胞与病情活动的相关性　[中国皮肤科杂志,2012,45(1):12]

上海复旦大学中山医院万琳琳等采用流式细胞仪检测45例SSc患者及24例正常人对照组外周血Th17、Treg细胞占$CD4^+$的百分比及IL-17水平,荧光定量PCR法检测外周血单一核细胞中白细胞介素17A(IL-17A)及与Th17细胞分化相关的转录因子、细胞因子等,研究显示SSc患者外周血中$CD4^+$ $CD25^+$ CD127-细胞比例在病情活动组、非活动组及正常对照组3组受试者间无统计学意义,且Treg细胞中转录因子FoxP3在3组间差异亦无统计学意义,且两者可相互验证。在SSc发病过程中,可能在Th17/Treg细胞体系失衡的同时存在Treg细胞继发性增加,并且Treg细胞通过改变分泌的细胞因子而发挥免疫调节功能。继同时发现外周血Th17、细胞比、IL-17水平与SSc病情活动呈正相关,Th17细胞亚群在活动期SSc患者体内扩增,且扩增与病情活动密切相关。

(高　洁　赵东宝)

述　评　系统性硬化病是一组原因不明,多系统累及的结缔组织病。晚期一旦累及器官纤维化,病死率高、预后差。根据硬皮病患者的临床表现、实验室检查争取早期明确病情活动情况,目前常用的实验室检查项目很难达到该效果。一旦患者出现皮肤外脏器的累及,尤其是肺间质及消化系统病变时病情已晚,且治疗差。通过检测Th17/Treg细胞体系及IL-17水平可明确SSc病情活动,早期筛查是早期诊断和治疗的关键。

(赵东宝)

化学及物理因素所致疾病

本年度共收集化学及物理因素所致疾病文献749篇，其中纳入回顾216篇(占28.8%)，列入文选8篇(占1.1%)。

一 年 回 顾

一、金属中毒

(一) 铅中毒

于东等[1]应用金属硫蛋白(MT)灌胃治疗染铅小鼠，并以依地酸二钙钠肌内注射作为对照组，发现MT具有明显的促排铅作用，但对肝脏的保护作用不明显。曹燕花等[2]采用气管灌注纳米硫化铅造成大鼠铅中毒，发现大鼠海马中神经元钙稳态失衡，随着染毒剂量的升高，TNF-α水平也随之升高，说明纳米硫化铅与普通铅一样可以造成大鼠神经细胞损伤。覃淑云等[3]应用海尔福灌胃治疗铅中毒小鼠，发现海尔福(中药制剂)可以明显改善铅对幼年小鼠发育及学习记忆功能。张艳淑等[4]应用腹腔注射槲皮素探讨其对染铅大鼠神经损伤的保护作用，发现槲皮素可以降低大鼠海马铅水平，及对铅引起的运动功能损伤有一定缓解作用。贾庆华等[5]发现，醋酸铅可致体外培养的人肾小球系膜细胞(HRMC)超微结构改变，表现为胞质内出现空泡、核固缩、出现凋亡小体，认为醋酸铅促进HRMC凋亡，影响肾脏功能。刘忠慧等[6]发现浓度大于5 μmol/L铅使人神经胶质瘤细胞(U251)存活率下降，细胞中蛋白激酶的(PKC)mRNA和蛋白表达下调，提示PKC蛋白表达的改变可能是铅神经毒性的较敏感指标之一。骆名进等[7]以蓄电池厂工人作为铅接触组，采用γH2AX识别抗体流式细胞术检测人体外周血淋巴细胞DNA双链断裂作用，发现随着染毒剂量的增加，DNA损伤率呈先增加后下降的趋势。程向东等[8]*报道职业性慢性铅中毒腹绞痛误诊为急腹症的患者24例，最后查血铅发现超标，再结合铅接触史诊断为慢性铅中毒，经驱铅治疗后腹痛缓解。故建议对不明原因腹痛者应询问患者有无铅接触史。许人超等[9]报道以皮肤红斑和黏膜糜烂为首发表现的铅中度患者1例，曾被误诊为“皮肌炎、副肿瘤性天疱疮”，给予激素及免疫抑制剂治疗无效，追问病史患者有重金属接触史，最后诊断为铅中毒，经驱铅后治愈。

(二) 汞中毒

梁伟辉等[10]分析15例接触汞工人外周血中T细胞受体-Vβ亚家族分布情况，发现职业接触汞后可明显影响Vβ亚家族选择性表达，Vβ6亚家族未能检测到，Vβ16、Vβ612、Vβ4检出率较低。丁岩等[11]分析了8例慢性汞中毒患者的临床表现，涉及多个系统，但神经系统为其靶器官。若患者有中枢或末梢神经系统症状而不能明确病因时需测定血、尿汞浓度。刘巍等[12]发现，茶多酚使染汞大鼠大脑皮质细胞内活性氧簇含量、Ca^{2+}明显降低，减轻细胞凋亡，具有一定的神经保护作用。

(三) 锰中毒

荆俊杰等[13]研究了不同螯合剂对锰致小鼠肝脏毒性解毒效果，发现L-组氨酸和N-乙酰-L-半胱胺酸对染锰引起的血清LDH、AST、ALT活性及肝脏脂质过氧化物值和锰含量升高有明显的抑制作用。覃卫平等[14]报道对氨基水杨酸钠治疗慢性中度锰中毒1例，5%GS 500 ml＋对氨基水杨酸钠6 g静脉滴注共90天，震颤麻痹症状明显好转。

(四) 其他金属中毒

韩刚等[15]鉴于大黄酚不溶于水，体内吸收差、生物利用度低等特点，以聚已二醇6000为载体，将大黄酚制成固体分散体治疗染镉大鼠，提示能降低染镉大鼠氧化应激，从而保护镉对大鼠造成的肝、脑损伤和氧化损伤。李韬等[16]发现染铝小鼠大脑神经元萎缩、变性和凋亡,导致乙酰胆碱酯酶活力下降,抗氧化能力降低;给染铝小鼠胃管内注入中药复合制剂海尔福可明显改善上述病理变化。杨亚非等[17]介绍了抢救口服磷化铝中毒患者的创新救治技术,即给予食用油洗胃,早期持续胃肠减压,应用大剂量细胞色素 C 和 ATP,静滴血必净。汪颖等[18]比较了两种解毒药普鲁士蓝与喷替酸锌钠(Zn-DTPA)单独或联合用药对急性铊中毒小鼠体内铊的促排效果,发现单独或联合用药可减轻小肠、肾、肝脏等器官损伤,且联合用药对急性铊中毒小鼠体内铊的排泄效果优于单独使用。韩涛等[19]报道以"四肢麻木疼痛 2 天"为初诊的铊中毒患者 1 例,入院第 14 天出现脱发,但一直按吉兰-巴雷综合征治疗,治疗 20 余天症状无好转,后经血、尿铊检测确诊为铊中毒。普鲁士蓝认为是最有效的解毒药物。巴特等[20]通过测定铬酸盐接触工人肺通气功能,发现长期铬酸盐接触工人肺通气功较非接触工人损伤严重,受损类型以限制型为主。程宁等[21]发现,大鼠吸入不同浓度羰基镍后,肺组织细胞均有损伤,72 小时 DNA 损伤最重,且存在剂量-效应关系和时间-效应关系。张志远等[22]发现,体外培养时,硫酸铍可致人胚肺成纤维细胞氧化产物增多、抗氧化酶活力下降,且存在剂量—效应关系;枸杞多糖可抑制硫酸铍对人胚肺细胞的氧化损伤。

(康舟军)

参 考 文 献

1 于　东,等.工业卫生与职业病,2012,38(3):150
2 曹燕花,等.工业卫生与职业病,2012,38(4):235
3 覃淑云,等.中国职业医学,2011,38(4):332
4 张艳淑,等.中国职业医学,2011,38(4):302
5 贾庆华,等.工业卫生与职业病,2012,38(1):25
6 刘忠慧,等.中华劳动卫生职业病杂志,2012,30(2):120
7 骆名进,等.中华劳动卫生职业病杂志,2012,30(3)216
8* 程向东,等.工业卫生与职业病,2012,38(4):255
9 许人超,等.临床皮肤科杂志,2012,41(9):535
10 梁伟辉,等.中国职业医学,2012,39(3):190
11 丁　岩,等.中华内科杂志,2011,50(11):950
12 刘　巍,等.中国公共卫生,2012,28(7):951
13 荆俊杰,等.中国公共卫生,2011,27(9):1139
14 覃卫平,等.中华劳动卫生职业病杂志,2011,29(8):619
15 韩　刚,等.中国职业医学,2011,38(6):454
16 李　韬,等.工业卫生与职业病,2012,38(4):224
17 杨亚非,等.中国危重病急救医学,2012,24(6):370
18 汪　颖,等.中国危重病急救医学,2012,24(6):338
19 韩　涛,等.中华神经科杂志,2012,45(2):144
20 巴　特,等.北京大学学报(医学版),2012,44(3):444
21 程　宁,等.中华劳动卫生职业病杂志,2011,29(9):705
22 张志远,等.工业卫生与职业病,2012,38(2):77

二、气体及化学品中毒

(一) 气体中毒

1. 一氧化碳中毒

廖秋菊等[1]*研究发现,大鼠腹腔注射 CO 后,认知功能下降,神经细胞凋亡明显;经胰岛素葡萄糖溶液快速腹腔注射后,胰岛素组大鼠认知功能改善,脑组织病理损害减轻,细胞凋亡减轻。故认为胰岛素对大鼠 CO 中毒后迟发型脑病(DNS)具有一定的神经保护作用。曹小彪等[2]研究发现,大鼠急性 CO 中毒后,高压氧(HBO)治疗组脑内巨噬细胞炎症蛋白-1(MIP-1α)和细胞间黏附分子 1(ICAM-1)表达均较染毒组明显降低,脑组织损伤减轻。李宗洋等[3]研究发现,急性 CO 中毒 DNS 大鼠脑纹状体单胺氧化酶 B 活性异常升高,加速多巴胺(DA)代谢,影响 DA 保持椎体及椎体外系运动协调功能;生成的大量 DA 代谢产物具有毒性作用,可进一步加重脑循环和氧化应激损伤。关里等[4]研究发现,大鼠急性 CO 中毒后,海马区 DA 水平增加,其代谢产物二羟苯乙酸(DOPAC)明显减少,4~6 小时后上述变化逐渐消失,但出现 DNS 的大鼠海马区 DA 水平再次明显增加,DOPAC 水平再次明显降低。侯卫星等[5]研究了富氧治疗对急性 CO 中毒大鼠的治疗效果,结果发现,高压富氧组氧分压、HbCO、血红蛋白、CK-MB、心肌钙蛋白(cTnI)、ALT、AST 等指标均明显优于对照组。王苏平等[6]的研究发现,大鼠急性 CO 中毒后脑小动脉壁发生玻璃样变性、管腔狭窄、基底膜增厚、微血管闭塞、退化。α 肌动蛋白和Ⅳ型胶原的表达在染毒后 3 天下降,染毒后 21 天升高。孙中吉等[7]研究显示,急性 CO 中毒患者血清肌红蛋白(Mb)、肌酸激酶同工酶(CK-MB)、cTnI 水平异常升高的检出率与血清碳氧血红蛋白(HbCO)浓度呈正相关,左旋肉碱有减轻 CO 中毒后心肌损伤和横纹肌损伤的治疗作用。应群贞等[8]研究发现,急性 CO 中毒治疗组(长春西汀+小牛血清去蛋白注射液)患者意识恢复时间、血氧饱和度恢复时间均较对照组(丹参滴注液+细胞色素 C 针)明显缩短,迟发性脑病发生率明显降低。班允清等[9]回顾分析了 30 例 CO 中毒 DNS 患者的 MRI 和临床资料,发现苍白球并脑白质以及胼胝体受累者临床表现较重,MRI 表现有一定的特征性;认为 MRI 表现能反映其病理过程,并对 DNS 的诊断和评价预后有意义。王继章[10]回顾分析了 305 例急性 CO 中毒患者的临床资料,认为心肌损害的确诊应符合 4 个条件:①中毒病史和(或)血 COHb 定量 >10%;②心肌受损的临床表现;③心肌酶学的变化;④心电图的改变。治疗原则包括给予心肌保护药物、早期应用激素及 HBO 治疗。

2. 其他气体中毒

王琳等[11]回顾分析了 18 例急性 AsH_3 中毒患者的临床资料，认为急性 AsH_3 中毒血小板减少的原因可能是微血管的血小板血栓形成所致；治疗以尽早快速清除毒物为主，避免输注血小板悬液以防加重病情。范发才等[12]分析了 5 例急性硫化氢(H_2S)中毒多器官损害特点。中毒后均立即出现意识障碍并发生中毒性肺炎，3 例出现中毒性肺水肿，2 例发展为 ARDS。胸部影像显示肺部渗出改变，血清肌酶明显升高，3 天后胆红素轻微增高，经治疗后 4 例病情稳定。葛赟等[13]的研究发现，血红素氧合酶-1(HO-1)、醌氧化还原酶-1(NQO-1)和核转录因子红系相关因子-2(Nrf2)参与了 H_2S 中毒急性肺损伤的病理生理学过程；乌司他丁(UTI)干预治疗能显著提高 HO-1、NQO-1 和 Nrf2 的活力及表达，减轻 H_2S 中毒急性肺损伤。葛赟等[14]研究了急性 H_2S 中毒大鼠肺组织丙二醛含量及超氧化物歧化酶、过氧化氢酶、谷胱甘肽过氧化氢酶活力和谷胱甘肽含量及 Nrf2 mRNA 的表达。认为氧化应激和 Nrf2 活化是参与 H_2S 中毒急性肺损伤的重要因素，乌司他丁(UTI)能上调 Nrf2 mRNA 表达水平，减轻氧化应激损伤。袁震等[15]的研究发现，急性光气染毒大鼠血清血管生成素(Ang-2/Ang-1)比值与肺损伤指标(肺泡灌洗液白细胞计数及总蛋白浓度，肺湿/干比重)呈正相关。认为血清 Ang-2/Ang-1 比值可作为判定光气吸入中毒急性肺损伤严重程度的早期指标。张永等[16]回顾分析了 44 例光气中毒患者的临床资料，其中刺激反应 9 例；轻度中毒 22 例，表现为黏膜刺激症状和咳痰；中度中毒 6 例，表现为胸闷、咳痰及窦性心动过速等；重度中毒 7 例，表现为胸闷、紫绀、突性心动过速及循环衰竭。中重度患者的胸部影像以弥漫性团片状渗出和实变为主。邵义如等[17]探讨了细胞外信号调节蛋白激酶(ERK1/2)、p38 和 c-氨基末端蛋白激酶(JNK)在大鼠光气吸入肺损伤中的表达及作用。认为丝裂原活化蛋白激酶(MAPKs)表达增加在光气吸入肺损伤中发挥作用，其中以 p-38、p-JNK 活性变化为主。牛颖梅等[18]的研究发现，与高浓度和低浓度常压吸氧相比，高压氧治疗对于改善急性 CO_2 中毒大鼠血清酶学的升高和纠正电解质的紊乱有显著疗效。翁雪梅等[19]回顾分析了 167 例急性氮氧化物中毒病例，认为急性氮氧化物中毒患者应警惕迟发性化学性肺水肿，早期足量应用糖皮质激素，联合使用莨菪碱类药物；重症患者及早行机械通气治疗。陈李芳等[20]研究发现，液化石油气中毒大鼠脑组织神经元坏死，p38MAPK 阳性细胞大量表达，SB203580 干预组大鼠上述变化明显减轻。认为 SB203580 通过抑制 p38MAPK 减少液化石油气中毒大鼠神经元坏死，发挥神经保护作用。吕亚莉等[21]研究发现，急性氯化氢中毒患者外周血总 T 细胞百分数及 CD_4^+ T 细胞百分数明显低于健康组；NK 细胞及 B 淋巴细胞百分数明显高于健康组；$CD_4^+/CD8^+$ 比值明显低于健康组。

（梅　冰）

参 考 文 献

1* 廖秋菊，等. 首都医科大学学报，2012，33(2)：233

2 曹小彪，等. 中国急救医学，2011，31(11)：999

3 李宗洋，等. 中国工业医学杂志，2011，24(4)：243

4 关　里，等. 中国工业医学杂志，2012，25(2)，83

5 侯卫星，等. 河北医药，2012，34(4)，503

6 王苏平，等. 中风与神经疾病杂志，2012，29(4)，343

7 孙中吉，等. 中国危重病急救医学杂志，2011，23(12)，739

8 应群贞，等. 中国急救医学杂志，2012，32(3)，247

9 班允清，等. 新疆医学，2011，41(10)：23

10 王继章. 吉林医学，2011，32(34)，7327

11 王　琳，等. 中国危重病急救医学杂志，2012，24(6)，372

12 范发才，等. 中国急救医学，2012，32(2)，181

13 葛　赟，等. 中华急诊医学杂志，2012，21(2)，164

14 葛　赟，等. 中华劳动卫生职业病杂志，2012，30(1)，27

15 袁　震，等. 中华劳动卫生职业病杂志，2011，29(8)，608

16 张　永，等. 中国急救医学杂志，2012，32(4)，373

17 邵义如，等. 中华劳动卫生职业病杂志，2012，30(4)，278

18 牛颖梅，等. 中国职业医学，2011，38(5)，384

19 翁雪梅，等. 中国职业医学，2012，39(2)，127

20 陈李芳，等. 中风与神经疾病杂志，2012，29(3)，262

21 吕亚莉，等. 中华劳动卫生职业病杂志，2012，30(5)，375

(二) 化学品中毒

1. 氯乙烯中毒

王进等[1]检测分析三氯乙烯(trichloroethylene，TCE)暴露致小鼠肝功能、肝脏 Treg 细胞分泌的细胞因子 IL-10 含量以及脾脏 Treg 细胞数量的变化。结果显示，与对照组相比，TCE 染毒组小鼠 2 周和 4 周时天冬氨酸氨基转移酶(AST)和丙氨酸氨基转移酶(ALT)水平明显升高($P<0.05$)，肝组织匀浆中 IL-10 含量则明显降低(4 周时最低)；脾脏 Treg 细胞数量在 2、4、8 周时也明显降低($P<0.05$)；相关分析显示肝功能与肝组织中 IL-10 含量和 Treg 细胞数量均呈负相关($P<0.05$)。许述海等[2]比较三氯乙烯(TCE)致敏豚鼠和未致敏豚鼠皮肤和血清中 IL-17 表达水平。结果显示，根据皮肤反应评分判断致敏阳性，TCE 处理组致敏率为 70%。TCE 处理组血清中 IL-17 的水平及皮肤组织免疫组化评分明显高于溶剂对照组($P<0.05$)；TCE 处理组的不同时间段相比，IL-17 的

表达差异有统计学意义($P<0.05$);在 TCE 处理组 72 小时和 1 周两个时点,TCE 致敏鼠 IL－17 的表达比相应的未致敏鼠高($P<0.05$)。冀芳等[3]探讨氯乙烯(VCM)致染色体损伤与 DNA 修复基因和代谢酶基因多态间的关系。多元 Poisson 回归分析结果表明,中(4 000～40 000 mg)、高(>40 000 mg)VCM 接触剂量组染色体损伤的风险明显高于低剂量组,调整后的 FR 值分别为 1.19(1.06～1.34)和 1.20(1.06～1.38)(P 值分别为 0.003 和 0.01);携带 CYP2E1 和 XRCC1 Arg280His 突变型基因的个体微核率明显高于野生型个体,调整后的 FR 值分别为 1.12(1.02～1.23)和 1.13(1.02～1.25)(P 值均为 0.02);携带 GSTP1 Val/Val 和 ALDH2 Glu/Glu 基因型个体微核率明显高于其他基因型个体,调整后的 FR 值分别为 0.74(0.59～0.94)和 0.87(0.79～0.95)(P 值分别为 0.01 和 0.003)。开展 VCM 致染色体损伤与遗传和感性方面的研究,有助于了解其致癌作用。徐新云等[4]探讨三氯乙烯(TCE)药疹样皮炎患者外周血免疫相关基因 Foxp3、GATA3、CTLA4、T－bet 的 mRNA 表达。研究发现,与对照组比较,病例组 Foxp3、GATA3、CTLA4 基因 mRNA 表达水平分别升高 115%、97% 和 241%($P<0.01$);与对照组比较,病例组 T－bet 基因 mRNA 表达水平下降 47%($P<0.01$)。提示这些基因可能在 TCE 引起的变态反应中发挥作用。刘威等[5]观察职业性三氯乙烯(TCE)药疹样皮炎患者血清肝功能指标动态变化。结果显示,10 例 TCE 药疹样皮炎患者 11 项肝功能指标中,总胆红素(TBIL)、直接胆红素(DBIL)、丙氨酸转氨酶(ALT)、天冬氨酸转氨酶(AST)、谷氨酰转移酶(GGT)、碱性磷酸酶(ALP)浓度明显升高,尤以 ALT、AST、GGT 变化最明显;ALT 最高达 5 985 U/L,AST 最高达 5 586 U/L,GGT 最高达 1 500 U/L。总蛋白(TP)、清蛋白(ALB)、AST/ALT 明显降低,TP 最低降到 43.2 g/L,AST/ALT 最低至 0.07。清蛋白/球蛋白比值(A/G)基本保持不变,间接胆红素(IBIL)变化不规律。

2. *地方性砷中毒*

潘晓等[6]研究亚砷酸钠(sodium arsenite)对大鼠胰岛 β 细胞株 INS－1(INS－1 细胞)的凋亡作用及其机制。结果显示,经亚砷酸钠作用后,INS－1 细胞的活性明显下降,且细胞活性随着亚砷酸钠剂量的升高而降低;24 小时后,细胞线粒体膜电位荧光值明显下降,且随着亚砷酸钠剂量的增加而降低($P<0.01$);48 小时后,细胞溶酶体膜电位荧光值明显上升,且随着亚砷酸钠剂量的增加而升高;72 小时后,荧光显微镜下细胞出现凋亡,随着亚砷酸钠剂量的增加,凋亡的细胞也随之增多,镜下呈亮蓝色,胞核固缩、裂解为碎块出现凋亡小体和核碎裂,部分染色质出现浓缩状态;流式细胞仪检测结果,经亚砷酸钠处理后,凋亡的细胞明显增多,且随着亚砷酸钠剂量的增高,凋亡细胞数量也随之增多。提示亚砷酸钠通过线粒体-溶酶体途径诱导大鼠胰岛 β 细胞株 INS－1 凋亡。李新等[7]研究 cdk5、p35 和 p53 基因表达量在三氧化二砷(As_2O_3)诱导的大鼠神经细胞凋亡中的改变。结果发现,1、5、10 μmol/L As_2O_3 染毒组神经细胞活力抑制率分别为 16.77%、19.72%、27.81%。5 和 10 μmol/L As_2O_3 染毒组细胞凋亡率明显高于未处理对照组和溶剂对照组($P<0.05$)。各染毒组 cdk5、p35、p53 基因的表达量随着染毒剂量的增加而升高,各组间 p35 基因表达量的差异无统计学意义($P>0.05$);cdk5 和 p53 基因表达量的组间差异有统计学意义($P<0.05$),5 和 10 μmol/L As_2O_3 染毒组 cdk5 基因表达量明显高于未处理对照组和溶剂对照组($P<0.05$);1、5 和 10 μmol/L As_2O_3 染毒组 p53 表达量明显高于未处理对照组($P<0.05$);其中 10 μmol/L As_2O_3 染毒组 p53 基因表达量明显高于溶剂对照组($P<0.05$)。提示上述基因可能参与了 AS_2O_3 诱导的神经细胞凋亡过程。陆春伟等[8]研究发现,各染砷组母鼠肝组织中无机砷(iAs)、一甲基胂(MMA)和二甲基胂(DMA)含量及脑组织中 iAs 和 DMA 含量随饮水中砷浓度增加而增加;小鼠肝组织中 iAs 和 MMA 含量分别在生后 15 天和 21 天增加;生后 10、15、21 天,高砷组 DMA 含量分别为(0.020±0.005)、(0.031±0.012)、(0.239±0.076)μg/g,生后 21 天 DMA 含量高于新生仔鼠和生后 35 天仔鼠。高砷组脑组织 iAs 含量在仔鼠生后 21 天达最高水平(0.088±0.042)μg/g;MMA 在早期发育阶段未检测到;DMA 平均水平在生后 10 天和 15 天最低。提示成熟血脑屏障能够有效阻止 iAs 进入脑组织。李昕等[9]探讨亚砷酸钠($NaAsO_2$)对人角质形成细胞(HaCat)活力及蛋白激酶 B(PKB/Akt)磷酸化活化的影响。结果显示,$NaAsO_2$ 作用 6 小时,Alamar Blue 还原率随 $NaAsO_2$ 染毒剂量的升高而显著下降,具有显著的剂量-效应关系;$NaAsO_2$ 染毒组细胞内磷酸化蛋白激酶 B(p－Akt)表达水平与对照组相比均显著提高。提示砷性肿瘤的发生可能与 p-Akt 蛋白水平增高有关。席淑华等[10]研究发现,4、8 μmol/L 亚砷酸钠($NaAsO_2$)处理人正常膀胱上皮细胞(SV－HUC－1)后,环氧化酶－2(COX－2)mRNA 表达水平显著高于对照组($P<0.05$);4 μmol/L $NaAsO_2$ 处理组细胞 NF－κB 蛋白水平也显著高于对照组,而 10 μmol/L $NaAsO_2$ 处理组细胞 NF－κB 蛋白水平低于对照组($P<0.05$);同时用 4 μmol/L $NaAsO_2$ 和 NF－κB 抑制剂(PDTC)共同处理细胞后,COX－2 mRNA 表达水

平显著低于单纯用 4 μoml/L $NaAsO_2$ 处理细胞的 COX-2 mRNA 表达水平($P<0.05$)。提示砷诱导的核转录因子 NF-κB 活化在砷诱导的 COX-2 表达水平增高中起一定作用。孙惠昕等[11]观察了全反式维甲酸(ATRA)对亚砷酸钠致人肝细胞系(HHL)-5 细胞损伤的保护性作用。结果显示,亚砷酸钠组 HHL-5 细胞活力低于正常组($P<0.05$);超氧化物歧化酶(SOD)、谷胱甘肽过氧化物酶(GSH-Px)低于正常组,丙二醛(MDA)、谷草转氨酶(AST)高于正常组(P 均<0.05)。ATRA+亚砷酸钠组 HHL-5 细胞活力高于亚砷酸钠组($P<0.05$);SOD、GSH-Px 高于亚砷酸钠组,MDA、AST 低于亚砷酸钠组(P 均<0.05)。电镜结果显示,亚砷酸钠组同正常组及 ATRA 组比较,细胞表面微绒毛减少,双层核膜结构不清,胞质内可见空泡样变,肝糖原凝集;ATRA+亚砷酸钠组上述损伤程度减轻。胡勇等[12]探讨 Nrf2 和 Keapl mRNA 表达在燃煤型砷中毒肝损伤中的作用。结果显示,与对照组、病区非患者组和无明显肝病组比较,轻度和中重度肝病组 Nrf2 mRNA 表达上调,Keapl mRNA 表达下调,超氧化物歧化酶(SOD)活力降低($P<0.05$);中重度肝病组谷胱甘肽过氧化物酶(GSH-Px)和硫氧还蛋白还原酶(TrxR)活力降低,丙二醛(MDA)含量升高($P<0.05$)。Nrf2 mRNA 表达与酶活力呈负相关、与 MDA 含量呈正相关,Keapl mRNA 表达与酶活力呈正相关($P<0.05$)。提示燃煤砷可能通过调控 NrB2 和 Keapl mRNA 表达量,调节机体氧化应激水平,参与砷中毒肝损伤的发生发展。张强等[13]结合 Google Earth 建立村级饮水型地方性砷中毒地理信息数据库,研究证实其可反映病村的实际状况,为现场流行病学调查工作提供参考,同时也可以有效地防治和管理地方性砷中毒。

3. *地方性氟中毒*

颜凌等[14]研究发现,氟化钠能够增加小鼠小胶质细胞(BV-2)内活性氧(ROS)含量,50 μg/ml NaF 处理组,细胞内 ROS 含量与暴露时间正相关,1、5 μg/ml NaF 处理组,细胞内 ROS 含量与暴露时间负相关;BV-2细胞短时间暴露于 NaF,细胞培养液一氧化氮(NO)含量与染氟剂量正相关,而随着暴露时间延长,细胞培养液 NO 含量随染氟剂量升高而降低;随着时间增加,每个 NaF 处理组 NO 含量均增加。钟近洁等[15]研究结果显示,体外培养成骨细胞中的氟含量,在培养第 3 天,染氟 40 mg/L 组小鼠成骨细胞细胞质中氟含量明显高于 0、5 mg/L 组(P 均<0.05);培养第 10 天和第 30 天,染氟 10、20、40 mg/L 组细胞质中氟含量高于 0、5 mg/L 组(P 均<0.05),染氟 20、40 mg/L 组细胞核中氟含量高于 0、5 mg/L 组(P 均<0.05)。提示成骨细胞内氟离子量随着接触时间和剂量的增加而升高。桂传枝等[16]复制燃煤型氟中毒大鼠模型并观察其对海马 CA1 区形态学影响。结果显示,低、高氟组大鼠尿氟、骨氟、脑氟均高于对照组($P<0.05$ 或 $P<0.01$);尼(Nissel)氏染色显示,与对照组大鼠神经元平均灰度值(115±4)比较,染氟组大鼠均明显增加[低氟(157±7),高氟(164±8)]。李红等[17]观察长期氟过量对大鼠甲状腺形态结构、甲状腺过氧化物酶(TPO)活性及 TPO 蛋白表达的影响。结果显示,光镜下,对照组甲状腺滤泡上皮细胞多为单层柱状或立方状,滤泡腔内充满粉红色胶质;低氟组甲状腺滤泡上皮细胞增生活跃;中氟组滤泡增大,滤泡腔内充满深染、黏稠的胶质滤泡;高氟组滤泡上皮细胞明显扁平,滤泡胶质过度浓集,少量滤泡腔甚至有融合,形成巨形滤泡或囊腔。对照组、低氟组、中氟组和高氟组甲状腺细胞 TPO 活性以及 TPO 蛋白表达水平依次降低,组间两两比较差异有统计学意义(P 均<0.05)。提示长期摄入过量氟可抑制甲状腺 TPO 活性和 TPO 蛋白的表达。祝晓明等[18]观察经氟铝单独、联合染毒的大鼠血清、骨、尿中的氟含量变化,分析不同剂量的铝对大鼠的氟蓄积量和氟排泄量的影响及其机制。发现氟对大鼠血清、骨、尿中的氟含量有影响,氟和铝对血氟、骨氟、尿氟的影响具有交互作用。当氟水平为 50 mg/L 时,铝水平为 0、100 mg/L 组的血清氟含量高于 200 mg/L 组;氟水平为 50 mg/L 时,铝水平为 0 mg/L 组时骨氟和尿氟含量高于 100、200 mg/L 组;当氟水平为 200 mg/L 时,铝水平为 0、100 mg/L 组的尿氟含量高于 200 mg/L 组;当氟水平为 200 mg/L 时,随着给铝剂量的增加,骨氟含量依次降低,任意两组间比较,差异均有统计学意义(P 均<0.01)。提示铝对氟有拮抗作用,且随着铝剂量的升高,拮抗作用加强。唐莉等[19]的研究结果显示,轻度氟中毒病例组淋巴细胞中 COLIXA3(the a3 chain of collagen IX)基因的表达明显上调(2.16±0.62),高于内对照组(生活在氟中毒病区 10 年以上的健康人)(1.06±0.09)和外对照组(生活在非氟中毒病区 10 年以上的健康人)(1.05±0.12)(P 均<0.05),显示过量氟可促进患者外周血淋巴细胞中 $COLIXA_3$ mRNA 的表达。王丽霞等[20]研究发现,高氟水型地区男性不育患者精子密度、精子活力与生育组比较差异有统计学意义($P<0.05$);血浆髓过氧化物酶(MPO)活力、血浆谷胱甘肽硫转移酶(GSTs)活力与生育组比较差异有统计学意义($P<0.05$、$P<0.01$);血清黄体生成素(LH)、卵泡刺激素(FSH)较生育组显著升高($P<0.01$),血清睾酮(T)水平显著降低($P<0.01$)。过量氟可能使体内自由基代谢失衡,从而影响成年男性的生殖及内分泌功能。焦永卓等[21]研究发现,8~

12岁儿童的病例组(同一地氟病病区的氟斑牙患病儿童)全血中铜、锌、镁、铁低于外对照组(非地氟病病区的非氟斑牙患病儿童),尿氟高于内(同一地氟病病区的非氟斑牙患病儿童)、外对照组(P 均<0.05);成人的病例组(同一地氟病病区的成人氟骨症患者)全血中镁、铁、尿氟高于内对照组(同一地氟病病区的成人非氟骨症患者),镁、尿氟高于外对照组(非地氟病病区的成人非氟骨症患者)(P 均<0.05)。翁雪梅等[22]探讨急性有机氟吸入损伤的临床发病特征及救治要点。176例急性有机氟吸入病例经采用氧疗和糖皮质激素等综合治疗措施后,除5例死亡外,其余均抢救成功。王骋等[23]研究发现,我国饮水型地方性氟中毒病区改水工程运行情况以及水质质量还需改善;水质量改善对控制饮水型氟中毒病情起到了一定的作用。韩贺鹏等[24]应用聚类分析方法对全国饮茶型氟中毒流行现况调查数据进行分析,明确了全国各病区省级或市级病情的分类层次,结果显示,聚类分析可以为国家有效落实饮茶型氟中毒防治措施提供科学依据。

4. 苯中毒

陈晨等[25]探讨DNA聚合酶β(DNA polymerase beta,polβ)对氢醌(HQ)所致细胞凋亡的影响及其可能的分子机制。结果显示,与对照组相比,各HQ染毒组凋亡细胞率和线粒体膜电位(△Ψm)降低的细胞比例明显增加($P<0.05$)。与 $pol^{+/+}$ 细胞比较,20.00、40.00、80.00 μmol/L染毒组 $pol\beta^{-/-}$ 细胞凋亡率明显增高,10.00、20.00、40.00、80.00 μmol/L染毒组polβoe细胞凋亡率明显降低(P 均<0.05)。与 $pol\beta^{+/+}$ 细胞比较,10.00、20.00、40.00、80.00 μmol/L染毒组 $pol\beta^{-/-}$ 细胞△Ψm降低的细胞比例明显增高,polβ oe细胞△Ψm降低的细胞比例明显降低(P 均<0.05)。与 $pol\beta^{+/+}$ 细胞比较,各染毒组 $pol\beta^{-/-}$ 细胞产生的荧光强度明显增高,polβoe细胞的荧光强度明显降低(P 均<0.05)。与 $pol\beta^{+/+}$ 细胞相比,20.00、40.00 μmol/L染毒组 $pol\beta^{-/-}$ 细胞内羟自由基(·OH)含量明显增高,polβoe细胞内·OH含量明显降低($P<0.05$)。在相同浓度HQ染毒剂量下,$pol\beta^{-/-}$ 细胞内超氧化物歧化酶(SOD)和谷胱甘肽过氧化物酶(GSH-Px)消耗最快,polβoe细胞内的SOD和GSH-Px消耗速度缓慢。提示polβ可以帮助细胞对抗ROS的产生,降低线粒体发生去极化的概率,从而对细胞凋亡起到一定保护作用。刘秋英等[26]研究发现,预防性给予昆布多糖,能有效减少苯对小鼠外周血的抑制作用,防止苯中毒小鼠骨髓有核细胞数量和DNA含量的降低,有助于降低吸入性苯中毒小鼠微核形成,减少骨髓细胞DNA突变,使骨髓无效造血维持在较低水平。罗盛等[27]* 观察慢性苯中毒患者造血抑制期及恢复期ICBP90的表达,并探讨慢性苯中毒人群造血抑制与ICBP90的相关性。结果显示,慢性苯中毒造血抑制期患者骨髓单个核细胞中ICBP90表达较正常对照组明显下降($P<0.01$)。慢性苯中毒造血恢复期患者骨髓单个核细胞中ICBP90表达较正常对照组和造血抑制期患者均明显升高($P<0.01$)。慢性苯中毒所致造血抑制患者的ICBP90表达与外周血白细胞、血小板均存在相关性($r_1=0.555$,$P=0.006$;$r_2=0.854$,$P<0.01$)。张静等[28]探讨DNA损伤修复基因-X线修复交叉互补基因1(XRCC1)多态性与苯致外周血淋巴细胞染色体损伤的关系。研究发现,接苯组微核发生率(2.12‰±1.88‰)明显高于对照组(1.19‰±1.68‰)($P<0.01$);>35岁年龄组的接苯工人微核发生率(3.00‰±2.76‰)明显高于≤35岁年龄组(2.02‰±1.71‰)($P<0.05$)。未发现XRCC1基因多态性与微核率有关。与AAA/AAA野生型比较,携带AAA/BAA、AAB/AAB、ABA/ABA及ABB/ABB双体型的接苯工人微核率明显升高($P<0.05$)。康建飞等[29]探讨慢性苯中毒与ABO血型之间的关系。研究发现,我国汉族、上海地区和上海市杨浦区汉族非苯作业人群的血型分布频率比较($P>0.05$)。慢性苯中毒患者A型血分布频率明显高于苯作业人员($P<0.05$)。慢性苯中毒患者B型血分布频率明显低于苯作业人员($P<0.05$)。慢性苯中毒患者和苯作业人员正常人群的O型、AB型血分布频率比较($P>0.05$)。提示A型血人群对慢性苯中毒更具易感性。曾俊杰等[30]探讨MR成像对职业性苯中毒脑病的诊断作用、价值及意义。18例苯中毒患者MR表现有其特征,主要表现为白质系统及灰质核团的水肿,分布均匀对称。刘扬等[31]研究免疫抑制剂(IST)治疗苯中毒再生障碍性贫血(BPAA)对细胞免疫功能的影响。结果显示,IST治疗组和非IST治疗组患者年龄、工龄比较,差异无统计学意义($P>0.05$);IST治疗组住院天数较非IST治疗组缩短($P<0.05$);两组治疗前后 $CD8^+$ 细胞数降低,$CD4^+$ 细胞数增高,$CD4^+/CD8^+$ 增高($P<0.05$,$P<0.01$)。IST治疗组达到骨髓象缓解的发生率为73.7%(14/19),非IST治疗组为63.6%(7/11)。对细胞免疫功能异常的BPAA患者应及时给予环孢素A治疗。

5. 正己烷中毒

毕业等[32]* 研究CYP2E1在大蒜油(garlic oil,GO)阻止正己烷(n-hexane)致大鼠周围神经损伤的作用及其机制。研究发现,与正常对照组相比,GO对照组大鼠肝脏中CYP2E1含量及活力分别下降83.1%和48.3%($P<0.01$),而模型组大鼠肝脏中CYP2E1含量及活力分别升高122.5%和72.2%($P<$

0.01）；与模型组相比，GO低、高剂量组大鼠肝脏中CYP2E1含量分别降低32.9%和39.1%，且CYP2E1活力分别降低27.4%和44.5%，血清中2，5－HD含量分别下降47.7%和78.7%（P均<0.01）。各组步态评分显示，模型组及GO低、高剂量组均明显高于对照组，但GO低、高剂量组低于模型组（P<0.05），提示GO能够有效拮抗正已烷的外周神经损伤。武学成等[33]研究发现，利用人神经生长因子（NGF）mRNA荧光定量聚合酶链反应（PCR）检测，结果显示接触正已烷工龄<2年组、2～6年组、>6年组以及对照组的NGF mRNA以10为底的对数分别为（8.88±0.08）、（8.68±0.08）、（8.53±0.11）和（8.90±0.07）copies/L。2～6年组和>6年组的NGF mRNA表达水平均低于对照组。提示正已烷的毒性对于NGF mRNA的表达有明显的时间依赖关系，随着接触时间加长，NGF的表达逐渐减弱。司徒洁等[34]通过皮肤交感反应（SSR）的变化探讨慢性正己烷中毒对自主神经功能的影响。研究发现，各组上肢SSR潜伏期及各组上、下肢SSR波幅的差异有统计学意义（P<0.05）；各组上肢SSR潜伏期及上、下肢SSR波幅在不同病程差异有统计学意义（P<0.05）；SSR参数与神经传导速度动态变化一致；上肢SSR最长潜伏期及上、下肢SSR最低波幅较动作电位最低波幅要提早1～2个月出现。傅绪珍等[35]研究结果显示，33例慢性正已烷中毒病例以周围神经系统损害为主；神经-肌电图检测在轻、中、重度中毒中均显示神经源性损害（100%），肌电图恢复先于神经传导速度恢复；血清NGF水平检测3次结果均为阴性；9例患者经1年鼠源性神经生长因子（mNGF）治疗，有效率100%。

6. 其他中毒

蔡红平等[36]探讨邻苯二甲酸二乙基已基酯（DEHP）对大鼠睾丸细胞DNA的损伤和睾丸组织氧化应激的作用。结果显示，各染毒组睾丸细胞DNA损伤率均大于阴性对照组（P<0.05，P<0.01），且大鼠睾丸细胞DNA损伤率与染毒剂量之间呈剂量-反应关系（r=0.930，P<0.01）；各染毒组大鼠睾丸组织的活性氧（ROS）、丙二醛（MDA）的水平均较阴性对照组显著升高（P<0.05，P<0.01），而谷胱甘肽过氧化物酶（GSH－Px）、超氧化物歧化酶（SOD）的活力又较阴性对照组明显下降（P<0.05，P<0.01），提示DEHP可造成大鼠睾丸组织明显的氧化应激并引起了睾丸细胞DNA的损伤。赵捷等[37]观察苯并[a]芘（B[a]P）染毒大鼠神经细胞凋亡及凋亡相关基因Bcl－2、Bax蛋白的表达。原位末端缺口标记（TUNEL）染色结果显示，在大鼠大脑皮质及海马区的细胞核中可以见到棕黄色的凋亡小体，而且随着染毒剂量的增高，出现凋亡小体的细胞数逐渐增多。与溶剂对照组相比，高剂量组大鼠大脑皮质及海马神经细胞凋亡指数（AI）均明显升高（P<0.01或P<0.05）。免疫组化染色结果显示，与溶剂对照组相比，中、高剂量染毒组大鼠大脑皮质及各剂量组海马区神经细胞的Bcl－2蛋白表达均明显下降，Bax蛋白表达均明显升高，各组大鼠皮质及海马神经细胞的Bcl－2/Bax比值均下降（P<0.05或P<0.01）。大鼠大脑皮质及海马区神经细胞AI与Bcl－2呈负相关（r=－0.927，P<0.01；r=－0.934，P<0.01），AI与Bax呈正相关（r=0.858，P<0.01；r=0.874，P<0.01），AI与Bcl－2/Bax比值呈负相关（r=－0.939，P<0.01；r=－0.942，P<0.01），提示B[a]P致神经细胞凋亡过程中发挥重要的作用。李祥等[38]观察十溴联苯醚（BDE－209）对成年大鼠学习记忆及海马神经元氧化应激和凋亡的影响。结果显示，与对照组比较，BDE－209染毒组大鼠的平均逃避潜伏期明显增加、空间搜索有效策略百分比和穿越平台的次数明显减少（P<0.05）；且随染毒剂量的增加，BDE－209各组的平均逃避潜伏期明显增加、空间搜索有效策略百分比和穿越平台的次数明显减少（P<0.05）。BDE－209染毒组海马组织总抗氧化能力（T－AOC）、谷胱甘肽转移酶（GST）和超氧化物歧化酶（SOD）的活力明显低于对照组，丙二醛（MDA）水平明显高于对照组（P<0.05）；并随染毒剂量的增加各染毒组T－AOC、GST和SOD的活力明显降低，MDA水平明显增加（P<0.05）。TUNEL法检测结果显示，BDE－209染毒组较对照组染色深，凋亡细胞数明显增加（P<0.05）；BDE－209染毒组随染毒剂量的增加染色加深，凋亡细胞增加（P<0.05）。提示BDE－209致大鼠学习记忆能力下降可能与海马神经元细胞氧化损伤和凋亡有关。钟志霞等[39]观察1－溴丙烷（1－bromopropane，1－BP）对大鼠学习记忆功能及对胆碱能神经系统的影响。研究发现，定位航行试验中，1－BP染毒后，与对照组相比，中、高剂量组的逃避潜伏期、游泳路程明显延长，搜索效能降低（P<0.05，P<0.01）。空间探索试验中，低、中、高剂量组穿越平台次数呈降低趋势，均低于对照组（P<0.05，P<0.01），高剂量组的平台周边时间/总时间比值明显低于对照组和低剂量组（P<0.01）。中、高剂量组大鼠大脑皮质乙酰胆碱酯酶（AChE）活力明显高于对照组（P<0.05，P<0.01），高剂量组海马组织中AChE活力也明显高于对照组（P<0.05）。1－BP染毒后，大脑皮质乙酰胆碱转移酶（ChAT）活力有降低趋势，但与对照组相比，差异无统计学意义（P>0.05）。王玉玲等[40]观察新型含能材料3－硝基－1，2，4－三唑－5－酮（3－nitro－1，2，4－triagol－5－one，

NTO)的亚慢性毒性。结果显示,中、高剂量组雄性大鼠体质量、肝脏系数和肾脏系数明显低于对照组($P<0.05$)。低、中、高剂量组大鼠睾丸质量低于对照组。低、中、高剂量组雌性大鼠及高剂量组雄性大鼠红细胞平均体积(MCV)升高,高剂量组雌性、雄性平均红细胞血红蛋白(MCH)升高。高剂量组大鼠肝脏、肾脏和睾丸病理组织学检查显示发生病变。提示 NTO 染毒对 SD 大鼠生长发育、肝、肾和睾丸有一定损伤作用。杜文霞等[41]对新型含能材料二硝酰胺铵(ADN)的急性毒性、亚急性毒性和亚慢性毒性进行研究,确定 ADN 的急性毒性分级、毒作用性质及靶器官。结果显示,急性经口毒性试验结果表明,ADN 对小鼠的经口半数致死剂量(LD_{50})为 568.9 mg/kg,大鼠为 616.6 mg/kg,急性毒性分级属低毒级化学物。亚急性经口(28 天)毒性试验结果表明,雌、雄鼠 123 mg/kg 剂量组体重增长明显低于对照组;61.6、123 mg/kg 剂量组血清中总胆红素、天冬氨酸氨基转移酶活力明显高于对照组,肝/体比值明显低于对照组。亚慢性经口(90 天)毒性试验结果表明,从染毒第 5 周开始,123 mg/kg 剂量组雌性大鼠体重增长幅度明显低于对照组($P<0.05$);61.6、123 mg/kg 剂量组血清中总胆红素、天冬氨酸氨基转移酶活力高于对照组,肝/体比值明显低于对照组,肝脏病变检出例数明显高于对照组($P<0.05$)。孟革等[42]研究发现,吸入全氟异丁烯(PFIB)的雌、雄性大鼠半数致死浓时积(LCT_{50})、95%置信区间(CI)两者差异无统计学意义。在染毒后第 14 天大体病理检查发现,除 219.6 mg/m^3 组的 2 只雄性大鼠有较严重的肺水肿,其他各组动物的肺水肿有较好的恢复。但肺部的瘀血、出血点,肠出血、肿胀、灰白色斑块等病理症状随 PFIB 染毒水平的增加逐渐加重。大鼠吸入 PFIB 后 2 天内体质量缓慢下降,而后雌性动物的体质量缓慢上升,而雄性动物的体质量与雌性动物相比上升较快。平均摄食量和饮水量与动物体质量的变化趋势一致。胡洁等[43]分析甲基丙烯酸环氧丙酯(glycidyl methacrylate,GMA)致人支气管上皮 16HBE 细胞恶性转化过程中不同时点 P16 基因甲基化状态的差异。结果显示,转化早期及转化前期,正常对照组及 DMSO 溶剂对照细胞中该基因启动子区均表现为非甲基化,而 GMA 组细胞中表现为不同程度的甲基化,阳性对照表现为甲基化;转化后期,正常对照组细胞中该基因启动子区表现为非甲基化,而 DMSO 溶剂对照组及 GMA 组细胞中均表现为部分甲基化,阳性对照表现为甲基化。提示在 GMA 诱导 16HBE 细胞恶性转化早期及前期 P16 基因的甲基化状态具有特异性。李冲等[44]研究结果显示,丙烯酰胺(AM)染毒组成熟人神经母细胞瘤(NB-1)细胞存活率有明显下降,AM 染毒组 Ca^{2+}-ATP 酶和 Na^+,K^+-ATP 酶活力值也均下降($P<0.05$),AM 作用于成熟 NB-1 细胞可立即引起细胞内 Ca^{2+} 浓度升高。提示 AM 可能通过影响神经细胞钙稳态产生毒性作用。郭瑶静等[45]探讨职业性甲醛接触对工人外周血淋巴细胞微核率(CBMN)的影响。研究发现,低甲醛接触车间的平均空气甲醛含量及接触工人血清中甲醛-清蛋白加合物(FA-HAS)平均水平均低于高甲醛接触车间($P<0.01$)。低、中、高接触组工人外周血淋巴细胞 CBMN 差异无统计学意义($P>0.05$)。低、中、高累积接触水平组 CBMN 依次增高($P<0.01$)。Spearman 相关分析发现人群 CBMN 与甲醛接触量呈明显正相关($r_s=0.321$,$P<0.01$)。Logistics 回归分析显示,甲醛累积接触量是接触工人高 CBMN 的危险因素($P_{trend}=0.002$)。刘祥铨等[46]研究显示,接触二甲基甲酰胺的青年女工外周血淋巴细胞染色体畸变率和彗星细胞率显著高于对照组($P<0.01$ 或 $P<0.05$),发生率随着二甲基甲酰胺接触工龄、接触 8 小时时间加权平均浓度和累积浓度的增加而增加,呈剂量-反应关系。宋海燕等[47]研究发现,四肢远端痛触觉减退是职业性慢性二硫化碳中毒诊断病例和观察对象的主要的临床表现,神经传导检测结果是主要的诊断依据。刘鑫等[48]总结 18 例急性三氯丙烷(trichloropropane,TCP)中毒病例的临床特点。结果发现,呼吸道接触 TCP 中毒后,患者出现呼吸道症状、胃肠道症状及中毒性周围神经病的表现,无明显肝功能损害,外周血淋巴细胞中均发现微核,微核发生率高于健康对照组($P<0.05$)。朱晓莉等[49]通过对 776 例急性有机溶剂中毒患者进行回顾性分析,分析了中毒的种类、接触途径及中毒救治状况。结果显示,因职业性接触致急性有机溶剂中毒占 87.4%,生活性中毒占 12.6%。患者所接触的有机溶剂种类繁多,居于前 3 位的分别为卤代烃类(24.4%)、芳香烃类(19.8%)、氨基及硝基烃类化合物(18.3%)。群体性中毒事故频发,尤以急性卤代烃类混合中毒为著。治疗应注意加强院前急救、急诊处理及住院治疗的连接,加强血浆置换在重度中毒中的早期应用;群体性中毒事故要注意防治心因性反应。张文等[50]建立工作场所空气中异氟烷测定的溶剂解吸气相色谱法。结果显示,各项指标均达到 GBZ/T 210.4-2008《职业卫生标准制定指南第 4 部分:工作场所空气中化学物质测定方法》的要求,适用于工作场所空气中异氟烷的现场监测。

(王　玺　陈德昌)

参考文献

1 王　进,等.中国工业医学杂志,2012,25(1):33

2 许述海，等. 中国工业医学杂志，2011，24(6)：417
3 冀　芳，等. 中华劳动卫生职业病杂志，2011，29(8)：583
4 徐新云，等. 中华劳动卫生职业病杂志，2011，29(11)：816
5 刘　威，等. 中华劳动卫生职业病杂志，2011，29(10)：790
6 潘　晓，等. 中华劳动卫生职业病杂志，2012，30(7)：481
7 李　新，等. 中华劳动卫生职业病杂志，2012，30(2)：85
8 陆春伟，等. 中国公共卫生，2012，28(3)：340
9 李　昕，等. 中国工业医学杂志，2011，24(6)：449
10 席淑华，等. 中国工业医学杂志，2011，24(5)：327
11 孙惠昕，等. 中国地方病学杂志，2012，31(3)：263
12 胡　勇，等. 中国公共卫生，2012，28(6)：780
13 张　强，等. 中国地方病学杂志，2012，31(2)：219
14 颜　凌，等. 中国工业医学杂志，2012，25(1)：44
15 钟近洁，等. 中国地方病学杂志，2012，31(2)：147
16 桂传枝，等. 中国公共卫生，2011，27(9)：1147
17 李　红，等. 中国地方病学杂志，2012，31(3)：271
18 祝晓明，等. 中国地方病学杂志，2012，31(4)：373
19 唐　莉，等. 中国地方病学杂志，2012，31(2)：144
20 王丽霞，等. 中国病原生物学杂志，2011，6(9)：661
21 焦永卓，等. 中国地方病学杂志，2012，31(3)：275
22 翁雪梅，等. 中国职业医学，2011，38(6)：483
23 王　骋，等. 中国地方病学杂志，2012，31(4)：412
24 韩贺鹏，等. 中国地方病学杂志，2012，31(2)：187
25 陈　晨，等. 中华劳动卫生职业病杂志，2011，29(12)：925
26 刘秋英，等. 中国工业医学杂志，2011，24(5)：333
27* 罗　盛，等. 中华劳动卫生职业病杂志，2012，30(8)：571
28 张　静，等. 中华劳动卫生职业病杂志，2012，30(6)：423
29 康建飞，等. 中华劳动卫生职业病杂志，2011，29(10)：781
30 曾俊杰，等. 中国临床医学影像杂志，2012，23(6)：414
31 刘　扬，等. 中华劳动卫生职业病杂志，2011，29(12)：944
32* 毕　业，等. 中华劳动卫生职业病杂志，2011，29(11)：825
33 武学成，等. 中国职业医学，2012，39(3)：206
34 司徒洁，等. 中华劳动卫生职业病杂志，2012，30(5)：339
35 傅绪珍，等. 中国工业医学杂志，2011，24(6)：421
36 蔡红平，等. 中国职业医学，2011，38(6)：458
37 赵　捷，等. 中华劳动卫生职业病杂志，2011，29(11)：820
38 李　祥，等. 中国职业医学，2011，38(6)：463
39 钟志霞，等. 中华劳动卫生职业病杂志，2011，29(8)：593
40 王玉玲，等. 中国职业医学，2012，39(2)：137
41 杜文霞，等. 中华劳动卫生职业病杂志，2011，29(11)：841
42 孟　革，等. 中国职业医学 2011，38(4)：283
43 胡　洁，等. 中华劳动卫生职业病杂志，2012，30(7)：521
44 李　冲，等. 中国工业医学杂志，2012，25(3)：194
45 郭瑶静，等. 中华劳动卫生职业病杂志，2012，30(1)：17
46 刘祥铨，等. 中国工业医学杂志，2012，25(2)：135
47 宋海燕，等. 中华劳动卫生职业病杂志，2012，30(6)：460
48 刘　鑫，等. 中华劳动卫生职业病杂志，2012，30(4)：307
49 朱晓莉，等. 中华劳动卫生职业病杂志，2012，30(2)：123
50 张　文，等. 中华劳动卫生职业病杂志，2012，30(5)：382

三、农药中毒

(一) 有机磷农药中毒

于丽琴等[1]* 对 180 例重症急性有机磷农药中毒(AOPP)患者随机分为长托宁序贯阿托品组、阿托品组及长托宁组，结果发现长托宁序贯阿托品组与其他两组相比较：病死率低、并发症少、胆碱酯酶(ChE)复活快、住院时间短，且住院费用低。朱茄英等[2]在综合治疗的基础上，将 80 例重度 AOPP 患者分为大黄芒硝组以及甘露醇组，结果表明，联用大黄水溶液和芒硝敷脐导泻治疗重度 AOPP 患者，能及时清除肠内毒物，减少不良反应，缩短住院时间。张永利等[3]分析 31 例急性有机磷农药中毒伴心搏、呼吸骤停患者的临床资料，当 AOPP 患者血清 ChE 活性下降到 30%以下时容易发生心搏呼吸骤停，早期采取气管插管辅助呼吸治疗、补充 ChE、血液灌流等，可提高抢救成功率。万伟国等[4]检索国内 1979～2010 年学术期刊及 PubMed 上发表的 AOPP 并且有心肌酶及肌钙蛋白研究的文献进行统计分析，发现 CK－MB/CK 的比值升高对于心肌损伤的诊断价值高于单纯的 CK、CK－MB、cTnI 升高。CK、CK－MB、cTnI 水平的升高可作为判断有机磷农药中毒病情轻重的辅助依据。莫必华等[5]将 38 例重度 AOPP 并呼吸衰竭患者分为两组，对照组予以全肠外营养(PN)治疗，观察组予以 PN＋EN(肠内营养)序贯治疗，结果表明 PN＋EN 序贯治疗可缩短患者的机械通气及住院时间，降低病死率。郁慧杰等[6]观察了生大黄、蒙脱石散联合序贯血液净化与常规治疗对重度 AOPP 的临床疗效，与常规治疗组相比，联合治疗组的机械通气时间、住院时间、昏迷至清醒时间均明显缩短，胆碱酯酶活性明显升高，阿托品及氯解磷定的使用时间及用量明显减少。徐嘉莉[7]回顾分析15例AOPP儿童患者的救治经验，提出使用长托宁治疗儿童AOPP具有安全、有效、不良反应少以及住院时间短等优点。范小强等[8]将40例AOPP患者随机分为对照组(常规治疗组)和治疗组(常规治疗＋氯解磷定间断洗胃6天)，观察两组的临床疗效。结果表明氯解磷定间断洗胃组的阿托品用量明显减少，病死率降低。伍国强等[9]分析72例AOPP患者的临床资料，分别计算其APACHEⅡ评分，进行Logistic回归分析后得到死亡风险模型。结果提示，APACHEⅡ评分对AOPP病情危重程度和预后评估有一定的临床意义，当APACHEⅡ评分≥28分时患者预后较差。李文等[10]对32例AOPP患者行双侧大脑中动脉血流频谱形态和血流动力学检查及头颅CT检查，结果显示经颅多普勒与脑CT比较能够更早、更敏感地反映有机磷农药中毒所致的脑损害。邹玉刚等[11]检测了68例AOPP患者的血清假性胆碱酯酶(PChE)，分析了其活性变化规律及出院时的安全性，结果表明PChE恢复的快慢与中毒的程度相关，出院时血清PChE活性大于2 000 U/L是安全的。李晓娟等[12]将23例重度AOPP患者随机分为常规治疗组和常规治疗＋乌司他丁组，观察两组的APACHEⅡ评分、多脏器功能障碍综合征(MODS)发生率及28天病死率。结果提示在常规治疗的基础上，加用乌司他丁可阻断重度AOPP向MODS发展，降低病死率。应德琴[13]将166例AOPP患者随机分为两组，治疗组予以山莨菪碱(654－2)维持阿托品化治疗，对照组予以阿托品维持阿托品化治疗，观察两组的治疗效果及不良反应。提出山莨菪碱(654－2)维持阿托品化治疗具有疗效显著、不良反应少等特点。华勇[14]分析17例慢性有机磷农药中毒的临床特点及治疗经验，提出慢性有机磷农药中毒起病隐匿，容易漏诊、误诊，仔细询问病史及胆碱酯酶检测有利于诊断，应用长托宁治疗可取的较好的临床疗效。裘昊旻等[15]通过Meta分析得出在常规治疗的基础上加用血浆置换可降低重度AOPP患者的病死率，提高治愈率。冉晓等[16]通过Meta分析提出：对于AOPP患者，在常规治疗的基础上加用血浆灌流可显著提高重度AOPP患者的治愈率，降低中间综合征的发生率和病死率，缩短患者的昏迷时间和住院时间。叶记录[17]采用流式细胞仪检测了235例AOPP患者的淋巴细胞，发现AOPP患者治愈组与死亡组相比，治愈组CD4细胞百分比偏高，$CD16^{+}56$细胞百分比偏低。提示AOPP患者预后与细胞免疫功能的异常相关。何新华等[18]采用重度急性敌敌畏中毒的猪模型及PiCCO监护仪，评估了中毒早期呼吸功能的变化。结果表明，重度急性敌敌畏中毒猪的呼吸功能变化显著，肺血管外水指数(EVLWI)是早期评估其呼吸功能变化的有效指标。李铁刚等[19]以敌敌畏染毒的Wistar大鼠为模型，研究了对氧磷酶1(PON1)对有机磷药物代谢动力学的影响。提出PON1可以明显降低敌敌畏的入血量，降低其峰浓度。

(马艳梅)

参考文献

1* 于丽琴，等. 中国危重病急救医学，2012，24(6)：349
2 朱茄英，等. 中国危重病急救医学，2012，24(6)：346
3 张永利，等. 中国危重病急救医学，2012，24(6)：367
4 万伟国，等. 中华劳动卫生职业病杂志，2012，30(6)：452
5 莫必华，等. 广东医学，2012，33(5)：627
6 郁慧杰，等. 中华劳动卫生职业病杂志，2012，30(4)：304
7 徐嘉莉. 吉林医学，2012，33(2)：281
8 范小强，等. 吉林医学，2012，33(17)：3666
9 伍国强，等. 中国急救医学，2012，32(2)：133
10 李　文，等. 中国工业医学杂志，2012，25(1)：26
11 邹玉刚，等. 中国急救医学，2012，32(3)：284
12 李晓娟，等. 宁夏医学杂志，2011，33(10)：965
13 应德琴. 重庆医学，2011，40(29)：2984
14 华　勇. 青海医药杂志，2011，41(10)：30
15 裘昊旻，等. 中华劳动卫生职业病杂志，2011，29(10)：779
16 冉　晓，等. 中华急诊医学杂志，2011，20(10)：1100
17 叶记录. 中华急诊医学杂志，2012，21(2)：207
18 何新华，等. 中华急诊医学杂志，2012，21(4)：381
19 李铁刚，等. 中国医科大学学报，2011，40(11)：975

(二) 百草枯中毒

王瑞兰等[1]研究发现百草枯(PQ)中毒后2小时即出现大鼠肺组织纤维化和缺氧诱导因子－1α的高表达。徐榕等[2]研究发现百草枯(PQ)中毒后2小时大鼠肺组织的缺氧诱导因子－1α的表达明显升高，早于低氧血症的发生，提示这种变化可能不是由低氧血症介导的。陈丽等[3]通过反复小剂量腹腔注射PQ(10 mg/kg，每3天一次，共5次)建立小鼠肺纤维化模型，发现较博莱霉素诱导的方法有更高的成功率。王晔等[4]研究发现，肺组织中抗凋亡基因(Bcl－2)/Bax基因表达不均衡参与了PQ所致的大鼠肺损伤，三七总皂苷对对百草枯中毒所致的肺损伤具有保护作用。高渝峰等[5]研究发现，PQ中毒后，兔肺组织中血小板内皮细胞黏附分子－1表达明显下降，且呈剂量依赖性，与肺损伤程度、纤维化程度密切相关。王占青等[6]*研究发现思密达灌胃治疗可以降低PQ中毒SD大鼠血浆中PQ质量浓度，并且减轻肺、胃、空肠的病理学变化。马玉腾等[7]研究发现PQ中毒大鼠细胞凋亡率升高，Fas/FasL mRNA表达升高，N－乙酰半胱氨酸治疗可通过抑制Fas/FasL系统活化而抑制中毒大鼠肺组织细胞凋亡。狄敏等[8]研究发现乌司他丁具有改善兔 PQ 中毒致心肌功能障碍和心肌间质纤维化的作用，其作用可能与下调组织基质金属蛋白酶-2 水平有关。姜小珍等[9]通过细胞学研究发现米非司酮能诱导 Nrf2 基因表达，能促进 A549 细胞的氧化-抗氧化系统平衡，抑制炎症因子和凋亡因子的表达。刘峰等[10]研究发现低分子肝素钙联合阿司匹林治疗 PQ 中毒 SD 大鼠能改善其体内的高凝状态，减轻肺损伤。胡峰等[11]研究 180 例急性 PQ 中毒患者，发现急性肾功能衰竭的发生率达 54.4%，病变累及肾小球和肾小管，早期呕吐、PQ 服用量超过 15 ml、服毒至洗胃间隔时间长、血液净化开始晚、低氧血症、C 反应蛋白升高、外周血白细胞升高、血糖升高是发生急性肾功能衰竭的危险因素。胡莹莹等[12]研究发现甲基强的松龙和血必净联合治疗 PQ 中毒患者的疗效明显优于联合环磷酰胺注射液。郭伟等[13]在常规治疗的基础上加用依达拉奉治疗急性 PQ 中毒患者，发现血浆中丙二醛含量明显下降，超氧化物歧化酶活力升高。疗效较好。杨丽君等[14]通过检索并分析文献发现，对于 PQ 中毒患者，血液净化治疗能延长患者的存活时间，但不能降低死亡率；糖皮质激素与环磷酰胺联合治疗可提高患者的生存率。廖湘斌[15]分析 50 例 PQ 中毒患者的临床资料，发现 PQ 摄入量、血浆 PQ 浓度、首次呕吐时间、呕吐次数、是否催吐及配合救治均影响 PQ 中毒患者的预后，提示院前急救对改善急性 PQ 中毒患者的预后有重要作用。

(三) 其他农药中毒

高晔等[16]研究分现，小鼠出生后脑发育关键期接触狄氏剂可持久性干扰纹状体的突触发育。何仁辉[17]用东莨菪碱治疗 30 例急性重症杀虫双中毒患者，发现该药有明显疗效，对患者心、脑、肝等重要器官有保护作用。何仁辉等[18]分析 72 例急性重度杀虫脒中毒患者，发现东莨菪碱对急性重度杀虫脒中毒患者有疗效，对患者心、脑、肝等重要器官有保护作用。曾宪华等[19]对 40 例阿维菌素中毒患者应用血液灌流联合大剂量纳洛酮治疗，发现可以提高救治的有效率，神志转清醒时间缩短，病死率下降。张军建等[20]对 7 例重度高效氯氟氰菊酯农药中毒患者救治中应用阿曲库铵持续静脉泵入，患者四肢舞蹈样扭动和抽搐得到很好控制，具有显著的抗毒和保护作用。

(王美堂)

参 考 文 献

1 王瑞兰，等. 中华劳动卫生职业病杂志，2012，30(4)：273
2 徐　榕，等. 中华急诊医学杂志，2011，20(9)：945
3 陈　丽，等. 中华急诊医学杂志，2011，20(12)：1285
4 王　晔，等. 中国急救医学，2012，32(8)：714
5 高渝峰，等. 中国危重病急救医学，2011，23(10)：585
6* 王占青，等. 中华急诊医学杂志，2012，21(8)：825
7 马玉腾，等. 中华急诊医学杂志，2011，20(12)：1281
8 狄　敏，等. 中国危重病急救医学，2012，24(6)：342
9 姜小珍，等. 中华劳动卫生职业病杂志，2012，30(4)：268
10 刘　峰，等. 中华劳动卫生职业病杂志，2012，30(3)：190
11 胡　峰，等. 肾脏病与透析肾移植杂志，2012，21(4)：341
12 胡莹莹，等. 中国急救医学，2012，32(5)：452
13 郭　伟，等. 陕西医学杂志，2012，41(8)：995
14 杨丽君，等. 中国危重病急救医学，2011，23(10)：581
15 廖湘斌. 吉林医学，2012，33(3)：492
16 高　晔，等. 中华劳动卫生职业病杂志，2012，30(2)：97
17 何仁辉. 中国职业医学，2012，39(3)：226
18 何仁辉，等. 中华劳动卫生职业病杂志，2012，30(4)：298
19 曾宪华，等. 医学临床研究，2012，29(2)：271
20 张军建，等. 中华急诊医学杂志，2011，20(11)：1141

四、药物中毒及不良反应

(一) 抗生素类药物过敏及中毒

1. 头孢菌素类

张欣华等[1]报道注射用头孢唑肟钠致外耳部烧灼、红肿、麻木 1 例。

2. 其他类抗生素

丁生龙[2]报道尿路感染口服呋喃坦啶致急性视神经炎 1 例，给予停药、激素及营养神经治疗后恢复。姜辉等[3]报道利奈唑胺致粒细胞缺乏 1 例。苏维彪等[4]报道注射用磷霉素钠致关节痛 1 例。陈莹华等[5]报道口服克拉霉素分散片致阴茎勃起功能障碍 1 例。

3. 抗病毒药物

莫国生等[6]报道恩替卡韦、利奈唑胺致乳酸性酸中毒死亡 1 例。王东等[7]报道阿德福韦酯致 Fanconi 综合征 1 例。

(二) 神经系统药物中毒

常香芬等[8]报道丙戊酸钠致妇科内分泌紊乱 1 例。余正和等[9]报道齐拉西酮致不宁腿综合征 1 例。黄志英等[10]报道儿童阿米替林中毒致一过性 osborn 波 1 例。刘景飙等[11]报道利培酮致双足水肿 1 例。孙振晓等[12]报道文拉法辛引起尿失禁 1 例。方馨怡等[13]报道奥氮平引起恶性综合征 1 例。王海丽等[14]报道米氮平致不宁腿综合征 1 例。秦学军等[15]报道藻酸双酯钠致阴茎异常勃起 1 例。郑秀琴等[16]报道口服美多巴致白细胞减少 1 例。熊建文[17]报道丙戊酸镁缓释片致大量脱发 2 例。

(三) 心血管系统药物中毒

向定成等[18]报道口服阿托伐他汀钙片致阴茎紧缩感 1 例,停药症状消失。叶清等[19]报道口服胺碘酮致肺损伤 1 例,激素治疗有效。翟宏江等[20]报道左旋咪唑先后导致脱髓鞘脑病及周围神经病变 1 例。俞晓芳[21]报道卡托普利致药物性肝损害 1 例。

(四) 呼吸系统药物中毒

杜卫琴[22]报道常规剂量氨茶碱致癫痫样发作 1 例。

(五) 血液系统药物中毒

方春晓等[23]报道华法林致皮肤坏死 1 例。徐生志等[24]报道过量华法林致胸腹髋剧烈疼痛 1 例,减量后症状消失。

(六) 内分泌及代谢系统药物中毒

杨梅等[25]报道甲硫咪唑致急性胰腺炎 1 例。钟瑜等[26]报道二甲双胍致乳酸性酸中毒及急性肾衰竭 1 例。

(七) 其他药物中毒

1. 抗肿瘤药物中毒

李文奇[27]报道顺铂致顽固性呃逆 1 例。

2. 解热镇痛药中毒

连凤枝[28]报道尼美舒利颗粒致儿童低体温 3 例,停药后体温恢复。华天凤等[29]报道米格来宁中毒致癫痫持续状态 1 例。李莉[30]报道复方对乙酰氨基酚(Ⅱ)致急性肾脏损害 1 例。

3. 中药中毒

叶超然等[31]报道鱼腥草注射液致急性泛发性发疹性脓疱病 1 例,予激素、丙球、万古霉素治疗后痊愈。王荣等[32]报道参麦注射液致药物热 1 例。林彩芬[33]报道天麻素致速发型过敏 1 例。

4. 其他药物中毒

蔡东焱等[34]报道长春新碱化疗后引起中枢神经毒性 1 例,给予营养神经等对症处理后神经损伤逐渐恢复。杨靓靓等[35]报道甘草酸二铵注射液引起失语 1 例,给予激素、甘露醇脱水、高压氧等治疗后恢复。周德云[36]报道减肥药致精神障碍 1 例。乔宇琪等[37]报道英夫利西致克罗恩病患者药物性狼疮 1 例。高平峰等[38]报道低分子右旋糖酐- 40 致急性肾损伤 15 例。

(八) 药物中毒的诊断

1. 临床诊断

钟岚等[39]报道土三七致肝小静脉闭塞病 5 例,临床表现为肝肿大、腹水,给予护肝、利尿、改善微循环及补充清蛋白等治疗后症状好转。周娟等[40]对 11 例确诊为药物性肺损伤的血液病患者进行 MSCT 平扫检查发现下肺野外带出现磨玻璃密度影和实变影是药物性肺损伤最常见的 CT 征象。

2. 试验诊断

顾晓敏等[41]发现高脂饮食大鼠静脉注射多壁碳纳米管可引起大鼠肺部纳米材料聚集,并出现慢性炎症性病理改变。牛军等[42]报道药疹患者外周血单个核细胞经致敏药物刺激后 CD69、CD107a 表达增加。李丹等[43]采用 SD 大鼠以盐酸林可霉素灌胃制备抗生素相关性肠炎模型,发现抗生素相关性肠炎大鼠存在肠黏膜屏障损伤,中药通腑颗粒、大黄、厚朴可以有效减轻肠黏膜损伤,纠正大鼠的肠道菌群紊乱。

(刘雪峰)

(九) 药物中毒的治疗

费英山等[44]分析 176 例儿童急性中毒的病历资料,提出药物中毒为儿童急性中毒的最常见原因,中毒途径以口服为主,提示要注意容易忽略的药物中毒。胡晓峰等[45]将 45 例急性中毒合并呼吸衰竭患者随机分为治疗组(无创正压机械通气 NIPPV+常规综合治疗)和对照组(常规综合治疗),结果表明 NIPPV 可以迅速缓解呼吸困难,改善呼吸肌疲劳,降低患者的气管插管率和病死率。支绍册等[46]分析 61 例急性中毒合并感染患者的临床特点及相关危险因素,结果显示感染的主要部位是肺部,昏迷、留置胃管及气管插管可增加合并感染的发生率。孟聪申等[47]分析了 2009～2010 年五省 6 家医院急性中毒病例的基本信息,结果表明急性中毒以农药中毒最多,百草枯中毒预后差;自杀是中毒最常见的原因;农药和一氧化碳中毒的发生有季节性。董红艳等[48]分析 1 871 例急性中毒患者的资料,提出农药意外中毒最为常见,具有季节性,以夏季多发。在自杀的患者中,女性高于男性。王家松等[49]将 120 例急性重度酒精中毒或急性一氧化碳中毒患者随机分为醒脑静联合纳洛酮治疗组和单纯纳洛酮治疗组,观察两组的临床疗效及平均苏醒时间,结果提示前组具有确切的临床疗效,并可缩短苏醒时间。

(梅　冰)

赖登攀等[50]通过动态观察血清中乙酰氨基酚等药物成分浓度的变化证实血液灌流能在短时间内有效降低口服泰诺中毒患者体内的泰诺主要成分的含量。陈锋等[51]对依托型急救中心急性药物中毒 744 例患者进行回顾性分析,发现城市急性药物中毒以中枢镇静安眠药为著,对急性药物中毒进行合理病情分级和分级处理有助于提高急救成功率并降低医疗成本。周丹等[52]通过小样本资料观察发现脂肪乳可在短时间内显著降低地西泮血药浓度,改善中毒患者的意识状态。王莹等[53]报道 9 -羟利培酮血浓度的变化与患者临床效应有一定的关系,在利培酮中毒治疗中具有重要价值。陈苗等[54]报道间断静脉-静脉血液透析滤过成功救治大剂量甲氨蝶呤致急性肾损伤1例。

（刘雪峰）

参考文献

1 张欣华，等．青海医药杂志，2011，41(10)：33
2 丁生龙．青海医药杂志，2011，41(12)：76
3 姜 辉，等．中国危重病急救医学，2012，24(1)：57
4 苏维彪，等．吉林医学，2012，33(13)：2906
5 陈莹华，等．河北医药，2012，34(13)：2050
6 莫国生，等．中华传染病杂志，2012，30(8)：483
7 王 东，等．中华内科杂志，2011，50(11)：971
8 常香芬，等．北京医学，2011，33(10)：844
9 余正和，等．中华精神科杂志，2011，44(4)：239
10 黄志英，等．临床心电学杂志，2011，20(4)：284
11 刘景飙，等．吉林医学，2012，33(13)：2906
12 孙振晓，等．临床精神医学杂志，2011，21(5)：301
13 方馨怡，等．临床精神医学杂志，2011，21(6)：370
14 王海丽，等．江西医药，2011，46(8)：755
15 秦学军，等．青海医药杂志，2011，41(10)：65
16 郑秀琴，等．江苏医药，2012，38(14)：1730
17 熊建文．临床精神医学杂志，2012，22(4)：277
18 向定成，等．中国循环杂志，2012，27(1)：44
19 叶 清，等．中华结核和呼吸杂志，2012，35(6)：460
20 翟宏江，等．中华神经科杂志，2012，45(6)：443
21 俞晓芳．临床肝胆病杂志，2012，28(7)：549
22 杜卫琴．青海医药杂志，2011，41(11)：20
23 方春晓，等．中国实用内科杂志，2012，32(5)：388
24 徐生志，等．四川医学，2012，33(3)：552
25 杨 梅，等．中华内分泌代谢杂志，2012，28(7)：597
26 钟 瑜，等．中华肾脏病杂志，2012，28(2)：166
27 李文奇．河北医药，2012，34(2)：319
28 连凤枝．河北医药，2011，33(22)：3463
29 华天凤，等．中国急救医学，2011，31(12)：1151
30 李 莉．新医学，2011，42(8)：498
31 叶超然，等．中国皮肤性病学杂志，2012，26(3)：254
32 王 荣，等．新医学，2012，43(3)：158
33 林彩芬．新医学，2012，43(3)：145
34 蔡东焱，等．中华肿瘤杂志，2011，33(11)：841
35 杨靓靓，等．天津医药，2012，40(4)：396
36 周德云．临床精神医学杂志，2011，21(6)：380
37 乔宇琪，等．中华消化杂志，2012，32(6)：420
38 高平峰，等．山西医药杂志，2011，40(10)：1022
39 钟 岚，等．江西医药，2012，47(2)：140
40 周 娟，等．中华放射学杂志，2012，46(6)：505
41 顾晓敏，等．中华劳动卫生职业病杂志，2012，30(6)：413
42 牛 军，等．第三军医大学学报，2012，34(6)：508
43 李 丹，等．首都医科大学学报，2012，33(3)：315
44 费英山，等．吉林医学，2012，33(10)：2148
45 胡晓峰，等．上海医学，2012，35(2)：141
46 支绍册，等．中国急救医学，2012，32(2)：186
47 孟聪申，等．中国工业医学杂志，2012，25(1)：3
48 董红艳，等．中华劳动卫生职业病杂志，2012，30(7)：507
49 王家松，等．吉林医学，2011，32(36)：7747
50 赖登攀，等．中华劳动卫生职业病杂志，2012，30(4)：310
51 陈 锋，等．中华急诊医学杂志，2011，20(12)：1345
52 周 丹，等．中国急救医学，2011，31(11)：1021
53 王 莹，等．中华急诊医学杂志，2012，21(1)：109
54 陈 苗，等．中华肾脏病学杂志，2012，28(2)：165

五、动、植物毒素及酒精中毒

（一）动、植物毒素中毒

韩玲等[1]对11例食用小龙虾致横纹肌溶解综合征的病例进行分析，提示进食小龙虾后出现肌肉酸痛、肌无力等表现，需警惕横纹肌溶解综合征可能，早期诊断和治疗对于改善疾病预后有重要意义。陈应仙[2]分析68例误食白毒伞中毒患者的临床资料，提示阻断中毒的根源仍在于预防，加强预防教育。夏勇等[3]根据斑马鱼急性暴露试验结果，研究双酚A对斑马鱼P53基因诱变性，结果提示双酚A对斑马鱼P53基因有诱变性。

（二）酒精中毒

赵钢等[4]研究发现创伤本身抑制中性粒细胞吞噬功能，使机体防御功能降低；而酗酒或酒精中毒可通过促进中性粒细胞凋亡并抑制其吞噬活性进一步加重创伤后免疫抑制过程。刘菁等[5]研究发现，甲钴胺联合还原型谷胱甘肽能改善慢性酒精中毒性周围神经病患者的临床症状，提高神经传导速度。何艳等[6]分析了北京地区7 090例急性酒精中毒患者，发现急性酒精中毒在年轻人群中高发，冬夏季高发，休息日前1天及休息日发病率显著增加。张惠光等[7]经研究提出，蒙特利尔认知评估量表评分与慢性酒精中毒患者的电生理和影像异常改变有明显相关性，可用于慢性酒精中毒患者早期认知评估。闫社因等[8]发现，酒精所致精神障碍患者的P300潜伏期明显延长，波幅明显减低，智力明显下降，认知损害明显；认知损害程度主要与酒依赖病程有关。沈京莲等[9]对比研究神经生长因子及维生素B1治疗酒精中毒性周围神经病变疗效，发现神经生长因子治疗酒精中毒性周围神经疾病疗效满意。

（丁 娴）

参考文献

1 韩 玲，等．内科急危重症杂志，2011，17(5)：314
2 陈应仙．哈尔滨医药，2012，32(1)：30
3 夏 勇，等．中国公共卫生，2012，28(3)：354
4 赵 钢，等．中国急救医学，2012，32(4)：336

5 刘 菁,等.脑与神经疾病杂志,2012,20(2):149
6 何 艳,等.中国急救医学,2011,31(9):851
7 张惠光,等.中风与神经疾病杂志,2012,29(3):229
8 闫社因,等.临床精神医学杂志,2012,22(1):21
9 沈京莲,等.医学临床研究,2011,28(12):2295

六、放射及其他物理因素所致疾病

(一)放射损伤

崔杰等[1]以小鼠胚胎成纤维细胞为研究对象,观察DNA聚合酶β(polβ)表达水平与^{60}Coγ射线放射敏感性之间的关系。结果表明^{60}Coγ射线引起的细胞死亡可能与细胞内活性氧的产生及其导致的DNA氧化损伤有关。polβ高表达型具有较强的DNA氧化损伤修复作用,可减少细胞死亡,增加细胞辐照抗性,polβ缺陷则可增加细胞对^{60}Coγ射线的敏感性。官健等[2]采用免疫组化法观察放射性肺损伤大鼠肺组织细胞转化生长因子-β(TGF-β)的表达。研究表明TGF-β是肺成纤维细胞活化的最重要生物介质之一,阻断TGF-β通路及肺成纤维细胞活化可减轻照射后肺间质炎症及肺纤维化程度。何美文等[3]*将58例肺癌患者进行三维适形放疗并化疗,观察患者血清IL-6、IL-10、肿瘤坏死因子和高敏C-反应蛋白含量变化。结果表明,患者血清IL-6、IL-10、肿瘤坏死因子-α(TNF-α)和高敏C-反应蛋白含量均升高,给予盐酸氨溴索气雾剂后则有显著改善,放射性肺炎的发生率亦有明显降低,统计学检验存在显著性差异。表明炎症反应参与了肺癌三维适形放疗并化疗的过程,动态监测血清炎症因子的变化可为肺癌三维适形放疗并化疗提供依据。黄中等[4]分析全身热疗对中晚期非小细胞肺癌患者放射性肺炎的预防作用。结果表明全身热疗组患者放射性肺炎的发生率低于非热疗组,说明全身热疗对放射性肺炎具有良好的预防作用。房丽等[5]采用百合固金汤联合七叶皂苷钠治疗37例肺癌患者急性放射性肺损伤,观察患者影像学及T淋巴细胞亚群变化。结果表明采用百合固金汤联合七叶皂苷钠治疗组患者放射性肺炎发生率明显低于常规治疗组患者,说明该疗法能有效防治急性RP的发生,提高患者的生活质量。阮林等[6]*对昆明小鼠采用不同剂量全脑照射,观察照射后小鼠血-脑屏障通透性改变对放射性脑损伤的影响。结果显示照射4周后,15 Gy剂量组小鼠脑部损害有所恢复,30 Gy剂量组小鼠脑部损害无恢复,且出现内皮细胞核固缩,神经元凋亡和脱髓鞘等病变。表明小鼠在照射后血-脑屏障通透性的改变既是放射损伤的直接结果,也可能是放射后继发性脑损伤的原因。王安峰等[7]观察了奥拉西坦在放射性脑损伤治疗中的作用。164例患者随机分为单用肾上腺皮质激素组和肾上腺皮质激素加奥拉西坦组,结果显示单用肾上腺皮质激素组患者放射性脑病发生率为52.3%,肾上腺皮质激素加奥拉西坦组发生率为29.8%,两组比较存在有统计学意义。奥拉西坦可能是通过修复损伤的脑组织和血管而达到防治放射性脑病的效果。

(二)微波及其他辐射损伤

包华琼等[8]采用计算机辅助分析系统检测每天使用计算机的男性精液质量,研究发现每天使用计算机小于5小时的男性其精液量、酸碱度、精子浓度、精子活力等各项指标均在正常范围内,而每天使用计算机超过5小时的男性其精子形态正常率要比前者低,两组比较存在统计学差异。表明长时间(每天大于5小时)使用计算机可降低正常精子的数量。吴磊等[9]以高压输电线周围居民为调查对象,研究高压输电线电磁场暴露对人体的影响。结果显示离高压输电线不同距离的居民头痛、头晕、失眠和乏力等神经系统症状发病率有明显不同,距离高压输电线越近其发病率越高,统计学检验存在显著性差异。血小板水平随着离高压输电线水平距离的增加而下降。研究表明,近距离暴露电磁场可引起神经系统功能紊乱以及血小板下降。赵龙宇等[10]研究了极低频电磁辐射对作业人员心血管系统的影响,结果显示暴露于极低频电磁辐射环境中的工作人员其血清同型半胱胺酸、丙氨酸转氨酶、天冬氨酸转氨酶和心电图等的异常率明显高于正常人群,统计学检验存在显著性差异,研究表明极低频电磁辐射可能对作业人员心血管系统造成影响。徐岩等[11]调查了电焊紫外辐射对作业人员的危害,结果表明面部、手部灼热刺痛感,手部潮红及手部斑丘疹的发生率在不同工种间差异有统计学意义;面部,手部灼热刺痛感,潮红,面部感觉迟钝麻木,眼部症状及体征在不同工龄段比较也存在显著性差异;长时间接触电焊弧光、使用二氧化碳气体保护焊和氩弧焊、不戴防护面罩、不涂抹紫外线防护用品为危险因素。该调查表明电焊过程中产生的紫外辐射不仅对电焊工造成危害,对周围辅助工业有一定的影响,应加强相关工作人员的劳动防护。徐向荣等[12]研究了50 Hz极低频磁场暴露对成年男性精子活力、活动力参数和精液酸碱度的影响。结果显示,新鲜精液标本暴露于50 Hz磁场中15、30和60分钟,精子的活力及活动率表现有所不同,暴露磁场15和60分钟精子的活力及活动率均呈抑制状态,与对照组比较,统计学检验存在显著性差异。暴露磁场30分钟精子的活力及活动率与对照组比较无显著性差异。结果还表明,精液的酸碱度不受磁场暴露的影响,但可明显抑制精子的活力和活动率。辛勇等[13]研究了低剂量辐射对小鼠放射性肠黏膜损伤的防护作用，结果发现行全腹X线照射组小鼠和先行低剂量辐射预处理再行全腹X线照射组小鼠两组血清内毒素、二胺氧化酶、肠道内细菌移位率明显高于不行全腹X线照射组小鼠，统计学检验存在显著性差异。先行低剂量辐射预处理再行全腹X线照射组小鼠血清内毒素、二胺氧化酶及肠道内细菌移位率明显低于全腹X线照射组小鼠。结果表明低剂量辐射预处理可减轻小鼠肠道放射性损伤。张丹英等[14]研究了500 kV变电站工频电磁场作业人员褪黑色素水平变化，结果发现500 kV变电站电磁场接触人员与非接触人员褪黑色素水平比较无显著性差异，表明接触500 kV变电站电磁场对人体血清褪黑色素无影响。丁翔等[15]研究了碧萝芷对辐射所致小鼠各脏器自由基的清除作用。结果显示碧萝芷对受照小鼠脏器中超氧化物歧化酶活力无明显影响，但可降低脏器中丙二醛含量，增加肝脏、肾脏和睾丸组织中抗超氧阴离子自由基能力和抑制羟自由基能力，增加脾脏抑制羟自由基能力。研究表明，碧萝芷可通过直接中和超氧阴离子自由基和羟自由基而发挥抗氧化、抗辐射损伤作用。

（三）热射病

何喜军等[16]应用乌司他丁治疗28例重症中暑患者，结果显示，与28例常规治疗组比较，乌司他丁治疗组患者SIRS评分、血小板计数、凝血酶原时间、谷丙转氨酶、肌酐以及住院时间等指标均明显优于常规治疗组，统计学检验存在显著性差异。说明乌司他丁可有效控制重症中暑患者SIRS进程，对各脏器起到保护作用。李英华等[17]分析32例热射病患者的临床资料，探讨热射病对血液系统的损害作用。结果显示有62.5%的热射病患者出现血液系统损害。单因素分析显示发热严重程度及持续时间、抽搐、肌酸激酶增高水平及昏迷持续时间与血液系统损害有关。白细胞与中性粒细胞比例增高、血小板减少是预后不良的判断指标。潘志国等[18]收集了40例重症中暑患者APACHEⅡ评分，并对其工作特征曲线(ROC曲线)进行分析，结果显示，死亡组患者APACHEⅡ评分明显高于存活组患者，统计学检验存在显著性差异。APACHEⅡ评分对死亡判断的ROC曲线下总面积为0.976，APACHEⅡ评分19.5分为最佳诊断界点，其敏感性和特异性分别为100%和86.7%。上述研究表明，APACHEⅡ评分可预测重症中暑患者的严重程度，APACHEⅡ评分≤19.5分可作为患者预后死亡的预警指标。

（四）噪声

张维森等[19]研究了工业噪声接触与罹患慢性胃病之间的相互关系，结果发现慢性胃病发病组患者噪声接触率明显高于非噪声接触组，以噪声接触≤5年者为突出，调整其他因素后，噪声接触与罹患慢性胃病的危险性两者呈显著相关，噪声接触≤5年罹患慢性胃病的危险较明显。研究表明噪声接触可增加罹患慢性胃病的风险。安建华[20]对181名噪声接触人员的听力系统和心血管系统进行研究，结果发现噪声接触人员的高频听力受损率明显升高，与正常对照组比较统计学检验存在显著性差异，且随时间的延长受损率有升高趋势。与正常对照组比较，噪声接触人员高血压发病率、各种心律失常发病率也明显升高，统计学检验也存在显著性差异。建议加强健康防护。傅旭瑛等[21]对76例噪声接触人员进行血压、心电图和心血管彩色多普勒超声检查。结果发现噪声接触人员高血压检出率、心电图异常率、心血管彩色多普勒超声检查各项指标等与非噪声接触人员相比较均存在显著性差异，提示彩色多普勒超声检查可作为职业性噪声接触人员心血管检查指标之一。

（郭昌星）

参考文献

1 崔　杰，等. 四川大学学报(医学版)，2011，42(6)：745
2 官　键，等. 重庆医学，2012，41(10)：964
3* 何美文，等. 中华医院感染学杂志，2012，22(2)：240
4 黄　中，等. 广东医学，2012，33(11)：1614
5* 房　丽，等. 山东医药，2012，52(1)：53
6 阮　林，等. 中国神经精神疾病杂志，2011，37(10)：591
7 王安峰，等. 河北医药，2011，33(21)：3247
8 包华琼，等. 重庆医学，2012，41(11)：1108
9 吴　磊，等. 中华劳动卫生职业病杂志，2012，30(5)：361
10 赵龙宇，等. 中华劳动卫生职业病杂志，2012，30(3)：194
11 徐　岩，等. 北京大学学报(医学版)，2012，44(3)：448
12 徐向荣，等. 中华劳动卫生职业病杂志，2012，30(3)：178
13 辛　勇，等. 山东医药，2011，51(45)：28
14 张丹英，等. 中国职业医学，2012，39(2)：148
15 丁　翔，等. 工业卫生与职业病，2011，37(5)：272
16 何喜军，等. 临床医学研究，2011，28(9)：1685
17 李英华，等. 山东医药，2011，51(44)：89
18 潘志国，等. 山东医药，2012，52(9)：64
19 张维森，等. 中国工业医学杂志，2011，24(6)：403
20 安建华. 山西医药杂志，2011，40(11)：1085
21 傅旭瑛，等. 中国职业医学，2011，38(5)：420

文　选

24例职业性慢性铅中毒腹绞痛误诊分析　[工业卫生与职业病，2012，38(4)：255]　保定职防所程向东等分析了该院自2005年以来收治的职业性慢性铅中毒患者68例，其中36例为腹绞痛患者，36例腹绞痛患者中有24例初诊时被医疗机构误诊，误诊的疾病包括急性阑尾炎、急性胆囊炎、急性肠梗阻、肾绞痛、腹痛原因待查等，多例患者经各种检查未能明确病因，曾被医院建议剖腹探查。24例中，蓄电池生产行业22例，有色和黑色金属回收各2例，查血、尿铅超标诊断为铅中毒，经1～5个疗程EDTA驱铅治疗后好转出院。

（康舟军）

述　评　随着我国环境污染的不断加剧，慢性铅中毒患者可能越来越多。铅对全身各系统和器官均有毒性，主要累及神经、造血、消化、肾脏、肝脏及心血管系统。铅中毒引起的腹绞痛为铅中毒特征性临床表现，发作前常有腹胀或顽固性便秘。多数为突然发作腹部绞痛。多在脐周，易误诊为不同类型的急腹症。误诊主要原因是绝大部分医生对该病认识不足，其次是大部分医院尚未开展血、尿铅浓度检查，因此有必要在临床医生中开展广泛宣教，对腹痛患者要询问职业史。

（何　建）

胰岛素防治大鼠一氧化碳中毒迟发性脑病的实验研究　［首都医科大学学报，2012，33(2)，233］　北京宣武医院廖秋菊等观察了胰岛素对CO中毒后DNS大鼠认知功能及神经元凋亡的影响。结果发现，大鼠腹腔注射CO后，模型组大鼠认知功能下降，神经细胞凋亡明显；腹腔内胰岛素治疗组大鼠认知功能改善，脑组织病理损害减轻，细胞凋亡减轻。作者认为，胰岛素对大鼠CO中毒后迟发型脑病(DNS)具有一定的神经保护作用。

述　评　急性CO中毒DNS国内发病率10%～30%，目前发病机制尚未明确，国内外尚无有效的治疗措施，预后较差。胰岛素受体普遍存在于中枢神经系统，有研究报道，在缺血、缺氧模型中胰岛素能够减少受损神经细胞凋亡，具有神经保护作用。本文作者通过观察胰岛素对急性CO中毒大鼠行为学和神经细胞凋亡的影响，探讨了胰岛素对DNS的预防和治疗作用。作者认为外源性应用胰岛素可以减轻大鼠CO中毒后DNS，其作用机制可能与胰岛素减轻大脑认知功能区细胞凋亡、改善认知功能有关。为临床防治CO中毒后DNS提供新的治疗思路和方法，值得进一步研究。

（梅　冰）

慢性苯中毒患者造血抑制与ICBP90表达的相关性　［中华劳动卫生职业病杂志，2012，30(8)：571］　温州医学院附一院罗盛等观察慢性苯中毒患者造血抑制期ICBP90的表达及慢性苯中毒患者造血恢复期ICBP90的表达，并探讨慢性苯中毒人群造血抑制与ICBP90的相关性。方法：采集慢性苯中毒患者［包括造血抑制期(13例)、造血恢复期患者(11例)］和健康志愿者(10例)的骨髓，分离单个核细胞，并提取核蛋白。使用免疫印迹法(Western blot)检测核蛋白ICBP90的表达，对慢性苯中毒患者造血抑制和ICBP90表达进行相关性分析。结果：慢性苯中毒造血抑制期患者骨髓单个核细胞中ICBP90表达较正常对照组明显下降，($P<0.01$)。慢性苯中毒造血恢复期患者骨髓单个核细胞中ICBP90表达较正常对照组明显升高，($P<0.05$)。慢性苯中毒造血恢复期患者骨髓单个核细胞中ICBP90表达较造血抑制期患者明显升高，($P<0.01$)。慢性苯中毒所致造血抑制患者的ICBP90表达与外周血白细胞、血小板均存在相关性($r_1=0.555$，$P=0.006$；$r_2=0.854$，$P<0.01$)。结论：慢性苯中毒患者造血抑制期ICBP90表达下降，慢性苯中毒患者造血恢复期ICBP90表达增高。慢性苯中毒患者造血抑制与ICBP90具有相关性。

（王　玺　陈德昌）

述　评　苯是一种常用、重要的有机溶剂与工业原料。长期接触苯可引起造血系统损害，导致白细胞减少、血小板减少或再生障碍性贫血，甚至发生白血病。但迄今为止，苯引起血液系统损害的机制尚未完全清楚。本试验是国内外首次临床检测慢性苯中毒人群骨髓中ICBP90含量。研究发现，慢性苯中毒造血抑制期患者骨髓单个核细胞中ICBP90含量较正常对照组明显下降，造血恢复期ICBP90较造血抑制期明显升高，慢性苯中毒造血抑制期和造血恢复期患者的ICBP90和外周血白细胞、血小板均存在相关性，提示ICBP90可作为慢性苯中毒所致的造血抑制的临床诊断及疾病预后的监测指标。

（杨兴易）

CYP2E1在大蒜油拮抗正己烷神经损伤中的作用　［中华劳动卫生职业病杂志，2011，29(11)：825］　山东大学公共卫生学院毕业等研究CYP2E1在大蒜油(garlic oil，GO)阻止正己烷(n-hexane)致大鼠周围神经损伤的作用及其机制。方法：雄性Wistar大鼠50只，随机分为正常对照组、GO对照组、正己烷模型组、GO低剂量加正己烷组和高剂量加正己烷组($n=10$)。模型组及GO低、高剂量组大鼠分别给予2 000 mg/kg正已烷灌胃；GO低、高剂量组大鼠在正己烷灌胃前1小时分别给予40、80 mg/kg GO灌胃，GO对照组给予80 mg/kg，每周6次，持续10周。每2周测步态评分，监测大鼠周围神经损伤情况。于第10周末，断头处死大鼠，检测肝组织中CYP2E1表达及活力的改变，以及血清中2,5-己二酮(2,5-HD)含量的变化。结果:与正常对照组相比,GO对照组大鼠肝脏中CYP2E1含量及活力分别下降83.1%和48.3%($P<0.01$);与正常对照组相比,模型组大鼠肝脏中CYP2E1含量及活力分别升高122.5%和72.2%,($P<0.01$);与模型组相比,GO低、高剂量组大鼠肝脏中CYP2E1含量分别降低32.9%和39.1%,且CYP2E1活力分别降低27.4%和44.5%,($P<0.01$);与模型组相比,GO低、高剂量组大鼠血清中2,5-HD含量分别下降47.7%和78.7%,($P<0.01$)。各组步态评分显示,模型组及GO低、高剂量组均明显高于对照组,但GO低、高剂量组低于模型组,($P<0.05$)。结论:GO能够有效拮抗正己烷的外周神经损伤,其机制可能与肝脏中CYP2E1含量及活力降低,使正己烷代谢为2,5-HD减少有关。

(王 玺 陈德昌)

述 评 正己烷是一种饱和脂肪烃类毒物,具有明显的神经毒性,通过检测2,5-HD含量及CYP2E1活力及含量能够反映正己烷的代谢情况。本文通过建立大鼠正己烷慢性中毒模型并同时给予GO,观察到GO能够明显降低大鼠肝脏中CYP2E1含量及活力,从而降低了正己烷在体内代谢活化为终毒物2,5-HD,有效拮抗正己烷对大鼠外周神经的损伤,为正己烷中毒的防治提供依据。

(杨兴易)

盐酸戊乙奎醚序贯阿托品救治重度急性有机磷农药中毒的临床研究 [中国危重病急救医学,2012,24(6):349] 武威市人民医院急救中心于丽琴等回顾性分析180例急性重症有机磷农药中毒患者的临床资料,按抗胆碱药物的选择不同将患者分为长托宁序贯阿托品组、阿托品组及长托宁组,分析3组并发症发生率、胆碱酯酶活性恢复70%时间、治愈率、病死率等。结果发现长托宁序贯阿托品组与其他两组相比较,病死率低、并发症少、胆碱酯酶复活快、住院时间短、住院费用低。提示长托宁序贯阿托品救治重症AOPP疗效更加显著,抢救成功率提高。

(马艳梅)

述 评 急性有机磷农药中毒是常见的急危重症,传统疗法是用阿托品作为主要的抗毒药物,虽有较好的疗效,但缺乏受体选择性,导致不良反应过多;尤其是治疗量与中毒量接近,且疗效不随剂量增加而提高。长托宁能透过血-脑屏障,具有选择性M1、M3和N1、N2受体拮抗作用,对中枢和外周神经均有很强的抗胆碱作用,而对M2、M4受体无明显拮抗作用,可有效避免阿托品因缺乏M受体亚型选择性所致的心动过速。但是,长托宁的半衰期长,虽在维持阿托品化方面起到非常重要的作用,但在急救中起效慢。因此,在重度中毒的抢救治疗中并不能完全替代阿托品。本研究采用长托宁序贯阿托品治疗AOPP,避免了单一用药剂量过大、毒副作用多等不足,提高了抢救成功率,值得研究推广。

(何 建)

思密达对百草枯中毒大鼠多器官损伤的作用 [中华急诊医学杂志,2012,21(8):825] 新疆石河子大学附院王占青等研究思密达对百草枯(PQ)中毒大鼠血浆浓度的影响及对肺、胃、空肠损伤的防治作用。将健康的SD大鼠76只随机分为健康对照组(A组)6只、PQ(50 mg/kg)灌胃染毒组(B组)30只、思密达(400 mg/kg)干预组(C组)30只。B组、C组中毒后2、6、24、48、72小时分批处死存活的大鼠,每次6只,测定血浆PQ浓度,取肺、胃、空肠行HE染色及病理学观察并评分。结果显示:①所有大鼠均无自然死亡,B组肺组织损伤逐渐加重,肺血管扩张充血、灶状出血,肺间隔增厚、大量炎性细胞浸润,局部肺实变;胃组织黏膜明显充血,绒毛剥脱,炎症细胞浸润;空肠黏膜出血坏死,局部绒毛脱落,腺体减少,伴大量炎细胞浸润。②C组与B组在同一时间点相比,PQ血浆浓度明显降低($P<0.01$),肺、胃、空肠病理变化均有不同程度减轻($P<0.05$,$P<0.05$或$P<0.01$)。提示思密达不仅降低血浆PQ质量浓度,且减轻中毒大鼠的病理变化。

(王美堂)

评 述 百草枯(PQ)作为新一代高效除草剂已在我国广泛应用,PQ中毒已成为常见的中毒事件之一。PQ对人畜有较强毒性,中毒后引起肺等多器官损伤。大剂量激素和免疫抑制剂对PQ中毒治疗有一定疗效,但因PQ中毒无特异性解毒剂,中毒患者病死率仍居高不下。思密达具有高效吸附能力和保护胃肠道作用,该研究提示,思密达不仅降低血浆PQ质量浓度,而且减轻百草枯中毒大鼠的病理变化,早期、连续应用可作为PQ中毒的治疗手段之一。

(何 建)

肺癌三维适形放疗并化疗致放射性肺炎患者血清炎性因子研究 [中华医院感染学杂志,2012,22(2):240] 浙江萧山医院何美文等观察了58例ⅢA期和ⅢB期肺癌患者血清白细胞介素-6(IL-6)、IL-10、肿瘤坏死因子α(TNF-α)、高敏C-反应蛋白(hs-CRP)变化情况。58例患者随机分为常规放疗+化疗组(28例)和常规放疗+化疗+盐酸氨溴索雾化吸入组(30例),三维适形放疗剂量为4 000~6 600 cGy。连续7天测定并比较两组患者血清IL-6、IL-10、TNF-α、hs-CRP变化情况。结果显明,常规放疗+化疗组患者放射性肺炎的发生率为35.7%,常规放疗＋化疗＋盐酸氨溴索雾化吸入组患者放射性肺炎发生率为 23.3%，($P<0.05$)。两组患者血清IL－6、IL－10、TNF－α、hs－CRP 含量比较也存在显著性差异($P<0.05$)。研究表明炎症介质参与了肺癌三维适形放疗并化疗导致肺炎的病理发展过程；在给予盐酸氨溴索后可明显降低肺炎的发生率；动态监测血清炎性介质水平可为肺癌三维适形放疗并化疗提供参考依据。

(郭昌星)

述　评　肺脏是对放射线较敏感的脏器，在受到照射后易造成损伤，且很多患者因机体受放射线的影响，免疫功能处于较低状态，极易发生肺部感染，严重影响治疗效果和患者生活质量。这也是目前肺部放射线治疗所面临的难题之一。本文作者观察了 58 例ⅢA期和ⅢB 期肺癌患者，对其采用三维适形放疗并化疗，其中加用盐酸氨溴索雾化吸入患者肺炎发生为 23.3%，明显低于常规治疗组 35.7%，两组比较，统计学检验存在显著性差异($P<0.05$)，且两组患者血清IL－6、IL－10、TNF－α、hs－CRP 含量比较也存在显著性差异($P<0.05$)。提示肺癌患者在三维适形放疗并化疗基础上加用盐酸氨溴索雾化吸入可有效降低放射性肺炎的发生率，动态观察血液炎性介质变换可为治疗提供参考依据。

(林兆奋)

百合固金汤联合七叶皂苷钠防治急性放射性肺损伤疗效观察　［山东医药，2012，52(1)：53］　河北唐山人民医院房丽等采用百合固金汤联合七叶皂苷钠防治急性放射性肺损伤，取得了较好的疗效。90 例肺癌患者被随机分为单纯放疗组、放疗＋糖皮质激素组和放疗＋百合固金汤＋七叶皂苷钠组，观察三组患者影像学、T 淋巴细胞亚群变化及药物不良反应，比较三组患者 KPS 评分。结果显示三组患者放射性肺损伤的发生率分别为 27.27%、15%和 5.41%。T 淋巴细胞亚群、KPS 评分比较，放疗＋百合固金汤＋七叶皂苷钠组患者明显优于其他两组患者，($P<0.05$)，且未出现药物不良反应。研究表明百合固金汤联合七叶皂苷钠可增强机体免疫功能，降低临床放射性肺损伤发生率及提高患者的生活质量。

(郭昌星)

述　评　目前国内外对放射性肺损伤的治疗尚无确切有效的方法，治疗主要依赖肾上腺糖皮质激素等，虽能缓解临床症状，但激素所造成的副作用显而易见。中医认为放射性肺损伤属于本虚表实，基本病机为伤阴、气虚、血瘀和热毒，治疗宜采用滋阴、益气、化瘀、解毒等方法。百合固金汤具有滋阴补肾、润肺养阴、凉血活血、清火平肝等功效，七叶皂苷钠具有降低毛细血管通透性、改善微循环、稳定血管内皮细胞、清除氧自由基的作用。本文作者采用百合固金汤联合七叶皂苷钠防治放射性肺损伤的发生，通过临床观察取得较好的疗效。该药与肾上腺糖皮质激素相比无应激性溃疡、血糖升高、停药反跳等副作用，不失为一种较为理想的放射性肺损伤防治药物。

(林兆奋)

神经系统疾病

本年度共收集神经系统疾病文献 2 495 篇，其中纳入回顾 707 篇（占 28.3%），列入文选 5 篇（占 0.2%）。

一 年 回 顾

一、脑血管疾病

（一）缺血性脑卒中

1. 临床研究

吴菁等[1]对 31 例急性延髓梗死患者进行分析后发现典型的延髓梗死综合征在临床上少见，外侧延髓梗死多表现为不典型、部分性的“Wallenberg 综合征”。而内侧延髓梗死往往与脑桥、基底节区腔隙性梗死的临床表现相似。傅可等[2]回顾性分析比较 83 例青年脑梗死及 1 542 例中老年脑梗死患者的临床资料显示，青年及中老年脑梗死均以动脉硬化为主要病因，两组患者有共同的危险因素，青年预后较中老年好，早期控制危险因素，才能降低脑梗死的发病率。吴锦峰等[3]对 84 例脑分水岭梗死患者进行回顾性分析发现血流动力学和微栓子机制可能是分水岭梗死的共同发病机制，应根据不同的发病机制采取相关的治疗措施。李建刚等[4]研究脑梗死合并高血压病患者左心功能的变化显示脑梗死并高血压病患者左心室收缩功能无明显受损，左心室舒张功能及左心房功能明显受损。姬文珍等[5]观察脑梗死医院感染患者的危险因素，发现脑梗死患者医院感染以肺部感染最多，其发生与住院时间长、患者年龄大有关，应加强对医院感染的管理，对发生感染的患者，要及时进行病原菌培养及药敏试验。蒋中平[6]纳入 520 例脑梗死患者探讨其发生肺部感染的相关危险因素发现 COPD 病史、意识障碍、吞咽困难、高血压病史、糖尿病病史、大面积脑梗死、冠心病史是脑梗死患者发生肺部感染的独立危险因素，而合并 COPD 及意识障碍的患者更容易发生肺部感染；对该类人群的危险因素进行必要的干预，可降低肺部感染的发生率，改善患者的预后。黄小亚等[7]纳入 73 例前循环急性多发脑梗死（AMBI）及同期 73 例前循环急性单发脑梗死患者，探讨 AMBI 的发病危险因素及病因，提示年龄、高血压病、心房颤动为 AMBI 发病独立危险因素，动脉粥样硬化血栓形成是一侧半球 AMBI 患者主要病因；心源性栓塞是双侧半球 AMBI 患者主要病因。解玲玲等[8]对重度颈动脉狭窄导致脑梗死患者 83 例、无症状的颈动脉狭窄患者 35 例及健康查体者 50 例为对照测定纤维蛋白原含量，分析纤维蛋白原含量与狭窄后脑梗死类型、神经功能缺失程度及预后的关系显示纤维蛋白原增高与重度颈动脉狭窄及其所致脑梗死密切相关，支持特定的梗死类型，可能对病情的严重程度和预后有预示作用。张学敏等[9]收集 157 例急性脑梗死患者，分析急性脑梗死并发多器官功能障碍综合征（MODS）患者与未并发患者在年龄等因素上的差异，显示 MODS 评分高组的年龄、PCT、CRP、NIHSS 评分、APACHE 评分、洼田饮水试验评分、呼吸支持率、病死率高于评分低组，而进食率小于评分低组。汪飞等[10]采用多元 Logistic 回归分析进展性脑梗死（PCI）的危险因素，显示早期不适当降压治疗、WBC 增高、CRP 及 FBG 增高、CT 早期梗死征象、侧脑室体旁梗死是 PCI 的主要危险因素与征象。

张幼林等[11]前瞻性登记 207 例中年急性脑梗死患者，指出高尿酸血症、空腹高血糖、尿蛋白阳性为中年急性脑梗死复发的重要危险因素。周艳茹等[12]采用前瞻性队列研究，共入组 8 306 例已确诊为糖尿病并正使用降糖药物的人群，随访后发现糖尿病人群空腹血糖控制在 7.0～9.0 mmol/L 水平者似新发生脑梗死事件率最低。王奕琪[13]对比观察 134 例缺血性脑血管病、脑出血及突发性耳聋患者根据是否存在椎动脉优势分为优势组及对照组,发现椎动脉优势的患者较易发生后循环梗死,尤其是小脑后下动脉和基底动脉供血区梗死,小脑后下动脉供血区梗死部位一般在椎动脉优势对侧。椎动脉优势患者易致基底动脉弯曲,基底动脉一般弯向椎动脉优势对侧。张道培等[14]对比 193 例脑梗死患者,分为大脑半球梗死组和脑干梗死组,指出伴有糖尿病、基底动脉狭窄和基底动脉弯曲度是脑干梗死的重要高危因素。张亚男等[15]回顾性分析中国西南部地区 109 例青年缺血性脑卒中患者,显示中国西南地区青年人缺血性脑卒中最常见病因为大动脉粥样硬化,最常见危险因素为高血压、吸烟及高三酰甘油(甘油三酯)血症。刘欣等[16]收集 66 例青年缺血性脑卒中患者分为大动脉粥样硬化组和小动脉闭塞组,分析其主要致病高危因素,发现三酰甘油升高率与大动脉粥样硬化性有关,高血压与小动脉闭塞性有关,因此在临床上大动脉粥样硬化型需要更好的调控血脂,尤其是三酰甘油,而小动脉闭塞型需要更好的控制血压。杨娑娑等[17]回顾性分析 143 例缺血性脑卒中住院患者的临床资料,经多因素 Logistic 回归分析显示,房颤、LDL-C 水平升高、卒中相关肺炎是缺血性脑卒中早期预后不良的独立危险因素。石玉芝等[18]探讨高龄急性缺血性卒中患者 3 个月预后及其影响因素发现,≥80 岁急性缺血性卒中患者 3 个月功能预后更差。入院 NIHSS 高、清蛋白(白蛋白)水平低是高龄组缺血性卒中患者 3 个月功能预后不良的预测因素。姚小英等[19]对 1 027 例首发脑梗死患者按性别、年龄分组后分析各个常见危险因素的比例发现不同性别和年龄的首发脑梗死患者危险因素的分布存在差异,故应针对不同危险因素特征进行筛查和健康教育。王连芹等[20]对 675 例初发症状性脑动脉狭窄患者分别予以个体化血糖调治及控制糖化血红蛋白后发现个体化血糖调治技术预防症状性脑动脉狭窄患者脑梗死发生及复发效果显著、安全、可靠。许寅宏等[21]研究糖耐量异常的脑梗死患者糖耐量的异常变化与颈动脉粥样硬化的关系发现脑梗死合并糖耐量异常患者存在明显的动脉粥样硬化表现,糖耐量异常是促进动脉粥样硬化发生的重要危险因素,具有促斑块不稳定作用,也是脑梗死的危险因素。薛钢等[22]研究 132 名脑梗死患者及 118 例健康对照组的血脂水平与颈动脉粥样硬化斑块的关系时显示低密度脂蛋白胆固醇是发生脑梗死和颈动脉粥样硬化斑块的危险因素;检测血脂水平及颈部血管病变是早期发现脑梗死的措施之一,为脑梗死的预防提供依据。

安琳等[23]对 24 例大面积脑梗死患者,50 例非大面积脑梗死患者,28 例 TIA 患者行血小板聚集率检查显示脑梗死患者血小板聚集率明显高于 TIA 患者,表明血小板活化可能对于脑梗死的发生发挥重要作用,故脑梗死患者更需要加强抗血小板治疗。李永乐等[24]对 2 109 例急性脑梗死患者研究平均血小板体积(MPV)、血小板计数(PLT)、血小板分布宽度(PDW)后发现检测 MPV 对急性脑梗死的预防有重要意义,尤其对有合并症的患者。匡秋江等[25]对急性脑梗死患者血小板-白细胞聚集体(PLA)的动态变化进行研究发现,PLA 不仅在脑梗死的发病中发挥作用,而且可反映急性脑梗死患者病情的严重程度。赵国章[26]探讨进展性脑梗死及非进展性脑梗死 C 反应蛋白、前清蛋白、同型半胱氨酸、纤维蛋白原及 D-二聚体差异发现前清蛋白水平降低及 C 反应蛋白、同型半胱氨酸、纤维蛋白原及 D-二聚体水平增高可能与进展性脑梗死的发生有关。吴修信等[27]对 100 例急性脑梗死患者测定治疗前和治疗后血清淀粉样蛋白 A(SAA)、C 反应蛋白浓度及 NIHSS 评分发现急性脑梗死患者血清 SAA、CRP 浓度均明显升高,可作为判断病情活动的重要指标,急性期 SAA 浓度与治疗前后 NIHSS 差值显著相关,提示 SAA 可作为判断急性脑梗死患者的预后的指标。曹音等[28]探讨急性脑梗死患者发生脑心综合征(CCS)的相关因素,发现血浆 BNP 水平是 CCS 的独立影响因素之一。

谈颂等[29]收集 161 例前循环缺血性卒中病例并记录卒中发生后 3 天内、4～6 天、7～9 天的 mNIHSS 评分及卒中后 6 个月的改良 Rankin 评分,采用 Spearman 秩相关系数及受试者工作特征曲线统计后指出卒中发生 9 天内 mNIHSS 评分对卒中 6 个月预后有良好的预测价值,但在卒中早期的不同时间段使用 mNIHSS 评分预测 6 个月预后的最佳界值不同。黄良通等[30]前瞻性纳入急性缺血性卒中发病 7 天内合并非瓣膜性房颤患者 203 例,发现发病前 CHADS2 评分与患者预后相关,低评分者(0～1 分)预后良好可能性大,评分高者(3～6 分)预后极差可能性大。宋笑凯等[31]分别采用 ABCD2、ABCD3 与 ABCD3-I 评分标准对 107 例 TIA 患者进行评分,并观察患者 TIA 后 2 天和 7 天内的脑梗死的发生率发现 ABCD3-I 评分法可更好地预测 TIA 后早期缺血性卒中风险,可作为常规应用于临床、指导 TIA 危险分层评价和治疗。胡沛霖等[32]对 128 例后循环脑梗死患者进行 DSA 检查后发现供血动脉形态学异常是后循环脑梗死的重要病理基础,与患者的预后明显相关,DSA 是评价脑供血动脉异常的金标准,对于后循环脑梗死可以采取药物治疗,对于重度供血动脉狭窄积极采取药物+支架成形术治疗可以取得明显疗效,通过 DSA 检查发现脑供血动脉代偿良好者预后良好。王贝娜等[33]探讨短暂肢体缺血后适应在急性脑梗死患者神经功能恢复的作用及其相关炎症因子的影响后发现短暂肢体缺血后适应对急性脑梗死患者神经功能改善起到一定的促进作用，可能与其降低血清C反应蛋白、D-二聚体、纤维蛋白原水平有关。

马亚丽[34]对于120例脑梗死患者进行回顾性分析发现首次卒中后是否戒烟、血压、血糖、血胆固醇是否控制在正常范围，出院后是否止规服用阿司匹林，同型半胱氨酸(Hcy)浓度，颈动脉粥样硬化程度，狭窄程度及斑块类型是脑梗死复发的危险因素。刘新俊等[35]对62例脑梗死患者在规范用药及改变不良生活方式等方面进行健康教育跟踪随访1年后显示，H2H健康教育模式对脑梗死患者二级预防起着重要作用。李建新等[36]对165例急性脑梗死患者空腹血浆同型半胱氨酸浓度进行研究，提示高同型半胱氨酸血症组急性脑梗死患者的短期预后比非高同型半胱氨酸血症组差，降低高同型半胱氨酸血症对于缺血性脑血管病具有重要的预防和治疗意义。汪亚坤等[37]发现高同型半胱氨酸血症脑梗死发病以男性多见，临床上病情容易进展，脑血管事件再发风险高，影像学上以多发梗死病灶多见。血浆同型半胱氨酸增高对于神经功能缺损程度、脑梗死面积无明显影响。张利贞等[38]对139例急性脑梗死患者进行临床研究发现高同型半胱氨酸血症是脑梗死复发的独立危险因素之一。陆敏等[39]探讨血浆同型半胱氨酸水平与1年内脑梗死复发率之间的关系发现缺血性脑卒中1年复发率与血浆同型半胱氨酸升高有关，高同型半胱氨酸是缺血性脑卒中复发的独立性危险因素。吴海琴等[40]采用生物微矩阵分析技术测定初发急性脑梗死(85例)血清幽门螺杆菌(Hp)IgG、CagA-IgG和同型半胱氨酸水平提示Hp感染与脑梗死发病相关，可能是脑梗死的危险因素；CagA阳性Hp感染可能通过升高血同型半胱氨酸水平而增加脑梗死的风险。赵文静[41]研究糖尿病脑梗死患者颈动脉粥样硬化斑块与脂联素(APN)、IL-18及C反应蛋白的关系发现APN可能是糖尿病动脉粥样硬化发生发展中的保护因素，IL-18及CRP水平的升高与斑块的不稳定性及脑梗死的发生有关。

赵伟丽等[42]发现经颅多普勒超声技术结合生理盐水发泡试验能有效筛查卵圆孔未闭，可作为不明原因缺血性脑卒中患者病因筛查的手段。于艳辉[43]利用经颅多普勒超声结合二氧化碳试验探讨颈动脉狭窄程度与脑血管反应性(CVR)之间的关系，提示轻中度颈动脉狭窄患者CVR无明显变化；重度狭窄患者CVR明显减低；血管运动反应性、呼吸抑制指数、脑血管运动储备值可以作为评价CVR的有效指标。玛依努尔·买买提等[44]对187例缺血性卒中及对照组患者行颈部血管超声、踝臂指数(ABI)、经颅多普勒超声(TCD)检查提示颈动脉彩超、ABI、TCD能较好的预测缺血性脑卒中，颈部血管彩超联合ABI能够更有效预测缺血性卒中的发生。孙旭文等[45]回顾性分析DSA检查发现单侧颈内动脉重度狭窄或闭塞的70例患者发现侧支循环是否开放及其开放数目与狭窄程度存在相关性，侧支循环的开放一定程度上可以缓解临床症状。王妍等[46]回顾性分析发病24小时内的局限于基底节区的急性单灶脑梗死患者120例，提示直径1.5～3.0 cm基底节区白质急性单灶脑梗死患者较相同部位直径小于1.5 cm腔隙性脑梗死患者更易发生早期运动障碍加重。早期运动障碍加重可能与入院时升高的收缩压有关。这种中等直径的梗死灶形成可能与同侧大脑中动脉主干病变有关。沈小平等[47]对60例老年急性脑梗死患者进行彩色多普勒超声(CDFI)检查，指出CDFI检查与DSA检查在评估颈动脉血管狭窄程度上具有较好的一致性，能够取代有创性DSA诊断中重度以上的狭窄。杨国栋等[48]对106例急性脑梗死患者及92例健康者进行动态心电图检查或心电监测，提示急性脑梗死患者各种心律失常的发生率远高于正常人，建议对脑梗死患者常规行动态心电图检查或心电监护，并及早行心脏保护措施。

林小慧等[49]对94例中青年及76例老年脑梗死患者进行DSA检查，显示颅内外脑供血动脉狭窄或闭塞是脑梗死最重要的发病原因之一，中青年以颅内动脉病变多见，老年患者以颅外动脉病变多见。肖桂荣等[50]比较简易精神状态(MMSE)量表与蒙特利尔认知评估(MoCA)量表在腔隙性脑梗死患者认知功能障碍评估中的应用价值，发现MMSE评分正常、MoCA评测异常的患者认知损害主要表现在视空间与执行功能、命名、延迟记忆、抽象等方面。MoCA量表在筛查腔隙性脑梗死患者认知障碍方面可能比MMSE量表更敏感。王慕秋等[51]探讨蒙特利尔认知功能评估(MoCA)量表筛查缺血性脑卒中后非痴呆型血管性认知功能障碍(VCIND)的应用价值后发现MoCA筛查VCIND灵敏度和特异度较高，是一种有效的筛查VCIND量表。赵雅宁等[52]运用威斯康星卡片测验系统(WCST)对480例稳定期缺血性脑卒中患者的执行功能(EF)进行评测，指出梗死面积大、梗死部位在额叶、合并症有高血压糖尿病等、大量吸烟、饮酒、年龄大为执行动能障碍的独立危险因素，高教育程度、经常锻炼为执行功能障碍发病的保护因素。李梅等[53]探讨事件相关电位(ERP)对腔隙性脑梗死患者认知功能障碍的诊断价值，提示腔隙性脑梗死患者可伴有认知功能的损害，ERP可以早期发现并诊断认知功能障碍，并可于临床表现及MMSE认知量表均未异常时发现认知障碍，是有一定客观性的一个指标。

贺涓涓等[54]回顾性分析62例经静脉溶栓治疗的急性脑梗死患者的临床资料，显示急性脑梗死患者静脉溶栓后出血性转化的发生率高，高龄、发病至溶栓时间>3小时和早期CT缺血改变是出血转化的高危因素。王增武等[55]通过对10个随机对照临床试验进行荟萃分析发现降压治疗可预防脑卒中或短暂性脑缺血发作患者卒中再发的风险。汪飞等[56]纳入101例大脑半球大面积脑梗死患者，按发病7天内是否发生恶性大脑中动脉供血区梗死(mMCAI)分为mMCAI和非mMCAI组，发现发病48小时内梗死区范围≥MCA，24小时内体温升高、恶心伴呕吐、外周血白细胞增高和MCA高密度征对发生mMCAI具有一定的预测价值，前两者的准确性更高。邵自强等[57]对468例急性新发脑干梗死患者进行分析显示CT不是脑干梗死最佳检查手段，而MRI具有分辨率高、敏感性强、不受颅骨伪影干扰，显示氢质子密度及水肿非常敏感等优点，认为脑梗死患者都应尽早行MRI检查，以确定病变部位，指导临床治疗。魏有东等[58]对30例临床诊断为急性缺血性脑卒中的患者于发病后24小时内行容积CT数字减影血管造影(VCTDSA)联合CT灌注成像，发现CT灌注成像在急性缺血性脑卒中的早期诊断中有很重要的价值。VCTDSA能发现缺血病变的原因，为临床进一步治疗提供确切依据。徐方元等[59]对26例临床诊断为TIA的患者行头颅CT平扫，脑CT灌注和颈动脉血管成像，显示TIA患者颈内动脉狭窄与脑卒中的发生密切相关，CT脑灌注成像结合CTA，不仅可以发现颈动脉有无狭窄及斑块的性质，还可以了解脑组织的血流动力学改变和脑组织的损害情况。宋红松等[60]对43例超急性期大脑中动脉区严重缺血性卒中患者大脑中动脉高密度影(HMCAS)是否发生分为HMCAS(+)组和HMCAS(−)组，发现HMCAS(+)的患者发病24小时病情恶化更为显著，随后发生大面积梗死者比例更高；楼敏等[61]回顾分析溶栓治疗前后患者的临床资料和灌注加权成像(PWI)-弥散加权成像(DWI)的影像学资料，发现溶栓前存在PWI-DWI不匹配模式的患者较无不匹配者溶栓后再灌注率高，而且早期神经功能改善比例高，可能有利于筛选时间窗外溶栓收益患者。李宗亚等[62]探讨常规磁共振检测纹状体梗死后黑质的继发性损害发现，其在MRI上有特征性改变，而且可能参与血管性帕金森综合征的发病过程。刘伟等[63]回顾性分析104例缺血性脑卒中患者资料，根据影像学表现及临床表现分成非腔隙性脑梗死组和腔隙性脑梗死组，利用Logistic回归分析发现易损斑块是非腔隙性脑梗死的独立危险因素，64排CT可作为临床首选检查方法。许开喜等[64]对53例后循环缺血患者行多排螺旋CT血管造影(MSCTA)，发现MSCTA可充分显示后循环缺血的椎基底动脉粥样斑块发生情况和动脉狭窄程度。崔其福等[65]纳入缺血性脑血管病患者226例，分析其踝臂指数(ABI)及动态动脉硬化指数(AASI)与颅内、外动脉狭窄的相关性，显示中重度动脉狭窄患者的AASI≥0.5、ABI≤0.9时，其动脉狭窄程度与AASI和ABI大小关系密切，ABI和AASI可作为颅内、外动脉狭窄程度的检测指标，尤其对中重度血管的狭窄有着较高的关联。陈锡阳等[66]对急性脑梗死患者进行在CT指导下的静脉尿激酶溶栓治疗发现，CT指导下行尿激酶静脉溶栓治疗急性脑梗死具有较好疗效，可有效改善患者神经功能缺损情况，改善血流动力学，提高患者生活质量。马召玺等[67]纳入81例急性分水岭梗死(WSI)患者根据责任血管分为颈内动脉(ICA)组及大脑中动脉(MCA)组，根据MRI检查结果进行比较发现合并颅内外血管狭窄或闭塞WSI类型以内WSI及皮质后型梗死最常见。ICA病变患者WSI皮质前型最常见，其发病机制可能为血流动力学障碍；MCA病变患者WSI皮质上型及合并融合性病灶多见，其机制可能为微栓子对远端血管的微栓塞。刘红等[68]应用质子磁共振波谱(^1H-MRS)技术，探讨急性脑梗死后血管性认知障碍(VCI)患者的颅内物质代谢变化与认知损害的关系，显示左丘脑及左颞叶代谢异常可能为VCI患者认知损害的早期关键环节之一，随着VCI病变进展可能整个皮质及皮质下环路区域都将出现代谢异常。

(陈　瑛)

2. 实验室研究

刘海朋等[69]对电凝制作大鼠脑卒中模型方法进行改良及评价。梁盼等[70]总结改良的、简单实用的大鼠大脑中动脉阻塞模型建立方法的相关经验。廖常莉等[71]对大鼠窒息性心脏骤停全脑缺血模型进行改进。肖胜军等[72]观察一过性缺血后脑组织中嗜酸性神经元、反应性星形胶质细胞和梗死区域的分布，探明脑缺血病理形态学改变的时序性变化。林兴建等[73]报道同种异体粒细胞-巨噬细胞集落刺激因子基因转染的骨髓基质细胞治疗脑梗死的疗效较好，可能与其抗凋亡、神经替代及保护作用有关。吴涛等[74]检测经不同途径移植骨髓间充质干细胞后大鼠脑梗死模型中^{131}I-氟-碘阿糖呋喃基尿嘧啶的生物分布及脑组织中胸苷激酶基因的表达，为核素报告基因显像无创伤性监测细胞移植治疗脑梗死提供实验依据。牛晓珊等[75]观察到缝隙蛋白43阻断剂辛醇通过抑制海马及皮质缝隙蛋白43表达，降低病死率和梗死体积。吴其艳等[76]报道瘦素通过降低损伤后脑组织中缝隙蛋白43的表达，减轻脑缺血再灌注损伤。包翠芬等[77]发现人参皂甙 Rg1 联合骨髓间充质干细胞能够促进脑缺血再灌注损伤的修复。聂晶等[78]发现天麻素可通过下调半胱氨酸蛋白酶-3(caspase-3) mRNA 的表达减少大脑神经细胞凋亡，对缺血再灌注损伤大鼠脑组织发挥保护作用。韩江全等[79]报道激活 PI3K/Akt 信号通路是葛根素减少神经细胞凋亡、起到神经保护作用的机制之一。吴虹等[80]研究了芒柄花黄素对脑缺血再灌注损伤小鼠炎症反应的影响。谢芬等[81]的研究认为 TLR9 信号通路在脑梗死早期的炎症反应中起重要作用。李昕等[82]观察黄体酮对大鼠局灶性脑缺血-再灌注损伤后缺血区皮质神经生长因子和脑源性神经营养因子在 mRNA 与蛋白质水平表达的影响。龚琼等[83]认为 netrin-1 及其受体 DCC 和 UNC5H2 的表达增高，可能与脑梗死后远隔丘脑的神经可塑性有关。王鹏等[84]探讨缺血后处理对大鼠局灶性脑缺血再灌注时 Toll 样受体 4 和核因子-κB 表达的影响。石磊等[85]探讨了载脂蛋白 J 及其 mRNA 在大鼠脑缺血再灌注模型各脑区的表达情况及其可能的作用机制。李波等[86]报道低、中、高浓度磷酸肌酸钠预给药均可有效减少局灶性脑缺血再灌注损伤后大鼠脑梗死体积，减轻脑缺血再灌注后的损伤。兰海涛等[87]认为重组人促红细胞生成素通过抑制核转录因子-κB/IκB 信号传导通路，减少炎症因子 IL-1β 的合成和分泌而达到保护脑损伤的作用。张雪等[88]发现全脑缺血再灌注损伤大鼠海马区 S 期激酶相关蛋白 2 的表达升高可能与缺血后神经元凋亡及胶质细胞活化有关。吕首旭等[89]报道棓丙酯注射液对大鼠急性局灶性脑缺血-再灌注损伤有保护作用，其机制与升高超氧化物歧化酶活性、清除自由基有关。黄焕森等[90]发现实施轻度急性等容血液稀释有利于兔缺血再灌注后早期脑组织的氧供和利用，减少炎症反应，降低继发性脑组织损害。赵玉等[91]探讨亚血红素多肽对大鼠脑缺血再灌注损伤的作用。陆俊睿等[92]的研究发现海马内信号转导与转录激活因子-3 参与 κ 阿片受体对大鼠全脑缺血再灌注损伤后的神经保护作用。董小雪等[93]探讨重组人粒细胞集落刺激因子在大鼠脑缺血再灌注损伤中的神经保护机制。张兴毅等[94]的实验表明全脑缺血-再灌注后，灯盏花素通过抑制核转录因子-κBp65 的表达，抗细胞凋亡，增加存活神经元的数目而起到脑保护作用。赵正梅等[95]观察不同浓度吸氧对中动脉闭塞再灌注模型鼠缺血边缘区血管再生的影响。展淑琴等[96]发现局灶性脑缺血可降低缺血侧脑皮质及纹状体中的强啡肽 A(1～8)含量及增高缺血侧脑皮质及纹状体的含水量。吴乃君等[97]报道 IL-23 在大鼠脑梗死区域表达显著增高，而且在 24～48 小时达高峰。李富强等[98]的研究发现脑缺血后处理有明显的脑保护作用，其机制与抑制线粒体通透性转换孔开放有关。郑超波等[99]证实 SIRT2 可以通过降低脑组织中的炎症和氧化应激水平对脑缺血再灌注损伤起到神经保护作用。黎洁等[100]的研究证实缺血预处理对再次脑缺血有保护作用。余樱等[101]观察正常成年大鼠与局灶性脑缺血大鼠神经元内磷酸化 Rb 蛋白的表达及其变化特点。胡跃强等[102]发现脑缺血预处理通过抑制 C/EBP 同源蛋白表达发挥神经保护作用。张宜波等[103]报道低温和黄芩素苷能抑制脑缺血后海马 CA1 区神经元 GluR2 蛋白及其 mRNA 的下调，两者合用的抑制作用更为明显。李智勇等[104]的研究证实胰岛素样生长因子-1(IGF-1)对缺血、缺氧神经元损伤有保护作用。陈瑞清等[105]动态观察大鼠急性脑缺血后不同时间外周血 $CD4^+$ $CD25^+$ 调节性 T 细胞和脑组织中 Foxp3 的表达，探讨其在急性缺血性脑卒中病理生理演变过程中的作用。吴春平等[106]认为葡萄糖转运蛋白可能是介导孕酮防护氧糖剥夺 PC12 细胞的重要分子靶标。孙承铭等[107]报道高剂量 6-姜酚脑室内注射能减小脑梗死体积，保护脑缺血小鼠模型。崔晓萍等[108]报道缺氧刺激可激活星形胶质细胞 PI3K/Akt 信号通路，促进海马神经干细胞增殖。熊云彪等[109]发现促红细胞生成素可增加兔脑缺血皮质区干细胞因子及受体表达。韩江全等[110]观察超负荷血糖对鼠局灶性脑缺血侧皮质区内皮抑素表达的影响。赵红等[111]探讨脑缺血再灌注大鼠少突胶质前体细胞及髓鞘的表达变化。詹海涛等[112]探讨香港远志提取物对局灶性脑缺血大鼠脑保护作用及机制。胡跃强等[113]认为脑缺血预处理可能通过抑制内质网应激后蛋白激酶样内质网激酶表达和诱导葡萄糖调节蛋白表达发挥其神经保护作用。陈应柱等[114]发现刺五加皂甙对少突胶质谱系细胞缺血性反应有保护作用。范斌等[115]报道经静脉注射骨髓基质细胞可改善大鼠脑缺血后神经功能评分，抑制细胞间黏附分子-1 表达，减轻脑缺血再灌注危害。郭玫等[116]探讨细胞外信号调节蛋白激酶$_{1/2}$在大鼠缺血预处理中的表达及作用。吴晓冬等[117]认为延迟注射半胱氨酸蛋白酶抑制剂 Z-VAD-fmk 可减少细胞凋亡，同时也减少炎症的发生。陈应柱等[118]发现血清髓鞘碱性蛋白含量随 TOAST 亚型的不同而变化。崔桂萍等[119]探讨血清胶质纤维酸性蛋白、核苷二磷酸激酶 A 和帕金森疾病蛋白 7 与缺血性脑卒中的相关性，及其对缺血性脑卒中诊断、预后评估的临床价值。徐梦怡等[120]报道血清基质金属蛋白酶-9、组织基质金属蛋白酶抑制剂-1、超敏 C 反应蛋白可作为反映颈动脉粥样硬化及斑块稳定性的血清学指标。石磊等[121]探索趋化因子受体 CX3CR1 基因单核苷酸多态与中国北方人群脑梗死发病的关系。张小宁等[122]发现磷酸二酯酶4D基因87位点C等位基因频率增高可能增加缺血性脑卒中发生的风险，此风险在新疆地区维、汉人群中没有差异。王瑶等[123]发现5-脂氧合酶激活蛋白多态性与中国华东地区汉族人群缺血性脑卒中患者密切相关。王锐等[124]报道核因子κB1基因启动子-94ins/delATTG基因多态性与动脉粥样硬化性脑梗死发病有一定相关性，但其相关性不存在地区差异。梁燕玲等[125]探讨广东汉族人群Toll样受体基因A299G和C399T多态性与颅内外动脉粥样硬化及脑梗死的关系。刘江等[126]探讨血浆血管性假性血友病因子表达水平及其基因19内含子MspI多态性与急性脑梗死的相关性。刘怀翔等[127]前瞻性研究观察胱硫醚β合酶T833C基因突变对中青年脑梗死患者再发缺血性血管病的影响。林慧琼等[128]发现脂蛋白脂酶基因Ser447stop多态性与脑卒中有一定关联，Ser447G等位基因突变是脑卒中发病的一个保护性因素。杨玉梅等[129]探讨脂蛋白脂酶、对氧磷酶1基因联合作用与脑梗死发病的相关性。王燕飞等[130]发现中国人对氧磷酶1基因第55位密码子的多态性与动脉粥样硬化性脑梗死合并高血压有关，M等位基因是高血压并发动脉粥样硬化性脑梗死的危险因素之一。尚贤金等[131]* 认为染色体12p13两基因间rs12425791位点可能是福建汉族人动脉粥样硬化型脑梗死的遗传风险标记。

（夏　斌）

3. *治疗方法*

溶栓始终是急性缺血性卒中最有效的治疗方法，对卒中单元的建立、溶栓时间窗、溶栓早期预后影响因素以及动静脉溶栓获益程度等的探讨始终是临床研究的热点。万何琴等[132]探讨了脑卒中事件院前急救模式救治脑卒中患者的临床疗效中得出院前急救模式能尽快明确诊断、提高抢救成功率及改善卒中患者的生活质量的结论，值得临床推广应用。贾振纲等[133]探讨采用爱通立进行超早期溶栓治疗发现爱通立超早期溶栓治疗急性脑梗死可以取得临床满意疗效且能改善神经功能缺损。狄政莉等[134]发现rt-PA静脉溶栓治疗可使急性脑梗死患者神经功能缺损早期恢复，但有增加颅内出血的风险。李斌等[135]探讨rt-PA静脉溶栓治疗急性脑梗死有效，且3小时内溶栓者安全性更高。沈健等[136]探讨不同时间窗rt-PA静脉溶栓治疗椎-基底动脉系统脑梗死的疗效，得出rt-PA溶栓治疗4.5小时时间窗和适当延长治疗时间窗(4.5～9.0小时)均安全有效。罗伟良等[137]对80岁及以上的急性脑梗死患者给予小剂量(0.6 mg/kg)rt-PA静脉溶栓治疗后得出仍然有效且相对安全的结论。陈丽霞等[138]发现急诊＜4.5小时静脉应用rt-PA溶栓治疗确切，多模式MRI指导下急诊超时间窗(4.5～9.0小时)静脉溶栓安全有效。王立志等[139]对rt-PA溶栓治疗急性脑梗死预后的影响因素进行分析发现溶栓前NIHSS低、发病至溶栓开始的时间短、溶栓前血糖低是影响rt-PA静脉溶栓治疗急性脑梗死预后的独立预测因素。姚绍鑫等[140]实验发现血栓内接触性溶栓治疗急性大脑中动脉闭塞性脑梗死起效快，效果好，值得推广。朱仁洋等[141]对比穿支动脉区孤立性梗死与其他类型脑梗死经静脉rt-PA溶栓治疗后出血转化及神经功能结局的差异，发现前者经溶栓后显示出更低的出血转化率和较好的神经功能结局，故对此类患者的溶栓治疗可更积极。徐安定等[142]评估急性基底动脉闭塞患者溶栓后早期临床预后及其影响因素，发现该型梗死应尽可能溶栓，症状性颅内出血、高龄、高基线血压和神经功能缺损评分、发病至溶栓时间延长与其早期不良预后可能有关。谢坚等[143]经观察发现TCD持续监测辅助尿激酶动脉溶栓治疗急性脑梗死的疗效较好，且无明显不良反应。

中药治疗方面，孔燕等[144]系统评价了阿加曲班治疗急性缺血性卒中的疗效和安全性，得出结论，阿加曲班能有效改善急性缺血性脑卒中患者的神经功能缺损和日常生活能力，降低致残率，且安全性好。但阿加曲班对远期死亡、复发的疗效尚需进一步研究。胡洪涛等[145]发现前列地尔注射液可以提高临床疗效、改善急性脑梗死患者的神经功能缺损评分及日常生活评分，是治疗缺血性卒中的有效药物。崔晓等[146]经观察β-七叶皂苷钠对急性脑梗死后脑水肿的疗效，发现该药治疗急性脑梗死后脑水肿有明显疗效。张艳红等[147]探讨了急性基底动脉闭塞患者的治疗方案及疗效，发现应用阿替普酶静脉溶栓，急性基底动脉闭塞患者仍具有高致残率、高病死率。郭刚等[148]评价了负荷剂量氯吡格雷(300 mg)联合阿司匹林治疗TIA的临床疗效，发现该治疗方案疗效显著，且无明显安全性问题。何奕涛等[149]在巴曲酶治疗同时应用经颅多普勒超声对病变血管连续监护照射1小时，发现能够增强巴曲酶的降纤作用，提高巴曲酶对脑梗死急性期的疗效。赵建华等[150]观察尤瑞克林治疗对缺血性脑卒中患者后期执行功能的影响时发现联合尤瑞克林治疗缺血性脑卒中可有效阻止患者视空间能力、认知灵活性、工作记忆力等多项执行功能减退，预防血管性认知功能障碍的发生。赵文度等[151]研究依达拉奉对主动脉弓部手术型深低温停循环下手术时脑缺血再灌注损伤的保护作用时发现依达拉奉能够有效地降低体内氧自由基水平，提高机体抗氧化活性，减少MDA的产生，使TAOC增强，从而减轻缺血再灌注损伤所致脑损伤程度，对术中及术后的脑保护具有积极作用。刘信东等[152]观察发现依达拉奉在治疗大面积脑梗死中疗效显著，并发症少，值得临床上推广应用。

进展性卒中临床非常多见，杨明健[153]探讨了依达拉奉联合低分子肝素治疗进展性脑梗死的疗效及其安全性发现其安全又有效。朱建忠等[154]发现丁苯酞治疗进展性脑梗死安全有效。李建标[155]通过观察低分子肝素钙治疗急性进展型脑梗死的疗效发现其治疗急性进展型脑梗死安全有效，值得在基层医院应用。林静等[156]通过研究双重抗血小板治疗在预防进展性缺血性脑卒中的作用发现联合阿司匹林和氯吡格雷治疗能降低大动脉粥样硬化型脑梗死患者进展性缺血性脑卒中的发生，且双抗治疗2周安全有效，未明显增加副作用，对大动脉粥样硬化型脑梗死患者获益较大。王志勇等[157]研究发现普通肝素微量持续静脉泵入可显著减轻进展性脑梗死患者的神经功能缺损程度，增加治愈好转率，降低复发率，提高患者的远期生活质量，且出血风险并未增高。康玲伶等[158]通过观察药物联合饮食调控治疗合并高同型半胱氨酸血症的进展性卒中的疗效后发现药物联合饮食调控治疗安全有效。

郭珍立等[159]观察左乙拉西坦对老年脑梗死后迟发性癫痫的疗效和安全性，发现左乙拉西坦是治疗老年缺血性脑卒中后迟发性癫痫安全、有效的治疗药物，且耐受性良好。张龙等[160]比较了二甲双胍联合胰岛素与单用胰岛素或口服磺脲类降糖药物控制急性脑梗死应激性血糖增高对患者神经功能缺损改善的影响，发现前者更有利于急性脑梗死患者神经功能的恢复，提示二甲双胍可能有脑保护作用。鞠姜华等[161]观察比较短效加中效胰岛素、预混胰岛素、预混胰岛素类似物及长效胰岛素对急性脑梗死合并高血糖患者的血糖控制效果及神经功能缺损的改善情况后发现急性脑梗死合并高血糖患者接受胰岛素治疗能够有效控制血糖、降低病残率并改善长期生存质量，预混胰岛素类似物诺和锐30综合疗效优于其他胰岛素，更适用于急性脑梗死合并高血糖患者。宋波等[162]通过了解他汀类药物在缺血性脑卒中和TIA二级预防的不同危险因素分层中的应用现状及分析影响他汀类药物依从性的因素方面发现，他汀类药物在缺血性卒中和TIA二级预防中的依从性差，与指南存在差距；出院医嘱是二级预防中他汀类药物依从性好的促进因素。冯芳等[163]探讨中国缺血性脑脑卒中患者抗血小板类药物的使用现状及影响用药的相关因素后发现，中国缺血性脑卒中患者抗血小板药物使用现状与缺血性脑卒中二级预防指南推荐的均应服用抗血小板药物的要求存在明显的差距，尤其是病程较长的缺血性脑卒中患者。

范红星等[164]通过回顾分析15例应用颅内自膨胀支架治疗的急性缺血性卒中患者发现其治疗的有效性和安全性，为急性缺血性卒中患者的治疗提供了新的思路。王嗣欣等[165]探讨血管内机械性开通治疗颅外动脉闭塞性脑梗死的临床疗效，发现其可以较好地改善颅外动脉闭塞脑梗死患者的神经功能缺损症状。张海欣等[166]研究急性脑梗死患者动脉内介入治疗（选择性动脉内溶栓）的方法及疗效，发现急性脑梗死患者动脉内介入治疗效果明显。黄巧英等[167]采用自制的去骨瓣减压手术治疗恶性大脑中动脉梗死量表（DHMS）对手术治疗时机进行探讨，发现DHMS量表对选择去骨瓣减压手术治疗恶性大脑中动脉梗死的时机具有一定的指导意义，DHMS量表≥4分可作为临床判断手术时机的一个衡量时机点。朱世津等[168]评价动脉粥样硬化性进展性脑梗死支架成型术（SAA）的临床疗效和安全性后发现它的安全有效性。王晓红等[169]研究发现高压氧治疗急性脑梗死疗效可靠，在梗死后12小时以内开始高压氧治疗效果最好，7天开始行高压氧治疗仍有临床疗效，并且疗程越长疗效越佳。代宏等[170]探讨高压氧辅助治疗急性脑梗死的临床疗效，发现高压氧治疗可明显改善梗死后神经功能缺损症状，改善患者预后。陈岚[171]利用荟萃（Meta）分析方法对国内采用高压氧治疗急性脑梗死的对照试验进行荟萃分析，从而在较大样本量下评估高压氧治疗急性脑梗死的有效性和安全性。结果发现，早期使用高压氧治疗可更大程度降低神经功能缺陷评分，同时更大程度升高BI指数评分。余芳等[172]回顾分析在高压氧氧舱内机械通气治疗抢救急性缺氧性脑病患者中的应用及其疗效，发现高压氧舱内机械通气为抢救急性缺氧性脑病患者提供了一种安全、有效的治疗手段。杨卫民等[173]观察球囊扩张支架治疗症状性大脑中动脉狭窄的疗效观察及1年随访研究后发现，球囊扩张支架治疗症状性大脑中动脉狭窄有较好的安全性和临床疗效，长期疗效还需要进一步建立长期的大样本多中心的随机对照研究。

李贵福等[174]探讨Solitaire AB型支架用于急性大脑中动脉闭塞动脉取栓术的效果及安全性后发现使用该支架进行动脉取栓能获得较好的再通率，对于超过静脉或动脉溶栓传统安全时间窗的患者，根据患者DWI及PWI匹配情况确定是否存在半暗带，取栓时机可扩大到8小时以外。张磊等[175]评价Wingspan支架治疗大脑中动脉硬化性狭窄的安全性及有效性时发现支架植入术治疗大脑中动脉症状性粥样硬化性狭窄是安全的，操作相关并发症率低。虽然支架内再狭窄的发生率较高，但多无相关临床症状。殷志锋等[176]分析Gateway-Wingspan支架系统治疗症状性大脑中动脉狭窄的并发症，探讨其安全性后发现其该支架技术成功率高，本组的围手术期并发症及症状性颅内出血相对较高,需要进一步临床实践检验。李达等[177]探讨了丘脑海绵状血管畸形的手术治疗及预后,发现手术治疗丘脑海绵状血管畸形可取得良好预后。张永力等[178]探讨了复杂脑动静脉畸形(CAVM)的治疗策略和手术要点,发现显微外科手术全切除是CAVM最有效的治疗方法,掌握相关的显微外科手术方法,可以使多数CAVM获得良好的效果。术前栓塞和残余畸形血管团放射外科治疗是治疗的良好补充。黄昌仁等[179]评价血管内栓塞结合伽马刀治疗对脑动静脉畸形的治疗作用,发现其具有疗效较好、并发症少、创伤小、安全性高和可重复性等优点。伽马刀还可以作为手术切除的前期治疗。武国德等[180]回顾性分析了近五年21例脑静脉窦血栓形成(CVST)患者的血管内介入治疗情况,探讨手术适应症,操作技术及手术相关并发症的应对措施,评价动静脉联合溶栓术治疗CVST的有效性及安全性。得出结论,血管内介入溶栓治疗CVST是安全有效的,适应症是病程在8周以内的患者,病程越短疗效越显著,多种方法联合治疗能让病程超过2个月的部分患者获益,并发症主要与操作有关。

针对动脉瘤的处理,沈媛等[181]探讨后循环动脉瘤血管内介入治疗的临床应用,发现颅内后循环动脉瘤多为复杂动脉瘤,个体化血管内介入治疗是安全、有效的方法。陈永汉等[182]等通过模拟翼点入路和颞下入路,观察到达基底动脉分叉部两种手术入路显露范围的差异,为临床基底动脉顶端动脉瘤手术入路的选择提供参考依据。结果发现,翼点入路通过间隙暴露基底动脉分叉部更占优势,利于高于后床突且瘤顶端指向前上方动脉瘤的处理。颞下入路与翼点入路相比可缩短手术距离,可从侧方直视下观察基底动脉分叉部及P1段后方穿支动脉,利于对动脉瘤顶部指向后和后下方动脉瘤的处理。王君等[183]分析总结血管内栓塞治疗颅内微小动脉瘤的临床效果及操作技巧,发现血管内治疗微小动脉瘤安全有效,不刻意追求致密填塞、合适的栓塞技术是治疗的关键。刘荣耀等[184]探讨颅内动脉瘤的手术策略、技巧以及疗效等,发现手术夹闭是治疗颅内动脉瘤确实有效的方法。对于复杂性动脉瘤,术者需对动脉瘤有充分的认识,相应的手术技巧,方能达到满意的手术效果。刘峥等[185]对因神经影像判断失去介入治疗机会的动脉瘤,探讨是否能够栓塞治疗。结果发现,动脉瘤周围血管正常解剖变异,动脉瘤壁的压迫或者分支动脉不完全粘连,容易出现造影变形,仔细观察或者动脉瘤囊腔内造影可以区别。吴京雷等[186]分析影响前循环动脉瘤夹闭术患者预后的相关因素,发现术前患者的HUNT-HESS分级、术中动脉瘤是否破裂与患者预后有关,手术时机与患者预后无关。

中西医结合治疗急性脑梗死具有中国特色的手段之一,谢仁明等[187]研究中西医结合治疗方案对急性缺血性脑卒中患者神经功能缺损和近期致残结局的影响,发现中西医结合治疗方案可改善缺血中风患者的神经功能,而可改善其致残结局,其中以苦碟子静脉滴注加脑栓通胶囊口服加中医辨证施治加针刺、推拿及中药泡洗方案为优。安丽英等[188]进行中西医结合治疗急性期脑梗死疗效分析,得出结论急性脑梗死在西医治疗基础上配合益气活血汤治疗,疗效肯定且该药安全、可靠,无明显副作用,值得临床推广应用。

龙全铭等[189]分析了银杏达莫联合阿托伐他汀钙治疗83例急性脑梗死疗效,发现该联合治疗方案能明显改善患者的神经功能、血液流变学指标及降低血脂水平,明显提高临床总有效率,并且安全无明显不良反应。蔡力民等[190]进行了舒血宁注射液治疗急性脑梗死的疗效汇总分析,发现其安全有效,是一种疗效较理想的药物。尽管舒血宁注射液已广泛应用于临床,但仍需进行设计严谨、方法可靠的大规模多中心随机临床对照试验,以便更科学、更客观、更全面地对其疗效及不良反应做出正确的循证医学评价。王庆余等[191]也进行了40例应用舒血宁注射液治疗的急性脑梗死临床观察,发现治疗组治疗后全血黏度、血浆粘度均有明显降低,说明其可明显改变血液流变学指标,同时减少致残率,且治疗过程中未出现明显不良反应,是一种安全、有效、值得推广的治疗药物。谭奔腾等[192]探讨银杏叶注射液对脑梗死急性期者血液流变学和NIHSS评分的影响,发现其可明显改善脑梗死急性期患者血液流变学指标和NIHSS评分。马瑛[193]探讨舒血宁联合阿司匹林治疗急性脑梗死,发现其对脑梗死患者神经功能恢复及日常生活能力的改善有较好的疗效。蔡敏[194]观察疏血通治疗急性脑梗死的疗效,发现其临床疗效优于灯盏细辛,值得临床应用。常涛等[195]对62例发病48小时以内的急性脑梗死患者给予疏血通注射液治疗并观察临床疗效,发现其安全有效,且不良反应少,值得临床推广。张剑宇等[196]观察联合应用复方血栓通胶囊与阿司匹林对阿司匹林抵抗发生率的影响后发现其能有效降低阿司匹林抵抗发生率,对改善缺血性卒中预后有一定意义。杨国栋等[197]观察灯盏细辛联合依达拉奉治疗急性脑梗死的疗效,发现其联合治疗后具有更好的改善临床症状、促进缺损神经功能康复的作用。

张德元等[198]观察物理因子高压电子笔点穴对治疗大脑后循环缺血的疗效后发现其可使脑组织内血液重新分布,改善脑组织有氧能量代谢,供氧充分,脑细胞分裂活跃，有效保护脑细胞，降低脑细胞兴奋毒性损害，稳定脑细胞膜电位，促进脑功能恢复有明显促进作用。江涛[199]探讨中医辨证治疗脑梗死后遗症的临床疗效，发现其能明显改善患者的神经功能缺损程度，减轻患者的残疾程度，提高其生活自理能力，值得在临床治疗中推广使用。路海燕[200]研究早期康复训练在急性脑梗死治疗中的疗效，发现早期康复训练能够有效改善急性脑梗死患者运动功能和生活自理能力，有助于中枢神经功能恢复。刘波等[201]探讨早期神经康复对脑梗死急性期患者脑功能重塑的影响，发现早期康复能有效地促进急性期脑梗死患者神经功能恢复，能有效地促进患者脑功能重塑。林岢等[202]探讨低频重复经颅磁刺激(rTMS)对急性脑梗死患者运动功能恢复的影响，发现 rTMS 对急性期脑梗死后运动功能的恢复有促进作用，其效果在治疗结束后 1 个月仍存在。李海燕等[203]探讨集束化干预措施对脑卒中并发肺部感染的影响，发现其对预防脑卒中并发肺部感染有效，能降低脑卒中病死率，值得大力推广。姚济荣等[204]探讨急性脑卒中伴昏迷的老年患者单次鼻饲量与吸入性肺炎发生率的关系，发现采用较小的单次鼻饲量缓慢注入有助于减少吸入性肺炎的发生率。徐英[205]探讨肌电生物反馈治疗(EMGBF)对老年脑卒中患者下肢肌力的影响发现在常规康复训练基础上加用 EMGBF 能有效提高老年脑卒中患者下肢肌力，改善偏袒垂足的残余功能。潘锐焕等[206]就中医药在急性脑梗死溶栓后治疗的优势加以浅述，阐释了益气活血法为急性脑梗死溶栓后补偏救弊、袪除余邪的重要治则治法，在溶栓治疗后应用该治法能提高溶栓治疗近期及远期疗效。周开斌等[207]观察益肾调督针法联合小脑顶核电刺激治疗脑卒中患者疗效，发现其能显著改善脑卒中患者神经功能缺损积分和生活质量，有一定的应用价值。申健等[208]探讨早期综合康复治疗卒中患者吞咽困难的疗效及血氧饱和度测定对其疗效的评价，发现用其对脑卒中后吞咽困难恢复进行评估更加有效，血氧饱和度测定可以作为脑卒中床旁吞咽困难及疗效评价指标。郭友华等[209]观察益气为主中药结合康复训练对缺血性中风后气虚疲劳患者生活质量的影响，发现其可以改善缺血性中风后气虚疲劳患者的生活质量。

（徐　瑾）

参考文献

1 吴　菁，等. 中国临床神经科学，2012，20(1)：48
2 傅　可，等. 医学临床研究，2012，29(6)：1143
3 吴锦峰，等. 内蒙古医学杂志，2012，44(4)：431
4 李建刚，等. 脑与神经疾病杂志，2012，20(2)：152
5 姬文珍，等. 中华医院感染学杂志，2012，22(10)：2211
6 蒋中平. 中华医院感染学杂志，2012，22(16)：3486
7 黄小亚，等. 中国临床神经科学，2012，20(1)：57
8 解玲玲，等. 中风与神经疾病杂志，2012，29(5)：426
9 张学敏，等. 中国综合临床，2012，28(5)：497
10 汪　飞，等. 脑与神经疾病杂志，2012，20(3)：177
11 张幼林，等. 山东医药，2012，52(29)：62
12 周艳茹，等. 中华内分泌代谢杂志，2012，28(4)：282
13 王奕琪. 中华神经科杂志，2012，45(7)：490
14 张道培，等. 临床神经病学杂志，2012，25(3)：171
15 张亚男，等. 四川大学学报(医学版)，2012，43(4)：553
16 刘　欣，等. 脑与神经疾病杂志，2012，20(4)：306
17 杨娑娑，等. 中国神经免疫学和神经病学杂志，2012，19(3)：179
18 石玉芝，等. 中华内科杂志，2012，51(5)：343
19 姚小英，等. 中华内科杂志，2012，51(8)：630
20 王连芹，等. 山东医药，2012，52(9)：14
21 许寅宏，等. 中风与神经疾病杂志，2012，29(4)：325
22 薛　钢，等. 内蒙古医学杂志，2012，44(2)：186
23 安　琳，等. 北京医学，2012，34(7)：602
24 李永乐，等. 天津医药，2012，40(5)：449
25 匡秋江，等. 中国神经免疫学和神经病学杂志，2012，19(1)：22
26 赵国章. 广西医学，2012，34(4)：451
27 吴修信，等. 首都医科大学学报，2012，33(2)：255
28 曹　音，等. 临床神经病学杂志，2012，25(1)：29
29 谈　颂，等. 中华神经科杂志，2012，45(3)：154
30 黄良通，等. 中华神经科杂志，2012，45(3)：169
31 宋笑凯，等. 中华内科杂志，2012，51(6)：445
32 胡沛霖，等. 脑与神经疾病杂志，2012，20(2)：114
33 王贝娜，等. 中风与神经疾病杂志，2012，29(5)：439
34 马亚丽. 吉林医学，2012，33(5)：937
35 刘新俊，等. 中风与神经疾病杂志，2012，29(1)：49
36 李建新，等. 中风与神经疾病杂志，2012，29(7)：651
37 汪亚坤，等. 脑与神经疾病杂志，2012，20(1)：55
38 张利贞，等. 临床神经病学杂志，2012，25(2)：135
39 陆　敏，等. 脑与神经疾病杂志，2012，20(3)：217
40 吴海琴，等. 浙江大学学报(医学版)，2012，41(1)：89
41 赵文静. 中国综合临床，2012，28(2)：164
42 赵伟丽，等. 中国神经免疫学和神经病学杂志，2012，19(2)：94
43 于艳辉. 内蒙古医学杂志，2012，44(2)：148
44 玛依努尔. 买买提，等. 中风与神经疾病杂志，2012，29(5)：450
45 孙旭文，等. 中华神经科杂志，2012，45(7)：498
46 王　妍，等. 中华神经科杂志，2012，45(3)：158
47 沈小平，等. 中华老年医学杂志，2012，31(6)：482
48 杨国栋，等. 吉林医学，2012，33(8)：1574
49 林小慧，等. 脑与神经疾病杂志，2012，20(3)：198

50 肖桂荣,等.中国医科大学学报,2012,41(8):750
51 王慕秋,等.中国临床神经科学,2012,20(2):199
52 赵雅宁,等.重庆医学,2012,41(20):2058
53 李　梅,等.癫痫与神经电生理学杂志,2012,21(1):33
54 贺涓涓,等.中国神经免疫学和神经病学杂志,2012,19(3):170
55 王增武,等.中华高血压杂志,2012,20(5):436
56 汪　飞,等.脑与神经疾病杂志,2012,20(3):181
57 邵自强,等.中国实用内科杂志,2012,32(5):376
58 魏有东,等.中风与神经疾病杂志,2012,29(3):217
59 徐方元,等.中国临床医学影像杂志,2011,22(11):761
60 宋红松,等.北京大学学报(医学版),2012,44(1):142
61 楼　敏,等.中华神经科杂志,2012,45(7):471
62 李宗亚,等.中国神经精神疾病杂志,2012,38(7):385
63 刘　伟,等.实用放射学杂志,2012,28(1):11
64 许开喜,等.江苏医药,2012,38(10):1188
65 崔其福,等.中国神经免疫学和神经病学杂志,2012,19(1):53
66 陈锡阳,等.四川医学,2012,33(5):838
67 马召玺,等.临床神经病学杂志,2012,25(4):299
68 刘　红,等.中国神经免疫学和神经病学杂志,2012,19(2):100
69 刘海朋,等.第三军医大学学报,2011,33(17):1798
70 梁　盼,等.浙江医学,2011,33(10):1483
71 廖常莉,等.山东医药,2012,52(16):44
72 肖胜军,等.中华神经科杂志,2012,45(2):124
73 林兴建,等.临床神经病学杂志,2011,24(5):361
74 吴　涛,等.中华核医学杂志,2011,31(5):301
75 牛晓珊,等.中风与神经疾病杂志,2012,29(5):409
76 吴其艳,等.四川大学学报(医学版),2012,43(3):314
77 包翠芬,等.山东医药,2012,52(25):9
78 聂　晶,等.重庆医学,2012,41(18):1841
79 韩江全,等.中国中西医结合杂志,2012,32(8):1069
80 吴　虹,等.四川医学,2012,33(4):594
81 谢　芬,等.中国神经精神疾病杂志,2011,37(10):596
82 李　昕,等.中华老年医学杂志,2012,31(7):615
83 龚　琼,等.中国神经精神疾病杂志,2012,38(5):298
84 王　鹏,等.中风与神经疾病杂志,2012,29(6):502
85 石　磊,等.中风与神经疾病杂志,2011,28(10):898
86 李　波,等.天津医药,2011,39(9):838
87 兰海涛,等.中华神经外科杂志,2011,27(11):1173
88 张　雪,等.华中科技大学学报(医学版),2011,40(5):542
89 吕首旭,等.中风与神经疾病杂志,2011,28(10):935
90 黄焕森,等.广东医学,2011,32(22):2897
91 赵　玉,等.中风与神经疾病杂志,2011,28(8):721
92 陆俊睿,等.上海医学,2011,34(12):919
93 董小雪,等.中国神经免疫学和神经病学杂志,2012,19(2):124
94 张兴毅,等.中国急救医学,2012,32(1):43
95 赵正梅,等.广东医学,2012,33(3):320
96 展淑琴,等.陕西医学杂志,2012,41(6):643
97 吴乃君,等.重庆医学,2012,41(6):584
98 李富强,等.中风与神经疾病杂志,2011,28(9):796
99 郑超波,等.中风与神经疾病杂志,2011,28(11):1002
100 黎　洁,等.中国急救医学,2012,32(7):639
101 余　樱,等.中风与神经疾病杂志,2012,29(6):484
102 胡跃强,等.中国神经精神疾病杂志,2012,38(3):146
103 张宜波,等.江苏医药,2012,38(9):997
104 李智勇,等.重庆医学,2012,41(16):1572
105 陈瑞清,等.南方医科大学学报,2012,32(5):659
106 吴春平,等.中风与神经疾病杂志,2012,29(6):510
107 孙承铭,等.山东医药,2011,51(52):41
108 崔晓萍,等.临床神经病学杂志,2011,24(6):448
109 熊云彪,等.中风与神经疾病杂志,2012,29(4):305
110 韩江全,等.中风与神经疾病杂志,2012,29(4):321
111 赵　红,等.中风与神经疾病杂志,2012,29(4):332
112 詹海涛,等.中风与神经疾病杂志,2012,29(1):38
113 胡跃强,等.中华神经科杂志,2012,45(1):45
114 陈应柱,等.中风与神经疾病杂志,2012,29(2):106
115 范　斌,等.中风与神经疾病杂志,2011,28(11):998
116 郭　玫,等.中风与神经疾病杂志,2011,28(12):1082
117 吴晓冬,等.中风与神经疾病杂志,2011,28(8):718
118 陈应柱,等.中国急救医学,2012,32(4):291
119 崔桂萍,等.中华检验医学杂志,2011,34(9):779
120 徐梦怡,等.临床神经病学杂志,2012,25(2):85
121 石　磊,等.中风与神经疾病杂志,2012,29(5):434
122 张小宁,等.临床神经病学杂志,2012,25(2):81
123 王　瑶,等.中国急救医学,2012,32(5):410
124 王　锐,等.中国神经免疫和神经病学杂志,2012,19(3):231
125 梁燕玲,等.临床神经病学杂志,2011,24(6):401
126 刘　江,等.中国神经精神疾病杂志,2011,37(9):535
127 刘怀翔,等.中国神经精神疾病杂志,2011,37(9):518
128 林慧琼,等.广西医学,2011,33(9):1096
129 杨玉梅,等.中风与神经疾病杂志,2011,28(12):1063
130 王燕飞,等.中国神经精神疾病杂志,2012,38(3):178
131* 尚贤金,等.中华神经科杂志,2011,44(9):613
132 万何琴,等.山东医药,2012,52(29):52
133 贾振纲,等.陕西医学杂志,2012,41(8):1050
134 狄政莉,等.陕西医学杂志,2011,40(12):1622
135 李　斌,等.天津医药,2012,40(7):728
136 沈　健,等.临床神经病学杂志,2012,25(4):302
137 罗伟良,等.中华老年医学杂志,2012,31(6):522
138 陈丽霞,等.中国急救医学,2011,31(9):790
139 王立志,等.新医学,2012,43(6):362
140 姚绍鑫,等.中华放射学杂志,2012,46(7):636
141 朱仁洋,等.中华急诊医学杂志,2012,21(2):193

142 徐安定,等.中国神经精神疾病杂志,2012,38(5):289
143 谢 坚,等.临床神经病学杂志,2011,24(5):384
144 孔 燕,等.中风与神经疾病杂志,2011,28(9):800
145 胡洪涛,等.中华老年医学杂志,2012,31(7):558
146 崔 晓,等.临床神经病学杂志,2012,25(1):26
147 张艳红,等.广东医学,2012,33(3):347
148 郭 刚,等.中风与神经疾病杂志,2012,29(3):266
149 何奕涛,等.内科急危重症杂志,2012,18(3):153
150 赵建华,等.中风与神经疾病杂志,2012,29(1):28
151 赵文度,等.心肺血管病杂志,2012,31(1):40
152 刘信东,等.四川医学,2012,33(3):431
153 杨明健.脑与神经疾病杂志,2012,20(2):111
154 朱建忠,等.新医学,2012,43(7):490
155 李建标.新医学,2011,42(8):547
156 林 静,等.中风与神经疾病杂志,2012,29(4):362
157 王志勇,等.中国危重病急救医学,2012,24(5):290
158 康玲伶,等.山东医药,2012,52(26):51
159 郭珍立,等.中国临床神经科学,2011,19(5):521
160 张 龙,等.内科急危重症杂志,2011,17(4):223
161 鞠姜华,等.中国慢性病预防与控制,2011,19(5):511
162 宋 波,等.中华神经科杂志,2012,45(2):107
163 冯 芳,等.临床神经病学杂志,2012,25(3):161
164 范红星,等.中华神经科杂志,2012,45(7):495
165 王嗣欣,等.临床神经病学杂志,2012,25(3):211
166 张海欣,等.脑与神经疾病杂志,2012,20(4):277
167 黄巧英,等.中风与神经疾病杂志,2011,28(11):988
168 朱世津,等.医学临床研究,2011,28(11):2091
169 王晓红,等.重庆医学,2011,40(31):3140
170 代 宏,等.山东医药,2011,51(39):75
171 陈 岚.贵州医药,2011,35(9):786
172 余 芳,等.中国急救医学,2012,32(4):376
173 杨卫民,等.安徽医学,2012,33(7):804
174 李贵福,等.中国神经精神疾病杂志,2012,38(4):244
175 张 磊,等.中华神经外科杂志,2012,28(5):435
176 殷志锋,等.中国综合临床,2012,28(7):734
177 李 达,等.中华神经外科杂志,2012,28(1):33
178 张永力,等.中华外科杂志,2011,49(11):1017
179 黄昌仁,等.第三军医大学学报,2012,34(6):561
180 武国德,等.中国临床医学影像杂志,2012,23(7):461
181 沈 媛,等.临床神经病学杂志,2012,25(3):214
182 陈永汉,等.中华神经外科杂志,2012,28(1):49
183 王 君,等.解放军医学杂志,2011,36(12):1342
184 刘荣耀,等.中华神经外科杂志,2011,27(10):1045
185 刘 峥,等.脑与神经疾病杂志,2012,20(2):121
186 吴京雷,等.脑与神经疾病杂志,2012,20(2):147
187 谢仁明,等.中国中西医结合杂志,2011,31(9):1175
188 安丽英,等.河北医药,2011,33(23):3657
189 龙全铭,等.贵州医药,2012,36(7):638
190 蔡力民,等.河北医药,2012,34(8):1217
191 王庆余,等.山西医药杂志,2012,41(8):807
192 谭奔腾,等.医学临床研究,2011,28(9):1791
193 马 瑛.云南医药,2012,33(2):214
194 蔡 敏.山东医药,2011,51(45):84
195 常 涛,等.新疆医学,2012,42(10):111
196 张剑宇,等.广东医学,2012,33(8):1175
197 杨国栋,等.广东医学,2011,32(21):2854
198 张德元,等.医学临床研究,2012,29(1):122
199 江 涛.吉林医学,2012,33(9):1871
200 路海燕.吉林医学,2011,32(36):7677
201 刘 波,等.重庆医学,2011,40(29):2967
202 林 岢,等.第三军医大学学报,2012,34(9):896
203 李海燕,等.中华医院感染学杂志,2011,21(19):4046
204 姚济荣,等.中国慢性病预防与控制,2012,20(1):105
205 徐 英.四川医学,2011,32(11):1801
206 潘锐焕,等.中国中西医结合杂志,2012,32(8):1126
207 周开斌,等.吉林医学,2012,33(17):3615
208 申 健,等.山东医药,2011,51(52):91
209 郭友华,等.中国中西医结合杂志,2012,32(2):160

(二)出血性脑卒中

1. 临床研究

张征等[1]报道,青年高血压脑出血(ICH)患者的舒张压、平均动脉压及脑深部出血比例均高于中老年患者。司马燕[2]发现,ICU监护室老年ICH患者多为基底节出血,常由高血压引起,且肺部感染多发。刘玉芝[3]报道31例ICH并发低钠血症,死亡19例,结果显子低钠程度越严重,病死率越高。王文宏等[4]研究发现脂联素可作为ICH早期病死率的独立预测因素。唐兵等[5]报道脑心综合征与GCS分数、血压、脑出血量、是否破入脑室及高血糖密切相关,该综合征是影响高血压ICH预后的危险因素。韦英海等[6]报道ICH后肺部感染的危险因素为慢性疾病史、使用≥3种抗菌药物、吞咽障碍、年龄>60岁。罗东辉等[7]发现气管切开后肺部感染与脑损伤程度相关,而与地塞米松、H2受体拮抗剂及酸泵抑制剂无关。李其杰等[8]报道支气管肺泡灌洗能有效控制高血压ICH肺部感染,缩短住院时间,提高患者生存率和生活质量。李旗等[9]报道不规则血肿、肝功能异常、肾功能异常、凝血功能异常、长期饮酒者的患者易发生血肿扩大。宋明浩等[10]报道高血压ICH早期扩大会加重患者的脑水肿和脑梗死,增加患者的病残率及病死率。陈胜海[11]认为ICH患者早期维持适宜血压可减少继续出血和降低病死率,并改善其预后。丁昊等[12]报道术前血肿量大、术后血压明显的波动是造成高血压ICH术后再出血的重要因素。罗丹等[13]发现ICH患者入院时伴有糖尿病、脑出血破入脑室者易发生肺部感染,伴有脂质代谢异常者易发生电解质紊乱,伴有意识障碍、糖尿病者易发生呼吸衰竭。刘文宏等[14]发现血压变异是不依赖于平均血压的深部及幕下微出血病变的独立危险因素,但与脑叶微出血无关。王鑫等[15]报道新疆少数民族地区手术治疗的ICH患者中,8.9%与淀粉样脑血管病相关。陈平有等[16]报道MRI磁敏感加权成像在检出脑微小出血灶方面有明显优势。胡聪聪等[17]也报道磁敏感加权成像对颅内微小出血的敏感性明显高于常规序列。李捷等[18]报道磁共振弥散张量成像不仅可直观显示基底节区急性ICH纤维束的受损改变,还可量化受损的程度。

张呈祥等[19]发现蛛网膜下隙出血(SAH)患者病情越重,其发生脑心综合征的概率也越大,预后也越差。张震宇等[20]报道再出血、脑血管痉挛及高CT Fisher分级的SAH患者预后差。麦麦提力·米吉提等[21]报道中脑周围池非动脉瘤性SAH患者临床表现平稳,影像学特点独特,康复期短,并发症少,预后良好。成晓江等[22]报道中脑周围池非动脉瘤性SAH患者其出血原因可能与其静脉变异关系密切。李彬等[23]认为多排螺旋CT的脑血管立体成像技术对自发性SAH的病因诊断准确性高。杨新官等[24]报道64排螺旋CT同步减影技术对自发性SAH的病因诊断准确率也较高。邓小林等[25]报道128排螺旋CT血管成像对SAH诊断安全、快速、准确,可用作SAH患者病因诊断的首选检查方法。王朝艳等[26]报道MR磁敏感加权成像序列可明显提高陈旧性SAH的检出率。

2. 实验室研究

林哲绚等[27]研究发现ICH患者发生应激性高血糖,血糖高低与病情轻重相关。黄良彬等[28]发现血清超敏C反应蛋白升高越明显,提示患者ICH量大、神经功能缺损程度重。马斌武等[29]报道低血镁是急性ICH患者心电图发生异常的原因之一。王兴池[30]证实细胞间黏附分子-1和肿瘤坏死因子-α参与了ICH炎症反应和脑水肿的发生、发展。王军等[31]发现脑出血量与血浆同型半胱氨酸和内皮素-1水平呈正相关,而与一氧化氮呈负相关。王兆平等[32]认为血浆可溶性Fas和可溶性Fas配体的峰值高可能提示ICH患者出血灶较大、形态不规则和预后差。关丽萍[33]报道急性期随机血糖和乳酸脱氢酶的含量可能有助于指导治疗及早期判断患者预后。陈娜等[34]报道患者出血量越大,病情越重,其血浆N端脑钠肽前体水平越高,预后越差。陈勇等[35]报道病情越重,预后越差的ICH患者血清甲状腺激素水平的改变越明显。王喜栋等[36]研究联合检测心肌酶谱与纤维蛋白原,对ICH后合并心肌受损有早期预测价值。安利峰等[37]报道ICH患者急性期与恢复期脑脊液中白细胞介素-1β(IL-1β)和肿瘤坏死因子-α(TNF-α)明显高于对照组。秦培英等[38]发现人凝血因子ⅩⅢA亚单位Pro564 Leu突变可增加男性和女性ICH的危险性。

王晓宇等[39]报道大鼠实验性ICH后内皮屏障抗原表达减少,且与纤维蛋白原、血脑屏障通透性及脑水含量增高具有明显相关性。王小蓉等[40]认为大鼠实验性ICH后高血糖导致能量代谢障碍,脑组织乳酸蓄积甚至中毒,可能通过氧自由基连锁反应加重脑损伤。柯进芳等[41]证实在大鼠ICH后血肿周围组织IL-8、细胞间黏附分子-1表达均上调,此二者参与了ICH的病理过程。刘盈盈等[42]研究显示同型半胱氨酸为脑血管疾病的独立危险因素之一。刘春梅等[43]报道ICH后血肿周围脑组织白细胞和凋亡细胞增加可能与脑水肿的形成有关。文玉军等[44]报道老年大鼠ICH后海马齿状回神经干细胞增殖明显,且可以向神经元和神经胶质细胞分化。邱月等[45]研究提示ICH时肠黏膜组织形态学变化与血浆儿茶酚胺水平呈负相关。王玉波等[46]发现睾酮含量变化可能与ICH后炎性肺损伤密切相关。蒋国红等[47]报道IL-10可抑制脑组织核因子κB及细胞间黏附因子-1表达,减轻血肿周边炎症反应及神经细胞凋亡。崔向宁等[48]报道活血、利水中药可抑制炎症因子肿瘤坏死因子-α的释放,下调水通道蛋白-4的表达,减轻大鼠血肿周围脑水肿。赛音巴雅尔等[49]发现外源性血管内皮生长因子可促进新生血管生长,提高受损中枢神经系统GAP-43表达,加快神经功能恢复。侯丽淳等[50]研究发现大鼠ICH后出血周边组织谷氨酸含量增高,周边组织神经细胞存在长时间凋亡,而促红细胞生成素可降低谷氨酸并减轻神经细胞凋亡。

王毅等[51]对比发现动脉瘤性SAH后血清血管生成素-1/-2表达增高,且与疾病严重程度相关。彭思民等[52]认为血清血管内皮生长因子水平能反应SAH后脑血管痉挛的程度。陈为等[53]报道血清多巴胺升高和脑脊液中5-羟色胺(5-HT)下降可能与SAH密切相关。刘保国等[54]报道动脉瘤性SAH患者脑脊液IL-1β和IL-6水平增高可能与脑血管痉挛发病相关。方志成等[55]发现动脉瘤性SAH后易合并心肌损伤,可能与神经源性心肌顿抑有关。王灯亮等[56]报道兔SAH后内皮型一氧化氮合酶表达水平的变化与脑血管痉挛发展的时相性一致。籍新潮等[57]报道大鼠SAH后早期脑损伤过程中ADAMTS-1的表达与血脑屏障损伤呈正相关。姚俊岭等[58]证实内质网应激在SAH后早期脑损伤中发挥重要作用。何朝晖等[59]认为SAH后早期脑血管痉挛和血浆儿茶酚胺含量增高可能与儿茶酚胺氧位甲基转移酶表达不够充分和持久有关。沈冰等[60]研究发现氯高铁血红素可诱导内源性血红素氧合酶过度表达并防止SAH后脑血管痉挛的发生。叶新运等[61]认为缝隙连接蛋白Cx43/Cx45异型通道的增加可能参与SAH后脑血管痉挛的形成。罗春霞等[62]认为胶质细胞活化可能在SAH后早期脑损伤中发挥了重要作用。

3. *治疗研究*

汪兴玲[63]认为院前急救是急救医疗服务的重要部分，有效的院前治疗可提高ICH患者的抢救成功率。杨新疆等[64]也认为早期诊断、及时有效的救治、安全转运等院前急救干预措施可降低高血压ICH院前病死率。童小文等[65]发现醒脑静注射液对老年人ICH治疗有效且安全。侯中宁[66]认为纳洛酮对ICH患者治疗效果显著，值得临床推广。关亚云[67]证实雷尼替丁静脉滴注预防重症ICH并发应激性溃疡出血疗效确切。季新忠等[68]早期应用依达拉奉治疗ICH患者，结果降低了死亡风险，提高了患者生存质量。刘玲玲等[69]报道依达拉奉联合舒血宁治疗能促进ICH血肿吸收、血肿周围水肿带的缩小及神经功能缺失改善。彭光善等[70]发现早期运用依达拉奉联合局部亚低温，可明显改善ICH患者的神经功能。齐献忠[71]认为依达拉奉辅助治疗急性ICH的疗效与其降低患者血清内皮素、神经元特异性烯醇化酶、IL-6水平有关。张在强等[72]经尾静脉移植人骨髓基质细胞，发现能明显改善大鼠ICH的神经功能。

王超[73]认为影响基底节ICH患者手术治疗预后的相关因素有年龄、GCS评分、出血量及脑室出血。王鹏等[74]发现高血压ICH超早期手术明显增加术后再出血的发生率。王浩等[75]强调应掌握高血压ICH疾病的临床特点，及早行微创治疗，可获得满意治疗效果。高凯等[76]认为采用个体化的治疗原则，采用恰当的术式及选择正确的手术时功能提高治愈率。胡斌等[77]报道超早期小骨窗经外侧裂-岛叶入路手术治疗高血压ICH对脑组织及血管损伤小，能有效清除血肿，改善神经功能。葛永兴等[78]认为高血压ICH采取小骨窗开颅术具有创伤小、减压快、并发症少、术后恢复快、预后好等特点。何建青等[79]神经内镜辅助小骨窗开颅治疗老年高血压ICH，取得满意疗效。王钢等[80]钻孔引流术治疗121例高血压ICH，近、远期疗效确切。张记栋等[81]微创钻孔引流术及尿激酶灌注治疗260例高血压ICH，存活233例。刘顶新等[82]定向软通道穿刺治疗高血压ICH，首次血肿清除率70%。周庆明等[83]微创软通道和尿激酶治疗高血压ICH，明显减少血肿引流时间，促进意识恢复，缩短病程。夏平等[84]采用硬通道结合软通道技术微创治疗高血压ICH，有效率98.4%，满意率90%。张斌等[85]CT定位微创穿刺治疗高血压ICH，显著提高了疗效，降低了并发症的发生率和病死率。赵虎威等[86]认为无头架硬通道植入技术微创治疗高血压ICH具有操作简便、创伤小、疗效满意等优点。祝熹等[87]采用YL-1型微创穿刺术治疗89例高血压ICH患者，恢复良好率84.27%。孙启岗等[88]采用双针道微创穿刺术治疗392例高血压ICH患者，取得较好疗效。唐纯海等[89]认为出血量<50 ml时单管或双管法血肿穿刺引流效果无明显差别，但出血量≥50 ml时，双管法优于单管法。白亮等[90]个体化微创穿刺清除血肿治疗346例高血压ICH，抢救成功295例。杨武军[91]认为对发病6小时内，呈进行性加重有脑疝趋势者应立即行小骨窗开颅术，而病情平稳者在发病6小时后血肿多已稳定，此时行微创血肿清除术更适宜。

马景鑑等[92]报道法舒地尔治疗SAH后脑血管痉挛非常有效并具有安全性和可靠性，是治疗和预防脑血管痉挛的一种新方法。洪旭林等[93]脑脊液置换及鞘内给药治疗65例SAH患者，改善了患者头痛、降低平均住院日以及降低脑血管痉挛、脑积水和再出血的发生率。刘智等[94]报道蜕皮甾酮可减轻家兔SAH后的神经损害。丛明等[95]发现原花青素可降低SAH大鼠脑组织含水量及丙二醛含量，提高超氧化物歧化酶活性，对脑组织起保护作用。曾琼等[96]研究发现马来酸桂哌齐特在治疗脑血管痉挛3天时解痉效果与尼莫地平相似。刘江等[97]报道侧脑室注射代谢性谷氨酸受体1拮抗剂LY367385对脑血管痉挛损伤具有保护作用。孙晓欧等[98]发现经脑池内注入尼卡地平多聚体缓释微球能明显减轻脑血管痉挛的严重程度，并可减轻痉挛血管壁的病理学变化。黄亚波等[99]开颅治疗18例侧脑室出血患者，预后良好者达到50%。吕文革等[100]发现超早期侧脑室外引流辅以尿激酶灌洗和腰穿置管持续引流治疗重型脑室出血效果确切。吕正文等[101]认为应用脑内窥镜控制下手术治疗ICH破入脑室患者，具有脑组织再伤小，颅内血肿清除及时、彻底和术后并发症少等优点。何世发等[102]采用脑脊液置换加地塞米松鞘内注射治疗脑室出血患者，多项结果明显优于对照组。陈伟等[103]比较后发现中等剂量尿激酶治疗脑室出血穿刺术后血肿引流有更好的促进脑室积血排出、通畅脑室、减轻脑组织损害、改善预后的作用。

（庄建华）

参考文献

1　张　征，等. 浙江医学，2011，33(10)：1477
2　司马燕. 吉林医学，2012，33(3)：469
3　刘玉芝. 医学临床研究，2011，28(8)：1535
4　王文宏，等. 江苏医药，2012，38(16)：1890

5 唐　兵,等.四川医学,2012,33(7):1226
6 韦英海,等.中华医院感染学杂志,2012,22(13):2819
7 罗东辉,等.新疆医学,2012,42(7):27
8 李其杰,等.医学临床研究,2011,28(12):2293
9 李　旗,等.脑与神经疾病杂志,2011,19(6):453
10 宋明浩,等.安徽医学,2012,33(2):164
11 陈胜海.中国临床神经科学,2011,19(5):529
12 丁　昊,等.四川医学,2012,33(1):126
13 罗　丹,等.第三军医大学学报,2012,34(14):1438
14 刘文宏,等.中华神经科杂志,2012,45(4):259
15 王　鑫,等.中华神经外科杂志,2011,27(12):1230
16 陈平有,等.实用放射学杂志,2011,27(12):1807
17 胡聪聪,等.河北医药,2012,34(1):73
18 李　捷,等.实用放射学杂志,2012,28(6):831
19 张呈祥,等.重庆医学,2012,41(24):2516
20 张震宇,等.吉林医学,2012,33(9):1848
21 麦麦提力·米吉提,等.中华神经外科杂志,2011,27(12):1227
22 成晓江,等.中华神经外科杂志,2012,28(4):389
23 李　彬,等.河北医药,2012,34(11):1647
24 杨新官,等.实用放射学杂志,2011,27(10):1475
25 邓小林,等.陕西医学杂志,2012,41(8):1024
26 王朝艳,等.实用放射学杂志,2012,28(6):839
27 林哲绚,等.山西医药杂志,2012,41(6):523
28 黄良彬,等.临床神经病学杂志,2012,25(3):168
29 马斌武,等.宁夏医学杂志,2012,34(5):424
30 王兴池.山东医药,2011,51(51):66
31 王　军,等.江苏医药,2011,37(24):2928
32 王兆平,等.山东医药,2011,51(41):4
33 关丽萍.吉林医学,2012,33(4):736
34 陈　娜,等.中风与神经疾病杂志,2012,29(1):35
35 陈　勇,等.临床神经病学杂志,2011,24(5):357
36 王喜栋,等.脑与神经疾病杂志,2012,20(1):37
37 安利峰,等.中国免疫学杂志,2011,27(12):1085
38 秦培英,等.中风与神经疾病杂志,2011,28(9):790
39 王晓宇,等.中风与神经疾病杂志,2012,29(2):119
40 王小蓉,等.中国糖尿病杂志,2011,19(9):706
41 柯进芳,等.宁夏医学杂志,2012,34(6):483
42 刘盈盈,等.四川医学,2012,33(3):389
43 刘春梅,等.临床神经病学杂志,2011,24(5):368
44 文玉军,等.中风与神经疾病杂志,2011,28(12):1070
45 邱　月,等.中风与神经疾病杂志,2012,29(2):129
46 王玉波,等.中风与神经疾病杂志,2012,29(1):59
47 蒋国红,等.临床神经病学杂志,2012,25(3):199
48 崔向宁,等.中国中西医结合杂志,2012,32(2):203
49 赛音巴雅尔,等.中华神经外科杂志,2012,28(5):522
50 侯丽淳,等.中风与神经疾病杂志,2012,29(2):140
51 王　毅,等.天津医药,2011,39(11):1057
52 彭思民,等.中国临床神经科学,2012,20(1):67
53 陈　为,等.广西医学,2012,34(7):841
54 刘保国,等.医学临床研究,2012,29(3):404
55 方志成,等.临床心血管病杂志,2011,27(8):606
56 王灯亮,等.中风与神经疾病杂志,2011,28(12):1094
57 籍新潮,等.中国神经精神疾病杂志,2012,38(2):79
58 姚俊岭,等.中华神经外科杂志,2012,28(5):466
59 何朝晖,等.第三军医大学学报,2011,33(20):2157
60 沈　冰,等.中风与神经疾病杂志,2012,29(2):133
61 叶新运,等.中风与神经疾病杂志,2012,29(3):196
62 罗春霞,等.解放军医学杂志,2011,36(12):1348
63 汪兴玲.吉林医学,2012,33(18):3840
64 杨新疆,等.吉林医学,2011,32(29):6187
65 童小文,等.山东医药,2011,51(33):91
66 侯中宁.吉林医学,2012,33(18):3889
67 关亚云.吉林医学,2011,32(25):5246
68 季新忠,等.宁夏医学杂志,2012,34(6):543
69 刘玲玲,等.脑与神经疾病杂志,2012,20(4):309
70 彭光善,等.医学临床研究,2011,28(11):2187
71 齐献忠.山东医药,2012,52(2):38
72 张在强,等.中华神经外科杂志,2011,27(12):1276
73 王　超.临床神经病学杂志,2012,25(1):17
74 王　鹏,等.立体定向和功能性神经外科杂志,2011,24(4):244
75 王　浩,等.山东医药,2011,51(32):76
76 高　凯,等.重庆医学,2012,41(19):1940
77 胡　斌,等.江苏医药,2012,38(10):1191
78 葛永兴,等.河北医药,2011,33(24):3737
79 何建青,等.中华神经外科杂志,2012,28(2):199
80 王　钢,等.陕西医学杂志,2012,41(2):158
81 张记栋,等.吉林医学,2012,33(8):1636
82 刘顶新,等.安徽医学,2012,33(8):1029
83 周庆明,等.医学临床研究,2012,29(4):652
84 夏　平,等.重庆医学,2012,41(22):2294
85 张　斌,等.中国临床神经科学,2011,19(5):526
86 赵虎威,等.陕西医学杂志,2012,41(3):340
87 祝　熹,等.立体定向和功能性神经外科杂志,2012,25(3):169
88 孙启岗,等.陕西医学杂志,2012,41(8):1084
89 唐纯海,等.山东医药,2012,52(2):34
90 白　亮,等.内科急危重症杂志,2012,18(2):104
91 杨武军.中国综合临床,2012,28(1):82
92 马景鑑,等.中华神经外科杂志,2011,27(11):1117
93 洪旭林,等.安徽医学,2012,33(8):975
94 刘　智,等.解放军医学杂志,2011,36(12):1351
95 丛　明,等.山东医药,2011,51(30):22
96 曾　琼,等.中国神经精神疾病杂志,2012,38(6):325
97 刘　江,等.中风与神经疾病杂志,2012,29(6):487
98 孙晓欧,等.中华神经外科杂志,2011,27(11):1177
99 黄亚波,等.中华神经外科杂志,2011,27(12):1209

100 吕文革,等.立体定向和功能性神经外科杂志,2011,24(6):368
101 吕正文,等.中国综合临床,2011,27(11):1192
102 何世发,等.吉林医学,2012,33(17):3629
103 陈 伟,等.宁夏医学杂志,2012,34(6):519

(三)其他

宋慧丽等[1]研究高温对石家庄市心脑血管疾病病死率的影响,结果该市夏季最高气温在34℃以上时,“热日”与“非热日“死亡数之比为1.17,60岁以上老年人死亡高峰出现在7月15日至8月15日之间。苏庆杰等[2]回顾性统计急性缺血性脑血管病患者一级预防中高血压的防治现状,结果以各组间控制率比较,小学组和初中组无统计学差异,初中组和高中组及高中组与大学组比较在统计学上有显著差异,说明高血压的防治工作仍十分滞后。

李平法等[3]研究Lactuside B对缺血性脑损伤大鼠海马和纹状体NT－3mRNA表达的影响,结果Lactuside B可通过上调海马和纹状体NT－3mRNA表达起到抗缺血脑损伤的作用。石聪聪等[4]采用SNaPshot多重微测序技术检测246例河南汉族缺血性脑血管病患者(ICVD)ALOX5AP基因SG13S114和SG13S32的多态性,结果SG13S114位点可能是河南汉族人群ICVD的遗传风险因子。周娇萍等[5]研究急性ICVD的炎症因子与脂蛋白的关系,结果认为载脂蛋白A1、B、E应列为临床常规检查,C-反应联合血脂检查可用于预测ICVD的发生。黎红华等[6]研究颈动脉粥样硬化斑块稳定性与ICVD危险因素的相关性,结果年龄、糖尿病、冠心病与高血压性心脏病、低密度脂蛋白、纤维蛋白原、高同型半胱氨酸等是导致颈动脉粥样硬化不稳定斑块形成的独立危险因素。熊建群等[7]研究颈内动脉形态异常的发生率及其与ICVD的关系,结果:颈内动脉异常的发生率为50.1%,颈内动脉扭曲可能是脑梗死的危险因素之一,其形态异常可能与颈动脉粥样硬化有关。李瑶宣等[8]研究ICVD患者颈动脉内-中膜厚度(IMT)和斑块分级对颈内外大动脉狭窄的预测价值,结果颈动脉IMT≥1.07 mm及斑块分级为3对ICVD患者发生中、重度颈内外动脉狭窄有一定预测价值。涂秋云等[9]研究发现ICVD患者的字词自动性加工能力无明显损害,而控制性加工能力及选择性注意能力受损。

张秋娟等[10,11]研究66例大脑皮质下缺血性脑血管疾病(SIVD)患者MRI脑结构改变与整体认知功能和执行功能的独立相关性。结果:在非痴呆SIVD患者中,半卵圆中心白质结构的完整性是影响SIVD患者整体认知功能的主要因素;尾状核结构的改变和腔梗的数量是影响SIVD患者执行功能的主要因素。邓晓等[12]探讨ICVD合并糖尿病患者脑血管改变的影像学特点,结果提示脑动脉狭窄好发于颈内动脉、椎动脉、大脑中动脉,以中、重度狭窄多见。张洪波等[13]研究多层螺旋CT脑血管造影(MSCTA)在ICVD中的诊断价值,结果MSCTA与DSA检查结果比较有较高的一致性。

张萍等[14]回顾性分析41例成人烟雾病患者的临床表现和影像学特点,结果发病年龄平均在40岁,缺血性卒中占19.5%,出血性占80.5%;DSA表现为Willis环动脉狭窄或闭塞,脑底烟雾状血管网、侧枝循环及动脉瘤形成。刘颖等[15]研究16例成人烟雾的临床和影像学特点,结果提示,对于青壮年反复出现脑梗死者,应考虑烟雾病的可能,尽早做MRA或DSA检查。刘家骥等[16]回顾性分析5例经320排CT动态容积扫描的烟雾病患者,结果该CT检查能很好地显示烟雾病脑血管狭窄段和周围侧枝循环,可作为烟雾病的首选检查。刘文华等[17]研究119例成年型烟雾病患者侧枝循环的分布模式,结果烟雾病侧枝循环模式多样,随病程的进展而变化,在病程中期,2级侧枝循环占有较高的比例。

(贺 斌)

参考文献

1 宋慧丽,等.中国急救医学杂志,2012,32(7):665
2 苏庆杰,等.中国神经精神疾病杂志,2011,37(9):527
3 李平法,等.中风与神经疾病杂志,2011,28(11):968
4 石聪聪,等.中华神经科杂志,2012,45(3):163
5 周娇萍,等.中华医院感染学杂志,2012,22(4):758
6 黎红华,等.脑与神经疾病杂志,2012,20(3):166
7 熊建群,等.中华超声影像学杂志,2012,21(7):583
8 李瑶宣,等.临床神经病学杂志,2011,24(5):353
9 涂秋云,等.中华老年医学杂志,2011,30(11):934
10 张秋娟,等.南方医科大学学报,2012,32(2):193
11 张秋娟,等.南方医科大学学报,2011,31(10):1737
12 邓 晓,等.临床神经病学杂志,2012,25(3):222
13 张洪波,等.安徽医学,2012,33(8):1060
14 张 萍,等.脑与神经疾病杂志,2011,19(6):403
15 刘 颖,等.中国实用内科杂志,2012,32(2):128
16 刘家骥,等.实用放射学杂志,2011,27(10):1464
17 刘文华,等.中华神经科杂志,2012,45(3):149

二、癫痫

(一)临床研究

胡湘蜀等[1]分析了5 572例癫痫患者的病因,特发性占1%,症状性占51%,隐源性占48%;脑外伤、围产期损伤、中枢神经系统感染、脑肿瘤及脑血管病是最主要的病因。刘旸等[2]比较了有无先兆的癫痫患者的手术有效率，两者有统计学差异。张燕芳等[3]分析了难治性癫痫的早期预测因素，初次治疗前发作次数多、早期伴智能障碍、治疗后脑电图仍有癫痫波样异常、初次 AEDs 治疗效果差的癫痫患者易发展为难治性癫痫。王梦阳等[4]的 3 个遗传性癫痫伴热性惊厥附加症家系未找到致病基因，发作频率预测 SCN1A 突变家系敏感度及特异度为 81.8%和 56.3%。董乐丹等[5]发现颞叶癫痫对基于事件的前瞻性记忆和基于时间的前瞻性记忆都有损害，后者损害更明显，与药物治疗无关。方升等[6]证实双侧同步节律性漫波的出现率与幕上肿瘤患者术后癫痫发作率有高度一致性。杨玉先等[7]分析了睡眠相关癫痫儿童全夜自然睡眠的结构，NREM Ⅲ和Ⅳ期睡眠及 REM 期睡眠时间减少，Ⅰ和Ⅱ期睡眠时间、入睡后觉醒时间及睡眠潜伏期增加，觉醒次数增多，睡眠效率下降。秦兵等[8]证实发作期直流电漂移可能是海马硬化内侧颞叶癫痫致痫灶的电生理标志。梅珍等[9]分析了 30 例额叶癫痫：发作频繁常成簇出现，发作起止突然，持续时间短暂，发作后意识恢复快，睡眠中发作为主；EEG 阳性率低，额区棘波、尖波出现率低且波形不典型，发作期额叶限局性或弥漫性改变与背景活动差别不明显。郭韬等[10]的 9 例中央区纵裂癫痫患者，病史长，癫痫发作持续时间短而频繁，智力受损不明显，多伴有下肢过度运动发作。头皮 EEG 示中线区域放电，波幅低平，皮层 EEG 示超高波幅节律规整的慢尖波。赵全军等[11]监测了 235 例颞叶内侧型癫痫的海马杏仁复合体区的发作间期痫性放电，中心部位波动于靶点下 20 mm 至上 10 mm，平均位于靶下(6.350 7±5.032 5)mm，放电范围在垂直于颞叶长轴方向 5～35 mm，平均(14.263 9±5.101 1)mm，与颅底的距离为 2～25 mm，平均(9.009 7±2.923 2)mm，可根据结果实施射频毁损术。朱兰英等[12]对发作间期癫痫患者脑电进行了非线性分析，脑电图的关联维数、近似熵有助于评价不同癫痫发作类型患者发作间期的脑功能状态。王丽敏等[13]比较了丙泊酚 Wada 试验与功能磁共振对癫痫语言优势侧的评估作用，两者有较高的一致性，从微创、经济和偏侧化预测的一致性和敏感性考虑，后者的优势更明显。胡崇宇等[14]对部分性发作癫痫患者静息状态时的功能磁共振进行分析，认为功能连接改变可能是其潜在的病理生理机制。张成周等[15]运用基于体素的形态学测量方法分析了特发性全身性癫痫患者的脑灰质体积，患者存在广泛的脑区灰质密度异常，这些区域多与认知功能相关。而何明颖等[16]则对颞叶癫痫患者的颞叶进行了分析，其体积明显变小。覃百灵等[17]利用功能磁共振对颞叶癫痫患者的警觉网络功能特点、激活模式及其脑功能状态进行了分析，患者存在警觉网络相关脑区功能低下。李丽萍等[18]利用磁共振弥散张量成像技术对颞叶癫痫患者的脑内微观结构和认知损害的关系进行了研究，颞叶和颞叶外网络结构都有变化。沈连芳等[19]运用基于动脉自旋标记的磁共振技术对内侧颞叶癫痫进行了灌注测定，颞叶和颞叶外脑灌注均有降低，其定侧的敏感度为 76.0%。徐耀等[20]检测了 35 例成人女性癫痫患者的体质量指数和血清瘦素水平，明显高于对照组，体质量指数与癫痫发作频率、血清瘦素水平呈正相关。李静等[21]检测到癫痫儿童脑脊液中催乳素水平高于对照组。尹清等[22]检测到儿童难治性癫痫患者，在癫痫发作后 1、6 小时后血清和脑脊液中 IL－6 上调，12 小时后恢复正常。徐建洋等[23]比较了癫痫患者与假性发作患者血清 S100B 蛋白、超敏 C 反应蛋白和神经元特异性烯醇化酶水平的变化，癫痫患者发作后 3 小时水平均明显升高，而假性发作无明显改变。刘杰等[24]证实了 Clock 基因 T3111C 和 T257G 多态性与湖南地区汉族人群睡眠癫痫无相关性。唐于荔等[25]认为 CLCN2 基因位点 rs13099401 可能是云南少数民族特发性癫痫患者的相关性位点，基因型 CC 为汉族特发性癫痫发作的一个保护性因素，rs4912540 与云南人群无显著相关性。赵湧频等[26]发现在结节性硬化症癫痫患者皮层病灶区中，瞬时受体电位通道蛋白 3 表达异常增高。姚伯昕等[27]发现在难治性癫痫患者的癫痫灶及周边脑组织中缝隙连接蛋白 Cx32 和 Cx43 均有表达，Cx43 在癫痫灶中表达明显增多。李松等[28]在难治性颞叶癫痫患者的颞叶皮层组织中，金属基质蛋白酶－9 的 mRNA 和酶活性明显升高，多表达于锥体神经元和星形胶质细胞上。杨柳等[29]对耐药性癫痫患者颞叶组织的基因芯片扫描显示 Zn^{2+} 结合相关的基因 TRAF3、RYBP、CNOT4 和 NR4A2 表达明显增高，RT－PCR 检测的结果一致。

（二）治疗研究

郑乃智等[30]用赖氨酸预防癫痫高位人群的临床发作，随访 2 年后发现癫痫发作人数减少，平均发作持续时间缩短，平均发作潜伏期延长，脑电图出现痫性放电的人数减少。吴朝晖等[31]通过痫样放电偶极子分析确诊颞叶内侧型癫痫，进行了机器人辅助立体定向射频热凝毁损颞叶内侧结构，治疗反应良好。刘琨等[32]对 26 例颞叶癫痫伴精神障碍患者，用伽马刀行杏仁核海马毁损联合皮层癫痫灶低剂量照射，疗效明确，并发症少见。王一芳等[33]对成人难治性癫痫患者立体定向术后的生活质量进行了分析，总的生活质量均有明显提高，术前有无精神症状对术后生活质量的提高没有差异。齐明山等[34]分析了回、汉族癫痫患者 CYP2C9 和 CYP2C19 基因多态性与苯巴比妥血药浓度的相关性，在基因携带者中血药浓度增高，为临床选择合适的起始剂量提供帮助。顾浩等[35]探讨了回、汉族癫痫患者血清、脑脊液中 P-糖蛋白表达与癫痫耐药的关系，P-糖蛋白过表达与耐药密切相关。刘春明等[36]证实服用抗癫痫药物会使癫痫患者血中超敏 C 反应蛋白、同型半胱氨酸及血脂浓度不同程度的升高。张其梅等[37]检测到丙戊酸钠和卡马西平可引起癫痫患者的血浆同型半胱氨酸水平升高，血清叶酸水平降低，对血清 B_{12} 水平没有影响。赵瑞等[38]随访了 105 例妊娠癫痫患者，未服用抗癫痫药物组中 2 例流产，服用药物组 1 例流产，服用卡马西平和拉莫三嗪分别有 1 例出现先天性畸形。

倪宏等[39]用 3-甲基腺嘌呤能显著改善新生大鼠吸入三氟乙醚诱导惊厥发作，海马抗凋亡基因 Bcl-2 表达降低，自噬标记蛋白 Beclin 1 表达没有变化。李巷等[40]采用全细胞膜片钳技术记录到腺苷可以增大原代培养的大鼠海马神经元大电导钙激活钾通道电流幅值。黄建敏等[41]检测到缝隙连接阻断剂辛醇预处理后，红藻氨酸诱导的癫痫大鼠海马 CA3 区 TUNEL 和 GFAP 阳性细胞数减少，提示减少神经元凋亡有关；而曾杨滨等[42]用了另一个阻断剂甘珀酸后，癫痫大鼠海马区 Cx43 免疫阳性细胞和 Cx43mRNA 表达下降。吴兰香等[43]给氯化锂-匹罗卡品癫痫大鼠静脉注射草酰乙酸后，血液中谷氨酸浓度下降，对于海马、齿状回门区神经元脱失有明显改善作用；同时静脉注射谷草转氨酶可以增强草酰乙酸的作用，而同时应用谷草转氨酶抑制剂 maleate 可以减弱草酰乙酸的作用。韩晓伟等[44]发现外源性硫化氢可以提高癫痫大鼠的空间学习记忆能力各项检测指标，海马环磷酸腺苷反应元件结合蛋白 mRNA 表达显著升高。欧福勇等[45]给戊四氮诱导癫痫大鼠胍丁胺后，大鼠的癫痫发作日均等级评分降低，减少海马神经元丢失及星形胶质细胞增生。刘秋弟等[46]证实 α-细辛醚可部分改善癫痫大鼠的转体能力、悬吊能力以及空间学习记忆能力，与剂量有一定的关系。王克玲等[47]用适当浓度的米诺环素处理戊四氮致痫大鼠后，免疫组化检测凋亡细胞减少。田爽等[48]给予盐酸美金刚后戊四氮致痫大鼠的学习记忆能力明显好转，海马中磷酸化糖原激酶合酶-3β 蛋白表达明显升高，糖原激酶合酶-3β 蛋白和 mRNA 表达没有变化。陈敏若等[49]发现表皮生长因子可以上调铁离子致痫大鼠皮质的谷氨酸转运蛋白-1 蛋白和 mRNA 表达，大鼠的癫痫发作频次及程度降低。李家林等[50]经鼻给予转化生长因子 β1 后，氯化锂-匹罗卡品诱导的癫痫持续状态大鼠海马 Bax 阳性细胞减少，而李良勇等[51]则发现大鼠海马 FJB、TUNEL 和半胱氨酸蛋白酶-3 阳性细胞数减少。王海全等[52]用重组人促红细胞生成素后，氯化锂-匹罗卡品颞叶癫痫大鼠海马齿状回神经元变性和细胞增殖降低，苔藓纤维发芽受到抑制。倪丽艳等[53]证实了 Orexin-2 受体拮抗剂通过减轻海马 CA3 区神经元的损害和抑制齿状回区细胞增殖减轻睡眠剥夺对戊四氮诱导癫痫发作的影响。刘国军等[54]检测到癫痫发作可诱导海马组织中 NF-κB p65 mRNA 及 IL-10 蛋白表达增加，使用 NF-κB 信号传导通路抑制剂吡咯烷二硫代氨基甲酸盐后 IL-10 mRNA 表达下降。苗露等[55]证实 TrkB 抑制剂 K252a 使得 Arc 阳性细胞减少，Arc mRNA 表达量降低，发作持续时间缩短。赵薇等[56]认为雷公藤内酯对海人酸致痫大鼠海马神经元具有保护作用，可下调 PUMA 蛋白的表达，抑制神经元凋亡。和梅等[57]把红景天苷和脑源性神经营养因子与神经干细胞共移植到致痫大鼠的海马组织中，各时间点 5-溴脱氧尿嘧啶核苷、谷氨酸脱羧酶阳性细胞数均增多，大鼠的癫痫发作次数减少。孙杨等[58]分别用低(1 Hz)、高(100 Hz)频闭环电刺激氯化铁癫痫模型，脑电图上监测发作的总次数和发作总时间，均能抑制大鼠的癫痫发作，两者的治疗效果无明显差异。韩春锡等[59]用荷包牡丹碱和 4-氨基吡啶联合刺激培养的大鼠海马组织，可以诱发痫样放电，出现摄取碘化丙啶(PI)的神经细胞，25℃冷却处理可以抑制神经细胞的 PI 摄取，20℃、15℃深低温可促进摄取。左保廷等[60]对青霉素诱发的猫运动区局灶性癫痫模型，根据适当换能器功率和持续时间聚焦超声治疗后，癫痫发作控制，大脑皮质浅层神经细胞缺血性改变甚至凝固性坏死，大脑皮质损伤深度随换能器功率和持续时间的改变而变化。

（三）实验研究

马勋泰等[61]建立了大脑皮质发育不良的大鼠模型，大鼠行为和脑电异常，致痫阈值降低，致痫敏感性升高。王莲等[62]在小鼠匹罗卡品癫痫模型中运用 Fluro-Jade C 染色技术显示梨状皮层内发生了大量神经元变性。许笑天等[63]观察了氯化铝-匹罗卡品 Wistar 雄性大鼠癫痫模型的睾丸和附睾组织的病理和超微结构，不同程度的癫痫发作可造成不同程度的病理和超微结构改变。刘云等[64]采用全细胞膜片钳技术记录到 Sombati 癫痫细胞模型的电压依赖性外向 K+电流显著增加。张光伟等[65]观察了幼年、成年大鼠以及术前经拮抗剂处理的大鼠皮脑质注射 $FeCl_3$ 所致痫性发作，有不同程度的丙二醛升高和腺苷 A1 受体下降。李桀等[66]通过全细胞膜片钳记录到氯化锂-匹鲁卡平致痫大鼠模型内嗅皮层神经元的 γ-氨基丁酸 A 受体的电流衰减加剧。俸军林等[67]在红藻氨酸致癫痫大鼠的额叶和海马组织中发现，转化生长因子 β 受体Ⅰ蛋白表达增高，72 小时达高峰，1 周后逐渐降低,海马比额叶变化更明显。幸小亮等[68]观察到海人酸致内侧颞叶癫痫小鼠和海马硬化患者海马中β-连环蛋白(β-catenin)表达量无明显变化。周春雷等[69]发现富含亮氨酸重复结构的神经细胞黏附分子2在氯化锂-毛果芸香碱点燃大鼠模型颞叶组织中静止期、慢性期表达明显增高。向秋莲等[70]观察到氯化锂-匹罗卡品致痫幼大鼠的海马中Toll-样受体4和髓样相关蛋白8表达增多,以CA3、CA1、DG区显著;在潜伏期无明显变化。夏杰等[71]在氯化锂-匹罗卡品癫痫持续状态模型,30分钟后c-Jun氨基末端激酶通路和p38海马神经元强烈激活,2小时到高峰,6小时后明显减少,12小时降至基础水平;在所有时间点,在齿状核的活化程度均显著高于CA1和CA3;海马结构各区可见神经元变性和坏死。苏婕等[72]发现在体外培养乳鼠海马癫痫神经元中整合素α2蛋白和mRNA表达均增加。陈蕾等[73]在马桑内酯点燃SD大鼠的难治性颞叶癫痫耐药模型的海马和颞叶皮质中,低氧诱导因子-1α表达增高,且与Pgp表达的空间分布一致。韦云飞等[74]在苯巴比妥钠点燃的大鼠难治性癫痫模型的脑组织和外周血中,耐药基因产物pgp表达增高。

(黄　坚　张　琳)

参考文献

1 胡湘蜀,等.中华神经科杂志,2012,45(4):244
2 刘　旸,等.中华神经科杂志,2011,44(10):670
3 张燕芳,等.中华神经科杂志,2011,44(10):666
4 王梦阳,等.中风与神经疾病杂志,2012,29(6):538
5 董乐丹,等.中华神经科杂志,2012,45(4):220
6 方　升,等.第三军医大学学报,2011,33(20):2191
7 杨玉先,等.癫痫与神经电生理学杂志,2012,21(3):163
8 秦兵,等.中国神经免疫学和神经病学杂志,2012,19(4):308
9 梅　珍,等.癫痫与神经电生理学杂志,2012,21(1):5
10 郭　韬,等.中华神经科杂志,2012,45(1):40
11 赵全军,等.立体定向和功能性神经外科杂志,2011,24(4):213
12 朱兰英,等.癫痫与神经电生理学杂志,2011,20(6):357
13 王丽敏,等.立体定向和功能性神经外科杂志,2012,25(2):81
14 胡崇宇,等.中华神经科杂志,2012,45(7):478
15 张成周,等.实用放射学杂志,2012,28(6):835
16 何明颖,等.实用放射学杂志,2011,27(11):1619
17 覃百灵,等.中风与神经疾病杂志,2011,28(10):927
18 李丽萍,等.中风与神经疾病杂志,2012,29(1):13
19 沈连芳,等.中华放射学杂志,2012,46(3):220
20 徐　耀,等.临床神经病学杂志,2012,25(4):254
21 李　静,等.陕西医学杂志,2012,41(1):41
22 尹　清,等.第三军医大学学报,2012,34(12):1234
23 徐建洋,等.临床神经病学杂志,2012,25(2):101
24 刘　杰,等.中华神经科杂志,2012,45(8):575
25 唐于荔,等.中风与神经疾病杂志,2012,29(2):151
26 赵湧频,等.第三军医大学学报,2012,34(10):983
27 姚伯昕,等.中国综合临床,2012,28(3):256
28 李　松,等.第三军医大学学报,2012,34(6):492
29 杨　柳,等.重庆医学,2012,41(8):775
30 郑乃智,等.癫痫与神经电生理学杂志,2012,21(2):93
31 吴朝晖,等.癫痫与神经电生理学杂志,2012,21(2):83
32 刘　琨,等.立体定向和功能性神经外科杂志,2012,25(2):86
33 王一芳,等.立体定向和功能性神经外科杂志,2011,24(4):206
34 齐明山,等.中风与神经疾病杂志,2011,28(9):776
35 顾　浩,等.中风与神经疾病杂志,2012,29(2):147
36 刘春明,等.广西医学,2012,34(6):749
37 张其梅,等.临床神经病学杂志,2012,25(4):291
38 赵　瑞,等.中国临床神经科学,2012,20(4):377
39 倪　宏,等.中华急诊医学杂志,2011,20(9):935
40 李　巷,等.华中科技大学学报(医学版),2012,41(3):264
41 黄建敏,等.临床神经病学杂志,2011,24(6):438
42 曾杨滨,等.中国急救医学,2012,32(3):236
43 吴兰香,等.第三军大学学报,2012,34(14):1375
44 韩晓伟,等.第三军医大学学报,2012,34(13):1269
45 欧福勇,等.中国临床神经科学,2011,19(6):571
46 刘秋弟,等.中风与神经疾病杂志,2012,29(6):496
47 王克玲,等.脑与神经疾病杂志,2011,19(5):334
48 田　爽,等.中风与神经疾病杂志,2011,28(10):931
49 陈敏若,等.第三军医大学学报,2012,34(12):1202
50 李家林,等.中风与神经疾病杂志,2012,29(7):585
51 李良勇,等.中风与神经疾病杂志,2012,29(2):109
52 王海全,等.第三军医大学学报,2012,34(3):239
53 倪丽艳,等.临床神经病学杂志,2011,24(6):434
54 刘国军,等.中风与神经疾病杂志,2011,28(10):923
55 苗　露,等.中华神经外科杂志,2012,28(3):299
56 赵　薇,等.中风与神经疾病杂志,2012,29(5):443
57 和　梅,等.中国临床神经科学,2012,20(2):181
58 孙　杨,等.立体定向和功能性神经外科杂志,2011,24(6):347
59 韩春锡,等.中国临床神经科学,2011,19(6):566
60 左保廷,等.立体定向和功能性神经外科杂志,2011,24(4):202
61 马勋泰,等.癫痫与神经电生理学杂志,2011,20(6):327
62 王　莲,等.脑与神经疾病杂志,2012,20(4):288
63 许笑天,等.癫痫与神经电生理学杂志,2012,21(4):202

64 刘 云,等.中国临床神经科学,2011,19(5):449
65 张光伟,等.第三军医大学学报,2011,33(17):1847
66 李 桀,等.立体定向和功能性神经外科杂志,2011,24(6):337
67 俸军林,等.中风与神经疾病杂志,2011,28(9):786
68 幸小亮,等.中国医学科学院学报,2011,33(6):659
69 周春雷,等.中华神经科杂志,2012,45(4):249
70 向秋莲,等.中风与神经疾病杂志,2012,29(7):580
71 夏 杰,等.重庆医学,2011,40(28):2817
72 苏 婕,等.中国神经精神疾病杂志,2011,37(8):482
73 陈 蕾,等.解放军医学杂志,2012,37(5):415
74 韦云飞,等.中风与神经疾病杂志,2012,29(3):226

三、感染性疾病

陈焕辉等[1]用荧光 PCR 和酶联免疫吸附法检测广州地区 198 例病毒性脑炎患儿脑脊液核酸和(或)病原抗体 IgM,阳性 66 例(阳性率 33.6%),主要病原体是肠道病毒(37.9%)和疱疹病毒(HSV Ⅰ 28.8%,HSV Ⅱ 1.5%),肠道病毒主要发生在夏秋季,以年龄较小的儿童多见;单纯疱疹病毒性脑炎全年散发,以年龄较大的儿童较多见。安妍等[2]回顾性分析 107 例病毒性脑炎患者病程早期的临床资料,结果表明病毒性脑炎患者年龄大、存在早期意识障碍、颅脑磁共振异常多提示预后不良(包括后遗症及死亡患者)。钟华清等[3]用反转录套式 PCR 法检测 328 例 14 岁以下肠道病毒检测阴性且有神经系统症状或脓毒症表现的患儿脑脊液和血浆标本中双埃可病毒(HPeV),阳性 27 例(8.2%),HPeV 感染流行高峰为 12 月份,HPeV1 是 2009 年上海地区的主要致病型。刘佳等[4]检测中枢神经系统感染(病脑、脑囊虫病、化脑、结脑、隐脑)患者 357 例血清尿酸水平均显著低于健康对照组,化脑、结脑、隐脑尿酸水平均低于多发性硬化组、也低于病脑和脑囊虫病组。李翔等[5]采用转染细胞间接免疫荧光法检测 62 例脑炎、脑病及其他中枢神经系统疾病患者血清及脑脊液抗 NMDAR 抗体,28%(9/32)临床诊断脑炎病例为阳性,脑脊液抗体阳性率高于血清,5 例抗体滴度较高的患者伴有血脑屏障破坏,这些患者均未发现肿瘤,临床以发热、精神异常、癫痫、肌张力障碍与自主神经功能障碍表现突出,头颅 MRI 与脑电图异常,早期免疫治疗有效。

(郝 勇)

参考文献

1 陈焕辉,等.广州医药,2012,43(1):18
2 安 妍,等.中国医科大学学报,2011,40(11):1014
3 钟华清,等.中华传染病杂志,2012,30(1):33
4 刘 佳,等.中国神经免疫学和神经病学杂志,2011,18(6):397
5 李 翔,等.中华神经科杂志,2012,45(5):307

四、肿瘤

(一)胶质瘤

何丹等[1]观察体积调节性阴离子通道阻滞剂 tamoxifen 对体外培养星形胶质细胞增殖的影响,发现体积调节性阴离子通道阻滞剂 tamoxifen 可以显著抑制体外培养星形胶质细胞增殖及细胞周期进展,提示 VRAC 参与了体外培养星形胶质细胞的增殖。陈怡东等[2]回顾性分析 54 例多形性胶质母细胞瘤治疗效果,得出精确放疗同步替莫唑胺化疗是多形性胶质母细胞瘤安全有效的治疗模式,卡氏评分和手术切除肿瘤的程度是影响生存的重要因素。袁涛等[3]探讨高、低级别星形细胞瘤瘤周区 CT 灌注成像(CTP)参数的差异及其病理基础,发现高级别星形细胞瘤瘤周区 CBF、CBV、MTT 及 PS 值高于低级别星形细胞瘤瘤周区,组织学上,高级别与低级别星形细胞瘤瘤周区均可见散在肿瘤细胞,前者肿瘤细胞密度较大、血管较多。唐兆华等[4]通过观察金属蛋白酶-9(matrixmetalloproteinase-9,MMP-9)在氧糖剥夺,复氧培养后损伤星形胶质细胞中基质的表达变化并抑制其活性,发现 MMP-9 过表达可能是氧糖剥夺、复氧后引起细胞损伤的重要因素之一。龚汉贤等[5]利用重组腺病毒(recombinant adenovirus,Adv)将 hTERTC27 基因转染到树突状细胞(dendritic cells,DCs),Western 印迹杂交鉴定 hTERTC27 蛋白的表达,得到 hTERTC27 基因转染的 DCs 能诱导细胞毒性 T 淋巴细胞(cytotoxic T lymphocytes,CTL)反应,对端粒酶阳性的 U87 具有显著的杀伤效应。范志刚等[6]对病理诊断为 WHOⅢ～Ⅳ级胶质瘤治疗后患者,放射治疗前程常规照射和后程立体定向照射推量相结合的方式治疗,发现采用立体定向加常规放疗治疗胶质瘤既发挥了放射物理剂量分布的优点,又符合放射生物学原则,是控制高分级胶质瘤生长及延迟复发的重要辅助治疗手段。许慧中等[7]利用甲基噻唑基四唑(MTT)比色法检测不同浓度的氯丙咪嗪对 U251 细胞增殖活性的影响,证实氯丙咪嗪具有明显的抑制胶质瘤 U251 细胞增殖的功能,促进其凋亡,可作为胶质瘤化疗的备选药物。徐高峰等[8]探讨沉默缺氧诱导因子(hypoxia-inducible factor-1 alpha,HIF-1α)对缺氧状态人胶质瘤 SHG44 细胞糖酵解及细胞增殖的影响及机制,发现缺氧诱使肿瘤细胞表达 HIF-1α,促进肿瘤恶性进展;siRNA 干扰沉默 HIF-1α 能加重缺氧状态下 SHG44 细胞的生长抑制和坏死,其机制与抑制糖酵解、恢复线粒体功能有关。刘艳辉等[9]观察 46 例复发性高级别胶质瘤患者随机分为手术联合^{125}I粒子内放疗组(联合治疗组,25例)和单纯手术组(21例)进行治疗,得出手术联合^{125}I粒子间质内放疗可有效地延长复发性高级别胶质瘤患者的生存时间,1年和2年生存率显著提高的结论。黄海燕等[10]选取2007年1月至2009年12月经病理证实为胶质瘤的患者30例,给予光动力辅助外科手术治疗,得出光动力疗法是辅助脑胶质瘤外科手术治疗的有效方法,有利于减轻脑损伤,安全可靠,值得推广及应用。

孙树鹏等[11]探讨敲低miR-221/222表达抑制Akt通路活性提高胶质瘤细胞放射敏感性的作用,得出反义miR-221/222通过抑制Akt通路活性增加胶质瘤细胞的放射敏感性。张猛等[12]以黏液瘤病毒感染体外培养的C6胶质瘤细胞,以灭活病毒作为阴性对照,5-Fu作为阳性对照,DEMD液做空白对照,应用Western印迹法、倒置显微镜及MTT法观察各组细胞的形态、成活率;发现病毒感染组及5-Fu组24小时后细胞成活率明显低于空白对照组及阴性对照组,同时病毒感染组细胞出现明显细胞病变;得出C6胶质瘤细胞在体外对黏液瘤病毒易感,黏液瘤病毒在体外对C6胶质瘤细胞有杀灭作用的结论。楚胜华等[13]探讨印记基因SLC22A18(solute carrier family 22,member 18)对人胶质瘤U251细胞化疗药物敏感性的影响及耐药机制的研究,发现SLC22A18表达使人胶质瘤U251细胞对紫杉醇的敏感性下降,对替莫唑胺的敏感性提高,并可能通过降低细胞内化疗药物蓄积产生耐药性。李伟龙等[14]探讨大鼠C6胶质瘤放疗前后^{18}F-FDG摄取水平变化及其与肿瘤细胞密度、Glut、细胞增殖及血管生成的关系。大鼠C6胶质瘤放疗后^{18}F-FDG摄取水平变化在放疗后48小时仅与肿瘤细胞密度变化相关,而放疗后1周则能体现放疗引起的肿瘤多种生物学改变。李香营等[15]将22只Wistar大鼠分成实验组17只,对照组5只。通过立体定向技术,将C6细胞接种至实验组大鼠右侧尾状核区,对照组大鼠在相同部位注射全培养液,接种后3～4周对相应大鼠进行磁共振扫描和病理观察。得出Wistar大鼠C6脑胶质瘤模型稳定可靠,磁共振检查可以准确地定位瘤体和瘤周水肿。王希瑞等[16]探讨let-7a通过靶向调控周期素D2(cyclinD2)对胶质瘤细胞增殖的影响,得出let-7a可通过靶向调控周期素D2而抑制胶质瘤细胞增殖。汪洋等[17]回顾性分析采用IMRT技术再程放射治疗加或不加化学治疗后,复发性高分级胶质瘤(HGG)患者的不良反应、近期疗效和生存率。结果显示,采用IMRT技术和合适的放射剂量(中位BEDα/β=10,58Gv)再程放射治疗加或不加化学治疗治疗复发性HGG安全有效。谢思明等[18]以SWOZ2细胞作为卡氮芥敏感的细胞系,以卡氮芥耐药的SWOZ1细胞作为原发性耐药细胞系,同时诱导出卡氮芥耐药的SWOZ2细胞系作为获得性耐药细胞系,通过CCK-8法测定细胞的生长曲线及卡氮芥对各细胞系的IC_{50}和耐药指数,同时通过荧光定量PCR法检测耐药细胞与敏感细胞中11种ABC转运子mRNA表达的差异。ABCG1在脑胶质瘤细胞卡氮芥耐药中可能发挥重要作用。高伟等[19]前瞻性观察尼妥珠单抗联合再程放疗治疗复发性高分级胶质瘤患者的疗效和不良反应,2008年10月至2011年3月,10例复发性高分级胶质瘤患者接受再程常规分割放射治疗。首程放疗与再程放疗间隔时间为7～42个月,中位时间为20个月。再程放疗剂量为40～51 Gy(18～27 fx),26～40天;中位剂量为48 Gy(24 fx),35天。放疗期间,每周静脉滴注尼妥珠单抗1次,共3～6次。尼妥珠单抗联合再程放疗治疗复发性高分级胶质瘤患者有效而安全。秦丽娟等[20]分别以缓激肽和生理盐水作用于C6胶质瘤细胞及神经胶质细胞后,放射免疫法检测0、5、10、15、30和60分钟时培养液内TNF-α的浓度。得出缓激肽诱发了胶质瘤细胞释放TNF-α,释放的TNF-α可通过NF-κB影响紧密连接蛋白occludin表达而影响血瘤屏障通透性。李聪等[21]采用人脑胶质瘤细胞株U87单细胞悬液(2×10^6个/0.1 ml)于4周龄裸鼠皮下注射建立移植瘤模型,发现血管生成拟态与内皮依赖性血管是两种不同的肿瘤循环形式,在U87裸鼠皮下移植瘤的生长过程中持续存在并具有互补性,共同为肿瘤的生长提供营养支持。张宏顺等[22]构建针对人端粒酶逆转录酶(hTERT)的短发卡RNA(shRNA)表达质粒,脂质体介导转染人胶质瘤细胞U251,采用RT-PCR、Western印迹技术检测目的基因的表达,PI-DNA染色、流式细胞仪检测细胞的增殖及凋亡。结果成功构建了hTERT的shRNA表达质粒,其转染U251胶质瘤细胞后,hTERT基因表达明显降低($P<0.05$),细胞进入S期出现障碍,停滞在G0/G1期的细胞增多,凋亡细胞增加。姚一搏等[23]调查^{1}H磁共振波谱(^{1}H-MRS)引导辅助伽玛刀治疗脑胶质瘤的效果,得出伽玛刀治疗加入MRS因素有助于对脑胶质瘤甄别,减少因盲目扩大治疗范围带来的并发症。曹垒等[24]探讨RAS蛋白在胶质瘤中的表达及其对人脑胶质瘤细胞生长的影响,发现胶质瘤组织中RAS的表达随胶质瘤恶性程度增高而增强。抑制RAS蛋白活性后,RAS信号通路的下游分子ERK和AKT蛋白磷酸化水平降低;U251胶质瘤细胞生长受抑制,细胞生长阻滞在G1期且凋亡增加。结论RAS蛋白在胶质瘤中高表达,抑制其活性可下调ERK和AKT信号通路,进而

调控细胞的生长。李利敏等[25]采用免疫组织化学染色方法检测正常脑组织及胶质瘤细胞中增殖细胞核抗原PCNA阳性表达率，得出胶质瘤组织中增殖细胞核抗原表达水平和肿瘤组织病理学分级呈正相关，这提示增殖细胞核抗原与胶质瘤恶性进展密切相关。樊锐太等[26]建立裸鼠U87胶质瘤模型探讨硼替佐米(bortezomib，BTZ)对放射治疗U87胶质瘤裸鼠移植瘤的增敏作用和细胞周期分布的影响，BTZ对放射治疗U87胶质瘤具有明显的增敏效应，能够有效逆转放射所致细胞G_0/G_1期进程阻滞，提高G_2/M期细胞比例，延长带瘤小鼠生存时间。李海英等[27]将胶质瘤细胞株U87转染SOX10腺病毒48小时后收集细胞进行MTT、流式细胞术、Western印迹和Q-RT-PCR，结果发现U87细胞感染SOX10过表达腺病毒后细胞的增殖受抑制，DNA合成减少，S期细胞数减少，干细胞标志CD133上调，得出SOX10可能在胶质瘤细胞的去分化中起重要作用。杨红伟等[28]利用生物信息学预测miR-203靶基因；通过脂质体将miR-203生存蛋白模拟物或表达质粒转染至U251细胞，使用实时定量PCR和Western印迹检测靶基因(生存蛋白，survivin)的mRNA和蛋白水平，采用双荧光素酶报告基因系统进行功能验证，应用细胞生长曲线、MTr实验、流式细胞术评价细胞生长、增殖和凋亡的变化及对肿瘤坏死因子相关凋亡诱导配体(TRAIL)和塞来昔布的敏感性，以此探讨miR-203靶向抑制生存蛋白对人胶质瘤细胞株U251生长和增殖的影响，发现miR-203在胶质瘤细胞中能靶向抑制生存蛋白的表达，是一个抗增殖、促凋亡的miRNA，有可能作为今后胶质瘤干预治疗的新靶点。朱贵东等[29]探讨内皮抑素和血管生成抑素(Endo-Angio)融合基因修饰的单纯疱疹病毒(VAE)对胶质瘤干细胞(GSCs)的体外溶瘤作用，得出在体外，VAE能够显著抑制GSCs活性，能够表达具有生物活性的Endo-Angio融合蛋白，为脑胶质瘤溶瘤病毒治疗开辟了新的途径。赛克等[30]使用荧光原位杂交技术，对中山大学附属肿瘤医院2009年3月至2011年3月的63例手术确诊胶质瘤标本进行1p/19q联合缺失检测，利用统计学方法分析1p/19q联合缺失患者与无联合缺失患者在性别、年龄、部位、病理类型及MGMT表达状态是否有差异。发现1p/19q联合缺失主要与胶质瘤的病理类型有关，含少突成分胶质瘤中1p/19q联合缺失比例较高。1p/19q联合缺失可作为少突胶质细胞瘤病理诊断的重要参考指标。徐铭等[31]回顾分析上海华山医院2003～2007年治疗的12例顶盖胶质瘤患者的临床、影像学和病理资料，发现大多数顶盖胶质瘤生长缓慢，若患者无脑积水或脑积水解决后，应长期随访MRI，如患者临床症状进行性加重、肿瘤进行性增大(直径>2 cm)、瘤内有明显强化或出现侵袭性生长时，可采取手术治疗。翟博智等[32]采用反义寡核苷酸下调miR-221和miR-222表达，Transwell、Western印迹、荧光素酶实验及体内实验分别检测细胞侵袭能力、体内肿瘤生长、相关基因蛋白表达变化及靶基因鉴定，结果发现在胶质瘤细胞中，侵袭相关蛋白TIMP3是miR-221和miR-222的一个新靶基因。季列等[33]采用免疫组织化学S-P法，检测38例不同病理分级脑胶质瘤和13例正常脑组织中MMP-7和整合素αvβ5的表达情况，探讨二者表达的相关性，发现MMP-7和整合素αvβ5表达水平的测定可能有助于早期识别具有高度恶性的人脑胶质瘤并判断其预后。王冠等[34]研究腺相关病毒(adeno-associated virus，AAV)介导的重组血管抑素(angiostatin，AS)联合应用雷公藤红素(celastrol)治疗大鼠颅内C6胶质瘤，观察其对肿瘤体积、新生血管密度及肿瘤细胞凋亡的影响，探讨抗血管生成重组基因联合雷公藤红素对胶质瘤治疗的前景，得出基因治疗联合雷公藤红素可通过抑制胶质瘤血管生成而抑制肿瘤生长；两者联合应用具有协同作用，可弥补两者单独应用的不足之处。苏伟等[35]对80例人脑胶质瘤组织标本，用免疫组化SP法检测Smad2、Ki-67的蛋白表达，逆转录聚合酶链反应法(RT-PCR)测定Smad2mRNA的转录水平，Smad2蛋白表达情况与患者生存期的关系用Kaplan-Meier生存曲线表示，并采用log-rank方法分析；发现Smad2的转录和蛋白表达水平在恶性胶质瘤中显著增高，检测Smad2表达水平有利于脑胶质瘤的恶性程度判断及对患者预后的评估。于书卿等[36]在40例颅脑恶性胶质瘤患者行术中超声造影，确定肿瘤方位，了解肿瘤强化情况，辨别切除程度。结果发现所有病变均呈强回声，有其特征性的声像图表现。术中超声造影使肿瘤边界显示清晰，肿瘤呈不同程度强化，准确评价了手术切除程度。黄磊等[37]采集146例胶质瘤(45例少突胶质细胞瘤、42例少突星形细胞瘤和59例星形细胞瘤)的肿瘤组织和血液标本，采用聚合酶链反应结合变性高效液相色谱技术检测染色体1P和19qLOH，免疫组化法检测肿瘤组织中MGMT、p53和Ki-67蛋白的表达，并进一步分析其与胶质瘤临床病理特征的关系。结果发现1p和19qLOH及MGMT、p53和Ki-67的蛋白表达与胶质瘤的临床病理学特征有关，检测其LOH状态和表达水平对胶质瘤的诊断和治疗具有指导作用。雷霆等[38]采集20例胶质瘤患者及20例健康受试者的静息态脑磁图数据，在Delta频段，Theta频段，Alpha频段，Beta频段，低Gamma频段和高Gamma频段6个频段上分别构建网络，对比分析两组功能连接网络之间的差异。结果发现胶质瘤患者大脑小世界网络特性出现改变;同时胶质瘤患者在低 Gamma 和高 Gamma 频段出现功能连接显著下降,左右大脑半球胶质瘤对患者 Beta 频段功能连接网络的影响有显著差异。费喜峰等[39]探讨胶质瘤中部分新生血管是否源于胶质瘤干细胞转分化,并初步评价其血液运输功能,得出在移植性人脑胶质瘤组织中存在具有血液运输功能的内皮细胞依赖型血管、血管生成拟态和马赛克血管三类血管,人脑胶质瘤干祖细胞有通过分化和转分化机制自主形成后两类肿瘤血管的潜能。方恒虎等[40]对 12 例弥漫性脑干胶质瘤患者进行 3D-CRT,分割方式为 1.8 Gy/次,1 次/天,5 次/周,处方剂量为 54 Gy,总治疗时间为 6 周。放疗期间每日口服替莫唑胺 75 mg/m^2,放疗结束后 4 周,继续给予替莫唑胺标准 5 天方案辅助化疗 6 个周期,每个周期 28 天。第 1 个周期替莫唑胺用量为 150 mg/m^2,连用 5 天,无明显血液学毒性后,从第 2 个周期始,替莫唑胺剂量增至 200 mg/m^2 对患者进行磁共振成像和实验室检查以评价疗效和不良反应。得出替莫唑胺联合同步放疗加后续单药辅助化疗治疗弥漫性脑干胶质瘤有较好的临床疗效,患者能够从中受益。陈音等[41]采用慢病毒介导的 RNA 干扰技术沉默 VEGF 基因在胶质瘤细胞 U251 中的表达;分别采用实时荧光定量 PCR(real-time fluorogenic quantitative-PCR,RFQ-PCR)和蛋白质印迹法检测 VEGF 和 Smac/DIABLO mRNA 及蛋白在 U251 细胞中的表达水平;采用蛋白质印迹法检测磷酸化细胞外蛋白调节激酶(extracellular regulated protein kinase,ERK)的表达;FCM 检测 VEGF 沉默对细胞周期的影响;MTT 法检测 VEGF 沉默对 U251 细胞化疗敏感性的影响。结果发现,VEGF 基因沉默可导致 VEGF 和 Smac/DIABLO mRNA 及蛋白表达水平的下调,并抑制磷酸化 ERK 的表达,提示 VEGF 是 Smac/DIABLO 的上游调节因子,通过激活 ERK 的信号通路调节 Smac/DIABLO 的表达水平。VEGF 基因沉默导致 U251 细胞中处于 S 期的细胞比例增多,并增强顺铂对 U251 细胞的凋亡诱导作用。曾令成等[42]通过对生理氧环境下 CD133 表达的研究,判断脑胶质瘤中 CD133 mRNA、CD133 蛋白以及糖基化 CD133 即 AC133 表达与胶质瘤干细胞表型的相关性。得出 AC133 的上调是转录水平和翻译后水平调控共同作用的结果;AC133 相对于 CD133 mRNA 和蛋白更敏感地标记了胶质瘤干细胞。陈宏颉等[43]构建 STAT3 的 RNAi 载体干扰 STAT3 的表达,在体内外研究对胶质瘤干细胞的影响,得出重组腺病毒介导的 STAT3 RNAi 可显著抑制靶基因的表达与活化,显著抑制胶质瘤干细胞的生长功能,为基于胶质瘤干细胞的功能治疗提供了基础理论。陈媛媛等[44]以低剂量率超微分割放疗(每 0.2 Gy 间隔 3 分钟,剂量率为 0.066 7 Gy/min)和常规分割(剂量率 4～6 Gy/min)方法照射脑胶质瘤 GL261 细胞,分别在第 1、2、3 天采用彗星分析和流式细胞分析技术检测细胞 DNA 损伤、凋亡、细胞周期分布。得出低剂量率超微分割放疗对脑胶质瘤细胞 GL261 可产生与常规分割等效的 DNA 损伤,但对细胞的杀伤作用强于常规分割照射。该现象可能与低剂量率超微分割照射胶质瘤细胞后有不同的 DNA 损伤修复机制有关。万贻绿等[45]回顾性分析经手术治疗并有明确病理诊断的 94 例脑干胶质瘤的临床资料,包括 MRI 及病理资料,并对相关变量进行统计检验,判断该变量与病理分级的关系。结果发现脑干胶质瘤直径大小($P=0.029$)、是否跨脑干轴位中线生长($P=0.016$)、有无坏死灶($P<0.000$)、囊变($P=0.004$)以及对基底动脉包绕($P=0.001$)在高、低级别胶质瘤之间的分布差异有统计学意义。

姚兴军等[46]应用实时荧光定量逆转录聚合酶链反应方法检测正常脑组织和不同级别脑胶质瘤组织中 miR-20a 的表达情况;脂质体转染 miR-20a 模拟物后,通过 MTT 比色法及流式细胞术观察胶质瘤 U251 细胞增殖的变化,得出 miR-20a 能促进胶质瘤细胞的增殖,其高表达在脑胶质瘤的发生、发展中起重要作用的结论。朱航等[47]收集国内外有关脑胶质瘤危险因素的病例对照研究,筛选出主要危险因素,采用 Meta 分析计算各个危险因素的合并比值比(OR)和 95%可信区间,采用 Egger 检验估计发表偏倚。结合人群暴露率,计算目前人群归因危险度百分比,评估危险因素控制后发病率的变化情况。得出不良生活习惯与某些职业性危害因素和脑胶质瘤的发病关系密切,应从改善生活行为习惯和加强对职业有害因素接触人群保护这两方面采取积极有效的预防措施。李战永等[48]探讨硫化氢(H_2S)在大鼠恶性胶质瘤生长中的作用及其机制,发现恶性胶质瘤的生长伴随内源性 H_2S 含量的增加,外源性 H_2S 能促进恶性胶质瘤的生长,其机制与 H_2S 促进肿瘤细胞增殖和瘤内新生血管形成有关。于圣平等[49]持续动态观察胶质瘤干细胞肿瘤生成和参与血管形成过程,研究不同生长阶段皮下移植瘤中干细胞分布与血管的关系,得出胶质瘤干细胞比非干细胞更易形成肿瘤及参与肿瘤血管的形成,HIF-1α 及其下游基因产物可能介导了胶质瘤干细胞围绕血管周分布。于金录等[50]报道 1 例罕见的侧脑室内胶质瘤与脑膜瘤的碰撞瘤,并探讨其发生原因,发现复发的胶质瘤诱发脉络丛内的蛛网膜细胞恶性转化可能是导致脑膜瘤的原因,同时胶质瘤的刺激也可能诱导了脑膜瘤的生长。李滨等[51]对 32 例恶性胶质瘤术后患者分别在术后2～9天、4～10周、13～6个月行MR常规扫描，范围为手术旁区约25 mm区域，参照区选择对侧大脑半球。采用MRS采集该区组织代谢物[胆碱(Cho)、N-乙酰天门冬氨酸(NAA)、肌酸(Cr)]信息，通过Func Tool软件包进行整合、分析，获得Cho/NAA、Cho/Cr、NAA/Cr值，输入SPSS12.0版软件进行统计分析。结果发现在术后不同扫描时段内术区强化旁区组织中Cho/NAA,Cho/Cr值均不同(P均<0.05)。术后4～10周变化最为显著，以Cho/NAA最为敏感。方凤奇等[52]通过免疫组织化学法检测cystatin C及cathepsin B在57例不同分化程度的脑胶质瘤组织中的表达。得出cystatin C在低分化胶质瘤(Ⅲ～Ⅳ级)中的表达低于高分化者(Ⅰ～Ⅱ级)，而cathepsin B在低分化胶质瘤中的表达高于高分化者($P<0.05$)。cystatin C和cathepsin B在脑胶质瘤中的表达呈负相关($P=0.01$)。张家墅等[53]回顾性研究22例中央区胶质瘤病例，患者均接受1.5 T高场强术中磁共振联合功能神经导航下显微手术，评价肿瘤切除程度及手术前后神经功能变化。得出对于中央区胶质瘤患者，术中磁共振联合功能神经导航有助于提高肿瘤切除程度，保护神经功能。刘嘉霖等[54]为了总结术中核共振成像(iMRI)功能神经导航手术治疗低级别脑胶质瘤(LGG)的初步经验，对178例低级别胶质瘤患者回顾性分析，探讨不同辅助手术手段对手术切除程度、术后功能障碍以及生存期的影响。得出iMRI辅助手术治疗低级别胶质瘤结果优于神经导航辅助手术，有效提高肿瘤切除率而未增加术后功能障碍风险，对患者术后生活质量与生存期有重要意义。陈大伟等[55]对10例脑胶质瘤患者术中应用荧光素钠将肿瘤染色，根据荧光染色强度判定肿瘤的边界并切除，探讨荧光素钠引导在脑胶质瘤切除中的应用。得出该方法应用简便、安全、经济，对高级别胶质瘤术中可直观、实时判断肿瘤的边界，大大提高了肿瘤切除率。邹健等[56]探究胶质瘤中β-catenin/Tcf-4转录调控AKT2基因以促进其恶性表型转化的机制，得出β-catenin/Tcf-4可以直接转录调控AKT2来促进胶质瘤细胞的增殖和侵袭。陈玉英等[57]通过构建过表达Pygo2的重组体上调Pygo2表达，探讨其在大鼠胶质瘤C6细胞增殖中的作用及机制，从而成功构建了过表达Pygo2的重组体，过表达Pygo2通过增高细胞周期蛋白D1(cyclinD1)水平，促进细胞从G1期进入S期，从而促进大鼠胶质瘤C6细胞增殖。冉建华等[58]探讨syntenin促进人脑胶质瘤细胞迁移的分子机制，得出syntenin通过与p-Src结合，随后触发FAK Tyr397、FAK Tyr925、FAK Tyr576位点的磷酸化作用，最大程度的激活FAK并上调JNK、AKT等下游信号分子的磷酸化水平，最终通过syntenin-Src/FAK/MAPK和syntenin-Src/FAK/PI3K两条通路增强FN相关胶质瘤细胞的迁移能力。刘晓智等[59]探讨叶酸/聚酰胺-胺(FA/PAMAM)介导的微小RNA-7(miR-7)基因治疗体内胶质瘤的实际效果，发现FA/PAMAM具有较脂质体更高的基因转染效率，药物作用时间更为持久，对胶质瘤的生长有一定的抑制作用，有望成为一种新的胶质瘤基因治疗方法。闫俊荣等[60]收集16例脑内占位病例，10例胶质瘤(Ⅲ～Ⅳ级7例，Ⅱ级3例，按照WHO分级标准，均经手术病理证实)、6例脑炎脑脓肿(均经手术病理或穿刺活检证实)，所有患者均行MRI常规检查和多体素MRS检查.测量病灶区及对侧正常区的Cho、Cho/NAA，并计算Cho-norm(标准化Cho：病灶区Cho/正常对侧区Cho)。结果发现10例胶质瘤瘤体Cho/NAA高于对侧正常区，差异有统计学意义；6例脑炎脑脓肿病灶Cho/NAA高于对侧正常区，差异有统计学意义；胶质瘤瘤体Cho/NAA高于脑炎脑脓肿病灶区，然而$P>0.05$，差异无统计学意义；胶质瘤瘤体Cho-norm高于脑炎脑脓肿病灶区，差异有统计学意义。

梁冰等[61]构建靶向AQP-4的siRNA质粒，免疫荧光化学方法检测其对C6细胞AQP-4的沉默效果；建立SD大鼠颅内C6胶质瘤模型，分对照组、空载组、无义序列组和siRNA组；聚合酶链式反应和蛋白印迹方法分别检测第3、6、9、12天AQP-4的mRNA和蛋白水平；干/湿比重法和Evans蓝测定法检测不同时相脑组织含水量和血脑屏障通透性改变；比较动物生存期。结果发现siRNA可沉默AQP-4表达；siRNA组脑组织水含量和血脑屏障通透性均明显低于对照组、空载组和无义序列组，动物生存期最长。李会兵等[62]探讨IKKε基因在人脑胶质瘤组织中的表达及其意义，得出IKKε在人脑胶质瘤中呈高表达，IKKε的表达与人脑胶质瘤的病理分级相关，可能与人脑胶质瘤的发生及恶性进展有关。王旋等[63]通过RT-PCR法扩增小鼠IP10基因，全基因人工合成EGFRvⅢ ScFv，两段基因依次克隆于表达载体pcDNA3.1(－)PCMV启动子下游，二者以编码(Gly4Ser)3的柔性接头序列(linker)相连。将构建好的pcDNA3.1(－)IP10-EGFRvⅢ ScFv转染NIH3T3细胞，并用G418筛选出阳性克隆，采用实时定量PCR和Western印迹法检测克隆细胞基因和蛋白的表达量，并观察转染后的NIH3T3细胞体外生长状况。结果发现成功构建了真核表达载体pcDNA3.1(－)IP10-EGFRvⅢ ScFv，经过浓度为200 mg/L的G418工作液筛选出了稳定高表达IP10-EGFRvⅢ ScFv的细胞系NIH3T3，且其生长状态并未受转染基因的影响。通过荧光检测、实时定量PCR、Western印迹法检测到转染72小时后基因和蛋白表达量最高，和稳定克隆株相比，表达量并无明显差异（$P>0.05$）。张伟等[64]克隆GFAP基因至pGEX-6p-1载体，使用大肠杆菌中纯化得到的GFAP重组蛋白包被96孔板，经封闭后依次孵育稀释的血清样本和偶联HRP的羊抗人二抗，最后加入TMB底物显色，硫酸终止显色反应，测定各孔吸光度。结果发现pGEX-6p-1-GFAP质粒在大肠杆菌Rosetta菌株中表达产生了大量GFAP重组蛋白，所得蛋白经洗脱纯化后用作ELISA反应底物。ELISA实验中，脑胶质瘤患者血清D值明显高于正常人，差异有显著统计学意义。王晖等[65]采用MTT法检测不同浓度细胞外ATP对U87胶质瘤细胞增殖的影响；以相同条件下不加ATP作为对照组，以加入100 μmol/L ATP作为处理组，采用Transwell细胞侵袭实验检测100μmol/L细胞外ATP对U87胶质瘤细胞侵袭能力的影响；用时间显微镜动态观察100μmol/L的ATP作用下U87胶质瘤细胞的迁移情况，得出100μmol/L的细胞外ATP对体外培养的U87胶质瘤细胞的侵袭和迁移具有明显促进作用的结论。徐铭等[66]介绍一种目前应用较广泛的小鼠GL261脑胶质瘤原位模型，并初步探讨GL261细胞的免疫原性，得出小鼠GL261脑胶质瘤原位模型重复性好，GL261脑胶质瘤具有侵袭性，能够模拟人胶质母细胞瘤，适用于胶质瘤免疫治疗的研究，但GL261细胞具有中等的免疫原性，动物实验的结论转化到临床实验时，需要考虑到这个因素。杨斌等[67]研究EGFR和ANXA2信号通路在不同级别人脑胶质瘤组织中的表达情况及临床意义。得出EGFR和ANXA2在人脑胶质瘤中的表达均显著增加，且其表达具有的相关性。EGFR和ANXA2信号通路可能在人脑胶质瘤的发生、发展起着有一定的协同作用。边心超等[68]探讨雷公藤红素对体外C6胶质瘤细胞凋亡及细胞周期阻滞的影响及机制，得出雷公藤红素能够通过调节凋亡相关蛋白及细胞周期相关因子的表达影响C6胶质瘤细胞的凋亡及细胞周期阻滞。兰凤鸣等[69]探讨PI3K/AKT信号阻断后抑制胶质瘤细胞株LN229生长的分子机制。得出P13K抑制剂LY294002可通过影响Wnt/β-catenin通路的活性而降低胶质瘤细胞的恶性表型。邓跃飞等[70]用PEI转染ING4蛋白过表达（pEGFP-C2/ING4转染组）及阴性对照载体（pEGFP－C2转染组）至人胶质瘤U251细胞，G418筛选后建立ING4蛋白稳定表达细胞株；RT-PCR、免疫组化、Western印迹检测ING4蛋白的表达，MTT法和Hochest法检测U251细胞的增殖和凋亡。结果发现，pEGFP-C2/ING4转染组和pEGFP-C2转染组转染U251细胞效率分别为84%和82%；RT-PCR、免疫组化、Western印迹均检测到pEGFP-ING4转染组ING4的强表达；与pEGFP-C2转染组和空白对照组相比，pEGFP-C2/ING4转染组的U251细胞72小时后生长抑制率和凋亡率有统计学差异（$P<0.05$）。

（二）脑膜瘤

丛树艳等[71]对8例确诊为脑膜癌病患者的临床资料进行回顾性分析，得出脑膜癌病临床表现无特异性，脑脊液细胞学检查是诊断脑膜癌病的重要方法，但阳性率相对低，积极查找原发病灶及头MRI增强扫描对诊断本病有重要作用。吴杨等[72]用抗人α-syn抗体对人脑膜瘤组织和对照脑组织进行免疫组织化学染色，观察、比较α-syn在脑膜瘤和对照脑组织中的表达和分布。用免疫荧光组织化学方法检测α-syn和β-微管蛋白以及突触素是否共存。结果发现对照脑组织中，α－syn主要存在于神经元的末梢和胞质部分，分别与突触素和β-微管蛋白共存。人脑膜瘤组织中，α－syn主要存在于肿瘤细胞的胞质，并且与β-微管蛋白在胞质共存，少部分存在于细胞核中。黄冠又等[73]运用SNaPshot技术对205例脑膜瘤患者和218例健康对照者的XRCC1多态性Arg194Trp进行检测，比较不同基因型与脑膜瘤患病风险的关系。结果发现XRCC1Arg194Trpd的基因型和等位基因频率在病例组和对照组中分布差异无统计学意义，但在<50岁脑膜瘤组中，C等位基因个体其脑膜瘤发病风险增加（$OR=1.594$，95% $CI=1.027\sim2.473$，$P=0.037$）。XRCC1基因Arg194Trp多态性与脑膜瘤的病理级别和侵袭性差异无统计学意义（$P>0.05$）。武彤彤等[74]报道2例发生在脊柱和颅内具有幼稚性特征的透明细胞型脑脊膜瘤（CCM）患者，与经典的透明细胞型脑脊膜瘤不同的是2例患者肿瘤都有显示罕见的细胞核异型性、分裂活跃、坏死等原始化现象。肿瘤细胞对上皮膜抗原和波形蛋白（vimtine）有免疫反应，MIB－1指数高达40%。对2例患者均实行肿瘤完整切除术。其中男性患者后3个月有局部复发和心室外侧转移。该文对脑脊膜病临床病理特点、诊断及预后进行探讨，并建议术后进行辅助放疗或化疗，并且在随访第1阶段每3～6个月复查磁共振。陈建强等[75]对42例年龄≥60岁的老年脑膜瘤患者进行多排螺旋CT血管成像（MSCTA）及或三维增强磁共振血管成像（3D CE-MRA）检查（模拟组），在三维成像处理工作站中进行术前手术风险分析，并以同期未经上述检查的28例老年脑膜瘤患者作为对照组。比较两组术中手术操作时间、出血量及术后并发症的差异。结果发现，模拟组42例皆于术前合理地制定手术方案及手术入路，模拟组术后并发症发生率35.7%低于对照组50.0%（$P>$

0.05)；术中输血量(531.0±150.6)ml低于对照组(621.4±226.7)ml($t=2.01$，$P=0.049$)；手术时间(257.1±72.6)分钟低于对照组(307.5±88.2)分钟($t=2.61$，$P=0.011$)。刘忆等[76]探索脑膜瘤"脑膜尾征"的影像分型及病理。对于凸面脑膜瘤，肿瘤周边硬膜切除范围建议达2.5 cm，如果这个范围不能达到，"脑膜尾征"的形态可以作为决定切除范围的参考。对于一般行Simpson Ⅱ级切除的颅底脑膜瘤，肿瘤周边的硬膜可以根据"脑膜尾征"形态采取相应的处理。"脑膜尾征"的分型对术前肿瘤周边硬膜的病理变化有一定的预测性，能够使外科医生术前预测侵袭范围和获得足够的切除范围，对降低脑膜瘤远期复发率，有重要的意义。曲敏等[77]结合辽宁医学院附属第一医院2007年1月至2011年10月收治的11例病理确诊为微囊型脑膜瘤患者的临床及影像学特点，对相关资料进行总结。得出微囊型脑膜瘤的一般预后较好，但也有报道其具有一定的侵袭性，目前还未在该院患者中发现这样的病例，也有待于进一步临床观察。汤海亮等[78]对10例蝶骨嵴脑膜瘤患者术前行头颅CT、MRI和MRA等检查，然后将这些数据输入新加坡Volume Interactions公司研发的Dextroscope术前计划系统，在虚拟现实环境中对肿瘤及其周围组织进行重建等处理，构建出立体的空间三维图像；再利用系统工具对肿瘤及其周围组织进行观察、手术模拟等操作，在术前充分获得肿瘤、颅底骨质及神经、血管等相互关系的信息，制定详细的手术计划，并与术中情况进行对照。结果发现10例患者均成功实现了三维立体虚拟现实影像的重建，按照术前计划进行手术，术中情况与术前模拟基本一致，符合率达100%。10例肿瘤均全切，取得良好效果，术后患者无后遗症。王永奇等[79]分析脑膜瘤各亚型的氢质子磁共振波谱(^{1}H-MRS)表现以及其临床意义。得出^{1}H-MRS在脑膜瘤各亚型中代谢产物有其特异性，对各病理亚型有鉴别作用，与常规MRI相结合能提高脑膜瘤的诊断水平的结论。宋世宾等[80]对27例颅内巨大脑膜瘤患者术前行3D-CTA，观察肿瘤及其相邻血管、血窦、骨性解剖标志，据此制定手术入路、确定肿瘤切除范围及需要保护的毗邻血管神经，以此探讨三维螺旋CT血管造影(3D-CTA)对颅内巨大脑膜瘤手术的指导作用，得出在颅内巨大脑膜瘤切除术前行3D-CTA，可清晰显示肿瘤位置、大小、生长侵袭方向及其与相邻血管、骨性解剖标志的空间关系，有利于手术方案的制定，提高肿瘤的切除率，减少术中出血及医源性神经损伤。武海龙等[81]应用免疫组化SP法检测42例脑膜瘤组织、7例正常硬脑膜中IGF-1和增殖细胞核抗原(PCNA)的表达情况，结果进行统计学分析，探讨IGF-1在人脑膜瘤中的表达与脑膜瘤细胞增殖活性之间的关系。得出结论IGF-1表达强度与脑膜瘤细胞增殖活性有关，二者在脑膜瘤的发生、增殖和恶化过程中可能起协同作用，其详细机制有待进一步研究。赵宏伟等[82]评价仿真开颅手术在显示大脑浅静脉及其与大脑凸面、矢状窦旁及大脑镰旁脑膜瘤关系中的作用。得出仿真开颅手术仅显示大脑浅静脉(SCVs)，避免了大脑深静脉和头皮静脉的重叠，对大脑浅静脉评价更加准确；仿真开颅手术能较好地显示脑膜瘤与大脑浅静脉的关系，为脑膜瘤术前选择颅骨开窗位置、术中定位以及保护大脑浅静脉提供帮助。白吉伟等[83]探讨增强磁共振静脉成像(CEMRV)在矢状窦旁和窦汇区脑膜瘤术前评估和手术策略制定中的应用价值，得出CEMRV可以准确反映矢状窦和窦汇的通畅情况以及瘤周静脉情况，优于TOFMRV，为术前评估静脉情况提供了重要依据。张健等[84]回顾性分析经手术及病理证实的脑膜瘤791例，按照2007年WHO脑膜瘤分级标准将其分为Ⅰ、Ⅱ、Ⅲ级并进行对照分析，得出结论绝大多数脑膜瘤为WHO Ⅰ级，Ⅱ、Ⅲ级脑膜瘤发生率较低，Ⅱ级脑膜瘤男女之比高于Ⅰ级脑膜瘤，而Ⅲ级脑膜瘤男女之比更高。凸面及矢状窦旁WHO Ⅱ、Ⅲ级脑膜瘤发生率较高，而鞍上及前颅窝发生率较低。脑膜瘤切除级别与WHO脑膜瘤分级无关，术后复发与WHO分级相关。周凯等[85]对18例蝶眶脑膜瘤患者选用额颞入路、眶颧入路或眶颧结合扩大前颅窝底入路硬膜外结合硬膜内切除肿瘤，在硬膜外磨除增生的蝶骨大翼骨质、眶上裂、视神经管开放减压，其中经额颞入路15例，眶颧入路2例，眶颧结合扩大前颅窝底入路1例，术前、术后均有视觉功能评价、手术录像及术后影像评估肿瘤切除程度。得出结论选择合适的手术入路显微切除蝶眶脑膜瘤，可获得充分显露和眶尖、球后减压，可有效缓解突眼、视觉障碍及眼肌麻痹。因肿瘤多累及眶尖、眶上裂、海绵窦等重要结构，肿瘤难以全切，术后容易复发。李登维等[86]回顾性分析经手术病理证实的13例脑室内脑膜瘤的MRI资料，均行平扫及增强扫描。得出脑室内脑膜瘤的MRI表现具有一定的特征，结合患者年龄及病灶部位，可以提高其诊断准确性。

(三)松果体肿瘤

王勇等[87]报道52岁女性患松果体区原始神经外胚层瘤1例。方陆雄等[88]总结松果体区混合性生殖细胞肿瘤的临床特点、病理组织学构成，并探讨其相关的治疗策略，得出松果体区混合性生殖细胞肿瘤临床表现无明显特殊。肿瘤大多包含有生殖细胞瘤成分，术前全面准确的定性诊断困难。先手术切除肿瘤以获得完整的病理诊断，而后采取针对性综合治疗似乎更合理。当血清肿瘤标志物正常，且影像学上肿瘤密度或信号混杂时,"试验性"放疗应慎重。

张明山等[89]回顾性分析北京三博脑科医院神经外科收治的6例中分化松果体细胞瘤患者的临床表现、影像学特点、病理学特点和治疗方法,得出中分化松果体细胞瘤易发生全脑全脊髓播散,治疗仍然需要多手段进行干预,肿瘤要争取全切除,术后应辅以放疗及化疗。肖罡等[90]回顾性分析了2000年1月至2010年1月经病理证实的34例高度恶性NGMGCTs患者的临床特点、血清肿瘤标记物检测、治疗方法及预后。得出多数松果体区NGMGCTs根据临床表现、影像学资料和肿瘤标记物可在术前定性,以手术为主术后辅以化疗和放疗的综合治疗可以获得良好疗效。逄利博等[91]总结3例鞍上区多房囊状生殖细胞瘤的MR影像表现,以提高对不典型生殖细胞瘤的MR影像表现的认识。得出以多房囊状表现的鞍上区肿瘤,多房囊壁及分隔厚薄不均并有不同程度强化,伴有壁结节,垂体后叶T_1WI高信号消失等征象,对诊断不典型生殖细胞瘤具有价值。对于高度怀疑以实性为主的生殖细胞瘤,可通过诊断性放射治疗证实,而肿瘤的囊性部分对治疗不敏感,故以多房囊状改变为主的生殖细胞瘤,如不具备上述特征性影响表现,尚需病理学诊断证实。何磊等[92]报道18岁男性原发丘脑区生殖细胞瘤1例。蒋云等[93]探讨基底节区生殖细胞肿瘤(basal ganglia germinoma,BGG)临床和影像学特点,以提高对早期BGG的认识。得出:①患者可能有双侧BGG;②BGG早期诊断困难,根据临床和MRI表现,动态观察血和脑脊液中β-HCG和AFP的变化,必要时行进一步的影像学检查(MRS或11C-蛋氨酸PET/CT)及病灶活检,以提高早期诊断率。

(四)室管膜瘤

刘力强等[94]报告河北医科大学第二医院神经外科收治的7例采用显微镜下切除肿瘤,复位椎板复合体行椎管重建治疗髓内室管膜瘤临床资料。结果发现6例肿瘤手术完全切除,症状好转4例,随访未见复发及脊柱生理弯曲变形。

(五)颅咽管瘤

肖安岭等[95]回顾性分析经病理证实的14例颅咽管瘤病例,所有患者均行MRI平扫及增强扫描,分析其MRI表现。得出14例病灶中,8例位于鞍上,4例位于鞍内及鞍上,2例位于鞍旁;7例病灶呈分叶状,7例呈类圆形。病灶均为囊实性病灶,6例囊性部分呈T_1WI低信号,5例为T_1WI高信号,3例为T_1WI等信号,T_2WI均为高信号。实性部分在T_2WI呈高信号或高低混杂信号,T_1WI等信号(8例)或稍低信号(6例)。增强后病灶14例患者实性部分均见强化,其中11例为网格状强化,3例为均匀强化。田继辉等[96]应用免疫组化法对40例釉质型颅咽管瘤标本(原发组24例,复发组16例)中CD147和MMP-9的表达进行检测。得出CD147与MMP-9可能在釉质型颅咽管瘤侵袭生长和肿瘤复发过程之中扮演着重要的角色,CD147与MMP-9可能成为评价釉质型颅咽管瘤侵袭性生长和复发倾向的重要参考指标。宋风霞等[97]回顾性分析北京三博脑科医院2008年4月至2011年12月收治的16例60岁以上颅咽管瘤老年患者的临床资料,得出老年颅咽管瘤患者治疗前内分泌功能低下较为常见,但被严重低估,术后继发内分泌功能紊乱较术前更为常见,特别是复发者,加强监测评估、及早给予激素替代治疗,对减少手术风险、改善老年患者预后有重要意义。

(六)海绵状血管瘤

伍犹梁等[98]回顾性分析长期随访的16例应用ELEKTA Leksellγ(gamma)刀治疗CSHAs的临床资料,其中6例为术后残留,2例仅术中活检,8例根据典型的影像学表现及后期随访诊断。肿瘤最大径为15.0～55.0 mm,平均34.6 mm,治疗周边剂量为8.0～15.0 Gy,平均12.1 Gy,等剂量曲线40%～60%,中心剂量16.0～32.5 Gy,平均24.3 Gy,随访时间6～96个月,平均40.5个月。得出Leksellγ刀治疗CSHAs安全可靠,疗效满意。γ刀是治疗术后残留、中小型(最大径≤40 mm)及不能耐受手术CSHAs的有效方法之一。王树等[99]报告34岁男性右侧侧脑室三角区海绵状血管瘤一例,得出术前常规的平扫MRI表现无特征性的,增强扫描是必要的的,延迟扫描可能有帮助,SWI亦能为该病提供更多有用的诊断信息,对于疑病的鉴别诊断、手术的选择、治疗及预后评估有积极意义。买买提力·艾沙等[100]分析26例颅内深部海绵状血管瘤患者开颅后,应用术中超声对病灶进行实时定位,选择合适的脑沟切除病变,同时用超声判断病灶切除的程度。得出术中超声可在术中对病变精确定位,有效地引导手术进程,提高手术的安全性,减少手术并发症,有广泛的应用前景的结论。张剑宁等[101]对海军总医院神经外科2003年1月至2011年4月行显微手术切除的41例BSC患者的临床资料以及手术治疗情况进行回顾性分析,得出结论根据病变部位和病灶突向的方式,选择个体化的手术入路,遵循"最短距离"原则,手术切除BSC能获得良好的预后,术中导航和脑干电生理学监测有助于减少手术损伤及降低并发症。李昉晔等[102]观察16例脑干海绵状血管瘤患者,术前根据弥散张量成像重建白质纤维束,确定最佳安全手术入路及手术策略,术中常规应用基于弥散张量成像技术的纤维束镜下导航结合术中电生理监测辅助手术,术后定期临床及影像学随访。得出对于脑干海绵状血管瘤手术，iMRI可以实时评估海绵状血管瘤的切除程度。镜下功能神经导航术中显像脑干白质纤维束结合术中电生理监测和电刺激定位脑干颅神经核团，对最大限度切除病变、保护患者的神经功能有很大帮助。秦越等[103]回顾性分析经手术病理证实的20例鞍旁肿瘤MRI影像表现，观察MR影像特征。认为MRI平扫加增强能明确显示鞍旁海绵状血管瘤及脑膜瘤的不同信号改变、强化特点及内部结构特点，其MRI信号特点对诊断有价值。

（七）转移瘤

于兰等[104]观察立体定向放疗联合全脑放疗和福莫司汀治疗脑转移瘤的近期疗效、颅内无进展生存时间以及不良反应，得出立体定向放疗联合全脑放疗可提高脑转移瘤的缓解率及颅内无进展生存时间，立体定向放疗联合全脑放疗和福莫司汀治疗脑转移瘤疗效高，不良反应可以耐受，是治疗脑转移瘤的较好选择。吕东来等[105]采用Meta分析方法收集脑转移瘤全脑放射治疗（WBRT）联合与不联合SRT效果比较的相关文献进行综合评价，评价脑转移瘤WBRT联合与不联合立体定向放疗（SRT）的疗效对比。发现WBRT联合SRT是一种较为合理的脑转移瘤综合治疗方式，尤其对于单发脑转移瘤患者，除改善肿瘤局控率外，还可提高患者1年生存率。高燕等[106]评估脑转移瘤磁共振弥散加权成像（DWI）区分原发性小细胞肺癌（SCLC）和非小细胞肺癌（NSCLC）的能力，对45例脑转移瘤患者进行常规MRI和DWI扫描，包括SCLC 14例，NSCLC 31例。ROI选择最大瘤体实性部分及瘤周水肿中央部分，测量不同组脑转移瘤T_2WI、DWI相对信号强度（rSI T_2WI、rSI DWI）、瘤相对扩散系数（rADC）、瘤与瘤周水肿ADC比值（ratio of ADCt/e），并进行Mann-Whitney U检验、受试者特性曲线（ROC）分析。得出MRI联合DWI对脑转移瘤原发肺癌类型（SCLC及NSCLC）的鉴别诊断有一定的价值。穆海玉等[107]回顾性分析23例NSCLC脑转移瘤患者接受吉非替尼同步γ射线立体定向外科治疗加全脑放疗后的疗效、疾病进展时间、总生存时间、预后影响因素及不良反应。发现吉非替尼同步γ射线立体定向外科治疗加全脑放疗后的治疗NSCLC脑转移瘤，有效率和疾病控制率高，具有较长的中位疾病进展时间和生存时间，不良反应轻微，是一种很有价值的治疗方法。其中，KPS评分、肿瘤体积、病理类型（腺癌）、RPA分级是影响获益和生存的重要因素。

（八）其他

甘鸿川等[108]报告贵阳市金阳医院神经外科收治小脑脑桥角脑膜瘤18例，行手术治疗，疗效满意。得出结论，术前根据影像资料详细了解肿瘤的生长特点以及与周围神经、血管、脑组织的关系，制定正确的手术入路和策略，结合术中精细、轻柔的操作，是保证小脑脑桥角区域脑膜瘤手术质量的基础。罗光华等[109]回顾性分析30例经OUR-XGDγ刀治疗、影像证实的小脑蚓部区肿瘤的临床特点及疗效。发现本组30例，随访3～18个月（平均13.5个月），总生存率为73.33%，病死率为26.67%。得出充分认识小脑蚓部区肿瘤的临床特征，正确运用立体定向放射外科技术（γ刀）处理原则，是治疗小脑蚓部区肿瘤的关键。对于恶性肿瘤能有效的延长患者的生存时间，提高生存质量。余水莲等[110]回顾性分析经病理及免疫组织化学证实的10例颅内孤立性纤维瘤（ISFT）患者的CT及MRI表现。所有患者均行MR平扫及增强扫描，其中4例行CT平扫。得出ISFT影像表现具有一定特点，当脑外肿瘤明显分叶，T_2WI信号不均，存在低T_2信号区域并明显强化，“脑膜尾征”较少或轻，无颅骨增厚等征象时有助诊断，典型“阴阳征”提示孤立性纤维瘤可能性大。朱朋成等[111]报道1例罕见的右侧第三颅神经发生的神经束膜瘤，探讨其组织病理学特点和鉴别诊断，得出结论神经束膜瘤是一种罕见的良性肿瘤，常发生于外周神经；颅神经原发的神经束膜瘤极为罕见。曾亮等[112]报告患者男，43岁，原发脑内尤文肉瘤1例。胡文忠等[113]回顾性分析自2000年1月至2009年12月收治的8例颅内原发性黑色素瘤患者，男6例，女2例；年龄24～68岁；病灶均为单发，位于额叶4例，顶叶1例，枕叶1例，镰旁1例，小脑脑桥角1例。8例患者均行开颅手术，6例达全切；2例行次全切除＋辅助γ刀治疗。得出颅内原发性黑色素瘤发病率低，误诊率较高，治疗以手术切除为主，不全切除者应辅助伽玛刀治疗，复发者可行辅助化疗，延缓复发时间，改善患者预后。刘晓云等[114]报道1例男性，27岁颅内黑色素瘤患者。马辉等[115]对16例语言功能区脑肿瘤患者，利用血氧依赖功能磁共振（BOLD-fMRI）技术和（或）术中唤醒麻醉下大脑皮质直接电刺激（ECS）定位技术进行脑功能制图；对所获皮质功能制图资料进行个体化评估，术中辅助保护语言功能区，在神经导航指引下切除肿瘤。得出BOLD-fMRI结合术中唤醒麻醉下ECS皮质功能制图定位语言功能区，可在保护语言功能的同时最大程度地切除肿瘤组织，提高患者术后生活质量。王东等[116]报道了1例男性，27岁，原发性脑膜黑色素细胞瘤病例，提高对该病种的认识。王艳东等[117]报道了1例女性，49岁，侧脑室副神经节瘤病例。刘翔宇等[118]报道1例女性，12岁，乳头状胶质神经元肿瘤患者。李慧展等[119]选取健康家犬17只，以不同微波功率及消融时间组合分别作用于动物脑组织；术后30分钟去骨瓣，分别行常规超声及超声造影检查,观察消融灶的边界、范围,比较消融灶内、水肿带区、正常脑组织内的超声造影时间-强度曲线及参数;术后5小时取出脑组织,观察消融灶的大体病理及显微病理改变。得出超声造影能实时准确显示脑组织微波消融的坏死范围,并能显示消融灶及周围脑组织的血流灌注情况,可用于评价脑组织微波消融的效果。

(王国权)

参考文献

1 何　丹,等.脑与神经疾病杂志,2012,20(1):1
2 陈怡东,等.中华神经外科杂志,2012,28(5):474
3 袁　涛,等.中国临床医学影像杂志,2011,22(10):685
4 唐兆华,等.第三军医大学学报,2012,34(5):387
5 龚汉贤,等.中国神经精神疾病杂志,2011,37(9):513
6 范志刚,等.立体定向和功能性神经外科杂志,2011,24(6):331
7 许慧中,等.江苏医药,2012,38(4):380
8 徐高峰,等.第三军医大学学报,2011,33(20):2148
9 刘艳辉,等.四川大学学报(医学版),2011,42(6):874
10 黄海燕,等.吉林医学,2012,33(4):811
11 孙树鹏,等.中华神经外科杂志,2012,28(2):203
12 张　猛,等.中华实验和临床病毒学杂志,2012,26(1):43
13 楚胜华,等.肿瘤,2012,32(2):105
14 李伟龙,等.中华核医学杂志,2011,31(6):368
15 李香营,等.实用放射学杂志,2012,28,(3):461
16 王希瑞,等.江苏医药,2012,38(4):373
17 汪　洋,等.中国肿瘤临床,2011,38(20):1271
18 谢思明,等.中国肿瘤临床,2011,38,(17):995
19 高　伟,等.肿瘤,2012,32(7):551
20 秦丽娟,等.中国肿瘤临床,2012,39(12):822
21 李　聪,等.中华神经外科杂志,2012,28(5):495
22 张宏顺,等.山东医药,2012,52(17):44
23 姚一搏,等.第三军医大学学报,2012,34(18):1881
24 曹　垒,等.中华医学遗传学杂志,2012,29(2):159
25 李利敏,等.脑与神经疾病杂志,2012,20(2):133
26 樊锐太,等.第三军医大学学报,2012,34(8):758
27 李海英,等.山东医药;2012,52(16):12
28 杨红伟,等.中华神经外科杂志,2012,28(6):635
29 朱贵东,等.中华神经外科杂志,2011,27(9):949
30 赛　克,等.中国神经精神疾病杂志,2011,37(8):490
31 徐　铭,等.中华神经外科杂志,2010,26(9):771
32 翟博智,等.中华神经外科杂志,2011,27(7):701
33 季　列,等.第二军医大学学报,2011,32(10):1155
34 王　冠,等.肿瘤,2011,31(10):875
35 苏　伟,等.中华神经外科杂志,2011,27(10):1064
36 于书卿,等.中华神经外科杂志,2011,27(10):1037
37 黄　磊,等.中华肿瘤杂志,2011,33(10):752
38 雷　霆,等.立体定向和功能性神经外科杂志,2011,24(6):326
39 费喜峰,等.中华肿瘤杂志,2011,33(10):726
40 方恒虎,等.中华肿瘤杂志,2011,33(9):707
41 陈　音,等.肿瘤,2011,31(9):800
42 曾令成,等.华中科技大学学报(医学版),2012,41(4):423
43 陈宏颉,等.中华神经外科杂志,2011,27(9):964
44 陈媛媛,等.第三军医大学学报,2012,34(11):1026
45 万贻绿,等.中华神经外科杂志,2012,28(4):346
46 姚兴军,等.南方医科大学学报,2012,32(2):198
47 朱　航,等.中国医科大学学报,2012,41(6):554
48 李战永,等.中华肿瘤杂志,2012,34(4):254
49 于圣平,等.中华外科杂志,2012,50(5):452
50 于金录,等.中华神经外科杂志,2012,28(5):478
51 李　滨,等.山东医药,2012,52(26):47
52 方凤奇,等.四川医学,2012,33(5):737
53 张家墅,等.中国神经精神疾病杂志,2012,38(4):239
54 刘嘉霖,等.山西医药杂志,2012,41(6):540
55 陈大伟,等.中华神经外科杂志,2012,28(8):829
56 邹　健,等.中华神经外科杂志,2012,28(8):843
57 陈玉英,等.中国医科大学学报,2012,41(5):413
58 冉建华,等.第三军医大学学报,2012,34(10):943
59 刘晓智,等.中华肿瘤杂志,2012,34(5):325
60 闫俊荣,等.实用放射学杂志,2011,27(12):1791
61 梁　冰,等.中华神经外科杂志,2012,28(7):739
62 李会兵,等.中国神经精神疾病杂志,2012,38(6):321
63 王　旋,等.华中科技大学学报(医学版),2012,41(1):1
64 张　伟,等.复旦学报(医学版),2011,38(6):538
65 王　晖,等.第三军医大学学报,2012,34(7):589
66 徐　铭,等.中华神经外科杂志,2012,28(3):309
67 杨　斌,等.第三军医大学学报,2012,34(3):274
68 边心超,等.中华神经外科杂志,2012年,28(3):291
69 兰凤鸣,等.中华神经外科杂志,2012,28(3):275
70 邓跃飞,等.第三军医大学学报,2011,33(23):2499
71 丛树艳,等.医学临床研究,2012,29(6):1072
72 吴　杨,等.首都医科大学学报,2011,32(6):793
73 黄冠又,等.中华神经外科杂志,2012,28(4):406
74 武彤彤,等.南方医科大学学报,2012,32(1):131
75 陈建强,等.中华老年医学杂志,2012,31(7):567
76 刘　忆,等.中华神经外科杂志,2012,28(5):499
77 曲　敏,等.中华外科杂志,2012,50(6):572
78 汤海亮,等.第二军医大学学报,2011,32(11):1255
79 王永奇,等.实用放射学杂志,2011,27(10):1469
80 宋世宾,等.山东医药;2011,51(42):54
81 武海龙,等.脑与神经疾病杂志,2012,20(1):66
82 赵宏伟,等.中华放射学杂志,2012,46(1):40
83 白吉伟,等.中华神经外科杂志,2012,28(2):189
84 张　健,等.中华神经外科杂志,2011,27(12):1244
85 周　凯,等.中华神经外科杂志,2011,27(11):1144

86 李登维,等.实用放射学杂志,2011,27(12):1798
87 王　勇,等.中国临床医学影像杂志,2012,23(7):523
88 方陆雄,等.中华神经外科杂志,2011,27(10):1010
89 张明山,等.首都医科大学学报,2011,32(5):692
90 肖　罡,等.中华神经外科杂志,2011,27(10):1016
91 逄利博,等.中华放射学杂志,2011,45(11):1068
92 何　磊,等.中国临床医学影像杂志,2012,23(3):223
93 蒋　云,等.中国神经免疫学和神经病学杂志,2012,19(3):196
94 刘力强,等.脑与神经疾病杂志,2012,20(3):210
95 肖安岭,等.安徽医学,2011,32(10):1754
96 田继辉,等.中风与神经疾病杂志,2011,28(8):745
97 宋风霞,等.山东医药,2012,52(20):51
98 伍犹梁,等.中华神经外科杂志,2011,27(10):996
99 王　树,等.中华放射学杂志,2012,46(7):661
100 买买提力·艾沙,等.中华神经外科杂志,2011,27(12):1224
101 张剑宁,等.解放军医学杂志,2012,37(8):800
102 李昉晔,等.中国神经精神疾病杂志,2012,38(3):186
103 秦　越,等.实用放射学杂志,2012,28(2):179
104 于　兰,等.中国肿瘤临床,2012,39(10):718
105 吕东来,等.解放军医学杂志,2012,37(7):729
106 高　燕,等.实用放射学杂志,2012,28(2):185
107 穆海玉,等.中国肿瘤临床,2011,38(24):1510
108 甘鸿川,等.中华神经外科杂志,2011,27(11):1161
109 罗光华,等.立体定向和功能性神经外科杂志,2011,24(4):237
110 余水莲,等.中华放射学杂志,2012,46(6):489
111 朱朋成,等.华中科技大学学报(医学版),2012,41(3):361
112 曾　亮,等.中华神经外科杂志,2012,28(5):509
113 胡文忠,等.中华神经外科杂志,2011,27(7):693
114 刘晓云,等.中国临床医学影像杂志,2011,22(12):905
115 马　辉,等.山东医药,2012,52(18):16
116 王　东,等.中风与神经疾病杂志,2012,29(2):175
117 王艳东,等.首都医科大学学报,2011,32(6):854
118 刘翔宇,等.重庆医学,2012,41(15):1556
119 李慧展,等.中华超声影像学杂志,2012,21(4):344

五、脱髓鞘、变性疾病

(一)脱髓鞘疾病

董艳玲等[1]将70例MS患者按主要治疗方法分为鞘内注射甲泼尼松龙(MPS)组30例和MPS冲击组36例,指出鞘内注射MPS治疗MS,神经功能改善较快,住院天数及费用也较少。张廉等[2]通过比较不同剂量尼莫地平对大鼠多发性硬化轴索损伤保护作用,指出尼莫地平对多发性硬化轴索损伤有保护作用,尼莫地平1 mg/kg是对大鼠多发性硬化轴索损伤保护作用的最佳剂量。刘岳婷等[3]通过采用髓鞘少突胶质细胞糖蛋白35－55(MOG35－55)免疫建立小鼠EAE模型,将42只C57BL/6小鼠分为EAE组、法舒地尔早期治疗组、和法舒地尔晚期治疗组,得出法舒地尔对EAE具有治疗的潜能,其机制可能为通过抑制血管内皮ROCK活性,参与诱导内皮细胞紧密连接蛋白Occludin的表达,从而抑制炎症细胞的中枢侵润最终阻止疾病的发生和发展。张兴鹤等[4]*通过80例急性期MS患者根据EDSS评分分组,采用酶联免疫吸附实验法检测血清MMP－9与TIMP－1水平,指出MMP－9在MS急性期血清中表达增强,TIMP－1表达降低,MMP－9、MMP－9/TIMP－1水平反应了MS疾病活动性,检测其水平具有一定的诊断价值;MMP－9在MS血清中呈先升后降趋势,GC治疗可降低MMP－9上升的幅度,缩短MMP－9升高的时间,降低了MMP－9的表达,并诱导TIMP－1的表达,可能是GC治疗MS、加速MS病情缓解、缩短其病程的机制之一。赵彩蕾等[5]回顾性分析16例MS患儿的首次发作及复发时临床及影像学资料,得出儿童MS的MRI表现具有一定特征,CIS时额、顶叶皮质下白质病灶融会成大片并常累及中央区白质,复发时可见“轨道征”,结合临床可以提高对儿童MS诊断的正确性。张善超等[6]采用间接免疫荧光法检测20例MS患者和20例其他神经科疾病(OND)患者脑脊液中抗EBV壳抗原IgG抗体、抗EBV-CAIgG抗体亲和力、抗EBV-CA IgM抗体等检测结果,得出EBV急性感染可能与MS发病相关。张兴鹤等[7]*采用酶联免疫吸附实验法检测多发性硬化患者不同时期血清MMP-9与TIMP-1水平,得出MMP-9与TIMP-1水平高低可能是GC治疗MS、加速MS病情缓解、缩短其病程的机制之一。

(邓本强　黄石仁)

(二)帕金森病

赵西耀等[8]探讨了中国汉族人群Omi/Htra2基因编码区1195G/A位点的单核苷酸多态性(SNP)与帕金森病(PD)发病的关系,发现中国汉族人群Omi/Htra2基因编码区1195G/A杂合子可能是PD的患病因素。郑志华等[9]探讨了浙江温岭地区帕金森病患者PINK1基因突变和多态性分布的特点及其与PD的关系,发现PINK1基因可能不是浙江温岭地区PD患者致病基因的突变热点,G12164A、G12101A连锁多态才是该地区晚发性PD患者的易患因素。林庆玲等[10]分析帕金森病患者和正常老年对照组时钟基因启动子甲基化水平,探讨帕金森病患者时钟基因异常表达的机制。发现PD患者时钟基因的异常表达可能与时钟基因启动子区甲基化的改变有关。周辰珩等[11]研究温岭散发性PD线粒体DNA(mDNA)基因突变与国人散发性PD相关性,认为散发性PD患者存在mDNA位点突变,预示线粒体基因突变参与了PD的发病过程。于嵩等[12]通过动物实验证实,姜黄素可抑制炎症通路蛋白TNF-α的产生,使激活的星形胶质细胞减少,从而缓解了多巴胺能神经元的损伤。叶钦勇等[13]观察表没食子儿茶素没食子酸酯(EGCG)对MPP^+诱导PC12细胞氧化损伤的保护作用及其与核因子相关因子-2之间的关系,发现EGCG能保护MPP^+诱导的PC12细胞氧化损伤,其保护作用可能与通过激活ERK-NRF2途径,诱导下游HO-1、NQO1等抗氧化酶表达有关。赵咏梅等[14]观察经侧脑室注射脂多糖(LPS)后大鼠的黑质部小胶质细胞激活及多巴胺能神经元的变化,探讨脑内炎性反应在黑质多巴胺能神经元慢性变性过程中的作用。发现经侧脑室单次注射LPS可能造成大鼠黑质部位小胶质细胞长期慢性激活及DA能神经元慢性迟发性功能性损伤。杨新新等[15]观察聚乳酸-羟基乙酸共聚物包裹的可释放左旋多巴和苄丝肼的微球对帕金森病大鼠运动症状及异动症发生的影响并探讨其机制。发现微球皮下注射可以改善PD大鼠的运动症状,同时可以减少PD大鼠异动症的发生,这与微球释放的左旋多巴持续性刺激PD大鼠从而减少磷酸化DARPP-32和△FosB的水平有关。周小平等[16]探讨丙戊酸联合碳酸锂对帕金森病小鼠模型的治疗作用。认为丙戊酸联合碳酸锂对MPTP诱导的PD小鼠有明显的治疗作用。郭黎等[17]应用磁共振的基于体素形态学技术,研究帕金森病患者大脑灰质变化的情况,发现患者的灰质改变主要集中在额叶、颞叶、右侧扣带回及皮质下的灰质。随着病情进展,这些部位的灰质减少加剧,并在边缘叶有进展的趋势。信宏等[18]的研究发现肌电图震颤分析对于鉴别帕金森病及特发性震颤,对于帕金森病治疗效果的判定均具有临床价值。叶瑞东等[19]探讨帕金森病患者运动功能障碍的影响因素,认为PD患者中轴损伤症状可能源于正常衰老和疾病本身共同作用的结果,在治疗中应重视老年患者的中轴运动损伤症状。任肖玉等[20]*观察帕金森病患者运动症状的进展及运动并发症状的进展速度及运动并发症发生的危险因素。随病情进展,PD患者的运动症状逐渐加重,吞咽困难和跌倒的发生率上升,运动并发症的发生率增加,左旋多巴的暴露总量是PD患者出现运动并发症的预测因素。冯为菊等[21]观察针刺联合半量托特罗定对帕金森合并膀胱过度活动症的排尿及运动功能的影响和临床作用,认为针刺联合半量托特罗定治疗帕金森合并膀胱过度活动症疗效优于单纯全量药物。庄武平等[22]探讨慢性疼痛在PD中的表现特点,发现慢性疼痛是PD的非运动症状组成之一,可以早期表现,发生率高。干静等[23]随访观察PD非运动症状的发生、发展及变化情况,研究其对患者生活质量的影响。发现PD非运动症状在疾病早期就出现,随着病程延长无论运动还是非运动症状均加重,生活质量下降。吕心怡等[24]研究发现PD患者的情景记忆监测受损,表现为对自身再认能力的高估,这种记忆监测受损与执行功能的损害相关,提示此机制可能是导致PD患者情景记忆障碍的重要因素。陈宪琪等[25]研究帕金森病患者记忆扫视的特点,发现PD患者记忆扫视各项指标检查结果明显异常,可能是PD患者脑干扫视通路和额叶功能损害的反映。记忆扫视检查在PD的辅助诊断方面可能具有一定的应用价值。马慧娟等[26]探讨PD患者在风险概率明确条件下的决策能力是否改变,发现PD患者在风险概率明确条件下存在明显的决策能力改变,并与执行功能和负反馈利用率有关。刘正琴等[27]探讨帕金森病情感淡漠的患病率、症状学特点及相关因素。认为帕金森病患者的情感淡漠发生率高,可独立于抑郁而单独存在,并且可能与患者的受教育程度、运动症状严重程度、认知损害程度及抑郁存在情况之间存在相关性。熊康平等[28]研究帕金森病患者客观睡眠障碍的特点及相关因素,发现PD患者睡眠结构等多项睡眠参数发生改变,与增龄、疾病严重程度,抑郁程度相关,无症状的周期性肢体运动发生率高,不需特殊处理,患者可发生呼吸暂停或低通气,但血氧饱和度降低不严重,快速眼运动睡眠期行为障碍发生率高。朱灿敏等[29]探讨帕金森病患者周围神经损害的特点,PD患者周围神经损害下肢重于上肢,感觉神经损害重于运动神经,并与病情有关。

(陈　蕾　侯晓军)

(三)其他

王娟等[30]对32例Wilson病患者和29名健康者进行认知功能、失言识别和眼区基本情绪(喜、惊、恐、悲、厌、怒)识别评分、比较,结果提示具有基底节损害的Wilson病患者存在明显的心理理论障碍,进一步证实了基底节参与了心理理论加工过程的可能。徐文等[31]发现Wilson病患者可能存在铁代谢异常,并建议在Wilson病临床治疗中不宜补铁。司马辉等[32]回顾性分析了8例接受肝移植的Wilson病患者,证实了通过全肝移植或活体肝移植术,能改善Wilson病患者铜代谢,并可显著缓解神经病学症状。孙伟力等[33]应用比色法动态测定了31例急性一氧化碳中毒后迟发性脑病(DEACMP)患者血清NO及NOS水平,并与30例急性一氧化碳中毒(ACMP)后未发生迟发性脑病患者和正常对照进行比较,发现DEACMP患者急性期血清NO及NOS水平明显高于对照组和ACMP患者,证实了NO-NOS系统参与了DEACMP的发病机制，NO-NOS 水平变化与病情基本一致。李芹等[34]用地塞米松、高压氧等研究 CO 中毒迟发性脑病大鼠模型，发现急性一氧化碳中毒后，早期应用地塞米松可以降低大鼠血清 MBP 含量，防止脱髓鞘发生，减轻病理损伤，起到防止 DEACMP 的疗效。王子高等[35]报道了一例丙戊酸钠脑病，并指出多种抗痫药物合用，可能致神经毒性的丙戊酸钠代谢产物增加，导致脑病发生。吴银燕等[36]报道了 1 例海洛因脑病病例，指出其广泛的白质病变有别于其他脑病。黄维惠等[37]报道了一例急性酒精中毒后伴随迟发型脑病，患者无长期饮酒史，国内尚无此类报道。张津等[38]回顾性分析了 9 例桥本脑病，发现急性或亚急性起病的认知障碍、意识模糊及嗜睡和癫痫是桥本脑病最常见症状。

（周凯歌　毕晓莹）

参 考 文 献

1 董艳玲，等. 临床神经病学杂志，2012，25(2)：144
2 张　廉，等. 中风与神经疾病杂志，2012，29(7)：615
3 刘岳婷，等. 中国神经免疫学和神经病学杂志，2012，19(3)：206
4* 张兴鹤，等. 中风与神经疾病杂志，2012，29(5)：419
5 赵彩蕾，等. 中华放射性杂志，2011，45(10)：942
6 张善超，等. 中国神经免疫学和神经病学杂志，2011，18(6)：402
7 张兴鹤，等. 中风与神经疾病杂志，2012，29(5)：419
8 赵西耀，等. 中风与神经疾病杂志，2012，29(4)：314
9 郑志华，等. 中华神经科杂志，2012，45(8)：581
10 林庆玲，等. 首都医科大学学报，2011，32(6)：767
11 周辰珩，等. 中风与神经疾病杂志，2011，28(11)：1030
12 于　嵩，等. 中国医科大学学报，2012，41(6)：569
13 叶钦勇，等. 中华神经科杂志，2012，45(6)：387
14 赵咏梅，等. 中国神经免疫学和神经病学杂志，2012，19(2)：121
15 杨新新，等. 中华神经科杂志，2011，44(12)：820
16 周小平，等. 江苏医药，2012，38(4)：396
17 郭　黎，等. 中国神经精神疾病杂志，2012，38(6)：334
18 信　宏，等. 中风与神经疾病杂志，2012，29(6)：555
19 叶瑞东，等. 陕西医学杂志，2011，40(12)：1624
20* 任肖玉，等. 中华神经科杂志，2012，45(6)：382
12 冯为菊，等. 脑与神经疾病杂志，2012，20(3)：230
22 庄武平，福建医药杂志，2012，34(2)：30
23 干　静，中华神经科杂志，2012，45(6)：364
24 吕心怡，中华神经科杂志，2011，44(12)：805
25 陈宪琪，中华神经科杂志，2011，44(12)：814
26 马慧娟，中华神经科杂志，2011，44(12)：810
27 刘正琴，中华神经科杂志，2012，45(6)：373
28 熊康平，中华神经科杂志，2012，45(6)：377
29 朱灿敏，临床神经病学杂志，2012，25(3)：181
30 王　娟，等. 临床神经病学杂志，2012，25(4)：241
31 徐　文，等. 中国临床神经科学，2012，20(1)：16
32 司马辉，等. 上海医学，2011，34(9)：656
33 孙伟力，等. 中国神经精神疾病杂志，2011，37(9)：523
34 李　芹，等. 中华急诊科杂志，2011，20(11)：1131
35 王子高，等. 临床神经病学杂志，2011，24(6)：407
36 吴银燕，等. 临床神经病学杂志，2011，24(6)：459
37 黄维惠，等. 中华神经科杂志，2012，45(3)：214
38 张　津，等. 中国实用内科杂志，2012，32(3)：222

六、脊髓疾病与周围神经病

(一) 脊髓疾病

肖国民等[1]对 72 例 ACM-SM 复合症患者的情况进行了回顾性分析。发现枕下减压、枕大池重建是治疗 ACM-SM 复合症的更有效方法。尚爱加等[2]结合 218 例儿童 TCS 患儿临床表现，手术方式及手术疗效进行分析，认为 TCS 一旦确诊，应及早采取显微手术治疗。此外，对 TCS 进行适当的临床分型，有助于指导临床治疗及判断预后。林智等[3]观察 16 例 Chiari 畸形/脊髓空洞伴发脊柱侧凸患者的治疗方案及术后结果。指出，Chiari 畸形/脊髓空洞伴发脊柱侧凸一期或短时间内分期行后颅窝减压/脊髓空洞引流术加脊柱侧凸矫形术是可行的。汤进伟等[4]分析 2 例 Amold-Chiari 畸形的临床资料和疗效，并结合相关文献对 Amold-Chiari 畸形的发病机制与临床分型、诊断和治疗方法进行总结。表明在 Amold-Chiari 畸形的诸多手术方法中，后颅凹减压术＋硬脑膜扩大重建术是较为理想的一种术式。汪仁斌等[5]结合 2 例 Kennedy 病患者的临床症状、体征、肌电图和神经传导检查和神经病理等特点。发现 Kennedy 病确诊有赖于雄激素受体基因编码区 CAG 重复数的检测。丛琳等[6]对 8 例基因确诊的 SBMA 患者的临床资料进行回顾性分析。认为 SBMA 主要表现为缓慢进展的脊髓和延髓下运动神经元性瘫痪，确诊有赖于 AR 基因 CAG 重复序列的检测。金煜炜等[7]用 PCR-RFLP 分析 935 例临床疑似 SMA 患儿的运动神经元存活基因 1 第 7 和第 8 外显子的缺失，同时用多重连接探针扩增技术分析其中 339 例疑似病例的 SMNl 基因拷贝数改变。发现 PCR-RFLP 尽管简便、特异、实用，但对于 5%～10%SMNl 杂合缺失合并点突变的病例则存在明显的局限性。车晓明等[8]通过回顾性分析总结华山医院神经外科 2006 年 1 月至 2010 年 11 月收治的 20 例椎管肠源性囊肿的手术入路、操作方法及手术疗效。认为适当的手术入路和正确的操作方法，对于全切除、彻底治愈椎管内肠源性囊肿非常重要。陈锐聪等[9]对 13 例脊髓造影确诊为髓周动静脉瘘行外科治疗的患者的临床资料进行总结分析。认为根据分型选择不同治疗方法;无论采用手术治疗还是血管内治疗,完全切除或闭塞瘘口,是治愈髓周动静脉瘘的保证。高丽霞等[10]回顾性分析7例铜缺乏性脊髓病患者的临床表现、辅助检查及治疗效果。发现铜缺乏性脊髓病是以铜缺乏导致的后索、侧索及周围神经损害为主的疾病,早期诊断是治疗CDM的关键。曹际斌等[11]通过与脊髓DSA及手术对比,表明256排MSCT全脊髓血管成像(CTA)及3.0 TMR脊髓血管动态增强扫描(CE-MRA)能安全、无创、快速、清晰地显示脊髓血管畸形的病变范围、供血动脉及瘘口的位置,缩短DSA诊疗时间,在脊髓血管畸形的诊断、协助制订治疗方案及术后随访方面起到重要作用。于加省等[12]回顾性分析近3年来收治的11例硬脊膜动静脉瘘患者的临床资料、治疗方式及术后转归。指出显微手术和血管内栓塞治疗硬脊膜动静脉瘘可以达到良好效果,部分病例采用血管内治疗须栓塞引流静脉近端。崔志强等[13]通过对75例儿童脊髓纵裂Ⅰ型临床资料分析,评价其显微外科治疗疗效。提示显微外科手术治疗儿童脊髓纵裂Ⅰ型可获得较好的疗效,并结合应用神经电生理监测和气动磨钻。文津等[14]观察1例系统性红斑狼疮合并纵向脊髓炎患者,由于LM为SLE罕见并发症,临床上难以获得循证医学的有力指导,目前的治疗大多来自于治疗SLE合并ATM的经验。建议尽早积极强化治疗,给予大剂量激素及环磷酰胺冲击治疗联合地塞米松鞘内注射。徐迎胜等[15]回顾分析76例UMN-D ALS患者及19例原发性侧索硬化(PLS)患者,对其临床表现和神经电生理特点进行总结、比较。发现UMN-D ALS患者中女性、以延髓部起病患者比例较高,比PLS进展快,肌电图神经源性损害局限。罗丽霞等[16]发现1例表型复杂的神经肌病患者,对该患者进行电生理、病理和致病基因突变分析,考虑强直性肌营养不良,基因诊断发现脊肌萎缩症致病基因SMN第7和8外显子的纯合缺失突变。表明SMA有明显的临床异质性,临床电生理和病理诊断有其局限性,确诊必须结合基因诊断。仇建婷等[17]对49例ALS患者的临床和影像学资料进行回顾性分析,发现虽然颅脑MRI呈现异常改变与ALS临床表现有一定关系,但在临床诊断ALS的患者中,常规MRI阳性率较低,可见常规MRI对ALS并不敏感,仅作为参考标准,而DTI技术可能对ALS的诊断有所帮助。

(刘明媛　刘方宇)

(二)周围神经病

徐飞[18]等使用致吉兰-巴雷综合征的空肠弯曲菌活菌诱导的巴马小型猪建立周围神经病动物模型,模拟了自然条件下侵染致病过程。曹丹[19]等观察了吉兰-巴雷综合征早期电生理变化特点,发现GBS患者早期即可出现神经传导速度、F波、运动及感觉神经传导的改变,以F波更为明显。潘涛[20]等发现F波及H反射对GBS的早期诊断具有一定的诊断参考意义,神经电生理检查对GBS具有重要诊断价值。杨奎[21]等发现抗GM1抗体可能在GBS的发病中起重要作用,但抗体水平与疾病严重程度无关。王巍[22]等发现环孢素A是治疗GBS的有效药物,比免疫球蛋白联合激素治疗更有优势。仇一青[23]等总结了变异性GBS的临床特点,发现女性患者多见,脑脊液蛋白-细胞分离及肌电图检查对周围源性损害有助于诊断。贾佳[24]等报道了1例合并GBS的自身免疫性多内分泌腺综合征Ⅱ型病例。王未飞等[25]*对30例GBS患者进行淋巴血浆置换,观察治疗前后神经功能的改善情况,发现LPE(淋巴血浆置换)治疗GBS疗效显著。韩涛等[26]报道了5例Vogt-小柳-原田综合征病例,发现假性脑膜炎是Vogt-小柳-原田综合征最常见的中枢神经系统表现,脑脊液细胞学检查主要表现为白细胞计数升高,颅脑MRI平扫及强化对该病的诊断具有一定价值。大剂量激素联合环磷酰胺治疗有效。王冬梅等[27]发现球后注射曲安奈德治疗Vogt-小柳-原田综合征安全有效。刘峥等[28]随访了一个遗传性朊蛋白病的家系,发现此家系是常染色体显性遗传的家族性CJD,新发病例的出现进一步明确了这一表型诊断,部分携带者不发病提示存在不完全外显。孙光林[29]探讨了CJD的临床及影像学特征,发现CJD患者多以快速进展性认知障碍起病,典型的临床表现为痴呆、共济失调、肌阵挛,EEG、DWI、CSF 14-3-3蛋白检测是诊断CJD的重要手段,DWI双侧皮质及基底节高信号可能与EEG出现三相波有关。樊丽超等[30]发现PRND56位点基因多态性可能与CJD有关。汤鑫等[31]成功表达了PrP23-231,并且成功制备了其多克隆抗体,为进一步研究PrP的功能奠定了基础。

(管阳太　谢　冲)

参考文献

1　肖国民,等.中国医科大学学报,2012,41(3):283
2　尚爱加,等.中华神经外科杂志,2012,28(6):606
3　林　智,等.四川医学,2011,32(12):1969
4　汤进伟,等.立体定向和功能性神经外科杂志,2012,25(2):116
5　汪仁斌,等.中华神经免疫学和神经病学杂志,2012,19(4):273
6　丛　琳,等.临床神经病学杂志,2012,25(4):285
7　金煜炜,等.中国医学遗传学杂志,2012,29(1):34
8　车晓明,等.中华神经外科杂志,2012,28(6):594

9 陈锐聪,等.广东医学,2012,33(14):2116
10 高丽霞,等.中国临床神经科学,2012,20(4):420
11 曹际斌,等.中华放射学杂志,2012,46(5):430
12 于加省,等.中华神经外科杂志,2012,28(7):706
13 崔志强,等.中华神经外科杂志,2012,28(7):710
14 文 津,等.中华风湿病学杂志,2012,16(4):286
15 徐迎胜,等.中华神经科杂志,2012,45(7):459
16 罗丽霞,等.中华医学遗传学杂志,2012,29(4):455
17 仇建婷,等.医学临床研究,2012,29(1):1
18 徐 飞,等.脑与神经疾病杂志,2012,20(2):81
19 曹 丹,等.癫痫与神经电生理学杂志,2012,21(4):238
20 潘 涛,等.中华神经科杂志,2011,44(11):735
21 杨 奎,等.中风与神经疾病杂志,2012,29(1):24
22 王 巍,等.宁夏医学杂志,2012,34(2):143
23 仇一青,等.临床神经病学杂志,2012,25(3):230
24 贾 佳,等.南方医科大学学报,2011,31(11)1938
25* 王末飞,等.中风与神经疾病杂志,2012,29(3):221
26 韩 涛,等.中华神经科杂志,2011,44(9):623
27 王冬梅,等.广西医学,2012,34(7):962
28 刘 峥,等.脑与神经疾病杂志,2011,19(6):421
29 孙光林,等.临床神经病学杂志,2012,25(1):14
30 樊丽超,等.山东医药,2011,51(51):5
31 汤 鑫,等.中国人兽共患病学报,2012,28(4):327

七、遗传性疾病

李务荣等[1]报道1例HtrA丝氨酸肽酶1(HTRA1)基因新突变导致的常染色体隐性遗传性脑动脉病伴皮质下梗死及白质脑病(CARASIL)。发现HTRA1基因c.524T>A新突变导致的CARASIL可以伴偏头痛及尿便潴留。马凌燕等[2]报道6例遗传性痉挛性截瘫伴薄胼胝体。均为青少年起病,表现为痉挛步态,腱反射亢进,病理征阳性,2例有共济失调。患者均无感觉障碍及大小便障碍,头颅MRI均提示胼胝体变薄。宋春莉等[3]总结6个家系12例遗传性压力易感性神经病的特点。神经电生理示广泛神经传导异常。PMP22基因起始拷贝数值波动于0.16~0.38,低于正常对照组0.45~1.68。周世梅等[4]回顾6例Lewis-Sumner综合征(LSS)患者,表现为慢性感觉运动性神经病,有显著不对称的特点,可累及颅神经,电生理学检测显著特征为持续存在的运动神经传导阻滞,激素治疗有不同程度改善。李晓光等[5]报道43例成人散发下运动神经元病,未发现铜锌超氧化物歧化酶1基因突变,2例男性患者有运动神经元存活基因1外显子7的纯合缺失,31例男性患者中发现3例雄激素受体基因外显子1的CAG三核苷酸重复序列分别为49、50、52。王雪等[6]报道一个肌阵挛性小脑协调不能家系。27例成员中共6人患病,表现为不同程度的肌阵挛、癫痫、进行性小脑共济失调等。MRI见全脑萎缩,小脑、皮质略重,白质见弥散性高信号。脑电图见棘慢波、多棘慢波。张庆元等[7]报道3例散发性神经棘红细胞病。均为隐匿起病,小脑共济失调体征和步态明显。MRI提示小脑萎缩。1例伴智能减退及异动证,1例高密度脂蛋白高于正常。电镜发现棘红细胞均>5%。何瑜玢等[8]报道亨廷顿舞蹈病一家系,并进行IT15基因诊断。结果2例有症状和1例无症状成员PCR扩增后显示220 bp和300 bp两条扩增带,CAG重复数分别为:17/40,17/45,16/48。另外8例无症状成员显示1条220 bp扩增带。CAG重复数目均在20次以下。牛婧雯等[9]报道1例球形脑白质营养不良病。表现为进行性双下肢行走姿势异常、发僵。头颅MRI Flair表现:双侧沿锥体束走行的长T2异常信号,双侧脑室后角周围弥漫性高信号。巴氯芬、乙哌立松治疗有效。彭彬等[10]报道1例具有阳性家族史的致死性家族性失眠症患者。尸检、病理检验发现多处脑组织神经元丢失以及胶质细胞增生,以丘脑为重。患者及1名亲属PRNP检测分析显示D178N基因突变,并与129位甲硫氨酸等位基因连锁。宗绪毅等[11]应用神经内镜治疗颅内蛛网膜囊肿51例,行囊肿壁部分切除+囊肿与蛛网膜下隙和脑池造瘘沟通术。结果51例症状消失。随访37例中,9例囊肿消失,囊肿体积18例缩小1/2,10例缩小1/3。周夏俊等[12]对比分析16例周围神经病患者的临床诊断、电生理诊断和病理诊断,认为神经活检能够发现一些间质改变和亚临床、亚电生理神经损害。但当电生理表现为轴索损害时,其一致性趋势欠佳,可能与轴索损害多样性有关。邱峰等[13]对拟诊MSA的9例患者行尿道及肛门括约肌肌电图测定,发现7例患者神经源性损伤,可见其对MSA有较特异的诊断价值。特别是尿道括约肌肌电图对仅有排尿障碍而无便秘的患者,诊断价值更为显著。史新冲等[14]对比小脑型多系统萎缩、帕金森病、正常人的PET/CT脑代谢显像特点,认为小脑代谢减低是诊断和鉴别诊断小脑型多系统萎缩的重要影像学特征。

(赵 光 蒋建明)

参 考 文 献

1 李务荣,等.中华神经科杂志,2012,45(8):566
2 马凌燕,等.中国神经免疫学和神经病学杂志,2012,19(4):269
3 宋春莉,等.中风与神经疾病杂志,2012,29(7):610
4 周世梅,等.中国神经精神疾病杂志,2012,38(4):234
5 李晓光,等.中国神经免疫学和神经病学杂志,2012,19(4):252

6　王　雪,等.中华神经科杂志,2012,45(3):179
7　张庆元,等.中国临床神经科学,2012,20(1):10
8　何瑜玢,等.中国神经精神疾病杂志,2012,38(7):431
9　牛婧雯,等.中国神经免疫学和神经病学杂志,2012,19(4):319
10　彭　彬,等.中华神经科杂志,2012,45(8):570
11　宗绪毅,等.中华神经外科杂志,2012,28(3):222
12　周夏俊,等.中国神经免疫学和神经病学杂志,2012,19(4):283
13　邱　峰,等.中华神经科杂志,2012,45(3):188
14　史新冲,等.中华核医学与分子影像杂志,2012,32(4):250

八、肌病

(一) 重症肌无力

史慧静等[1]研究发现 TNF－α－308 位点多态性与中国北方地区男性重症肌无力(MG)患者及早发全身型 MG 患者发病相关。他们采用聚合酶链反应及基因测序技术检测 289 例 MG 患者与 304 例健康对照 TNF－α－308 位点的基因多态性,比较两组该基因位点的基因型频率和等位基因频率的差异。进一步根据 MG 患者的性别、年龄、临床分型等进行分组,比较基因位点的基因型频率和等位基因频率的差异。结果显示 MG 患者及健康组之间 TNF－α－308 位点基因型频率及等位基因频率无显著差异,分层后发现男性 MG 患者 G/A 基因型及 A 等位基因高于对照组。李罗清等[2]将 30 只雌性大鼠随机分成实验性自身免疫性重症肌无力(EAMG)组、未成熟树突状细胞(iDC)组、成熟 DC(mDC)组、负载乙酰胆碱受体(AChR)的 iDC(AChR＋iDC)组、和正常对照组,分别给各组大鼠皮下注射培养基:iDc、mDC、AChR＋iDC、AChR＋mDC,正常对照组大鼠不注射。结果显示负载 AChR 的 iDC 能抑制 EAMG 大鼠细胞因子 IFN－γ 和 IL－12 表达,上调 IL－10 和 TGF－β1 表达,提示其可能与其诱导 EAMG 耐受作用有关。刘睿等[3]采用杂交瘤细胞株制备乙酰胆碱受体单克隆抗体 mAb35,提纯后腹腔注射 SD 大鼠后成功地建立了 MG 被动转移模型。接着刘睿等[4]继续对于该模型研究,结果显示 PTMG 大鼠眼外肌受累,建立了重症肌无力被动转移大鼠累及眼外肌模型。接着刘睿等[5]探讨重症肌无力被动转移大鼠累及眼外肌的机制,发现可能与眼外肌和其他骨骼肌间神经肌肉接头(NMJ)面积、乙酰胆碱受体数量差异造成眼外肌 NMJ 安全系数较低有关。麦卫华等[6]对 17 例 MG 患者及 13 名健康对照比较研究发现合并甲亢 MG 组患者外周血 T 淋巴细胞中 $CD4^+CD8^-$ 细胞比例比对照组高($P=0.034$)。合并甲亢 MG 组外周血 T 淋巴细胞中 $CD4^+Fas^+$、$CD4^+CD8^+Fas^+$ 细胞比例比对照组高,$CD4^+CD8^+Fas^+$ 细胞比例比无合并甲亢 MG 组高。提示甲亢在 MG 中发生率较高,且合并甲亢的 MG 患者外周血 $CD4^+$ T 淋巴细胞中 Fas 的表达升高,Fas 可能与 MG 合并甲亢的发病机制有关。麦卫华等[7]又对 4 例眼肌型肌病(OMG)、13 例全身型重症肌无力(GMS)患者及 13 例健康对照研究发现 GMG 患者外周血 T 淋巴细胞中 Fas 的表达升高,OMG 与 GMG 患者外周血 T 淋巴细胞中 Fas 的表达无显著差异,提示二者可能同属一种系统性疾病。常婷等[8]* 通过克隆人 AChRal 亚单位胞外段基因(Hal－210),插入含有 CMV 启动子、小鼠 Kappa 链先导序列以及人 IgGl 从铰链区到 CH3 基因片段的真核表达载体 pANl782 中,构建重组表达载体 pAN－Hal－210,表达 AChR－Fc 融合蛋白;同分泌乙酰胆碱受体抗体(AChRAb)的杂交瘤细胞 TIBl75 共孵育,采用流式细胞仪观察、分析 AChR－Fc 融合蛋白同杂交瘤细胞的亲和力以及对杂交瘤细胞增殖和凋亡的影响。结果显示 AChR－Fc 融合蛋白对 TIBl75 细胞具有较高的亲和力,可特异性抑制该细胞的增殖并促进其凋亡。提示了 AChR－Fc 融合蛋白可特异性识别、清除 AChR 反应性 B 细胞。

(吴　涛　李则挚)

(二) 肌营养不良及其他肌病

陈靖等[9]应用经颅多普勒超声和肱动脉法评价线粒体脑肌病伴高乳酸血症和卒中样发作(MELAS)患者的脑血管二氧化碳(CO_2)反应性和血管内皮功能,以分析患者在卒中样发作缓解期的血管自主调节功能变化,发现 MELAS 患者存在脑血管 CO_2 反应性受损及血管内皮功能障碍。关鸿志等[10]开展单一切口下腓浅神经与腓骨短肌联合活体组织检查,通过回顾相关病例的临床和病理资料,发现联合活体组织检查的诊断阳性率较高,血管炎周围神经病和淀粉样变性等适用联合活体组织检查。李银等[11]探讨了 12 例脂质沉积性肌病(LSM)患者骨骼肌磁共振 ^{31} 磷波谱(^{31}P－MRS)改变特征,以及在 LSM 辅助诊断和疗效评价方面的临床价值,发现 ^{31}P－MRS 可无创性检测 LSM 患者肌肉组织的能量代谢变化,有利于 LSM 的辅助诊断,并可运用于 LSM 患者的疗效评价。鲁向辉等[12]探讨 2 个眼咽型远端型肌病(OPDM)家系的临床、病理及分子生物学特点,发现 2 个 OPDM 家系起病年龄、形式与日本患者类似,但肌肉受累方式有所不同。其中 1 个家系为中国首个常染色体隐性遗传 OPDM 家系。证实 OPDM 是一个表型、病理、遗传学独立的肌病实体。焦辉等[13]通过分子遗传学分析并确立一个肌-眼-脑病(MEB)家系,发现该患儿为 POMGNT1

基因的复合杂合突变，其突变基因分别来自父母，符合肌-眼-脑病常染色体隐性遗传的规律，可确诊为肌-眼-脑病。刘敏娟等[14]采用目标区序列捕获及第2代高通量测序技术对6例假肥大型肌营养不良(DMD)患者进行检测，发现通过第2代测序技术可以在一个反应中准确检测出DMD基因的缺失、重复和点突变，具有一定的临床应用价值。陈涓涓等[15]探讨了11例我国Nonaka肌病患者骨骼肌病理改变特点，发现Nonaka肌病患者的骨骼肌存在异常蛋白沉积，由此诱发的内质网应激和凋亡反应可能参与了肌纤维的损伤过程。马明义等[16]发现用长模板PCR扩增和地高辛标记探针行DNA印迹法杂交对受检者进行DM基因诊断的准确性和有效性高，适用性广，对于DM的早期诊断和预防，降低DM发病率有重要价值。贾锐等[17]选择进行性肌营养不良男性儿童15例采用化疗后联合脐带间充质干细胞的单倍型异基因造血干细胞移植成功率高，充质干细胞对造血重建有促进作用，可减轻移植物抗宿主病及其他移植相关并发症。

(黎佳思)

参考文献

1 史慧静，等. 中国神经免疫学和神经病学杂志，2012，19(4)：292
2 李罗清，等. 临床神经病学杂志，2011，24(4)：273
3 刘 睿，等. 中国神经免疫学和神经病学杂志，2012，19(1)：5
4 刘 睿，等. 中国神经免疫学和神经病学杂志，2012，19(2)：108
5 刘 睿，等. 中国神经免疫学和神经病学杂志，2012，19(3)：200
6 麦卫华，等. 中国实用内科杂志，2012，32(5)：360
7 麦卫华，等. 中国神经精神疾病杂志，2011，37(12)：736
8* 常 婷，等. 中国神经免疫学和神经病学杂志，2012，19(1)：17
9 陈 靖，等. 中华神经科杂志，2012，45(4)：264
10 关鸿志，等. 中华神经科杂志，2012，45(1)：51
11 李 银，等. 中风与神经疾病杂志，2012，29(5)：415
12 鲁向辉，等. 中华神经科杂志，2012，45(8)：557
13 焦 辉，等. 中华医学遗传学杂志，2011，28(5)：481
14 刘敏娟，等. 中华医学遗传学杂志，2012，29(3)：249
15 陈涓涓，等. 中华神经科杂志，2012，45(1)：11
16 马明义，等. 山西医药杂志，2012，41(7)：646
17 贾 锐，等. 医学临床研究，2012，29(4)：606

九、诊断技术与基础研究

(一) 脑电图

潘思培[1]等通过视频脑电图研究153例患者共275次全身强直-阵挛发作，发现94.2%全身强直-阵挛发作持续时间少于2分钟，睡眠期比清醒期发作持续时间短。李建平等[2]观察了44例额叶癫痫患者的脑电图，发现额叶癫痫更容易在浅睡期捕捉到痫样放电，但对于其精确定位作用有限。黄天文等[3]观察了13例患者的三相波发现在额区分布最多，预示患者脑部严重病变，其波形与患者预后无关。李兴旺等[4]利用小波转换方法对142例OSAHS的脑电信号分析，发现脑电能量变异性的定量指标表现出随病情加重而变化的趋势，对重度患者有一定的区分意义，呼吸暂停是影响脑电能量变化的主要因素。肖东升等[5]研究发现头皮脑电图发作间期持续周期性局限性低波幅棘波，对癫痫患者的术前定位有参考价值。李洪亮等[6]观察了82例癫痫患者的PSG和V-EEG监测，发现癫痫患者存在睡眠结构紊乱，睡眠中出现痫性放电的患者睡眠结构的紊乱更严重。梅珍等[7]发现在致痫灶定位困难的顽固性OLE中，开颅埋藏硬脑膜下电极、深部电极，行V-EEG监测，根据癫痫发作初始期异常放电的节律和范围，可精确定位致痫灶。韩平平等[8]观察戊巴比妥钠能够增大δ频段功率百分比，降低θ频段功率百分比。

(二) 肌电图

杨玲艳[9]观察了5例特发性肌肉颤搐患者，研究发现静息时记录到肌肉颤搐放电(群发电位)，未见强直电位，卡马西平或联合氯硝西泮有效。杨昉等[10]探讨了138例糖尿病患者周围神经病变的神经电生理特点及其与病程的关系。发现2型糖尿病患者下肢神经传导异常率高于上肢，尤以运动神经明显。病程是糖尿病周围神经损害的危险因素，随着病程增加神经传导异常率和损伤严重程度增高。杨晨等[11]研究发现氟哌啶醇作为D2受体拮抗剂可增强成年大鼠在自由活动状态下大脑皮质高电压纺锤波节律(HVSs)及面部抽搐，提示多巴胺D2受体参与了HVSs节律的调节。

(三) 诱发电位

张卫红[12]分析了23例确诊为内听动脉闭塞综合征合并高血压的患者病程1周内BAEP检查异常率与病程1周以上差异无统计学意义。治疗2周与1个月后BAEP的变化差异有统计学意义。BAEP可作为内听动脉闭塞征合并高血压病患者诊疗与预后判定的一个客观指标。陈鹏等[13]探讨了SEP、MEP、BAEP在Arnold-Chiari畸形合并脊髓空洞症手术疗效的判定作用，发现手术前后上述指标具有不同程度的改善。李艳成等[14]研究发现前庭阵发症患者BAEP异常以Ⅰ～Ⅲ波峰间期为主，且以男性更多见。病程越长，蜗神经越易受累。

(四) 经颅多普勒超声检查

冷静等[15]研究发现颈动脉彩色多普勒超声检查

为脑梗死患者的诊治及预后可提供比较可靠的资料。王江涛等[16]研究指出TCD可作为烟雾病的首选筛查手段,对估计患者预后和评价治疗效果提供重要的客观依据。宋清扬等[17]评估了46例脑血管狭窄患者发现症状性单侧颈内动脉狭窄及单侧大脑中动脉狭窄患者的脑血流储备受损。安红伟等[18]研究了65例颅内感染患者发现,FVEP和TCD均可预测颅内感染患者的颅内压,但FVEP准确性更高,可达78.6%。

(五)影像学检查

葛剑青等[19]分析了27例Hallervorden-Spatz患者头颅MRI表现为双侧对称性苍白球的信号异常,T_2显示两侧苍白球呈低信号,中心见斑片状高信号影,为典型的"虎眼征",具备一定的特异性。杨嵘等[20]探讨了16例佩梅病患者头颅MRI显示髓鞘化的异常,髓鞘形成明显落后于同龄人,半卵圆中心出现"豹纹征",无脑白质的破坏。毕涛等[21]发现320排CT头颈联合多参数扫描模式,可以全面地显示颈动脉血运重建术前后,颈动脉狭窄的形态学改变及患侧血流动力学的改变,为患者术前评价、治疗方案的选择及术后疗效提供依据。周祥琴等[22]分析了8例神经棘红细胞增多症认为该病是一种主要累及基底节的进行性神经系统变性病,表现为口面肌张力障碍、舞蹈症、智力减退、癫痫发作,头颅MRI提示不同程度的尾状核和豆状核萎缩,周围血棘红细胞检测有确诊意义。

(六)脑脊液检查

黄刚等[23]研究了2 530例脑脊液细胞学发现出现中性粒细胞对中枢神经系统感染性疾病早期诊断有重要的价值。李珺等[24]研究发现正常脑脊液T淋巴细胞中以T辅助细胞为主,且其亚群分布特点与血液T淋巴细胞亚群不同,男女间和各年龄组间无差异。张玉云等[25]对132份脑脊液细菌培养,发现脑脊液标本检出的病原菌以革兰阴性菌多见,以院内感染为主,耐药情况严重,对头孢哌酮/舒巴坦、阿米卡星敏感。李小鹏等[26]研究发现MMP-9水平在结核性脑膜炎、化脓性脑膜炎患者CSF中升高尤其明显,可作为中枢神经系统感染的标志物,动态监测其含量对病因的鉴别及判断治疗效果有一定意义。

(七)基础研究

蒋淑君等[27]研究发现低氧预适应诱导皮质神经细胞PKC膜转位和HSP70表达增加,可能是低氧预适应诱导缺血/缺氧耐受的机制,但HSP70表达的增加可能不是通过PKC途径实现的。姜新等[28]研究发现前炎介质肽聚糖激活BV2细胞分泌IL-1β,且促进Aβ刺激BV2细胞分泌IL-1β增多,p38 MAPK抑制剂可抑制IL-1β分泌,推测p38 MAPK可能参与BV2细胞分泌IL-1β的过程。王凌云等[29]成功构建了抑制大鼠星形胶质细胞Cx43基因表达的siRNA载体,抑制Cx43表达可降低ASTs谷氨酸的基础释放。宿明艳等[30]研究发现丙泊酚30μM能在体外减轻LPS诱导的BV-2小胶质细胞释放IL-1β和TNF-α的水平,此作用可能与抑制GSK-3β活性有关。邱瑾等[31]研究发现慢病毒过表达Cdh1蛋白对氧糖剥夺再复氧后星形胶质细胞的反应性增殖有一定的抑制作用。

(彭　华)

参 考 文 献

1　潘思培,等. 中华神经外科杂志,2012,28(1):63
2　李建平,等. 癫痫与神经电生理学杂志,2012,21(4):254
3　黄天文,等. 癫痫与神经电生理学杂志,2012,21(1):13
4　李兴旺,等. 癫痫与神经电生理学杂志,2011,20(5):273
5　肖东升,等. 中华神经科杂志,2012,45(4):238.
6　李洪亮,等. 癫痫与神经电生理学杂志,2012,21(4):233
7　梅　珍,等. 癫痫与神经电生理学杂志,2012,21(4):215
8　韩平平,等. 江苏医药,2012,38(8):872
9　杨玲艳. 癫痫与神经电生理学杂志,2011,20(6):361
10　杨　昉,等. 中风与神经疾病杂志,2012,29(3):236
11　杨　晨,等. 中国神经免疫学和神经病学杂志,2012,19(1):45
12　张卫红. 广东医学,2012,33(12):1762.
13　陈　鹏,等. 癫痫与神经电生理学杂志,2011,20(5):292
14　李艳成,等. 临床神经病学杂志,2012,25(1):57
15　冷　静,等. 武汉大学学报(医学版),2012,33(4):557
16　王江涛,等. 中风与神经疾病杂志,2012,29(6):551
17　宋清扬,等. 北京医学,2011,33(11):882
18　安红伟,等. 临床神经病学杂志,2012,25(3):177.
19　葛剑青,等. 江苏医药,2011,37(24):2926
20　杨　嵘,等. 中华放射学杂志,2011,45(12):1171
21　毕　涛,等. 心肺血管病杂志,2012,31(3):268
22　周祥琴,等. 中华神经科杂志,2012,45(2):112
23　黄　刚,等. 江西医药,2012,47(7):590
24　李　珺,等. 中国神经免疫学和神经病学杂志,2012,19(3):234
25　张玉云,等. 中华神经外科杂志,2011,27(12):1247
26　李小鹏,等. 中华传染病杂志,2012,30(3):141
27　蒋淑君,等. 中风与神经疾病杂志,2011,28(12):1066
28　姜　新,等. 中国神经免疫学和神经病学杂志,2012,19(3):211
29　王凌云,等. 第三军医大学学报,2012,34(8):701
30　宿明艳,等. 江苏医药,2012,38(12):1365
31　邱　瑾,等. 中风与神经疾病杂志,2012,29(2):100

十、症状、体征、综合征

金永健等[1]回顾性分析96例接受显微血管减压术治疗的偏头痛患者,随访1～4年(平均随访24.6个月），完全治愈 73%，总有效率（治愈+显效）91%，好转 7%，无效 2%，认为这种手术方法是目前国内治疗偏头痛的一种有效的外科手段。宋华等[2]对 160 例偏头痛患者应用山莨菪碱（654-2）治疗，临床发现疗效显著，在改善脑微循环、解除血管痉挛、改善血流等方面发挥重要作用。杨渊等[3]采用多中心随机对照研究，观察星瑙灵治疗偏头痛的疗效，认为星瑙灵是治疗偏头痛顺势疗法的代表性药物，可显著改善疼痛症状及伴发症，疗效较好。罗国标等[4]采用对照研究，回顾性分析偏头痛患者血脂、血清 Mg^{2+} 之间的相关性，发现血脂升高与偏头痛发作有密切关系，血清 Mg^{2+} 与血浆 TG 呈正相关。梁彬等[5]检测发现偏头痛患者血清对氧磷酶-1 活性下降，氧化低密度脂蛋白水平增高，认为氧化和抗氧化失衡可能是偏头痛患者心脑血管风险率高的原因之一。刘若伟等[6]采用 Meta 分析评估 5-HT 转运体基因多态性和偏头痛的关系，现有证据为显示两者有相关性。孙湘桐等[7]观察不同气味刺激对 SD 大鼠偏头痛的缓解能力，结果显示其具有一定的缓解效果，但不能缩短病程。张毅等[8]对 45 例接受伽马刀治疗的原发性三叉神经痛患者进行疗效分析，随访 3～60 个月，总有效率 93.3%，复发率 13.3%，无近期并发症，疗效显著。唐显华[9]对 45 例三叉神经痛患者采用螺旋 CT 引导经皮穿刺卵圆孔注射阿霉素联合无水乙醇毁损疗法，疼痛即刻完全缓解 8 例，1 周后完全缓解 39 例，6 个月后随访有效率 97.8%。齐震等[10]回顾性分析 25 例接受三叉神经痛微血管减压（MVD）术患者，手术治愈率 96%，21 例三叉神经根部有接触或压迫的血管（84%），最常见的责任血管是小脑上动脉（52%），其次为小脑前下动脉（24%）。陈立朝等[11]回顾性分析经皮穿刺麦克囊注射甘油治疗三叉神经痛 4 873 例，近期治愈率 97.3%，3 851 例随访 1～26 年，复发率 17.0%，术后 10 年总有效率 83.1%，无严重并发症。张礼荣等[12]研究证实 3.0T MRI 可以清楚显示三叉神经痛患者血管与三叉神经的关系，受压迫神经位置更靠神经近端及头侧、神经所在层面脑桥池面积较小者，均是较强的手术指征。刘治玲等[13]对 37 例三叉神经痛患者行强化 3D-SPGR 序列扫描评价神经血管压迫，并对比显微血管减压术术中结果，证实该检测手段敏感性 97.2%，特异性 100%。周宙等[14]* 对 60 例三叉神经痛患者临床及 MRI 资料，与临床手术对照，比较不同序列 MRI 显示病变能力。发现全脑常规 MR 平扫及增强扫描可以显示或排除肿瘤、炎症等病变。桥小脑角区 3D-TOF 和 3D-TSE 扫描可以敏感和准确地显示和明确神经、血管的关系。

（韩　燕　毛晓薇）

王金凤等[15]应用脑干听觉诱发电位（BAEP）研究伴其他颅神经症状的面神经炎患者，发现面神经炎不仅累及茎乳孔内面神经，还可累及脑干和其他颅神经。宋春霞等[16]研究显示特发性面瘫患者患侧面神经运动传导潜伏期延长、M 波波幅降低，神经源性损伤愈重的患者恢复愈差。指出神经肌电图检测对特发性面瘫的神经损伤、预后评估有重要价值。文治成等[17]对 43 例面神经炎患者进行了研究，结果显示，所有患者患侧波幅较健侧均有不同程度降低，两侧对比具有统计学意义，指出面神经运动传导波幅检测可作为面神经损伤的早期诊断指标之一。金建宁等[18]应用针刺隔姜灸治疗周围性面神经麻痹患者 50 例，治愈 35 例（75%），显效 10 例（20%），好转 4 例（8%），无效 1 例（2%），该方法治疗周围性面神经麻痹疗效确切。杨爱林等[19]研究显示针刺加中药内服治疗周围性面神经麻痹疗效优于单纯中药治疗。李春花等[20]研究显示面部表情肌训练配合针灸治疗，面部表情肌训练配合脑超生治疗仪治疗面瘫更具有优势，疗效更确切，方法更简单，患者无痛苦。陆永军[21]进行了针灸择期治疗与不分期针灸治疗周围性面瘫的疗效对比，前者总有效率（95.00%）明显大于后者总有效率（85.48%），其差异存在统计学意义。刘建明等[22]对 7 例成人抽动秽语综合征（TS）患者行脑深部电刺激术前后进行了耶鲁综合抽动严重程度评分量表（YGTSS）及视频抽动量表评估，显示视频抽动量表对 TS 症状评估与 YGTSS 接近，可作为评估 TS 症状的辅助方法。李惠琳等[23]应用标准化剑桥神经心理成套测试（CANTAB）测试 TS 患儿的执行功能，结果显示多种成分存在损害，其中运动筛选平均延迟时间及单次选择反应时间可能与抽动症状的严重性相关。刘玥等[24]应用 MR 形态测量学研究显示颞顶叶和小脑体积增加可能是 TS 患儿的适应性反应，左侧海马旁回灰质体积可能是评价 TS 患者预后的一项客观指标。杨波等[25]应用功能磁共振研究显示，丘脑在 TS 患者的发病机制中具有重要的作用，岛叶、扣带回、顶叶皮质环路可能是异样感觉和抽动发作前驱不适的结构和功能基础，TS 患者从静止到运动的触发启动和（或）一种运动到另一种运动的触发启动所需要的条件功能区可能存在差异。杨波等[26]利用磁共振波谱研究显示 TS 患者双侧壳核 N-乙酰天冬氨酸/肌酸（NAA/Cr）明显下降，并且具有统计学意义，双壳核神经元结构和（或）功能异常可能是 TS 患者潜在的病因和病理生理基础之一。张骠等[27]研究显示多种单胺类和氨基酸类神经递质的失衡可导致儿童 TS 的发生，静安口服液可降低 TS 患儿 5-羟色胺（5-HT）、高香草酸（HVA）及谷氨酸（GLU）含量，显著升高去甲肾上腺素（NE）、γ-氨基丁酸（GABA）水平,这可能是其治疗 TS 的药效学机制。郭智慧[28]应用滋阴养血,柔肝熄风,佐以健脾祛痰为主的中药治疗方法对 15 例 TS 患儿进行了治疗,结果显示中药治疗该病是可行的。任志斌等[29]比较了阿立哌唑与氟哌啶醇治疗儿童 TS 的疗效和安全性,结果显示阿立哌唑能有效改善儿童抽动障碍,疗效与氟哌啶醇相当,而且副反应小,适合儿童治疗。陈旭等[30]报道了伴多中心 Castleman 病和血小板增多症的 POEMS 综合征患者 1 例,经治疗后,POEMS 综合征主要症候群得到了有效改善,但血小板增多现象反而加重。认为该病与合并血小板增多症之间存在的内在联系仍需深入研究。刘江红等[31]报道人丙种球蛋白及糖皮质激素治疗 POEMS 综合征疗效不明显。李凌浩等[32]报道了硼替佐米为基础化疗方案联合自体造血干细胞移植治疗 POEMS 综合征患者 1 例,随访 16 个月余无任何 POEMS 症状,体检及实验室检查未见明显异常,认为该方法疗效显著。张晨露等[33]对 24 例 POEMS 综合征患者进行了临床分析,指出左旋苯丙氨酸氮芥联合泼尼松为最有效的治疗方案,外周血自体造血干细胞移植为 POEMS 综合征的治疗提供了新的研究方向。邸卫英等[34]回顾性分析了 16 例可逆性后部脑病综合征(PRES)患者,指出该病以血压升高、头疼、视觉异常、意识障碍、癫痫发作为主要临床表现,MRI 表现双侧枕叶和(或)额、颞、顶叶对称或不对称异常信号,经治疗预后良好。杨新官等[35]回顾性分析了 8 例 PRES 患者,认为双侧顶枕叶对称性的血管炎性水肿是该病的典型影像学表现,FLAIR 和 T_2WI 是显示病灶的最佳序列,临床早期诊断和及时治疗是可逆性恢复的关键。冯丽莎等[36]回顾分析了 15 例 PRES 患者,指出癫痫发作、意识不清和头痛是该病的主要临床表现,MRI 显示病灶多集中在大脑后部顶枕叶灰质及白质,部分位于分水岭,多数病灶累及皮质,该病急性期是一个良性可逆过程,少数患者遗留后遗症。汤群锋等[37]研究显示 PRES 病变主要分布在双侧顶枕皮质或皮质下白质区,以白质为主,可累及胼胝体、脑干、小脑及额颞叶,该病一般是可逆的,可合并脑梗死或出血。赵振宇等[38]对 21 例子痫前期或子痫致 PRES 患者进行分析,指出该类患者临床症状典型,除顶枕叶外,额叶、颞叶、基底节区等部位累及常见,以经典型、全脑型、额上沟型多见。

(张社卿　刘海平)

乐燕等[39]对 386 名学员进行 Coriolis 加速度测试,采用格瑞比尔 6 级评分标准进行晕动反应评估,发现自我效能感与实验室环境 Coriolis 转椅诱发晕动症状呈负相关,为针对性提高晕动耐受性训练提供重要依据。李艳成等[40]回顾性分析 326 例良性位置性眩晕患者的临床特征,发现后半规管潜伏期更长,受累更常见;而水平半规管壶腹嵴顶耳石症较水平半规管耳石症年龄更大,潜伏期及持续时间更长。邱峰等[41]分析 367 例眩晕门诊患者,发现良性位置性眩晕(BPPV)最常见,应提高对 BPPV 和偏头痛所致头晕认识。张道培等[42]采用 Logistic 回归分析 206 例老年眩晕患者椎动脉起始部迂曲对血管性眩晕的影响,发现椎动脉起始部迂曲者眩晕级别高,治疗缓解天数长。李华等[43]总结分析 1 120 例手法复位的 BPPV 患者,发现老年及病程长的 BPPV 患者复发率高,伴有偏头痛、脑卒中病史的 BPPV 患者容易复发。严贵亮[44]采用匹茨堡睡眠治疗指数量表评估曲唑酮与安乐片联合治疗失眠的疗效,发现联合治疗组患者睡眠质量好于地西泮组,且安全性良好。尹贞云等[45]使用量表和多导睡眠检测技术研究右佐匹克隆治疗适应性失眠患者的有效性,发现它能正性调节急性失眠患者的睡眠结构,提高主观睡眠质量,安全性好。麻小莉等[46]对 42 例慢性原发性失眠患者及正常者进行基于事件和时间的前瞻性记忆测试,发现慢性失眠影响患者基于事件的前瞻性记忆,而其他相对正常。耿丽娟等[47]回顾性分析 35 例结节性硬化(TSC)患者,发现 TSC 的神经系统损害以癫痫发作和智力障碍为主,部分伴孤独症行为,经过治疗后智力无明显改善。龚文苹等[48]比较分析左右丘脑和基底节卒中后听觉词语学习能力,发现左丘脑卒中听觉记忆损害模式与遗忘型轻度认知功能损害组相似,且自由回忆、学习能力和保留能力下降更明显。李科等[49]对 6 例脑卒中患者失语后及康复后分别进行两次图片命名任务的 BOLD fMRI 扫描,发现失语后优势半球丧失功能语言区移至对侧镜像区和优势半球未受累语言区,近期以右侧半球为主,远期左侧半球为主。

(张　萍)

参 考 文 献

1　金永健,等. 中华神经外科杂志,2012,28(2): 186
2　宋　华,等. 云南医药,2012,33(2): 165
3　杨　渊,等. 脑与神经疾病杂志,2012,20(3): 213
4　罗国标,等. 广东医学,2012,33(4): 508
5　梁　彬,等. 山西医药杂志,2012,41(7): 635
6　刘若伟,等. 中国神经精神疾病杂志,2012,38(5): 314
7　孙湘桐,等. 陕西医学杂志,2012,41(4): 390
8　张　毅,等. 第三军医大学学报,2012,34(14): 1476
9　唐显毕. 医学临床研究,2012,29(4): 740
10　齐　震,等. 中国综合临床,2012,28(3): 302
11　陈立朝,等. 第三军医大学学报,2012,34(2): 175
12　张礼荣,等. 中华放射学杂志,2012,46(6): 494
13　刘治玲,等. 中华神经外科杂志,2011,27(11): 1102
14*　周　宙,等. 中华放射学杂志
15　王金风,等. 癫痫与神经电生理学杂志,2012,21(1): 30.

16 宋春霞,等.中风与神经疾病杂志,2012,29(4):349.
17 文治成,等.四川医学,2011,32(11):1782.
18 金建宁,等.宁夏医学杂志,2011,33(12):1229.
19 杨爱林,等.宁夏医学杂志,2012,34(6):562.
20 李春花,等.吉林医学,2012,33(20):4263.
21 陆永军.吉林医学,2012,33(21):4600.
22 刘建明,等.中国神经精神疾病杂志,2011,37(10):600.
23 李惠琳,等.临床精神医学杂志,2011,21(5):295.
24 刘　玥,等.中华放射学杂志,2012,46(7):603.
25 杨　波,等.中华神经科杂志,2012,45(8):600.
26 杨　波,等.中华神经科杂志,2012,45(6):392.
27 张　骠,等.中国中西医结合杂志,2012,32(7):926.
28 郭智慧.吉林医学,2011,32(32):6847.
29 任志斌,等.中国神经精神疾病杂志,2012,38(4):222.
30 陈　旭,等.中华皮肤科杂志,2012,45(4):259.
31 刘江红,等.中国神经免疫学和神经病学杂志,2011,18(5):336.
32 李凌浩,等.中华血液学杂志,2011,32(11):733.
33 张晨露,等.白血病·淋巴瘤,2012,21(2):101.
34 邸卫英,等.临床神经病学杂志,2012,25(4):308.
35 杨新官,等,重庆医学,2012,41(23):2361.
36 冯丽莎,等.天津医药,2012,40(6):633.
37 汤群锋,等.重庆医学,2012,41(18):1836.
38 赵振宇,等.中华神经科杂志,2012,45(4):254.
39 乐　燕,等.第二军医大学学报,2011,32(9):1042
40 李艳成,等.中华神经科杂志,2012,45(6):414
41 邱　峰,等.中华内科杂志,2012,51(5):350
42 张道培,等.中华老年医学杂志,2012,31(7):571
43 李　华,等.内科急危重症杂志,2012,18(3):171
44 严贵亮.河北医药,2011,33(23):3561
45 尹贞云,等.中华神经科杂志,2011,44(12):853
46 麻小莉,等.中华神经科杂志,2012,45(1):36
47 耿丽娟,等.临床神经病学杂志,2012,25(4):247
48 龚文苹,等.中华老年医学杂志,2012,31(2):105
49 李　科,等.中国临床医学影像杂志,2012,23(3):153

文　　选

糖皮质激素对多发性硬化患者血清 MMP-9、TIMP-1 水平的调控作用　[中风与神经疾病杂志,2012,29(5):419]郑州大学附一院张兴鹤等探讨糖皮质激素治疗 MS 的作用机制。选择对象为 80 例 MS 患者不同时间点外周血,急性初期进行 EDSS 评分,根据 EDSS 评分将 MS 患者分为 2 组,其中 GC 治疗组(EDSS≥5 分)急性期 50 例、追踪至缓解期 46 例,空白对照组(EDSS<5 分)急性期 30 例、缓解期 26 例,健康对照组 50 例。采用酶联免疫吸附实验法检测血清 MMP-9 与 TIMP-1 水平,结果发现 MS 患者急性期血清 MMP-9 水平较缓解期及健康对照组显著升高,($P<0.01$),而 TIMP-1 水平降低($P<0.05$),缓解期 MMP-9、TIMP-1 水平与健康对照组相比差异均无统计学意义($P<0.05$)。作者认为 MS 患者血清 MMP-9 在急性期表达增强,TIMP-1 表达降低,MMP-9、MMP-9/TIMP-1 水平反应了 MS 疾病活动性,监测其水平具有一定的诊断价值,MMP-9 在 MS 血清中呈先升后降趋势,GC 治疗可降低 MMP-9 上升的幅度,缩短 MMP-9 升高的时间,降低了 MMP-9的表达,并诱导 TIMP-1 的表达,可能是 GC 治疗 MS、加速 MS 病情缓解、缩短其病程的机制之一。

(黄石仁)

述　评　多发性硬化是临床常见神经系统脱髓鞘疾病,免疫调节治疗一直是研究者关注的热点。糖皮质激素,免疫抑制剂的治疗有多方面研究。本研究从多发性硬化患者血清 MMP-9、TIMP-1 水平入手,通过不同时期的血清表达水平的高低,得出糖皮质激素治疗和缓解病情的机制,并通过监测其水平对诊断有意义。

(邓本强)

帕金森病患者运动症状进展及运动并发症危险因素纵向分析　[中华神经科杂志,2012,45(6):382]上海新华医院任肖玉等观察帕金森病患者运动症状的进展及运动并发症的发生情况,探讨运动症状的进展速度及运动并发症发生的危险因素。随访了 2007 年在该院神经内科确诊的 PD 患者 130 例,采用 UPDRS 和 H-Y 分级评估随访患者运动症状进展及运动并发症发生情况,统计并分析运动症状的进展速度及运动并发症发生的危险因素,发现随病程进展,PD 患者的运动症状逐渐加重,吞咽困难和跌倒的发生率上升,运动并发症的发生率增加,左旋多巴的暴露总量是 PD 患者出现运动并发症的预测因素。

(陈　蕾)

述　评　全面探讨运动并发症的预测因素,能有效预测或干预运动并发症的发生,本文重点分析患者的基线因素,发现基线左旋多巴的使用时间及剂量是运动并发症的重要预测因素,与左旋多巴等效剂量无明显相关性。推迟左旋多巴的用药时间需根据病情调整,否则患者症状明显,生活受影响,药物增长过快,反而影响后期的治疗。但相应的结果需继续随访 PD 患者各临床症状进展,及与左旋多巴使用的相关性。

(侯晓军)

淋巴血浆置换治疗 GBS 的临床疗效及其机制　[中风与神经疾病杂志,2012,29(5):419]中南大学湘雅医院王未飞等对 30 例吉-兰巴雷综合征(GBS)患者进行淋巴血浆置换,观察治疗前后神经功能的改善情况,并检测治疗前后血液中免疫全套、血常规、凝血四项及淋巴亚群的变化。结果显示,淋巴血浆置换 1 周后患者 MRC 评分及 Hughes 评分均较治疗前有较大改善,2 周后有效率高达 90%。患者外周血免疫球蛋白及补体、单核细胞百分比、纤维蛋白原等指标于治疗后显著降低。治疗后淋巴细胞亚群中 $CD8^+$ T 细胞百分率显著升高,$CD4^+/CD8^+$ 值显著降低,并且 2 周后 Hughes 评分提高大于 1 分者这种变化更为显著,而 2 周后 Hughes 评分小于 1 分者淋巴细胞亚群分布较治疗前无明显变化。于是他们得出结论:LPE(淋巴血浆置换)治疗 GBS 疗效显著,可能与纠正 GBS 患者外周血淋巴细胞亚群紊乱,直接去除免疫球蛋白及补体、单核细胞、纤维蛋白原等病理性物质有关。

(谢　冲)

述　评　吉兰巴雷综合征(GBS)是一种自身免疫性疾病,细胞免疫及体液免疫都参与其中,以细胞免疫为主。血浆置换和大剂量免疫球蛋白治疗是 GBS 的一种临床常用方法。本研究通过淋巴血浆置换的方法治疗 GBS,观察神经功能改善情况,得出疗效显著,为今后治疗 GBS 提供了可行的发展方向。

(管阳太)

AChR－Fc 融合蛋白靶向 BCR 选择性识别、清除 AChR 反应性 B 细胞　[中国神经免疫学和神经病学杂志,2012,19(1):17]四军医大常婷等通过克隆人 AChRal 亚单位胞外段基因(Hal－210),插入含有 CMV 启动子、小鼠 Kappa 链先导序列以及人 IgGl 从铰链区到 CH3 基因片段的真核表达载体 pANl782 中,构建重组表达载体 pAN－Hal－210,表达 AChR—Fc 融合蛋白;同分泌乙酰胆碱受体抗体(AChRAb)的杂交瘤细胞 TIBl75 共孵育,采用流式细胞仪观察、分析 AChR－Fc 融合蛋白同杂交瘤细胞的亲和力以及对杂交瘤细胞增殖和凋亡的影响。结果显示 AChR－Fc 融合蛋白对 TIBl75 细胞具有较高的亲和力,可特异性抑制该细胞的增殖并促进其凋亡。提示了 AChR－Fc 融合蛋白可特异性识别、清除 AChR 反应性 B 细胞。

(李则挚)

述　评　乙酰胆碱受体抗体(AChRAb)是 MG 发病的重要效应分子,如果能从源头上清除分泌 AChRAb 的 B 细胞,将会有效控制病情。然而,目前尚无特异性清除乙酰胆碱受体(AChR)反应性 B 细胞的手段。该研究理论设想为:设计被某种 BCR 所识别的分子并偶联另一功能分子如毒素、凋亡促进分子、抑制性配体等,以实现对表达该特异 BCR 的 B 细胞的识别和杀伤。作者构建 AChR－Fc 融合蛋白,同时靶向 B 细胞表面相应的受体－BCR 和抑制性受体 FcTRllB,其 AChR 特异性结合 AChR 反应性 B 细胞,Fc 段结合该 B 细胞表面抑制性受体 FcTRII B,从而选择性抑制致病性 B 细胞增生并诱导其凋亡;此外,Fc 段还可结合效应细胞表面 FcyR,介导致病性 B 细胞清除。该研究利用分泌 AChRAb 的杂交瘤细胞 TIBl75 探讨 AChR－Fc 融合蛋白对 AChR 反应性 B 细胞的结合和抑制作用,通过这一策略把对致病 B 细胞的特异性识别和有效杀伤结合起来,具有良好的选择性,不仅为 MG 的治疗开辟了新途径,为靶向 B 细胞治疗 MG 的研究奠定基础,更为其他多种自身免疫性疾病的治疗提供了新思路。

(吴　涛)

三叉神经痛 MRI 序列研究及诊断价值　[中华放射学杂志,2012,46(1):37]中山大学附一院周宙等选取资料齐全的 60 例三叉神经痛患者临床及 MRI 资料,与临床手术对照,比较不同序列 MRI 显示病变能力。所有患者均行常规头部 MR 平扫,其中 9 例行增强扫描,49 例行桥小脑角区高分辨附 3D－TOF 和 3D-快速 SE(TSE)序列扫描。结果显示,6 例桥小脑区肿瘤、3 例三叉神经根及其周围脑膜炎,以及脑干多发硬化斑块及梗死各 1 例。49 例为神经血管压迫所致,与手术对照 3D－TOF 和 3D－TSE 序列显示血管压迫的敏感性、特异度、准确度分别为 95.3%、66.7%、91.8%、95.6%、50%、91.8%。全脑常规 MR 平扫及增强扫描可以显示或排除肿瘤、炎症等病变。桥小脑角区 3D－TOF 和 3D－TSE 扫描可以敏感和准确地显示和明确神经、血管的关系。

(毛晓薇)

述　评　三叉神经痛(TN)临床上十分常见,病因复杂。MRI 不仅可以显示肿瘤、炎症、多发性硬化斑块等,还可以显示血管神经压迫。因此,MR 检查应列为 TN 患者常规检查方法。不同病因对 MR 检查方法和序列要求不同。本研究首先对 TN 患者临床检查后行全脑常规 MR 平扫,疑有肿瘤或炎症者行增强扫描。常规检查阴性者,进一步选用 3D－TOF 和 3D－TSE 序列,按三叉神经行程行薄层轴面、冠状面及斜矢状面重建显示和确定血管与三叉神经根的关系,对诊断三叉神经痛病因具有重要意义。

(韩　燕)

精神疾病

本年度共收集精神疾病文献 613 篇，其中纳入回顾 218 篇（占 35.6%）。

一年回顾

一、精神分裂症

（一）病因研究

精神分裂症的病因在已知各种致病因素中，遗传因素约占 80%，表现为多个微效基因共同作用的结果。焦李子等[1]采用等位基因特异性 PCR 方法对 FXYD6 基因 6 个 SNPs 位点的基因型在 101 个精神分裂症及其父母的三口之家中进行传递不平衡检验，结果表明 FXYD6 基因与中国汉族人群精神分裂症遗传易感性相关。章洁等[2]对精神分裂症患者（306 例）与健康对照者（248 名）进行微卫星 D6S289、D6S1610 基因多态性检测，结果表明人类 6 号染色体 D6S289 和 D6S1610 微卫星标志区域可能存在与精神分裂症有关的微效基因。李慧娴等[3]在 69 个精神分裂症患者的核心家系中，对位于 ZNF804A 基因外显子 4 的 7 个 SNPs 进行基因分型和传递不平衡检验，结果也表明 ZNF804A 基因外显子 4 区域的 SNPs 与精神分裂症的遗传易感性相关。胡茂荣等[4]对首次发病患者组（92 例）、健康同胞组（56 例）和健康对照组（62 名）进行认知功能检测，结果表明精神分裂症首次发病患者存在广泛性认知功能损害，其健康同胞存在认知缺陷。李海玲等[5]对首次发病组（60 例）、患者父母组（120 例）和健康对照组（60 名）进行听觉 ERP 检测，结果患者组和亲属（父母）组的 P3 波波幅均明显低于对照组，认为 P3 波波幅倾向于精神分裂症的遗传素质性标志。脑结构与功能异常在精神分裂症的发病机制中再次受到重视。郝以辉等[6]利用纤维追踪技术重建穿过脑白质纤维束，比较患者组（30 例）、健康同胞组（30 名）和正常对照组（30 名）之间纤维束的各项异性值（FA）。结果患者组及其同胞组左侧前额叶和胼胝体膝部的各向异性均低于正常对照组，表明其白质完整性受损可能是精神分裂症的易感性生物学特征。贾艳滨等[7]应用^{1}H－MRS 检测首发患者组（20 例）双侧额叶白质、海马头和扣带回前部的 NAA、Cho 和 Cr 含量，结果患者组左侧额叶白质 Cho/Cr 低于右侧；左侧海马头 NAA/Cr 和 Cho/Cr 低于右侧，表明患者早期即存在海马及额叶白质神经元细胞数目和（或）功能显示不对称，左侧低于右侧。崔立谦等[8]应用^{1}H－MRS 检测首发患者组（21 例）和健康对照组（21 名），并在治疗 1 年后再次扫描。结果相同，但认为经治疗后，在精神症状改善的同时海马 NAA/Cr 可非对称性恢复。孙锦华等[9]应用 MRI 对难治性患者组（42 例）、难治性抑郁症组（45 例）和正常对照组（30 名）进行头部扫描，结果患者组大透明隔腔发生率显著高于另外二组，可能为精神分裂症的异常脑结构之一。魏钦令等[10]应用 MRI 对有冲动攻击行为患者组（16 例）和无冲动攻击行为患者组（24 例）进行头部扫描，结果有冲动攻击行为组右侧中央前回、中央后回和右侧眶额回区脑灰质体积小于无冲动攻击行为组，认为此结构异常与精神分裂症的冲动攻击行为可能有关。

（二）临床研究

韦波等[11]采用多阶段分层整群随机抽样方法对在广西壮族自治区抽取的 6 个地级市和 10 个县共 18 219名≥15 岁常住居民进行流行病学调查。精神分裂症的点患病率和标化率分别为 8.29‰和 8.32‰，终生患病率和标化率分别为 9.77‰和 9.90‰。刘小彦等[12]采用按比例简单随机抽样方法，对云南省临沧市沧源佤族自治县 11 个乡镇共 18 199 人进行了入户调查，精神分裂症患病率为 1.43‰。杨晓斌等[13] 2009 年对云南基诺族 44 个自然村 10 610 人进行单纯整群随机抽样，对实际抽样的 1 984 人进行调查。精神分裂症的时点患病率为 0.27%、终生患病率为 0.37%。马辛等[14]对新入院精神分裂症患者随机分为临床路径组(65 例)和传统治疗组(70 例),结果表明临床路径组明显缩短平均住院天数,降低住院费用,提高患者满意度。刘琳琳等[15]应用伦敦塔测验(TOL)分别对精神分裂症患者和健康对照各 40 例进行测试,结果表明精神分裂症患者执行功能受损,且与阴性症状和认知缺损存在相关性。宓为峰等[16]通过病历调查及电话访谈方式,对住院精神分裂症患者出院后 1 年的用药情况进行调查,共完成有效调查 537 份,出院后 1 年服药依从率为 57.9%,复发率为 40.8%。陈建军等[17]应用情绪面孔嵌合图形试验和线段等分试验对相匹配的精神分裂症患者和正常对照(各为 32 例)进行测试,结果显示患者组注意左偏,提示右侧空间注意受损。可能与左侧脑半球功能障碍有关。杨程青等[18]应用面孔识别事件相关电位对相匹配的精神分裂症和对照组(各为 30 例)进行测试,结果表明患者组存在面孔识别能力损害,N_{170}、N_{250}可能是精神分裂症的属性指标。刘亮等[19]检测治疗前精神分裂症组(25 例)、长期服药(氯氮平)慢性精神分裂症组(27 例)和对照组(30 名)外周血淋巴细胞中 DRD2 和 DAT 的 mRNA 表达水平,结果显示精神分裂症患者 DRD2 的基因表达水平与 PANSS 量表的阳性症状得分显著正相关,而 DAT 的基因表达水平可能受氯氮平影响上调。许建君[20]检测 120 例精神分裂症患者 Hcy 水平,结果高于正常范围的有 56 例(46.7%),而非典型抗精神病药物治疗可降低患者的 Hcy 水平。王新等[21]对 160 例住院的精神分裂症患者分别于治疗前,使用奎硫平治疗 4、8 及 12 周时进行血液流变学检测,结果在治疗 4、8 及 12 周与治疗前比较,全血高切黏度、全血低切黏度、血浆黏度均呈下降趋势。

(三) 治疗研究

齐拉西酮是一种新型非典型抗精神病药,对精神分裂症的阳性、阴性症状均有良好疗效,且患者的依从性及耐受性均较好。陈丽艳等[22]比较齐拉西酮(40 例)与舒必利(40 例)治疗以阴性症状为主的精神分裂症的总有效率各为 94.3%与 75.0%。秦玲等[23]比较齐拉西酮(34 例)与利培酮(34 例)治疗以阴性症状为主精神分裂症的总有效率各为 67.7%与 62.5%,无明显差异。孙丽华[24]、曙光[25]、宋传福等[26]比较齐拉西酮(共 136 例)与利培酮(共 137 例)治疗精神分裂症的疗效无明显差异。吴小立等[27]、王冬梅[28]比较齐拉西酮(70 例)与奥氮平(78 例)治疗精神分裂症的疗效亦无明显差异。洪伟涛等[29]、张加强等[30]比较奎硫平(50 例)与利培酮(50 例)治疗精神分裂症的疗效无明显差异。谭友才等[31]、王延鹤[32]、焦安华等[33]比较阿立哌唑(111 例)与利培酮(110 例)治疗精神分裂症的疗效无明显差异。随着非典型抗精神病药物的普遍应用,精神分裂症患者的血糖、脂代谢异常,体质量增加,伴发代谢综合征的现象日益受到临床关注。住院精神分裂症患者中代谢综合征的患病率为 37%[34]。氯氮平、利培酮、阿立哌唑[35,36]、奎硫平[37]、舒必利[38]等均可导致糖脂代谢异常,仅齐拉西酮对患者的体重及糖脂代谢影响较小[39,40]。但齐拉西酮使 QT 间期延长 60 秒以上的发生率为 21%、奎硫平为 11%[41],必须引起临床高度重视。

(吴萍嘉)

参 考 文 献

1 焦李子,等. 中华医学遗传学杂志,2011,28(5):539
2 章　洁,等. 中国公共卫生,2012,28(7):939
3 李慧娴,等. 第二军医大学学报,2012,33(8):860
4 胡茂荣,等. 中华精神科杂志,2011,44(4):208
5 李海玲,等. 癫痫与神经电生理学杂志,2011,20(6):352
6 郝以辉,等. 中国神经精神疾病杂志,2011,37(12):725
7 贾艳滨,等. 南方医科大学学报,2012,32(3):374
8 崔立谦,等. 中国神经精神疾病杂志,2012,38(5):257
9 孙锦华,等. 中国神经精神疾病杂志,2012,38(2):74
10 魏钦令,等. 中国神经精神疾病杂志,2011,37(10):625
11 韦　波,等. 中国公共卫生,2011,27(10):1245
12 刘小彦,等. 临床精神医学杂志,2012,22(4):255
13 杨晓斌,等. 中国神经精神疾病杂志,2011,37(8):469
14 马　辛,等. 中华精神科杂志,2012,45(3):165
15 刘琳琳,等. 武汉大学学报(医学版),2012,33(1):66
16 宓为峰,等. 中华精神科杂志,2012,45(1):25
17 陈建军,等. 中国神经精神疾病杂志,2012,38(4):212
18 杨程青,等. 中华精神科杂志,2012,45(2):74
19 刘　亮,等. 中华精神科杂志,2012,45(3):161
20 许建君. 吉林医学,2012,33(4):725
21 王　新,等. 河北医药,2012,34(6):861
22 陈丽艳,等. 医学临床研究,2012,29(6):1202
23 秦　玲,等. 临床精神医学杂志,2011,21(5):336
24 孙丽华. 内蒙古医学杂志,2011,43(11):1321
25 曙　光. 内蒙古医学杂志,2011,43(10):1193
26 宋传福,等. 临床精神医学杂志,2012,22(1):31
27 吴小立,等. 新医学,2011,42(10):648
28 王冬梅. 临床精神医学杂志,2011,21(5):343
29 洪伟涛,等. 吉林医学,2012,33(21):4554
30 张加强,等. 陕西医学杂志,2012,41(4):484
31 谭友才,等. 医学临床研究,2012,29(3):476
32 王延鹤. 内蒙古医学杂志,2012,44(1):45
33 焦安华,等. 吉林医学,2011,32(30):6309
34 岳德华,等. 临床精神医学杂志,2011,21(5):326

35 马达休，等.重庆医学，2011，40(34)：3450
36 王祖森.安徽医学，2012，33(3)：327
37 买买提热夏提·吐尔逊，等.新疆医学，2011，41(9)：101
38 江学锋，等.临床精神医学杂志，2011，21(5)：329
39 吴小立，等.新医学，2011，42(11)：726
40 陈俊雄，等.广东医学，2012，33(7)：1006
41 王玉超.青海医药杂志，2011，41(8)：78

二、情感性精神障碍

（一）流行病学调查

刘善明等[1]在西藏4个城市流调，显示神经症、酒使用障碍、精神发育迟滞和癫痫时点患病率分别为2.56%、4.06%、0.28%和0.68%，终生患病率分别为2.62%、4.24%、0.28%和0.72%。张荣珍等[2]抽取宜宾地区12 000名成年人，心境障碍现患病率2.48%，其中心境恶劣0.17%，双相Ⅰ型0.11%。其中女性高于男性(2.97%：1.83%)，城市高于农村(3.60%：2.40%)，就诊率仅5.9%。秦虹云等[3]抽样上海浦东1 860名慢性躯体化疾病老年人，显示抑郁时点患病率10.91%，其中心境恶劣6.4%，女性高于男性(1.05：1.00)。郝小玉等[4]检测218名双相障碍Ⅰ型患者，女性各项认知评估均优于男性。余善法[5]等发现13家企业5 338名工人，抑郁症状检出率31.8%，男性高于女性(33.8%；27.7%)。张震等[6]流调1 970例30～60岁单向抑郁女性，发现伴发广泛性焦虑障碍占68%。

（二）临床研究

张婧等[7]分析60例抑郁症患者TPH1基因，发现TPH1A等位基因对抑郁症患者额叶亚区功能有一定程度的损害作用。唐勇等[8,9]发现抑郁患者额叶异常具有一定5-HT遗传学基础，5-HT_2A受体C等位基因可能与抑郁症右侧额叶亚区的损害性改变密切相关。杨春等[10]发现THO1和TPOX基因座多态性与冲动暴力行为存在关联。石翠娟等[11]发现PTPRR基因rs2203231多态性可能与MDD患者的长时记忆和短时记忆障碍相关。乔娟等[12]分析94例抑郁患者，显示MTHFR基因C677T的TT型与发病相关，可能通过影响血清同型半胱氨酸水平影响疾病严重程度。曹音等[13]发现BDNF基因val66met多态性与T2DM伴抑郁可能存在相关性；女性T2DM患者较男性可能易伴发抑郁。李含秋等[14]发现BDNFG196A等位基因是抑郁症发病的危险因素，A/A基因型执行功能更差。高凯等[15]发现慢性应激后CRHR1表达上调；王娟等[16]研究发现CRHR1基因多态性可能与SSRIs、SNRIs类药物的早期疗效相关。郭晓云等[17]提出ω-3PUFAs的抗抑郁作用可能与对转运蛋白、信号转导通路、离子通道、免疫功能蛋白等多类基因的表达调节有关。尚鲁宁等[18]分析138例双相情感障碍患者，发现与IL-1β-511A/G基因多态性可能相关；张丽等[19]发现慢性应激抑郁模型大鼠血清及结肠组织IL-6水平上升，并通过降低肠道对ACh的敏感性而导致平滑肌收缩障碍。

陈国中等[20]发现女性首发抑郁患者存在尾状核缩小和杏仁核反应性增大的改变；刘海霞等[21]发现中年女性首发抑郁患者发病与枕中回、眶额回及尾状核区的结构改变有关。徐伊等[22]研究发现双相抑郁较单相抑郁局部脑血流低灌注区域更广；涂加善等[23]发现卒中后抑郁(PSD)程度与双侧苍白球、左侧壳核的FA值下降有关；赵晓晖等[24]应用MRS发现卒中后1、2个月双侧颞叶海马、丘脑的NAA/Cr比值对PSD发生有预示意义。贾艳滨等[25]发现双相抑郁患者存在左侧前额叶神经元功能下降和膜磷脂代谢异常。陈传锋等[26]发现抑郁康复组对情绪面孔刺激的颜色命名反应时间均短于患者组；李清伟等[27]发现惊恐障碍患者表现为杏仁核对正性、负性情绪图片反应敏感、增强；李宗鸿等[28]发现抑郁患者识别喜悦表情障碍可能是由于感知该表情面部运动能力存在缺陷所致。

王小泉等[29]发现血浆BDNF水平低下与晚发性抑郁发病密切相关，与认知功能可能无直接相关性；李含秋等[30]也发现血清BDNF水平可能是广泛性焦虑的生物学指标之一。佗婷婷等[31]发现慢性应激抑郁大鼠前额叶皮质FGF-2、VEGF基因表达下调。陈奕晨等[32]发现抑郁患者病程早期存在血浆氨基酸代谢紊乱；付鑫焱等[33]发现重性抑郁患者血浆Asp、Gly水平降低；朱彦等[34]发现大鼠抑郁模型海马区Glx/Cr、Cho/Cr从第3周开始呈规律性动态变化；程宇航等[35]发现抑郁患者AVP与ACTH存在正相关，ACTH与Cor存在正相关。

严保平等[36]流调河北省399例抑郁患者，双重抑郁检出率为14.04%，单一和双重抑郁症组其他精神障碍共病率分别为39.94%、48.21%，双重抑郁患者自杀风险更高。陈发展等[37]对比综合医院、精神专科医院门诊患者，发现综合医院抑郁患者发作时常伴不典型症状。蔺华利等[38]发现病程越长、住院次数和发作次数越多，缓解期BPD患者认知功能测验成绩越差。曹杨等[39]发现首发未用药的重性抑郁患者负性事件刺激量与发病密切相关。彭江发等[40]发现应激性生活事件、社会支持差、伴人格障碍、神经质、伴人格解体症状、伴强迫症状、1年内未及时治疗是难治性抑郁症的主要危险因素。单小英等[41,42]发现卒中后抑郁发生与卒中类型无关；与多灶性卒中及病灶位于左侧半球、额颞叶、基底节有关。黄永新等[43]发现左半球(38.13%)卒中后抑郁发生高于右侧(22.40%)。田德财等[44]设计社区抑郁状态电话筛查问卷克朗巴赫系数为0.906,重测总分相关系数是0.723,分半信度系数为0.886,具有较好信度、效度。王纯等[45]发现HAMA量表可分为7个分量表:焦虑体验、抑郁症状、躯体神经系统症状、内脏器官症状、生殖泌尿系症状、自主神经系症状和会谈表现。

(三)治疗研究

司天梅等[46]调查2006年10个省市双相障碍患者药物治疗情况,发现联合治疗为主,心境稳定剂联合抗精神病药及联合抗抑郁药分别是双相躁狂和双相抑郁患者的主要治疗方案。魏宏强等[47]发现米氮平单一或联合舍曲林治疗既往无糖代谢异常的抑郁患者可出现有临床意义的空腹血糖升高(IFG),且IFG出现频率随时间延长而增加;孙晓红等[48]发现米氮平对抑郁大鼠模型海马凋亡相关蛋白的表达具有调节作用。何如东等[49]回顾文拉法辛与SSRI治疗文献,发现文拉法辛较SSRI对抑郁症转换策略有更高的临床治愈率与有效率,赵子军等[50]发现文拉法辛能改善COPD患者的焦虑及抑郁症状,提高生活质量。代沐华等[51]研究发现文拉法辛可能通过增加海马BDNF改善PSD大鼠学习记忆障碍。韩嫣等[52]对比艾司西酞普兰与舍曲林,发现艾司西酞普兰治疗老年期抑郁症疗效显著,安全性高。贺文等[53]认为艾司西酞普兰可能通过改善P300来改善抑郁症状。沈迪文等[54]发现艾司西酞普兰同样对惊恐障碍治疗有效。姚军等[55]发现帕罗西汀与舍曲林均能改善抑郁患者认知功能。彭正午等[56]发现帕罗西汀能够促进星形胶质细胞的活性和增殖,而且这种作用可能与ERK信号通路有关。瞿伟等[57]发现奥氮平联合氟西汀能有效改善躯体形式疼痛障碍。彭保安等[58]发现围绝经期及绝经后合并轻中度抑郁症女性抗抑郁药治疗与激素替代治疗效果相当,重度抑郁症女性两药联用效果更好。孟凡涛等[59]发现抑制雌激素的生物合成会引起C57BL/6J卵巢摘除小鼠的轻微焦虑样行为。余海鹰等[60]发现氯胺酮的抗抑郁作用与海马组织的mTOR、GluR1上调有关。邓颖等[61]发现柴胡疏肝散可明显改善抑郁大鼠模型症状,可能与增加海马、额叶、杏仁核区BDNF及其受体TrkB mRNA表达有关。

刘秀苹等[62]认为,认知疗法对女性抑郁患者有辅助治疗作用。汤臻等[63]发现认知行为团体治疗可有效提高住院抑郁患者疗效。李凝等[64]发现高频rTMS联合帕罗西汀可缩短起效时间。王卓等[65]认为rTMS联合文拉法辛效果优于单一用药者。李越等[66]认为rTMS对广泛性焦虑同样有效。李光海等[67]发现头针电配合文拉法辛对焦虑抑郁共病具有辅助治疗作用。王军等[68]认为无抽搐电休克可改善难治性抑郁症患者对负性情绪图片存在的注意偏向。

(尹 又)

参考文献

1 刘善明,等.四川大学学报(医学版),2012,43(2):210.
2 张荣珍,等.中国神经精神疾病杂志,2012,38(2):69
3 秦虹云,等.临床精神医学杂志,2012,22(3):169.
4 郝小玉,等.中华精神科杂志,2012,45(1):35.
5 余善法,等.中华劳动卫生职业病杂志,2011,29(12):887.
6 张 震,等.临床精神医学杂志,2012,22(3):151.
7 张 婧,等.中华精神科杂志,2012,45(3):132.
8 唐 勇,等.临床精神医学杂志,2011,21(6):361.
9 唐 勇,等.临床精神医学杂志,2011,21(5):291.
10 杨 春,等.中华精神科杂志,2012,45(2):85.
11 石翠娟,等.中国医学科学院学报,2011,33(6):663.
12 乔 娟,等.临床精神医学杂志,2012,22(2):92.
13 曹 音,等.江苏医药,2011,37(22):2676.
14 李含秋,等.新医学,2012,43(7):466.
15 高 凯,等.武汉大学学报(医学版),2012,33(1):5.
16 王 娟,等.中国神经精神疾病杂志,2012,38(7):420.
17 郭晓云,等.中国神经精神疾病杂志,2011,37(11):656.
18 尚鲁宁,等.临床精神医学杂志,2012,22(2):108.
19 张 丽,等.中华消化杂志,2012,32(1):33.
20 陈国中,等.临床精神医学杂志,2011,21(5):302.
21 刘海霞,等.第三军医大学学报,2011,33(23):2516.
22 徐 伊,等.中国神经精神疾病杂志,2011,37(11):667.
23 涂加善,等.中华神经科杂志,2012,45(8):590.
24 赵晓晖,等.中国临床神经科学,2011,19(5):471.
25 贾艳滨,等.中国神经精神疾病杂志,2012,38(6):358.
26 陈传锋,等.中华精神科杂志,2011,44(4):217.
27 李清伟,等.中华精神科杂志,2012,45(2):80.
28 李宗鸿,等.临床精神医学杂志,2011,21(6):387.
29 王小泉,等.中华精神科杂志,2011,44(4):226.
30 李含秋,等.中国神经精神疾病杂志,2012,38(2):65.
31 佗婷婷,等.第三军医大学学报,2012,34(13):1265.
32 陈奕晨,等.第三军医大学学报,2012,34(14):1442.
33 付鑫焱,等.浙江大学学报(医学版),2012,41(2):132.
34 朱 彦,等.山东医药,2012,52(27):4.
35 程宇航,等.临床精神医学杂志,2012,22(4):258.
36 严保平,等.中华精神科杂志,2012,45(3):145.
37 陈发展,等.中国神经精神疾病杂志,2011,37(8):454.
38 蔺华利,等.临床精神医学杂志,2012,22(2):102.
39 曹 杨,等.中国医科大学学报,2012,41(3):278.
40 彭江发,等.临床精神医学杂志,2012,22(3):183.
41 单小英,等.临床神经病学杂志,2012,25(3):165.

42 单小英，等．中风与神经疾病杂志，2012，29(1)：52．
43 黄永新，等．临床内科杂志，2012，29(5)：327．
44 田德财，等．中国神经精神疾病杂志，2011，37(9)：559．
45 王　纯，等．临床精神医学杂志，2011，21(5)：299．
46 司天梅，等．中华精神科杂志，2012，45(1)：29．
47 魏宏强，等．中华精神科杂志，2012，45(2)：93．
48 孙晓红，等．中国医科大学学报，2012，41(1)：8．
49 何如东，等．中国神经精神疾病杂志，2011，37(8)：449．
50 赵子军，等．临床精神医学杂志，2011，21(5)：333．
51 代沐华，等．浙江大学学报(医学版)，2011，40(5)：527．
52 韩　嫣，等．临床精神医学杂志，2011，21(5)：346．
53 贺　文，等．临床精神医学杂志，2012，22(1)：12．
54 沈迪文，等．临床精神医学杂志，2012，22(2)：128．
55 姚　军，等．中华精神科杂志，2011，44(4)：202．
56 彭正午，等．中国神经精神疾病杂志，2011，37(11)：646．
57 瞿　伟，等．第三军医大学学报，2012，34(6)：555．
58 彭保安，等．中华精神科杂志，2012，45(3)：141．
59 孟凡涛，等．神经科学通报，2011，27(4)：241．
60 余海鹰，等．中国神经精神疾病杂志，2012，38(3)：169．
61 邓　颖，等．中国中西医结合杂志，2011，31(10)：1373．
62 刘秀苹，等．临床精神医学杂志，2012，22(1)：52．
63 汤　臻，等．临床精神医学杂志，2011，21(6)：398．
64 李　凝，等．中华精神科杂志，2012，45(3)：137．
65 王　卓，等．临床精神医学杂志，2012，22(3)：188．
66 李　越，等．脑与神经疾病杂志，2012，20(2)：84．
67 李光海，等．临床精神医学杂志，2011，21(5)：345．
68 王　军，等．临床精神医学杂志，2012，22(3)：172．

三、儿童精神障碍

王力芳等[1]对 390 例儿童孤独症患者和 420 例正常对照的褪黑素合成酶 ASMT 基因启动子和第一外显区单核苷酸多态性进行研究，但未发现患者组与正常对照组之间存在差异，提示这些位点可能未参与中国汉族人群孤独症的致病。何文智等[2]采用高分辨率全基因组芯片对一个孤独症家系进行检测，发现先证者存在 3p26.1 等 10 个新发拷贝数变异，为探索孤独症的发病机制提供新的线索。马磊等[3]对 96 例确诊孤独症的患儿进行系统评估，制定个体化训练方案，包括行为分析疗法、结构化教育、感觉统合训练及语言训练，治疗结果显示有效，治疗时间越长，效果越好。张银波等[4]对 306 例精神发育迟滞儿童应用多因素线性回归分析，发现生产时有窒息情况、家族史、教育类型及行为障碍与儿童的感觉统合功能障碍相关。张银波等[5]接着对 49 例精神发育迟滞儿童进行感觉统合训练 20 周，结果显示训练有效。

（吴惠涓）

参考文献

1 王力芳，等．中国神经精神疾病杂志，2012，38(3)：150
2 何文智，等．中华医学遗传学杂志，2012，29(3)：266
3 马　磊，等．安徽医学，2012，33(7)：799
4 张银波，等．四川医学，2011，32(11)：1815
5 张银波，等．临床精神医学杂志，2012，22(2)：85

四、器质性精神障碍

(一) 阿尔茨海默病

1. 基础研究

马刘红等[1]发现，侧脑室注射人脐带间充质干细胞对化学性损伤拟阿尔茨海默病(AD)小鼠学习记忆能力有改善作用。李凯军等[2]研究认为，雌激素能抑制冈田酸诱导的人神经母细胞瘤系细胞的 tau 蛋白过度磷酸化。石广滨等[3]研究显示，胰岛素样生长因子-1(IGF-1)可以改善切断大鼠双侧穹隆-海马伞，建立隔-海马胆碱能系统损害的痴呆模型大鼠超微结构，提高学习记忆能力。方伯言等[4]推测细胞内 pH 降低能够增强 γ-分泌酶的表达和活性，从而影响 APP 的剪切，增加 Aβ 生成。而高芳峭等[5]发现，细胞内 pH 值降低可能促使 γ-分泌酶活性增高，促使早老素-1 表达增加，活性增高。王宝萍等[6]研究显示，CD40L 可以促进 Aβ1-42 诱导的小胶质细胞活化，产生固有免疫及适应性免疫应答，加重神经元的损伤。宋彦等[7]发现，尿酸具有改善 AD 大鼠空间学习记忆作用，可能与抗氧化应激作用及抑制海马中半胱氨酸蛋白酶-3(caspase-3)表达有关。张春雨等[8]认为，ApoE 基因 ε4 等位基因可能是蒙古族人群患 AD 的遗传性危险因素。刘艳等[9]发现，去整合蛋白和金属蛋白酶-10(ADAM10)基因启动子区-279G/A 和-921GAGA/-多态性与散发性阿尔茨海默病(SAD)的发病具有一定的相关性，-279G/G 基因型和-921GAGA/GAGA 基因型对 SAD 的发病可能具有一定的保护作用。杜文津等[10]发现，聚集素基因 rs11136000 多态性与高加索人群 AD 易感性相关，携带 T 等位基因可能降低 AD 发病风险。其对于亚洲人、非洲裔、西班牙人及其他种族人群的影响尚不确定。刘永超等[11]认为，肿瘤坏死因子 α 基因-857C/T 位点可能与阿尔茨海默病的发病存在关系，其中 C 等位基因可能是易感基因。刘晓燕等[12]认为，遗忘型轻度认知障碍(aMCI)患者存在记忆功能减退，MAPT/STH 基因 rs242562 GG 基因型减少 aMCI 遗传风险，且该基因型携带者记忆功能相对保持，但 ApoEε4 与 MAPT/STH 基因多态交互作用不改变 aMCI 遗传易患性。刘军等[13]研究发现，载脂蛋白 E 受体(SORL1)基因的 SNP23 位点有可能是FAD标志性基因。华烨等[14]认为,四氢叶酸还原酶C677T基因多态性与阿尔茨海默病发病具有相关性,并且该相关性仅存在于亚洲人群中。朱未名等[15]研究显示,温州地区AD患者精神行为障碍与ApoE基因频率多态性有一定联系。

2. 临床研究

康美玉等[16]调查显示,河北省城乡≥60岁老年人老年期痴呆总患病率为7.24%,AD患病率为4.87%,占老年期痴呆的67.3%;高龄、婚姻状况不良、文化程度低、个人收入低、有遗传史为AD患病的危险因素;爱好运动为AD患病的保护因素。山媛等[17]认为,我国痴呆患者就诊率低,主要原因是照料者对痴呆认识不足,也与门诊医生仅关注患者的躯体症状,而忽略认知功能症状有关。胡承平等[18]发现,年龄、受教育程度是AD发生的独立危险因素,简易智能精神状态检查量表(MMSE)及ADL可以作为AD的预测指标。吴晓光等[19]研究显示,老年期痴呆的粗死亡率及死亡风险比大大高于一般人群,认为痴呆是预示老年人死亡的最主要危险因素之一。邢敏等[20]发现,AD患者生命质量自评得分低于照料者代评得分。王智樱等[21]认为,AD患者体重下降与痴呆的严重程度及伴随的抑郁情绪具有明显的相关性。杨礼等[22]调查显示,年龄、高血压和抑郁均是老年高干人员MCI的独立危险因素。马菲等[23]发现,从事体力劳动,吸烟,喜欢待在家里,较高收缩压,血清中较高血糖,胆固醇,低雌激素水平,ApoEε4型等位基因,高血压,糖尿病,高血脂,脑血管病变是认知减退发生的危险因素;常读书看报,常做家务,性格外向是保护因素。金煜等[24]研究认为,中国痴呆患者最易丧失的日常生活功能是洗澡、上楼梯,最易保留的是大便、小便和梳洗。与文化程度无明显相关性。戚志强等[25]发现,积极的降压治疗可延缓认知功能的下降,减少痴呆的发生。程怀东等[26]研究认为,前瞻性记忆损害可能在早期AD患者的记忆障碍更为突出,且与aMCI患者呈现了一致性。杨志秀等[27]研究显示,结构能力损害是MCI的表现之一,空间旋转能力的评估在识别MCI方面优于CFT模仿、CDT总分。周爱红等[28]发现,部分语义性痴呆(SD)患者存在"语义范畴特异性损害",而且模式并不固定。周爱红等[29]认为,头颅MRI可反映AD的进展过程和临床特征,但个别患者以右侧颞叶萎缩为主。廖晓艳等[30]研究认为,AD和FTD的徘徊行为在日、夜活动水平,活动节律的日间稳定性和日内变异性不同,有必要建立相应的非药物干预策略。洪霞等[31]认为,世界卫生组织-加州大学洛杉矶分校听觉词语学习测验量表具有较高的敏感性和特异性,可用于AD诊断。齐顺等[32]发现,海马及海马旁回皮质厚度与认知功能有一定相关,且厚度萎缩情况对疾病的阶段性发展具有一定的诊断意义。单守勤等[33]认为,脑脊液Aβ1-42、tau蛋白浓度的变化,可作为AD与血管性痴呆鉴别诊断的生物学指标。向绍通等[34]发现,迟发型阿尔茨海默病患者外周血清uPA的浓度不能作为AD诊断的标志物,也不能反映患者痴呆的程度;plau基因第6外显子上的错义C→T突变可减少血清uPA的浓度。刘祥琴等[35]研究显示,AD患者血浆一氧化氮(NO)、硫化氢(H_2S)水平显著下降,同型半胱氨酸(Hcy)水平显著升高,与AD患者的病情严重程度密切相关。李金庚[36]发现,血浆Hcy水平对诊断AD和VD有帮助,且与病情严重程度有一定相关性。杨丹等[37]认为,TNF-α、Hcy与老年性痴呆的发生发展有关。朱瑞等[38]认为,Alzheimer相关的神经丝蛋白含量检测可作为AD辅助诊断的方法之一。高凤莲等[39]发现,AD患者的SPECT特征性表现为双侧对称性颞顶叶血流低灌注,其中右侧颞叶血流灌注下降最严重。郝玉梅等[40]认为,社区综合心理干预能改善老年痴呆症患者的病情。王显生[41]发现,游泳运动可能通过纹状体多巴胺转运体下调,增强小鼠的运动功能,减轻Meynert基底核(NBM)的损伤效应。段晓宇等[42]研究发现,厄贝沙坦可能通过激活AT_2受体来改善AD大鼠的学习记忆功能。储佺兵等[43]发现,盐酸卡托普利可以明显改善AD痴呆患者的精神行为症状,但对患者的认知功能损害无明显疗效。魏伟等[44]认为,补充维生素B_{12}能够有效改善高同型半胱氨酸血症所诱导的阿尔茨海默样记忆障碍,其机制可能与PKA及CREB有关。詹海涛等[45]研究发现,香港远志乙酸乙酯提取物,可能通过降低AChE活力、调节胆碱能系统平衡;降低MDA含量、增强SOD活力,减少氧自由基产生,缓解氧化应激损伤等有关作用机制有效改善拟AD大鼠学习和记忆功能障碍。黄海华等[46]认为,多奈哌齐治疗AD的远期疗效满意,安全可靠,可有效减缓AD患者认知功能和总体功能衰退进程。苗雅等[47]研究认为,对老年MCI患者,多奈哌齐和石杉碱甲均安全有效,但多奈哌齐起效较石杉碱甲更快,作用更明显。梁志安等[48]发现,多奈哌齐可改善老年性痴呆患者认知功能及日常生活自理能力,减轻精神行为异常症状,且安全。蒋幸衍等[49]研究显示,多奈哌齐可能通过提高乙酰胆碱水平、上调甲状腺功能而改善AD患者的认知功能。莫新等[50]认为,痴呆叠加谵妄时,纳洛酮联合喹硫平较单用喹硫平控制谵妄症状快,疗效指数高,可提高认知功能。

(二)血管性痴呆

1. 基础研究

王敏等[51]研究发现,慢性持续性脑缺血可致大鼠出现进行性认知功能障碍，且单核细胞趋化蛋白-1及白细胞介素-8(IL-8)的慢性持续性高表达可能在慢性缺血致血管性痴呆病理损伤过程中起了一定的作用。张磊等[52]也证实，慢性脑低灌注可以损害海马相关的学习记忆，但丰富环境干预可以改善慢性脑低灌注引起的学习记忆损害。血清甲状腺激素 T_3 和海马甲状腺激素受体可能参与丰富环境对认知功能损害的改善作用。黄树其等[53]研究认为，EPO可以通过调控VaD大鼠海马Bcl-2和Bax表达，从而抑制海马神经细胞凋亡。叶建新等[54]发现，皮下注射碱性成纤维细胞生长因子后能迁移至海马，诱导产生具有ChAT活性的胆碱能神经元。王小川等[55]研究显示，海马和前额皮质中磷酸化环磷酸腺苷反应结合蛋白可能参与VD小鼠空间学习记忆的改善。

2. 临床研究

卢红艳等[56]认为，脑梗死后小血管病变是VD的主要类型。刘旭等[57]研究发现，携带ε4等位基因的个体有发生血管性痴呆的倾向。何杏梅[58]认为，载脂蛋白E水平明显升高，是血管性痴呆患者的一个非常重要的临床特征性表现，可帮助进行准确诊断和客观的评价。许二赫等[59]研究显示，血浆中Tau蛋白浓度的检测可以作为早期VD诊断的生物学指标，尤其是携带ε4等位基因患者。刘盈盈等[60]认为，脑血管舒缩功能平衡失调既可能是脑缺血缺氧的结果，又可能是进一步导致脑细胞损伤的重要原因。李艳景等[61]研究发现，高血压患者血压规律的改变与VaD的发生有一定关系。董俊杰等[62]认为，颈动脉粥样硬化的形成和血管性痴呆发病密切相关，同时粥样硬化与痴呆程度明显相关。韩颖等[63]研究显示，MMSE、蒙特利尔认知评估量表(MoCA)和事件相关电位(ERP)-P300均随认知障碍程度改变，MoCA、P300潜伏期对VCI更加敏感，可作为认知障碍的监测指标。俞扬等[64]认为，EEG结合MMSE可为VD患者的认知功能及疗效评价提供重要的临床依据。李瑾等[65]发现，氢质子磁共振波谱分析(^{1}H-MRS)技术研究脑卒中后VD患者双侧颞叶海马区细胞代谢水平，有助于早期发现脑卒中后VD。韦建武等[66]认为，结合患者特征性临床表现，典型的MRI该病诊断极有价值。蔺心敬等[67]发现，银杏叶提取物能保护血管性痴呆大鼠海马组织，改善其智能作用。吴娟等[68]研究显示，丁苯酞可显著改善VaD患者的认知功能，且安全性良好。杜井波等[69]认为，不同剂量石杉碱甲对VaD的疗效与剂量呈正相关，高剂量石杉碱甲能延缓VaD患者的认知功能下降。谷新医等[70]发现，盐酸多奈哌齐治疗血管源性轻度认知障碍疗效确切，对患者认知功能及日常生活能力均有所改善。高重阳[71]也认为，盐酸多奈哌齐能够显著改善血管性痴呆患者的认知功能和日常生活能力，降低痴呆程度，并能提高IGF-1水平。

（黄树其）

参 考 文 献

1 马刘红，等. 广东医学，2012，33(10)：1366
2 李凯军，等. 中风与神经疾病杂志，2012，29(4)：335
3 石广滨，等. 中国临床神经科学，2012，20(2)：188
4 方伯言，等. 中风与神经疾病杂志，2012，29(5)：388
5 高芳峭，等. 重庆医学，2012，41(12)：1197
6 王宝萍，等. 中国神经精神疾病杂志，2012，38(5)：310
7 宋　彦，等. 中国神经精神疾病杂志，2011，37(10)：603
8 张春雨，等. 临床神经病学杂志，2012，25(4)：250
9 刘　艳，等. 中华神经科杂志，2012，45(5)：292
10 杜文津，等. 临床神经病学杂志，2012，25(1)：3
11 刘永超，等. 陕西医学杂志，2011，40(12)：1584
12 刘晓燕，等. 中华神经科杂志，2012，45(2)：78
13 刘　军，等. 武汉大学学报(医学版)，2011，32(6)：764
14 华　烨，等. 中风与神经疾病杂志，2011，28(8)：692
15 朱未名，等. 福建医药杂志，2011，33(5)：87
16 康美玉，等. 中国公共卫生，2011，27(9)：1123
17 山　媛，等. 中华老年医学杂志，2011，30(10)：820
18 胡承平，等. 临床精神医学杂志，2012，22(3)：158
19 吴晓光，等. 中华流行病学杂志，2011，32(10)：973
20 邢　敏，等. 中华流行病学杂志，2012，33(6)：606
21 王智樱，等. 中国临床神经科学，2012，20(3)：285
22 杨　礼，等. 中国神经精神疾病杂志，2011，37(8)：473
23 马　菲，等. 中华精神科杂志，2012，45(1)：39
24 金　煜，等. 中华老年医学杂志，2012，31(5)：363
25 戚志强，等. 脑与神经疾病杂志，2012，20(4)：255
26 程怀东，等. 中华神经科杂志，2011，44(10)：698
27 杨志秀，等. 中华神经科杂志，2011，44(11)：759
28 周爱红，等. 脑与神经疾病杂志，2011，19(6)：417
29 周爱红，等. 中华神经科杂志，2012，45(2)：84
30 廖晓艳，等. 中国神经精神疾病杂志，2011，37(9)：545
31 洪　霞，等. 中国医学科学院学报，2012。34(3)：262
32 齐　顺，等. 实用放射学杂志，2011，27(12)：1787
33 单守勤，等. 中国神经精神疾病杂志，2011，37(11)：691
34 向绍通，等. 首都医科大学学报，2012，33(1)：103
35 刘祥琴，等. 重庆医学，2012，41(1)：19
36 李金庚. 中国临床神经科学，2012，20(3)：316
37 杨　丹，等. 四川医学，2012，33(6)：1017
38 朱　瑞，等. 中华老年医学杂志，2012，31(7)：575
39 高凤莲，等. 中国神经免疫学和神经病学杂志，2012，19(4)：288
40 郝玉梅，等. 中国慢性病预防与控制，2011，19(6)：608
41 王显生. 山东医药，2011，51(40)：72
42 段晓宇，等. 中风与神经疾病杂志，2012，29(5)：412
43 储佺兵，等. 江苏医药，2012，38(15)：1800

44 魏　伟,等.华中科技大学学报(医学版),2012,41(4):453
45 詹海涛,等.中风与神经疾病杂志,2012,29(3):243
46 黄海华,等.中华老年医学杂志,2012,31(2):98
47 苗　雅,等.中华老年医学杂志,2011,30(10):808
48 梁志安,等.新医学,2012,43(6):366
49 蒋幸衍,等.江苏医药,2011,37(22):2656
50 莫　新,等.临床内科杂志,2012,29(1):37
51 王　敏,等.中风与神经疾病杂志,2012,29(6):506
52 张　磊,等.中华神经科杂志,2012,45(5):323
53 黄树其,等.中国临床神经科学,2012,20(3):263
54 叶建新,等.脑与神经疾病杂志,2012,20(1):5
55 王小川,等.浙江医学,2011,33(10):1490
56 卢红艳,等.天津医药,2012,40(6):569
57 刘　旭,等.中风与神经疾病杂志,2011,28(9):823
58 何杏梅.吉林医学,2012,33(12):2495
59 许二赫,等.中国免疫学杂志,2011,27(10):942
60 刘盈盈,等.中风与神经疾病杂志,2012,29(3):246
61 李艳景,等.重庆医学,2012,41(14):1409
62 董俊杰,等.中国综合临床,2011,27(12):1303
63 韩　颖,等.山东医药,2012,52(17):63
64 俞　扬,等.癫痫与神经电生理学杂志,2011,20(5):311
65 李　瑾,等.浙江医学,2011,33(12):1735
66 韦建武,等.河北医药,2012,34(4):536
67 蔺心敬,等.中国病原生物学杂志,2011,6(11):810
68 吴　娟,等.重庆医学,2012,41(6):571
69 杜井波,等.中国临床神经科学,2011,19(5):510
70 谷新医,等.吉林医学,2011,32(31):6606
71 高重阳.中风与神经疾病杂志,2012,29(3):259

五、神经症

张郭莺等[1]对成都市 4 585 名在校学生进行抑郁障碍临床特征的调查,发现学生抑郁障碍的总患病率为 1.2%(55 例),居前三位的抑郁症状依次为情绪低落、易激惹、精力减退。其中 34.5%(19 例)的患者有自残或自杀倾向。尹营营等[2]采用直接测序法,对中国汉族人群 5-羟色胺 2C(5-HT_2C)受体基因 rs518 147 位点的基因多态性进行研究,发现该位点多态性可能与强迫症易感基因相关。贾秀珍等[3]采用多重碱基延伸 SNP 分型技术,但未发现神经性厌食症患者与 5-HT_2A 受体基因 102T/C 多态性存在关联。高存友等[4]采用听觉 P50 检测,发现强迫症患者的强迫思维与感觉门控抑制不足有关,强迫思维与感觉门控抑制程度有一定的相关性。武文婧等[5]对强迫症患者脑部白质异常进行磁共振扩散张量成像研究,发现与对照组相比,患者组存在右侧前扣带回、胼胝体嘴部各向异性(FA)下降,左侧前扣带回和右侧前额叶 FA 升高。何庆欢等[6]对强迫症症状分类量表(修订版)(OCI-R)中文版的信效度研究发现,OCI-R 重测信度、拟合优度尺度等指标较好,适用于中国人群强迫症状的测量。王继堃等[7]采用 McMaster 家庭功能评定量表和领悟社会支持量表,对强迫症患者家庭功能及社会支持功能进行对照研究,发现强迫症广泛影响家庭功能,家庭功能是强迫症患者身份认同的关键。

(吴惠涓)

参 考 文 献

1 张郭莺,等.中国神经精神疾病杂志,2011,37(8):459
2 尹营营,等.临床精神医学杂志,2012,22(3):148
3 贾秀珍,等.临床精神医学杂志,2012,22(2):79
4 高存友,等.临床精神医学杂志,2012,22(4):243
5 武文婧,等.实用放射学杂志,2012,28(3):338
6 何庆欢,等.临床精神医学杂志,2012,22(1):27
7 王继堃,等.上海精神医学,2012,24(1):29

六、精神活性物质所致精神障碍

阿斯亚·阿西木等[1]多阶段抽样调查新疆 4 城市 12 616 名学生发现,32.3%有吸烟行为,49.9%有饮酒行为,3.6%曾使用过毒品,11.3%在没有医生指导下使用镇静催眠药,值得重视。赵蓉蓉等[2]运用全基因组甲基化芯片检查 63 例酒依赖患者发现,乙醇脱氢酶 1A、乙醛脱氢酶 3B2 和 5-HT_1F 基因在甲基化程度上与健康对照组存在差异,认为基因表观修饰可能参与酒依赖。唐春玲等[3]检测 100 例酒依赖患者代谢型谷氨酸受体 3 基因多态性发现,rs1468412、rs1989796 和 rs917071 等 3 个位点所构建的单倍型 TTT 的频率明显高于对照组(100 例),可能为酒依赖的易感因素。姜德国等[4]分层随机抽样三维人格量表调查 697 名温州市在校大学生中酒依赖 91 例(13.1%),其量表的猎奇性维度得分高于对照,伤害躲避性及奖赏依赖性得分低。孔晓明等[5]研究 21 例酒依赖者定向网络时间较对照组(21 例)明显缩短、执行控制网络时间明显延长,提示额顶叶受累。李金锋等[6]采用基于体素形态学测量 15 例酒依赖患者脑白质体积(675.1±70.3)ml 及脑实质体积(1 578.8±139.9)ml 较 15 例对照组明显缩小(分别为 841.3±177.3、1 722.1±117.6)ml,额叶灰白质是脑损害相对特异脑区。

黄乐萍等[7]观察心理干预 71 例美沙酮维持治疗门诊海洛因依赖者,3 个月后积极应对方式、消极应对方式、压力感受、自我效能评分与干预前及对照组(55 例)具有统计学差异,能提高维持治疗率。陈任等[8]问卷调查安徽省 7 个美沙酮维持治疗门诊 487 人,平均年龄 35 岁,30.3%知道维持治疗需终生服药,51.1%

认为门诊是否方便是影响继续治疗的原因。李强等[9]采用功能 MRI 观察 14 例接受美沙酮维持治疗海洛因依赖者，在毒品相关条件下，主观渴求明显增高，明显激活的脑区包括双侧前、中、后扣带回皮质、背外侧前额叶皮质等，右眶额回激活程度与接受美沙酮维持治疗时间明显负相关。

李华等[10]采用皮下注射吗啡大鼠模型，侧脑室注射 CRE-decoy ODN 治疗发现，0～60 分钟戒断症状总评分从(24.0±0.7)降至(15.0±0.9)分，且能抑制体重丢失。金义超等[11]观察深部电刺激吗啡成瘾大鼠双侧伏隔核能有效抑制复吸行为，伏隔核内的 GABA 含量(393.2±5.3)μg·g^{-1}高于假手术组(338.2±6.0)μg·g^{-1}。刘慧英等[12]报道电针刺激在一定程度上能改善海洛因成瘾大鼠跳台实验的学习记忆能力，海马 CREB、p-CREB 表达明显高于对照组，认为 CREB、p-CREB 表达变化与之有关。

（黄流清）

参 考 文 献

1 阿斯亚·阿西木，等. 疾病预防控制通报，2012，27(1)：12
2 赵蓉蓉，等. 中华精神科杂志，2011，44(4)：223
3 唐春玲，等. 中国神经精神疾病杂志，2012，38(6)：350
4 姜德国，等. 中国神经精神疾病杂志，2011，37(10)：583
5 孔晓明，等. 安徽医学，2012，33(5)：555
6 李金锋，等. 中华放射学杂志，2011，45(9)：827
7 黄乐萍，等. 临床精神医学杂志，2012，22(4)：224
8 陈 任，等. 安徽医学，2012，33(2)：211
9 李 强，等. 实用放射学杂志，2012，28(1)：1
10 李 华，等. 河北医药，2011，33(18)：2732
11 金义超，等. 立体定向和功能性神经外科杂志，2011，24(5)：257
12 刘慧英，等. 癫痫与神经电生理学杂志，2011，20(5)：263

七、其他

季伟华等[1]采用分层抽样对 828 名大中学生进行自杀意念量表等工具测评发现，随着年龄增长自杀意念、企图呈下降趋势；自杀意念与症状自评量表各分量表、艾森克个性问卷神经质、精神质等相关。艾明等[2]随机调查重庆市 12 000 名大学生，自杀未遂报告率 1.7‰(169/9808)，经多因素 Logistic 回归分析显示，与自杀未遂最密切相关的独立危险因素是攻击性、行为冲动性和冲动性等。万宇辉等[3]整群选取 4 063 名医科大学生近 1 年内故意自伤行为检出率 13.4%，Logistic 回归分析发现故意自伤行为者中，自杀行为发生风险显著增高。闫敬等[4]报告四川省 1 312 名中学生中非自杀性自伤行为检出率 22.7%，男女比例相似。Logistic 回归分析提示家庭矛盾、抑郁情绪、负性生活事件及社会支持少是主要危险因素。张理义等[5]采用随机整群抽样法选取不同兵种、年代的中国军人进行中国心身健康量表测评发现，20 世纪 80、90 年代和 2000 年代军人自杀意念发生率分别是 10.3%、7.1%和 2.8%。经多元逐步回归分析显示有自杀意念的军人心身健康水平较差。徐东等[6]报道 115 例自杀未遂者中重复自杀行为者 24 例(占 20.9%)，多患有精神疾病、抑郁心境、无望、自杀强度高等。方乐等[7]采用心理剖析方法和分类树研究中国部分农村 392 例自杀死亡者和 416 例对照发现，农村青年自杀可分成 5 类，最主要的是绝望情绪严重者和绝望情绪并不严重的精神病患者。该课题组[8]还报道 392 例农村青年自杀者中有 48.0%自杀前 1 个月曾患精神疾病，对照组仅为 3.8%，是最重要的相关因素。谢林珠等[9]测定 21 例有自杀行为的抑郁症患者血清脑源性神经营养因子水平低于 52 例无自杀行为的抑郁症患者和 80 例正常对照组，认为可能与精神抑郁有关。王琳等[10]采用聚合酶链反应技术检测 300 例单相抑郁患者的色氨酸羟化酶 2 基因 rs4570625 基因型和等位基因频率与健康对照组相似(300 例)，但抑郁自杀组等位基因 T、G 频率(分别为 56.5%和 43.5%)与抑郁无自杀组不同(分别为 47.6%和 52.4%)，认为与抑郁自杀行为易感性有关。李则挚等[11]报道 177 例以抑郁发作为首次发作形式的双相抑郁患者中出现自杀风险 23 例，其饮酒史、心境障碍家族史、有易激惹症状、绝望感和伴随精神病性症状高于未出现自杀风险组。回归分析显示使用 SSRI 类治疗导致自杀风险的因素是易激惹、有精神病性症状。张志华等[12]问卷调查合肥市 3 798 名中学生发现，儿童期躯体虐待与低自尊、网络成瘾均有关，回归分析提示自尊在儿童期躯体虐待与青少年网络成瘾关系中起部分中介作用。毕波等[13]应用阿立哌唑治疗 42 例精神症状稳定且出现高催乳素血症的女性患者，前 4 周内停用抗精神病药物，在维持治疗 12 周，病情稳定但催乳素水平明显下降。李艳丽等[14]报道 60 例抗精神病药物所致迟发性运动障碍患者血浆清蛋白、胆红素等非酶抗氧化物浓度明显低于 60 例非迟发性运动障碍精神病组和 45 例健康对照组，单因素非条件 Logistic 回归提示与抗精神药物所致迟发性运动障碍存在相关性。

（黄流清）

参 考 文 献

1 季伟华，等. 临床精神医学杂志，2012，22(4)：240
2 艾 明，等. 中国神经精神疾病杂志，2011，37(11)：650

3 万宇辉,等.中华流行病学杂志,2012,33(5):474
4 闫　敬,等.中华流行病学杂志,2012,33(1):46
5 张理义,等.解放军医学杂志,2012,37(7):737
6 徐　东,等.中国神经精神疾病杂志,2012,38(3):173
7 方　乐,等.中华流行病学杂志,2012,33(3):286
8 张　杰,等.中华流行病学杂志,2012,33(6):588
9 谢林珠,等.临床精神医学杂志,2011,21(5):317
10 王　琳,等.中国公共卫生,2012,28(7):906
11 李则挚,等.中国神经精神疾病杂志,2011,37(12):715
12 张志华,等.中华流行病学杂志,2012,33(1):50
13 毕　波,等.医学临床研究,2012,29(4):624
14 李艳丽,等.中华精神科杂志,2012,45(1):16

附录一　诊断标准和防治方案

艾滋病诊疗指南(2011 年)

(中华医学会感染病学分会艾滋病学组)

目前,艾滋病不仅已成为严重威胁我国人民健康的公共卫生问题,且已影响到经济发展和社会稳定。根据卫生部指示,中华医学会感染病学分会艾滋病学组牵头于 2005 年制订了我国《艾滋病诊疗指南》第一版(下简称指南)。本版在 2005 年指南的基础上参照国内外最新研究成果和临床实践修订而成。本指南将根据最新的临床医学证据进行定期的修改和更新。

一、流行病学

联合国艾滋病规划署(UNAIDS)和世界卫生组织(WHO)于 2010 年 11 月 23 日发布的"2010 年艾滋病流行报告"估计全球目前仍存活有 3 330(3 140～3 530)万 HIV 感染者,2009 年有 260(240～300)万人新感染 HIV,并约有 180(160～241)万人死于艾滋病。中国大陆至 2010 年 10 月 31 日,累计报告 HIV 感染者和艾滋病患者 370 393 例,其中艾滋病患者 132 440 例,死亡 68 315 例;目前,我国艾滋病疫情严峻,流行范围广,已覆盖全国所有省、自治区、直辖市,且逐渐由吸毒、暗娼等高危人群向一般人群扩散。当前我国的艾滋病流行有四大特点:1. 疫情上升幅度进一步减缓,综合防治效果开始显现;2. 性传播持续成为主要传播途径,同性传播上升速度明显;3. 全国艾滋病疫情总体呈低流行态势,但部分地区疫情仍严重;4. 全国受艾滋病影响的人群增多,流行模式多样化。

HIV 主要存在于感染者和患者的血液、精液、阴道分泌物、胸腹水、脑脊液和乳汁中。经以下三种途径传播:性接触(包括同性、异性和双性性接触)、血液及血制品(包括共用针具静脉吸毒、介入性医疗操作等)和母婴传播(包括经胎盘、分娩时和哺乳传播)。握手拥抱、礼节性亲吻、同吃同饮等日常生活接触不会传播 HIV。HIV 感染高危人群有:男同性恋者、静脉药物依赖者、与 HIV 携带者经常有性接触者。

疫情报告:推广艾滋病自愿咨询和自愿检测,一旦发现 HIV/AIDS 患者,应按照国家规定的乙类传染病及时向所在地疾病预防控制中心报告疫情和采取相应的措施。

医学管理:遵循保密原则,加强对 HIV/AIDS 患者的随访,提供医学、心理咨询。

预防措施:树立健康的性观念,正确使用安全套,进行安全性行为;不吸毒,不共用针具;普及无偿献血,对献血员进行 HIV 筛查;加强医院管理,严格消毒制度,控制医院交叉感染,预防职业暴露感染;控制母婴传播。对 HIV/AIDS 患者的配偶、性接触者,与 HIV/AIDS 患者共用注射器的静脉药物依赖者以及 HIV/AIDS 患者所生的子女,进行医学检查和 HIV 的检测,为他们提供相应的咨询服务。

二、病原学特征

HIV 属于反转录病毒科慢病毒属中的人类慢病毒组,直径约为 100～120 nm 的球形颗粒,由核心和包膜两部分组成。核心包括两条单股 RNA 链、核心结构蛋白和病毒复制所必需的酶类,含有反转录酶(RT,P51/P66)、整合酶(INT,P32)和蛋白酶(PI,P10)。核心外面为病毒衣壳蛋白(P24,P17)。病毒的最外层为包膜,其中嵌有外膜糖蛋白 gp120 和跨膜糖蛋白 gp41。

HIV 基因组全长约 9.2 kb,含有 *gag*、*pol*、*env* 3 个结构基因、2 个调节基因(*tat* 反式激活因子、*rev* 毒粒蛋白表达调节子)和 4 个辅助基因(*nef* 负调控因子、*vpr* 病毒 r 蛋白、*vpu* 病毒 u 蛋白和 *vif* 病毒感染因子)。

HIV 是一种变异性很强的病毒,各基因的变异程度不同,*env* 基因变异率最高。HIV 发生变异的主要原因包括反转录酶无校正功能导致的随机变异、宿主的免疫选择压力、病毒 DNA 与宿主 DNA 之间的基因重组以及药物选择压力,其中不规范的抗病毒治疗是导致耐药性的重要原因。

根据 HIV 基因差异,分为 HIV-1 型和 HIV-2 型,两型间氨基酸序列的同源性为 40%~60%。目前全球流行的主要是 HIV-1(本指南中如无特别说明,HIV 即指 HIV-1)。HIV-1 可进一步分为不同的亚型,包括 M 亚型组(主要亚型组)、O 亚型组和 N 亚型组,其中 M 组有 A、B、C、D、E、F、G、H、I、J 和 K 等 11 个亚型。此外,近年来发现多个流行重组型。HIV-2 的生物学特性与 HIV-1 相似,但其传染性较低,引起的艾滋病临床进展较慢,症状较轻。HIV-2 型至少有 A、B、C、D、E、F 和 G 等 7 个亚型。

我国以 HIV-1 为主要流行株,已发现的有 A、B(欧美 B)、B'(泰国 B)、C、D、E、F 和 G 8 个亚型,还有不同流行重组型。1999 年起在部分地区发现并证实我国有少数 HIV-2 型感染者。

HIV 需借助于易感细胞表面的受体进入细胞,包括第一受体(CD4,主要受体)和第二受体(CCR5 和 CXCR4 等辅助受体)。根据 HIV 对辅助受体利用的特性将 HIV 分为 X4 和 R5 毒株。R5 型病毒通常只利用 CCR5 受体,而 X4 型病毒常常同时利用 CXCR4、CCR5 和 CCR3 受体,有时还利用 CCR2b 受体。

HIV 在人体细胞内的感染过程包括,吸附及穿入:HIV-1 感染人体后,选择性的吸附于靶细胞的 CD4 受体上,在辅助受体的帮助下进入宿主细胞;环化及整合:病毒 RNA 在反转录酶作用下,形成 cDNA,在 DNA 聚合酶作用下形成双股 DNA,在整合酶的作用下,新形成的非共价结合的双股 DNA 整合入宿主细胞染色体 DNA 中,这种整合的病毒双股 DNA 即前病毒;转录及翻译:前病毒被活化而进行自身转录时,病毒 DNA 转录形成 RNA,一些 RNA 经加帽加尾成为病毒的子代基因组 RNA;另一些 RNA 经拚接而成为病毒 mRNA,在细胞核蛋白体上转译成病毒的结构蛋白和非结构蛋白,合成的病毒蛋白在内质网核糖体进行糖化和加工,在蛋白酶作用下裂解,产生子代病毒的蛋白和酶类;装配、成熟及出芽:Gag 蛋白与病毒 RNA 结合装配成核壳体,通过芽生从胞浆膜释放时获得病毒体的包膜,形成成熟的病毒颗粒。

HIV 在外界环境中的生存能力较弱,对物理因素和化学因素的抵抗力较低。一般消毒剂如:碘酊、过氧乙酸、戊二醛、次氯酸钠等对 HBV 有效的消毒剂,对 HIV 也都有良好的灭活作用。因此,对 HBV 有效的消毒和灭活方法均适用于 HIV。除此之外,75%的乙醇也可灭活 HIV,但紫外线或 γ 射线不能灭活 HIV。

HIV 对热很敏感,对低温耐受性强于高温。56℃处理 30 min 可使 HIV 在体外对人的 T 淋巴细胞失去感染性,但不能完全灭活血清中的 HIV;100℃ 20 min 可将 HIV 完全灭活。

三、实验室检查

HIV/AIDS 的实验室检测主要包括 HIV 抗体、HIV 核酸、$CD4^+$ T 淋巴细胞、HIV 基因型耐药检测等。HIV-1/2 抗体检测是 HIV 感染诊断的金标准;HIV 核酸定量(病毒载量)检测和 $CD4^+$ T 淋巴细胞计数是判断疾病进展、临床用药、疗效和预后的两项重要指标;HIV 基因型耐药检测可为高效抗反转录病毒治疗方案的选择和更换提供科学指导。

1. *HIV-1/2 抗体检测*

包括筛查试验(含初筛和复检)和确证试验。HIV-1/2抗体筛查方法包括 ELISA、化学发光或免疫荧光试验、快速检测(斑点 ELISA 和斑点免疫胶体金或胶体硒快速试验、明胶颗粒凝集试验、免疫层析试验)等,确证试验常用的方法是免疫印迹法。

筛查试验呈阴性反应可出具 HIV-1/2 抗体阴性报告,见于未被 HIV 感染的个体,但处于窗口期的新近感染者筛查试验也可呈阴性反应。若呈阳性反应,应用原有试剂和另外一种不同原理或不同厂家的试剂进行重复检测,或另外两种不同原理或不同厂家的试剂进行重复检测,如两种试剂复测均呈阴性反应,则为 HIV 抗体阴性;如有一种或两种试剂呈阳性反应,需进行 HIV 抗体确证试验。确证试验无 HIV 特异性条带产生,报告 HIV-1/2 抗体阴性。确证试验出现 HIV-1/2 抗体特异带,但不足以判定阳性,报告 HIV-1/2抗体不确定,可在 4 周后随访;如带型没有进展或呈阴性反应,则报告阴性;如随访期间发生带型进展,符合 HIV 抗体阳性判定标准则为 HIV 抗体阳性,如带型仍不满足阳性标准,继续随访到 8 周。如带型没有进展或呈阴性反应则报告阴性;满足 HIV 阳性诊断标准则报告阳性,不满足阳性标准可视情况决定是否继续随访。经确证试验 HIV-1/2 抗体阳性者,出具 HIV-1/2 抗体阳性确认报告,并按规定做好咨询、保密和报告工作。

2. *病毒载量测定*

常用方法有反转录 PCR、核酸序列依赖性扩增、分枝 DNA 信号放大系统和实时荧光定量 PCR 扩增。

病毒载量测定的临床意义包括预测疾病进程、提供开始抗病毒治疗依据、评估治疗效果、指导治疗方案调整以及 HIV 感染早期诊断的参考指标。小于 18 月龄的婴幼儿 HIV 感染诊断可以采用核酸检测方法,以 2 次核酸检测阳性结果作为诊断的参考依据,18 月龄以后再经抗体检测确认。

HIV 病毒载量检测结果低于检测下限，报告本次实验结果低于检测下限，见于没有感染 HIV 的个体、接受成功的抗病毒治疗或机体自身可有效抑制病毒复制的部分 HIV 感染者。HIV 病毒载量检测结果高于检测下限，可作为诊断 HIV 感染的辅助指标，不能单独用于 HIV 感染的诊断。

推荐病毒载量检测频率：对于已接受抗病毒治疗 6 个月以上、病毒持续抑制的患者，可每 6 个月检测 1 次。高效抗反转录病毒治疗（HAART）6 个月内或病毒载量抑制不理想或需调整治疗方案时病毒载量的检测频率需根据患者的具体情况由临床医生决定。如条件允许，建议未治疗的无症状 HIV 感染者每年检测 1 次，HAART 初始治疗或调整治疗方案前、初治或调整治疗方案初期每 4～8 周检测 1 次。病毒载量低于检测下限后，每 3～4 个月检测 1 次，对于依从性好、病毒持续抑制达 2～3 年以上、临床和免疫学状态平稳的患者可每 6 个月检测 1 次。

3. $CD4^+$ T 淋巴细胞检测

HIV 感染人体后，出现 $CD4^+$ T 淋巴细胞进行性减少，$CD4^+/CD8^+$ 比值倒置，细胞免疫功能受损。如果进行 HAART，$CD4^+$ T 淋巴细胞在病程的不同阶段可有不同程度的增加。目前常用的 $CD4^+$ T 淋巴细胞亚群检测方法为流式细胞术，可以直接获得 $CD4^+$ T 淋巴细胞数绝对值，或通过 WBC 分类计数后换算为 $CD4^+$ T 淋巴细胞绝对数。$CD4^+$ T 淋巴细胞计数的临床意义是：了解机体的免疫状态和病程进展、确定疾病分期和治疗时机、判断治疗效果和 HIV 感染者的临床合并症。

$CD4^+$ T 淋巴细胞计数的检测间隔时间需根据患者的具体情况由临床医生决定，建议对于 $CD4^+$ T 淋巴细胞数＞350/μl 的 HIV 无症状感染者，每 6 个月检测 1 次；对于已接受抗反转录病毒治疗（ART）的患者在治疗的第 1 年内每 3 个月检测 1 次，治疗一年以上且病情稳定的患者可改为每半年检测 1 次。

4. HIV 基因型耐药检测

耐药测定方法有基因型和表型，目前国内外多采用基因型检测。推荐在以下情况进行 HIV 基因型耐药检测：抗病毒治疗病毒载量下降不理想或抗病毒治疗失败需要改变治疗方案时；如条件允许，在抗病毒治疗前，最好进行耐药性检测，以选择合适的抗病毒药物，取得最佳抗病毒效果。对于抗病毒治疗失败者，耐药检测需在病毒载量＞1 000 拷贝/ml 且未停用抗病毒药物时进行，如已停药需在停药 4 周内进行基因型耐药检测。

HIV 基因型检测出现 HIV 耐药，表示该感染者体内病毒可能耐药，同时需要密切结合临床，充分考虑 HIV 感染者的依从性，对药物的耐受性及药物的代谢吸收等因素进行综合评判。改变抗病毒治疗方案需要在有经验的医生指导下进行。HIV 耐药结果阴性，表示该份样品通过基因型耐药检测未检出耐药性，不能确定该感染者不存在耐药情况。

四、发病机制

HIV 主要侵犯人体的免疫系统，包括 $CD4^+$ T 淋巴细胞、巨噬细胞和树突状细胞等，主要表现为 $CD4^+$ T淋巴细胞数量不断减少，最终导致人体细胞免疫功能缺陷，引起各种机会性感染和肿瘤的发生。

HIV 进入人体后，在 24～48 小时内到达局部淋巴结，约 5 天左右在外周血中可以检测到病毒成分。继而产生病毒血症，导致急性感染，以 $CD4^+$ T 淋巴细胞数量短期内一过性迅速减少为特点，大多数感染者未经特殊治疗，$CD4^+$ T 淋巴细胞数可自行恢复至正常水平或接近正常水平。由于机体的免疫系统不能完全清除病毒，形成慢性感染，包括无症状感染期和有症状感染期。无症状感染期持续时间变化较大（数月至十数年不等），表现为 $CD4^+$ T 淋巴细胞数量持续缓慢减少（多在 350～800/μl）；进入有症状期后 $CD4^+$ T 淋巴细胞再次较快速的减少，多数感染者 $CD4^+$ T 淋巴细胞数在 350/μl 以下，部分晚期患者甚至降至 200/μl 以下，并快速减少。

HIV 引起的免疫异常除了 $CD4^+$ T 淋巴细胞数量的减少，还包括 $CD4^+$ T 淋巴细胞功能障碍和异常免疫激活。

在临床上可表现为典型进展者、快速进展者和长期不进展者三种转归。影响 HIV 感染临床转归的主要因素有病毒、宿主免疫和遗传背景等。

人体通过特异性免疫和非特异性免疫反应对抗 HIV 的感染，以特异性免疫反应为主。HIV 进入人体后 2～12 周，人体即产生针对 HIV 蛋白的各种特异性抗体，其中仅中和性抗体具有抗病毒作用。特异性细胞免疫主要有特异性 $CD4^+$ T 淋巴细胞免疫反应和特异性 CTL 反应。

经抗病毒治疗后，HIV 所引起的免疫异常改变能恢复至正常或接近正常水平，即免疫功能重建，包括 $CD4^+$ T 淋巴细胞数量和功能的恢复。

五、临床表现与分期

从初始感染 HIV 到终末期是一个较为漫长复杂的过程，在这一过程的不同阶段，与 HIV 相关的临床表现也是多种多样的。参照 2001 年制订的《HIV/AIDS 诊断标准及处理原则》中华人民共和国国家标准（试行），将艾滋病的全过程分为急性期、无症状期和艾滋病期。

1. 急性期

通常发生在初次感染 HIV 后 2～4 周。部分感染者出现病毒血症和免疫系统急性损伤所产生的临床症状。大多数患者临床症状轻微，持续 1～3 周后缓解。临床表现以发热最为常见，可伴有咽痛、盗汗、恶心、呕吐、腹泻、皮疹、关节痛、淋巴结肿大及神经系统症状。

此期在血液中可检出 HIV RNA 和 P24 抗原，而 HIV 抗体则在感染后数周才出现。$CD4^+$ T 淋巴细胞计数一过性减少，同时 CD4/CD8 比值亦可倒置。部分患者可有轻度 WBC 和 PLT 减少或肝功能异常。

2. 无症状期

可从急性期进入此期，或无明显的急性期症状而直接进入此期。

此期持续时间一般为 6～8 年。其时间长短与感染病毒的数量、型别，感染途径，机体免疫状况，营养条件及生活习惯等因素有关。在无症状期，由于 HIV 在感染者体内不断复制，免疫系统受损，$CD4^+$ T 淋巴细胞计数逐渐下降，同时具有传染性。

3. 艾滋病期

为感染 HIV 后的最终阶段。患者 $CD4^+$ T 淋巴细胞计数明显下降，多<200/μl，HIV 血浆病毒载量明显升高。此期主要临床表现为 HIV 相关症状、各种机会性感染及肿瘤。

HIV 相关症状：主要表现为持续 1 个月以上的发热、盗汗、腹泻、体质量减轻 10%以上，部分患者表现为神经精神症状，如记忆力减退、精神淡漠、性格改变、头痛、癫痫及痴呆等。另外还可出现持续性全身性淋巴结肿大，其特点为：①除腹股沟以外有两个或两个以上部位的淋巴结肿大；②淋巴结直径≥1 cm，无压痛，无粘连；③持续时间 3 个月以上。

六、诊断标准

诊断原则：HIV/AIDS 的诊断需结合流行病学史(包括不安全性生活史、静脉注射毒品史、输入未经抗 HIV 检测的血液或血液制品、抗 HIV 阳性者所生子女或职业暴露史等)、临床表现和实验室检查等进行综合分析，慎重做出诊断。诊断 HIV/AIDS 必须是抗 HIV 阳性(经确证试验证实)，而 HIV RNA 和 P24 抗原的检测有助于 HIV/AIDS 的诊断，尤其是能缩短抗体“窗口期”和帮助早期诊断新生儿的 HIV 感染。

1. 急性期：患者近期内有流行病学史和临床表现，结合实验室 HIV 抗体由阴性转为阳性即可诊断，或仅实验室检查 HIV 抗体由阴性转为阳性即可诊断。

2. 无症状期：有流行病学史，结合抗 HIV 阳性即可诊断，或仅实验室检查抗 HIV 阳性即可诊断。

3. 艾滋病期：有流行病学史、实验室检查 HIV 抗体阳性，加下述各项中的任何一项，即可诊为艾滋病；或者 HIV 抗体阳性，而 $CD4^+$ T 淋巴细胞数<200/μl，也可诊断为艾滋病。①原因不明的持续不规则发热 38℃以上，时间>1 个月；②腹泻(大便次数多于 3 次/日)>1 个月；③6 个月之内体质量下降 10%以上；④反复发作的口腔念珠菌感染；⑤反复发作的单纯疱疹病毒感染或带状疱疹病毒感染；⑥肺孢子菌肺炎(PCP)；⑦反复发生的细菌性肺炎；⑧活动性结核或非结核分枝杆菌病；⑨深部真菌感染；⑩中枢神经系统病变；⑪中青年人出现痴呆；⑫活动性巨细胞病毒感染；⑬弓形虫脑病；⑭青霉菌感染；⑮反复发生的败血症；⑯皮肤黏膜或内脏的卡波西肉瘤、淋巴瘤。

七、常见机会性感染的诊治与预防

1. PCP

诊断：①起病隐匿或亚急性，干咳，气短和活动后加重，可有发热、紫绀，严重者发生呼吸窘迫；②肺部阳性体征少，或可闻及少量散在的干湿性啰音；体征与疾病症状的严重程度往往不成比例；③胸部 X 线检查可见双肺从肺门开始的弥漫性网状结节样间质浸润，有时呈毛玻璃状阴影；④血气分析示低氧血症，严重病例动脉血氧分压(PaO_2)明显降低，常在 60 mmHg 以下；⑤血乳酸脱氢酶常升高；⑥确诊依靠病原学检查如痰液或支气管肺泡灌洗/肺组织活检等发现肺孢子菌的包囊或滋养体。

治疗：①对症治疗 卧床休息，吸氧，注意水和电解质平衡。②病原治疗 首选复方磺胺甲噁唑(SMZ-TMP)，轻—中度患者口服 TMP 20 $mg \cdot kg^{-1} \cdot d^{-1}$，SMZ 100 $mg \cdot kg^{-1} \cdot d^{-1}$，分 3～4 次用，疗程 2～3 周。重症患者给予静脉用药，剂量同口服。对 SMZ-TMP 过敏者可试行脱敏疗法。③替代治疗 克林霉素 600～900 mg，静脉滴注，每 6～8 小时 1 次，或 450 mg 口服，每 6 小时 1 次；联合应用伯氨喹 15～30 mg，口服，每日 1 次，疗程 21 天；氨苯砜 100 mg，口服，每日 1 次；联合应用甲氧苄胺嘧啶 200～400 mg，口服，每日 2～3 次，疗程 21 天；或喷他脒，3～4 mg/kg，每日 1 次，缓慢静脉滴注，疗程 21 天。④激素治疗 中重度患者 PaO_2<70 mmHg 或肺泡-动脉血氧分压差>35 mmHg，早期可应用激素治疗，泼尼松 40 mg 每日 2 次，口服 5 天，改 20 mg 每日 2 次，口服 5 天，再改为 20 mg每日 1 次，口服至疗程结束；静脉用甲基泼尼松龙剂量为上述泼尼松的 75%。⑤人工辅助通气 如患者进行性呼吸困难明显，可给予人工辅助通气。

预防：对 $CD4^+$ T 淋巴细胞计数<200/μl 的成人和青少年，包括孕妇及接受 HAART 治疗者，首选

SMZ-TMP，体质量≥60 kg者，2片/日，体质量<60 kg者，1片/日。若患者对该药不能耐受，替代药品有氨苯砜。PCP患者经HAART治疗使$CD4^+$ T淋巴细胞增加到>200/μl并持续≥6个月时，可停止预防用药。如果$CD4^+$ T淋巴细胞计数又降低到<200/μl时，应重新开始预防用药。

2. 结核病

诊断：艾滋病合并结核病的诊断需要结合临床表现、辅助检查、病理学检查以及影像学检查结果来进行综合判断，尤其要注意发生于HIV感染者的结核病在临床表现以及诊断方面有其自身特点，不能将一般结核病的诊断方法简单地套用于艾滋病合并结核病的诊断中，在进行诊断时应注意患者的免疫功能状态。

治疗：艾滋病患者结核病的治疗原则与非艾滋病患者相同，抗结核药物使用时应注意与抗病毒药物之间的相互作用及配伍禁忌。

治疗药物包括异烟肼(H)、利福平(R)、利福布汀(LB)、乙胺丁醇(E)、吡嗪酰胺(Z)，根据情况也可选用对氨基水杨酸钠(PAS)、丁胺卡那(A)、喹诺酮类抗菌药物及链霉素(S)等，治疗方法及主要不良反应见表1。

表1　成人及儿童抗结核药物应用剂量及主要不良反应

药物名称	药物剂量(g/d)			主要不良反应
	成人体质量		儿童(mg/kg)	
	<50 kg	≥50 kg		
异烟肼	0.3	0.3	10～15	肝毒性、末梢神经炎
链霉素	0.75	0.75	20～30	听力障碍、肾功能障碍、过敏反应
利福平	0.45	0.6	10～20	肝毒性、胃肠反应、过敏反应
乙胺丁醇	0.75	1.0	—	视力障碍、视野缩小
对氨基水杨酸钠	8.0	8.0	150～250	肝毒性、胃肠反应、过敏反应
吡嗪酰胺	1.5	1.5	30～40	肝毒性、胃肠反应、痛风
利福布汀	0.3	0.3	5	皮疹、胃肠反应、嗜中性粒细胞减少

如果结核杆菌对一线抗结核药物敏感，则使用异烟肼+利福平(或利福布汀)+乙胺丁醇+吡嗪酰胺进行2个月的强化期治疗，然后使用异烟肼+利福平(或利福布汀)进行4个月的巩固期治疗。对抗结核治疗的反应延迟(即在抗结核治疗2个月后仍有结核病相关临床表现或者结核杆菌培养仍为阳性)或X线片上出现空洞的结核病患者，抗结核疗程应延长至9个月。

预防：如患者结核潜伏感染相关检测结果为阳性，可采用异烟肼300 mg，每日1次口服，共9个月进行干预。

3. 非结核分枝杆菌感染

艾滋病患者可并发非结核分枝杆菌感染，其中主要为鸟分枝杆菌(MAC)感染。

诊断：MAC感染的临床症状同活动性结核病相似，但全身播散性病变更为常见。确诊有赖于从血液、淋巴结、骨髓以及其他无菌组织或体液中培养出非结核分枝杆菌，并通过DNA探针、高效液相色谱或生化反应进行菌种鉴定。粪便或活检组织的抗酸染色涂片与培养以及影像学检查等可协助诊断。

治疗：首次治疗为，克拉霉素500 mg/次，2次/日或阿奇毒素600 mg/d+乙胺丁醇15 $mg \cdot kg^{-1} \cdot d^{-1}$(分次服)，重症患者可联合应用利福布汀300～600 mg/d或阿米卡星10 mg/kg，肌内注射，1次/日，疗程9～12个月。替代治疗为，利福布汀(300～600 mg/d)+ 阿米卡星(10 mg/kg，肌内注射，1次/日)+环丙沙星(750 mg/次，2次/日)，疗程9～12个月。其他分枝杆菌感染的治疗同结核病的治疗或根据具体鉴定的菌种采取相应的治理措施。

预防：$CD4^+$ T淋巴细胞<50/μl的艾滋病患者给予预防性治疗，克拉霉素500 mg/次，2次/日；或阿齐霉素1 200 mg/周。如果患者不能耐受克拉霉素和阿齐霉素，可以选择利福布汀，常规剂量为300 mg，每日1次。如患者经HAART使$CD4^+$ T淋巴细胞>100/μl并持续≥3个月时，可停止预防用药。一旦患者$CD4^+$ T淋巴细胞<50/μl，就应再次给予预防性治疗。

播散性MAC感染者在完成治疗(>12个月)后，需要进行长期维持治疗(治疗方案与初始治疗方案一致)直至患者$CD4^+$ T淋巴细胞>100/μl，并持续≥6个月。

4. CMV视网膜脉络膜炎

CMV感染是艾滋病患者最常见的疱疹病毒感染。CMV可侵犯患者多个器官，其中视网膜脉络膜炎是艾滋病患者最常见的CMV感染。

诊断：临床常见的表现为快速视力下降，眼底镜检查可确诊。

治疗：更昔洛韦10～15 $mg \cdot kg^{-1} \cdot d^{-1}$，分2次静脉滴注；2～3周后改为5 $mg \cdot kg^{-1} \cdot d^{-1}$，每日1次静脉滴注，或20 $mg \cdot kg^{-1} \cdot d^{-1}$(分3次口服)，或膦甲酸钠180 $mg \cdot kg^{-1} \cdot d^{-1}$，分2～3次用(静脉应用需水化)；2～3周后改为90 $mg \cdot kg^{-1} \cdot d^{-1}$静脉滴注，每日1次。病情危重或单一药物治疗无效时可二者联

用。CMV 视网膜炎可球后注射更昔洛韦。

预防：CMV 感染不主张进行一级预防。对于 $CD4^+$ T 淋巴细胞<200/μl 的患者，可定期检查眼底。一旦出现 CMV 病，应积极治疗，在疾病控制之后需序贯用药以预防复发。在经 HAART 治疗后 $CD4^+$ T 淋巴细胞>100/μl 且持续 6 个月以上时可以考虑停止预防给药。

5. 弓形体脑病

诊断：临床表现为局灶或弥漫性中枢神经系统损害。头颅 CT 呈单个或多个低密度病灶，增强扫描呈环状或结节样增强，周围一般有水肿带。MRI 表现为颅内多发长 T_1 和长 T_2 信号。确诊依赖脑活检。

治疗：病原治疗可首选乙胺嘧啶(负荷量 100 mg，口服，2 次/日，此后 50～75 mg/d 维持)＋磺胺嘧啶(1～1.5 g，口服，4 次/日)。替代治疗选 SMZ－TMP(3 片，每日 3 次口服)联合克林霉素(600 mg/次，静脉给药，每 6 小时给药 1 次)或阿奇霉素(0.5 g，每日 1 次静脉给药)。疗程至少 6 周。对症治疗采取降颅压、抗惊厥、抗癫痫等。

预防：对无弓形体脑病但 $CD4^+$ T 淋巴细胞<100/μl 且弓形体抗体 IgG 阳性的患者应给予预防用药，一般采用 SMZ－TMP，每次 2 片，每日 1 次。对既往患过弓形体脑病者要长期用乙胺嘧啶(25～50 mg/d)联合磺胺嘧啶(2～4 g/d)预防，直至 $CD4^+$ T 淋巴细胞>200/μl 并持续≥6 个月。一旦 $CD4^+$ T 淋巴细胞< 100/μl，需重新开始预防用药。

6. 真菌感染

1. 诊断

临床上常见的是念珠菌感染和新生隐球菌感染。诊断依靠临床表现或感染部位发现病原体。血或脑脊液隐球菌乳胶凝胶实验可辅助诊断新生隐球菌感染。

2. 治疗

(1) 念珠菌感染：口腔念珠菌感染首选制霉菌素局部涂抹加碳酸氢钠漱口水漱口，疗效不好可口服氟康唑，首剂 200 mg，后改为 100 mg/次，2 次/日，疗程 7～14 天。食道念珠菌感染选氟康唑首剂 400 mg 口服，后改为每日 200 mg 口服，不能耐受口服者静脉使用氟康唑(400 mg/d)，疗程为 14～21 天。肺部念珠菌感染首选两性霉素 B(0.6～0.7 $mg \cdot kg^{-1} \cdot d^{-1}$)，也可选用氟康唑(6 $mg \cdot kg^{-1} \cdot d^{-1}$)口服或静脉滴注，疗程通常 3～6 个月，影像学上肺部病灶吸收或钙化可停药。

重症患者氟康唑可增加剂量和延长疗程。非白念珠菌或耐药念珠菌感染可选用卡泊芬净、伏立康唑、伊曲康唑或两性霉素 B。

(2) 新生隐球菌感染：新生隐球菌脑膜炎治疗：①病原治疗分为诱导期、巩固期和维持期三个阶段，诱导期治疗经典方案为两性霉素 B＋5－氟胞嘧啶。两性霉素 B 从每天 0.02～0.1 mg/kg 开始，逐渐增加至 0.5～0.75 mg/kg，最高剂量不超过 50 mg/d，两性霉素 B 不良反应较大，需严密观察。不能耐受者可用两性霉素 B 脂质体。5－氟胞嘧啶每日 100～150 mg/kg，分 3～4 次口服。诱导治疗期至少 2 周，在脑脊液培养转阴后改为氟康唑 400 mg/d 进行巩固期治疗，巩固治疗期至少 8 周，而后改为氟康唑 200 mg/d 进行维持治疗，维持期至少 1 年，至患者通过抗病毒治疗后 $CD4^+$ T 淋巴细胞> 200/μl 并持续至少 6 个月时可停药。诱导期替代方案为氟康唑 400 mg/d＋5－氟胞嘧啶。脑脊液达到治愈标准后可改用氟康唑 200 mg/次，1 次/日，预防复发。②降颅压治疗为首选甘露醇，颅压不易控制者可行腰椎穿刺术帮助降低颅压，重症者可行侧脑室外引流或脑脊液脑室腹腔分流术。

对肺隐球菌感染推荐使用氟康唑，每日 400 mg 口服或静脉滴注，疗程 6～12 个月，如抗病毒治疗后 $CD4^+$ T 淋巴细胞>100/μl 在治疗 1 年后停止氟康唑维持治疗。

3. 预防

一般不推荐一级预防。如患者反复出现念珠菌感染或感染的程度较重，可考虑预防用药，首选氟康唑 200 mg/次，1 次/日口服。对于曾患隐球菌感染的患者需长期维持治疗以防止复发，首选氟康唑 200 mg/次，1 次/日口服，也可使用同剂量的伊曲康唑替代。当患者的 $CD4^+$ T 淋巴细胞>200/μl 并持续至少 6 个月时，可停止预防用药。当 $CD4^+$ T 淋巴细胞<200/μl 时，需再次给予预防性治疗。

八、HAART

1. 治疗目标

(1) 减少 HIV 相关的发病率和病死率、减少非艾滋病相关疾病的发病率和病死率使患者获得正常的期望寿命，改善生活质量。

(2) 抑制病毒复制使病毒载量降低至检测下限。

(3) 重建或者维持免疫功能。

(4) 减少免疫重建炎性反应综合征(IRIS)。

(5) 减少 HIV 的传播、预防母婴传播。

2. 治疗指征和开始时机

(1) 成人及青少年开始抗反转录病毒治疗的时机：在开始 HAART 前，如果患者存在严重的机会性感染和既往慢性疾病急性发作期，应控制病情待稳定后再开始治疗。急性期建议治疗，有症状建议治疗；无症状期 $CD4^+$ T 淋巴细胞数<350/μl，建议治疗；无症状期 $CD4^+$ T 淋巴细胞数≥350/μl 但<500/μl，考虑

治疗；有以下情况建议治疗，高病毒载量（>10^5 拷贝/ml）、CD4$^+$ T 淋巴细胞数下降较快（每年降低>100/μl）、心血管疾病高风险、合并活动性 HBV/HCV 感染、HIV 相关肾脏疾病和妊娠。

（2）婴幼儿和儿童开始抗反转录病毒治疗的标准

小于 12 个月的婴儿，建议治疗。12～35 个月婴儿，CD4$^+$ T 淋巴细胞百分比<20%或总数低于 750/μl 建议治疗；36 至 59 个月儿童，CD4$^+$ T 淋巴细胞百分比< 15%或总数低于 350/μl 建议治疗；大于 5 岁儿童，CD4$^+$ T 淋巴细胞百分比<15%或总数低于 350/μl 建议治疗。

3. 国内现有抗反转录病毒药物

目前国际上共有六大类 30 多种药物（包括复合制剂），分为核苷类反转录酶抑制剂（NRTIs）、非核苷类反转录酶抑制剂（NNRTIs）、蛋白酶抑制剂（PIs）、整合酶抑制剂（raltegravir）、融合抑制剂（FIs）及 CCR5 抑制剂（maraviroc）。国内的 ARV 药物有 NNRTIs、NRTIs、PIs 和整合酶抑制剂 4 类，共 12 种，见表 2。

表 2　国内现有抗反转录病毒药物

药物名称	用法与用量	主要不良反应	ARV 药物间相互作用和注意事项	备注
zidovudine（AZT）齐多夫定	成人：300 mg/次，2 次/日 新生儿/婴幼儿：2 mg/kg，4 次/日 儿童：160 mg/m² 体表面积，3 次/日	1. 骨髓抑制、严重的贫血或嗜中性粒细胞减少症； 2. 胃肠道不适：恶心、呕吐、腹泻等； 3. CPK 和 ALT 升高；乳酸酸中毒和/或肝脂肪变性	不能与 d4T 合用	核苷类 已有国产药
lamividine（3TC）拉米夫定	成人：150 mg/次，2 次/日或 300 mg/次，1 次/日 新生儿：2 mg/kg，2 次/日 儿童：4 mg/kg，2 次/日	少，且较轻微。偶有头痛、恶心、腹泻等不适		核苷类 已有国产药
didanosine（ddI）去羟肌苷（片）	成人：体质量≥60 kg，200 mg/次，2 次/日；体质量<60 kg，125 mg/次，2 次/日	1. 胰腺炎； 2. 外周神经炎； 3. 消化道不适：恶心、呕吐、腹泻等； 4. 乳酸酸中毒和/或肝脂肪变性	与 IDV、RTV 合用应间隔 2 h； 与 d4T 合用会使二者的毒副作用叠加	核苷类 已有国产和进口药
stavudine（d4T）司他夫定	成人：30 mg/次，2 次/日 儿童：1 mg/kg，2 次/日（体质量>30 kg 按 30 kg 计算）	1. 外周神经炎； 2. 胰腺炎； 3. 乳酸酸中毒和/或肝脂肪变性	不能与 AZT 合用；与 ddI 合用会使二者的毒副作用叠加	核苷类 已有国产和进口药
abacavir（ABC）阿巴卡韦	成人：300 mg/次，2 次/日 新生儿/婴幼儿：不建议用本药 儿童：8 mg/kg，2 次/日，最大剂量 300 mg，2 次/日	1. 高敏反应，一旦出现高敏反应终身停用本药 2. 恶心、呕吐、腹泻等	有条件时应在使用前查 HL A5701，如阳性不推荐使用	核苷类 已注册
tenofovir disoproxil（TDF）替诺福韦	成人：300 mg/次，1 次/日，与食物同服	1. 肾脏毒性； 2. 轻至中度消化道不适，如恶心、呕吐、腹泻等； 3. 代谢如低磷酸盐血症，脂肪分布异常； 4. 可能引起酸中毒和/或肝脂肪变性		核苷类 已有进口药
emtricitabine（FTC）恩曲他滨	成人：0.2 g/次，1 次/日，可与食物同服	头痛、腹泻、恶心和皮疹，皮肤色素沉着		核苷类 已有国产药
combivir（AZT+3TC）齐多夫定/拉米夫定	成人：1 片/次，2 次/日	见 AZT 与 3TC	见 AZT 与 3TC	核苷类 已有进口药

(续表)

药物名称	用法与用量	主要不良反应	ARV 药物间相互作用和注意事项	备注
trizivir (AZT+3TC+ABC) 齐多夫定/拉米夫定/阿巴卡韦	成人：1 片/次，2 次/日	见 AZT、3TC 和 ABC	见 AZT、3TC 和 ABC	核苷类 已注册
nevirapine (NVP) 奈韦拉平	成人：200 mg/次，2 次/日 新生儿/婴幼儿：5 mg/kg，2 次/日 儿童：<8 岁，4 mg/kg，2 次/日；>8 岁，7 mg/kg，2 次/日 (开始治疗的最初 14 日，每日 1 次，无严重的不良反应后改为每日 2 次)	1. 皮疹，出现严重的或可致命性的皮疹后应终身停用本药； 2. 肝损害。出现重症肝炎或肝功能不全时，应终身停用本药	引起 PI 类药物血浓度下降；与 IDV 合用时，IDV 剂量调整至 1 000 mg，3 次/日	非核苷类 已有国产药
efavirenz(EFV) 依非韦伦	成人：600 mg/次，1 次/日 儿童：体质量 15～25 kg，200～300 mg，1 次/日；25～40 kg，300～400 mg，1 次/日；>40 kg：600 mg，1 次/日 睡前服用	1. 中枢神经系统毒性，如头晕、头痛、失眠、非正常思维等； 2. 皮疹； 3. 肝损害； 4. 高脂血症和高三酰甘油血症	与 IDV 合用时，IDV 剂量调整到 1 000 mg，3 次/日；不建议与 SQV 合用	非核苷类 已有进口药
etravirine(ETV) 依曲韦林	成人：200 mg/次，每日 2 次，饭后服用	皮疹、恶心、腹泻、呕吐、乏力、周围神经病、头痛、血压升高等	不建议与 NVP、EFV、TPV/r 和未增强的 Pis 合用	非核苷类 已注册
indinavir(IDV) 茚地那韦	成人：800 mg/次，3 次/日 儿童：500 mg/m^2 体表面积，3 次/日 空腹服用	1. 肾结石； 2. 对血友病患者有可能加重出血倾向； 3. 腹泻、恶心、呕吐等； 4. 甲外翻、甲沟炎、脱发、溶血性贫血； 5. 高胆红素血症； 6. 高脂血症、糖耐量异常、脂肪重新分布等 PI 类药物共性毒副作用	与 NVP、EFV 合用时，剂量增至 1 000 mg，3 次/日 服药期间，每日均匀饮用 1.5 L～2 L水	蛋白酶抑制剂 已有国产药
ritonavir(RTV) 利托那韦	成人：在服药初至少用 2 周的时间将服用量逐渐增加至 600 mg/次，2 次/日，通常为：第 1～2 天，口服 300 mg/次，2 次/日；第 3～5 天，口服 400 mg/次，2 次/日；第 6～13 天，口服 500/次，2 次/日	1. 恶心、呕吐、腹泻、头痛等； 2. 外周神经感觉异常； 3. 转氨酶和 γGT 升高； 4. 血脂异常； 5. 糖耐量降低，但极少出现糖尿病； 6. 应用时间较长时可出现脂肪的重新分布	由于 RTV 可引起较重的胃肠道不适，大多数患者无法耐受本药。故多作为其他 PI 类药物的激动剂，仅在极少的情况下单独用	蛋白酶抑制剂 已注册
lopinavir/ritonavjr (LPV/r)洛匹那韦/利托那韦	成人：2 片/次，2 次/日(Kaletra 每粒含量：LPV 200 mg，RTV 50 mg) 儿童：7～15 kg，LPV 12 mg/kg 和 RTV 3 mg/kg，每天 2 次；LPV 15～40 kg 10 mg/kg 和 RTV 2.5 mg/kg，每天 2 次	主要为腹泻、恶心、血脂异常；也可出现头痛和转氨酶升高	与 ddI 合用时，ddI 应在本药服用前 1 小时或服用后 2 小时再口服	蛋白酶抑制剂 已有进口药
tipranavir (Aptivus) TPV 替拉那韦	成人：500 mg/次，每日 2 次；同时服用利托那韦 200 mg，每日 2 次；与食物同服提高血药浓度	腹泻、恶心、呕吐、头痛、乏力、转氨酶升高，三酰甘油升高	与 ddI 合用时，与本药服用要间隔 2 小时	蛋白酶抑制剂 已注册

（续表）

药物名称	用法与用量	主要不良反应	ARV 药物间相互作用和注意事项	备注
darunavir (Prezista) DRV 地瑞拉韦	成人：600 mg/次，每日 2 次，同时服用利托那韦 100 mg，每日 2 次。与食物同服提高血药浓度	肝损害	妊娠安全分类中被列为 B 类药物	蛋白酶抑制剂已注册
raltegravir (Isentress) RAV 拉替拉韦	成人：400 mg/次，每日两次	1. 常见的有腹泻、恶心、头痛、发热等； 2. 少见的有腹痛、乏力、肝肾损害等		整合酶抑制剂已注册

4. *成人及青少年抗病毒治疗*

初治患者推荐方案为 2 种 NRTIs＋1 种 NNRTIs 或 2 种 NRTIs＋1 种加强型 PIs（含利托那韦）。基于我国可获得的抗病毒药物，对于未接受过抗病毒治疗（服用单剂奈韦拉平预防母婴传播的妇女除外）的患者推荐一线方案，见表 3。

表 3　推荐成人及青少年初治患者抗病毒治疗方案

一线治疗推荐方案：	
TDF＋3TC	＋基于 NNRTI：EFV 或基于 PI：LPV/r 或其他：RAV 或 ETV
替代方案：	
AZT＋3TC	
D4T＋3TC，6 个月后改为 AZT＋3TC、ABC＋3TC	＋NVP

对于基线 CD4＞ 250/μl 的患者要尽量避免使用含 NVP 的治疗方案，合并 HCV 感染的避免使用含 NVP 的方案。

5. *特殊人群抗病毒治疗*

（1）儿童

推荐一线方案：1）AZT 或 d4T＋3TC＋NVP/EFV，适用于 3 岁以上或体质量≥10 kg 且能够吞服胶囊的儿童；2）AZT 或 d4T＋3TC＋NVP，适用于 3 岁以下或体质量≤10 kg 或是不能吞服胶囊的儿童。替代方案：AZT 或 d4T＋3TC＋LPV/RTV。

（2）哺乳期妇女

母乳喂养具有传播 HIV 的风险，感染 HIV 的母亲尽可能避免母乳喂养。如果坚持要母乳喂养，则整个哺乳期都应继续抗病毒治疗。治疗方案与怀孕期间抗病毒方案一致，且新生儿在 6 月龄之后立即停止母乳喂养。

（3）合并结核分枝杆菌感染者

应避免同时开始抗病毒和抗结核治疗，目前倾向于尽早抗病毒治疗，可在抗结核治疗 2 周后进行抗病毒治疗，早期抗病毒治疗患者 IRIS 的发生率可能较高；而在抗结核后 4～8 周再给予抗病毒治疗有助于减少免疫重建综合征的发生，但患者病死率有可能升高。目前建议的艾滋病合并结核病患者抗病毒治疗的时机为：$CD4^+$ T淋巴细胞＜200/μl 者应在抗结核治疗2～4 周内开始 HAART；$CD4^+$ T 淋巴细胞为 200～500/μl 者应在抗结核治疗 2～4 周、最长 8 周时开始 HAART；$CD4^+$ T 淋巴细胞＞500/μl 也应在 8 周内开始 HAART。治疗过程中要注意药物不良反应及抗病毒药物与抗结核药物间相互作用，必要时进行药物浓度监测。

艾滋病合并结核病患者推荐的一线抗病毒治疗方案是：AZT（TDF）＋3TC（FTC）＋EFV，如果患者使用利福布汀抗结核治疗，也可选择含蛋白酶抑制剂的抗病毒治疗方案。

（4）静脉药物依赖者

静脉药物依赖者开始抗病毒治疗的时机与普通患者相同，但应注意毒品成瘾性会影响患者的服药依从性，故在开始抗病毒治疗前应充分向患者说明依从性对治疗成败的重要性，并尽量采用简单的治疗方案、固定剂量联合方案。持续监督药物分发可有效提高依从性。另外，应注意抗病毒药物与美沙酮之间的相互作用。

（5）合并 HBV 感染者

为避免 HBV 相关的 IRIS 的发生和避免单用核苷类所致耐药问题，HAART 方案中应至少包括两种对 HBV 亦有抑制作用的药物，推荐拉米夫定联合替诺福韦。当患者需要抗 HBV 治疗而暂不需抗 HIV 治疗时，抗 HBV 的药物宜选择对 HIV 无抑制活性的药物，如聚乙二醇干扰素，以避免单药使用诱导 HIV 耐药性的产生。

（6）合并 HCV 感染者

ART 药物宜选择肝脏毒性小的药物，尤其当 HCV RNA 阳性时应避免使用含 NVP 的治疗方案。HIV 感染者无论合并急性或慢性 HCV 感染，均应抗 HIV 治疗。一般根据患者的 $CD4^+$ T 淋巴细胞水平决定先抗 HIV 或是先抗 HCV 治疗：如 $CD4^+$ T 淋巴细胞> 350/μl 可先抗 HCV 治疗；若 $CD4^+$ T 淋巴细胞<200/μl，推荐先抗 HIV 治疗，待免疫功能得到一定程度恢复后再适时开始抗 HCV 治疗；当 $CD4^+$ T 淋巴细胞> 200/μl 时，如肝功能异常或转氨酶升高(>2 正常值上限)的患者宜在开始 HAART 前先抗 HCV 治疗，以降低免疫重建后肝脏疾病恶化的危险。

6. 抗病毒治疗监测

在抗病毒治疗过程中要定期进行临床评估和实验室检测，以评价治疗的效果，及时发现抗病毒药物的不良反应，以及病毒耐药性是否产生等，必要时更换药物以保证抗病毒治疗的成功。

(1) 疗效评估

抗病毒治疗的有效性主要通过以下三方面进行评估：病毒学指标、免疫学指标和临床症状，病毒学的改变是最重要的指标。①病毒学指标：大多数患者抗病毒治疗后血浆病毒载量 4 周内应下降 1 个 lg 以上，在治疗后的 3～6 个月病毒载量应达到检测不到的水平。②免疫学指标：在 HAART 后 3 个月，$CD4^+$ T 淋巴细胞数与治疗前相比增加了 30% 或在治疗后 1 年 $CD4^+$ T 淋巴细胞数增长 100/μl，提示治疗有效。③临床症状：反映抗病毒治疗效果的最敏感的一个指标是体质量增加，对于儿童可观察身高、营养及发育改善情况。机会性感染的发病率和艾滋病的病死率可以大大降低。在开始抗病毒治疗后最初的 3 个月出现的机会性感染应与 IRIS 相鉴别。

(2) 病毒耐药性检测

病毒耐药是导致抗病毒治疗失败的主要原因之一，对抗病毒疗效不佳或失败者可行耐药检测。

(3) 药物不良反应观察

抗病毒药物的不良反应及耐受性影响患者的服药依从性，进而影响抗病毒治疗的成败，所以适时监测并及时处理药物的不良反应对于治疗效果至关重要。轻微的药物不良反应可通过对症处理得到缓解。

对于比较严重的不良反应则需药物替换和方案调整：

使用 d4T、AZT、ddI 后出现 3 级以上外周神经炎、脂肪重新分布、高乳酸血症、胰腺炎可更换 TDF(儿童 ABC)，出现乳酸酸中毒则停用所有的 NRTI，换用 EFV+克力芝，酸中毒纠正后半年可以使用含 TDF 的方案。AZT 出现严重骨髓抑制改为 d4T 或者 TDF(儿童 ABC)。NVP 出现严重皮疹(3 级以上皮疹)或肝炎(3～4 级肝功能受损)更换为 LPV/r。EFV 出现严重皮疹(3 级以上皮疹)或肝炎(3～4 级肝功能受损)更换为 LPV/r。EFV 出现持续而严重的中枢神经系统毒性，如果是无合并结核患者或者无合并肝炎患者，可以更换为 NVP；如果合并肝炎者可以更换为 LPV/r，合并结核者要合理评估决定。

(4) 药物浓度检测

特殊人群用药在条件允许情况下可进行治疗药物浓度监测，如儿童、妊娠妇女及肾功能衰竭患者等。

7. 换药标准和二线抗病毒治疗

在初始抗反转录病毒治疗过程中出现病毒学失败应进行抗反转录病毒二线治疗。

治疗失败的定义是在持续进行 HAART 的患者中，开始治疗(启动或调整)后 12 个月时血浆 HIV RNA>50 拷贝/ml 或出现病毒反弹。

出现治疗失败时应首先评估患者的治疗依从性，如血浆 HIV RNA>50 拷贝/ml 而<400 拷贝/ml，应 1 个月后复查血浆 HIV RNA，如果复查血浆 HIV RNA>400 拷贝/ml，则应尽快调整治疗。有条件进行耐药性测定时，根据测定的结果调整治疗方案。二线方案的选择原则是使用至少 2 种，最好 3 种具有抗病毒活性的药物(可以是之前使用的药物种类中具有抗病毒活性的药物)；任何二线方案都应包括至少一个具有完全抗病毒活性的 PI/r 加用一种未曾使用过的药物类型(即融合、整合酶或辅助受体抑制剂)或一种 NNRTI(即 etravirine)。

新方案的治疗目标：血浆 HIV RNA 在 3 个月后<400 拷贝/ml，6 个月后<50 拷贝/ml。

九、免疫重建 IRIS

(1) 诊断：免疫重建 IRIS 是指艾滋病患者在经抗病毒治疗后免疫功能恢复过程中出现的一组临床综合征，主要表现为发热、潜伏感染的出现或原有感染的加重或恶化。多种潜伏或活动的机会性感染在抗病毒治疗后均可发生 IRIS，如结核病及非结核分枝杆菌感染、PCP、CMV 感染、水痘-带状疱疹病毒感染、弓形虫病、新型隐球菌感染等，在合并 HBV 及 HCV 感染时 IRIS 可表现为病毒性肝炎的活动或加重。IRIS 多出现在抗病毒治疗后 3 个月内，需与原发或新发的机会性感染相鉴别。

(2) 治疗：IRIS 出现后应继续进行抗病毒治疗。表现为原有感染恶化的 IRIS 通常为自限性，不用特殊处理而自愈；而表现为潜伏感染出现的 IRIS，需要进行针对性的抗病原治疗；严重者可短期应用激素或非类固醇抗炎药控制。

(3) 预防：IRIS 发生的高危因素有，首次进行抗病毒治疗、基线病毒载量高及基线 $CD4^+$ T 淋巴细胞数较低者。此类患者在抗病毒治疗后应警惕 IRIS 的发生。有效控制急性期机会性感染后再进行抗病毒治疗或抗病毒治疗前积极发现潜在的机会性感染可降低IRIS的发生率。

十、艾滋病相关肿瘤

主要有淋巴瘤和卡波西肉瘤。确诊依赖病理活检，治疗需根据患者的免疫状态给予个体化综合性治疗，包括手术、化疗和放疗。化疗药物或放射线的剂量应根据患者的免疫状态给予调整，需要注意抗病毒药物和化疗药物之间的相互作用，尽量选择骨髓抑制作用较小的抗病毒药物来进行抗病毒治疗。

十一、HIV母婴垂直传播阻断

阻断HIV母婴垂直传播应该综合性考虑三个原则：①降低HIV母婴传播率；②提高婴儿健康水平和婴儿存活率；③关注母亲的健康。

阻断HIV母婴垂直传播的有效措施为：抗反转录病毒药物干预＋产科干预＋产后干预。

1. 抗反转录病毒药物干预

(1) 符合抗反转录病毒治疗标准的阳性孕妇，直接按以下推荐方案开始尽早治疗，而一旦开始服药，分娩后必须继续服药。

一线药物方案：1) AZT＋3TC＋NVP；2) AZT＋3TC＋LPV/r($CD4^+$ T淋巴细胞＞250/μl)。

替换方案：1) TDF＋3TC(或FTC)＋NVP；2) TDF＋3TC(或FTC)＋EFV(妊娠头3个月内禁用)。

新生儿若母乳喂养则每日NVP 6周，若人工喂养则每日AZT或NVP 6周。

(2) 未达到抗反转录病毒治疗标准的阳性孕妇，按以下推荐措施进行。

母亲从孕14周开始HAART。

一线药物方案：AZT＋3TC＋LPV/r。

替换方案：①AZT＋3TC＋ABC；②AZT＋ 3TC＋EFV；③TDF＋3TC＋EFV。

注：②、③妊娠头3个月内禁用。

新生儿若母乳喂养则每日NVP，4～6周，若人工喂养则每日AZT或NVP 4～6周。

药物剂量和用法：参见“国内现有抗反转录病毒药物介绍”相关章节。

2. 产科干预

(1) 对于已确定的HIV感染孕妇，主动提供艾滋病检测咨询，使其认识到HIV感染的危害，强调妊娠、分娩和产后哺乳有将HIV传染给胎婴儿的危险。选择终止妊娠或继续妊娠应根据孕妇个人意愿而定。

对于要求终止妊娠的HIV感染孕妇，应尽早手术，以减少并发症的发生。对于要求继续妊娠的孕妇，应给予优孕、优育、孕期保健以及产前哺乳准备、产后母乳喂养等问题的咨询，并采取相应的阻断措施。

(2) 分娩方式

1) 刮宫产分娩：择期剖宫产可降低母婴传播概率，但急诊剖宫产对预防艾滋病母婴传播没有明显作用，效果与阴道分娩相当。一般择期剖宫产的时机选择在妊娠38周。

2) 阴道分娩：除非有必要的产科指征，会阴侧切术、产钳或吸引器助产等应尽量避免使用。

3. 产后干预

(1) 提供喂养咨询。

(2) HIV阳性孕产妇婴儿喂养方式的选择。

1) 人工喂养：人工喂养可以完全杜绝HIV通过母乳传播给新生儿的可能，是最安全的喂养方式。

2) 单纯母乳喂养：具有下列情况之一，可以采用单纯母乳喂养。①如果仍然一味坚持人工喂养，可能导致婴儿疾病和死亡；②孕妇分娩后继续HAART；③婴儿早期诊断感染HIV。

十二、HIV职业暴露后处理

HIV暴露分为职业暴露和非职业暴露。HIV职业暴露是指卫生保健人员在职业工作中与HIV感染者的血液、组织或其他体液等接触而具有感染HIV的危险。

1. 暴露危险度评估

(1) 暴露源及其危险度

确定具有传染性的暴露源包括血液、体液、精液和阴道分泌物。脑脊液、关节液、胸水、腹水、心包积液、羊水也具有传染性，但其引起感染的危险程度尚不明确。粪便、鼻分泌物、唾液、痰液、汗液、泪液、尿液及呕吐物通常认为不具有传染性。

暴露源危险度的分级：①低传染性：病毒载量水平低、无症状或高CD4水平；②高传染性：病毒载量水平高、AIDS晚期、原发HIV感染、低CD4水平；③暴露源情况不明：暴露源所处的病程阶段不明、暴露源是否为HIV感染，以及污染的器械或物品所带的病毒载量不明。

(2) 暴露途径及其危险度

发生职业暴露的途径包括：暴露源损伤皮肤(刺伤或割伤等)和暴露源沾染不完整皮肤或黏膜。如暴露源为HIV感染者的血液，那么经皮肤损伤暴露感染HIV的危险性为0.3%，经黏膜暴露为0.09%，经不完整皮肤暴露的危险度尚不明确，一般认为比黏膜暴露低。高危险度暴露因素包括：暴露量大、污染器械直接刺破血管、组织损伤深。

(3) 暴露程度分级

1) 一级暴露：暴露源为体液或者含有体液、血液的医疗器械、物品；暴露类型为暴露源沾染了不完整的皮肤或黏膜，但暴露量小且暴露时间较短。

2）二级暴露：暴露源为体液或者含有体液、血液的医疗器械、物品；暴露类型为暴露源沾染了不完整的皮肤或黏膜，暴露量大且暴露时间较长；或暴露类型为暴露源刺伤或割伤皮肤，但损伤程度较轻，为表皮肤擦伤或针刺伤(非大型空心针或深部穿刺针)。

3）三级暴露：暴露源为体液或含有体液、血液的医疗器械、物品；暴露类型为暴露源刺伤或割伤皮肤，但损伤程度较重，为深部伤口或割伤物有明显可视的血液。

2. HIV职业暴露后的处理原则

(1) 用肥皂液和流动的清水清洗被污染局部；

(2) 污染眼部等黏膜时，应用大量生理盐水反复对黏膜进行冲洗；

(3) 存在伤口时，应轻柔挤压伤处，尽可能挤出损伤处的血液，再用肥皂液和流动的清水冲洗伤口；

(4) 用75%的乙醇或0.5%碘伏对伤口局部进行消毒、包扎处理。

3. HIV暴露后预防性抗反转录病毒治疗

(1) 治疗方案

基本用药方案：AZT＋3TC首选组合；d4T＋3TC；TDF＋FTC。

强化用药方案：基本用药方案＋LPV/r；基本用药方案＋EFV。

妊娠妇女发生职业暴露，如处于孕期前3个月应避免使用依非韦伦，因其具有致畸作用。

(2) 开始治疗的时间及疗程

在发生HIV暴露后尽可能在2 h内进行预防性用药，最好不超过24 h，但即使超过24 h，也建议实施预防性用药。基本用药方案和强化用药方案的疗程均为连续服用28天。

(3) 预防治疗的适应证

当HIV感染状态不明或暴露源不明时，一级暴露后通常不进行预防用药。HIV感染状态不明时，二级或三级暴露后通常不进行预防；如暴露源来源于HIV高危者则采取基本用药方案预防。暴露源不明时，通常不进行预防；对于有可能暴露于HIV感染者时采取基本用药方案预防。见表4。

表4　职业暴露后的预防治疗

暴露级别	暴露源	
	HIV阳性(低传染性)	HIV阳性(高传染性)
一级暴露	基本用药	基本用药
二级暴露	基本用药	强化用药
三级暴露	强化用药	强化用药

注：HIV阳性(低传染性)是指无症状，低病毒载量(＜1 500拷贝/ml)；HIV阳性(高传染性)是指有症状，艾滋病期，急性血清转换，高病毒载量

4. HIV暴露后的监测

发生HIV暴露后立即、4周、8周、12周和6个月后检测HIV抗体。一般不推荐进行HIV P24抗原和HIV RNA测定。

5. 预防职业暴露的措施

(1) 进行可能接触患者血液、体液的诊疗和护理工作时，必须佩戴手套。操作完毕脱去手套后，应立即洗手。

(2) 在进行有可能发生血液、体液飞溅的诊疗和护理操作过程中，医务人员除需佩戴手套和口罩外，还应戴防护眼镜；当有可能发生血液、体液大面积飞溅，有污染操作者身体的可能时，还应穿上具有防渗透性能的隔离服。

(3) 医务人员在进行接触患者血液、体液的诊疗和护理操作时，若手部皮肤存在破损时，必须戴双层手套。

(4) 使用后的锐器应当直接放入不能刺穿的利器盒内进行安全处置；抽血时建议使用真空采血器，并应用蝶型采血针；禁止对使用后的一次性针头复帽；禁止用手直接接触使用过的针头、刀片等锐器。

中国成人乙型肝炎免疫预防技术指南

(中华预防医学会，中国疾病预防控制中心免疫规划中心)

一、引言

乙型肝炎(乙肝)是由乙肝病毒(HBV)引起的以肝脏损坏为主要病变的传染病，全球均有分布，但我国是HBV感染率较高的国家。我国自1992年起在全国实施新生儿接种乙肝疫苗工作，并将乙肝疫苗纳入儿童计划免疫管理。1992年和2006年我国开展了两次乙肝血清流行病学调查，结果显示儿童乙肝表面抗原(HBsAg)携带率明显下降，预防效果显著。为加速控制乙肝进程，有必要完善我国乙肝疫苗免疫策略，在

做好新生儿乙肝疫苗预防接种的基础上，逐步实施新生儿外人群的乙肝疫苗接种工作。在参考国内外最新研究成果的基础上，结合我国控制乙肝形势，制订了《中国成人乙型肝炎免疫预防技术指南》，旨在帮助预防接种实施单位、接种人员和疾病控制专业人员更好地开展成人乙肝疫苗接种。

二、HBV 感染的临床特征及自然病史

HBV 是一种 DNA 病毒，属于嗜肝 DNA 病毒科，直径为 42 nm，基因组长约 3.2 kb，为部分双链环状 DNA。易感人群暴露于 HBV 后，病毒通过血液进入肝脏，在肝细胞内复制。

婴幼儿期感染 HBV 的自然史一般可人为地划分为 4 个期，即免疫耐受期、免疫清除期、非活动或低(非)复制期和再活动期。并不是所有感染 HBV 者都经过以上 4 个期。新生儿时期感染 HBV，仅少数(约 5%)可自发清除 HBV，而多数有较长的免疫耐受期，然后进入免疫清除期。但青少年和成年时期感染 HBV，多无免疫耐受期，而直接进入免疫清除期。

HBV 感染后，因机体差异可表现为亚临床感染或无症状感染、急性自限性肝炎或暴发性肝炎。研究显示，婴儿、<5 岁儿童以及免疫缺陷的成人感染 HBV 后通常无症状；然而，30%～50%的儿童(≥5 岁)及成人感染 HBV 后会出现食欲减退、全身乏力、恶心、呕吐、腹痛、黄疸等早期临床体征或症状，也可出现皮疹、关节痛及关节炎等肝外表现 。HBV 感染者如超过 6 个月，可发展为慢性感染，部分演变为肝硬化或肝癌。新感染者发展为慢性 HBV 感染的可能性与 HBV 感染发生时年龄有关。围生(产)期、婴幼儿时期及≥5 岁感染 HBV 者中，分别有 90%、25%～30%及 5%～10%将发展成慢性感染 。免疫缺陷者(如 HIV 感染者)感染 HBV 后，发展成慢性感染风险较高。高达 25%的 HBV 感染婴儿和年龄较大儿童最终发展为肝硬化或 HBV 相关的肝细胞癌(HCC)；而成人慢性 HBV 感染者，发展为 HCC 的比例每 10 年约为 5%，是未感染 HBV 者发生 HCC 概率的 100～300 倍。

急性乙肝是一种自限性疾病。对于成人来说，若能早期诊断，采取适当的休息、营养和一般治疗，大多数患者可在 3～6 个月内自愈，少数可转为慢性。暴发性乙肝所占比例不足急性乙肝的 1%，但病情发展迅猛，死亡率高，可在 10 d 内出现肝性脑病，但黄疸不明显，或在典型的急性发病后，黄疸迅速加深，反复呕吐，逐渐出现其他肝衰竭症状，进而引起患者死亡。

慢性乙肝目前很难治愈。美国国家食品和药品监督管理局(FDA)批准用于治疗慢性乙肝的药物，主要是抑制 HBV，或者缓解患者的肝脏疾病。对慢性 HBV 感染人群需进行医学评估及定期监测，视情况采取治疗措施，定期进行 B 超和甲胎蛋白(AFP)筛查，可提高早期 HCC 诊断率 。

三、HBV 感染流行病学

1. 传染源

乙肝的传染源是在人群中广泛存在的 HBV 携带者，急、慢性乙肝患者，亚临床感染者，以及乙肝肝硬化和 HCC 患者，其中以慢性患者和 HBV 携带者最为重要。血液中 HBV 含量最高。然而，其他体液或分泌液，如精液等，也都具有一定感染性。乙肝潜伏期长，平均 120(45～160)d。急性患者在潜伏期的最后 2 周或发病前数周即开始具有传染性，并持续于整个急性期。慢性乙肝患者血液中，不论在活动期及间隙期均含有 HBV。大约 40%～50%乙肝无症状 HBsAg 携带者血液中含有 HBV，尤其是 e 抗原(HBeAg)阳性的携带者，其血液或组织液具有传染性。

2. 传播途径

HBV 可因皮肤和黏膜暴露于受感染的血液和其他体液(如精液和阴道分泌物)而传播。传播途径主要有母婴传播、血液传播和性接触传播。

(1) 母婴传播：是婴儿 HBV 感染的最重要方式。多是在分娩时接触 HBV 阳性母亲的血液和体液传播。据估计，人群中 40%～50%HBsAg 携带者是由母婴传播所致。如不采取阻断措施，HBsAg 和 HBeAg 双阳性母亲新生儿期围生(产)期感染约为 70%～90%。而在围生(产)期未被感染的儿童，其在整个幼儿期间仍处于高风险状态。

(2) 血液传播：经血传播发生于输血、不安全注射、侵入性诊疗操作和手术，以及静脉内滥用毒品等，也包括修足、文身、扎耳环孔、医务人员工作中的意外暴露，共用剃须刀和牙刷等也可传播。

(3) 性接触传播：是乙肝的重要传播途径。精液和阴道分泌物中都可检出 HBsAg，而且接种到易感动物体内可引起乙肝。在性接触中，HBV 可通过黏膜引起感染。与 HBV 阳性者发生无防护的性接触，特别是有多个性伴者，其感染 HBV 的危险性增高。

3. 易感人群

HBV 传染性极强，人类是 HBV 的惟一宿主，对 HBV 普遍易感。成功接种乙肝疫苗者或 HBV 感染后产生抗－HBs 抗体者对 HBV 有免疫力。先天性或获得性免疫缺陷者(包括 HIV 感染者)、免疫抑制者(包括淋巴细胞增殖性疾病)及免疫抑制剂使用者(包括维持血液透析者)更可能发展为持续性 HBV 感染。慢性 HBV 感染在免疫缺陷患者中更为常见。

4. 成人感染 HBV 的危险

成人由于社会活动频繁,一些特殊职业暴露风险增多。全球统计显示,HBV 高流行区(≥8%),青少年和 30～40 岁的成人发病率较高;中流行区(2%～8%)仍以成人感染为主;低流行区(<2%)20～29 岁年龄组为发病高峰。2005 年,美国急性乙肝发病率最高的是 25～45 岁成人,约 79%新发病例与高危性行为或注射毒品有关;其他已知风险(如职业暴露、家庭接触、旅行和卫生保健相关的暴露)占新发病例的 5%,16%的病例否认特定的感染因素。我国一般男性 HBsAg 阳性率高于女性。

(1) 性暴露:乙肝是一种性传播疾病。在成人中,高风险性行为是最常见的一种 HBV 传播途径。研究显示,慢性感染者的性伴有较高的 HBV 感染率。与普通人群相比,男性行为者(MSM)有较高的感染率,是 HBV 感染的高危人群,其感染的危险因素包括肛交、多性伴、性行为时间(70%的 MSM 在性行为后 5 年发生感染)及其他性病史。同时,异性恋者感染 HBV 所占比例也越来越高。有多个性伴的异性恋者,更可能发生急性 HBV 感染,且 HBV 感染率与其性伴数目相关。

(2) 职业暴露:HBV 感染被认为是一种常见的职业危害。医务人员随时有可能直接接触 HBV 感染者的血液或体液,被感染的机会较多,是职业暴露感染 HBV 的高危人群。尤其是一线工作的医务人员,诊疗操作非常多,面临严峻的职业暴露危险,HBV 职业暴露风险和频率尤为突出。此外,救援(公安、司法、消防、应急救灾等)人员及福利院、残障机构和托幼机构等工作人员也存在 HBV 感染的风险。

(3) 家庭接触:慢性 HBV 感染者可通过家庭内成员间的密切接触,增加 HBV 感染的风险。感染风险最高的是慢性感染者的性伴,家庭内 HBsAg 携带者可通过性接触而传染配偶。此外,日常生活中还可通过共用牙刷、洗澡刷、剃须刀传染给他人。因此,在 HBV 高发区,慢性 HBV 感染者多呈家庭内聚集状态。

(4) 不安全注射:世界卫生组织(WHO)报告,全球每年新发乙肝病例中,约 32%是由不安全注射引起的。不安全注射已经成为 21 世纪全球公共卫生领域关注的焦点问题之一。在注射毒品者(IDUs)中,随着毒品注射年限的增加,慢性 HBV 感染率也随之增高,除了共用注射器外,还与频繁注射和共用准备毒品的器皿有关。据美国疾病预防控制中心(CDC)2001～2005 年统计,新发 HBV 感染中,静脉内滥用毒品者(IVDAs)约占 16%。一项在美国 6 个城市的研究显示,有 HBV 感染血清学证据的 IDUs 为 64%(50%～81%),且感染率随着年龄增加而增加。我国的安全注射问题同样令人担忧,不安全注射因素仍然在一定范围内广泛存在。

(5) HIV 阳性者:随着 HIV 感染者使用高效抗反转录病毒治疗来延长其预期寿命,与 HBV 感染相关的肝病和肝癌的死亡率也相应增加。一些研究证实,22～29 岁 MSM HIV 感染者、青少年男性 HIV 感染者和女性 HIV 感染者中,HBV 感染流行率分别为 45%、24%及 43%。西欧和美国的研究表明,慢性 HBV 感染者中 HIV 阳性者占 6%～15%,其中 MSM 占 9%～17%,IDUs 占 7%～10%,异性恋者占 4%～6%。

(6) 旅行:由于潜在的血液暴露、性行为或注射毒品,前往 HBV 感染高、中流行区的短期旅行者,通常存在 HBV 感染的风险。与高流行区的 HBV 携带者密切接触,可增加感染风险。据报道,在 HBV 高、中流行区工作超过 6 个月者,其 HBV 年感染率为 2%～5%。

(7) 大学生:该人群由于社会活动比较活跃,感染 HBV 风险较高,已成为一个不可忽视的群体,应引起更多的注意。一项对大学生乙肝疫苗接种及 HBV 感染情况的研究显示,广西壮族自治区某大学 2009 年入学新生中,有乙肝疫苗接种史者的 HBsAg 流行率明显低于无接种史者;全程接种过乙肝疫苗者流行率更低。未接种乙肝疫苗的学生以后感染 HBV 风险较高。

(8) 其他:介入性治疗、血液透析、接受输血、医学美容、文身等均可增加感染 HBV 的风险。

四、中国乙肝免疫现状

1. 乙肝免疫预防策略

接种乙肝疫苗是预防 HBV 感染的最有效方法。我国卫生部于 1992 年将乙肝疫苗纳入儿童计划免疫管理,提倡所有新生儿自费接种乙肝疫苗;2002 年乙肝疫苗纳入国家计划免疫,对所有新生儿免费接种乙肝疫苗,但需支付接种费用;2005 年 6 月 1 日起所有国家计划免疫疫苗的预防接种实现免费。我国免疫策略要求新生儿出生 24 h 内接种第 1 针乙肝疫苗,1 个月后接种第 2 针,6 个月后接种第 3 针,强调提高首针及时接种率和全程免疫接种率。为进一步降低 HBV 感染率和发病率,保护更多儿童免受 HBV 的侵袭,我国卫生部在总结新生儿乙肝疫苗接种经验基础上,开展了未接种儿童的查漏补种,于 2009 年起对 1994～2001 年出生的未免疫人群(即<15 岁儿童)实施补种,逐步实施了新生儿以外人群的乙肝免疫预防。尽管全国<15 岁儿童 HBsAg 携带率明显下降,但成人 HBsAg 携带率仍然很高,对成人中高危人群实施预防接种是降低 HBV 感染率和发病率,减少疾病负担的

重要策略。

2. 乙肝预防接种现状

通过乙肝疫苗的预防接种，我国乙肝防治工作取得了巨大的进展。2006 年全国乙肝血清流行病学调查结果显示，1～59 岁人群 HBsAg 携带率为 7.18%，与 1992 年调查的结果 9.75%相比，下降 26.36%。而且年龄越小，携带率越低，下降幅度越大，其中<5 岁人群 HBsAg 流行率仅为 0.96%(降低 90%)。但是，大龄儿童、青少年以及成人携带率虽有下降，但很有限，5～14 岁儿童 HBsAg 携带率为 2.42%，15～59 岁人群的 HBsAg 携带率高达 8.57%，成人 HBsAg 携带率未出现明显下降。调查显示，15～59 岁人群的抗-HBs 阳性率仅为 47.38%。

3. 成人乙肝疫苗免疫的重要性

到目前为止，乙肝仍然是被认为无法治愈的疾病，尽管抗病毒治疗可以抑制病毒的复制，暂时控制病情，但本质上不能逆转病程。当急性 HBV 感染超过 6 个月者即为慢性乙肝，部分逐步转变为肝硬化和肝癌，直至死亡。我国是 HBV 感染率高的国家，尽管实施了新生儿和儿童的计划免疫，但仍难以降低成人的乙肝发病。我国每年约有 30 万人因乙肝相关肝病而死亡，其中 50%死于 HCC，而后者绝大多数与 HBV 感染有关。成人感染者中有 5%转为慢性乙肝，其中有 5%～20%会发展为肝硬化。且成人感染乙肝的风险很大，通过性接触、静脉注射、创伤性治疗、血液暴露等方式感染 HBV，慢性乙肝、肝硬化和肝癌 3 种疾病中，以肝癌负担最重，慢性乙肝次之，我国每年乙肝的直接和间接医疗费用高达 2 600 亿元人民币，治疗 2 000 万慢性乙肝病例的花费，每年约 95 亿美元，给个人、家庭和社会带来巨大的经济损失。

五、成人乙肝免疫接种建议

1. 接种对象

接种对象包括所有未接种或者未全程接种乙肝疫苗或接种史不详的 18 岁以上成人，及所有自愿接种乙肝疫苗的 18 岁以上成人。尤其是存在以下风险的人群：

(1) 存在性暴露感染风险的人群：包括 MSM、多性伴者、性伴为 HBsAg 阳性者及性传播疾病患者。

(2) 存在职业暴露风险的人群：如医学院校学生、接触血液的医务工作者、救援(公安、司法、消防、应急救灾等)人员及福利院、残障机构和托幼机构等工作人员。

(3) 存在经皮肤和黏膜暴露血液风险的人群：包括 IDUs、HBsAg 携带者或乙肝患者的家庭成员、易发生外伤者、血液透析者及器官移植者。

(4) 其他人群：如其他慢性肝病患者、HBV 高发区的居住者及旅行者、免疫缺陷或免疫低下者、HIV 阳性者、高校大学生及其他自愿接受乙肝疫苗接种者。

2. 接种程序

乙肝疫苗全程需接种 3 针，免疫程序为 0～1～6 个月，即接种第 1 针疫苗后，间隔 1 个月及 6 个月注射第 2 及第 3 针疫苗。乙肝疫苗接种间隔时间对免疫原性并无明显影响。全程接种 3 针后可产生较高的保护性抗体水平，并获得最佳的长期性保护效果。研究提示，第 2 和第 3 针间隔 6 个月，其产生抗体水平高于间隔 2 或 3 个月者，但有可能增加对疫苗延迟应答的接种者获得 HBV 感染的风险。

接种前不需血清学筛查。根据目前的证据来看，普遍认为接种前进行血清学筛查是不必要的。美国免疫实施咨询委员会(ACIP)指出，乙肝疫苗免疫前是否需要筛查，主要是从成本效益考虑，而不是从安全性考虑 。多年的研究和实践证明，对感染过和未感染过 HBV 者接种乙肝疫苗都是安全的。乙肝疫苗的成分分析及对各类人群乙肝疫苗免疫实践也证明，接种乙肝疫苗前不筛查是安全的。建议按照“知情同意，自愿接种”原则，接种前可不进行血清学筛查。

3. 暴露前预防接种

(1) 从未接种/未全程接种或接种史不详者：美国 ACIP 推荐乙肝疫苗接种剂量范围为 10～40 μg。WHO 及美国 CDC 对成人(≥20 岁)推荐的接种剂量为20 μg，接种程序为“0～1～6 个月”。多项研究表明，与接种低剂量疫苗相比，接种高剂量乙肝疫苗可获得更高的抗体滴度，快速产生血清学阳转和血清学保护，无应答发生率低。对于成人从未接种者/未全程接种或接种史不详者，建议接种 20 μg 乙肝疫苗，并遵循“0～1～6 个月”的接种程序 。

(2) 高危人群：一个国家的高危人群需要根据本国疾病流行模式来确定，因此，高危人群的界定会随国家不同情况而出现差异。由于整个社会背景的改变及生活习惯问题，高危人群涉及的人群越来越广。

结合 WHO、美国 CDC 及中国《慢性乙型肝炎防治指南(2010 年版)》的提议，建议在自愿的前提下，对包括在职医疗卫生人员，高校大学生(特别是医学院校学生)，救援(公安、司法、消防、应急救灾等)人员，接受血液透析、输血和器官移植者，HBV 感染者的配偶(性伴)，IDUs，同性恋及性工作者等高危人群，按照“0～1～6 个月”程序接种 20 μg 乙肝疫苗。对于血液透析和器官移植者，可按照“0～1～2～6 个月”程序，接种 60 μg的乙肝疫苗。

4. 意外暴露后的预防接种

乙肝免疫球蛋白(HBIG)主要用于被动免疫，注射后,可使机体迅速获得被动保护性抗体,对机体进行暂时性(3～6个月)保护。HBIG与乙肝疫苗联合用于暴露后预防,可预防人工自动免疫建立之前的HBV意外暴露感染。另外,暴露后预防接种有效性的主要决定因素是早期首剂疫苗接种。研究表明,暴露时间与首剂疫苗接种的时间间隔越长,预防的有效性越差。意外暴露后,建议采用HBIG与乙肝疫苗联合免疫。应在暴露后尽早接种第1针20 μg乙肝疫苗,同时于不同部位注射HBIG 200～400 IU,并于1和6个月后分别接种第2和第3针乙肝疫苗。

5. 接种后无应答者的处理

全程接种乙肝疫苗后,大多数接种者体内可产生高滴度的保护性抗体。但由于免疫功能低下或其他原因,少数接种者对疫苗接种无应答(抗-HBs＜10 mIU/ml)。对这部分免疫功能低下或无应答的人群,建议增加接种剂量和接种次数:即对3针免疫程序无应答者可再接种3针,并于第2次接种3针乙肝疫苗后1～2个月检测血清中抗-HBs,如仍无应答,可接种1针60 μg重组酵母乙肝疫苗 。

6. 接种禁忌证

乙肝疫苗注射部位为上臂三角肌;注射前必须将安瓿内的疫苗摇匀,成为透明乳白色。接种前应询问过敏史和病史,过敏性体质和患有变态反应性疾病者慎用。已知对疫苗任何成分超敏者及以往接种乙肝疫苗后出现超敏症状者禁用。接种者如有发热、严重感染或其他严重疾病,应暂缓接种。

拉米夫定优化治疗慢性乙型肝炎专家共识

抗病毒治疗是慢性乙型肝炎(CHB)的根本治疗方法。已有大量研究证实,核苷(酸)类似物能有效抑制病毒,改善肝脏炎性反应和纤维化,部分患者停药后仍能有效维持持续应答。但是,迄今尚无一种药物能取得令人满意的疗效,进一步改进治疗方案以提高疗效是临床医师和患者的共同需求。优化治疗已是广受关注的一种治疗策略,其核心就是当某种药物疗效不满意时而改用其他药物或联合药物治疗,是当前临床研究的热点。目前,优化治疗的概念已经写入我国更新版的慢性乙型肝炎防治指南(2010年版)(以下简称指南)[1]。拉米夫定优化治疗较早就得到重视,近几年来国内著名传染病和肝脏病专家多次召开会议进行专题研讨,并先后两次形成了会议纪要,对拉米夫定优化治疗的临床应用起到了重要的推动作用。2011年12月和2012年2月,再次对拉米夫定优化治疗的最新研究成果和临床积累经验进行研讨,特别是对指南未涉及的问题做了相关探讨,并达成此次专家共识。

一、CHB优化治疗的概念和内涵

优化治疗是治疗CHB的基本原则,适用于包括干扰素和核苷(酸)类似物在内的所有抗病毒药物。优化治疗是针对不同患者为提高疗效的个体化治疗,其内涵包括对治疗对象和时机的最佳选择、对治疗药物和治疗方案的最佳选择、对治疗早期应答不佳患者调整治疗方案的最佳选择。治疗对象和药物选择一旦确定之后,优化治疗的主要表现形式就是根据治疗应答来决定是维持还是调整原治疗方案。目前的优化治疗方案包括单药和联合治疗,单药治疗是指某一种药物治疗CHB患者获得早期应答后继续维持单药治疗,直至达到治疗终点的治疗方法;联合治疗则是指某一种药物治疗CHB未获得早期应答,即早期应答不佳时改用联合药物治疗后获得应答,并继续维持联合治疗,直至达到治疗终点的治疗方法。联合治疗是优化治疗的重要方案之一,根据用药的指征和起点(即优化时间节点)不同采用优化联合、起始联合和挽救联合。优化联合的用药指征是治疗早期应答不佳,起点通常是治疗后24周。优化联合是大多数药物的联合治疗形式,在临床应用中较常见。起始联合是在初次治疗时就采取联合治疗,不以是否获得早期应答或其他指标为指征,而常以终末期或危重患者作为治疗对象,是优选患者和优化时间节点为零的联合治疗,是优化治疗的一种特殊形式。挽救联合是指某一种核苷(酸)类似物治疗患者,在维持治疗过程中发生病毒学突破或耐药后采取的联合治疗方法,临床应用最为广泛。拉米夫定耐药患者联合阿德福韦酯的挽救联合治疗已有大量循证医学证据证实有效、耐药率低,优于序贯使用阿德福韦酯或恩替卡韦,是指南推荐和公认的联合治疗方法。

二、核苷(酸)类似物优化治疗中的若干问题

1. 基线评价指标

启动治疗时患者的疗效评价指标,与优化选择治疗对象或治疗时机有关,主要是HBV DNA和ALT。目前国内临床基本采用国产试剂实时荧光定量PCR法检测HBV DNA,其检查范围是500～5.0×10^7 IU/ml。一般认为,比国际公认检测方法低1～2 lg IU/ml。本共识中所提出的HBV DNA临界值均为国产

试剂检测水平。

2. 早期应答评价指标

治疗一段时间(通常为 12～24 周)的疗效评价指标,又称优化治疗评价指标,与是否调整治疗方案有关,主要指 HBV DNA。

3. 早期应答时间

是指评价早期应答的治疗时间,又称优化治疗时间节点,一般是治疗后 12～24 周,但可根据使用的药物不同适当提前或推后。

4. 应答不佳评价及指标

应答不佳是指患者经治疗一段时间后评价指标有应答但不能达到完全应答标准。已有研究结果提示,早期病毒学应答不佳患者继续原方案治疗后 1 年和 2 年的远期疗效下降,耐药发生率升高。在优化治疗中,应答不佳一般是指患者经至少 24 周治疗后仍血清 HBV DNA≥500 IU/ml,此时应当考虑优化联合治疗。

5. 疗效预测和优化治疗的相关性

CHB 需要长期抗病毒治疗,特别是核苷(酸)类似物治疗的患者。大量研究证实,早期抗病毒治疗的病毒学应答与长期抗病毒治疗的效果具有相关性。一般来说,早期病毒学应答好的患者长期疗效也好。反之,耐药发生率升高,甚至治疗失败。因此,早期治疗不能取得病毒学应答的患者有必要及时调整治疗方案,即应当实施优化治疗。目前建议联合两种耐药位点不同的药物治疗,如拉米夫定联合阿德福韦酯,但临床确切疗效尚需前瞻性研究进一步证实。相信国内正在进行的拉米夫定和替比夫定优化治疗的研究结果将给出答案。

6. 优化治疗过程中的监测和随访

无论是优化治疗后的单药治疗还是优化联合治疗过程中,都应对患者定期监测和随访,间隔时间一般为 3 个月,一旦发现病毒学突破,并经重复检测后确认,应再次调整优化治疗方案。因此,优化治疗贯穿于整个治疗过程中,可对治疗方案进行多次优化和调整。

7. 实施优化治疗时应考虑的其他问题

在优化药物选择时,除考虑疗效外还应考虑药物的价格及药物的效价比,只有最适合的才是最好的药物。另外,还应考虑药物的不良反应和安全性。一般来说,批准临床应用时间越长的药物,积累的临床经验越多,对安全性的评价相对更可靠;单药治疗比联合多种药物治疗的安全性更高。对老年人、有肝硬化及其他合并症患者的用药安全性更应慎重考虑。

8. 优化治疗中的妊娠安全性

对育龄女性尤其是拟近期生育的女性患者,应考虑选择妊娠安全性较高的药物,尽量避免或减少早期应答不佳和需要联合用药的患者比例。

三、初治患者的拉米夫定优化治疗

初治患者是指从未接受过核苷(酸)类似物治疗的患者,但结合国内临床实际,本共识对曾经短时间不正规用药(无适应证用药或不按时用药,用药持续时间少于 3 个月)且已停药 3 个月以上的患者也建议按初治患者处理。2009 年拉米夫定优化治疗专家会议纪要中曾建议,选用拉米夫定优化治疗作为初治患者的对象是:HBeAg 阳性患者,ALT＞2×正常值上限(ULN)且 HBV DNA＜9 lg 拷贝/ml;HBeAg 阴性患者,HBV DNA＜7 lg 拷贝/ml。由于拉米夫定对 HBeAg 阳性患者的 24 周病毒学应答率较低,在 HBV DNA 中位数水平为 9.5 lg 拷贝/ml 的患者仅占 32%。根据近年来的临床应用实践,国内对 HBV DNA 检测试剂的现状和临床操作的可行性,对以上建议进行适当修改,形成对初治患者的拉米夫定优化治疗的共识是:HBeAg 阳性患者,当 ALT＞2×ULN 且血清 HBV DNA＜1.0×10^7 IU/ml,可先选拉米夫定治疗,如治疗 24 周仍应答不佳,即血清 HBV DNA≥500 IU/ml,应实施拉米夫定与阿德福韦酯优化联合治疗。也有专家提出可在同样条件下适当提前实施优化联合治疗。HBeAg 阴性患者,当 ALT＞1×ULN 且血清 HBV DNA＜1.0×10^7 IU/ml,可先选拉米夫定治疗,如治疗 24 周仍应答不佳,即血清 HBV DNA≥500 IU/ml,应实施拉米夫定与阿德福韦酯优化联合治疗。也可适当提前实施优化联合治疗。对有抗病毒治疗指征的 HBeAg 阳性或阴性患者,当血清 HBV DNA≥ 1.0×10^7 IU/ml,可选用拉米夫定与阿德福韦酯起始联合治疗,也可考虑选用其他抗病毒作用较强的药物治疗。(图 1)。

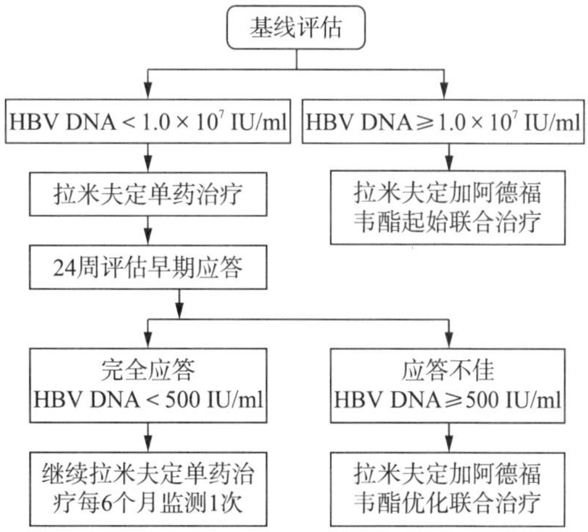

图 1　HBeAg 阳性初治患者的拉米夫定优化治疗示意图

四、经治复发患者的拉米夫定优化治疗

经治患者是指曾经核苷(酸)类似物治疗持续 3 个月以上,且已停药至少 1 个月的患者。根据患者是否按我国指南确定标准停药可分为经治正规停药患者和经治非正规停药患者,后者的停药原因包括因疗效不明(或无效)、未达停药标准或疗程不够、治疗失败或耐药等。停药复发是指停药后患者血清 HBV DNA 再次检出或反跳,可伴有 ALT 升高。2010 年拉米夫定优化治疗临床应用新视点研讨会会议纪要建议,对于拉米夫定正规治疗达到停药指征而停药后复发的患者,仍可考虑给予拉米夫定再次治疗。但对于非正规停药的经治患者未作明确界定,也未提出明确处理意见。本次会议经充分讨论达成的共识如下:①对于拉米夫定经治正规停药、但停药后复发的患者,如血清 HBV DNA$<1.0\times10^7$ IU/ml,可选用拉米夫定再治疗,并在治疗过程中进行优化。如拉米夫定治疗 24 周仍应答不佳,即血清 HBV DNA$\geqslant$500 IU/ml,应实施拉米夫定和阿德福韦酯优化联合治疗。也可适当提前,如再治疗 12 周时实施优化联合治疗。②对于拉米夫定经治正规停药、但停药后复发患者,如血清 HBV DNA$\geqslant1.0\times10^7$ IU/ml,建议拉米夫定联合阿德福韦酯治疗。③对于拉米夫定经治非正规停药、停药后复发患者,如有抗病毒治疗指征,建议拉米夫定联合阿德福韦酯治疗。不推荐拉米夫定经治非正规停药患者改用恩替卡韦治疗。因有证据显示,拉米夫定经治或发生耐药的患者,改用恩替卡韦治疗后的远期耐药均明显增高。

五、代偿性乙型肝炎肝硬化患者的拉米夫定优化治疗

2010 年拉米夫定优化治疗临床应用新视点研讨会纪要指出,代偿性乙型肝炎肝硬化患者选择拉米夫定治疗时,关于治疗指征、治疗终点、优化治疗方案和治疗 CHB 基本一致。同年我国发布的指南则提出代偿性乙型肝炎肝硬化的治疗指征是:HBeAg 阳性患者为 HBV DNA$\geqslant1.0\times10^4$ 拷贝/ml,HBeAg 阴性患者为 HBV DNA$\geqslant1.0\times10^3$ 拷贝/ml,ALT 正常或升高。并指出治疗目标是延缓和降低肝功能失代偿、肝细胞癌发生。因需要较长期治疗,最好选用耐药发生率低的核苷(酸)类似物治疗。

本次专家会议经多次讨论形成的共识是:对于有抗病毒治疗指征的代偿性乙型肝炎肝硬化患者,如血清 HBV DNA$<1.0\times10^5$ IU/ml,可先选拉米夫定治疗,并在治疗过程中进行优化;如血清 HBV DNA$\geqslant1.0\times10^5$ IU/ml,可考虑选用拉米夫定和阿德福韦酯起始联合治疗,见图 2。对于拉米夫定经治的代偿性肝硬化患者,可考虑直接选择与阿德福韦酯联合治疗,也可根据具体情况选用其他抗病毒作用较强或耐药发生率较低的药物。

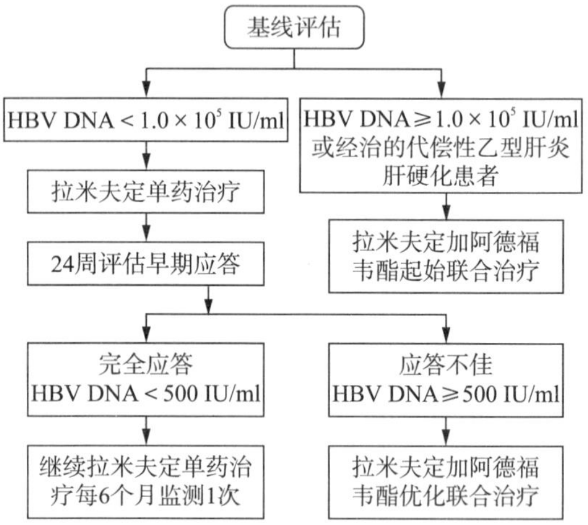

图 2　代偿性乙型肝炎肝硬化患者的拉米夫定优化治疗示意图

六、失代偿性乙型肝炎肝硬化患者的拉米夫定优化治疗

2009 年美国肝病学会的慢性乙型肝炎临床指南指出,对于失代偿性肝硬化患者在初始治疗时可选用拉米夫定联合阿德福韦酯治疗,以快速抑制病毒、减少耐药风险。2010 年我国拉米夫定优化治疗临床应用新视点研讨会会议纪要中指出,对于失代偿性肝硬化患者,可考虑采取拉米夫定与阿德福韦酯初始联合治疗的方案。但是,对于病毒载量较低的患者,如 HBV DNA$\leqslant1\times10^4$ 拷贝/ml,也可采用拉米夫定优化治疗方案。2010 年我国指南提出对于失代偿性肝硬化患者,只要能检出 HBV DNA,不论 ALT 或 AST 是否正常,建议在知情同意的基础上,及时应用核苷(酸)类药物抗病毒治疗,以改善肝功能并延缓或减少肝移植的需求。因需要长期治疗,最好选用耐药发生率低的核苷(酸)类药物,不能随意停药,一旦发生耐药变异,应及时加用其他已批准的能治疗耐药变异的核苷(酸)类药物。

本次会议经充分讨论达成的共识是:①对于失代偿性乙型肝炎肝硬化患者,可考虑采取拉米夫定与阿德福韦酯初始联合治疗方案;②对于一过性出现肝功能失代偿、病毒载量较低(血清 HBV DNA$<1.0\times10^4$ IU/ml)的患者,也可采用拉米夫定优化治疗方案,并密切随访,如治疗后 12 周血清 HBV DNA$\geqslant$500 IU/ml,应及时采用拉米夫定与阿德福韦酯的优化联合治疗;③对于失代偿性乙型肝炎肝硬化患者,也可

根据具体情况选用其他抗病毒作用较强或耐药发生率较低的药物治疗。

七、联合治疗患者的优化治疗

优化治疗的原则也适用于联合治疗患者。优化联合、挽救联合和起始联合治疗均有部分患者可取得完全病毒学应答，甚至血清学应答，这些患者应按原联合治疗方案继续治疗。有部分联合治疗患者在联合治疗一段时间后仍不能取得完全病毒学应答。对于拉米夫定与阿德福韦酯联合治疗24周，患者血清HBV DNA仍≥500 IU/ml，特别是伴有ALT仍异常的患者可考虑进一步优化治疗，如改为拉米夫定与替诺福韦酯联合治疗，在无条件得到替诺福韦时，也可考虑改为替比夫定或恩替卡韦联合阿德福韦酯治疗。

八、联合治疗患者的治疗终点和停药策略

无论是起始联合还是优化联合或挽救联合治疗患者，自联合治疗开始起算，达到指南中确定的治疗终点，即HBeAg阳性患者发生血清学转换后至少1年，或HBeAg阴性患者HBV DNA阴转后至少1.5年，并经一定时间的延长巩固治疗后，根据患者意愿可考虑停药观察。对于优化联合或挽救联合治疗患者应分两步停药，即“先用先停”原则。如先拉米夫定单药治疗后联合阿德福韦酯治疗患者，可先停拉米夫定，阿德福韦酯继续治疗6个月，期间至少复查2次，仍维持应答者再停用阿德福韦酯。对于起始联合治疗患者，则不需分两步停药，即“同用同停”原则。所有患者在停药后均应密切观察，前4个月每月1次监测，以后每2～3个月1次监测。随访中发现复发患者，应按核苷（酸）类似物经治正规停药复发患者进行再治疗。

普通感冒规范诊治的专家共识

（中国医师协会呼吸医师分会　中国医师协会急诊医师分会）

普通感冒（common cold）是最常见的急性呼吸道感染性疾病。但普通感冒并不“普通”，据国内外资料显示，普通感冒可造成严重的社会和经济负担，并可产生严重的并发症，甚至威胁患者生命而致死。2010年由中国哮喘联盟和中国循证医学中心联合组织的“普通感冒的诊治现状与认知程度的调查”表明，临床医师对普通感冒的认知程度存在一定差距，临床实践中存在重复用药、不恰当联合用药、滥用抗菌药物和抗病毒药物等情况。为进一步增进临床医师对普通感冒的正确认识，避免因治疗不当给患者带来的危害，进一步提高我国普通感冒的临床诊治水平，中国医师协会呼吸医师分会和中国医师协会急诊医师分会共同组织有关专家进行了认真讨论，参考国内外有关普通感冒诊治的共识和指导意见以及相关文献，起草了本共识，以规范普通感冒的诊治，指导正确合理用药，从而提高普通感冒的诊治水平，降低医疗成本。

一、流行病学和疾病负担

成人每年患普通感冒平均2～6次，儿童平均6～8次。普通感冒可以造成很大的经济负担，据美国资料显示，30%的误学、40%的误工是由普通感冒引起，普通感冒每年导致23亿天的误学、25亿天的误工，每年因普通感冒就诊的人次为27亿人次，每年用于缓解咳嗽等感冒症状的非处方药物费用近20亿美元，而抗菌药物的费用22.7亿美元。另外，并发症治疗及引起原发病恶化等使得医疗费用明显增加，加重了疾病负担。

二、病因学和病理生理学

（一）病因

1. 病因

普通感冒大部分是由病毒引起的，鼻病毒是引起普通感冒最常见的病原体，其他病毒包括冠状病毒、副流感病毒、呼吸道合胞病毒等。

2. 危险因素

感冒的危险因素包括季节变化、人群拥挤的环境、久坐的生活方式、年龄、吸烟、营养不良、应激、过度疲劳、失眠、免疫力低下等。

（二）病理生理

当病毒到达咽喉部腺体区时，病毒与气道上皮细胞特异性结合。病毒在呼吸道的上皮细胞及局部淋巴组织中复制，引起细胞病变及炎症反应。病毒感染后释放的炎性介质包括激肽、白三烯、IL-1、IL-6、IL-8和TNF等，导致血管通透性增加，使血浆渗入鼻黏膜，鼻腔腺体分泌增加，出现流清涕、鼻塞等呼吸道症状，并产生发热、全身疼痛等全身症状。症状往往在病毒感染机体后的16小时内出现，并在24～48小时达高峰，在2～3天内达到病毒排出高峰。病毒还可直接

感染下呼吸道，导致相关的炎症反应，诱发气道高反应性及上调支气管上皮细胞表面的黏附分子表达等，导致下呼吸道功能障碍。

三、临床表现

常在季节交替和冬、春季节发病，起病较急，早期症状主要以鼻部卡他症状为主，可有喷嚏、鼻塞、流清水样鼻涕，初期也可有咽部不适或咽干，咽痒或烧灼感。2～3天后变为稠涕，可有咽痛或声嘶，有时由于咽鼓管炎可出现听力减退，也可出现流泪、味觉迟钝、呼吸不畅、咳嗽、少量咳痰等症状。一般无发热及全身症状，或仅有低热。严重者除发热外，可感乏力不适、畏寒、四肢酸痛和头痛及食欲不振等全身症状。

无并发症的普通感冒一般5～7天后可痊愈。老年人和儿童容易出现感冒并发症。若伴有基础疾病的普通感冒患者则临床症状较重、迁延，容易出现并发症，使病程延长。

体检可见鼻腔黏膜充血、水肿、有分泌物，咽部轻度充血，胸部体检多无异常。伴有基础疾病或出现并发症者可以查到相应体征。

四、实验室检查

1. 外周血象

白细胞总数不高或偏低，淋巴细胞比例相对增加，重症患者可有白细胞总数和淋巴细胞数下降。

2. 病毒学检查

临床上一般不开展普通感冒的病毒学检查，主要用于流行病学研究。①病毒特异抗原及其基因检测：取患者呼吸道标本，采用免疫荧光或酶联免疫法检测病毒特异的核蛋白或基质蛋白。还可用RT-PCR检测编码感冒病毒的特异基因片段。RT-PCR或实时定量PCR为早期敏感的诊断方法，4～6小时内可出结果。②病毒分离：从患者呼吸道标本如鼻咽部分泌物、口腔含漱液、气管吸出物或肺标本中分离出有关病毒。病毒分离耗时，实验室技术要求高，但是病原学确诊的方法。③血清学检查：急性期发病后7天内及恢复期后2～3周采集双份血清进行病毒抗体测定，后者抗体滴度与前者比较有4倍或4倍以上增高。

五、诊断与鉴别诊断

(一) 诊断依据

普通感冒主要依据典型的临床症状诊断，并在排除其他疾病的前提下确诊。

(二) 鉴别诊断

1. 流行性感冒(以下简称流感)

起病急，具有较强的传染性，以全身中毒症状为主，呼吸道症状较轻。老年人及伴有慢性呼吸道疾病、心脏病者易并发肺炎。

2. 急性细菌性鼻窦炎

致病菌多为肺炎链球菌、流感嗜血杆菌、葡萄球菌、大肠杆菌及变形杆菌等，临床多见混合感染。多在病毒性上呼吸道感染后症状加重。主要症状为鼻塞、脓性鼻涕增多、嗅觉减退和头痛。急性鼻窦炎患者可伴有发热和全身不适症状。

3. 过敏性鼻炎

分为季节性和常年性，多于接触过敏原后(如花粉等)出现症状，主要症状为阵发性喷嚏，流清水样鼻涕，发作过后如健康人。仅表现为鼻部症状或感疲劳，一般无发热等全身症状，且病程较长，常年反复发作或季节性加重。

4. 链球菌性咽炎

主要致病菌为A型β-溶血性链球菌。其症状与病毒性咽炎相似，发热可持续3～5天，所有症状将在1周内缓解。好发于冬、春季节；以咽部炎症为主，可有咽部不适、发痒、灼热感、咽痛等，可伴有发热、乏力等；检查时有咽部明显充血、水肿，颌下淋巴结肿大并有触痛。链球菌型咽炎的诊断主要靠咽拭子培养或抗原快速检测。

5. 疱疹性咽峡炎

发病季节多发于夏季，常见于儿童，偶见于成人；咽痛程度较重，多伴有发热，病程约1周；有咽部充血，软腭、腭垂、咽及扁桃体表面有灰白色疱疹及浅表溃疡，周围环绕红晕；病毒分离多为柯萨奇病毒A。

六、治疗

(一) 治疗原则

由于感冒目前尚无特效的抗病毒药物，故以对症治疗、缓解感冒症状为主，同时注意休息、适当补充水分、保持室内空气流通，避免继发细菌感染。

(二) 一般治疗

适当休息，发热、病情较重或年老体弱患者应卧床休息，戒烟、多饮水、清淡饮食，保持鼻、咽及口腔卫生。

感冒患者使用药物治疗时应首选口服药物，避免无根据的盲目静脉补液。静脉补液仅适用于以下几种情况：①因感冒导致患者原有基础疾病加重，或出现并发症，需要静脉给药；②由于患者严重腹泻或高热导致脱水、电解质紊乱，需补充水和电解质；③由于胃肠不适、呕吐而无法进食，需要通过补液维持身体基础代谢。

(三) 药物治疗

普通感冒的药物治疗应以对症治疗药物为主。临床常用的药物种类如下：

(1) 减充血剂：该类药物可以使感冒患者肿胀的

鼻黏膜和鼻窦的血管收缩,有助于缓解感冒引起的鼻塞、流涕和打喷嚏等症状。伪麻黄碱能选择性收缩上呼吸道血管,对血压的影响较小,是普通感冒患者最常用的减充血剂。其他缩血管药物如麻黄素等如超量使用,可导致血压升高等,应特别注意。这类药物除口服外,还可直接滴鼻或喷鼻,但一般连续使用不宜超过 7 天。

(2) 抗组胺药:该类药物具有抗过敏作用,通过阻断组胺受体抑制小血管扩张,降低血管通透性,有助于消除或减轻普通感冒患者的打喷嚏和流涕等症状。但该类药物的常见不良反应包括嗜睡、疲乏等,从事车船驾驶、登高作业或操作精密仪器等行业工作者慎用。

第一代抗组胺药,如马来酸氯苯那敏和苯海拉明等,具有穿过血脑屏障、渗透入中枢神经细胞与组胺受体结合的能力,因其具有一定程度的抗胆碱作用,有助于减少分泌物、减轻咳嗽症状,因此推荐其为普通感冒的首选药物。第二代抗组胺药尽管具有非嗜睡、非镇静的优点,但因其无抗胆碱的作用,故不能镇咳。抗组胺的鼻喷剂局部作用较强,而全身不良反应较少。

(3) 镇咳药:常用的镇咳药根据其药理学作用特点分为两大类:

(1) 中枢性镇咳药:为吗啡类生物碱及其衍生物。该类药物直接抑制延髓咳嗽中枢而产生镇咳作用。根据其是否具有成瘾性和麻醉作用又可分为依赖性和非依赖性等两类。①依赖性镇咳药:如可待因,可直接抑制延髓中枢,镇咳作用强而迅速,并具有镇痛和镇静作用。由于具有成瘾性,仅在其他治疗无效时短暂使用。②非依赖性镇咳药:多为人工合成的镇咳药。如右美沙芬,是目前临床上应用最广的镇咳药,作用与可待因相似,但无镇痛和镇静作用,治疗剂量对呼吸中枢无抑制作用,亦无成瘾性。多种非处方性复方镇咳剂均含有本品。

(2) 周围性镇咳药:通过抑制咳嗽反射弧中的感受器、传入神经及效应器中的某一环节而起到镇咳作用。这类药物包括局部麻醉药和黏膜防护剂。①那可丁:阿片所含的异喹啉类生物碱,作用与可待因相当,无依赖性,对呼吸中枢无抑制作用。适用于不同原因引起的咳嗽。②苯丙哌林:非麻醉性镇咳药,可抑制外周传入神经,亦可抑制咳嗽中枢。

(4)祛痰药:祛痰治疗可提高咳嗽对气道分泌物的清除率。祛痰药的作用机制包括:增加分泌物的排出量,降低分泌物黏稠度,增加纤毛的清除功能。常用祛痰药包括愈创木酚甘油醚、氨溴索、溴乙新、乙酰半胱氨酸、羧甲司坦等;其中愈创木酚甘油醚是常用的复方感冒药成分,可刺激胃黏膜,反射性引起气道分泌物增多,降低黏滞度,有一定的舒张支气管的作用,达到增加黏液排出的效果。常与抗组胺药、镇咳药、减充血剂配伍使用。

(5) 解热镇痛药:主要针对普通感冒患者的发热、咽痛和全身酸痛等症状。该类药物如对乙酰氨基酚、布洛芬等,通过减少前列腺素合成,使体温调节中枢产生周围血管扩张、出汗与散热而发挥解热作用,通过阻断痛觉神经末梢的冲动而产生镇痛作用。对乙酰氨基酚是其中较为常用的药物,但应注意对乙酰氨基酚超量使用可能造成肝损伤甚至肝坏死。有报道,布洛芬可增加感染的严重性。

目前市场上的感冒药大多为复方制剂,含有上述各类药物或其他药物中的两种或两种以上成分,见表 1。

尽管治疗感冒的药物品种繁多,名称各异,但其组方成分相同或相近,药物作用大同小异,因此复方抗感冒药应只选其中的一种,如同时服用两种以上药物,可导致重复用药、超量用药,增加上述药物不良反应的发生率。

表 1　治疗感冒的常用复方制剂组方成分

药品名称	解热镇痛药	缩血管药	镇咳药	抗组胺药	抗病毒药	其他成分
新康泰克(蓝装)	—	伪麻黄碱 (90 mg)	—	氯苯那敏 (4 mg)	—	—
新康泰克(红装)	对乙酰氨基酚 (500 mg)	伪麻黄碱 (30 mg)	右美沙芬 (15 mg)	氯苯那敏 (2 mg)	—	—
泰诺感冒片	对乙酰氨基酚 (325 mg)	伪麻黄碱 (30 mg)	右美沙芬 (15 mg)	氯苯那敏 (2 mg)	—	—
日夜百服宁(日片)	对乙酰氨基酚 (500 mg)	伪麻黄碱 (30 mg)	右美沙芬 (15 mg)	—	—	—
日夜百服宁(夜片)	对乙酰氨基酚 (500 mg)	伪麻黄碱 (30 mg)	右美沙芬 (15 mg)	氯苯那敏 (2 mg)	—	—

(续表)

药品名称	解热镇痛药	缩血管药	镇咳药	抗组胺药	抗病毒药	其他成分
惠菲宁	—	伪麻黄碱(6 mg/ml;成人、儿童通用规格)	右美沙芬(2 mg/ml;成人、儿童通用规格)	氯苯那敏(0.4 mg/ml;成人、儿童通用规格)	—	—
惠菲芬	布洛芬(20 mg/ml;200 mg/片)	伪麻黄碱(3 mg/ml 30 mg/片)	—	氯苯那敏(0.2 mg/ml;2 mg/片)	—	—
开瑞能	—	伪麻黄碱(120 mg)	—	氯雷他定(5 mg)	—	—
感冒通	双氯芬酸(15 mg)	—	—	氯苯那敏(2.5 mg)	—	人工牛黄(10 mg)
感康片	对乙酰氨基酚(250 mg)	—	—	—	金刚烷胺(100 mg)	咖啡因(15 mg)、人工牛黄(10 mg)
泰克胶囊	对乙酰氨基酚(250 mg)	—	—	—	金刚烷胺(100 mg)	人工牛黄(10 mg)
白加黑(白片)	对乙酰氨基酚(325 mg)	伪麻黄碱(30 mg)	右美沙芬(15 mg)	—	—	—
白加黑(黑片)	对乙酰氨基酚(325 mg)	伪麻黄碱(30 mg)	右美沙芬(15 mg)	苯海拉明(25 mg)	—	—
快克	对乙酰氨基酚(250 mg)	—	—	氯苯那敏(2 mg)	金刚烷胺(100 mg)	咖啡因(15 mg)、人工牛黄(10 mg)
复方阿司匹林(APC)	阿司匹林(227 mg)、非那西丁(162 mg)	—	—	—	—	咖啡因(35 mg)
克感敏片	对乙酰氨基酚(126 mg)、氨基比林(100 mg)	—	—	氯苯那敏(2 mg)	—	咖啡因(30 mg)
速效伤风胶囊	对乙酰氨基酚(250 mg)	—	—	氯苯那敏(2.5 mg)	—	咖啡因(15 mg)、人工牛黄(10 mg)
新速效伤风胶囊	对乙酰氨基酚(250 mg)	—	—	氯苯那敏(2 mg)	金刚烷胺(100 mg)	咖啡因(15 mg)、人工牛黄(10 mg)
丽珠感乐	对乙酰氨基酚(162.5 mg)	伪麻黄碱(15 mg)	—	特非那定(15 mg)	—	—

注:"—"为无此成分

有研究资料显示,对早期仅有鼻部卡他症状的感冒患者,服用盐酸伪麻黄碱和扑尔敏第 1 天,鼻塞、流涕、打喷嚏、流眼泪症状即有改善,服药 4 天后上述症状改善均达到 90%左右,表明这一组合可迅速改善或消除鼻部症状。因此,伪麻黄碱和扑尔敏作为经典复方组合推荐用于治疗早期仅有鼻部卡他症状的感冒的治疗。当在鼻部卡他症状基础上出现咳嗽、全身酸痛、发热等症状时，建议服用含镇咳成分和解热镇痛成分的感冒药。

疗程：由于感冒是一种自限性疾病，因此普通感冒用药不应超过7天，如果1周后上述症状仍未明显好转或消失，应及时去医院明确诊断，给予进一步治疗。

（四）抗感染药物与普通感冒

普通感冒是一种自限性疾病，多由病毒感染引起，抗菌药物不能杀灭病毒，故不建议用抗菌药物治疗普通感冒，且抗菌药物预防细菌感染是无效的。

虽然抗菌药物治疗普通感冒无效，但报道，约50%的患者在无医生指导下应用抗菌药物治疗普通感冒。而抗菌药物应用过程中会产生消化道副作用，滥用抗菌药物还易诱导细菌耐药发生。只有当合并细菌感染时，才考虑应用抗菌药物治疗，如：鼻窦炎、中耳炎、肺炎等。

目前尚无专门针对普通感冒的特异性抗病毒药物，普通感冒无需使用抗病毒药物治疗。过度使用抗病毒药物有明显增加相关不良反应的风险。

（五）特殊人群治疗

由于非处方感冒药物在2岁以下幼儿中应用的安全性尚未被确认，因此不能用于幼儿的普通感冒。若其症状必须应用药物控制，则应使用国家药政部门批准在幼儿中使用的药物。2～5岁的儿童，伪麻黄碱的剂量为成人的1/4；6～12岁的儿童，伪麻黄碱的剂量为成人的1/2，尽量使用糖浆或混悬液制剂。儿童发热应慎用阿司匹林等水杨酸类药物，因为后者可诱发Reye综合征并导致患儿死亡。

孕妇、哺乳期妇女应特别慎用感冒药物。孕妇尽量不使用阿司匹林、双氯芬酸钠、苯海拉明、布洛芬、右美沙芬等，以免影响胎儿发育或导致孕期延长。妊娠3个月内禁用愈创木酚甘油醚。哺乳期妇女尽量不使用苯海拉明、马来酸氯苯那敏、金刚烷胺等，因为这些药物能通过乳汁影响幼儿。

肝肾功能不全、血小板减少、有出血症状者和（或）有溃疡病穿孔病史者应慎用含有对乙酰氨基酚、阿司匹林、布洛芬等成分的感冒药物。

从事驾驶、高空作业或操作精密仪器等行业工作者应慎用含有马来酸氯苯那敏、苯海拉明的感冒药物，因第一代抗组胺药具有抗胆碱能作用，影响神经元或神经肌肉接头的传导，可导致神经功能一过性紊乱和注意力不集中等。

未控制的严重高血压或心脏病及同时服用单胺氧化酶抑制剂的患者，禁用含有伪麻黄碱成分的感冒药物，甲状腺功能亢进、糖尿病、缺血性心脏病及前列腺肥大的患者，慎用含有伪麻黄碱成分的感冒药物。青光眼患者不建议使用伪麻黄碱作为局部用药。

慢性阻塞性肺疾病和重症肺炎呼吸功能不全的患者应慎用含有可待因和右美沙芬的感冒药物，因为可待因和右美沙芬的中枢镇咳作用可影响痰液的排出。

总之，医师应根据不同人群的特点及普通感冒的不同症状，特别是针对特殊人群，制定个体化的治疗策略。

七、预防

（1）普通感冒密切接触会有传播的可能，故要注意相对隔离。

（2）勤洗手是减少患感冒的有效方法。

（3）加强锻炼，增强体质，生活规律，改善营养状态；避免受凉和过度劳累有助于降低易感性，是预防感冒最好的方法。

（4）年老体弱易感者应注意防护，感冒流行时应戴口罩，避免在人多的公共场合出入。如条件许可，可服用经临床验证有效的、可提高免疫力的药物，如细菌菌体成分复合物的药物。

（5）导致感冒的病毒及血清型众多，且RNA病毒蛋白频繁变异，因此很难研发出感冒疫苗。流感病毒疫苗对普通感冒无效。

流行性感冒诊断与治疗指南(2011年)

（卫生部流行性感冒诊断与治疗指南编撰专家组）

一、前言

流行性感冒（influenza，简称流感）是由流感病毒引起的急性呼吸道传染病，是人类面临的主要公共健康问题之一。流感的流行病学特点为突然暴发，迅速扩散，造成不同程度的流行，具有季节性，发病率高但病死率低（除人禽流感外，一般只有0.003%～0.03%）。在过去300年中，全球至少有6次流感大流行，包括20世纪的4次大流行，其中3次均起源于我国。

季节性流感一般可引起伴有发热的急性呼吸系统

疾病，起病急，虽然大多为自限性，但重症感染或出现并发症时则需要住院治疗。重症病例的高危人群主要为老年人、儿童、孕产妇或有慢性基础疾病者，少数重症病例可因呼吸系统或多脏器功能衰竭而死亡。人禽流感由人感染高致病性禽流感病毒(如 H5N1)引起，其病死率高达 60%以上。疫苗接种是防控流感的主要方法。早期使用抗流感病毒药物治疗可缓解流感症状，缩短病程，降低并发症的发生率，缩短排毒时间，并且可能降低病死率；在流行期间，预防性使用抗病毒药物可能降低患病率。由于病毒抗原的多变性，流感的有效防治依然是一个极其重要的医学问题。

为了进一步促进社会、政府和患者对流感的关注和认识，提高流感的临床诊治水平，我国于 2002 年制定了“流行性感冒临床诊断和治疗指南(草案)”，2004 年制定了“人禽流感疫情预防控制技术指南(试行)”，2009—2010 年分别制定了 4 版“甲型 H1N1 流感诊疗方案”，对我国广大临床医生提高对流感的诊治水平、促进流感的研究及降低我国各类流感的病死率方面起到了很好的作用。

在经历了 2009 年全球甲型 H1N1 流感疫情后，为了对流感(包括季节性流感和人禽流感)的临床防治有更进一步的认识和更充分的准备，我国仍然急需一部反映流感最新进展、可指导临床诊治工作的指南。本次是在我国已有的各类流感诊治指南的基础上，由卫生部组织我国在流感防治研究领域包括病原学、流行病学、实验室诊断、临床医疗、中医诊治、疾病控制与预防方面的专家，参考国内外最新研究成果及我国流感诊疗经验，制定的适合于我国广大临床医生使用的诊断和治疗指南。本指南主要内容涵盖了流感的病原学、流行病学、临床表现、诊断与鉴别诊断、治疗和预防等最新的综合性信息，以提高对流感的诊断和防治水平，减少其给人类健康和社会造成的巨大危害。

二、病原学

流感病毒属于正黏病毒科(*Orthomyxoviridae*)，为单股、负链、分节段的 RNA 病毒，常为球形囊膜病毒，直径为 80～120 nm，丝状体常见于新分离到的病毒，长度可达数微米。根据核蛋白和基质蛋白分为甲、乙、丙 3 型。甲、乙型流感病毒均带有 8 个不同的 RNA 节段，丙型流感只有 7 个 RNA 节段，缺少编码神经氨酸酶蛋白的节段。甲和乙型毒株基因组至少各编码 10 种和 11 种蛋白。由于基因组是分节段的，故易产生同型不同株间的基因重配。因流感病毒 RNA 在复制过程中不具有校正功能，故发生突变的频率要高于其他病毒。根据甲型流感病毒表面的血凝素和神经氨酸酶蛋白结构及其基因特性又可分成许多亚型，目前已发现甲型流感病毒血凝素的 16 个亚型(Hl～16)，神经氨酸酶的 9 个亚型(N1～9)。甲型流感病毒的命名是以类型、分离宿主(如果宿主是人则可以省略)、分离地点、分离序列号和分离年份[血凝素和神经氨酸酶亚型，如 A/Brisbane/10/2006(H3N2)]为规则。乙型和丙型流感病毒的命名与甲型流感病毒相同，但无亚型划分。甲型流感病毒在动物中广泛存在，目前已知的亚型包括 16 种血凝素亚型和 9 种神经氨酸酶亚型的甲型流感病毒均可在鸟类特别是水禽中存在，甲型流感病毒还可感染其他动物，如猪、马、海豹以及鲸鱼和水貂等。目前还未发现乙型流感病毒感染除人以外的其他自然宿主。丙型流感病毒除感染人外还可感染猪。流感病毒很容易被紫外线和加热灭活，通常 56℃、30 min 可被灭活。流感病毒在 pH 值＜5 或＞9 时其感染性很快被破坏。流感病毒是包膜病毒，对可影响膜的试剂均敏感，包括离子和非离子清洁剂、氯化剂和有机溶剂。

三、流行病学

流感的流行病学特点为突然暴发，迅速扩散，从而造成不同程度的流行。流感具有一定的季节性(我国北方地区的流行高峰一般在冬季，而南方地区的流行高峰多在夏季和冬季)，一般流行 3～4 周后会自然停止，发病率高但病死率低。国家流感中心网站(www.cnic.org.cn)提供每周更新的我国流感流行病学和病原学监测信息。

(一) 概况

流感分为散发、暴发、流行和大流行：①散发：病例呈散在分布，发病时间及地点无明显联系；②暴发：一个集体或一个地区在短时间内突然发生很多病例；③流行：较大地区的流感发病率明显超过一般的发病水平；④大流行：有时也称世界性大流行，传播迅速，流行广泛波及全世界，发病率高并有一定数量的患者死亡。世界性大流行常有 2～3 个波，一般说来，第 1 波持续时间短，发病率高；有时可能会出现第 2 波感染，第 2 波时间长，发病率低，但很可能病死率很高；有时还有第 3 波。甲型流感常易流行，可引起世界性流感大流行。乙型流感常为局部暴发，不引起世界性流感大流行。丙型流感主要以散在形式出现，主要侵袭婴幼儿，一般不引起流行。

(二) 流行史

在过去超过 300 年的时间里，至少有 6 次流感大流行，其中 20 世纪有 4 次详细记录的大流行，以及 2009 年甲型 H1N1 重配病毒所导致的流感大流行。1918 年发生的流感大流行称为西班牙流感(甲型 H1N1 型)，可能起源于美国；1957 年的亚洲流感(甲型 H2N2 型）起源于我国贵州；1968 年的流感大流行始于我国香港地区（甲型 H3N2 型）；1977 年的流感大流行又称俄罗斯流感（甲型 H1N1 型），可能始于我国的东北丹东地区；2009 年的新甲型 H1N1 流感始于墨西哥和美国。流感大流行一般在全球范围内传播 6～9 个月。过去大流行的传播速度与人类交通模式和人员的交流速度有关，而且多不考虑季节因素，但目前交通模式的改变使得大流行的传播更迅速。

（三）传染源

流感患者和隐性感染者是流感的主要传染源。从潜伏期末至发病的急性期均有传染性。成人和年龄较大的儿童患季节性流感（无并发症）期间，呼吸道分泌物中的病毒一般持续排毒 3～6 天。住院的成人患者在发病后 1 周或更长的时间内均具有传染力。婴幼儿流感以及人禽流感病例中，长期排毒的患者很常见（1～3 周）。包括艾滋病在内的免疫功能缺陷患者也会出现排毒时间延长。

（四）传播途径

流感病毒主要通过空气飞沫传播，也可通过口腔、鼻腔、眼睛等处黏膜直接或间接接触传播。接触患者的呼吸道分泌物、体液和污染病毒的物品也可能引起感染。通过气溶胶经呼吸道传播有待进一步确认。

（五）易感人群

人群普遍易感。流感病毒常常发生变异，例如甲型流感病毒在人群免疫压力下，每隔 2～3 年就会有重要的抗原变异株出现，感染率最高的人群通常是青少年。

（六）重症病例的高危人群

人群出现流感样症状后，特定人群较易发展为重症病例，应给予高度重视，应尽早进行流感病毒相关检测及其他必要检查。特定人群包括：①妊娠期妇女；②伴有以下疾病或状况者：慢性呼吸系统疾病、心血管系统疾病（高血压除外）、肾病、肝病、血液系统疾病、神经系统及神经肌肉疾病、代谢及内分泌系统疾病、免疫功能抑制（包括应用免疫抑制剂或 HIV 感染等致免疫功能低下）、生活在养老院或其他慢性病疗养机构的被看护人员及 19 岁以下长期服用阿司匹林者；③肥胖者：体重指数（body mass index，BMI）$>30\ kg/m^2$；④年龄<5 岁的儿童，年龄<2 岁更易发生严重并发症，年龄$\geqslant 65$ 岁的老年人。

四、发病机制和病理表现

（一）发病机制

带有流感病毒颗粒的飞沫吸入呼吸道后，病毒的神经氨酸酶破坏神经氨酸，使黏蛋白水解，糖蛋白受体暴露。甲、乙型流感病毒通过血凝素结合上皮细胞含有唾液酸受体的细胞后启动感染。嗜人类流感病毒的 α2,6 受体存在于上、下呼吸道，主要存在于支气管上皮组织和肺泡Ⅰ型细胞，而嗜禽流感病毒的 α2,3 受体主要存在于远端细支气管、肺泡Ⅱ型细胞和肺泡巨噬细胞。丙型流感病毒的受体为 9-O-乙酰基-乙酰神经氨酸。

流感病毒通过细胞内吞作用进入细胞。病毒包膜上含有 M2 多肽的离子通道在细胞内被酸性 pH 值激活，使核衣壳蛋白释放到胞质（脱壳）并被转运到宿主细胞核，病毒基因组在细胞核内进行转录和复制。病毒核蛋白在胞质合成后，进入胞核和病毒 RNA 结合形成核壳体并输出到细胞质。病毒膜蛋白经完整加工修饰后，嵌入细胞膜内。核壳体与嵌有病毒特异性膜蛋白的细胞膜紧密结合，以出芽的方式释放子代病毒颗粒（芽生）。血凝素清除病毒与细胞膜之间及呼吸道黏液中的唾液酸，以便于病毒颗粒能到达其他的上皮细胞。最后，宿主的蛋白酶将血凝素水解为血凝素 1 和 2，使病毒颗粒获得感染性。流感病毒成功感染少数细胞后，复制出大量新的子代病毒颗粒，这些病毒颗粒通过呼吸道黏膜扩散并感染其他细胞。

季节性流感病例中只有极少数出现病毒血症或肺外组织感染的情况。在人禽 H5N1 流感病例中，下呼吸道的病毒载量要比上呼吸道高，咽喉部比鼻腔高，有时会出现病毒血症、胃肠道感染及肺外传播，偶可出现中枢神经系统感染。可在心脏、肝、脾、肾、肾上腺、肌肉及脑膜中检出病毒，也可从有中枢神经系统症状患者的脑脊液中检出病毒。

流感病毒感染后支气管的炎症反应和肺功能的异常可持续数周至数月。肺功能检查可出现限制性和阻塞性通气功能障碍、伴有肺泡气体交换异常、一氧化碳弥散能力降低及气道反应性增高。

流感临床症状可能与促炎症细胞因子及趋化因子有关。流感病毒体外感染人呼吸道上皮细胞，可导致白细胞介素（IL）-6、IL-8、IL-11、肿瘤坏死因子（TNF）-α、受激活调节正常 T 细胞表达和分泌因子（regulated upon activation normal T cell expressed and secreted，RANTES）及其他介质的产生。临床人体感染试验中，鼻腔灌洗液中的一系列细胞因子均升高，包括干扰素-α（IFN-α）、IFN-γ、TNF-α、IL-6、IL-8、IL-1β、IL-10、单核细胞趋化因子-1（MCP-1）和巨噬细胞炎性蛋白（MIP）-1α/MIP-1β，血液中的 IL-6 和 TNF-α 也会升高。H5N1 人禽流感死亡病例中 MCP-1、趋化因子及 IFN-γ 诱导的单核因子等细胞因子过度表达，这可能是造成人禽流感患者重症肺炎和多器官损伤的部分原因。

(二) 病理

病理变化主要表现为呼吸道纤毛上皮细胞呈簇状脱落，上皮细胞化生，固有层黏膜细胞充血、水肿伴单核细胞浸润等。致命性重度流感病毒性肺炎病例的病理改变以出血、严重气管支气管炎和肺炎为主，其特点是支气管和细支气管细胞广泛坏死、纤毛上皮细胞脱落、纤维蛋白渗出、炎性细胞浸润、透明膜形成、肺泡和支气管上皮细胞充血、间质性水肿及单核细胞浸润等病理改变。后期改变包括弥漫性肺泡损害、淋巴性肺泡炎、化生性上皮细胞再生，甚至出现组织广泛纤维化。严重者可因为继发细菌感染引起肺炎，多为弥漫性肺炎，也有局限性肺炎。流感病例外周血象检查一般白细胞总数不高或偏低，淋巴细胞相对增加，重症患者多有白细胞总数及淋巴细胞下降；重症患者胸部X线检查可显示单侧或双侧肺炎，少数可伴有胸腔积液等。肺炎的严重程度与细胞介导的免疫反应有关，但免疫病理反应对疾病影响程度不清楚。流感死亡病例中常伴有其他器官病变，尸体解剖发现1/3以上的病例出现脑组织弥漫性充血、水肿以及心肌细胞肿胀和间质出血、淋巴细胞浸润及坏死等炎症反应。

五、临床表现和实验室检查

流感的潜伏期一般为1～7天，多数为2～4天。

(一) 临床表现

1. 流感的临床症状及体征

(1) 单纯型流感：最常见，突然起病，高热，体温可达39～40℃，可有畏寒、寒战，多伴头痛、全身肌肉及关节酸痛、极度乏力、食欲减退等全身症状，常有咽喉痛及干咳，可有鼻塞、流涕及胸骨后不适等。颜面潮红，眼外眦部球结膜轻度充血。如未出现并发症，多呈自限性过程，多于发病3～4天后体温逐渐恢复，全身症状好转，但咳嗽及体力的恢复常需1～2周。轻症者如普通感冒，症状轻，2～3天可恢复。

(2) 中毒型流感：极少见，表现为高热、休克及弥漫性血管内凝血(DIC)等，病死率高。

(3) 胃肠型流感：除发热外，以呕吐、腹泻为显著特点，儿童多于成人。2～3天即可恢复。

2. 特殊人群的临床表现

(1) 儿童：在流感流行季节，超过40%的学龄前儿童及30%的学龄儿童罹患流感。一般健康儿童感染流感病毒可能表现为轻型流感，主要症状为发热、咳嗽、流涕、鼻塞、咽痛及头痛，少部分出现肌痛、呕吐及腹泻。婴幼儿流感的临床症状往往不典型，可出现高热惊厥。新生儿流感少见，但易合并肺炎，常有败血症表现，如嗜睡、拒奶、呼吸暂停等。在小儿，流感病毒引起的喉炎、气管炎、支气管炎、毛细支气管炎、肺炎及胃肠道症状较成人常见。

(2) 老年人：指65岁以上的流感患者。因老年人常常存有呼吸系统及心血管系统等的原发病，因此老年人感染流感病毒后病情多较重，病情进展快，肺炎发生率高于青壮年人。其他系统损伤主要包括流感病毒性心肌炎导致的心电图异常、心功能衰竭及急性心肌梗死，也可并发脑炎及血糖控制不佳等。

(3) 妊娠妇女：中晚期妊娠妇女感染流感病毒后除发热、咳嗽等症状外，易发生肺炎，可迅速出现呼吸困难、低氧血症甚至ARDS，可导致流产、早产、胎儿窘迫及胎死宫内。可加重原有基础疾病，病情严重者可以导致死亡。发病2天内未行抗病毒治疗者病死率明显增加。

(4) 免疫功能缺陷人群：免疫功能缺陷人群如器官移植人群、艾滋病患者及长期使用免疫抑制剂者，感染流感病毒后发生重症流感的危险性明显增加，由于易出现流感病毒性肺炎，发病后可迅速出现发热、咳嗽、呼吸困难及发绀，病死率高。

3. 重症病例的临床表现

(1) 流感病毒性肺炎：季节性甲型流感(H1N1、H2N2和H3N2等)所致的病毒性肺炎主要发生于婴幼儿、老年人、慢性心肺疾病及免疫功能低下者。2009年甲型H1N1流感还可在青壮年、肥胖人群、有慢性基础疾病者和妊娠妇女等人群中引起严重的病毒性肺炎，部分患者发生难治性低氧血症。人感染高致病性禽流感病毒引起的肺炎常可发展成急性肺损伤(acute lung injury, ALI)或ARDS，病死率高。

(2) 肺外表现：①心脏损害：心脏损伤不常见，主要有心肌炎及心包炎，可见肌酸激酶水平升高，心电图异常，而肌钙蛋白异常少见，多可恢复，重症病例可出现心力衰竭；②神经系统损伤：包括脑脊髓炎、横断性脊髓炎、无菌性脑膜炎、局灶性神经功能紊乱及急性感染性脱髓鞘性多发性神经根神经病(吉兰-巴雷综合征，Guillain - Barré syndrome)；③肌炎和横纹肌溶解综合征：在流感中罕见，主要症状有肌无力及肾功能衰竭，肌酸激酶水平升高。危重症患者可发展为多器官功能衰竭(MODF)和DIC等，甚至死亡。

4. 并发症

(1) 继发细菌性肺炎：发生率为5%～15%。流感发病后2～4天病情进一步加重，或在流感恢复期病情反而加重，出现高热、剧烈咳嗽、咳脓性痰及呼吸困难，肺部可闻及湿性啰音及肺实变体征。外周血白细胞总数和中性粒细胞显著增多，以肺炎链球菌、金黄色葡萄球菌，尤其是耐甲氧西林金黄色葡萄球菌(methicillin-resistant staphylococcus aureus, MRSA)或流感嗜血杆菌等为主。

(2) 其他病原菌感染所致肺炎：包括衣原体、支原体、嗜肺军团菌及真菌(如曲霉)等，对流感患者的肺炎经常规抗感染治疗无效时，应考虑到真菌感染的可能。

(3) 其他病毒性肺炎：常见的有鼻病毒、冠状病毒、呼吸道合胞病毒及副流感病毒等，在COPD患者中发生率高，并可使病情加重，临床上难以和流感病毒引起的肺炎鉴别，相关病原学和血清学检测有助于鉴别诊断。

(4) 急性脑病合并内脏脂肪变性综合征(Reye综合征)：偶见于14岁以下的儿童，尤其是使用阿司匹林等水杨酸类解热镇痛药物者。

(二) 影像学表现

多数患者不累及肺脏。发生肺炎者影像学检查可见斑片状、多叶段渗出性病灶；进展迅速者，可发展为双肺弥漫性渗出性病变或实变，个别病例可出现胸腔积液。

(三) 实验室检查

1. 一般实验室检查

(1) 外周血象：白细胞总数一般不高或降低。

(2) 血液生化检查：部分病例出现低钾血症，少数病例肌酸激酶、天冬氨酸转移酶、丙氨酸转移酶、乳酸脱氢酶及肌酐等升高。

2. 病原学相关检查

主要包括病毒分离、病毒抗原、核酸和抗体检测。病毒分离为实验室检测的“金标准”；病毒的抗原和核酸检测可以用于病例的早期诊断；抗体检测可以用于回顾性调查，但对病例的早期诊断意义不大。有关检测方法可从国家流感中心网站(www. cnic. org. cn)下载全国流感监测技术指南，已获国家食品药品监督管理局批准的检测试剂可参考产品说明书(www. sfda. gov. cn)。

(1) 病毒核酸检测：以逆转录PCR(RT-PCR)，最好采用时实RT-PCR法检测呼吸道病毒标本(咽拭子、鼻拭子、鼻咽或气管抽取物、痰)中的流感病毒核酸。病毒核酸检测的特异度和敏感度最好，且能快速区分病毒类型和亚型，一般能在4～6小时内获得结果。

(2) 病毒分离培养：从呼吸道标本中分离出流感病毒。在流感流行季节，建议流感样病例快速抗原诊断和免疫荧光法检测阴性的患者也应进行病毒分离。

(3) 病毒抗原检测(快速诊断试剂检测)：快速抗原检测方法可采用免疫荧光方法检测呼吸道病毒标本(咽拭子、鼻拭子、鼻咽或气管抽取物中的黏膜上皮细胞)，使用单克隆抗体区分甲、乙型流感，一般可在数小时内获得结果。其他还有胶体金试验(免疫层析法原理)，一般可在10～30分钟获得结果。对快速检测结果的解释应结合患者的流行病学史和临床症状综合考虑：在非流行期，阳性筛查结果有可能是假阳性；在流行期，阴性的筛查结果可能是假阴性；这两种情况均应考虑使用RT-PCR或病毒分离培养进一步确认。

(4) 血清学诊断：检测流感病毒特异性IgM和IgG抗体水平。动态检测的IgG抗体恢复期比急性期4倍或4倍以上升高有回顾性诊断意义。

六、诊断

(一) 需要考虑流感的临床情况

(1) 在流感流行时期，出现下列情况之一，需要考虑是否为流感：①发热伴咳嗽和(或)咽痛等急性呼吸道症状；②发热伴原有慢性肺部疾病急性加重；②婴幼儿和儿童发热，未伴其他症状和体征；④老年人(年龄≥65岁)新发生呼吸道症状，或出现原有呼吸道症状加重，伴或未伴发热；⑤重病患者出现发热或低体温。

(2) 在任何时期，出现发热伴咳嗽和(或)咽痛等急性呼吸道症状，并且可以追踪到与流感相关的流行病学史，如患者发病前7天内曾到过有流感暴发的单位或社区，与流感可疑病例共同生活或有密切接触，从有流感流行的国家或地区旅行归来等。

(二) 需要进行病原学检查的病例

若有条件，对出现以上情况的病例，可进行病原学检查以确诊。对于确诊与否会对临床处理产生影响的病例，宜积极进行病原学检查：①需决定是否应及时启动抗病毒治疗的高危病例；②是否确诊对进行其他诊断检查有影响的病例；③需决策是否应用抗生素治疗的病例；④等待诊断结果实施相应感染控制措施的病例；⑤进行流行病学采样调查的病例。

(三) 确诊标准

具有以下1种或1种以上病原学检测结果阳性的患者，可以确诊为流感：(1) 流感病毒核酸检测阳性(可采用实时RT-PCR和RT-PCR方法)；(2) 流感病毒快速抗原检测阳性(可采用免疫荧光法和胶体金法)，需结合流行病学史进行综合判断；(3) 流感病毒分离培养阳性；(4) 急性期和恢复期双份血清的流感病毒特异性IgG抗体水平呈4倍或4倍以上升高。

(四) 重症流感的判断标准

流感病例出现下列1种或1种以上情况者为重症流感病例：①意识改变：反应迟钝、嗜睡、躁动及惊厥等；②呼吸困难和(或)呼吸频率加快：成人及5岁以上儿童>30次/分，1—5岁>40次/分，2～12月龄>50次/分，新生儿至2月龄>60次/分；③严重呕吐、腹泻，出现脱水表现；④少尿：成人尿量<400 ml/24 h，

小儿尿量<0.8 ml·kg^{-1}·h^{-1},或每日尿量婴幼儿<200 ml/m^2,学龄前儿童<300 ml/m^2,学龄儿童<400 ml/m^2,14岁以上儿童<17 ml/m^2,或出现急性肾功能衰竭;⑤血压<90/60 mm Hg(1 mm Hg=0.133 kPa);⑥动脉血氧分压(PaO_2)<60 mm Hg或氧合指数<300 mm Hg;⑦X线胸片显示双侧或多肺叶浸润影,或入院48 h内肺部浸润影扩大≥50%;⑧肌酸激酶及其同工酶等水平迅速升高;⑨原有基础疾病明显加重,出现脏器功能不全或衰竭。

七、鉴别诊断

(一) 普通感冒

流感的临床症状无特殊性,易与普通感冒相混淆。通常,流感的全身症状比普通感冒重,追踪流行病学史有助于鉴别;普通感冒的流感病原学检测阴性,或可找到相应的感染原证据。两者的鉴别要点见表1。

表1　流感和普通感冒的主要区别与特点

因素	流感	普通感冒
致病原	流感病毒	鼻病毒、冠状病毒等
流感病原学检测	阳性	阴性
传染性	强	弱
发病季节性	有明显季节性(我国北方为11月至次年3月多发)	季节性不明显
发热程度	多高热(39~40℃),可伴寒战	不发热或轻、中度发热,无寒战
发热持续时间(天)	3~5	1~2
全身症状	重,头痛、全身肌肉酸痛、乏力	轻或无
病程(天)	5~10	5~7
并发症	可合并中耳炎、肺炎、心肌炎、脑膜炎或脑炎	少见

(二) 其他类型上呼吸道感染

包括急性咽炎、扁桃体炎、鼻炎和鼻窦炎。感染灶与症状主要限于相应部位。局部分泌物流感病原学检查阴性。

(三) 下呼吸道感染

流感有咳嗽症状或合并气管支气管炎时需与急性气管支气管炎相鉴别;合并肺炎时需要与其他肺炎,包括细菌性肺炎、衣原体肺炎、支原体肺炎、病毒性肺炎、真菌性肺炎及肺结核等相鉴别。根据临床特征可作出初步判断,病原学检查可确诊。

(四) 其他非感染性疾病

流感还应与伴有发热,特别是伴有肺部阴影的非感染性疾病相鉴别,如结缔组织病、肺栓塞及肺部肿瘤等。

八、治疗

(一) 基本原则

(1) 根据病情严重程度评估确定治疗场所:(1)住院治疗标准(满足下列标准1条或1条以上):①妊娠中晚期妇女;②基础疾病明显加重,如COPD、糖尿病、慢性心功能不全、慢性肾功能不全及肝硬化等;③符合重症流感诊断标准;④伴有器官功能障碍。(2)非住院患者居家隔离,保持房间通风,充分休息,多饮水,饮食应当易于消化和富有营养。密切观察病情变化,尤其是老年和儿童患者。

(2) 在发病36小时或48小时内尽早开始抗流感病毒药物治疗:虽然有资料表明发病48小时后使用神经氨酸酶抑制剂亦有效,但大多数研究结果证明早期治疗疗效更为肯定。

(3) 避免盲目或不恰当使用抗菌药物:仅在流感继发细菌性肺炎、中耳炎和鼻窦炎等时才有使用抗生素的指征。从1918年西班牙流感至2009年甲型H1N1流感的研究结果均表明,流感继发细菌性肺炎最常见的病原菌为肺炎链球菌、金黄色葡萄球菌及流感嗜血杆菌等,类似社区获得性肺炎者可选用阿莫西林、阿莫西林/克拉维酸、二代或三代头孢菌素(头孢曲松、头孢噻肟)或喹诺酮类。如果所在地区MRSA分离率高,特别是存在社区相关性甲氧西林耐药金黄色葡萄球菌(CA-MRSA)时,应使用糖肽类或利奈唑胺类药物;倘若病情不重,根据药敏试验结果亦可选用价格低廉的磺胺甲噁唑/甲氧苄啶或克林霉素。2009年发生甲型H1N1流感时,原发性病毒性肺炎较继发细菌性肺炎更常见,应注意二者的鉴别。一般地说,中、后期(≥5天)出现的肺炎,影像学检查呈叶、段分布的局限性或融合性肺部浸润或实变影(而非弥漫性间质性病变),临床上出现持续发热、咳黄色脓痰,提示细菌性肺炎,需要使用抗生素,药物选择原则如前述。重症流感住院期间(包括应用机械通气期间)发生肺炎,则按医院获得性肺炎(含呼吸机相关性肺炎)恰当、合理地选用抗生素。

(4) 合理使用对症治疗药物:与普通感冒不同,目前已有特异性抗流感病毒药物。流感患者只要早期应用抗病毒药物,大多不再需要对症治疗(解热镇痛、缓解鼻黏膜充血、抗过敏及止咳等药物)。如果使用,应提高针对性,不一定都用复方制剂。儿童忌用阿司匹林或含阿司匹林的药物以及其他水杨酸制剂,因为此类药物与流感的肝脏和神经系统并发症即 Reye 综合征相关，偶可致死。

（二）抗流感病毒药物治疗

1. 应用指征

（1）推荐使用：①凡实验室病原学确认或高度怀疑流感且有发生并发症高危因素的成人和儿童患者，不论基础疾病、流感疫苗免疫状态以及流感病情严重程度如何，均应在发病 48 小时内给予治疗；②实验室确认或高度怀疑流感以及需要住院的成人和儿童患者，不论基础疾病、流感疫苗免疫状态如何，如果发病 48 小时后标本流感病毒检测阳性，亦推荐应用抗病毒药物治疗。

（2）考虑使用：①临床怀疑流感存在并发症高危因素、发病＞48 小时病情没有改善和 48 小时后标本检测阳性的成人和儿童流感门诊患者；②临床高度怀疑或实验室确认流感、没有并发症危险因素、发病＜48 小时就诊的患者且希望缩短病程并进而减低可能出现并发症的危险性，或者与流感高危并发症患者有密切接触史的门诊患者可考虑使用抗病毒药物治疗，其中症状显著且持续＞48 小时的患者也可从抗病毒治疗中获益，但其安全性和疗效尚无前瞻性研究结果。

2. 药物

（1）神经氨酸酶抑制剂：作用机制是阻止病毒由被感染细胞释放和入侵邻近细胞，减少病毒在体内的复制，对甲、乙型流感均具活性。在我国上市的有奥司他韦（oseltamivir）和扎那米韦（zanamivir），最近在日本等部分国家被批准静脉使用的帕那米韦（peramivir）和那尼纳米韦（laninamivir）目前在我国还没有上市。大量临床研究结果显示，神经氨酸酶抑制剂能有效缓解流感患者的症状，缩短病程和住院时间，减少并发症的发生，节省医疗费用，并有可能降低某些人群的病死率，特别是在发病 48 小时内早期使用。奥司他韦为口服剂型，批准用于＞1 岁的儿童和成人，＜1 岁的儿童其安全性和有效性缺少足够资料；不良反应包括胃肠道症状、咳嗽、支气管炎、头晕、疲劳以及神经系统症状（头痛、失眠、眩晕），曾有抽搐和神经精神障碍的报道，主要见于儿童和青少年，但不能确定与药物的因果关系。此外，偶有皮疹、过敏反应和肝胆系统异常。扎那米韦为粉雾吸入剂，用于＞5 岁（英国）或 7 岁（美国）的儿童和成人，对照研究结果证明其与奥司他韦疗效没有差别。偶可引起支气管痉挛和过敏反应，对有支气管哮喘等基础疾病的患者要慎重，其他不良反应较少。

（2）M_2 离子通道阻滞剂：阻断流感病毒 M_2 蛋白的离子通道，从而抑制病毒复制，但仅对甲型流感病毒有抑制作用。包括金刚烷胺（amantadine）和金刚乙胺（rimantadine），神经系统不良反应有神经质、焦虑、注意力不集中和轻度头痛等，多见于金刚烷胺；胃肠道反应有恶心、呕吐，大多比较轻微，停药后可迅速消失。

（3）儿童用药剂量与成人不同，疗程相同。在紧急情况下，对于＞3 个月的婴儿可使用奥司他韦。即使时间超过 48 小时，也应进行抗病毒治疗。

3. 关于耐药、临床用药的选择和用法

抗流感病毒药物治疗是流感治疗最基本和最重要的环节。但流感病毒很容易产生耐药毒株，备受关注。甲型流感病毒对 M_2 离子通道阻滞剂早有耐药，目前我国和全球的监测资料均表明，几乎 100％的季节性甲型流感病毒（H1N1、H3N2）和 2009 年甲型 H1N1 流感病毒对烷胺类药物耐药；曾有报道超过 80％的季节性甲型流感病毒（H1N1）对奥司他韦耐药，但对扎那米韦仍然敏感；季节性甲型流感病毒（H3N2）、2009 年甲型 H1N1 流感病毒对奥司他韦和扎那米韦仍然敏感；H5N1 人禽流感病毒对这两类药物的耐药比例较低。流感病毒容易产生变异而导致对抗病毒药物产生耐药。季节性甲型流感病毒（H1N1）对奥司他韦和金刚烷胺双重耐药的比例在近几年有所上升，耐药株可在人与人之间传播，因此医生在临床用药时应尽量参考当地流行的病毒类型、亚型以及耐药监测资料。我国的耐药监测资料可参见国家流感中心流行信息网站（www.cnic.org.cn）的监测信息周报。由于病毒亚型鉴定和耐药监测尚不普及，耐药对临床疗效的影响缺少评估，因此在耐药数据不清楚的情况下，甲型流感病毒可选用扎那米韦、奥司他韦、金刚乙胺和金刚烷胺；乙型流感病毒可选用奥司他韦或扎那米韦。

抗流感病毒药物推荐剂量和用法见表 2。有人主张重症患者奥司他韦治疗剂量应加倍，疗程延长至 10 d，如有可能，可考虑静脉注射扎那米韦。临床用药时应及时从中国国家食品药品监督管理局获得最新的抗流感病毒药物信息（www.sfda.gov.cn）。

表 2　成人和儿童抗流感病毒药物治疗及预防推荐用量及用法

药物	年龄组	治疗	预防
神经氨酸酶抑制剂			
奥司他韦	成人	75 mg，2 次/天，疗程 5 天	75 mg，1 次/天，疗程见“预防”

(续表)

药物	年龄组	治疗	预防
	儿童≤1岁,体重		
	≤15 kg	60 mg/d,2次/天	30 mg,1次/天
	15~23 kg	90 mg/d,2次/天	45 mg,1次/天
	24~40 kg	120 mg/d,2次/天	60 mg,1次/天
	>40 kg	150 mg/d,2次/天	75 mg,1次/天
	6~11个月	50 mg/d,2次/天	25 mg,1次/天
	3~5个月	40 mg/d,2次/天	20 mg,1次/天
	<3个月	24 mg/d,2次/天	无推荐剂量
扎那米韦	成人	10 mg(5 mg/粒)吸入,2次/天	10 mg(5 mg/粒)吸入,1次/天
	儿童	10 mg(5 mg/粒)吸入,2次/天(>7岁)	10 mg(5 mg/粒)吸入,1次/天(>5岁)
M_2离子通道阻滞剂			
金刚乙胺	成人	200 mg/天,1次或分2次	同治疗量
	儿童(岁)		
	1~9	$5\ mg\cdot kg^{-1}\cdot d^{-1}$($6.6\ mg\cdot kg^{-1}\cdot d^{-1}$)[a],1次或分2次,不超过150 mg/d	$5\ mg\cdot kg^{-1}\cdot d^{-1}$($6.6\ mg\cdot kg^{-1}\cdot d^{-1}$)[a],1次,不超过150 mg/d
	≥10	200 mg/d,1次或分2次	同治疗量
金刚烷胺	成人	200 mg/d,1次或分2次	同治疗量
	儿童(岁)		
	1~9	$5\sim8\ mg\cdot kg^{-1}\cdot d^{-1}$,1次或分2次(不超过150 mg/d),用至症状消失后24~48小时	$5\sim8\ mg\cdot kg^{-1}\cdot d^{-1}$,1次或分2次(不超过150 mg/d)
	≥10	200 mg/d,1次或分2次	同治疗量

注:[a]括号内为指南中推荐剂量

(三)重症病例的治疗

治疗原则:积极治疗原发病,防治并发症,并进行有效的器官功能支持。

呼吸支持:重症肺炎是流行性感冒最常见且严重的并发症,可以导致死亡。大约30%的死亡病例继发细菌性感染。常见的死亡原因有呼吸衰竭、难治性休克和多器官功能衰竭。

1. 氧疗

低氧血症的患者应及时给予氧疗,保证脉搏氧饱和度(SpO_2)>90%(如能维持在93%以上更为安全),特殊情况(如孕妇)SpO_2应维持在92%~95%以上。在高原地区的人群,诊断低氧的标准不同,SpO_2的水平应相应调整。动态观察患者的情况,若氧疗后患者氧合状态未得到预期改善,呼吸困难加重或肺部病变进展迅速,应及时评估并决定是否实施机械通气,包括无创通气或有创通气。

2. 机械通气

重症流感患者病情进展迅速,从出现首发症状至住院时间为2~7天,10%~30%的住院患者在住院当天或者住院1~2天内即转到ICU治疗。在这些重症患者中,肺部是最常受累的脏器之一,表现为迅速发展的重症肺炎,出现ALI或者进展为急性ARDS。在需要行机械通气的重症流感患者,可参照ARDS患者通气的相关指南进行:

(1)无创正压通气(non invasive ventilation,NIV):严重的呼吸衰竭,特别是ALI/ARDS患者是否首选NIV目前尚缺乏循证医学证据。在COPD急性加重期、急性心源性肺水肿和免疫功能抑制的患者,NIV早期应用可减少气管插管的使用,改善患者的预后。对于NIV在2009年甲型H1N1流感呼吸衰竭病例中的应用,国内已有多个医疗机构进行了初步探讨,取得了良好的效果和初步的认可。早期重症患者若应用面罩吸氧(流量>5 L/min),SpO_2≤93%或PaO_2≤65 mmHg,氧合指数<300 mmHg,呼吸频率>30次/分或自觉呼吸窘迫,建议早期选择无创通气支持。COPD急性加重期、急性心源性肺水肿和免疫功能抑制的患者，若被诊断为流感和出现呼吸衰竭，应尽早施行 NIV。无创通气的过程中建议选择全面罩。在进行无创通气期间应严密监测，一旦发现患者不能从无创通气中获益，且可能因为延迟有创通气而带来不良后果时，应尽早改用有创通气。通常建议若经过 2～4 小时的规范无创通气后，患者病情仍恶化，如吸氧浓度≥60%，而 PaO_2 仍然不能改善，氧合指数≤200 mmHg 或进行性下降，呼吸窘迫不能缓解，应及时改用有创通气。

（2）有创机械通气：①有创机械通气的适应证：如呼吸窘迫、低氧血症、常规氧疗和无创通气失败等具体标准；②有创机械通气的设定：重症流感患者引起的 ALI/ARDS，可按照 ARDS 相关指南进行机械通气，通常应采用肺保护性通气策略，使用容量或压力控制模式，用小潮气量进行通气，潮气量≤6 ml/kg（实际体重）；初始治疗适当使用较高浓度的吸入氧，尽快缓解患者的缺氧状态，根据脉搏/氧饱和度情况逐步降低氧浓度；呼气末正压通气（PEEP）常设置的范围为 5～12 cm H_2O（1 cm H_2O = 0.098 kPa），一般≤15 cm H_2O，个别严重氧合功能障碍的患者可以>15 cm H_2O，但不超过 20 cm H_2O。也可以根据压力-容积曲线（P－V 曲线）和血流动力学情况进行调节，或根据 ARDS 协作网（ARDSnet）提供的吸入氧浓度与 PEEP 的匹配表进行；控制平台压≤30 cm H_2O；对于难治性低氧患者可考虑肺复张和俯卧位通气；③有创机械通气过程中应注意的问题：密切监测通气过程中的生命体征与参数变化，防止出现气压伤或气胸；充分镇静，以利于减少呼吸机相关性肺损伤；初始治疗从较高浓度氧开始，视病情逐渐降低吸氧分数；减少不必要的气道吸引，以免影响 PEEP 水平；防止呼吸机相关性肺炎的发生；需高度重视液体管理，目前有关 ARDS 的治疗证据提示，如未伴有循环动力学的不稳定，采用适当的保守液体管理方案有利于患者病情的控制，同时，重症流感患者也应注意避免低容量的发生，保证血流动力学稳定。

（3）体外膜肺（extracorporeal membrane oxygenation，ECMO）：ECMO 在成人 ARDS 中的应用争议较大。因流感病毒肺炎引起的重症 ARDS，当有创机械通气支持不能改善氧合状态的情况下，ECMO 可作为挽救和维持生命的呼吸支持措施，尤其在急性呼吸衰竭的因素得到纠正的病例，ECMO 替代治疗的应用价值更大。在 2009 年甲型 H1N1 流感流行期间，国内外均有使用 ECMO 成功救治严重氧合功能障碍的危重患者的报道。

3. 循环支持

难治性休克属于流感患者最常见的死因之一。流感患者的休克多见于感染性休克，但也可见于心源性休克。流感病毒对心脏的直接损害比较少见，但报道流感病毒可导致心肌炎和心包炎；流感病毒启动促炎因子释放，间接对心脏造成损害，使原有的心脏基础疾病加重。在重症流感病例，直接和间接的因素均可导致心源性休克。

感染性休克的治疗：

（1）重视早期液体复苏：一旦临床诊断感染或感染性休克，应尽快积极进行液体复苏，6 小时内达到复苏目标：①中心静脉压（CVP）为 8～12 mmHg；②平均动脉压>65 mmHg；③尿量>0.5 $ml \cdot kg^{-1} \cdot h^{-1}$；④中心静脉血氧饱和度（$ScvO_2$）或静脉血氧饱和度（$SvO_2$）>70%，若液体复苏后 CVP 达 8～12 mmHg，而 SvO_2 或 $ScvO_2$ 仍未达到 70%，需输注浓缩红细胞使血细胞比容达到 30%以上，或输注多巴酚丁胺以达到复苏目标。

（2）血管活性药物、正性肌力药物：去甲肾上腺素及多巴胺均可作为感染性休克治疗首选的血管活性药物，小剂量多巴胺未被证明具有肾脏保护及改善内脏灌注的作用，多巴酚丁胺一般用于感染性休克治疗中经过充分液体复苏后心脏功能仍未见改善的患者。

（3）对于依赖血管活性药物的感染性休克患者，可应用小剂量糖皮质激素。

（4）ARDS 合并休克时，一是要积极抗休克治疗，二是要高度重视液体管理，在保证循环动力学稳定的情况下，适当负平衡对患者有利。

心源性休克的治疗应遵循 ABC 原则：补充血容量、应用血管活性药物及正性肌力药物，给予机械性辅助循环支持（如主动脉内球囊反搏）。

肾脏支持：流感重症患者中，肾脏也是常受累的器官，表现为急性肾功能衰竭，多为肾前性和肾性因素引起。急性肾功能衰竭可使患者的病死率增加 10%～60%。合并急性肾功能衰竭的 ARDS 患者可采用持续静脉-静脉血液滤过或间断血液透析治疗。肾脏替代治疗有助于合并急性肾功能不全的 ARDS 患者的液体管理。对血流动力学不稳定患者，持续肾脏替代治疗可能更有利。

糖皮质激素治疗重症流感患者目前尚无循证医学依据。对感染性休克需要血管加压药物治疗的患者可考虑使用小剂量激素。在流感病毒感染的患者，全身使用大剂量激素会带来严重的副作用，如继发感染和增加病毒的复制，因此，仅在动力学不稳定时使用，一般的剂量为氢化考的松 200～300 mg/d，甲泼尼龙 80～120 mg/d。儿童剂量：氢化可的松 5～10 $mg \cdot kg^{-1} \cdot d^{-1}$ 静脉滴注；甲泼尼龙 1～2 $mg \cdot kg^{-1} \cdot d^{-1}$ 静脉滴注。

其他支持治疗：流感病毒除累及肺脏、心脏和肾脏外，还可累及全身其他脏器，如脑膜炎和神经肌肉等。此外，炎症反应可导致多器官功能障碍综合征，也是患者死亡的主要原因。出现其他脏器功能损害时应给予相应的支持治疗。对重症流感病例要重视营养支持，注意预防和治疗胃肠功能衰竭。纠正内环境紊乱，尤其是电解质紊乱及代谢性酸中毒。

(四) 中医治疗

1. 轻症

(1) 风热犯卫：

1) 主症：发病初期，发热或未发热，咽红不适，轻咳少痰，微汗。

2) 舌脉：舌质红，苔薄或薄腻，脉浮数；

3) 治法：疏风清热：①基本方药：银花、连翘、桑叶、菊花、炒杏仁、浙贝母、荆芥、牛蒡子、芦根、薄荷(后下)、生甘草；②煎服法：水煎服，每剂水煎 400 ml，每次口服 200 ml，2 次/天，必要时可日服 2 剂，200 ml，1 次/6 小时口服；③加减：苔厚腻加藿香、佩兰，腹泻加黄连、木香；④常用中成药：疏风解毒胶囊、银翘解毒类、双黄连类口服制剂等。

(2) 风寒束表：

1) 主症：发病初期，恶寒，发热或未发热，身痛头痛，鼻流清涕，无汗。

2) 舌脉：舌质淡红，苔薄而润。

3) 治法：辛温解表：①基本方药：炙麻黄、炒杏仁、桂枝、葛根、炙甘草、羌活、苏叶；②煎服法：水煎服，每剂水煎 400 ml，每次口服 200 ml，2 次/天，必要时可日服 2 剂，200 ml，1 次/6 小时口服；③常用中成药：九味羌活颗粒、散寒解热口服液。

(3) 热毒袭肺：

1) 主症：高热、咳嗽、痰黏及咳痰不爽、口渴喜饮、咽痛、目赤。

2) 舌脉：舌质红苔黄或腻，脉滑数。

3) 治法：清肺解毒：①基本方药：炙麻黄、杏仁、生石膏(先煎)、知母、芦根、牛蒡子、浙贝母、金银花、青蒿、薄荷、瓜蒌、生甘草：②煎服法：水煎服，每剂水煎 400 ml，每次口服 200ml，2 次/天，必要时可日服 2 剂，200 ml，1 次/6 h 口服；③加减：便秘加生大黄；④常用中成药：连花清瘟胶囊、莲花清热泡腾片及小儿豉翘清热颗粒等；⑤注意：以上方药、用量供参考使用，儿童用量酌减，有并发症、慢性基础病史的患者随证施治。

2. 危重症

(1) 热毒壅肺：

1) 主症：高热、咳嗽、咳痰、气短喘促或心悸、躁扰不安、口唇紫暗、舌暗红、苔黄腻或灰腻，脉滑数。

2) 治法：清热泻肺，解毒散瘀：①基本方：炙麻黄、生石膏、炒杏仁、知母、全瓜蒌、黄芩、浙贝母、生大黄、桑白皮、丹参、马鞭草；②煎服法：水煎 400 ml，每次 200 ml，口服，4 次/天，病情重不能口服者可进行结肠灌注，用量和次数同上；③加减：持续高热，神昏谵语者加服安宫牛黄丸；抽搐者加羚羊角、僵蚕、广地龙等；腹胀便结者加枳实、元明粉。

(2) 正虚邪陷：

1) 主症：呼吸急促或微弱，或辅助通气，意识淡漠甚至昏蒙，面色苍白或潮红，冷汗自出或皮肤干燥，四肢不温或逆冷，口燥咽干，舌暗淡，苔白，或舌红绛少津，脉微细数，或脉微弱。

2) 治法：扶正固脱：①基本方药：偏于气虚阳脱者选用人参、制附子、干姜、炙甘草、山萸肉等；偏于气虚阴脱者可选用红人参、麦冬、五味子、山萸肉、生地、炙甘草等；②煎服法：水煎 400 ml，每次 200 ml，口服，4 次/天，病情重不能口服者可进行结肠灌注，用量和次数同上；③加减：若仍有高热者加用安官牛黄丸。

3. 中医预防

(1) 人群预防参见“预防”。

(2) 与流感患者有明确接触者：①儿童、青壮年，身体强壮者可用下方：金银花 6 g，大青叶 6 g，薄荷 3 g，生甘草 3 g，水煎服，每日 1 剂，连服 5 天；②老年体弱者可用下方：党参 6 g，苏叶 6 g，荆芥 6 g，水煎服，每日 1 剂，连服 5 天。

九、预防

季节性流感在人与人间的传播能力很强，与有限的有效治疗措施相比积极防控更为重要。

(一) 加强个人卫生知识的宣传教育

(1) 保持室内空气流通，流行高峰期避免去人群聚集场所。

(2) 咳嗽、打喷嚏时应使用纸巾等，避免飞沫传播。

(3) 经常彻底洗手，避免脏手接触口、眼、鼻。

(4) 流行期间如出现流感样症状应及时就医，并减少接触他人，尽量居家休息。

(二) 机构内暴发流行的防控

当流感已在社区流行时，同一机构内如在 72 小时内有 2 人或 2 人以上出现流感样症状时应警惕，积极进行病原学检测。一旦确诊应要求患者入院治疗或居家休养，做好个人卫生，尽量避免或减少与他人接触。当确认为机构内暴发后，应按传染病防治法及突发公共卫生应急条例中的有关规定执行。医院内感染暴发时，有关隔离防护等措施应参照全国流感监测技术指南的有关规定执行。

(三) 接种流感疫苗

接种流感疫苗是其他方法不可替代的最有效预防

流感及其并发症的手段。疫苗需每年接种方能获有效保护，疫苗毒株的更换由 WHO 根据全球监测结果决定。我国有关疫苗接种的技术指导意见参见国家流感中心网站信息（www . cnie. org. cn）。

1. 优先接种人群

（1）6～59 个月龄婴幼儿；

（2）≥60 岁老人；

（3）患慢性呼吸道疾病、心血管病、肾病、肝病、血液病及代谢性等疾病的成人和儿童；

（4）免疫功能抑制的成人和儿童；

（5）生活不能自理者和因神经系统疾患等自主排痰困难且有上呼吸道分泌物等误吸风险者；

（6）长期居住疗养院等慢性疾病护理机构者；

（7）计划在流感季节怀孕的妇女。

2. 推荐接种人群

（1）医疗卫生保健工作人员；

（2）敬老院、疗养院等慢性疾病护理机构工作人员；

（3）患流感后并发症风险高人群（如婴幼儿、老人、慢性病患者、免疫功能抑制者）的家庭成员和看护人员。

3. 禁忌者

（1）对卵蛋白或任何疫苗过敏者；

（2）中、重度急性发热者；

（3）曾患吉兰-巴雷综合征者；

（4）医生认为不能接种流感疫苗者。

4. 接种方法和时机

（1）从未接种过流感疫苗或前 1 年仅接种 1 剂的 6 月龄至 9 岁的儿童应接种 2 剂，间隔 4 周，以后每年在流感高发季节前接种 1 剂，其他人群每年 1 剂；

（2）接种途径为肌内或深度皮下注射，建议婴幼儿选择大腿外侧肌内注射；

（3）我国大多数地区应在每年 10 月前开始接种。

（四）抗病毒药物预防

药物预防不能代替疫苗接种，只能作为没有接种疫苗或接种疫苗后尚未获得免疫能力的高合并症风险人群的紧急临时预防措施。应选择对流行毒株敏感的抗病毒药物作为预防药物，疗程应由医生决定，一般为 1～2 周。对于那些虽已接种疫苗但因各种原因导致免疫功能抑制，预计难于获得有效免疫效果者，是否要追加抗病毒药物预防及给药时机、疗程、剂量等也应由医生作出判断。

ACYW135 群脑膜炎球菌多糖疫苗应用指南

（中华预防医学会　2013 年）

流行性脑脊髓膜炎（流脑）是脑膜炎奈瑟菌（*Neisseria meningitidis*，*Nm*）感染引起以脑膜炎和败血症为主要临床表现的呼吸道传染病。全球每年流脑发病人数约为 50 万，死亡 5 万，病死率和致残率较高，是大多数国家的重要公共卫生问题。*Nm* 已发现 12 个血清群，几乎所有侵袭性脑膜炎球菌病都是由 A、B、C、Y 和 W135 群感染引起。自 20 世纪以来，不同国家和地区均存在流行菌群变迁现象。我国目前流脑发病控制在较低流行水平，发病以 A 群和 C 群为主，2006 年以后出现 W135 群散发病例报告。我国部分地区 *Nm* 带菌调查显示，健康人群 Y、W135 群血清杀菌抗体水平较低，提示存在发生相关菌群流行的风险。

预防接种是控制流脑最经济、有效的措施。我国从 1980 年代开始广泛使用 A 群流脑多糖疫苗，2007 年将 A 群和 A+C 群流脑多糖疫苗纳入扩大国家免疫规划，2008 年 ACYW135 群流脑多糖疫苗作为第二类疫苗在我国批准使用。为进一步预防控制流脑，指导 ACYW135 群流脑多糖疫苗的使用，中华预防医学会组织国内有关专家，在综合考虑流脑疾病负担、流行特征、疫苗应用效果、我国的儿童免疫程序、WHO 和其他国家关于流脑疫苗接种建议的基础上，根据循证医学原则，制订了《ACYW135 群脑膜炎球菌多糖疫苗应用指南》（简称《指南》），旨在为疾病预防控制专业人员和基层接种人员应用流脑疫苗提供参考及指导。今后将根据我国流脑流行特征、疫苗的应用评价等，适时对《指南》进行修订。

一、脑膜炎球菌病病原体及感染临床特征

Nm 为需氧性革兰阴性双球菌，有荚膜，一般成对（双球菌）出现，细菌细胞壁的脂寡糖成分（LOS）和荚膜是重要的毒力因子。*Nm* 依据荚膜多糖结构，至少可分为 A、B、C、29E、H、I、K、L、W135、X、Y、Z 12 个血清群，其中致病性最强的为 A、B、C、W135 和 Y 群。

流脑是急性呼吸道传染病，人是 *Nm* 的惟一自然宿主。*Nm* 经呼吸道飞沫传播，首先侵入鼻咽腔，形成带菌状态或产生上呼吸道感染症状。携带者通常无症状，当人体抵抗力较弱或细菌毒力较强时，病原体可从鼻咽部黏膜侵入血液，也可侵犯脑和脊髓膜，形成化脓

性脑脊髓膜病变。流脑主要临床表现为突起发热、头痛、呕吐、皮肤瘀斑、瘀点及颈项强直等脑膜刺激征。*Nm* 感染也可表现为败血症,其中暴发型病例病情进展迅速,出现暴发性紫癜、休克等,若不治疗多数病例发生死亡,其中多数出现在发病后 24～48 h 内;即便给予适宜的治疗,病死率仍可高达 10%。流脑存活患者中约 10%～15%遗留明显的神经系统后遗症,包括精神异常、耳聋、瘫痪和惊厥。也可出现大面积组织坏死,需施行切除手术。流脑的发病、死亡、致残等疾病负担较重,暴发和流行会造成较大的社会影响。

二、*Nm* 流行菌群的变迁

(一) 全球 *Nm* 流行菌群的变迁

流脑流行的地域分布极广,几乎遍及各大洲。在撒哈拉以南的"非洲脑膜炎地带"(从塞内加尔直到埃塞俄比亚的广大地区)发病率最高,剧烈流行时报告发病率曾高达 1 000/10 万(或 1%人口),主要是 A 群流脑引起,但也有 C 群、W135 群和 X 群流脑暴发的报告。2001 年在麦加朝圣人群及其接触者中发生 W135 群流脑暴发,随后 W135 群由朝觐者传入多个国家,波及中国和拉丁美洲。W135 群流脑疫情引起 WHO 和多个国家的关注,并在流行国家间强化了卫生检疫和疫苗接种措施。

20 世纪上半叶美国流脑主要流行菌群为 A 群,第二次世界大战期间发病率曾高达 310/10 万。战后 A 群 *Nm* 已基本从美国本土消失,20 世纪 60 年代美国流脑转为 B 群为主,1967 年后以 C 群为主。20 世纪 90 年代中期美国 Y 群流脑急剧增加,Y 群引起的病例比例从 1989—1991 年的 2%上升至 1997—2002 年的 37%。目前美国流脑病例基本是 B、C、Y 群各占三分之一,但 W135 群呈增加趋势,2007 年 W135 群病例占 11%。

欧洲与美国相似,第二次世界大战后 A 群流脑基本消失。目前欧洲流脑发病率为 0.2/10 万至 14/10 万,大多数病例由 B 群所致,特别是在已将 C 群流脑结合疫苗纳入免疫规划的国家。20 世纪 90 年代英国 C 群流脑发病率和病死率升高,并于 1999 年成为第一个将 C 群流脑结合疫苗纳入免疫规划的国家。2000 年以来,W135 群成为法国和英国的第三大流脑流行菌群。2000—2001 年,英国 W135 群病例增加了 25%,主要是在从麦加返回的朝圣者中暴发及传播。英国于 2001 年正式建议朝圣者接种 ACYW135 群脑膜炎球菌多糖疫苗,并于 2002 年将此列为强制性的签证要求。

(二) 我国 *Nm* 流行菌群的变迁

我国历史上流脑的暴发或流行以 A 群为主,建国后曾发生过 4 次较大的 A 群流脑流行,其中 1967 年流脑发病率达 403/10 万。自 1982 年开始在儿童中普遍接种 A 群流脑疫苗,流脑发病率大幅度下降,2000 年后降至 1/10 万以下。

2003 年开始,安徽省连续发生多起 C 群流脑暴发,到 2006 年全国流脑监测网络报告多个省份分离到 C 群流脑菌株,部分地区出现局部暴发。目前已从 26 个省份检出 C 群流脑菌株,其中 20 个省份报告 C 群流脑病例。C 群流脑菌株已成为我国主要的致病菌群之一,并已逐渐成为流行优势菌群。国际旅行的增加和大规模人口流动,可导致不同流脑致病菌群在国家之间和国家内传播,加速流行菌群的变迁。近年来我国出入境人数以年均 10%左右的速度增长,如 2005 年为 3.01 亿人次,2006 年达 3.18 亿人次,旅行者来源地及目的地的数目均在增加。国家质检总局在全球流脑暴发期间曾多次发布公告,要求各地出入境检验检疫部门采取相关措施,注意预防流脑传入中国。2007 年我国将 A 群、A+C 群流脑多糖疫苗纳入儿童免疫规划,最近 5 年我国流脑报告发病率低于 0.1/10 万,控制在全球较低水平。随着我国流脑疫苗的广泛应用,可能会加速流脑流行优势血清群的变迁。

2006—2007 年度广东省首次检出 W135 群菌株,2006 年福建省首次发现 W135 群流脑病例,2007 年以后,广东、湖南、安徽等省相继报告 W135 群流脑病例。至 2011 年,我国广西、上海、江苏、北京、河北等 13 个省份分离到 W135 流脑菌株,其中 11 个省从健康人群中分离出 W135 流脑菌株。研究提示,我国健康人群 W135、Y 群平均抗体滴度和自然阳性率较低。因此,不能忽视该菌群流脑流行的可能风险 。

三、ACYW135 群脑膜炎球菌多糖疫苗

Nm 是全球细菌性脑膜炎最常见的致病菌之一,是惟一能够引起脑膜炎大流行的细菌,接种安全有效的疫苗则是控制流脑惟一的理想措施。在 20 世纪 60 年代后期开始应用 A 群脑膜炎球菌多糖疫苗,此后出现A+C 群多糖疫苗。ACYW135 群脑膜炎球菌多糖疫苗于 1978 年研制成功,1981 年在美国注册上市,我国于 2008 年由国家食品药品监督管理局批准使用。目前全球超过 60 个国家将 C 群流脑结合疫苗、A+C 群流脑多糖或结合疫苗、ACYW135 群脑膜炎球菌多糖疫苗纳入国家免疫规划,为目标儿童或高危人群提供常规免疫或应急免疫,其中 20 多个国家在免疫规划中使用 ACYW135 群脑膜炎球菌多糖疫苗。ACYW135 群脑膜炎球菌多糖疫苗在我国属于第二类疫苗,目前年使用超过 200 万剂。

ACYW135 群脑膜炎球菌多糖疫苗是由 A、C、Y 及 W135 群 *Nm* 培养液,经提取获得的荚膜多糖抗原,

纯化后加入稳定剂冻干而成。每剂含A、C、Y、W135群脑膜炎球菌多糖各50 μg，可对A、C、W135和Y群脑膜炎球菌产生保护性免疫应答，适用于预防A、C、Y和W135群*Nm*引起的感染。

疫苗临床研究证明，接种ACYW135群脑膜炎球菌多糖疫苗可获得相互独立的群特异性免疫应答，接种后10～14天可出现保护性抗体。以往开展的多项对2岁以上人群随机盲法对照Ⅲ期临床试验均显示，接种ACYW135群脑膜炎球菌多糖疫苗后，各年龄组（2～6岁、7～15岁、16～30岁）A、C、Y、W135群杀菌抗体阳转（或4倍增长）率均超过95%；A、C、Y、W135群免疫后杀菌抗体几何平均滴度（GMT）较免疫前均有明显的增加（100～300倍），达到较高水平。多项临床研究结果表明，接种疫苗后各年龄组人群全身和局部反应均较低，常见不良反应为注射部位红肿疼痛，一般持续1～2 d，少数出现发热反应，罕见严重的全身反应和局部反应。

WHO认为，已经证明ACYW135群脑膜炎球菌多糖疫苗对成年人和2岁以上儿童有良好的安全性和满意的免疫原性，并建议使用ACYW135群脑膜炎球菌多糖疫苗进行应急接种以控制流脑暴发，或用于已知具有高风险的人群。

四、ACYW135群脑膜炎球菌多糖疫苗应用建议

（一）疫苗的应用

ACYW135群脑膜炎球菌多糖疫苗作为第二类疫苗，接种单位应遵照国家免疫规划和相关免疫策略，在疾病预防控制机构的指导下，按照“知情同意、自费自愿”的原则，提供预防接种服务。

1. 接种对象

ACYW135群脑膜炎球菌多糖疫苗适用于2周岁以上儿童和成人，尤其推荐高危人群接种。高危人群包括：①旅游或居住在高危地区者，如非洲撒哈拉地区，或前往中东国家的朝圣者；②从事实验室、医疗卫生或疫苗生产工作，可从空气中接触到A、C、Y、W135群脑膜炎球菌；③根据流行病学调查，由国家卫生部和疾病控制中心预测有Y及W135群脑膜炎球菌传染爆发地区的高危人群。

2. 免疫程序

（1）对于2岁以上儿童，如已按照免疫程序接种过2剂A群流脑多糖疫苗（或A+C群结合疫苗），尚未接种A+C群流脑多糖疫苗，可在3、6周岁时各选择接种1剂ACYW135群脑膜炎球菌多糖疫苗。

（2）对于2岁以上儿童，如已按照免疫程序接种过2剂A群流脑多糖疫苗（或A+C群结合疫苗）和1剂A+C群流脑多糖疫苗，可与上一剂A+C群流脑多糖疫苗间隔≥3年，选择接种1剂ACYW135群脑膜炎球菌多糖疫苗。

（3）对于2岁以上儿童，如既往未接种过任何A群流脑多糖、A+C群流脑多糖或结合疫苗，可选择接种1剂ACYW135群脑膜炎球菌多糖疫苗；间隔≥3年后，可选择接种第2剂ACYW135群脑膜炎球菌多糖疫苗。

（4）成人，尤其是高危人群，建议接种1剂ACYW135群脑膜炎球菌多糖疫苗。如果接种1剂疫苗2～3年后抗体水平快速下降，并持续存在暴露的风险，则应考虑初次免疫3～5年内再次接种。

（5）出现Y群和W135群脑膜炎球菌疫情时，建议给易感高危人群应急接种1剂ACYW135群脑膜炎球菌多糖疫苗。应急接种时应努力覆盖所有高危人群，以控制疫情的扩散。应急接种的具体目标人群可通过分析流脑的流行特征来确定。

3. 接种方法

每次1人用剂量为0.5 ml，于上臂外侧三角肌附着处皮下注射。

4. 接种禁忌

①对疫苗的成分过敏者；②癫痫、脑部疾患及有过敏史者；③肾脏病、心脏病、活动性结核患者及HIV感染者；④急性传染病及发热者；⑤妊娠期妇女；⑥具体疫苗接种禁忌参考产品说明书。

5. 与其他疫苗的相互作用

由于存在内毒素量叠加的风险，ACYW135群脑膜炎球菌多糖疫苗不得与百日咳菌体疫苗和伤寒菌体疫苗同时注射。

（二）接种监测和评估

接种ACYW135群脑膜炎球菌多糖疫苗后，接种单位应按照《预防接种工作规范》的要求，记入预防接种卡/簿、接种证，或录入儿童预防接种信息管理系统。

接种单位应每月将ACYW135群脑膜炎球菌多糖疫苗接种情况汇总到“第二类疫苗接种情况报表”进行接种剂次数报告。如为替代A+C群流脑疫苗常规接种，还应在“国家免疫规划疫苗常规接种”相应疫苗和剂次栏目进行接种率监测报告。接种ACYW135群脑膜炎球菌多糖疫苗后，应按照《全国疑似预防接种异常反应监测方案》的要求，开展疑似预防接种异常反应的监测报告、调查诊断和处置等工作。

有条件的疾控机构可组织开展ACYW135群脑膜炎球菌多糖疫苗上市应用后的安全性、流行病学效果和疫苗应用的成本效果评价，指导ACYW135群脑膜炎球菌多糖疫苗的科学使用。

慢性气道疾病患者戒烟治疗专家共识(草案)

(中国医师协会呼吸医师分会)

烟草是人类健康所面临的最大且最可以预防的危险因素,目前全球每年约有500万人死于烟草相关疾病,已成为全球最重要的公共卫生问题,疾病负担已超过艾滋病、结核、疟疾总和。在吸烟导致全身各系统疾病中,与呼吸道疾病关系最密切,其中慢性气道疾患所占比例最高。吸烟与慢性阻塞性肺疾病(COPD)的发生发展密切相关,并严重影响支气管哮喘(以下简称哮喘)的治疗与预后。戒烟是慢性气道疾病患者首要的治疗措施。

虽然大部分吸烟者均已认识到吸烟带来的危害,但对烟草依赖是一种疾病的认识还知之甚少。烟草依赖作为一种疾病早在1997年就被列入疾病分类中,但目前国内外烟草依赖的诊断率普遍较低,其规范化治疗在中国起步更晚。20世纪90年代初,曾在国内部分医院开设戒烟门诊进行烟草依赖治疗,后因种种原因未持续开展。直至2005年,中国签署WHO控烟框架公约,烟草依赖治疗才逐渐开始在国内普及。虽然经过5年的发展,烟草依赖的诊断与治疗仍有待提高。2010年全球成人烟草观察(GATS)中国区调查结果显示,98%以上吸烟者在戒烟时未得到任何医学帮助,戒断成功率低。目前,国内呼吸专科医生对烟草依赖是一种慢性成瘾性疾病的认识,及主动有效劝阻患者戒烟意识有待提高,对伴有慢性气道疾病的吸烟患者规范化戒烟干预方法需要有统一的认识。

2011年中国医师协会呼吸医师分会组织有关专家进行两次认真的讨论,并参照2008年美国公共卫生服务机构出版的烟草使用及依赖治疗临床指南[1],以及近年来国内烟草依赖治疗的经验,撰写了本共识。希望统一吸烟对慢性气道疾病发生、发展及治疗的认识,规范烟草依赖治疗的医学干预模式,供呼吸专科医生参考。

一、呼吸专科医师应积极参与戒烟

在烟草相关的众多疾病死因中,COPD、肺癌、心脏病是吸烟导致死亡的最主要原因,其中COPD、肺癌与呼吸专科医生密切相关。作为呼吸专科医生,不仅要以身作则杜绝吸烟,还应将戒烟治疗作为疾病治疗的一部分,充分应用于临床。

1. 医生以身作则杜绝吸烟

由于医生的职业特点,其吸烟行为在普通人群中将起到非常重要的引导作用。目前,临床男性医生的吸烟率仍与普通男性人群相似,高达50%,其中以外科医生吸烟比例最高。而国内呼吸专科医生的吸烟率虽未统计,但仍有部分医生吸烟,因此,提倡呼吸专科医生首先起表率作用,努力实现杜绝吸烟。

2. 将戒烟作为治疗慢性气道疾病的一部分

慢性气道疾病的治疗涉及疾病危险因素的一级预防和疾病治疗过程中戒烟干预的二级预防。无论是COPD、哮喘等慢性气道疾病,还是肺炎、流行性感冒等急性呼吸道感染,戒烟作为治疗疾病的非常重要的一部分应列入上述疾病的诊疗指南中。因此作为呼吸专科医生,在治疗呼吸道疾病的过程中,应将戒烟作为疾病治疗的整体内容加以重视。

3. 熟练掌握戒烟基本技能

烟草依赖是一种已经明确界定的慢性成瘾性疾病[3],有其特殊的发病机制、临床表现及治疗方法。由于是一种慢性成瘾性疾病,治疗还涉及心理、行为干预及社会环境的改变,对临床医生的专业需要提出更高要求,需要学习和补充相关专业知识。因此,呼吸专科医生在强化吸烟与呼吸科疾病认知的同时,需要提高对烟草依赖这一疾病的认识,学习和掌握规范化烟草依赖专业治疗方法,包括熟悉烟草依赖药物治疗方法、行为干预手段、随访式方法等。

二、吸烟与慢性气道疾病

早在1870年人类就认识到吸烟与肺部疾病的相关性,1950年确认吸烟与肺癌的关系,至20世纪70年代明确吸烟与肺气肿的关系,80年代正式提出吸烟为COPD的主要发病因素。21世纪初,医学界明确了吸烟与哮喘发生发展的关系。现代研究发现,吸烟与呼吸系统慢性炎症性疾病的发生发展及预后密切相关。

1. 吸烟与COPD

吸烟是COPD发病的最主要的危险因素[4],两者之间存在因果关系。吸烟量愈大、时间愈长、烟草烟雾吸入气道愈深、开始吸烟的年龄愈早患COPD的危险性愈大。吸烟参与COPD发病机制主要涉及氧化应激和炎症反应,其中吸烟参与COPD炎症反应包括肺局部炎症反应及全身系统性炎症反应。COPD患者如果持续吸烟,急性加重频率、门诊就诊率、住院率增加,慢性缓解期时需要控制病情的药物增加，且呼吸道症状较不吸烟者更重。戒烟是COPD治疗的首要措施，戒烟能明显延缓COPD患者肺功能下降的速度。在不同的戒断状态中，完全戒烟者肺功能的下降幅度最低，间断戒烟(反复多次戒烟)者居中，持续吸烟者肺功能下降幅度最为严重。吸烟COPD患者戒烟后，急性加重频率、门诊就诊次数、住院率、机械通气比率较继续吸烟者减少。因此，鼓励COPD患者任何时间戒烟都不晚。

2. 吸烟与哮喘

吸烟与哮喘的发生明显相关[5]，儿童哮喘的发生与被动吸烟明显相关。当吸烟同时患有哮喘时，对肺功能下降的影响明显高于单一因素。吸烟哮喘患者喘息症状更严重，需要更多的药物治疗，完成哮喘自我管理教育的依从性差，生活质量更差，门诊就诊率、住院率明显增加。吸烟哮喘患者对糖皮质激素(以下简称激素)治疗的反应差，无论是吸入激素或口服激素，吸烟者的晨间呼气峰流量、哮喘控制评分、第1秒用力呼气容积(FEV_1)改善程度均较不吸烟者低；吸烟哮喘患者茶碱清除率较不吸烟者明显增加。被动吸烟导致哮喘患者症状加重，急性发作次数增加，对药物治疗反应降低。吸烟哮喘患者戒烟后能减轻咳嗽、咳痰等呼吸道症状，减少呼吸道感染频率，延缓肺功能下降速度，减少急性加重次数。

3. 吸烟与其他慢性肺部疾病

烟草引起的气道炎症性疾病不仅仅局限于COPD、哮喘，更覆盖其他常见病与少见病，如吸烟是上呼吸道感染和肺结核的诱因，也与特殊类型的间质性肺疾病(如呼吸性细支气管炎伴间质性肺疾病、脱屑性间质性肺炎等)的发病相关。

三、慢性气道疾病戒烟实施

1. 设立专业戒烟门诊

2004年中国疾病预防控制中心对中国六城市医生吸烟状况及控烟能力的调查显示，大部分临床医生不具备烟草依赖治疗的专业知识。近五年来，虽然进行广泛的烟草依赖知识的普及，但烟草依赖作为一种慢性、高成瘾性疾病的治疗，还需要有一定的专业知识及进行专业培训，开设专业的戒烟门诊实施规范化的专业治疗。专业戒烟门诊的开设不仅仅在于为患者提供戒烟治疗，还承担戒烟的宣传及健康教育任务。具体流程见附录1。

2. 普及常规门诊戒烟干预

吸烟者在戒烟过程中涉及不同戒烟时机[6]，而医生不同程度的戒烟建议是对吸烟者非常重要的戒烟促进。在呼吸专科门诊中，存在不同戒烟时期的患者，对已有明确戒烟意愿的患者，可以进行直接治疗或转诊。而对未进入戒烟行动期的患者，专科医生的建议可提高戒断动机。这种干预模式容易普及、干预时间短、见效快，适合在普通呼吸专科门诊进行，具体流程见附录2。

3. 提高烟草依赖诊断率

目前，国内外对烟草依赖的诊断率普遍较低。为提高烟草依赖的诊断率，特别是提高烟草依赖的治疗水平，建议呼吸专科医生对每一例门诊就诊患者询问吸烟与戒烟史，对吸烟者应简单评估其烟草依赖程度，并将诊断与治疗方案纳入病案管理。

4. 将戒烟纳入医嘱管理

行政策略在评估科室整体戒烟干预效果中将发挥积极作用。可尝试将强化戒烟干预措施列入科室管理中，戒烟干预效果可作为科室年终评估的一项指标。对住院吸烟者应进行简单戒烟干预与小组干预相结合的模式，同时仿照常规医嘱，注明戒烟。出院医嘱简单提示服药方法和随访意见。具体流程见附录3、4。

5. 调动护理力量参与戒烟

由于目前临床医生的工作强度大，对门诊和住院吸烟者的强化戒烟干预实施存在困难。因此，应充分利用医院的人力资源，积极调动护理人员参与控烟。通过实施整体化护理，可大幅度提高护理质量，亦可充分发挥护理人员在咨询和随访中的作用，对控烟的实施起到积极的推动作用。

6. 熟练应用戒烟药物辅助戒烟

自20世纪70年代始应用尼古丁替代疗法进行戒烟治疗以来，目前被WHO戒烟指南推荐的一线戒烟药物还包括盐酸氨非他酮及最新的为烟草依赖治疗特别研制的戒烟药物伐尼克兰。现有的戒烟药物的戒断效果与非药物支持的戒烟尝试相比，可提高长期戒烟成功率2～4倍。

四、吸烟与慢性气道疾病的研究

吸烟与慢性气道疾病的研究涉及流行病学、发病机制、疾病治疗等多方面。几十年来，国外已进行大量研究，而国内相关研究才刚刚起步。结合国内外研究现况，目前有待进行研究的内容包括以下几方面：

1. 吸烟与疾病关系的研究

包括吸烟者个体差异及持续吸烟时间与COPD发生发展的关系，被动吸烟与COPD发生发展的关系，吸烟哮喘患者的气道病理表现如何，吸烟者激素抵抗是全身系统反应还是肺局部反应等。

2. 戒烟与疾病治疗的研究

戒烟对慢性气道疾病治疗获益已有明确的循证证据，然而戒烟时机与COPD治疗的关系如何，戒烟早期呼吸道症状、气道炎症反应状态如何，戒烟能否提高哮喘控制及对激素的治疗效果，改变或增加吸入激素对不能戒烟或戒烟后哮喘症状仍持续存在的吸烟哮喘患者是否有效等，有待进一步探索。

3. 如何提高戒断率的研究

随着烟草依赖治疗的不断发展，特别是戒烟药物的研发，烟草依赖戒断率在不断提高。到目前为止，烟草依赖的戒断率在50%左右，戒断成功与否涉及生理、社会、心理等多方面。适合我国国情的戒断方法有待探索。戒断后的体重改变、代谢影响有待长期随访研究。

附录1：专业戒烟门诊临床路径见图1。

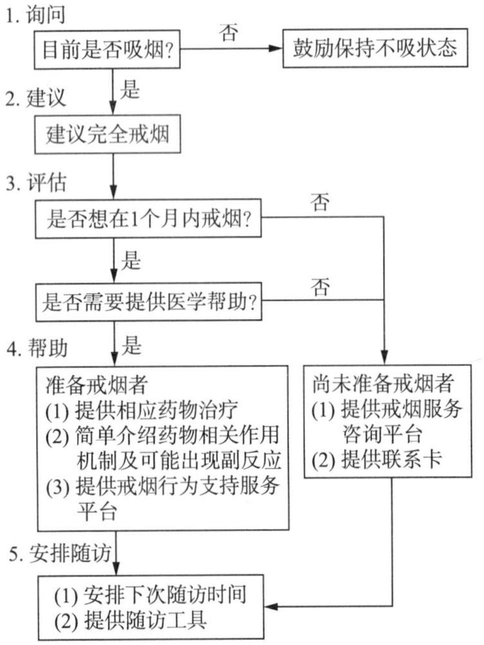

图1　专业戒烟门诊临床路径

附录2：普通呼吸专科门诊简单戒烟干预临床路径见图2。

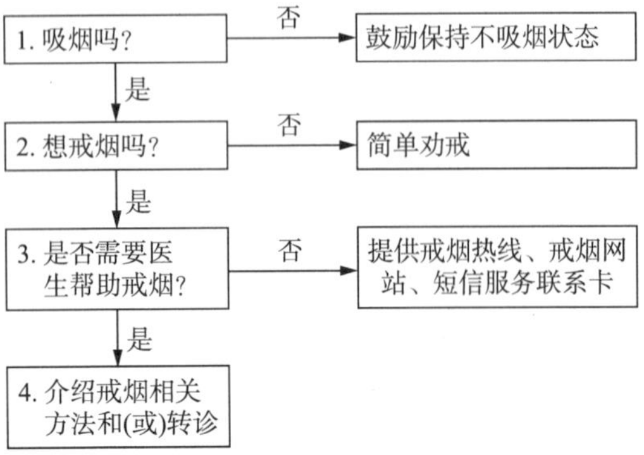

图2　普通呼吸专科门诊简单戒烟干预临床路径

附录3：住院患者戒烟干预临床路径见图3。

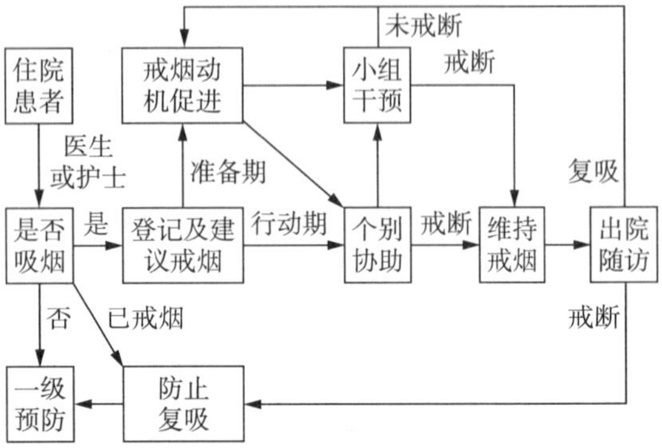

图3　住院患者戒烟干预临床路径

附录4：小组戒烟干预方法：吸烟者试图戒烟时，不只需要一个阶段的简单建议或随后的一至两个阶段的帮助，还需要更多的支持。解决方法之一就是建立一个戒烟小组，让戒烟者互相鼓励，可以连续获得戒烟相关信息及预防复吸的建议。此外，小组戒烟干预是一种经济的戒烟方法，可以利用有限的资源，在同一时间帮助更多的吸烟者。这种措施适合住院患者或社区戒烟服务。小组戒烟活动是一种行之有效的方法，但应熟悉并了解小组活动的一些基本原则。

1. 计划组建小组前的准备：先将问题列表，如组建小组目的、活动方式、活动频率等，以便小组活动顺利开展。

2. 小组戒烟运作模式

（1）宣传：在医院候诊室、诊室（呼吸内科、心血管内科、血管外科、牙科）、社区商店、公共会所进行广泛宣传，包括平面广告、可视媒体等，医生推荐吸烟者就诊戒烟门诊是一个有效途径，但并非必须。

（2）活动方式：①招募：首先募集愿意参加小组戒烟的人员，可以列一个预备名单，当有足够的自愿戒烟者即可成立一个小组，每个小组约40人左右。②宣传教育：向募集的小组人员进行宣传教育，让其了解小组活动内容、如何获得帮助，并鼓励戒烟，也可以进行评估戒烟意愿，再分别编入组内。

（3）内容及频率：经典组织活动包括宣传教育、烟草成瘾机制、药物治疗、行为改变技巧训练等。每周或每2周1次活动，连续4次活动。活动结束后，如条件允许，可在随后的第2、3、6个月随访。

阻塞性睡眠呼吸暂停低通气综合征诊治指南(2011年修订)

（中华医学会呼吸病学分会睡眠呼吸障碍学组）

2002年制定的“阻塞性睡眠呼吸暂停低通气综合征诊治指南”(以下简称指南草案)有效地规范和促进了我国睡眠呼吸障碍疾病的临床和科研工作。近年来随着对OSAHS病理生理、临床研究和流行病学调查的不断深入,诊治新技术的涌现和国际新标准的制定,修订原诊断标准中尚不完善的部分,制定既能与国际标准接轨,又符合我国国情的OSAHS诊治新指南已势在必行。根据反复讨论和广泛征求各地专家的意见,现对2002年制订的指南草案进行必要的修改以适应新的形势要求,进一步规范OSAHS临床诊治工作。

一、OSAHS相关术语定义

1. 睡眠呼吸暂停(SA):睡眠过程中口鼻呼吸气流消失或明显减弱(较基线幅度下降≥90%),持续时间≥10 s。

2. 阻塞性睡眠呼吸暂停(OSA):是指口鼻气流消失,胸腹式呼吸仍然存在。系因上气道阻塞而出现呼吸暂停,但是中枢神经系统呼吸驱动功能正常,继续发出呼吸运动指令兴奋呼吸肌,因此胸腹式呼吸运动仍存在。

3. 中枢性睡眠呼吸暂停(CSA):指口鼻气流与胸腹式呼吸同时消失。是由中枢神经系统功能失常引起,中枢神经不能发出有效的指令,呼吸运动消失,口鼻气流停止。

4. 混合性睡眠呼吸暂停(MSA):是指1次呼吸暂停过程中,开始口鼻气流与胸腹式呼吸同时消失,数秒或数十秒后出现胸腹式呼吸运动,仍无口鼻气流。即在1次呼吸暂停过程中,先出现中枢性呼吸暂停,后出现阻塞性呼吸暂停。

5. 低通气(hypopnea):睡眠过程中口鼻气流较基线水平降低≥30%并伴 SaO_2 下降≥4%,持续时间≥10秒;或者是口鼻气流较基线水平降低≥50%并伴 SaO_2 下降≥3%,持续时间≥10秒。

6. 呼吸相关觉醒反应:睡眠过程中由于呼吸障碍导致的觉醒,可以是较长的觉醒而使睡眠总时间缩短,也可以是频繁而短暂的微觉醒;虽然目前尚未将其计入总的觉醒时间,但频繁微觉醒可导致白天嗜睡加重。

7. 微觉醒:NREM睡眠过程中持续3秒以上的脑电图(EEG)频率改变,包括θ波、α波和(或)频率>16 Hz的脑电波(但不包括纺锤波)。

8. 睡眠片断:反复觉醒导致的睡眠不连续。

9. 呼吸努力相关微觉醒(RERA):未达到呼吸暂停或低通气标准,但有时间≥10秒的异常呼吸努力并伴有相关微觉醒。当出现睡眠片段时,RERA仍然具有临床意义。

10. 呼吸暂停低通气指数(apnea hypopnea index,AHI):平均每小时呼吸暂停与低通气的次数之和。

11. 呼吸紊乱指数(respiratory disturbance index,RDI):平均每小时呼吸暂停、低通气和RERA事件的次数之和。

12. OSAHS:每夜7小时睡眠过程中呼吸暂停及低通气反复发作30次以上,或AHI≥5次/h,如有条件以RDI为准。呼吸暂停事件以阻塞性为主,伴打鼾、睡眠呼吸暂停、白天嗜睡等症状。

13. 复杂性睡眠呼吸暂停综合征(complex sleep apnea syndrome,CompSAS)OSAHS患者经过CPAP滴定后,阻塞型呼吸事件清除同时残余的中枢性呼吸暂停指数(CAI)≥5次/小时,或以潮式呼吸(CSR)为主。

二、主要危险因素

1. 肥胖:体重超过标准体重的20%或以上,体重指数≥25 kg/m^2。

2. 年龄:成年后随年龄增长患病率增加;女性绝经期后患病者增多,70岁以后患病率趋于稳定。

3. 性别:生育期内男性患病率明显高于女性。

4. 上气道解剖异常:包括鼻腔阻塞(鼻中隔偏曲、鼻甲肥大、鼻息肉及鼻部肿瘤等)、Ⅱ°以上扁桃体肥大、软腭松弛、悬雍垂过长、过粗、咽腔狭窄、咽部肿瘤、咽腔黏膜肥厚、舌体肥大、舌根后坠、下颌后缩及小颌畸形等。

5. OSAHS的家族史。

6. 长期大量饮酒和(或)服用镇静催眠类或肌肉松弛类药物。

7. 长期吸烟。

8. 其他相关疾病:包括甲状腺功能低下、肢端肥大症、心功能不全、脑卒中、胃食管反流及神经肌肉疾病等。

三、临床特点

夜间睡眠过程中打鼾且鼾声不规律，呼吸及睡眠节律紊乱，反复出现呼吸暂停及觉醒，或患者自觉憋气，夜尿增多，晨起头痛，口干，白天嗜睡明显，记忆力下降，严重者可出现心理、智力、行为异常；并可能合并高血压、冠心病、心律失常特别是以慢-快心律失常为主、肺源性心脏病、脑卒中、2 型糖尿病及胰岛素抵抗等，并可有进行性体重增加。

四、体检及常规检查项目

1. 身高、体重，体重指数＝体重(kg)/身高^2(m^2)。

2. 体格检查：包括血压(睡前和醒后血压)、颈围、评定颌面形态，重点观察有无下颌后缩、下颌畸形、鼻腔、咽喉部的检查，特别注意有无悬雍垂肥大、扁桃体肿大及程度，舌体肥大及腺样体肥大；心、肺、脑、神经系统检查等。

3. 血细胞计数，特别是红细胞计数、红细胞压积(HCT)、红细胞平均体积(MCV)、红细胞平均血红蛋白浓度(MCHC)。

4. 动脉血气分析(必要时)。

5. 肺功能检查(必要时)。

6. X 线头影测量(包括咽喉部测量)及 X 线胸片(必要时)。

7. 心电图。

8. 病因或高危因素的常规检查。

9. 可能发生的合并症的相应检查。

10. 部分患者应检查甲状腺功能。

五、主要实验室检测方法

(一) 多导睡眠图(polysomnography，PSG)监测

1. 整夜 PSG 监测：是诊断 OSAHS 的标准手段，包括脑电图，多采用 C4A1、C3A2、O1A2 和 O2A1 导联；二导眼电图(EOG)；下颌颏肌电图(EMG)；心电图；口、鼻呼吸气流和胸腹呼吸运动；血氧饱和度；体位；鼾声；胫前肌肌电图等。正规监测一般需要整夜不少于 7 小时的睡眠。其适应证为：①临床上怀疑为 OSAHS 者；②临床上其他症状体征支持患有 OSAHS，如难以解释的白天嗜睡或疲劳；③难以解释的白天低氧血症或红细胞增多症；④疑有肥胖低通气综合征；⑤高血压尤其是难治性高血压；⑥原因不明的心律失常、夜间心绞痛；⑦慢性心功能不全；⑧顽固性难治性糖尿病及胰岛素抵抗；⑨脑卒中、癫痫、老年痴呆及认知功能障碍；⑩性功能障碍；⑪晨起口干或顽固性慢性干咳；⑫监测患者夜间睡眠时低氧程度，为氧疗提供客观依据；⑬评价各种治疗手段对 OSAHS 的治疗效果；⑭诊断其他睡眠障碍性疾患。

2. 夜间分段 PSG 监测：在同一天晚上的前 2～4 小时进行 PSG 监测，之后进行 2～4 小时的持续气道正压(continuous positive airway pressure，CPAP)通气压力调定。其优点在于可以减少检查和治疗费用，只推荐在以下情况采用：①中度以上 OSAHS，反复出现持续时间较长的睡眠呼吸暂停或低通气，伴有严重的低氧血症；②因睡眠后期快动眼相(rapid eye movement，REM)睡眠增多，CPAP 压力调定的时间应＞3 小时；③当患者处于平卧位时，CPAP 压力可完全消除 REM 及非 REM 睡眠期的所有呼吸暂停、低通气及鼾声。如果不能满足以上条件，应进行整夜 PSG 监测并另选整夜时间进行 CPAP 压力调定。

3. 午间小睡的 PSG 监测：对于白天嗜睡明显的患者可以试用，通常需要保证有 2～4 小时的睡眠时间(包括 REM 和 NREM 睡眠)才能满足诊断 OSAHS 的需要，因此存在一定的失败率和假阴性结果。

(二) 初筛诊断仪检查

多采用便携式，如单纯血氧饱和度监测、口鼻气流＋血氧饱和度、口鼻气流＋鼾声＋血氧饱和度＋胸腹运动等，主要适用于基层患者或由于睡眠环境改变或导联过多而不能在睡眠监测室进行检查的一些轻症患者，可用于初步筛查 OSAHS 患者，也可用于评价疗效及随访。

(三) 嗜睡程度的评价

1. 嗜睡的主观评价：主要有 Epworth 嗜睡量表(Epworth sleepiness scale，ESS，附录表 1)和斯坦福嗜睡量表(Stanford sleepiness scale，SSS)。现多采用 ESS 嗜睡量表。

2. 嗜睡的客观评价：有条件可进行多次睡眠潜伏期试验(multiple sleep latency test，MSLT)。通过让患者白天进行一系列的小睡来客观判断其白天嗜睡程度的检查方法。每 2 小时测试 1 次，每次小睡持续 30 分钟，计算患者入睡的平均潜伏时间及异常 REM 睡眠出现的次数，睡眠潜伏时间＜5 分钟者为嗜睡，5～10 分钟为可疑嗜睡，＞10 分钟者为正常。

六、诊断

1. 诊断标准：主要根据病史、体征和 PSG 监测结果。临床有典型的夜间睡眠打鼾伴呼吸暂停、日间嗜睡(ESS 评分≥9 分)等症状，查体可见上气道任何部位的狭窄及阻塞，AHI≥5 次/小时者可诊断 OSAHS；对于日间嗜睡不明显(ESS 评分＜9 分)者，AHI≥10 次/小时或 AHI≥5/小时，存在认知功能障碍、高血压、冠心病、脑血管疾病、糖尿病和失眠等 1 项或 1 项以上 OSAHS 合并症也可确立诊断。

2. OSAHS病情分度：应当充分考虑临床症状、合并症情况、AHI及夜间 SaO_2 等实验室指标，根据AHI和夜间 SaO_2 将OSAHS分为轻、中、重度，其中以AHI作为主要判断标准，夜间最低 SaO_2 作为参考（表1）。

表1　成人OSAHS病情程度与呼吸暂停低通气指数(AHI)和(或)低氧血症程度判断依据

程度	AHI(次/小时)
轻度	5 ～15
中度	>15 ～30
重度	>30
程度	**最低 SaO_2(%)**
轻度	85～90
中度	80～<85
重度	<80

由于临床上有些OSAHS患者的AHI增高和最低 SaO_2 降低程度并不平行，目前推荐以AHI为标准对OSAHS病情程度评判，注明低氧血症情况。例如：AHI为25次/小时，最低 SaO_2 为88%，则报告为"中度OSAHS合并轻度低氧血症"。即使PSG指标判断病情程度较轻，如合并高血压、缺血性心脏病、脑卒中及2型糖尿病等相关疾病，也应积极治疗。

3. 临床诊断时应明确合并症和并发症的发生情况，OSAHS可能引起以下病变或问题：①引起或加重高血压(夜间及晨起高血压)；②冠心病、夜间心绞痛及心肌梗死；③夜间发生严重心律失常、室性早搏、心动过速、窦性停搏、窦房传导阻滞及房室传导阻滞；④2型糖尿病及胰岛素抵抗；⑤夜间反复发作左心衰竭；⑥脑血栓、脑出血；⑦癫痫发作；⑧痴呆症；⑨精神异常：焦虑、抑郁、语言混乱、行为怪异、性格变化、幻视及幻听；⑩肺动脉高压、重叠综合征及肺源性心脏病；⑪呼吸衰竭；⑫夜间支气管哮喘(简称哮喘)；⑬继发性红细胞增多及血液黏滞度增高；⑭遗尿；⑮性功能障碍：阳痿及性欲减退；⑯胃食管反流；⑰神经衰弱；⑱妊娠高血压或先兆子痫；⑲肾功能损害；⑳肝功能损害；㉑肥胖加重；㉒小儿发育延迟或智力低于同龄儿童正常水平；㉓重大交通事故。

4. 简易诊断方法和标准：用于基层缺乏专门诊断仪器的单位，主要根据病史、体检、血氧饱和度监测等，其诊断标准如下：①至少具有2项主要危险因素；尤其是表现为肥胖、颈粗短或有小颌或下颌后缩，咽腔狭窄或有扁桃体Ⅱ度肥大，悬雍垂肥大，或甲状腺功能低下、肢端肥大症或神经系统明显异常；②中重度打鼾(打鼾程度的评价见附录表2)、夜间呼吸不规律，或有屏气和憋醒(观察时间应不少于15分钟)；③夜间睡眠节律紊乱，特别是频繁觉醒；④白天嗜睡(ESS评分>9分)；⑤ SaO_2 监测趋势图可见典型变化、ODI>10次/小时；⑥引发1个或1个以上重要器官损害。符合以上6条者即可做出初步诊断，有条件的单位可进一步进行PSG监测。

七、鉴别诊断

1. 单纯鼾症：夜间有不同程度鼾症，AHI<5次/小时，白天无症状。

2. 上气道阻力综合征：夜间可出现不同频度、程度鼾症，虽上气道阻力增高，但AHI<5次/小时，白天嗜睡或疲劳，试验性无创通气治疗有效支持诊断。

3. 肥胖低通气综合征：过度肥胖，清醒时 CO_2 潴留，$PaCO_2$>45 mmHg(1 mmHg=0.133 kPa)，多数患者合并OSAHS。

4. 发作性睡病：主要临床表现为难以控制的白天嗜睡、发作性猝倒、睡眠瘫痪和睡眠幻觉，多在青少年起病，主要诊断依据为MSLT时异常的REM睡眠。鉴别时应注意询问发病年龄、主要症状及PSG监测的结果，同时应注意该病与OSAHS合并的可能性很大，临床上不可漏诊。

5. 不宁腿综合征和睡眠中周期性腿动：不宁腿综合征患者日间犯困，晚间强烈需求腿动，常伴异样不适感，安静或卧位时严重，活动时缓解，夜间入睡前加重，PSG监测有典型的周期性腿动，应和睡眠呼吸事件相关的腿动鉴别。后者经CPAP治疗后常可消失。通过详细向患者及同室睡眠者询问患者睡眠病史，结合查体和PSG监测结果可以鉴别。

八、主要治疗方法

1. 病因治疗：纠正引起OSAHS或使之加重的基础疾病，如应用甲状腺素治疗甲状腺功能减低等。

2. 一般性治疗：对OSAHS患者均应进行多方面的指导，包括：①减肥、控制饮食和体重、适当运动；②戒酒、戒烟、慎用镇静催眠药物及其他可引起或加重OSAHS的药物；③侧卧位睡眠；④适当抬高床头；⑤白天避免过度劳累。

3. 无创气道正压通气治疗：是成人OSAHS患者的首选治疗方法。包括普通及智能型CPAP(AutoCPAP)通气和双水平气道正压(BiPAP)通气，以CPAP最为常用，CO_2 潴留明显者建议使用BiPAP。适应证：①中、重度OSAHS患者(AHI>15次/h)；②轻度OSAHS(AHI 5～15次/h)患者但症状明显

(如白天嗜睡、认知障碍、抑郁等),合并或并发心脑血管疾病和糖尿病等;③经过其他治疗(如UPPP手术、口腔矫正器等)后仍存在的OSA;④OSAHS合并COPD者,即“重叠综合征”;⑤OSAHS患者的围手术期治疗。

以下情况应慎用:①胸部X线或CT检查发现肺大疱;②气胸或纵隔气肿;③血压明显降低(血压低于90/60 mmHg),或休克时;④急性心肌梗死患者血流动力学指标不稳定者;⑤脑脊液漏、颅脑外伤或颅内积气;⑥急性中耳炎、鼻炎、鼻窦炎感染未控制时;⑦青光眼。

CPAP压力的调定:设定合适的CPAP压力水平是保证疗效的关键。理想的压力水平是指能够消除在各睡眠期及各种体位睡眠时出现的呼吸暂停及打鼾所需的最低压力水平,并保持整夜睡眠中的SaO_2在正常水平(>90%),并能为患者所接受。如用AutoCPAP进行压力调定,选择90%～95%可信限的压力水平。(1)初始压力的设定:可以从较低的压力开始,如4～6 cm H_2O(1 cm H_2O=0.098 kPa),多数患者可以耐受。(2)CPAP压力人工调定:临床观察有鼾声或呼吸不规律,或血氧监测有SaO_2下降、睡眠监测中发现呼吸暂停时,将CPAP压力上调0.5～1.0 cm H_2O;鼾声或呼吸暂停消失,SaO_2平稳后,保持CPAP压力或下调0.5～1.0 cm H_2O观察临床情况及血氧监测,反复此过程以获得最佳CPAP压力。有条件的单位可应用自动调定压力的CPAP(AutoCPAP)进行压力调定。

气道正压治疗的疗效体现:①睡眠期鼾声、憋气消退,无间歇性缺氧,SaO_2正常。②白天嗜睡明显改善或消失,其他伴随症状如忧郁症显著好转或消失。③相关并发症,如高血压、冠心病、心律失常、糖尿病和脑卒中等得到改善。

口腔矫治器:适用于单纯鼾症及轻中度的OSAHS患者,特别是有下颌后缩者。对于不能耐受CPAP、不能手术或手术效果不佳者可以试用,也可作为CPAP治疗的补充治疗。禁忌证:重度颞下颌关节炎或功能障碍,严重牙周病,严重牙列缺失者不宜使用。

4. 外科治疗:仅适合于手术确实可解除上气道阻塞的患者,需严格掌握手术适应证。可选用的手术方式包括悬雍垂腭咽成形术(uvulopalatopharyngoplasty, UPPP)及其改良术、下颌骨前徙颚前徙术及颌面部前徙加舌骨肌切断悬吊术,符合手术适应证者可考虑手术治疗。这类手术仅适合于上气道口咽部阻塞(包括咽部黏膜组织肥厚、咽腔狭小、悬雍垂肥大、软腭过低、扁桃体肥大)并且AHI<20次/小时者;肥胖者及AHI>20次/小时者均不适用。对于某些非肥胖而口咽部阻塞明显的重度OSAHS患者,可以考虑在应用CPAP治疗1～2个月,其夜间呼吸暂停及低氧已基本纠正情况下试行UPPP手术治疗。术前和术中严密监测,术后必须定期随访,如手术失败,应使用CPAP治疗。

5. 药物治疗:目前尚无疗效确切的药物。

6. 合并症的治疗:对于并发症及合并症应给予相应治疗。

九、治疗后的随访

1. 病情总体随访:确诊为OSAHS的患者如未接受积极的治疗方法(如CPAP、口腔矫治器及外科手术等),应注意病情的变化,特别是其家属应注意患者夜间鼾声的变化,有无憋气及患者白天嗜睡的情况,鼾声时断时续或白天嗜睡加重均提示患者病情可能恶化或进展,应及时就诊复查PSG,必要时采取积极的治疗;已应用上述治疗的患者参考以下的条目进行随访观察。

2. CPAP:压力调定后,患者带机回家进行长期家庭治疗,家庭治疗的早期应密切随访,了解患者应用的依从性及不良反应,协助其解决使用中出现的各种问题,必要时应行CPAP压力的再调定,以保证患者长期治疗的依从性。其后应坚持定期随访。

3. 口腔矫治器及外科手术:治疗后3个月、6个月应复查PSG,以了解其疗效,对于不能耐受或效果不佳的患者应尽快改用疗效更肯定的治疗方法,如CPAP等。

十、健康教育

对OSAHS患者及家属进行疾病相关知识的教育,特别是如何识别疾病,了解OSAHS的主要表现及其对全身各个脏器的影响以及CPAP的正确使用。可以采取多种生动活泼、易被患者理解和接受的形式。

附表

表1　Epworth嗜睡量表

在以下情况有无瞌睡的可能性	从不(0)	很少(1)	有时(2)	经常(3)
坐着阅读时				
看电视时				
在公共场所坐着不动时(如在剧场或开会)				
长时间坐车时中间不休息(超过1小时)				
坐着与人谈话时				
饭后休息时(未饮酒时)				
开车等红绿灯时				
下午静卧休息时				

表 2　打鼾程度评价

程度	评价标准
轻度打鼾	较正常人呼吸声音粗重
中度打鼾	鼾声响亮程度大于普通人说话声音
重度打鼾	鼾声响亮以至同一房间的人无法入睡

执笔：张希龙

参与讨论及定稿成员（按姓氏汉语拼音顺序排列）天津医科大学总医院呼吸科与危重症医学科（陈宝元）；北京大学人民医院呼吸与危重症医学科（韩芳、何权瀛）；上海交通大学医学院附属瑞金医院呼吸科（李庆云）；《中华结核和呼吸杂志》编辑部（李文慧）；广州医学院附属医院广州呼吸疾病研究所（罗远明）；山西医科大学第二医院呼吸科（王蓓）；河北医科大学附属第三医院睡眠中心（王菡侨）；中国医科大学附属第一医院呼吸疾病研究所（王玮）；北京协和医院呼吸科（肖毅）；北京大学第三医院呼吸科（张立强）；南京医科大学第一附属医院呼吸科（张希龙）。

中国经皮冠状动脉介入治疗指南（2012 年简本）

（中华医学会心血管病学分会介入心脏病学组　中华心血管病杂志编辑委员会）

一、前言

冠状动脉粥样硬化性心脏病（简称冠心病）是当今世界威胁人类健康最重要的心血管疾病之一，其主要病理生理机制是冠状动脉粥样硬化狭窄或阻塞所致的心肌缺血坏死。心肌血运重建治疗是指以冠状动脉介入或外科手术方法解除冠状动脉狭窄、重建血管，恢复心肌灌注，目前最主要的方法包括经皮冠状动脉介入治疗（PCI）、冠状动脉旁路移植术（CABG）和二者结合的杂交手术治疗。近年来，随着技术和器械的不断进步，PCI 已成为冠心病治疗的重要手段。中华医学会心血管病学分会介入心脏病学组和中华心血管病杂志编辑委员会在近年临床医学证据的基础上，结合我国的临床实践，对这一领域的治疗决策、治疗方案、特殊患者处理、围手术期药物治疗、二级预防等问题进行了全面讨论。在 2009 年中国 PCI 指南基础上，参考 2010 年和 2011 年新近发布的国际相关指南，择其更新的重要学术内容，达成共识，编写了中国 PCI 指南 2012 年简本。

为了便于读者了解 PCI 对某一适应证的价值或意义，本指南对推荐类别的表述沿用国际通用的方式：

Ⅰ类：指已证实和（或）一致公认有益、有用和有效的操作或治疗，推荐使用。

Ⅱ类：指有用/有效的证据尚有矛盾或存在不同观点的操作或治疗。

Ⅱa 类：有关证据/观点倾向于有用/有效，应用这些操作或治疗是合理的。

Ⅱb 类：有关证据/观点尚不能被充分证明有用/有效，可以考虑应用。

Ⅲ类：指已证实和（或）一致公认无用和（或）无效，并对一些病例可能有害的操作或治疗，不推荐使用。

对证据来源的水平表达如下：

证据水平 A：资料来源于多项随机临床试验或荟萃分析。

证据水平 B：资料来源于单项随机临床试验或多项非随机对照研究。

证据水平 C：仅为专家共识意见和（或）小规模研究、回顾性研究、注册研究。

二、危险评分和风险分层

危险评分和危险分层用于预测心肌血运重建手术死亡率或术后主要不良心血管事件发生率，从而为选择适宜的血运重建手段提供参考。常用的危险评分模型的特点如下：

1. 欧洲心脏危险评估系统（EuroSCORE）：用于预测外科手术死亡率，最近有人将其用于 PCI 或外科手术主要不良心脏事件（MACE）的预测。主要应用于血运重建的风险评估及策略选择。

2. SYNTAX 评分系统：是 PCI 人群术后 MACE 的独立预测因素，但不适用于 CABG 术后 MACE 的预测。可通过确定 PCI 术后高风险人群从而有助于选择最佳治疗策略。

3. 美国国家心血管注册数据库风险评分体系（NCDR CathPCI）：已得到了接受 PCI 患者的验证，仅用于 PCI 患者的风险评价。

4. 美国胸外科医师协会评分（STS）及年龄-肌酐-射血分数（ACEF）评分：已经过外科手术患者验证，仅用于外科手术风险的评价。

以上评分标准及推荐级别详见表 1。

表 1　推荐用于 PCI 或 CABG 患者的危险分层评分

评分标准	评估危险的变量数		验证结果	推荐类型及证据水平	
	临床	冠造		PCI	CABG
EuroSCORE	17	0	短期和长期死亡率	Ⅱ bB	Ⅰ B
SYNTAX 评分	0	11	量化冠脉病变复杂程度	Ⅱ aB	Ⅲ B
NCDRCathPCI	8	0	院内死亡率	Ⅱ bB	—
STS 评分	40	2	手术死亡率，卒中，肾功能衰竭，延长通气，胸骨深度感染，再次手术，发病率，住院天数＜6 d 或＞14 d	—	Ⅰ B
ACEF 评分	2	0	选择性 CABG 的死亡率	—	Ⅱ bC

注：冠造：冠状动脉造影，ACEF：年龄/左心室射血分数(%)＋1(如果血肌酐＞2 mg/dl)

三、心脏团队讨论决策

建议由心血管内科、心脏介入和心外科医生组成心脏团队，对患者的临床及影像学资料进行评价，对复杂病变患者共同制定心肌血运重建策略，给患者提供最佳治疗选择。目前中国绝大多数医院是内、外科分设分治，尚未形成团队，对这类医院，建议实施“心内科与心外科联合会诊”，对复杂 3 支或复杂左主干病变患者制定适宜的血运重建治疗方案。应清楚告知患者血运重建的临床获益、短期和长期风险以及两种血运重建策略的利弊，让患者有足够的时间做出选择，要充分尊重患者意愿。未设置心脏外科的医疗机构或心脏外科医生不能及时参加联合会诊，应经心血管内科专业 3 名或以上副主任医师或主任医师会诊后决定治疗策略。

四、术前诊断和影像学检查

运动试验和心脏影像学可用于协助确诊冠心病、评估稳定性冠心病的缺血情况、对稳定性冠心病和急性冠状动脉综合征(ACS)患者进行危险分层、帮助选择治疗策略及评价治疗效果，详见表 2。

表 2　影像学及功能检查的临床应用价值(推荐类型及证据水平)

项目	无临床症状	有临床症状血管狭窄闭塞的程度			阳性结果预后价值	阴性结果预后价值
		低	中	高		
解剖学检查						
冠状动脉造影	Ⅲ A	Ⅲ A	Ⅱ bA	Ⅰ A	Ⅰ A	Ⅰ A
多排 CT	Ⅲ B	Ⅱ bB	Ⅱ aB	Ⅲ B	Ⅱ bB	Ⅱ aB
磁共振	Ⅲ B	Ⅲ B	Ⅲ B	Ⅲ B	Ⅲ C	Ⅲ C
功能学检查						
负荷心电图	Ⅲ C	Ⅱ aC	Ⅰ C	Ⅲ C	Ⅱ aC	Ⅱ aC
负荷超声心动图	Ⅲ A	Ⅲ A	Ⅰ A	Ⅲ A	Ⅰ A	Ⅰ A
负荷核素成像	Ⅲ A	Ⅲ A	Ⅰ A	Ⅲ A	Ⅰ A	Ⅰ A

五、稳定性冠心病的血运重建治疗

具有下列特征的患者进行血运重建可以改善预后：左主干病变直径狭窄＞50%(Ⅰ A)；前降支近段狭窄≥70%(Ⅰ A)；伴左心室功能减低的 2 支或 3 支病变(Ⅰ B)；大面积心肌缺血(心肌核素等检测方法证实缺血面积大于左心室面积的 10%，Ⅰ B)。非前降支近段的单支病变，且缺血面积小于左心室面积 10%者，则对预后改善无助(Ⅲ A)。

具有下列特征的患者进行血运重建可以改善症状：任何血管狭窄≥70%伴心绞痛，且优化药物治疗无效者(ⅠA)；有呼吸困难或慢性心力衰竭(CHF)，且缺血面积大于左心室的 10%，或存活心肌的供血由狭窄≥70%的罪犯血管提供者(Ⅱa B)。优化药物治疗下无明显限制性缺血症状者则对改善症状无助(ⅢC)。

对于病变既适于 PCI 又适于 CABG 而预期外科手术死亡率低的患者，可以采用 SYNTAX 积分帮助制定治疗决策，详见表 3。

表 3　对稳定性冠心病 PCI 与 CABG 适应证的推荐

病变类型	CABG 有利	PCI 有利
单支或双支合并非前降支近端病变	Ⅱ bC	Ⅰ C
单支或双支合并前降支近端病变	Ⅰ A	Ⅱ aB

（续表）

病变类型	CABG有利	PCI有利
3支简单病变且PCI可实现功能性完全血运重建，SYNTAX积分≤22分	ⅠA	ⅡaB
3支复杂病变且PCI不能实现完全血运重建，SYNTAX积分>22分	ⅠA	ⅢA
左主干病变（孤立或单支，口部或体部）	ⅠA	ⅡaB
左主干病变（孤立或单支，远端分叉）	ⅠA	ⅡbB
左主干+2支或3支病变，SYNTAX积分≤32分	ⅠA	ⅡbB
左主干+2支或3支病变，SYNTAX积分≥33分	ⅠA	ⅢB

注：指病变适宜两者、预期外科死亡率低者

六、非ST段抬高型ACS（NSTE-ACS）的血运重建治疗

对NSTE-ACS患者应当进行危险分层，根据危险分层决定是否行早期血运重建治疗。推荐采用全球急性冠状动脉事件注册（GRACE）危险评分作为危险分层的首选评分方法。

冠状动脉造影若显示适合PCI，应根据冠状动脉影像特点和心电图来识别罪犯血管并实施介入治疗；若显示为多支血管病变且难以判断罪犯血管，最好行血流储备分数检测以决定治疗策略。建议根据GRACE评分是否>140及高危因素的多少，作为选择紧急（<2 h）、早期（<24 h）以及延迟（72 h内）有创治疗策略的依据，详见表4。

表4 NSTE-ACS的血运重建推荐

说明	推荐类型	证据水平
建议在以下患者应用有创治疗策略：GRACE评分>140或至少1项高危因素；症状反复发作；可诱发的缺血	Ⅰ	A
建议接受早期有创治疗策略（<24小时）：GRACE评分>140或存在多项其他高危因素的患者	Ⅰ	A
建议接受延迟有创治疗策略（72小时内）：GRACE评分<140或不存在多项其他高危因素，但症状反复发作或负荷试验阳性的患者	Ⅰ	A
存在高危缺血风险的患者（顽固性心绞痛、合并CHF、心律失常或血液动力学不稳定）应行紧急冠状动脉造影（<2小时）	Ⅱa	C
不推荐应用有创治疗策略的患者：整体风险低；对于有创诊断或介入干预存在高风险	Ⅲ	A

需要行紧急冠状动脉造影的情况：（1）持续或反复发作的缺血症状。（2）自发的ST段动态演变（压低>0.1 mV或短暂抬高）。（3）前壁导联V2～V4深的ST段压低，提示后壁透壁性缺血。（4）血液动力学不稳定。（5）严重室性心律失常。

七、急性ST段抬高型心肌梗死（STEMI）的血运重建治疗

对STEMI的再灌注策略主要建议如下：建立院前诊断和转送网络，将患者快速转至可行直接PCI的中心（ⅠA），若患者被送到有急诊PCI设施但缺乏足够有资质医生的医疗机构，也可考虑上级医院的医生（事先已建立好固定联系者）迅速到该医疗机构进行直接PCI（ⅡbC）；急诊PCI中心须建立每天24小时、每周7天的应急系统，并能在接诊90分钟内开始直接PCI（ⅠB）；如无直接PCI条件，患者无溶栓禁忌者应尽快溶栓治疗，并考虑给予全量溶栓剂（Ⅱa A）；除心源性休克外，PCI（直接、补救或溶栓后）应仅限于开通罪犯病变（Ⅱa B）；在可行直接PCI的中心，应避免将患者在急诊科或监护病房进行不必要的转运（ⅢA）；对无血液动力学障碍的患者，应避免常规应用主动脉球囊反搏（ⅢB）。详见表5。

表5 对STEMI患者实施PCI的建议

适应证	首次医疗接触时间	推荐类型	证据水平
直接PCI			
胸痛发病12小时内伴持续ST段抬高或新发生的左束支完全阻滞患者行直接PCI	尽快；从首次医疗接触到PCI<90 min	Ⅰ	A
发病>12小时仍有胸痛或不适和持续ST段抬高或新发生的左束支完全阻滞，或合并心力衰竭、血液动力学不稳定患者，直接PCI是合理的	尽快	Ⅱa	C
发病12～24小时已无明显症状但有持续ST段抬高或新发生的左束支完全阻滞或高危患者可考虑行直接PCI	尽快	Ⅱb	C

(续表)

适应证	首次医疗接触时间	推荐类型	证据水平
溶栓后 PCI			
成功溶栓(胸痛/不适得到缓解及 ST 段回落)后行常规 PCI	3～24 小时	Ⅱa	B
溶栓失败应考虑行挽救 PCI	尽快	Ⅱa	A
择期 PCI/CABG			
建议对心绞痛/缺血激发试验阳性的患者行择期 PCI/CABG	出院前进行评估	Ⅰ	B
对 Q 波心肌梗死、无后续缺血症状/可诱发心肌缺血或梗死相关区域无存活心肌证据的患者不建议行择期 PCI/CABG	发病 3～28 天	Ⅲ	B

心源性休克：对 STEMI 合并心源性休克患者不论发病时间也不论是否曾溶栓治疗，均应紧急冠状动脉造影，若病变适宜，立即直接 PCI(ⅠB)，建议处理所有主要血管的严重病变，达到完全血管重建；药物治疗后血液动力学不能迅速稳定者应用主动脉内球囊反搏支持(ⅠB)。

八、特殊人群血运重建治疗

1. 糖尿病：冠心病合并糖尿病患者无论接受何种血运重建治疗，预后都较非糖尿病患者差，再狭窄率也高。对于 STEMI 患者，在推荐时间期限内 PCI 优于溶栓(ⅠA)；对于稳定的、缺血范围大的冠心病患者，建议行血运重建以增加无主要不良心脑血管事件生存率(ⅠA)；使用药物洗脱支架(DES)以减少再狭窄及靶血管再次血运重建(ⅠA)；对于服用二甲双胍的患者，冠状动脉造影/PCI 术后应密切监测肾功能(ⅠC)；缺血范围大者适合于行 CABG(特别是多支病变)，如果患者手术风险评分在可接受的范围内，推荐行 CABG 而不是 PCI(Ⅱa B)；对已知有肾功能损害的患者行 PCI，应在术前停用二甲双胍(Ⅱb C)，服用二甲双胍的患者冠状动脉造影或 PCI 术后复查发现肾功能有损害者，亦应停用二甲双胍；不建议对血运重建的糖尿病患者静脉应用极化液(ⅢB)。

2. 慢性肾病：慢性肾病患者心血管死亡率增高，特别是合并糖尿病者。若适应证选择正确，心肌血运重建可以改善这类患者的生存率。建议术前应用估算的肾小球滤过率(eGFR)评价患者的肾功能(轻度肾功能不全：60 ml · min^{-1} · 1.73 m^{-2} ≤eGFR＜90 ml · min^{-1} · 1.73 m^{-2}；中度肾功能不全：30 ml · min^{-1} · 1.73 m^{-2}≤eGFR＜60 ml · min^{-1} · 1.73 m^{-2}；重度肾功能不全：eGFR＜30 ml · min^{-1} · 1.73 m^{-2})。对于轻、中度慢性肾病，冠状动脉病变复杂且可以耐受 CABG 的患者，建议首选 CABG(Ⅱa B)；若实施 PCI 应评估对比剂加重肾损害的风险，术中尽量严格控制对比剂的用量，且考虑应用 DES，而不推荐用裸金属支架(BMS，Ⅱb C)。

为预防对比剂导致的急性肾损伤，冠心病合并慢性肾病者应在 PCI 围手术期采取预防措施。详见表 6。

表 6　慢性肾病患者预防对比剂导致的急性肾损伤的建议

干预	剂量	推荐类型	证据水平
所有合并慢性肾病的患者			
最佳药物治疗(他汀类、β受体阻滞剂、ACEI 或 ARB 类等)	根据临床指征	Ⅰ	A
用等渗盐水进行水化治疗	1 ml · kg^{-1} · h^{-1}，造影前 12 h 持续至造影后 24 h；如左心室射血分数＜35%或 NYHA＞2 级则给予 0.5 ml · kg^{-1} · h^{-1}	Ⅰ	A
合并轻中度或严重慢性肾病的患者，推荐应用等渗或低渗对比剂	尽量少，总量＜350 ml 或＜4 ml/kg	Ⅰ	A
合并严重慢性肾病的患者			
复杂 PCI 术前 6 h 的预防性血滤	在体重不变下保持液体置换速度 1 000 ml/h，同时静滴生理盐水水化，持续至术后 24 h	Ⅱa	B
不推荐选择性血液透析作为一种预防措施		Ⅲ	B

注：ACEI：血管紧张素转换酶抑制剂，ARB：血管紧张素Ⅱ受体拮抗剂

3. 合并 CHF：冠心病是 CHF 的主要原因。合并 CHF 者行血运重建的围手术期死亡风险增加 5%～30%。对于 CHF 合并心绞痛的患者，推荐 CABG 应用于明显的左主干狭窄、左主干等同病变(前降支和回旋支的近段狭窄)以及前降支近段狭窄合并 2 或 3 支血管病变患者(ⅠB)。左心室收缩末期容积指数＞

60 ml/m^2 和前降支供血区域存在疤痕的患者可考虑行CABG，必要时行左心室重建术（Ⅱb B）。如冠状动脉解剖适合，预计CABG围手术期死亡率较高或不能耐受外科手术者，可考虑行PCI（Ⅱb C）。

4. 再次血运重建：对于CABG或PCI术后出现桥血管失败或支架内再狭窄、支架内血栓形成的患者，可能需要再次行CABG或PCI。选择再次CABG或PCI应由心脏团队或心内、外科医生会诊决定，详见表7。

表7　血运重建失败后再次行血运重建的建议

推荐处理方案	推荐类型	证据水平
CABG后		
早期桥血管失败		
有症状，或围手术期病情不稳定，心肌标记物水平和（或）心电图异常，提示围手术期心肌梗死的患者应行冠状动脉造影	Ⅰ	C
再次CABG或PCI应由心脏团队决定	Ⅰ	C
CABG术后出现早期心肌缺血的患者优先选择PCI	Ⅰ	B
PCI应首选治疗自身血管或内乳动脉桥，而不选择治疗新近堵塞的隐静脉桥	Ⅰ	C
如果自身血管不适合PCI或几支重要的桥血管均堵塞，对新堵塞的隐静脉桥，推荐再次CABG	Ⅰ	C
晚期桥血管失败		
药物治疗无效、症状严重或心肌缺血广泛的患者应行PCI或再次CABG	Ⅰ	B
再次干预时首选PCI	Ⅰ	B
狭窄的桥血管超过3年，应首选治疗其自身血管	Ⅰ	B
再次CABG应选择内乳动脉	Ⅰ	B
有几支桥血管病变、左心室功能降低、有多个慢性完全闭塞病变或无通畅的内乳动脉桥的患者，应考虑再次CABG	Ⅱa	C
左内乳动脉桥通畅和解剖条件合适的患者应选择PCI	Ⅱa	C
PCI后		
早期PCI失败		
推荐对PCI术后早期有症状的再狭窄病变进行再次PCI	Ⅰ	B
若PCI失败并可能导致大面积心肌梗死，应行CABG	Ⅰ	C
晚期PCI失败		
有难以耐受的心绞痛或心肌缺血的患者，以下3种情况应行CABG		
靶病变不适合PCI	Ⅰ	C
其他血管出现新发生的弥漫性病变	Ⅰ	C
反复再狭窄、介入手段无帮助	Ⅰ	C

九、特殊病变的PCI

1. 慢性完全闭塞病变（CTO）病变的PCI：CTO定义为大于3个月的血管闭塞。疑诊冠心病的患者约1/3造影可见≥1条冠状动脉CTO病变。虽然这部分患者大多数（即使存在侧支循环）负荷试验阳性，但是仅有8%～15%的患者接受PCI。这种CTO发病率和接受PCI的比例呈明显反差的原因，一方面是开通CTO病变技术要求高、难度大，另一方面是因为开通CTO后患者获益程度有争议。因此目前认为，若患者有临床缺血症状，血管解剖条件合适，由经验丰富的术者（成功率＞80%）开通CTO是合理的（Ⅱa B）。CTO开通后，与置入BMS或球囊扩张对比，置入DES能显著降低靶血管重建率（Ⅰ B）。

2. 分叉病变的介入治疗：如边支血管不大且边支开口仅有轻中度的局限性病变，主支置入支架、必要时边支置入支架的策略应作为分叉病变治疗的首选策略（Ⅰ A）。若边支血管粗大、边支闭塞风险高或预计再次送入导丝困难，选择双支架置入策略是合理的（Ⅱa B）。

十、特殊情况下PCI手术相关问题

在某些特殊情况下，需要应用特殊的器械和药物协助完成PCI，详见表8。

表 8　特殊 PCI 器械和药物应用的建议

特殊器械和药物的推荐	推荐类型	证据水平
对造影显示的临界病变(50%～70%狭窄)采用血液储备分数评估是否缺血,并作为多支血管病变 PCI 的依据	Ⅱa	A
若无双联抗血小板药物治疗禁忌证,推荐采用 DES 以减少再狭窄和再闭塞	Ⅰ	A
置入 BMS 后再狭窄,可考虑使用 DES	Ⅰ	A
置入 BMS 后再狭窄,可考虑使用药物洗脱球囊	Ⅱa	B
对支架内再狭窄使用切割球囊,以避免球囊滑脱导致邻近血管损伤	Ⅱb	C
对重度钙化及严重纤维化病变,预计或尝试球囊不能通过或支架置入前不能充分扩张,推荐行旋磨术	Ⅰ	C
对重度钙化及严重纤维化病变,如球囊不能通过或支架置入前不能充分扩张,可考虑使用螺旋穿透微导管	Ⅱb	C
对无保护左主干行 PCI,使用血管内超声指导支架置入	Ⅱa	B
应用血管内超声评估支架内再狭窄程度	Ⅱa	C
STEMI 罪犯血管 PCI 术中应考虑用血栓抽吸导管	Ⅱa	A
对不稳定病变行 PCI 时可考虑静脉注射替罗非班防治无复流	Ⅱa	B
对不稳定病变行 PCI 时可采用冠状动脉内或静脉使用腺苷治疗无复流	Ⅱb	B
对不稳定病变行 PCI 时,冠状动脉内使用硝普钠或其他血管扩张剂治疗无复流	Ⅱb	C
对退化的隐静脉桥血管行 PCI 时,采用远端保护装置以避免远端微栓塞、预防心肌梗死	Ⅰ	B

对于 DES 的应用,应当强调患者能够耐受并依从至少 12 个月的双联抗血小板药物。DES 在以下情况下不建议应用:①在紧急情况下不能获得准确临床病史者。②已预知服用双联抗血小板药物依从性差,尤其是伴有多种全身疾病和服用多种药物的患者。③短时间内可能因需要接受外科手术而中断双联抗血小板药物治疗。④有高出血风险。⑤对阿司匹林、氯吡格雷、替格瑞洛、普拉格雷等抗血小板药物过敏。⑥患者有需要长期抗凝的强烈指征。

十一、抗栓药物

(一) 择期 PCI

1. 阿司匹林:术前已接受长期阿司匹林治疗的患者应在 PCI 前服用阿司匹林 100～300 mg。以往未服用阿司匹林的患者应在 PCI 术前至少 2 小时,最好 24 小时前给予阿司匹林 300 mg 口服。

2. 氯吡格雷:PCI 术前应给予负荷剂量氯吡格雷,术前 6 小时或更早服用者,通常给予氯吡格雷 300 mg 负荷剂量。如果术前 6 小时未服用氯吡格雷,可给予氯吡格雷 600 mg 负荷剂量,此后给予 75 mg/d 维持。冠状动脉造影阴性或病变不需要进行介入治疗可停用氯吡格雷。

3. 肝素:肝素是目前标准的术中抗凝药物。与血小板糖蛋白(GP)Ⅱb/Ⅲa 受体拮抗剂合用者,围手术期普通肝素剂量应为 50～70 U/kg;如未与 GPⅡb/Ⅲa 受体拮抗剂合用,围手术期普通肝素剂量应为 70～100 U/kg。

(二) NSTE-ACS 的 PCI

1. 阿司匹林:以往未服用阿司匹林的患者应在 PCI 术前给予阿司匹林负荷量 300 mg 口服,已服用阿司匹林的患者术前给予阿司匹林 100～300 mg 口服。

2. 氯吡格雷、替格瑞洛或普拉格雷:未服用过氯吡格雷者术前可给予 600 mg 负荷剂量,其后 75 mg/d 继续维持。有研究表明,术后氯吡格雷 150 mg/d,维持 7 天,以后改为 75 mg/d 维持,可减少心血管不良事件而不明显增加出血。

已服用过氯吡格雷的 NSTE-ACS 患者,可考虑术前再给予氯吡格雷 300～600 mg 负荷剂量。或口服替格瑞洛负荷剂量 180 mg,维持剂量 90 mg、2 次/天;或口服普拉格雷负荷剂量 60 mg,维持剂量 10 mg/d。

3. GPⅡb/Ⅲa 受体拮抗剂:建议高危缺血风险的患者实施 PCI 时使用替罗非班。

4. 术前及术后抗凝药物的使用:肝素和低分子肝素应避免交叉使用。磺达肝癸钠不建议应用于 eGFR＜20 $ml \cdot min^{-1} \cdot 1.73\ m^{-2}$ 的患者;对 eGFR≥20 $ml \cdot min^{-1} \cdot 1.73\ m^{-2}$ 的肾功能不全患者不需要减少剂量。对 eGFR＜30 $ml \cdot min^{-1} \cdot 1.73\ m^{-2}$ 的患者不建议用依诺肝素;对 eGFR 30～60 $ml \cdot min^{-1} \cdot 1.73\ m^{-2}$ 的肾功能不全患者建议减半量。除非存在发生血栓高危险因素等特殊情况,PCI 术后一般可停用抗凝药物。

对高危缺血风险人群(持续性心绞痛、血液动力学不稳定、难治性心律失常),应立即送入导管室,在联合应用双联抗血小板药物的同时,一次性静脉注射普通肝素，其后实施 PCI，术中必要时追加肝素。

对有高危出血风险的患者，可以考虑用比伐卢定替代肝素。

对中高度缺血风险（肌钙蛋白阳性、再发心绞痛、ST段动态变化），并计划在 24～48 h 内实施 PCI 的患者，可于术前开始使用肝素 60 U/kg，或依诺肝素 1 mg · kg^{-1} · 12 h^{-1}（75 岁以上患者 0.75 mg · kg^{-1} · 12 h^{-1}），或磺达肝癸钠 2.5 mg/d 皮下注射，或比伐卢定0.1 mg/kg静脉注射（其后 0.25 mg · kg^{-1} · h^{-1}维持）。

对低缺血风险（肌钙蛋白阴性，无 ST 段改变）的患者，推荐使用保守治疗策略。建议磺达肝癸钠 2.5 mg/d皮下注射，或依诺肝素 1 mg · kg^{-1} · 12 h^{-1}（75 岁以上患者 0.75 mg · kg^{-1} · 12 h^{-1}）皮下注射。

5. 术中抗凝药物的使用：PCI 术中普通肝素与 GP Ⅱb/Ⅲa 受体拮抗剂合用者，活化凝血时间（ACT）应维持在 200～250 s；如未合用 GP Ⅱb/Ⅲa 受体拮抗剂，ACT 应维持于 250～350 s。ACT 降至 150～180 s 以下时可拔除股动脉鞘管。

如果围手术期使用了足量依诺肝素（1 mg/kg）皮下注射至少 2 次，距离依诺肝素最后一次使用时间＜8 小时，在 PCI 术中不需要追加依诺肝素；如术前依诺肝素皮下注射少于 2 次，或距离依诺肝素最后一次使用时间 8～12 小时，则追加依诺肝素，剂量 0.30 mg/kg；如距离依诺肝素最后一次使用时间超过 12 小时，则按照 0.75 mg/kg 剂量追加依诺肝素。如术前使用了比伐卢定，则在 PCI 开始前追加 0.5 mg/kg，其后按 1.75 mg · kg^{-1} · h^{-1} 的剂量持续静脉滴注。如术前使用了磺达肝癸钠，则必须在 PCI 实施时追加肝素 50～100 U/kg。建议对高危重症患者仍以使用普通肝素为宜，并在 ACT 水平监测下实施 PCI。

（三）STEMI 的直接 PCI

1. 阿司匹林：未服用过阿司匹林的患者术前给予阿司匹林负荷量 300 mg，已服用阿司匹林的患者给予 100～300 mg 口服。

2. 氯吡格雷、替格瑞洛或普拉格雷：未服用过氯吡格雷者可给予 600 mg 负荷剂量，其后 75 mg/d 继续维持，或替格瑞洛口服负荷剂量 180 mg，维持剂量 90 mg、2 次/d；或普拉格雷口服负荷剂量 60 mg，维持剂量 10 mg/d。

3. GP Ⅱb/Ⅲa 受体拮抗剂：PCI 术前使用 GP Ⅱb/Ⅲa 受体拮抗剂预治疗是否有利目前仍有争议。关于 GPⅡb/Ⅲa 受体拮抗剂在 PCI 术中的应用，无论患者术前是否应用过氯吡格雷，术中均可应用 GP Ⅱb/Ⅲa 受体拮抗剂，证据等级分别为ⅡaC 和ⅡaA。根据中国心血管医生临床应用的经验，对于富含血栓病变的患者行 PCI 时，可以考虑冠状动脉内推注替罗非班，推荐剂量 500～750 μg/次，每次间隔 3～5 分钟，总量 1 500～2 250 μg。

4. 术中抗凝药物：PCI 术前用过普通肝素者，PCI 术中根据 ACT 测定值必要时追加普通肝素，并可考虑应用 GP Ⅱb/Ⅲa 受体拮抗剂。与 GP Ⅱb/Ⅲa 受体拮抗剂合用者，术中普通肝素剂量应为 60 U/kg；未与 GP Ⅱb/Ⅲa 受体拮抗剂合用者，术中普通肝素剂量应为 100 U/kg。也可使用比伐卢定 0.75 mg/kg，其后 1.75 mg · kg^{-1} · h^{-1}维持。

以上内容详见表 9。

表 9 介入治疗抗栓治疗推荐方案

推荐的抗栓治疗	推荐类型	证据水平
择期 PCI		
抗血小板治疗		
阿司匹林	Ⅰ	B
氯吡格雷	Ⅰ	A
PCI 术前 6 h 给予氯吡格雷 300 mg 负荷剂量或术前 2 h 给予 600 mg	Ⅱ	C
联用 GP Ⅱb/Ⅲa 受体拮抗剂（仅用于紧急情况）	Ⅱa	C
抗凝治疗		
肝素	Ⅰ	C
依诺肝素	Ⅱb	B
NSTE - ACS		
抗血小板治疗		
阿司匹林	Ⅰ	C
氯吡格雷（未服用者，尽快给予 600 mg 负荷剂量）	Ⅰ	C
替格瑞洛	Ⅰ	C
普拉格雷	Ⅱa	B
联用 GP Ⅱb/Ⅲa 受体拮抗剂用于有冠状动脉内高血栓负荷证据的患者		
术中应用替罗非班	Ⅱa	B
不推荐提前应用 GP Ⅱb/Ⅲa 受体拮抗剂预治疗	Ⅲ	B
抗凝治疗		
非常高危的缺血风险		
肝素（可联用 GPⅡb/Ⅲa 受体拮抗剂）	Ⅰ	C
比伐卢定	Ⅰ	B
中到高危的缺血风险		
肝素	Ⅰ	C
比伐卢定	Ⅰ	B
磺达肝癸钠	Ⅱb	B
依诺肝素	Ⅱa	B

(续表)

推荐的抗栓治疗	推荐类型	证据水平
低缺血风险		
磺达肝癸钠	Ⅰ	B
依诺肝素	Ⅱa	B
STEMI		
抗血小板治疗		
阿司匹林	Ⅰ	B
氯吡格雷(未服用者,尽快给予 600 mg 负荷剂量)	Ⅰ	C
替格瑞洛	Ⅰ	B
普拉格雷	Ⅰ	B
联用 GP Ⅱb/Ⅲa 受体拮抗剂(用于有冠状动脉内高血栓负荷证据的患者)		
术中应用替罗非班	Ⅱb	B
不推荐提前应用 GP Ⅱb/Ⅲa 受体拮抗剂预治疗	Ⅲ	B
抗凝治疗		
比伐卢定	Ⅰ	B
肝素	Ⅰ	C
磺达肝癸钠	Ⅲ	B

(四) 双联抗血小板药物应用持续时间

术后阿司匹林 100 mg/d 长期维持。接受 BMS 的患者术后合用氯吡格雷的双联抗血小板药物治疗至少 1 个月,最好持续应用 12 个月(ⅠB)。置入 DES 的患者双联抗血小板治疗至少 12 个月(ⅠB)。但对 ACS 患者,无论置入 BMS 或 DES,双联抗血小板药物治疗至少持续应用 12 个月(ⅠB)。

双联抗血小板药物应用过程中应监测并预防出血。

出血的定义及分型建议采用“学术研究联盟”(ARC)新近发表的心血管研究中标准化的出血定义(表 10)。

表 10 学术研究联盟定义的出血分型

类型	临床指征
0 型	无出血
1 型	非活动出血或不需要治疗的出血
2 型	明显活动性出血,需要住院进行诊断和治疗
3 型	a. 明显出血+血红蛋白下降 30～50 g/L;或需要输血的明显出血 b. 明显出血+血红蛋下降 50 g/L;或心包填塞;或需要外科干预控制的出血;或需要静脉应用血管活性药物的出血 c. 颅内出血(除外脑微量出血、脑梗死后出血性转化,但包括椎管内出血);或经尸检、影像学检查、腰椎穿刺证实的亚型;损害视力的出血
4 型	CABG 相关出血;围手术期 48 h 内颅内出血;关胸后为控制出血而再次开胸手术;48 h 输入全血或浓缩红细胞≥5 U;24 h 内胸管引流≥2 L
5 型	a. 可能的致命性出血 b. 确定的致命性出血(明显出血或者经尸检、影像学确认)

十二、血运重建后长期生活方式和危险因素的控制

血运重建术后应当定期进行全面的临床和预后评估,包括定期进行心电图、实验室检查、运动试验及超声心动图检测。

对高危患者(如近期血运重建,CHF 等)制定医学监督计划。

应当对患者进行健康教育,嘱其坚持每周 5 次,至少每天 1 次 30～60 分钟适当强度的有氧运动。

饮食和体重的控制标准:鼓励控制体质量(体质指数$<24\ kg/m^2$),男性腰围<90 cm,女性腰围<80 cm。建议每次健康检查都要评估体质指数和(或)腰围。应将降低基线体重标准的 10%作为减肥治疗的初始目标。

推荐选择健康食品,改变生活方式、饮食疗法及药物治疗。将 LDL-C 控制于<2.6 mmol/L(100 mg/dl)。在极高危人群中,控制 LDL-C<2.0 mmol/L(80 mg/dl)。推荐更多摄入富含不饱和脂肪酸的食物如含有 Omega-3 脂肪酸的鱼类等。通过药物治疗和生活方式的改变使血压控制<130/80 mmHg(1 mmHg=0.133 kPa)。

无论其血脂水平如何,除非存在禁忌证,所有患者均应使用他汀类药物。β受体阻滞剂和 ACEI 应作为一线用药。

推荐在每次随访时向患者强调戒烟和控制吸二手烟的重要性。

对糖尿病患者要着重强调:通过改变生活方式和坚持药物治疗达到 HbAlc<6.5%～7.0%的标准。严格控制其他危险因素。由专业的内科医生指导糖尿病治疗。

遗传性心脏离子通道病与心肌病基因检测中国专家共识

（中华医学会心血管病学分会　中华心血管病杂志编辑委员会）

一、前言

自1990年和1995年分别发现心肌病和离子通道病第一个致病基因以来，对疑有遗传性心脏疾病的基因检测经历了从基础研究到临床应用的发展过程。目前，离子通道病或心肌病的基因检测在国外临床上主要用于辅助诊断，国内尚未用于临床。其发展成熟需要临床医生对遗传知识的理解或与遗传学专家的联合攻关。对临床医生来说，目前首先要回答的问题是：心脏离子通道病与心肌病基因检测的临床意义是什么？基因分析在这类疾病危险分层中的价值如何？何时需要进行家族成员基因筛查？如何根据基因筛查结果进行干预和治疗？就这些学术问题，目前观点尚不统一。

2011年，美国心律学会/欧洲心脏节律学会组织国际上遗传性心律失常和心肌病遗传学研究的著名专家，根据自身经验和文献回顾，发表了《心脏离子通道病与心肌病基因检测专家共识》，阐述基因检测在遗传性心脏离子通道病与心肌病中的作用，重点评估基因检测对13种心脏疾病的价值及基因检测结果对诊断、预后和治疗的影响。基于基因检测结果所产生的影响程度不同，该共识主要对长QT综合征（LQTS）、肥厚型心肌病（HCM）、扩张型心肌病（DCM）、限制型心肌病（RCM）等进行了探讨，对体外受精胚胎种植前基因检测的可行性未给出明确建议，有待于将来进一步探索。

先证者致病基因突变的发现，为判断其亲属是否存在致病基因提供了金标准。因此，对家族成员进行特定突变检测，具有诊断、治疗及预后判断的意义。基因检测阴性的家族成员可以排外该疾病，基因检测阳性可以早期诊断尚无临床表现的家族成员，对预防与治疗更有价值。对于无临床表现的家庭成员，进行基因检测的年龄和意义需根据不同疾病而定。但是，不管基因检测结果如何，对疾病的治疗不能仅依赖于基因检测结果，而更应该基于全面综合的临床评估。

本中国专家共识（简称专家共识）是在中华医学会心血管病学分会和中华心血管病杂志编委会的倡议下，由国内从事该领域研究的专家们参照国际指南并结合我国在该领域的研究成果共同撰写而成。共识中的国内资料主要来自国内文献或相关注册研究的随访结果。

基因检测推荐原则参照美国心脏协会/美国心脏病学学会/欧洲心脏节律学会指南标准，标识了本专家共识的推荐类别和证据水平。推荐类别：Ⅰ类（推荐）为已发现遗传性心脏离子通道病及心肌病先证者基因突变，且发现基因检测结果能够影响其治疗策略、预防措施及生活方式的选择；Ⅱa类（可能有益）为基因检测结果对治疗或预防措施选择无影响，但对于生育咨询有益或者患者要求了解自身遗传基因状况；Ⅱb类（可以考虑）为基因检测结果对治疗或预防措施选择无意义，或者检测基因的范围太广而难以获得阳性结果；Ⅲ类（不推荐）指对可疑遗传性心脏离子通道病与心肌病的诊断与评估，其基因检测结果不能够提供任何益处甚至可能有害。所有推荐为C级证据。

专家共识一般建议如下：

（1）建议所有遗传性心脏离子通道病与心肌病患者及亲属进行遗传咨询，包括临床和（或）基因检测的风险、获益和可行性。

（2）治疗决策不能只依赖于基因检测结果而应基于全面的临床评估。

（3）对离子通道病和心肌病的遗传评估和家族成员管理，包括咨询、基因检测和结果分析，需在有经验的医学中心进行。

二、LQTS基因检测

（一）定义

LQTS患者心脏结构正常，表现为QT间期延长和T波异常，心律失常发作时多呈典型的尖端扭转型室性心动过速（TdP），易发晕厥和心源性猝死（SCD）。多数LQTS先证者的静息12导联心电图有QT间期延长；但也有10%～40%的患者静息时QT间期正常，称之为“QT间期正常”或“隐匿型”LQTS。除了须对心电图机给出QTc值进行手工复核外，有必要仔细观察T波和U波形态以捕捉一些存在LQTS的细微线索。运动试验、儿茶酚胺激发试验以及Holter动态心电图有助于提高诊断的敏感性。以往建立起来的临床诊断评分体系仍然适用。LQTS的患病率约为1/2 500，但由于其临床表现的多样性，可以终身无症状或在婴儿期就发生猝死，LQTS患病率可能被严重低估。男性多在青春期之前、女性多在青春期之后出现临床症状，不予治疗的有症状患者 10 年病死率可达 50%。

(二) 国内外研究状况

目前已发现 13 个 LQTS 致病基因。其中 KCNQ1(LQT1)、KCNH2(LQT2)及 SCN5A(LQT3)为常见的致病基因，约占遗传性 LQTS 患者的 75%；如果加上 KCNQ1 和 KCNH2 拷贝数变异/基因重排检测手段后，这个值可达 80%；其他 4～13 型 LQTS 仅约占 5%。所以本指南内容主要涉及 LQT1～3 型。即使检测所有已知 13 个基因，阴性率仍为 15%～20%。散发(或新发)突变的发生率小于 5%～10%。估计同时有耳聋表型的 Jervell 与 Lange-Nielsen 综合征患者的患病率约为百万分之一。所有一级亲属(父母、兄弟姊妹、子女)应进行特定突变基因检测。如果基因检测、病史以及 12 导联心电图均为阴性，可以排外 LQTS。

药物诱发的 LQTS 基因检测的作用与价值需要个体化考虑。约 10%～20% 的患者存在 LQTS 致病基因突变，而在对照组为 4%(即"意义不明的变异")。药物诱发 TdP 的先证者应该考虑基因检测，对其一级亲属推荐 12 导联心电图筛查。与 LQTS 有关的新生儿猝死综合征(SIDS)以及尸检阴性的未预测猝死(SUDS)的基因检测，将在尸体遗传检测部分讨论。

我国于 20 世纪 60 年代末至 70 年代已有 LQTS 的病例报告及家系分析。最近 10 年，我国 LQTS 研究紧随国际研究进展，在临床诊治、基因筛查方面取得了长足的进步。已公开发表的特异基因突变点 42 个，包括 KCNQ1 上 17 个、KCNH2 上 19 个、SCN5A 上 4 个、KCNE1 上 1 个、KCNJ5 上 1 个。

(三) 基因检测意义

1. 诊断意义：基于病史、家族史、T 波形态、运动或儿茶酚胺激发试验等情况而被心脏病专家怀疑 LQTS 的患者，均建议进行基因检测。只有晕厥史的患者，未经咨询心脏专科医生不应进行 LQTS 基因检测，也不应该作为参加竞技运动之前的筛查或者作为普遍筛查的手段。如果患者有运动诱发的心脏事件，QTc 轻度延长或静息时正常(通常<460 毫秒)，运动引起多形性室性早搏，应考虑与儿茶酚胺敏感性多形性室性心动过速(CPVT)或 Andersen-Tawil 综合征(LQT7 型)相鉴别。

对那些排除了电解质紊乱、药物因素、心脏肥大、传导阻滞、糖尿病等因素后，心电图上明确诊断 QT 延长者(青春期前的孩子 QTc≥480 毫秒或成人 QTc≥500 毫秒)，即使没有症状，也建议进行基因检测。对那些 12 导联心电图上(不是 24 小时 QTc 最大值) QTc≥460 毫秒的青少年或者 QTc≥480 毫秒的成人可以考虑进行基因检测。这些 QTc 值是人为设定的，高于美国心脏协会/美国心脏病学学会/美国心律学会指南中规定的男性 QTc≥450 毫秒、女性 QTc≥460 毫秒的标准。对 2～4 周婴儿，QTc≥470 毫秒者基因检测的阳性率为 50%。

先证者筛查出特定突变后，不管有无临床表型，其一级亲属均应进行该突变的检查。只有基因检测阴性才能排除 LQTS，单纯 QTc 正常不能排除 LQTS。如果基因筛查阴性，但 QTc 延长，应重复基因筛查或在更广泛的致病基因上进行筛查。

2. 预后判断意义：基因型-表型关系研究发现，LQT1～3 型均有基因型特异的心电图特征、触发因素、自然病史以及基因型特异的药物治疗反应。基因筛查结果已经和传统的危险因素如性别、首次发病年龄、静息 QTc 值、晕厥史等一并成为独立的危险预测因素。与常见的钾通道功能丧失 LQT 亚型(LQT1～2)相比，LQT3 型患者有更高的病死率。对 LQT1 和 LQT2 两个亚型而言，突变发生在通道蛋白上的某些特定位置与 QTc>500 毫秒一样，也是独立的危险因素。

3. 治疗的意义：β 受体阻滞剂是多数 LQTS 患者的一线治疗。在 3 种主要亚型中，β 受体阻滞剂对 LQT1 最有效，对 LQT2 中等有效；而对于 LQT3，普萘洛尔加上美西律或氟卡尼或雷诺嗪可能是首选。治疗决策不能单纯基于基因型，也不能只依据某个特定致病突变，尤其是给一个无症状的 LQT3 患者安装埋藏式心脏自动复律除颤器(ICD)的决定必须考虑包括基因型之外的危险因素。

(四) 专家共识建议

1. 以下情况推荐进行 LQT 1～3(KCNQ1、KCNH2、SCN5A)的基因检测：基于病史、家族史及心电图表型[静息 12 导联心电图和(或)运动或儿茶酚胺应激试验]被心脏病专家高度怀疑 LQTS 的患者；无症状的特发性 QT 间期延长者，其中青春前期 QTc>480 毫秒或成人 QTc>500 毫秒；排除继发性 QT 间期延长因素，如电解质异常、药物因素、心肌肥厚、束支传导阻滞等(Ⅰ类推荐)。

2. 以下情况可以考虑进行 LQT1～3 基因检测：无症状特发性 QT 间期延长者，其中青春前期 QTc>460 毫秒，成人 QTc>480 毫秒(Ⅱb 类推荐)。

3. 已在先证者发现 LQTS 致病基因突变者，推荐其家族成员及相关亲属进行该特定突变的检测(Ⅰ类推荐)。

4. 对药物诱发 TdP 的先证者应考虑行基因检测(Ⅱb 类推荐)。

5. 如果 LQT1～3 突变检测阴性，但有 QTc 间期延长，应该考虑基因再评价，包括重复基因检测或进行其他更多致病基因检测（Ⅱb类推荐）。

三、CPVT 基因检测

（一）定义

CPVT 常伴有晕厥、心跳骤停和 SCD，好发年轻人，是心脏结构正常而对儿茶酚胺敏感的遗传性疾病。运动或情感应激诱发室性心律失常为 CPVT 最典型特征，通常患者静息心电图正常，运动激发试验可诱发出典型双向或多形性室性心动过速。然而，运动诱发的单个室性早搏或室性早搏二联律也可以为 CPVT 惟一表现。少数个体还表现为运动或情感应激下发作心室颤动。Holter 监测对诊断儿茶酚胺相关心律失常有重要价值。CPVT 也常存在运动或情感应激诱发室上性心律失常，表现为单个房性早搏，连发的室上性心动过速以及心房颤动（房颤）。应该注意 LQTS、Brugada 综合征（BrS）及 HCM 也常合并室上性心律失常。

CPVT 发病年龄平均为 8 岁，一部分人首次晕厥发作可以到成年出现。大约 30% 的 CPVT 患者 10 岁前发病，60%患者 40 岁以前至少有 1 次晕厥事件发生。

（二）国内外研究状况

目前，已发现 2 个与 CPVT 有关的致病基因。分别为常染色体显性遗传及编码心脏兰尼碱受体 2 型的 RYR2 基因（称为 CPVT1 型）和常染色体隐性遗传及编码心脏肌贮钙蛋白的 CASQ2 基因（称为 CPVT2 型）。国内未见相关致病基因报道。

（三）基因检测意义

在已知 2 个 CPVT 致病基因中，约 65%先证者存在 RyR2 突变，3%～5%为 CASQ2 突变。65%诊断为 CPVT 患者基因筛查为阳性。由于 RyR2 基因非常大，目前大部分的文献报道仅提供覆盖关键区域外显子检测。应注意某些 SIDS 也与 RyR2 突变有关。

先证者发现致病基因突变，所有一级亲属应该进行基因筛查，而所有一级亲属和二级亲属都应该进行临床和遗传学评价。

目前尚无 CPVT 基因型相关的危险分层。基因检测阳性和阴性先证者的治疗无差别，但对家族成员的处理具有重要价值。鉴于猝死可能是 CPVT 的首发症状，对 CPVT 先证者的其他所有家庭成员早期进行 CPVT 相关基因检测，有助于对他们在出现症状前进行诊断、合理的遗传咨询以及开始 β 受体阻滞剂治疗。另外，因为 CPVT 发病年龄小而且与部分 SIDS 发生有关，所以对先证者有 CPVT 突变的其他家族成员，出生时应进行特定突变位点基因检测，以便对基因检测阳性的个体尽早行 β 受体阻滞剂治疗。

（四）专家共识建议

1. CPVT1 型（致病基因 RyR2）和 CPVT2 型（致病基因 CASQ2）的基因检测推荐：基于病史、家族史以及运动或儿茶酚胺应激诱发的心电图阳性表型，具有 CPVT 临床证据的患者，都推荐进行上述基因检测（Ⅰ类推荐）。

2. 家族成员及其他相关亲属行特定突变检测（Ⅰ类推荐）。

四、BrS 基因检测

（一）定义与概况

BrS 特征性表现为右胸导联 ST 段抬高，常伴有不同程度的心脏传导阻滞，为有潜在恶性心律失常危险和 SCD 家族史的遗传性疾病。BrS 好发于 30～40 岁男性，是年轻人猝死主要原因。有临床症状的 BrS 患病率在西方国家为 1/10 000～1/5 000，在南亚更流行。此外，无症状Ⅰ型 Brugada 心电图发生率可能更高。儿童时期很少出现 BrS 表型。BrS 危险分层基于相关临床参数，尤其是症状指标。有心跳骤停和晕厥史是恶性心脏事件再发的危险因素。其他指标如有创电生理检查对危险分层的价值，目前仍有争议。建议对 BrS 高危患者置入 ICD。有研究证实，奎尼丁具有治疗作用，尤其适用于低中危患者。

（二）国内外研究状况

目前已发现 8 个致病基因（SCN5A，GPD1L，CACNA1C，CACNB2b，SCN1b，KCNE3，KCNH2，CACNA2D1）。基因型阳性 BrS 多为 SCN5A 突变所致（>75%）。在确诊的 BrS 中，SCN5A 基因检测阳性率约 25%。我国目前共有 10 个 SCNSA 突变位点报道。

（三）基因检测意义

基因检测本身不能诊断 BrS，但对可疑病例可以协助临床诊断。家族成员特定基因突变检测，对发现基因突变相关个体、进行防治和随访管理起决定作用。

基因筛查结果不影响 BrS 治疗。然而，携带 SCN5A 突变的无症状个体应该预防或避免发热，及时使用解热药物降温，避免使用钠通道阻滞剂。临床诊断为 BrS 的患者，无论基因检测结果如何，均应给予预防性治疗。

BrS 预后的判断一般不参考遗传检测结果。

（四）专家共识建议

（1）推荐家族成员及其他相关亲属行特定突变检测（Ⅰ类推荐）。

（2）基于病史、家族史以及心电图表现[静息 12 导联心电图和（或）药物激发试验]，临床怀疑 BrS 的患者行 SCN5A 基因检测(Ⅱa 类推荐)。

(3) 不推荐孤立的 2 型或 3 型 Brugada 心电图个体进行基因检测(Ⅲ类推荐)。

五、进行性心脏传导疾病(CCD)基因检测

(一) 定义

孤立性进行性 CCD 不存在心脏以外的表型而且心脏结构正常。心电图表型包括房室传导阻滞、心房静止、窦房结功能不良、窦房传导阻滞以及 BrS 特征,在单个患者或家族(包括有明确基因异常的家族)成员,上述特征可以单独或合并存在。非孤立性 CCD 常合并先天性心脏病(比如房间隔缺损、先天性房室传导阻滞)、心肌病或心脏以外的其他表型。目前没有系统的有关 CCD 发病年龄和疾病进展的研究资料。CCD 早期通常无心电图改变,随年龄增长,外显率增加。

(二) 国内外研究状况

遗传相关 CCD 呈家族常染色体显性遗传,隐性遗传及散发病例少见。目前报道的与孤立性 CCD 相关的 SCN5A 突变有 30 个,其中仅与 CCD 相关的突变有 11 个,与 BrS 重叠的突变有 19 个,而 SCN1B 上有 2 个突变与 CCD 有关。有报道,瞬时感受器阳离子通道、M 亚家族成员 4(TRPM4)Ca^{2+} 激活阳离子通道基因突变与进行性 CCD 有关。此外,25%遗传性右束支传导阻滞及 10% 遗传性房室传导阻滞与这些基因有关。因此,孤立性 CCD 患者分层基因检测应该包括 SCN5A、SCN1B 和 TRPM4 基因。

另外发现,心脏起搏通道基因 HCN4 及钠通道基因突变与特发性窦房结功能不良有关。由于非遗传因素所致特发性窦房结功能不良更常见,因此特发性窦房结功能不良基因检测对散发病例需慎重考虑。

合并先天性心脏病如房间隔缺损的 CCD,通常存在心脏转录因子(NKX2.5 或 GATA4)基因突变。合并左室收缩功能不全和 DCM 的 CCD(CCD 发生在前)与核纤层蛋白基因 LMNA 突变(Lamin A 和 Lamin C 基因)、合并结蛋白相关肌病与 DES 基因突变、合并肌营养不良与 EMD 基因突变、骨骼肌及其他异常有关。基因突变相关表型的多样性存在个体和年龄差别。由于存在心脏异常和非心脏的表型,因此对合并先天性心脏病或心肌病的 CCD 进行分层基因检测意义不大。

迄今,我国仅有 1 个 CCD 家系报道,家族成员共 62 人,接受检查的有 32 人,其中 18 人存在 CCD,表现为常染色体显性遗传特征,但未进行基因学检测。

(三) 基因检测意义

遗传相关 CCD 呈常染色体显性遗传,隐性遗传及散发病例少见。致病基因包括 SCN5A、SCN1B、TRPM4 和 HCN4。

对于心脏结构正常的早发孤立性 CCD,尤其是具有心脏传导异常和起搏器置入家族史的个体,应该考虑基因检测。

无论是孤立性还是合并先天性心脏病的 CCD,应对一级亲属进行仔细的临床检测与筛查。家族成员的特定基因检测,对于明确或排除 CCD 诊断非常重要。

对于无症状突变携带者的家族成员,应定期随访,记录合并的其他临床表型、心脏传导异常、心力衰竭(心衰)出现时间等。避免使用减慢心脏传导的药物(如抗抑郁药、抗心律失常药等),对钠通道突变个体应及时治疗和预防合并存在的危险因素(如发热)。由于基因检测结果对预后没有直接影响,CCD 患者起搏器置入应该遵循有关指南,而不能依赖于基因检测结果。

(四) 专家共识建议

(1) 在先证者发现 CCD 致病基因突变后,推荐在家族成员及其他相关亲属中检测该突变(Ⅰ类推荐)。

(2) 对于孤立性 CCD 或伴有先天性心脏病 CCD,尤其存在 CCD 阳性家族史时,基因检测可以考虑作为诊断性评价的一部分(Ⅱb 类推荐)。

六、短 QT 综合征(SQTS)基因检测

(一) 定义

2000 年首次报道 SQTS,其特征性表现为心电图上非常短的 QT 间期(男:QTc<360 毫秒,女:QTc<365 毫秒),可伴有尖峰样 T 波(尤其在胸前导联),易发房颤和 SCD 且心脏结构正常。有报道,SQTS 与 SIDS 发生有关。SQTS 临床表现不一,可以从无症状到房颤,反复晕厥及 SCD。

对 SQTS 具有诊断意义的 QTc 值尚未确定。最近公布的 SQTS 诊断积分标准,据此可以识别低、中、高度 SQTS 患者。

(二) 国内外研究状况

SQTS 呈常染色体显性遗传。高达 20%的先证者由 3 个“功能获得”钾通道基因突变所致,包括 KCNH2(SQT1)、KCNQ1(SQT2)及 KCNJ2(SQT3)。有报道,短 QT 间期可与Ⅰ型 Brugada 心电图并存,并发现了相关的 CACNA1C 或 CACNB2b 基因突变,可认为是 SQTS 的一个亚型,也可以考虑为 BrS。我国报道 1 个 SQTS 家系,发现 KCNH2 基因突变 T618I。

由于目前现有的病例及家系较少,SQTS 基因型-表型研究无法开展。

(三) 基因检测意义

已知相同的基因突变导致的 SQTS 疾病表型差别较大,提示 SQTS 治疗要个体化。对高度怀疑 SQTS 患者的治疗,不能受基因检测结果影响。

(四) 专家共识建议

(1) 基于病史、家族史以及心电图表型,临床高度怀疑 SQTS 的患者,可以考虑检测 KCNH2、KCNQ1 及 KCNJ2 基因(Ⅱb 类推荐)。

(2) 推荐家族成员及其他相关亲属进行特定突变位点检测(Ⅰ类推荐)。

七、房颤基因检测

(一) 定义

房颤是临床上最常见的持续性心律失常,发病率逐年增加。房颤可以导致心衰,引起卒中等血栓和栓塞事件。房颤的基础疾病主要包括高血压、心衰和瓣膜性心脏病。房颤可以从无症状到明显的症状,包括心悸、胸闷和气短等。

房颤多见于老年人或者伴有基础性疾病患者。尽管如此,但仍有部分房颤患者不仅发病年龄轻,甚至在胎儿期即发病,而且没有合并有明显的基础性疾病。此外,有些房颤的发生还具有明显的家族聚集倾向。如果父亲或者母亲患有房颤,其子女发生房颤的危险性就大大增加。有研究报道,高达 39%的房颤患者具有家族遗传背景。这些证据表明,遗传缺陷是房颤发病的重要因素之一。

(二) 国内外研究状况

房颤的致病基因包括:钾通道编码基因 KCNQ1、KCNE2、KCNJ2、KCNE3、KCNH2、KCNE5、KCNA5 和 ABCC9,钠通道编码基因 SCN5A、SCN1B、SCN2B 和 SCN3B,缝隙连接蛋白编码基因 GJA5 和 GJA1、RyR2,发育相关蛋白编码基因 TBX5,ANP 编码基因 NPPA,核孔蛋白编码基因 NUP155。但是,这些致病基因中没有一个可以涵盖≥5%的房颤。

(三) 基因检测意义

(1) 先证者:一般不推荐做基因检测。

(2) 家族成员筛查:若在房颤先证者中发现致病突变,那么基因检测推荐于所有一级亲属。

(3) 基因检测对预后和治疗的意义:目前没有足够的数据提示遗传学检测结果可以指导房颤的治疗,所以遗传学检测潜在的临床意义有待研究证据支持。

(四) 专家共识建议

(1) 具有明确基础心脏疾病的房颤患者,目前一般不推荐基因突变检测,一般也不推荐对房颤行 SNP 基因分型(Ⅲ类推荐)。

(2) 对于年龄小于 40 岁、存在明显的家族史、没有明确的基础疾病的房颤患者,可以根据具体情况收集 5～10 ml 抗凝全血,为其后的 DNA 分析做准备(Ⅱa类推荐)。

八、HCM 基因检测

(一) 定义

HCM 是一种较为常见的疾病(患病率 1/500),特征表现为不明原因的心肌肥厚、心肌细胞排列紊乱和纤维化。多数典型 HCM 成人患者表现为常染色体显性遗传,偶发新生突变。然而,老年或非典型 HCM 患者,家族性发病比率较低。与其他遗传性心肌病相同,HCM 表型变化很大(甚至同一个家族)。HCM 外显率(携带突变个体出现临床的比例)随年龄增长而增加,但仍存在不完全外显。无临床危险因素的 HCM 患者猝死危险性低,具有 1 个或更多危险因素者建议置入 ICD。尽管 HCM 与共识涉及的其他疾病相比,发生 SCD 的绝对风险要低,但由于其较高的患病率,使得 HCM 相关的 SCD 更为常见。由于大多数 HCM 患者无明显症状,因此难以预测 SCD 发生,但家族性成员筛查为预防治疗提供了依据。由于存在无临床症状或症状轻微的隐匿性 HCM,使得基因检测成为识别高危患者的最有效手段。

(二) 国内外研究状况

目前,至少有 8 个肌节蛋白基因与 HCM 有关。编码 β 肌球蛋白重链的 MYH7 基因及编码心脏肌球蛋白结合蛋白 C 的 MYBPC3 基因为 HCM 最常见的两个致病基因,MYH7 占 15% ～20%,MYBPC3 占 20%～45%。HCM 其他的致病基因中,每个基因占 1% ～5%甚至更少。多数 HCM 相关基因突变发生率较低,并且对于一个特定的家族,基因突变是唯一的。目前,我国已经报道了 MYH7、MYBPC3、TNNT2 和 TNNI 在国人 HCM 患者中的突变。

(三) 基因检测意义

国外共识中提出类 HCM 表型概念,包括 HCM 合并由 PRKAG2 突变所致的 WPW 综合征和传导异常、Fabry 病和 Danon 病、线粒体 DNA 突变和 Noonan 综合征。家族性 HCM 中,肌节蛋白基因(包括 9 个基因)检测阳性率约为 60%。散发 HCM 基因检测阳性率降至 30%。大约 5%的 HCM 存在 2 个或 2 个以上的基因变异(复合突变或双杂合突变)。基因检测阴性先证者是否存在已知 HCM 致病基因未知区域或其他基因的突变,或是否是孟德尔遗传性心肌病尚不清楚。

家族成员中,特定突变检测比临床评估具有明显的优势,可以使一半的家族成员免于长期的临床评估和随访观察。HCM 在儿童时期存在风险,因此必须重视家族成员中儿童的基因检测、遗传咨询、教育和心理学评估。

基因突变对 HCM 危险评估和决定治疗策略作用有限,其治疗和评估预后主要基于临床危险因素。基因检测结果不是ICD的一级预防指征。

(四) 专家共识建议

(1) 推荐 MYBPC3、MYH7、TNNI3、TNNT2、TPM1 基因检测：基于病史、家族史及心电图/超声心动图结果，心脏科医生已经临床确诊为 HCM 的患者(Ⅰ类推荐)。

(2) 推荐特异性基因突变检测：家族成员及其他相关亲属应在发现先证者特异性基因突变的基础上进行特异性突变筛查(Ⅰ类推荐)。

九、致心律失常型心肌病(ACM)/致心律失常右室发育不良心肌病(ARVC)基因检测

(一) 定义

ACM为一种进展性的遗传性心肌疾病，是35岁以下人群发生室性心律失常和SCD的主要原因。ACM可以累及一或两侧心室，公认的典型亚型ARVC以右室为主。ACM临床诊断基于特征性的心电图表现、心律失常及心脏结构和(或)组织学异常。明确的家族史和(或)致病基因突变有助于诊断。ACM在形态学方面可以与DCM相似，但ACM典型临床常表现为心律失常而不是心衰。ACM介于心肌病与遗传性心律失常之间，早期以心律失常为特征，随着疾病的进展可以出现形态学改变甚至出现心衰。

ACM/ARVC通常表现为常染色体显性遗传，外显性率不同并且随年龄而变化，扰乱了孟德尔遗传模式。常染色体隐性遗传的ACM/ARVC较为罕见，表现为Naxos和Carvajal综合征(心脏皮肤综合征)。复合杂合子(单个基因不同等位基因共遗传)和双基因杂合子(2个不同基因的等位基因共遗传)发生率高达10%，导致ACM不同的外显率和遗传的复杂性。

(二) 国内外研究状况

大多数ACM/ARVC致病基因编码桥粒蛋白[斑珠蛋白(JUP)、桥粒斑蛋白(DSP)、斑菲素蛋白-2(PKP2)、桥粒芯糖蛋白-2(DSG2)及桥粒胶蛋白-2(DSC2)]。也有桥粒以外的致病基因，如TMEM43的S358L突变与ACM/ARVC的完全外显、不典型表型、SCD高发及心衰有关。在一个ACM/ARVC家族和一些散发病例中还发现了TGFβ3突变。心脏Ryanodine受体(RyR2)突变导致ARVC2，ARVC2特征性表现为青少年应激诱发的多形性室性心动过速及SCD。在临床表型和遗传学上，ARVC2与CPVT1非常相似，可能是CPVT的一个类型，而非真正的ARVC。

30%～70%的ACM/ARVC患者存在桥粒蛋白基因突变，大多数基因具有显著等位基因异质性。基因检测的阳性率受到区域、种族、选择诊断标准和定义致病突变标准的影响。最近研究表明，以前报道的很多ARVC的PKP2变异是否具有致病性尚不确定。目前，我国ARVC研究中，已报道了6个PKP2突变(R158K、Q211X、L419S、A793D、N852fsX930和c.145_148 del GACA)。

(三) 基因检测意义

许多有明确遗传学诊断的家族性ACM表型复杂多变，因此对于临床不能明确诊断者，基因检测将有助于临床诊断。目前，基因检测正在走向临床，主要用于先证者的进一步确诊及家族成员的筛查。典型ACM患者基因检测阳性率约为50%，其中16%罕见变异在正常人群中发生，提示ACM基因检测假阳性率高达1/3。因此，对基因检测结果的意义评价应该慎重。首先建议ACM/ARVC诊断可疑的患者到有经验的专科中心进行评估，而不是进行基因检测。

(四) 专家共识建议

(1) 在先证者发现ACM/ARVD致病基因突变后，推荐在家族成员及其他相关亲属中进行该特定突变检测(Ⅰ类推荐)。

(2) 在符合ACM/ARVD 2010国际特别工作组诊断标准的患者中进行选择性或综合性ACM/ARVC基因(DSC2，DSG2，DSP，JUP，PKP2，TMEM43)检测能够获益(Ⅱa类推荐)。

(3) 符合2010特别工作组标准的可疑ACM/ARVC患者(1项主要标准或2项次要标准)可以考虑基因检测(Ⅱb类推荐)。

(4) 仅符合1项次要标准的患者(2010国际特别工作组标准)不推荐基因检测(Ⅲ类推荐)。

十、DCM基因检测

(一) 定义

DCM特征性表现为收缩功能障碍和左心室扩大。该DCM是排除了其他因素，由遗传基因异常所致。遗传性DCM表现为不明原因的DCM，为"特发性DCM"(IDC)的一种类型。多数患者不存在特殊的表型特征来区别遗传性DCM与IDC。对IDC患者一级亲属进行临床筛查(病史，体征，心电图，超声心动图)，发现20%～35%的IDC具有家族性发病特性，如果把左心室扩大作为DCM早期指标，高达48%的IDC为家族性发病。因此，对不明原因DCM先证者，建议进行家族性基因筛查。对于散发性DCM，遗传因素是否为主要发病机制，以及基因检测的作用与价值，目前尚不清楚。遗传性DCM外显率受年龄的影响，携带DCM致病基因突变个体，随着年龄增长而外显率增加。心脏彩色超声和心电图无异常不能排除晚发DCM的可能。

（二）国内外研究状况

目前已发现30多个DCM致病基因，包括细胞骨架蛋白、肌丝蛋白、核外膜蛋白以及离子通道蛋白等。然而，30个致病基因中，罕见基因变异不到5%。其他遗传模式包括X-连锁遗传、隐性遗传和线粒体遗传。目前，在中国人群中已发现的致病基因有CHRM2、SCN5A、Lamin A/C、Dystrophin、β-MHC、TTN、nesprin-1α、AnnexinA5、mtDNA。

（三）基因检测意义

基因检测有助于发现DCM的病因，识别具有心脏以外表型的高危患者。先证者明确致病基因突变后，不携带此突变的家族成员可以排除该疾病发生的可能，这对孩子尤为重要，可使他们正常生活。

DCM基因检测对治疗的意义在于：合并CCD的DCM通常由LMNA突变所致。通常LMNA或DES基因突变者高发SCD。由于CCD(一度、二度或三度房室传导阻滞)和室上性心律失常通常发生于致命性室性心律失常之前，因此对这类患者建议在发生致命性心律失常或SCD之前早期置入ICD(而不是置入起搏器)。

（四）专家共识建议

(1) 伴有典型心脏传导阻滞(一度、二度或三度房室传导阻滞)和(或)具有过早SCD家族史的DCM患者，推荐全面或选择性(LMNA和SCN5A)DCM基因检测(Ⅰ类推荐)。

(2) 基因检测可能有益于家族性DCM患者明确诊断，识别心律失常和综合表型高风险成员，开展家族成员筛查，帮助制定家族性管理方案(Ⅱa类推荐)。

(3) 家族成员及其他相关亲属，推荐特定突变检测(Ⅰ类推荐)。

十一、左室心肌致密化不全(LVNC)基因检测

（一）定义

LVNC是由于胚胎期心内膜肌小梁致密化过程异常终止导致心室发育不良的先天性心肌病，以过多突起的肌小梁和深隐窝为特征，典型表现为左室心尖部、下壁和侧壁肌小梁增强、增粗。

该病确切的发病率及流行病学资料未知，发病年龄可从婴幼儿至老年人。临床表现可以从无症状到严重心衰或心律失常、血栓栓塞。临床上常见LVNC合并结构性心脏病，也可合并系统性疾病，导致神经肌肉和代谢异常。在某些家系，患病家族成员的表型一致，或具有典型的HCM、DCM或RCM表型。

（二）国内外研究状况

LVNC散发病例约占患者数的60%～70%，也可呈家族聚集性。LVNC遗传模式包括X-连锁遗传、常染色体显性/隐性遗传及母系线粒体遗传。

目前发现约有15个基因参与LVNC发生，包括TAZ、DTNA、ZASP基因(也称LBD3)、LMNA基因，还与MYH7、ACTC、TNNT2、MYBPC3、FKBP-12、SCN5A基因突变有关，也有学者发现在11p15、1p36、1q43位点的致病基因，亦有5号染色体长臂(5q)末端缺失、13三体基因突变的报道，每个基因导致≥2%的LVNC，其中肌节蛋白相关基因突变最常见。国内相关研究未发现有意义的基因突变。

X-连锁遗传中，受累男性疾病表型更明显，受累女性仅表现为轻微表型异常甚至正常，但女性可以遗传给下一代并显示更典型的LVNC表型。

目前，LVNC的诊断依赖于临床表现及影像学检查，超声心动图和磁共振成像对诊断尤为重要，心电图异常可进一步支持诊断。基因检测在明确LVNC诊断中的应用价值有限。

（三）基因检测意义

对先证者家族成员应该进行至少3代成员的评估，所有LVNC一级亲属建议行超声心动图检查。

目前，没有LVNC相关的基因型-表型研究资料。因此，基因检测对预后判断和治疗没有明确的意义。

（四）专家共识建议

推荐在家族成员及其他相关亲属中进行特定突变位点检测(Ⅰ类推荐)。

基于病史、家族史以及心电图/超声心动图表型，心脏专家诊断为LVNC的患者，LVNC基因检测可能有益(Ⅱa类推荐)。

十二、RCM基因检测

（一）定义

RCM是由于心室壁僵硬使心腔充盈压升高而导致舒张功能异常的一种心肌病，可分为原发性和浸润性两种类型，均可家族性发病。原发性RCM通常与基因异常有关。常染色体显性/隐性遗传、X-连锁遗传及母系遗传均可发生；获得性RCM常是淀粉样变浸润心肌所致。RCM表现为心室充盈受损和舒张期心室容积减少，常合并有DCM或HCM。

（二）国内外研究状况

家族性RCM存在遗传异质性。4个编码肌节蛋白/肌丝蛋白的关键基因(MYH7、TNNT2、TNNI3及ACTC)与RCM发生相关；另外，结蛋白突变、转甲状腺素蛋白(前白蛋白)突变也与RCM的发病有关。与MYH7或TNNI3基因相关的RCM所占比例均为5%左右。肌节基因相关RCM一般仅表现为心脏异常。国内也有家族性RCM发病的报道。另外，国内学者发现TNNT2基因双缺失突变与RCM相关。

(三) 基因检测意义

目前,尚没有研究证实 RCM 基因检测结果能够直接应用于治疗,但可以对心律失常发生的风险进行评估。TNNT2、DES 或 LMNA 突变相关 RCM,其心律失常风险增加。DES 或 LMNA 突变相关 RCM 的 SCD 发生率较高,尤其合并房室传导阻滞或束支传导阻滞时,应该考虑置入 ICD 预防。对于合并有多系统疾病的 RCM,识别潜在的系统疾病可以发现心脏功能异常的原因,有助于疾病针对性治疗,比如对 TTR-淀粉样变性采用移植治疗,对于一些贮积病采用酶取代浸润治疗。

(四) 专家共识建议

(1) 基于病史、家族史以及心电图/超声心动图表型,对于临床疑诊为 RCM 的患者,RCM 基因检测可以考虑(Ⅰ类推荐)。

(2) 家族成员及其他相关亲属,特定基因突变筛查可以考虑(Ⅱb 类推荐)。

十三、院外心脏骤停(OHCA)幸存者基因检测

(一) 定义

OHCA 最常见与结构性心脏病有关。40 岁以上者,冠状动脉病变的存在是主要原因。我国 553 例不明原因猝死者尸检结果提示,75%为院外死亡,冠心病在 40 岁以上患者为主要原因,而心肌炎和心肌病(包括 DCM、HCM 和 ARVC)主要在 40 岁以下年轻人中检出。阴性解剖在 40 岁以下猝死者中占 19.7%。提示对 OHCA 幸存者进行冠状动脉造影和心脏影像学检查以及适当的基因检测是有意义的。

对常规临床检查未发现心脏结构异常者,要注意寻找亚临床心脏结构异常的证据,进行详细全面的临床检查包括静息心电图(信号平均心电图)、运动试验、远程/Holter 心电图、超声心动图以及心脏磁共振成像。冠状动脉造影通常在成人进行。肾上腺素和钠通道阻滞剂激发试验可以揭示隐匿性 LQTS 和 BrS。要注意不能基于发病后早期的心电图表现来轻率地诊断 LQTS、BrS 或早期复极综合征(ERS),因为当时的心电图异常可能是继发性的,几天后就恢复正常。全面的临床检查结合与心律失常专家会诊,超过 50%的 OHCA 幸存者可以得出临床诊断。

25%的 OHCA 是由心脏离子通道异常导致,包括 LQTS、CPVT、BrS、SQTS 及 ERS。对 ERS 在 OHCA 中的意义以往认识不足。

虽然对 OHCA 幸存者进行置入 ICD 治疗是有效的预防措施,但明确其病因对于评价其家族成员是否也存在遗传缺陷和具有同样的危险性是有益的。明确诊断先从系统的临床检查开始,然后进行有目标的基因检测以核实诊断并筛查家族成员。

判别事件发生时的状况对病因诊断有价值。在运动或交感神经兴奋时发病,提示 LQT1 或 CPVT1;而在声音刺激发病,可能是 LQT2;发生在睡眠时,可能为 BrS 或 LQT3 所致。对家族中有神经肌肉疾病、年轻时就需安装起搏器、不明原因的心衰、发病前有感冒史者,应该注意排除肌萎缩病、核纤层蛋白病等。年轻的 OHCA 幸存者还要注意排除心肌炎。

(二) 基因检测意义

当诊断明确或可疑时,建议对先证者进行基因检测以便对家族成员进行筛查。几乎所有的心肌病或原发性离子通道病(包括亚型或由药物诱发)在 OHCA 幸存者中都是常见的。但应该避免广泛性基因检测,以减少开支和避免在家族中查出与表型无关的不肯定的基因检测结果而不能解释。如果遇到荷兰籍的突发性心室颤动患者,还要考虑检测 DPP6 单倍体。

(三) 专家共识建议

(1) 筛查 OHCA 家族成员亚临床高危患者(Ⅰ类推荐)。

(2) 对无临床证据支持、可疑存在某种特定的心肌病或离子通道病的不明原因的 OHCA 幸存者,不推荐常规基因检测(Ⅲ类推荐)。

十四、尸检阴性猝死患者基因检测

(一) 定义

尸检阴性猝死患者包括 SUDS 和 SIDS,是指症状出现后 1 小时内猝死而尸检结果不能解释其死因,常见于年轻患者(年龄≤35 岁)。我国阴性解剖在 40 岁以下猝死者中占 19.7%。在所有年龄段的 SUDS 中,冠心病是主要原因,其他病因包括基因异常影响到心肌病和 CCD 或离子通道病也存在。SIDS 为 1 岁以下患儿不明原因的猝死,国内外遗传学筛查发现,高达 15% 的 SIDS 是由于离子通道病所致。

(二) 国内外研究状况

在 SUDS 患者中,离子通道病高达 35%,包括原发性离子通道病 LQTS、CPVT 和 BrS(高达 15%)。突变位点最常见发生在 RyR2 基因(15%～20%)和 KCNQ1、KCNH2 及 SCN5A 基因(10%～15%)。因此,如果尸检时常规进行基因检测,有 25%～35%的<35 岁的 SUDS 患者和 15%的 SIDS 患儿能被认定是某种已知离子通道病相关基因突变所致。在 SUDS 患者的一级亲属中,有 25%～35%可被诊断为遗传性心律失常综合征。

(三) 基因检测意义

对 SUDS 亲属进行临床和遗传学筛查,首先对检测阴性的亲属有安慰作用,也可发现家族中的高

危个体。对存在基因突变和(或)具有临床特征的个体,应根据不同疾病按照相关指南做出相应的防治方案。

(四) 专家共识建议

(1) 组织样本收集推荐:收集抗凝 5～10 ml 全血、血斑点或冻存心脏、肝脏和脾脏样本,为其后的DNA 分析/基因检测做准备(Ⅰ类推荐)。

(2) 尸检阴性的 SUDS,可以考虑全面的或有针对性的离子通道基因检测(RyR2、KCNQ1、KCNH2 和SCN5A),以便发现高危家族成员,尤其是死亡时的情形提示为 LQTS 或 CPVT 所致者(Ⅱb 类推荐)。

(3) 一旦发现 SUDS 致病基因突变,推荐筛查家族成员及其他相关亲属(Ⅰ类推荐)。

十五、总结

根据目前的认识,基因检测还不能作为疾病的唯一诊断。对于基因检测阴性且有典型疾病表型的患者,是否需要继续筛查新的致病基因,专家意见还不能统一。

由于基因检测结果对临床决策有影响,因此应该对结果仔细分析和判断。很多的基因突变检测阳性者实际是无遗传表型信息的 DNA 变异,称之为"意义不明的变异"。最近,有研究对健康志愿者通过不同致病基因外显子筛查来研究这些"意义不明的变异"的发生频率,对其临床意义的判断将有参考价值。

基因检测假阳性率与疾病类型相关。CPVT 的假阳性率较低,而 ACM/ARVC 的假阳性率高得令人担忧。表型缺失或不典型临床表型的个体基因检测假阳性率也较高。因此,目前不提倡对本专家共识列出的所有疾病进行统一的基因检测方案,基因检测内容应该针对表型有选择性。如果临床诊断存在疑问,应首先推荐患者到相关的专科中心进行临床评估,而不是直接进行基因检测。

基因检测不能视为独立的检查,需要注意以下内容,包括:①先证者疾病诊断的可靠性和专家意见;②基因检测的概率及检测前已告知患者基因检测的内在不确定性;③重视通过家族史来评价疾病外显率和表达率。

肥厚型梗阻性心肌病室间隔心肌消融术的中国专家共识

(中华医学会心血管病学分会 中华心血管病杂志编辑委员会
室间隔心肌消融术治疗专题组)

肥厚型梗阻性心肌病(hypertrophic obstructive cardiomyopathy, HOCM)是肥厚型心肌病的一种,因肥厚室间隔造成心室梗阻而得名。目前尚无理想的治疗措施,药物治疗为首选。但部分 HOCM 患者药物治疗效果不佳或不能耐受,这部分患者需要借助非药物治疗方法。非药物治疗方法包括手术和介入治疗,经皮穿刺腔内间隔心肌消融术(percutaneous transluminal septal myocardial ablation, PTSMA)是一种介入治疗手段,其原理是通过导管注入无水酒精,闭塞冠状动脉的间隔支,使其支配的肥厚室间隔心肌缺血、坏死、变薄、收缩力下降,使心室流出道梗阻消失或减轻,从而改善 HOCM 患者的临床症状。

PTSMA 首先于 1995 年由 Sigwart 在 Lancet 报道,由于创伤小、操作方便,这种技术现已在世界范围广泛开展。

一、PTSMA 的发展及应用

1981 年 Waller 等报道 1 例 17 岁女性 HOCM 患者,13 年后发生室间隔心肌梗死,此后胸骨旁杂音消失,超声心动图显示室间隔厚度变薄(由 23 mm 降至 15 mm),左心室流出道(left ventricular outflow tract, LVOT)增宽。1983 年 Sigwart 等、1994 年 Gietzen 等发现用类似经皮冠状动脉腔内成形术(PTCA)选择性阻塞前降支发出的第一间隔支可缓解 HOCM 的 LVOT 梗阻。1995 年 Sigwart 报道应用 PTSMA 成功治疗 3 例 HOCM 患者,并随访 1 年,临床症状明显好转。之后,PTSMA 技术在世界各地开展,检索 PubMed,15 年(1995 年至 2010 年)内涉及室间隔酒精消融治疗的 HOCM 文献 700 余篇。

国内,1998 年赵林阳等首次报道应用 PTSMA 治疗 1 例 HOCM,随后辽宁省人民医院等近 30 家单位先后开展了此项技术,于 2001 年全国 PTSMA 总手术例数已达 150 例,居亚太地区之首。同年,由中华医学会中华心血管病杂志编辑委员会组织高润霖、李占全等专家共同制定了我国经皮经腔间隔心肌消融术治疗的参考意见。经过十多年的历程,伴随 PTSMA 技术的提高,目前 PTSMA 已在 20 个省市自治区近百家医院开展。

二、PTSMA 的疗效及安全性评价

德国 Seggewiss 等早期进行了当时世界最大样本

PTSMA(241例)疗效及安全的观察,对比术前与术后3个月、1年和2年的左心室流出道压力阶差(left ventricular outflow tract pressure gradient, LVOTG)和心功能变化,结果显示LVOTG随着时间的推移进一步下降,心功能改善,运动时间及耐力也逐渐增加。Alam等荟萃分析了1996至2005年已发表的42个研究,入选PTSMA患者2 959例,随访观察1.5~43.2(12.7±0.3)个月。发现PTSMA可使LVOTG持续下降,肥厚间隔变薄,HOCM患者的症状和心功能改善,运动耐力提高。30天平均病死率1.5%,远期病死率0.5%。其他并发症:心室颤动2.2%,左前降支(LAD)闭塞1.8%,三度房室传导阻滞(Ⅲ° atrioventricular block,三度AVB)置入永久性起搏器10.5%,心包积液0.6%。2003年ACC/ESC"肥厚型心肌病专家共识"中比较分析了PTSMA与外科间隔心肌切除术(myocardial myectomy, MM)疗效及安全性,结果显示PTSMA可以改善HOCM患者的临床症状,降低LVOTG,是药物治疗难以改善症状的HOCM患者的一种有效的治疗方法。

2007年德国Seggewiss等又报道了PTSMA的长期随访结果,对100例PTSMA患者术后3个月、1年和8年进行了随访发现心功能NYHA分级由术前2.8±0.6降至1.4±0.6、1.5±0.6和1.6±0.7($P<0.000\,1$)。无创监测发现LVOTG进行性降低,室间隔厚度减小,运动耐力提高。

2009年Alam等荟萃分析了5项PTSMA与MM的对比研究,共观察了351例患者,其中183例为PTSMA患者,168例为MM患者。PTSMA组随访观察时间3.0~27.7个月,MM组3.0~45.6个月。结果两组均可改善心功能,静息LVOTG均可下降至<20 mmHg(1 mmHg=0.133 kPa),但MM组较PTSMA组下降更明显($P<0.001$)。住院死亡率两组间差异无统计学意义,但PTSMA组因三度AVB置入永久性起搏器者多于MM组($P=0.04$)。2010年Agarwal等荟萃分析了12项PTSMA与MM研究显示在近期及远期死亡率、心功能、室性心律失常和术后复发及二尖瓣反流等方面,两者间差异无统计学意义,但消融后发生右束支阻滞需置入永久起搏器的风险高于MM,PTSMA可使LVOTG下降,但少于MM。

2010年,世界首家报道此项技术的英国皇家布鲁顿医院报道了最早接受PTSMA治疗的12例HOCM患者10年随访结果,发现LVOTG下降维持超过10年。在126个月随访时,LVOTG由术前70 mmHg,降至中位数3 mmHg($P<0.01$)。2例患者接受了再次PTSMA,2例患者于术后91和102个月猝死,心功能NYHA分级在术前为2.7±0.6,术后10年随访降至1($P<0.01$),患者症状长期改善。此项具有历史意义的小队列研究证实PTSMA可长期改善HOCM患者的症状及血液动力学。

2010年Leonardi等荟萃分析了19个PTSMA研究,涉及患者2 207例,8个MM研究,涉及患者1 887例。发现两者术后全因死亡率和猝死率均降低,无差异。校正患者基线后,PTSMA与MM比较,发生全因死亡和猝死的可能性更低。

2001年国内报道了26例PTSMA治疗HOCM近期疗效观察,结果显示PTSMA能显著降低LVOTG,近期疗效可靠。2003年国内报道了119例PTSMA术后3.5年的随访结果,术前与术后平均静息LVOTG显著下降,LVOT宽度增加,心功能提高。患者术后无频发室性早搏、短阵室性心动过速及其他恶性心律失常发生。我国PTSMA注册资料显示2009年2月至2010年8月期间全国PTSMA 286例,手术成功率达82.9%,严重不良反应1.4%,未见死亡报道。目前国内PTSMA术后即刻至2年的文献较多,2~5年随访的文献查有9篇,>5年鲜见报道。现有资料显示PTSMA是一种非药物治疗HOCM有效安全的方法,与外科手术对比,两种治疗方法的死亡率与症状改善程度无明显差异。

三、PTSMA的适应证及禁忌证

1. PTSMA适应证:掌握好适应证是规范开展PTSMA的关键,具体适应证见表1。

表1　PTSMA适应证

一、临床症状
1. 患者有明显临床症状,且乏力、心绞痛、劳累性气短、晕厥等进行性加重,充分药物治疗效果不佳或不能耐受药物副作用
2. 外科间隔心肌切除失败或PTSMA术后复发
3. 不接受外科手术或外科手术高危患者
二、有创左心室流出道压力阶差
1. 静息LVOTG≥50 mmHg
2. 和(或)激发LVOTG≥70 mmHg
3. 有晕厥可除外其他原因者,LVOTG可适当放宽
三、超声心动图
1. 超声心动图证实符合HOCM诊断标准,梗阻位于室间隔基底段,并有与SAM征相关的左心室流出道梗阻,心肌声学造影确定拟消融的间隔支动脉支配肥厚梗阻的心肌
2. 室间隔厚度≥15 mm
四、冠状动脉造影
间隔支动脉适于行PTSMA

注:1 mmHg=0.133 kPa;PTSMA为经皮穿刺腔内间隔心肌消融术,LVOTG为左心室流出道压力阶差

2. PTSMA禁忌证:(1)肥厚型非梗阻性心肌

病。(2) 合并需同时进行心脏外科手术的疾病,如严重二尖瓣病变、冠状动脉多支病变等。(3) 室间隔弥漫性明显增厚。(4) 终末期心力衰竭。

年龄虽无限制,但原则上对年幼及高龄患者应慎重,权衡利弊后决定是否行 PTSMA 治疗。由于 PTSMA 术后右束支传导阻滞发生率高,术前已存在完全性左束支传导阻滞者多数会面临三度 AVB 并发症,需置入永久性心脏起搏器,所以行 PTSMA 要慎重。

四、PTSMA 的操作

术前准备同一般心血管病介入性治疗,常规行左、右冠状动脉造影。造影时,可以选择右前斜位和后前位加头位,充分暴露基底部的间隔支动脉。拟消融的间隔支血管多数起源于 LAD,以近段、近中段为佳,一般不超过 LAD 中段,走行为前上至后下方向。造影结束后测定 LVOTG:①单导管技术:用端孔导管在左心室与主动脉间连续测压,获得连续压力曲线,测量 LVOTG;②双导管技术:经一通路送端孔导管于主动脉瓣上,经另一通路送猪尾型端孔导管置入左心室心尖部,同步测量主动脉根部及左心室腔内压力曲线,在无主动脉瓣疾病时,其压差即为 LVOTG。

若静息 LVOTG＜50 mmHg 时,需测量激发 LVOTG。测量方法:(1) 瓦氏动作。(2) 早搏刺激法:建议采用固定联律间期单个早搏刺激,根据心率确定联律间期,RS1 联律间期应在易损期外。也可用导管刺激产生单个室性早搏,测量室性早搏后第一个窦性心搏的 LVOTG。为测量准确,间隔数分钟可重复操作。(3) 药物刺激法:①多巴酚丁胺激发试验:以 5 $\mu g \cdot min^{-1} \cdot kg^{-1}$ 为起始剂量静脉泵入多巴酚丁胺,每隔 5 min 增加 5 $\mu g \cdot min^{-1} \cdot kg^{-1}$,最大剂量 20 $\mu g \cdot min^{-1} \cdot kg^{-1}$。每次剂量泵入 2 分钟后进行超声心动图或导管检查,LVOTG＞70 mmHg 为阳性。②异丙肾上腺素激发试验:2‰异丙肾上腺素静滴,当心率增加 30%以上时进行超声心动图或导管检查,LVOTG＞70 mmHg 为阳性。应注意,测量激发 LVOTG 有潜在的风险,应用要慎重。

PTSMA 方法:置入临时起搏电极至右心室心尖部,调试临时起搏器工作良好,备用。肝素 50～100 IU/kg,使活化凝血时间(ACT)达到 250～300 s,防止血栓形成。用左冠状动脉导引导管和置于左心室的猪尾型导管持续监测 LVOTG,送入 0.014 英寸导引导丝至拟消融的间隔支动脉,根据该间隔支血管粗细、大小选择合适直径、长度的 Over The Wire(OTW)球囊,沿导丝将其送至间隔支动脉近端。在选择球囊直径前,建议根据血压情况,先经导引导管向冠状动脉内注入硝酸甘油 100～200 μg,以扩张冠状动脉,防止选择球囊直径偏小。加压扩张球囊封堵拟消融的间隔支动脉,通过球囊中心腔快速注射造影剂 1～3 ml,行超选择性间隔支血管造影,了解局部血管供应区域,排除该间隔支至前降支或右冠状动脉的侧支循环。用生理盐水 5～10 ml 经球囊中心腔清除造影剂后,建议尽可能采用心肌声学造影(myocardial contrast echocardiography, MCE)。经球囊中心腔快速注射心肌声学造影剂六氟化硫微泡(商品名:声诺维)1～2 ml,在经胸超声心动图监测下完成 MCE,确定拟消融血管与肥厚梗阻区域的匹配关系,若 MCE 确定拟消融的间隔支动脉支配肥厚梗阻的基底部室间隔,即可确定为消融靶血管。另外,球囊封堵 10～15 min 后,患者心脏听诊杂音明确减轻和导管测压 LVOTG 下降,也是确定消融靶血管的一种方法。

在消融前,确保球囊在测试过程中没有移位,封堵压力无衰减,临时起搏工作良好。然后,为减轻患者胸痛,消融前 10～15 min,静脉注射吗啡 5～10 mg。并根据间隔支动脉及其支配供血区域的大小,初步判断无水酒精的用量。经球囊中心腔连续缓慢均速(0.5～1.0 ml/min)注入 96%～99%的无水酒精 1～2 ml(实际注射入间隔支的剂量)。若压差无变化,且无 AVB 发生,可适度增加酒精注入量,但须注意无水酒精用量越少越安全。注射酒精推力不宜太大,整个过程应在 X 光透视下进行,以防充盈的球囊弹出误将酒精注入 LAD。推注酒精时应避免回抽动作,以防球囊中心腔凝血。同时应严密观察患者的血压、LVOTG 和心电图变化(心率、心律、ST－T 等)及胸痛的严重程度,注射过程中出现 AVB 或严重室性心律失常或血液动力学变化时应立即暂停注射。

消融成功终点:通常认为 LVOTG 下降≥50%,或静息 LVOTG＜30 mmHg,是手术成功的标志。

术中如 LVOTG 变化不满意,在无不良事件发生时,可在 MCE 指导下寻找其他间隔支动脉。消融结束后,不应立即撤出球囊,观察 5～10 min,再将球囊减压至负压状态并保持在原位数分钟后,方可在 X 光透视下快速撤离体外。重复冠状动脉造影,可见消融的间隔支动脉完全闭塞,少部分可见残余血流。术后,于末次肝素后 2～4 小时,活化凝血时间(ACT)＜180 秒,拨出动脉鞘管。术后 24～48 小时,根据临床情况酌情撤除临时起搏导管。

为了快速识别和治疗可能的并发症,消融术后应监护心电、血压 24～48 小时。若术后出现三度 AVB 等异常情况,应延长心电血压监护及临时起搏电极保留时间。三度 AVB 长时间不恢复(术后 1～2 周),需置入 DDD 永久起搏器。

若 PTSMA 术后症状复发,LVOTG 回升,可以考虑再次 PTSMA,但应在距第一次 PTSMA 3 个月后进行。

五、PTSMA 的并发症及其处理

PTSMA 围手术期死亡率为 1.0%~1.4%,死因多为酒精溢漏、前降支夹层、急性乳头肌功能不全、顽固性心室颤动、心包填塞、肺栓塞、泵衰竭及心脏传导阻滞。远期死亡率约 0.5%,死因为猝死、肺栓塞、心力衰竭及非心源性死亡。围手术期并发症主要有 3 类:①心律失常:包括需置入永久起搏器的传导阻滞(8.3%)、左束支传导阻滞(6%)、右束支传导阻滞(46%)、心室颤动(2.2%)。②冠状动脉损伤与心肌梗死:包括冠状动脉夹层(1.8%)、冠状动脉痉挛(1.4%)、非靶消融部位心肌梗死或室间隔穿孔。③其他:如卒中(1.1%)、心包填塞(0.6%)等。

1. 围手术期心律失常:PTSMA 发生右束支传导阻滞可能无害,但发生左束支传导阻滞则有潜在风险,可能增加术后置入永久性心脏起搏器的概率。早期研究中,消融术后需置入永久心脏起搏器者高达 38%,现降至 10%左右。这与以下危险因素有关:女性患者、弹丸式注射无水酒精、多支消融、术前存在左束支传导阻滞和一度 AVB。

MCE 有助于选定理想的间隔支,减少梗死面积,降低三度 AVB 的发生率,另外,缓慢注射无水酒精亦有助于减少起搏器的使用率。

2. 冠状动脉损伤与非靶消融部位心肌梗死:主要由于导丝操作不当及酒精溢漏导致。导丝操作造成冠状动脉损伤与夹层的防治同经皮冠状动脉介入治疗(PCI)术,建议选择末端柔软的导丝。

酒精溢漏主要见于酒精逆流前降支,轻者可诱发冠状动脉痉挛,重者可造成冠状动脉急性血栓形成导致急性闭塞,形成急性前壁心肌梗死,也可通过间隔支走行变异或侧支循环致使酒精流向非靶消融区域。虽然 MCE 可帮助确定消融区域,减少非靶消融部位心肌梗死,但仍有 20%的患者在短暂血管堵塞后可诱发侧支循环开放,造成非靶消融部位心肌梗死或传导系统损伤。

为避免无水酒精逆流,OTW 球囊直径应略大于靶血管,保证球囊加压封堵彻底。若靶血管较粗,可分别消融靶血管的分支血管。准确定位 OTW 球囊于靶血管开口以远,通过球囊中心腔用力注射造影剂,未见造影剂逆流及球囊移位。持续 X 透视下缓慢注射无水酒精。注射结束后,球囊仍继续封堵 5~10 min。

3. 心肌瘢痕诱导心律失常:与外科不同,PTSMA 术后可产生心肌瘢痕,造成致室性心律失常和猝死的潜在风险。幸运的是,在长期随访中,这种担心并未转变成现实。文献报道 PTSMA 减少了因一级预防置入埋藏式心脏复律除颤器(implanable cardioverter defibrillator,ICD)的放电次数,这可能得益于 LVOTG 和左心室肥厚的减轻。

六、PTSMA 的现存问题及未来发展

PTSMA 是治疗难治性 HOCM 很好的方法,但存在需要探索的多个问题。

1. 猝死:PTSMA 可以改善 HOCM 患者的临床症状,但不是治疗心源性猝死的首选方法。对于具有恶性心律失常的 HOCM 患者需要做风险评估,进行猝死筛查。目前预测 HOCM 患者发生猝死的主要危险因素见表 2。对于已发生猝死或猝死高发的 HOCM 患者应首选置入 ICD。

表 2　HOCM 患者发生心源性猝死的主要危险因素

1. 特发性持续性室性心动过速
2. 动态监护可见阵发性室性心动过速(3 次心率>120 次/分)
3. 有猝死或心脏骤停的家族史
4. 既往有心脏骤停史
5. 不明原因的晕厥(尤其是劳累性)
6. 运动负荷试验异常(特别是低血压)
7. 左心室室壁厚度>30 mm
8. 高危的基因突变(MYH7,MYBp3 等)
9. LVOTG>30 mmHg[a]
10. 心房颤动[a]
11. 类晕厥[a]
12. 心尖部室壁瘤

注:与心源性猝死的直接关系尚未得到很好的确认;1 mmHg=0.133 kPa

2. 手术指征:汇总分析国内外 PTSMA 手术指征,各国、各术者间不尽相同,选择 LVOTG 值作为进行 PTSMA 的标准存在差异。任何治疗方法的疗效评估均以临床症状改善为标准,LVOTG 不一定与临床症状相平行,故适应证中静息 LVOTG 必须≥30 mmHg,令人置疑。Gietzen 等的观察表明在静息 LVOTG<30 mmHg,激发后(111±45)mmHg(n=54)和静息 LVOTG≥30 mmHg(n=95)的两组病例中,PTSMA 术后疗效无区别[评估指标:室间隔厚度、心功能(NYHA 分级)、运动耐量、氧耗量、运动峰值心脏指数和负荷肺动脉压]。Robbins 和 Stinson 对静息 LVOTG<20 mmHg,Maron 对静息 LVOTG<50 mmHg 者行手术治疗表明,该类患者与术前 LVOTG 较高的患者比较,同样获得了临床症状的明显改善。因此静息 LVOTG≥30 mmHg 作为 PTSMA 的重要适应证之一,可能受到挑战。临床上,Lakkis 等选择静息 LVOTG>30 mmHg,或激发 LVOTG>

50 mmHg作为PTSMA的手术指征。而Holmes、Sherrid等及2003年ACC/ESC“肥厚型心肌病专家共识”中主张静息或激发LVOTG≥50 mmHg为PTSMA手术指征。也有部分学者采用静息或激发LVOTG≥30 mmHg，还有学者主张静息LVOTG≥30 mmHg，或激发LVOTG≥60 mmHg，作为PTSMA手术指征。我国“经皮经腔间隔心肌消融术治疗的参考意见”中建议静息LVOTG≥50 mmHg，或激发≥70 mmHg。国内文献报道有采用：①静息LVOTG>50 mmHg，激发>100 mmHg，②静息LVOTG≥30 mmHg，激发≥50 mmHg，③静息LVOTG≥50 mmHg，激发LVOTG≥60 mmHg等多种标准，作为PTSMA的重要手术指征。

综上所述，LVOTG选择过低，会给患者增加不必要的手术风险和经济负担。LVOTG选择过高，使部分HOCM患者得不到及时治疗。本共识根据国内外大多数研究者的意见将静息LVOTG≥50 mmHg，和(或)激发LVOTG≥70 mmHg作为适应证选择的标准。

3. 靶血管的确定：正确选择梗阻相关的间隔支动脉，是PTSMA手术成功的关键。该间隔支动脉绝大多数起源于左前降支，但由于存在解剖的高度变异性，有时难以确定，故需要MCE帮助确认或校正靶血管，避免误消融损伤正常的心肌。Faber等对162例肥厚型心肌病患者行PTSMA，3个月后随访发现MCE组较非MCE组LVOTG下降更明显，前者并发症发生率显著低于后者。另外，间隔支血管与主血管成角，使得导丝很难进入，尽管已有报道磁导航技术可以克服这一困难，但因设备价格昂贵，难以广泛开展。目前，仍然需要寻求经济及安全性更好的方法提高PTSMA的成功率。

4. 酒精用量：PTSMA的酒精用量主要取决两种指标，一个为消融成功终点，另一个为出现AVB等严重心律失常。现有多项研究显示随着PTSMA术后时间的延长，LVOTG进一步下降，所以有没有必要为追求达到消融终点值而在术中注入大量酒精？LVOTG下降>50%作为判断手术成功指标是否合适？值得商榷。多个研究显示PTSMA并发症与酒精用量有关，Veselka等证实低注射剂量(1 ml)在大多数患者(室间隔厚度<31 mm)仍然有效，酒精的剂量不是术后LVOT梗阻改善的一个独立预测因素。究竟多少剂量的酒精注入靶血管能产生最佳的室间隔梗死面积，获得最佳的临床及血液动力学效果，尚需进一步探索。

5. 栓塞介质的改进：应用弹簧圈、可吸收明胶海绵或聚乙烯乙醇泡沫颗粒封堵靶间隔支，替代无水酒精，摒弃了无水酒精的不足，是新的尝试。由于新方法入选样本量较少，确切疗效有待进一步观察。

七、结束语

PTSMA是HOCM一种介入治疗方法，长期随访研究显示其可以改善患者的临床症状和心功能，提高生活质量。但因缺少与间隔心肌切除术的随机对照研究，且应用时间短，还有很多问题有待于深入研究。由于PTSMA技术要求高，且具有一定的损伤性，所以要求术者要经过培训，严格遵从适应证、禁忌证，慎重对待PTSMA。

选择性胆固醇吸收抑制剂临床应用中国专家共识(2011年)

（中国老年学学会心脑血管病专业委员会　中国医师协会循证医学专业委员会）

血脂异常与心血管疾病密切相关。过去10余年中，国内外先后完成了一系列里程碑式的血脂干预研究。这些研究结果有力证实，积极降低胆固醇水平可以显著降低心血管病高危人群的心血管事件发生率，因而降胆固醇达标被视为防治心血管疾病的核心策略。虽然确凿证据表明，他汀类药物在动脉粥样硬化性心血管疾病一、二级预防中具有重要地位，合理应用此类药物可显著降低心血管疾病的发病率与病死率，然而在临床实践中，许多患者在接受了较大剂量他汀类药物治疗后其胆固醇水平仍不能达到目标值，另有一些患者由于种种原因不能耐受他汀类药物治疗，这已成为提高血脂达标率的重要羁绊。中国第二次血脂治疗现状调研结果显示，高危、极高危心血管病患者LDL-C达标率仅为31%和22%，这一现状提示我们应采取更多的有效手段对胆固醇水平进行干预，以期给患者带来尽可能多的临床益处。降胆固醇新药选择性胆固醇吸收抑制剂的问世为降低胆固醇治疗提供了一种新手段。

一、体内胆固醇的来源及稳态平衡

1. 血循环胆固醇两种来源的代偿平衡：人体血循环中胆固醇主要来源于两种途径，即体内(肝脏与外周组织)生物合成和肠道胆固醇吸收。很多组织都能够合成胆固醇供细胞自身利用，多余的胆固醇经高密度脂蛋白转运入肝脏,而只有肝细胞具有通过胆汁分泌来清除大量多余胆固醇的功能。

肝细胞摄取的胆固醇一部分被转化成胆盐,另一部分游离胆固醇被肝细胞泵出。经过一系列的反应,游离胆固醇、胆盐以及磷脂共同形成微团,通过胆汁分泌排入肠道。当饮食中的胆固醇被微团乳化后,便与存在于微团中的肝脏分泌的胆固醇一同被小肠上皮细胞吸收。肠道内胆固醇75%来源于胆汁,25%来源于食物,可供吸收的胆固醇中50%都经过肠壁吸收。胆固醇的生物合成和肠道吸收对于维持肝脏的胆固醇储量,以及体内胆固醇来源的稳态平衡都至关重要。这两种途径之间也可以相互影响,处于一种代偿平衡:当生物合成受到抑制,吸收会增强;反之亦然。

2. 胆固醇的肠道吸收:如前所述,肠道内胆固醇分别来自于饮食摄入与胆汁,其中由肝脏形成并经胆汁排泌入肠道的胆固醇约占3/4。已有研究显示,小肠组织对于胆固醇的吸收能力可显著影响血循环中LDL-C的水平。肠黏膜吸收胆固醇的过程非常复杂,但位于小肠黏膜刷状缘的一种特殊转运蛋白尼曼-匹克C1型类似蛋白1(niemann-pick cl like1, NPC1L1)起到至关重要的作用。当肝脏细胞内胆固醇储量降低,反馈性上调肝细胞表面低密度脂蛋白(LDL)受体,加速体循环中的LDL的清除,从而进一步使血液中胆固醇水平降低。此环节与他汀类药物的作用机制殊途同归。

人NPC1L1的基因多态性可影响到胆固醇吸收效率,进而影响血中胆固醇水平。已有研究发现,有一种基因多态性位点可使NPC1L1蛋白表达增加,进而使胆固醇吸收增多,并升高胆固醇和LDL-C水平。这种位点的改变在华人当中较欧美人群更常见。

二、选择性胆固醇吸收抑制剂依折麦布的作用机制与药理学特性

选择性胆固醇吸收抑制剂可选择性抑制NPC1L1的活性,从而有效减少肠道内胆固醇的吸收,降低血浆胆固醇水平以及肝脏胆固醇储量。依折麦布是目前已经上市的唯一一种选择性胆固醇吸收抑制剂。初步研究显示,该药能够使小肠吸收胆固醇量降低50%以上。与作用于胆固醇合成的他汀类药物不同,依折麦布作用于胆固醇吸收环节,因此二者存在协同增效的作用。

研究显示,华人中NPC1L1蛋白的表达可能增高,因此选择性胆固醇吸收抑制剂对于华人的降低胆固醇治疗可能具有更为特殊的价值。

现有研究表明依折麦布具有良好的安全性,这可能与其独特的药理学特性有关:首先,依折麦布通过抑制胆固醇转运蛋白来抑制胆固醇的吸收,不影响胆酸、脂溶性维生素以及其他固醇类物质的吸收,大大提高了该药临床应用的耐受性和安全性;其次,依折麦布在全身循环系统的药物暴露浓度极低,且几乎不经细胞色素P_{450}酶系代谢,很少与其他药物相互影响,这一药理学特性成为其良好安全性和耐受性的重要保障。依折麦布口服给药后可以在小肠中被迅速代谢成活性的葡萄糖醛酸结合形式,且在数分钟内即可进入门脉循环和胆汁中。依折麦布及其结合形式在肝中进一步葡萄糖醛酸化,并随即分泌入胆汁,通过肠肝循环可以持续作用于小肠上皮的靶点,其半衰期长达22 h。

三、依折麦布单独或与其他降脂药物联合应用

1. 依折麦布单药治疗:与安慰剂相比,单独应用依折麦布可使LDL-C降低17%～23%,TC水平降低>15%,而其不良反应发生率与安慰剂相似。此外,这些研究发现依折麦布还可以对载脂蛋白B(Apo B)、HDL-C、TG以及C反应蛋白产生有益影响。虽然其降胆固醇作用稍弱于他汀类药物(20%～40%),但该药具有良好的安全性和耐受性,因而更利于临床推广应用。

积极干预血脂异常是防治动脉粥样硬化性心血管疾病的重要措施,而有效降低LDL-C与TC水平则是其核心策略。虽然目前有多种降胆固醇药物可供临床选用,但这些药物对血脂谱的影响各异。现有资料显示,在降低LDL-C方面,依折麦布的效果仅次于他汀类药物,因此可用于以胆固醇升高为主的患者,特别适合作为不能耐受他汀类药物治疗者的替代治疗。

2. 与他汀类药物联合应用:在临床实践中,应用常规剂量他汀类药物充分治疗后,许多患者胆固醇水平仍不能达标,此时可有3种选择:(1)增加他汀类药物剂量。大量临床研究表明,他汀类药物剂量加倍后其降胆固醇作用仅增加6%左右,但相关不良反应(特别是肝毒性与肌毒性)发生率却显著增加,致使部分患者不能耐受较大剂量的他汀类药物治疗;(2)换用更强效他汀类药物。虽然他汀类药物中不同品种之间的降胆固醇作用可能存在一定差异,但在常规剂量下各种他汀类药物使LDL-C降低的幅度约为30%～40%,因此当一种他汀药物治疗不能达标时,换用另一种常规剂量的他汀类药物可能难以显著改善疗效;(3)联合应用其他降胆固醇药物。联合应用他汀类药物与其他调脂药物(如贝特类或烟酸类药物等)既有助于进一步降低TG和LDL-C水平,还可有效治疗低HDL-C血症与高TG血症等混合性血脂异常。然而,由于此种联合方式的安全性和对患者远期预后的影响尚待进一步论证,使其临床应用受到一定限制。

选择性胆固醇吸收抑制剂的问世为降胆固醇药物的联合应用提供了新方案。此类药物主要通过减少肠

道内固醇类物质的吸收发挥作用，而他汀类药物可抑制 3-羟基-3-甲基戊二酰辅酶 A（HMG-CoA）还原酶活性，以减少内源性胆固醇合成，所以二者作用机制具有互补性，联合应用时可以更为有效的发挥降胆固醇作用。

近年研究表明，在他汀类药物治疗基础上加用依折麦布，可使 LDL-C 水平进一步降低 18%～25.8%，从而显著提高血脂达标率，但其不良反应发生率与单独应用他汀类药物时无显著差别。Ballantyne 等所完成的一项前瞻性随机化双盲研究表明，10 mg/d 依折麦布与 10 mg/d 阿托伐他汀联合治疗时，其降低 LDL-C 的作用与 80 mg/d 阿托伐他汀单药治疗相当（LDL-C 降低幅度 50%对 51%）。此外，该学者研究还发现，联合应用依折麦布与他汀可使 LDL-C 达标率由单用他汀类药物的 19%提高到 72%。

现有临床资料表明，将他汀类药物剂量加倍所产生的附加降胆固醇作用弱于他汀类药物联合依折麦布，同时该联合方案可对 TG、HDL-C、Apo B、甚至 C 反应蛋白发挥有益的作用，而其安全性和耐受性与单用常规剂量他汀类药物治疗时相似，联合用药时不增加不良反应事件（特别是肝毒性与肌毒性）发生率。据此，对于单独应用他汀类药物治疗后胆固醇水平不能达标或不能耐受较大剂量他汀类药物治疗的患者，联合应用依折麦布是合理的选择。

3. 与非诺贝特联合应用：混合性血脂异常患者在临床上较为常见，对于此类患者他汀类药物仍应被视为基本治疗药物，首要治疗目标仍是降低 LDL-C。然而，对于严重高 TG 血症（TG>5.65 mmol/L）患者，则应将降低 TG 水平作为首要治疗目标以预防急性胰腺炎，此时常需首选贝特类药物。近年研究提示，在保证降 TG 疗效的同时，联合应用依折麦布和非诺贝特还可以使 LDL-C 降低>20%。二者联合应用时同样具有良好的安全性与耐受性。

四、依折麦布治疗对血脂异常与心血管病高危患者临床终点事件的影响

大量临床研究证实，降低胆固醇水平可显著降低心血管病高危患者不良事件发生率。早期降胆固醇研究如临床脂质研究与冠心病一级预防试验（LRC-CPPT）显示，应用消胆胺降低血液胆固醇水平可以降低冠心病发病率和病死率；而手术控制高胆固醇血症试验（POSCH）则提示降低胆固醇可以延缓动脉粥样硬化的进程。

由于上市时间较短，迄今关于依折麦布治疗对血脂异常患者以及其他心血管病高危患者临床预后影响的研究尚少。依折麦布和辛伐他汀在高胆固醇血症患者中促进动脉硬化消退的研究试验（ENHANCE）发现，与单独应用辛伐他汀（80 mg）相比，为杂合子型家族性高胆固醇血症患者应用依折麦布/辛伐他汀（10/80 mg）联合治疗未对颈动脉内膜中层厚度产生显著影响。这一结果很可能是因试验设计失误（所纳入受试者的颈动脉内膜中层厚度在正常范围内）所致。主动脉狭窄患者辛伐他汀联合依折麦布治疗的研究（SEAS）和终止糖尿病动脉粥样硬化研究（SANDS）的亚组分析则显示，联合应用他汀类药物与依折麦布可以降低受试者缺血性心血管事件的发生率或延缓颈动脉粥样硬化病变的发展。这些研究同时证实，依折麦布与他汀类药物联合应用可显著降低 TC 与 LDL-C 水平，且其安全性和耐受性良好。

慢性肾脏病患者被视为心血管疾病高危人群，我国成年人患病率可高达 11.3%～12.1%，如何有效降低此类患者心血管事件风险始终是国内外学者所广泛关注的话题。心肾保护研究（SHARP）是第一项应用依折麦布以慢性肾病患者为对象的临床终点事件研究，共入选 9 438 例慢性肾病患者（血肌酐男性≥150.28 μmol/L，女性≥132.60 μmol/L），其中约 1/3 患者正在接受透析治疗。将患者按照 4∶4∶1 的比例随机给予以下治疗：依折麦布 10 mg/d 联合辛伐他汀 20 mg/d，安慰剂，或辛伐他汀 20 mg/d（本组患者在研究进行 1 年后分别纳入依折麦布 10 mg/d 联合辛伐他汀 20 mg/g 组与安慰剂组），中位数随访时间为 4.9 年。结果发现，与安慰剂组相比，依折麦布/辛伐他汀治疗组患者主要研究终点，即严重动脉粥样硬化事件发生率（由心肌梗死、冠心病死亡、缺血性卒中以及任何血运重建所组成的复合终点）降低 17%（$P=0.0022$）。依折麦布/辛伐他汀治疗组患者任何血管事件发生率较安慰剂组降低 15.3%（$P=0.0012$）。依折麦布/辛伐他汀治疗组与安慰剂组之间肝损害、肌损害以及胆结石等不良事件发生率无显著差异。其结果表明，慢性肾脏疾病患者联合应用依折麦布与辛伐他汀可以显著降低主要动脉粥样硬化事件与主要血管事件危险性，对于改善此类患者的心血管病预后具有重要意义。

2010 年发布的胆固醇治疗研究者协作组研究（CTT）对共纳入 170 000 例受试者的 26 项样本量大于 1 000 例的随机化临床试验进行了荟萃分析，其结论为无论基线 LDL-C 水平如何，每降低 1 mmol/L 的 LDL-C 水平，可使主要血管事件（心脏病发作，血运重建以及缺血性卒中）年发生率降低约 20%。SHARP 研究中，患者基线 LDL-C 为 2.8 mmol/L，在此水平基础上，依折麦布/辛伐他汀治疗组 LDL-C 平均降幅为 0.83 mmol/L，其终点事件降低 17%。此研

究的结果与CTT研究的结论基本一致,即事件下降的百分比与LDL-C降幅有关,而与基线水平无关。因此,SHARP研究不仅再次验证了"LDL-C低一些更好"的理论,而且有助于进一步认识选择性胆固醇吸收抑制剂的临床应用价值,为血脂异常的防治以及通过新型降胆固醇药物改善高危人群的心血管病预后提供了新证据。

与此同时,在SHARP研究全程中对治疗用药的安全性进行了严密监测,未发现依折麦布联合辛伐他汀的治疗任何有统计学意义和临床安全性问题。慢性肾病患者(包括正在接受血液透析者)使用药物治疗存在更多安全性顾虑,SHARP研究则充分论证了此种联合用药方式的安全性。

五、依折麦布的临床应用建议

1. 适应证:依折麦布的主要药理作用是降低胆固醇,所以可用于高胆固醇血症患者。根据现有研究结果,建议将依折麦布用于以下患者:(1) 高胆固醇血症患者经常规剂量他汀类药物治疗后胆固醇水平仍不能达标者,可联合应用依折麦布;(2) 不适于或不能耐受他汀类药物治疗的高胆固醇血症患者,可应用依折麦布治疗;(3) 严重高胆固醇血症患者可直接联合应用依折麦布与中小剂量他汀类药物治疗;(4) 纯合子家族性高胆固醇血症以及纯合子谷甾醇血症;(5) 与非诺贝特联合用于以TG升高为主要表现的混合型血脂异常患者;(6) 与中小剂量他汀类药物联合用于慢性肾脏疾病患者;(7) 单独应用依折麦布或与他汀类药物联合用于冠心病的一、二级预防。该药具有良好的安全性与耐受性,因而更适于老年患者。

2. 用法与用量:依折麦布的推荐用药剂量为10 mg/d,可在每日任意时间服用,食物不影响其疗效。老年患者一般无需调整剂量。根据患者具体情况,可与不同剂量的他汀类药物联合使用。研究显示,与10 mg/d的剂量相比,服用依折麦布5 mg/d时即可发挥大部分降胆固醇疗效(两组分别下降18.5%和15.7%),因此对于血脂异常程度较轻的患者,亦可考虑选择5 mg/d依折麦布单独或与他汀类药物联合治疗。

3. 不良反应与注意事项:依折麦布单药或与他汀、贝特类药物联合治疗过程中不良反应少见且轻微,其发生率与安慰剂相似,较为常见者包括头痛、腹痛、腹泻,一般无需特殊处理,多不影响继续治疗。禁用于已知对此药及其添加剂过敏者;禁用于活动性肝病,或不明原因的血清ALT持续升高的患者。由于尚无充分研究证实本药对于胎儿和哺乳期婴幼儿的安全性,因此不推荐妊娠和哺乳期妇女服用依折麦布。

老年人心房颤动诊治中国专家建议(2011年)

(老年人心房颤动诊治中国专家建议写作组　中华医学会老年医学分会
中华老年医学杂志编辑委员会)

心房颤动(简称房颤)的临床特点是心悸、脉律绝对不整;心电图示P波消失,代之以f波,R-R间距绝对不等。根据临床发作特点心房颤动分:①初发心房颤动:特指首次明确诊断的心房颤动,包括心房颤动发作时无症状或症状轻微,难以确定心房颤动的发作时间、持续时间和既往发作史者。②阵发性心房颤动:指持续时间<7天,常<48小时,多为自限性,但反复发作。③持续性心房颤动:指持续时间>7天,常不能自行复律,药物复律的成功率较低,常需电复律。④长期持续性心房颤动:指持续时间>1年,药物复律的成功率低,用射频消融等方法仍可转复。⑤永久性心房颤动:指复律失败,不能维持窦性心律或无复律适应证的心房颤动。同一患者可有多种心房颤动类型,如多次阵发性和偶尔发作的持续性心房颤动。年龄是导致心房颤动发生的独立危险因素,年龄65岁及以上心房颤动患者特称为老年人心房颤动。

一、老年人心房颤动的临床特点与治疗现状

1. 老年人心房颤动的发病特点

心房颤动是老年人最常见的心律失常之一。欧美国家年龄65岁及以上人群患病率约为7.2%,80岁及以上者达到5.0%~15.0%,而在40~50岁人群只有0.5%。男性患病率高于女性。流行病学调查结果显示,心房颤动的患病率为0.6%,其中年龄50~59岁人群为0.5%,80岁及以上人群为7.5%,男性略高于女性(分别为0.9%与0.7%,$P=0.013$),据此估计全国约有心房颤动患者800万例。

老年人心房颤动多发生于器质性心脏病患者。心房颤动的病因和危险因素有增龄、高血压、冠心病、瓣膜病、心肌病、缩窄性心包炎、肺源性心脏病、心力衰竭(心力衰竭)、肥胖、糖尿病等。此外,饮酒、电击、外科手术、急性心肌梗死、肺栓塞及电解质紊乱等亦可引发

一过性心房颤动。中国部分地区心房颤动住院病例调查结果表明，心房颤动患者中老年人占 58.1%、高血压 40.3%，冠心病 34.8%，心力衰竭 33.1%，风湿性瓣膜病 23.9%。心房颤动患者中，瓣膜性、非瓣膜性和孤立性心房颤动分别为 12.9%、65.2% 和 21.9%。

老年人心房颤动可造成患者不适及血流动力学障碍，尤其伴有明显器质性心脏病时可使心脏功能恶化，出现低血压、休克或心力衰竭加重。

脑栓塞是心房颤动引发的主要栓塞性事件，也是心房颤动致死及致残的主要原因。老年人心房颤动并发脑卒中的 30 天病死率达 24%，且存活者多遗留身体残疾。有研究结果显示，非瓣膜性心房颤动患者栓塞事件的年发生率约 5%，是非心房颤动患者的 2 倍，占所有脑栓塞事件的 15%～20%。老年人心房颤动并发栓塞的比例更高，其导致的缺血性脑卒中是非心房颤动患者的 5 倍。50～59 岁心房颤动患者脑卒中的年发生率为 1.5%，80～89 岁为 23.5%。我国对平均年龄 70 岁的心房颤动患者调查结果显示，缺血性脑卒中患病率为 5.3%，住院心房颤动患者中脑卒中患病率 24.8%，80 岁及以上达 32.9%。

冠状动脉外科研究(CASS)结果表明，心房颤动是冠心病患者死亡的独立预测因素，合并心房颤动的冠心病患者死亡风险较无心房颤动的冠心病患者增加 1 倍。左心室功能不全研究(SOLVD)结果提示，合并心房颤动的心力衰竭患者病死率高于窦性心律的心力衰竭患者(RR＝1.34)，合并心房颤动的心力衰竭患者 4 年内死亡风险增加 52%。另有研究结果显示，合并心力衰竭的心房颤动患者病死率高于无心力衰竭的心房颤动患者(HR＝3.4)。

2. *老年人心房颤动治疗获益和风险评价*

(1) 节律与心室率控制：可分为药物和非药物治疗。非药物治疗包括电复律、心房和(或)房室结消融、起搏器和外科手术治疗。

多项研究结果显示，控制心室率和控制节律相比全因死亡、心血管致死和致残率、脑卒中、心力衰竭进展及生活质量间差异均无统计学意义。SOLVD 研究结果显示，宽松与严格的心室率控制(休息时心室率＜110 次/分与＜80 次/分)相比，两组患者症状、不良反应和生活质量相似。

普罗帕酮、多非利特、索他洛尔或胺碘酮均可减少心房颤动再发，但常因药物不良反应而终止治疗(每 9～27 例终止 1 例)。除胺碘酮和普罗帕酮外，其他抗心律失常药物均增加致心律失常作用。胺碘酮优于 Ⅰ 类抗心律失常药物及索他洛尔，可安全用于器质性心脏病，包括心力衰竭患者，但转复较慢，24 小时转复率 80%～90%。新型抗心律失常药决奈达隆维持窦性心律的作用低于胺碘酮，在无器质性心脏病的稳定患者中应用较安全。但中重度心力衰竭患者应用决奈达隆心力衰竭恶化，进而增加了死亡。决奈达隆对心房颤动患者心血管事件影响研究(ATHENA)入选了 4 628 例阵发或持续性心房颤动、心房扑动且有心血管危险因素患者，服用决奈达隆 400 mg，2 次/天或安慰剂，结果显示决奈达隆未明显减少死亡，但心血管病死率降低，脑卒中减少并独立于抗凝治疗；在心力衰竭和冠心病亚组中结果一致。因此，欧洲心脏病协会(ESC) 2010 年指南建议为减少因心血管事件住院，决奈达隆可用于非持续性心房颤动并有心血管危险因素患者(Ⅱ aB)，不推荐用于美国纽约心脏病协会(NYHA)心功能分级Ⅲ ～Ⅴ级或近期不稳定Ⅱ 级心力衰竭患者(ⅡB)。普罗帕酮转复近期再发心房颤动患者心律有效，静脉应用转复时间在用药后 30 分钟至 2 小时转复率为 41%～91%；口服为 2～6 小时，但对持续性心房颤动和心房扑动的转复率不高。在一项中等规模的研究中，院外患者口服普罗帕酮(450～600 mg)可安全有效地转复窦性心律。普罗帕酮无效后再用伊布利特转复心房扑动和心房颤动率高于单用普罗帕酮(71%与 49%)，但伊布利特治疗组 10% 的患者发生非持续性室性心动过速。伊布利特对近期发生心房颤动的患者 90 分钟内转复成功率约 50%。开始转复的时间为用药后 30 分钟，对心房扑动的转复比心房颤动更有效。

电复律转复窦性心律更有效，主要风险和并发症是血栓栓塞事件(1%～2%)。电复律前应用抗心律失常药物能增加转复成功率。

导管消融是治疗心房颤动的重要手段，对阵发性心房颤动成功率为 70%～80%，慢性心房颤动为 50%～60%，再次手术可提高一定的成功率。单次消融成功率约 57%，在有经验的电生理中心单次消融成功率可达 90%左右，并发症为 6%。药物控制心室率无效和(或)消融失败的患者行房室结消融起搏治疗能改善生存质量。

心脏起搏器置入治疗应该根据心房颤动类型、心脏基础疾病及其严重性、左室射血分数(LVEF)、心力衰竭或室性心律失常及其严重程度等选择合适的起搏器，如心室按需型起搏器、双腔起搏器、双腔除颤起搏器、双心室同步化起搏自动除颤复率器，目前有关心房起搏对心房颤动影响的研究结论并不一致。

与导管消融相比，外科手术消融获得的肺静脉电隔离更确切，并可切除左心耳。迷宫术不仅用于肺静脉隔离，也用于二尖瓣环、右和左心耳及冠状静脉窦隔离；术后 15 年内 75%～95%患者不再发生心房颤动。目前正在探索通过微创开胸手术的方法进行心外膜射频消融治疗心房颤动。

(2) 抗栓治疗的疗效与出血风险：血栓栓塞是老年人心房颤动的严重并发症之一，也是预防重点。心房颤动患者的抗栓治疗包括抗凝和抗血小板治疗，治疗方案的选择应基于对脑卒中风险和出血风险的利弊权衡。

1) 抗凝治疗：华法林可减少心房颤动患者的脑卒中复发率和血管事件约 50%，同时增加出血风险，但颅内出血无增加，脑卒中绝对风险的下降超过颅外出血的风险。华法林与阿司匹林预防年龄 80～89 岁患者脑卒中的对比研究(WASPO)和伯明翰老年人心房颤动治疗(BAFTA)研究结果证实了华法林在老年心房颤动患者预防脑卒中的有效性和安全性。口服华法林将国际标准化比值(INR)控制在 2.0～3.0，与对照组比较可使总脑卒中风险减少 64%，其中缺血性脑卒中减少 67%，总死亡风险减少 20%(包括一级预防和二级预防)。

华法林治疗窗较窄，治疗强度控制不当会导致出血或无效抗凝。国内外心房颤动诊治指南推荐目标 INR 为 2.0～3.0，在此范围内华法林可发挥预防脑卒中的最大疗效，也能避免出血并发症。INR 在 1.6～2.5 可发挥 80% 的最大疗效，<1.5 几乎无效，>3.0 时出血事件增加，>5.0 时出血事件急剧增加。对老年心房颤动患者的目标 INR 的推荐各指南不尽相同，如 ESC 2010 指南不推荐老年患者 INR<2.0，研究结果提示 INR 1.5～2.0 卒中风险增加 2 倍。2011 年美国心脏病学基金会、美国心脏病协会和美国心律学会(ACCF/AHA/HRS)心房颤动指南建议年龄≥75 岁人群应用华法林预防脑卒中和体循环栓塞的一级预防目标 INR 为 1.6～2.5(ⅡbC)。

达比加群：新型口服Ⅱ因子抑制剂。研究结果证实，110 mg，2 次/d，疗效不亚于华法林，且颅内出血及大出血发生率降低；150 mg，2 次/d 疗效优于华法林，两者严重出血发生率相似。因此，ESC 2010 建议当适宜口服抗凝药时，达比加群可作为华法林替代；2011 年 ACCF/AHA/HRS 心房颤动指南推荐，对于无人工心脏瓣膜、无血流动力学改变的瓣膜性心脏病、无严重肝肾损害的阵发性和永久性心房颤动及伴有脑卒中和体循环栓塞风险的患者达比加群可替代华法林(ⅠB)。

阿哌沙班：新型口服 Xa 因子抑制剂。全球 5 599 例非瓣膜性心房颤动患者阿哌沙班与阿司匹林预防脑卒中比较研究(AVERROES)结果证实，不能耐受或不适宜华法林的患者服用阿哌沙班 5 mg，2 次/d，减少脑卒中和体循环栓塞的风险的效力优于阿司匹林 81～324 mg/d，相对风险降低 55%(风险比为 0.45，95% CI：0.32～0.62，$P<0.01$)，两者主要出血和颅内出血的风险相似。而 ARISTOTLE 研究全球入选 18 201 例非瓣膜性心房颤动患者，服用阿哌沙班(5 mg，2 次/天)其预防脑卒中或体循环栓塞的疗效显著优于华法林，相对风险降低 21%；大出血风险降低 31%；全因死亡风险降低 11%；颅内出血风险降低 58%。年龄、肾功能与地区等亚组分析结果与整体结果一致。

利伐沙班：新型口服 Xa 因子抑制剂。新近揭晓的利伐沙班心房颤动脑卒中预防研究(ROCKET-AF)结果证实，在 14 264 例非瓣膜性心房颤动受试者中(CHADS2 评分>2)，利伐沙班 20 mg，1 次/d 预防心房颤动患者脑卒中及非中枢神经系统全身性栓塞的疗效不劣于剂量调整的华法林。主要出血两组比较差异无统计学意义，但利伐沙班组颅内出血、致命性出血事件降低于华法林。肾功能不全心房颤动患者亚组分析结果显示，与剂量调整的华法林组比较，中度肾功能不全心房颤动患者服用利伐沙班 15 mg，1 次/天，与肾功能正常患者服用利伐沙班 20 mg，1 次/天，疗效相当；利伐沙班 15 mg，1 次/天，与剂量调整的华法林比较，大出血事件发生率相当，且利伐沙班组肾功能不全患者致命性出血事件的发生率较华法林降低。

2) 抗血小板治疗：抗血小板治疗可使心房颤动患者脑卒中风险降低 22%(95%CI 为 6%～35%)。低剂量阿司匹林(75～100 mg)能有效抑制血小板且安全性优于大剂量。阿司匹林可降低脑卒中风险 19%(95%CI 为 18%～36%)，缺血性脑卒中 21%(95%CI 为 6%～53%)，非致残性脑卒中 29%(95% CI 为 6%～53%)。

抗凝与抗血小板治疗对比：9 项华法林与阿司匹林疗效的对比研究结果显示，华法林优于阿司匹林，相对危险降低 39%。BAFTA 研究结果证实华法林(目标 INR 2.0～3.0)优于阿司匹林(75 mg/d)，动脉血栓风险下降 52%，出血率相似。

3) 联合抗血小板治疗：氯吡格雷合用厄贝沙坦预防心房颤动血管事件研究华法林部分(ACTIVEW)结果证实，阿司匹林与氯吡格雷联用的疗效不如华法林，华法林组脑卒中风险低 40%，而出血率相似。但该研究的阿司匹林部分(ACTIVE-A)结果证实在不适宜华法林的患者中阿司匹林与氯吡格雷联用较单用阿司匹林血管事件和脑卒中风险降低 28%，但大出血增加。

(3) 心房颤动的预防：炎症可能是心房颤动发病的重要机制，在流行病和观察性研究中发现新发或复发性心房颤动患者 C 反应蛋白和炎症因子水平增高。ESC 2010 指南推荐他汀类药物应作为心房颤动一级预防用药，建议用于冠状动脉旁路移植术或联合瓣膜介入后(ⅡaB)及心脏病患者，特别心力衰竭患者新发心房颤动的一级预防(ⅡbB)。血管紧张素转化酶抑制剂(ACEI)和血管紧张素Ⅱ受体拮抗剂(ARB)抑制血管紧张素Ⅱ(AgⅡ)的致心律失常作用,包括致心房纤维化、肥厚、离子通道(钙通道重构)及激活氧化应激等。心力衰竭患者服用 ACEI 和 ARB 与安慰剂比较可减少 30%～48%的新发心房颤动,在高血压患者中可减少 25%的新发心房颤动。在心房颤动的二级预防中,ACEI 和 ARB 可减少心房颤动复发风险 45%～50%。ESC 2010 指南推荐 ACEI 和 ARB 用于心力衰竭和 LVEF 降低(ⅡaA)、高血压特别是左室肥厚患者新发心房颤动的一级预防(ⅡaB);用于下述复发心房颤动患者的二级预防:接受抗心律失常药物治疗(ⅡbB)或无明显心脏结构异常已转复的阵发或持续心房颤动(ⅡbB)。不建议将 ACEI、ARB 和他汀类药用于无心脏病心房颤动的一级预防(ⅢC)。

二、老年人心房颤动继发脑卒中的危险分层

1. *心房颤动患者继发脑卒中风险评估*

2008 年美国胸科医师协会(American College of Chest Physicians, ACCP)推荐的心房颤动导致脑卒中的危险分层:高危患者指脑卒中和(或)短暂性脑出血史或二尖瓣狭窄和(或)人工心脏瓣膜、体循环血栓栓塞史或有 2 项危险因素;中危患者指有 1 项危险因素;低危患者指无危险因素。危险因素为年龄≥75 岁、高血压、糖尿病、中重度心脏收缩功能不全或心力衰竭。

ACC/AHA/ESC 推荐采用 CHADS2 评分对心房颤动患者脑卒中危险分层:心力衰竭、高血压、年龄>75 岁、糖尿病各 1 分,脑血管意外或短暂性脑缺血发病史 2 分。评分 0 分为低危,1 分为中危,≥2 分为高危。未予抗凝治疗的心房颤动患者,CHADS2 评分为 0～6 分者年卒中发生率分别为 1.9%、2.8%、4.0%、5.9%、8.5%、12.5%、18.2%。

因 CHADS2 未包括所有已知的脑卒中危险因素,ESC 2010 更新的心房颤动指南推荐采用新的 CHA2DS2－VASc 评分对心房颤动患者进行危险分层并根据积分来选择抗栓治疗策略。新评分系统将 CHADS2 评分中 5 项因素归为主要危险因素,并将年龄≥75 岁由 1 分改为 2 分;同时增加了血管疾病(心肌梗死病史、外周动脉疾病或主动脉斑块)、年龄(65～74 岁)、性别(女性)等 3 个危险因素作为临床相关的非主要危险因素,每项 1 分,最高 9 分;CHA2DS2－VASc 评分为 0 分者年卒中发生率为 0%,2 分为 1.3%,4 分为 4.0%,6 分为 9.8%。

结合老年人出血风险高,入选抗凝治疗的患者应严格,且 CHADS2 具有简单易行、操作性强的优点。本建议推荐在老年心房颤动患者中应用 CHADS2 评分方法对其继发的脑卒中风险进行评估。

2. *心房颤动患者出血风险评估*

高龄是心房颤动患者发生缺血性脑卒中的危险因素,也是应用华法林抗凝治疗并发出血的独立危险因素。出血并发症常出现在治疗前 3 个月内,严重出血的独立危险因素有:年龄>65 岁、脑卒中史、消化道出血史、肾功能不全(血肌酐>132.6 μmol/L)和严重贫血(红细胞压积<30%)。无危险因素的患者(低危)12 个月内大出血的发生率为 1%,≥3 分的高危患者出血发生率为 30%。

ESC 2010 心房颤动治疗指南推荐应用 HAS－BLED 评分对心房颤动患者进行出血风险评估,高血压(收缩压>160 mmHg)1 分,肝功能异常(肝酶 3 倍、胆红素 2 倍以上)、肾功能异常(肌酐≥200 μmol/L)各 1 分,脑卒中史 1 分,出血史(包括出血体质、贫血等)1 分,不稳定 INR(过高或不稳定,不达标占 60%)1 分,65 岁以上 1 分,药物(抗血小板药物联用,或服用非甾类抗炎药)或酗酒各 1 分,总计 9 分,≥3 分为出血高危。

三、老年人心房颤动的治疗

心房颤动的治疗目标是缓解症状、保护心功能和预防栓塞,治疗主要包括心室率与节律控制(药物和非药物)及抗栓治疗。其中心室率控制和抗栓治疗贯穿心房颤动治疗的全程。

1. *控制心率和节律的药物治疗*

(1) 慢心室率(心室率<60 次/分)心房颤动　心房颤动合并慢心室率并有症状时,非紧急情况可口服茶碱缓释片。紧急情况下可给阿托品 0.5～1.0 mg 静脉注射;或异丙肾上腺素(急性冠状动脉综合征患者禁用)1 mg 溶于 5%葡萄糖溶液 500 ml 缓慢静脉滴注,同时准备安装临时起搏器。

(2) 快心室率(心室率>100 次/分)心房颤动　除血流动力学不稳定的快速心房颤动建议尽快行电转复外,其他快速心房颤动患者的心室率与节律控制药物治疗如下。

1) 控制心率:症状轻微的老年心房颤动患者首选控制心室率。常用的控制心室率药物有 β-受体阻滞剂、非二氢吡啶类钙离子拮抗剂(NDHPC－CB)、洋地黄类及胺碘酮等(见表 1、表 2)。β-受体阻滞剂是无禁忌证患者的首选药物;NDHP－CCB 是慢性阻塞型肺部疾病、哮喘患者的首选;洋地黄类适用于心力衰竭或低血压的患者;胺碘酮可用于严重左心功能不全患者的心室率控制,长期维持仅用于其他药物禁忌或治疗无效。静脉给药用于急性期心室率控制,口服药则用于长期维持治疗。用药剂量建议个体化,避免发生心动过缓。

表 1　老年房颤患者常用的心室率控制药物使用方法[1)]

药物种类	药物名称	静脉制剂(急性期心室率控制)	口服药物(长期控制心室率)
β-受体阻滞剂[2)]	酒石酸美托洛尔	国内目前无药	6.25～100 mg,2 次/天
	比索洛尔	国内目前无药	1.25～10 mg,1 次/天
	阿替洛尔	国内目前无药	3.125～25 mg,1～2 次/天
	艾司洛尔	0.25～0.5 mg/kg 静注 1 分钟,静脉滴注维持剂量 0.05 mg/(kg·min),最高静脉滴注剂量 0.2 mg/(kg·min)	国内目前无药
NDHP-CCB	维拉帕米	5～10 mg 加入 5%葡萄糖注射液 20 ml 中,缓慢静脉注射 3 分钟,效果不理想者 10 分钟后可再重复上述给药 1 次	40～160 mg,3～4 次/天
	地尔硫䓬	10 mg(0.15～0.25 mg/kg)用生理盐水或葡萄糖注射液稀释成 10 ml,缓慢静脉注射 3 分钟;效果不满意 15 分钟后可重复;5～15 μg/(kg·min)静脉滴注维持治疗	15～60 mg,3～4 次/天
洋地黄类	地高辛	国内目前无药	0.125～0.25 mg 每天 1 次
	去乙酰毛花苷 C	0.2～0.4 mg,5%葡萄糖注射液稀释后缓慢静脉注射 10 分钟;2～4 小时后可重复上述给药 1 次	国内目前无药
其他	胺碘酮	5 mg/kg 稀释后静脉滴注 60 分钟,1 mg/min 静脉滴注维持 6 小时后给 0.5 mg/min 静脉滴注维持 18 小时	200 mg,3 次/天,连续 3～7 天,200 mg,2 次/天,连续 7 天,100～200 mg,1 次/天,维持治疗

注:1) 老年患者常伴有肝肾功能不全,请根据肝肾功能在用调整药剂量;2) 合并心衰的房颤患者服用 β-受体阻滞剂时建议小剂量开始 2 周剂量递增法给药

表 2　老年房颤患者长期治疗中常用的室率控制药物

药物	适应证	禁忌证[1)]	药物过量的心血管表现	注意事项[2)]
β-受体阻滞剂	无禁忌证患者首选;偶有转复作用	支气管哮喘;急性肺水肿;低血压(收缩压<90 mmHg);预激旁路前传伴房颤	房室传导阻滞、窦性停搏、心衰、低血压	合并 LVEF 下降或心衰的患者用药方法参照心力衰竭治疗原则
NDHP-CCB	慢性阻塞性肺部疾病患者首选;单用转复窦性心律者少	充血性心衰;心源性休克;重度低血压(收缩压<90 mmHg);预激综合征伴房颤;严重心肌病;室性心动过速;急性心肌梗死	房室传导阻滞、窦性停搏、心衰、低血压	与 β-受体阻滞剂或洋地黄类合用时应密切观察心室率、血压、心功能变化
地高辛	心功能不全患者	强心苷中毒;室性心动过速;心室颤动;梗阻性肥厚型心肌病;预激综合征伴房颤;与钙注射剂合用	室性期前收缩、房室传导阻滞、阵发性或加速性交界性心动过速、阵发性房性心动过速伴房室传导阻滞、室性心动过速、窦性停搏、心室颤动等	动态监测血药浓度,注意药物间相互作用,疑有中毒时建议行血药浓度测定
胺碘酮	用于上述药物无效或使用有禁忌证	与可导致尖端扭转型室性心动过速的药物合用;甲状腺功能亢进;循环衰竭;严重低血压	较其他抗心律失常药对心血管的不良反应少,主要有窦性心动过缓、窦性停搏或窦房阻滞、房室传导阻滞;偶有 Q-T 间期延长伴扭转性室性心动过速、低血压	(1) 心脏不良反应与剂量相关,严重时可停药,用升压药、异丙肾上腺素、碳酸氢钠或起搏器治疗;(2) 室性心动过速用直流电转复;(3) 治疗不良反应需 5～10 天,停药后换其他抗心律失常药应注意相互作用;(4) 心室律<50 次/分需减量或停用

注:1) 无起搏器保护的缓慢性心律失常如Ⅱ度或Ⅲ度房室传导阻滞或病态窦房结综合征禁用;已知对相应药物过敏者禁用;2) 老年患者易并存肝肾功能减退,药物起始剂量和维持剂量较正常低;用药期间维持内环境稳定,尤其保持血钾及血镁水平正常

血流动力学稳定的心房颤动患者急性期控制心室率建议：①目标心室率<110 次/分，达标后症状控制不满意者，建议进行更加严格的控制，将心室率目标下调至 80～100 次/分。②无预激综合征的心房颤动患者，无应用 β-受体阻滞剂或 NDHPC-CB 禁忌证（表2），可给静脉注射艾司洛尔或地尔硫䓬控制心室率；心房颤动伴心力衰竭或左室功能下降的患者，可静脉注射毛花苷 C 或胺碘酮控制心室率；失代偿性心力衰竭患者慎用 β-受体阻滞剂；心力衰竭患者不主张应用 NDHP-CCB。③预激综合征并心房颤动患者控制心室率首选胺碘酮或普罗帕酮；禁用洋地黄类、NDHP-CCB 和 β-受体阻滞剂。

表 1 表 2 急性期静脉给药后多需口服药物长期维持。长期控制心室率的建议：①β 受体阻滞剂是无用药禁忌的老年心房颤动患者的首选。②合并心力衰竭的患者可服用地高辛及 β-受体阻滞剂。③心室率控制不满意的患者可用地高辛与 β-受体阻滞剂和（或）NDHP-CCB 联合治疗，用药剂量根据心室率逐渐调整，联合药物治疗期间建议监测心室率、血压及心功能变化。④地高辛不单独用于非心力衰竭阵发性心房颤动患者的心室率控制。⑤预激综征伴心房颤动或有心房颤动病史者可应用普罗帕酮或胺碘酮控制心室率。⑥胺碘酮仅用于其他药物无效或有禁忌证者。

2）快速心房颤动的药物复律：48 小时内新发心房颤动转复流程见图 1。对心室率过快致心力衰竭加重、心绞痛加重或血流动力学不稳定的患者需尽快电复律。持续性心房颤动患者在心室率控制后仍有症状或患者期望转复窦性心律可考虑复律治疗。复律时应充分控制心室率。鉴于心房颤动易复发，因此在复律治疗前应评估转复窦性心律和长期服用抗心律失常药物对患者的获益风险比。

药物复律的成功率低于电复律。常用的心房颤动复律药物有胺碘酮、普罗帕酮和伊布利特，其适应证与禁忌证见表 3。

表 3 常用的房颤复律药物

药物	适应证	用法用量	禁忌证[1]	常见和(或)严重心血管不良反应	注意事项[2]
胺碘酮	器质性心脏病的首选	第 1 个 24 小时用药 5 mg/kg 静脉滴注 60 min，1.0 mg/min 维持 6 小时，0.5 mg/min 维持 18 小时	与可导致尖端扭转型室速的药物合用；甲状腺功能亢进；循环衰竭；严重低血压	静脉炎；低血压；心动过缓；窦房传导阻滞等	(1) 以 5%葡萄糖注射液稀释至 1～6 mg/ml，>2 mg/ml 时需经中心静脉给药；(2) 治疗期间密切监护，避免给药速度过快；(3) 转复时间相对较长，24 小时内最高达 8%～90%；(4) 出现心动过缓时需减慢注射速度或停用
普罗帕酮	无明显器质性心脏病的房颤	2 mg/kg 静脉注射 10～20 分钟	急性冠状动脉综合征；心力衰竭；心源性休克；严重低血压	常见Ⅰ度房室传导阻滞、室内传导阻滞等	(1) 转复持续性房颤效果有限；(2) 转复时间在用药后 30～120 分钟；(3) 如出现窦房性或房室性传导高度阻滞时，可静注乳酸钠、阿托品、异丙肾上腺素或间羟肾上腺素等解救
伊布利特	无器质性心脏病的心房扑动或房颤；持续时间<90 天的房颤	体质量>60 kg：1 mg；体质量<60 kg：0.01 mg/kg；静脉注射 10 分钟以上。心律失常停止后立即停药；无效者在间隔≥10 分钟重复给药 1 次	QTc>440 毫秒；多形室性心动过速史；失代偿心衰；LVEF<40%且正在服用Ⅰ/Ⅲ类抗心律失常药物；1 个月内急性冠状动脉综合征；严重肝肾功能障碍；正在服用可延长 QT 间期的药物	多形室速（危险因素有老年、女性、体质量低、心衰、QTc 延长及心室率慢）；低血压；缓慢性心律失常	(1) 持续心电监护至少 4 小时，肝功能障碍者需适当延长，监测 QTc、12 导联心电图，直至 QTc 恢复到基线水平；开放静脉通路，准备抢救药物、除颤器和临时心脏起搏。(2) 转复时间约在用药后 30 分钟。(3) 停药指征：转复窦性心律；收缩压<90 mmHg，心室率<50 次/分钟，Ⅱ度以上房室传导阻滞，持续室性心动过速，QTc 间期延长>60 毫秒，支气管痉挛，QRS 波时限延长超过 50%，束支传导阻滞，其他严重影响患者健康的情况。(4) 血流动力学稳定的室性心动过速通过补钾、镁和异丙肾上腺素治疗常能终止，血流动力学不稳定的室性心动过速应电复律，同时补钾、镁。(5) 原先应用Ⅰa 类或Ⅲ类抗心律失常药物的患者，在用药 5 个半衰期后方可用伊布利特，用伊布利特 4 小时后方可用其他抗心律失常药物

注：1）无起搏器保护的缓慢性心律失常，如病态窦房结综合征、Ⅱ度或Ⅲ度房室阻滞等禁用；已知对相应药物过敏者禁用；2）窦性心动过缓或Ⅱ度以上房室传导阻滞病史的患者需备用临时起搏器方可用药；老年患者易发生肝肾功能损害，药物起始剂量和维持剂量较正常低；用药期间维持内环境稳定，尤其保持血钾和血镁水平正常

表3药物转复建议：①转复前血电解质和QTc间期必须在正常范围，转复前后需心电监护观察用药过程中可能出现的心律失常，如室性期前收缩、室性心动过速、窦性停搏或房室结阻滞等。②无器质性心脏病的心房颤动可静脉注射普罗帕酮或伊布利特转复。③器质性心脏病的心房颤动患者建议用胺碘酮转复。④器质性心脏病的心房颤动患者在无低血压或充血性心力衰竭时还可用伊布利特转复。⑤预激综合征并发心房颤动且血流动力学稳定的患者首选胺碘酮，还可酌情选用普罗帕酮或伊布利特静脉注射转复。

3）维持窦性心律的长期治疗：维持窦性心律是为了缓解心房颤动相关症状，减缓病程进展。常用的维持窦性心律药物有β-受体阻滞剂、胺碘酮、普罗帕酮及索他洛尔，其适应证与禁忌证见表4。不同基础心脏病和心功能状态的老年心房颤动患者用药建议见表5。

表4　老年人房颤患者常用的维持窦性心律药物

药物	适应证	禁忌证	用法	常见不良反应	注意事项[1)]
胺碘酮	器质性心脏病首选；进行电复律的药物准备	见表3	见表1中口服给药	心动过缓、传导阻滞；甲状腺功能减退或亢进、肺纤维化、肝功能异常	维持窦性心律较索他洛尔和普罗帕酮更有效，用于其他药物治疗无效或有禁忌证时
普罗帕酮	无明显器质性心脏病患者	见表3	150～300 mg，3次/天口服	见表3	(1) QRS间期延长25%以上减量或停用；(2) 地高辛血药浓度升高，建议减少地高辛剂量并监测；(3) 降低胺碘酮代谢速度，两者不宜合用；(4) 增加华法林血药浓度，密切监测INR，调整华法林剂量
索他洛尔	预防房颤复发	清醒状态心室率＜50次/分；Ⅱ度或Ⅲ度房室传导阻滞；病态窦房结综合征；心源性休克；未控制的心衰；QT间期＞450毫秒；支气管哮喘；血钾＜4 mmol/L；内生肌酐清除率＜40 ml/min	初始剂量80 mg/次口服，5～6次后可增至120 mg/次，最大160 mg/次。每天2次(内生肌酐清除率＞60 ml/min)或每天1次(内生肌酐清除率40～60 ml/min)药	尖端扭转型室性心动过速；心动过缓；QT间期延长；乏力；呼吸困难	(1) 起始治疗应在有监护和抢救条件的病房进行，每次给药心电监护2～4小时，每天查心电图；(2) 避免与能延长QT间期的药物合用，停用其他影响QT间期的药物2～3个半衰期后开始服用本药；(3) 长期服药期间需监测肾功能示口QT间期，QT间期＞500毫秒减量维持520毫秒以内；(4) 与钙拮抗剂合用应谨慎；(5) 心功能不全患者在用洋地黄类和(或)利尿药控制心功能不全后方可用；(6) 高龄、心衰患者要减量
β-受体阻滞剂	预防甲状腺功能亢进或运动诱发房颤患者复发	见表2	见表1	见表2	见表2

注：1) 转为永久性房颤后，建议停用胺碘酮、普罗帕酮和索他洛尔，如其他药物不理想或禁用可继续服用胺碘酮控制室率

表5　不同基础心脏病和心功能状态的老年房颤患者控制心率和心律的用药选择

药物	无或轻度心脏病	高血压伴左心室肥厚	冠心病		预激综合征旁路前向传导	肥厚性心肌病		心衰		
			稳定	ACS		非梗阻型	梗阻型	NYHA Ⅰ/Ⅱ	NYHA Ⅲ/Ⅳ	失代偿
维持窦性心律药物										
胺碘酮	+	++	++	++	++	++	++	++	++	++
普罗帕酮	++		−	−	+			−	−	−
索他洛尔	++	−	++					+	+	−

（续表）

药物	无或轻度心脏病	高血压伴左心室肥厚	冠心病		预激综合征旁路前向传导	肥厚性心肌病		心衰		
			稳定	ACS		非梗阻型	梗阻型	NYHA Ⅰ/Ⅱ	NYHA Ⅲ/Ⅳ	失代偿
室率控制										
β-受体阻滞剂	++	++	++	++	−	++	++	+	+	−
洋地黄类	+		+		−	−	−	+	+	++
NDHP-CCB	++				−	++	−	+	−	−

注：ACS 为急性冠状动脉综合征，NYHA 为美国纽约心脏病协会心功能分级；++为首选，+为次选，−为禁用或慎用

表 4、图 1 维持窦性心律的长期治疗建议：①发作减少即为治疗有效；②1 种药物无效可换用其他药物；③抗心律失常药物的促心律失常作用多见；④药物安全性比有效性更重要；⑤症状不明显或控制心室率后无症状的患者不需常规服用抗心律失常药物；⑥建议永久性心房颤动患者停用节律控制药物；⑦除预防甲状腺功能亢进和运动诱发的心房颤动外，β-受体阻滞剂对预防心房颤动复发仅中度有效；⑧普罗帕酮可预防无明显器质性心脏病的心房颤动患者复发，避免用于冠心病或心力衰竭患者；⑨胺碘酮在维持窦性心律方面较普罗帕酮和索他洛尔更有效，一般用于其他药物治疗无效或禁忌时；⑩索他洛尔预防心房颤动作用较胺碘酮弱，其致心律失常作用主要原因是 QT 间期延长和心动过缓。

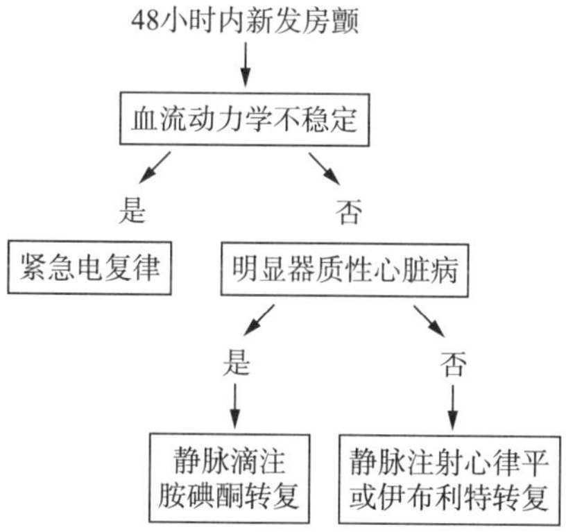

图 1　48 小时内新发房颤转复窦性心律的方法选择

2. 非药物心室率和节律控制治疗

（1）心房颤动电复律：采用直流同步电复律，能量在 150～200 J，可重复进行。电复律前后的抗凝治疗见下节。电复律适应证：①心房颤动病史 1 年内，心脏无显著扩大；②甲状腺功能亢进、肺炎、肺梗死等病因或诱因已控制或去除，但心房颤动仍持续；③有反复栓塞病史，但距最近 1 次栓塞事件已超过 3 个月；④心房颤动引起或加重心力衰竭和（或）心绞痛，药物难以控制或由于心室率快而感到心慌、焦虑者。

电复律禁忌证：①洋地黄过量；②电解质紊乱，特别是低钾血症；③伴有病态窦房结综合征或高度房室传导阻滞；④3 个月内有栓塞史；⑤甲状腺功能亢进引起的心律失常，原发病尚未控制或伴有急性感染；⑥心房血栓。

（2）心房颤动的心脏起搏治疗：适应证：①阵发性心房颤动，当心房颤动终止后出现严重窦性停搏、窦性心动过缓或窦房传导阻滞，即所谓的快慢综合征，症状性的窦性停搏 R-R 间期大于 3 秒；②持续性心房颤动伴慢心室率（长 R-R 间期），且患者有慢心室率所引起的乏力、胸闷、气短或黑蒙等症状；③顽固性阵发性心房颤动的发作间歇期或持续性心房颤动复律后，需要应用胺碘酮或索他洛尔等抗心律失常药物维持窦性心律，但在治疗过程中出现药物所致的缓慢性心律失常伴明显症状；④持续性心房颤动伴心功能不全患者需应用对房室结有抑制作用的药物（如 β-受体阻滞剂、地高辛）治疗，而在服药过程中由于慢心室率使心力衰竭加重者。

禁忌证：①心房血栓；②出血性疾病活动期；③慢性消耗性疾病晚期预期寿命不超过 1 年。

起搏器类型的选择：慢性持续性心房颤动选择单腔起搏器。阵发性心房颤动应选择双腔起搏器，如果条件允许，可考虑选择具有抗心房颤动功能的起搏器。心房颤动合并心力衰竭，心脏扩大，LVEF＜35%，QRS＞120 毫秒的患者可考虑选择房室结消融加三腔起搏器置入。

如心房颤动合并心力衰竭且有猝死风险的患者可考虑三腔起搏器加双腔除颤起搏器。

（3）心房颤动射频消融：适应证：①阵发性心房颤动，心电图表现为典型的频发房性期前收缩、短阵房速、心房扑动、心房颤动，并反复发作、症状明显，2 种以上的抗心律失常药物治疗无效；②持续性心房颤动有成功转复史，在心房颤动转复前后有阵发性心房颤动史；③年龄小于 75 岁；④排除瓣膜性心脏病、扩张性

心肌病、心力衰竭、心肌梗死等器质性心脏病，排除其他原因引起的心房颤动，如甲状腺功能亢进、酒精或药物中毒等；⑤阵发性心房颤动合并高血压、高血压性心脏病和冠心病心绞痛患者，在高血压和心绞痛得到控制后也是射频消融的指征；⑥预激综合征合并心房颤动患者可进行旁路消融；⑦快-慢综合征合并心房颤动患者可选择安装起搏器加药物治疗或行心房颤动消融治疗；⑧特发性心房颤动患者即心房颤动阵发和(或)持续发作，药物治疗无效或不能接受或不愿意进行药物治疗的可选择心房颤动消融治疗。

禁忌证：①绝对禁忌证：左心房血栓；②相对禁忌证：出血性疾病活动期，穿刺部位或全身性感染，器官功能衰竭，慢性消耗性疾病晚期。

(4) 心房颤动外科手术：心房颤动外科手术治疗最为常用的是改良迷宫手术和微创消融手术两种。直视下消融手术效果更好，缺点是需要开胸，如果在其他开胸手术治疗的同时进行射频消融治疗是较好的选择。

3. 老年心房颤动患者的抗栓治疗

(1) 心房颤动患者抗栓治疗方法的选择：见表6。老年心房颤动患者应根据脑卒中风险分层和出血风险分层权衡利弊选择抗栓治疗方案，口服华法林时本建议推荐目标：年龄<75岁INR 2.0～3.0，≥75岁1.6～2.5(INR正常值0.9～1.3)。

表6　老年房颤患者抗栓治疗方法

危险分层	CHADS2	推荐治疗
高危	≥2分	口服华法林
中危	1分	口服华法林
低危	0分	或阿司匹林100 mg/d；HAS-BLED评分≥3分，75 mg/d。阿司匹林100 mg/d；HAS-BLED评分≥3分，75 mg/d；或不用药

(2) 华法林的起始用药方法和注意事项：①华法林每天1片(2.5或3.0 mg/片)，起效时间2～4天，5～7天血浓度达峰。②用药前测定基础INR值，用药后第3、6、9天复查，根据INR调整华法林剂量，若连续2次INR达2.0～3.0(年龄≥75岁，1.6～2.5)，可每周测定2次，稳定1～2周后可每月测1次。③华法林疗效受到多种药物、食物、酒精等影响，须长期随访，观察患者出血不良反应，定期监测INR并调整用药剂量。④有条件者，年龄≥75岁心房颤动患者首次服用华法林最好住院观察。

(3) 转复窦性心律期间的抗凝治疗

1) 复律前抗凝治疗：①心房颤动持续≥48小时，血流动力学不稳定(心绞痛、心肌梗死、休克、肺水肿)或因患者要求需紧急复律，给予静脉普通肝素或皮下低分子肝素注射，后行电复律。②心房颤动持续时间<48小时，可静脉给予普通肝素负荷量80 U/kg后，以18 U/kg维持(或低分子肝素按体质量静脉或皮下给药)，同时行复律治疗。③心房颤动持续时间≥48小时或持续时间不详、拟择期行药物或电复律的患者，复律前应常规口服抗凝药物3周，再行复律治疗。④心房颤动持续≥48小时或持续时间不详、拟择期行药物或电复律的患者，有条件可先行食管超声检查。若未发现心房血栓，抗凝及复律同②；超声提示心房或心耳有血栓者，抗凝及复律同③。

2) 复律后的抗凝治疗：复律后开始口服华法林，并持续4周，复律前应用肝素类药物者在INR达2.0时停用肝素类药物。以下患者应长期口服抗凝药物：脑卒中高危(CHADS2评分≥2分)；复律前抗凝治疗3周后经食管超声复查血栓仍未消失。

华法林用法及目标INR同上。

四、老年心房颤动特殊患者的治疗原则

1. 老年人心房颤动合并慢性心力衰竭的治疗

心房颤动与心力衰竭常有共同的基础疾病，互为因果，使患者心功能恶化，增加血栓事件的风险并影响长期预后。年龄≥65岁约有2/3的心力衰竭患者合并心房颤动，因此心房颤动合并心力衰竭应给予积极治疗。首先要明确并祛除引起心房颤动的潜在及继发因素，其次是优化心力衰竭的基础治疗。治疗目标是控制心室率和预防血栓栓塞并发症，如心房颤动由心力衰竭所致或心室率控制仍有症状可考虑节律控制。

(1) 控制心室率：β-受体阻滞剂可降低心力衰竭患者的病死率，减少新发心房颤动，控制安静和活动状态下的心室率，是老年心力衰竭或LVEF减低患者控制心室率的一线用药，但须用于血流动力学稳定的患者，具体用药方法参照心力衰竭诊断治疗指南推荐的指征、剂量，遵循剂量递增原则。如效果不佳可加用洋地黄类药物，对控制安静状态的心室率有效，且可用于症状性心衰患者。老年患者应根据肾功能调整用药剂量，并注意监测洋地黄中毒表现和药物浓度。胺碘酮可用于血流动力学不稳定患者的心室率控制。NDHP-CCB如地尔硫卓也可减慢心力衰竭伴快速心房颤动患者的心室率，但由于有负性肌力作用从而加重心衰的风险，临床应慎用。地尔硫卓可单独或联合地高辛用于LVEF正常的心力衰竭患者。

(2) 节律控制：对于心房颤动心室率快伴有心肌缺血、症状性低血压或有肺淤血症状的患者，药物治疗无反应可考虑直流电转复。NYHA心功能Ⅲ、Ⅳ级或近1个月内出现过失代偿心力衰竭的患者，只限于用

胺碘酮，不建议用Ⅰ类抗心律失常药。对于难治性症状性房颤合并心力衰竭的患者可考虑导管消融治疗。

老年人心房颤动合并慢性心力衰竭多为血栓栓塞的高危人群，应使用华法林维持治疗（用法及目标 INR 见本建议老年人心房颤动治疗部分）。即使在心房颤动复律后仍要抗凝，防止心房颤动特别是无症状心房颤动引起的血栓栓塞。

2. 老年人心房颤动合并冠心病抗栓药物长期联合应用的原则

(1) 心房颤动合并冠心病的抗栓治疗

1) 单用阿司匹林：脑卒中低中危风险（CHADS2 评分＜2 分）或不宜用华法林治疗患者，可单用阿司匹林 100 mg/d，出血高危患者（HAD－BLED 评分≥3 分）推荐剂量 75 mg/d。

2) 单用华法林：老年稳定性冠心病伴心房颤动患者，单用华法林抗血栓治疗。

3) 联合用药：(1) ACS 患者，不论是否行 PCI 都应短期（1～3 个月）应用三联抗栓药（华法林、阿司匹林、氯吡格雷），须密切观察出血情况，病情稳定后可单用华法林；(2) 应用三联药物期间：目标 INR 同上，阿司匹林需并用胃黏膜保护剂（质子泵抑制剂、H_2 受体拮抗剂或其他抗酸药），出血高危者（HAD－BLED 评分≥3 分）可用 75 mg/d；若 INR＞2.0，尽量不加用血小板糖蛋白Ⅱb/Ⅲa 受体拮抗剂。

(2) 心房颤动行经皮冠状动脉介入（PCI）治疗后的抗栓治疗

1) 术前措施：应用华法林的脑卒中高危患者可不停用华法林（目标 INR 2.0～3.0，年龄≥75 岁，1.6～2.5）；加用阿司匹林和氯吡格雷；建议首选桡动脉径路行 PCI。

2) 应根据血栓和出血风险评估选择支架：老年人心房颤动合并稳定冠心病择期 PCI 时，应选择金属裸支架以减少术后抗栓药物联用时间；药物洗脱支架仅限于可能临床获益的情况，如长病变、小血管、糖尿病等。心房颤动伴 ACS 患者如为出血高危（HAS－BLED 评分≥3 分）也应选金属裸支架，低中危出血（HAS－BLED 评分 0～2 分）患者可选金属裸支架或药物洗脱支架。

3) PCI 术后的抗栓方案：根据患者的出血风险、PCI 类型（择期或急诊）及置入支架类型选用不同的抗栓方案。冠心病心房颤动需要华法林治疗的脑卒中中高危患者，PCI 术后抗栓治疗方案，见表 7。注意老年患者华法林 INR 范围应严格限定如前述。

表 7　冠心病房颤脑卒中高危患者 PCI 术后抗栓治疗

术前出血风险评估	PCI 类型	支架类型	第 1 步：华法林和双联抗血小板药物	第 2 步：华法林和 1 种抗血小板药物	第 3 步：单用华法林维持
高出血风险	急诊	裸金属支架	1 个月	第 2 个月起至 1 年	长期
	择期	裸金属支架	2～4 周	不需要	长期
低-中出血风险	择期	裸金属支架	1 个月	不需要	长期
	择期	药物洗脱支架	3 个月(西罗莫司)，6 个月(紫杉醇)	1 年	长期
	急诊	两种均可选	6 个月	1 年	长期

注：出血风险评估采用 HAS－BLED 评分，≥3 分为高出血风险，≤2 分为低-中出血风险；双联抗血小板治疗指：阿司匹林 75～100 mg/d 和氯吡格雷 75 mg/d；单一抗血小板治疗指：阿司匹林 75～100 mg/d 或氯吡格雷 75 mg/d

3. 心房颤动合并缺血性脑血管病的抗栓治疗

(1) 缺血性脑卒中急性期的抗栓治疗

1) 抗血小板治疗：两项大规模随机对照研究发现阿司匹林（160～325 mg/d）明显减少缺血性脑卒中（包括心房颤动患者）的早期复发和死亡。因此，所有指南均推荐对非溶栓的急性缺血性脑卒中患者，应尽早使用阿司匹林；而接受溶栓的患者，为避免严重出血风险，应在溶栓后 24 小时开始使用阿司匹林。对不能耐受阿司匹林的患者可用氯吡格雷。对近期缺血性脑卒中患者不推荐阿司匹林和氯吡格雷联用，除非合并不稳定型心绞痛、心肌梗死或近期支架治疗。

2) 抗凝治疗：抗凝在所有急性缺血性脑卒中（包括心源性脑栓塞）中的应用已被否定。针对心房颤动的急性栓塞性脑卒中肝素试验（HAEST）结果未能显示低分子肝素优于阿司匹林。对 7 个研究 4 624 例心源性脑栓塞患者急性期抗凝的荟萃分析结果显示，与其他治疗比较，抗凝可稍降低 7～14 天的缺血性脑卒中复发（3.0%与 4.9%，$P=0.09$），但可增加症状性颅内出血（2.5%与 0.7%，$P=0.02$），研究终点无改善。因此，对于老年人心房颤动导致的急性缺血性脑卒中早期不推荐任何形式的抗凝治疗。缺血性脑卒中患者从早期使用阿司匹林转为抗凝的时机应根据不同患者的实际情况决定，总的原则是安全而尽早转为口服抗凝药物。对于严重神经功能缺损或出血风险较高的患者，应在脑卒中发生 2 周后转为抗凝较为合适；小卒中则可提前，甚至在发病后 2～3 天病情稳定后即可开始抗凝。抗凝治疗前需控制血压，并经影像学检查除外颅内出血。

心房颤动合并短暂性脑缺血发作患者在除外出血的情况下，应尽早或立即开始抗凝治疗。

(2) 脑卒中后长期抗栓治疗：参见栓塞高危患者的治疗。

4. 老年人心房颤动围手术期的处理

(1) 老年人围手术期新发心房颤动的治疗：围手术期新发心房颤动虽然多数为良性，但亦应注意有无潜在的心肺血管病、药物中毒或代谢紊乱等。处理目标是控制心室率，血流动力学稳定的心房颤动多于术后 24 小时自动转复。

非心脏手术中 β-受体阻滞剂和 NDHPCCB 是控制心房颤动心室率的主要药物。洋地黄类药物仅对有慢性心力衰竭的患者作为一线用药。

心脏外科围手术期应用 β-受体阻滞剂、胺碘酮预防和(或)治疗术后心房颤动效果明确。索他洛尔虽可减少术后心房颤动发生，但对缓慢心律失常、尖端扭转室性心动过速高危人群，特别是存在电解质紊乱患者应限制应用。地高辛、维拉帕米、地尔硫䓬在心脏术后心房颤动治疗效果有争议。在症状明显或心室率很难控制的心房颤动患者中需要心房颤动复律，可直流电转复，亦可应用胺碘酮或伊布利特进行药物转复。心脏手术增加了脑卒中的风险，术后发生的心房颤动若持续 48 小时以上，最好应用肝素类或华法林抗凝治疗。

围手术期还应注意纠正可能引起心房颤动的诱因，如有效止痛、稳定血流动力学、减少正性肌力药物的使用、纠正水电解质酸碱平衡失调(如低钾、低镁血症)、治疗贫血、纠正低氧血症等。

(2) 老年人心房颤动围手术期抗栓治疗：包括正在口服华法林和抗血小板药物患者的围手术期处理和老年心房颤动患者围手术期的长期抗栓治疗。

1) 口服华法林患者围手术期处理　手术或有创操作前应暂停华法林，非心脏外科术前华法林停药 5 天，术前 INR 应＜1.3，术前紧急情况下如 INR＞1.5 可小量应用维生素 K_1 1～2 mg，使 INR 正常。肝素桥接治疗前需权衡出血和脑卒中、血栓栓塞的风险。对低血栓栓塞风险患者，外科手术或操作前可不用肝素，在充分止血的情况下，手术日当晚或次日晨恢复常规剂量华法林。机械瓣置换术后、心房颤动等长期服华法林的患者，如血栓风险为高危或中危，建议用肝素桥接治疗，治疗剂量低分子肝素皮下注射或静脉应用普通肝素，术前 24 小时给予最后一次低分子肝素，静脉应用普通肝素的患者，术前 4 小时停用。正在服用华法林需要紧急手术和介入治疗时，建议静脉或口服低剂量维生素 K_1 2.5～5.0 mg。输注冰冻血浆或凝血酶原浓缩物能加速逆转华法林的抗凝疗效。

2) 口服抗血小板药物患者的围手术期处理　非心脏手术围手术期应权衡患者发生缺血性心脏事件的风险决定抗血小板药物的应用。发生心脏事件低危的患者，术前 7 天停用阿司匹林和氯吡格雷，术后 24 小时充分止血后重新用药；高危患者，建议不停用阿司匹林，而氯吡格雷停用 5～10 天。冠状动脉旁路移植手术患者术前可不停用阿司匹林，但需停用氯吡格雷5～10 天。若术前停用阿司匹林，建议冠状动脉旁路移植术后 6～48 小时重新开始用药。

(3) 老年人心房颤动围手术期后的长期抗栓治疗：见“心房颤动患者的抗栓治疗”章节。

5. 严重出血和 INR 过高患者的处理

严重出血指颅内、脊髓或腹膜后出血，或可直接导致死亡或需手术治疗，或需要输注浓缩红细胞≥2 个单位，或血红蛋白下降≥50 g/L 的出血。见表 8。

表 8　INR 过高及严重出血的处理

INR	出血	处　理
轻微延长，存在暂时性影响因素	无	华法林可不减量
＜5	无	减量或停用 1 次，检测 INR 至治疗水平，继续应用适合的剂量
5～9	无明显出血	停用 1～2 次，直至 INR 达 2.0～3.0
	出血高	停用 1 次，维生素 K_1 1.0～2.5 mg 口服；对需尽快逆转 INR 延长，维生素 K_1≤5.0 mg 口服，24 小时 INR 仍延长，可给予维生素 K_1 1.0～2.0 mg 口服
＞9	风险无明显出血	停药，维生素 K_1 2.0～5.0 mg 口服，24～48 小时 INR 降至期望值，如需要加用 1 次维生素 K_1，INR 降至治疗范围重新开始治疗
不论升高值	严重出血	停药，维生素 K_1 10 mg 缓慢静脉注射，根据紧急程度加用新鲜冰冻血浆、凝血酶原浓缩物或Ⅶa 浓缩物。如 INR 持续升高，每 12 小时用 1 次维生素 K_1
	威胁生命的出血，如颅内出血	停药，用新鲜冰冻血浆、凝血酶原浓缩物或Ⅶa 浓缩物，加用维生素 K_1 10 mg 缓慢静脉注射，如需要根据 INR 重复应用上述药物

严重出血或INR明显升高，需急诊手术时应快速逆转抗凝作用，除停服华法林外，立即给予维生素K_1 2.5～5.0 mg口服或缓慢静脉注射，6小时左右可终止抗凝作用，并依据情况的紧急程度补充新鲜冰冻血浆和(或)凝血酶原浓缩物，必要时根据INR值重复使用，每12小时给1次维生素K_1。凝血障碍患者静脉注射凝血酶原浓缩物、Ⅶa浓缩物可在15分钟左右使INR恢复正常，但应注意有致血。

三酰甘油增高的血脂异常防治中国专家共识

（中华医学会心血管病学分会循证医学评论专家组 中国老年学学会心脑血管病专业委员会）

血脂异常是心血管系统最重要的危险因素之一。大量临床研究证实，应用他汀类药物降低胆固醇水平可以降低动脉粥样硬化性心血管疾病的发生率与致死致残率。然而近年研究显示，血脂异常患者即使经过大剂量他汀强化降胆固醇治疗后仍面临很高的心血管剩留风险，而在2型糖尿病、肥胖、代谢综合征和(或)心血管病患者中，三酰甘油(TG)升高和高密度脂蛋白胆固醇(HDL-C)降低是构成心血管剩留风险的主要血脂异常表型。因此，在关注高胆固醇血症的危害性以及强调他汀类药物在心血管疾病防治中基石地位的同时，亦应充分重视对TG增高等其他类型血脂异常的筛查和干预。为提高国内广大临床医生对TG增高及心血管剩留风险的重视程度，推动高TG血症的规范化管理，中华医学会心血管病学分会循证医学评论专家组会同中国老年学学会心脑血管病专业委员会组织相关领域的专家制定本共识。

一、高TG血症的流行病学现状

美国健康与营养调查研究(national health and nutrition examination survey, NHANES)调查数据显示，美国成年人血TG水平≥1.70 mmol/L(1 mmol/L=88.5 mg/dl)者高达31%，TG≥2.26 mmol/L和≥5.60 mmol/L者分别占16.2%和1.1%。在欧洲和加拿大共12个国家进行的血脂异常国际研究则发现，经过他汀类药物治疗后，高危和低危受试者中高TG血症患者的比例仍高达39.2%和34.4%。近年来以我国人群为基础的流行病学调查研究也有相似发现。2002年中国居民营养与健康状况调查结果显示，我国≥18岁人群高TG血症患病率为11.9%。北京地区1992—2002年间35～44岁青年人10年间TG水平平均升高50.3%，高TG血症患病率由1992年的13.3%升至2002年的30.2%，增幅127.1%。然而另一项针对北京居民的调查却发现TG异常的知晓率仅为13.95%。上述资料提示，我国居民中高TG血症的流行趋势非常严重，其防治工作亟待加强。

二、TG增高与动脉粥样硬化性心血管疾病的关系

(一) TG的致动脉粥样硬化作用

TG在血中处于脂蛋白的核心并以脂蛋白形式运输。在各种脂蛋白中，乳糜微粒、极低密度脂蛋白(VLDL)及其残粒TG含量较高，被统称为富含TG脂蛋白。TG轻至中度升高常反映乳糜微粒和VLDL残粒增多，这些残粒脂蛋白由于颗粒变小，可能具有直接致动脉粥样硬化作用。但也有研究提示，TG升高很可能通过影响低密度脂蛋白或高密度脂蛋白的结构而发挥致动脉粥样硬化作用。

现有研究提示，TG增高与心血管疾病之间可能存在密切关系。前瞻性心血管Muster研究(prospective cardiovascular muster study, PROCAM)、空军/德克萨斯冠状动脉粥样硬化预防研究(air force/texas coronary atherosclerosis prevention study, AFCAPS/TexCAPS)、哥本哈根男性研究(copenhagen male study, CMS)等研究表明，高TG血症与冠心病和(或)脑卒中独立相关。一项对13 953例26～45岁青年男性的长期随访研究发现，与基线TG水平处于最低五分位数的受试者相比，TG水平在最高五分位数的受试者心血管事件风险增高4倍，校正包括HDL-C在内的其他危险因素后，此相关性仍有统计学意义。

TG增高与糖尿病患者微血管并发症之间也存在密切关系。TG增高可能是视网膜硬性渗出和黄斑病变、增生性视网膜病变的重要危险因素，并可能促进白蛋白尿以及糖尿病肾病的发生发展。英国前瞻性糖尿病研究(the UK prospective diabetes study, UKPDS)结果提示，高TG与2型糖尿病患者发生微量白蛋白尿和大量蛋白尿的风险独立相关。

(二) TG增高是心血管系统剩留风险的重要组分

在他汀治疗有效降低LDL-C后，TG增高成为心血管病剩留风险的重要组分。治疗达新目标研究(treating to new targets, TNT)显示，强化他汀治疗仅能使心血管

风险进一步降低22%。而普伐他汀或阿托伐他汀在心肌梗死溶栓治疗中的评价和影响研究(pravastatin or atorvastatin evaluation and infection therapy-thrombolysis in myocardial infarction 22, PROVE IT - TIMI 22)中，即使他汀治疗使LDL - C得到最佳控制(<1.8 mmol/L)，TG增高(≥2.26 mmol/L)者发生死亡、心肌梗死和急性冠状动脉综合征的风险仍较TG<2.26 mmol/L者增高50%；另有研究显示，TG每升高1 mmol/L，男性和女性冠心病事件风险分别升高12%和37%。因此在关注他汀降胆固醇治疗的同时，也应充分重视对高TG血症的干预。

(三) 降TG治疗与心血管获益

研究表明，对糖尿病患者进行强化生活方式干预可显著降低TG水平，并使患者远期心血管疾病风险降低。一些临床试验亚组分析表明，单独应用贝特类药物或与他汀类药物联合治疗可降低高TG和(或)低HDL - C的患者不良心血管事件发生率，并降低糖尿病患者的微血管并发症风险。

三、TG的临床测定

TG是最重要的血脂测定指标之一，与总胆固醇(TC)、HDL - C、LDL - C共同作为血脂测定的基本项目。依据2007年《中国成人血脂异常防治指南》的划分标准，空腹(禁食12 h)TG在1.70 mmol/L以下为合适水平；1.70～2.25 mmol/L为边缘升高；≥2.26 mmol/L为升高。非空腹血浆TG<2.26 mmol/L与空腹血浆TG<1.70 mmol/L相对应。尽管国外有研究支持非空腹检测TG有利于高TG血症筛查，餐后非空腹TG水平与心血管疾病风险关系更为密切，但非空腹血浆TG水平不能用来定义代谢综合征。并且由于国内临床习惯将肝、肾功能检验与血脂等生化项目一同采血分析，因此目前仍建议禁食12 h后采血进行血脂测定。

以下措施有助于提高TG检测结果的准确性：(1) 血脂分析前受试者应处于稳定代谢状态，至少2周内保持一般饮食习惯和体重稳定。(2) 测定前24 h内不应进行剧烈体育运动。(3) 如血脂检测异常，应在2个月内进行再次或多次重复测定，但至少要相隔1周。(4) 检测TG前需至少禁食12 h后采血。(5) 除卧床不起者外，采血时一般取坐位，采血前受试者至少应坐位休息5 min。(6) 静脉穿刺过程中止血带绑扎不应超过1 min。(7) 血清或血浆标本均适用于血脂、脂蛋白测定，但由于抗凝剂可对一些检验技术(特别是涉及免疫反应)产生干扰，因此建议应用血清测定TG。

四、高TG血症的治疗

对于由明确原因(如酗酒、肥胖、糖尿病、药物、甲状腺功能减退、肾上腺皮质功能亢进等)所致的继发性高TG血症患者，应首先针对病因进行治疗。治疗性生活方式改善对于降低TG水平、控制其他危险因素(如高血压、高血糖等)以及改善患者心血管预后具有肯定效果，应作为所有高TG血症患者的基础治疗。高TG血症患者的治疗策略主要取决于患者TG升高的程度和心血管整体危险水平。TG轻中度升高(2.26～5.64 mmol/L)时LDL - C达标仍为主要目标，非HDL - C达标(LDL - C的目标值+0.78 mmol/L)为次要目标。TG重度升高时(≥5.65 mmol/L)应立即启动降低TG的药物治疗，以预防急性胰腺炎。

(一) 治疗性生活方式改变

如前所述，无论患者基线TG水平如何，治疗性生活方式改善均应作为治疗高TG血症的基础。其主要内容包括：①控制体重：超重或肥胖的患者体重降低5%～10%，TG可降低20%左右。按照国人标准，体质指数(BMI)≥24 kg/m^{2}为超重，BMI≥28 kg/m^{2}为肥胖，应力争达到BMI正常化，或1年内使体重降低至少10%以上。②合理饮食：通过控制饮食总热量、限制碳水化合物与脂肪摄入、增加蔬菜和优质蛋白摄入，可使TG降低20%～50%。③限制饮酒：酗酒是导致TG升高的常见原因，TG重度升高者应立即戒酒。无饮酒习惯者不建议饮酒，有饮酒习惯者应将每日酒精摄入量控制在30 g(男性)与20 g(女性)以下[酒精摄入量(g)=饮酒量(ml)×酒精度数(%)×0.8]。④适量运动：规律性的体力运动有助于减轻体重，还可直接降低TG。建议每日进行至少30分钟的中等强度有氧运动，每周至少5次，包括快走、骑车、登楼梯等运动方式。超重/肥胖者应进一步增加运动量。⑤戒烟：虽然吸烟对TG水平的影响并不显著，但戒烟可以显著降低患者心血管疾病整体风险性，因此应积极鼓励并督导患者戒烟。

(二) 药物治疗

经过生活方式干预后TG仍未能满意控制者应考虑药物治疗。目前临床常用的调脂药物主要包括他汀类、贝特类、烟酸、ω - 3脂肪酸及胆固醇吸收抑制剂等。虽然他汀类药物可以显著降低TC与LDL - C，但其降低TG的作用相对较弱。贝特类、烟酸与ω - 3脂肪酸对TG具有显著的降低作用，推荐用于以TG增高为主的血脂异常患者。常用调脂药物对于血脂参数的影响见表1。

1. 贝特类药物：此类药物可激活过氧化物酶增生体活化受体α(PPARα)，刺激脂蛋白脂酶(LPL)基因的表达，增强脂蛋白脂酶的脂解活性，有利于去除血液循环中富含TG的脂蛋白从而降低血浆TG水平，

表 1　各类药物对血脂参数的影响

药　物	LDL－C	HDL－C	TG
贝特类	降低约 20%	升高 5%～20%	降低 25%～50%
烟酸	降低约 20%	升高约 30%	降低约 35%
ω－3 脂肪酸	轻微升高或无影响	升高或无影响	降低 25%～30%
他汀类	降低 30%～40%	升高 4%～8%	降低 15%～20%
依折麦布	降低 17%～23%	升高或无影响	降低 5%～10%

注：LDL－C：低密度脂蛋白胆固醇，HDL－C：高密度脂蛋白胆固醇，TG：三酰甘油

并使低密度脂蛋白亚型由小而密颗粒向大而疏松颗粒转变。

目前尚缺乏针对贝特类药物对高 TG 血症患者心血管临床终点事件影响的随机对照临床试验，但多项临床试验亚组或事后分析提示，贝特类药物单药或联合他汀治疗可能显著降低 TG 升高者大血管与微血管事件风险。近年公布的大型临床试验中，非诺贝特干预降低糖尿病事件研究（fenofibrate intervention and event lowering of diabetes, FIELD）对比了非诺贝特或安慰剂对 2 型糖尿病患者预后的影响。结果显示，2 组患者总心血管事件发生率无显著差异，但接受非诺贝特治疗的高 TG（≥2.30 mmol/L）亚组患者总心血管事件率降低了 27%（P＝0.005），且所有非诺贝特组患者的微血管终点事件均显著降低。控制糖尿病患者心血管风险行动（action to control cardiovascular risk in diabetes, ACCORD）血脂分支试验表明，与单纯他汀治疗相比，非诺贝特联合他汀未能进一步降低 2 型糖尿病患者主要复合心血管终点事件风险，但显著降低了高 TG（≥2.30 mmol/L）伴低 HDL－C（≤0.88 mmol/L）亚组患者的主要终点事件发生率。ACCORD 眼病研究则证实，非诺贝特治疗可有效预防糖尿病视网膜病变的进展。近期荟萃分析亦表明，贝特类药物在高 TG 和（或）低 HDL－C 患者中获益较其他患者更为显著。基于现有证据，推荐将贝特类药物作为以降低 TG 为主要治疗目标时的首选药物。

贝特和他汀单药治疗均与肌病风险增加相关，但不同品种的贝特类药物的安全性存在显著差异。吉非贝齐联合他汀治疗时发生横纹肌溶解和肌病风险显著高于非诺贝特。FIELD 和 ACCORD 研究中接受非诺贝特单药或联合他汀治疗的患者，均无横纹肌溶解病例发生。FIELD 研究观察到非诺贝特组血清肌酐上升的现象，但在停药 8 周内均自行恢复；与之相似，ACCORD 试验中非诺贝特组和安慰剂组血肌酐变化及终末期肾病或需透析治疗的发生率无差异，提示其具有良好的肾脏安全性。ACCORD 血脂研究显示与他汀单用相比，非诺贝特联合他汀治疗时不良事件发生率没有统计学差异。

在临床实践中对贝特类药物不良反应的监测与单用他汀相同，主要是定期监测肝功能和血肌酸激酶（CK）以及随访患者的不适症状。治疗初期每 4～8 周复查肝转氨酶（ALT、AST）和 CK，轻度的转氨酶升高［＜3×ULN（正常上限）］和无症状的轻度 CK 升高不需停药。如 AST 或 ALT＞3×ULN，应暂停给药，停药后仍需每周复查肝功能直至恢复正常。治疗期间应询问患者有无肌痛、肌压痛、肌无力、乏力和发热等症状，血 CK 升高超过 5×ULN 应停药。用药期间如有其他可能引起肌溶解的急性或严重情况，如败血症、创伤、大手术、低血压和抽搐等，应暂停给药。

2. 烟酸：此类药物的降脂作用机制尚不十分明确，可能与抑制脂肪组织中的脂解和减少肝脏中 VLDL 合成和分泌有关。冠状动脉药物计划研究（the coronary drug project, CDP）是迄今惟一一项关于烟酸单药治疗的随机对照试验。结果显示，速释烟酸（3 g/d）治疗可使男性心肌梗死后患者 5 年冠心病死亡或非致死性心肌梗死发生率降低 14%（P＜0.05）；随访 15 年时全因死亡率降低 11%（P＝0.000 4），冠心病死亡率下降 12%（P＝0.005）。家族性动脉粥样硬化治疗研究（familial atherosclerosis treatment study, FATS）和高密度脂蛋白－动脉粥样硬化治疗研究（HDL－atherosclerosis treatment study, HATS）均显示烟酸组较安慰剂组动脉粥样硬化进展延缓，但这 2 项研究规模较小且均未设立他汀类药物单药对照组。刚刚提前终止的代谢综合征伴低 HDL/高 TG 动脉粥样硬化干预和对全球健康结局的影响研究（atherothrombosis intervention in metabolic syndrome with low HDL/high triglycerides and impact on global health outcomes, AIM－HIGH）却发现，为伴 TG 增高、HDL－C 降低的心血管病患者在他汀治疗基础上加用大剂量缓释烟酸未能使患者更多获益。

烟酸最常见不良反应为皮肤潮红。若与他汀类药物联用，需要定期监测肝功能和血 CK 以及随访患者的不适症状。缓释型制剂的不良反应轻，易耐受。烟酸可能降低胰岛素敏感性而升高血糖，并可能增加代谢综合征与糖耐量受损者新发糖尿病风险。其他报道的不良反应包括升高肝转氨酶、尿酸和（或）痛风发作。

3. ω－3 脂肪酸：ω－3 脂肪酸通过调节 VLDL 和乳糜微粒代谢降低血清 TG 水平，其效果与使用的剂量及基础 TG 水平有关。当血 TG 正常时该药几乎没

有降脂作用,若血 TG>2.26 mmol/L,应用 ω-3 脂肪酸(4 g/d)治疗可使 TG 降低 30%。阿托伐他汀与 ω-3 EE90 降低糖尿病患者风险析因研究(atorvastatin in factorial with omega-3 EE90 risk reduction in diabetes, AFORRD)未能证实 ω-3 脂肪酸(2 g/d)联合他汀可降低糖尿病患者心血管风险。该药不良反应较少,最常见为轻微消化不良。

(三) 高 TG 血症的药物治疗策略

基于高 TG 在心血管剩留风险中的重要作用和相关研究证据,近年来欧美国家各权威学术机构所颁布的指南性文件中对于 TG 增高的干预做出了越来越积极的推荐。基于现有研究结论以及国内外相关指南,本共识建议遵循以下原则对高 TG 血症进行治疗(治疗流程图见图 1):①TG 在 1.70 mmol/L 以下为合适范围,超过此值时即应指导患者积极改善生活方式。②改善生活方式应作为所有血脂异常患者的治疗基石。③对于心血管疾病患者及其高危人群,经过 2～3 个月治疗性生活方式改善后若 TG≥2.26 mmol/L,应启动药物治疗。选择何种调脂药物需根据患者 LDL-C 是否达标决定:LDL-C 未达标者首选他汀治疗;LDL-C 已达标者,非 HDL-C 成为治疗的次级目标,首选贝特类药物、烟酸或 ω-3 脂肪酸治疗。④伴糖尿病或代谢综合征的高 TG 血症患者,应用非诺贝特单药或联合他汀类药物治疗可能有助于降低大血管/微血管事件发生率。⑤基于现有疗效及安全性证据,需要联合应用他汀与贝特类药物时应首选非诺贝特。⑥联合应用贝特类与他汀类药物时,二者的剂量均不宜过高,采取早晨服用贝特类药物,晚上服用他汀类药物,避开两种药物的血药浓度峰值。⑦如同所有药物降脂一样,非诺贝特单药或联合他汀治疗时需密切监测可能的不良反应。

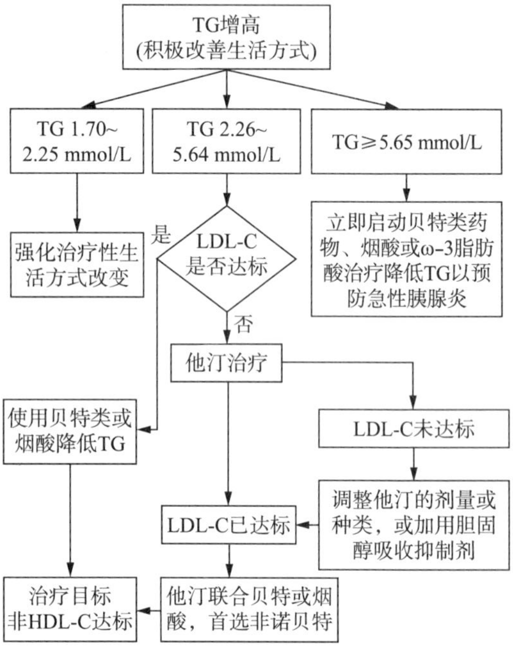

图 1　心血管病高危患者高 TG 血症的治疗流程图

老年高血压的诊断与治疗中国专家共识(2011 年)

(中华医学会心血管病学分会　中国老年学学会心脑血管病专业委员会)

一、前言

我国已步入老龄社会,新近公布的第六次全国人口普查数据显示,≥60 岁人口占 13.26%,≥65 岁人口占 8.87%。随着人口老龄化的进展,我国老年人群高血压的患病率将增加。高血压是导致心脑血管疾病的主要危险因素,是全球范围内的重大公共卫生问题。大量流行病学及临床证据表明,高血压显著增加老年人发生缺血性心脏病、卒中、肾衰竭、主动脉与外周动脉疾病等靶器官损害的危险,是老年人群致死和致残的主要原因之一。在 Framingham 研究中,65～94 岁人群收缩压>180 mmHg(1 mmHg=0.133 kPa)者比<120 mmHg 的个体冠心病危险高 3 倍。与 60 岁以下的高血压患者比较,相似程度的血压升高,老年人发生心脑血管事件的危险显著升高。与中青年患者相比,老年人高血压的发病机制、临床表现和预后等方面均具有一定特殊性,成为高血压的一种特殊类型。因此,应重视老年高血压的特殊性,并根据老年高血压的个体特点进行治疗。

过去认为老年人收缩压升高是与增龄相伴的生理改变,对老年高血压的降压治疗较慎重。近年随着大量临床研究证据的积累,人们对老年高血压的认识不断更新。2003 年公布的美国预防、检测、评估与治疗高血压全国联合委员会第七次报告(JNC-7)、2009 年日本高血压防治指南(JSH)、2009 年加拿大高血压教育计划指南(CHEP)、2009 年欧洲高血压指南再评价,以及 2010 年中国高血压防治指南，均对收缩性高血压或老年高血压的诊治提出了建议。鉴于高血压对于老年人危害更大，更应积极防治。

为了进一步加强我国老年人高血压的防治工作，中国老年学学会心脑血管病专业委员会及中国医师协会循证医学专业委员会组织国内相关领域的权威专家，制定并颁布了《老年高血压诊断与治疗 2008 中国专家共识》。该共识公布后引起广泛关注，对于促进我国老年人高血压的综合管理起到了积极作用。近两年来，一些新的临床研究结果有助于完善老年高血压的防治策略。因此，需要对《老年高血压诊断与治疗 2008 中国专家共识》进行更新。希望新共识能够进一步促进我国老年高血压的防治工作，最大程度地降低高血压对我国老年人健康的危害。

二、老年高血压的定义

1. 老年的定义：2006 年 WHO 全球人口健康报告中建议根据各国的社会经济学背景确定老年人的年龄切点，即发达国家(如欧美国家)以≥65 岁作为老年人的年龄界限，而发展中国家则为≥60 岁。1982 年我国采用≥60 岁作为老年期年龄切点，此标准一直沿用至今。

2. 老年高血压的定义：根据 1999 年 WHO/国际高血压学会高血压防治指南，年龄≥60 岁、血压持续或 3 次以上非同日坐位收缩压≥140 mmHg 和(或)舒张压≥90 mmHg，可定义为老年高血压。若收缩压≥140 mmHg，舒张压<90 mmHg，则定义为老年单纯收缩期高血压(ISH)。

3. 老年人血压的测量：规范化测量血压对于正确诊断老年高血压至关重要，在临床实践中需注意以下问题：①一般测量患者坐位血压，测量血压前患者需静坐至少 5 min，且将血压袖带与心脏保持同一水平；②与诊室血压测量相比，非诊室血压检测(特别是家庭自测血压)有助于提高血压评估的准确性；③首次应测量双侧上肢血压；④监测立位血压，观察有无体位性低血压。

三、老年高血压的流行病学与防治现状

Framingham 心脏研究显示，随着年龄增长，高血压(特别是 ISH)的患病率增加。在年龄<60 岁的人群中，27%的人患有高血压，其中 20%为 2 级高血压(未治疗时收缩压≥160 mmHg 或舒张压≥100 mmHg)。在 80 岁左右的人群中，75%患有高血压，其中 60%为 2 级高血压。在年龄≥80 岁的人群中，高血压的患病率>90%。2002 年卫生部组织的全国居民 27 万人营养与健康状况调查资料显示，我国≥60 岁人群高血压的患病率为 49%，显著高于中青年人群的患病率，平均每 2 位老年人就有 1 人患高血压。

高血压知晓率、治疗率和控制率是反映高血压流行趋势与防治状况的重要指标。尽管许多临床证据表明降压治疗可以使老年患者获益，但在全球范围内老年高血压治疗率及控制率均较低。Framingham 心脏研究显示，随着年龄增长，接受降压治疗的高血压患者血压控制率逐渐下降。在年龄<60 岁、60～79 岁和≥80 岁的人群中，血压控制达标率分别为男性：38%、36%和 38%，女性：38%、28%和 23%。在我国，仅 32.2% 的老年高血压患者接受治疗，控制率仅为 7.6%。

四、老年高血压的临床特点

1. 收缩压增高为主：老年人收缩压水平随年龄增长升高，而舒张压水平在 60 岁后呈现降低的趋势。在老年人群中，收缩压增高更常见，ISH 成为老年高血压最为常见的类型，占 60 岁以上老年高血压的 65%，70 岁以上老年患者 90% 以上为 ISH。大量流行病学与临床研究显示，与舒张压相比，收缩压与心、脑、肾等靶器官损害的关系更为密切，收缩压水平是心血管事件更为重要的独立预测因素。

2. 脉压增大：脉压是反映动脉弹性功能的指标。老年人收缩压水平随年龄增长升高，而舒张压趋于降低，脉压增大是老年高血压的重要特点。脉压>40 mmHg 视为脉压增大，老年人的脉压可达 50～100 mmHg。大量研究表明，脉压增大是重要的心血管事件预测因子。Framingham 心脏研究显示，老年人脉压是比收缩压和舒张压更重要的危险因素。中国收缩期高血压研究(systolic hypertension in China，Syst-China)、欧洲收缩期高血压研究(systolic hypertension in Europe，Syst-Eur)和欧洲工作组老年人高血压试验(EWPHE)等老年高血压研究显示，60 岁以上老年人的基线脉压水平与全因死亡、心血管死亡、卒中和冠心病发病均呈显著正相关。我国脑血管病患者脉压水平与卒中再发的关系研究提示，脉压水平与卒中复发密切相关，脉压越大，卒中再发危险越高。

3. 血压波动大：随着年龄增长，老年人压力感受器敏感性降低，而动脉壁僵硬度增加，血管顺应性降低，使老年高血压患者的血压更易随情绪、季节和体位的变化而出现明显波动，部分高龄老年人甚至可发生餐后低血压。老年人血压波动幅度大，进一步增加了降压治疗的难度，因此需谨慎选择降压药物。此外，老年高血压患者常伴有左心室肥厚、室性心律失常、冠状动脉以及颅内动脉病变等，血压急剧波动时，可显著增加发生不良心血管事件及靶器官损害的危险。

4. 容易发生体位性低血压：体位性低血压是指从卧位改变为直立体位的 3 min 内，收缩压下降≥20 mmHg或舒张压下降≥10 mmHg，同时伴有低灌注的症状。JNC－7 指南则将其定义为：由卧位转换为直立位后收缩压下降≥10 mmHg 且伴有头晕或晕厥等脑循环灌注不足的表现。由于老年人自主神经系统调节功能减退，尤其当高血压伴有糖尿病、低血容量，或应用利尿剂、扩血管药物及精神类药物时更容易发生体位性低血压。因此，在老年人高血压的诊断与疗效监测过程中需要注意测量立位血压。

5. 常见血压昼夜节律异常：健康成年人的血压表现为昼高夜低型，夜间血压水平较日间降低 10%～20%(即杓型血压节律)。老年高血压患者常伴有血压昼夜节律的异常，表现为夜间血压下降幅度<10%(非杓型)或>20%(超杓型)，甚至表现为夜间血压不降反较白天升高(反杓型)，使心、脑、肾等靶器官损害的危险性显著增加。老年高血压患者昼夜血压异常发生率可高达 60%以上。与年轻患者相比，老年人靶器官损害程度与血压的昼夜节律更为密切。

6. 常与多种疾病并存，并发症多：老年高血压常伴发动脉粥样硬化性疾病，如冠心病、脑血管病、外周血管病、缺血性肾病及血脂异常、糖尿病、老年痴呆等疾患。若血压长期控制不理想，更易发生或加重靶器官损害，显著增加心血管死亡率与全因死亡率。部分老年人的靶器官损害常缺乏明显的临床表现，容易漏诊，应进行综合评估并制定合理的治疗策略。在老年患者中脑血管病变较常见，应注意筛查评估，若患者存在≥70% 的双侧颈动脉狭窄伴有严重颅内动脉狭窄，过度降压治疗可能会增加缺血性卒中的危险。

7. 诊室高血压：又称为白大衣高血压。与中青年患者相比，老年人诊室高血压更为多见，易导致过度降压治疗。因此，对于诊室血压增高者应加强监测血压，鼓励患者家庭自测血压，必要时行动态血压监测评估是否存在诊室高血压。

8. 容易漏诊的高血压：①继发性高血压：在老年高血压患者中，继发性高血压较常见，如由动脉粥样硬化病变所致的肾血管性高血压、肾性高血压、嗜铬细胞瘤以及原发性醛固酮增多症。如果老年人血压在短时间内突然升高、原有高血压突然加重或应用多种降压药物治疗后血压仍难以控制，应注意除外继发性高血压。此外，呼吸睡眠暂停综合征(obstructive sleep apnea hypopnea syndrome，OSAS)可导致或加重老年人的高血压，表现为夜间睡眠及晨起血压升高，血压昼夜节律改变。老年人常因多种疾病服用多种药物治疗，还应注意由某些药物(如非甾体消炎药等)引起的高血压。②隐匿性高血压(masked hypertension)：是指患者在诊室内血压正常，而动态血压或家中自测血压升高，其心血管疾病和卒中的发病率和病死率与持续性高血压患者相近。其中，夜间高血压容易被漏诊并导致靶器官损害。

五、老年高血压的治疗

(一)老年高血压降压治疗的临床证据

老年人降压的随机对照大规模临床试验主要包括：老年收缩期高血压研究(systolic hypertension in the elderly program，SHEP)、瑞典老年高血压研究(Swedish trial in old patients with hypertension，STOP－H)、Syst-Eur、Syst-China、老年人认知功能和预后研究(study on cognition and prognosis in the elderly，SCOPE)、高龄老年人高血压试验(hypertension in the very elderly trial，HYVET)，以及日本老年高血压患者最佳收缩压研究(Japanese trial to assess optimal systolic blood pressure in elderly hypertensive patients，JATOS)等。在 Syst-China 研究中，降压治疗使老年高血压患者的病死率降低 55%。对老年高血压临床试验的荟萃分析表明，降压治疗可使老年人卒中减少 40%，心血管事件减少 30%。多个大规模临床试验证实，老年患者无论是收缩和舒张期高血压，还是单纯收缩期高血压，降压治疗可降低心脑血管病的发生率及病死率。降压治疗使老年人持久获益，平均降低 10 mmHg 的收缩压和 4 mmHg 的舒张压使治疗组卒中的危险降低 30%、心血管事件和病死率降低 13%，70 岁以上老年男性、脉压增大或存在心血管系统合并症者获益更多。在上述研究中只有 JATOS 研究将患者的收缩压降低至 140 mmHg 以下，虽然将平均收缩压降至 138 mmHg，但与对照组患者相比(收缩压降低至 147 mmHg)，较低的血压水平并未能给患者带来更多的临床获益。新近发表的国际维拉帕米 SR/群多普利研究(INVEST 研究)显示，70～79 岁老年人收缩压控制在 135 mmHg、≥80 岁控制在 140 mmHg 比控制在<130 mmHg 的死亡、心肌梗死、卒中的风险更低。

(二)老年人降压治疗的目标及 J 形曲线

治疗老年高血压的主要目标是保护靶器官，最大限度地降低心血管事件和死亡的风险。临床试验证据表明。对于血压中重度升高的老年患者积极合理的降压治疗可以显著降低不良心血管事件发生率以及全因死亡率，在心脑血管病高发的老年人群中降压治疗获益更大。目前，尚不清楚老年患者的血压降至 140/90 mmHg 以下是否有更大获益，老年患者血压的最佳目标值有待于更多临床研究确定。

基于现有临床证据以及我国高血压指南的建议，

本共识推荐将收缩压<150/90 mmHg 作为老年高血压患者的血压控制目标值，若患者能够耐受可将血压进一步降低至 140/90 mmHg 以下。对于收缩压水平介于 140～149 mmHg 之间的老年患者，首先推荐患者积极改善生活方式（如减少食盐摄入），可考虑使用降压药物治疗，但在治疗过程中需要密切监测血压变化以及有无心、脑、肾灌注不足的临床表现。若患者血压≥150/90 mmHg，应在指导患者改善生活方式的基础上使用降压药物治疗。老年患者降压治疗应强调收缩压达标，不应过分关注或强调舒张压变化的意义，同时应避免过快、过度降低血压。强调在患者能耐受降压治疗的前提下，逐步降压达标。

对于高血压合并心、脑、肾等靶器官损害的老年患者，本共识建议采取个体化治疗、分级达标的治疗策略：首先将血压降低至<150/90 mmHg，如果患者能够良好的耐受，可继续降低到<140/90 mmHg。对于年龄<80 岁且一般状况良好、能耐受降压的老年患者，可在密切观察下将血压进一步降低到 130/80 mmHg。对于≥80 岁合并靶器官损害的高龄患者，本共识建议将<140/90 mmHg作为血压控制目标。

降压治疗的 J 形曲线现象近年来备受关注，血压过高可增加心、脑、肾等靶器官损害的危险，但过度降低血压可影响各重要脏器的血流灌注，同样会对患者产生不利影响。由于老年人血管弹性功能差、植物神经系统自动调节功能减弱，更易发生卒中及靶器官损害。冠心病患者舒张压水平低于 65～70 mmHg 时可能会增加不良心脏事件的危险，而卒中与 J 形曲线的关系并不明显。由于我国老年人卒中发生率远高于西方人群，降压达标对老年高血压患者预防卒中尤为重要。对于伴有缺血性心脏病的老年 ISH 患者，在强调收缩压达标的同时应避免过度降低舒张压。各类降压药物的降压幅度与基线血压水平密切相关，基线血压越高其降压幅度越大。应用降压药物后收缩压下降幅度往往较大，而舒张压降低较少。因此，不应因为担心舒张压过低而放弃对老年人 ISH 的治疗。

（三）老年高血压的治疗策略

要点：小剂量开始，平稳降压；慎重选药，严密观察；多药联合，逐步达标；因人而异，个体化治疗；监测立位血压，避免低血压；重视家庭自测血压及 24 h 血压测量。

老年高血压患者降压治疗时降压药应从小剂量开始，降压速度不宜过快，治疗过程中需密切观察有无脑循环低灌注及心肌缺血相关症状、药物不良反应，对于高龄、体质较弱、多种疾病并存者更应加强监测。老年高血压患者常同时存在多种心血管疾病的危险因素和（或）靶器官损害，应认真选择降压药物，避免因药物选择不当或矫枉过正对患者产生不利影响。多数老年高血压患者需要联合应用 2 种或 2 种以上降压药物才能达到降压目标，强调老年人降压治疗应为多种药物联合、逐步使血压达标，多数患者联合应用降压药物时需从小剂量开始，逐渐增加药物种类及剂量。根据老年患者的个体特征、并存的临床及合并用药情况选择降压药物有助于获得更好的降压效果，在降压治疗的同时还应积极评估并干预患者的其他心血管危险因素。在药物治疗初期以及调整治疗方案过程中应注意监测立位血压，避免因体位性低血压或过度降压给患者带来的伤害。对于体位效应明显者应根据其坐、立位血压判断血压是否达标。动态血压监测有助于了解血压波动情况，条件允许时可作为老年高血压患者诊断及疗效监测的常规检查项目。家庭自测血压对于老年高血压患者监测血压及疗效评估有重要价值，应鼓励老年高血压患者选择使用合适的袖带式电子血压计并掌握基本测量方法，加强血压的自我管理。

（四）老年高血压的非药物治疗

非药物疗法是降压治疗的基本措施，包括纠正不良生活方式和不利于身心健康的行为和习惯。

1. 减少钠盐的摄入：钠盐可增加高血压发病的风险，由于老年人群中盐敏感性高血压更为常见，限制食盐摄入更为重要。建议每日摄盐量应少于 6 g，高血压患者的摄盐量应更低，最好<5 g/d。同时，也应警惕过度严格限盐导致低钠对老年人的不利影响。

2. 调整膳食结构：鼓励老年人摄入多种新鲜蔬菜、水果、鱼类、豆制品、粗粮、脱脂奶及其他富含钾、钙、膳食纤维、n－3 多不饱和脂肪酸的食物。

3. 控制总热量摄入并减少膳食脂肪及饱和脂肪酸摄入：饮食中脂肪含量应控制在总热量的 25% 以下，饱和脂肪酸的量应<7%。

4. 戒烟、避免吸二手烟：吸烟及二手烟增加发生高血压的危险、降低老年高血压患者的血管弹性、促进动脉粥样硬化斑块的进展，增加心脑血管事件发生率及病死率。戒烟并避免吸入二手烟对老年人心脑血管病防治、保持健康状态意义重大。

5. 限制饮酒：老年人应限制酒精摄入，不鼓励老年人饮酒。饮酒者男性每日饮用酒精量<25 g，女性每日饮用酒精量<15 g。小至中等量饮酒不影响甚至降低血压，每日摄入酒精量>30 g 者，随饮酒量增加血压升高、降压药物疗效降低。计算公式：纯酒精量(g)＝饮酒量(ml)×酒精度数(%)× 0.8。

6. 适当减轻体重：建议将 BMI 控制在 25 kg/m^2 以下。高血压患者 BMI 降低可改善胰岛素抵抗、糖尿病、血脂异常和左心室肥厚。

7. 规律适度的运动：运动有助于减轻体重和改

善胰岛素抵抗，提高心血管系统调节能力，有助于降低血压。老年高血压患者可根据个人爱好和身体状况选择适合并容易坚持的运动方式，如快步行走，一般每周3～5次，每次30～60分钟。

8. 减轻精神压力：避免情绪波动，保持精神愉快、心理平衡和生活规律。

注意事项：老年人(特别是高龄老年人)过于严格的控制饮食及限制食盐摄入可能导致营养障碍及电解质紊乱(如低钠血症)，应根据患者具体情况选择个体化的饮食治疗方案。过快、过度减轻体重可导致患者体力不佳影响生活质量，甚至导致抵抗力降低而易患其他系统疾病。因此，老年人应鼓励适度逐渐减轻体重而非短期内过度降低体重。运动方式更应因人而异，需结合患者体质状况及并存疾病等情况制定适宜的运动方案。

(五) 老年高血压的药物治疗

合理选择降压药物不仅有利于提高老年高血压患者血压达标率，同时降低患者心血管疾病的发病率及病死率，预防靶器官损害(卒中、冠心病、心力衰竭和肾功能不全)。治疗老年高血压的理想降压药物应符合以下条件：①平稳、有效；②安全性好，不良反应少；③服用简便，依从性好。

1. 常用降压药物及其作用特点：临床常用的5类降压药物钙通道阻滞剂(CCB)、利尿剂、血管紧张素转换酶抑制剂(ACEI)、血管紧张素受体阻滞剂(ARB)及β受体阻滞剂均可用于老年高血压的治疗。老年人使用利尿剂和长效CCB降压疗效好、副作用较少，推荐用于无明显并发症的老年高血压患者的初始治疗。若患者已存在靶器官损害，或并存其他疾病和(或)心血管危险因素，则应根据具体情况选择降压药物。

(1) CCB：由于第一代CCB(维拉帕米、地尔硫䓬、硝苯地平)降压作用持续时间短、不良反应较多，目前推荐长效二氢吡啶类CCB作为老年高血压患者降压治疗的基本药物。此类药物降压疗效好，作用平稳，无绝对禁忌证，与其他4类基本降压药物均可联合使用。长效CCB的副作用较少，主要不良反应包括外周水肿、头痛、面色潮红、便秘等。CCB类药物具有以下特点：①对代谢无不良影响，更适用于糖尿病与代谢综合征患者的降压治疗；②降压作用不受高盐饮食影响，尤其适用于盐敏感性高血压；③对于低肾素活性或低交感活性的患者疗效好。此外，CCB对心肌、窦房结功能、房室传导、外周动脉和冠状动脉循环存在明显差异。硝苯地平、维拉帕米与地尔硫䓬应避免用于左室收缩功能不全的老年高血压患者，存在心脏房室传导功能障碍或病态窦房结综合征的老年高血压患者应慎用维拉帕米、地尔硫䓬。

(2) 利尿剂：多个欧美人群的降压治疗临床试验表明，利尿剂能够减少心血管事件并降低病死率。欧洲指南将其推荐用于老年高血压患者的初始及联合治疗。迄今为止，尚缺乏以我国人群为基础的大规模临床对照试验证据。过去有关噻嗪类利尿剂降压获益的多数研究使用的剂量较大(相当于50～100 mg/d氢氯噻嗪)，也有研究显示小剂量利尿剂(氢氯噻嗪12.5～25.0 mg/d)可使患者获益。鉴于此类药物的不良反应呈剂量依赖性，目前临床上很少单独使用大剂量利尿剂用于降压治疗。

利尿剂应作为老年人高血压联合用药时的基本药物，可用于治疗老年单纯收缩期高血压，尤其适用于合并心力衰竭、水肿的老年高血压患者。由于长期应用利尿剂增加电解质紊乱、糖脂代谢异常的风险并可能影响肾脏血流灌注，需监测肾功能的变化及电解质水平、预防发生低钾血症和高尿酸血症。老年高血压患者使用利尿剂应从小剂量开始，肌酐清除率＜30 $ml \cdot min^{-1} \cdot 1.73\ m^{-2}$的患者应使用襻利尿剂如托拉塞米或呋塞米等。

(3) ACEI与ARB：ACEI对于高肾素活性的高血压患者具有良好的降压疗效及具有明确肾脏保护作用，适用于伴有冠状动脉疾病、心肌梗死、心绞痛、左心功能不全、糖尿病、慢性肾脏疾病或蛋白尿的老年高血压患者。ACEI对糖脂代谢无不利影响，不增加心率、不影响心排血量，副作用较少；主要不良反应包括咳嗽、皮疹，少部分患者可出现味觉异常、肾功能恶化；偶见血管神经性水肿，重者可危及患者生命。

ARB类药物的降压及肾脏保护作用与ACEI相似，咳嗽等副作用较少，血管神经性水肿罕见，尤其适用于不能耐受ACEI咳嗽等副作用的患者。

老年患者常存在动脉粥样硬化性肾血管疾病或其他肾脏病变，需要使用ACEI或ARB治疗的老年患者，需除外双侧重度肾动脉狭窄。在用药过程中需要密切监测血钾及血肌酐水平的变化。

(4) β受体阻滞剂：虽然近年对β受体阻滞剂在降压治疗中的地位存在争议，如无禁忌证，仍推荐作为高血压合并冠心病、慢性心力衰竭老年患者首选药物。β受体阻滞剂禁用于病窦综合征、Ⅱ度及Ⅱ度以上房室传导阻滞、支气管哮喘的患者，长期大量使用可引起糖脂代谢紊乱。老年人常存在心动过缓、窦房结功能异常，应根据适应证决定是否使用β受体阻滞剂及用量。

(5) α受体阻滞剂：一般不作为老年高血压患者的一线用药。有症状的前列腺增生的老年高血压病患者可选用α受体阻滞剂。最主要的不良反应是体位性低血压，治疗时应从小剂量开始、睡前服用，并监测立位血压以避免发生体位性低血压，根据患者对治疗的反应逐渐增加剂量。

2. 降压药物联合治疗：降压药物联合治疗利用多种不同机制降压，降压效果好、不良反应少、更有利于靶器官保护，同时具有提高患者用药依从性和成本/效益比的优点。当使用单药常规剂量不能降压达标时，应采用多种药物联合治疗。通常，老年高血压患者常需服用 2 种或 2 种以上的降压药物才能使血压达标。可根据老年个体特点选择不同作用机制的降压药物，以达到协同增效、减少不良反应的目的。

确定联合治疗方案时应考虑到患者的基础血压水平，并存的其他心血管危险因素以及靶器官损害情况。近年的临床研究表明，以长效二氢吡啶类 CCB 为基础的联合降压治疗副作用小、疗效好，CCB 与 ACEI 或 ARB 联合使用有更多临床获益；利尿剂和 β 受体阻滞剂长期大剂量联合应用时可加重糖脂代谢异常，非二氢吡啶类 CCB 与 β 受体阻滞剂联合使用可诱发或加重缓慢性心律失常和心功能不全。

（六）合并其他疾病时的降压目标及药物选择

老年心血管高危人群（如冠心病、糖尿病、肾脏疾病、卒中患者等）降压治疗的最佳目标值尚不明确。多数高血压指南建议将糖尿病患者血压控制在 130/80 mmHg以下，此目标值的确定缺乏大规模临床试验获益证据。INVEST 研究和糖尿病控制心血管危险行动（ACCORD）降压试验结果表明，严格控制血压不能进一步降低糖尿病患者主要不良心血管事件的发生率。但是，包括 ACCORD 降压试验在内的多个临床试验显示积极控制血压显著降低卒中的发生率。对于老年高血压合并肾功能不全患者，迄今尚无相关的降压目标值研究。

老年高血压患者常并发冠心病、心力衰竭、脑血管疾病、肾功能不全、糖尿病等，选择降压药物时应充分考虑到这些特殊情况并确定个体化的治疗方案。合并不同疾病的老年高血压患者降压目标值与药物选择见表 1。

表 1　老年高血压合并其他疾病时的降压目标及药物选择

合并疾病种类	推荐用药及血压控制目标
卒中	1. 急性缺血性卒中发病 24 小时内降压治疗应谨慎，一般先处理焦虑、疼痛、恶心呕吐和颅压增高等情况。若血压持续升高≥200/110 mmHg，可选择静脉降压药物缓慢降压（24 小时降压幅度＜15%），并严密观察血压变化 2. 准备溶栓治疗者，血压应控制在 180/100 mmHg 以下 3. 急性脑出血患者血压≥180/100 mmHg 时应给予降压治疗，目标血压为 160/90 mmHg 4. 有高血压病史且正在服用降压药者，如病情平稳，可于卒中发病 24 小时后开始恢复使用降压药物 5. 缺血性卒中和短暂性脑缺血发作（TIA）患者应评估脑血管病变情况，血压控制目标为＜140/90 mmHg 6. 双侧颈动脉狭窄≥70%或存在严重颅内动脉狭窄时降压治疗应谨慎，收缩压一般不应＜150 mmHg
冠心病	血压控制目标为＜140/90 mmHg。如无禁忌证，首选 β 受体阻滞剂，对于血压难以控制的冠心病患者，可使用 CCB
慢性心力衰竭	血压控制目标为＜130/80 mmHg，80 岁以上高龄老年患者＜140/90 mmHg。若无禁忌证，首选 ACEI、β 受体阻滞剂、利尿剂及醛固酮拮抗剂治疗。ACEI 不能耐受时可用 ARB 替代。若血压不能达标，可加用非洛地平缓释剂或氨氯地平
糖尿病	血压控制目标为＜140/90 mmHg，若能耐受可进一步降低。首选 ACEI 或 ARB，不能耐受或血压不达标时可选用或加用长效 CCB
肾功能不全	血压控制目标为＜130/80 mmHg，80 岁以上高龄老年患者＜140/90 mmHg。若无禁忌证首选 ACEI 或 ARB，可降低蛋白尿，改善肾功能，延缓肾功能不全进展，减少终末期肾病。严重肾功能不全时选用襻利尿剂

六、高龄老年高血压患者的降压治疗

（一）临床研究证据

HYVET 是迄今惟一针对 80 岁以上高龄老年高血压患者的大规模临床试验，为高龄老年高血压患者的降压治疗提供了重要证据。该研究采用随机、双盲、安慰剂对照设计，共入选 3 845 例高龄（80～105 岁，平均 83.6 岁）老年高血压患者，其中有我国高龄老年患者 1 526 例，平均随访 1.8 年（1～5 年）。坐位收缩压 160～199 mmHg 和（或）坐位舒张压 90～109 mmHg，随机分为降压药物治疗组（缓释吲哚帕胺 1.5 mg 或加用培哚普利 2～4 mg）与安慰剂组。其主要终点为致死性或非致死性卒中事件发生率，次要终点为总病死率、心血管病病死率、心脏性病死率、卒中病死率以及骨折发生率。结果显示，治疗组平均血压 144/78 mmHg、安慰剂组平均血压 161/84 mmHg，降压治疗组血压较安慰剂组平均低 15.0/6.1 mmHg。与安慰剂组相比，活性药物治疗组总病死率降低 21%（$P=0.019$），卒中发生率降低 30%（$P=0.055$），致死性卒中减少 39%（$P=0.046$），心力衰竭减少 64%（$P<$

0.001),严重不良心血管事件减少 34%(P<0.001)。HYVET 研究结果提示,经过选择的 80 岁以上老年人群将血压控制在 150/80 mmHg 以内,可从降压治疗中获益。进一步降低血压是否可使患者获益尚需更多的临床研究证实。

高血压最佳治疗中国研究(HOT-CHINA)是在我国进行的大规模临床研究,对高龄老年亚组分析显示,3 050 例高龄[80～90(82.6±2.5)岁]老年高血压患者降压效果显著,达标率高,不良事件发生率低,提示以非洛地平缓释片为基础的联合降压方案对高龄老年患者具有良好的疗效、安全性和依从性。

(二)治疗建议

建议将 80 岁以上老年人群血压控制在 150/90 mmHg以内,如果患者能够良好耐受,可继续降低到<140/90 mmHg,但目前尚不清楚是否有更大获益。由于 80 岁以上高龄老年高血压患者常伴心、脑、肾疾病、糖尿病、血脂代谢异常及联合使用多种药物,其临床特征更为复杂,治疗更困难,更容易发生药物不良反应。在强调降压达标的同时,需要注意伴随疾病的影响并加强靶器官的保护,避免过度降低血压。高龄老年高血压患者的降压药物选择应更谨慎,从小剂量开始,遵循平稳缓慢适度的原则,尽量避免血压波动,根据患者对降压药的反应情况调整剂量或治疗药物种类。在患者能耐受降压治疗的前提下,在数周甚至数月内逐渐使血压达标。若治疗过程中出现头晕、体位性低血压、心绞痛等心、脑血管灌注不足症状时应减少降压药物剂量。

七、老年高血压患者心血管病危险因素的综合管理

老年人高血压患者常与其他疾病或心血管疾病的危险因素(如血脂异常、糖尿病等)并存。多种危险因素并存对心血管系统的危害将显著增加。因此,在积极降压治疗的同时,还应加强对危险因素的综合管理。老年高血压患者的血脂、血糖管理以及抗血小板治疗原则与一般成年人群相似,其具体治疗方法参见我国现行的相关指南。由于老年患者存在特殊性,在临床实践中应予以关注:①血脂异常的老年人可从他汀类药物治疗中获益。通常,常规剂量他汀类药物治疗可使多数患者 TC 和 LDL-C 达标,一般无需服用大剂量他汀类药物。此外,老年人常服用多种药物,在应用他汀类药物过程中需注意药物之间的相互作用并监测不良反应。②与一般成年患者相比,低血糖对老年人危害更大。因此,应尽量避免使用容易发生低血糖的降糖药物,在应用降糖药物过程中应加强血糖监测。一般糖尿病患者糖化血红蛋白的目标值为<7.0%,但对于老年患者(特别是一般健康状况较差或并存严重心血管疾病者)的血糖控制目标宜适当宽松。③应用阿司匹林或其他抗血栓药物可显著降低老年人血栓事件的风险,但老年高血压患者需要认真评估抗栓治疗出血的风险,用药过程中注意监测药物的不良反应。

八、小结

高血压对于老年人的危害更大,老年高血压患者发生靶器官损害以及死亡的危险显著增高。积极控制老年患者血压可获得与中青年患者相似甚至更大的益处。目前,我国老年高血压患者的治疗率、控制率和达标率均很低,防治工作任重道远,亟待加强。希望借助于老年高血压诊断与治疗中国专家共识的推广,提高临床医生和患者对老年人群降压治疗的关注,使更多的老年高血压患者获益。

家庭血压监测中国专家共识

(中国医师协会高血压专业委员会　中国高血压联盟　中华医学会心血管病学分会)

根据 2002 年全国营养与健康调查,18 岁以上成人高血压(≥140/90 mmHg,1 mmHg=0.133 kPa)患病率为 18.8%,知晓率为 30.2%,治疗率为 24.7%,控制率为 6.1%,高血压患者治疗率为 81.8%,接受治疗的高血压患者控制率为 24.4%。与 1991 年第三次全国高血压普查相比,高血压患病率明显升高(+6.9%),知晓率略有上升(+3.6%),高血压患者治疗率明显升高(+36.3%),但接受治疗高血压患者的控制率无明显变化(+1.9%)。目前我国高血压的总体情况是,患病率高,知晓率低,治疗率尚可,但控制率极低。核心问题是,普通居民通常不测量或很少测量血压,因此知晓率低;服用降压药物的患者,治疗依从性差或血压管理质量不高,因此控制率低。

让自动的电子血压计像冰箱、彩电等家用电器一样进入家庭,每个家庭成员定期测量血压,进行家庭血压监测,是提高高血压知晓率与控制率的有效手段。家庭血压监测通常由被测量者本人自我完成,这时又可称为自测血压或家庭自测血压,但也可由家庭成员

等协助完成。测量在熟悉的家庭环境中进行，因而可避免在诊室测量血压时常会出现的“白大衣效应”；可用于评估数日、数周甚至数月、数年中血压的长期变化情况或降压治疗效应；而且有助于增强患者管理高血压的参与意识，改善患者的治疗依从性。

随着我国社会、经济的快速发展，以及人民健康管理意识的提高，自动的电子血压计正在进入家庭，许多接受降压治疗的高血压患者经常在家中测量血压，并将这些测量结果带给治疗医生，供医生制定或变更治疗方案时参考。为了促进家庭血压监测的健康发展，需要在广泛讨论与征求意见的情况下，在专业领域制定相应的指导性文件。但考虑到我国目前家庭血压监测尚处于初级发展阶段，家庭血压监测研究的数量与质量均显不足。因此，先参考近年来国外已经发表的几个家庭血压监测指导性文件，结合我国特点制定一个专家层面的共识，希望在合适的时候，在此基础上制定基于中国数据的中国家庭血压监测指南。

一、临床意义

1. 提高高血压的知晓率

目前，我国通常是那些正在接受降压治疗的高血压患者才在家中测量血压。因此，家庭血压监测常被误认为是高血压患者才需要做的事情，而自认为血压正常者则很少进行家庭血压监测。实际上，家庭拥有血压计并进行家庭血压监测的重要价值在于，那些血压正常者通过定期测量血压可及时发现血压升高，从而对高血压进行及时的诊断和治疗，预防心脑血管并发症的发生。欧美、日本等发达国家以及北京、上海等大城市家庭拥有血压计的比例比较高，高血压的知晓率也比较高。

2. 提高高血压诊断的准确性

家庭血压监测在家中进行，测量次数和天数均比较多，可以更准确、更全面地反映一个人日常生活状态下的血压水平。因此，和动态血压监测相似，家庭血压监测可以有效鉴别出那些只有在诊室测量血压时才升高的白大衣性高血压或主要在家庭测量血压时升高的隐蔽性高血压。这样可避免给白大衣性高血压患者进行过度降压治疗的潜在风险，也可以及时控制隐蔽性高血压的心血管风险。

3. 提高高血压患者判断预后的准确性

与诊室血压相比，家庭血压监测在预后判断方面具有一定优势。在日本进行的 Ohasama 研究提供了强有力的证据。Ohasama 研究是一项较大样本的前瞻性自然人群研究，在 1 702 名 Ohasama 居民中测量了诊室血压、动态血压及家庭血压。在平均 11 年的随访期间，共发生脑血管病事件 141 例（其中脑卒中 137 例，一过性脑缺血发作 4 例）。如果分别根据诊室与家庭血压对血压进行分类，家庭血压在提高脑卒中预测水平方面优势明显。

4. 提高降压治疗的质量与达标率

家庭血压监测除了可以提高高血压的诊断水平，还可以提高高血压患者控制血压的质量和达标率。前者的主要原理是，家庭血压监测可以让患者充分了解其血压水平，不管是血压太高，还是太低，都可以促使患者积极寻找导致血压大幅度波动的原因，特别是生活方式方面的原因，比如，钠盐的摄入量和工作与生活的压力是否增加了，从而通过生活方式干预，稳定降压治疗的效果。后者的主要原理则是，高血压患者通过家庭血压监测更容易检测到尚未控制的血压，从而为医生调整降压治疗方案提供依据，将血压控制到达标水平。

二、监测方法

1. 家庭血压监测条件

如果采用上臂式血压计进行家庭血压监测，测量血压的一般条件和在诊室测量血压时大致相似。在有靠背的椅子上坐位休息至少 5 min 后，开始测量血压。测血压时，将捆绑袖带的上臂放在桌子上，与心脏同一水平，两腿放松、落地。也可采用更舒适一些的落座条件，比如沙发等稍矮一些的坐位，但应尽可能确保捆绑袖带的上臂与心脏处于同一水平。

2. 选择大小合适的袖带与气囊

应在采购血压计时要求销售者提供与血压计主要使用者匹配的大小合适的袖带。目前大部分电子血压计都配置了适用于大多数测量者的标准袖带和供上臂臂围较大者使用的大袖带。如果给儿童、青少年或其他上臂过细者测量血压，应注意选择小袖带。

3. 记录所测量的血压数值

测量完成后，如果所使用血压计具有打印功能，可打印测量结果并保存。如血压计无打印功能，则应将测量结果完整地记录在笔记本上，以备需要时使用。记录内容应包括，测量血压者姓名，测量日期与时间，收缩压、舒张压与脉搏，如果血压计提供了平均压或脉搏压，也应记录。

4. 学习血压计的使用方法

应在采购血压计时或采购之后，详细了解血压计的使用方法，需要时，还应到就诊的医疗机构寻求帮助，并对其测量结果进行临床验证。

三、血压计的选择（验证）与校准

1. 上臂式全自动电子血压计

其准确性和重复性较好，临床研究证据较多，测量方法易于掌握,是家庭血压测量的优先推荐。

2. 腕式血压计

使用腕式血压计测量血压时不需暴露上臂,在寒冷地区或脱衣服不方便者(残疾人)使用较方便,但其使用方法比较复杂,不同血压计之间差别较大,因此,如果选择使用腕式血压计,需进行更多培训。腕式血压计在流动性较大人群中使用更方便,但一般情况下不推荐。

3. 手指式血压计

手指血压测量结果与上臂血压之间有较大差别,而且变异较大,不建议使用手指式血压计。

4. 台式水银血压计

由于台式水银血压计需要使用听诊器确定柯氏音的第1音(即开始音,收缩压)和第5音(即消失音,舒张压),因此需要专门训练才能分辨清楚。而且,水银(汞)是一种对人体有严重危害的重金属,一旦进入环境,将永远在外环境与生物体之间循环,因此,不建议使用任何形式的水银血压计进行家庭血压监测。

5. 选择经过标准化验证的血压计

任何血压计均须按照标准化的方案进行临床验证。目前通常采用欧洲高血压学会(European Society of Hypertension, ESH)血压测量工作组制定的国际血压计验证方案,又称国际验证方案或ESH方案。也可以采用英国高血压学会(British Hypertension Society, BHS)或美国国家标准机构(American National Standards Institute, ANSI/Association for the Advancement of Medical Instrumentation, AAMI)方案。大部分通过临床验证的血压计可在相关网站(www.dableducational.org或www.bhsoc.org)查询。

6. 血压计需要定期进行校准

血压计在使用期间,应进行定期校准,每年至少1次。可在购买处或就医处寻求帮助进行校准。一些销售网络较完善的血压计企业如欧姆龙等通常会提供其所售血压计的校准服务。

四、家庭血压测量的频率(次数)与时间(天数)

目前欧洲高血压学会家庭血压监测指南建议,应在就诊前连续测量至少3天,最好7天,每日早、晚各测量血压2次,间隔1～2分钟。美国心脏病协会家庭血压监测指南建议,应连续测量7天,每日早、晚各测量血压2～3次,间隔1分钟。日本高血压学会家庭血压监测指南则认为,家庭血压监测的优势主要来自长期坚持每日测压,每次测量的读数的数量并不重要,即便1次也可以,而且认为,测量次数较少更有利于长期坚持测压。因此,日本指南建议,长期坚持每日测压,每日早、晚只需各测1次血压。

家庭血压监测在家中进行,因而会受到生活方式的影响。综合考虑各国家庭血压测量指南建议、中国血压测量指南有关建议、我国有关研究的结果以及我国居民的生活方式,本共识建议,家庭血压监测时,应每日早(起床后)、晚(上床睡觉前)各测量2～3次,间隔1分钟。初诊患者,治疗早期或虽经治疗但血压尚未达标或不稳定患者,应在就诊前连续测量5～7天;血压控制良好时,每周测量1天。

通常,早上的血压较高,晚上的血压较低。如果在理想状态下,能够在早上测量到一个人一天中最高的血压,而在晚上测量到其一天中最低的血压,将能够实现对血压的全面了解。因此,早上测压时,应尽可能排除那些可能导致血压降低的因素;而晚上测压时,则应尽可能排除那些可能导致血压升高的因素。通常,早上测压应在起床后的数小时内进行,但应在早上服用降压药物之前。进食有时会明显影响血压,因此,应尽可能在早饭前测量血压。鉴于国内医院通常测量坐位血压,家庭血压监测也应尽可能取坐位。测压前应排空膀胱。与早上测压相比,晚上测压的条件更加难以控制,建议测量晚饭后、洗浴后、服药后的就寝前血压。

五、家庭血压的诊断标准

1. 诊断标准

现有主要家庭血压监测指南所建议的家庭血压正常值不完全一致。但高血压的诊断标准则比较一致,大都建议家庭血压≥135/85 mmHg(1 mmHg＝0.133 kPa)时可以确诊高血压。ESH建议的正常值为130/80 mmHg,而日本高血压学会的建议则是,125/80 mmHg为正常,125/75 mmHg为完全正常。

目前我国尚无家庭血压监测正常值研究结果。但综合各国指南中的有关建议,本共识建议家庭血压≥135/85 mmHg时可以确诊高血压,＜130/80 mmHg时为正常血压。

2. 与动态血压监测的关系

动态血压监测可避免测量者误差;可避免"白大衣"现象,诊断白大衣性高血压;可在一个昼夜中获得较多血压读数,取得24 h、白天、晚上的血压均值;可测量活动、睡眠等特殊状态下的血压,发现隐蔽性高血压,包括夜间高血压;可观察血压的昼夜节律,判断夜间血压是否下降;可测量晨峰血压;可测量一天中的血压变异情况。不足之处是,代价较大;监测时间较长,通常难以多次反复进行,不能观察血压的长期变化情况。

家庭血压监测代价较小;可以监测较长时间的血压,测量不同日间的血压变异情况;可以提高患者管理血压的积极性，有助于提高高血压的控制率和降压治疗的质量；可以及时发现血压升高，有助于提高知晓率；部分自动的电子血压计可判断患者是否存在心律失常。另外，还可在有些方面作为动态血压监测的替代方法，比如，也可避免“白大衣”现象，诊断白大衣性高血压。不足之处是，有时血压测量的质量难以保证，或记录不准确、不完整；导致患者焦虑，或自行随意变更降压治疗方案。家庭血压监测与动态血压监测有较强的互补性，血压测量结果具有各自独立的诊断与判断预后的意义，不能相互替代。

六、临床应用

1. 对白大衣性高血压和部分隐蔽性高血压进行鉴别诊断

在这方面家庭血压可部分但不是全部替代动态血压监测。当诊室血压≥140/90 mmHg 而家庭血压＜130/80 mmHg 时，可诊断为白大衣性高血压；而当诊室血压＜140/90 mmHg 而家庭血压≥135/85 mmHg 时，可诊断为隐蔽性高血压；当诊室血压≥140/90 mmHg而家庭血压在 130～134/80～84 mmHg 范围内时，则应进行动态血压监测，以进一步明确诊断。

2. 长期监测降压治疗的效果

只有家庭血压监测才能够长期持续监测降压疗效。通过进行家庭血压监测，患者可以将其血压控制情况及时与治疗医生进行沟通，寻找导致血压未控制或过低的原因，进行更加有效的生活方式干预，或调整降压治疗药物的用法或用量，从而有效提高降压治疗的质量，降低血压的长期变异。此外，家庭血压监测还可部分替代动态血压监测，用于评估难治性高血压。如果患者只在诊室测量血压时血压升高，而长期的家庭血压监测显示血压正常，则提示该患者可能是一种白大衣性的难治性高血压。目前尚不清楚这种类型的高血压是否一定要将其诊室血压降至达标水平。

3. 提高患者长期进行降压治疗的积极性与依从性

家庭血压监测除了能够帮助医生对患者的疾病做出更准确的判断之外，还可直接影响患者管理血压的积极性和药物与非药物治疗的依从性，从而提高高血压控制率。

七、结论与建议

①在高血压的诊治与管理中，除了诊室血压、动态血压测量外，建议患者进行家庭血压监测。②建议高血压患者选择经过临床验证的上臂式全自动电子血压计进行家庭血压监测，并选用大小合适的袖带。③家庭血压监测每日早、晚各测量 2～ 3 个读数，间隔 1 分钟，取平均值。初诊，治疗早期或虽经治疗但血压尚未达标或不稳定患者，应在就诊前连续测量 5～7 天；血压控制良好时，每周测量 1 天。家庭血压测量是提高高血压知晓率的有效手段，建议没有高血压的家庭成员也应在家中定期测量血压。血压正常者，每年测量 1 次；如果诊室血压或家庭血压未达到高血压的诊断标准，但水平较高，比如≥130/80 mmHg，则应增加血压测量的次数，每月、至少每个季度测量血压。④高血压的管理者应积极推动家庭血压监测，包括目前接受降压治疗的高血压患者，以及目前血压正常者；指导高血压患者选择合适的血压计及袖带等附件，并对患者进行血压测量知识与方法的培训；积极推动建设家庭血压监测数据的远程传输、管理与分析技术平台；制定或变更治疗方案时参考患者的家庭血压监测记录；积极推动已确诊并接受降压治疗的高血压患者购买血压计的医保支付。

高血压与糖尿病患者微量白蛋白尿的筛查干预中国专家共识

（中国医师协会高血压专业委员会　中国医师协会内分泌代谢科医师分会
《中华高血压杂志》编辑委员会）

微量白蛋白尿（microalbuminuria，MAU）是诊断早期或轻微肾脏损害的敏感指标。除肾脏本身病变外，高血压与糖尿病等心血管系统高危因素是导致 MAU 的主要原因。在出现明显靶器官损害之前，许多心血管高危患者尿白蛋白排泄量即已轻度增加。越来越多的证据显示，MAU 的存在与发生心血管事件的危险性密切相关。因此，监测 MAU 不仅有助于发现早期肾脏损害，还可为心血管高危患者的危险分层与制定个体化干预策略提供依据。近年来，国内外高血压、糖尿病以及其他相关疾病指南均对 MAU 的筛查与干预做了重要推荐，但其意义迄今仍未受到我国临床医生的充分关注，日常临床工作中对于高血压与糖尿病患者 MAU 的检出和干预仍与指南要求存在很大差距。为增进广大医生对 MAU 检测与干预重要性的认识，进一步提高心血管疾病的防治水平，中国医师协会高血压专业委员会、中国医师协会内分泌代谢科医师分会以及《中华高血压杂志》编辑委员会组织国内相关领域专家共同制定本共识。

一、MAU 的定义

白蛋白是循环血液中正常存在的蛋白质。由于肾小球滤过膜的滤过作用和肾小管的重吸收作用，生理状态下尿液中仅有极微量的白蛋白排出（< 30 mg/24小时）。在某些病理条件下，经肾脏排泄的白蛋白可增加。若尿白蛋白与肌酐比值（urinary albumin to creatinine ratio，UACR）为 30～300 mg/g，或 8 小时尿白蛋白定量 20～200 μg/min，或 24 小时尿液中白蛋白排泄量在 30～300 mg 范围内时，称之为 MAU。

二、MAU 的流行病学特征

高血压与糖尿病是导致 MAU 的主要原因，在此类患者中 MAU 的检出率明显高于一般人群。MAU 的发生与高血压持续的时间及其严重程度密切相关。随着血压水平的增高与病程的延长，患者发生 MAU 的风险逐渐增加。早期研究发现高血压患者中 MAU 的检出率为 5% ～40%，但此后完成的国际心血管医师常规评估高血压患者微量白蛋白尿研究（international survey evaluating microalbuminuria routinely by cardiologists in patients with hypertension，i－SEARCH）发现此值可能更高，达 58.4%。孙宁玲等对我国 5 021 例高血压患者进行蛋白尿的筛查，结果显示高血压患者 MAU 的检出率为 18.6%。在以 2 型糖尿病患者为对象的糖尿病患者筛查微量白蛋白尿以知晓肾脏和心血管危险研究（developing education on microalbuminuria for awareness of renal and cardiovascular risk in diabetes，DEMAND）中，MAU 的检出率为 39%。以亚洲人群为基础的微量白蛋白尿患病率研究（the microalbuminuria prevalence，MAP）发现，在伴高血压的糖尿病患者中 MAU 的检出率为 39.8%。该研究纳入了 2 473 例中国患者，其 MAU 检出率为 42.9%。上述研究表明，在高血压和（或）糖尿病患者中 MAU 检出率很高，而在中国患者中其流行趋势可能更为严重。

三、MAU 的临床意义

MAU 不仅反映了肾小球内皮功能受损，同时也是全身血管内皮损伤的一个重要标志。肾小球毛细血管内皮损伤可导致白蛋白从血液中渗漏出到尿道进而进入尿液。肾小球毛细血管的这种结构特点与全身血管相似。MAU 的出现不仅反映了肾脏的病变，同时也反映全身血管内皮的损害，后者则是动脉粥样硬化病变发生发展的核心机制之一，因而 MAU 的存在常常提示动脉粥样硬化性心血管疾病的病理生理过程已经启动。大量临床研究证实，与无 MAU 的患者相比，伴 MAU 的高血压和（或）糖尿病患者发生颈动脉内膜增厚、左心室肥厚、缺血性心脏事件以及外周血管疾病的风险明显增加。Agrawal 等的研究发现，与无 MAU 者相比，伴 MAU 的高血压患者中左心室肥厚（24.0% 比 13.8%）、冠状动脉性心脏病（冠心病，31.0% 比 22.4%）、心肌梗死（7.0% 比 4.0%）、脑卒中（5.8% 比 4.2%）、外周血管疾病（7.3% 比 4.9%）的发生率均明显增高。MAU 是高血压和糖尿病患者发生心血管事件的重要危险因素。MAU 的检测简便易行且敏感可靠，有助于及早发现早期肾脏损害与心血管高危人群，因此应成为心血管高危患者风险评估时的一项重要指标。

近年来一系列研究显示，积极治疗 MAU 有助于改善患者心血管与肾脏预后。氯沙坦高血压患者生存研究（losartan intervention for endpoint reduction in hypertension study，LIFE）对 8 206 例高血压伴左心室肥厚的患者降压治疗 4.8 年后尿白蛋白的变化进行评估。结果显示，在基线 UACR 增高的患者中，应用氯沙坦治疗 1 年后 UACR 降低者较 UACR 持续增高者主要复合终点事件（心血管性死亡，非致死性脑卒中与心肌梗死）发生率明显下降。根据蛋白尿的程度对患者进行分层，研究结束时 UACR 较高者比 UACR 较低者心血管终点事件的风险增加 30%～40%。此结果表明，通过合理的治疗减少 MAU 有助于显著降低高血压患者心血管事件风险。厄贝沙坦治疗 2 型糖尿病合并微量白蛋白尿患者研究（the irbesartan MAU in hypertensive patients with type 2 diabetes，IRMA－2）共入选 590 例高血压合并 2 型糖尿病伴持续性 MAU 的患者。将其随机分组，分别接受厄贝沙坦 300、150 mg/d 或安慰剂治疗，平均随访 2 年。结果显示，厄贝沙坦治疗后受试者尿白蛋白排泄量明显降低。与此同时，厄贝沙坦 300 mg/d 组 2 年后发生糖尿病肾病的相对风险较安慰剂组降低了 70%（$P<0.01$）。厄贝沙坦治疗 2 型糖尿病肾病研究（irbesartan diabetic nephrophaty trial，IDNT）旨在观察厄贝沙坦对高血压伴有 2 型糖尿病肾病患者的治疗作用。结果发现，与安慰剂组相比，厄贝沙坦（300 mg/d）使受试者肾病进展或死亡的危险性降低 20%（$P=0.02$）；与氨氯地平组相比，厄贝沙坦使该危险性降低 23%（$P=0.006$）。在医疗经济学方面，积极筛查与干预高血压患者的早期肾脏损害具有良好的效价比。一项以 IDNT 研究数据为基础的分析显示，在高血压糖尿病患者中积极筛查 MAU 并应用厄贝沙坦进行干预，可以有效减少终末期肾病的发生进而节省医疗费用。筛查的时机越早，其获益幅度越大。多因子干预对 2 型糖尿病死亡

率的影响(effect of a multifactorial intervention on mortality in type 2 diabetes, STENO-2)研究也显示，为伴MAU的糖尿病患者进行降糖治疗并应用肾素血管紧张素醛固酮系统(renin-angiotensin-aldosterone system, RAAS)阻断剂、阿司匹林及降脂药物，可以有效降低患者不良心血管事件和肾脏事件发生率。上述研究表明，积极监测与合理干预MAU对降低高血压和糖尿病患者心、肾、血管等并发症发生率具有积极意义。

四、MAU的检测方法

MAU检测常用以下两种方法：①采集任意时刻尿样(清晨首次尿最佳)检测UACR，若UACR为30～300 mg/g即可诊断为MAU。此方法较为简便，因此推荐作为首选方法；②留取24小时尿样检测MAU，若尿白蛋白排泄量为30～300 mg/24小时则可诊为MAU。此外，也有学者建议留取6～8小时尿液检测尿白蛋白定量，若白蛋白排泄量为20～200 μg/min也可诊断为MAU。此种方法在临床上较少应用。

由于不同时间采集的尿液样本中白蛋白含量可以有所差异，并且一些生理或病理因素可影响尿蛋白排泄，例如剧烈运动、长时间立位、发热和感染(特别是泌尿系统感染)等情况下测定MAU可出现假阳性结果，因此MAU的诊断通常以3个月内2～3次UACR或尿白蛋白排泄量或二者联合测定为基础，不能靠单次结果而定。

近来国内市场开始供应尿蛋白检测试纸。该方法快速简便，但准确性逊于上述检验方法，故仅推荐用于基层的疗效监测或患者家庭监测，不宜作为诊断依据。

五、MAU的治疗

1. 治疗原则

如前所述，高血压与糖尿病是导致MAU的主要原因，因此积极有效地控制血压与血糖水平是治疗MAU、改善患者心血管预后的根本保障。对于伴MAU的高血压和糖尿病患者，既要强调血压和(或)血糖达标，也要强调尿蛋白排泄量的达标。

2. MAU的非药物治疗

MAU的非药物治疗主要包括控制饮食、适量运动、减轻体质量、戒烟限酒、矫治不良情绪等。积极纠正不良生活方式不仅有利于血压与血糖的控制，也有助于减少尿蛋白排泄，应作为治疗MAU的基石。对于每位高血压和(或)糖尿病患者，医生应根据患者具体情况为其做出治疗性生活方式改善的建议。

3. MAU的药物治疗

虽然改善生活方式对于治疗MAU具有重要意义，但为使血压和(或)血糖以及尿蛋白达标，多数患者需要进行药物治疗。综合干预各种心血管危险因素被视为改善高血压和(或)糖尿病患者心血管系统预后的核心策略。通过综合治疗措施将MAU降到尽可能低的水平，有助于降低不良心血管与肾脏事件的发生率。经治疗后MAU下降越明显，患者心血管事件的减少越明显，因而在控制MAU时应努力达到尽可能低的水平。基于现有研究证据，专家建议MAU治疗的目标是：尿白蛋白排泄量减少至正常水平(UACR<30 mg/g，或24 h尿蛋白定排泄量<30 mg)。MAU的药物治疗主要包括以下内容。

(1) 控制MAU：对于伴MAU的高血压和(或)糖尿病患者，应首选血管紧张素转换酶抑制剂(angiotensin converting enzyme inhibitor, ACEI)或血管紧张素受体拮抗剂(angiotensin receptor blocker, ARB)治疗。由于高血压和糖尿病患者肾脏局部RAAS高度激活，高血糖引起的反应性氧反应产物大量增加，对血管内皮功能具有明显的不利影响。长期血葡萄糖浓度过高，还可加速晚期糖基化终末产物的形成。后者在心脏、血管、肾、单核巨噬细胞等与其受体结合后，可以诱导出多种趋炎、化学、生长因子，造成相应病变。当RAAS兴奋时，上述过程更为明显，对靶器官的损害作用进一步加重，并增加尿白蛋白的排泄。因此，作用于RAAS的药物ACEI与ARB对于MAU可能具有更佳疗效。在干预MAU方面ARB类药物的证据更为充分。例如LIFE研究(氯沙坦)、缬沙坦降低2型糖尿病微量白蛋白尿研究(the microalbuminuria reduction with valsartan in patients with type 2 diabetes mellitus, MARVAL)、厄贝沙坦发病率/死亡率评价项目(irbesartan mortality and morbidity evaluation, PRIME)、厄贝沙坦治疗2型糖尿病伴白蛋白尿患者有效性和安全性多中心随机双盲对照研究(efficacy and safety of irbesartan in the treatment of type 2 diabetes mellitus with albuminuria: a multicentre, doubleblind, parallel controlled randomized clinical trial in China, PRIME-CHINA)以及奥美沙坦延缓/预防2型糖尿病患者微量清蛋白尿研究(olmesartan for the delay or prevention of microalbuminuria in type 2 diabetes, ROADMAP)等。以PRIME研究(包括IDNT和IRMA-2试验)为代表的多项随机化临床试验均有力证实了ARB厄贝沙坦对高血压与糖尿病患者的MAU具有可靠的治疗作用。以我国人群为基础的PRIME-CHINA也显示，厄贝沙坦(300 mg/d)可以有效降低2型糖尿病伴白蛋白尿患者(高血压及非高血压患者)的尿白蛋白排泄量，其疗效独立于降压作用之外，且具有良好的安全性和耐受性。关于ACEI

治疗MAU的临床试验也有理想的结果,例如:心脏事件预防评估中的微量白蛋白尿、心血管和肾脏事件研究(microalbuminuria, cardiovascular and renal outcomes in the heart outcomes prevention evaluation, MICRO-HOPE,雷米普利)与ACEI治疗肾功能不全研究(ACE inhibition in progressive renal insufficiency, AIPRI,贝那普利)等均证实ACEI类药物也可有效减少尿白蛋白排泄量,延缓肾脏病变的发展。

为了最大程度地降低以及逆转MAU,增加ACEI和ARB的剂量是目前常用的治疗策略。由于我国人群在使用高剂量的ACEI时发生咳嗽率偏高,在使用中需加以注意。与之相比,ARB类药物具有更佳的安全性与耐受性,在增加剂量中具有优势。因此,在降压达标且患者能够耐受的前提下,如果尿白蛋白排泄量减少不明显,参照多项临床研究方案,可以在3～4周内增加用药剂量,以期获取最佳的治疗效果。应用较大剂量ARB或ACEI治疗时,应加强对血压、血钾和肾功能的监测。

对于血压正常的糖尿病伴MAU患者,蛋白尿的减少是治疗靶目标之一,也应考虑给予ACEI/ARB治疗。自肾脏病早期阶段(MAU阶段),不论有无高血压,均应首选RAAS阻断剂治疗。

(2)降压治疗:高血压是导致心脑肾等靶器官损害的重要危险因素,积极有效的降压治疗是患者获益的根本保障。对于尿白蛋白排泄量正常的高血压患者,常用降压药物(ARB、ACEI、钙拮抗剂、利尿剂与β受体阻滞剂)均可单独或联合用于初始与维持治疗。维持血压持久达标(一般患者<140/90 mmHg,老年患者<150/90 mmHg,糖尿病等高危患者<130/80 mmHg),可有效预防MAU的发生。若患者已经出现MAU,其降压药物的选择应有别于其他高血压患者。前文已述,RAAS在MAU与肾脏损害的发生发展中具有关键作用,故此类患者应优先选择ARB或ACEI类药物。单药治疗血压不能达标时,可在此基础上加用噻嗪类利尿剂或钙拮抗剂,必要时还可继续加用其他药物。对伴MAU的高血压患者,如血压高于目标血压20/10 mmHg以上或心血管高危患者,起始即可采用2种药物小剂量联合治疗,或用固定复方制剂。联合治疗方案应以ARB或ACEI为基础,加用小剂量噻嗪类利尿剂或钙拮抗剂。目前临床证据显示,2种药物联合使用时单片固定复方优于分散的自由联合,此类方法具有血压控制疗效的优势还有依从性高的优点,适合我国高血压和糖尿患者的应用。鉴于糖尿病患者肾脏组织RAAS高度激活,并启动局部钠盐的转换,致使容量增加,故联合低剂量噻嗪类利尿剂可能具有更好疗效。厄贝沙坦/氢氯噻嗪在不同患者群中的降压治疗研究(irbesartan/HCTZ blood pressure reductions in diverse patient populations, INCLUSIVE)表明,使用厄贝沙坦/氢氯噻嗪的复方治疗,老年患者的血压达标率超过70%,87%的高血压糖尿病患者血压降至<140/90 mmHg。

肾脏损害是糖尿病最常见的微血管并发症,MAU是肾脏早期损害的指标之一。随着血压水平的升高,糖尿病患者发生肾脏损害的风险持续增加,因此对于此类患者更应严格控制血压和MAU。对糖尿病伴MAU患者无论是否伴高血压,均须将血压降至<130/80 mmHg。高血压伴MAU的患者,中国高血压防治指南提出,在患者能够耐受情况下,可将血压降至<130/80 mmHg。由于作用于RAAS的ARB和ACEI类药物不仅具有肯定的降压疗效与减少尿蛋白排泄的作用,同时还可对糖代谢产生有益影响,因此应作为糖尿病患者的首选降压药物。

(3)降糖治疗:严格控制血糖可预防与延缓肾病的进展。中国糖尿病防治指南建议的血糖控制标准为:空腹血糖<7.0 mmol/L,随机非空腹血糖<10.0 mmol/L,糖化血红蛋白<7.0%。降糖治疗中应体现个体化原则,避免发生低血糖。具体降糖治疗策略参见我国现行的糖尿病防治指南。

(4)调脂治疗:高血压和(或)糖尿病患者应积极纠正血脂异常。对于血脂异常的干预应以低密度脂蛋白胆固醇(low density lipoprotein cholesterol, LDL-C)为主要治疗目标,以矫治不良生活方式为基础,以他汀类药物为首选调脂药物。无并发症的高血压患者,建议将LDL-C降至3.37 mmol/L以下。若高血压合并糖尿病或冠心病,应将LDL-C降至2.60 mmol/L以下。对于无合并症的糖尿病患者,其LDL-C目标值为<2.60 mmol/L,若糖尿病合并冠心病,可考虑将LDL-C降低至2.07 mmol/L以下。经过他汀类药物治疗且LDL-C达标后,若三酰甘油仍≥2.26 mmol/L,可考虑在他汀治疗基础上联合应用贝特类药物,但需加强不良反应监测。

六、临床建议

1. MAU常规检测

一旦确诊高血压或糖尿病,需常规检测MAU,并检验尿常规,以排除尿路感染等其他原因所致的尿蛋白排泄量异常。

2. MAU阴性患者

常规筛查下若MAU阴性,根据现行指南原则为患者确定药物或非药物降压或降糖治疗方案,使血压与血糖达标,并于6个月后复查MAU。若仍阴性,此后可每年复查1次。

3. MAU 阳性患者

常规筛查下若 MAU 阳性，则在 3 个月内重复检测。若仍阳性且血肌酐＜265 μmol/L，需启动 ARB 或 ACEI 治疗。MAU 的治疗目标是：尿白蛋白排泄量控制到正常水平（UACR＜30 mg/g，或 24 小时尿蛋白定排泄量＜30 mg），并在患者耐受的情况下，努力使 MAU 降低至可能达到的最低水平。

（1）高血压伴糖尿病患者伴 MAU：首选 ARB 或 ACEI 治疗。其降压治疗目标值为＜130/80 mmHg。当收缩压高于目标血压 20 mmHg 时应起始采用联合治疗。联合治疗方案应以 ARB 或 ACEI 为基础，加用小剂量噻嗪类利尿剂或钙拮抗剂。单片固定复方制剂有助于改善治疗依从性，可首先考虑选用。在确保血压和血糖达标的同时，需强调 MAU 达标。为最大程度降低 MAU，患者需使用较大剂量的 ARB 或 ACEI。参照多项临床研究方案，若患者能够耐受，可在 3～4 周内增加 ARB 或 ACEI 的剂量，并定期随访血钾和肾功能。MAU 消失或减轻后，可继续原治疗方案，并于 6 个月后复查 MAU。

（2）血糖正常的高血压患者伴 MAU：首选 ARB 或 ACEI 治疗。在患者能够耐受情况下，可将血压降至＜130/80 mmHg。当患者并存严重冠状动脉疾病时其血压目标值可放宽至 130～139/80～89 mmHg，以保证重要脏器的血液灌注。当收缩压高于目标血压 20 mmHg 时应起始采用联合治疗。联合治疗方案应以 ARB 或 ACEI 为基础，加用小剂量噻嗪类利尿剂或钙拮抗剂。单片固定复方制剂有助于改善治疗依从性，可首先考虑选用。在确保血压达标的同时，需强调 MAU 达标。MAU 治疗的具体建议，请参考本条（六）的（1）项。

（3）血压正常的糖尿病患者伴 MAU：只要患者能够耐受，血压正常的糖尿病伴 MAU 患者也应接受 ARB 或 ACEI 治疗。在患者可耐受的情况下，可逐渐增加 ARB 或 ACEI 的剂量，使 MAU 降低至可能达到的最低水平。

4. 安全性监测

建议应用 ARB 或 ACEI 治疗前检测血钾、血肌酐并计算估算的肾小球滤过率（estimated glomerular filtration rate，eGFR）。当血肌酐为 177～265 μmol/L 时，在治疗中需加强评估血肌酐和血钾的变化。由于血肌酐水平不能准确反映肾功能状态，若疑及肾功能减退时需计算 eGFR。当 eGFR＜60 ml/（min • 1.73 m^2）时，需减小 ARB 或 ACEI 的起始治疗剂量并在治疗过程中加强监测。应用 ARB 或 ACEI 治疗 2～3 周后需复查血钾、肌酐与 eGFR，若发现血钾升高（＞5.5 mmol/L）、eGFR 降低 30%以上或肌酐增高 30%以上，应减小药物剂量并继续监测，必要时停药。

经上述治疗 MAU 无明显减轻，建议请高血压、内分泌和（或）肾脏病专科医师诊治。

在控制血压、血糖和 MAU 的同时，还需为所有患者做出改善生活方式的建议，并按照现行指南原则进行调脂治疗。

七、结语

MAU 是早期肾脏损害与全身血管内皮功能损伤的可靠指标，是心血管高危患者发生心脑血管事件的独立危险因素，因此应将其作为高血压和（或）糖尿病患者的常规检查项目。对于有 MAU 的糖尿病或高血压患者应该采取综合措施进行积极干预。积极而有效的血压与血糖以及心血管系统其他危险因素的管理是控制 MAU 的关键，根据患者具体情况合理应用 ARB 或 ACEI 类药物有助于控制 MAU 并显著降低患者发生心血管事件的风险（图 1）。

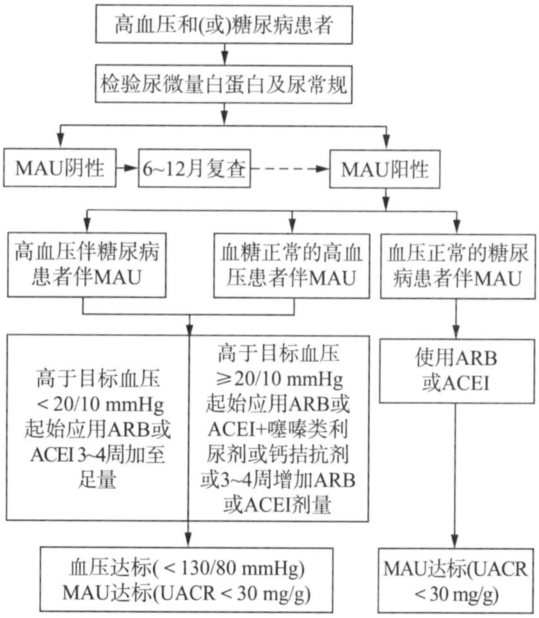

图 1　高血压和（或）糖尿病患者 MAU 筛查与治疗流程

注：MAU：微量清蛋白尿；ARB：血管紧张素受体拮抗剂；ACEI：血管紧张素转换酶抑制剂；UACR：尿清蛋白肌酐比值。

钙离子通道阻断剂抗动脉粥样硬化中国专家共识(2011年)

(钙离子通道阻断剂抗动脉粥样硬化中国专家共识写作组)

钙离子通道阻断剂(CCB)是治疗心血管疾病药物,它不仅用于高血压患者降低血压、预防心脑血管并发症,还可用于稳定性冠心病患者控制心绞痛症状;非二氢吡啶类CCB还用于治疗快速性心律失常。在CCB诞生不久,有动物实验研究结果显示,CCB可能具有预防、控制和逆转动脉粥样硬化斑块的作用。随着近年来动脉粥样硬化发病机制研究的不断深入,许多细胞和分子生物学研究还进一步探讨了CCB对抗动脉粥样硬化的作用机制,包括内皮功能紊乱、氧化应激、炎症反应、低密度脂蛋白胆固醇氧化、胆固醇酯化等。尽管这些基础研究的结果并不完全一致,但还是推动了临床研究的广泛开展。

近年来,动脉粥样硬化检测技术迅速发展,为研究CCB的抗动脉粥样硬化作用创造了条件,见表1。使用定量冠状动脉造影(quantitative coronary angiography, QCA)、冠状动脉内血管超声(intravascular ultrasound, IVUS)等检测方法,可观察用药前、后冠状动脉斑块体积的变化。而使用高频血管超声,则可通过检测表浅动脉的粥样硬化斑块形成情况及内中膜厚度(IMT),观察药物的抗动脉粥样硬化作用。无论是冠状动脉斑块检测技术,还是表浅动脉血管检测技术,都有一定的先进性,但同时也具有明显的复杂性。采用这些检测技术,开展了若干使用CCB的较大样本且随访时间较长的临床试验,如采用IVUS技术的氨氯地平和依那普利降低血栓发生率研究(comparison of amlodipine vs enalapril to limit occurrences of thrombosis, CAMELOT)、硝苯地平对冠状动脉内皮功能的评价(evaluation of nifedipine on coronary endothelial function, ENCORE)试验、采用颈动脉超声技术的欧洲拉西地平动脉粥样硬化研究(European lacidipine study on atherosclerosis, ELSA)试验等。这些研究的结果差别很大。众多学者对这些结果的分析、认识和解释也存在较大分歧,对CCB的抗动脉粥样硬化作用仍缺乏一致意见。

制定本共识文件的目的是通过深入分析、研究、讨论这些临床试验研究的结果,探讨CCB是否具有抗动脉粥样硬化作用,是否具有独立于其降压作用的抗动脉粥样硬化作用。结合有代表性的动物实验与细胞与分子生物学机制的研究结果,探讨CCB抗动脉粥样硬化可能机制和合理性。

表1　常用动脉粥样硬化影像学检查方法

检查方法	主要特点
无创	
表浅动脉超声成像	检测颈动脉、肱动脉等外周动脉的表浅部位;检测内中膜厚度和斑块大小与性状。
CT血管成像	检测任何大动脉,包括冠状动脉与颅内动脉等;检测狭窄与钙化。
磁共振血管成像	检测任何大动脉;检测到较小的尚未导致狭窄的斑块;检测斑块的性状。
有创	
动脉造影	检测任何大动脉;检测狭窄。
血管内超声	检测任何大动脉;检测斑块大小、性状等。

一、CCB抗动脉粥样硬化的临床试验证据

CCB是被较早进行抗动脉粥样硬化研究的一类心血管治疗药物。早在1990年,第一个使用二氢吡啶类CCB的硝苯地平治疗冠状动脉疾病的临床试验即已公开发表。该项研究是一项随机、双盲、安慰剂对照的临床试验,425例冠状动脉造影证实患有冠状动脉疾病的男性,随机进入硝苯地平80 mg/d治疗组或相应的安慰剂组。348例(硝苯地平组173例,安慰剂组175例)81.9%,患者3年随访后再次进行了冠状动脉造影检查,其中282例(硝苯地平组134例,安慰剂组148例)在整个随访期间服用研究药物或安慰剂,两组分别有39例和27例在平均随访354 d和467 d后停止服用研究药物或安慰剂。与安慰剂组比较,使用硝苯地平治疗3年后,入选试验时已经存在的冠状动脉粥样硬化病变的数量和严重程度差异均无统计学意义,表明CCB治疗对已有病变既无预防进展的作用,亦无逆转作用。但硝苯地平组平均每例患者新生病变的数量显著低于安慰剂组(平均0.59与0.82个病变,相对风险下降28%)。

尽管上述研究的结果不尽如人意,人们对CCB抗动脉粥样硬化的探索并未停止。近20年中进行了大量CCB治疗或预防动脉粥样硬化的临床试验,这些试验选择不同种类的CCB,以安慰剂或其他种类的降压

药物为对照，选择冠状动脉或包括颈动脉、股动脉等在内的周围血管，使用 QCA、IVUS，或表浅动脉血管超声等检查方法。为了减少研究设计本身对研究结果的影响，纳入我们讨论的临床试验满足以下条件：①在使用他汀类药物治疗和冠状动脉介入治疗时进行的临床试验，相当于 1990 年以后；②使用长效(1 次/天)或中长效(2 次/天)CCB，以安慰剂或活性降压药物为对照的随机双盲或盲终点设计；③样本量 100 例以上，随访时间 1 年以上；④以已有动脉粥样硬化斑块病变为主要治疗、观察目标，包括 QCA 检测的最小管腔直径(minimal lumen diameter, MLD)，IVUS 检测的斑块体积，表浅动脉血管超声检测的周围血管斑块病变或一段血管的最大 IMT。在单一固定切面测量 IMT 或测量一段血管的平均 IMT 反映动脉壁特别是中膜的增厚情况，不能充分反映粥样硬化斑块形成情况，此类研究不纳入。

根据上述条件，在包括世界医学文献数据库(PubMed)、科学引文索引(Science Citation Index, SCI)等在内的主要电子文献数据库中，进行系统文献检索，包括英文、法文、日文、中文等主要文献语言的科学文献。共有 9 项研究符合条件，见表 2。因为观察时间不到 1 年，排除了 3 项较重要的冠状动脉病变研究。

表 2 CCB 抗动脉粥样硬化随机对照临床试验

部 位	试验名称	例 数	平均年龄(岁)	平均血压(mmHg)	对照治疗	CCB	主要终点	平均随访时间(年)	结 果
冠状动脉	CAMELOT	274	57	129/77	安慰剂；依那普利	氨氯地平	IVUS，斑块体积	2.0	NS；血压高者，CCB 较好
	ENCORE Ⅱ	226	58	133/78	安慰剂	硝苯地平控释片	IVUS，斑块体积	2.0	NS
	JMIC-B	183	64	146/82	ACEIs	硝苯地平缓释片	QCA，最小管径	3.0	CCB 较好
颈总动脉	NICOLE	819	60	NR	安慰剂	尼索地平缓释片	QCA，最小管径	3.0	NS
	ELSA	2 334	56	164/101	阿替洛尔	拉西地平	IMT，颈总、分叉处最大	3.8	CCB 较好
	ELVERA	166	67	175/93	赖诺普利	氨氯地平	IMT，颈总、分叉处、颈内、股总、股浅最大	2.0	NS
	MIDAS	883	59	150/97	氢氯噻嗪	伊拉地平	IMT，颈总、分叉处、颈内最大	3.0	CCB 较好
	VHAS	498	54	168/102	氯噻酮	维拉帕米缓释片	IMT，颈总、分叉处、颈内最大	4.0	NS；有斑块者，CCB 较好
冠状动脉与颈总动脉	PREVENT	825(377)	57	129/79	安慰剂	氨氯地平	QCA(IMT，颈总、分叉处、颈内最大)	3.0	NS(CCB 较好)

注：1 mmHg=0.133 kPa；NS 为差异无统计学意义

CAMELOT 试验是在血压得到有效控制的冠状动脉疾病(至少 1 处狭窄在 20%以上，但排除左主干狭窄在 50%以上)患者中进行的 3 组对比临床试验，分别为安慰剂组、氨氯地平和依那普利组，3 组基线血压水平相似，为 129/77 mmHg。随访期间，安慰剂组血压无明显变化(增加 0.7/0.6 mmHg)，而氨氯地平与依那普利组收缩压与舒张压均有明显下降，分别下降为 4.8/2.5 mmHg 和 4.9/2.4 mmHg。入选的 1 997例患者中，38 个临床中心的 274 例患者进行了 IVUS 子课题研究。安慰剂(95 例)、氨氯地平(91 例)与依那普利组(88 例)的基线斑块体积分别为 42 mm^3、40 mm^3、42 mm^3。治疗 2 年后随访，236 例患者再次进行了 IVUS 检查。安慰剂组斑块体积显著增大，治疗前后的相对差别为 1.3%($P<0.01$)，氨氯地平组与依那普利组也有增大，分别为 0.5%($P>0.05$)与 0.8%($P>0.05$)。组间比较，斑块体积的变化差异无统计学意义($P>0.05$)。根据预先设定的分析计划，进一步分析基线收缩压水平在平均值(129 mmHg)以上的 136 例患者斑块体积的变化，安慰剂组(49 例)斑块增大明显，达 2.8%($P<0.01$)，氨氯地平组(47 例)与依

那普利组(40 例)治疗组无显著增大,分别为 0.2%($P>0.05$)与 0.8%($P>0.05$);氨氯地平组斑块增大低于安慰剂组($P<0.05$),依那普利组与安慰剂组比较差异无统计学意义($P=0.12$)。

ENCORE Ⅱ试验的研究对象同样是造影证实的冠状动脉疾病(左主干狭窄≤40%)患者,分为安慰剂组(112 例)和硝苯地平控释片(114 例);两组基线血压水平相似,为 132/77 mmHg。随访期间,安慰剂组血压略有升高(2.3/3.6 mmHg),硝苯地平组收缩压略有下降,但舒张压略有升高(收缩压下降 3.5 mmHg,舒张压升高 1.5 mmHg),组间相差 5.8/2.1 mmHg。两组基线斑块体积分别为 157 mm^3(96 例)与140 mm^3(97 例)。治疗 18~24 个月后,安慰剂与硝苯地平组斑块体积均有增大,分别为 3.2%与 5.0%,组间差异无统计学意义($P>0.05$)。在该试验中,还对比了冠状动脉内输注乙酰胆碱后冠状动脉内径的变化。与基线时比较,随访造影显示输注最大剂量乙酰胆碱后的平均管腔直径显著增大,安慰剂组为 7.7%,硝苯地平组为 13.9%,组间比较差异有统计学意义($P<0.01$)。

JMIC－B 是在日本冠心病患者中进行的硝苯地平缓释片和血管紧张素转化酶抑制剂(ACEI)的对比临床试验。在入选试验的 1 650 例患者中,210 例患者参加了 QCA 子课题,其中 12 例未能进行随访,15 例基线质量差,不能进行分析,因此纳入分析的患者为 183 例,其中 ACEI 组 88 例,硝苯地平组 95 例。为了排除硝苯地平扩张血管所导致的冠状动脉管腔直径的影响,每次造影前在冠状动脉内注射 5 mg 二硝酸异山梨酯。两组基线血压分别为 144/80 mmHg 与 145/81 mmHg,3 年治疗随访期间分别为 135/74 mmHg 与 136/76 mmHg,组间血压变化差异(0/1 mmHg)不显著。治疗 3 年后,ACEI 组冠状动脉 MLD 从基线的 2.24 mm 降到 2.13 mm,下降 0.12 mm ($P<0.01$),而硝苯地平组与基线(2.14 mm)比较无显著变化(2.16 mm)。两组间治疗前后的变化差异有统计学意义($P<0.01$)。在狭窄程度≥20% 的病变血管,ACEI 组(70 例)MLD 无显著变化(减少 0.01 mm,$P>0.05$),而硝苯地平组(78 例)显著增大(增加0.12 mm,$P<0.01$),组间差异有统计学意义($P<0.05$)。

NICOLE 是在冠状动脉成形术(percutaneous transluminal coronary angioplasty, PTCA)后、但未放置支架的冠心病患者中进行的安慰剂对照临床试验,治疗组给予尼索地平缓释片 20 mg/d,如果能够耐受,可将剂量增加到 40 mg/d。在入选试验的 826 例患者中,7 例未服用研究药物,因而未纳入分析。在纳入分析的 819 例患者中,411 例进入安慰剂组,408 例进入尼索地平组。随访 6 个月及 3 年后重复进行 QCA,试验结束时安慰剂与尼索地平组分别有 303 例与 292 例患者进行了有效的 QCA 检查。两组患者的 MLD 均显著下降($P<0.01$),分别为减少 0.16 mm 与 0.15 mm,两组间差异无统计学意义。但在整个治疗随访期间,不论冠状动脉旁路移植术(coronary artery bypass graft, CABG,5.1%与 10.0%,$P<0.01$)还是重复进行 PTCA(30.6%与 37.7%,$P=0.03$)的比例,尼索地平组均低于安慰剂组。NICOLE 研究者随后将 7 项在 PTCA 术后患者中进行的安慰剂对照的 CCB 治疗试验进行了荟萃分析,尽管其他 6 项研究样本较小,随访时间均在 1 年内,7 项试验的总样本量达2 380 例。研究者并未分析 MLD 的变化,但与安慰剂比较,CCB 组再狭窄的发生率(42%与 36%,$P<0.05$)及死亡、CABG、重复 PT－CA 及心肌梗死所组成的复合心血管终点事件的发生率(29%与 20%,$P<0.01$)均明显下降。

PREVENT 是较早在冠状动脉造影证实的冠心病患者中进行的安慰剂对照的 CCB 治疗试验,试验组中给予氨氯地平 5~10 mg/d。试验共入选 825 例,入选者至少有 1 处冠状动脉的狭窄≥30%,但无≥60%以上狭窄的冠心病患者,其中 678 例(82.2%)患者在治疗 3 年后进行了有效的 QCA。基线时,安慰剂与氨氯地平组的收缩压与舒张压分别为 130/79 mmHg 与 129/79 mmHg,治疗 4 个月后安慰剂组血压无显著变化(130/79 mmHg),但氨氯地平组则显著下降(122/75 mmHg)。3 年随访期间,两组 MLD 均显著下降($P<0.01$),所有病变血管的平均下降值分别为 0.064 mm与 0.063 mm,两组差异无统计学意义。但氨氯地平组各种心血管事件的风险均呈下降趋势,CABG 与 PTCA 等血管重建手术的数量减少 43%($P<0.01$)。在该试验中,对 377 例患者还进行了颈动脉 IMT 研究,主要终点是左右颈总动脉、分叉处、颈内动脉近侧与远侧共 12 处最大 IMT 的平均值在治疗前后的变化。基线时两组 IMT 均为 1.26 mm,治疗 3 年后,安慰剂组各动脉节段的最大 IMT 的平均值均增大(平均 33 μm,$P<0.01$),而氨氯地平组则呈下降趋势(平均 13 μm),两组间比较差异有统计学意义($P<0.01$)。尽管颈总动脉、分叉处、颈内动脉均有不同程度的差别,但是颈总动脉的差别最大,分叉处的差别最小。

MIDAS 是最早进行的以 IMT 为主要研究目标的较大样本的降压治疗临床试验。883 例至少一处颈动脉 IMT 为 1.3~3.5 mm,但无斑块钙化或出血的高血压(舒张压 90~115 mmHg)患者,随机接受氢氯噻嗪(12.5~25.0 mg,2 次/天,441 例)和伊拉地平(2.5~5.0 mg,2 次/天,442 例)治疗。主要研究终点是左右颈总动脉、分叉处、颈内动脉近侧与远侧共12处最大IMT平均值在治疗前后的变化。氢氯噻嗪与伊拉地平组基线时平均收缩压与舒张压分别为149/96 mmHg与151/97 mmHg，随访期间平均下降19.5/13.0 mmHg与16.0/13.0 mmHg，收缩压相差3.5 mmHg（$P<0.01$）。基线时两组IMT均为1.17 mm。在3年随访结束时，95%的患者进行了IMT检查，两组IMT均显著增厚（$P<0.01$），氢氯噻嗪组平均增加为149 μm，伊拉地平组增加121 μm，伊拉地平组较氢氯噻嗪少增加28 μm，两组间差异有统计学意义（$P<0.05$）。在3个节段血管中，分叉处差异最大，达54 μm。

ELSA是迄今为止最大规模的以IMT为主要研究目标的降压治疗临床试验。2 334例高血压（收缩压150～210 mmHg或舒张压90～115 mmHg）患者，随机接受阿替洛尔（50～100 mg/d，1 157例）和拉西地平（2～6 mg/d，1 177例）治疗，1 502例（64.4%）患者基线时有至少1处斑块。主要研究终点是左右颈总动脉、分叉处远侧壁共4处最大IMT的平均值在治疗前后的变化。阿替洛尔与拉西地平组基线时平均收缩压与舒张压分别为163/101 mmHg与164/101 mmHg，随访期间平均下降21.6/15.7 mmHg与21.8/15.5 mmHg，差异无统计学意义；但24 h动态血压差异有统计学意义，分别为10.3/8.7 mmHg与6.8/4.9 mmHg（$P<0.01$）。基线时两组IMT分别为1.17 mm与1.16 mm。在3.8年随访结束时，阿替洛尔组与拉西地平组分别有764例与755例患者进行了完整的IMT检测。两组IMT均显著增厚（$P<0.01$），阿替洛尔组平均增加为58 μm，拉西地平组增加36 μm，伊拉地平组比氢氯噻嗪少增加22 μm，两组间差异有统计学意义（$P<0.05$）。因研究样本量较大，而且基线时包括较多含有斑块的患者，因此在本研究中进一步分析了斑块数量的变化；拉西地平组斑块减少的比例高于阿替洛尔组（20.4%与14.8%），而斑块增加的比例则低于后者（25.3%与31.3%），组间比较差异有统计学意义（$P<0.01$）。

ELVERA试验是在高血压患者中（收缩压160～220 mmHg或舒张压95～115 mmHg）进行的以IMT为主要研究目标的降压治疗临床试验，但样本量较小（166例），随访时间也较短（2年）。入选试验的患者随机接受赖诺普利（10～20 mg/d，85例）和氨氯地平（5～10 mg/d，81例）治疗。主要研究终点是左右颈总动脉、分叉处、颈内动脉、股总动脉、股浅动脉远侧壁共10处最大IMT的平均值在治疗前后的变化。赖诺普利组与氨氯地平组基线时平均收缩压与舒张压分别为175/93 mmHg与175/92 mmHg，随访结束时平均下降25.7/6.5 mmHg与26.5/8.4 mmHg，两组相差0.8/1.9 mmHg（$P>0.05$）。基线时赖诺普利组与氨氯地平组IMT分别为1.19 mm与1.21 mm。2年随访结束时，两组各有63例患者进行了IMT检查，IMT均显著下降（$P<0.01$），赖诺普利组平均下降为65 μm，氨氯地平组下降44 μm，两组间差异无统计学意义（$P>0.05$）。如果将颈动脉与股动脉分别进行分析则发现，赖诺普利对股动脉作用明显（IMT减少108 μm），与基线比较差异有统计学意义（$P<0.05$），对颈动脉无作用（0 μm）；而氨氯地平则相反，对股动脉无作用（增加53 μm），与基线及赖诺普利比较差异无统计学意义（$P>0.05$），但对颈动脉作用明显（减少33 μm），与基线比较差异有统计学意义（$P<0.05$），与赖诺普利比较差异有统计学意义（$P<0.05$）。

VHAS试验是对比维拉帕米缓释片与氯噻酮的一项降压治疗临床试验。在入选试验的1 414例高血压（收缩压≥160 mmHg或舒张压≥95 mmHg）患者中对498例患者进行了以IMT为主要研究目标的研究，其中42例缺乏足够的血管检测数据，纳入分析仅456例患者，随机接受氯噻酮（25～50 mg/d，232例）和维拉帕米缓释片（240 mg/d，224例）治疗。主要研究终点是左右颈总动脉、分叉处、颈内动脉远侧共6处最大IMT的平均值在治疗前后的变化。氯噻酮组与维拉帕米组基线时平均收缩压与舒张压分别为167/102 mmHg与168/102 mmHg，随访结束时平均下降27.3/15.9 mmHg与25.3/15.5 mmHg，差异无统计学意义（$P>0.05$）。基线时氯噻酮组与维拉帕米组IMT分别均为0.90 mm与0.86 mm。在4年随访结束时，377例患者进行了至少3次IMT检查，氯噻酮组191例，维拉帕米组186例。两组IMT均显著增厚（$P<0.01$），氯噻酮组平均增加16 μm，维拉帕米组增加15 μm，两组差异无统计学意义（$P>0.05$）。但在基线已经有斑块的154例患者中，氯噻酮组（83例）平均增加为11 μm，而维拉帕米组（71例）减少6 μm，两组间差异为17 μm，差异无统计学意义（$P>0.05$）。

2006年，我们进行了以颈动脉IMT为主要研究目标的降压治疗临床试验的荟萃分析，探讨不同种类的降压药物对颈动脉IMT的作用。共22项IMT研究纳入分析，包括上述5项IMT研究在内的10项试验，探讨了CCB对颈动脉IMT的作用。5项试验未纳入，主要原因是这些试验的终点评估指标主要反映颈动脉壁增厚情况的平均IMT，而非反映动脉粥样硬化斑块形成情况的最大IMT。当然，这些研究中除了国际硝苯地平控释片干预目标在高血压治疗（International Nifedipine GITS Study：Intervention as a Goal in Hypertension Treatment，INSIGHT）的研究外，样本量均较小。该荟萃分析的主要结论是CCB与安慰剂、利尿剂、β受体阻断剂及ACEI比较均有差异,优势明显。

二、CCB抗动脉粥样硬化的机制

尽管动脉粥样硬化斑块越大,动脉管腔的狭窄会越严重,但是心脑血管并发症风险和斑块的大小并不是严格的正比关系。表明斑块的危害不仅取决于斑块的大小,也取决于斑块的性质,是否稳定、容易破裂;取决于斑块对血管的收缩与舒张特性的影响,是否更易发生痉挛,从而导致动脉管腔关闭,是否会导致动脉血管机械性运动失调,但研究斑块的性质及机械特性有一定的困难。我们介绍的临床试验研究中,有关斑块的检测指标仍主要是斑块的大小,QCA检测的MLD和动脉功能有关系,但仍主要反映斑块的大小。血压对斑块的影响贯穿始终,和斑块的形成、发展密切相关,也会影响斑块的稳定性,影响斑块的机械特性。

尽管目前仍没有彻底清除动脉粥样硬化斑块的药物或治疗方法,但动脉粥样硬化的发生、发展机制已经比较明确。在整个病变过程中,内皮的结构损伤与功能紊乱、氧化应激及炎症反应是3个最重要的细胞与分子生物学机制。内皮的完整性与坚韧性是保证内皮正常发挥其保护作用的基本条件。如果在高血压等危险因素的作用下,内皮细胞的凋亡速度加快,或因内皮祖细胞数量下降或功能障碍导致内皮的修复能力降低或丧失,内皮会丧失其完整性,导致内皮的通透性增加。微量白蛋白尿是目前综合反映内皮功能的一项最佳指标。当白蛋白更多地从尿液排出时,低密度脂蛋白胆固醇(low-density lipoprotein, LDL-C)可更多地进入血管壁,到达中膜;通透性增加也会导致更多的血液中单核细胞进入血管壁,转化成巨噬细胞,吞噬氧化的LDL-C后,形成泡沫细胞,为动脉粥样硬化斑块形成奠定基础。氧自由基与LDL-C相互作用,形成氧化的LDL-C,一方面可被巨噬细胞吞噬直接参与斑块的形成;另一方面也会在局部激活炎症反应,增加黏附分子、肿瘤坏死因子、白介素1等炎症因子的表达,参与斑块的形成与发展过程。动脉壁内激活巨噬细胞还可分泌基质金属蛋白酶,特别是基质蛋白酶9升高时,会降低斑块的稳定性,使之更易破损。

CCB是最有效的降压药物之一,而高血压是动脉粥样硬化斑块形成的重要危险因素之一。血压升高时,既可诱发或加重内皮的结构与功能病变,也会诱发炎症反应,并通过多种机制参与动脉粥样硬化的病理、生理学过程。因此,CCB阻断平滑肌细胞的钙离子通道、扩张平滑肌、降低血压,仍应是其影响动脉粥样硬化斑块形成、发展和稳定的主要机制。另外,CCB在阻断平滑肌细胞的钙离子通道后,还可抑制平滑肌细胞的增殖、迁移,预防和逆转中膜增厚,抑制平滑肌细胞到达内膜;抑制平滑肌细胞从收缩型向分泌型转化,抑制平滑肌细胞分泌胶原蛋白,降低动脉粥样硬化斑块形成的风险。CCB也可通过阻断成纤维细胞上的离子通道,抑制成纤维细胞的增殖、迁移及胶原蛋白的分泌,改善细胞外基质状态。

尽管降压作用可能是CCB预防或逆转动脉粥样硬化的核心机制,但CCB作为一类药物或某个(些)特定的化合物,特别是近年来研究较多的血管选择性较高、具有亲脂特性或特定化学结构的CCB,仍有可能通过影响动脉粥样硬化的细胞与分子生物学机制发挥作用。有研究结果显示,氨氯地平与拉西地平等可抑制LDL-C转化为氧化LDL-C,抑制胆固醇的吞噬、乙酰化及泡沫细胞的形成,调节平滑肌细胞膜上胆固醇的水平;抑制各种炎症因子引起的内皮细胞凋亡,降低血液中内皮素的水平;抑制基质金属蛋白酶的产生等。显然,需要进行更多研究工作,对比不同种类的CCB对这些细胞与分子机制的影响,探讨这些细胞与分生物学机制的临床意义。

三、结论与建议

有证据显示,长期应用CCB可预防动脉粥样硬化斑块形成,控制斑块的进展,甚至逆转已经形成的斑块。但临床试验的结果差别较大,可能受到试验药物、对照药物、目标血管、疾病状态及动脉粥样硬化测量方法等因素的影响。与安慰剂比较,硝苯地平可预防冠状动脉斑块的形成,但对已经形成的冠状动脉斑块无显著影响;与ACEI比较,可改善冠状动脉管腔狭窄,但不能排除CCB对血管的扩张作用等功能因素的影响。与安慰剂比较,氨氯地平可预防血压较高患者冠状动脉斑块进展,预防颈动脉斑块的形成与进展;与ACEI比较,可预防颈动脉斑块的形成与进展,但对股动脉斑块无显著影响。与β受体阻断剂或利尿剂比较,拉西地平、伊拉地平及维拉帕米缓释片可预防颈动脉斑块形成、进展或使斑块逆转。

必须认识到动脉粥样硬化斑块形态学研究中存在重大局限性,即斑块病变严重的高危患者常会在试验过程中发生心脑血管并发症离开试验,最终无法进行斑块检查,治疗药物即便有些获益也无法从斑块的对比分析中显示出来。另外,尽管许多细胞与分子机制研究支持CCB可能具有抗动脉粥样硬化作用,而且不同药物可能还会因其特定的化学结构、亲脂特性及血管选择性而有所不同。但这些机制的研究结果不能作为CCB抗动脉粥样硬化作用的直接证据,仍需进行相应的临床试验研究。

冠状动脉或颈动脉影像学检查发现已有斑块形成或动脉粥样硬化风险较高的高血压患者应考虑优先选择CCB进行降压治疗，以控制已有斑块的进展，预防新斑块的形成。已有斑块或形成斑块风险较高，但血压水平未达到高血压诊断标准者，CCB也可能具有预防斑块形成与进展的作用。无论如何，必须选择能够平稳控制血压的长效CCB。动脉粥样硬化或动脉硬化患者，较高的血压、过低的血压或较大的血压波动都会增加心血管风险，因此，应尽可能降低血压、降低血压的变异性或波动性。需要进行更多设计合理、有创新性的随机对照临床试验研究，探讨CCB的抗动脉粥样硬化作用，特别是其独立于血压的作用。

不明原因消化道出血诊治推荐流程(2012年修订)

(中华消化杂志编辑委员会)

2007年《中华消化杂志》组织了国内消化科、外科、放射科、核医学科等的部分专家，在南京会议上对不明原因消化道出血(obscure gastrointestinal bleeding, OGIB)制定了《不明原因消化道出血诊治推荐流程》，推动了对OGIB的研究并提高了诊断水平。时隔5年，OGIB诊治技术已不断进展，因此有必要对2007年制定的推荐流程进行补充与更新，使其能与时俱进。

一、概述

OGIB指常规消化内镜检查(包括检查食管至十二指肠降段的上消化道内镜与肛门直肠至回盲瓣的结肠镜)和X线小肠钡剂检查(口服钡剂或钡剂灌肠造影)或小肠CT不能明确病因的持续或反复发作的出血。可分为不明原因的隐性出血和显性出血，前者表现为反复发作的缺铁性贫血和粪隐血试验阳性，后者表现为黑便、血便或呕血等肉眼可见的出血。OGIB占消化道出血的3%～5%，其可能的多数病因见表1。

表1　不明原因消化道出血的病因

部　位	病　　因
上消化道	Cameron糜烂，血管扩张性病变，静脉曲张，Dieulafoy病变，胃窦血管扩张症，门静脉高压性胃病
中消化道	
年龄≤40岁	肿瘤，美克尔(Meckel)憩室，Dieulafoy病变，克罗恩病，乳糜泻
年龄>40岁	血管扩张性病变，非甾体抗炎药(NSAID)性肠病，乳糜泻
下消化道	血管扩张性病变，新生物
少见病因	胆道出血，胰性出血，主动脉肠瘘

二、OGIB的诊断方法与评价

(一) 病史和体格检查

对OGIB患者首先应仔细询问病史(包括目前症状、既往史、用药史、家族史等)。如果患者有消瘦或梗阻症状，提示小肠疾病的可能性大；而老年患者如有肾病或结缔组织病等，则血管病变的风险较高。详细可靠的病史和体格检查有助于减少漏诊率。

(二) 内镜检查

1. 常规内镜：常规内镜包括上消化道内镜和结肠镜检查，为OGIB的初步检查。初次检查时可能因病灶微小、位置隐蔽或检查者经验不足等造成漏诊，易被漏诊的病变有血管扩张、息肉、Cameron糜烂和位于视野盲区的病变等。初次检查阴性的患者必要时可重复内镜检查，有助于提高诊断率及减少漏诊率。

2. 胶囊内镜(capsule endoscopy, CE)：目前CE检查已成为小肠疾病的一线检查技术和OGIB诊断的主要方法。CE对OGIB的诊断率约为62%，重复检查能提高诊断率，对于持续性出血和显性出血OGIB患者的诊断率高于间歇性和隐性出血者。CE的优点为非侵入性，不足之处有以下几点。①不能进行常规内镜检查时的充气、冲洗、局部反复观察、活组织检查及治疗等操作。②肠内容物残留和动力障碍可影响其对消化道的全面观察。③在出血量较多或有血凝块时，CE视野不清，易遗漏病灶，无法做出病因诊断，而肠道狭窄时有发生嵌顿的危险。④不能控制CE的移动速度，不能在局部停留。CE与双气囊小肠镜(double balloon enteroscopy, DBE)比较，两者对血管性和炎性病变的诊断一致性较高，但在息肉和肿瘤性病变的诊断中一致性不高。在CE发现肿瘤、息肉或仅发现消化道积血的患者中，DBE检查往往能提供更多有用的信息。目前各类新型CE正在研发中。

3. 小肠镜：小肠镜与CE检查在OGIB诊断中有

互补作用，当CE发现可疑病灶或有CE检查禁忌证时可行小肠镜检查以明确诊断或进行治疗。①DBE对于OGIB的诊断率约为43%～75%，且对显性出血的OGIB诊断阳性率高于隐性出血的OGIB。DBE的优点是可在直视下行小肠黏膜活组织检查，除诊断外还可开展如电凝、息肉摘除、气囊扩张、异物取出等治疗。不足之处在于该检查属侵入性检查，且费时费力，操作技术要求高，有一定的并发症发生率，如急性胰腺炎、肠穿孔等。②单气囊小肠镜(single-balloon enteroscopy，SBE)是一项较新的小肠镜技术，没有内镜前端的气囊，安装较DBE方便，可实现单人操作，可较为安全有效地用于小肠疾病的评价和治疗。根据已有研究，其对OGIB的诊断率约为60%，与DBE相似。③螺旋式小肠镜(spiral enteroscopy，SE)是近来正在研发的一项新技术。小肠镜由螺旋形外套管和内镜组成，内镜可使用DBE或SBE等。但目前有关SE用于OGIB的研究资料较少。④推进式小肠镜是较传统的小肠检查技术，插入深度在幽门下端50～150 cm，但患者依从性较差，操作技术要求高，仅适用于近端小肠病灶的检查和治疗。⑤探条式小肠镜依靠肠蠕动推进内镜前行，可观察至深部小肠，但因插入时间过长及患者不适感强，目前已较少应用。

(三) CT/MRI小肠影像学检查

CT/MRI小肠影像学检查作为非侵入性检查，易被患者接受。可以在相对短的时间内花费较少的费用来完成对整个小肠的评价，观察到腹部实质脏器及肠腔内外情况，并可以显示病变及毗邻血管、淋巴结之间的关系，有利于手术前的评估，适合不能耐受内镜检查、内镜不能通过的患者或作为OGIB筛查。MRI检查虽无X线射线，软组织分辨高，但相对费时，且目前空间分辨率尚不如CT检查，因此目前OGIB的小肠影像学检测主要推荐CT检查。

1. CT小肠灌肠/CT小肠造影：应用对比剂通过鼻-空肠管灌肠法或口服法充盈小肠肠腔后行CT平扫及增强扫描，图像经处理后，可显示小肠肠腔、肠壁、系膜、血管、后腹膜及腹腔内实质脏器，是一项很有前景的小肠评价方法。CT小肠灌肠/CT小肠造影对OGIB患者，尤其是显性OGIB患者的诊断准确率较高。阳性结果能提示消化道出血的来源，有助于明确诊断。CT小肠灌肠/CT小肠造影对于浅表溃疡、糜烂及血管病变的诊断率不高。

2. MRI小肠灌肠/MRI小肠造影：通过鼻-空肠管灌肠法或口服法实现肠道充盈后行MRI检查，其优势在于可获得多平面、多参数的图像，无辐射暴露。若应用超快序列扫描，还可获动态MRI影像，有助于评价肠道运动及肠道伸展性。但MRI小肠灌肠/MRI小肠造影有一定局限性，如费用较贵、图像质量变异大等，目前其应用于OGIB诊断的相关研究较少，其诊断价值尚不明确。

(四) 血管造影

血管造影是一项有创性检查，适用于活动性出血(出血速率≥0.5 ml/min)患者，对OGIB的诊断率约为40%。血管造影的优点在于能直接进行血管栓塞治疗，止血率较高。缺点为其属有创性检查及存在辐射暴露，同时有肾功能衰竭、缺血性肠炎等并发症发生的可能。螺旋CT血管造影是利用螺旋CT对包含靶血管的受检层面进行连续不间断的薄层立体容积扫描，之后运用计算机进行图像后处理，最终立体显示靶血管，对活动性出血的敏感度较高，对OGIB的敏感度约为45%～47%。

(五) 核素扫描

核素扫描仅对活动性出血(出血速率≥0.1～0.5 ml/min)有诊断价值。可采用^{99m}Tc标记的红细胞或^{99m}Tc标记的胶体硫进行扫描，前者更为常用。通过核素扫描可发现活动性出血，但有一定的假阳性率，需鉴别血池区积血是否为原发出血灶。

(六) 小肠钡剂检查

小肠钡剂检查包括全小肠钡剂造影和小肠钡剂灌肠。全小肠钡剂造影对OGIB的诊断率不高，且假阴性率较高。小肠钡剂灌肠是经口或鼻插管至近端小肠后导入钡剂，对小肠进行摄片和透视的方法。其对OGIB的诊断率约为10%～21%，优于全小肠钡剂造影。随着小肠CT、小肠MRI、CE及DBE的发展，小肠钡剂检查在小肠疾病诊断中的地位正在逐步降低。

(七) 外科手术和术中内镜检查

外科手术是OGIB最后的检查手段。主要用于无法成功进行DBE检查或大出血者。术中内镜检查对OGIB的诊断率约为70%～100%。研究表明，外科手术结合术中内镜检查的诊断率较单纯外科手术提高50%～100%。见表2。

表2　各种不明原因消化道出血检查技术的比较

检查技术	治疗作用	优　点	缺　点
全小肠钡剂造影	无	非创伤性	敏感性差
小肠钡剂灌肠	无	非创伤性	诊断率低

（续表）

检查技术	治疗作用	优　点	缺　点
核素扫描	无	安全，对活动性出血诊断有帮助	只能定位，假阳性率较高
血管造影	有	对活动性出血诊断治疗有帮助	不能定性，侵入性检查
CT 灌肠/小肠造影	无	能观察肠腔、肠壁及腹腔脏器	对浅表病变及血管病变不敏感
MRI 灌肠/小肠造影	无	安全	研究数据尚不明确
小肠镜	有	直视，能活组织检查及治疗	技术要求高，费时费力
胶囊内镜	无	安全	不能活组织检查及反复观察
手术及术中内镜	有	治疗效果显著	侵入性

注：CT 为计算机断层扫描；MRI 为磁共振成像

三、OGIB 诊断流程

2007 年我国消化病专家根据国情，对美国胃肠病学会提出的 OGIB 诊断和处理流程进行修改，制定了我国的 OGIB 诊断和处理推荐流程，见图 1。考虑近年来小肠镜检查和 CT 等影像技术的发展与成熟，建议可将小肠 CT、CE、小肠镜等共同列为小肠的主要检查技术。

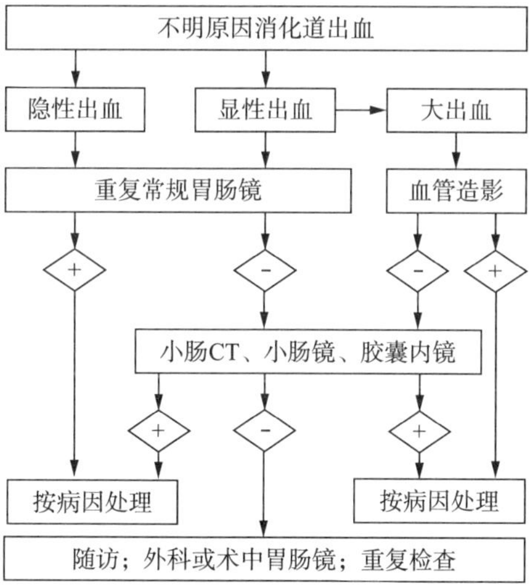

图 1　不明原因消化道出血诊断推荐流程

四、OGIB 的治疗

1. 支持治疗：对于 OGIB 患者的治疗，尤其对急性大出血患者，应先复苏再明确诊断。首先要根据患者临床状态、循环容量缺失程度、出血速度、年龄及并发症情况给予适当的补液及输血治疗，以维持生命体征并创造条件进行病因诊断。大多数慢性或间歇性出血患者都会存在不同程度的缺铁性贫血，因此必须给予补铁治疗以纠正贫血。

2. 药物治疗：病变部位不明或病变弥漫，不适用内镜治疗、手术治疗或血管造影栓塞治疗及治疗无效者，可考虑药物治疗。①性激素，如炔雌醇和炔诺酮等，其预防消化道血管扩张出血复发的疗效仍存在争议，一方面其疗效未能得到多中心安慰剂对照临床研究的证实，另一方面长期激素治疗存在不良反应，尤其是心血管不良反应。②生长抑素及其类似物（如奥曲肽），对胃肠道毛细血管扩张和蓝色橡皮大疱痣综合征引起的 OGIB 有一定的治疗作用，其机制可能与抑制血管生成和内脏血流有关。③沙利度胺，为谷氨酸衍生物，对血管扩张引起的 OGIB 有效，可能与其抗血管生成作用有关。沙利度胺虽价格低廉，但存在一定的不良反应，如周围神经病变、深静脉血栓等。沙利度胺禁用于生育期女性。④促红细胞生成素，有病例报告发现其能控制消化道黏膜弥漫性出血。

3. 内镜下治疗：对 DBE 检查发现病变者，可同时治疗小肠血管损害且维持缓解时间较长。

4. 血管造影下栓塞等治疗：主要用于 OGIB 急性大量出血。方法主要包括选择性动脉内加压素治疗、超选择性微线圈栓塞或合用明胶海绵或聚乙烯醇栓塞等。

5. 病因治疗：OGIB 的治疗主要还是病因治疗，一旦病因明确，即针对病因进行治疗。

泮托拉唑治疗消化性溃疡出血的专家意见

(中华医学会消化分会)

上消化道出血(UGB)是内科常见且具有潜在生命危险的急症,其年发病率为48/10万~160/10万,病死率高达10%~14%,尤其是老年UGB患者。有研究数据显示,老年患者UGB的再出血风险倍增,若伴有严重合并症,其病死率可高达35%。作为临床工作者,如何更有效地防治UGB,降低再出血和死亡的风险,是我们不断探寻及追求的目标。

非静脉曲张性上消化道出血(NVUGIB)是最主要的UGB。一项由我国8家医院参与的10年调查数据显示,NVUGIB所占比例超过90%,其中又以出血性消化性溃疡最为常见。与西方国家溃疡性出血(消化性溃疡和应激性溃疡)发病率逐年下降的趋势不同,国内溃疡性出血占UGB的30%~61%,且发病率尚未见下降趋势。其原因除了我国民众幽门螺杆菌(Hp)感染率高之外,也与非甾体消炎药(NSAIDs)及阿司匹林等的广泛应用密切相关。应激性溃疡同样不可忽视,尤其是在危重患者中,危重患者应激相关黏膜损伤的发生率为70% ~90%,伴出血者的病死率为50% ~77%。

对于溃疡性出血的治疗,目前国内外学者基本达成了共识:提高胃内pH>6是止血成功的关键。现有的抑酸剂包括H_2受体拮抗剂(H_2RA)、质子泵抑制剂(PPIs)等。2007年Leontiadis等对24项临床试验(Cochrane协作)进行了回顾性分析,结果显示PPIs治疗显著降低再出血的风险达51%;与H_2RA相比,PPIs治疗使再出血风险降低39%。此外,应用PPIs还可减少临床上对手术和重复内镜治疗的需求,并显著降低亚洲患者和溃疡活动性出血患者的病死率。基于PPIs的疗效,2009年中国急性NVUGIB诊治指南明确指出,PPIs的止血效果显著优于H_2RA,它起效迅速且可显著降低再出血的发生率,因此无论是内镜检查前还是内镜介入治疗后,均推荐使用适量PPIs,以减少对内镜下止血的需求,并降低患者再出血的发生率和病死率。

PPIs针剂在临床上常用于UGB的辅助治疗以及预防危重患者发生应激性溃疡。当前,PPIs针剂包括奥美拉唑、兰索拉唑、泮托拉唑等。在评估这些PPIs药物时,我们需要兼顾其疗效及安全性。

泮托拉唑是美国FDA第一个批准的注射用PPI,于2001年在美国上市,其疗效已得到临床研究的充分验证。在抑酸方面,有数据显示泮托拉唑80 mg静脉推注后加连续输注的给药方案可使全天中84%的时间维持胃内pH>6.0。在临床疗效方面,一项随机对照研究纳入102例内镜止血后的患者,随机分入泮托拉唑组和雷尼替丁组:泮托拉唑组首剂40 mg静脉推注,然后以40 mg/次×1次/12小时静脉滴注,连续3天,后继续40 mg/d口服;雷尼替丁组首剂50 mg静脉推注,然后以50 mg/次×1次/8小时静脉滴注,连续3 d,后继续150 mg/次×2次/天口服。结果显示,泮托拉唑组再出血率显著低于雷尼替丁组(4%比16%,$P=0.04$)。van Rensburg等进行的一项大规模随机、对照研究,共纳入了1 256例出血性消化性溃疡患者,内镜止血后患者随机分为泮托拉唑组和雷尼替丁组。结果显示,与雷尼替丁比较,泮托拉唑针剂可显著降低胃溃疡患者各种出血相关事件发生率(14.3%比6.7%,$P=0.006$)。有国内学者对6项泮托拉唑针剂治疗出血性消化性溃疡的研究进行了荟萃分析。结果证明,内镜止血后接受泮托拉唑针剂治疗可较对照组(安慰剂或H_2RA)显著降低再出血风险达52%($P<0.0001$),并且手术率($RR=0.61$)和病死率($RR=0.65$)有降低倾向。Jensen等的研究显示,泮托拉唑组的再出血风险、手术需求以及病死率均与奥美拉唑组相当。在Chahin等的研究中,泮托拉唑在降低再出血率(3.7%比10.2%,$P=0.022$)、输血率(25%比50%,$P<0.001$)和住院时间方面(4.6天比7.1天,$P<0.001$),较奥美拉唑更为有效。以上研究结果表明,泮托拉唑针剂能有效治疗出血性消化性溃疡及预防再出血,其疗效优于H_2RA,且至少与奥美拉唑相当。

此外,临床上泮托拉唑还被用于危重患者预防急性应激性溃疡出血。在一项前瞻性、随机、多中心临床试验中,纳入的202例有应激相关黏膜损害风险的危重患者随机接受泮托拉唑或西咪替丁静脉用药治疗。结果显示,泮托拉唑80 mg每日3次给药的疗效优于西咪替丁,全天中86%的时间可维持胃内pH>4.0,而西咪替丁组胃内pH>4.0的时间比例第1天为82%,此后因出现耐药,这一比例下降至77%。而在第2天开始接受肠道营养的患者中,泮托拉唑较西咪替丁的优势更为明显(89%比49%)。国内也进行了多项泮托拉唑与H_2RA预防急性出血性应激性溃疡的比较研究,结果均显示泮托拉唑预防重症脑出血并发应激性溃疡出血的有效率显著高于雷尼替丁(94.3% 比 70%，$P<0.01$)，在ICU住院的急危重患者中，其总有效率显著高于法莫替丁(100% 比 85.7%，$P<0.01$)。由此证明，泮托拉唑针剂用于预防危重患者的急性应激性溃疡出血疗效确切。

疗效是评价药物的重要指标之一，另一个值得关注的指标是安全性。近年来，PPIs广受关注的安全问题就是药物间相互作用。美国FDA曾对奥美拉唑与氯吡格雷的合用提出警告，认为奥美拉唑代谢主要通过抑制CYP 2C19酶的活性(该酶能将氯吡格雷转化成活性代谢产物)，从而降低氯吡格雷的药效。而多项研究均显示，泮托拉唑与氯吡格雷合用未见此不良效应，其原因可能是泮托拉唑较少抑制CYP 2C19，故发生细胞色素 P_{450} 酶系介导药物相互作用的可能性较低。因此，与奥美拉唑相比，泮托拉唑发生药物相互作用的概率小，其适用人群更广泛，安全性可能更高。

临床上需要更多有效且安全的药物以供临床医生选择。既往的研究已充分论证了泮托拉唑(潘妥洛克® Ⅳ)静脉给药在辅助治疗出血性消化性溃疡、预防再出血，以及预防急性应激性溃疡出血方面的确切疗效、良好的安全性和耐受性。基于这些循证证据的支持，我们建议泮托拉唑静脉给药的使用方法为：①消化性溃疡出血：首剂40 mg快速静脉推注，继以40 mg/次×1次/12小时静脉滴注，持续72小时；②防治NSAIDs引起的急性胃黏膜损伤和应激状态下大出血的发生：每次40 mg静脉滴注，1次/天。

原发性肝癌诊疗规范(摘要)

(中华人民共和国卫生部，2011年)

原发性肝癌主要包括肝细胞癌(HCC)、肝内胆管细胞癌(intrahepatic cholangio-carcinoma，ICC)和肝细胞癌-肝内胆管细胞癌混合型等不同病理类型，由于HCC占到90%以上，故本规范所指的“肝癌”主要是指HCC。

一、诊断技术和应用

1. 血液生物化学检查

HCC患者可以出现血清AST、ALT、ALP、乳酸脱氢酶或胆红素的升高，白蛋白降低等肝功能异常，以及淋巴细胞亚群等免疫指标的改变。

2. 肿瘤标志物检查

血清甲胎蛋白(AFP)及其异质体是诊断HCC的重要指标和特异性最强的肿瘤标记物，对于AFP≥400 μg/L超过1个月，或≥200 μg/L持续2个月，排除妊娠、生殖腺胚胎癌和活动性肝病，应该高度怀疑HCC；应同期进行影像学检查(CT/MRI)是否具有肝癌特征性占位。有30%～40%的HCC患者AFP检测呈阴性，包括ICC、高分化和低分化HCC，或HCC已坏死液化者，AFP均可不增高。强调需要定期检测和动态观察，并且要借助于影像学检查，或在B超导引下作肝活体组织检查等来明确诊断。

其他可用于HCC辅助诊断的标志物还有多种血清酶，包括γ-谷氨酰转肽酶及其同工酶、α-L-岩藻苷酶、异常凝血酶原、高尔基体蛋白73，5-核苷酸磷酸二酯酶同工酶、醛缩酶同工酶A和胎盘型谷胱甘肽S-转移酶等，还有异常凝血酶原、铁蛋白和酸性铁蛋白等。部分HCC患者，可有癌胚抗原和糖类抗原CA19-9等异常增高。

3. 影像学检查

(1) 腹部超声检查：可以确定肝内有无占位性病变，提示其性质，鉴别是液性或实质性占位，明确癌灶在肝内的具体位置及其与肝内重要血管的关系，以用于指导治疗方法的选择及手术的进行；有助于了解HCC在肝内以及邻近组织器官职的播散与浸润。对于HCC与肝囊肿、肝血管瘤等疾病的鉴别诊断具有较大参考价值。但因仪器设备、解剖部位、操作者的手法和经验等因素的限制，使其检出的敏感性和定性的准确性受到一定影响。实时超声造影可以动态观察病灶的血流动力学情况，有助于提高定性诊断，但是对于ICC患者可呈假阳性，应该注意；而术中腹部超声直接从开腹后的肝脏表面探查，能够避免超声衰减和腹壁、肋骨的干扰，可发现术前影像学检查未发现的肝内小病灶。

(2) 电子计算机断层成像(CT)：用来观察肝癌形态及血供状况、肝癌的检出、定性、分期以及肝癌治疗后复查。

(3) 磁共振(MRI或MR)：无放射性辐射，组织分辨率高，可以多方位、多序列成像，对HCC病灶内部的组织结构变化如出血坏死、脂肪变性以及包膜的显示和分辨率均优于CT和腹部超声。对良、恶性肝内占位，尤其与血管瘤的鉴别，可能优于CT；同时，无须增强即能显示门静脉和肝静脉的分支；对于小肝癌MRI优于CT，目前证据较多。

上述三种重要的影像学检查技术，各有特点，优势互补，应该强调综合检查，全面评估。

(4) 选择性肝动脉造影：目前多采用数字减影血管造影，可明确显示肝脏小病灶及其血供情况，同时可进行化疗和碘油栓塞等治疗。HCC在选择性肝动脉造影的主要表现为：①肿瘤血管，出现于早期动脉相；②肿瘤染色，出现于实质相；③较大肿瘤可见肝内动脉移位、拉直、扭曲等；④肝内动脉受肝瘤侵犯可呈锯齿状、串珠状或僵硬状态；⑤动静脉瘘；"池状"或"湖状"造影剂充盈区等。检查意义不仅在于诊断和鉴别诊断，在术前或治疗前可用于估计病变范围，特别是了解肝内播散的子结节情况；也可为血管解剖变异和重要血管的解剖关系以及门静脉浸润提供正确客观的信息，对于判断手术切除的可能性和彻底性以及决定合理的治疗方案有重要价值。选择性肝动脉造影，可用于其他检查后仍未能确诊的患者。此外，对于可切除的HCC，即使影像学上表现为局限性可切除HCC，也有学者提倡进行术前检查，有可能发现其他影像学手段无法发现的病灶和明确有无血管侵犯。

(5) 正电子发射计算机断层成像：既可由正电子发射断层扫描功能显像反映肝脏占位的生物化学代谢信息，又可通过CT形态显像进行病灶的精确解剖定位，并且同时全身扫描可以了解整体状况和评估转移情况，达到早期发现病灶的目的，同时可了解肿瘤治疗前后的大小和代谢变化。但是其诊断HCC的敏感性和特异性还需进一步提高。

(6) 发射单光子计算机断层扫描仪：全身骨显像有助于HCC骨转移的诊断，可较X线和CT检查提前3～6个月发现骨转移癌。

4. 肝组织病理学检查

可获得HCC的诊断依据及了解分子标志物等情况，对明确诊断、病理类型、判断病情、指导治疗以及评估预后都非常重要。

二、肝癌的诊断标准

1. 病理学诊断标准

肝脏占位病灶或者肝外转移灶活检或手术切除组织标本，经病理组织学和/或细胞学检查诊断为HCC，此为金标准。

2. 临床诊断标准

一般认为主要取决于三大因素，即慢性肝病背景，影像学检查结果以及血清AFP水平。专家组提议宜从严掌握和联合分析，要求在同时满足以下条件中的(1)+(2)a两项或者(1)+(2)b+(3)三项时，可以确立HCC的临床诊断：

(1) 具有肝硬化以及HBV和/或HCV感染(HBV和/或HCV抗原阳性)的证据；

(2) 典型的HCC影像学特征：同期多排CT扫描和/或动态对比增强MRI检查显示肝脏占位在动脉期快速不均质血管强化，而静脉期或延迟期快速洗脱。a. 如果肝脏占位直径≥2 cm，CT和MRI两项影像学检查中有一项显示肝脏占位具有上述HCC的特征，即可诊断HCC；b. 如果肝脏占位直径为1～2 cm，则需要CT和MRI两项影像学检查都显示肝脏占位具有上述肝癌的特征，方可诊断HCC，以加强诊断的特异性。

(3) 血清AFP≥400 μg/L持续1个月或≥200 μg/L持续2个月，并能排除其他原因引起的AFP升高，包括妊娠、生殖系胚胎源性肿瘤、活动性肝病及继发性肝癌等。

三、病理学诊断

病理组织学和(或)细胞学检查是HCC的诊断金标准的依据，但在病理学诊断时仍然必须重视与临床证据相结合，全面了解患者的HBV/HCV感染情况、血清AFP和其他肿瘤标志物的检测结果以及肝占位的影像学特征等情况。病理诊断时，应明确以下三种主要病理类型及注意到其他少见类型癌：

1. HCC

占原发性肝癌的90%以上，是最常见的一种病理类型。

(1) 大体分型：可分为结节型，巨块型和弥漫型；也可以参考中国肝癌病理研究协作组1977年制定的"五大型六亚型"分类。对瘤体直径＜1 cm称为微小癌，1～3 cm称为小肝癌，3～5 cm称为中肝癌，5～10 cm称为大肝癌，＞10 cm称为巨块型肝癌，而全肝散在分布小癌灶(类似肝硬化结节)称为弥漫型肝癌。目前，我国的小肝癌标准是：单个癌结节最大直径≤3 cm；多个癌结节数目不超过2个，其最大直径总和≤3 cm。小肝癌除了体积小，多以单结节性、膨胀性生长为主，与周围肝组织的分界清楚或有包膜形成，具有生长较慢、恶性程度较低、发生转移的可能性小以及预后较好等特点。

(2) 组织学特点：以梁索状排列为主，癌细胞呈多边形，细胞质嗜酸性，细胞核圆形，梁索之间衬覆血窦，也可出现多种细胞学和组织学上的特殊类型，若出现假腺管结构可类似肝内胆管癌和转移性腺癌，需要注意鉴别。癌细胞的分化程度，可以采用经典的Edmondson-Steiner肝癌四级分级法，或分为好、中、差三级。

(3) 代表性免疫组织化学标志物：肝细胞抗原示细胞质阳性，多克隆性癌胚抗原示细胞膜毛细胆管阳性，CD34示肝窦微血管弥漫性分布，磷脂酰肌醇蛋白-

3 通常在 HCC 癌细胞的细胞质内表达。对于小病灶的肝活检组织病理学检查，应由经验丰富的病理学家实施和评估；可以进行磷脂酰肌醇蛋白-3，热休克蛋白 70 和谷氨酰胺合成酶染色，如 3 项中有 2 项阳性可以诊断为 HCC。

2. ICC

较少见，起源于胆管二级分支以远肝内胆管上皮细胞，一般仅占原发性肝癌的 5%。

(1) 大体分型：可分为结节型、管周浸润型、结节浸润型和管内生长型。

(2) 组织学特点：以腺癌结构为主，癌细胞排列成类似胆管的腺腔状，但腺腔内无胆汁却分泌黏液。癌细胞呈立方形或低柱状，细胞质淡染，胞浆透明，纤维间质丰富，即癌细胞周围含有较多的纤维组织。也可出现多种细胞学和组织学上的特殊类型，若出现梁索状排列可类似肝细胞癌，需要注意鉴别。癌细胞分化程度可分为好、中、差三级。

(3) 代表性的标志物：免疫组织化学检查细胞角蛋白 19 和黏糖蛋白-1，可显示细胞质阳性。

3. 混合型肝癌

即 HCC-ICC 混合型肝癌，比较少见，在一个肝肿瘤结节内，同时存在 HCC 和 ICC 两种成分，二者混杂分布，界限不清，分别表达各自的免疫组化标志物。

4. 其他类型

原发性肝癌中还有些少见类型肝癌，如透明细胞型、巨细胞型、硬化型和肝纤维板层癌等。

5. 病理报告的主要内容

HCC 的病理报告强调规范化和标准化。内容应包括肿瘤大小和数目、生长方式、病理分型、血管癌栓、组织学类型、分化程度、包膜侵犯、卫星灶、手术切缘、癌旁肝组织（慢性肝炎的病理分级与分期以及肝硬化的类型）、免疫组织化学以及分子病理学指标等。此外，还可附有与 HCC 药物靶向治疗、生物学行为以及判断预后等相关的分子标志物的检测结果，提供临床参考。

四、肝癌的分类和分期

(一) 肝和肝内胆管肿瘤组织学分类(WHO2005)

上皮性肿瘤	ICD-O 编码
良性	
肝细胞腺瘤	8170/0
局灶性结节状增生	
肝内胆管腺瘤	8160/0
肝内胆管囊腺瘤	8161/0
胆道乳头状瘤病	8264/0
恶性	
肝细胞性肝癌（肝细胞癌）	8170/3
肝内胆管细胞癌（周围性胆管癌）	8160/3
胆管囊腺癌	8161/3
混合型肝细胞癌和胆管细胞癌	8180/3
肝母细胞瘤	8970/3
未分化癌	8020/3
非上皮性肿瘤	
良性	
血管平滑肌脂肪瘤	8860/0
淋巴管瘤和淋巴管瘤病	9170/3
血管瘤	9120/0
婴儿型血管内皮瘤	9130/0
恶性	
上皮样血管内皮瘤	9133/1
血管肉瘤	9120/3
胚胎性肉瘤（未分化肉瘤）	8991/3
横纹肌肉瘤	8900/3
其他	
杂类肿瘤	
孤立性纤维性肿瘤	8815/0
畸胎瘤	9080/1
卵黄囊瘤（内胚窦瘤）	9071/3
癌肉瘤	8980/3
Kaposi 肉瘤	9140/3
横纹肌样瘤	8963/3
其他	

造血和淋巴样肿瘤、继发性肿瘤、上皮异常改变、肝细胞不典型增生（肝细胞改变）、大细胞型（大细胞改变）、小细胞型（小细胞改变）、不典型增生结节（腺瘤样增生）、低级别、高级别（非典型腺瘤样增生）、胆管异常、增生（胆管上皮和胆管周围腺体）、不典型增生（胆管上皮和胆管周围腺体）、上皮内癌（原位癌）、杂类病变、间叶错构瘤、结节性改变（结节性再生性增生）、炎性假瘤

(二) 肝癌的分期

1. TNM 分期（UICC/AJCC，2010 年）

T-原发病灶

Tx：原发肿瘤不能测定；T0：无原发肿瘤的证据；T1：孤立肿瘤没有血管受侵；T2：孤立肿瘤，有血管受侵或多发肿瘤直径≤5 cm；T3a：多发肿瘤直径>5 cm；T3b：孤立肿瘤或多发肿瘤侵及门静脉或肝静脉主要分支；T4：肿瘤直接侵及周围组织，或致胆囊或脏器穿孔。

N-区域淋巴结

Nx：区域内淋巴结不能测定；N0：无淋巴结转移；N1：区域淋巴结转移。

M-远处转移

Mx：远处转移不能测定；M0：无远处转移；M1：有远处转移。

分期：

Ⅰ期：T1N0M0

Ⅱ期：T2N0M0

ⅢA期：T3aN0M0

ⅢB期：T3bN0M0

ⅢC期：T4，N0M0

ⅣA期：任何T，N1M0

ⅣB期：任何T，任何N，M1

TNM分期优点是对肝癌的发展情况做了详细的描述，最为规范，然而TNM分期在国际上被认可程度却较低，原因在于：①多数肝癌患者合并有严重的肝硬化，该分期没有对肝功能进行描述，而治疗HCC时非常强调肝功能代偿，肝功能显著地影响治疗方法的选择和预后的判断；②对于HCC的治疗和预后至关重要的血管侵犯，在治疗前(特别是手术前)一般难以准确判断；③各版TNM分期的变化较大，难以比较和评价。

2. BCLC分期(巴塞罗那临床肝癌分期，2010)

BCLC分期与治疗策略，比较全面地考虑了肿瘤、肝功能和全身情况，与治疗原则联系起来，并且具有循证医学高级别证据的支持。但是，亚洲(不包括日本和印尼)与西方国家的HCC具有高度异质性，在病因学、分期、生物学恶性行为、诊治(治疗观念和临床实践指南)以及预后等方面都存在明显差异；同时，我国有许多外科医师认为BCLC分期与治疗策略对于手术指征控制过严，不太适合中国的国情和临床实际，仅作为重要参考。

(三) 一般健康状态评分

评价患者的体力活动状态，即从患者的体力来了解其一般健康状况和对治疗耐受能力。HCC通常也采用美国东部肿瘤协作组评分系统，具体如下：

0分：活动能力完全正常，与起病前活动能力无任何差异；1分：能自由走动及从事轻体力活动，包括一般家务或办公室工作，但不能从事较重的体力活动；2分：能自由走动及生活自理，但已丧失工作能力，日间不少于一半日间时间可以起床活动；3分：生活仅能部分自理，日间一半以上时间卧床或坐轮椅；4分：卧床不起，生活不能自理；5分：死亡。

(四) 肝脏储备功能评估

通常采用Child-Pugh分级和吲哚氰绿(indocyanine green，ICG)清除试验等综合评价肝实质功能。肝脏体积可作为反映肝脏储备功能的一项重要指标，能够客观反映肝脏的大小和肝实质的容量，间接反映肝脏的血流灌注和代谢能力，客观评估患者肝脏对手术的承受能力，有助于指导选择合适的手术方式。标准残肝体积则是评估肝切除术患者肝脏储备功能的有效且简便的方法，采用CT扫描测定国人的标准残肝体积<416 ml/m^{2}者，肝癌切除术后中、重度肝功能代偿不全发生率比较高。

Child-Pugh分级：按积分5～6分为A级，7～9分B级，10～15分C级。ICG清除试验主要是反映肝细胞摄取能力(有功能的肝细胞量)及肝血流量，重复性较好。一次静脉注射0.5 mg/kg体重，测定15 min时ICG在血中的潴留率，正常值<12%，或通过清除曲线可测定肝血流量。

五、外科治疗

HCC的手术治疗主要包括肝切除术和肝移植术。

(一) 肝切除术

1. 肝切除术的基本原则

①彻底性，最大限度地完整切除肿瘤，使切缘无残留肿瘤；②安全性，最大限度地保留正常肝组织，降低手术病死率及手术并发症。术前的选择和评估、手术细节的改进及术后复发转移的防治等是中晚期HCC手术治疗的关键点。

2. 肝切除术方法分类

肝切除术包括根治性切除和姑息性切除。一般认为，根据手术完善程度，可将肝癌根治切除标准分为3级。其中，Ⅰ级标准：完整切除肉眼所见肿瘤，切缘无残癌。Ⅱ级标准：在Ⅰ级标准基础上增加4项条件：①肿瘤数目≤2个；②无门脉主干及一级分支、总肝管及一级分支、肝静脉主干及下腔静脉癌栓；③无肝门淋巴结转移；④无肝外转移。Ⅲ级标准：在Ⅱ级标准基础上，增加术后随访结果的阴性条件，即术前血清AFP增高者，术后2个月内AFP应降至正常和影像学检查未见肿瘤残存。

3. 肝切除术的适应证

(1) 患者的基本条件：一般情况良好，无明显心、肺、肾等重要脏器器质性病变；肝功能正常，或仅有轻度损害(Child-PughA级)，或肝功能分级属B级，经短期护肝治疗后恢复到A级；肝储备功能(如ICGR15)基本在正常范围以内；无不可切除的肝外转移性肿瘤。ICG潴留率<14%，可作为安全进行肝大块切除术而肝功衰竭发生概率低的界限。

(2) 根治性肝切除的局部病变，必须满足下列条件：①单发肝癌，表面较光滑，周围界限较清楚或有假包膜形成，受肿瘤破坏的肝组织<30%；或受肿瘤破坏的肝组织>30%，但是无瘤侧肝脏明显代偿性增大，达到标准肝体积的50%以上；②多发性肿瘤，结节<3

个，且局限在肝脏的一段或一叶内。对于多发性肝癌，相关研究均显示，在满足手术条件下，肿瘤数目<3 个的多发性肝癌患者可从手术显著获益；若肿瘤数目>3 个，即使已手术切除，其疗效也并不优于肝动脉介入栓塞等非手术治疗。

（3）腹腔镜肝切除术：其主要适应证为孤立性癌灶，<5 cm，位于 2～6 肝段；具有创伤小、失血量和手术死亡率低的优点。对于位置较好的 HCC，尤其是早期 HCC 者，腹腔镜肝切除术表现较好。

（4）姑息性肝切除的局部病变，必须符合下列条件：①3～5 个多发性肿瘤，超越半肝范围者，行多处局限性切除；②肿瘤局限于相邻的 2～3 个肝段或半肝内，无瘤肝组织明显代偿性增大，达到标准肝体积的 50%以上；③肝中央区（中叶或Ⅳ、Ⅴ、Ⅷ段）肝癌，无瘤肝组织明显代偿性增大，达到标准肝体积的 50%以上；④肝门部有淋巴结转移者，切除肿瘤的同时行淋巴结清扫或术后治疗；⑤周围脏器受侵犯者一并切除。

4. 防止术后转移复发

中晚期肝癌手术切除后复发转移率很高，这与术前可能已存在微小播散灶或者多中心发生有关。一旦复发，往往难有再切除机会，可以采取局部非手术治疗和系统治疗等控制肿瘤发展，延长患者生存期。对于高危复发者，临床研究证实术后预防性介入栓塞治疗有一定的效果，能发现并控制术后肝内微小残癌。

5. 手术禁忌证

（1）心肺功能差或合并其他重要器官严重疾病，不能耐受手术者；

（2）肝硬化严重，肝功能差 Child - PughC 级；

（3）已经存在肝外转移。

（二）肝移植术

1. 肝移植术的选择标准

肝移植用于无法手术切除、不能进行或微波消融和肝动脉栓塞化疗（transcatheter arterial chemoembolization，TACE）治疗以及肝功能不能耐受的患者。肝移植适应证，国际上主要采用米兰标准，还有美国加州大学旧金山分校标准和匹兹堡改良 TNM 标准。现在尚无统一国内标准，各家标准对于无大血管侵犯、淋巴结转移及肝外转移的要求都比较一致，但是对于肿瘤的大小和数目的要求不尽相同。

2. 肝移植术后复发的预防

一般认为肿瘤的生物学行为是决定患者预后最主要的因素。肝移植术后可以进行适当的药物治疗（包括抗病毒治疗以及化疗等），有可能会减少和推迟肝癌复发、改善生存，但是需要进一步研究以获得充分的循证医学证据。

六、局部治疗

尽管外科手术是肝癌的首选治疗方法，但是在确诊时大部分患者已达中晚期，往往失去了手术机会，据统计仅约 20%的患者适合手术。因此，需要积极采用非手术治疗，可能使相当一部分患者的症状减轻、生活质量改善和生存期延长。

（一）局部消融治疗

局部消融治疗是借助医学影像技术的引导对肿瘤靶向定位，局部采用物理或化学的方法直接杀灭肿瘤组织一类治疗手段。主要包括射频消融（radiofrequency ablation，RFA）、微波消融、冷冻治疗、高功率超声聚焦消融以及无水乙醇注射治疗；具有微创、安全、简便和易于多次施行的特点。

1. 适应证和禁忌证

（1）适应证：通常适用于单发肿瘤，最大径≤5 cm；或肿瘤数目≤3 个，且最大直径≤3 cm。无血管、胆管和邻近器官侵犯以及远处转移。肝功能分级为 Child - PughA 或 B 级，或经内科护肝治疗达到该标准。有时，对于不能手术切除的直径>5 cm 的单发肿瘤，或最大直径>3 cm 的多发肿瘤，局部消融可以作为姑息性综合治疗的一部分，但是需要严格掌握。

（2）禁忌证：①肿瘤巨大或弥漫型肝癌；②合并门脉主干至二级分支癌栓或肝静脉癌栓、邻近器官侵犯或远处转移；③位于肝脏脏面，其中 1/3 以上外裸的肿瘤；④肝功能分级为 Child - Pugh C 级，经护肝治疗无法改善者；⑤治疗前 1 个月内有食管胃底静脉曲张破裂出血；⑥不可纠正的凝血功能障碍和明显的血象异常，具有明显出血倾向者；⑦顽固性大量腹水，恶液质；⑧合并活动性感染，尤其是胆管系统炎症等；⑨肝肾、心肺和脑等重要脏器功能衰竭；⑩ 意识障碍或不能配合治疗的患者。

同时，第一肝门区肿瘤应为相对禁忌证；肿瘤紧贴胆囊、胃肠、膈肌或突出于肝包膜为经皮穿刺路径的相对禁忌证；伴有肝外转移的肝内病灶不应视为绝对禁忌，有时仍可考虑采用局部消融治疗控制局部病灶发展。

2. 常见消融手段的选择和应用

（1）RFA：其优点是操作方便，可以避免开腹手术，住院时间短，疗效确切，花费相对较低。RFA 治疗的精髓是对肿瘤整体进行精准灭活并尽量减少正常肝组织损伤，其前提是对肿瘤浸润范围和卫星灶的确认。因此强调治疗前精确的影像学检查，超声是引导 RFA 治疗的首选方法。超声造影技术（实时超声造影）有助于确认肿瘤的实际大小和形态，界定肿瘤浸润范围，检出微小肝癌、卫星灶，为制定消融方案灭活肿瘤提供了可靠的参考依据。

(2) 微波消融：在局部疗效、并发症发生率以及远期生存方面与 RFA 相比，差异均无统计学意义。

(3) 无水乙醇注射：适用于直径≤3 cm 以内的小肝癌及复发小肝癌的治疗。对>3 cm 以上不适合手术的肝癌或复发灶，也可起到姑息治疗的作用。有的癌灶贴近肝门、胆囊及胃肠道组织，热消融治疗可能容易造成损伤，可考虑采用无水乙醇注射或与热消融并用，以防止并发症发生。

3. 基本技术要求

(1) 特别强调操作医师必须经过严格培训和细致负责，治疗前，应该全面而充分地评估患者的全身状况、病情、肿瘤生物学行为(预测可行性及效果，确定治疗及联合治疗措施、步骤)和影像学检查情况，根据肿瘤的大小、浸润范围、位置等，制定完整的治疗方案和策略，保证足够的安全范围，尽可能获得一次性、适形的完全消融治疗。

(2) 强调选择适合的影像技术引导下进行操作，并监控治疗过程，以保证治疗的安全性、准确性和有效性。

(3) 肿瘤距肝门部肝总管、左右肝管的距离应至少为 5 mm。不推荐对>5 cm 的病灶单纯施行消融治疗。对于多个病灶或更大的肿瘤，根据患者肝功能状况，采取治疗 TACE 或肝动脉栓塞＋射频联合治疗明显优于单纯的射频治疗。

(4)消融范围应力求包括 5 mm 的癌旁组织，以获得“安全边缘”，彻底杀灭肿瘤。对于边界不清晰、形状不规则的浸润型癌或转移癌灶，在邻近肝组织及结构条件许可的情况下，建议适当扩大消融范围。对于血供丰富的肿瘤，可以考虑先凝固阻断主要滋养血供再消融肿瘤以提高灭活效果。

(5) 评估局部疗效的规范方法是在消融后 1 个月左右，治疗后 1 个月，复查肝脏三期 CT/MRI 扫描，或者超声造影，以评价消融疗效。疗效可分为：①完全消融(CR)：经肝脏三期 CT/MRI 扫描或者超声造影随访，肿瘤所在区域为低密度(超声表现为高回声)，动脉期未见强化；②不完全消融：经肝脏三期 CT/MRI 扫描或者超声造影随访，肿瘤病灶内局部动脉期有强化，提示有肿瘤残留。对治疗后有肿瘤残留者，可以进行再次消融治疗；若 2 次消融后仍有肿瘤残留，视为消融治疗失败，应放弃消融疗法，改用其他疗法。

(6) 要有适宜的综合治疗方案和科学合理的随访计划。治疗后应定期随访复查，以及时发现可能的局部复发病灶和肝内新病灶，利用经皮消融微创安全、简便、可反复施行的优点，有效地控制肿瘤进展。

4. 消融治疗与外科手术治疗≤5 cm 肝癌的选择

在临床实践中，应该根据患者的体质和肝功能，肿瘤的大小、数目、位置，本单位的技术力量以及患者的意愿等，全面考虑后选择合适的初始治疗手段。如果患者能够耐受解剖性肝切除，应首选外科切除，可以同时清除相应肝段或肝叶的微小转移灶，有效地防止术后复发。因此，外科治疗仍是≤5 cm 的肝癌治疗首选，对于同时满足局部手术治疗和消融治疗指征的≤5 cm肝癌，在有条件时还是进行手术治疗，而局部消融可作为手术切除之外的另一种治疗选择。对于 2～3 个癌灶位于不同区域、肝功能差不能进行切除手术者，包括肝功能 Child - Pugh B 级或经保肝治疗后可达 B 级者，可以考虑局部消融治疗。对于肝脏深部或中央型≤3 cm 的肝癌，局部消融可以达到手术切除疗效，获得微创下根治性消融，可以优先选择；对于 3～5 cm 的肝癌，通过选择适宜的仪器针具、掌握合理的消融技术和积累一定的治疗经验等，可以提高治疗效果。一般认为，局部消融后多数患者还需要采用综合性辅助治疗。

(二) 肝动脉介入治疗

1. 基本原则

(1) 要求在数字减影血管造影机下进行；

(2) 必须严格掌握临床适应证；

(3) 必须强调治疗的规范化和个体化。

2. 适用人群

(1) 不能手术切除的中晚期原发性肝癌患者；

(2) 可以手术切除，但由于其他原因(如高龄、严重肝硬化等)不能或不愿接受手术的患者。对于上述患者，介入治疗可以作为非手术治疗中的首选方法。

介入治疗的主要影响因素有：①血清 AFP 水平；②肿瘤病灶是否包膜完整、边界清楚；③门静脉有无癌栓。

3. 适应证

(1) TACE 的主要适应证为不能手术切除的中晚期 HCC，无肝肾功能严重障碍，包括：①巨块型肝癌：肿瘤占整个肝脏的比例<70%；②多发结节型肝癌；③门静脉主干未完全阻塞，或虽完全阻塞但肝动脉与门静脉间代偿性侧支血管形成；④外科手术失败或术后复发者；⑤肝功能分级(Child - Pugh) A 或 B 级，ECOG 评分 0～2 分；⑥肝肿瘤破裂出血及肝动脉-门静脉分流造成门静脉高压出血。

(2) 肝肿瘤切除术前应用，可使肿瘤缩小，有利于二期切除，同时能明确病灶数目。

(3) 小肝癌，但不适合或者不愿意进行手术、局部射频或微波消融治疗者。

(4) 控制局部疼痛、出血以及栓堵动静脉瘘。

(5) 肝癌切除术后，预防复发。

4. 禁忌证

(1) 肝功能严重障碍(Child - Pugh C级)；

(2) 凝血功能严重减退，且无法纠正；

(3) 门静脉主干完全被癌栓栓塞，且侧支血管形成少；

(4) 合并活动性感染且不能同时治疗者；

(5) 肿瘤远处广泛转移，估计生存期<3个月者；

(6) 恶液质或多器官功能衰竭者；

(7) 肿瘤占全肝比例≥70%癌灶；如果肝功能基本正常，可考虑采用少量碘油乳剂分次栓塞；

(8) 外周血白细胞和血小板显著减少，白细胞计数<3.0×10^9/L(非绝对禁忌，如脾功能亢进者，与化疗性白细胞减少有所不同)，血小板计数<60×10^9/L。

5. 操作程序要点和分类

基本操作：肝动脉造影，通常采用Seldinger方法，经皮穿刺股动脉插管，导管置于腹腔干或肝总动脉造影，造影图像采集应包括动脉期、实质期及静脉期；应做肠系膜上动脉造影、注意寻找侧枝供血。根据治疗操作的不同，通常分为：

(1) 肝动脉灌注化疗：仔细分析造影表现，明确肿瘤的部位、大小、数目以及供血动脉后，超选择插管至肿瘤供血动脉内给予灌注化疗药物，常用有阿霉素或表阿霉素、顺铂、5-氟尿嘧啶、羟基喜树硷以及丝裂霉素等。

(2) 肝动脉栓塞：应尽可能采取超选择插管，并且注意选择合适的栓塞剂。

(3) TACE：同时进行肝动脉灌注化疗和肝动脉栓塞治疗，以提高疗效。TACE治疗HCC主要是基于肝癌和正常肝组织血供的差异，即95%～99%的肝癌血供来自肝动脉，而正常肝组织血供的70%～75%来自门静脉，肝动脉血供仅占20%～25%。TACE能有效控制肝癌生长，明显延长患者生存期，使HCC患者获益，已成为不能手术切除的中晚期肝癌首选和最有效的治疗方法。

TACE前应明确肿瘤部位、大小、数目及供血动脉后，超选择插管至肝右动脉及肝左动脉分别给予灌注化疗。注意勿将肝固有动脉完全闭塞，以利于再次TACE治疗。

影响TACE远期疗效的主要因素包括肝硬化程度、肝功能状态和肿瘤情况(大小、分级、病理类型、门静脉癌栓以及动静脉瘘等)。TACE治疗本身有一定局限性，主要表现为：①由于栓塞不彻底和肿瘤侧支血管建立等原因，TACE常难以使肿瘤达到病理上完全坏死；②TACE治疗后由于肿瘤组织缺血和缺氧，残存肿瘤的缺氧诱导因子水平升高，从而使血管内皮生长因子高表达。这些因素可导致肝内肿瘤复发和远处转移。

6. TACE术后常见不良反应

栓塞后综合症是TACE治疗的最常见不良反应，主要表现为发热、疼痛、恶心和呕吐等。此外，还有穿刺部位出血、白细胞下降、一过性肝功能异常、肾功能损害以及排尿困难等其他常见不良反应。介入治疗术后的不良反应会持续5～7天，经对症治疗后大多数患者可以完全恢复。

7. 随访和治疗间隔

一般建议第一次肝动脉介入治疗后4～6周时复查CT和(或)MRI等；至于后续复查则视患者的具体情况，可间隔1～3个月。介入治疗的频率应依随访结果而定，若介入术后4～6周时，影像学检查显示肝脏的瘤灶内的碘油沉积浓密、瘤组织坏死并且无增大和无新病灶，暂时不再做介入治疗。最初2～3次介入治疗间隔可以较短，此后，在肿瘤无进展的情况下应延长治疗间隔，以保证肝功能的恢复。在治疗间隔期，可利用CT和(或)MRI动态增强扫描评价肝脏肿瘤的存活情况，以决定是否需要再次进行介入治疗。如经过数次介入治疗后，肿瘤仍继续进展，应考虑换用或联合其他治疗方法。

七、放射治疗

对于经过选择的HCC患者，放疗后3年生存率可达25%～30%。

1. HCC的放疗指征

主要适用于：①一般情况好，如KPS≥70分，肝功能Child - Pugh A级，单个病灶；②手术后有残留病灶者；③需要肝脏局部肿瘤处理，否则会产生严重的并发症，如肝门的梗阻，门静脉和肝静脉的瘤栓；④远处转移灶的姑息治疗，如淋巴结转移、肾上腺转移以及骨转移时，可以减轻患者的症状，改善生活质量。

2. 作为HCC的综合治疗的重要手段，放疗的适应证

①局限于肝内HCC：放疗联合肝动脉介入治疗，可显著提高有效率和生存率；②HCC伴癌栓：放疗可针对外科或介入治疗后出现的癌栓以及原发灶的癌栓(包括下腔静脉癌栓)，可延长患者生存期C级；③HCC伴淋巴结转移：放疗可显著改善淋巴结转移的HCC患者的生存期；④HCC肾上腺转移：放疗可缓解肾上腺转移灶出现的症状，但尚无证据说明放疗可以延长生存期；⑤HCC骨转移：放射治疗的目标为缓解症状从而提高患者生存质量，但无证据说明能够延长患者生存期；⑥ICC：放疗可延长切除术后切缘阳性和不能切除的ICC患者的生存期。

目前放疗仍然是可供选择的重要治疗方法之一，特别是针对肝外的转移病灶。

3. 放疗的并发症

包括急性期(放疗期间)毒副作用及放疗后期(4个月内)的肝损伤。

(1) 急性期(放疗期间)不良反应：①厌食、恶心、呕吐，较严重的有上消化道出血，特别是放射野累及较大体积的十二指肠、空肠和胃的患者；②急性肝功能损害：表现为胆红素上升，血清 ALT 上升；③骨髓抑制，特别是在大体积的肝脏受照的患者，或伴脾功能亢进的患者。

(2) 放疗的后期损伤：主要是放射诱导的肝损伤(radiation induced liver disease, RILD)，其临床表现和诊断标准：①已接受过肝脏高剂量的放疗；②在放疗结束后发生；③临床表现有 2 种：典型：发病快，患者在短期内迅速出现大量腹水和肝脏肿大，伴 ALP 升高到＞正常值的 2 倍，或 ALT 上升至＞正常值的 5 倍；非典型：仅有肝脏功能的损伤：ALP＞正常值 2 倍，或 ALT 上升至＞正常值的 5 倍，没有肝脏的肿大和腹水；④能排除肝肿瘤发展造成的临床症状和肝功能损害。

RILD 是一种严重的放射并发症，70%以上的患者可在短期内死于肝衰竭。避免 RILD 发生关键的是在设计放疗计划时，把正常肝脏受照剂量限制在能够耐受的范围内。我国肝癌患者肝脏的耐受剂量(全肝平均剂量)是：Child - Pugh A 级患者为 23 Gy，Child - Pugh B 级患者可能是 6 Gy。对于容易发生 RILD 的患者更应小心，包括原有的肝脏功能差，如肝脏功能为 Child - Pugh B 级；正常肝脏的受照体积大，剂量高；患者同时伴发血管的癌栓，如门静脉和下腔静脉的癌栓。如果同时使用 TACE，则 TACE 和肝脏放疗的间隔时间短于 1 个月。另外，在放疗期间出现急性肝功能损坏的患者，如≥放射损伤分级标准(RTOG) Ⅱ 级肝损伤，如继续放疗，则以后发生 RILD 的概率可高达 60%。因此，对此类患者应停止放疗，以避免治疗后 RILD 的出现。

八、系统治疗(全身治疗)

我国大多数患者具有乙型肝炎和肝硬化背景，起病隐袭、进展迅速，确诊时往往已达晚期，不能手术，消融或 TACE 治疗的患者较多，生存期较短和预后极差。即使可以手术，术后复发率较高，长期生存率低，有必要去积极采用多种方法综合治疗。

对于严重肝功能不全的患者，仅采取支持对症治疗是最常用和惟一的选择；肝功能基本正常或接近正常(Child - PughA 级或 B 级)，而无手术、消融或 TACE 治疗指征者，可以进行系统治疗。对于无禁忌证的晚期 HCC 患者，系统治疗优于支持对症治疗，可以减轻肿瘤负荷，改善肿瘤相关症状和提高生活质量，延长生存时间和有其他获益。

系统治疗主要适用于：已经发生肝外转移的晚期患者；虽为局部病变，但不适合手术切除、射频或微波消融和 TACE 治疗，或者局部治疗失败进展者；弥漫型肝癌；合并门静脉主干癌栓和(或)下腔静脉者。

(一) 分子靶向药物治疗

分子靶向药物治疗在控制 HCC 的肿瘤增殖、预防和延缓复发转移以及提高患者的生活质量等方面具有独特的优势。索拉非尼是一种口服的多靶点、多激酶抑制剂，既可通过抑制血管内皮生长因子受体和血小板源性生长因子受体阻断肿瘤血管生成，又可通过阻断 Raf/MEK/ERK 信号传导通路抑制肿瘤细胞增殖，从而发挥双重抑制、多靶点阻断的抗 HCC 作用。索拉非尼用于治疗不能手术切除和远处转移的 HCC 患者，能够延缓 HCC 的进展，明显延长晚期患者生存期，且安全性较好。常规用法为 400 mg，口服，每日 2 次。需注意对肝功能的影响，要求患者肝功能为 Child - Pugh A 或相对较好的 B 级。

(二) 系统化疗(全身化疗)

系统化疗，多数传统的细胞毒性药物，包括阿霉素/表阿霉素、5 - 氟尿嘧啶、顺铂和丝裂霉素等，都曾试用于肝癌，但单药有效率都比较低(一般＜10%)，缺乏高级别的循证医学证据表明具有生存获益。

(三) 中医药治疗

有助于减少放、化疗的毒性，改善癌症相关症状和生活质量，可能延长生存期，可作为辅助治疗。

(四) 其他治疗

一般认为生物治疗如胸腺肽 α1、干扰素′α，可以改善 HCC 患者的生活质量，有助于提高抗肿瘤疗效，降低术后复发率。

九、肝癌多学科综合治疗模式的建议

由于 HCC 的特殊性，多发生在有慢性肝病或者肝硬化疾病的基础上，高度恶性和复杂难治，特别强调多学科规范化的综合治疗；并且在此基础上，提倡针对不同的患者或者同一患者的不同阶段实施个体化治疗。可以依据肝癌患者的体力状况和 ECOG 评分系统，分为 ECOG 为 0～2 分和 3～4 分两大类采取不同的治疗策略。

- 对于 ECOG 3～4 分的患者，由于一般健康状况太差，往往无法承受强烈的抗肿瘤治疗，主要是给予支持对症治疗和中医药治疗。
- 对于 ECOG 0～2 分的患者，则可以依据 Child - Pugh 评分系统，分为 Child - Pugh A/B 和 Child - Pugh C 两组：

(1) Child－Pugh C 患者的治疗基本同上。对于其中由于终末期肝病致肝功能失代偿的患者，如果符合肝癌肝移植适应证标准，建议进行肝移植治疗。

(2) 对于 Child－PughA 或 B 患者，依据 UICC－TNM 评分系统，分为无肝外转移(包括远处及淋巴结转移)的患者(N0M0)和有肝外转移的患者(Nl 或 M1)。对于无肝外转移的患者，再以血管受侵情况分为伴有门脉主要分支癌栓或下腔静脉癌栓、和无大血管侵犯两组。门脉主要分支定义为门脉主干和 1、2 级分支，一般为影像学可见的癌栓；此处未采用微血管癌栓作为区分指标，一则由于门脉肉眼可见癌栓可用于术前治疗决策的制定，另一方面，门脉肉眼可见癌栓对患者预后的影响强于微血管癌栓。对于已有肝外转移的患者，建议采用系统治疗为主，包括分子靶向药物治疗(索拉非尼)、系统化疗(FOLFOX4 方案或亚砷酸注射液)、生物治疗和中医药等；同时可以酌情采用姑息性放疗(控制骨转移疼痛)等。

(3) 对于伴有门脉主要分支癌栓(门脉主干和 1/2 级分支)，如果预计无法完整切除肿瘤及肉眼癌栓，建议进行放疗和(或)门脉支架植入和 TACE；当肿瘤和癌栓可被整块切除的患者，建议“肝癌手术切除、门静脉取栓、化疗泵植入＋术后门静脉肝素冲洗、持续灌注化疗＋TACE”等以外科为主的综合治疗，可明显提高肝癌合并门静脉癌栓患者的生存率，降低术后转移复发率。对于下腔静脉癌栓患者，如果是肿瘤增大压迫引起，且患者无症状，可以不放置支架，仅采用 TACE 治疗，并观察肿瘤能否缩小。如果癌栓是肿瘤侵犯下腔静脉引起，建议在 TACE 的同时放置下腔静脉支架或先放置支架，并可联合放射治疗。这些患者，若能耐受，均建议联合或序贯应用系统治疗(如索拉非尼、FOLFOX4 方案化疗、应用亚砷酸注射液和中医药等)。

(4) 对于无血管受侵的患者，再依据肿瘤数目、肿瘤最大直径(均依据术前影像学结果判断)进一步分层。对于肿瘤数目 4 个以上的患者，建议 TACE 控制肝脏肿瘤，一般不宜首先考虑手术切除治疗。上述治疗也可与消融治疗联合应用。

(5) 对于肿瘤数目 2～3 个，肿瘤最大直径＞3 cm 或单个肿瘤＞5 cm 的患者，手术切除的生存率高于 TACE，但应注意到部分患者因为肝功能储备问题或包膜不完整而不能手术切除，建议对于这部分患者可以采用 TACE。需要从肝切除技术和肝功能储备两方面判断是否选择手术。手术切除的患者 Child－Pugh 分级的分值应≤7 分。对于不能耐受或不适宜其他抗癌治疗措施的患者，若符合 UCSF 标准，也可以可考虑肝移植治疗。迄今为止，没有 TACE 能减少术后复发、延长生存时间的证据，且 TACE 可能带来并发症：如严重粘连、胆囊坏疽、胆管坏死以及肝脓肿等，会增加肝切除术的难度；因此，对可手术切除的肝癌，原则上术前不主张进行 TACE。

(6) 对于单个肿瘤直径＜5 cm 或肿瘤数目 2～3 个、肿瘤最大直径≤3 cm 的患者，首先建议手术切除治疗。对于其中肿瘤最大直径≤3 cm 的患者，也可考虑消融治疗。手术切除的优势是转移复发率低、无瘤生存率高；而经皮消融并发症发生率低、恢复快和住院时间短。对于拒绝手术的患者，或伴发心脏、肺等重要脏器疾病或麻醉禁忌证等不适合手术的患者也可考虑进行放射治疗。对于不能耐受或不适宜其他抗癌治疗措施的患者，若符合 UCSF 标准，则可考虑进行肝移植治疗。

基础疾病治疗

在 HCC 选择治疗方法时，应该强调对于基础肝病(慢性乙型肝炎、肝硬化和肝功能障碍)的治疗，在进行手术切除或肝移植、局部消融、TAI/TACE、放疗以及系统治疗(分子靶向药物治疗和化疗)时，宜注意检查和监测病毒载量，可以考虑预防性应用抗病毒药物；同时，在肝切除术后，也提倡进行规范的抗病毒治疗。

十、随访

强调通过动态观察 HCC 患者的症状、体征和辅助检查(主要是血清 AFP 和影像学检查)进行定期随访，监测疾病发展、复发或治疗相关不良反应。随访频率在治疗后 3 年内应该每 3～4 个月 1 次；3～5 年期间，每 4～6 个月 1 次；5 年后依然正常，可以改为 6～12 个月 1 次。

胰腺癌诊疗规范(2011 年)

(中华人民共和国卫生部)

一、概述

胰腺癌(cancer of pancreas)是常见的胰腺肿瘤，恶性程度极高，近年来，发病率在国内外均呈明显的上升趋势。胰腺癌半数以上位于胰头，约 90%是起源于腺管上皮的管腺癌。

为进一步规范我国胰腺癌诊疗行为，提高医疗机构胰腺癌诊疗水平，改善胰腺癌患者预后，保障医疗质量和医疗安全,特制定本规范。

二、诊断技术与应用

(一) 高危因素

老年,有吸烟史,高脂饮食,体重指数超标为胰腺癌的危险因素,暴露于β-萘胺、联苯胺等化学物质可导致发病率增加。

(二) 临床表现

1. 多数胰腺癌患者缺乏特异性症状,最初仅表现为上腹部不适,隐痛,易与其他消化系统疾病混淆。当患者出现腰背部疼痛为肿瘤侵犯腹膜后神经丛,为晚期表现。

2. 80%～90%胰腺癌患者在疾病初期即有消瘦、体重减轻。

3. 常出现消化不良、呕吐、腹泻等症状。

4. 40岁以上患者有下列任何表现的患者需高度怀疑胰腺癌的可能性,如果患者是嗜烟者更应高度重视:

(1) 不明原因的梗阻性黄疸。

(2) 近期出现无法解释的体重下降>10%。

(3) 近期出现不能解释的上腹或腰背部疼痛。

(4) 近期出现模糊不清又不能解释的消化不良症状,内镜检查正常。

(5) 突发糖尿病而又无诱发因素,如家族史、肥胖。

(6) 突发无法解释的脂肪泻。

(7) 自发性胰腺炎的发作。

(三) 体格检查

1. 胰腺癌患者病变初期缺乏特异性体征,出现体征时多为进展期或晚期。

2. 黄疸。黄疸为胰头癌患者常见体征,表现为全身皮肤黏膜黄染,大便颜色变白,小便发黄,皮肤瘙痒。

3. 腹部肿块。胰腺癌患者触及腹部肿块多为晚期,极少能行根治性手术切除。

(四) 影像检查

1. B型超声检查:是胰腺癌诊断的首选方法。其特点是操作简便、无损伤、无放射性、可多轴面观察,并能较好地显示胰腺内部结构、胆道有无梗阻及梗阻部位、梗阻原因。局限性是视野小,受胃、肠道内气体、体型等影响,有时难以观察胰腺,特别是胰尾部。

2. CT检查:是目前检查胰腺最佳的无创性影像检查方法,主要用于胰腺癌的诊断和分期。平扫可显示病灶的大小、部位,但不能准确定性诊断胰腺病变,显示肿瘤与周围结构的关系较差。增强扫描能够较好地显示胰腺肿物的大小、部位、形态、内部结构及与周围结构的关系。能够准确判断有无肝转移及显示肿大淋巴结。

3. MRI及磁共振胰胆管成像(MRCP)检查:不作为诊断胰腺癌的首选方法,但当患者对CT增强造影剂过敏时,可采用MR代替CT扫描进行诊断和临床分期;另外,MRCP对胆道有无梗阻及梗阻部位、梗阻原因具有明显优势,且与ERCP、PTC比较,安全性高,对于胰头癌,MR可作为CT扫描的有益补充。

4. 上消化道造影:只能显示部分晚期胰腺癌对胃肠道压迫侵犯所造成的间接征象,无特异性。目前已为断面影像学检查所取代。

(五) 血液免疫生化检查

1. 血液生化检查:早期无特异性血生化改变,肿瘤阻塞胆管可引起血胆红素升高,伴有谷丙转氨酶,谷草转氨酶等酶学改变。胰腺癌患者中有40%出现血糖升高和糖耐量异常。

2. 血液肿瘤标志物检查:胰腺癌血清中CEA、CA19-9升高。

(六) 组织病理学和细胞学诊断组织病理学或细胞学检查

可确定胰腺癌诊断。可通过术前/术中细胞学穿刺,活检,或转至有相应条件的上级医院行内镜超声穿刺/活检获得。

(七) 胰腺癌的鉴别诊断

1. 慢性胰腺炎:慢性胰腺炎是一种反复发作的渐进性的广泛胰腺纤维化病变,导致胰管狭窄阻塞、胰液排出受阻、胰管扩张。主要表现为腹部疼痛、恶心、呕吐以及发热。与胰腺癌均可有上腹不适、消化不良、腹泻、食欲不振、体重下降等临床表现,二者鉴别如下:

(1) 慢性胰腺炎发病缓慢,病史长,常反复发作,急性发作可出现血尿淀粉酶升高,且极少出现黄疸症状。

(2) 胸部CT检查可见胰腺轮廓不规整,结节样隆起,胰腺实质密度不均。

(3) 慢性胰腺炎患者腹部平片和CT检查胰腺部位的钙化点有助于诊断。

2. 壶腹癌:壶腹癌发生在胆总管与胰管交汇处。黄疸是最常见症状,肿瘤发生早期即可以出现黄疸。鉴别如下:

(1) 因肿瘤坏死脱落,可出现间断性黄疸。

(2) 十二指肠低张造影可显示十二指肠乳头部充盈缺损、黏膜破坏"双边征"。

(3) B超、CT、MRI、ERCP等检查可显示胰管和胆管扩张,胆道梗阻部位较低,"双管征",壶腹部位占位病变。

3. 胰腺囊腺瘤与囊腺癌:胰腺囊性肿瘤临床少见,多发生于女性患者。临床症状、影像学检查、治疗以及预后均与胰腺癌不同。影像检查是将其与胰腺癌鉴别的重要手段，B超、CT可显示胰腺内囊性病变、囊腔规则，而胰腺癌只有中心坏死时才出现囊变且囊腔不规则。

4. 其他：包括一些少见的胰腺病变，临床鉴别诊断较困难。

三、胰腺癌的分类和分期

(一) 胰腺癌的组织学类型

参照2006版WHO胰腺癌组织学分类(附件1)。

(二) 胰腺癌的分期

1. 胰腺癌TNM分期中T、N、M的定义。

(1) 原发肿瘤(T)

Tx：不能测到原发肿瘤。

T0：无原发肿瘤的证据。

Tis：原位癌M1远处转移。

T1：肿瘤局限于胰腺，最大径≤2 cm*。

T2：肿瘤局限于胰腺，最大径≥2 cm*。

T3：肿瘤扩展至胰腺外，但未累及腹腔动脉和肠系膜上动脉。

T4：肿瘤侵犯腹腔动脉和肠系膜上动脉。

(2) 区域淋巴结(N)

Nx：不能测到区域淋巴结。

N0：无区域淋巴结转移。

N1：区域淋巴结转移。

(3) 远处转移(M)

Mx：不能测到远处转移。

M0：无远处转移。

M1：远处转移。

注：* 经CT测量(最大径)或切除标本经病理学分析。

2. 胰腺癌TNM分期

胰腺癌TNM分期(UICC/AJCC 2002)

分　期	TNM
0	Tis，N0，M0
ⅠA	T1，M0，N0
ⅠB	T2，N0，M0
ⅡA	T3，N0，M0
ⅡB	T1-3，N1，M0
Ⅲ	T4，任何N，M0
Ⅳ	任何T，任何N，M1

四、治疗

(一) 治疗原则

胰腺癌的治疗主要包括手术治疗、放射治疗、化学治疗以及介入治疗等。综合治疗是任何分期胰腺癌治疗的基础，但对每一个病例需采取个体化处理的原则，根据不同患者身体状况、肿瘤部位、侵及范围、黄疸以及肝肾功能水平，有计划、合理的应用现有的诊疗手段，以其最大幅度的根治、控制肿瘤，减少并发症和改善患者生活质量。对拟行放、化疗的病人，应作Karnofsky(附件2)或ECOG评分(附件3)。

(二) 外科手术治疗

1. 手术治疗原则

手术切除是胰腺癌患者获得最好效果的治疗方法，然而，超过80%的胰腺癌患者因病期较晚而失去手术机会，对这些患者进行手术并不能提高患者的生存率。因此，在对患者进行治疗前，应完成必要的影像学检查及全身情况评估，以腹部外科为主，包括影像诊断科、化疗科、放疗科等包括多学科的治疗小组判断肿瘤的可切除性和制定具体治疗方案。手术中应遵循以下原则：

(1) 无瘤原则：包括肿瘤不接触原则、肿瘤整块切除原则及肿瘤供应血管的阻断等。

(2) 足够的切除范围：胰十二指肠切除术的范围包括远端胃的1/2～1/3、胆总管下段和/或胆囊、胰头切缘在肠系膜上静脉左侧/距肿瘤3 cm、十二指肠全部、近段15 cm的空肠；充分切除胰腺前方的筋膜和胰腺后方的软组织。钩突部与局部淋巴液回流区域的组织、区域内的神经丛。大血管周围的疏松结缔组织等。

(3) 安全的切缘：胰头癌行胰十二指肠切除需注意6个切缘，包括胰腺(胰颈)、胆总管(肝总管)、胃、十二指肠、腹膜后(是指肠系膜上动静脉的骨骼化清扫)、其他的软组织切缘(如胰后)等，其中胰腺的切缘要大于3 cm，为保证足够的切缘可于手术中对切缘行冰冻病理检查。

(4) 淋巴结清扫：理想的组织学检查应包括至少10枚淋巴结。如少于10枚，尽管病理检查均为阴性，N分级应定为pN1而非pN0。胰腺周围区域包括腹主动脉周围的淋巴结腹主动脉旁淋巴结转移是术后复发的原因之一。

2. 术前减黄

(1) 术前减黄的主要目的是缓解瘙痒、胆管炎等症状，同时改善肝脏功能，降低手术死亡率。

(2) 对症状严重，伴有发热，败血症，化脓性胆管炎患者可行术前减黄处理。

(3) 减黄可通过引流和/或安放支架，无条件的医院可行胆囊造瘘。

(4) 一般于减黄术2周以后，胆红素下降初始数值一半以上，肝功能恢复，体温血象正常时再次手术切除肿瘤。

3. 根治性手术切除指证

(1) 年龄<75岁,全身状况良好。

(2) 临床分期为Ⅱ期以下的胰腺癌。

(3) 无肝脏转移,无腹水。

(4) 术中探查癌肿局限于胰腺内,未侵犯肠系膜门静脉和肠系膜上静脉等重要血管。

(5) 无远处播散和转移。

4. 手术方式

(1) 肿瘤位于胰头、胰颈部可行胰十二指肠切除术。

(2) 肿瘤位于胰腺体尾部可行胰体尾加脾切除术。

(3) 肿瘤较大,范围包括胰头、颈、体时可行全胰切除术。

5. 胰腺切除后残端吻合技术

胰腺切除后残端处理的目的是防止胰漏,胰肠吻合是常用的吻合方式,胰肠吻合有多种吻合方式,保持吻合口血运是减低胰漏发生的关键。

6. 姑息性手术问题

对术前判断不可切除的胰腺癌患者,如同时伴有黄疸,消化道梗阻,全身条件允许的情况下可行姑息性手术,行胆肠,胃肠吻合。

7. 并发症的处理及处理原则

(1) 术后出血:术后出血在手术后24小时以内为急性出血,超过24小时为延时出血。主要包括腹腔出血和消化道出血。

①腹腔出血:主要是由于术中止血不彻底、术中低血压状态下出血点止血的假象或结扎线脱落、电凝痂脱落原因,关腹前检查不够,凝血机制障碍也是出血的原因之一。主要防治方法是手术中严密止血,关腹前仔细检查,重要血管缝扎,术前纠正凝血功能。出现腹腔出血时应十分重视,量少可止血输血观察,量大时在纠正微循环紊乱的同时尽快手术止血。

②消化道出血:应激性溃疡出血,多发生在手术后3天以上。其防治主要是术前纠正患者营养状况,尽量减轻手术和麻醉的打击,治疗主要是保守治疗,应用止血药物,抑酸,胃肠减压,可经胃管注入冰正肾盐水洗胃,还可经胃镜止血,血管造影栓塞止血,经保守无效者可手术治疗。

(2) 胰瘘:凡术后7天仍引流出含淀粉酶的液体者应考虑胰瘘的可能,Johns Hopkins的标准是腹腔引流液中的胰酶含量大于血清值的3倍,每日引流大于50 ml。胰瘘的处理主要是充分引流,营养支持。

(3) 胃瘫

①胃瘫目前尚无统一的标准,常用的诊断标准是经检查证实胃流出道无梗阻;胃液>800 ml/d,超过10天;无明显水电解质及酸碱平衡异常;无导致胃乏力的基础疾病;未使用平滑肌收缩药物。

②诊断主要根据病史、症状、体征,消化道造影、胃镜等检查。

③胃瘫的治疗主要是充分胃肠减压,加强营养心理治疗或心理暗示治疗;应用胃肠道动力药物;治疗基础疾患和营养代谢的紊乱;可试行胃镜检查,反复快速向胃内充气排出,可2~3天重复治疗。

(三) 化学治疗

化学治疗的目的是延长生存期和提高生活质量。

1. 辅助化疗

胰腺癌术后辅助化疗可延长生存。常用化疗药物为吉西他滨1 000 mg/m² 静脉滴注>30分钟,每周1次,用2周停1周,21天一个周期,总共4周期(12周)。

辅助化疗注意事项:胰腺癌的辅助化疗应当在根治术1月左右后开始;辅助化疗前准备包括腹部盆腔增强CT扫描,胸部正侧位相,外周血常规、肝肾功能、心电图及肿瘤标志物CEA,CA19-9等。化疗中及时观察并处理化疗相关不良反应。

2. 姑息化疗

同辅助化疗。

3. 治疗效果

化学治疗的疗效评价参照WHO实体瘤疗效评价标准(附件4)或RECIST疗效评价标准(附件5)。

(四) 放射治疗

放射治疗主要用于不可手术的局部晚期胰腺癌的综合治疗,术后肿瘤残存或复发病例的综合治疗,以及晚期胰腺癌的姑息减症治疗。

1. 治疗原则

(1) 采用5-氟尿嘧啶或健择为基础的同步化放疗。

(2) 无远处转移的局部晚期不可手术切除胰腺癌,如果患者一般情况允许,应当给予同步化放疗,期望取得可手术切除的机会或延长患者生存时间。

(3) 非根治性切除有肿瘤残存患者,应当给予术后同步化放疗。

(4) 如果术中发现肿瘤无法手术切除或无法手术切净时,可考虑术中局部照射再配合术后同步化放疗。

(5) 胰腺癌根治性切除术后无远处转移患者可以考虑给予术后同步化放疗。

(6) 不可手术晚期胰腺癌出现严重腹痛、骨或其他部位转移灶引起疼痛,严重影响患者生活质量时,如果患者身体状况允许,通过同步化放疗或单纯放疗可起到很好的姑息减症作用。

（7）术后同步化放疗在术后4～8周患者身体状况基本恢复后进行。

（8）放疗应采用三维适形或调强适形放疗技术以提高治疗的准确性以及保护胰腺周围的重要的正常组织和器官，骨转移患者姑息减症治疗可考虑使用常规放疗技术。

2. 防护

采用常规的放疗技术，应注意对肺、心脏、食管和脊髓的保护，以避免对身体重要器官的严重放射性损伤。

3. 治疗效果

化学治疗的疗效评价参照WHO实体瘤疗效评价标准或RECIST疗效评价标准。

（五）胰腺癌分期治疗模式

1. 可手术切除胰腺癌，可以考虑术后4～8周辅以同步化放疗。

2. 可手术胰腺癌术后有肿瘤残存，建议术后4～8周同步化放疗。

3. 如果术中发现肿瘤无法手术切除或无法彻底手术时，可考虑术中局部照射再配合术后同步化放疗。

4. 不可手术切除局部晚期胰腺癌，无黄疸和肝功能明显异常，患者身体状况较好，建议穿刺活检，再给予同步化放疗。

5. 局部晚期不可手术患者，存在黄疸和肝功能明显异常者，胆管内置支架或手术解除黄疸梗阻，改善肝功能后，如果患者身体状况允许，建议(5-Fu/吉西他滨)同步化放疗/单纯化疗。

6. 术后局部复发患者，无黄疸和肝功能明显异常，身体状况较好，建议(5-Fu/吉西他滨)同步化放疗，存在胆道梗阻和肝功能异常者，先解除胆道梗阻，改善肝功能再考虑治疗。

7. 不可手术晚期胰腺癌出现严重腹痛、骨或其他部位转移灶引起疼痛，严重影响患者生活质量时，如果患者身体状况允许，可考虑同步化放疗或单纯放疗以减轻患者症状，改善生活质量。

（六）介入治疗

1. 介入治疗原则

（1）具备数字减影血管造影机。

（2）必须严格掌握临床适应证。

（3）必须强调治疗的规范化和个体化。

2. 介入治疗适应证

（1）影像学检查估计不能手术切除的局部晚期胰腺癌。

（2）因内科原因失去手术机会的胰腺癌。

（3）胰腺癌伴肝脏转移。

（4）控制疼痛、出血等疾病相关症状。

（5）灌注化疗作为特殊形式的新辅助化疗。

（6）术后预防性灌注化疗或辅助化疗。

（7）梗阻性黄疸(引流术、内支架置入术)。

3. 介入治疗禁忌证

（1）相对禁忌证：①造影剂轻度过敏。②KPS评分＜70分。③有出血和凝血功能障碍性疾病不能纠正及明显出血倾向者。④白细胞＜4 000，血小板＜7万。

(2)绝对禁忌证：①肝肾功能严重障碍：总胆红素＞51 μmol/L、ALT＞120 U/L。②大量腹水、全身多处转移。③全身情况衰竭者。

4. 介入治疗操作规范

（1）将导管分别选择性置于腹腔动脉、肠系膜上动脉行动脉造影，若可见肿瘤供血血管，经该动脉灌注化疗。

（2）若未见肿瘤供血动脉，则根据肿瘤的部位、侵及范围及供血情况确定靶血管。原则上胰头、胰颈部肿瘤经胃十二指肠动脉灌注化疗；胰体尾部肿瘤多经腹腔动脉、肠系膜上动脉或脾动脉灌注化疗。

（3）如伴有肝脏转移，需同时行肝动脉灌注化疗或/和栓塞治疗。

（4）用药：通常采用铂类、阿霉素类、吉西他滨单药或联合应用。药物剂量根据患者体表面积、肝肾功能、血常规等指标具体决定。

5. 经动脉介入治疗(TAIT)为主的“个体化”方案

（1）伴有梗阻性黄疸的患者可行内支架置入术。

（2）伴有腹腔或腹膜后淋巴结转移且引起症状的患者，可联合放射治疗。

（七）支持治疗

支持治疗的目的是减轻症状，提高生活质量。

1. 控制疼痛：疼痛是胰腺癌最常见的症状之一。首先需要明确疼痛的原因，对于消化道梗阻等急症常需请外科协助。其次要明确疼痛的程度，根据患者的疼痛程度，按时、足量口服鸦片类止痛药。轻度疼痛可口服消炎痛、扑热息痛、阿司匹林等非类固醇消炎药(非甾类抗炎药)；中度疼痛可在非甾类抗炎药的基础上联合弱吗啡类如可待因，常用氨芬待因、洛芬待因等，每日3～4次；重度疼痛应及时应用口服吗啡，必要时请放射治疗科协助止痛；避免仅仅肌内注射派替啶(度冷丁)等。注意及时处理口服止痛药物的不良反应如恶心呕吐、便秘、头晕头痛等。

2. 改善恶液质：常用甲羟孕酮或甲地孕酮以改善食欲，注意营养支持，及时发现和纠正肝肾功能不全和水、电解质紊乱。

五、诊疗流程和随访

(一) 胰腺癌诊疗流程

胰腺癌诊断与治疗的一般流程(附件 6)。

(二) 随访

对于新发胰腺癌患者应建立完整的病案和相关资料档案,治疗后定期随访和进行相应检查。治疗后 2 年内每 3 个月、2 年后每 6 个月随访一次,复查血常规、肝肾功能、血清肿瘤标志物、腹部 CT/B 超、胸片,直至 5 年,以后每年复查 1 次,复查血常规、肝肾功能、血清肿瘤标志物、腹部 CT/B 超、胸片。

介入治疗后 3 至 6 周进行随访,疗效判定采用国际通用实体瘤治疗疗效评价标准。治疗间隔通常为 1～1.5 个月,或根据患者再发疼痛时间决定重复 TAIT 的时间。

附件:

1. 2006 年 WHO 胰腺外分泌肿瘤的组织学类型
2. Karnofsky 评分(KPS,百分法)
3. Zubrod-ECOG-WHO 评分(ZPS,5 分法)
4. WHO 实体瘤疗效评价标准
5. RECIST 疗效评价标准
6. 胰腺癌诊疗流程
7. 胰腺癌标本大体所见的常规描述
8. 胰腺癌显微镜下所见的常规描述

附件 1　2006 年 WHO 胰腺外分泌肿瘤的组织学类型

上皮性肿瘤
　良性
　　浆液性囊腺瘤
　　黏液性囊腺瘤
　　导管内乳头-黏液腺瘤
　　成熟畸胎瘤
　交界性(未确定恶性潜能)
　　黏液性囊性肿瘤伴中度不典型性
　　导管内乳头-黏液腺瘤伴中度不典型性
　　实性-假乳头状肿瘤
　恶性
　　导管腺癌
　　　黏液性非囊性癌
　　　印戒细胞癌
　　　腺鳞癌
　　　未分化(间变性)癌
　　　伴有破骨细胞样巨细胞的未分化癌
　　　混合性导管-内分泌癌
　　浆液性囊腺癌
　　黏液性囊腺癌
　　　非侵袭性
　　　侵袭性
　　导管内乳头-黏液腺癌
　　　非侵袭性
　　　侵袭性(乳头-黏液腺癌)

(续表)

　　腺泡细胞癌
　　　腺泡细胞囊腺癌
　　　混合性腺泡-内分泌癌
　　胰母细胞瘤 实性-假乳头状癌
　　其他
　非上皮性肿瘤
　继发性肿瘤

附件 2　Karnofsky 评分(KPS,百分法)

100	健康状况正常,无主诉和明显客观症状和体征。
90	能正常活动,有轻微症状和体征。
80	勉强可进行正常活动,有一些症状或体征。
70	生活可自理,但不能维持正常生活或工作。
60	生活能大部分自理,但偶尔需要别人帮助,不能从事正常工作。
50	生活大部分不能自理,经常治疗和护理。
40	生活不能自理,需专科治疗和护理。
30	生活完全失去自理能力,需要住院和积极的支持治疗。
20	病情严重,必须接受支持治疗。
10	垂危,病情急剧恶化,临近死亡。
0	死亡。

附件 3　Zubrod - ECOG - WHO 评分(ZPS,5 分法)

0	正常活动。
1	症状轻,生活自理,能从事轻体力活动。
2	能耐受肿瘤的症状,生活自理,但白天卧床时间不超过 50%。
3	肿瘤症状严重,白天卧床时间超过 50%,但还能起床站立,部分生活自理。
4	病重卧床不起。
5	死亡。

附件 4　WHO 实体瘤疗效评价标准

1. 完全缓解(CR):肿瘤完全消失超过 1 个月。
2. 部分缓解(PR):肿瘤最大直径及最大垂直直径的乘积缩小达 50%,其他病变无增大,持续超过 1 个月。
3. 病变稳定(SD):病变两径乘积缩小不超过 50%,增大不超过 25%,持续超过 1 个月。
4. 病变进展(PD):病变两径乘积增大超过 25%。

附件 5　RECIST 疗效评价标准

目标病灶的评价:

完全缓解(CR):所有目标病灶消失。

部分缓解(PR):目标病灶最长径之和与基线状态比较,至少减少 30%。

病变进展(PD):目标病灶最长径之和与治疗开始之后所记录到的最小的目标病灶最长径之和比较,增加 20%,或者出现一个或多个新病灶。

病变稳定(SD):介于部分缓解和疾病进展之间。

（续表）

非目标病灶的评价：

完全缓解(CR)：所有非目标病灶消失和肿瘤标志物恢复正常。

未完全缓解/稳定(IR/SD)：存在一个或多个非目标病灶和/或肿瘤标志物持续高于正常值。

病变进展(PD)：出现一个或多个新病灶和/或已有的非目标病灶明确进展。

最佳总疗效的评价：

最佳总疗效的评价是指从治疗开始到疾病进展或复发之间所测量到的最小值。通常，患者最好疗效的分类由病灶测量和确认组成。

附件6　胰腺癌诊疗流程

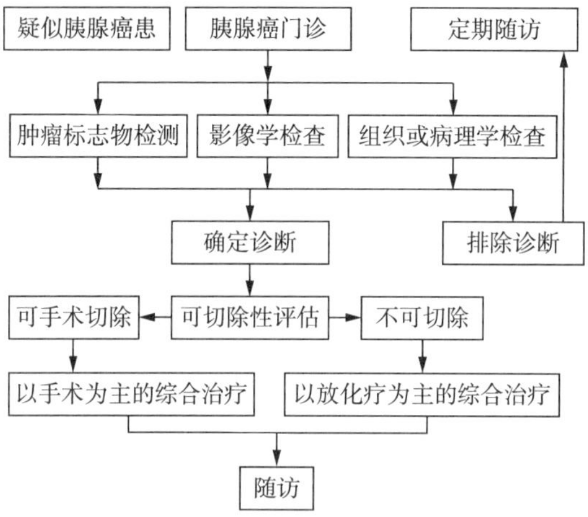

附件7　胰腺癌标本大体所见的常规描述

胰十二指肠(whipple)

胰十二指肠切除标本，远端胃，大弯长________厘米，小弯长________厘米，十二指肠长________厘米，周径________厘米，胆总管长________厘米，周径________厘米，胰腺大小________×________×________厘米，于(十二指肠乳头/胆总管下端/胰头部)见(外观描写)肿物，大小________×________×________厘米，切面性状________；浸润深度(十二指肠乳头/胆总管下端)至________。累及/未累及肿物旁其他器官。肿物旁或肿物周围肠管粘膜/肌壁内所见(息肉/腺瘤/溃疡性结肠炎/必要的阴性所见)、胃壁所见(必要的阴性所见)、胰腺所见(必要的阴性所见)。十二指肠、胃、胆总管、胰腺断端及腹膜后切缘(标记或临床单送)________。大弯找到淋巴结(数/多/十余/数十余)枚，直径________至________厘米；小弯找到淋巴结________(数/多/十余/数十余)枚，直径________至________厘米。肠壁找到淋巴结(数/多/十余/数十余)枚，直径________至________厘米；肠系膜找到淋巴结(数/多/十余/数十余)枚，直径________至________厘米；胰腺周找到淋巴结(数/多/十余/数十余)枚，直径________至________厘米。

附件8　胰腺癌显微镜下所见的常规描述

1. 肿瘤。
(1) 组织分型。
(2) 组织分级。
(3) 浸及范围。
(4) 脉管浸润。
(5) 神经周浸润。
2. 切缘。
(1) 远端胰腺。
(2) 胆总管。
(3) 近端(胃)。
(4) 远端(十二指肠)。
3. 其他病理所见。
(1) 慢性胰腺炎。
(2) 不典型增生。
(3) 化生。
(4) 其他。
4. 区域淋巴结(包括胃，十二指肠，胰腺旁及单独送检淋巴结)。
(1) 总数。
(2) 受累的数目。
5. 远处转移。
6. 其他组织/器官。
7. 特殊的辅助检查结果(组织化学染色，免疫组化染色等)。
8. 有困难的病理提交上级医院会诊(提供原始病理报告以核对送检切片的正确减少误差，提供充分的病变切片或蜡块，以及术中所见等)。

中国大肠肿瘤筛查、早诊早治和综合预防共识意见(摘要)

(中华医学会消化病学分会，2011年)

目前，国际上通用针对大肠肿瘤的相关共识包括美国消化病学会和内镜学会(AGA/ASGE)共同制订的指南和亚太胃肠病学会的共识指南，而国内尚缺乏相应的、涵盖筛查与早期诊治和综合预防等内容的共识意见。为此，由中华医学会消化病学分会肿瘤协作组主办、上海交通大学医学院附属仁济医院消化学科暨上海市消化疾病研究所承办的《中国大肠肿瘤筛查、早诊早治和综合预防共识意见》研讨会于2011年10月14～15日在上海召开。来自全国各地的消化病学专家对共识意见草案进行了反复的讨论和修改，并以无记名投票形式通过了《中国大肠肿瘤筛查、早诊早治和综合预防共识意见》，摘要如下：

一、我国大肠肿瘤的流行病学状况

1. 我国大肠癌发生率和病死率在上升。

2. 大肠腺瘤的发生率或检出率增长迅速。

二、大肠肿瘤的病理学问题

3. 大肠癌是发生于黏膜上皮的恶性肿瘤，包括原位癌、浸润癌和转移癌。

4. 大肠癌分5个组织学亚型，即腺癌、腺鳞癌、梭形细胞癌、鳞状细胞癌和未分化癌等，而对于黏膜活检标本来说，主要是判断良恶性病变。

5. 大肠癌组织学分级要结合形态和分子特征来确定，一般分为3个级别。

6. 有条件的单位，可考虑将与肿瘤增殖相关指标或相关蛋白分析及微卫星不稳定的筛选列入备选检测中。

7. 建议应用美国癌症联合委员会(AJCC)/国际抗癌联盟(UICC)大肠癌TNM分期系统(2009年第7版)对大肠癌进行病理学分期。(1) 原发肿瘤(T)：T_x 原发肿瘤无法评价；T_0 无原发肿瘤证据；Tis 原位癌：局限于上皮内或侵犯黏膜固有层；T_1 肿瘤侵犯黏膜下层；T_2 肿瘤侵犯固有肌层；T_3 肿瘤穿透固有肌层到达浆膜下层，或侵犯无腹膜覆盖的结直肠旁组织；T_4 肿瘤穿透腹膜脏层，或直接侵犯或粘连于其他器官或结构，其中 T_{4a} 指肿瘤穿透腹膜脏层，而 T_{4b} 肿瘤直接侵犯或粘连于其他器官或结构。(2) 区域淋巴结(N)：N_x 区域淋巴结无法评价；N_0 无区域淋巴结转移；N_1 有1～3枚区域淋巴结转移，其中 N_{1a} 有1枚区域淋巴结转移，N_{1b} 有2～3枚区域淋巴结转移，N_{1c} 浆膜下、肠系膜、结肠/直肠周围或周围软组织内有肿瘤卫星结节，无区域淋巴结转移；N_2 有4枚以上区域淋巴结转移，其中 N_{2a} 有4～6枚淋巴结转移，N_{2b} 有7枚及更多淋巴结转移。(3) 远处转移(M)：M_0 无远处转移；M_1 有远处转移，其中 M_{1a} 远处转移局限于1个器官，M_{1b} 远处转移至1个以上的器官/部位或腹膜。

8. 大肠息肉分为肿瘤性和非肿瘤性息肉，前者称为腺瘤，归属于上皮内瘤变范畴。

9. 上皮内瘤变(intraepithelial neoplasia, IEN)是一种以形态学改变为特征的上皮性病变，包括组织结构和细胞形态学改变，伴随细胞增殖动力学和细胞分化的异常。

三、大肠肿瘤的筛查

(一) 筛查对象策略与方法

10. 我国大肠肿瘤筛查的目标人群建议为50～74岁人群。

11. 我国人口众多，大肠癌发病率上升，宜采用初筛获得高危人群，继而进行结肠镜检查的方法。

12. 筛查方法应包括粪便隐血(fecal occult blood test, FOBT)检测、基于高危因素的问卷调查、全结肠镜或乙状结肠镜检查等。

13. 如对人群进行持续性干预，筛查周期建议为3年。

14. 粪便DNA检测、CT模拟肠镜检查等仅作为研究或试验应用，暂不建议用于人群筛查。

15. 目前大肠癌早诊早治项目中使用的初筛后结肠镜检查的筛查方案可作为大肠肿瘤筛查的参考方案。

(二) 伺机性筛查

16. 伺机性筛查(opportunistic screening)也称机会性筛查或个体筛查(individual screening)、个案筛查(case-finding)，可以是受检者主动就医，也可以是医生根据受检者的危险水平决定筛查的方式和策略。

17. 大肠肿瘤伺机性筛查可改善患者预后、提高生活质量，同时减轻我国庞大的医疗负担，是适合我国现行医疗制度和国情的筛查模式。

18. 循证医学研究已经证实粪便隐血可作为大肠肿瘤初筛的方法，全结肠镜检查是精查手段。

19. 大肠肿瘤伺机性筛查的实施要点：①社区、医院门诊及健康体检中心均可实施初筛；②筛查方式和策略可因人而异；③分为初筛和精查两个步骤。初筛对象：门诊就医及健康体检者。初筛方法：a. 粪便隐血试验(免疫法FOBT)；b. 问卷调查。精查对象：a. FOBT阳性者；b. QA判定为高危个体者。精查方法：全结肠镜检查。

20. 筛查对象按照罹患大肠癌危险性分成一般个体和高危个体，分别采用不同的策略进行筛查。所有精查对象登记建档、根据后述具体条款安排定期随访。①一般个体：门诊及健康体检者常规进行粪隐血试验(免疫化学法)，阳性者建议行结肠镜精查。②高危个体：作为重点筛查对象，不必拘束于粪隐血试验(免疫或化学法)结果，建议行结肠镜检查；必要时肿瘤标志物检测和(或)遗传学检查。有以下6种情况之一可作为伺机性筛查的高危个体：①有消化道症状，如便血、黏液便及腹痛、不明原因贫血、体质量下降；②曾有大肠癌病史；③曾有大肠癌癌前疾病(如大肠腺瘤、溃疡性结肠炎、克罗恩病、血吸虫病等)；④有大肠癌家族史的直系亲属；⑤有大肠息肉家族史的直系亲属；⑥有盆腔放疗史。

(三) 家族性大肠肿瘤筛查与监测

21. 遗传性非息肉病性大肠癌(HNPCC)的筛查策略：筛查对象为符合HNPCC诊断标准的患者和家

族中有 HNPCC 患者的人群。参照家族中致病性突变基因情况进行筛查。

22. APC 基因相关性息肉病(包括经典的家族性腺瘤性息肉病、轻型家族性腺瘤性息肉病、Gardner 综合征和 Turcot 综合征等)的筛查,应确诊先证者(首位被发现者)、行预测性筛查。

23. Peutz-Jeghers 综合征的筛查,包括确诊先证者、前瞻性筛查。

24. 幼年性息肉病综合征(JPS)的监测,则需要针对不同部位进行。

25. 大肠癌或大肠腺瘤患者家庭中还有其他亲属(1 个以上一级亲属,或 2 个以上二级亲属)患有大肠癌或相关肿瘤,然而却不符合目前已定义的任何遗传性大肠癌的临床诊断标准,则称其为"其他家族性大肠癌",其筛查应根据患病时年龄决定筛查方式。

(四) 炎症性肠病相关的肿瘤的筛查

26. 炎症性肠病是大肠癌发生的高危因素。其中,溃疡性结肠炎癌变的高危因素主要包括全结肠病变和病程超过 10 年以上。对此类患者应更重视全结肠镜筛查。

27. 根据溃疡性结肠炎癌变的不同危险度分级,决定全结肠镜筛查的不同间隔时间。

28. 溃疡性结肠炎患者全结肠镜筛查的主要目的是尽早发现黏膜内上皮内瘤变(异型增生)及其相关性病灶。为此,必要时可多段多点活检以提高检出率,或可借助于染色内镜和放大内镜技术。

29. 克罗恩病的癌变率接近于溃疡性结肠炎,包括大肠癌和小肠肿瘤的发生;长期活动性病程是癌变发生的高危因素。累计结直肠的克罗恩病癌变的筛查方案与溃疡性结肠炎相似。

四、大肠肿瘤的早期诊断

(一) 实验室诊断

30. 目前大肠肿瘤的血清学诊断仍缺乏灵敏、特异的方法。

31. 粪便隐血试验阳性仅提示应进一步检查,但并非确诊手段。粪便 DNA 和转铁蛋白的检测对大肠肿瘤的诊断意义有限,但有助于大肠肿瘤的筛查。

(二) 影像学诊断

32. 临床上可采用钡灌肠气钡双重对比造影分析用于大肠肿瘤的辅助检查,但其诊断价值不如内镜。

33. CT 结肠成像(CT colonoscopy, CTC):CTC 为无创性检查,对不能耐受结肠镜检查患者有独到优势,但对早期诊断价值有限。

(三) 内镜诊断

34. 结肠镜配合病理检查是诊断大肠肿瘤的标准方法。而肠道准备充分、退镜时仔细观察,则有助于提高大肠肿瘤的检出率。

腺瘤的大小、形态、部位及患者年龄及初次全结肠镜检查腺瘤数均为全结肠镜检查时漏诊的危险因素,结肠镜医师检查时应尽量避免因以上因素导致的漏诊。研究表明,肿瘤<10 mm、平坦型、左半结肠、>60 岁、首次检查>2 个肿瘤患者容易漏诊,因此应重视并加强对微小平坦型病变的诊断,对于左半结肠病变尤应仔细观察。

35. 早期大肠癌的内镜下形态分为两个基本类型,即隆起型和平坦型。内镜下发现平坦型病变建议不要活检。

隆起型(Ⅰ型)指病变明显隆起于肠腔,基底部直径明显小于病变的最大直径(有蒂或亚蒂型);或病变呈半球形,其基底部直径明显大于病变头部直径。此型根据病变基底及蒂部情况分为 3 种亚型:(1) 有蒂型(Ⅰp),病变基底有明显的蒂与肠壁相连;(2) 亚蒂型(Ⅰsp),病变基底有亚蒂与肠壁相连;(3) 广基型(Ⅰs),病变明显隆起于黏膜面,但病变基底无明显蒂部结构,基底部直径小于或大于病变头端的最大直径。

平坦型(Ⅱ型)病变为紧贴黏膜面的地毯样形态,可略隆起于黏膜面或略凹陷于黏膜面,病变基底部直径接近或等于病变表层的最大直径。此型分为 4 个亚型:(1) Ⅱa,表面隆起型;(2) Ⅱb,表面平坦型;(3) Ⅱc,表面凹陷型;(4) 侧向发育型肿瘤(LST),病变最大直径 10 mm 以上。

对于平坦型病变,单一部位活检不能反映病变的全貌;反而导致黏膜层与黏膜下层炎症而与固有肌层粘连,从而导致内镜下切除困难。

36. 结肠镜下黏膜染色技术业已被证明能显著提高微小病变尤其是平坦型病变的发现率,并能更清晰显示所见病变的边界与表面结构,有利于结肠镜下初步判断病变性质。

该内镜(全结肠镜)诊断部分内容是在中华医学会消化内镜专业委员会大肠学组 2008 年中国早期大肠癌内镜诊治共识意见基础上,参考一些文献和研究材料后起草的。

常用的染色剂为 0.2% ~0.4%的靛胭脂溶液。该染色剂不被黏膜吸收,呈鲜亮蓝色,对黏膜表面喷洒染色后,可在黏膜表面凹陷的微细结构内沉积使黏膜表面呈现良好的对比,有助于观察病变表面的微细结构及平坦型病变的边界,尤其是可提高大肠平坦型病变的诊断率。也有研究表明,对大肠黏膜首先以醋酸染色,再使用靛胭脂染色可提高对腺管开口判定的准确性。

37. 采用染色放大结肠镜技术结合腺管开口分型(pitpattern)有助于判断病变性质和浸润深度,做出与病理较为一致的诊断,从而决定是否可行结肠镜下治疗。

目前有关结肠黏膜隐窝形态的分类,广泛采用1996年的日本工藤分型法。主要根据隐窝的形态和大小将之分为5型,分别命名为Ⅰ型、Ⅱ型、Ⅲ型、Ⅳ型及Ⅴ型,其中Ⅲ型又分为Ⅲs及ⅢL两个亚型(各型的形态特征见表1)。

表1　结肠隐窝形态的工藤分型表

类　型	形　态	特　点	Pit大小(mm)	临床意义
Ⅰ型	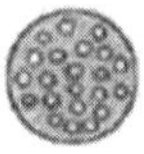	圆形	0.07±0.02	正常黏膜
Ⅱ型	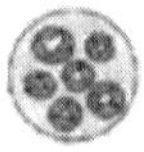	星型或乳头状	0.09±0.02	炎性病变或增生性息肉
Ⅲs型	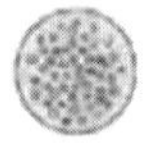	管状或圆盘状,比正常Pit小	0.03±0.01	Ⅱc病变,病理组织学多为腺瘤或早期大肠癌
ⅢL型	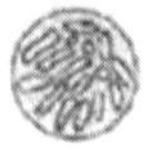	管状或圆盘状,比正常Pit大	0.22±0.09	管状腺瘤
Ⅳ型	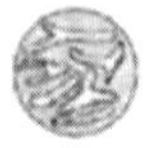	沟槽装,分枝状或脑回样	0.93±0.32	绒毛状腺瘤
Ⅴi型	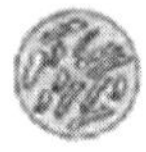	表现为Ⅲs,ⅢL,Ⅳ型,腺管开口排列不规则,不对称,开口大小不均	N/A	早期癌
$Ⅴ_N$型	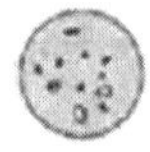	腺管开口消尖或无结构	N/A	浸润癌

38. NBI下血管分型有助于鉴别肠道肿瘤性和非肿瘤性病变,其敏感性和特异性较高,有助于治疗方式的选择。而超声内镜技术有助于判断大肠癌的浸润深度,对大肠癌的T分期有较高准确性,对于判定是否适合内镜下治疗有一定的帮助。

NBI提供的图像强调黏膜表面血管网(CP)及表面构造。在NBI模式下,结肠黏膜表面的血管表现为褐色,深层血管为绿色。目前常用的NBI分型有Sano分型和Showa分型。前者简单而实用,分为3型,即Ⅰ型:黏膜表面结构为规整的蜂巢样,血管网不可见;Ⅱ型:黏膜表面结构蜂巢样圆形,周围见到规整的血管网,血管管径均匀;Ⅲ型:围绕腺管开口周围的血管不规整分支中断,血管粗细不均(图1)。Sano分型对大肠肿瘤性病变性质的判断敏感性、特异性可达90%以上,部分研究认为其优于染色内镜。

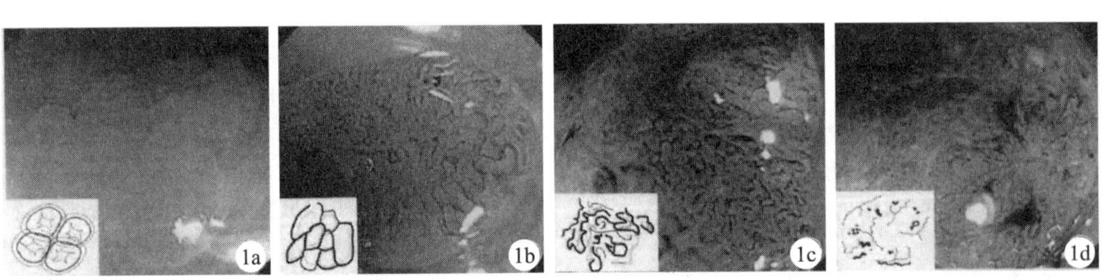

图1　NBI模式下大肠癌前病变以及早期癌的Sano分型　1a:Ⅰ型,多为增生性息肉;1b:Ⅱ型,病理类型多为腺瘤,病变来自黏膜层;1c:ⅢA型,病理类型多为腺瘤,病变侵润至黏膜下浅层;1d:ⅢB型,病变侵润至黏膜下深层

除此之外,其他内镜技术如I-Scan智能光学染色、共聚焦激光显微内镜技术对鉴别肠道肿瘤性与非肿瘤性病变具有较高的准确性,对于浸润深度的判断有待进一步验证。

五、早期大肠癌及癌前病变的内镜治疗

39. 早期大肠癌的内镜治疗适应证包括:(1)浸润深度局限于黏膜层的黏膜内癌;(2)浸润深度局限于

黏膜下浅层(sml)层的黏膜下癌。

黏膜内癌因几乎无淋巴结以及血管转移，因此是内镜治疗的绝对适应证。黏膜下浅层(sml)淋巴管转移比例仅为 3.2%，因此可以作为内镜治疗的相对适应证；但须对切除标本进行严格病理评估，判定是否有淋巴管和脉管浸润，是否追加手术治疗。

40. 某些全身性疾病或妊娠期为早期大肠癌的内镜治疗禁忌证。全身性疾病包括：(1) 严重心肺疾患(不能耐受内镜检查)；(2) 凝血功能障碍疾病；(3) 生命体征不平稳；(4) 精神神志障碍(不能配合治疗)；(5) 怀疑或明确肠穿孔、肠坏死以及严重腹膜炎；(6) 中毒性巨结肠或暴发结肠炎。

41. 目前内镜下治疗早期大肠癌的方法有高频电圈套法息肉切除术、热活检钳除术、内镜黏膜切除术(endoscopic mucosal resection, EMR)、内镜下分片黏膜切除术(endoscopic piecemeal mucosal resection, EPMR)和内镜黏膜下剥离术(endoscopic submucosal dissection, ESD)等。

治疗时应根据病变情况、各单位技术以及硬件设备条件酌情开展。

42. 对内镜切除后的标本，病理医师须评估肿瘤基底和周边切缘是否有肿瘤累及，是否有淋巴管、血管浸润等，根据病理结果判断是否需要追加外科手术。

对于内镜切除后的标本，须摊开用大头针固定，测量病变大小，以 2 mm 间隔连续平行切片。病理医师在观察切片时应观察肿瘤基底和周边切缘是否有肿瘤累及，是否有淋巴管、血管浸润等，根据病理结果判断是否需要追加外科手术。

六、大肠肿瘤内镜处理后的监测与随访

43. 内镜下摘除大肠腺瘤尤其是进展性腺瘤，可在一定程度上预防大肠癌的发生，但腺瘤具有明显的再发倾向。

早期学者普遍认为内镜下摘除大肠腺瘤和内镜随访可降低大肠癌的发生率，但近期研究发现该方法并非尽如人意。Martinez 及其同事调查了 9 167 位大肠腺瘤切除后患者对象，平均随访 4 年发现 46.7%者又出现大肠腺瘤、11.2%为进展性大肠腺瘤，并且 0.6%演变为大肠癌。某些大肠腺瘤摘除后 3 年的复发率高达 40%～50%。我国 5 个医疗中心研究表明，进展性大肠腺瘤摘除后一年再发率即高达 59.46%、五年为 78.07%。

44. 筛查和临床随访中，要重视间歇期大肠癌的发生和诊断。

所谓间歇期癌(interval cancer)定义为在筛查和筛查后监控之间被诊断的癌。间歇期大肠癌发生率为 0.3%～0.9%，主要原因为新的快速生长、上次腺瘤处理不完全和上次检查漏诊(通常>1 cm 腺瘤的漏诊率为 2%～12%)。

45. 大肠肿瘤摘除或手术后随访间期由病变不同而异。(1) 进展性腺瘤患者应在 3～6 个月再次结肠镜检查，大肠癌患者手术治疗后应在 1 年内再次结肠镜检查，其他息肉 1～3 年应再次全结肠镜检查。(2) 腺瘤性息肉病行外科保肛手术者，每 12 个月随访 1 次结肠镜，重点检查直肠残端。

以美国 Memorial Sloan-Kettering 肿瘤中心 Winnawer SJ 教授为首的研究者于 2006 年提出了大肠腺瘤摘除后如何随访和监测。认为高危者(直径大于 1 cm/发现高级别上皮内瘤变/3 个或更多息肉/绒毛状结构)3 年时复查肠镜；低危者(除上述)5～10 年随访一次肠镜；增生性息肉者，10 年时复查；一次检查超过 10 个息肉者，则据临床情况，下次随访时间须在 3 年内；对于无蒂扁平息肉，则应在2～6个月时复查明确摘除是否完全。上述内容在美国 AGA 2008 年共识中又进一步详细阐述。

但结合前述近年国际和我国报道的大肠腺瘤摘除后再发的情况，我们建议我国人群大肠腺瘤摘除后随访时间参照上述标准并做修订。如第 2 次检查未发现肿瘤者，后续肠镜复查时间可适当延长。

46. 早期大肠癌内镜治疗后第 1 年，第 3、6、12 个月定期全结肠镜随访，无残留或再发者以后每年 1 次连续随访。有残留或复发者则追加外科手术切除，每 3 个月随访 1 次(包括血清肿瘤标志物检测、大便隐血试验等)，病变完全清除后每年复查一次肠镜。

分次切除的早期大肠癌或癌前病变，有可能复发和残留。大部分残留或再发病变多在 1 年内复发。

七、大肠肿瘤的化学预防

47. 内镜下摘除大肠腺瘤不能预防大肠腺瘤再次发生。

48. 通常认为，预防大肠癌发生的化学预防(即大肠癌的一级预防)应包括针对腺瘤初发之腺瘤的一级预防和预防腺瘤内镜下摘除后再发之腺瘤的二级预防。

49. 腺瘤的一级预防包括：(1) 改善饮食结构，增加膳食纤维的摄入；(2) 适当补充钙剂联合维生素 D；(3) 对于血叶酸水平较低者，可适量补充；(4) 戒烟。

50. 大肠肿瘤的高危人群者(>50 岁，特别是男性、有大肠肿瘤或其他癌家族史、吸烟者、超重，或有胆囊手术史、血吸虫病史等)，可考虑用包括阿司匹林等非甾体抗炎药(non-steroid anti-inflammatory drugs, NSAIDs)和选择性 Cox2，抑制剂，但要注意其副作用。

51. 关于预防腺瘤摘除后再发，比较公认的是 NSAIDs 和选择性 Cox2 抑制剂。另外，补充钙剂和维生素 D、纤维素饮食及其肠道代谢物短链脂肪酸(short chain fatty acid, SCFA)可能具有一定的预防作用。

英夫利西治疗克罗恩病的推荐方案(2011年)

中华医学会消化病学分会炎症性肠病学组

克罗恩病(Crohn's disease, CD)传统治疗的疗效及不良反应尚待改善。英夫利西(Infliximab, IFX)的商品名为类克(Remicade),是一种抗肿瘤坏死因子(tumor necrosis factor, TNF)-α人鼠嵌合体IgG1单克隆抗体,通过拮抗CD免疫炎性发病通路中起关键作用的前炎性因子TNF-α而起治疗作用。IFX是首个正式用于CD治疗的新型生物制剂,已在世界各地应用十多年。随着研究的深入,国际上对其在炎症性肠病(inflammatory bowel disease, IBD)中应用的共识意见几经修订。我国国家食品药品监督管理局(SFDA)于2007年正式批准该药应用于CD治疗。我国医师逐步积累了一定的该药使用经验。鉴于我国2008年制订的IFX治疗CD推荐方案已不适应于当前的认识水平,中华医学会消化病学分会炎症性肠病学组近期组织有关专家就推荐方案的修订进行了讨论,并广泛征求了学组成员的意见。兹提出IFX治疗克罗恩病的推荐方案2011年修订版如下。

一、适应证

1. 肠道CD:中至重度的活动性CD,对糖皮质激素治疗无效或激素依赖者,和(或)免疫抑制剂(如硫唑嘌呤等)治疗无效者,或不能耐受上述药物治疗(存在禁忌证或严重不良反应)者。对确诊时具有预测疾病预后不良高危因素(如年龄<40岁、起病初期需使用糖皮质激素治疗、合并肛周病变)者,如有条件,可考虑早期予IFX治疗。

2. 瘘管性CD:CD合并肠皮瘘、肛瘘或直肠阴道瘘经传统治疗(包括外科引流、抗生素、免疫抑制剂等)无效者。复杂性肛瘘经充分外科引流和抗感染,早期应用IFX有可能取得良好疗效。

3. 上述适应证同样适用于6~17岁儿童和青少年CD患者。

4. 有报道IFX可有效预防CD肠切除术后吻合口复发[1],对具有术后复发高危因素如穿透型CD、经历2次或以上手术者,在与患者充分讨论的基础上,可考虑试用IFX。

以上适应证的推荐是基于临床研究证据,并考虑IFX应用的效益-风险比及费用-效益比,依据国际有关共识意见[2-5]并结合我国初步应用经验[6]和实际情况而制定。

二、禁忌证

使用IFX治疗CD的禁忌证如下。①感染:活动性感染(包括CD并发的腹腔脓肿和肛周脓肿),慢性感染,近期有严重感染或机会感染病史。其中,在我国要特别注意结核分枝杆菌感染(包括活动性结核病和隐性结核分枝杆菌感染)和乙型肝炎病毒(HBV)感染。②充血性心力衰竭。③恶性肿瘤(包括现症和既往史)。④神经系统脱髓鞘病变。⑤对鼠源蛋白成分过敏。⑥妊娠期。⑦近3个月内接受过活疫苗接种。⑧肠腔CD合并纤维狭窄性梗阻且不伴有炎性反应活动证据(如C反应蛋白升高)的患者多不能从IFX治疗中获益,因此属相对禁忌[2]。

兹对结核分枝杆菌感染和HBV感染的具体判断标准说明如下。IFX治疗患者中结核病的发生率显著高于普通人群,这与IFX治疗过程中隐性结核分枝杆菌感染激活密切相关。因此,应用IFX前必须详细询问结核病史、结核病接触史,并对结核病进行彻底检查,检查包括常规胸部X线片和结核菌素试验,有条件者应行结核分枝杆菌抗原特异性T细胞斑点试验(T-spot. TB)。对检查所发现的不同情况应作出如下处理。①胸部X线片提示活动性肺结核或结核菌素试验强阳性者必须予正规抗结核治疗并确定治愈后才能使用IFX。②有下列情况之一,胸部X线片提示陈旧性肺结核、结核菌素试验阳性、T-spot. TB阳性、近期有结核病接触史,但可排除活动性结核病者,应先行抗隐性结核分枝杆菌感染预防性治疗后再使用IFX,并在使用IFX过程中继续进行预防性治疗(异烟肼治疗2个月后开始使用IFX,并继续合用异烟肼4个月),亦可在开始使用IFX时同用预防性治疗(开始使用IFX起合用异烟肼6个月)。③既往有结核病史已接受标准治疗并确定治愈者可直接开始IFX治疗。

参照我国慢性乙型肝炎防治指南(2010年版)关于慢性HBV感染者使用免疫抑制剂时的处理意见[7],应用IFX前应常规检查血清HBV标志物及肝功能,并对HBsAg阳性者定量检测HBV-DNA。对检查所发现的不同情况作出如下处理。①对HBsAg阳性伴转氨酶升高和(或)HBV-DNA≥10^3拷贝/ml

者，先予抗病毒治疗至转氨酶恢复正常且 HBV - DNA 降至＜10^3 拷贝/ml 才开始 IFX 治疗，治疗期间继续进行抗病毒治疗。② HBsAg 阳性但转氨酶正常且 HBV - DNA阴性者应在使用 IFX 前 1 周开始抗病毒治疗。③HBsAg 阴性、抗- HBc 阳性者在 IFX 治疗期间应密切监测 HBV - DNA 和 HBsAg，若出现阳性则应加行抗病毒治疗。

三、使用方法

（一）诱导和维持缓解的剂量和疗程

1. 在第 0、2、6 周以 5 mg/kg 剂量诱导缓解，随后每隔 8 周给予相同剂量的长程维持治疗。

2. 原来对治疗有反应、之后反应下降或失去治疗反应者可将剂量增至 10 mg/kg 或保持原剂量但给药间隔时间缩短至 4～7 周。

（二）合用糖皮质激素和免疫抑制剂问题

1. 在使用 IFX 前正在接受糖皮质激素治疗者，在开始 IFX 治疗时应继续原治疗。在取得临床完全缓解后可将糖皮质激素逐步减量至停用。

2. 开始治疗 1 年内，IFX 与硫唑嘌呤联用可提高 IFX 的临床缓解率及黏膜愈合率。但两药长期合用可增加机会感染和淋巴瘤的发生风险，尤其应避免年轻患者长期两药合用。

（三）关于维持治疗的问题

长期规则使用 IFX 可有效维持缓解。若根据症状变化不定期间歇给药，可致疗效下降、不良反应增加。因此，推荐定期给药的长期规则维持疗法。目前尚无足够资料给出何时可停用 IFX 的推荐意见。对 IFX 维持治疗达 1 年、保持临床无激素缓解、黏膜愈合、C 反应蛋白正常者，可考虑停用 IFX，继以免疫抑制剂维持治疗[2]。

（四）临床观察

1. 疗效评估：评估指标主要包括疾病活动指数[简化 CD 活动指数（Crohn's disease activity index，CDAI）或最佳 CDAI（best CDAI）]和瘘管情况（瘘管排液量和闭合数目），内镜下病变及其范围[CD 内镜严重程度指数（Crohn's disease endoscopic index of severity，CDEIS）或简化的 CD 内镜下评分（simple endoscopic score for CD，SES - CD）]与黏膜愈合情况（活动性溃疡完全消失），血清炎性反应指标（C 反应蛋白和红细胞沉降率）。

2. 不良反应观察

3. 随访项目：每次给药前记录症状和体征、血常规、C 反应蛋白、红细胞沉降率；肝功能检测及胸部 X 线片视需要而定；肠镜宜在诱导缓解第 3 次给药后 4 周进行，并在维持治疗疗程中每年进行 1 次（可视病情提前或延后）。

四、不良反应和注意事项

1. 药物输注反应：发生率约为 3%～10%，其中严重反应发生率约为 0.1%～1%。目前认为抗 IFX 抗体的产生与药物输注反应密切相关。输注反应发生在药物输注期间和停止输注 2 h 内。输注速度不宜过快。对曾经发生过 IFX 输注反应者在给药前 30 min 先予抗组胺药和（或）糖皮质激素可预防输注反应。对发生输注反应者暂停给药，视反应程度给予处理，反应完全缓解后可继续输注，但输注速度需减慢。多数患者经上述处理后可完成药物输注。

2. 迟发型变态反应（血清病样反应）：发生率约为 1%～2%。多发生在给药后 3～14 d，临床表现为肌肉痛、关节痛、发热、皮肤发红、荨麻疹、瘙痒、面部水肿、四肢水肿等血清病样反应。症状多可自行消退，必要时可予短期糖皮质激素治疗。对曾发生过迟发型变态反应者，再次给药时应于给药前 30 min 及给药后予糖皮质激素口服。经上述处理后仍再发者应停药。

3. 自身抗体及药物性红斑狼疮：综合报道显示有高达 40%的接受治疗者出现血清抗核抗体、15%出现抗双链 DNA 抗体。药物性红斑狼疮的发生率约为 1%，一般表现为关节炎、多浆膜腔炎、蝴蝶样红斑等，罕有肾或中枢神经系统侵犯者，一般在停药后迅速缓解。产生自身抗体者中少有发展为药物性红斑狼疮者，因此自身抗体产生并非继续 IFX 治疗的禁忌。若出现药物性红斑狼疮则应停药。

4. 感染：机会感染可涉及几乎全身所有器官，最多见的是呼吸系统和泌尿系统感染。感染微生物包括病毒、细菌、真菌等。研究显示，发生在 IFX 治疗中的严重感染更多见于同时使用糖皮质激素者。应强调用药前严格排除感染，用药期间严密监测感染发生，对用药期间合并严重感染如肺炎、败血症者，宜在感染彻底控制 3～6 个月后再继续 IFX 治疗。接受 IFX 治疗期间发生结核感染者世界各地均有报道，多表现为肺外结核并常有播散过程。应高度警惕 IFX 治疗后结核分枝杆菌感染的发生，治疗前对活动性结核病和隐性结核分枝杆菌感染的彻底排查及相应处理至关重要，用药期间必须对结核分枝杆菌感染进行定期随访监测。HBsAg 阳性者合用抗病毒治疗同时还要定期随访监测转氨酶及 HBV - DNA。

5. 淋巴瘤和其他恶性肿瘤发病危险性增加的问题：尽管目前尚无支持淋巴瘤或其他恶性肿瘤危险性增加的充分证据，但并不排除这种可能。美国食品药品管理局于 2009 年发出抗 TNF 生物制剂在儿童和青少年中使用有增加淋巴瘤及其他恶性肿瘤发病风险的警示,报告分析监测到的48例发生恶性肿瘤患者中,50%为淋巴瘤,80%有抗TNF生物制剂与免疫抑制剂合用史。因此,IFX治疗前应排除淋巴瘤或其他恶性肿瘤(包括现症和既往史),治疗期间须注意监测。

6. 妊娠期和哺乳期用药的安全性问题：妊娠期使用IFX的安全性属B级,即危险性较低。但为保险起见,建议妊娠期禁用,治疗过程中应避孕,若在治疗过程中怀孕宜停药。研究证明IFX的IgG1抗体在前3个月妊娠期不透过胎盘,有限的统计资料亦提示妊娠期一直使用IFX妇女的婴儿畸形率并不高于普通人群。有研究证明,IFX的IgG1抗体在妊娠3个月后可透过胎盘,因此理论上会增加新生儿机会感染的危险性、降低疫苗接种的有效性。IFX不进入乳汁,哺乳期使用IFX对婴儿无影响。

7. 疫苗接种问题：近3个月内接受过活疫苗接种者禁用IFX。使用IFX期间禁忌接种活疫苗,可按疫苗接种计划接种灭活疫苗,但有影响接种有效性的可能。推荐CD患儿在按照疫苗接种指导原则完成所有疫苗接种后3个月再开始IFX治疗。

8. 其他：有报道使用IFX者出现中、重度充血性心力衰竭加重、脱髓鞘样综合征、视神经炎、横贯性脊髓炎、多发性硬化及格林巴利综合征。因此将上述情况列为用药禁忌,治疗期间出现上述并发症即停药,视情况予相应治疗后多可恢复。

慢性胰腺炎诊治指南(2012年)

(中华胰腺病杂志编委会　中华医学会消化内镜学分会)

［编者按］ 本指南依据我国慢性胰腺炎的流行趋势、最近研究和循证医学证据,并参照2005年版《慢性胰腺炎诊治指南》及国际相关指南和最新研究成果,由内科、外科、内镜、内分泌、营养、病理等多学科专家集体讨论并编制而成。

慢性胰腺炎(chronic pancreatitis, CP)是指各种病因引起的胰腺组织和功能不可逆的慢性炎症性疾病,其病理特征为胰腺腺泡萎缩、破坏和间质纤维化。临床以反复发作的上腹部疼痛和(或)胰腺外、内分泌功能不全为主要表现,可伴有胰腺实质钙化、胰管扩张、胰管结石和胰腺假性囊肿形成等。

一、CP的流行病学

美国CP发病率为8.1/10万,法国为26/10万,日本患病率为33/10万,印度患病率最高,为(114～200)/10万。据我国1994至2004年间22家医院共2 008例CP调查,患病率约为13/10万,且有逐年增多的趋势。

二、CP的致病因素

慢性胰腺炎的致病因素较多,且常常是多因素作用的结果。酗酒是主要的因素之一,西方国家占60%以上,我国约占35%。其他致病因素有高脂血症、高钙血症、胰腺先天性异常、胰腺外伤或手术、自身免疫性疾病、基因突变或缺失等。20%～30%的患者致病因素不明确。

三、CP的诊断

(一) 临床表现

根据CP的病程,临床表现可分为4型,见表1。

表1　慢性胰腺炎的临床表现分型

分　型	主要表现
Ⅰ型(急性发作型)	急性上腹痛,伴血淀胰酶升高和影像学急性炎症改变
Ⅱ型(慢性腹痛型)	间歇性或持续性上腹部疼痛
Ⅲ型(局部并发症型)	假性囊肿、消化道梗阻、左侧门脉高压症、腹水、胰瘘等并发症
Ⅳ型(外、内分泌功能不全型)	消化吸收不良、脂肪泻、糖尿病和体重减轻等症状

腹痛虽然是CP的主要临床症状,但3%～20%的患者可无明显腹痛,仅因体检或出现Ⅲ、Ⅳ型症状时才确诊为CP。

(二) 体征

上腹部压痛,急性发作时可有腹膜刺激征。当并发巨大假性囊肿时可扪及包块。当胰头显著纤维化或假性囊肿压迫胆总管下段,可出现黄疸。由于消化吸收功能障碍可导致消瘦,亦可出现其他并发症相关的体征。

(三) 影像诊断

X线：部分患者可见胰腺区域的钙化灶、阳性结石影。

腹部超声：根据胰腺形态、回声和胰管变化可作为CP的初筛检查,但诊断的敏感度不高。

CT/MRI/MRCP：CT显示胰腺增大或缩小、轮廓不规则、胰腺钙化、胰管不规则扩张或胰腺假性囊肿等改变。MRI对CP的诊断价值与CT相似,但对钙化和结石的显示不如CT。MRCP可显示胰管扩张的程度和结石位置，并能明确部分 CP 的病因。

内镜超声(EUS)：对 CP 的诊断优于腹部超声，诊断敏感度约 80%。主要表现为胰实质回声增强、主胰管狭窄或不规则扩张及分支胰管扩张、胰管结石、假性囊肿等。

内镜逆行胰胆管造影术(ERCP)：是诊断 CP 的重要依据，可见胰管狭窄及扩张、结石。轻度 CP：胰管侧支扩张或阻塞(超过 3 个)，主胰管正常；中度 CP：主胰管狭窄及扩张；重度 CP：主胰管阻塞、狭窄、结石、钙化，有假性囊肿形成。

(四) 实验室检查

急性发作期可见血清淀粉酶升高，如合并胸、腹水，胸、腹水中的淀粉酶含量往往明显升高。血糖测定及糖耐量试验可反映胰腺内分泌功能。CP 也可出现血清 CA19－9 增高，如明显升高，应警惕合并胰腺癌的可能。

胰腺外分泌功能试验：胰腺外分泌功能检查多为无创性检查，是诊断的参考依据，但目前开展的试验敏感度较差。

其他相关检查：有条件可行 IgG4、血钙、血脂、甲状旁腺素、病毒等检查以明确 CP 的病因。

(五) CP 的病理变化

CP 的基本病理变化包括不同程度的腺泡破坏、胰腺间质纤维化、导管扩张和囊肿形成等。按其病理变化可分为慢性钙化性胰腺炎、慢性梗阻性胰腺炎和慢性炎症性胰腺炎。慢性钙化性胰腺炎最多见，表现为散发性间质纤维化及腺管内蛋白栓子、结石形成及腺管的损伤；慢性阻塞性胰腺炎因主胰管局部阻塞、导管狭窄导致近端扩张和腺泡细胞萎缩，由纤维组织取代；慢性炎症性胰腺炎主要表现为胰腺组织纤维化和萎缩及单核细胞浸润。出现并发症时，也可见胰腺外器官的病理变化，如胆管梗阻、门静脉受压、血栓形成等。

胰腺标本的获取：手术活检是理想的标本，也可经 EUS、CT 或腹部超声引导下的穿刺活检获得。

四、CP 的诊断标准和分期

(一) 诊断标准

主要诊断依据：

(1) 典型的临床表现(反复发作上腹痛或急性胰腺炎等)；

(2) 影像学检查提示胰腺钙化、胰管结石、胰管狭窄或扩张等；

(3) 病理学特征性改变；

(4) 胰腺外分泌功能不全表现。

(2)或(3)可确诊；(1)＋(4)拟诊。

(二) 临床分期

根据 CP 的临床表现和合并症进行分期(表 2)，对治疗选择具有指导意义。

表 2　慢性胰腺炎的临床分期

临床分期	临床表现
1 期	仅有Ⅰ型或Ⅱ型临床表现
2 期	出现Ⅲ型临床表现
3 期	出现Ⅳ型临床表现

五、CP 的诊断流程

CP 的诊断尽可能明确病因，并进行分期及预后判断。诊断流程如图 1 所示。

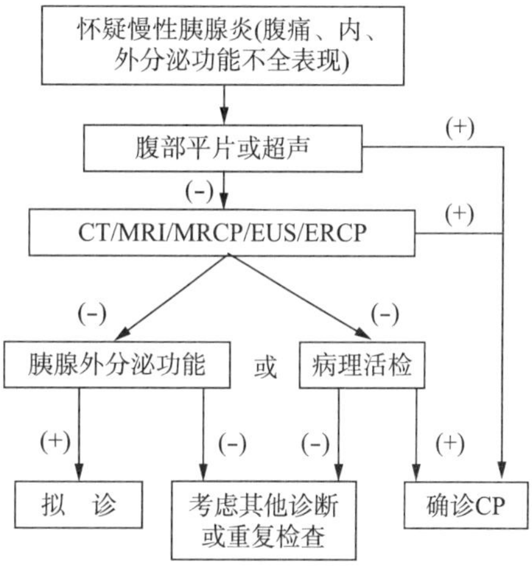

图 1　慢性胰腺炎的诊断流程

六、CP 的治疗原则

CP 的治疗原则为祛除病因、控制症状、改善胰腺功能、治疗并发症和提高生活质量等。

(一) 一般治疗

CP 患者须禁酒、戒烟、避免过量高脂、高蛋白饮食。长期脂肪泻患者，应注意补充脂溶性维生素及维生素 B_{12}、叶酸，适当补充各种微量元素。

(二) 内科治疗

1. 急性发作期的治疗：治疗原则同急性胰腺炎。

2. 胰腺外分泌功能不全的治疗：主要应用外源性胰酶制剂替代治疗并辅助饮食疗法。胰酶制剂对缓解胰源性疼痛也具有一定作用。首选含高活性脂肪酶的超微微粒胰酶胶囊，并建议餐中服用。疗效不佳时可加服质子泵抑制剂、H_2 受体阻滞剂等抑酸药物。

3. 糖尿病：采用强化的常规胰岛素治疗方案，维持CP患者最佳的代谢状态。由于CP合并糖尿病患者对胰岛素较敏感，应注意预防低血糖的发生。

4. 疼痛的治疗：①一般治疗：轻症患者可经戒酒、控制饮食缓解。②药物治疗：止痛药、胰酶制剂和生长抑素及其类似物。③梗阻性疼痛可行内镜治疗，非梗阻性疼痛可行CT、EUS引导下腹腔神经阻滞术。④上述方法无效时可考虑手术治疗。

(三) 内镜介入治疗

CP的内镜治疗主要用于胰管减压和取石，缓解胰源性疼痛、提高生活质量，术式包括胰管扩张、支架置入、取石、碎石、囊肿引流等。对内镜取出困难的、大于5 mm的胰管结石，可行体外震波碎石术(ESWL)。ESWL碎石成功率达95%以上，结合内镜治疗，结石清除率可达70%～85%。

(四) 外科治疗

手术治疗分为急诊手术和择期手术。

急诊手术适应证：CP并发症引起的感染、出血、囊肿破裂等。

择期手术适应证：①内科和介入治疗无效者；②压迫邻近脏器导致胆道、十二指肠梗阻，内镜治疗无效者，以及左侧门脉高压伴出血者；③假性囊肿、胰瘘或胰源性腹水，内科和介入治疗无效者；④不能排除恶变者。

手术方式：手术治疗的原则是用尽可能简单的术式缓解疼痛、控制并发症、延缓胰腺炎症进展和保护内、外分泌功能。术式的选择需要综合考虑胰腺炎性包块、胰管梗阻及并发症等因素。主胰管扩张、无胰头部炎性包块，可以采用胰管空肠侧侧吻合术；胰头部炎性包块、胰头多发性分支胰管结石，合并胰管、胆管或十二指肠梗阻，可考虑行标准的胰十二指肠切除术或保留幽门的胰十二指肠切除术；保留十二指肠的胰头切除术在保留十二指肠和胆道完整性的同时，既切除了胰头部炎性包块，又能够解除胰管及胆道的梗阻，主要术式包括Beger手术、Frey手术和Berne手术；炎性病变或主胰管狭窄集中于胰体尾部，可以采用切除脾脏或保脾的胰体尾切除术；对于全胰广泛炎性改变和多发分支胰管结石，不能通过胰腺部分切除或胰管切开等方式达到治疗目的者，可考虑全胰切除、自体胰岛移植。

(五) CP的治疗流程

CP的治疗应是内科、外科、内镜、麻醉以及营养等多学科的综合治疗(图2)，鉴于内镜介入治疗具有微创和可重复性等优点，可作为一线治疗。

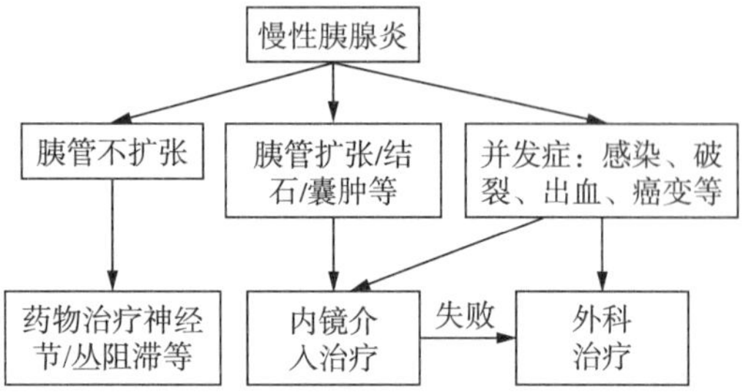

图2　慢性胰腺炎的治疗流程

七、CP的预后

CP是一种进行性疾病，部分患者可相对稳定，持续进展者可发生内、外分泌功能不全或胰腺癌等，建议适时随访。

胃食管反流病中西医结合诊疗共识意见(2010年)

中国中西医结合学会消化系统疾病专业委员会

中国中西医结合学会消化专业委员会于2008年上海第20届全国中西医结合消化学术会议时起草了胃食管反流病中西医结合诊治方案(试行草案)，2009年南宁第21届会议对试行方案进行了进一步修改，2010年8月苏州第22届全国中西医结合消化会议进行了再次讨论和修订，修改成胃食管反流病中西医结合诊疗共识意见，此诊疗共识经过中西医结合消化专业委员会全体到会专家投票表决通过，现公布如下。

一、概念

胃食管反流病(gastroesophageal reflux disease，GERD)是指胃内容物反流入食管而引起不适症状和(或)并发症的一组疾病，包括食管内和食管外两类综合征。其出现的典型症状主要有烧心、反流(含酸味或仅酸水称反酸)等，可伴发食管外症状，如咳嗽、哮喘等。部分患者可无症状，但有反流性食管炎和Barrett食管。

二、临床表现

主要症状为烧心、反流(含酸味称反酸)。其他少见或不典型症状包括以下一种或多种，如上腹痛、胸痛、嗳气、腹胀、上腹不适、咽部异物感、吞咽痛、吞咽困难等，胸骨后疼痛可酷似心绞痛，称为非心源性胸痛。此外还有可能出现食道外症状，如反流至肺部则可引起慢性咳嗽、哮喘发作，如反流至咽部和耳道，可引起慢性中耳炎等症状。

三、临床类型

1. 西医分类　GERD 可分为非糜烂性反流病（non-erosive reflux diseases，NERD），反流性食管炎（reflux diseases，RE）或称糜烂性食管炎（erosive esophagitis，EE）和 Barrett 食管（barrett esophagus，BE）等 3 种类型，有的学者认为 GERD 的各个类型相对独立，相互不转化或很少转化。但有的学者则认为此三者之间可能有一定的相关性。NERD 是指存在反流相关的不适症状，但内镜下未见 BE 和食管损害，RE 是指内镜下可见食管远段破损，BE 系指食管远段的鳞状上皮被柱状上皮所取代，分为短段（<3 cm）和长段（≥3 cm），国外学者提出应有肠上皮化生存在。

2. 中医证型　根据文献报道分为 6 个证型。

（1）肝胃不和证：主症：①反酸；②烧心；③胸骨后疼痛，牵及两肋；④嗳气。次症：①纳差；②情绪不畅则加再；③打呃；④恶心。舌脉象：舌质淡红，舌苔白或薄白，脉弦。

（2）肝胃郁热证：主症：①反酸；②嘈杂；③胸骨后灼痛；④两肋胀满。次症：①心烦；②易怒；③口干口苦；④大便秘结。舌脉象：舌质红，舌苔黄厚或黄腻，脉弦滑。

（3）中虚气逆证：主症：①反酸；②泛吐清涎；③嗳气呃逆；④胃脘隐痛。次症：①食少纳差；②胃脘痞满；③神疲乏力；④大便稀溏。舌脉象：舌质淡红，舌苔白薄或白腻，脉沉细或细弱。

（4）痰湿内阻证：主症：①咽喉不适如有痰梗，情志不畅则加重；②胸膺不适；③烧心，反酸；④吞咽不利。次症：①嗳气或反流；②声音嘶哑；③夜半呛咳或气喘；④神情忧郁。舌脉象：舌质淡红，舌苔腻或白厚，脉弦滑。

（5）气虚血瘀证：主症：①反酸时久；②胸骨后刺痛；③吞咽困难；④咽中有异物感。次症：①面色无华；②倦怠无力；③形体消瘦；④口干舌燥。舌脉象：舌质暗红或有瘀斑，舌苔白厚，脉弦细或弦涩。

（6）寒热错杂证：主症：①胸骨后或胃脘部烧灼不适；②反酸或泛吐清水，③胃脘隐痛，喜温喜按；④空腹胃痛，得食痛减。次症：①食欲不振；②神疲乏力；③大便溏薄；④手足不温。舌脉象：舌质红，苔白，脉虚弱。

证型确定：舌脉象符合，具备主症 2 项和次症 1 项或 2 项。

四、诊断标准

1. 诊断要点　①根据 GERD 症状群作出诊断；②上消化内镜检查：有助于确定有无反流性食管炎及有无合并症和并发症，如食管裂孔疝、食管炎性狭窄、食管癌等；③诊断性治疗：对于拟诊患者或疑有反流相关食管外症状的患者，尤其是消化内镜检查阴性时，可采用质子泵抑制剂（PPI）诊断性治疗，服药后如症状明显改善则支持酸相关 GERD 的诊断；④胃食管反流证据的检查：24 小时食管 pH 或胆汁监测，上消化道 X 线钡餐检查，放射性核素检查；⑤其他：下食管括约肌测压、滴酸试验等有助疾病的诊断与评估。频繁发作的胸痛应作心电图等检查，除外心绞痛。

2. NERD 的诊断　NERD 的诊断主要依赖症状学特点进行诊断：典型反流症状；内镜阴性；排除其他疾病。24 小时食管 pH 试验及症状指数（symptom index，SI）对 NERD 的判定及与功能性烧心鉴别有一定的价值，PPI 试验在 NERD 诊断方面具有重要意义。

3. RE 的诊断　内镜检查是确定有无 RE 的主要方法，反流性食管炎的严重程度常用洛杉矶分类法分级：

正常：食管黏膜无破损。

A 级：食管黏膜有破损，但无融合，病灶长径<0.5 cm。

B 级：食管黏膜有破损，但无融合，病灶长径>0.5 cm。

C 级：食管黏膜有破损且有融合，范围<食管周径的 75%。

D 级：食管黏膜有破损且有融合，范围>食管周径的 75%。

4. BE 的诊断　BE 本身不引起症状，其诊断主要根据内镜检查和食管黏膜活检。内镜检查：正常时鳞-柱状上皮交界（SCJ）在食管下段形成界限清楚的齿状线即“Z 线”与内镜下胃-食管交界标志（EGJ）一致。发生 BE 时 Z 线上移，遗留柱状上皮；或 Z 线上方出现的柱状上皮黏膜，可呈锯齿状、岛状、舌状（桔红色）。病理学诊断：一般采用 4 象限活检法，组织分型：a 为贲门腺型；b 为胃底腺型；c 为特殊肠化生型。并可伴有异型增生。

五、疗效标准

1. GERD 疗效标准　治愈标准：①症状消失；②食管 pH 及压力测定、内镜及活组织检查恢复正常；③食管狭窄合并症消失，裂孔疝修补完好，Barrett 食管腺上皮无异型增生。

好转：①症状减轻；②钡餐检查及内镜活组织检查病变改善；③24 小时连续测定食管 pH 及压力，各项指标均好转。

2. RE内镜疗效标准　按内镜复查的积分判断疗效：内镜分级0级为0分，Ⅰa级为1分，Ⅰb级为2分，Ⅱ级为3分，Ⅲ级为4分。治疗后内镜积分为0分者为痊愈；内镜积分减少2分者为显效；积分减少1分者为有效；积分无变化或增加者为无效。

六、治疗

GERD的治疗目标：首先是缓解症状，提高生活质量，预防并发症。其次对于EE则在缓解症状的基础上，治愈食管炎，可见内镜检查食管炎的病理形态学变化基本消退或显著改善，修复损伤预防复发。此外，对Barrett食管，应延迟其进程，目前尚无足够的循证医学依据，证实BE能否逆转，BE伴有糜烂性食管炎及反流症状者，则建议采用大剂量PPI治疗，并提倡长期维持治疗，以截阻其病变发展和预防并发症。

一般治疗原则：改善生活方式是GERD的基础治疗，包括抬高床头，睡前3小时不再进食，避免高脂肪和刺激性食物(如巧克力、薄荷、咖啡、洋葱、大蒜等)，戒绝烟酒，减肥。体重指数增高是危险因素，减轻体重可减少反流症状。根据病情进行标本结合，采用综合性和个体化的治疗原则。

1. 西医治疗

(1) 初始治疗：组胺2受体抑制剂(H_2RA)仅适用于治疗轻、中度GERD，对GERD的食管炎愈合率60%～70%，烧心症状缓解率50%。长期疗效不佳。

PPI抑酸能力强，是治疗GERD最常用药，GERD的食管炎应为首选，4～8周愈合率分别为80%、90%。标准剂量口服8周。无效剂量加倍或更换新一代的PPI(如雷贝拉唑、埃索美拉唑等)。

NERD的治疗首选PPI，疗程未定，一般不少于8周。

(2) 经验治疗：具有典型烧心、反酸，无报警症状可给予经验性治疗，即PPI标准剂量，每日2次，1～2周。GERD患者服药3～7天症状可缓解(80%)。如有40岁以上，体重减轻，出血，吞咽困难等报警症状，则应首先进行内镜检查，以明确诊断。

(3) 维持治疗：是巩固疗效、预防复发的重要措施，治疗应个体化，用最小剂量达到长期治愈的目的。由于GERD是一种慢性疾病，停药后0.5年的食管炎与症状复发率分别为80%和90%，故初始治疗后通常需采用维持治疗，目前维持治疗的方法有3种：①原剂量或减量维持：维持原剂量或减量应用PPl，每日1次；②间歇用药：PPI原剂量，隔日1次，如反复应增至足量；③按需治疗：PPI原剂量，仅用于出现症状，缓解后即停药。采用哪一种维持治疗方法，主要由医师根据患者症状及食管炎分级来选择药物与剂量，通常严重的反流性食管炎(LAC－D级)需足量维持治疗，NERD可采用按需治疗。

(4) Barrett食管治疗：其应用PPI尚无定论，一般建议剂量PPI治疗或长期维持治疗。

(5) 控制夜间酸突破(NAB)：它是治疗GERD措施之一，包括调整PPI用量、睡前加用H_2RA、应用血浆半衰期更长的PPI。

(6) 联合应用促动力药：对抑酸剂疗效不佳，特别是伴有胃排空验迟的GERD可联合应用促动力药，如多潘利酮，伊托必利等。

(7) 手术治疗：包括开腹和腹腔镜下外科手术，如胃底完全折叠术和胃底部分折叠术，临床观察显示相当一部分患者术后仍需规则用药，不能降低食管腺癌的风险。现已证实有癌变的BE患者，原则上应进行手术治疗。

(8) 内镜治疗：包括内镜下针式射频治疗、胃底腔内折叠全层缝合术及注射治疗。由于其远期效果尚未明确，应谨慎对待。伴有异型增生和内癌的BE患者，超声内镜检查排除淋巴结转移后，可考虑内镜切除术，一般认为大多数GERD患者的症状和食管损伤可通过药物治疗得到控制，如无效时，应重新考虑诊断是否正确，或调整剂量。

2. 中医治疗

(1) 辨证论治：①肝胃不和证。治则：疏肝理气、和胃降逆。方药：柴胡疏肝散加减，柴胡、白芍、陈皮、枳实、香附、川芎、炙甘草。②肝胃郁热证。治则：清肝泄火，和胃降逆。方药：左金丸合化肝煎加减，黄连、吴茱萸、栀子、丹皮、白芍、陈皮、半夏、乌贼骨、浙贝母、煅瓦楞子。③中虚气逆证。治则：疏肝理气，健脾和中。方药：四逆散合六君子汤加减，柴胡、白芍、枳壳、党参、茯苓、炒白术、茯苓、半夏、陈皮、生姜、炙甘草。④痰湿内阻证。治则：化痰祛湿，和胃降逆。方药：温胆汤加减，陈皮、半夏、茯苓、生姜、竹茹、枳实、旋复花、甘草。⑤气虚血瘀证。治则：益气健脾，活血化瘀。方药：四君子汤合丹参饮加减，太子参、茯苓、丹参、佛手、浙贝母、郁金、薤白、桃仁、苏梗、丝瓜络。⑥寒热错杂证。治则：辛开苦降，和胃降气。方药：半夏泻心汤加减，法半夏、黄连、黄芩、干姜、煅瓦楞子、陈皮、茯苓、炒吴茱萸、枳实。

(2) 中成药治疗：①气滞胃痛颗粒，5 g/次，3次/日，适于肝气犯胃证。②达立通颗粒，6 g/次，3次/日，适于肝胃郁热型。③荆花胃康胶丸，2粒/次，3次/日，适于肝气犯胃证或气滞血瘀证。④越鞠丸，6～9 g/次，2次/日，适于气郁痰阻证。⑤左金丸，3～6 g/次，2次/日，适于肝胃郁热证。⑥乌贝散，3 g/次，3次/日，适于烧心、反酸明显者。

中国成人急性淋巴细胞白血病诊断与治疗专家共识

（中华医学会血液学分会 中国抗癌协会血液肿瘤专业委员会）

急性淋巴细胞白血病（ALL）是最常见的成人急性白血病之一，国际上不同研究组报道的系统治疗方案，完全缓解（CR）率达 70%～90%，3～5 年无病生存率 60%。美国癌症综合网（NCCN）于 2012 年首次公布了 ALL 的诊断治疗指南。我国部分医院 ALL 的诊断已参考国际常用模式，但有相当比例的单位仍以单纯的形态学诊断为主（配合细胞化学染色），对于认识 ALL 生物学特征的要求差距很大。另外，多数单位缺乏系统的治疗计划，随意性很大，疗效不理想。为改善这一现状，我们参考国外成人和儿童 ALL 治疗经验、结合国家科技支撑计划课题"成人急性淋巴细胞白血病的精确诊断和综合治疗（2008BAI61B01）"的研究成果起草了我国成人（>14 岁）ALL 诊断、治疗的专家共识，以期提高我国成人 ALL 的诊断和治疗水平。

一、诊断分型

ALL 诊断应采用 MICM（形态学、免疫学、细胞遗传学和分子生物学）诊断模式，分型采用 WHO2008 标准。同时应参考欧洲白血病免疫学分型协作组（EGIL）诊断标准除外混合表型急性白血病（表 1）。

最低标准应进行细胞形态学、免疫表型检查，以保证诊断的可靠性。骨髓中原始/幼稚淋巴细胞比例≥20%（参考 NCCN2012 建议）才可以诊断 ALL。免疫分型应采用多参数流式细胞术，最低诊断分型建议参考 EGIL 标准（表 2）。

表 1　欧洲白血病免疫学分型协作组（EGIL）混合表型急性白血病诊断积分系统（1998）

积　分	B 淋巴细胞系	T 淋巴细胞系	髓　系
2.0	cCD79a	c/mCD3	MPO
	cIgM、cCD22	抗 TCR	
1.0	CD19	CD2	CD117
	CD20	CD5	CD13
	CD10	CD8	CD33
		CD10	CD65
0.5	TdT	TdT	CD14
	CD24	CD7	CD15
		CD1a	CD64

注：每一系列>2 分才可以诊断

成人 ALL 的预后分组：标危组：年龄<35 岁，WBC<30×10^9/L（B-ALL）或<100×10^9/L（T-ALL），4 周内达 CR；高危组：年龄≥35 岁，WBC≥30×10^9/L（B-ALL）或≥100×10^9/L（T-ALL），免疫分型为 pro-B-ALL、早期或成熟 T-ALL，伴 t(9;22)/BCR-ABL 或 t(4;11)/MLL-AF4，达 CR 时间超过 4 周。

表 2　欧洲白血病免疫学分型协作组（EGIL）急性淋巴细胞白血病的免疫学分型（1998）

1. B 系 ALL（CD19、CD79a、CD22 至少两个阳性）	
早期前 B-ALL（B-Ⅰ）	无其他 B 细胞分化抗原表达
普通型 ALL（B-Ⅱ）	$CD10^+$
前 B-ALL（B-Ⅲ）	胞质 IgM^+
成熟 B-ALL（B-Ⅳ）	胞质或膜 κ 或 λ^+
2. T 系 ALL（胞质/膜 $CD3^+$）	
早期前 T-ALL（T-Ⅰ）	$CD7^+$
前 T-ALL（T-Ⅱ）	$CD2^+$ 和（或）$CD5^+$ 和（或）$CD8^+$
皮质 T-ALL（T-Ⅲ）	$CD1a^+$
成熟 T-ALL（T-Ⅳ）	膜 $CD3^+$，$CD1a^-$
α/β^+ T-ALL（A 组）	抗 $TCR\alpha/\beta^+$
γ/δ^+ T-ALL（B 组）	抗 $TCR\gamma/\delta^+$
3. 伴髓系抗原表达的 ALL（My^+ ALL）	表达 1 或 2 个髓系标志，但未满足混合表型急性白血病的诊断标准

注：α/β^+ T-ALL、γ/δ^+ T-ALL：T-ALL 中根据膜表面 T 细胞受体的表达情况进行的分组

2008年《WHO造血和淋巴组织肿瘤分类》关于前体淋巴细胞肿瘤的具体分型见表3。

表3　2008年《WHO造血与淋巴组织肿瘤分类》关于前体淋巴细胞肿瘤的分型

1. B淋巴母细胞白血病/淋巴瘤(NOS,非特指型)
2. 伴重现性细胞遗传学异常的B淋巴母细胞白血病/淋巴瘤
伴t(9;22)(q34;q11.2);BCR-ABL的B淋巴母细胞白血病/淋巴瘤
伴t(v;11q23);MLL重排的B淋巴母细胞白血病/淋巴瘤
伴t(12;21)(p13;q22);TEL-AML(ETV6-RUNX1)的B淋巴母细胞白血病/淋巴瘤
伴超二倍体的B淋巴母细胞白血病/淋巴瘤(51～65条染色体)
伴亚二倍体的B淋巴母细胞白血病/淋巴瘤(<46条染色体)
伴t(5;14)(q31;q32);IL-3-IGH的B淋巴母细胞白血病/淋巴瘤
伴t(1;19)(q23;p13.3);E2A-PBXI(TCF3-PBX1)的B淋巴母细胞白血病/淋巴瘤
3. T淋巴母细胞白血病/淋巴瘤
根据抗原表达可以划分为不同的阶段：pro-T、pre-T、皮质-T、髓质-T

Burkitt淋巴瘤/白血病(BL,归入成熟B细胞肿瘤)的诊断：①细胞形态学：ⓐ典型BL；ⓑ变异型：浆细胞样和不典型Burkitt/Burkitt样BL。②免疫表型：细胞表达轻链限制性膜IgM和B细胞相关抗原CD19、CD20、CD22、CD10及BCL6。CD5、CD23、TdT阴性,BCL2阴性。浆细胞样变异型细胞内可检测到单一的胞质内免疫球蛋白,几乎100%的细胞Ki-67阳性。③遗传学：肿瘤细胞的免疫球蛋白重链和轻链基因为克隆性重排。所有患者均有t(8;14)(q24;q32)-MYC/IgH改变或较少见的t(2;8)(p12;q24)-Igκ/MYC或t(8;22)(q24;q11)—MYC/Igλ。

BL的预后不良因素：年龄偏大、疾病晚期(Ⅲ期以上)、体能状况差、骨髓(尤其是外周血出现原始细胞)或中枢神经系统受累、乳酸脱氢酶(LDH)增高等。

二、治疗

ALL患者确诊后应尽快根据疾病分型给予合适的治疗。

(一) 预治疗

1. Burkitt淋巴瘤/白血病患者诊断后应进行预治疗,以防止肿瘤溶解综合征的发生。预治疗方案：糖皮质激素(泼尼松、地塞米松等)口服或静脉给药,连续3～5天。可以和环磷酰胺(CTX)联合应用(200 mg·m^{-2}·d^{-1}、静脉滴注、连续3～5天)。

2. 确诊ALL(Ph阴性或Ph阳性)的患者,若WBC≥50×10^9/L,或者肝、脾、淋巴结明显肿大,则进行预治疗,以防止肿瘤溶解综合征的发生。预治疗方案：糖皮质激素(如泼尼松、地塞米松等)口服或静脉给药,连续3～5天。可以和CTX联合应用(200 mg·m^{-2}·d^{-1}、静脉滴注、连续3～5天)。

(二) Burkitt淋巴瘤/白血病的治疗

1. 诱导缓解和缓解后治疗

由于该类型患者细胞增殖速度快,建议采用短疗程、短间隔的治疗方案。治疗疗程应不少于6个,如MD Anderson肿瘤中心(MDACC)的Hyper-CVAD方案[大剂量甲氨蝶呤(HD-MTX)+大剂量阿糖胞苷(HD-Ara-C)方案]、德国多中心成年人急性淋巴细胞白血病研究组(GMALL)方案(A、B方案)。鉴于CD20单克隆抗体(利妥昔单抗)可以明显改善此类患者的预后,有条件的患者可联合CD20单克隆抗体治疗。

2. 治疗中应注意中枢神经系统白血病(CNSL)的预防和治疗,包括鞘注化疗药物和头颅放疗。

3. 考虑预后不良的患者可进行造血干细胞移植,有合适供体者可以行异基因造血干细胞移植(allo-HSCT),无供体者可以考虑自体造血干细胞移植(auto-HSCT)。

(三) Ph阴性ALL(Ph$^-$-ALL)的治疗

1. 诱导治疗

至少应予长春新碱(VCR)或长春地辛、蒽环/蒽醌类药物[如柔红霉素(DNR)、去甲氧柔红霉素(IDA)、阿霉素、米托蒽醌等]、糖皮质激素(泼尼松、地塞米松等)为基础的方案(VDP)诱导治疗。推荐采用VDP联合CTX和左旋门冬酰胺酶(L-Asp)组成的VDCLP方案,鼓励开展临床研究。

诱导治疗中蒽环/蒽醌类药物可以连续应用(连续2～3天,第1、3周或仅第1周用药);也可以每周用药1次。参考剂量：DNR 30～60 mg·m^{-2}·d^{-1}、连用2～3天,IDA 8～12 mg·m^{-2}·d^{-1}、连用2～3天,米托蒽醌6～10 mg·m^{-2}·d^{-1}(5 mg/支)或6～8 mg·m^{-2}·d^{-1}(2 mg/支)、连用2～3天。单次应用CTX剂量超过1 g可给予美司钠解救。诱导治疗第14天复查骨髓,根据骨髓情况调整第3周的治疗。诱导治疗第(28±7)天判断疗效,未达CR的患者进入挽救治疗。

2. CR后的巩固强化治疗

(1) 治疗分层：达CR后应根据患者的危险度分组情况判断是否需要行allo-HSCT,需行allo-HSCT者积极寻找供体。

(2) 达到CR后应尽快进入缓解后(巩固强化)治疗：缓解后强烈的巩固治疗可提高疗效(尤其是高危

组患者)，最常用的方案包括6～8个疗程的治疗：含大剂量MTX、Ara-C、L-Asp的方案2～4个疗程，再诱导方案1～2个疗程。在整个治疗过程中应强调非骨髓抑制性药物(糖皮质激素、VCR、L-Asp等)的应用。①一般应含有HD-MTX方案：MTX 1～3 g/m^2(T-ALL可以用到5 g/m^2)。应用HD-MTX时应争取进行血清MTX浓度监测，注意甲酰四氢叶酸钙的解救，解救至血清MTX浓度0.1 μmol/L(至少应低于0.25 μmol/L)可停止解救。②可选择Ara-C(标准剂量或大剂量)为基础的方案。③可继续应用含L-Asp的方案。④缓解后6个月左右参考诱导治疗方案再予诱导强化1次。

(3) 造血干细胞移植：有合适供体的患者(尤其是高危组患者、微小残留病监测持续阳性或>10^{-4}的标危组患者)建议行allo-HSCT治疗。无合适供体的高危组患者(尤其是微小残留病持续阴性者)、标危组患者可以考虑在充分的巩固强化治疗后进行auto-HSCT。auto-HSCT后的患者应继续给予维持治疗。无移植条件的患者、持续属于低危组的患者可继续巩固强化治疗。

3. 维持治疗

ALL患者强调维持治疗。维持治疗的基本方案：6-巯基嘌呤(6-MP)60～100 mg·m^{-2}·d^{-1}，MTX 15～30 mg/m^{2}每周1次。注意事项：①6-MP夜间用药效果较好；可以用硫鸟嘌呤(6-TG)替代6-MP；维持治疗期间根据血常规和肝功能调整用药剂量。②ALL的维持治疗既可以在完成巩固强化治疗之后单独连续应用，也可与巩固强化方案交替序贯进行。③取得CR后总的治疗周期至少为2年。

(四) Ph阳性ALL(Ph^+-ALL)的治疗

1. 非老年(<55岁)Ph^+-ALL的治疗

(1) 诱导治疗：开始治疗和一般Ph^--ALL相同，建议予VCR或长春地辛、蒽环/蒽醌类药物、糖皮质激素为基础的方案(VDP)诱导治疗；鼓励进行临床研究。

一旦融合基因或染色体核型/荧光原位杂交(FISH)证实为Ph/BCR-ABL阳性ALL则进入Ph^+-ALL治疗序列，可以不再应用L-Asp。自第8天或第15天开始加用伊马替尼等酪氨酸激酶抑制剂，伊马替尼用药剂量400～600 mg/d，持续应用。若粒细胞缺乏(ANC<0.2×10^9/L)持续时间超过1周、出现感染发热等并发症，可以暂停伊马替尼。

建议于诱导化疗结束第(28±7)天复查骨髓和细胞遗传学(诊断时有异常者)、BCR-ABL融合基因以判断疗效。有造血干细胞移植条件者，行HLA配型，寻找供体。WBC≥1×10^9/L、PLT≥50×10^9/L者可进行鞘内注射。

(2) 缓解后治疗：Ph^+-ALL的缓解后治疗原则上参考一般ALL，但可以不再使用L-Asp。伊马替尼应尽量持续应用至维持治疗结束。无条件应用伊马替尼的患者按一般ALL的治疗方案进行，维持治疗可以改为干扰素为基础的方案。有供体的患者可以在一定的巩固强化治疗后，尽早行allo-HSCT；伊马替尼持续口服至allo-HSCT。allo-HSCT后应定期监测BCR-ABL融合基因表达，伊马替尼至少应用至2次融合基因检测结果为阴性。无供体、无条件或其他原因不能行allo-HSCT治疗者，继续接受巩固强化化疗和伊马替尼的联合治疗。分子学阴性的患者可选择auto-HSCT，auto-HSCT后的患者可继续予伊马替尼(无条件者用干扰素)维持治疗。无条件应用伊马替尼者按计划化疗，化疗结束后给予干扰素为基础的维持治疗。CNSL的预防治疗参考一般ALL患者。

(3) 维持治疗：有条件者采用伊马替尼维持治疗至CR后2年，可以联合VCR、糖皮质激素。不能坚持伊马替尼治疗者，给予干扰素300万单位、隔日1次维持治疗，可以联合VCR、糖皮质激素，缓解后至少治疗2年。

维持治疗期间每3～6个月复查1次，包括血常规、骨髓象、染色体核型和(或)融合基因(BCR-ABL)。

2. 老年(≥55岁)Ph^+-ALL的治疗

可以在确诊后采用伊马替尼+V(D)P为基础的治疗。伊马替尼连续应用，V(D)P方案间断应用；整个治疗周期至缓解后至少2年。

(五) 微小残留病的监测

ALL整个治疗期间应强调微小残留病的监测：①早期监测：诱导治疗期间(第14天)和(或)结束时(第28天左右)；②缓解后定期监测，应保证缓解后第16、22周的残留病监测。残留病水平高的患者具有较高的复发危险，应进行较强的缓解后治疗，以改善长期疗效。

微小残留病的监测一般采用流式细胞术，表达特殊融合基因者(如BCR-ABL)可结合基因表达来分析。

(六) CNSL的诊断、预防和治疗

CNSL是急性白血病(尤其是ALL)复发的主要根源之一，严重影响白血病的疗效。

1. CNSL诊断标准

目前CNSL尚无统一诊断标准。1985年在罗马讨论ALL预后危险因素时提出：脑脊液白细胞计数≥0.005×10^9/L、离心标本证明细胞为原始细胞者，即可诊断CNSL。

2. CNSL的预防

任何类型的成人ALL均应强调CNSL的早期预

防。预防措施可以包括鞘内化疗、放射治疗、大剂量全身化疗以及多种措施联合应用。

(1) 鞘内化疗：诱导治疗过程中没有中枢神经系统症状者可以在外周血已没有原始细胞、WBC≥1×10^9/L、PLT≥50×10^9/L 时行腰椎穿刺(腰穿)、鞘内注射(鞘注)。鞘注射主要药物包括地塞米松、MTX、Ara-C。用法为 MTX(10～15 mg)或 MTX+Ara-C(30～50 mg)+地塞米松三联或两联用药。巩固强化治疗中也应进行积极的 CNSL 预防，主要是腰穿、鞘注(一般应达 6 次以上、高危组患者可达 12 次以上)，鞘注频率一般不超过每周 2 次。

(2) 预防性头颅放疗：18 岁以上的高危组患者或 35 岁以上的患者可进行预防性头颅放疗，照射部位为单纯头颅，总剂量 1 800～2 000 cGy，分次完成。放疗一般在缓解后的巩固化疗期进行。

3. *CNSL 的治疗*

已确诊 CNSL 的患者，尤其是症状和体征较明显者，建议先行腰穿、鞘注。MTX(10～15 mg)+Ara-C(30～50 mg)+地塞米松三联或两联鞘注，每周 2 次，脑脊液正常后改为每周 1 次、共 4～6 周。也可以在鞘注化疗药物至脑脊液白细胞数正常、症状体征好转后再行放疗(头颅+脊髓)，头颅放疗剂量 2 000～2 400 cGy，脊髓放疗剂量 1 800～2 000 cCy，分次完成。进行过预防性头颅放疗的患者原则上不进行二次放疗。

(七) ALL 治疗反应的定义

(1) CR：①外周血无原始细胞，无髓外白血病；②三系造血恢复，骨髓原始细胞<5%；③ANC>1.0×10^9/L；④PLT>100×10^9/L；⑤4 周内无复发。

(2) CR 伴血细胞不完全恢复(CRi)：PLT<100×10^9/L 或 ANC<1.0×10^9/L，其他应满足 CR 的标准。总反应率(ORR)为 CR 与 CRi 之和。

(3) 难治性疾病：诱导治疗结束未取得 CR。

(4) 疾病进展(PD)：外周血或骨髓原始细胞绝对数增加 25%，或出现髓外疾病。

(5) 疾病复发：已取得 CR 的患者外周血或骨髓原始细胞比例>5%，或出现髓外疾病。

(八) ALL 治疗推荐方案

(1) 中国成人急性淋巴细胞白血病协作组(CALLG)治疗方案(CALLG2008)(见附录)

(2) CALGB8811 方案(Blood，1995，85：2025-2037)

(3) BFM 强化方案(Blood，2008，112：1646-1654)

(4) Hyper-CVAD 方案(MDACC)(Cancer，2004，101：2788-2801)

附录

急性淋巴细胞白血病治疗方案(CALLG2008)

(1) 预治疗：如果 WBC≥50×10^9/L，或者肝、脾、淋巴结肿大明显，应给予预治疗，以防止肿瘤溶解综合征的发生。泼尼松 60 mg/d，-3 至-1 天；环磷酰胺(CTX)200 mg·m^{-2}·d^{-1}，静脉滴注，-3 至-1 天。

(2) 诱导治疗：VDCLP 方案(Ⅰ)：长春新碱(VCR)2 mg，静脉注射，第 1、8、15、22 天(1.4 mg/m^2，每次不超过 2 mg；或采用长春地辛，每次 4 mg)；柔红霉素(DNR)40 mg/m^2，静脉滴注，第 1～3、15～16 天(根据血常规和第 14 天骨髓象决定)或去甲氧柔红霉素(IDA)8 mg·m^{-2}·d^{-1}，第 1～3 天；CTX 750 mg/m^2，静脉滴注，第 1、15 天(美斯钠解救)；左旋门冬酰胺酶(L-Asp)6 000 IU/m^2，静脉滴注，第 11、14、17、20、23、26 天；泼尼松 1 mg·kg^{-1}·d^{-1}，口服，连用 14 d，第 15～28 天可减量 1/3。

(3) 早期巩固强化治疗：①CAM(T)方案(Ⅱ)：CTX 750 mg/m^2，静脉滴注，第 1、8 天(美斯钠解救)；阿糖胞苷(Ara-C)100 mg·m^{-2}·d^{-1}，静脉滴注，第 1～3、8～10 天；6-巯基嘌呤(6-MP)或硫鸟嘌呤(6-TG)60 mg·m^{-2}·d^{-1}，口服，第 1～7 天。②大剂量甲氨蝶呤(MTX)+L-Asp 方案(Ⅲ)：MTX 3 g/m^2(T-ALL 可加量至 5 g/m^2)，第 1 天持续静脉滴注 24 小时；鞘注 MTX 10 mg+地塞米松 5 mg，第 1 天；L-Asp 6 000 IU/m^2，静脉滴注，第 3、4 天。③MA 方案(Ⅳ)：米托蒽醌 8 mg·m^{-2}·d^{-1}(5 mg/支)或 6 mg·m^{-2}·d^{-1}(2 mg/支)，静脉滴注，第 1～3 天；Ara-C 0.75 g/m^2 每 12 小时静脉滴注 1 次，第 1～3 天。

(4) 晚期强化：①VDLP 方案(Ⅴ)(再诱导治疗)：VCR 2 mg，静脉注射，第 1、8、15、22 天；DNR 40 mg/m^2，静脉滴注，第 1～3 天；L-Asp 6 000 IU/m^2，静脉滴注，第 11、14、17、20、23、26 天；地塞米松 8 mg·m^{-2}·d^{-1}，口服或静脉滴注，第 1～7、15～21 天。②COATD 方案(Ⅵ)：CTX 750 mg/m^2，静脉滴注，第 1 天；VCR 2 mg，静脉注射，第 1 天；Ara-C 100 mg·m^{-2}·d^{-1}，静脉滴注，第 1～7 天；替尼泊甙(Vm26)100 mg·m^{-2}·d^{-1}，静脉滴注，第 1～4 天；地塞米松 6 mg·m^{-2}·d^{-1}，口服或静脉滴注，连用 7 天。头颅和脊髓照射的患者，Ara-C 和 Vm26 均减 1 天。③大剂量 MTX+L-Asp 方案(Ⅶ)：MTX 3 g/m^2(T-ALL 可加量至 5 g/m^2)，第 1 天持续静脉滴注 24 小时；L-Asp 10 000 IU，静脉滴注，第 3、4 天；MTX 10 mg+地塞米松 5 mg，鞘内注射，第 1 天(已行放疗的患者不再鞘注)。④TA 方案(Ⅷ)：Vm26 100 mg·m^{-2}·d^{-1}，静脉滴注，第 1～4 天；Ara-C 100 mg·m^{-2}·d^{-1}，静脉滴注，第1～7 天。

(5) 中枢神经系统白血病(CNSL)预防治疗：18岁以上的高危组患者一般应考虑进行分次(10～12次)颅脑照射，总量18～20 Gy；有CNSL证据者照射剂量为24 Gy，照射野为颅脑＋脊髓。标危组患者可以酌情进行。18岁以下的患者，未诊断CNSL时可以不进行头颅放疗。

(6) 维持治疗：每月1个疗程，直至缓解后3年。每6个月给予强化治疗1次；维持治疗期间每3个月复查1次。

维持治疗方案：6－MP 60 mg·m^{-2}·d^{-1}，口服，第1～7天；MTX 20 mg·m^{-2}·d^{-1}，口服，第8天。

强化治疗方案：MOACD方案：米托蒽醌8 mg/m^2，静脉滴注，第1、2天；VCR 2 mg，静脉注射，第1天；CTX 600 mg/m^2，静脉滴注，第1天；Ara－C 100 mg·m^{-2}·d^{-1}，静脉滴注，第1～5天；地塞米松6 mg·m^{-2}·d^{-1}，口服或静脉滴注，第1～7天。

高危组、未行头颅照射的患者，每6个月强化治疗的同时鞘注1次。低危组鞘注12次，高危组16次。L－Asp应用16～20次。

成人急性髓系白血病(非急性早幼粒细胞白血病)中国诊疗指南

（中华医学会血液学分会，2011年）

第一部分　初诊患者入院检查、诊断

一、病史采集及重要体征

(1) 年龄；

(2) 此前有无血液病史[主要指骨髓增生异常综合征(MDS)、骨髓增殖性肿瘤(MPN)等]；

(3) 是否为治疗相关性(包括肿瘤放疗、化疗)；

(4) 有无重要脏器功能不全(主要指心、肝、肾功能)；

(5) 有无髓外浸润[主要指中枢神经系统白血病(CNSL)]。

二、实验室检查

(1) 血常规、血生化、出凝血检查；

(2) 骨髓细胞形态学(包括细胞形态学、细胞化学、组织病理学)；

(3) 细胞遗传学；

(4) 分子学检测：C－KIT、FLT3－ITD、NPM1、CEBPA基因突变；

(5) 免疫分型；

(6) 诊断、分型相关的分子标志检查(如PML/RARα、AML1/ETO、CBFβ/MYH11、MLL重排等)。

三、诊断、分类

急性髓系白血病(AML)的诊断标准参照世界卫生组织(WHO 2008)造血和淋巴组织肿瘤分类标准，诊断AML的外周血或骨髓原始细胞下限为20%。当患者被证实有克隆性重现性细胞遗传学异常t(8;21)(q22;q22)、inv(16)(p13;q22)或t(16;16)(p13;q22)以及t(15;17)(q22;q12)时，即使原始细胞＜20%，也应诊断为AML。

AML[含急性早幼粒细胞白血病(APL)]的诊断还应满足：2个髓系免疫表型阳性，且淋系标记＜2个或髓过氧化物酶(MPO，＋)或非特异性酯酶(＋)或丁酸盐(＋)。

由于许多单位无法开展遗传学检查，而且FAB分型和WHO分类又存在密切关系(WHO分类中的类型多可以在FAB分型中找到对应类型)；在采纳WHO诊断AML的外周血或骨髓原始细胞下限为20%的前提下，也可以用FAB分型名称描述诊断。

四、AML的预后和分层因素

1. AML不良预后因素：

(1) 年龄≥60岁；

(2) 此前有MDS或MPN病史；

(3) 治疗相关性/继发性AML；

(4) 高白细胞(≥100×10^9/L)；

(5) 合并CNSL；

(6) 伴有预后差的染色体核型或分子学标志；

(7) 诱导化疗2个疗程未达完全缓解(CR，再评估指征)。

2. 细胞遗传学/分子遗传学指标危险度分级：目前国内主要是根据初诊时白血病细胞遗传学和分子遗传学的改变进行AML预后危险度判定。

(1) 年龄≥60岁的AML患者：t(15;17)属良好核型；累及≥3种染色体的复杂异常核型预后不良；染

色体异常<3 种、无论是否具有 5、7、3q 的异常,和正常核型一样,均属中等预后。

(2) 年龄<60 岁的 AML 患者:见表 1。

表 1　年龄<60 岁 AML 患者的预后危险度分级

预后等级	细胞遗传学	分子学异常
预后良好	inv(16) t(8;21),t(15;17) t(16;16)	正常核型伴有孤立的 NPM1 突变
预后中等	正常核型 孤立的+8 孤立的 t(9;11) 其他异常	t(8;21)或 inv(16)伴有 C-KIT 突变
预后不良	复杂核型(≥3 种) −5 −7 5q− 7q− 11q23 异常,除外 t(9;11) inv(3) t(3;3) t(6;9) t(9;22)	正常核型伴有单独的 FLT3-ITD

第二部分　急性髓系白血病(非 APL)患者的治疗

一、年龄<60 岁,此前无血液病史的患者

(一) 诱导缓解治疗

1. 建议采用常规的诱导缓解方案(均可能需 2 个疗程):

(1) 蒽环类药物[包括去甲氧柔红霉素(IDA)、柔红霉素(DNR)等]联合标准剂量阿糖胞苷(Ara-C)(即 3+7 方案)。

(2) 高三尖杉酯碱(HHT)联合标准剂量 Ara-C 的方案(HA 方案)。

(3) HA+蒽环类药物组成的方案,如 HAD(HA+DNR)、HAA[HA+阿克拉霉素(Acla)]等。

化疗药物推荐使用剂量——标准剂量 Ara-C 100~200 mg·m^{-2}·d^{-1}×7 d。IDA 8~12 mg·m^{-2}·d^{-1}×3 d、DNR 45~90 mg·m^{-2}·d^{-1}×3 d、Acla 20 mg/d×7 d、HHT 2.0~2.5 mg·m^{-2}·d^{-1}×7 d(或 4 mg·m^{-2}·d^{-1}×3 d)。临床工作中可以参照上述方案、药物剂量,根据患者情况调整。

2. 含大剂量 Ara-C 的诱导治疗方案:

(1) 蒽环类药物(包括 IDA、DNR 等)联合大剂量 Ara-C。蒽环类药物为 3 d 用药,剂量同上述;Ara-C 用量为 1.0~2.0 g/m^2,每 12 小时 1 次,3~5 天(第 1、3、5 天或 1~5 天)。

(2) 以 HA+蒽环类药物组成方案(如 HAD 方案):HHT、DNR 用法同标准剂量方案;Ara-C 前 4 天为 100 mg·m^{-2}·d^{-1},第 5、6、7 天为 1~1.5 g/m^2,每 12 小时 1 次。

3. 临床研究。

(二) 诱导治疗后监测

诱导治疗过程中建议于骨髓抑制期(停化疗后第 7~14 天)、恢复期(停化疗后第 21~28 天)复查骨髓。根据骨髓抑制期、恢复期的骨髓情况进行治疗调整。

1. 标准剂量 Ara-C 诱导治疗患者的诱导后治疗调整:

(1) 化疗后第 7~14 天复查骨髓:

1) 存在明显的残留白血病细胞(≥10%),考虑双诱导治疗,可使用下列方案:a. 大剂量 Ara-C 为基础的联合方案:如联合 IDA 或 DNR 的方案;FLAG 方案(氟达拉滨+Ara-C+G-CSF)等。b. 标准剂量 Ara-C+蒽环或蒽醌类等药物[IDA 或 DNR、米托蒽醌(Mitox)等]。c. 含 G-CSF 的预激方案(如 CAG 方案:G-CSF+Ara-C+Acla)。d. 等待观察(尤其是骨髓增生低下的情况下)。

2) 残留白血病细胞<10%,但无增生低下:可给予双诱导治疗,采用标准剂量 Ara-C+IDA 或 DNR、Mitox 等,或等待恢复。

3) 增生低下,残留白血病细胞<10%:等待恢复。

(2) 化疗后第 21~28 天(骨髓恢复)复查骨髓象、血常规:

1) 完全缓解,进入缓解后治疗。

2) 白血病细胞比例下降不足 60%的患者,按诱导失败对待。

3) 未取得完全缓解,但白血病细胞比例下降超过 60%的患者可重复原方案 1 个疗程。

4) 增生低下,残留白血病细胞<10%时,等待恢复;残留白血病细胞≥10%时,可考虑下一步治疗(参考双诱导治疗的方案或诱导治疗失败患者的选择)。

2. 含大剂量 Ara-C 方案诱导治疗患者诱导后治疗:

(1) 化疗后第 7~14 天复查骨髓:

1) 存在明显的残留白血病细胞(≥10%):按诱导失败对待。

2）残留白血病细胞<10%，但无增生低下：等待恢复。

3）增生低下，残留白血病细胞<10%时：等待恢复。

（2）化疗后第21～28天（骨髓恢复）复查骨髓象、血常规：

1）完全缓解，进入缓解后治疗。

2）骨髓已恢复，但达不到部分缓解标准的，按诱导失败对待。

3）骨髓恢复，达部分缓解，可换用标准剂量化疗再诱导（也可重复原方案1个疗程）。

4）增生低下：残留白血病细胞<10%时，等待恢复；残留白血病细胞≥10%时，按治疗失败对待。

（三）AML完全缓解后治疗的选择

按遗传学预后危险度分组治疗；蒽环类药物、Mitox（6～10 $mg \cdot m^{-2} \cdot d^{-1} \times 3$ d）的剂量同诱导治疗方案。

1. 预后良好组：

（1）多疗程的大剂量Ara-C：

1）大剂量Ara-C（3 g/m^2 每12小时1次，至少6个剂量），3～4个疗程，单药应用。其后可以停止化疗，也可以再予以适当的标准剂量化疗巩固。

2）大剂量Ara-C（1～2 g/m^2 每12小时1次，至少6个剂量）为基础的方案：可与蒽环/蒽醌类、氟达拉滨等联合应用，2～3个疗程后行标准剂量化疗，缓解后总的化疗周期为6个疗程。

（2）2～3个疗程大剂量Ara-C或大剂量Ara-C为基础的方案巩固，继而行自体造血干细胞移植。

（3）标准剂量化疗（Ara-C联合蒽环/蒽醌类、HHT、鬼臼类等药物），缓解后总的化疗周期≥6个疗程或标准剂量化疗巩固3～4个疗程后行自体造血干细胞移植。

（4）临床研究。

2. 预后中等组：

（1）至少1～2个疗程大剂量Ara-C或大剂量Ara-C为基础的方案（可联合蒽环/蒽醌类、氟达拉滨等药物）或标准剂量化疗巩固，继而行配型相合供体的异基因造血干细胞移植或2～3个疗程巩固治疗后行自体造血干细胞移植；

（2）多疗程的大剂量Ara-C：

1）大剂量Ara-C（3 g/m^2 每12小时1次，至少6个剂量），3～4个疗程，单药应用。其后可以停止化疗，也可以再予以适当的标准剂量化疗巩固。

2）大剂量Ara-C（1～2 g/m^2 每12小时1次，6个剂量）为基础的方案：与蒽环/蒽醌类等药物联合应用，2～3个疗程后行标准剂量化疗，总的缓解后化疗周期≥6个疗程。

（3）标准剂量化疗（Ara-C联合蒽环/蒽醌类、HHT、鬼臼类等），总的缓解后化疗周期≥6个疗程或标准剂量化疗巩固3～4个疗程后行自体造血干细胞移植。

（4）临床研究。

3. 预后不良组：

（1）异基因造血干细胞移植：寻找供者期间行1～2个疗程的大剂量Ara-C为基础的化疗或标准剂量化疗。

（2）临床研究。

（3）2～3个疗程的大剂量Ara-C或大剂量Ara-C为基础的化疗，或标准剂量化疗巩固，继而行自体造血干细胞移植。

（4）无条件移植者予以标准剂量化疗巩固（6个疗程）。

4. 未进行染色体核型等检查、无法进行危险度分组者：

参考预后中等细胞遗传学或分子异常组患者治疗。若诊断时白细胞计数≥100×10^9/L，则按预后不良组治疗。

（四）诱导治疗失败患者的选择

1. 标准剂量Ara-C诱导治疗组：

（1）临床研究。

（2）大剂量Ara-C为基础的方案（FLAG，Ara-C联合IDA或DNR或蒽醌类药物等）或大剂量Ara-C再诱导。

（3）二线方案再诱导治疗：如含G-CSF的预激方案（低白细胞计数者）等。

（4）配型相合的异基因造血干细胞移植（二线方案达CR后行移植或直接移植）。

（5）支持治疗。

2. 大剂量Ara-C诱导治疗组：

（1）临床研究。

（2）异基因造血干细胞移植（二线方案达CR后行移植或直接移植）。

（3）二线方案再诱导治疗：如含G-CSF的预激方案（低白细胞计数者）等。

（4）支持治疗。

二、年龄<60岁，此前有血液病史或治疗相关性AML的患者

（一）诱导缓解治疗

1. 临床研究。

2. 常规的诱导缓解方案（均可能需2个疗程）：可以联合G-CSF。

(1) 蒽环(包括 IDA、DNR 等)或蒽醌类药物联合标准剂量 Ara-C(即 3+7 方案)。

(2) HHT 联合标准剂量的 Ara-C 方案(HA)。

(3) HA+蒽环类药物组成的方案,如 HAD(HA+DNR)、HAA(HA+Acla)等。

化疗药物推荐使用剂量:

标准剂量 Ara-C 100～200 mg·m^{-2}·d^{-1}×7 d, DNR 45～90 mg·m^{-2}·d^{-1}×3 d, Acla 20 mg/d×7 d, IDA 8～12 mg·m^{-2}·d^{-1}×3 d, HHT 2～2.5 mg·m^{-2}·d^{-1}×7 d(或 4 mg·m^{-2}·d^{-1}×3 d), Mitox 6～10 mg·m^{-2}·d^{-1}×3 d。临床工作中可以参照上述方案、药物剂量,根据患者情况调整。

3. 异基因造血干细胞移植。

(二) 完全缓解后治疗

1. 异基因造血干细胞移植(可以在适当巩固治疗后)。

2. 无供体的患者:

(1) 临床研究。

(2) 2～3 个疗程大剂量 Ara-C 或大剂量 Ara-C 为基础的方案(与蒽环/蒽醌类、氟达拉滨等药物联合应用)或 3～4 个疗程标准剂量巩固治疗后,行自体造血干细胞移植。

(3) 无移植条件者行标准剂量巩固治疗(Ara-C 联合蒽环/蒽醌类、HHT、鬼臼类等药物)。

(三) 诱导治疗失败者

参照此前无血液病史患者的治疗策略处理。

三、年龄≥60 岁的 AML 患者

(一) 年龄≥60～75 岁患者的诱导缓解治疗

1. 临床一般情况较好(PS≤2):治疗前应尽量获得细胞遗传学结果。

(1) 临床研究。

(2) 标准剂量 Ara-C(100 mg·m^{-2}·d^{-1}×7 d)联合 IDA(8～10 mg·m^{-2}·d^{-1})或 DNR(40～60 mg·m^{-2}·d^{-1})或 Mitox(6～8 mg·m^{-2}·d^{-1})即 7+3 方案,可能需 2 个疗程。

(3) 标准剂量 Ara-C(100 mg·m^{-2}·d^{-1}×7 d)联合 HHT(2～2.5 mg·m^{-2}·d^{-1}×7 d)的 HA 方案。

(4) 小剂量化疗±G-CSF(如小剂量 Ara-C 为基础的方案——CAG、CHG、CMG 等,C: Ara-C、A: Acla、H: HHT、M: Mitox。G-CSF 用量建议: 5 g·kg^{-1}·d^{-1}(或 300 g/d)。

2. 临床一般情况较差(PS>2):

(1) 临床研究。

(2) 小剂量化疗±G-CSF(如小剂量 Ara-C 为基础的方案——CAG、CHG、CMG 等或口服羟基脲控制白细胞)。

(3) 支持治疗。

(二) 年龄≥75 岁或有严重非血液学合并症患者的治疗

1. 支持治疗。

2. 小剂量化疗±G-CSF(如小剂量 Ara-C 为基础的方案-小剂量 Ara-C、CAG、CHG 等或口服羟基脲控制白细胞)。

(三) 诱导治疗后骨髓情况监测及对策

1. 化疗后第 7～14 天复查骨髓:

(1) 骨髓仍存在明显的残留白血病细胞(≥10%):

1) 按诱导失败对待。

2) 积极的支持治疗。

(2) 残留白血病细胞<10%,但无增生低下:

1) 标准剂量 Ara-C(100 mg·m^{-2}·d^{-1}×5 d)加蒽环类(IDA 或 DNR)、蒽醌类、HHT 等药物。

2) 有供体的患者可以行减低预处理剂量的异基因造血干细胞移植。

3) 等待恢复。

(3) 增生低下,残留白血病细胞<10%时:等待恢复。

2. 化疗后第 21～28 天复查骨髓象、血常规:

(1) 完全缓解,进入缓解后治疗。

(2) 白血病细胞比例下降不足 60%的患者,按诱导失败对待。

(3) 未达完全缓解,但白血病细胞比例下降超过 60%的患者,可重复原方案 1 个疗程。

(4) 增生低下:残留白血病细胞<10%时,等待恢复;残留白血病细胞≥10%时,按诱导治疗失败对待。

(四) 完全缓解(CR)后的治疗选择

1. 临床研究。

2. 标准剂量 Ara-C(75～100 mg·m^{-2}·d^{-1}×5～7 d)为基础的方案巩固强化。可与蒽环或蒽醌类(IDA、DNR 或 Mitox 等)、HHT、鬼臼类等药物联合。缓解后总的化疗周期为 4～6 个疗程。

3. 年龄<70 岁,一般状况良好、肾功能正常(肌酐清除率≥70 ml/min)、正常或预后较好核型异常患者可接受 Ara-C 1～2 g·m^{-2}·d^{-1},4～6 个剂量,1～2 个疗程。后改为标准剂量方案治疗,缓解后总的治疗周期为 4～6 个疗程。

4. 减低预处理剂量的异基因造血干细胞移植。

(五) 诱导治疗失败的患者

1. 临床研究。

2. 减低预处理剂量的异基因造血干细胞移植。

3. 二线方案再诱导治疗:如含 G-CSF 的预激方

案(低白细胞计数者)等。

4. 支持治疗。

四、AML 患者 CNSL 的诊断、预防和治疗

AML 患者 CNSL 的发生率远低于急性淋巴细胞白血病(ALL),一般不到 3%。参考 NCCN 的意见,在诊断时对无症状的患者不建议行腰椎穿刺(腰穿)检查。有头痛、精神混乱、感觉改变的患者应先行放射学检查(CT/MRI),排除神经系统出血或肿块。这些症状也可能是由于白细胞淤滞引起,可通过白细胞分离等降低白细胞的措施解决。若体征不清楚、无颅内出血的证据,可在纠正出凝血紊乱和血小板支持的情况下行腰穿检查。脑脊液中发现白血病细胞者,应在全身化疗的同时鞘注 Ara-C(每次 40～50 mg)和(或)甲氨蝶呤(MTX,每次 5～10 mg)+地塞米松(每次 5～10 mg)。若症状持续存在,脑脊液无异常,应复查。

已达完全缓解的患者,尤其是治疗前 WBC≥100×10^9/L 或单核细胞白血病(M_4 和 M_5)、t(8;21)/AML1-ETO、inv(16)白血病患者,建议至少行腰穿、鞘注 1 次,以进行 CNSL 筛查。

(一) 诊断时有神经系统症状

首先应进行 CT/MRI 检查,除外出血或肿块。

1. 没有发现颅内/脊髓肿块者,进行腰穿检查:

(1) 脑脊液正常者:观察。如果症状持续存在,可以进行再次腰穿检查。

(2) 脑脊液发现白血病细胞者:每周 2 次鞘注化疗药物直至脑脊液正常,以后每周 1 次,连续 4～6 周。

2. 发现颅内/脊髓肿块或颅压增高者:建议先行放射治疗;然后鞘注,每周 2 次鞘注化疗药物直至脑脊液正常,以后每周 1 次,连续 4～6 周。

(二) 无神经系统症状,CR_1 后腰穿筛查脑脊液发现白血病细胞者

2 次/周鞘注化疗药物直至脑脊液正常,以后每周 1 次,连续 4～6 周。若患者接受 HD-Ara-C 治疗,应于治疗完成后复查脑脊液(证实脑脊液正常);也可以配合腰穿、鞘注,至脑脊液恢复正常。

(三) 无神经系统症状,CR_1 后腰穿筛查脑脊液正常者

WBC≥100×10^9/L 或单核细胞白血病(M_4 和 M_5)、t(8;21)/AML-ETO、inv(16)白血病患者,每个疗程行 1～2 次腰穿、鞘注,共 4～6 次(采用大剂量 Ara-C 治疗者可以减少腰穿次数)。其余患者不再特别强调腰穿、鞘注的次数;以后出现神经系统症状者应再次腰穿。

五、特别说明

在 AML 患者的整个治疗过程中应特别注意化疗药物的心脏毒性问题,注意监测心脏功能(包括心电图、心肌酶、超声心动等)。DNR 的最大累积剂量 550 mg/m^2,活动性或隐匿性心血管疾病、目前或既往接受过纵隔/心脏周围区域的放疗、既往采用其他蒽环类或蒽醌类药物治疗、同时使用其他抑制心肌收缩功能的药物或具有心脏毒性的药物,如曲妥珠单抗等情况,累积剂量一般不超过 400 mg/m^2。IDA 的最大累积剂量 290 mg/m^2,Mitox 的累积剂量 160 mg/m^2。计算累积剂量时还应考虑整个治疗周期的持续时间。

急性髓系白血病(复发难治性)中国诊疗指南(2011 年)

(中华医学会血液学分会)

一、复发、难治性急性髓系白血病(AML)诊断标准

1. 复发性 AML 诊断标准:NCCN 2011 将白血病复发定义为完全缓解(CR)后外周血重新出现白血病细胞或骨髓原始细胞>0.050(除外其他原因如巩固化疗后骨髓重建等)或髓外出现白血病细胞浸润。

2. 难治性 AML 诊断标准:①标准方案诱导化疗 2 个疗程未获 CR;②第 1 次 CR 后 6 个月内复发者;③第 1 次 CR 后 6 个月后复发、经原方案再诱导化疗失败者;④2 次或 2 次以上复发者;⑤髓外白血病持续存在。

二、难治复发 AML 治疗策略

难治性白血病的主要原因是白血病细胞对化疗药物产生耐受。白血病细胞耐药分为原发耐药(化疗前即存在)和继发耐药(反复化疗诱导白血病细胞对化疗药物产生耐药)。

难治性白血病的治疗原则:

(1) 使用无交叉耐药的新药组成联合化疗方案;

(2) 中、大剂量的阿糖胞苷(Ara-C)组成的联合方案;

(3) 造血干细胞移植(HSCT);

(4) 使用耐药逆转剂；

(5) 新的靶向治疗药物、生物治疗等。

后两种方法由于疗效有限或尚处于试验阶段，暂归为临床试验方法。

三、难治复发 AML 治疗方案

(1) 使用与原方案无交叉耐药的新药组成化疗方案或加大药物剂量。如将柔红霉素(DNR)换为去甲氧柔红霉素(IDA)、阿克拉霉素(Acla)或米托蒽醌(Mitox)，或加用原治疗方案中未用过的药物如高三尖杉酯碱(HHT)、氟达拉滨(Flu)、足叶乙甙(Vp16)、吖啶类(AMSA)或联合应用三种化疗药物等。

(2) 中、大剂量 Ara-C 并联合一线药物或新药。利用其不同作用机制协同作用增强化疗效果。

(3) 预激方案：改变治疗策略，利用 G-CSF 使处于 G_0/G_1 期的细胞进入增殖期，有利于化疗药物将其杀灭。

(4) 选择化疗方案时应考虑患者的年龄，全身状况以及早、晚期(6 个月以内或以上)复发等因素。

1) 年龄＜60 岁：考虑用①FLAG 方案；②中、大剂量 Ara-C 联合 IDA/Mitox/Acla/Vp16；③HHT＋Ara-C＋蒽环类药物；④预激方案；⑤新药试验。

停药 6 个月后复发者可以再次使用原先有效的方案，如 IDA＋Ara-C 等。

2) 年龄＞60 岁：临床试验、积极的支持治疗或预激方案。

停药 6 个月后复发者可以再次使用原先有效的方案。

(5) 方案举例

1) FLAG 方案：Ara-C＋Flu＋G-CSF(GM-CSF)：G-CSF(GM-CSF)200 $\mu g \cdot m^{-2} \cdot d^{-1}$，第0～5 天；Flu 30 mg/m^2，第 1～5 天；Ara-C 1～2 g/m^2，Flu 用后 4 h 使用，第 1～5 天，静脉滴注 3 h。

Flu 是一种腺苷类药物。FLAG 方案是在 Flu＋Ara-C 的基础上加用 G-CSF 组成的，是目前治疗难治复发性 AML 高效、耐受性较好的方案。

2) CAG 方案：G-CSF(GM-CSF)150 μg，每12 h 1 次，第 1～14 天；Acla 20 mg/d，第 1～4 天；Ara-C 20 mg/m^2，分两次皮下注射，第 1～14 天。

3) HAA 方案：HHT 2 $mg \cdot m^{-2} \cdot d^{-1}$，第 1～7 天(或 HHT 2 $mg \cdot m^{-2} \cdot d^{-1}$，每日 2 次，第 1～3 天)；Ara-C 100～200 $mg \cdot m^{-2} \cdot d^{-1}$，第 1～7 天；Acla 20 mg/d，第 1～7 天。

4) HAD 方案：HHT 2 $mg \cdot m^{-2} \cdot d^{-1}$，第 1～7 天；Ara-C 100～200 $mg \cdot m^{-2} \cdot d^{-1}$，第 1～7 天；DNR 40 $mg \cdot m^{-2} \cdot d^{-1}$，第 1～3 天。

5) 含中、大剂量 Ara-C 的方案：Ara-C 1～3 g/m^2，每 12 h 1 次，第 1、3、5、7 天，联合 DNR 45 mg/m^2 或 IDA 10 mg/m^2，第 2、4、6 天或 Mitox 或 Vp16。或 Ara-C 2～3 g/m^2 每 12 h 1 次，第 1～6 天。

6) ME 方案：Mitox 10 mg/m^2，第 1～5 天；Vp16 100 mg/m^2，第 1～5 天。

难治性白血病生存期短、预后差。对难治、复发性白血病患者，CR 后应尽早进行异基因 HSCT。如果经过 2 个疗程仍未达 CR，可以直接进行 HSCT。HSCT 不仅通过大剂量预处理杀伤白血病细胞，更重要的是通过移植物抗白血病(GVL)效应清除白血病细胞。

注：难治 AML 的治疗方法同早期复发 AML；CAG 方案中 Acla 可以延长到第 7～8 天；所有年轻的复发难治性白血病患者，CR 后应尽早进行异基因 HSCT。早期复发以 6 个月为标准，NCCN2011 指南早期复发定义为 12 个月内。

急性早幼粒细胞白血病中国诊疗指南(2011 年)

(中华医学会血液学分会)

第一部分　初诊患者入院检查、诊断

一、病史采集及重要体征

(1) 年龄；

(2) 此前有无血液病史(主要指骨髓增生异常综合征、骨髓增殖性肿瘤等)；

(3) 是否为治疗相关性(包括放疗、化疗)；

(4) 有无重要脏器功能不全(主要指心、肝、肾功能)。

二、实验室检查

(1) 血常规、血生化、出凝血检查；

(2) 骨髓细胞形态学(包括细胞形态学、细胞化学、组织病理学)；

(3) 细胞遗传学检测：t(15;17)染色体异常；

(4) 分子学检测：PML-RARα(或少见的 PLZF-

RARα、NuMA－RARα、NPM－RARα、Stsb5－RARα）融合基因、FLT3－ITD基因突变；

（5）免疫分型。

三、诊断

具有典型的急性早幼粒细胞白血病（APL）细胞形态学表现、细胞遗传学检查t(15;17)阳性或分子生物学检查PML－RARα阳性者为典型APL。非典型APL为具有少见的PLZF－RARα、NuMA－RARα、NPM－RARα、Stat5b－RARα等分子改变者。本治疗指南只适用于典型APL患者。

第二部分　APL患者的治疗

一、诱导治疗

（一）建议采用常规的诱导缓解方案

APL的诱导治疗方案主要分为以下两类：

（1）能耐受以蒽环类为基础化疗的患者，根据诱导前外周血WBC进行危险分层治疗。

1）低/中危组（诱导前外周血WBC≤10×10^9/L）：①全反式维甲酸（ATRA）＋去甲氧柔红霉素（IDA）或柔红霉素（DNR）＋三氧化二砷（ATO）；②ATRA＋IDA或DNR。

2）高危组（诱导前外周血WBC＞10×10^9/L）：①ATRA＋ATO＋IDA或DNR；②ATRA＋IDA；③ATRA＋DNR±阿糖胞苷（Ara－C）。

（2）不能耐受以蒽环类为基础化疗的患者，予ATRA＋ATO治疗。

1）药物使用剂量（根据患者具体情况适当调整）：ATRA 20 mg·m^{-2}·d^{-1}口服至血液学完全缓解（CR）；ATO 0.16 mg·kg^{-1}·d^{-1}静脉滴注至血液学CR；IDA 8～12 mg·m^{-2}·d^{-1}静脉注射，第2、4、6或第8天；DNR 45～90 mg·m^{-2}·d^{-1}静脉注射，第2、4、6或第8天；Ara－C 150 mg·m^{-2}·d^{-1}静脉注射，第1～7天。

2）化疗起始时间：低危组患者可于ATRA诱导治疗72 h后开始，高危组患者可考虑与ATRA诱导治疗同时进行。

（二）诱导阶段评估

ATRA的诱导分化作用可以维持较长时间，在诱导治疗后较早行骨髓评价可能不能反映实际情况。因此，骨髓评价一般在第4～6周、血细胞计数恢复后进行，此时，细胞遗传学一般正常。分子学缓解一般在巩固2个疗程后判断。

二、初始诱导失败患者的治疗

1. ATRA＋蒽环类药物诱导失败者：

1）ATO再诱导；

2）异基因造血干细胞移植。

2. ATRA＋砷剂＋蒽环类药物诱导失败者：

1）临床研究；

2）异基因造血干细胞移植。

3. 不能耐受化疗以ATRA＋砷剂诱导失败者：

（1）临床研究；

（2）异基因造血干细胞移植。

三、APL CR后的巩固治疗

巩固治疗的目标是获得分子生物学缓解（定性或定量RT－PCR检测融合基因转阴）。建议依据危险分层［高危组患者（包括WBC＞10×10^9/L或FLT3－ITD阳性）、低/中危组患者（WBC≤10×10^9/L）］进行巩固治疗。

1. ATRA＋蒽环类药物达CR者：

（1）低/中危组：ATRA＋IDA 8～12 mg·m^{-2}·d^{-1}或DNR 45～90 mg·m^{-2}·d^{-1}×3 d，共2个疗程。

（2）高危组：①ATRA＋IDA 8～12 mg·m^{-2}·d^{-1}或DNR 45～90 mg·m^{-2}·d^{-1}×3 d＋Ara－C 150 mg·m^{-2}·d^{-1}×7 d，共2个疗程；②ATRA＋HHT 4 mg·m^{-2}·d^{-1}×3 d＋Am－C 1 g/m^2，每12小时1次，共3天，1个疗程。

以上每个疗程中ATRA用法为20 mg·m^{-2}·d^{-1}口服14 d。

2. 不能耐受化疗以ATRA＋砷剂达CR者：予ATRA＋ATO巩固治疗6个疗程。

巩固治疗结束后采用定性或定量PCR方法检测患者骨髓细胞的融合基因（主要是PML－RARα），以证实是否达到分子水平缓解。融合基因阴性者进入维持治疗阶段；融合基因转阳性者，4周内复查，阴性者进入维持治疗阶段，复查阳性者按复发处理。

四、APL CR患者的维持治疗

维持治疗建议依据危险度分层进行。

1. 低/中危组：ATRA 20 mg·m^{-2}·d^{-1}×14 d，间歇14天（第1个月）；ATO 0.16 mg·kg^{-1}·d^{-1}×14 d，间歇14天后同等剂量×14天（第2～3个月）；完成5个循环周期。

2. 高危组：ATRA 20 mg·m^{-2}·d^{-1}×14 d，间歇14天（第1个月）；ATO 0.16 mg·kg^{-1}·d^{-1}×14 d，间歇14天后同等剂量×14 d（第2～3个月）；甲氨蝶呤（MTX）15 mg·m^{-2}，每周1次，共4次，或者

6-巯基嘌呤(6-MP)50 mg·m^{-2}·d^{-1}共2～4周(第3个月)。完成5个循环周期。

2年内每3个月采用PCR方法检测患者骨髓细胞的融合基因。融合基因持续阴性者,继续维持治疗;融合基因转阳性者,4周内复查。复查结果阴性者,继续维持治疗;确实阳性者按复发处理。

五、治疗后患者随访

完成维持治疗后患者第1年建议每3～6个月进行融合基因检测,第2年及以后检测间隔可渐变为6～12个月。融合基因持续阴性者,继续观察;融合基因转阳性者,4周内复查阴性者进入维持治疗阶段,复查阳性者按复发处理。

对于长期生存患者随访中应关注治疗药物(包括蒽环类和砷剂)的长期毒性反应,包括心脏毒性和第二肿瘤等。

六、首次复发APL患者的治疗

一般采用砷剂±ATRA进行再诱导治疗。

(1) 达二次缓解(细胞形态学)者进行融合基因检测,融合基因阴性者行自体造血干细胞移植或砷剂巩固治疗(不适合移植者)6个疗程。融合基因阳性者行异基因造血干细胞移植或进入临床研究。

强烈建议二次缓解的患者行鞘内注射,以预防中枢神经系统的侵犯。

(2) 再诱导未缓解者可加入临床研究,或行异基因造血干细胞移植。

七、支持治疗

(1) 临床凝血功能障碍和明显出血:输注血小板维持PLT≥(30～50)×10^9/L;输注冷沉淀、凝血酶原复合物(PPSB)和冰冻血浆维持FG>1 500 mg/L、PT和APTT值接近正常。每日监测DIC直至凝血功能正常。

(2) 对高白细胞的APL患者,一般不推荐白细胞分离术。

(3) APL分化综合征:警惕分化综合征的发生(通常在初诊或复发时,与WBC>10×10^9/L并持续增长相关。表现为发热、气促、低氧血症、胸膜或心包周围渗出),应考虑停用ATRA并密切关注容量负荷和肺功能状态,尽早使用地塞米松(10 mg,每日2次,大于2周),直至低氧血症解除。

(4) 亚砷酸不良反应的监测:治疗前心电图检查(评估有无QTc间期延长),血电解质(钙、钾、镁离子)和肌酐;治疗期间维持血钾离子浓度>4 mmol/L,维持血镁离子浓度>18 mg/L;重新评估患者绝对QTc间期>500毫秒。

(5) 诱导治疗期间,除非粒细胞缺乏患者感染,一般不推荐使用粒细胞集落刺激因子。

(6) 中枢神经系统白血病(CNSL)的预防:诊断时为低/中危组患者,应进行3次预防性鞘内治疗;诊断时为高危组或复发患者,因发生CNSL的风险增加,对这些患者应进行6次预防性鞘内治疗。

八、蒽环类药物化疗毒性

注意监测蒽环类药物累积毒性,尤其是高危和老年患者。

注:ATO和口服砷剂复方黄黛片均已获得SFDA治疗APL认证,但目前循证医学证据多来自于ATO;建议根据患者肝功能及肝脏的耐受程度调整6-MP应用。

骨髓增生异常综合征诊断与治疗专家共识

(中华医学会血液学分会)

第一部分　诊断与分型

骨髓增生异常综合征(MDS)是起源于造血干细胞的一组异质性髓系克隆性疾病,特点是髓系细胞发育异常,表现为无效造血、难治性血细胞减少、造血功能衰竭,高风险向急性髓系白血病(AML)转化。

一、MDS的诊断建议

1. 诊断流程:见表1。

表1　骨髓增生异常综合征(MDS)的诊断流程

项　目	内　容
病史	三系血细胞减少相应症状;化疗/放射线、化学毒物接触史;MDS/AML家族史及其他病史
体检	贫血、出血、感染体征,部分脾脏肿大
外周血细胞计数及涂片检查	含网织红细胞计数
血清铁蛋白、维生素B_{12}、FA水平	

（续表）

项　目	内　容
EPO 水平	尽量在输血前检查
骨髓涂片	形态、铁染色、有核红细胞 PAS、髓系细胞 POX 检查
骨髓活检	组织病理及免疫病理
骨髓流式细胞术检查	MDS 免疫表型
骨髓细胞遗传学分析	染色体核型检测、FISH 检测
基因检测	怀疑 MDS/MPN 者检测 JAK2 突变、PDGFRα/β 基因重排等
排除反应性发育异常	酒精中毒、HIV 感染、巨幼细胞贫血、PNH、LGL、溶血、自身免疫性疾病、甲状腺疾病、肿瘤、药物、化疗、生长因子等

注：AML：急性髓系白血病；VitB₁₂：维生素 B₁₂；FA：叶酸；EPO：红细胞生成素；PAS：过碘雪夫酸染色；POX：过氧化酶；FISH：荧光原位杂交；MPN：骨髓增殖性肿瘤；PDGFR：血小板衍生生长因子受体；PNH：阵发性睡眠性血红蛋白尿症；LGL：大颗粒淋巴细胞白血病

2. 诊断标准：建议参照维也纳诊断标准。MDS 诊断需要满足 2 个必要条件和 1 个确定标准。

（1）必要条件：①持续（≥6 个月）一系或多系血细胞减少：红细胞（HGB<110 g/L）、中性粒细胞[中性粒细胞计数（ANC）<1.5×10^9/L]、血小板（PLT<100×10^9/L）；②排除其他可以导致血细胞减少和病态造血的造血及非造血系统疾患。

（2）确定标准：①骨髓涂片中红细胞系、中性粒细胞系、巨核细胞系中任一系至少 10%有发育异常；②环状铁粒幼红细胞占有核红细胞比例≥15%；③原始细胞：骨髓涂片中达 5%～19%；④染色体异常（表 2）。

表 2　骨髓增生异常综合征（MDS）中染色体异常及其比例（WHO，2008 年）（%）

异　常	MDS	t-MDS
非平衡性		
+8[a]	10	
−7/7q−	10	50
−5/5q−	10	40
20q−[a]	10	
−Y[a]	5～8	
i(17q)/t(17p)	3～5	
−13/13q−	3	
11q−	3	
12p−/t(12p)	3	
9q−	1～2	
idic(X)(q13)	1～2	
平衡性		
t(11;16)(q23;p13.3)		3
t(3;21)(q26.2;q22.1)		2
t(1;3)(p36.3;q21.2)	1	
t(2;11)(p21;q23)	1	
inv(3)(q21;q26.2)	1	
t(6;9)(p23;q34)	1	

注：[a]形态学未达到标准，仅有该细胞遗传学异常不能作为诊断 MDS 的确切证据，如果同时伴有持续性血细胞减少，可以考虑拟诊 MDS；t-MDS：治疗相关性 MDS

（3）辅助标准：用于符合必要标准，未达确定标准，而且表现其他方面的典型临床特征的患者。①流式细胞术检查结果显示骨髓细胞表型异常，提示红细胞系和（或）髓系存在单克隆细胞群；②单克隆细胞群存在明确的分子学标志：人类雄激素受体（HUMARA）分析，基因芯片谱型或点突变（如 RAS 突变）；③骨髓和（或）外周血中祖细胞的 CFU 集落（±集簇）形成显著和持久减少。

当患者未达到确定标准，如不典型的染色体异常，发育异常细胞<10%（发育异常的形态学改变见表 3），原始细胞比例 4%等，而临床表现高度疑似 MDS，如输血依赖的大细胞性贫血，应进行 MDS 辅助诊断标准的检测，符合者基本为伴有骨髓功能衰竭的克隆性髓系疾病，此类患者诊断为高度疑似 MDS。若辅助检测未能进行，或结果呈阴性，则对患者进行随访，或暂时归为意义未明的特发性血细胞减少症（idiopathic cytopenia of undetermined significance，ICUS），定期检查以明确诊断。

表 3　发育异常的形态学改变（WHO，2008 年）

系　别	细胞核	细胞质
红系	核出芽、核间桥、核碎裂、多核、核多分叶、巨幼样变	环状铁粒幼红细胞、空泡、PAS 染色阳性
粒系	核分叶减少（假 Pelger-Huët；pelgeriod）；不规则核分叶增多	胞体小或异常增大、颗粒减少或无颗粒、假 Chediak-Higashi 颗粒、Auer 小体
巨核系	小巨核细胞、核少分叶、多核（正常巨核细胞为单核分叶）	

3. MDS的形态学异常：原始细胞标准：Ⅰ型为无嗜天青颗粒的原始细胞，Ⅱ型为含有嗜天青颗粒但未出现核旁高尔基区的原始细胞。出现核旁高尔基区者则为早幼粒细胞。

病理活检是骨髓涂片的必要补充。要求在髂后上棘取骨髓组织长度不得少于1.5 cm。所有怀疑为MDS的患者均应进行免疫组化检测(表4)。

表4　骨髓增生异常综合征(MDS)病理活检推荐组化抗体

标　志	细胞类型
最低组合	
CD34[a]	原始细胞、祖细胞、内皮细胞
CD31、CD42或CD61	巨核细胞
类胰蛋白酶[a]	肥大细胞、嗜碱粒细胞、髓系祖细胞
附加组合	
CD3	T细胞
CD15	单核细胞、粒细胞
CD20	B细胞
CD25	T和B细胞亚群、不典型肥大细胞
CD38	浆细胞
CD68、CD68R[b]	单核细胞、巨噬细胞、髓系细胞
溶菌酶[b]	单核细胞、巨噬细胞
CD117[a]	祖细胞、肥大细胞
2D7,BB1	嗜碱粒细胞

注：[a]极少数MDS患者原始细胞的CD34阴性，但CD117阳性，原始细胞类胰蛋白酶反应很弱或阴性；[b]单核/巨噬细胞用于鉴别不成熟单核细胞和原始细胞(如用于慢性粒-单核细胞白血病和急性髓系白血病的鉴别)

4. 细胞遗传学检测：对所有怀疑MDS的患者均应进行染色体核型检测，需检测20～25个骨髓细胞的中期分裂相(表2)。对疑似MDS者，染色体检查失败时，进行FISH检测，至少包括5q31、CEP7、7q31、CEP8、20q、CEPY和p53。

对怀疑MDS疾病进展者，在随访中应检测染色体核型，一般6～12个月检查1次。

5. 基因表达谱和点突变检测：在MDS中，基于$CD34^+$细胞或$CD133^+$细胞的基因表达谱(gene expression profiling, GEP)的检测，能发现特异的，有预后意义的，并与FAB、WHO或IPSS亚型存在一定相关性的基因标志。但是在高危MDS与继发性AML，低危MDS与正常人间，这些GEP异常存在重叠。

对于怀疑有肥大细胞增多症或伴有血小板增多症者，检测KIT基因D816V突变或JAK2基因V617F突变有助于鉴别诊断。

6. 流式细胞术在MDS中应用：目前尚未发现MDS患者特异性的抗原标志或标志组合，但流式细胞术在反应性骨髓改变与克隆性髓系肿瘤患者的鉴别诊断中有意义。

二、鉴别诊断

诊断MDS的主要问题是要确定骨髓发育异常是否由克隆性疾病或其他因素所致。

1. 营养性因素：中毒或其他原因可以引起发育异常的改变，包括维生素B_{12}和FA缺乏，人体必需元素的缺乏以及接触重金属，尤其是砷剂和其他一些常用的药物、生物试剂等。

2. 先天性血液系统疾病：如先天性红细胞生成异常性贫血(CDA)可引起红系发育异常。微小病毒B19感染可以引起幼稚红细胞减少，并伴有巨大巨幼样的幼稚红细胞。免疫抑制剂麦考酚酸酯也可以导致幼稚红细胞减少。

3. 药物因素：复方新诺明可以导致中性粒细胞核分叶减少，易与MDS中的发育异常相混淆。化疗可引起显著的髓系细胞发育异常。G-CSF会导致中性粒细胞形态学的改变，如胞质颗粒显著增多，核分叶减少；外周血中可见原始细胞，但很少超过10%，骨髓中原始细胞比例一般正常，但是也可以升高。

了解临床病史包括药物和化学试剂的接触史很重要，鉴别骨髓增生异常时，尤其是原始细胞不高的病例，要考虑非克隆性疾病。若诊断困难，可在几个月后再行骨髓及细胞遗传学检查。

4. 其他血液系统疾病：再生障碍性贫血(AA)与MDS鉴别。难治性贫血(RA)的网织红细胞可正常或升高，外周血可见到有核红细胞，骨髓发育异常明显，早期细胞比例不低或增加，染色体异常，而AA一般无上述异常。

PNH也可出现全血细胞减少和发育异常，但PNH检测可发现$CD55^+$、$CD59^+$细胞减少，嗜水气单胞菌溶素变异体(Flaer)可发现粒细胞和单核细胞的GPI锚连蛋白缺失，Ham试验阳性及血管内溶血的改变。

自身抗体导致的全血细胞减少，也能见到发育异常，Coombs试验阳性和流式细胞术能检测到造血细胞相关自身抗体，而且应用糖皮质激素、免疫抑制剂常于短期的出现较好的治疗反应。

5. 甲状腺疾病也可出现全血细胞减少和发育异常，甲状腺功能检查结果异常。

6. 实体肿瘤也可出现全血细胞减少和发育异常，

可行相关检查排除。

三、诊断分型

1982年FAB协作组提出以形态学为基础的FAB分型标准(表5),主要根据MDS患者外周血和骨髓细胞发育异常,特别是原始细胞比例、环形铁粒幼细胞数、Auer小体及外周血单核细胞数量,将MDS分为5型:RA、环形铁粒幼细胞性难治性贫血(RAS)、难治性贫血伴原始细胞增多(RAEB)、难治性贫血伴原始细胞增多转化型(RAEB in transformation, RAEB-t)、慢性粒-单核细胞白血病(CMML)。

1997年WHO开始修订FAB的分型方案,于2001年发表。WHO分类已被广泛接受,并得到多个独立研究组的证实。最新的2008年WHO分类包括以下变化:①对标本采集、原始细胞和原始细胞系的分析、遗传学改变的分析都进行了明确指导;②MDS/MPN的诊断和区分;③将具有MDS主要的特异性改变,如血细胞减少,但是骨髓中没有明确的形态学证据,称为待定MDS;④增加了难治性血细胞减少伴单系发育异常的亚型;⑤将伴有多系发育异常的环形铁粒幼红细胞(RCMD-RS)归入难治性血细胞减少伴多系发育异常(RCMD)(表6)。

表5　骨髓增生异常综合征(MDS)的FAB分型

FAB类型	外周血	骨　髓
RA	原始细胞<1%	原始细胞<5%
RAS	原始细胞<1%	原始细胞<5%,环形铁幼红粒细胞>有核红细胞15%
RAEB	原始细胞<5%	原始细胞5%~20%
RAEB-t	原始细胞≥5%	原始细胞>20%而<30%;或幼稚粒细胞出现Auer小体
CMML	原始细胞<5%,单核细胞绝对值>1×10⁹/L	原始细胞5%~20%

注:RA:难治性贫血;RAS:环形铁粒幼红细胞性难治性贫血;RAEB:难治性贫血伴原始细胞增多;RAEB-t:RAEB转化型;CML:慢性粒-单核细胞白血病

表6　骨髓增生异常综合征(MDS)2008年WHO修订分型

分　型	外周血	骨　髓
难治性血细胞减少伴单系发育异常(RCUD) 难治性贫血(RA) 难治性中性粒细胞减少(RN) 难治性血小板减少(RT)	一系或两系血细胞减少[a] 原始细胞无或少见(<1%)[b]	一系发育异常:发育异常的细胞占该系细胞10%或以上 原始细胞<5% 环状铁粒幼红细胞<15%
难治性贫血伴环状铁粒幼红细胞(RARS)	贫血 无原始细胞	环状铁粒幼红细胞≥15% 仅红系发育异常 原始细胞<5%
难治性血细胞减少伴多系发育异常(RCMD)	血细胞减少 原始细胞无或少见(<1%)[b] 无Auer小体 单核细胞<1×10⁹/L	≥两系发育异常的细胞≥10% 原始细胞<5% 无Auer小体 ±环状铁粒幼红细胞≥15%
难治性贫血伴原始细胞增多-1(RAEB-1)	血细胞减少 原始细胞<5%[b] 无Auer小体 单核细胞<1×10⁹/L	一系或多系发育异常 原始细胞5%~9%[b] 无Auer小体
难治性贫血伴原始细胞增多-2(RAEB-2)	血细胞减少 原始细胞5%~19% 有或无Auer小体[c] 单核细胞<1×10⁹/L	一系或多系发育异常 原始细胞10%~19% 有或无Auer小体[c]
MDS-未分类(MDS-U)	血细胞减少	一系或多系异常细胞<10%同时伴细胞遗传学异常
MDS伴单纯5q-	原始细胞≤1%[b] 贫血 血小板正常或升高 原始细胞无或少见(<1%)	原始细胞<5% 分叶减少的巨核细胞正常或增多 原始细胞<5% 细胞遗传学异常仅见5q- 无Auer小体

注:[a]:两系血细胞减少偶见,全血细胞减少应诊断为MDS-U;[b]:如果骨髓中原始细胞<5%,外周血中2%~4%,则诊断为RAEB-1。如RCUD和RCMD患者外周血原始细胞为1%,应诊断为MDS-U;[c]:伴有Auer小体,原始细胞在外周血中<5%,骨髓中<10%,应诊断为RAEB-2

附录

一、MDS 病理活检的意义

1. 与 AML 鉴别[骨髓涂片被血液稀释时(CD34 - IHC)];

2. 与低增生性 AML 鉴别(CD34 - IHC);

3. 与再生障碍性贫血鉴别;

4. $CD34^+$ 祖细胞多灶性集聚(CD34 - IHC);

5. $CD34^+$ 祖细胞的异常分布/定位(ALIP)(CD34 - IHC);

6. 巨核细胞的形态学和集聚异常(IHC: CD31、CD42 或 CD61);

7. 明确骨髓纤维化(Gömöri 银染);

8. 明确血管新生增加(CD34 - IHC);

9. 明确第 2(伴发)髓系肿瘤;

10. 诊断低增生性 MDS;

11. 诊断 MDS - U 和系统性肥大细胞增多症伴 MDS(SM - MDS);

12. FISH 进行细胞遗传学检测(常规染色体核型检查失败时)。

二、流式细胞术检测的 MDS 表型异常

1. $CD34^+$ 髓系祖细胞: 在 $CD34^+$ 细胞群中绝对和相对增加;表达 CD11b 和(或)CD15;CD13、CD33 或 HLA - DR 表达缺失;表达淋系抗原: CD5、CD7、CD19 或 CD56;CD45 表达下降;CD34 密度异常增高或下降;CD38 表达下降。

2. $CD34^+$ B 系祖细胞($CD34^+$/$CD10^+$): $CD34^+$/$CD10^+$ 细胞在 $CD34^+$ 细胞群中绝对和相对下降。

3. 成熟髓系细胞(中性粒细胞): 无颗粒中性粒细胞(中性粒细胞散射角降低);髓系抗原间表达关系模式异常;成熟不同步;表达 CD34;表达淋系抗原;CD45 表达下降。

4. 单核细胞: HLA - DR、CD11b、CD13、CD14、CD33 抗原间表达关系模式异常;CD13、CD14、CD64 或 CD33 表达缺失;表达 CD34;表达淋系抗原(不包括 CD4)。

5. 红系前体细胞: CD45 表达异常;表达 CD34;CD71、CD117、CD235a 表达异常。

第二部分　预后分组与治疗

一、预后分组

1. 国际预后评分系统(IPSS): IPSS 基于 FAB 分型,可评估患者的自然病程。危险度的分级根据以下 3 个因素确定: 原始细胞百分比、血细胞减少的系别数和骨髓的细胞遗传学特征。分组如下: 低危(Low)0 分;中危 - 1(Int - 1)0.5～1.0 分;中危 - 2(Int - 2)1.5～2.0 分;高危(High)≥2.5 分(表 7)。目前对 MDS 的治疗多依据 IPSS 预后分组。

表 7　骨髓增生异常综合征的国际预后积分系统(IPSS)

预后变量	标　准	积　分
骨髓原始细胞	<5%	0
	5%～10%	0.5
	11%～20%	1.5
	21%～30%	2.0
染色体核型	好[正常,－Y,del(5q),del(20q)]	0
	中度(其余异常)	0.5
	差[复杂(3 个异常)或 7 号染色体异常]	1.0
血细胞减少[a]	无或一系减少	0
	两系或三系减少	0.5

注: [a]中性粒细胞计数<1.5×10^9/L,HGB<100 g/L,PLT<100×10^9/L

2. 基于 WHO 分类的预后评分系统(WPSS): 红细胞输注依赖及铁超负荷不仅导致器官损害,也可直接损害造血系统功能,从而可能影响 MDS 患者的自然病程。因此形成了 WPSS,包括 WHO 分型、IPSS 细胞遗传学分组以及红细胞输注依赖。分组如下: 极低危组(0 分)、低危组(1 分)、中危组(2 分)、高危组(3～4 分)、极高危组(5～6 分)。WPSS 作为一个时间连续性的评价系统,可用于患者生命中的任何阶段对预后进行评估。

因输血的标准不易统一,且发现血红蛋白水平在男性<90 g/L,女性<80 g/L,对预后有显著影响。故 2011 年对 WPSS 又作了新的修订(表 8),其亚组评分不变。

表 8　骨髓增生异常综合征(MDS)WHO 分型预后积分系统(WPSS,2011 年)

预后变量	标　准	积　分
WHO 分型	RCUD, RARS, MDS 伴单纯 5q－	0
	RCMD	1.0
	RAEB - 1	2.0
	RAEB - 2	3.0
染色体核型	好[正常,－Y,del(5q),del(20q)]	0

（续表）

预后变量	标　准	积　分
	中度（其余异常）	1.0
	差[复杂（≥3 个异常）或 7 号染色体异常]	2.0
贫血	无	0
男性 HGB<90 g/L，女性 HGB<80 g/L	有	1.0

注：RCUD：难治性血细胞减少伴单系发育异常；RARS：难治性贫血伴环状铁粒幼红细胞；RCMD：难治性血细胞减少伴多系发育异常；RAEB：难治性贫血伴原始细胞增多

二、MDS 的治疗

MDS 治疗主要解决两大问题：骨髓衰竭及并发症、AML 转化。就患者群体而言，MDS 患者自然病程和预后的差异很大，治疗宜个体化。根据 MDS 患者的预后积分，同时结合患者年龄、体能状况、依从性等进行综合评定，选择治疗方案。低危组 MDS 患者治疗包括成分血输注、造血因子治疗、免疫调节剂、表观遗传学药物治疗。低危组患者一般不推荐化疗及造血干细胞移植，但年轻低危组患者能耐受高强度治疗，有望产生更好的效果/风险比和无进展生存及总生存率。

高危组 MDS 患者预后较差，易转化为 AML，需要高强度治疗，包括化疗和造血干细胞移植。高强度治疗有较高的治疗相关并发症和病死率，不适合所有患者。

1. 支持治疗：包括输血、EPO、G－CSF 或 GM－CSF。为大多数高龄 MDS、低危 MDS 患者所采用。支持治疗的主要目的是改善症状、预防感染出血和提高生活质量。

(1) 输血：除 MDS 自身疾病原因导致贫血以外，其他多种因素可加重贫血，如营养不良、出血、溶血和感染等。在改善贫血中，这些因素均应得到处理。

一般在 HGB<60 g/L，或伴有明显贫血症状时输注红细胞。老年、代偿反应能力受限、需氧量增加，可放宽输注，不必 HGB<60 g/L。

(2) 去铁治疗：接受输血治疗，特别是红细胞输注依赖的 MDS 患者的铁超负荷若未采取治疗或治疗不当，可导致总生存期缩短。

血清铁蛋白(SF)测定能间接反映机体铁负荷，但 SF 水平波动较大，易受感染、炎症、肿瘤、肝病及酗酒等影响。对于红细胞输注依赖患者，应每年监测 3～4 次 SF。接受去铁治疗的患者，应依所选药物的使用指南进行铁负荷监测，并定期评价受累器官功能。去铁治疗可以降低 SF 水平及肝脏和心脏中铁含量，疗效与药物使用时间、剂量、患者耐受性及同时的输血量有关。SF 降至 500 μg/L 以下且患者不再需要输血时可终止去铁治疗，若去铁治疗不再是患者的最大收益点时也可终止去铁治疗。常用药物有去铁胺、去铁酮、地拉罗司。

(3) 血小板输注：建议存在血小板消耗危险因素者[感染、出血、使用抗生素或抗人胸腺细胞球蛋白(ATG)等]输注点为 PLT 20×10^9/L，而病情稳定者输注点为 PLT 10×10^9/L。

(4) 促中性粒细胞治疗：中性粒细胞缺乏患者，可给予 G－CSF 和(或)GM－CSF，以使中性粒细胞＞1.0×10^9/L。不推荐 MDS 患者常规使用抗生素预防感染治疗。

(5) 促红细胞生成治疗：EPO 是低危 MDS、输血依赖者主要的初始治疗，加用 G－CSF 可以增加红系反应，持续 6 周。对无反应者，可加量应用 EPO，继续治疗 6 周。对治疗有反应者，一旦取得最大疗效，逐渐减少 G－CSF、EPO 剂量，直至用最小的剂量维持原疗效。

2. 免疫抑制治疗(IST)：ATG 单药或联合环孢素进行 IST 选择以下患者可能有效：无克隆性证据、≤60 岁的低危或中危－1 患者，或者骨髓增生低下，HLA－DR15 或伴有小的 PNH 克隆。不推荐原始细胞＞5%，伴染色体－7 或者复杂核型者使用 IST。采用抑制 T 细胞功能的治疗需慎重。

3. 免疫调节治疗：常用的免疫调节药物包括沙利度胺(thalidomide)和来那度胺(1enalidomide)等。

沙利度胺治疗患者后血液学改善以红系为主，疗效持久，但中性粒细胞和血小板改善罕见。尚未能证实剂量与反应率间的关系，长期应用耐受性差。

来那度胺对染色体 5q－异常者效果很好，但是标准剂量(来那度胺 10 mg/d，共 21 d)骨髓抑制比例较高。对于复杂染色体异常和伴 p53 基因突变者，使用来那度胺会导致疾病进展。建议 5q－综合征患者先使用 EPO，无效后换用来那度胺。在使用来那度胺前和使用过程中检测染色体和 p53 基因的突变情况。

4. 表观遗传学修饰治疗：5－阿扎胞苷(azacitidine，AZA)和 5－阿扎－2－脱氧胞苷(decitabine，地西他滨)可降低细胞内 DNA 总体甲基化程度，并引发基因表达改变。两种药物低剂量时有去甲基化作用，高剂量时有细胞毒作用。AZA 和地西他滨在 MDS 治疗中的具体剂量方案仍在优化中。高危 MDS 患者是应用去甲基化药物的适宜对象；低危并发严重血细胞减少和(或)输血依赖患者也是去甲基化药物治疗的适宜对象。疗程增加可提高 AZA 或地西他滨治疗的有效率。

(1) AZA：MDS 中高危患者应用 AZA 75 mg/m^2 皮下注射或静脉输注共 7 天，28 天为 1 个疗程为目前推荐方案。AZA可明显改善患者生活质量,减少输血需求,明显延迟高危MDS患者向AML转化或死亡的时间。即使患者未达完全缓解,AZA也能改善生存。在毒性能耐受及外周血常规提示病情无进展的前提下,AZA治疗6个疗程无改善者,换用其他药物。

(2) 地西他滨:地西他滨推荐方案为20 mg·m^{-2}·d^{-1}静脉输注,共5天,4周为1个疗程。多数患者在第2个疗程结束起效,并且在同一时间点达到最佳效果。通常足量应用地西他滨3～4个疗程无效再考虑终止治疗。

5. 细胞毒性化疗:高危组尤其是原始细胞增高亚型的MDS患者预后相对较差,开始宜行类同于AML的治疗,完全缓解率为40%～60%,但是缓解时间短暂。高龄患者常难以耐受。<65岁、核型正常者化疗后5年总生存率约27%。

预激方案为小剂量阿糖胞苷(Ara-C)(10 mg/m^2,每12小时1次,×14 d)基础上加用G-CSF,并联合阿克拉霉素(ACR)或高三尖杉酯碱(HHT)或去甲氧柔红霉素(Ida)。国内多使用预激方案,由于MDS多见于老年人群,机体状况较差或常伴有诸如慢性肺病、心血管病及糖尿病等不适于强化疗的因素,因此小剂量化疗为这些患者延长生存期、改善生活质量提供了一种治疗选择。治疗MDS的完全缓解率为40%～60%,有效率为60%～70%。年龄对于疗效无显著影响,但年龄≥60岁的患者对化疗耐受较差。

6. 造血干细胞移植:异基因造血干细胞移植(allo-HSCT)可能治愈MDS,但随年龄增加移植相关并发症也有所增加。适应证为①FAB分类中的难治性贫血伴原始细胞增多(RAEB)、RAEB转化型(RAEB-t)、慢性粒-单核细胞白血病(CMML)及MDS转化的AML患者;②IPSS系统中的中危-2及高危MDS患者,IPSS高危染色体核型的患者;③严重输血依赖,且有明确克隆证据的低危组患者,应该在器官功能受损前进行allo-HSCT;④有强烈移植意愿者。

7. 疗效和随访:MDS国际工作组(International Working Group, IWG)于2000年提出国际统一疗效标准,2006年又作了进一步修订,使不同临床治疗方案结果间具有可比性。MDS治疗的主要目的:改变自然病程和改善生存质量(表9),以此评价疗效。

表9　骨髓增生异常综合征(MDS)国际工作组(IWG)疗效标准

类　别	疗效标准(疗效必须维持≥4周)
完全缓解	骨髓:原始细胞≤5%且所有细胞系成熟正常[a] 应注明持续存在的发育异常[a] 外周血:HGB≥110 g/L;ANC≥1.0×10^9/L;PLT≥100×10^9/L;原始细胞为0 以上外周血检测值必须持续至少2个月
部分缓解	其他条件均达到完全缓解标准(凡治疗前有异常者),但骨髓原始细胞仅较治疗前减少≥50%,但仍>5% 不考虑骨髓细胞增生程度和形态学
骨髓完全缓解	骨髓:原始细胞≤5%且较治疗前减少≥50% 外周血:如果达到血液学改善(HI),应同时注明
疾病稳定	未达到部分缓解的最低标准但至少8周以上无疾病进展证据
血液学改善(疗效必须维持≥8周)	
红系反应(治疗前HGB<110 g/L)	HGB升高≥15 g/L 红细胞输注减少,与治疗前比较,每8周输注量至少减少4个单位。仅治疗前HGB≤90 g/L且需红细胞输注者才纳入红细胞输注疗效评估
血小板反应(治疗前PLT<100×10^9/L)	治疗前PLT>20×10^9/L者,净增值≥30×10^9/L; 或从<20×10^9/L增高至>20×10^9/L且至少增高100%
中性粒细胞反应(治疗前ANC<1.0×10^9/L)	增高100%以上和绝对值增高>0.5×10^9/L
治疗失败	治疗期间死亡或病情进展,表现为血细胞减少加重、骨髓原始细胞增高或较治疗前发展为更进展的FAB亚型
完全缓解或部分缓解后复发	至少有下列1项: 骨髓原始细胞回升至治疗前水平 ANC或PLT较达最佳疗效时下降50%或以上 HGB下降≥15 g/L或依赖输血

（续表）

类　别	疗效标准(疗效必须维持≥4 周)
血液学改善后进展或复发[a]	有下列至少 1 项：
	粒细胞或血小板数较最佳疗效时下降≥50%
	HGB 下降≥15 g/L
	依赖输血
细胞遗传学反应	完全缓解：染色体异常消失且无新发异常
	部分缓解：染色体异常细胞比例减少≥50%
疾病进展	原始细胞＜5%者：原始细胞增加≥50%达到 5%
	原始细胞 5%～10%者：原始细胞增加≥50%达到 10%
	原始细胞 10%～20%者：原始细胞增加≥50%达到 20%
	原始细胞 20%～30%者：原始细胞增加≥50%达到 30%
	下列任何一项：
	ANC 或 PLT 较最佳缓解/疗效时下降≥50%
	HGB 下降≥20 g/L
	依赖输血
生存	结束时点：
	总体生存：任何原因死亡
	无事件生存：治疗失败或任何原因死亡
	无进展生存：病情进展或死于 MDS
	无病生存：至复发时为止
	特殊原因死亡：MDS 相关死亡

注：ANC：中性粒细胞计数；[a] 无急性感染、重复化疗疗程、脏器出血、溶血等其他原因

中国弥漫大 B 细胞淋巴瘤诊断与治疗指南

（中华医学会血液学分会）

弥漫大 B 细胞淋巴瘤（DLBCL）是成人淋巴瘤中最常见的一种类型，并且是一组在临床表现和预后等多方面具有很大异质性的恶性肿瘤。其发病率占非霍奇金淋巴瘤（NHL）的 31%～34%，在亚洲国家一般＞40%。

既往，DLBCL 的治疗以化疗为主，患者在接受包含蒽环类药物的联合化疗后，约 1/3 患者可获得 5 年生存率。利妥昔单抗联合化疗的治疗方案使 DLBCL 患者的长期生存率明显提高。而 PET－CT 引入疾病评估体系后，能更精确地指导临床治疗和预后判断。

参照《弥漫大 B 细胞淋巴瘤诊断、治疗和随访 ESMO 临床实践指南》，并结合中国的实际情况，我们制订下列指南。

一、定义

DLBCL 是肿瘤性大 B 淋巴细胞呈弥漫性生长，肿瘤细胞的核与正常组织细胞的核相近或大于组织细胞的核，细胞体积不小于正常淋巴细胞的 2 倍。

在 WHO 分类中，根据组织形态学改变将 DLBCL 分为中心母细胞型、免疫母细胞型以及间变型，特殊的少见亚型如纵隔大 B 细胞淋巴瘤、血管内 DLBCL 和富于 T 细胞/组织细胞型等。

二、诊断、分期及预后

1. 诊断：DLBCL依靠活检组织病理学诊断。对组织病理切片进行细胞免疫组化分析可以明确DLBCL的诊断。需要针对CD20、CD3、CD5、CD10、CD45、BCL2、BCL6、Ki－67、IRF4/MUM1进行检测。对于鉴别诊断，可选做cyclin D1，κ/λ、CD138、EBV、ALK、HTLV等。

原发浅表淋巴结应尽量完整切除行病理检查，淋巴结穿刺不能代替活检。如果所取的组织其检查结果无法帮助临床医师对疾病做出诊断，应该再次进行活检。细针或粗针穿刺活检一般不适用于初发淋巴瘤患者的诊断。在特定情况下，无法对可疑淋巴结进行切除活检时，细针或粗针穿刺活检联合其他辅助技术[免疫组化、流式细胞术、PCR技术扩增克隆性免疫球蛋白重链基因(IgH)和TCR基因重排、针对t(14;18)；t(8;14)；t(3;x)FISH检测等]可以对淋巴瘤作出诊断(参照NCCN2011版的指南建议)。

DLBCL是一种多基因作用所致的肿瘤，显示基因学的异质性。随着DNA microarray技术的出现，依据基因表达模式的不同，将DLBCL分为生发中心B细胞淋巴瘤(germinal center B－cell lymphoma)、活化B细胞淋巴瘤(activated B－cell lymphoma)和第三型DLBCL(Type 3 DLBCL)。

通过检测生发中心B细胞标志(CD10、BCL－6)和生发中心后的B细胞标志(MUM1)可将DLBCL分为GCB亚型和non－GCB亚型，但这种应用免疫组化进行病理分型对临床预后的指导意义仍有争议。

2. 分期及预后：目前分期采用Ann Arbor/Cotswords分期系统对DLBCL患者进行分期。通过全面的分期检查，可以准确地了解肿瘤的病变侵犯范围及患者的机体状况，从而制订合理的最佳治疗方案。

国际预后指数(IPI)是目前公认的DLBCL预后判断指标，包括年龄＞60岁、病变为Ⅲ/Ⅳ期、LDH＞正常值上限、行为状态ECOG评分≥2及结外侵犯部位≥2处。年龄调整的IPI(aa IPI)以病变为Ⅲ/Ⅳ期、LDH＞正常值上限、行为状态ECOG评分≥2作为评分标准，适用于年龄＜60岁的患者。低危组(0～1分)、低中危组(2分)、高中危组(3分)、高危组(4～5分)，患者5年总体生存率分别为80%、70%、50%、40%。

淋巴瘤细胞起源的不同也造成了疾病本身预后的差异。研究结果显示，生发中心B细胞淋巴瘤预后相对较好，活化B细胞淋巴瘤相对较差。但有学者认为免疫组化方法对于DLBCL分子分型的精确程度较低，且与基因芯片分型存在一定的差异；也有研究结果显示采用免疫组化方法所分GCB和non－GCB两组患者对化疗疗效的差异并不显著。总之，DLBCL是一组在临床表现、组织形态和预后等方面具有很大异质性的恶性肿瘤。

三、治疗

1. 治疗前评估：治疗前必须进行以下项目检查：①病史包括B症状。②体格检查：体格检查包括一般状况、行为状态评分、全身皮肤浅表淋巴结(特别是颈部锁骨上和韦氏环)、心、肺、肝、脾和腹部肿块。③体能状态。④实验室检查：三大常规，肝、肾功能，EKG，LDH，β_2－微球蛋白。⑤除常规检查外，DLBCL患者治疗前都应该接受骨髓活检或穿刺，以明确是否存在骨髓受侵犯。⑥检测乙型肝炎病毒表面抗原/抗体和核心抗原/抗体、乙型肝炎病毒DNA拷贝数以及HIV，对丙型肝炎指标的检测只要求在高危个体中进行。⑦影像学检查：a. 胸部、腹部、盆腔CT检查，必要时联合头、颈部CT检查；b. 胃肠道受侵时行胃肠内镜检查；c. 中枢神经系统受侵时行腰椎穿刺以及磁共振成像(MRI)检查；d. 正电子发射断层扫描(PET－CT)已经广泛应用于淋巴瘤患者的精确诊断和疗效评价。有条件者建议选择。

四、一线治疗选择

在利妥昔单抗问世之前，传统的以蒽环类为基础的CHOP(环磷酰胺、阿霉素、长春新碱、泼尼松)方案是DLBCL的一线治疗，随着利妥昔单抗的应用，DLBCL患者的长期存活率得到明显改善，这使得DLBCL成为有可能被治愈的一种恶性肿瘤。

目前推荐的一线治疗选择：

分期为Ⅰ～Ⅱ期患者：①无巨大肿块(＜10 cm)：3个周期R－CHPO＋受累野放疗(RT)或6个周期R－CHOP；②伴巨大肿块(≥10 cm)：6个周期R－CHOP±RT。

分期为Ⅲ～Ⅳ期患者：①年轻(年龄≤60岁)低危(aaIPI 0～1分)：6～8个周期R－CHOP；②年轻高危(aaIPI≥2分)：目前尚无标准方案，推荐利妥昔单抗联合强化化疗方案治疗；③老年患者(年龄＞60岁)：8个周期利妥昔单抗＋6个周期CHOP14，或8个周期利妥昔单抗＋6个周期CHOP14。如为睾丸淋巴瘤，在接受化疗之后建议行局部病灶放疗。

五、CNS预防治疗

中高危和高危患者，特别是1个以上部位结外累及或LDH升高的患者，有CNS复发的风险。CNS预防治疗对于这些患者是必须的。睾丸和乳腺淋巴瘤患者也必须接受 CNS 预防治疗。

六、复发/难治患者的治疗选择

可选择高剂量治疗(新非交叉耐药药物即二线方案化疗±利妥昔单抗)或个体化方案,如达完全或部分缓解则继续化疗后行干细胞移植±局部 RT(30～40 Gy),再进入临床试验;如为稳定或进展则进入临床试验或行最佳支持治疗。

七、并发症治疗

1. 中枢浸润淋巴瘤:患者如出现淋巴瘤中枢神经系统浸润证据,则需定期复查脑脊液或 MRI,并给予化疗、放疗以及鞘内注射 MTX 或 Ara-C+地塞米松。

2. 化疗局部反应的治疗:化疗的局部反应表现为化疗药外渗和静脉炎。对病变血管可给予多磺酸粘多糖乳膏外用、局部热敷以及硫酸镁湿敷。对于蒽环类药物的渗出除上述处理外,可局部应用右丙亚胺。

3. 化疗全身反应防治:骨髓抑制是化疗常见的不良反应。骨髓抑制发生后按常规经验应用抗生素和抗病毒药物,可应用 G-CSF、GM-CSF、TPO、EPO 等刺激造血,根据血常规变化给予输血对症治疗。

4. 消化道反应的处理:淋巴瘤化疗药物常可引起中到重度的恶心、呕吐,可预防性和联合应用止吐药。止吐药常可引起便秘,在老年患者尤其明显,可应用润肠药、泻药或灌肠帮助排便。

5. 心脏不良反应的防治:主要是控制蒽环类药物累积总量,对于老年患者尤为重要。DNR 单用总量在 500～600 mg/m^2,ADM 在 450～550 mg/m^2,EPI 低于 900 mg/m^2,THP 低于 900 mg/m^2,米托蒽醌低于 140 mg/m^2。建议应用蒽环类药物时加用保护心脏的药物(如右丙亚胺)。

6. 肝、肾不良反应的防治:出现肝脏不良反应可停用化疗药物,并使用护肝药物。肾脏不良反应包括高尿酸性肾病、肿瘤溶解综合症、出血性膀胱炎等。化疗前应充分评估肾脏不良反应的风险,一旦出现,可予水化、碱化尿液,口服别嘌醇、美司钠解毒,必要时可血液透析。

7. 感染的处理:经验性应用广谱抗生素(以第三代头孢菌素加氨基糖苷类抗生素为主),病原菌确定后根据药敏试验调整抗生素。对于真菌感染,可给予经验性治疗,如氟康唑、伊曲康唑、两性霉素 B、伏立康唑、卡泊芬净等。深部真菌感染可给予两性霉素 B 或伏立康唑、卡泊芬净等治疗,抗真菌治疗应持续较长时间。对于病毒感染,可使用阿昔洛韦。肺孢子菌病用复方磺胺甲恶唑联合卡泊芬净治疗。

8. 病毒性肝炎:DLBCL 淋巴瘤患者的乙肝病毒携带比例较高,化疗药物和利妥昔单抗均可能激活肝炎病毒。如果乙型肝炎病毒 DNA 拷贝数高>10^4,必须进行抗病毒治疗,至乙肝病毒拷贝数下降至<10^3 后才能接受上述治疗。在利妥昔单抗治疗期间和随访期间,应密切观察患者乙肝各项指标的变化。

八、随访

1. 时间:第 1 年每 3 个月 1 次;第 2 年每 6 个月 1 次;3 年以上每年 1 次。

2. 内容:血常规、肝肾功能、LDH、β_2-MG、EKG、腹部(肝脏、胰脏、腹膜后)B 超、胸片(正侧位)或 CT,以及其他必要检查。

九、疗效标准

见表 1、2。

表 1 疗效标准(非 PET-CT)

治疗反应	体 检	淋巴结	淋巴结肿块	骨 髓
CR	正常	正常	正常	正常
CRu	正常	正常	正常	不确定
	正常	正常	缩小 75%以上	正常或不确定
PR	正常	正常	正常	阳性
	正常	缩小 50%以上	缩小 50%以上	无关
	肝脾缩小	缩小 50%以上	缩小 50%以上	无关
复发/进展	肝脏/脾脏增大,新病灶	新发或增大	新发或增大	复发

注:CR:完全缓解;CRu:不确定的完全缓解;PR:部分缓解;CT 为评价淋巴结病变的主要手段,不论治疗前病变范围如何,治疗后均需进行胸、腹及盆腔 CT 检查;在治疗前骨髓侵犯阳性患者需评价 CR 疗效或治疗随访中有异常血常规等临床指征时需要进行骨髓穿刺及活检

表 2　DLBCL 修正疗效标准(含 PET－CT)

疗效	定义	结内肿块	脾脏、肝脏	骨髓
CR	所有的病灶证据均消失	①治疗前 FDG 高亲和性或 PET 阳性，PET 阴性的任何大小淋巴结；②FDG 亲和性不定或 PET 阴性，CT 显示病灶缩至正常大小	不能触及，结节消失	重复活检结果阴性；如果形态学不能确诊，需要免疫组化结果阴性
PR	可测量病灶缩小，没有新病灶	6 个最大病灶 SPD 缩小≥50%，其他结节大小未增加：①治疗前 FDG 高亲和性或 PET 阳性，原受累部位有 1 个或多个 PET 阳性病灶；②FDG 亲和性不定或 PET 阴性，CT 显示病灶缩小	结节 SPD(或单个结节最大横径)缩小≥50%；肝、脾无增大	如果治疗前阳性，则不作为疗效判断标准；细胞类型应该明确
SD	未达 CR/PR 或 PD	①治疗前 FDG 高亲和性或 PET 阳性，治疗后原病灶仍为 PET 阳性，CT 或 PET 显示没有新病灶；②FDG 亲和性不定或 PET 阴性，CT 显示原病灶大小没有改变		
复发或 PD	任何新增加的病灶或原病灶，直径增大≥50%	出现任何径线＞1.5 cm 的新病灶；多个病灶 SPD 增大≥50%或治疗前＞1 cm 的单病灶的最大径增大≥50%，治疗前 FDG 高亲和性或 PET 阳性病灶在治疗后 PET 阳性	任何病灶 SPD 增大＞50%	新发或复发

注：FDG：[^{18}F]脱氧葡萄糖；PET：正电子发射断层扫描；CT：计算机断层摄影术；CR：完全缓解；PR：部分缓解；SPD：最大垂直直径乘积之和；SD：疾病稳定；PD：疾病进展

附录：治疗方案汇总

1. 一线治疗方案

CHOP(环磷酰胺＋阿霉素＋长春新碱＋泼尼松)＋利妥昔单抗(1)；化疗密集 CHOP14＋利妥昔单抗(2B)；剂量调整 EPOCH(依托泊甙＋泼尼松＋长春新碱＋环磷酰胺＋阿霉素)＋利妥昔单抗(2B)

2. 对左心功能不全患者的一线治疗方案

CEPP(环磷酰胺＋依托泊甙＋泼尼松＋甲基苄肼)＋利妥昔单抗；CDOP(环磷酰胺＋脂质体阿霉素＋长春新碱＋泼尼松)＋利妥昔单抗；CNOP(环磷酰胺＋米托蒽醌＋长春新碱＋泼尼松)＋利妥昔单抗；EPOCH(依托泊甙＋泼尼松＋长春新碱＋环磷酰胺＋阿霉素)＋利妥昔单抗

3. 一线巩固治疗

高危患者进行大剂量化疗＋自体干细胞移植

4. 二线治疗方案(备选大剂量化疗＋自体干细胞移植)

DHAP(地塞米松＋顺铂＋阿糖胞苷)±利妥昔单抗；ESHAP(依托泊苷、甲泼尼龙、顺铂、阿糖胞苷)±利妥昔单抗；GDP(吉西他滨＋地塞米松＋顺铂)±利妥昔单抗；GemOX(吉西他滨＋奥沙利铂)±利妥昔单抗；ICE(异环磷酰胺＋顺铂＋依托泊苷)±利妥昔单抗；MINE(美司钠/异环磷酰胺、米托蒽醌和依托泊苷)±利妥昔单抗

5. 二线治疗方案(不进行备选大剂量化疗＋自体干细胞移植)

临床试验；来那度胺；CEPP＋利妥昔单抗；EPOCH(依托泊苷＋泼尼松＋长春新碱＋环磷酰胺＋阿霉素)＋利妥昔单抗

中国滤泡性淋巴瘤诊断与治疗指南

(中华医学会血液学分会)

滤泡性淋巴瘤(FL)在 $CD20^+$ B 细胞淋巴瘤中发病率仅次于弥漫大 B 淋巴瘤(DLBCL)为第二大亚型，我们根据最新的 NCCN 指南及一些相关的循证医学数据，结合目前我国淋巴瘤的诊治水平和现状制订下列指南。

一、定义

FL 是惰性淋巴瘤的一种类型。FL 是非霍奇金淋巴瘤(NHL)中较常见的类型，在西方国家占 NHL 的 22%～35%。在国内所占比例较西方国家偏低，占 NHL 的 8.1%～23.5%，我国发病率有逐年增加的倾

向，发病年龄较国外相对偏低。

FL 来源于生发中心的 B 细胞，形态学上表现为淋巴结肿块部分保留了滤泡生长的模式，是一组包含滤泡中心细胞（小裂细胞）、滤泡中心母细胞（大无裂细胞）的恶性淋巴细胞增生性疾病。在镜下 FL 有时可以合并有弥漫性的成分出现，根据滤泡成分和弥漫成分所占的比例不同可以将 FL 分为：①滤泡为主型（滤泡比例＞75％）；②滤泡和弥漫混合型（滤泡占 25％～75％）；③弥漫为主型（滤泡比例＜25％）。

二、FL 的诊断、分期、预后及鉴别诊断

1. 诊断：主要基于包括免疫组化检查的病理组织形态学，必要时参照流式细胞术以及细胞遗传学检查结果。

FL 具有特征性的免疫表型，细胞表面表达泛 B 细胞的标记，可以表达表面免疫球蛋白（$IgM^{+/-}$＞IgD＞IgG＞IgA），B 细胞相关抗原：$CD19^{+}$、$CD20^{+}$、$CD22^{+}$、$CD10^{+}$、bcl－2^{+}、$CD23^{+/-}$、$CD43^{-}$、$CD5^{-}$、$cyclinD1^{-}$。少数患者可以出现 $CD10^{-}$ 或 bcl－2^{-}。分子遗传学检测可有 bcl－2 重排，细胞遗传学或荧光原位杂交（FISH）检测 t(14;18)对于协助诊断非常有益。

根据 WHO 淋巴瘤分类方法，FL 进一步可以分为 1～3 级。1 级：每个高倍镜视野内中心母细胞个数 0～5 个；2 级：每个高倍镜视野内中心母细胞个数 6～15 个；3 级：每个高倍镜视野内中心母细胞个数＞15 个，其中，仍保留少数中心细胞者为 3a 级，成片中心母细胞浸润，不见中心细胞者为 3b 级。在西方国家 1 级 FL 占所有 NHL 比例为 20％～25％，2 级 FL 所占比例为 5％～10％，3 级 FL 所占比例为 5％左右。1～2 级 FL 患者临床表现为惰性过程，而 3 级 FL 患者临床表现为侵袭性，故 FL 1～2 级患者按惰性淋巴瘤治疗，而 FL 3 级患者则按 DLBCL 治疗。目前 FL 3a 和 3b 患者临床治疗效果相似，治疗若干年后部分 FL 患者可转化为侵袭性淋巴瘤，主要为侵袭性 DLBCL，预后更差。

2. FL 的检查、分期及预后：FL 的诊断性检查类似于其他惰性淋巴瘤的检查，必要的检查包括：全身体格检查，尤其注意浅表淋巴结是否有肿大，肝、脾是否肿大，一般状态；实验室检查包括全血细胞检查、血生化检查、血清乳酸脱氢酶（LDH）水平以及乙型肝炎、丙型肝炎、HIV 相关检测，常规推荐颈、胸、腹、盆腔 CT 检查，骨髓活检＋涂片检查。PET/CT 可能检查出一些隐匿性病灶，因此有一定价值。

对 FL 患者预后的预测，最常见的有 FL 国际预后指数（Follicular Lymphoma International Prognosis Index，FLIPI）预后标准。FLIPI 是从 1985 年至 1992 年期间确诊的 4 167 例 FL 患者的诊断特征分析得出 5 个不良预后指征，包括年龄≥60 岁、Ann Arbor 分期Ⅲ～Ⅳ期、HBG ＜120 g/L、血清 LDH＞正常值范围上限、受累淋巴结≥5 个。每个指征得 1 分，根据得分多少，将 FL 患者分为低危、中危、高危 3 个危险组。根据 FLIPI 评分，3 组患者的生存期可截然分开（表 1）。最近随着抗 CD20 单抗治疗 FL 应用的日益普遍，有些学者建议采用修改后的 FLIPI2 作为临床评价预后的工具。FLIPI2 包括以下因素：β_2 微球蛋白＞正常值范围上限、淋巴结最大径＞6 cm、骨髓受侵犯、HGB＜120 g/L、年龄＞60 岁。但 FLIPI2 尚未被广泛接受成为评价患者预后的工具。

表 1　4 167 例 FL 患者 FLIPI 危险评分分组及各组生存情况

组　别	得　分	患　者［例数(％)］	5 年 OS 率(％)	10 年 OS 率(％)
低危组	0～1	1 500(36)	91	71
中危组	2	1 542(37)	78	51
高位组	3	1 125(27)	53	35

3. 鉴别诊断：根据典型的组织学形态和特征性的免疫表型（$CD20^{+}$、$CD10^{+}$、bcl－2^{+}、$CD23^{+/-}$、$CD43^{-}$、$CD5^{-}$ 和 $cyclinD1^{-}$），FL 的诊断一般不难（表 2），但需与反应性滤泡增生、结节性套细胞淋巴瘤或小淋巴细胞淋巴瘤相鉴别。$CD5^{-}$ 和 $CD43^{-}$ 在鉴别诊断慢性淋巴细胞白血病以及套细胞淋巴瘤时非常有用。而 CD10 的表达在 FL 和边缘区淋巴瘤的鉴别诊断中非常有用。70％～95％的 FL 患者存在 t(14;18)染色体的异位，以致存在于 18q21 的 bcl－2 基因移位至免疫球蛋白重链启动子所在的 14q32，导致 bcl－2 蛋白过表达，而 bcl－2 蛋白具有抗细胞凋亡的作用。因此通过 FISH 检测 t(14;18)或免疫组化检测 bcl－2 表达情况可以鉴别肿瘤性的滤泡和反应性的滤泡增生。值得注意的是，t(14;18)并不是 FL 特有的，约 20％的 DLBCL 患者也可出现 t(14;18)。

表 2　FL 的诊断特征

检查项目	特　征
形态学	
细胞大小	滤泡中心可见到小到中等大小的中心细胞以及大的中心母细胞，FL 1 级：小细胞为主；FL 2 级：大小细胞混合；FL 3 级：以大细胞为主
染色质	大细胞染色质呈空泡状
核仁	中心细胞的核仁不明显，中心母细胞可见 1～3 个外周性核仁

(续表)

检查项目	特　征
核形	小到中等大小细胞核，核型不规则，成角，伸长，细胞核有裂缝。大细胞核可呈空泡状
细胞质	少而淡染
免疫表型	CD19⁺、CD20⁺、CD22⁺、CD10⁺、CD79a⁺、bcl－2⁺、bcl－6⁺、CD43⁻、CD5⁻、CD23⁺/⁻、cyclinD1⁻、sIg一般阳性(IgM⁺/⁻>IgD>IgG>IgA)
FISH	del(17p)15%、t(8;14)罕见病例、t(14;18)阳性

注：罕见病例可表现为CD10⁻或bcl－2⁻；70%～95%的FL患者存在t(14;18)染色体的移位；有15%的患者bcl－6阳性

三、FL患者的治疗

1. 治疗指征：对于Ⅰ～Ⅱ期的FL患者目前认为主要通过放射治疗是可以治愈的，因此应尽早给予放射治疗或放疗联合全身免疫化疗。

对于Ⅱ期伴有腹部包块和Ⅲ～Ⅳ期的患者，目前普遍认为全身化疗仍不可治愈这部分患者，而且部分患者病变进展缓慢，相当长时间不接受治疗亦可保持良好健康状态，故一般认为这些患者应该具备以下治疗指征才给予治疗：①符合临床试验标准；②有B症状；③有终末器官损害风险；④淋巴瘤继发的血细胞减少；⑤巨大肿块；⑥持续肿瘤恶化；⑦患者意愿。这些患者应给予治疗，否则可采取观察和等待的策略。

有多项临床研究评价了观察和等待策略与早期化疗在无症状、晚期、低肿瘤负荷的惰性淋巴瘤患者中的作用，均提示延迟治疗至肿瘤进展，出现治疗指征才开始治疗并不影响患者的临床过程和疗效。因此，早期常规化疗不能改善Ⅲ、Ⅳ期FL患者的生存。在2010年ASH年会上KM Ardeshna等报道早期应用利妥昔单抗诱导加2年维持治疗与观察等待在初治晚期FL患者的临床随机对照研究的初步结果，利妥昔单抗诱导加维持治疗不仅可提高近期疗效，而且可延长至下次治疗的间隔时间和无进展生存(PFS)，但目前尚未看到总体生存(OS)的差异。

2. 治疗前的评估：治疗前必须进行以下检查项目：①病史；②体格检查：注意淋巴结累积区域，包括韦氏环和肝、脾大小；③体能状态：④B症状；⑤全血细胞计数、生化常规；⑥颈、胸、腹、盆CT；⑦乙型肝炎病毒相关检测；⑧骨髓活检和涂片；⑨常规心电图检测。

特殊情况下检测超声心动图(LVEF)、PET/CT、β_2-微球蛋白、尿酸、血清蛋白电泳和(或)免疫球蛋白定量、丙型肝炎相关检测。

3. Ⅰ～Ⅱ期FL患者的一线治疗选择：除FL 3级患者通常按照DLBCL的治疗策略来处理外，对于1级和2级的Ⅰ～Ⅱ期FL患者标准的治疗方案，目前已有足够的证据支持侵犯野放射治疗(involved field radiation therapy，IFRT)可作为合适的治疗选择。文献报道放疗局部控制率可达95%。患者单用放疗能取得很好的长期生存率，Petersen等报道IFRT治疗Ⅰ～Ⅱ期FL患者，5年和10年OS率分别为79%和62%，5年和10年无病生存(DFS)率分别为56%和41%。Mac Manus等报道放疗(大部分侵犯野或扩大野)治疗177例Ⅰ～Ⅱ期FL患者，5、10、15、20年无复发生存(RFS)率分别为55%、44%、40%和37%。中位生存时间13.8年。对Ⅰ～Ⅱ期FL患者，放疗是否加全身辅助化疗，目前仍有争议。有学者报道放疗加上全身化疗能改善生存，然而M. D. Anderson癌症中心的一项前瞻性随机研究结果却显示，在放疗基础上加用CHOP方案辅助化疗并未改善低度恶性淋巴瘤患者的DFS。基于上述数据，2011年第1版NCCN指南推荐对于不伴巨块的局限期(Ann Arbor Ⅰ～Ⅱ期)患者，局部区域性放疗(24～30 Gy，有选择的巨块或肿瘤消退缓慢的患者适当增加放射剂量)是首选的治疗，此外NCCN指南还将利妥昔单抗联合或不联合化疗或放疗作为备选治疗之一。如果FL患者IFRT的不良反应超过了潜在临床获益时，应该考虑观察等待。对于Ⅰ～Ⅱ期高肿瘤负荷或FLIPI中、高危(>1分)患者，可一线选择放疗联合免疫化疗，治疗后5年内每3～6个月随访，5年无失败生存(FFS)和OS率分别为55%～65%和70%～75%，复发患者再根据病变范围和患者情况，参照Ⅲ～Ⅳ期FL患者选择治疗。

4. Ⅲ～Ⅳ期FL患者的一线治疗：与Ⅰ～Ⅱ期FL患者不同，Ⅲ～Ⅳ期FL患者仍普遍被认为是不可治愈的(incurable)疾病，如果患者无治疗指征，可采取观察等待的策略。对于有治疗指征的Ⅲ～Ⅳ期FL患者，目前可选择的治疗方案较多。总的原则是根据患者年龄、全身状态、合并症和治疗目标，高度个体化地选择治疗方案。

免疫化学治疗是目前国内外最常选择的治疗模式，在多种联合化疗方案中，加用利妥昔单抗均显著提高患者总缓解率、缓解持续时间和PFS，有些研究已显示OS获益，一项最新的Meta分析显示利妥昔单抗可提高采用各种常规联合化疗患者的OS。研究表明：无论是使用CHOP方案、CVP方案，还是氟达拉滨单药或以氟达拉滨为基础的联合方案，加上利妥昔单抗，均明显改善了患者的预后。因此，对于体质好、相对年轻的患者，建议选用联合化疗加利妥昔单抗。目前尚未能证实哪一个诱导免疫化疗方案更好。

对于年老虚弱不能耐受联合化疗的患者，一线可选用单药利妥昔单抗、单药化疗、利妥昔单抗联合单药化疗或放射免疫治疗(RIT)，利妥昔单抗一线单药治疗FL患者缓解率为50%～60%，完全缓解(CR)率30%，缓解时间较长，不良反应轻。氟达拉滨单药治疗惰性淋巴瘤有效率在60%～70%之间，CR率30%～37%。如果年老和体弱患者经上述治疗，全身情况明显改善，亦可酌情选择利妥昔单抗加联合化疗的治疗模式。

5. 复发FL患者的治疗：无论采用何种诱导免疫化疗，患者经过一段缓解期后均可能出现复发，由于FL患者诊断多年后可转化为更具侵袭性的其他类型NHL，因此在复发性FL患者开始治疗前，均应重新活检。复发、难治性FL患者的标准治疗目前未完全统一，挽救治疗方案的选择取决于既往方案的疗效、缓解时间、患者年龄、身体状态、复发时的病理类型以及治疗目标。对于一线治疗后长期缓解且无转化的复发患者，可重新使用原方案或选用其他一线方案。对于早期复发(<12个月)的患者，可选用非交叉耐药的方案治疗(如CHOP样方案治疗后复发可选用含氟达拉滨的方案为挽救方案)。利妥昔单抗治疗复发FL患者的有效率仍可达45%左右，CR率6%，利妥昔单抗联合化疗有效率更高。挽救化疗方案可选的包括CHOP、氟达拉滨为基础的方案、CVP、RIT等。

6. FL患者的维持治疗：FL患者病史长，进展缓慢，对各种治疗比较敏感，故诱导缓解后适合维持治疗。迄今，无论一线治疗后或复发再次诱导缓解后的FL患者，Meta分析结果已证明利妥昔单抗单药维持治疗可改善其远期生存。

最近发表的PRIMA临床研究显示，对化学免疫诱导治疗后有效的1 018例初治FL患者接受利妥昔单抗维持治疗后，较观察组能显著延长PFS(维持组和观察组3年PFS率分别为74.9%和57.6%)，而两组OS率无显著差异，仍需等待进一步的随访结果。基于上述临床研究的结果，2011年NCCN指南第2版以1类证据的级别推荐在一线或二线诱导治疗缓解后FL患者，接受利妥昔单抗维持治疗，利妥昔单抗375 mg/m^2，每2～3个月重复1次，共维持治疗2年。应注意维持治疗后可能会增加患者感染的机会，尤其是乙肝患者应密切随访观察。

7. 转化性FL患者的治疗：据文献报道20%～70%的FL患者在整个临床过程中可以转化为其他更具侵袭性的淋巴瘤，其中以DLBCL最为常见，年发生率为2%～3%，持续至少15年，以后转化风险下降，且转化不受FL患者曾经是否接受治疗所影响。转化后的患者大部分预后差，中位生存时间为10～18个月。FDG-PET扫描中不均一的摄取、SUV值高可提示转化，但最终仍需病理活检加以证实。

目前转化性FL患者尚无标准的治疗措施，可采用转化后的侵袭性淋巴瘤的治疗方案。既往只接受过温和化疗或未接受过化疗的患者可选择蒽环类为基础的联合化疗±放疗或化疗±利妥昔单抗，且转归较好。如果患者既往已接受反复强烈化疗，则考虑RIT或IFRT可能是主要治疗选择，这部分患者预后很差，亦可建议参加临床试验；如果化疗敏感，再次缓解后应考虑给予造血干细胞移植，特别是自体造血干细胞移植(AHSCT)。

8. 造血干细胞移植：AHSCT支持下的大剂量化疗(HDC)在Ⅲ～Ⅳ期FL患者中的治疗作用目前仍有争议，一部分临床研究显示，与干扰素维持相比，一线CHOP样方案诱导缓解后再予以AHSCT巩固治疗能显著延长PFS，而其他的研究却显示一线诱导缓解后再行HDC/AHSCT巩固治疗的患者较对照组并无获益。主要问题是AHSCT后复发率仍较高，未出现生存平台期，且目前尚缺乏AHSCT和免疫化学治疗Ⅲ～Ⅳ期FL患者相比较的明确数据。不少的研究结果显示，患者首次缓解后给予AHSCT作用不大，多次复发后再考虑比较合适。对于FLIPI评分为高危的Ⅲ～Ⅳ期FL患者，多次复发后化疗仍然敏感者，应鼓励患者参加此类临床研究。此外，随着异基因造血干细胞移植(allo-HSCT)的不断进步，清髓性或非清髓性allo-HSCT对部分患者亦已初步显示出长期的生存获益，但目前仅适用于少数研究患者。

四、治疗不良反应的处理

应观察及处理化疗引起的不良反应，包括：血常规下降及器官毒性。长期免疫治疗造成的免疫抑制使感染的风险增加，应注意加强观察及防治。利妥昔单抗输注有可能引起超敏反应，长期使用利妥昔单抗可能引起进行性多灶性脑白质病变，均应引起注意。

FL淋巴瘤患者携带乙肝病毒的比例较高，临床研究证明化疗药物和利妥昔单抗均可能激活肝炎病毒，最终可能导致重症暴发性肝炎。因此应予以足够的重视。免疫化疗前必须筛查乙肝病毒各项相关指标，如果乙肝病毒拷贝数(HBV-DNA)>10^{3}拷贝/ml，应给予拉米夫定预防治疗。免疫化疗期间，对于低危患者应定期(2～3个月)检查表面抗原和核心抗体，对于高危患者，特别是以往曾患乙型肝炎的患者应检查E抗体，如果阳性，应监测乙肝病毒拷贝数。接受利妥昔单抗治疗的患者，如果拷贝数高病情允许者，必须经抗病毒治疗乙肝病毒拷贝数降至正常后方可接受免疫化疗。一般认为在利妥昔单抗和化疗停止后 6 个月、AHSCT 后 1 年后可考虑停止抗乙肝病毒药物，但仍需较长时间密切观察乙肝病毒各项指标的变化。

五、疗效标准

目前淋巴瘤的疗效评价标准可采用 1999 年国际工作组发表的指南和 2007 年国际协调计划修订后的指南。1999 年版标准是基于 CT 扫描测量肿大淋巴结体积的缩小，以及骨髓涂片和活检确定的骨髓受侵润程度。疗效分为 CR、不确定的完全缓解(CRu)、部分缓解(PR)、稳定(SD)、复发或进展(PD)。2007 年版标准加入了 FDG - PET/CT，由于 PET/CT 可以确定残存肿块是 PR 还是 CR，因此修订后的标准取消了 CRu，只分为 CR、PR、SD、PD。越来越多的证据支持采用 PET/CT 检查评价 FL 的疗效。影像学复查应在化疗结束至少 3 周后。具体疗效评价详见表 3 和表 4。

表 3　淋巴瘤疗效标准(不包括 PET)

疗效分类	体格检查	淋巴结	淋巴结肿块	骨　髓
CR	正常	正常	正常	正常
CRu	正常	正常	正常	不确定
	正常	正常	缩小>75%	正常或不确定
PR	正常	正常	正常	阳性
	正常	缩小≥50%	缩小≥50%	无关
	肝/脾缩小	缩小≥50%	缩小≥50%	无关
PD	肝/脾肿大，出现新病灶	出现新病灶或者原病灶增大	出现新病灶或者原病灶增大	复发

表 4　修订后的淋巴瘤疗效标准(包括 PET)

疗　效	定　义	淋巴结肿大	肝、脾	骨　髓
CR	所有的病灶证据均消失	①治疗前 FDG 高亲和性或 PET 阳性；PET 阴性的任何大小淋巴结。②FDG 亲和性不定或 PET 阴性；CT 测量淋巴结恢复至正常大小	肝、脾不能触及，结节消失	重复活检结果阴性；如果形态学不能确诊，需要免疫组化结果阴性
PR	可测量病灶缩小，没有新病灶	6 个最大病灶 SPD 缩小≥50%，没有其他病灶结节增大。①治疗前 FDG 高亲和性或 PET 阳性；原病灶中有 1 个或多个 PET 阳性病灶。②FDG 亲和性不定或 PET 阴性；CT 显示病灶缩小	所有病灶 SPD 缩小≥50%(单病灶最大横径缩小≥50%)，肝、脾未见增大	如果治疗前为阳性，则不作为疗效评价标准，细胞类型应该明确
SD	达不到 CR/PR 或 PD 的标准	①治疗前 FDG 高亲和性或 PET 阳性；治疗后原病灶仍为 PET 阳性，CT 或 PET 上没有新病灶。②FDG 亲和性不定或 PET 阴性；CT 测量淋巴结大小没有改变		
复发或 PD	任何新增病灶；或者原病灶直径增大≥50%	出现最大径>1.5 cm 的新病灶；多个病灶 SPD 增大≥50%；治疗前最小径>1 cm 的单病灶的最大径增大≥50%。治疗前 FDG 高亲和性或 PET 阳性者治疗后病灶 PET 阴性	任何病灶 SPD 增大>50%	新病灶或者复发病灶

六、随访

完成所有治疗后处于缓解期(CR 或 PR)的患者，第 1 年每 2～3 个月随访 1 次，第 2 年每 3 个月随访 1 次，之后每 6 个月随访 1 次，或根据临床指征进行随访。随访内容包括重复诊断性检查，根据临床情况进行的影像学检查(取决于病变部位和临床表现)和体格检查。

附录：FL 主要治疗方案介绍

一、一线治疗方案

1. 单药：Chlorambucil 4 mg/m^2 第 1 天，每 28 天重复；CTX 100 mg/m^2，每日 1 次；根据血常规和病情需要进行剂量调整。

2. R－CHOP：CTX 750 mg/m^2 第 2 天；ADM 50 mg/m^2 第 2 天或(Epirubicin 60 mg/m^2 第 2 天，THP 50 mg/m^2 第 2 天)；VCR 1.4 m/m^2 第 2 天(VCR 单次最大剂量 2 mg)；PND 100 mg/m^2 第 2～6 天；利妥昔单抗 375 mg/m^2 第 1 天，每 3～4 周重复，8R－6CHOP。

3. R－CVP：CTX 750 mg/m^2 第 1 天；VCR 1.4 mg/m^2 第 1 天；PDN 40 mg/m^2 第 1～5 天；利妥昔单抗 375 mg/m^2 第 1 天；每 21 天重复，8R－6CVP。

4. F－R：氟达拉滨 25 mg/m^2 第 1～5 天；利妥昔单抗 375 mg/m^2 第 1 天；每 28 天重复。

5. FND－R：氟达拉滨 25 mg/m^2 第 2～4 天；米托蒽醌 10 mg/m^2 第 2 天；地塞米松 20 mg 第 2～6 天；利妥昔单抗 375 mg/m^2 第 1 天；每 28 天重复，注意事项：预防性抗卡氏肺囊虫病治疗。

二、一线治疗后巩固或维持治疗

免疫化疗缓解后采用利妥昔单抗维持治疗，利妥昔单抗 375 mg/m^2，每 2～3 个月重复 1 次，共 2 年。注意事项：诱导治疗后疗效为 CR/CRu/PR 的患者进入维持治疗，维持治疗期间可能会出现低免疫球蛋白血症，停用利妥昔单抗会自行恢复。

三、二线治疗方案 FCM－R(NCCN 指南选择)

氟达拉滨 25 mg/m^2 第 2～4 天；CTX 200 mg/m^2 第 2～4 天；米托蒽醌 8 mg/m^2 第 2 天；利妥昔单抗 375 mg/m^2 第 1 天；每 28 天重复。注意事项：预防性抗卡氏肺囊虫病治疗；化疗后行 RIT。

四、二线维持治疗方案

利妥昔单抗 375 mg/m^2，每 2～3 个月重复 1 次，共 2 年。

注意事项：诱导治疗后 CR/PR 的患者进入维持治疗。

中国多发性骨髓瘤诊治指南(2011 年修订)

(中国医师协会血液科医师分会　中华医学会血液学分会
中国多发性骨髓瘤工作组)

多发性骨髓瘤(MM)是浆细胞恶性增殖性疾病，骨髓中克隆性浆细胞异常增生，并分泌单克隆免疫球蛋白或其片段(M 蛋白)，导致相关器官或组织损伤(ROTI)。常见临床表现为骨痛、贫血、肾功能不全和感染等。

一、定义

MM 是浆细胞恶性增殖性疾病，骨髓中克隆性浆细胞异常增生，并分泌单克隆免疫球蛋白或其片段(M 蛋白)，导致 ROTI。常见临床表现为骨痛、贫血、肾功能不全和感染等。

二、临床表现

MM 最常见的症状是与贫血、肾功能不全、感染或骨破坏相关的症状(表 1)。

表 1　多发性骨髓瘤相关器官或组织损伤表现

血钙水平增高	校正血清钙[a] 高于正常上限值 0.25 mmol/L (1 mg/dl)或＞2.8 mmol/L(11.5 mg/dl)
肾功能损害	血肌酐＞176.8 μmol/L(2 mg/dl)
贫血	正细胞正色素性贫血，Hb＜100 g/L 或低于正常值 20 g/L 以上
骨质破坏	溶骨性损害或严重的骨质疏松或病理性骨折
其他	有症状的高黏血症、淀粉样变、反复细菌感染(≥2 次/年)

注：[a]校正血清钙(mmol/L)＝血清总钙(mmol/L)－0.025×血清清蛋白浓度(g/L)＋1.0 mmol/L 或校正血清钙(mg/dl)＝血清总钙(mg/dl)-血清白蛋白浓度(g/L)＋4.0 mg/dl

1. 骨骼症状：骨痛，局部肿块，病理性骨折，可合并截瘫。

2. 免疫力下降：反复细菌性肺炎和(或)尿路感染，败血症；病毒感染以带状疱疹多见。

3. 贫血：正细胞正色素性贫血；少数合并白细胞减少和(或)血小板减少。

4. 高钙血症：呕吐、乏力、意识模糊、多尿或便秘等。

5. 肾功能损害：轻链管型肾病是导致肾衰竭的最常见原因。

6. 高黏滞综合征：可有头昏、眼花、耳鸣，可突然发生意识障碍、手指麻木、冠状动脉供血不足、慢性心力衰竭等症状。此外，部分患者的 M 成分为冷球蛋白，引起微循环障碍，出现雷诺现象。

7. 其他：有淀粉样变性病变者可表现为舌肥大，腮腺肿大，心脏扩大，腹泻或便秘，肝、脾大及周围神经病等。晚期患者可有出血倾向。

三、诊断标准、分型、分期及鉴别诊断

(一) 诊断标准

有症状骨髓瘤：(1) 血或尿M蛋白(无血、尿M蛋白量的限制，大多数病例 IgG＞30 g/L 或 IgA＞20 g/L或 24 h 尿轻链＞1 g，但有些有症状 MM 患者低于此水平)；(2) 骨髓单克隆浆细胞或者浆细胞瘤(单克隆浆细胞通常＞0.10，但未设定最低阈值，因为约 5%有症状 MM 患者骨髓浆细胞＜0.10，但诊断不分泌型骨髓瘤时需要浆细胞≥0.10，单克隆浆细胞需要行免疫组化等证实 κ 或 λ 轻链限制性表达)；(3) 出现骨髓瘤 ROTI(CRAB：高钙血症、肾功能不全、贫血、溶骨损害)。有症状 MM 最重要的标准是确定终末器官的损害，包括：贫血、高钙血症、溶骨损害、肾功能不全、高黏血症、淀粉样变性或者反复感染。

无症状(冒烟型)骨髓瘤：(1) 血清 M 蛋白达到骨髓瘤水平(≥30 g/L)；和(或)(2)骨髓中单克隆浆细胞≥0.10；(3) 无骨髓瘤 ROTI(CRAB)或骨髓瘤相关症状。

(二) 分型

依照增多的异常免疫球蛋白类型可分为以下 8 型：IgG 型、IgA 型、IgD 型、IgM 型、IgE 型、轻链型、双克隆型以及不分泌型。根据轻链类型分为 κ、λ 型。

(三) 分期

Durie－Salmon 分期体系和国际分期体系(ISS)分别见表 2 和 3。

表 2　Durie－Salmon 分期体系

分　期	Durie－Salmon 分期标准
Ⅰ	Hb＞100 g/L，血清钙≤3.0 mmol/L(12 mg/dl)；骨骼 X 线：骨骼结构正常或孤立性骨浆细胞瘤；血清骨髓瘤蛋白产生率低：IgG＜50 g/L，IgA＜30 g/L，本周蛋白＜4 g/24 h，瘤细胞数＜0.6×10^12/m^2 体表面积
Ⅱ	不符合Ⅰ和Ⅲ期的所有患者，瘤细胞数(0.6～1.2)×10^12/m^2 体表面积
Ⅲ	Hb＜85 g/L，血清钙＞3.0 mmol/L(12 mg/dl)；血清或尿骨髓瘤蛋白产生率非常高：IgG＞70 g/L，IgA＞50 g/L，本周蛋白＞12 g/24 h；骨骼检查中溶骨病损大于 3 处，瘤细胞数＞1.2×10^12/m^2。体表面积
亚型 A	肾功能正常：血清肌酐水平＜176.8 μmol/L(2 mg/dl)
亚型 B	肾功能异常：血清肌酐水平≥176.8 μmol/L(2 mg/dl)

表 3　国际分期体系(ISS)

分　期	ISS 分期标准	中位生存期(月)
Ⅰ期	β_2 微球蛋白＜3.5 mg/L，白蛋白≥35 g/L	62
Ⅱ期	不符合Ⅰ期和Ⅱ期的所有患者	44
Ⅲ期	β_2 微球蛋白≥5.5 mg/L	29

(四) 鉴别诊断

与下列病症鉴别：反应性浆细胞增多症(RP)，原发性巨球蛋白血症(WM)，转移性癌的溶骨性病变以及其他可以出现 M 蛋白的疾病，如意义未明的单克隆丙种球蛋白病(MGUS)、系统性轻链型(AL)淀粉样变性、孤立性浆细胞瘤(骨或髓外)、浆母细胞性淋巴瘤(PBL)、人类疱疹病毒 8(HHV8)阳性浆母细胞性淋巴瘤(HHV8 PL)。

1. RP：(1) 存在原发病：如慢性炎症、伤寒、系统性红斑狼疮、肝硬化、转移癌等；(2) 浆细胞≤0.30 且无形态异常；(3) 免疫表型：反应性浆细胞的免疫表型为 $CD_{38}^{+}CD_{56}^{-}CD_{19}^{+}$，而 MM 为 $CD_{38}^{+}CD_{56}^{+}CD_{19}^{-}$；(4) M 蛋白鉴定：无单克隆免疫球蛋白或其片段；(5) 细胞化学染色：浆细胞酸性磷酸酶以及 5′核苷酸酶反应多为阴性或弱阳性反应性，MM 患者均为阳性；(6) IgH 基因克隆性重排阴性。

2. WM：(1) 血中 IgM 型免疫球蛋白呈单克隆性增高，同时其他免疫球蛋白正常或轻度受抑制；(2) 影像学：X 线照片较少见骨质疏松，溶骨性病变极为罕见；(3) 浆细胞形态：骨髓中以淋巴细胞及浆细胞样淋巴细胞多见。淋巴结、肝、脾活检提示是弥漫性分化良好的或浆细胞样淋巴细胞性淋巴瘤；(4) 免疫表型：多为 IgM^{+}，IgD^{-}，CD_{19}^{+}，CD_{20}^{+}，CD_{22}^{+}，CD_{5}^{-}，CD_{10}^{-}及 CD_{23}^{-}。

3. 转移性癌的溶骨性病变：(1) 骨痛以静止及夜间明显；(2) 血清碱性磷酸酶常升高；(3) 多伴有成骨表现，在溶骨缺损周围有骨密度增加；(4) 骨髓涂片或活检可见成堆癌细胞；(5) 多数患者可查见原发灶，但部分患者找不到原发灶。

4. MGUS：(1) 血中 M 蛋白＜30 g/L；(2) 骨髓中单克隆性浆细胞＜0.10；(3) 没有 ROTI、没有其他 B 细胞增殖性疾病或轻链相关的淀粉样变性以及其他轻链、重链或免疫球蛋白相关的组织损伤。

5. 系统性 AL 淀粉样变性：(1) 存在淀粉样蛋白相关的系统性症状(如肾、肝、心、胃肠道或外周神经受累时)；(2) 组织刚果红染色阳性(如脂肪抽取物、骨髓或器官活检等)；(3) 确定淀粉样蛋白为轻链相关性蛋白的证据(可通过质谱法蛋白分析或免疫电镜检查等方法证实，免疫组化法得出的结果可能不可靠)；

(4) 存在单克隆浆细胞增殖性疾病的证据(如血尿M蛋白、异常游离轻链比或骨髓中克隆性浆细胞)。需注意的是,大约2% ~3% 系统性AL淀粉样变性患者无单克隆浆细胞增殖性疾病的证据,这些患者的诊断应慎重。当体液中检测到M蛋白时,如果组织活检刚果红染色阳性,则诊断为AL淀粉样变性。如果M蛋白阳性同时伴有浆细胞形态和数量异常以及溶骨性损害,则诊断为MM。如果同时满足MM和AL淀粉样变性诊断标准,则诊断为MM继发AL淀粉样变性。

6. 孤立性浆细胞瘤(骨或髓外):①活检证实为单个部位的单克隆性浆细胞瘤,X线、MRI和(或)氟代脱氧葡萄糖正电子发射计算机体层成像(FDG-PET)检查证实除原发灶外无阳性结果,血清和(或)尿M蛋白阳性或水平较低;②多部位骨髓穿刺涂片或骨活检浆细胞数正常,标本经流式细胞术或PCR检测无克隆性增生证据;③无骨髓瘤相关性ROTI等。而MM的诊断要点则是在单克隆浆细胞增生的前提下伴有相关性ROTI。

7. PBL:(1) 常发生于HIV阳性或使用免疫抑制剂等导致的免疫缺陷患者;(2) 发病部位多局限于口腔等结外器官,病情进展迅速;(3) 形态学与免疫表型与MM相似:形态上表现明显的浆细胞样特征,核分裂象易见。免疫表型多表达CD_{38}、CD_{138}、VS38c和MUM1,不表达或弱表达CD_{45}、CD_{20}和PAX5,但Ki-67指数常较高(>90%);(4) 多伴EB病毒阳性,EB病毒编码的RNA(EBER)原位杂交检测阳性,但很少表达LMP1;(5) 存在克隆性IgH基因重排;(6) 除部分可能由浆细胞瘤转化而来,一般不存在M蛋白,无骨破坏的影像学证据。

8. HHV8 PL:(1) 常由HHV8相关的多中心Castleman病进展而来,易侵犯淋巴结和脾,所有病例HHV8阳性;(2) 临床表现为免疫缺陷、淋巴结肿大和脾大,常伴有Kaposi肉瘤;(3) 形态学表现为小片融合的HHV8潜伏期核抗原(LANA-1)阳性的浆母细胞膨胀性生长,完全破坏淋巴结和脾脏结构;(4) 免疫表型:核染色LANA-1阳性并限制性强表达λ轻链cIgM,$CD_{20}^{+/-}$、CD_{79a}^{-}、CD_{138}^{-}、$CD_{38}^{+/-}$、CD_{27}^{-}、$EBER^{-}$;而滤泡间浆细胞cIgM阴性,cIgA阳性,表达多种轻链型,LANA-1阴性;(5) 无IGV基因突变。

四、疗效评判标准

见附件1。

五、治疗

(一) 治疗原则

1. 无症状骨髓瘤或Durie-Salmon Ⅰ期患者不建议化疗(除非进行临床试验),但至少每3个月复查相关指标,直至出现症状后再治疗。

2. 有症状的MM患者应积极治疗。

3. 年龄≤65岁,适合自体干细胞移植者,避免使用烷化剂和亚硝基脲类药物。

4. 所有适合临床试验者,可考虑进入临床试验。

(二) 症状性骨髓瘤的治疗

1. 诱导治疗:诱导治疗期间每个疗程复查M蛋白定量及相关的血液学指标;血清游离轻链可用于早期疗效判定及非分泌型骨髓瘤疗效判定。骨骼相关事件检查每6个月1次;如果疾病进程中出现新的骨骼相关事件,根据需要检查。

一般在化疗2~4个疗程后对疾病进行疗效评价,达到微小缓解(MR)及以上疗效时可用原方案继续治疗,直到获得最大程度的缓解进入平台期;不建议在治疗有效的患者变更治疗方案。未获得MR的患者,应该变更治疗方案。

年龄≤65岁或适合自体干细胞移植者:可选以下方案之一诱导治疗4个疗程,或4个疗程以下但已经达到部分缓解(PR)及更好疗效者,可进行干细胞动员采集。对高危患者可预防使用抗凝治疗。具体方案:(1) BD(硼替佐米+地塞米松);(2) PAD(硼替佐米+阿霉素+地塞米松);(3) DVD(脂质体阿霉素+长春新碱+地塞米松);(4) BTD(硼替佐米+沙利度胺+地塞米松);(5) BCD(硼替佐米+环磷酰胺+地塞米松);(6) TAD(沙利度胺+阿霉素+地塞米松);(7) TD(沙利度胺+地塞米松);(8) VAD±T(长春新碱+阿霉素+地塞米松±沙利度胺)。方案中的阿霉素均可用脂质体阿霉素替代。

年龄>65岁或不适合自体干细胞移植者:可选以下方案之一直至获得PR及以上疗效。具体方案:(1) MPV(马法兰+泼尼松+硼替佐米);(2) MPT(马法兰+地塞米松+沙利度胺);(3) PAD(硼替佐米+阿霉素+地塞米松);(4) MP(马法兰+泼尼松);(5) TD(沙利度胺+地塞米松);(6) DVD(脂质体阿霉素+长春新碱+地塞米松);(7) VAD(阿霉素+地塞米松±长春新碱);(8) M2(环磷酰胺+长春新碱+卡氮芥+马法兰+泼尼松)。

2. 原发耐药MM的治疗:(1) 换用未用过的新方案,如能获得PR及以上疗效者,条件合适者尽快行自体干细胞移植;除以上方案外可选用DCEP(地塞米松+环磷酰胺+依托泊苷+顺铂)±硼替佐米、DT-PACE(地塞米松+沙利度胺+顺铂+阿霉素+环磷酰胺+依托泊苷)±硼替佐米、大剂量环磷酰胺±硼替佐米;(2) 符合临床试验者,进入临床试验。

3. MM复发的治疗:化疗后复发:(1) 缓解后半

年内复发,换用以前未用过的新方案;(2) 缓解后半年以上复发,可以试用原诱导缓解的方案;无效者,换用以前未用过的新方案;(3) 条件合适者进行干细胞移植。移植后复发:(1) 异基因移植后复发:供体淋巴细胞输注;使用以前未使用的、含硼替佐米等靶向治疗的新方案;(2) 自体干细胞移植后复发:使用以前未使用的、含硼替佐米等靶向治疗的新方案;可考虑异基因造血干细胞移植。

4. 巩固治疗:诱导治疗获得缓解后可考虑使用含硼替佐米的方案 2~4 个疗程巩固,如 VTD(硼替佐米+地塞米松+沙利度胺)。

5. 维持治疗:非移植的患者在取得最佳疗效后到达平台期再进行维持治疗;接受自体造血干细胞移植者在移植后造血重建恢复后进行。如果在诱导治疗或干细胞移植后行巩固治疗,维持治疗在巩固治疗后进行,可选用沙利度胺单独或联合硼替佐米、泼尼松单独或联合沙利度胺、干扰素等。

6. 自体干细胞移植:(1) 自体干细胞移植可提高缓解率,改善患者总生存期和无事件生存,特别是高危患者获益更明显,是适合移植患者的标准治疗;肾功能不全及老年并非是移植的禁忌证;(2) 尽管在复发时移植(作为挽救治疗)的总生存期与早期移植相似,但建议诱导治疗后直接进行大剂量化疗及干细胞移植,而非将干细胞移植留待挽救治疗阶段,因为接受早期移植患者可以获得更长的无症状期而得到更大的临床获益;(3) 原发耐药或对诱导治疗耐药患者可将自体干细胞移植作为挽救治疗策略;(4) 如需进行双次移植,可在第一次移植后 6 个月内进行。

7. 异基因干细胞移植:对 MM 患者可以进行自体-降低预处理方案的异基因干细胞移植;降低预处理方案的异基因干细胞移植一般在自体干细胞移植后半年内进行。清髓性异基因干细胞移植可在年轻患者中进行,常用于难治复发 MM 患者。

8. 支持治疗:

骨病的治疗:(1) 使用口服或静脉双膦酸盐:包括氯屈膦酸、唑来膦酸或帕米膦酸二钠。应用于所有活动性 MM 的患者。静脉制剂使用时应严格掌握输注速度。建议发病前 2 年每月 1 次静脉制剂或每日口服氯膦酸盐,2 年后可每 3 个月 1 次(或根据利弊权衡)。出现了新的骨骼相关事件,重新计算使用时间。使用前后注意监测肾功能,并根据肾功能调整药物剂量。帕米膦酸二钠或唑来膦酸有引起颌骨坏死的报道,双膦酸盐使用前应该进行口腔检查,使用中尽量减少口腔侵袭性操作。(2) 有长骨病理性骨折、脊柱骨折压迫脊髓或脊柱不稳者可行外科手术治疗。(3) 低剂量放疗(10~30 Gy)可以作为姑息治疗,用于不能控制的疼痛、即将发生的病理性骨折或即将发生的脊髓压迫;在干细胞采集前,避免全身放疗。

高钙血症:①水化、利尿:如患者尿量正常,日补液 2 000~3 000 ml;保持尿量>1 500 ml/d;②双膦酸盐;③糖皮质激素和(或)降钙素。

肾功能不全:①水化、利尿,以避免肾功能不全;减少尿酸形成和促进尿酸排泄;②有肾功能衰竭者,应积极透析;③避免使用非甾体消炎药(NSAIDs);④避免使用静脉造影剂;⑤并非是移植的禁忌证;⑥血浆置换疗效有限;⑦长期接受双膦酸盐治疗的患者需监控肾功能。

贫血:可考虑使用促红细胞生成素治疗。

感染:①如发生反复感染,或危及生命可考虑静脉使用免疫球蛋白;②如果使用大剂量地塞米松,应预防卡氏肺孢子菌肺炎、疱疹和真菌感染;③如有条件,可以接种肺炎和流感疫苗。

高凝/血栓:以沙利度胺或雷利度胺为基础的方案可预防性抗凝治疗。

高黏血症:血浆置换可作为症状性高黏血症患者的辅助治疗。

六、预后

MM 自然病程具有高度异质性,中位生存期为 3~4 年,有些患者可存活 10 年以上。影响 MM 的预后因素有:年龄、C 反应蛋白(CRP)水平、骨髓浆细胞浸润程度及 Durie - Salmon 临床分期(包括肾功能)和 ISS 分期。初诊时血清免疫球蛋白游离轻链(rFLC)比值异常是 MM 不良的预后因素,rFLC 联合 ISS 对 MM 预后的预测价值更大。细胞遗传学改变是决定 MM 疗效反应和生存期的重要因素。荧光原位杂交(FISH)检测高危 MM 具有 t(4;14)、t(14;16)、t(14;20)、del(17p),中期细胞遗传学检出 13q -也是高危因素之一。另外,恶性浆细胞的增殖活性与分化程度、循环浆细胞数及血清乳酸脱氢酶(LDH)对于 MM 生存期的预测也均为彼此独立的预后因素;体能状态对 MM 生存期极可能具有很强的预测能力。

附件 1　中国多发性骨髓瘤疗效标准

中国多发性骨髓瘤(MM)的疗效标准参照了欧洲骨髓移植协作组(EBMT)和国际骨髓瘤工作组(IMWG)的疗效标准。EBMT 的疗效标准分完全缓解(CR)、部分缓解(PR)、微小缓解(MR)、疾病复发和疾病进展(PD)。IMWG 分为严格意义的 CR(sCR)、CR、非常好的部分缓解(VGPR)和疾病稳定。两种标准中,IMWG 是新近推出的但该标准未被最后确认,目前 EBMT 标准应用更为普遍。

一、EBMT 疗效标准

1. CR 须符合以下全部条件：(1) 免疫固定电泳检测血清和尿中单克隆 M 蛋白消失，持续 6 周以上(存在寡克隆区带伴寡克隆免疫重建的不排除 CR)；(2) 骨髓穿刺涂片和(或)骨髓活检中浆细胞＜0.05。如果 M 蛋白持续阴性达 6 周，则无需重复骨髓检测(不分泌型 MM 患者必须至少间隔 6 周后重复骨髓检测以确定 CR)；(3) 溶骨性病变的数目和大小没有增加(发生压缩性骨折不排除缓解)；(4) 软组织浆细胞瘤消失。

2. PR 须符合以下全部条件：(1) 血清单克隆 M 蛋白减少≥50％[不分泌型 MM 患者骨髓穿刺涂片和(或)骨髓活检切片浆细胞减少≥50％]，持续 6 周以上；(2) 24 小时尿轻链减少≥90％或降至 200 mg，至少持续 6 周；(3) 影像学或临床检查软组织浆细胞瘤大小减少≥50％；(4) 溶骨性病变的数量和大小没有增加(发生压缩性骨折不排除缓解)。

3. MR 须符合以下全部条件：(1) 血清单克隆 M 蛋白减少 25％～49％[不分泌型 MM 患者骨髓穿刺涂片和(或)骨髓活检切片浆细胞减少 25％～49％]，持续 6 周以上；(2) 24 小时尿轻链减少 50％～89％，但仍超过 200 mg/24 小时，持续 6 周以上；(3) 影像学或临床检查软组织浆细胞瘤大小减少 25％～49％；(4) 溶骨性病变的数量和大小没有增加(发生压缩性骨折不排除缓解)。

4. 无变化(NC)：未达到 MR 或 PD 的标准。

5. 平台期：各项指标稳定(判断疗效时，各指标变化在 25％以内)，维持至少 3 个月。

6. CR 后复发须至少符合以下一项：①免疫固定电泳或常规电泳检查血或尿 M 蛋白再次出现(需排除寡克隆免疫重建)；②骨髓穿刺涂片或骨髓活检切片浆细胞比例≥5％；③出现新的溶骨性病变或软组织浆细胞瘤，或残留骨病变扩大(发生压缩性骨折可能不表明疾病进展)；④排除其他原因引起的高钙血症加重(校正后血钙＞2.8 mmol/L 或 11.5 mg/dl)。

7. PD(对未获得 CR 的患者)须符合下述至少一项：①血清单克隆 M 蛋白水平升高＞25％(升高的绝对值必须≥5g/L)；②24 小时尿轻链增加＞25％(增加的绝对值必须≥200 mg/24 小时)；③骨髓穿刺涂片或骨髓活检切片浆细胞比例增高＞25％(绝对值增加至少≥0.10)；④现存骨病变或软组织浆细胞瘤增大；⑤出现新的溶骨性病变或软组织浆细胞瘤(发生压缩性骨折可能不表明疾病进展)；⑥排除其他原因引起的高钙血症加重(校正后血钙＞2.8 mmol/L 或 11.5 mg/dl)。

二、IMWG 疗效标准

1. sCR：满足 CR 标准的同时要求游离轻链(FLC)比率正常和经免疫组化、免疫荧光证实骨髓中无克隆细胞。

2. CR：血清和尿免疫固定电泳阴性，软组织浆细胞瘤消失，骨髓中浆细胞≤0.05。

3. VGPR：血清和尿免疫固定电泳阳性但一般蛋白电泳检测不出，或血清 M 蛋白降低≥90％并且尿 M 蛋白＜100 mg/24 h。

4. PR：(1) 血清 M 蛋白减少≥50％，24 h 尿 M 蛋白减少≥90％或降至＜200 mg/24 h；(2) 如果血清和尿中 M 蛋白无法检测，要求受累 FLC 与非受累 FLC 之间的差值缩小≥50％；(3) 如果血清和尿中 M 蛋白以及血清 FLC 都不可测定，并基线骨髓浆细胞比例≥0.30 时，则要求骨髓内浆细胞数目减少≥50％；(4) 除了上述标准外，如果基线存在软组织浆细胞瘤，则要求浆细胞瘤大小缩小≥50％。

5. 疾病稳定(SD)：不符合 CR、VGPR、PR 及 PD 标准。SD 不再推荐作为疗效指标，最好用疾病进展时间(TTP)来评价 SD。

6. PD：包括原发性疾病进展和治疗中或治疗后的疾病进展，用于计算包括 CR 患者在内的所有患者 TTP 和无疾病进展生存(PFS)。PD 至少符合以下一项比基线值升高≥25％：(1) 血清 M 蛋白(升高绝对值须达到 5 g/L)；(2) 尿 M 蛋白(升高绝对值须≥200 mg/24 h)；(3) 如果血清和尿 M 蛋白无法检出，血清受累 FLC 与非受累 FLC 之间的差值(增加绝对值须＞100 mg/L)；(4) 骨髓浆细胞比例(增加绝对值至少≥0.10)；(5) 出现新的溶骨性病变或软组织浆细胞瘤，或者现存骨病变或软组织浆细胞瘤增大；(6) 出现仅与浆细胞异常增殖相关的高钙血症(校正后血钙＞2.8 mmol/L 或 11.5 mg/dl)。

7. 临床复发：至少符合以下一项：(1) 出现新的骨病变或者软组织浆细胞瘤；(2) 明确的骨病变或者软组织浆细胞瘤增大。取所有可测量病灶中增大最明显者，明确增大定义为病灶两垂径乘积较前增大 50％ 以上并至少增大 1 cm^2；(3) 高钙血症(2.8 mmol/L 或 11.5 mg/dl)；(4) Hb 下降≥20 g/L；(5) 血肌酐上升≥176.8 μmol/L(2 mg/dl)。临床复发为 PD 和(或)终末器官功能障碍(CRAB 特征)的直接征象；不用于计算 TTP 或 PFS，但用于临床或有选择性地进行检查。

8. CR 后复发：至少符合以下一项：(1) 免疫固定电泳或常规电泳检查血或尿 M 蛋白再次出现；(2) 骨髓浆细胞比例≥0.05；(3) 出现 PD 的任何其他指征(如新出现的浆细胞瘤、溶骨性病变或高钙血症)。

CR后复发仅用于研究终点为无疾病生存(DFS)的临床研究。

三、疾病进展和预后统计学数据的定义

1. PFS：从治疗开始至疾病进展或死亡的时间。

2. 无事件生存(EFS)：2006年国际骨髓瘤工作小组不推荐将EFS作为一个常规研究终点。因为不同临床研究对“事件”的定义不同，可能会引起混淆。

3. TTP：指开始治疗至PD的时间，如果患者在PD前死亡，并且死亡原因非PD而为其他的原因，此时即应作为截尾数据处理。该指标有助于评估疗效受益的持续时间。

4. DFS：适用于CR患者。指从达到CR开始到复发的时间。目前认为该指标对MM疗效评价的价值不大。

5. 缓解持续时间(DOR)：适用于至少达到PR的患者。指从达到PR或更佳疗效(指首次观察到疗效，而非再次复查证实)起至PD的时间。如果患者并非因为疾病进展死亡，则应将DOR作为截尾数据处理。这是评估新药疗效和(或)新的治疗策略一个重要的研究终点。建议采用DOR和TTP作为评价疗效维持时间的研究终点。

6. 总生存期(OS)：为受试者从进入临床研究直至各种原因导致死亡的时间。OS是最可靠的肿瘤终点指标，在能充分评价生存期的研究中，它是最佳的终点指标，它的改善可直接反映临床受益。OS最大的优点是客观，不易产生测量偏差。缺点是观测时间须足够长，试验人数须足够多，才可得到足够的死亡事件，也才具有足够的鉴定力。

7. 治疗失败时间(TTF)：是一个复合的终点指标，即随机选择某个时间直到任一原因终止此次治疗的时间(包括因疾病进展，治疗毒性和死亡)。

多发性骨髓瘤骨病诊治指南

(中华医学会血液学分会)

多发性骨髓瘤(multiple myeloma，MM)骨病是MM患者的特征性临床表现之一，约90%的患者在疾病的进程中出现MM骨病，包括全身性骨质疏松、溶骨性破坏以及病理性骨折。但MM骨病长期以来没有得到临床医师的足够重视，同时国内也缺乏MM骨病的诊治指南，导致MM骨病诊治的不规范。本指南的目的就是建立国内相对统一和规范的MM骨病的诊断标准、治疗原则，提高我国MM骨病的诊治水平。

一、MM骨病概述

MM是骨病发生最高的疾病之一，其发生率可达70%～95%。其发病的主要机制是瘤细胞释放RANKL、TNF、SDF-1、IL-6等破骨细胞活化因子和Dkk-1、IL-3、TGF-β和肝细胞生长因子(HGF)等成骨细胞抑制因子，引起破骨细胞过度活化而成骨细胞生长受抑，导致骨吸收和骨形成这一骨重塑过程的失衡。

MM骨病常导致患者骨疼痛和多种骨并发症，其中包括骨相关事件(skeletal related events，SRE)。SRE是指骨损害所致的病理性骨折、脊髓压迫、高钙血症、为缓解骨疼痛进行放射治疗、为预防或治疗脊髓压迫或病理性骨折而进行的骨外科手术等。骨损害所致的骨骼病变及SRE，不仅严重影响患者自主活动能力和生活质量，而且还威胁患者的生存。MM患者的主要临床特征为骨痛，1/2～2/3的MM患者因骨痛而就诊。

二、MM骨病患者的临床表现

MM骨病患者的临床特征为骨痛，常为疾病的首发症状和患者就医的主要原因之一，部位以腰骶部痛最为常见(70%)。早期疼痛较轻，可为游走性或间歇性；后期疼痛较剧烈。有些患者早期可无骨痛症状，仅在骨骼X线摄片时发现有骨质破坏，但骨质破坏可发生在疾病的整个病程中。骨髓瘤细胞骨骼浸润明显时还可致局部骨性隆起，形成肿块，引起骨骼变形。骨质疏松、溶骨性破坏严重时可发生病理性骨折。

三、MM骨病诊断

对诊断为活动性的MM患者，推荐选择以下检查以明确骨病的诊断：

(一)影像学检查

MM骨病的影像学评价方法包括X线摄片、CT、放射性核素骨扫描(ECT)、核磁共振(MRI)、PET-CT骨扫描等，其中诊断评估骨病的常规标准检查是全身X线摄片。这些检查各有其优缺点：

1. X线摄片：在普通X线检查中MM骨病既可表现为局部的溶骨改变，也可为广泛的骨质疏松。确切的诊断依据是多发性溶骨改变和(或)伴有骨折的严

重骨质疏松。通过普通X线检查难以发现早期病变，约20%普通X线检查阴性的患者，通过其他检查可发现MM活动的证据。颅骨、肋骨和四肢长骨病变通常X线平片即可诊断。

2. CT扫描：通过CT扫描不仅可发现早期骨质破坏，而且可发现病程中出现的溶骨病变。但CT扫描不能区分陈旧性骨质破坏病变部位是否存在着MM的活动。

3. ECT检查：ECT能一次显示全身骨骼，较普通X线检查敏感。但其特异性不高，任何原因引起的骨质代谢增高均可导致放射线浓聚征象，需注意鉴别。

4. MRI检查：MRI检查能发现MM的骨髓浸润，尤其是脊椎骨部位。在可疑溶骨部位或骨质疏松部位的骨髓浸润的判断上，MRI检查具有重要的诊断意义，但MRI主要反映的是骨髓瘤细胞的骨髓浸润，并不是直接发现骨质破坏。

5. PET检查：PET检查不仅可有效地检查出MM的活动，还可进行全身范围的扫描。因PET可检测MM的活动，CT扫描能发现骨质破坏，PET-CT是检测MM伴骨骼破坏的良好手段，如MM骨病恢复期PET-CT可作为患者预后的指标之一。但因其检查价格昂贵，仅在必要时应用。

（二）骨组织计量学检查及骨密度测定

虽然骨组织计量学能够有效地评估单位点的骨丢失程度，但由于其为侵入性操作，且骨受累不均一，而且需熟练的病理学家对结果进行判定，因此其应用受到限制。双光子X射线吸收光度法(DEXA)进行骨密度测定能够更好地评估患者总的骨状态。

（三）生化指标检查

骨代谢生化指标是近年探索用于肿瘤骨转移诊断及病情监测的新方法。反映溶骨性骨代谢生化指标有Ⅰ型胶原交联羟基末端肽(ICTP)、Ⅰ型胶原氮端肽(NTX)、Ⅰ型胶原碳端肽(CTX)、骨唾液酸糖蛋白(BSP)等。反映成骨性骨代谢生化指标有骨特异性碱性磷酸酶(BALP)、总碱性磷酸酶(ALP)、Ⅰ型前胶原氮端前肽(PINP)等。目前这类指标尚不能作为骨转移诊断的可靠方法。

对怀疑有MM骨病的患者推荐进行以下检查，以帮助明确诊断：

1. 普通X线摄片：对颅骨、肋骨、骨盆及四肢长骨进行普通X线摄片是诊断骨病的常规标准检查。

2. CT扫描可以作为常规检查，可早期发现骨质破坏及病程中出现的溶骨改变。

3. ECT检查：在多数患者中，骨扫描没有必要作为MM骨病的常规检查，但对于肋骨、椎体及胸骨的骨损害则较敏感。

4. ^{18}F-氟脱氧葡萄糖正电子发射断层扫描(18-FDG PET)：比普通X线摄片更敏感。

5. MRI：比普通X线更敏感，有助于病变定位、脊髓压迫的确诊，脊柱骨病优先推荐。

上述检查的证据级别：Ⅱ级；推荐级别：A。

四、MM骨病的治疗原则和目标

原发病即MM本身的治疗是骨病治疗的基础和关键。骨病治疗的主要目标是预防和治疗SRE；缓解疼痛，改善生活质量；控制肿瘤进展，延长患者生存期。

五、MM骨病的治疗

原发病的规范化整体治疗和双膦酸盐的应用是MM骨病的基础和最重要的治疗。

（一）原发病MM的有效治疗(包括规范化的化疗和靶向治疗以及自体造血干细胞移植)是治疗MM骨病的基础和最重要的部分。通过有效的化疗和靶向治疗，可以阻断或延缓MM疾病的病理进程，避免骨质破坏的进一步加重，达到治疗骨病的作用。

（二）针对MM骨病的治疗还包括减少骨质破坏、减轻骨痛症状和治疗骨病并发症。

1. 一般治疗：除非脊柱骨折的急性期，一般不建议患者绝对卧床，否则更容易发生脱钙，应鼓励患者进行适当的活动，但应避免剧烈运动或对抗性运动。

对于MM骨病的治疗，建议使用双膦酸盐，也可以和止痛药、化疗、靶向治疗、放射治疗合并使用。证据级别：Ⅱ级；推荐级别：A。

2. 双膦酸盐的应用：

(1) 作用原理：双膦酸盐是焦膦酸盐分子的稳定类似物。破骨细胞聚集于矿化骨基质后，通过酶水解作用而导致骨重吸收，而双膦酸盐可以抑制破骨细胞介导的骨重吸收作用，还可抑制破骨细胞的成熟，并且抑制成熟破骨细胞的功能和破骨细胞在骨质吸收部位的聚集，同时抑制肿瘤细胞扩散、浸润和黏附于骨基质。

(2) 适应证：按照NCCN专家委员会的最新推荐，对于症状性MM患者，不论是否具有骨损害，均应常规应用双膦酸盐治疗；对于孤立性浆细胞瘤、无症状性MM及未定性单克隆丙种球蛋白血症(MGUS)患者，可临床使用，尤其是进行临床试验。

(3) 疗程：从MM骨病确诊后即开始使用，总疗程建议持续2年以上，直至出现明显不良反应或患者体力状态出现明显下降。

(4) 双膦酸盐的选择：由于双膦酸盐化学结构中与中心碳原子连接的侧链不同，因此双膦酸盐类药物的临床活性和功效亦有所不同。第一代双膦酸盐以氯膦酸二钠为代表;第二代是含氮的双膦酸盐,以帕米膦酸、阿仑膦酸钠为代表;第三代包括具有含氮杂环结构唑来膦酸和含氮不含杂环结构的伊班膦酸。目前在MM上研究较多的双膦酸盐主要有氯屈膦酸盐、帕米膦酸和唑来膦酸等。唑来膦酸由于其特有的含氮杂环结构,使其在用药方法和疗效上均有优势。常用双膦酸盐的剂量和用法见表1。

表1　常用双膦酸盐的推荐用法

种类	用药途径	剂量	用法
氯屈膦酸	口服或静脉	1 600 mg/d	口服,服药后2 h内不进饮食
帕米膦酸	静脉	90 mg/月	持续至少4 h
唑来膦酸	静脉	4 mg/月	持续至少15 min

临床研究证实唑来膦酸相较帕米膦酸及氯屈膦酸盐等双膦酸盐具有更强的疗效,且使用安全便捷;近期Morgan等报告的MRC Myeloma Ⅸ大型、多中心临床研究观察到唑来膦酸与化疗药物联用可显著改善患者无进展生存期及总生存期,更进一步证实了唑来膦酸具有抗肿瘤作用,且唑来膦酸安全性与氯屈膦酸相似,故专家委员会建议对于MM骨病患者,包括骨量减少的患者,首选唑来膦酸,并应尽早联合抗MM治疗以获得最佳疗效。

(5)安全性管理:双膦酸盐类药物常见不良反应包括感冒样症状、胃肠道症状(主要是口服制剂)、颌骨坏死、贫血、肾功能异常。其中肾脏损害和颌骨坏死尤其应引起临床医师的重视。

①肾功能损害:应用双膦酸盐药物可继发肾功能不全不良事件。推荐每次使用双膦酸盐前以及在用药过程中需要动态监测患者肾功能,尤其是在每次给药前要保持水化状态,建议所有患者均应定期(3～6个月)监测尿蛋白,如24 h尿蛋白＞500 mg应考虑停药直到患者肾功能恢复正常;在双膦酸盐使用过程中尽可能避免或减少使用可能损害肾功能的药物,如果不可避免,应在使用双膦酸盐24 h后使用;对于基线血清肌酐＜30 mg/L的患者不需调整双膦酸盐剂量;应避免滴注时间过快;对于存在肾功能不全的患者应根据肌酐清除率调整药物剂量,具体剂量调整方案参见产品说明书。

②颌骨坏死:所有含氮双膦酸盐都存在颌骨坏死的发生风险。文献报告长期使用双膦酸盐治疗的MM患者颌骨坏死发病率为1.8%～12.8%,其差异较大,可能与颌骨坏死概念的普及和临床医师的重视程度有关。目前颌骨坏死发病机制未完全阐明。

颌骨坏死的发生存在相应的危险因素包括:a. 药物相关性因素主要为双膦酸盐的疗效、用量以及总疗程,静脉应用双膦酸盐的患者发生颌骨坏死的风险增加;b. 局部因素主要是牙槽外科手术:如拔牙、牙周手术、牙种植术和口腔局部感染(如牙周脓肿),这类患者发生颌骨坏死的概率亦明显增加;c. 全身性因素包括高龄、伴发癌症、诊断MM的同时发生骨质破坏或者骨质疏松。

颌骨坏死的临床症状包括下颌沉重、钝痛,下颌麻木或刺痛,口腔内疼痛;体征包括颌骨面粗糙,软组织肿胀、伴分泌物或感染,口腔内骨暴露,牙周组织健康突然改变,口腔黏膜无法愈合,牙齿松动等。若出现相应症状或体征进行适当治疗后6周未愈,且无颌骨骨转移或放射性骨坏死证据,应考虑诊断双膦酸盐应用相关的颌骨坏死。

颌骨坏死预防原则:患者在接受双膦酸盐治疗前应进行口腔检查,去除化脓的不能修复的牙齿和受损的牙周组织,检查义齿是否合适等;在治疗过程中要保持良好的口腔卫生,所有患者均应被告知可能发生的并发症和避免有创的牙科操作,积极处理牙周感染等;开始持续的双膦酸盐治疗后,患者应定期进行口腔检查。对怀疑发生颌骨坏死的患者,无论是否存在活动性感染,抗生素治疗通常是有益的,如果佩戴了可移动的义齿,夜间应去掉,也应随时调整义齿以减少对软组织的损伤和刺激。

颌骨坏死治疗原则:对于颌骨坏死尚无统一的标准化治疗准则。抗生素、口腔清洗剂、暂时停用双膦酸盐和去除松动的坏死骨片对一些患者有一定效果,但广泛使用的坏死组织外科切除或清创术到目前为止证明是无效的,甚至是有害的。近年来欧美国家采用臭氧治疗获得了良好的临床疗效,Ripamonti等在35届欧洲肿瘤内科学会(ESMO)提出臭氧治疗颌骨坏死的有效率可达到79%。

(三)局部放疗

对化疗和双膦酸盐治疗后仍无法缓解的顽固性疼痛、椎体不稳、即将发生的病理性骨折和脊髓压迫,可采用局部放疗,可以有效迅速缓解患者骨病和软组织病变的疼痛。单次放疗(通常是8 Gy)的作用与分次放疗作用相仿。对长骨骨折的患者来说,局部放疗可以有效控制疼痛,并有可能促进骨折愈合。

建议:放疗可用于治疗顽固性疼痛、已发生或即将发生的病理性骨折,推荐剂量为8～10 Gy/次。

(四)手术治疗

若出现长骨骨折、脊髓压迫或椎体不稳等情况,可能需要矫形外科协助治疗。对发生长骨病理性骨折的患者,可行内固定术。若由于脊椎压缩性骨折引起腰背部持续性疼痛,经化疗、放疗和双膦酸盐等保守治疗后症状缓解不明显的患者可考虑行椎骨成形术或椎体后突成形术。

(五) 止痛剂的使用

若患者出现严重疼痛时需选择止痛药物。止痛药的用药剂量应作为临床治疗正式记录的一部分。这些记录可以作为疼痛治疗评估的一个半定量指标。止痛需求的减少往往意味着治疗有效。处方类止痛药的应用应遵照世界卫生组织的"止痛阶梯"原则,但尽量避免使用或要小心使用非甾体类抗炎药,因为它们有肾功能损害及胃肠道刺激等不良反应。

中国成人肥胖症防治专家共识

(中华医学会内分泌学分会肥胖学组)

一、概述

肥胖症是指体内脂肪堆积过多和(或)分布异常,通常伴有体重增加。世界卫生组织(WHO)则将肥胖定义为可能导致健康损害的异常或过多的脂肪堆积。作为一种由多因素引起的慢性代谢性疾病,肥胖早在1948年就被WHO列入疾病分类名单(ICD编码E66),目前在一些发达国家和地区人群中的患病情况已达到流行的程度。

在2005年WHO工作报告中估计全球大约有16亿成人(15岁以上)超重,肥胖的成人至少有4亿。同时WHO预计到2015年,全球成年人口中将有23亿人超重,7亿人口达到肥胖水平。资料还显示2005年,全球5岁以下儿童中,至少有2 000万人肥胖。肥胖不仅发生在高收入国家,在低收入到中等收入国家(尤其是在城市)超重和肥胖人口的增加更加引人瞩目。超重和肥胖的主要危害在于可以导致严重的健康后果,而且随着体重指数(BMI)的上升这些危险呈上升趋势。与BMI增加有关的主要慢性疾病包括:①心血管疾病:包括心脏病和脑卒中,目前已经成为全球范围头号致死原因,每年有1 700万人因上述疾病死亡。②糖尿病:已经成为全球性的流行性疾病。WHO估计在未来10年中,由于糖尿病导致的死亡将增加50%。③肌肉骨骼疾病:尤其是骨关节炎。④某些癌症:如子宫内膜癌、乳腺癌、结肠癌的发病与肥胖有关。

值得注意的是,在许多低收入到中等收入国家面临着疾病的"双重负担":即在面临感染性疾病和营养不良挑战的同时,也正在经历诸如肥胖和超重等慢性疾病危险因素迅速增加的窘境,这种现象在城市尤为突出。营养不良和肥胖同时存在于一个国家、一个社区甚至于同一个家庭的现象并不少见。这种疾病双重负担常常表现为出生前或者婴幼儿期间处于营养不良状态,继而暴露于富含高脂高热量而微量营养素缺乏的食物以及缺乏体力活动的环境中,现有的证据表明上述过程是促使青春期或成年期肥胖和发生多种疾病的原因。

导致超重和肥胖的基本原因是摄入和消耗的能量不平衡,肥胖症按其病因可分为原发性和继发性。继发性肥胖症是由于下丘脑-垂体感染、肿瘤、创伤、皮质醇增多症、甲状腺或性腺功能减退、胰岛素瘤等疾病所致,本建议所涉及者仅针对原发性肥胖症。

目前认为,导致全球超重和肥胖的因素包括:食物转变为富含脂肪和糖类而缺乏维生素、矿物质和其他微量营养素的高热量食物;由于城市化、交通方式的改变以及更多地采用坐姿的工作等导致体力活动不断减少等等。超重和肥胖及其导致的慢性疾病绝大部分是可以预防的。对于个人而言,可以采取的预防措施包括:力求摄入和消耗能量平衡并维持正常体重;限制脂肪摄入并用不饱和脂肪代替饱和脂肪;增加蔬菜、水果、豆类以及谷物和坚果的摄入,同时减少简单糖类的摄入。在采取健康饮食的同时增加体力运动,每天保持至少30分钟规律的、中等强度的运动;必要时为了控制体重需要增加运动强度。同时还应该认识到超重和肥胖的防治不单纯是个人的问题,只有引起全社会的关注与支持以及获得政府的政策支持才有可能在全社会成功地防治肥胖。

二、超重和肥胖的界定与分类

作为一种由于机体脂肪蓄积过多和分布异常导致的慢性疾病,肥胖的诊断标准并非一成不变,在临床上主要通过对身体外部特征测量间接反映体内的脂肪含量和分布,其中又以BMI最为常用。

BMI的定义:体重除以身高的平方(kg/m^2)。在不同性别和不同年龄段的成年人中,BMI提供了在人群水平最有用的超重和肥胖的衡量标准。但是,同时也应该认识到BMI是一种较为粗略的指标,在不同个体某一BMI水平并不总是意味着相同的肥胖水平,尤其是对肌肉特别发达的个体,以下提及的切点不适宜作为判定肥胖的标准。

目前，WHO将BMI≥25 kg/m² 定义为超重，而BMI≥30 kg/m² 定义为肥胖。上述切点提供了评估个体的基准，但是有证据显示在人群中BMI从21 kg/m² 开始发生相应慢性疾病的风险就逐渐上升。WHO肥胖专家顾问组针对亚太地区人群的体质及其与肥胖有关疾病的特点，在2002年提出亚洲成人在不同BMI和腰围水平时，相关疾病发病危险度的界值BMI 23.0～24.9 kg/m² 为肥胖前期，>25 kg/m² 为肥胖，并建议各国应收集本国居民肥胖的流行病学以及疾病危险数据，以确定本国人群BMI的分类标准。

由卫生部疾控司发布的中国肥胖问题工作组编写的《中国成人超重和肥胖症预防控制指南(试行)》2003版中提出的中国人肥胖诊断BMI界值见表1。

表1　中国成人超重和肥胖的体重指数和腰围界限值与相关疾病危险的关系

分类	体重指数(kg/m²)	腰围(cm)		
		男：<85 女：<80	男：85～95 女：80～90	男：≥95 女：≥90
体重过低	<18.5	—	—	—
体重正常	18.5～23.9	—	增加	高
超　　重	24.0～27.9	增加	高	极高
肥　　胖	≥28	高	极高	极高

注：相关疾病指高血压、糖尿病、血脂异常和危险因素聚集；体重过低可能预示有其他健康问题

腰围是另一个被用来反映肥胖程度的指标，该指标和腹部内脏脂肪堆积的相关性优于腰臀比值。WHO建议男性腰围>94 cm，女性>80 cm作为肥胖的标准，但这一标准适宜于欧洲人群。对于亚太地区，建议男性>90 cm，女性>80 cm作为肥胖的标准。但是国内有研究显示，对于中国女性腰围>85 cm可能是一个更为合适的标准。迄今为止，全球仍未对腰围测量部位达成共识，WHO推荐采用最低肋骨下缘与髂嵴最高点连线的中点作为测量点，被测者取直立位在平静呼气状态下，用软尺水平环绕于测量部位，松紧应适度，测量过程中避免吸气，并应保持软尺各部分处于水平位置。

此外还有使用腰身高比值(腰身比)反映内脏脂肪堆积，最近有研究显示腰身比可能在预测中国人发生2型糖尿病和心血管疾病方面更具价值，但是尚需要进一步研究证实。

三、中国的肥胖症流行病学

根据1992年我国全国营养调查资料，20～60岁成年人BMI≥25 kg/m² 者占该人群的14.4%(城市24.6%，农村10.4%)；BMI ≥30 kg/m² 者占1.5%(城市2.9%，农村1.0%)。国际生命科学学会中国办事处中国肥胖问题工作组数据汇总分析协作组对20世纪90年代的20～70岁24万人的调查资料分析，BMI在25～29.9 kg/m² 者为22.4%，BMI≥30 kg/m² 者占3.01%。而2002年"中国居民营养与健康状况调查"数据，按照《中国成人超重和肥胖症预防控制指南(试行)》标准我国成人超重率为22.8%，肥胖率为7.1%，估计人数分别为2.0亿和6 000多万。大城市成人超重率与肥胖现患率分别高达30.0%和12.3%，儿童肥胖率已达8.1%。与1992年全国营养调查资料相比，成人超重率上升39%，肥胖率上升97%。近年来，尚缺乏全国范围肥胖的调查数据，但地区性流行病学调查资料显示成人肥胖呈现逐渐上升趋势。如吉林大学第一医院所做的一项调查显示，东北地区的成人肥胖患病率已达到37.71%。

四、肥胖症的病因和发病机制

肥胖症是一组异质性疾病，病因未明，被认为是包括遗传和环境因素在内的多种因素相互作用的结果。脂肪积聚是能量摄入超过能量消耗的后果，但这一能量平衡紊乱的原因目前尚未阐明。

(一) 遗传因素

肥胖症有家族聚集倾向，但至今未能够确定其遗传方式和分子机制，不能完全排除共同饮食、活动习惯的影响。少数遗传性疾病可以导致肥胖，如Laurence - Moon - Biedl综合征和Prader - Willi综合征等。近来又发现了数种单基因突变引起的人类肥胖症，但上述类型肥胖症极为罕见，对绝大多数人类肥胖症来说，至今未发现其致病原因，推测普通型原发性肥胖症可能属多基因遗传性复杂病，其基因机制尚有待于深入研究。目前认为绝大多数人类肥胖症是复杂的多基因系统与环境因素综合作用的结果。

(二) 环境因素

主要是饮食和体力活动。坐位生活方式、体育运动少、体力活动不足使能量消耗减少。饮食习惯不良，如进食多、喜甜食或油腻食物使摄入能量增多。文化因素则通过饮食习惯和生活方式而影响肥胖症的发生。此外，胎儿期母体营养不良、蛋白质缺乏，或出生时低体重婴儿，在成年期饮食结构发生变化时，也容易发生肥胖症。

(三) 节俭基因和节俭表型假说

遗传和环境因素如何引起脂肪积聚尚未明确。节俭基因(thrifty gene)假说认为人类的祖先为适应贫穷和饥饿的环境，逐渐形成储存剩余能量的能力，在长期进化过程中，遗传选择能量储存关联基因使人类在食

物短缺的情况下生存下来。当能量储存基因型暴露于食物供给丰富的现代生活方式时，即转化为对机体损害的作用，引起(腹型)肥胖和胰岛素抵抗。近年来基于个体的适应性变化提出了另一种解释：在胎儿期营养缺乏如宫内营养不良环境下，个体产生调节或适应性反应，引起机体的组织结构、生理功能和代谢的持续变化，即"程序化"(programming)过程，这样的个体对生活方式的改变更加敏感，这一理论被称为节俭表型(thrifty phenotype)。

(四) 脂肪组织和脂肪细胞在肥胖发生中的作用

近年来研究表明，作为一种高度分化的细胞，脂肪细胞不仅具有贮存能量的功能，同时还是一个活跃的内分泌器官，能分泌数十种脂肪细胞因子、激素或其他调节物，在机体代谢及内环境稳定中发挥重要作用。营养状况、激素和各种细胞生长因子均可使前脂肪细胞分化为成熟的脂肪细胞。但是短期内出现体重迅速增加往往是脂肪细胞体积增大的结果，而非脂肪细胞数量的增多；同样，迅速的体重减轻，也主要是由于脂肪细胞体积缩小而非数量改变。男性型脂肪主要分布在内脏和上腹部皮下，称为"腹型"或"中心性"肥胖。女性型脂肪主要分布于下腹部、臀部和股部皮下，称为"外周性"肥胖。中心性肥胖者发生代谢综合征的危险性较大。

五、肥胖对健康的危害

肥胖可以导致一系列并发症或者相关疾病(表2)，进而影响预期寿命或者导致生活质量下降。在较为严重的肥胖患者，心血管疾病、糖尿病和某些肿瘤的发生率及死亡率明显上升。BMI在25～30 kg/m^{2}的人群，上述风险增加的程度较轻，此时脂肪的分布可能起着更为重要的作用，中心性肥胖症患者要比全身性肥胖者具有更高的疾病危险，当BMI只有轻度升高而腰围较大者，冠心病的患病率和死亡率就增加。

国际生命科学学会中国办事处中国肥胖问题工作组根据我国人群大规模的测量数据，汇总分析了BMI与相关疾病患病率的关系，结果表明：BMI≥24 kg/m^{2}者患高血压的危险是体重正常(BMI 18.5～23.9 kg/m^2)者的3～4倍，患糖尿病的危险是体重正常者的2～3倍，具有2项及2项以上危险因素[即危险因素聚集，主要的5个危险因素包括血压高、血糖高、血清总胆固醇高、血清三酰甘油(TG)高和血清高密度脂蛋白胆固醇(HDL-C)降低]的危险是体重正常者的3～4倍。BMI≥28 kg/m^{2}的肥胖者中90%以上患有上述疾病或有危险因素聚集。男性腰围≥85 cm，女性腰围≥80 cm者患高血压的危险约为腰围低于此界限者的3.5倍，其患糖尿病的危险约为2.5倍；其中有2项及2项以上危险因素聚集者的危险约为正常体重者的4倍以上。

表2 肥胖相关的健康问题

代谢并发症
糖尿病、胰岛素抵抗
脂代谢紊乱
代谢综合征
痛风、高尿酸血症
心血管疾病
高血压
冠心病
充血性心力衰竭
卒中
静脉血栓形成
呼吸系统疾病
哮喘
低氧血症
睡眠呼吸暂停综合征
肥胖通气不足综合征(OHS)
肿瘤
食管癌、肠癌、结肠癌、直肠癌、肝癌、胆囊癌、胰腺癌、肾癌、白血病、多发性骨髓瘤、淋巴瘤
女性：子宫内膜癌、宫颈癌、卵巢癌、绝经后乳腺癌
男性：前列腺癌
骨关节炎(膝关节等负重关节)
消化系统
胆囊疾病
非酒精性脂肪性肝病(NAFLD)或非酒精性脂肪性肝炎(NASH)
胃食管返流病
疝
尿失禁
生殖系统疾病
月经失调、不育症、女性多毛症、多囊卵巢综合征
流产
妊娠糖尿病、子痫和先兆子痫
巨大胎儿、新生儿窘迫综合征、畸胎
难产
其他疾病
特发性颅内压增高
蛋白尿
皮肤感染
淋巴水肿
麻醉并发症
牙周病
精神、心理障碍和社会适应能力降低
自卑
焦虑和抑郁
污名化(Stigmatisation)
就业、入学等受到歧视

六、肥胖的治疗

对已有超重和肥胖并有肥胖相关疾病的高危个体，体重管理的适宜目标是强调合理的体重减轻，以达到减少健康风险的目的，同时应该兼顾持续促进减轻和维持体重，预防体重增加。并对已出现并发症的患者进行针对性的治疗。通过健康教育使患者充分认识到肥胖是一种慢性疾病，提高患者对肥胖可能进一步发展成其他疾病危险性的认识，并努力提高患者的信心，树立体重管理应该持续终生的观念。

(一) 肥胖的管理和治疗

肥胖的管理和治疗的总体原则：(1) 对肥胖的管理和治疗不应局限于减轻体重，还需要兼顾减少有关的健康风险并促进健康状况。这些目标可以通过包括适度的减轻体重(减少原有体重的 5%～10%)，营养干预和适当的体力活动等措施达到。(2) 除了体重之外，还应兼顾肥胖并发症的管理，包括：血脂紊乱、2 型糖尿病、高血压、呼吸系统疾病尤其是睡眠呼吸暂停综合征和骨关节炎的治疗以及相关精神-心理障碍的干预。(3) 有效的肥胖管理能够减少对治疗肥胖伴发疾病药物的需要。(4) 对于部分患者尤其是超重的患者，通过饮食和运动治疗防止进一步体重增加而不是减轻体重可能是合适的目标。(5) 体重减轻的目标应该具备合理性、可操作性(可以达到的)、个体化，着眼于长期有效。(6) 具体的目标包括：在 6 个月时间达到 5% ～15%的体重下降，这一目标已被证实为可以达到而且有利于健康状态的恢复；严重程度肥胖(如 BMI>35 kg/m^2)可能需要更多的(20%或以上)体重减轻；维持体重减轻和防治伴发疾病是肥胖治疗成功的两个关键；作为一种慢性疾病，为了预防体重再次增加以及防治伴发疾病，随访是必不可少的。

(二) 肥胖治疗的具体措施

肥胖治疗主要包括减轻和维持体重的措施和对伴发疾病及并发症的治疗。改善体重的具体治疗措施包括医学营养治疗、体力活动、认知行为干预、药物治疗以及手术治疗。医学营养治疗、体力活动和认知行为治疗是肥胖管理的基础，也是贯穿始终的治疗措施，相当一部分患者通过这些措施可以达到治疗目标，但是在必要的时候以及特定患者也应该积极采取药物或者手术治疗手段以达到控制体重增加或减轻体重，减少和控制并发症的目的。

(三) 医学营养治疗

医学营养治疗的总体原则：减少食品和饮料中能量的摄入；减少总摄食量；避免餐间零食；避免睡前进餐；避免暴饮暴食；能量限制应该考虑到个体化原则，兼顾营养需求、体力活动强度、伴发疾病以及原有饮食习惯。在平衡膳食中，蛋白质、碳水化合物和脂肪提供的能量比，应分别占总能量的 15%～20%、60%～65%和 25%。在制订限制能量饮食时可能需要营养师的合作。采用饮食日记有助于对每天的食物进行定量估计，同时也有助于促进患者对健康饮食的认知和行为管理。饮食建议应该强调健康的饮食习惯，增加谷物和富含纤维素食物以及蔬菜、水果的摄取，使用低脂食品，减少高脂食物的摄取。

饮食治疗措施的分类：每天 1 200 kcal[1 kcal=4.184 千焦耳(kJ)]以上的饮食计划为低热量平衡饮食(hypocaloric balanced diets, HBD)；每天提供总热量在 800～1 200 kcal 为低热量饮食(low calorie diets, LCD)；每天不足 800 kcal 热量为极低热量饮食(very low calorie diets, VLCD)。VLCD 治疗一般仅限于少数患者的短时间治疗，治疗期间可能需要密切的医疗监护，VLCD 不适用于儿童、青少年、老年以及妊娠或者哺乳妇女。每日摄取 1 200 kcal 以下饮食可能导致微量营养素的缺乏。一个较为简便的方法是在习惯饮食的基础上减少 15%～30%的能量摄取，这对于体重稳定的患者是合适的；或者每天减少能量摄入 600 kcal，这样有可能达到每周减轻体重 0.5 kg。

(四) 认知和行为干预

认知行为治疗(Cognitive behavioural therapies, CBT)的目的在于改变患者对于肥胖和体重控制的观点和知识，建立信念；同时鼓励患者采取有效减轻并维持体重的行为措施。CBT 通常包括若干方面：自我管理(如饮食日记)，控制进餐过程，强化认知的技巧等。

(五) 体力活动

除了增加能量消耗和减少脂肪之外，体力活动还具有以下优点：减少腹内脂肪，增加瘦组织(包括肌肉和骨组织)的量；降低血压，改善糖耐量和胰岛素敏感性，改善脂代谢；增强体质；增加对饮食治疗的依从性，并对长期体重控制具有正面影响；改善对自我健康的满意度，减少自卑感；减轻焦虑和抑郁状态。

体力活动的目标包括：减少久坐的行为方式(如长时间看电视或者使用计算机)；增加每天的运动量。患者在采取增加体力活动的过程中应该得到相应的指导。制订锻炼方案时要考虑到患者的运动能力和健康状况，本着循序渐进和安全第一的原则。建议患者每天进行 30～60 分中等强度的体力活动。

中等强度体力活动消耗的能量，男、女分别为4.8～7.0 kcal/分和 3.3～5.1 kcal/分，而低强度活动则分别是 1.9～4.6 kcaL/分和 1.4～3.2 kcal/分。如用心率来大致区分，进行中等强度体力活动量时的心率为100～120 次/分，低强度活动时则为 80～100 次/分。

每天安排进行体力活动的量和时间应按减体重目标计算，对于需要消耗的能量，一般多考虑采用增加体力活动量和控制饮食相结合的方法，其中 50%(40%～60%)应该由增加体力活动的能量消耗来解决，其他 50%可由减少饮食总能量和减少脂肪的摄入量来达到。增加体力活动的时间，可以有意识地结合日常活动来安排。肥胖者对体力活动量的安排应根据其体能、年龄和兴趣等因素进行，可以某一项活动为主，再配合其他一些活动以达到需要消耗的能量，可以用能量消耗相等的或相似的体力活动或运动来取代或交换（表 3）。

表 3　各种运动和体力活动 30 min 的能量消耗

运动项目	活动 30 min 的能量消耗（kcal）
静坐、看电视、看书、聊天、写字、玩牌	30～40
轻家务活动：编织、缝纫、清洗餐桌、清扫房间、跟孩子玩（坐位）	40～70
散步（速度 1 609 m/h）、跳舞（慢速）、体操、骑车（速度 8.5 km/h）、跟孩子玩（站立位）	100
步行上学或上班、乒乓球、游泳（速度 20 m/min）、骑车（速度 10 km/h）、快步（速度 1 000～1 200 m/10 min）	120
羽毛球、排球（中等）、太极拳、跟孩子玩（走、跑）	175
擦地板、快速跳舞、网球（中等强度）、骑车（15 km/h）	150
网球、爬山（50 坡度）、一般慢跑、羽毛球比赛、滑冰（中等）	180
一般跑步、跳绳（中速）、仰卧起坐、游泳、骑车（速度 19～22 km/h）	200
山地骑车	200～250
上楼、游泳（速度 50 m/min），骑车（速度 22～26 km/h），跑步（速度 160 m/min）	300

（六）精神-心理支持

精神-心理支持对于肥胖的成功治疗是十分重要的，这种支持既包括在整体管理措施中对患者进行一般性的心理疏导和支持，也包括对相关的精神疾患如焦虑、抑郁等的针对性治疗，必要时应请专科医师进行治疗。

（七）肥胖的药物治疗

1. 药物治疗的指征：多数肥胖症患者在认识到肥胖对健康的危害后，在医疗保健人员的指导下通过控制饮食量、减少脂肪摄入，增加体力活动，可使体重减轻。但仍有相当一部分患者由于种种原因体重仍然不能减低，或不能达到期望的减重目标，可考虑用药物辅助减重。此外，对于那些存在伴发疾病尤其是增加体力活动可能加重原有的疾病或使病情出现新的变化的患者也需要采用药物辅助减重。

现有的证据表明药物治疗有助于患者增加对行为治疗的顺应性，改善肥胖导致的并发症并提高生活质量，同时也有助于预防相关并发症（如糖尿病）的进展。欧洲成人肥胖治疗指南建议对于 BMI＞30 kg/m² 或者 BMI＞27 kg/m² 同时伴有肥胖相关疾病（如高血压、2 型糖尿病）者进行药物治疗。英国 NICE 指南则推荐对于 BMI＞30 kg/m² 或者 BMI＞28 kg/m² 同时伴有肥胖相关疾病（如高血压、2 型糖尿病）者进行药物治疗。国内建议有以下情况可以采取药物治疗：食欲旺盛，餐前饥饿难忍，每餐进食量较多；合并高血糖、高血压、血脂异常和脂肪肝；合并负重关节疼痛；肥胖引起呼吸困难或有阻塞性睡眠呼吸暂停综合征；BMI≥24 kg/m² 有上述并发症情况，或 BMI≥28 kg/m² 不论是否有并发症，经过 3～6 个月的单纯控制饮食和增加活动量处理仍不能减重 5%，甚至体重仍有上升趋势者，可考虑用药物辅助治疗。值得指出的是，只有在采取了充分的饮食、运动和行为治疗的前提下才考虑药物治疗。

2. 药物减重的目标：使原体重减轻 5%～10%；减重后维持体重不反弹；使降血压、降血糖、调脂药物能更好发挥作用。

3. 不适宜用药物减重的情况：儿童；孕妇和乳母；原有对该类药物有不良反应者；正在服用其他选择性血清素再摄取制剂者；用于美容的目的。

4. 药物治疗的选择：目前在全球范围内正式获准临床应用的抗肥胖药物仅余下两个去甲肾上腺素能药物盐酸芬特明（phentermine hydrochloride）和盐酸安非拉酮（diethylpropion hydrochloride）及一个脂酶抑制剂奥利司他（orlistat/Xenical，Alli）共三个药物（表 4）。

表 4　目前使用的主要减肥药物的比较

药品名称	作用机制	用法	疗效（减轻体重%）	不良反应	注意事项
安非拉酮	拟交感神经药	25 mg×3 次/d	3	口干、失眠、头昏、轻度血压升高和（或）心率增快	用药中需检测血压；妊娠 B 类
奥利司他	肠道胰脂肪酶抑制剂	120 mg×3 次/d	3	大便稀软；脂性腹泻	对含脂肪较高的膳食效果较好但可能增加不良反应；不良反应随时间可减轻；妊娠 B 类药物
芬特明	拟交感神经药	15，30 或 37.5 mg/d	4	口干、失眠、头昏、轻度血压升高和（或）心率增快	需检测血压；可能导致肺动脉高压；妊娠 C 类药物

注：修改自 Eckel R. Nonsurgical management of obesity in adults. N Engl J Med，2008，358：1941-1950

(1) 非中枢性减重药：主要是肠道胰脂肪酶抑制剂。奥利司他于1998年首次上市，是至今在美国被批准可以长期(>6个月)治疗肥胖症的唯一药物。奥利司他通过与脂肪形成无活性中间体脂基-酶络合物，对胃肠道的脂肪酶如胃脂肪酶、胰脂肪酶、羧酸脂酶的活性产生可逆性抑制，但对胃肠道其他酶如淀粉酶、胰蛋白酶、糜蛋白酶和磷脂酶无影响。奥利司他可使膳食脂肪吸收大约减少33%，未吸收的TG和胆固醇随大便排出，从而达到减重的目的。奥利司他也能降低肥胖的糖尿病患者的腰围、BMI、血压、空腹血糖和HbA_{1C}水平，降低超重和肥胖患者的血中总胆固醇及LDL-C水平。约15%～30%的患者可出现不良反应，包括皮脂溢出增多、肠胃胀气、便急、便失禁和油样便，且可干扰脂溶性维生素A、维生素D、维生素E和维生素K的吸收，故应用奥利司他患者应补充这些维生素(在服用奥利司他前或后至少2 h服用)。奥利司他禁用于慢性吸收不良综合征、胆汁淤积症。奥利司他还可能与肝损害有关，患者在治疗过程中应密切关注相关体征和症状，一旦发生须及时中止用药。用法为120 mg tid，进餐时服用。

(2) 中枢性减重药：属去甲肾上腺素能再摄取抑制剂，能刺激交感神经系统释放去甲肾上腺素(涉及调控食欲的神经递质之一)和多巴胺，并抑制这两种神经递质的再摄取而抑制食欲和诱导饱腹感。

盐酸芬特明：于20世纪70年代初上市，在美国被批准用于短期(≤12周)治疗肥胖症，为美国目前处方量最高的减重药物。临床观察发现盐酸芬特明可致高血压、心动过速和心悸，故不可用于有心血管疾病或显著高血压的肥胖人群，同时使用期间须监测血压。芬特明用法：15、30或37.5 mg/d。

盐酸安非拉酮：在美国亦仅被批准用于短期治疗肥胖症。主要副作用有：口干、失眠、头昏、轻度血压升高和(或)心率增快。安非拉酮用法：25 mg tid。

(3) 兼有减重作用的降糖药物：肥胖与2型糖尿病之间关系密切，部分降糖药物有一定的减重作用，在肥胖的2型糖尿病中可选用。尽管部分药物有在非糖尿病患者中减重的临床研究，但是目前均没有用于单纯性肥胖者的注册适应证。

二甲双胍：许多研究证实，不管用药前、后的比较，还是与安慰剂或其他治疗药物相比，二甲双胍都能使肥胖的2型糖尿病患者的体重不同程度减轻；且在使用其他降糖药的基础上加用二甲双胍，也可以减轻这些降糖药对体重的不良影响。因此，对于肥胖的2型糖尿病患者，二甲双胍可作为首选用药。

胰淀粉样多肽类似物：胰淀粉样多肽可以减慢食物(包括葡萄糖)在小肠的吸收速度，降低患者食欲，具有减重的作用。普兰林肽是一种注射用胰淀粉样多肽类似物，主要用于单用胰岛素，联合应用胰岛素和磺脲类药物和(或)二甲双胍仍无法达到预期疗效的糖尿病患者。临床研究发现，当普兰林肽与胰岛素合用时，可使患者体重轻度下降。此外，在肥胖的非2型糖尿病患者中应用普兰林肽，发现与对照组相比，普兰林肽同样具有减轻体重的作用。

胰升糖素样肽1(GLP-1)受体激动剂或GLP-1类似物：艾塞那肽和利拉鲁肽在控制血糖同时有减轻体重的作用。其减轻体重的作用与抑制食欲及摄食，延缓胃内容物排空有关。艾塞那肽和利拉鲁肽减轻体重的作用均具有明显的剂量依赖性。此外，有研究表明，艾塞那肽除了减轻体重，还能降低身体总脂肪量和躯干脂肪量。

5. 药物治疗效果的评价：建议采用药物治疗3个月后对疗效进行评价。如果体重下降在非糖尿病患者>5%，在糖尿病患者>3%，可以被视为有效，可以继续药物治疗，对于无效患者则宜停药，并对整体治疗方案重新评估。为避免可能出现的不良反应，对使用中枢性减重药物者的随访，起初至少每2～4周一次，3个月以后可以改为每月一次。

(八) 肥胖的手术治疗

现有研究显示对于重度肥胖患者而言，手术治疗是维持长期体重稳定、改善伴发疾病和生活质量的有效手段。欧美指南认为对于年龄在18～60岁的患者，如果BMI>40.0 kg/m^2 或者BMI在35.0～39.9 kg/m^2 之间，但是伴有某些通过手术减轻体重可以改善的伴发疾病(包括2型糖尿病或其他代谢紊乱、心肺疾病、严重关节疾病和肥胖相关的严重精神障碍)，均应考虑手术治疗。上述BMI水平可以是目前实际测定值，也可以是有确切病史记载者。

肥胖手术治疗的主要目的是预防和治疗其伴发疾病，单纯以BMI来决定手术指证具有局限性。中国肥胖病外科治疗指南(2007)建议以外科治疗肥胖病的关键——由单纯脂肪过剩引起的伴发病(代谢紊乱综合征)为选择患者的手术适应证，有以下(1)～(3)之一者，同时具备(4)～(7)情况的，可考虑行外科手术治疗：(1) 确认出现与单纯脂肪过剩相关的代谢紊乱综合征，如2型糖尿病、心血管疾病、脂肪肝、脂代谢紊乱、睡眠呼吸暂停综合征等，且预测减重可以有效治疗。(2) 腰围：男性≥90 cm，女性≥80 cm；血脂紊乱：TG≥1.70 mmol/L和(或)HDL-C男性<0.9 mmol/L、女性<1.0 mmol/L。(3) 连续5年以上稳定或稳定增加的体重，BMI≥32 kg/m^2(应指患者正常情况下有确认记录的体重及当时的身高所计算的系数，而如怀孕后2年内等特殊情况不应作为挑选依据)。(4) 年

龄16～65岁。65岁以上者，由于肥胖相关的并发症顽固且复杂，应根据术前各项检查权衡手术利弊，再决定手术与否。16岁以下青少年患者要综合考虑肥胖程度、对学习和生活的影响，以及是否有家族遗传性肥胖病史、本人意愿。(5) 经非手术治疗疗效不佳或不能耐受者。(6) 无酒精或药物依赖性，无严重的精神障碍、智力障碍。(7) 患者了解减肥手术方式，理解和接受手术潜在的并发症风险；理解术后生活方式、饮食习惯改变对术后恢复的重要性并有承受能力，能积极配合术后随访。

考虑到术前对肥胖症患者的评估和准备，重度肥胖的手术治疗过程及围手术期处理可能涉及多个不同的临床学科参与，术后需要对营养支持、相关伴发疾病的治疗以及精神-心理健康给予长期随访和治疗护理，建议手术治疗应该在具备提供完备的肥胖及其伴发疾病的诊断和内外科治疗能力(即具备继发性肥胖的鉴别诊断以及伴发内科、骨科、精神心理疾病的诊断治疗能力)，并能够为患者提供包括内外科医师以及营养师、心理医师在内的多学科团队进行手术后护理和长期随访的综合性医疗机构进行。手术者应为具高年资中级或以上职称的普外科医生，并经过专项培训或临床指导后方可独立施行此类手术。同时建议卫生行政主管部门建立该类手术的资格准入制度以保证手术的有效性和安全性。

减重手术按照原理可分为减少吸收型手术和限制摄入型手术。前者包括胆胰旷置术、小肠绕道术、十二指肠转位术和回肠转位术等。后者包括垂直绑带式胃减容术、袖状胃切除术、胃球囊术和可调节胃绑带术(adjustable gastricbanding, AGB)等。此外还有兼具减少吸收手术和限制摄入的混合型手术如胃分流术及Roux－en－Y胃旁路手术(Roux－en－Y gastric bypass operation, RYGBP)。目前施行的减重手术大多采用腹腔镜手术。

因为严重肥胖的患者往往合并多种其他疾病，特别是心肺功能的异常，所以要充分认识手术的风险。大部分手术方式本身将永久性改变患者的消化道解剖结构，所以必须在事前让患者充分了解手术可能带来的并发症以及导致的生活方式的改变。恶心、呕吐为术后最常见的症状。手术后并发症包括吻合口瘘、胃空肠吻合口狭窄、肠梗阻、胃肠道出血等，长期后遗症中肠绞痛、脂肪泻等较常见。限制性手术一般不会造成术后营养不良、贫血、电解质紊乱等并发症。腹腔镜可调节胃绑带术的并发症相对较少，且多与胃绑带的机械性故障有关(胃绑带移位、阻塞、破裂、皮下泵倾斜、注水泵失灵和植入物感染等)。合并2型糖尿病的肥胖患者术后倾倒综合征的发生率较高。减少吸收型手术术后维生素及微量元素缺乏。Roux－en－Y胃旁路手术术后患者由于高草酸尿、低尿量及低钙血症致患尿路结石的危险因素高于可调节胃束带术。

手术治疗后需要终生随访。在术后的第1年里，至少要进行3次门诊随访，以及更多的电话或其他方式的随访。对于可调节胃绑带术的患者，门诊随访的次数可能需要增加，以便对绑带进行适当的调节。随访的目的是掌握患者体重减轻以及伴发疾病的情况，是否有手术并发症发生，有无营养物质、维生素和矿物质的缺乏，以便根据需要做相应的检查并及时调整治疗方案，如有需要，还应进行必要的心理辅导。

中国2型糖尿病防治指南(2010年)

(中华医学会糖尿病学分会)

中国2型糖尿病及其并发症的流行病学

一、2型糖尿病的流行病学

近30年来，我国糖尿病患病率显著增加。1980年全国14省市30万人的流行病学资料显示，糖尿病的患病率为0.67%。1994至1995年间进行了全国19省市21万人的糖尿病流行病学调查，25～64岁年龄段的糖尿病患病率为2.5%(人口标化率为2.2%)，糖耐量减低(IGT)为3.2%(人口标化率为2.1%)。

最近10年糖尿病流行情况更为严重。2002年全国营养调查的同时进行了糖尿病的流行情况调查。该调查利用空腹血糖>5.5 mmol/L作为筛选指标，高于此水平的人作口服葡萄糖耐量试验(OGTT)试验。在18岁以上的人群中，城市人口的糖尿病患病率为4.5%，农村为1.8%。城市中年龄在18～44岁，45～59岁及60岁以上的糖尿病患病率分别为2.96%、4.41%和13.13%，而农村相应年龄段的则分别为1.95%、0.98%和7.78%。2007至2008年，在中华医学会糖尿病学分会(CDS)组织下，全国14个省市进行了糖尿病的流行病学调查。通过加权分析，考虑性别、年龄、城乡分布和地区差别的因素后，估计我国 20 岁以上的成年人糖尿病患病率为 9.7%，中国成人糖尿病总数达 9 240 万，其中农村约 4 310 万，城市约 4 930 万。我国可能已成为世界上糖尿病患病人数最多的国家。

需要指出的是，这几次的调查方法和诊断标准是不一致的，如 1997 年后糖尿病诊断的空腹血糖切点从≥7.8 mmol/L 改为≥7.0 mmol/L。因此，如果采用最近的诊断标准，表 1 中前 3 次的调查结果患病率是被低估的。在调查方法上，前 4 次调查都是通过筛选高危人群后再进行糖耐量试验的，如 1980 年采用尿糖阳性加餐后 2 小时血糖(2 hPG)进行 100 g 葡萄糖的 OGTT 试验。1986 和 1994 年的调查则是用 2 hPG 筛选高危人群，包括部分 2 hPG 相对正常的人群(2 hPG≥6.7 mmol/L)，2002 年则是用空腹血糖进行筛选的。筛选方法不同可能导致患病率估计的偏差，如尿糖敏感性低、用空腹血糖筛选可能遗漏空腹血糖正常的 IGT 或糖尿病人群；而用 2 hPG 筛选高危人群的方法，可能遗漏空腹血糖受损(IFG)的患者。而 2007 至 2008 年完成的全国糖尿病流行病学调查则是采用自然人群 OGTT 试验来调查糖尿病的患病率，可能更准确地反映了我国糖尿病和糖尿病前期的流行情况(表 1)。

表 1　我国 5 次全国性糖尿病流行病学调查情况汇总

调查年份(诊断标准)	调查人数	年龄(岁)	糖尿病患病率(%)	IGT 患病率(%)	筛选方法
1980a(兰州标准)	30 万	全人群	0.67	—	尿糖+馒头餐2 hPG 筛选高危人群
1986(WHO 1985)	10 万	25～64	1.04	0.68	馒头餐 2 hPG 筛选高危人群
1994(WHO 1985)	21 万	25～64	2.28	2.12	馒头餐 2 hPG 筛选高危人群
2002(WHO 1999)	10 万	≥18	城市 4.5 农村 1.8	IFG 2.7 1.6	FPG 筛选高危人群
2007 至 2008(WHO 1999)	4.6 万	≥20	9.7	15.5[b]	OGTT 一步法

WHO：世界卫生组织；OGTT：口服葡萄糖耐量试验；IGT：葡萄糖耐量减低；IFG：空腹血糖受损；FPG：空腹血糖；2 hPG：餐后 2 小时血糖；1 mmol/L=18 mg/dl；a 诊断标准为空腹血浆血糖≥130 mg/dl 或(和)餐后 2 小时血糖≥200 mg/dl 或(和) OGTT 曲线上 3 点超过诊断标准(0′125，30′190，60′180，120′140，180′125 mg/dl，其中 0′、30′、60′、120′、180′为时间点(分)，30′或 60′为 1 点；血糖测定为邻甲苯胺法，葡萄糖为 100 g)；b 糖尿病前期，包括 IFG、IGT、或二者兼而有之(IFG/IGT)

目前，我们还缺乏有代表性的 1 型糖尿病患病率和发病率的研究。根据推算，我国糖尿病总体人群中 1 型糖尿病的比例应小于 5%。上述几次调查结果是糖尿病的总体情况，其中包括了 1 型糖尿病患者。

二、妊娠糖尿病的流行病学

我国，曾经进行过几次城市妊娠糖尿病的调查。一般先经过口服 50 g 葡萄糖 OGTT 进行初次筛查，然后进行 75 g 葡萄糖 OGTT。天津城区通过对近 1 万名妊娠妇女进行筛查，显示妊娠糖尿病的患病率为 2.31%(WHO 诊断指标)。而 2008 年对中国 18 个城市 16 286 名妊娠女性的筛查结果表明，妊娠糖尿病的患病率为 4.3%(按 ADA 诊断标准)。高龄妊娠、糖尿病家族史、超重(或)肥胖是妊娠糖尿病的危险因素。反复阴道真菌感染、自然流产、南方住民等与妊娠糖尿病也有关。但这些研究仅限于城市地区，只能代表城市的情况。

三、糖尿病并发症的流行病学

糖尿病的并发症分为微血管并发症和大血管并发症。糖尿病的并发症与很多因素有关，包括遗传、年龄、性别、血糖控制水平、糖尿病病程以及其他心血管危险因素等。目前，我国还缺乏设计很好的糖尿病并发症的流行病学调查资料。

CDS 慢性并发症调查组报告，在三甲医院中住院的 2 型糖尿病患者并发症患病率分别为：高血压 34.2%，脑血管病 12.6%，心血管病 17.1%，下肢血管病 5.2%。防治心脑血管疾病所需的医疗支出，占糖尿病医疗费用的最主要部分。

“中国心脏调查”研究发现，糖尿病是冠心病的重要伴发疾病：(1) 中国冠心病患者的糖代谢异常患病率(包括糖尿病前期和糖尿病)约为 80%，高于西方人；(2) 中国冠心病患者负荷后高血糖的比例更高；(3) 冠心病患者单纯检测空腹血糖会漏诊 75%的糖尿病前期和糖尿病患者。

下肢动脉病变是外周动脉疾病(PAD)的一个组成成分，表现为下肢动脉的狭窄、闭塞。与非糖尿病患者相比，糖尿病患者更常累及股深动脉及胫前动脉等中小动脉。其主要病因为动脉粥样硬化，动脉炎和栓塞等也可导致 PAD，但以动脉粥样硬化为主。下肢动脉病变的患病率随年龄的增加而增加，同时糖尿病患者发生下肢血管病变的危险性较非糖尿病患者增加2倍；依据调查方法的不同[如踝肱指数(ABI)测量或WHO间歇性跛行调查表等]，下肢动脉病变的患病率报告不一，在我国糖尿病患者中，根据ABI检查在50岁以上的糖尿病患者，其下肢动脉病变的患病率高达19.47%～23.80%。糖尿病患者下肢截肢的相对危险是非糖尿病患者的40倍。大约85%的截肢是由于足溃疡引发的，15%左右的糖尿病患者会在其一生中发生足溃疡。

糖尿病视网膜病变是导致成人失明的主要原因。在2型糖尿病成人患者中，20%～40%出现视网膜病变，8%视力丧失。2001年CDS对中国大城市24 496例住院糖尿病患者糖尿病并发症进行的回顾性分析发现，2型糖尿病并发眼病者占35.7%，2型糖尿病视网膜病变的患病率随病程和年龄的增长而上升。

糖尿病肾病是造成慢性肾功能衰竭的常见原因，在亚太地区的患病率较高。2001年我国住院患者的回顾性分析显示，2型糖尿病并发肾病的患病率为34.7%。

糖尿病诊断后10年内常有明显的临床糖尿病神经病变，其发生率与病程相关。神经功能检查发现，60%～90%的患者有不同程度的神经病变，其中30%～40%的患者无症状。2001年国内住院患者调查发现，61.8%的2型糖尿病患者并发神经病变。在吸烟、年龄超过40岁以及血糖控制差的糖尿病患者中神经病变的患病率更高。

总结我国糖尿病的流行情况，具有以下特点：

1. 在我国患病人群中，以2型糖尿病为主，2型糖尿病占90.0%以上，1型糖尿病约占5.0%，其他类型糖尿病仅占0.7%；城市妊娠糖尿病的患病率接近5.0%。

2. 经济发达程度与糖尿病患病率有关：在1994年的调查中，高收入组的糖尿病患病率是低收入组的2～3倍。最新的研究发现发达地区的糖尿病患病率仍明显高于不发达地区，城市仍高于农村。

3. 未诊断的糖尿病比例高于发达国家：2007至2008年全国调查20岁以上成人糖尿病患者中，新诊断的糖尿病患者占总数的60%，尽管较过去调查有所下降，但远高于发达国家(美国约48%)。

4. 男性、低教育水平是糖尿病的易患因素：在2007至2008年的调查中，在调整其他危险因素后，男性患病风险比女性增加26%，而文化程度大学以下的人群糖尿病发病风险增加57%。

5. 表型特点：我国2型糖尿病患者的平均BMI约25 kg/m^2，而高加索人糖尿病患者的平均BMI多超过30 kg/m^2；餐后高血糖比例高，在新诊断的糖尿病患者中，单纯餐后血糖升高者占近50%。

6. 国内缺乏儿童糖尿病的流行病学资料，从临床工作中发现，近年来20岁以下的人群中2型糖尿病患病率显著增加。

四、我国糖尿病流行的可能原因

在短期内我国糖尿病患病率急剧增加可能有多种原因，例如：

1. 城市化：随着经济的发展，中国的城市化进程明显加快。中国城镇人口占全国人口比例已从2000年的34%上升到2006年的43%。

2. 老龄化：中国60岁以上老年人的比例逐年增加，2000年为10%，到2006年增加到13%。2007至2008年调查中60岁以上的老年人糖尿病患病率在20%以上，比20～30岁的人患病率高10倍。在调整其他因素后，年龄每增加10岁糖尿病的患病率增加68%。

3. 生活方式改变：城市化导致人们生活方式的改变。人们出行的方式已经发生很大改变，我国城市中主要交通工具进入了汽车时代。人们每天的体力活动明显减少，但热量的摄入并没有减少，脂肪摄入在总的能量摄入中所占比例明显增加。在农村，随着农业现代化人们的劳动强度已大幅减少。同时，生活节奏的加快也使得人们长期处于应激环境，这些改变可能与糖尿病的发生密切相关。

4. 肥胖和超重的比例增加：生活方式的改变伴随超重和肥胖的比例明显增加。在2007至2008年调查的资料中，按WHO诊断标准，超重占25.1%，肥胖占5%，与1992年及2002年相比较超重和肥胖的比例均有大幅度增加。

5. 筛查方法：2007至2008年的调查使用一步法OGTT的筛查方法，结果显示在新诊断的糖尿病中46.6%的患者是空腹血糖<7.0 mmol/L，但是OGTT后2 hPG≥11.1 mmol/L，糖尿病前期的人群中70%是孤立的IGT。

6. 中国人的易感性：当肥胖程度相同时，亚裔人糖尿病风险增加。与白人相比较，在调整性别、年龄和BMI后，亚裔人糖尿病的风险比为1∶6。发达国家和地区的华人糖尿病的患病率和发病率高于白种人，也支持中国人是糖尿病易感人群。在20世纪90年代前半期的流行病学调查显示，与大陆地区华人生活习惯相近而经济相对发达的国家(如新加坡)和地区(如中国的香港、台湾地区)，其年龄标化的糖尿病患病率为7.7%～11%。与此对应的是，在1987、1992和1998年3次流行病学调查中，毛里求斯25～75岁的华人糖尿病患病率均超过了11%。

7. 糖尿病患者生存期增加：随着对糖尿病患者各种并发症的危险因素控制水平的改善以及对并发症治疗水平的提高，糖尿病患者死于并发症的风险明显下降。

中国糖尿病严峻的流行现状、未诊断人群比例高、大量的糖尿病高危人群，提示在糖尿病的预防中，我们还有更多的工作要做。

糖尿病的诊断与分型

一、糖尿病的诊断

糖尿病的临床诊断应依据静脉血浆血糖，而不是毛细血管血的血糖检测结果。若无特殊提示，文中所提到的血糖均为静脉血浆葡萄糖值。

血糖的正常值和糖代谢异常的诊断切点主要依据血糖值与糖尿病并发症和糖尿病发生风险的关系来确定。目前常用的诊断标准和分类有WHO(1999年)标准和ADA(2003)年标准。我国目前采用WHO(1999年)糖尿病诊断标准、糖代谢状态分类标准(表2、表3)和糖尿病的分型体系(表4)，空腹血浆葡萄糖或75 g葡萄糖OGTT后2 hPG值可以单独用于流行病学调查或人群筛查。但我国资料显示仅查空腹血糖，糖尿病的漏诊率较高，理想的调查是同时检查空腹血糖及OGTT后2 hPG值。

表2　糖代谢状态分类(WHO 1999)

糖代谢分类	静脉血浆葡萄糖(mmol/L)	
	空腹血糖(FPG)	糖负荷后2小时血糖(2 hPG)
正常血糖	<6.1	<7.8
空腹血糖受损(IFG)	6.1～<7.0	<7.8
糖耐量减低(IGT)	<7.0	7.8～<11.1
糖尿病	≥7.0	≥11.1

IFG和IGT统称为糖调节受损(IGR，即糖尿病前期)

表3　糖尿病的诊断标准

诊断标准	静脉血浆葡萄糖水平(mmol/L)a
(1)糖尿病症状(高血糖所导致的多饮、多食、多尿、体重下降、皮肤瘙痒、视力模糊等急性代谢紊乱表现)加上随机血糖检测	≥11.1
或	
(2)空腹血糖(FPG)	≥7.0
或	
(3)葡萄糖负荷后2小时血糖无糖尿病症状者，需改日重复检查	≥11.1

注：空腹状态指至少8小时没有进食热量；随机血糖指不考虑上次用餐时间，一天中任意时间的血糖，不能用来诊断空腹血糖受损(IFG)或糖耐量减低(IGT)；a只有相对应的2小时毛细血管血糖值有所不同，糖尿病：2小时血糖≥12.2 mmol/L；IGT：2小时血糖≥8.9 mmol/L且<12.2 mmol/L

建议已达到糖调节受损的人群，应行OGTT检查，以降低糖尿病的漏诊率。

二、关于用HbA_1c诊断糖尿病的问题

近年来人们越来越倾向将HbA_1c作为筛查糖尿病高危人群和诊断糖尿病的一种方法。HbA_1c较OGTT试验简便易行，结果稳定，变异性小，且不受进食时间及短期生活方式改变的影响，患者依从性好。2010年ADA指南已将HbA_1c≥6.5%作为糖尿病诊断标准之一。2011年WHO也建议在条件具备的国家和地区采用这一切点诊断糖尿病。但目前HbA_1c检测在我国尚不普遍，检测方法的标准化程度不够，测定HbA_1c的仪器和质量控制尚不能符合目前糖尿病诊断标准的要求。而且，中国人群中HbA_1c诊断糖尿病的切点是否与国际上一致尚待研究证实。基于以上原因，目前不推荐在我国采用HbA_1c诊断糖尿病。

另外，就临床诊断而言，急性感染、创伤或其他应激情况下可出现暂时性血糖增高，若没有明确的高血糖病史，就不能以此时的血糖值诊断为糖尿病，须在应激消除后复查并确定糖代谢状态。

三、糖尿病的分型

我国目前采用WHO(1999年)的糖尿病病因学分型体系。该分型体系和ADA的糖尿病分型体系相同，分型的基础主要根据病因学证据。在这个分型体制中，糖尿病共分4大类，即1型糖尿病、2型糖尿病、妊娠糖尿病和特殊类型的糖尿病。其中1型糖尿病、2型糖尿病和妊娠糖尿病是临床的常见类型。1型糖尿病病因和发病机制尚不清楚，其显著的病理生理学和病理学特征是胰岛β细胞数量显著减少和消失所导致的胰岛素分泌显著下降或缺失。2型糖尿病的病因和发病机制目前亦不明确，其显著的病理生理学特征为胰岛β细胞功能缺陷所导致的胰岛素分泌减少(或相对减少)或胰岛素抵抗所导致的胰岛素在机体内调控葡萄糖代谢能力的下降或两者共同存在。妊娠糖尿病

是在妊娠期间被诊断的糖尿病，不包括被诊断糖尿病患者妊娠时的高血糖状态。特殊类型糖尿病是在不同水平上（从环境因素到遗传因素或两者间的相互作用）病因学相对明确的一些高血糖状态。随着对糖尿病发病机制研究的深入，特殊类型糖尿病的种类会逐渐增加。

糖尿病病因学分类(WHO，1999)

1. 1型糖尿病
   A. 免疫介导性
   B. 特发性
2. 2型糖尿病
3. 其他特殊类型糖尿病
   A. 胰岛β细胞功能遗传性缺陷
      第12号染色体，肝细胞核因子-1α(HNF-1α)基因突变(MODY3)
      第7号染色体，葡萄糖激酶(GCK)基因突变(MODY2)
      第20号染色体，肝细胞核因子-4α(HNF-4α)基因突变(MODY1)
      线粒体DNA
      其他
   B. 胰岛素作用遗传性缺陷
      A型胰岛素抵抗
      矮妖精貌综合征(Leprechaunism)
      Rabson-Mendenhall综合征
      脂肪萎缩性糖尿病
      其他
   C. 胰腺外分泌疾病：胰腺炎、创伤/胰腺切除术后、胰腺肿瘤、胰腺囊性纤维化、血色病、纤维钙化性胰腺病及其他
   D. 内分泌疾病：肢端肥大症、库欣综合征、胰高糖素瘤、嗜铬细胞瘤、甲状腺功能亢进症、生长抑素瘤、醛固酮瘤及其他
   E. 药物或化学品所致的糖尿病：Vacor(N-3吡啶甲基N-P硝基苯尿素)、喷他脒、烟酸、糖皮质激素、甲状腺激素、二氮嗪、β-肾上腺素能激动剂、噻嗪类利尿剂、苯妥英钠、α-干扰素及其他
   F. 感染：先天性风疹、巨细胞病毒感染及其他
   G. 不常见的免疫介导性糖尿病：僵人(Stiff-man)综合征、胰岛素自身免疫综合征，胰岛素受体抗体及其他
   H. 其他与糖尿病相关的遗传综合征：Down综合征、Klinefelter综合征、Turner综合征、Wolfram综合征、Friedreich共济失调、Huntington舞蹈病、Laurence-Moon-Beidel综合征、强直性肌营养不良、卟啉病、Prader-Willi综合征及其他
4. 妊娠糖尿病

MODY：maturity on-setdiabetes；mellitus in youth，成人起病的青少年糖尿病

四、如何区别1型和2型糖尿病

单用血糖水平不能区分1型还是2型糖尿病。即使是被视为1型糖尿病典型特征的酮症酸中毒，有时在2型糖尿病也会出现。在患者起病初期进行分类有时的确很困难。1型糖尿病目前主要根据临床特征来诊断。

1型糖尿病的特点

- 发病年龄通常小于30岁
- 中度至重度的临床症状
- 体型消瘦
- 空腹或餐后的血清C肽浓度明显降低或缺如
- 起病迅速
- 明显体重减轻
- 常有酮尿或酮症酸中毒
- 出现自身免疫标记：如谷氨酸脱羧酶(GAD)抗体，胰岛细胞抗体(ICA)，人胰岛细胞抗原2抗体(IA-2A)等

年轻糖尿病患者的分类尤为困难，因为1型、2型在青年人群中发病率相近。

尽管在欧洲2型糖尿病的发病年龄常在50岁以上，然而在太平洋岛屿的居民和其他一些高发种群，如南亚和东南亚人，20～30岁年龄组发病的人数逐渐增加，而且目前同样的情形也出现于青少年前期儿童。

因此如果对诊断有任何不确定时，可先做一个临时性分类，用于指导治疗。然后依据对治疗的初始反应再重新评估和分型。

血清C肽和GAD抗体及其他与1型糖尿病相关的自身免疫标记物的检测有助于鉴别诊断，但不能作为建立诊断的必要证据。

五、儿童和青少年2型糖尿病

2型糖尿病近来在儿童和青少年、尤其在高发族群中的发病率迅速增加，已成为社会关注的问题。

尽管1型糖尿病儿童多见，但是儿童和青少年发生2型糖尿病的几率正在不断增加。国内目前尚无儿童和青少年2型糖尿病的全国性流行病学统计资料。大多数2型糖尿病患者起病隐匿，肥胖，有较强的2型糖尿病家族史。极少数为急性起病，表现为多饮、多尿、酮症而需要暂时性胰岛素治疗，在临床上应和1型糖尿病作鉴别(表4)。

表4 青少年1型和2型糖尿病的鉴别要点

鉴别点	1型糖尿病	2型糖尿病
起病	急性起病，症状明显	缓慢起病，症状不明显
临床特点	体重下降 多尿 烦渴，多饮	肥胖 较强的2型糖尿病家族史 有高发病率种群 黑棘皮病 多囊卵巢综合征
酮症	常见	通常没有
C肽	低/缺乏	正常/升高
抗体		
ICA	阳性	阴性

（续表）

鉴别点	1 型糖尿病	2 型糖尿病
GAD	阳性	阴性
1A－2A	阳性	阴性
治疗	胰岛素	生活方式、口服降糖药或胰岛素
相关的自身免疫性疾病	并存几率高	并存几率低

ICA：胰岛细胞抗体；GAD：谷氨酸脱羧酶抗体；1A-2A：人胰岛细胞抗原 2 抗体。

糖尿病防治中的三级预防

一、2 型糖尿病防治中三级预防概念

2 型糖尿病的一级预防的目标是预防 2 型糖尿病的发生；二级预防的目标是在已诊断的 2 型糖尿病患者中预防糖尿病并发症的发生；三级预防的目标是减少已发生的糖尿病并发症的进展、降低致残率和死亡率，并改善患者的生存质量。

二、2 型糖尿病防治中一级预防的策略

（一）2 型糖尿病的危险因素和干预策略

1. 2 型糖尿病发生的风险主要取决于不可改变危险因素和可改变危险因素的数目和严重度。

2. 由于资源的限制，预防 2 型糖尿病应采取分级干预和高危人群优先干预的策略(表 5)。

表 5　2 型糖尿病的危险因素

不可改变因素	可改变因素
年龄	糖耐量减低或合并空腹血糖受损(极高危)
家族史或遗传倾向	代谢综合征或合并空腹血糖受损(高危人群)
种群	超重、肥胖与体力活动减少
妊娠糖尿病史或巨大儿生产史	饮食因素与抑郁
多囊卵巢综合征	可增加糖尿病发生风险的药物
宫内发育迟缓或早产	致肥胖或糖尿病的社会环境

（二）糖尿病高危人群的筛查

预防 2 型糖尿病的初级预防方案应包括：(1) 针对高危人群(如糖尿病前期或肥胖患者)的方案；(2) 针对一般人群的方案。因我国人口众多，在全人群中通过血糖检测来筛查糖尿病前期患者并系统性地发现其他高危人群不具有可行性，所以高危人群的发现主要依靠机会性筛查(如在健康体检中或在进行其他疾病的诊疗时)。在条件允许时，可针对高危人群进行血糖筛查。

1. 高危人群的定义：

(1) 有糖调节受损史；

(2) 年龄≥45 岁；

(3) 超重、肥胖($BMI\geq24\ kg/m^2$)，男性腰围≥90 cm，女性腰围≥85 cm；

(4) 2 型糖尿病患者的一级亲属；

(5) 高危种族；

(6) 有巨大儿(出生体重≥4 kg)生产史，妊娠糖尿病史；

(7) 高血压(血压≥140/90 mmHg)，或正在接受降压治疗；

(8) 血脂异常(HDL－C≤0.91 mmol/L(≤35 mg/dl)及 TG≥2.22 mmol/L(≥200 mg/dl))，或正在接受调脂治疗；

(9) 心脑血管疾病患者；

(10) 有一过性糖皮质激素诱发糖尿病病史者；

(11) $BMI\geq28\ kg/m^2$ 的多囊卵巢综合征患者；

(12) 严重精神病和(或)长期接受抗抑郁症药物治疗的患者；

(13) 静坐生活方式。

如果筛查结果正常，3 年后应重复检查。IGR 是最重要的 2 型糖尿病高危人群，每年约有 1.5%～10.0%的 IGT 患者进展为 2 型糖尿病。

2. 筛查方法：推荐采用 OGTT(空腹血糖和糖负荷后 2 h 血糖)。行 OGTT 有困难的情况下可筛查空腹血糖。但仅筛查空腹血糖会有漏诊的可能性。

（三）强化生活方式干预预防 2 型糖尿病

许多研究显示，给予 2 型糖尿病高危人群(IGT、IFG)适当干预可显著延迟或预防 2 型糖尿病的发生。中国大庆研究和美国预防糖尿病计划(DPP)研究生活方式干预组推荐患者摄入脂肪热量<25%的低脂饮食，如果体重减轻未达到标准，则进行热量限制；生活方式干预组中 50%的患者体重减轻了 7%，74%的患者可以坚持每周至少 150 分钟中等强度的运动；生活方式干预 3 年可使 IGT 进展为 2 型糖尿病的风险下降 58%。此外，在其他种族糖耐量减低患者中开展的生活方式干预研究也证实了生活方式干预的有效性。

应建议糖尿病前期患者通过饮食控制和运动来减少发生糖尿病的风险，并定期随访以确保患者能坚持下来；定期检查血糖；同时密切关注心血管疾病危险因素(如吸烟、高血压和血脂紊乱等)，并给予适当治疗。具体目标是：(1) 使肥胖或超重者 BMI 达到或接近

24 kg/m²，或体重至少减少5%～10%；(2) 至少减少每日饮食总热量400～500 kcal；(3) 饱和脂肪酸摄入占总脂肪酸摄入的30%以下；(4) 体力活动增加到250～300 min/周。

(四) 药物干预预防2型糖尿病

在糖尿病前期人群中进行的药物干预试验显示，降糖药物二甲双胍、α-糖苷酶抑制剂、TZDs、二甲双胍与TZDs联合干预以及减肥药奥利司他等可以降低糖尿病前期人群发生糖尿病的危险性。但因目前尚无充分证据表明药物干预具有长期疗效和卫生经济学益处，因此各国临床指南尚未广泛推荐药物干预作为主要的预防糖尿病手段。鉴于目前我国的经济水平和与预防糖尿病相关的卫生保健体制尚不健全，本指南不推荐使用药物干预的手段预防糖尿病。

三、2型糖尿病防治中二级预防的策略

(一) 血糖控制

糖尿病控制与并发症试验(DCCT)、英国前瞻性糖尿病研究(UKPDS)，日本Kumomoto等强化血糖控制的临床研究结果提示，在处于糖尿病早期的糖尿病患者中采用强化血糖控制可以显著减少糖尿病微血管病变发生的风险。UKP-DS研究还显示，二甲双胍在肥胖和超重人群中的使用与大血管病变和死亡发生的风险显著下降相关。对DCCT、UKP-DS中研究人群的长期随访结果显示早期强化血糖控制与长期随访中糖尿病微血管病变、心肌梗死和死亡发生的风险下降相关。上述研究结果支持在早期2型糖尿病患者中进行血糖的强化控制可以减少糖尿病大血管和微血管病变发生的风险。

本指南建议对新诊断和早期2型糖尿病患者采用严格控制血糖的策略来减少糖尿病并发症发生的风险。

(二) 血压控制、血脂控制和阿司匹林的使用

UKPDS研究显示，在处于糖尿病早期的糖尿病患者中采用强化的血压控制，不但可以显著减少糖尿病大血管病变发生的风险，还显著减少了微血管病变发生的风险。对高血压最佳治疗试验(HOT)以及其他高血压临床试验中糖尿病亚组的分析也显示，强化的血压控制可以减少无明显血管并发症的糖尿病患者发生心血管病变的风险。英国心脏保护研究-糖尿病亚组试验(HPS-DM)、阿托伐他汀糖尿病协作研究(CARDS)等研究显示，采用他汀类药物降低LDL-C的策略可以减少无明显血管并发症的糖尿病患者发生心血管病变的风险。尽管近来在糖尿病人群中采用阿司匹林进行心血管疾病的一级预防临床试验结果未显示出阿司匹林对心血管疾病的保护作用，但对多个临床试验的系统综述结果仍支持在具有高危心血管疾病危险因素的2型糖尿病患者中阿司匹林对心血管疾病的保护作用。

本指南建议在没有明显糖尿病血管并发症但具有心血管疾病危险因素的2型糖尿病患者中采取降糖、降压、降脂(主要是降低LDL-C)和应用阿司匹林来预防心血管疾病和糖尿病微血管病变的发生。

四、2型糖尿病防治中三级预防的策略

(一) 血糖控制

DCCT、UKPDS、Kumomoto、糖尿病与血管疾病行动研究(ADVANCE)和美国退伍军人糖尿病研究(VADT)等强化血糖控制的临床研究结果提示，强化的血糖控制可以减少已经发生的糖尿病早期糖尿病微血管病变(背景期视网膜病变、微量白蛋白尿)进一步发展的风险。

在已经有严重的糖尿病微血管病变的患者中采用强化血糖控制的措施是否能减少失明、肾功能衰竭和截肢发生的风险尚缺乏临床证据。

ADVANCE、控制糖尿病心血管风险行动研究(ACCORD)和VADT试验结果均支持在糖尿病病程较长、年龄较大并具有多个心血管危险因素或已经发生过心血管病变的人群中，采用强化血糖控制的措施不能减少心血管疾病和死亡发生的风险。相反，ACCORD试验还显示在上述人群中，强化血糖控制与死亡发生的风险增加相关。

本指南建议在年龄较大、糖尿病病程较长和已经发生了心血管疾病的患者中，要充分平衡血糖控制的利弊，在血糖控制目标的选择上采用个体化的策略。

(二) 血压控制、血脂控制和阿司匹林的使用

已有充分的临床证据支持在已经发生了心血管疾病的患者中，无论是采用单独的降压、降脂或阿司匹林治疗，还是上述手段的联合治疗，均能减少2型糖尿病患者再次发生心血管疾病和死亡的风险。

在糖尿病肾病的患者中采用降压措施，特别是使用血管紧张素转换酶抑制剂(ACEI)或血管紧张素受体Ⅱ拮抗剂(ARB)类药物可以显著减少糖尿病肾病进展的风险。

本指南建议对年龄较大、糖尿病病程较长和已经发生了心血管疾病的2型糖尿病患者，应在个体化血糖控制的基础上采取降压、调脂(主要是降低LDL-C)和应用阿司匹林的措施来减少心血管疾病反复发生和死亡，并减少糖尿病微血管病变发生的风险。

糖尿病的教育和管理

糖尿病患者不但发生微血管病变的风险明显增加,发生大血管病变的风险也显著高于非糖尿病患者。减少糖尿病患者发生大血管、微血管病变的风险不但依赖于高血糖的控制,还依赖于其他心血管疾病危险因素的控制和不良生活方式的改善。糖尿病的控制不仅需要药物治疗,还需要对血糖和其他心血管危险因素进行监测以了解控制是否达标并根据治疗目标调整治疗。此外,因为糖尿病是一种终身性疾病,糖尿病患者的行为和自我管理能力也是糖尿病控制是否成功的关键。因此,糖尿病的控制不是传统意义上的治疗而是系统的管理。

一、基本原则

限于目前医学水平,糖尿病仍然是终身性的疾病,因此应给予糖尿病患者终身的密切医疗关注。糖尿病治疗的近期目标是通过控制高血糖和相关代谢紊乱来消除糖尿病症状和防止出现急性代谢并发症,糖尿病远期目标是通过良好的代谢控制达到预防慢性并发症,提高糖尿病患者的生活质量和延长寿命。为了达到这一目标应建立较完善的糖尿病教育和管理体系。

二、教育和管理的目标和形式

每位糖尿病患者一旦诊断即应接受糖尿病教育,糖尿病教育的目标是使患者充分认识糖尿病并掌握糖尿病的自我管理能力。糖尿病教育可以是大课堂式、小组式或个体化的饮食、运动、血糖监测和培养自我管理能力的指导,后两种形式的针对性更强,更易于个体化。这样的教育和指导应该是长期的和随时随地进行的,特别是当血糖控制较差需要调整治疗方案或因出现并发症需要进行胰岛素治疗时,具体的教育和指导是必不可少的。

三、教育管理的落实

每个糖尿病管理单位最好有一名受过专门培训的糖尿病教育护士,定期开设教育课程。最好的糖尿病管理模式是团队式管理,糖尿病管理团队的主要成员应包括:执业医师(普通医师和/或专科医师)、糖尿病教员(教育护士)、营养师、运动康复师、患者及其家属。必要时还可以增加眼科、心血管、肾病、血管外科、产科、足病和心理学医师。

逐步建立定期随访和评估系统,以确保所有患者都能进行咨询并得到及时的正确指导,这种系统也可以为基层医护人员提供糖尿病管理的支持和服务。

四、教育的内容

1. 疾病的自然进程;
2. 糖尿病的临床表现;
3. 糖尿病的危害以及如何防治急慢性并发症;
4. 个体化的治疗目标;
5. 个体化的生活方式干预措施和饮食计划;
6. 规律运动和运动处方;
7. 饮食、运动与口服药、胰岛素治疗及规范的胰岛素注射技术;
8. 自我血糖监测和尿糖监测(当血糖监测无法实施时),血糖测定结果的意义和应采取的相应干预措施;
9. 自我血糖监测、尿糖监测和胰岛素注射等具体操作技巧;
10. 口腔护理、足部护理、皮肤护理的具体技巧;
11. 当发生特殊情况时如疾病、低血糖、应激和手术时的应对措施;
12. 糖尿病妇女受孕必须做到有计划,并全程监护。

五、糖尿病初诊和随诊方案

见相关章节。

六、血糖监测

(一) HbA_1c

HbA_1c是评价长期血糖控制的金指标,也是指导临床调整治疗方案的重要依据之一。标准的HbA_1c检测方法的正常值范围为4%～6%,在治疗之初建议每3个月检测1次,一旦达到治疗目标可每3～6个月检查一次。对于患有贫血和血红蛋白异常疾病的患者,HbA_1c的检测结果是不可靠的。可用血糖、糖化血清白蛋白或糖化血清蛋白来评价血糖的控制。HbA_1c测定所采用的方法应可以溯源到DCCT实验中曾使用过的HbA_1c检测方法。

(二) 自我血糖监测

自我血糖监测(SMBG)是指糖尿病患者在家中开展的血糖检测,用以了解血糖的控制水平和波动情况。是调整血糖达标的重要措施,也是减少低血糖风险的重要手段。自我血糖监测只有真正成为糖尿病管理方案中的一部分时才会发挥作用。采用便携式血糖仪进行毛细血管血糖检测是最常用的方法,但如条件所限不能检测血糖,尿糖的检测包括尿糖定量检测也是可以接受的。

1. 自我血糖监测的指导和质量控制:开始自我血糖监测前应由医师或护士对糖尿病患者进行监测技

术和监测方法的指导，包括如何测血糖、何时监测、监测频率和如何记录监测结果。医师或糖尿病管理小组每年应检查1～2次患者自我血糖监测技术和校准血糖仪，尤其是自我监测结果与 HbA_1c 或临床情况不符时。

特别需要强调的是，血糖监测应该是糖尿病教育和管理方案的一部分，医务人员在建议糖尿病患者开展自我血糖监测的同时也应教育患者血糖监测的目的、意义并辅导患者正确解读血糖监测的结果和应采取的相应措施。

自我血糖监测适用于所有糖尿病患者。但对于某特殊患者更要注意加强血糖监测，如妊娠期接受胰岛素治疗的患者，血糖控制标准更严，为了使血糖达标，同时减少低血糖的发生，这些患者进行自我血糖监测更重要，应该增加监测频率。而对于那些没有使用胰岛素治疗的患者采用定期结构化的血糖监测，监测次数可以相对较少。

2. 自我血糖监测时间点

(1) 餐前血糖监测：适用于注射基础、餐时或预混胰岛素的患者。当血糖水平很高时应首先关注空腹血糖水平。在其他降糖治疗有低血糖风险时(用胰岛素促泌剂治疗且血糖控制良好者)也应测定餐前血糖。

(2) 餐后血糖监测：适用于注射餐时胰岛素的患者和采用饮食控制和运动控制血糖者。在其空腹血糖和餐前血糖已获良好控制但 HbA_1c 仍不能达标者可通过检测餐后血糖来指导针对餐后高血糖的治疗。

(3) 睡前血糖监测：适用于注射胰岛素的患者，特别是晚餐前注射胰岛素的患者。

(4) 夜间血糖监测：用于了解有无夜间低血糖，特别在出现了不可解释的空腹高血糖时应监测夜间血糖。

(5) 出现低血糖症状或怀疑低血糖时应及时监测血糖。

(6) 剧烈运动前后宜监测血糖。

3. 自我血糖监测方案：自我血糖监测的方案取决于病情、治疗的目标和治疗方案。

(1) 因血糖控制非常差或病情危重而住院治疗者应每天监测4～7次血糖或根据治疗需要监测血糖，直到血糖得到控制。

(2) 采用生活方式干预控制糖尿病的患者，可根据需要有目的地通过血糖监测了解饮食控制和运动对血糖的影响来调整饮食和运动。

(3) 使用口服降糖药者可每周监测2～4次空腹或餐后血糖或在就诊前1周内连续监测3天，每天监测7点血糖(早餐前后、午餐前后、晚餐前后和睡前)。

(4) 使用胰岛素治疗者可根据胰岛素治疗方案进行相应的血糖监测：①使用基础胰岛素的患者应监测空腹血糖，根据空腹血糖调整睡前胰岛素的剂量。②使用预混胰岛素者应监测空腹和晚餐前血糖，根据空腹血糖调整晚餐前胰岛素剂量，根据晚餐前血糖调整早餐前胰岛素剂量。③使用餐时胰岛素者应监测餐后血糖或餐前血糖，并根据餐后血糖和下一餐前血糖调整上一餐前的胰岛素剂量。

4. 尿糖的自我监测：虽然自我血糖监测是最理想的血糖监测手段，但有时受条件所限无法作血糖时，也可以采用尿糖测定来进行自我监测。尿糖的控制目标是任何时间尿糖均为阴性，但是尿糖监测对发现低血糖没有帮助。特殊情况下，如肾糖阈增高(如老年人)或降低(妊娠)时，尿糖监测对治疗的指导作用不大意义。

七、其他心血管疾病风险因子的监测

血压和血脂的控制对减少糖尿病并发症的发生风险具有重要作用。血压和血脂是两个重要而且可以干预的心血管疾病风险因子，对其进行监测和控制达标与血糖的监测和控制达标同等重要。糖尿病患者每年应至少检查一次血脂(包括 LDL－C、总胆固醇、三酰甘油和 HDL－C)。用调脂药物者还应在用药后定期评估疗效和副作用。在患者每次就诊时均应测量血压。应指导高血压患者每日在家中自我监测血压并记录。

2型糖尿病综合控制目标和高血糖的治疗路径

一、2型糖尿病综合控制目标

2型糖尿病患者常合并代谢综合征的一个或者多个组分的临床表现，如高血压、血脂异常、肥胖症等。随着血糖、血压、血脂等水平的增高及体重增加，2型糖尿病并发症的发生风险、发展速度以及其危害将显著增加。因此，应针对2型糖尿病患者采用科学、合理、基于循证医学的综合性治疗策略，包括降糖、降压、调脂、抗凝、控制体重和改善生活方式等治疗措施。其中降糖治疗又包括饮食控制、合理运动、血糖监测、糖尿病自我管理教育和应用降糖药物等综合性治疗措施。

2型糖尿病理想的综合控制目标视患者的年龄、合并症、并发症等不同而异，详见表6。治疗未能达标不应视为治疗失败，控制指标的任何改善对患者都将有益，将会降低相关危险因素引发并发症的风险，如 HbA_1c 水平的降低与糖尿病患者微血管并发症及神经病变的减少密切相关(图1)。

表 6　2 型糖尿病的控制目标

检测指标		目标值
血糖 a(mmol/L)	空腹	3.9～7.2
	非空腹	≤10.0
HbA_1c(%)		<7.0
血压(mmHg)		<130/80
HDL－C(mmol/L)	男性	>1.0
	女性	>1.3
三酰甘油(mmol/L)		<1.7
LDL－C(mmol/L)	未合并冠心病	<2.6
	合并冠心病	<2.07
体重指数(kg/m^2)		<24
尿白蛋白/肌酐	男性	<2.5(22 mg/g)
比值(mg/mmol)	女性	<3.5(31 mg/g)
或：尿白蛋白排泄率		<20 μg/min (30 mg/24 小时)
主动有氧活动(分钟/周)	≥150	

a 毛细血管血糖；1 mmHg＝0.133 kPa；HbA_1c：糖化血红蛋白；HDL－C：高密度脂蛋白胆固醇；LDL－C：低密度脂蛋白胆固醇

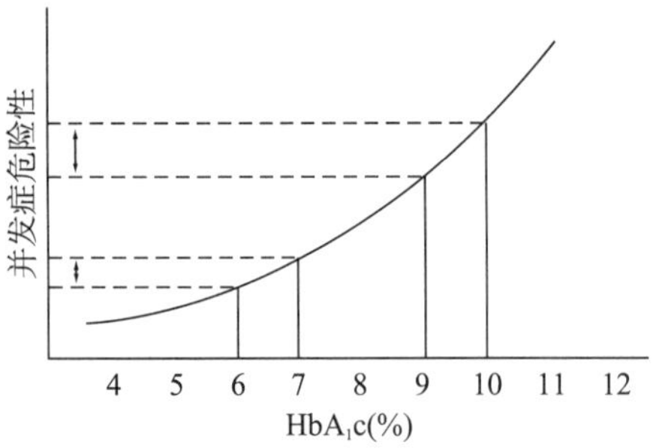

图 1　HbA_1c 与 2 型糖尿病并发症发生风险的关系

HbA_1c 从 10%降低到 9%，对减低并发症发生风险的影响要大于从 7%降低到 6%。

HbA_1c 是反映血糖控制水平的主要指标之一。一般情况下，HbA_1c 的控制目标应小于 7%。但血糖控制目标应个体化。病程较短、预期寿命较长、没有并发症、未合并心血管疾病的 2 型糖尿病患者在不发生低血糖的情况下，应使 HbA_1c 水平尽可能接近正常水平。而儿童、老年人、有频发低血糖倾向、预期寿命较短以及合并心血管疾病或严重的急、慢性疾病等患者血糖控制目标宜适当放宽。但是应避免因过度放宽控制标准而出现急性高血糖症状或与其相关的并发症。在调整治疗方案时，可将 HbA_1c≥7%作为 2 型糖尿病患者启动临床治疗或需要调整治疗方案的重要判断标准。血糖控制应根据自我血糖监测的结果以及 HbA_1c 水平综合判断。表 7 列举了 HbA_1c 浓度与平均血糖水平之间的关系。

表 7　糖化血红蛋白(HbA_1c)与平均血糖水平的相关关系

HbA_1c(%)	平均血浆葡萄糖水平	
	mg/dl	mmol/L
6	126	7.0
7	154	8.6
8	183	10.2
9	212	11.8
10	240	13.4
11	269	14.9
12	298	16.5

1 mmol/L＝18 mg/dl

二、2 型糖尿病高血糖控制的策略和治疗路径

2 型糖尿病是一种进展性的疾病，随着病程的进展，血糖有逐渐升高的趋势，控制高血糖的治疗强度也应随之加强，常需要多种治疗手段间的联合治疗。生活方式干预是 2 型糖尿病的基础治疗措施，应该贯穿于糖尿病治疗的始终。如果单纯生活方式不能使血糖控制达标，应开始药物治疗。2 型糖尿病药物治疗的首选药物是二甲双胍。如果没有禁忌证，二甲双胍应一直保留在糖尿病的治疗方案中。不适合二甲双胍治疗者可选择胰岛素促分泌剂或 α-糖苷酶抑制剂。如单独使用二甲双胍治疗而血糖仍未达标，则可加用胰岛素促分泌剂或 α-糖苷酶抑制剂(二线治疗)。不适合使用胰岛素促分泌剂或 α-糖苷酶抑制剂者可选用 TZDs 或二肽基肽酶-4(DPP－4)抑制剂。不适合二甲双胍者可采用其他口服药间的联合治疗。两种口服药联合治疗而血糖仍不达标者，可加用胰岛素治疗(每日 1 次基础胰岛素或每日 1～2 次预混胰岛素)或采用 3 种口服药间的联合治疗。胰高血糖素样肽-1(GLP－1)受体激动剂可用于三线治疗。如基础胰岛素或预混胰岛素与口服药联合治疗控制血糖仍不达标，则应将治疗方案调整为多次胰岛素治疗(基础胰岛素加餐时胰岛素或每日 3 次预混胰岛素类似物)。采用预混胰岛素治疗和多次胰岛素治疗时应停用胰岛素促分泌剂。

图 2 是本指南建议的 2 型糖尿病高血糖治疗路径。绿色路径是根据药物卫生经济学、疗效和安全性等方面的临床证据以及我国国情等因素权衡考虑后推荐的主要药物治疗路径，与国际上大部分糖尿病指南中建议的药物治疗路径相似。黄色路径为与绿色路径相应的备选路径。

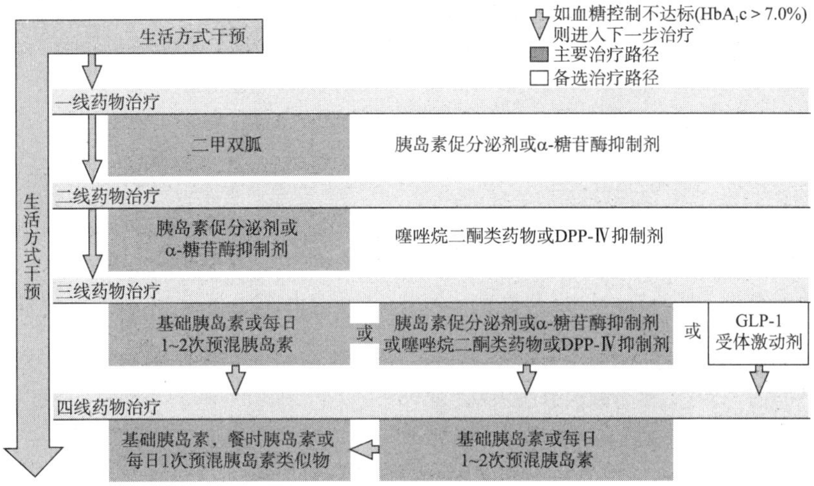

图 2　2 型糖尿病高血糖治疗路径

HbA_1c：糖化血红蛋白；DPP－4：二肽基肽酶－4；GLP－1：胰高血糖素肽－1

2 型糖尿病的医学营养治疗

医学营养治疗是糖尿病综合治疗的重要组成部分，是糖尿病的基础治疗。对医学营养治疗依从性差的患者很难达到理想的代谢控制水平。不良的饮食结构和习惯还可能导致高血压、血脂异常和肥胖等发生或加重。

一、营养治疗总则

糖尿病及糖尿病前期患者都需要依据治疗目标接受个体化医学营养治疗，由熟悉糖尿病治疗的营养(医)师指导完成更佳。应控制总能量的摄入，合理、均衡分配各种营养物质。根据体重情况适当减少总能量的摄入，尤其是超重和肥胖者。

二、医学营养治疗的目标

1. 达到并维持理想的血糖水平。

2. 减少心血管疾病的危险因素，包括控制血脂异常和高血压。

3. 提供均衡营养的膳食。

4. 减轻胰岛 β 细胞负荷。

5. 维持合理体重：超重/肥胖患者减少体重的目标是在 3～6 个月减轻 5%～10%的体重。消瘦患者应通过均衡的营养计划恢复并长期维持理想体重。

三、营养素

(一) 脂肪

1. 膳食中由脂肪提供的能量不超过饮食总能量的 30%。

2. 饱和脂肪酸的摄入量不应超过饮食总能量的 10%，不宜摄入反式脂肪酸。

单不饱和脂肪酸是较好的膳食脂肪来源，在总脂肪摄入中的供能比宜达到 10%～20%。可适当提高多不饱和脂肪酸摄入量，但不宜超过总能量摄入的 10%。

3. 食物中胆固醇摄入量＜300 mg/d。

(二) 糖(碳水化合物)

1. 膳食中碳水化合物所提供的能量应占总能量的 50%～60%。

2. 低血糖指数食物有利于血糖控制。

3. 蔗糖引起的血糖升高幅度与同等数量的淀粉类似，不应超过总能量的 10%，但是蔗糖分解后生成的果糖易致三酰甘油合成使体脂积聚。

4. 糖尿病患者适量摄入糖醇和非营养性甜味剂是安全的。

5. 每日定时进三餐，碳水化合物均匀分配。

(三) 蛋白质

1. 肾功能正常的糖尿病个体，推荐蛋白质的摄入量占供能比的 10%～15%。

2. 有显性蛋白尿的患者蛋白摄入量宜限制在每日每公斤体重 0.8 g，从肾小球滤过率(GFR)下降起，即应实施低蛋白饮食，推荐蛋白质入量每日每公斤体重 0.6 g，并同时补充复方 α-酮酸制剂。

3. 摄入蛋白质不引起血糖升高，但可增加胰岛素的分泌反应。

(四) 饮酒

1. 不推荐糖尿病患者饮酒。饮酒时需把饮酒中所含的热量计算入总能量范围内。

2. 每日不超过1～2份标准量(一份标准量为：啤酒285 ml,清淡啤酒375 ml,红酒100 ml或白酒30 ml,各约含酒精10 g)。

3. 酒精可能诱发使用磺脲类或胰岛素治疗的患者出现低血糖。

(五) 膳食纤维

豆类、富含纤维的谷物类(每份食物≥5 g纤维)、水果、蔬菜和全麦食物均为膳食纤维的良好来源。有队列研究结果显示,谷物膳食纤维与2型糖尿病的发生降低相关,但水果、蔬菜来源的膳食纤维无此作用。不过,总的来说,提高纤维摄入量对健康是有益的,建议糖尿病患者首先达到为普通人群推荐的膳食纤维每日摄入量,即14 g/千卡。

(六) 盐

1. 食盐摄入量限制在每天6 g以内,高血压患者更应严格限制摄入量。

2. 限制摄入含盐量高的食物,例如味精、酱油、加工食品,调味酱等。

2型糖尿病的运动治疗

体育运动在2型糖尿病患者的管理中占重要地位。运动可增加胰岛素敏感性,有助于控制血糖,预防疾病和保持身体健康等。流行病学研究结果显示坚持规律运动12～14年的糖尿病患者死亡率显著降低。

2型糖尿病患者运动时应注意以下原则:

1. 运动治疗应在医师指导下进行。

2. 血糖>14～16 mmol/L、明显的低血糖症或者血糖波动较大、有糖尿病急性代谢并发症以及各种心肾等器官严重慢性并发症者暂不适宜运动。

3. 运动频率和时间为每周至少150分钟,如1周运动5天,每次30分钟。研究发现即使进行少量的体育运动(如平均每天10分钟)也是有益的。如果患者觉得达到所推荐的运动时间有困难,应鼓励他们尽一切可能进行适当的体育运动。

4. 中等强度的体育运动包括：快走、打太极拳、骑车、打高尔夫球和园艺活动。

5. 较强体育运动为：舞蹈、有氧健身、慢跑、游泳、骑车上坡。

6. 每周最好进行2次阻力性肌肉运动,训练时阻力为轻或中度。联合进行抗阻运动和有氧运动可获得更大程度的代谢改善。

7. 运动项目要和患者的年龄、病情及身体承受能力相适应。

8. 养成健康的生活习惯,将有益的体育运动融入到日常生活中。

9. 运动量大或激烈运动时应建议患者调整食物及药物,以免发生低血糖。

戒　　烟

吸烟有害健康,吸烟与肿瘤、心血管疾病等多种疾病发生的风险增高相关。应劝诫每一位吸烟的糖尿病患者停止吸烟,这是生活方式干预的重要内容之一。

高血糖的药物治疗

一、口服降糖药物

高血糖的药物治疗多基于导致人类血糖升高的两个主要病理生理改变——胰岛素抵抗和胰岛素分泌受损。口服降糖药根据作用效果的不同,可以分为促胰岛素分泌剂(磺脲类、格列奈类、DPP-4抑制剂)和非促胰岛素分泌剂(双胍类、TZDs、α-糖苷酶抑制剂)。磺脲类和格列奈类直接刺激胰岛素分泌;DPP-4抑制剂通过减少体内GLP-1的分解而增加GLP-1浓度,从而促进胰岛素分泌;双胍类的主要药理作用为减少肝脏葡萄糖的输出;TZDs的主要药理作用为改善胰岛素抵抗;α-糖苷酶抑制剂的主要药理作用为延缓碳水化合物在肠道内的消化吸收。

糖尿病的医学营养治疗和运动治疗是控制2型糖尿病高血糖的基本措施。在饮食和运动不能使血糖控制达标时应及时采用包括口服药治疗在内的药物治疗。

2型糖尿病是一种进展性的疾病。在2型糖尿病的自然病程中,胰岛β细胞功能随着病程的延长而逐渐下降,胰岛素抵抗的程度变化不大。因此,随着2型糖尿病病程的进展,对外源性的血糖控制手段的依赖性逐渐增大。在临床上常常需要口服药间的联合治疗。

(一) 二甲双胍

目前临床上使用的双胍类药物主要是盐酸二甲双胍。双胍类药物主要药理作用是通过减少肝脏葡萄糖的输出和改善外周胰岛素抵抗而降低血糖。许多国家和国际组织制定的糖尿病指南中推荐二甲双胍作为2型糖尿病患者控制高血糖的一线用药和联合用药中的基础用药。临床试验显示,二甲双胍可以使HbA_1c下降1%～2%,并可减轻体重。UKPDS研究结果证明二甲双胍还可减少肥胖2型糖尿病患者心血管事件和死亡。单独使用二甲双胍不导致低血糖,但二甲双胍与胰岛素或促胰岛素分泌剂联合使用时可增加低血糖发生的危险性。二甲双胍的主要副作用为胃肠道反应。从小剂量开始并逐渐加量是减少其不良反应的有效方法。双胍类药物罕见的严重副作用是诱发乳酸性酸中毒。因此，双胍类药物禁用于肾功能不全(血肌酐水平男性>1.5 mg/dl，女性>1.4 mg/dl或肾小球滤过率<60 ml·min^{-1})、肝功能不全、严重感染、缺氧或接受大手术的患者。在造影检查使用碘化造影剂时，应暂时停用二甲双胍。

(二) 磺脲类药物

磺脲类药物属于促胰岛素分泌剂，主要药理作用是通过刺激胰岛β细胞分泌胰岛素，增加体内的胰岛素水平而降低血糖。临床试验显示，磺脲类药物可以使HbA_1c降低1%～2%，是目前许多国家和国际组织制定的糖尿病指南中推荐的控制2型糖尿病患者高血糖的主要用药。目前在我国上市的磺脲类药物主要为格列本脲、格列美脲、格列齐特、格列吡嗪和格列喹酮。磺脲类药物如果使用不当可以导致低血糖，特别是在老年患者和肝、肾功能不全者；磺脲类药物还可以导致体重增加。有肾功能轻度不全的患者，宜选择格列喹酮。患者依从性差时，建议每天只需服用1次的磺脲类药物。消渴丸是含有格列本脲和多种中药成分的固定剂量合剂。

(三) 噻唑烷二酮类药物

噻唑烷二酮类药物(TZDs)主要通过增加靶细胞对胰岛素作用的敏感性而降低血糖。目前在我国上市的TZDs主要有马来酸罗格列酮和盐酸吡格列酮。临床试验显示，TZDs可以使HbA_1c下降1.0%～1.5%。

TZDs单独使用时不导致低血糖，但与胰岛素或促胰岛素分泌剂联合使用时可增加低血糖发生的风险。体重增加和水肿是TZDs的常见副作用，这种副作用在与胰岛素联合使用时表现更加明显。TZDs的使用还与骨折和心力衰竭风险增加相关。有心力衰竭[纽约心脏学会(NYHA)心功能分级Ⅱ级以上]、活动性肝病或转氨酶升高超过正常上限2.5倍以及严重骨质疏松和骨折病史的患者应禁用本类药物。

因罗格列酮的安全性问题尚存争议，其使用在我国受到较严格的限制。对于未使用过的格列酮及其复方制剂的糖尿病患者，只能在无法使用其他降糖药或使用其他降糖药无法达到血糖控制目标的情况下，才可考虑使用罗格列酮及其复方制剂。对于已经使用罗格列酮及其复方制剂者，应评估其心血管疾病风险，在权衡用药利弊后决定是否继续用药。

(四) 格列奈类药物

为非磺脲类的胰岛素促泌剂，我国上市的有瑞格列奈、那格列奈和米格列奈。本类药物主要通过刺激胰岛素的早期分泌而降低餐后血糖，具有吸收快、起效快和作用时间短的特点，可降低HbA_1c 0.3%～1.5%。此类药物需在餐前即刻服用，可单独使用或与其他降糖药联合应用(磺脲类除外)。

格列奈类药物的常见副作用是低血糖和体重增加，但低血糖的风险和程度较磺脲类药物轻。

(五) α-糖苷酶抑制剂

α-糖苷酶抑制剂通过抑制碳水化合物在小肠上部的吸收而降低餐后血糖。适用于以碳水化合物为主要食物成分和餐后血糖升高的患者。国内上市的α-糖苷酶抑制剂有阿卡波糖、伏格列波糖和米格列醇。α-糖苷酶抑制剂可使HbA_1c下降0.5%～0.8%，不增加体重，并且有使体重下降的趋势，可与磺脲类、双胍类、TZDs或胰岛素合用。

α-糖苷酶抑制剂的常见不良反应为胃肠道反应如腹胀、排气等。服药时从小剂量开始，逐渐加量是减少不良反应的有效方法。单独服用本类药物通常不会发生低血糖；合用α-糖苷酶抑制剂的患者如果出现低血糖，治疗时需使用葡萄糖或蜂蜜，而食用蔗糖或淀粉类食物纠正低血糖的效果差。

(六) 二肽基肽酶-4抑制剂

二肽基肽酶-4(DPP-4)抑制剂通过抑制DPP-4而减少GLP-1在体内的失活，增加GLP-1在体内的水平。GLP-1以葡萄糖浓度依赖的方式增强胰岛素分泌，抑制胰高血糖素分泌。目前在国内上市的DPP-4抑制剂为西格列汀、沙格列汀和维格列汀。包括我国2型糖尿病患者在内的临床试验显示西格列汀可降低HbA_1c 1.0%。单独使用DPP-4抑制剂不增加低血糖发生的风险，也不增加体重。在有肾功能不全的患者中使用时，应注意按照药物说明书来减少药物剂量。

二、胰高糖素样多肽-1受体激动剂

胰高糖素样多肽-1(GLP-1)受体激动剂通过激动GLP-1受体而发挥降低血糖的作用。GLP-1受体激动剂以葡萄糖浓度依赖的方式增强胰岛素分泌、抑制胰高血糖素分泌，并能延缓胃排空，通过中枢性的食欲抑制来减少进食量。目前国内上市的GLP-1受体激动剂为艾塞那肽和利拉鲁肽，均需皮下注射。包括我国2型糖尿病患者在内的临床试验显示艾塞那肽可以使HbA_1c降低0.8%，利拉鲁肽的疗效和格列美脲相当。GLP-1受体激动剂可以单独使用或与其他口服降糖药联合使用。GLP-1受体激动剂有显著的降低体重作用，单独使用无明显导致低血糖发生的风险。GLP-1受体激动剂的常见胃肠道不良反应(如恶心，呕吐等)多为轻到中度，主要见于初始治疗时，副作用可随治疗时间延长逐渐减轻。有胰腺炎病史的患者禁用此类药物。

三、胰岛素

(一) 概述

胰岛素治疗是控制高血糖的重要手段。1 型糖尿病患者需依赖胰岛素维持生命，也必须使用胰岛素控制高血糖而减少糖尿病并发症发生的风险。2 型糖尿病患者虽然不需要胰岛素来维持生命，但由于口服降糖药的失效或存在口服药使用的禁忌证时，仍需要使用胰岛素控制高血糖，以消除糖尿病的高血糖症状和减少糖尿病并发症发生的危险。在某些时候，尤其是病程较长时，胰岛素治疗可能是最主要的、甚至是必需的控制血糖措施。

医务人员和患者必须认识到，与口服药治疗相比，胰岛素治疗涉及更多的环节，如药物选择、治疗方案、注射装置、注射技术、自我血糖监测、根据血糖监测结果所采取的行动等。胰岛素治疗要比口服药治疗更需要医务人员和患者间的合作。开始胰岛素治疗后应继续指导患者坚持饮食控制和运动，并加强对患者的教育和指导，鼓励和指导患者进行自我血糖监测，并掌握根据血糖监测结果来适当调节胰岛素剂量的技能，以控制高血糖和预防低血糖的发生。所有开始胰岛素治疗的患者都应接受教育，以了解低血糖发生的危险因素、症状以及自救措施。

根据来源和化学结构的不同，胰岛素可分为动物胰岛素、人胰岛素和胰岛素类似物。根据作用特点的差异，胰岛素又可分为超短效胰岛素类似物、常规(短效)胰岛素、中效胰岛素、长效胰岛素(包括长效胰岛素类似物)和预混胰岛素(包括预混胰岛素类似物)。临床试验证明，胰岛素类似物与人胰岛素相比控制血糖的能力相似，但在模拟生理性胰岛素分泌和减少低血糖发生风险方面胰岛素类似物优于人胰岛素(见相关章节)。

(二) 胰岛素的起始治疗注意事项

■ 1 型糖尿病患者在发病时就需要胰岛素治疗，而且需终身胰岛素替代治疗

■ 2 型糖尿病患者在生活方式和口服降糖药联合治疗的基础上，如果血糖仍然未达到控制目标，即可开始口服药和胰岛素的联合治疗。一般经过较大剂量多种口服药联合治疗后 HbA_1c 仍大于 7.0%时，就可以考虑启动胰岛素治疗

■ 对新发病且与 1 型糖尿病鉴别困难的消瘦的糖尿病患者，应该把胰岛素作为一线治疗药物

■ 在糖尿病病程中(包括新诊断的 2 型糖尿病患者)，出现无明显诱因的体重显著下降时，应该尽早使用胰岛素治疗

■ 根据患者的具体情况，可选用基础胰岛素或预混胰岛素起始胰岛素治疗

1. 胰岛素的起始治疗中基础胰岛素的使用

(1) 基础胰岛素包括中效人胰岛素和长效胰岛素类似物。当仅使用基础胰岛素治疗时，不必停用胰岛素促分泌剂。

(2) 使用方法：继续口服降糖药治疗，联合中效人胰岛素或长效胰岛素类似物睡前注射。起始剂量为 $0.2\ U \cdot kg^{-1} \cdot d^{-1}$。根据患者空腹血糖水平调整胰岛素用量，通常每 3～5 天调整 1 次，根据血糖的水平每次调整 1～4 U 直至空腹血糖达标。

(3) 如 3 个月后空腹血糖控制理想但 HbA_1c 不达标，应考虑调整胰岛素治疗方案。

2. 起始治疗中预混胰岛素的使用

(1) 预混胰岛素包括预混人胰岛素和预混胰岛素类似物。根据患者的血糖水平，可选择每日 1～2 次的注射方案。当使用每日 2 次注射方案时，应停用胰岛素促泌剂。

(2) 每日 1 次预混胰岛素：起始的胰岛素剂量一般为 $0.2\ U \cdot kg^{-1} \cdot d^{-1}$，晚餐前注射。根据患者空腹血糖水平调整胰岛素用量，通常每 3～5 天调整 1 次，根据血糖的水平每次调整 1～4 U 直至空腹血糖达标。

(3) 每日 2 次预混胰岛素：起始的胰岛素剂量一般为 $0.2 \sim 0.4\ U \cdot kg^{-1} \cdot d^{-1}$，按 1∶1 的比例分配到早餐前和晚餐前。根据空腹血糖和晚餐前血糖分别调整早餐前和晚餐前的胰岛素用量，每 3～5 天调整 1 次，根据血糖水平每次调整的剂量为 1～4 U，直到血糖达标。

(4) 1 型糖尿病在蜜月期阶段，可以短期使用预混胰岛素每日 2～3 次注射。预混胰岛素不宜用于 1 型糖尿病的长期血糖控制。

(三) 胰岛素的强化治疗方案

1. 多次皮下注射胰岛素

在上述胰岛素起始治疗的基础上，经过充分的剂量调整，如患者的血糖水平仍未达标或出现反复的低血糖，需进一步优化治疗方案。可以采用餐时＋基础胰岛素或每日 3 次预混胰岛素类似物进行胰岛素强化治疗。使用方法如下：

(1) 餐时＋基础胰岛素：根据睡前和三餐前血糖的水平分别调整睡前和三餐前的胰岛素用量，每 3～5 天调整 1 次，根据血糖水平每次调整的剂量为 1～4 U，直到血糖达标。

开始使用餐时＋基础胰岛素方案时，可在基础胰岛素的基础上采用仅在一餐前(如主餐)加用餐时胰岛素的方案。之后根据血糖的控制情况决定是否在其他餐前加用餐时胰岛素。

(2) 每日 3 次预混胰岛素类似物：根据睡前和三餐前血糖水平进行胰岛素剂量调整，每 3～5 天调整 1 次，直到血糖达标。

2. 持续皮下胰岛素输注(CSII)

是胰岛素强化治疗的一种形式，需要使用胰岛素泵来实施治疗。经CSII给人的胰岛素在体内的药代动力学特征更接近生理性胰岛素分泌模式。与多次皮下注射胰岛素的强化胰岛素治疗方法相比，CSII治疗与低血糖发生的风险减少相关。在胰岛素泵中只能使用短效胰岛素或速效胰岛素类似物。

CSII的主要适用人群有：1型糖尿病患者；计划受孕和已孕的糖尿病妇女或需要胰岛素治疗的妊娠糖尿病患者；需要胰岛素强化治疗的2型糖尿病患者。

(四) 特殊情况下胰岛素的应用

1. 初诊糖尿病患者的高血糖

对于血糖较高的初发2型糖尿病患者，口服药物很难在短期内使血糖得到满意的控制和改善高血糖症状。临床试验显示在血糖水平较高的初发2型糖尿病患者中采用胰岛素治疗可显著改善高血糖所导致的胰岛素抵抗和β细胞功能下降。故新诊断的2型糖尿病伴有明显高血糖时可以短期使用胰岛素治疗，在高血糖得到控制和症状缓解后可根据病情调整治疗方案，如改用口服药治疗或医学营养治疗和运动治疗。应注意加强血糖的监测，及时调整胰岛素剂量，并注意尽量避免低血糖的发生。

2. 围手术期(见相关章节)

3. 感染(见相关章节)

4. 妊娠(见相关章节)

(五) 胰岛素注射装置和注射技术

患者可以根据个人需要和经济状况选择胰岛素注射装置[胰岛素注射笔(胰岛素笔或特充装置)、胰岛素注射器或胰岛素泵]。

胰岛素注射装置的合理选择和正确的胰岛素注射技术是保证胰岛素治疗效果的重要环节。接受胰岛素治疗的患者应接受与胰岛素注射技术相关的教育以掌握正确的胰岛素注射技术。

胰岛素注射技术相关的教育内容包括：

- 胰岛素治疗的方案
- 注射装置的选择及管理
- 注射部位的选择、护理及自我检查
- 正确的注射技术(包括注射部位的轮换、注射角度及捏皮的合理运用)
- 注射相关并发症及其预防
- 选择长度合适的针头
- 针头使用后的安全处置

2型糖尿病的手术治疗

肥胖是2型糖尿病的常见合并症。肥胖与2型糖尿病发病以及心血管病变发生的风险增加显著相关。尽管肥胖伴2型糖尿病的非手术减重疗法如控制饮食、运动、药物治疗能在短期内改善血糖和其他代谢指标，但在有些患者中这些措施对长期减重及维持血糖良好控制的效果并不理想。此外，有些降糖药物(如磺脲类、格列奈类、TZDs和胰岛素)会增加体重。

临床证据显示，手术治疗可明显改善肥胖伴2型糖尿病患者的血糖控制，甚至可以使一些糖尿病患者的糖尿病"缓解"。此外，非糖尿病肥胖症患者在接受手术治疗后发生糖尿病的风险也显著下降。2009年ADA在2型糖尿病治疗指南中正式将减肥手术(代谢手术)列为治疗肥胖伴2型糖尿病的措施之一。2011年，IDF也发表立场声明，正式承认代谢手术可作为治疗伴有肥胖的2型糖尿病的方法。2011年，CDS和中华医学会外科学分会也就代谢手术治疗2型糖尿病达成共识，认可代谢手术是治疗伴有肥胖的2型糖尿病的手段之一，并鼓励内外科合作共同管理接受代谢手术的2型糖尿病患者。

一、手术方式与疗效

通过腹腔镜操作的减肥手术最常用、并发症最少。手术方式主要有2种：

1. 腹腔镜下可调节胃束带术(LAGB)：属限制性手术，将环形束带固定于胃体上部形成近端胃小囊，并将出口直径限制在12 mm，在束带近胃壁侧装有环形水囊，并与置于腹部皮下的注水装置相连。术后通过注水或放水调节出口内径。早期饮食教育至关重要，防止胃小囊扩张。术后2年2型糖尿病缓解率60%。

2. 胃旁路术(RYGB)：这一手术旷置了远端胃大部、十二指肠和部分空肠，既限制胃容量又减少营养吸收，使肠-胰岛轴功能恢复正常。随访5年，2型糖尿病缓解率83%。

二、手术治疗的缓解标准

术后仅用生活方式治疗可使 HbA_1c≤6.5%，空腹血糖≤7.0 mmol/L，餐后2 hPG≤10 mmol/L，不用任何药物治疗，可视为2型糖尿病已缓解。

三、代谢手术治疗糖尿病的适应证

1. BMI≥35 kg/m^2 的有或无合并症的2型糖尿病亚裔人群中，可考虑行减重/胃肠代谢手术。

2. BMI 30～35 kg/m^2 且有2型糖尿病的亚裔人群中，生活方式和药物治疗难以控制血糖或合并症时，尤其具有心血管风险因素时，减重/胃肠代谢手术应是治疗选择之一。

3. BMI 28.0～29.9 kg/m^2 的亚裔人群中，如果

合并2型糖尿病，并有向心性肥胖(女性腰围>85 cm，男性>90 cm)且至少额外的符合2条代谢综合征标准：高三酰甘油、低 HDL-C水平、高血压。对上述患者减重/胃肠代谢手术也可考虑为治疗选择之一。

4. 对于 BMI≥40 kg/m² 或≥35 kg/m² 并伴有严重合并症，且年龄≥15岁、骨骼发育成熟、按 Tanner 发育分级处于4或5级的青少年，在患者知情同意情况下，LAGB 或 RYGB 也可考虑为治疗选择之一。

5. 对于 BMI 25.0～27.9 kg/m² 的2型糖尿病患者，应在患者知情同意情况下进行手术，严格按研究方案进行。但是这些手术的性质应被视为纯粹只作为伦理委员会事先批准的试验研究的一部分，而不应广泛推广。

6. 年龄<60岁或身体一般状况较好，手术风险较低的2型糖尿病患者。

四、代谢手术治疗糖尿病的禁忌证

1. 滥用药物、酒精成瘾、患有难以控制的精神疾病的患者以及对代谢手术的风险、益处、预期后果缺乏理解能力的患者。

2. 明确诊断为1型糖尿病的患者。

3. 胰岛β细胞功能已明显衰竭的2型糖尿病患者。

4. 外科手术禁忌证者。

5. BMI<28 kg/m² 且药物治疗或使用胰岛素能够满意控制血糖的糖尿病患者。

6. 妊娠糖尿病及其他特殊类型的糖尿病暂不在外科手术治疗的范围之内。

五、代谢手术的风险

手术治疗肥胖症伴2型糖尿病亦有一定的短期和长期风险，该治疗方法的长期有效性和安全性，特别是在我国人群中的有效性和安全性尚有待评估。多项荟萃分析显示，RYGB 术后 30 d 死亡率为 0.3%～0.5%，90 d 死亡率为 0.35%。LAGB 的死亡率为 0.1%。深静脉血栓形成和肺栓塞是手术引起死亡的重要原因。术后并发症还包括出血、吻合口瘘、消化道梗阻、溃疡等。远期并发症包括营养缺乏、胆石症、内疝形成等。建议卫生行政主管部门设立该类手术的资格准入制度以保证手术的有效性和安全性。我国应进行手术治疗与药物治疗的随机对照研究，特别是以并发症为终点的前瞻性研究。

六、代谢手术的管理

代谢手术的管理应由内分泌科医师和外科医师合作完成。

1. 术前筛选及评估：由具有内分泌专业知识的内科医师对于内科治疗效果不佳的糖尿病患者进行筛选，并对具有代谢手术适应证的患者进行术前评估，推荐这部分患者到具有代谢手术资质的综合性医疗单位进行手术。

2. 代谢手术治疗：2型糖尿病患者的手术治疗因患者的特殊情况，治疗过程及围手术期处理可能涉及多个不同的临床学科参与，所以建议手术应在二级及二级以上的综合性医疗单位开展。术者应为中级及中级以上职称、长期在普外科执业的胃肠外科医师，并在了解各种术式的治疗原理和操作准则，经系统指导、培训后方可施行手术。

3. 术后随访：术后需要熟悉本领域的减重手术医师、内科医师及营养师团队对患者进行终身随访。饮食指导是保证手术治疗效果、避免术后远期并发症、改善患者术后各种不适的至关重要的一环，其目的是形成新的饮食习惯来促进并维持糖代谢的改善，同时又能补充必需的营养，避免患者不适和减少手术副作用发生的风险。

2型糖尿病患者的心脑血管疾病防治

糖尿病是心血管疾患的独立危险因素。空腹血糖和餐后 2 hPG 升高，即使未达到糖尿病诊断标准，也与心血管疾病发生风险增加相关。

心血管病变是糖尿病患者的主要健康威胁。糖尿病患者发生心血管疾病的风险增加2～4倍，且病变更严重、更广泛、预后更差、发病年龄更早。CDS 慢性并发症调查组报告，在我国三甲医院的住院患者中2型糖尿病的并发症患病率分别为：高血压 34.2%，心血管病 17.1%，脑血管病 12.6%，下肢血管病 5.2%。防治心脑血管疾病所需的医疗支出，占糖尿病医疗费用中最主要部分。

临床证据显示，严格的血糖控制对减少2型糖尿病患者发生心血管疾病及因心血管疾病导致的死亡风险作用有限，特别是那些病程较长、年龄偏大和已经发生过心血管疾病或伴有多个心血管风险因子的患者。因此，对糖尿病大血管病变的预防，需要全面评估和控制心血管疾病风险因素(如高血压和血脂异常)并进行适当的抗血小板治疗。

应始终保持对心血管病变的警惕。要注意当存在自主神经病变时，发生心绞痛或心肌梗死时可以是无痛性的，体格检查难以检出缺血性心脏病。

在亚洲人群中，卒中是心血管疾病最常见的表现。与欧洲人相比，亚洲人的血压与卒中间的相关性更明显。

在日常糖尿病防治工作中该综合管理措施应得到落实以使其成为糖尿病管理的固定组成部分。图3是为了方便临床实施主要的降脂、降压和抗血小板标准治疗的临床筛查和决策路径。

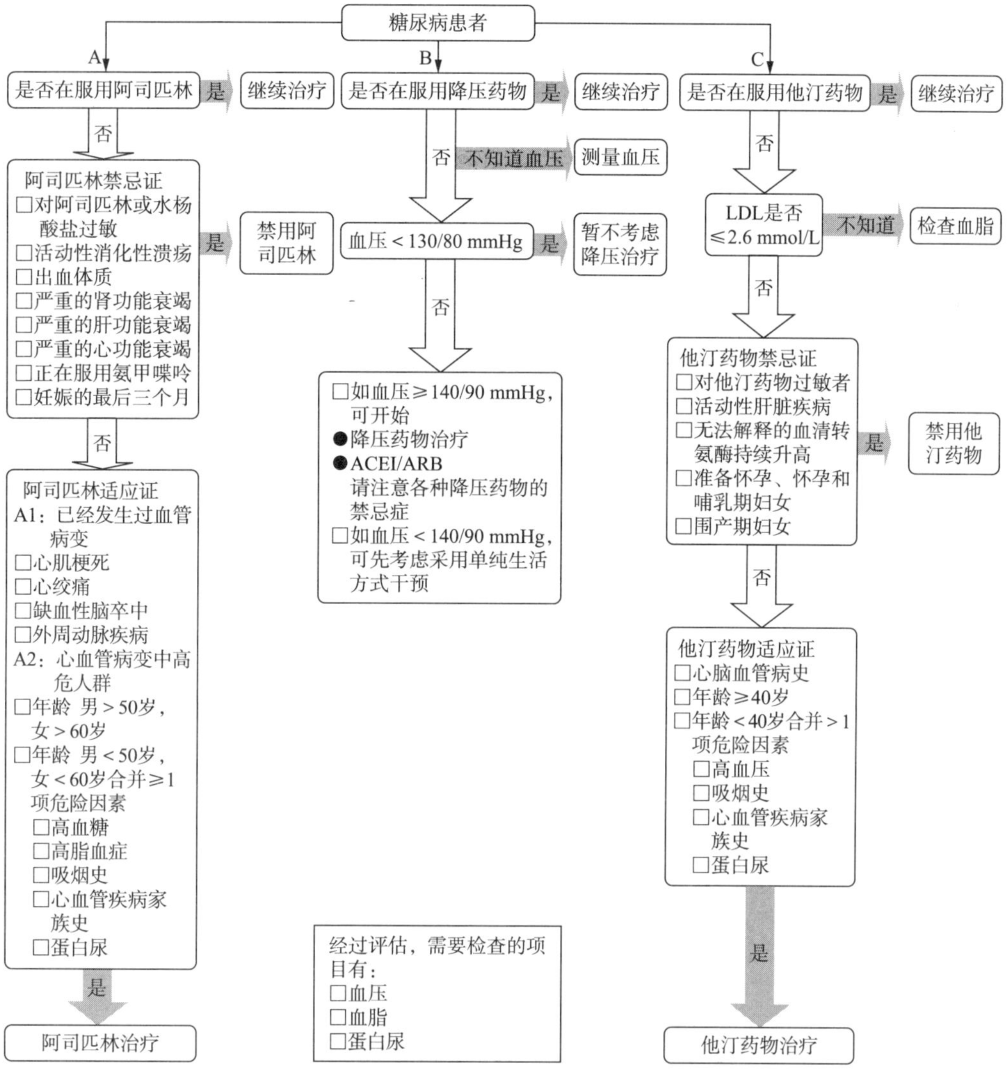

图 3　2 型糖尿病降脂、降压、抗凝标准治疗中的筛查和临床决策路径

一、筛查

糖尿病确诊时及以后，至少应每年评估心血管病变的风险因素，评估的内容包括心血管病现病史及既往史、年龄、有无腹型肥胖、常规心血管风险因素（吸烟、血脂异常和家族史）；肾脏损害（尿白蛋白排泄率增高等）；房颤（可导致卒中）。静息时的心电图对 2 型糖尿病患者的筛查价值有限，对有罹患大血管疾病可能的患者（如有明显家族史、吸烟、高血压和血脂异常），应作进一步检查来评估心脑血管病变情况。

二、心血管病变风险因素的控制

（一）高血压

高血压是糖尿病的常见并发症或伴发病之一，流行状况与糖尿病类型、年龄、是否肥胖以及人种等因素有关，发生率国内外报道不一，约占糖尿病患者的 30%～80%。1 型糖尿病出现的高血压往往与肾脏损害加重相关，而 2 型糖尿病合并高血压通常是多种心血管代谢危险因素并存的表现，高血压可以出现在糖尿病发生之前。糖尿病和高血压共同存在使心血管病、脑卒中、肾病及视网膜病变的发生和进展风险明显增加，增加糖尿病患者的死亡率。反之，控制高血压可显著降低糖尿病并发症发生和发展的风险。

与在非糖尿病人群中诊断高血压的切点（BP≥140/90 mmHg）不同，糖尿病患者高血压的诊断切点为收缩压≥130 mmHg 和（或）舒张压≥80 mmHg（BP≥130/80 mmHg）。

我国糖尿病高血压的知晓率、治疗率和控制率均处于较低水平,提高这“三率”是防治糖尿病高血压的主要任务。糖尿病患者就诊时应当常规测量血压,由于糖尿病和高血压并存时风险叠加,因此如果收缩压≥130 mmHg 和(或)舒张压≥80 mmHg,经不同日随访证实即可开始干预和治疗。血压的控制目的主要为最大限度地减少靶器官损害,降低心血管疾病和死亡的危险,具体控制目标为<130/80 mmHg。但过低的血压(如<115/75 mmHg)与糖尿病患者的心血管事件和死亡率增加相关。

生活方式的干预主要为健康教育、合理饮食、规律运动、戒烟限盐、控制体重、限制饮酒、心理平衡等。如生活方式干预 3 个月后血压不能达标或初诊时血压即≥140/90 mmHg,即应开始药物治疗。降压药物选择时应综合考虑疗效、心肾保护作用、安全性和依从性以及对代谢的影响等因素。降压治疗的获益主要与血压控制本身相关。供选择的药物主要有 ACEI、ARB、钙离子拮抗剂(CCB)、利尿剂、β受体阻滞剂。其中 ACEI 或 ARB 为首选药物。为达到降压目标,通常需要多种降压药物联合应用。联合用药推荐以 ACEI 或 ARB 为基础的降压药物,可以联合使用 CCB、吲哒帕胺类药物、小剂量噻嗪类利尿剂或小剂量选择性β受体阻滞剂。

(二)血脂异常

2 型糖尿病患者常见的血脂异常是三酰甘油升高及 HDL-C 降低。但是 HPS-DM、盎格鲁-斯堪的纳维亚心脏终点试验-降脂分支研究(ASCOT-LLA)、CARDS 等研究证明他汀类药物通过降低总胆固醇和 LDL-C 水平可以显著降低糖尿病患者发生大血管病变和死亡的风险。在使用他汀类的基础上使用降低三酰甘油和升高 HDL-C 的措施是否能进一步减少糖尿病患者发生心脑血管病变和死亡发生的风险目前尚无明确证据。

糖尿病患者每年应至少检查一次血脂(包括 LDL-C、总胆固醇、三酰甘油及 HDL-C)。用调脂药物治疗者,根据评估疗效的需要可增加检测次数。

在进行调脂治疗时,应将降低 LDL-C 作为首要目标。如无他汀药物的禁忌证,所有已罹患心血管疾病的糖尿病患者都应使用他汀类调脂药,以使 LDL-C 降至 2.07 mmol/L(80 mg/dl)以下或较基线状态降低 30%~40%。

对于没有心血管疾病且年龄在 40 岁以上者,如果 LDL-C 在 2.5 mmol/L 以上或 TC 在 4.5 mmol/L 以上者,应使用他汀类调脂药;年龄在 40 岁以下者,如同时存在其他心血管疾病危险因素(高血压、吸烟、微量白蛋白尿、早发性心血管疾病的家族史及估计的心血管疾病整体危险性增加)时亦应开始使用他汀类药物。

如果三酰甘油(甘油三酯)浓度超过 4.5 mmol/L (400 mg/dl),可以先用降低三酰甘油的贝特类药物治疗,以减少发生急性胰腺炎的危险性。当他汀类药物治疗后 LDL-C 已达标,但三酰甘油>2.3 mmol/L,HDL-C<1.0 mmol/L 时可考虑加用贝特类药物。

对于无法达到降脂目标或对传统降脂药无法耐受时,应考虑使用其他种类的调脂药物(如胆固醇吸收抑制剂、缓释型烟酸、浓缩的 ω3 脂肪酸、胆酸螯合剂、普罗布考和多廿烷醇等)。

所有血脂异常的患者都应接受强化的生活方式干预治疗,包括减少饱和脂肪酸和胆固醇的摄入、减轻体重、增加运动及戒烟、限酒、限盐等。

(三)抗血小板治疗

糖尿病患者的高凝血状态是发生大血管病变的重要原因,大型的荟萃分析和多项临床试验证明,阿司匹林可以有效预防包括卒中、心肌梗死在内的心脑血管事件。阿司匹林已被推荐用于糖尿病患者和非糖尿病患者心血管疾病的一级预防和二级预防。无论是青年或中年、既往有或无心血管疾病、男性或女性,以及是否存在高血压,应用阿司匹林均可使心肌梗死降低约 30%,卒中降低约 20%。

荟萃分析显示,在一定范围内阿司匹林的抗血栓作用并不随剂量增加而增加,但阿司匹林的消化道损伤作用随着剂量增加而明显增加。还有研究显示,剂量<100、100~200 和>200 mg/d 阿司匹林的总出血事件发生率分别为 3.7%、11.3%和 9.8%。因此,建议长期使用时阿司匹林的最佳剂量为 75~100 mg/d。目前尚无关于 30 岁以下人群使用阿司匹林的临床证据,亦无证据表明应该从什么年龄开始使用阿司匹林。

抗血小板治疗的推荐用法为:

1. 具有心血管疾病病史的糖尿病患者应用阿司匹林 75~150 mg/d 作为二级预防措施。

2. 以下人群应使用阿司匹林作为糖尿病患者心血管事件一级预防措施,应注意整体心血管风险评估是选择阿司匹林的基础。

(1) 具有高危心血管风险(10 年心血管风险>10%):患有糖尿病、心血管风险增加但无血管疾病史,无明显出血风险(既往有消化道出血病史,或胃溃疡,或近期服用增加出血风险的药物,如非甾体类消炎药或华法林)的成人应服用小剂量(75~150 mg/d)阿司匹林作为一级预防。心血管风险增加的成人糖尿病患者包括大部分>50 岁的男性或>60 岁的女性合并 1 项危险因素者(即心血管疾病家族史、高血压、吸烟、血脂异常或蛋白尿)。

(2) 具有中危心血管风险[有 1 个或多个危险因素的中青年患者(即男性<50 岁或女性<60 岁),或无危险因素的老年患者(即男性>50 岁或女性>60 岁),

或10年心血管风险5%～10%的患者]：这类糖尿病患者可以考虑使用小剂量阿司匹林(75～150 mg/d)作为一级预防。

(3) 由于潜在的不良反应(出血)可能抵消潜在的获益,因此不推荐阿司匹林用于低危心血管风险(男性＜50岁或女性＜60岁且无其他心血管危险因素,或10年心血管风险＜5%)的成人糖尿病患者。

3. 由于21岁以下人群应用阿司匹林与发生Reye综合征风险增加有一定相关性,因此不推荐在此人群中应用阿司匹林。

4. 对于已有心血管疾病且对阿司匹林过敏的糖尿病患者,可考虑使用氯吡格雷(75 mg/d)作为替代治疗。

5. 对于发生急性冠状动脉综合征的糖尿病患者可使用阿司匹林＋氯吡格雷联合治疗1年。

6. 其他抗血小板药物可作为替代治疗药物用于以下几类患者：如阿司匹林过敏、有出血倾向、接受抗凝治疗、近期胃肠道出血以及不能应用阿司匹林的活动性肝病患者。

氯吡格雷已被证实可降低糖尿病患者心血管事件的发生率。可作为急性冠状动脉综合征发生后第1年的辅助治疗,对于阿司匹林不能耐受的患者,也可考虑氯吡格雷作为替代治疗。

低　血　糖

糖尿病低血糖是指糖尿病患者在药物治疗过程中发生的血糖过低现象,可导致患者不适甚至生命危险,也是血糖达标的主要障碍,应该引起特别注意和重视。

1. 低血糖的诊断标准：对非糖尿病患者来说,低血糖症的诊断标准为血糖＜2.8 mmol/L。而接受药物治疗的糖尿病患者只要血糖水平≤3.9 mmol/L就属低血糖范畴。糖尿病患者常伴有自主神经功能障碍,影响机体对低血糖的反馈调节能力,增加了发生严重低血糖的风险。同时,低血糖也可能诱发或加重患者自主神经功能障碍,形成恶性循环。

2. 可引起低血糖的降糖药物：胰岛素、磺脲类和非磺脲类胰岛素促泌剂以及GLP-1受体激动剂均可引起低血糖。其他种类的降糖药单独使用时一般不会导致低血糖,但其他降糖药与上述药物合用也可增加低血糖的发生风险。

3. 低血糖的临床表现：与血糖水平以及血糖的下降速度有关,可表现为交感神经兴奋(如心悸、焦虑、出汗、饥饿感等)和中枢神经症状(如神志改变、认知障碍、抽搐和昏迷)。但是老年患者发生低血糖时常可表现为行为异常或其他非典型症状。夜间低血糖常因难以发现而得不到及时处理。有些患者屡发低血糖后,可表现为无先兆症状的低血糖昏迷。

DCCT、UKPDS和ACCORD等临床研究显示,严格的血糖控制会增加低血糖的风险。因而对糖尿病患者需要制定个体化的血糖控制目标。

4. 低血糖分类

(1) 严重低血糖：需要旁人帮助,常有意识障碍,低血糖纠正后神经系统症状明显改善或消失；

(2) 症状性低血糖：血糖≤3.9 mmol/L,且有低血糖症状；

(3) 无症状性低血糖：血糖≤3.9 mmol/L,但无低血糖症状。此外,部分患者出现低血糖症状,但没有检测血糖(称可疑症状性低血糖),也应该及时处理。

5. 低血糖的可能诱因和预防对策

(1) 胰岛素或胰岛素促分泌剂：应从小剂量开始,逐渐增加剂量,谨慎地调整剂量。

(2) 未按时进食,或进食过少：患者应定时定量进餐,如果进餐量减少应相应减少降糖药物剂量,有可能误餐时应提前做好准备。

(3) 运动量增加：运动前应增加额外的碳水化合物摄入。

(4) 酒精摄入,尤其是空腹饮酒：酒精能直接导致低血糖,应避免酗酒和空腹饮酒。

(5) 反复发生低血糖：应调整糖尿病的治疗方案或适当调高血糖控制目标。

(6) 低血糖的治疗：糖尿病患者应常规备用碳水化合物类食品,以便及时食用。糖尿病患者血糖低于≤3.9 mmol/L,即需要补充葡萄糖或含糖食物。严重的低血糖需要根据患者的意识和血糖情况给予相应的治疗和监护(图4)。

糖尿病的急性并发症

一、糖尿病酮症酸中毒(DKA)

DKA是由于胰岛素不足和升糖激素不适当升高引起的糖、脂肪和蛋白代谢严重紊乱综合征,临床以高血糖、高血酮和代谢性酸中毒为主要表现。

1型糖尿病有发生DKA的倾向;2型糖尿病亦可发生,常见的诱因有急性感染、胰岛素不适当减量或突然中断治疗、饮食不当、胃肠疾病、脑卒中、心肌梗死、创伤、手术、妊娠、分娩、精神刺激等。

(一) 临床表现

DKA分为轻度、中度和重度。轻度仅有酮症而无酸中毒(糖尿病酮症);中度除酮症外,还有轻至中度酸中毒(DKA);重度是指酸中毒伴意识障碍(DKA昏迷),或虽无意识障碍,但二氧化碳结合力低于10 mmol/L。

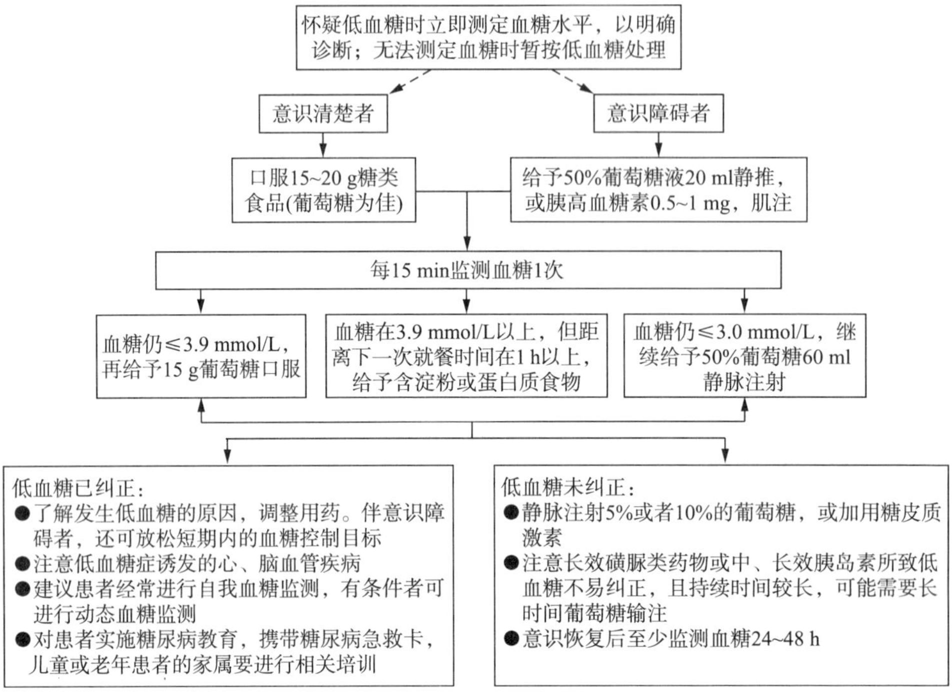

图 4　低血糖诊治流程

主要表现有多尿、烦渴多饮和乏力症状加重。失代偿阶段出现食欲减退、恶心、呕吐，常伴头痛、烦躁、嗜睡等症状，呼吸深快，呼气中有烂苹果味(丙酮气味)；病情进一步发展，出现严重失水现象，尿量减少、皮肤黏膜干燥、眼球下陷，脉快而弱，血压下降、四肢厥冷；到晚期，各种反射迟钝甚至消失，终至昏迷。

(二) 检查

尿糖、尿酮体阳性或强阳性；血酮体增高，多在4.8 mmol/L以上。如有条件可测血酮，可早期发现酮症预防酮症酸中毒；血糖升高，一般在16.7～33.3 mmol/L，超过33.3 mmol/L时多伴有高渗性高血糖状态或有肾功能障碍。血钾在治疗前高低不定，血尿素氮和肌酐轻中度升高，一般为肾前性。

(三) 诊断

对昏迷、酸中毒、失水、休克的患者，要想到DKA的可能性。如尿糖和酮体阳性伴血糖增高，血pH和/或二氧化碳结合力降低，无论有无糖尿病病史，都可诊断为DKA。

(四) 治疗

对单有酮症者，仅需补充液体和胰岛素治疗，持续到酮体消失。DKA应按以下方法积极治疗。

1. 胰岛素：一般采用小剂量胰岛素静脉滴注治疗方案，开始以0.1 U·kg^{-1}·h^{-1}，如在第一个小时内血糖下降不明显，且脱水已基本纠正，胰岛素剂量可加倍。每1～2小时测定血糖，根据血糖下降情况调整胰岛素用量。当血糖降至13.9 mmol/L时，胰岛素剂量减至0.05～0.10 U·kg^{-1}·h^{-1}。

2. 补液：补液治疗能纠正失水，恢复肾灌注，有助于降低血糖和清除酮体。补液速度应先快后慢，并根据血压、心率、每小时尿量及周围循环状况决定输液量和输液速度。患者清醒后鼓励饮水。

3. 纠正电解质紊乱和酸中毒：在开始胰岛素及补液治疗后，患者的尿量正常，血钾低于5.5 mmol/L即可静脉补钾。治疗前已有低钾血症，尿量≥40 ml/h时，在胰岛素及补液治疗同时必须补钾。严重低钾血症(<3.3 mmol/L)可危及生命，此时应立即补钾，当血钾升至3.5 mmol/L时，再开始胰岛素治疗，以免发生心律失常、心脏骤停和呼吸肌麻痹。血pH在7.0以下时，应考虑适当补碱，直到上升至7.0以上。

4. 去除诱因和治疗并发症：如休克、感染、心力衰竭和心律失常、脑水肿和肾衰竭等。

5. 预防：保持良好的血糖控制，预防和及时治疗感染及其他诱因，加强糖尿病教育，增强糖尿病患者和家属对DKA的认识，是预防DKA的主要措施，并有利于本病的早期诊断和治疗。

二、高血糖高渗透压综合征(HHS)

HHS是糖尿病的严重急性并发症之一，临床以严重高血糖而无明显酮症酸中毒、血浆渗透压显著升高、脱水和意识障碍为特征。HHS的发生率低于DKA且多见于老年2型糖尿病患者。

(一) 临床表现

HHS起病常常比较隐匿。典型的HHS主要有严重失水和神经系统两组症状体征。

(二) 化验检查

尿比重较高。尿糖呈强阳性。尿酮阴性或弱阳性,常伴有蛋白尿和管型尿。血糖明显增高,多为33.3～66.6 mmol/L。血钠多升高,可达155 mmol/L以上。血浆渗透压显著增高是HHS的重要特征和诊断依据,一般在350 mOsm/L以上。血尿素氮、肌酐和酮体常增高,多为肾前性。血酮正常或略高。

(三) 诊断

HHS的实验室诊断参考标准是:(1) 血糖≥33.3 mmol/L;(2) 有效血浆渗透压≥320 mOsm/L;(3) 血清碳酸氢根≥15 mmol/L,或动脉血pH≥7.30;(4) 尿糖呈强阳性,而尿酮阴性或为弱阳性。

(四) 治疗

主要包括积极补液,纠正脱水;小剂量胰岛素静脉输注控制血糖、纠正水、电解质和酸碱失衡以及去除诱因和治疗并发症。

(五) 预后

HHS的预后不良,死亡率为DKA的10倍以上,抢救失败的主要原因是高龄、严重感染、重度心力衰竭、肾衰竭、急性心肌梗死和脑梗死等。

三、糖尿病乳酸性酸中毒

主要是体内无氧酵解的糖代谢产物乳酸大量堆积,导致高乳酸血症,进一步出现血pH降低,即为乳酸性酸中毒。糖尿病合并乳酸性酸中毒的发生率较低,但死亡率很高。大多发生在伴有肝、肾功能不全或慢性心肺功能不全等缺氧性疾病患者,尤其见于服用苯乙双胍者。

(一) 临床表现

疲乏无力,厌食、恶心或呕吐,呼吸深大,嗜睡等。大多数有服用双胍类药物史。

(二) 实验室检查

明显酸中毒,但血、尿酮体不升高,血乳酸水平升高。

(三) 治疗

应积极抢救。治疗包括补液,扩容,纠正脱水和休克。补碱应尽早且充分。必要时透析治疗,去除诱发因素。

(四) 预防

严格掌握双胍类药物的适应证,尤其是苯乙双胍,对伴有肝、肾功能不全,慢性缺氧性心肺疾病及一般情况差的患者忌用双胍类降糖药。二甲双胍引起乳酸性酸中毒的发生率大大低于苯乙双胍,因此建议需用双胍类药物治疗的患者尽可能选用二甲双胍。使用双胍类药物患者在遇到危重急症时,应暂停用药,改用胰岛素治疗。

糖尿病的慢性并发症

一、糖尿病肾脏病变

糖尿病肾病是导致肾功能衰竭的常见原因。早期糖尿病肾病的特征是尿中白蛋白排泄轻度增加(微量白蛋白尿),逐步进展至大量白蛋白尿和血清肌酐水平上升,最终发生肾功能衰竭,需要透析或肾移植。肾功能的逐渐减退和发生心血管疾病的风险增高显著相关。因此,微量白蛋白尿与严重的肾脏病变一样,都应视为心血管疾病和肾功能衰竭的危险因素。在糖尿病肾病的早期阶段通过严格控制血糖和血压,可防止或延缓糖尿病肾病的发展。

(一) 诊断和筛查

1. 糖尿病肾病的诊断:1型糖尿病所致肾损害分为5期,2型糖尿病导致的肾脏损害也参考该分期。Ⅰ期:肾小球高滤过,肾脏体积增大;Ⅱ期:间断微量白蛋白尿,患者休息时尿白蛋白排泄率(UAE)正常(<20 μg/min或<30 mg/d),病理检查可发现肾小球基底膜(GBM)轻度增厚及系膜基质轻度增宽;Ⅲ期:早期糖尿病肾病期,以持续性微量白蛋白尿为标志,UAE为20～200 μg/min或30～300 mg/24 h,病理检查GBM增厚及系膜基质增宽明显,小动脉壁出现玻璃样变;Ⅳ期:临床糖尿病肾病期,显性白蛋白尿,部分可表现为肾病综合征,病理检查肾小球病变更重,部分肾小球硬化,灶状肾小管萎缩及间质纤维化;Ⅴ期:肾衰竭期。糖尿病肾病为慢性肾脏病变的一种重要类型,对糖尿病肾病应计算GFR,采用肾脏病膳食改良试验(MDRD)或Cockcroft-Gault(C-G)公式进行估算。

在诊断时要排除非糖尿病性肾病:以下情况应考虑非糖尿病肾病:糖尿病病程较短;单纯肾源性血尿或蛋白尿伴血尿;短期内肾功能迅速恶化;不伴视网膜病变;突然出现水肿和大量蛋白尿而肾功能正常;显著肾小管功能减退;合并明显的异常管型。鉴别困难时可以通过肾穿刺病理检查进行鉴别。

2. 筛查:糖尿病患者在确诊糖尿病后每年都应做肾脏病变的筛检。最基本的检查是尿常规,检测有无尿蛋白。这种方式有助于发现明显的蛋白尿(以及其他一些非糖尿病性肾病),但是会遗漏微量白蛋白尿。

检测尿液微量白蛋白最简单的方法是测定尿中白蛋白与肌酐的比值,只需单次尿标本即可检测。如结果异常,则应在3个月内重复检测以明确诊断。

应每年检测血清肌酐浓度,并计算GFR。

确诊糖尿病肾病前必须除外其他肾脏疾病,必要时需做肾穿刺病理检查。

(二)治疗

1. 改变生活方式:如合理控制体重、糖尿病饮食、戒烟及适当运动等。

2. 低蛋白饮食;临床糖尿病肾病期时应实施低蛋白饮食治疗,肾功能正常的患者饮食蛋白入量为0.8 g·kg^{-1}·d^{-1};在GFR下降后,饮食蛋白入量为0.6~0.8 g·kg^{-1}·d^{-1},蛋白质来源应以优质动物蛋白为主。如蛋白摄入量≤0.6 g·kg^{-1}·d^{-1},应适当补充复方α-酮酸制剂。

3. 控制血糖:肾功能不全的患者可以优先选择从肾脏排泄较少的降糖药,严重肾功能不全患者应采用胰岛素治疗,宜选用短效胰岛素,以减少低血糖的发生。

4. 控制血压:大于18岁的非妊娠患者血压应控制在130/80 mmHg以下。降压药首选ACEI或ARB,血压控制不佳者可加用其他降压药物。

5. 纠正血脂紊乱:见血脂异常章节。

6. 控制蛋白尿:自肾脏病变早期阶段(微量清蛋白尿期),不论有无高血压,首选肾素-血管紧张素系统抑制剂(ACEI或ARB类药物)减少尿白蛋白。因该类药物可导致短期CFR下降,在开始使用这些药物的前1~2周内应检测血清肌酐和血钾浓度。不推荐在血肌酐>3 mg/dl的肾病患者应用RAS抑制剂。

7. 透析治疗和移植:对糖尿病肾病肾衰竭者需透析或移植治疗,并且糖尿病肾病开始透析要早。一般GFR降至15~20 ml/min或血清肌酐水平超过5 mg/dl时应积极准备透析治疗,透析方式包括腹膜透析和血液透析。有条件的糖尿病患者可行肾移植或胰-肾联合移植。

二、糖尿病视网膜病变和失明

糖尿病视网膜病变的主要危险因素包括糖尿病病程、血糖控制不良、高血压及血脂紊乱,其他危险因素还包括妊娠和糖尿病肾病等。2型糖尿病患者也是发生其他眼部疾病的高危人群,这些眼病包括白内障、青光眼、视网膜血管阻塞及缺血性视神经病变等。

(一)分级

1. 糖尿病视网膜病变依据散瞳下检眼镜可观察到的指标来分级(表8)。

表8 糖尿病视网膜病变的国际临床分级标准(2002年)

病变严重程度	散瞳眼底检查所见
无明显视网膜病变	无异常
非增殖期(NPDR)	
轻度	仅有微动脉瘤
中度	微动脉瘤,存在轻于重度NPDR的表现
重度	出现下列任何一个改变,但无PDR表现 1. 任一象限中有多于20处视网膜内出血 2. 在两个以上象限有静脉串珠样改变 3. 在一个以上象限有显著的视网膜内微血管异常
增殖期(PDR)	出现以下一种或多种改变: 新生血管形成、玻璃体积血或视网膜前出血

NPDR:非增殖期糖尿病视网膜病变,non-proliferative diabetic retinopathy;PDR:增殖期糖尿病视网膜病变,proliferative diabetic retinopathy

2. 糖尿病黄斑水肿:依据病变程度分为2类:无明显或有明显的糖尿病黄斑水肿。如果存在糖尿病黄斑水肿,可再分为轻、中和重度3级。对视网膜增厚须行三维检查,在散瞳下裂隙灯活体显微镜检查或眼底立体照像(表9)。

表9 糖尿病黄斑水肿分级(2002年)

病变严重程度	眼底检查所见
无明显糖尿病黄斑水肿	后极部无明显视网膜增厚或硬性渗出
有明显糖尿病黄斑水肿	后极部有明显视网膜增厚或硬性渗出
轻度	后极部存在部分视网膜增厚或硬性渗出,但远离黄斑中心
中度	视网膜增厚或硬性渗出接近黄斑但未涉及黄斑中心
重度	视网膜增厚或硬性渗出涉及黄斑中心

(二)糖尿病眼底病变的筛查、随诊和治疗

患者一经确诊为糖尿病,医师就应告知患者糖尿病可能会造成视网膜损害以及首次接受眼科检查和随诊的时间(表10)。临床随访期间,主要观察指标包括全身指标和眼部指标,全身指标有糖尿病病程、血糖(含HbA_1c)、血脂、血压、肥胖、肾病及用药史等;眼部

指标有视力、眼压、房角、眼底（微血管瘤、视网膜内出血、硬性渗出、棉绒斑、视网膜内微血管异常、静脉串珠、新生血管、玻璃体积血、视网膜前出血、纤维增生等）等。

表 10　糖尿病患者接受眼科检查的首诊和随诊时间建议

糖尿病类型	首次检查时间	随诊时间
1 型糖尿病	发病 3 年后	每年 1 次
2 型糖尿病	确诊时	每年 1 次
妊娠糖尿病	妊娠前或妊娠初 3 个月	NPDR 中度：每 3～12 个月 NPDR 重度：每 1～3 个月

NPDR：非增殖期糖尿病视网膜病变，non-proliferative diabetic retinopathy

1. 正常眼底和极轻度非增殖期糖尿病视网膜病变：眼底正常的糖尿病患者，每年有 5%～10%的人会出现视网膜病变，因此，对于检眼镜检查正常或仅有极轻度非增殖期糖尿病视网膜病变（仅有几个微血管瘤）的糖尿病患者，应每年复查 1 次。

2. 轻度和中度非增殖期糖尿病视网膜病变：这部分患者除了微血管瘤，还会出现硬性渗出和出血斑，但程度比重度非增殖期糖尿病视网膜病变轻。对于此类患者，如果没有出现有临床意义的黄斑水肿的症状和体征（如视物变形、明显的视力下降），应在 6～12 个月内复查。此期可进行彩色眼底照相作为将来对比时的资料。一旦出现黄斑水肿（特别是有临床意义者），需行彩色眼底照相、荧光造影和光学相干断层扫描检查。根据早期治疗糖尿病视网膜病变研究（ET－DRS）的结果，有临床意义的黄斑水肿定义为具有下列各项的任何一项：（1）黄斑中心凹 500 μm 内视网膜增厚；（2）黄斑中心凹 500 μm 内出现硬性渗出，并且与邻近的视网膜增厚相关；（3）一处或多处≥1 个视乳头直径的视网膜增厚，且距离黄斑中心凹＜1 个视乳头直径。

3. 重度非增殖期糖尿病视网膜病变：此型发展为增殖期糖尿病视网膜病变的危险性很高，约半数患者会在 1 年内发展为增殖期糖尿病视网膜病变。因此，应当每 2～4 个月进行复查，检查时强调荧光造影，以确定无灌注区和检眼镜下无法看到的新生血管。对于重度非增殖期糖尿病视网膜病变的 2 型糖尿病患者，早期接受全视网膜光凝的效果要好于 1 型糖尿病患者。糖尿病性视网膜病变研究中，提出了高危增殖期糖尿病视网膜病变的概念，其特征包括：（1）距视乳头 1 个视乳头直径范围内有新生血管，面积＞1/3 个视乳头。（2）玻璃体积血或视网膜前出血，并伴有范围不广泛的视乳头或视网膜其他部位新生血管，面积≥1/2 个视乳头。

当重度非增殖期糖尿病视网膜病变患者的视网膜病变接近高危增殖期糖尿病视网膜病变时，应立即行全视网膜光凝。光凝完成后应每隔 2～4 个月随诊 1 次。但是，如果患者存在有临床意义的黄斑水肿，应该先采用局部或格栅样光凝治疗黄斑水肿，然后再进行全视网膜光凝，以避免全视网膜光凝加重黄斑水肿，导致视力进一步下降；对于伴有牵拉的有临床意义的黄斑水肿，可实施玻璃体切割手术。

4. 增殖期糖尿病视网膜病变：糖尿病视网膜病变患者一旦进入此期，如屈光间质条件允许（白内障、玻璃体积血没有明显影响眼底观察）应立即行全视网膜光凝。如前所述，如存在黄斑水肿应该先采用局部或者格栅样光凝治疗黄斑水肿，然后再进行全视网膜光凝，或者全视网膜光凝与局部光凝治疗同时进行，以避免全视网膜光凝加重黄斑水肿。

增殖期糖尿病视网膜病变患者如果玻璃体积血不吸收、视网膜前出现纤维增殖甚至导致牵拉性视网膜脱离，应行玻璃体切割手术。此外，对于新生血管活跃（如出现虹膜红变）的患者，应联合使用抗血管内皮生长因子的单克隆抗体。

糖尿病视网膜病变引起的黄斑水肿，分为弥漫型和局部型 2 类。一般而言，局部型黄斑水肿主要是由于微动脉瘤和扩张的视网膜毛细血管的局部渗漏造成，可以采用微动脉瘤的直接光凝；一旦出现弥漫型黄斑水肿，需要考虑黄斑区的格栅样光凝，并在 2～4 个月内进行复查。

三、糖尿病神经病变

（一）分型

1. 糖尿病周围神经病变：根据不同的临床表现分为 4 型，最常见的分型如下：（1）远端对称性多发性神经病变：是糖尿病周围神经病变最常见的类型；（2）局灶性单神经病变：或称为单神经病变，可累及单颅神经或脊神经；（3）非对称性的多发局灶性神经病变：同时累及多个单神经的神经病变称为多灶性单神经病变（或非对称性多神经病变）；（4）多发神经根病变：最常见为腰段多发神经根病变，主要为 L_{2-4} 等高腰段的神经根病变引起的一系列症状。

2. 糖尿病自主神经病变：是糖尿病常见的并发症，其可累及心血管、消化、呼吸、泌尿生殖等系统。

（二）诊断

1. 糖尿病远端对称性多发性神经病变：明确的糖尿病病史；在诊断糖尿病时或之后出现的神经病变；

临床症状和体征与糖尿病周围神经病变的表现相符；以下 4 项检查中如果任 1 项异常则诊断为糖尿病周围神经病变：

(1) 踝反射异常(或踝反射正常,膝反射异常)；

(2) 针刺痛觉异常；

(3) 振动觉异常；

(4) 压力觉异常。

需排除其他病因引起的神经病变,如颈腰椎病变(神经根压迫、椎管狭窄、颈腰椎退行性变)、脑梗死、格林-巴利综合征,排除严重动静脉血管性病变(静脉栓塞、淋巴管炎)等,尚需鉴别药物尤其是化疗药物引起的神经毒性作用以及肾功能不全引起的代谢毒物对神经的损伤。如根据以上检查仍不能确诊,需要进行鉴别诊断的患者,可做神经肌电图检查。图 5 为糖尿病远端对称性多发性神经病变的临床实用筛查和诊断流程。

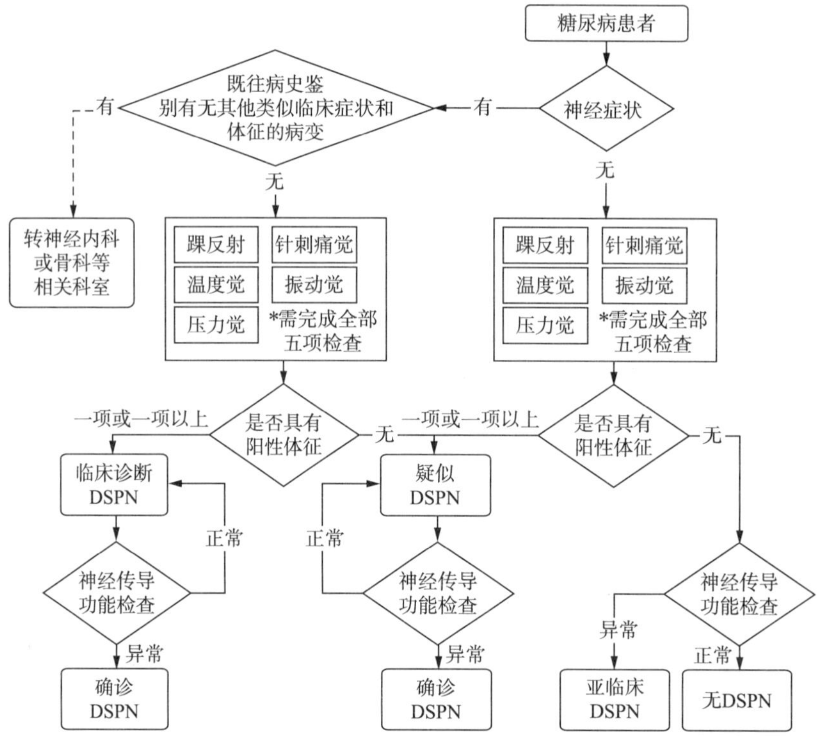

图 5　糖尿病远端对称性多发性神经病变(DSPN)的临床实用筛查和诊断流程

2. 糖尿病自主神经病变

(1) 糖尿病性心脏自主神经病变：目前尚无统一诊断标准,检查项目包括心率变异性、Valsalva 试验(最长 R-R 间期与最短之比)、握拳试验(持续握拳 3 min 后测血压)、体位性血压变化测定、24 h 动态血压监测、频谱分析等。

(2) 其他糖尿病自主神经病变：目前尚无统一诊断标准,主要根据相应临床症状和特点及功能检查进行临床诊断,多为排他性诊断。

(三) 管理和治疗

1. 预防

(1) 一般治疗：良好控制血糖,纠正血脂异常,控制高血压。

(2) 定期进行筛查及病情评价：全部患者应在诊断为糖尿病后至少每年筛查一次糖尿病周围神经病变;对于糖尿病程较长,或合并有眼底病变、肾病等微血管并发症的患者,应该每隔 3～6 个月进行复查。

(3) 加强足部护理：罹患周围神经病变的患者都应接受足部护理的教育,以降低发生足部溃疡的几率。

2. *治疗*

(1) 对因治疗：①血糖控制：积极严格地控制高血糖并保持血糖稳定是预防和治疗糖尿病周围神经病变的最重要措施。②神经修复：糖尿病周围神经病变的神经损伤通常伴有节段性脱髓鞘和轴突变性,其修复往往是一个漫长的过程。主要通过增强神经细胞内核酸、蛋白质以及磷脂的合成,刺激轴突再生、促进神经修复。常用药如甲钴胺等。③抗氧化应激：通过抑制脂质过氧化,增加神经营养血管的血流量,增加神经 Na^{+},K^{+}-ATP 酶活性,保护血管内皮功能。常用药如α-硫辛酸等。④改善微循环：提高神经细胞的血供及氧供。常用药如前列腺素类似物（前列腺素E1和贝前列素钠）、西洛他唑、己酮可可碱、山莨菪碱、钙拮抗剂和活血化瘀类中药等。⑤改善代谢紊乱：通过可逆性抑制醛糖还原酶而发挥作用。如醛糖还原酶抑制剂依帕司他等。⑥其他：如神经营养，包括神经营养因子、肌醇、神经节苷脂和亚麻酸等。

（2）对症治疗：通常采用以下顺序治疗糖尿病周围神经病变患者的疼痛症状：甲钴胺和α-硫辛酸、传统抗惊厥药（丙戊酸钠和卡马西平等）、新一代抗惊厥药（普瑞巴林和加巴喷丁等）、度洛西汀、三环类抗忧郁药物（阿米替林、丙米嗪和新选择性5-羟色胺再摄取抑制剂西肽普兰等）。

四、糖尿病下肢血管病变

下肢血管病变主要是指下肢动脉病变，虽然不是糖尿病的特异性并发症，但糖尿病患者发生下肢动脉病变的风险较非糖尿病患者明显增加，使下肢血管病变的发病年龄更早、病情更严重、病变更广泛、预后更差。下肢动脉病变是外周动脉疾病的一个组成成分，表现为下肢动脉的狭窄或闭塞。

下肢动脉病变与冠状动脉疾病和心脑血管疾病等动脉血栓性疾病在病理机制上有共性，如内皮功能的损害、氧化应激等。因此在临床上这几种病变常同时存在，故下肢动脉病变对冠状动脉疾病和心脑血管疾病有提示价值。下肢动脉病变对机体的危害除了导致下肢缺血性溃疡和截肢外，更重要的是这些患者心血管事件风险明显增加和更高的死亡率。下肢动脉病变患者的主要死亡原因是心血管事件，在确诊1年后心血管事件发生率达21.14%，与已发生心脑血管病变者再次发作风险相当。另外，ABI越低，预后越差，下肢多支血管受累者较单支血管受累者预后更差。

下肢动脉病变患者中只有10%～20%有间歇性跛行的表现，大多数无症状，在50岁以上的人群中对下肢动脉病变的知晓率只有16.6%～33.9%，远低于冠心病和卒中。由于对下肢动脉病变的认识不足，导致治疗不充分，治疗力度显著低于冠状动脉疾病患者。这直接影响其预防性治疗。应加强外周动脉疾病的筛查和早期治疗。

（一）筛查

50岁以上，运动时出现下肢不适症状或运动功能下降，下肢血管检查异常和需要进行心血管危险因素评估的糖尿病患者，均应该进行下肢血管评估以明确有无下肢动脉病变。具体筛查路径见图6。

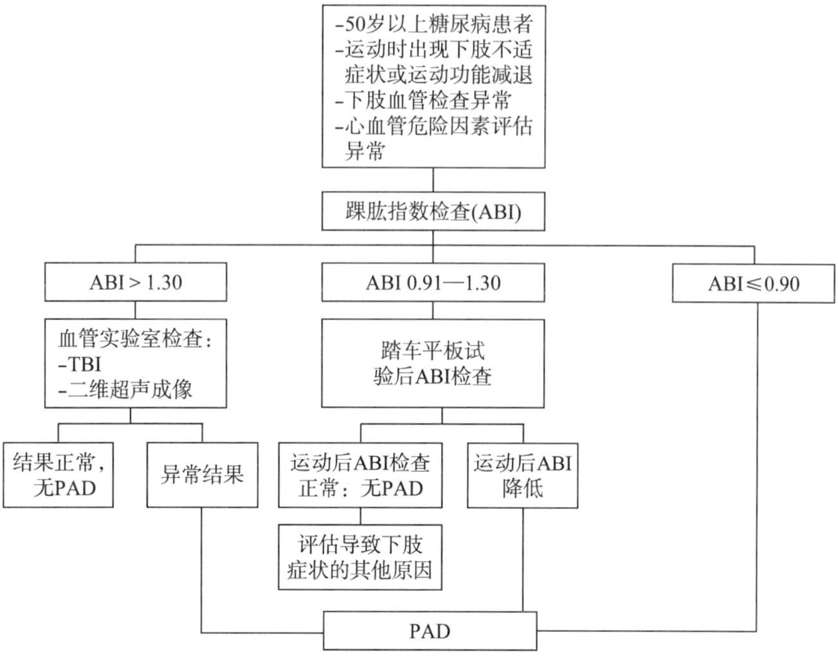

图6 糖尿病周围动脉疾病筛查路径

ABI：ankle brachial index，踝肱指数；TBI：toe brachial index，趾肱指数；PAD：peripheral arterial disease，周围动脉疾病

（二）诊断

1. 如果患者静息ABI≤0.90，无论患者有无下肢不适的症状，可诊断PAD；

2. 运动时出现下肢不适且静息ABI≥0.90的患

者,如踏车平板试验后 ABI 下降 15%～20%,可诊断 PAD;

3. 如果患者静息 ABI＜0.40 或踝动脉压＜50 mmHg或趾动脉压＜30 mmHg,可诊断为严重肢体缺血(critical leg ischemia, CLI)。

4. 如果 ABI＞1.30,应该进一步检查,因为这提示动脉有钙化,也是 PAD 的表现。

PAD 一旦诊断,临床上应该进行 Fontaine 分期或 Rutherford 分类(表 11)。

表 11　PAD 的分级: Fontaine 分期与 Rutherford 分类

Fontaine's 分期		Rutherford's 分类		
分期	临床评估	分级	分类	临床评估
Ⅰ	无症状	0	0	无症状
Ⅱa	轻度间歇性跛行	Ⅰ	1	轻度间歇性跛行
Ⅱb	中到重度	Ⅰ	2	中度间歇性跛行
	间歇性跛行	Ⅰ	3	重度间歇性跛行
Ⅲ	缺血性静息痛	Ⅱ	4	缺血性静息痛
Ⅳ	溃疡或坏疽	Ⅲ	5	小部分组织缺失
		Ⅲ	6	大部分组织缺失

(三) 治疗

PAD 的治疗目的包括改善患者下肢缺血症状以及降低心脏病发作、卒中、截肢和死亡的风险。

1. 控制 PAD 的危险因子: 包括控制高血糖、高血压、纠正血脂异常和应用阿司匹林治疗(参阅相关章节)、戒烟和限制酒精摄入。

2. PAD 的治疗

(1) 间歇性跛行患者,应鼓励其进行常规的运动锻炼,锻炼可以调节下肢肌肉的有效的血流分布,改善其血液流变学特征,减少肌肉依赖于无氧代谢,而更大程度的利用氧,对于慢性下肢疼痛患者能提高无痛性步行距离。

(2) 血管扩张剂的使用,如前列腺素 E1、贝前列素钠、西洛他唑、己酮可可碱和盐酸沙格雷酯等。

(3) 成型术: 在内科保守治疗无效时,为了挽救缺血肢体,可以选择血管腔内微创治疗,包括经皮球囊血管成型术、血管内支架植入术等。

(4) 外科手术: 在内科保守治疗无效和血管腔内微创治疗失败时,为了挽救缺血肢体,可以选择外科手术治疗,包括血管旁路手术、交感神经切除术等。

五、糖尿病足

糖尿病足是糖尿病最严重的和治疗费用最高的慢性并发症之一,严重者可以导致截肢。糖尿病患者下肢截肢的相对危险性是非糖尿病患者的 40 倍。大约 85%的截肢是由于足溃疡引发的,15%左右的糖尿病患者会在其一生中发生足溃疡。预防和治疗足溃疡可以明显降低截肢率。

糖尿病足的基本发病因素是神经病变、血管病变和感染。这些因素共同作用可导致组织的溃疡和坏疽。

神经病变可有多种表现,但与糖尿病足发生有关的最重要的神经病变是感觉减退的末梢神经病。由于感觉缺乏,使得糖尿病患者失去了足的自我保护作用,足容易受到损伤。糖尿病自主神经病变所造成的皮肤干燥、开裂和局部的动静脉短路也可以促使或加重糖尿病足的发生发展。

周围动脉病变是造成糖尿病足的另外一个重要因素。有严重周围动脉病变的患者可以出现间歇性跛行的典型症状。但更多的合并严重周围动脉病变的患者可以无此症状而发生足溃疡,或在缺乏感觉的足受到损伤以后,缺血性病变更加重了足病变。对于有严重的周围动脉病变的患者,在采取措施改善周围供血之前,足溃疡难以好转。

糖尿病足溃疡的患者容易合并感染。感染又是加重糖尿病足溃疡甚至是导致患者截肢的因素。糖尿病足溃疡合并的感染,大多是革兰阳性菌和阴性菌甚至合并有厌氧菌的混合感染。

(一) 糖尿病足的危险因素

1. 病史: 以往有过足溃疡或截肢;独居的社会状态;经济条件差;不能享受医疗保险;赤足行走、视力差、弯腰困难、老年、合并肾脏病变等。

2. 神经病变: 有神经病变的症状,如下肢的麻木、刺痛或疼痛,尤其是夜间的疼痛。

3. 血管状态: 间歇性跛行;静息痛;足背动脉搏动明显减弱或消失;与体位有关的皮肤呈暗红色。

4. 皮肤: 颜色呈暗红、发紫;温度明显降低;水肿;趾甲异常;胼胝;溃疡;皮肤干燥;足趾间皮肤糜烂。

5. 骨/关节: 畸形(鹰爪趾、榔头趾、骨性突起、关节活动障碍)。

6. 鞋/袜: 不合适的鞋袜。

(二) 糖尿病足的筛查

可以通过以下检查来了解患者有否由于周围神经病变而造成的感觉缺失: 10 g 的尼龙丝检查、128 Hz 的音叉检查震动觉、用针检查两点辨别感觉、用棉花絮检查轻触觉、足跟反射。

下肢动脉病变的检查可以通过触诊足背动脉和胫后动脉的搏动,如足背动脉、胫后动脉搏动明显减弱时,则需要检查腘动脉、股动脉搏动。采用多普勒超声检查踝动脉与肱动脉的比值(ABI≤0.9 提示有明显的缺血；ABI>1.3也属于异常，提示动脉有钙化）。必要时可进行经皮氧分压（transcutaneous oxygen tension，$TcPO_2$）、血管超声、血管造影或CT、核磁血管造影检查。

（三）糖尿病足的预防

糖尿病足治疗困难，但预防则十分有效。应对所有的糖尿病患者足部进行定期检查，包括足有否畸形、胼胝、溃疡、皮肤颜色变化；足背动脉和胫后动脉搏动、皮肤温度以及有否感觉异常等。如果患者足部动脉搏动正常，尼龙丝触觉正常，没有足畸形以及没有明显的糖尿病慢性并发症，这类患者属于无足病危险因素的患者，可进行一般的糖尿病足病预防教育。

预防糖尿病足的关键点在于：（1）定期检查患者是否存在糖尿病足的危险因素；（2）识别出这些危险因素；（3）教育患者及其家属和有关医务人员进行足的保护；（4）穿着合适的鞋袜；（5）去除和纠正容易引起溃疡的因素。

对于有足病危险因素的糖尿病患者，应该有糖尿病足病专业人员进行教育与管理，尽可能地降低糖尿病足发病危险。

对于有危险因素的患者，应该对其患者本人及其家属给予下列教育：每天检查双足，特别是足趾间；有时需要有经验的他人来帮助检查足；定期洗脚，用干布擦干，尤其是擦干足趾间；洗脚时的水温要合适，低于37℃；不宜用热水袋、电热器等物品直接保暖足部；避免赤足行走；避免自行修剪胼胝或用化学制剂来处理胼胝或趾甲；穿鞋前先检查鞋内有否异物或异常；不穿过紧的或毛边的袜子或鞋；足部皮肤干燥可以使用油膏类护肤品；每天换袜子；不穿高过膝盖的袜子；水平地剪趾甲；由专业人员修除胼胝或过度角化的组织；一旦有问题，及时找到专科医师或护士诊治。

不合适的鞋袜可以引起足溃疡。让患者学会选择合适的鞋袜。这类鞋子鞋内应该是有足够的空间，透气良好，鞋底较厚硬而鞋内较柔软，能够使足底压力分布更合理。

（四）糖尿病足溃疡的治疗

首先要鉴别溃疡的性质，神经性溃疡常见于反复受压的部位，如跖骨头的足底面、胼胝的中央，常伴有感觉的缺失或异常，而局部供血是好的。缺血性溃疡多见于足背外侧、足趾尖部或足跟部，局部感觉正常，但皮肤温度低、足背动脉和（或）胫后动脉明显减弱或不能触及。

1. 对于神经性溃疡，主要是减压，特别要注意患者的鞋袜是否合适。

2. 对于缺血性溃疡，则要重视解决下肢缺血，轻-中度缺血的患者可以实行内科治疗。病变严重的患者可以接受介入治疗或血管外科成形手术。

3. 对于合并感染的足溃疡，定期去除感染和坏死组织。只要患者局部供血良好，对于感染的溃疡，必须进行彻底清创。根据创面的性质和渗出物的多少，选用合适的敷料。在细菌培养的基础上选择有效的抗生素进行治疗。

4. 转诊或会诊：非糖尿病足病专业的医务人员，应掌握何种糖尿病足需要及时转诊或会诊。一旦出现以下情况，应该及时转诊给糖尿病足病专科或请相关专科会诊：皮肤颜色的急剧变化、局部疼痛加剧并有红肿等炎症表现、新发生的溃疡、原有的浅表溃疡恶化并累及软组织和（或）骨组织、播散性的蜂窝组织炎、全身感染征象、骨髓炎等。及时转诊或会诊有助于降低截肢率和减少医疗费用。

糖尿病的特殊情况

一、妊娠糖尿病与糖尿病合并妊娠

在糖尿病诊断之后妊娠者为糖尿病合并妊娠；在妊娠期间首次发生或发现的糖耐量减低或糖尿病称为妊娠糖尿病（gestational dibetes mellitus），妊娠糖尿病患者中可能包含了一部分妊娠前已有糖耐量减低或糖尿病，在孕期首次被诊断的患者。妊娠期间高血糖的主要危害是围产期母婴临床结局不良和死亡率增加，包括母亲发展为2型糖尿病、胎儿在宫内发育异常、新生儿畸形、巨大儿（增加母婴在分娩时发生合并症与创伤的危险）和新生儿低血糖发生的风险增加等。一般来讲，糖尿病患者合并妊娠时血糖水平波动较大，血糖较难控制，大多数患者需要使用胰岛素控制血糖。相反，妊娠糖尿病患者的血糖波动相对较轻，血糖容易控制，多数患者可通过严格的饮食计划和运动使血糖得到满意控制，仅部分患者需要使用胰岛素控制血糖。

（一）妊娠糖尿病的筛查

1. 有高度糖尿病风险的妊娠妇女：有妊娠糖尿病、巨大儿分娩史，肥胖，多囊卵巢综合征，有糖尿病家族史，早孕期空腹尿糖阳性者，无明显原因的多次自然流产史、胎儿畸形史及死胎史、新生儿呼吸窘迫综合征分娩史者等，应尽早监测血糖，如果空腹血糖≥7.0 mmol/L（126 mg/dl）及（或）随机血糖≥11.1 mmol/L（200 mg/dl）应在2周内重复测定。如血糖仍然如此可诊断妊娠糖尿病。

2. 所有妊娠妇女应在妊娠24～28周采取以下两种方法之一测定血糖

（1）一步法：进行75 g OGTT检测（表12）。

表 12 妊娠糖尿病的诊断标准

75 g OGTT	血糖(mmol/L)	血糖(mg/dl)
空腹	5.3	95
服糖后 1 小时	10.0	180
服糖后 2 小时	8.6	155
服糖后 3 小时	7.8	140

1 mmol/L=18 mg/dl;OGTT:葡萄糖耐量试验;2 个以上时间点高于上述标准可确定诊断

(2) 两步法:先行 50 g OGTT 进行初筛,服糖后 1 h 血糖高于 7.2 mmol/L(130 mg/dl)者进行 75 g OGTT。

3. 妊娠糖尿病的分级

(1) A1 级:空腹血糖<5.8 mmol/L,经饮食控制,餐后 2 hPG<6.7 mmol/L;

(2) A2 级:空腹血糖≥5.8 mmol/L 或经饮食控制餐后 2 hPG≥6.7 mmol/L 者,需使用胰岛素控制血糖。

(二) 计划妊娠的糖尿病妇女妊娠前的准备

1. 糖尿病妇女应计划妊娠,在糖尿病未得到满意控制之前应采取避孕措施。应告知已妊娠的糖尿病妇女在妊娠期间强化血糖控制的重要性以及高血糖可能对母婴带来的危险。

2. 在计划妊娠之前,应认真地回顾如下病史:

(1) 糖尿病的病程;

(2) 急性并发症,包括感染史、酮症酸中毒和低血糖;

(3) 慢性并发症,包括大小血管病变和神经系统病变;

(4) 详细的糖尿病治疗情况;

(5) 其他伴随疾病和治疗情况;

(6) 月经史、生育史、节育史;

(7) 家庭和工作单位的支持情况。

3. 由糖尿病医师和妇产科医师评估是否适于妊娠。

4. 如计划妊娠,应在受孕前进行如下准备:

(1) 全面检查,包括血压、心电图、眼底、肾功能以及 HbA_1c;

(2) 停用口服降糖药物,改用胰岛素控制血糖;

(3) 严格控制血糖,加强血糖监测。餐前血糖控制在 3.9~6.5 mmol/L(70~117 mg/dl),餐后血糖在 8.5 mmol/L(<153.0 mg/dl)以下,HbA_1c 控制在 7.0%以下(用胰岛素治疗者),在避免低血糖的情况下尽量控制在 6.5%以下;

(4) 严格将血压控制在 130/80 mmHg 以下。将控制高血压的 ACEI 和 ARB 改为甲基多巴或钙拮抗剂;

(5) 停用他汀类及贝特类调脂药物;

(6) 加强糖尿病教育;

(7) 戒烟。

(三) 妊娠期间糖尿病的管理

1. 应尽早对妊娠期间糖尿病进行诊断,在确诊后,应尽早按糖尿病合并妊娠的诊疗常规进行管理。1~2 周就诊 1 次。

2. 根据孕妇的文化背景进行针对妊娠妇女的糖尿病教育。

3. 妊娠期间的饮食控制标准:既能保证孕妇和胎儿能量需要,又能维持血糖在正常范围,而且不发生饥饿性酮症。尽可能选择低生糖指数的碳水化合物。对使用胰岛素者,要根据胰岛素的剂型和剂量来选择碳水化合物的种类和数量。应实行少量多餐制,每日分 5~6 餐。

4. 鼓励尽量通过血糖自我监测检查空腹、餐前血糖,餐后 1~2 hPG 及尿酮体。有条件者每日测定空腹和餐后血糖 4~6 次。血糖控制的目标是空腹、餐前、或睡前血糖 3.3~5.3 mmol/L,餐后 1 h≤7.8 mmol/L;或餐后 2 hPG≤6.7 mmol/L;HbA_1c 尽可能控制在 6.0%以下。

5. 避免使用口服降糖药,通过饮食治疗血糖不能控制时,使用胰岛素治疗。人胰岛素优于动物胰岛素。初步临床证据显示速效胰岛素类似物赖脯胰岛素和门冬胰岛素在妊娠期使用是安全有效的。

6. 尿酮阳性时,应检查血糖(因孕妇肾糖阈下降,尿糖不能准确反映孕妇血糖水平),如血糖正常,考虑饥饿性酮症,及时增加食物摄入,必要时在监测血糖的情况下静脉输入适量葡萄糖。若出现酮症酸中毒,按酮症酸中毒治疗原则处理。

7. 血压应该控制在 130/80 mmHg 以下。

8. 每 3 个月进行一次肾功能、眼底和血脂检测。

9. 加强胎儿发育情况的监护,常规超声检查了解胎儿发育情况。

10. 分娩方式:糖尿病本身不是剖宫产指征,无特殊情况可经阴道分娩,但如合并其他的高危因素,应进行选择性剖宫产或放宽剖宫产指征。

11. 分娩时和产后加强血糖监测,保持良好的血糖控制。

(四) 分娩后糖尿病的管理

1. 糖尿病合并妊娠者在分娩后胰岛素的需要量会明显减少,应注意血糖监测,适时减少胰岛素的用量,避免低血糖。糖尿病的管理与一般糖尿病患者相同。

2. 妊娠糖尿病使用胰岛素者多数在分娩后可以停用胰岛素，继续监测血糖。分娩后血糖正常者应在产后 6 周行 75 g OGTT，重新评估糖代谢情况，并进行终身随访。

（五）糖尿病合并妊娠时的特殊问题

1. 视网膜病变：糖尿病视网膜病变可因妊娠而加重。在怀孕前逐渐使血糖得到控制和预防性眼底光凝治疗（有适应证者）可减少糖尿病视网膜病变加重的危险性。

2. 高血压：无论是妊娠前已有的高血压还是妊娠期并发的高血压均可加重妊娠妇女已有的糖尿病并发症。应在妊娠期间严格控制血压。应避免使用 ACEI、ARB、β受体阻滞剂和利尿剂。

3. 糖尿病肾病：妊娠可加重已有的肾脏损害。对轻度肾病患者，妊娠可造成暂时性肾功能减退；已出现较严重肾功能不全的患者[血清肌酐＞3 mg/dl（265 μmol/L），或肌酐清除率＜50 ml/min]，妊娠可对部分患者的肾功能造成永久性损害。肾功能不全对胎儿的发育有不良影响。

4. 神经病变：与糖尿病神经病变相关的胃轻瘫、尿潴留、对低血糖的防卫反应差和直立性低血压可进一步增加妊娠期间糖尿病管理的难度。

5. 心血管病变：如潜在的心血管疾病未被发现和处理，妊娠使死亡的危险性增加。应在妊娠前仔细检查心血管疾病证据并予以处理。有怀孕愿望的糖尿病妇女心功能应该达到能够耐受运动试验的水平。

以上特殊情况需要与妇产科医师协商是否终止妊娠。

二、儿童和青少年糖尿病

近年来，糖尿病发病逐渐趋于低龄化，儿童及青少年的发病率明显上升，尤其是肥胖儿童。儿童及青少年糖尿病主要有以下类型：

1. 1 型糖尿病：为免疫介导性和特发性。

2. 2 型糖尿病。

3. 成年起病的青少年糖尿病（MODY）：分子生物学检查可见一系列特定的基因缺陷，为常染色体显性遗传。

4. 其他类型糖尿病：包括胰高糖素瘤、嗜铬细胞瘤、生长抑素瘤等以及药物或化学制剂所致的糖尿病。在新生儿发生的糖尿病中部分（30%～58%）是胰岛β细胞的磺脲类受体 Kir6.2 基因突变引起，此类患者罕见。在我国，目前儿童及青少年糖尿病仍以 1 型为主，但 2 型糖尿病表现出明显的上升趋势。有时区分儿童和青少年糖尿病的类型很困难，当患儿貌似 2 型糖尿病时，仍应注意有 1 型糖尿病或其他类型糖尿病的可能。有条件的单位应进一步测定胰岛β细胞自身抗体和C肽释放水平，并经过一段时间对治疗方法和疗效的随访，有助于分型诊断。

（一）1 型糖尿病

目前认为病因是在遗传易感性的基础上，外界环境因素（可能包括病毒感染）引发机体自身免疫功能紊乱，导致胰岛β细胞的损伤和破坏，胰岛素分泌绝对不足，引发糖尿病。患儿胰岛功能低下，常伴有β细胞自身抗体阳性，包括胰岛细胞自身抗体（ICA）、胰岛素自身抗体（IAA）、谷氨酸脱羧酶抗体（GDA）和人胰岛细胞抗原 2 抗体（1A-2A）等自身抗体。我国儿童青少年（0～14 岁）1 型糖尿病的发病率约为 0.6/10 万，属低发病区，但由于我国人口基数大，故 1 型糖尿病患者的绝对数并不少。

1. 临床表现：主要如下：

（1）起病较急，常因感染或饮食不当发病，可有家族史。

（2）典型者有多尿、多饮、多食和消瘦的三多一少症状。

（3）不典型隐匿发病患儿多表现为疲乏无力，遗尿，食欲可降低。

（4）20%～40%的患儿以糖尿病酮症酸中毒急症就诊。

2. 治疗方案及原则：1 型糖尿病的治疗目的是降低血糖、消除症状，预防和延缓各种急、慢性并发症的发生。提高生活质量，使糖尿病患儿能与正常儿童一样生活和健康成长。

（1）胰岛素治疗：儿童 1 型糖尿病一经确诊常需终身依赖外源性胰岛素替代治疗。由于患儿胰岛残余β细胞数量和功能有差异，胰岛素治疗要注意个体化。

（2）饮食治疗：①计划饮食，控制总热量，但要保证儿童正常生长发育的需要。②均衡膳食，保证足够营养，特别是蛋白质的供应。应避免高糖高脂食物，多选择高纤维素食物，烹调以清淡为主。③定时定量，少量多餐，最好是一日 3 次主餐和 3 次加餐。应注意进正餐和加餐的时间要与胰岛素注射时间及作用时间相配合。

（3）运动治疗：1 型糖尿病患儿病情稳定后可以参加学校的多种体育活动，这对糖尿病的病情控制有良好作用。运动方式和运动量应个体化，循序渐进，强度适当，量力而行，注意安全，包括防止运动后低血糖。

（4）心理治疗和教育：是糖尿病患儿综合治疗非常重要的一部分，是促进患儿健康成长的关键环节，社会、学校和家庭都应给予糖尿病儿童更多的关心和爱护。

(5) 要加强血糖的自我监测。

(6) 门诊随访：一般患儿至少每2～3个月应到糖尿病专科门诊复查1次。①每次携带病情记录本，以供医师对病情控制的了解，作为指导治疗的依据。②每次随访均应测量身高、体重、血压、尿常规、尿糖及酮体、餐后2 hPG和HbA_1c。③预防慢性并发症：每半年至1年检测一项血脂谱、尿微量白蛋白、眼底以及空腹或负荷后C肽水平，并观察血压的变化，注意患儿免疫调节紊乱导致的腹泻病的发生，以早期发现糖尿病的慢性合并症，并了解胰岛β细胞的功能变化。④由于1型糖尿病常合并自身免疫性甲状腺疾病，因此在诊断时应测定促甲状腺激素(TSH)及甲状腺自身抗体。若存在甲状腺功能减退，应该用甲状腺激素替代治疗，以免影响其生长发育。若甲状腺功能正常，应在1～2年后重复测定。

(二) 2型糖尿病

随着肥胖儿童的增多，儿童青少年中2型糖尿病的发病率也有增高趋势。儿童及青少年2型糖尿病也表现为胰岛素抵抗或(和)胰岛素分泌不足，但和成人2型糖尿病不一样，其胰岛素敏感性会随着患儿生长、发育的改变而降低。

1. 临床表现：发病较隐匿，多见于肥胖儿童，发病初期超重或肥胖，以后渐消瘦，不易发生酮症酸中毒，部分患儿伴有黑棘皮病，多见于颈部或腋下。这类患者在诊断2型糖尿病的同时要注意慢性并发症的发生，包括高血压、血脂异常、微量白蛋白尿、眼底病变等，以及睡眠呼吸障碍及肝脏脂肪变性等疾病。青春期少女还应注意是否合并多囊卵巢综合征。

2. 治疗方案及原则：儿童和青少年1型糖尿病控制目标因年龄不同而有所不同(表13)。

表13　儿童和青少年1型糖尿病控制目标

年龄段	血糖目标值范围 a		HbA_1c (%)	原　因
	餐前 (mmol/L, mg/dl)	睡前/夜间 (mmol/L, mg/dl)		
幼儿-学龄前期(0～6岁)	5.6～10.0 (100～180)	6.1～11.1 (110～200)	7.5～8.5	脆性，易发生低血糖
学龄期 (7～12岁)	5.0～10.0 (90～180)	5.6～10.0 (100～180)	<8	青春期前低血糖风险相对高，而并发症风险相对低
青春期和青少年期 (13～19岁)	5.0～7.2 (90～130)	5.0～8.3 (90～150)	<7.5	有严重低血糖的风险；需要考虑发育和精神健康；如无过多低血糖发生，能达到7%以下更好

a 血糖控制应权衡利弊，实行个体化，低血糖风险较高或尚无低血糖风险意识的儿童患者可适当放宽标准；当餐前血糖和HbA_1c之间出现矛盾时，则应考虑加用餐后血糖值来评估

(1) 健康教育：不仅针对2型糖尿病患儿个体进行健康和心理教育，同时更要对患儿家庭成员进行糖尿病相关知识的普及。合理的生活方式对病情的控制尤为重要。

(2) 饮食治疗：饮食控制以维持正常发育和标准体重、纠正已发生的代谢紊乱和减轻胰岛β细胞的负担为原则，肥胖儿童的减低体重量要因人而异。

(3) 运动治疗：运动治疗在儿童青少年2型糖尿病的治疗上占有重要的地位，有利于减轻体重，增加胰岛素的敏感性、血糖的控制和促进生长发育。运动方式和运动量的选择应该个体化，根据性别、年龄、体型、体力、运动习惯和爱好制订适当的运动方案。

(4) 药物治疗：原则上可先用饮食和运动治疗，观察2～3个月，若血糖仍未达标者，可使用口服降糖药或胰岛素治疗以保证儿童的正常发育。由于儿童和青少年2型糖尿病与成人2型糖尿病的病理生理相似，有理由推测这些药物对儿童和青少年2型糖尿病有效。药物的选择及应用基本上与成年人相同。值得注意的是，这些口服降血糖药物的疗效和安全性都未在儿童进行过全面的评估。FDA仅批准二甲双胍用于10岁以上儿童患者。用药应体现个体化，在多数情况下，特别对于超重或肥胖的患儿，二甲双胍作为首选药物。与磺脲类药物相比，在控制HbA_1c水平相当时，二甲双胍不易发生低血糖，同时有一定降低三酰甘油和胆固醇水平的作用。胰岛素的应用和注意事项与儿童1型糖尿病相同。

(5) 自我血糖监测。

(6) 控制目标：保持正常生长发育，避免肥胖或超体重，在避免低血糖的前提下，空腹血糖<7.0 mmol/L，HbA_1c尽可能控制在7.0%以下。

(7) 定期随访，进行身高、体重、血压、血脂、血糖和HbA_1c的检查，早期发现糖尿病慢性并发症。

3. 2型糖尿病的筛查：与成人2型糖尿病一样，对于儿童及青少年2型糖尿病患者也要做到“早发现、

早诊断、早治疗”，尤其是对高危人群（肥胖、糖尿病家族史、血脂异常和高血压、多囊卵巢综合征等）进行筛查和预防。不定期进行身高、体重、血压、血脂、血糖的检查，以求早期发现异常，及时进行干预治疗。

儿童及青少年中糖尿病高危人群的筛查标准：

（1）高危因素：超重（相对于同性别、年龄人群，BMI 超过 85 个百分点）合并以下任意 2 项指标：①家族史：一级或二级亲属患有糖尿病；②高风险种族；③胰岛素抵抗特征（如黑棘皮病，高血压，血脂异常，多囊卵巢综合征等）；④母亲怀孕时有糖尿病史或诊断为妊娠糖尿病。

（2）年龄：10 岁或青春期（如果青春期提前）。

（3）筛选频率：每隔 3 年。

三、老年糖尿病

老年糖尿病是指年龄＞60 岁的糖尿病患者（西方国家＞65 岁），包括 60 岁以前诊断和 60 岁以后诊断为糖尿病者。

（一）老年糖尿病的特点

1. 老年糖尿病绝大多数为 2 型糖尿病，异质性较大，其年龄、病程、基本健康状态、并发症、合并症以及预计生存期均不同。

2. 部分患者是过去发生糖尿病随年龄增大进入老年期，这类患者常伴有明显的慢性并发症。新诊断的老年糖尿病多数起病缓慢，多无症状，往往由于常规体检或因其他疾病检查血糖或尿糖时发现。

3. 部分老年糖尿病以并发症为首发表现，如高血糖高渗状态，心、脑血管意外以及视力改变等。

4. 少数老年糖尿病患者表现为体温低、多汗、神经性恶病质、肌萎缩和认知功能减退。

5. 部分老年糖尿病患者有潜在的伴随疾病。

（二）老年糖尿病的并发症

1. 急性并发症

老年糖尿病患者严重的急性代谢并发症常为高血糖高渗状态，死亡率高。

2. 慢性并发症

（1）心、脑血管并发症是老年糖尿病死亡的主要原因，约 80% 的老年糖尿病患者死于心血管合并症。

（2）老年糖尿病周围神经病变和自主神经病变均随增龄而增加。

（3）老年糖尿病患者白内障、视网膜病变和青光眼的发病率明显增多。

（4）部分老年糖尿病患者存在明显认知功能障碍和活动受限。

（三）老年糖尿病治疗的注意事项

老年糖尿病的治疗原则与一般成人糖尿病相似，但应考虑到老年人的特点。尽管血糖控制是重要的，但减少其心脑血管风险和事件的治疗，如控制血脂，血压以及阿司匹林抗血小板治疗所获得的益处甚至大于严格控制血糖。

老年糖尿病多属于 2 型糖尿病，如单纯饮食和运动治疗达不到要求者，在选择口服降糖药时，应注意以下事项：

1. 老年人随年龄增长常伴有器官功能减退，伴心、肾、肝、肺功能不全者，应注意口服降糖药的适应证和禁忌证。

2. 因老年人对低血糖耐受性差，特别在病程长、已有高危心脑血管风险的老年患者，低血糖可以诱发心、脑血管事件，甚至导致死亡。因此在治疗中重点是避免低血糖发生，而非强化治疗控制血糖。血糖控制目标应遵循个体化原则，可略宽于一般成人。

（四）老年糖尿病的筛查和预防

老年人是糖尿病的高危人群，预防是关键。老年人保持健康生活方式和生活习惯是预防糖尿病的基础。

四、围手术期糖尿病管理

糖尿病患者因其他原因需要进行手术治疗时需要得到特别的关注。对医护人员来说，糖尿病患者围手术期的正确处理是一种挑战，糖尿病大血管并发症和微血管并发症可显著增加手术风险。而且手术应激可使血糖急剧升高，造成糖尿病急性并发症发生率增加，这是术后病死率增加的主要原因之一；另外，高血糖可造成感染发生率增加及伤口愈合延迟。因此围手术期的正确处理需要外科医师、糖尿病专科医师及麻醉师之间良好的沟通与协作，主要包括以下几个方面。

1. 术前准备及评估

（1）对于择期手术，应对血糖控制以及可能影响手术预后的糖尿病并发症进行全面评估，包括心血管疾病，自主神经病变及肾病。术前空腹血糖水平应控制在 7.8 mmol/L 以下，餐后血糖控制在 10 mmol/L 以下。对于口服降糖药血糖控制不佳的患者，应及时调整为胰岛素治疗。口服降糖药治疗的患者在接受小手术的术前当晚及手术当天应停用口服降糖药，接受大中手术则应在术前 3 天停用口服降糖药，改为胰岛素治疗。

（2）对于急诊手术，主要评估血糖水平，有无酸碱、水、电解质平衡紊乱。如果存在，应及时纠正。

2. 术中处理

（1）对于仅需单纯饮食治疗或小剂量口服降糖药即可使血糖控制达标的 2 型糖尿病患者，在接受小手术时，术中不需要使用胰岛素。

(2) 在大中型手术中,需静脉应用胰岛素,并加强血糖监测,血糖控制的目标为 5.0～11.0 mmol/L。术中可输注 5% 葡萄糖液 100～125 ml/h,以防止低血糖。葡萄糖-胰岛素-钾联合输入是代替分别输入胰岛素和葡萄糖的简单方法,需根据血糖变化及时调整葡萄糖与胰岛素的比例。

3. 术后处理

(1) 在患者恢复正常饮食以前仍予胰岛素静脉输注,恢复正常饮食后可予胰岛素皮下注射。

(2) 对于术后需要重症监护或机械通气的患者,如血浆葡萄糖>10.0 mmol/L,通过持续静脉胰岛素输注将血糖控制在 7.8～10.0 mmol/L 范围内比较安全。

(3) 中、小手术后一般的血糖控制目标为空腹血糖<7.8 mmol/L,随机血糖<10.0 mmol/L。在既往血糖控制良好的患者可考虑更严格的血糖控制,同样应注意防止低血糖发生。

五、糖尿病与感染

糖尿病容易并发各种感染,血糖控制差的患者更为常见也更为严重。糖尿病并发感染可形成一个恶性循环,即感染导致难以控制的高血糖,而高血糖进一步加重感染。感染可诱发糖尿病急性并发症,感染也是糖尿病的重要死因之一。

(一) 糖尿病患者常见感染类型

如泌尿系感染、肺炎、结核病、胆道感染、皮肤及软组织感染、外耳炎和口腔感染。

1. 泌尿系感染常可导致严重的并发症,如严重的肾盂肾炎、肾及肾周脓肿、肾乳头坏死和败血症。常见的致病菌是大肠杆菌及克雷白杆菌。

2. 肺炎常见的致病菌包括葡萄球菌、链球菌及革兰阴性菌。毛霉菌病及曲霉病等呼吸道真菌感染亦多见于糖尿病患者。

3. 糖尿病患者结核的发生率显著高于非糖尿病患者,并且更多见非典型的影像学表现。

4. 皮肤葡萄球菌感染是糖尿病患者的常见感染之一,常见于下肢。足部溃疡的常见致病菌包括葡萄球菌、链球菌、革兰阴性菌及厌氧菌。糖尿病患者中牙周炎的发生率增加,易导致牙齿松动。外耳炎常常是被忽略的感染灶。

(二) 糖尿病合并感染的防治

1. 预防:良好的血糖控制,加强自身卫生及必要的免疫接种在一定程度上可有效预防严重感染的发生。

2. 治疗:严格控制血糖为首要措施,胰岛素治疗为首选;进行有效的抗感染治疗,并根据药物敏感试验结果及时调整抗生素的种类;必要时行外科手术干预,特别是在糖尿病足的治疗过程中更加重要。

六、糖皮质激素与糖尿病

1. 糖皮质激素广泛用于多种急、慢性疾病的治疗,同时也是对糖代谢影响很大的药物。血糖升高是糖皮质激素治疗的常见并发症。长期应用或单次应用均可以诱发或加重糖尿病,这种作用通常是剂量和时间依赖性的。当停用糖皮质激素后,糖代谢通常会恢复至用药之前的状态。但是,如果用药时间过长,则可能会导致永久性血糖增高。

2. 非糖尿病患者使用大剂量糖皮质激素治疗时应监测血糖至少 48 h,根据血糖情况及时给予胰岛素等药物控制血糖。

3. 糖尿病患者在使用糖皮质激素过程中应严密监测血糖和 HbA_1c,典型的血糖谱为相对正常的空腹血糖及逐渐升高的餐后血糖。因此,不能只监测空腹血糖。其次,在使用糖皮质激素的同时,应加强降糖治疗。随着糖皮质激素剂量的改变,降糖治疗应及时调整,胰岛素治疗常作为首选。

七、抑郁症

糖尿病患者抑郁症的患病率显著高于非糖尿病人群,糖尿病和抑郁症之间可能存在双向的因果关系。我国江苏数家医院糖尿病患者门诊问卷调查显示,糖尿病患者抑郁症患病率达 50%,其中有 4% 左右是需要治疗的抑郁症。伴有抑郁症的糖尿病患者血糖不易得到满意控制,微血管和大血管并发症发生的风险可能高于普通糖尿病患者。有证据表明抑郁、焦虑等负性情绪可加重糖尿病的病情,抗抑郁治疗可以改善糖尿病抑郁症患者的抑郁状态,但某些抗抑郁药可能对血糖控制不利。糖尿病患者的抑郁、焦虑、饮食失调、认知障碍等应作为患者心理评估及治疗的重要方面。改善糖尿病患者的代谢异常和抑郁症状,帮助患者及早摆脱不良心理,恢复自信,有助于提高患者的生活质量。

八、精神疾病、人类免疫缺陷病毒/艾滋病(HIV/AIDS)和糖尿病

欧美人群已证实,精神分裂症患者比普通人群罹患代谢综合征的风险更大。治疗精神异常和 HIV/AIDS 的某些药物有诱发或加重糖尿病的不良后果,并且有增加心血管疾病的危险。抗精神病药物(特别是第二代药物)可增加发生肥胖、2 型糖尿病和血脂异常的危险。

治疗 HIV/AIDS 的高活性抗逆转录酶病毒药物

可导致血脂异常和胰岛素抵抗，尤其是使用蛋白酶抑制剂时。建议在选择精神疾病和抗 HIV 感染的治疗方案时要考虑这些不良反应。开始上述药物治疗前，应检查患者的血糖和血脂，询问是否存在其他危险因素，如高血压、肥胖、吸烟史和特殊疾病家族史。使用抗精神病药物的患者每个月测量血糖和体重一次，治疗过程中体重增加者应进行常规血液生化检查。

代谢综合征

代谢综合征是一组以肥胖、高血糖(糖尿病或糖调节受损)、血脂异常(指高三酰甘油血症和/或低HDL-C 血症)以及高血压等聚集发病，严重影响机体健康的临床症候群，是一组在代谢上相互关联的危险因素的组合，这些因素直接促进了动脉粥样硬化性心血管疾病的发生，也增加了发生 2 型糖尿病的风险。目前研究结果显示，代谢综合征患者是发生心脑血管疾病的高危人群，与非代谢综合征者相比，其罹患心血管病和 2 型糖尿病的风险均显著增加。

一、代谢综合征的诊断标准

代谢综合征的诊断标准尚未在全球完全统一，表 14 列示 WHO(1999)、美国国家胆固醇教育纲要成人教育组第 3 次报告(NCEP-ATPⅢ 2005)以及 IDF(2005)等 3 个标准。我国也制定了以中国人调查数据及研究结果为基础的代谢综合征定义，分别是 2004 年 CDS 和 2007 年《中国成人血脂异常防治指南》制定联合委员会(JCDCG)建议的代谢综合征诊断标准。

表 14　代谢综合征的 3 种诊断标准

指标	WHO(1999)	NCEP-ATPⅢ(2005)	IDF(2005)
初选人群	高血糖及胰岛素抵抗人群	全人群	中心性肥胖人群 a
组成成分数	初选人群中至少 2 项其他组分	至少 3 项	初选人群中至少 2 项其他组分
肥胖			
BMI(kg/m^2)	>30 及/或	—	—
腰围(cm)	—	不同人种采用特定的腰围，华人：男≥90 cm，女≥80 cm	不同人种采用特定的腰围切点。华人：男≥90 cm，女≥80 cm
腰臀比	>0.90(男)，0.85(女)	—	—
血脂紊乱			
TG(mmol/L)	≥1.70b 或接受相应的调脂治疗者	≥1.7b 或接受相应的调脂治疗者	
HDL-C(mmol/L)	<0.9(男)，<1.0(女)	<1.04(男)，<1.30(女)	<1.03(男)，<1.29(女)或接受相应的调脂治疗者
高血压(mmHg)	≥140/90	≥130/85 及/或已确诊为高血压并治疗者	≥130/85 及/或已确诊为高血压并治疗者
高血糖			
FPG(mmol/L)	≥6.1 及/或	≥5.6 及/或已确诊为糖尿病并治疗者	≥5.6 及/或已确诊为糖尿病并治疗者
2 hPG(mmol/L)	≥7.8 及/或已确诊为糖尿病并治疗者	—c	—c
胰岛素抵抗	高胰岛素正糖钳夹试验的 M 值上四分位数	—	—
微量白蛋白尿			
尿白蛋白(μg/min)	≥20	—	—
尿白蛋白/肌酐(mg/g)			

BMI：体重指数；TG：三酰甘油；HDL-C：高密度脂蛋白胆固醇；FPG：空腹血糖；2 hPG：餐后 2 h 血糖；NCEP-ATPⅢ：美国国家胆固醇教育纲要成人教育组第 3 次报告；IDF：国际糖尿病联盟；a 如果 BMI>30 kg/m^2，不需要测量腰围，即可诊断为中心性肥胖；b NCEP-ATPⅢ及 IDF 诊断标准中，高甘油三酯和低 HDL-C 分别作为 2 个单独的组分；c 如果 FPG 超过 5.6 mmol/L(或 100 mg/dl)，推荐进行口服葡萄糖耐量试验，但对诊断代谢综合征并非必备检查。在临床实践中，糖耐量减低亦可作为诊断依据，在代谢综合征流行病学研究中，只有空腹血糖和已被诊断为 2 型糖尿但在流行病学研究中也多结合筛查糖负荷后 2 h 血糖，以期早期预防及发现糖尿病。

目前我国主要采用的是2004年CDS建议的代谢综合征诊断标准（表15）。应用CDS建议对中国人代谢综合征患病率调查的结果如下。

表15　糖尿病初诊评估的内容病史

●年龄、起病特点（如有无糖尿病症状、酮症、DKA）
●饮食、运动习惯、营养状况、儿童和青少年要了解生长发育情况
●是否接受过糖尿病教育
●复习以往的治疗方案和治疗效果（如 HbA_1c 记录）、目前治疗情况包括药物、饮食和运动、血糖检测结果
● DKA发生史、发生频率、严重程度和原因
●低血糖发生史：发生频率、严重程度和原因
●糖尿病相关并发症和合并症史
微血管并发症：糖尿病视网膜病变、糖尿病肾病、神经病变（感觉性包括足部损伤；自主神经性包括性功能异常和胃轻瘫等）
大血管并发症：心血管病、脑血管病、外周动脉疾病
合并症：高血压、血脂紊乱、代谢综合征、高尿酸血症
其他：心理问题、口腔疾病
体格检查
●身高、体重、BMI、腰围、臀围
●血压
●眼底检查
●甲状腺触诊
●皮肤检查（黑棘皮、胰岛素注射部位）
●详细的足部检查（望诊、足背动脉和胫后动脉搏动触诊、膝反射、震动觉、痛觉、温度觉和单尼龙丝触觉）实验室检测
● HbA_1c：如果没有2～3个月内的结果，需要测定
●在1年之内没有如下结果，需要测定
血脂谱，包括总胆固醇、LDL－C、HDL－C和三酰甘油
肝脏功能
尿微量白蛋白和尿肌酐，并计算比值
血清肌酐和计算的GFR
1型糖尿病、血脂异常症和年龄＞50岁的妇女需测定血清TSH

DKA：糖尿病酮症酸中毒；HbA_1c：糖化血红蛋白；BMI：体重指数；LDL－C：低密度脂蛋白胆固醇；HDL－C：高密度脂蛋白胆固醇；GFR：肾小球滤过率；TSH：促甲状腺激素

1. 在上海、北京、武汉等大中城市，中国人代谢综合征的粗患病率为14%～16%，标化患病率为9%～12%，总体上呈现北方高于南方、城市高于农村的趋势。

2. 男性代谢综合征患病率明显高于女性。

3. 代谢综合征患病率随着年龄增长而增高，增龄趋势具有一定的性别差异，65岁以前代谢综合征患病率男性高于女性，但在65岁以上则女性高于男性。

二、代谢综合征的防治

目前防治代谢综合征的主要目标是预防临床心血管疾病以及2型糖尿病的发生，对已有心血管疾病者则要预防心血管事件再发。原则上应先启动生活方式治疗，然后是针对各种危险因素的药物治疗。

1. 生活方式干预：保持理想的体重、适当运动、改变饮食结构以减少热量摄入、戒烟和不过量饮酒等，不仅能减轻胰岛素抵抗和高胰岛素血症，也能改善糖耐量和其他心血管疾病危险因素。

2. 针对各种危险因素如糖尿病或糖调节受损、高血压、血脂紊乱以及肥胖等的药物治疗，治疗目标如下：

（1）体重在一年内减轻降低7%～10%，争取达到BMI和腰围正常化；

（2）血压：糖尿病患者＜130/80 mmHg，非糖尿病患者＜140/90 mmHg；

（3）LDL－C＜2.6 mmol/L（100 mg/dl）、三酰甘油＜1.7 mmol/L（150 mg/dl）、HDL－C＞1.04 mmol/L（40 mg/dl）（男）或＞1.3 mmol/L（50 mg/dl）（女）；

（4）空腹血糖＜6.1 mmol/L（110 mg/dl）、负荷后2 hPG＜7.8 mmol/L（140 mg/dl）及 HbA_1c＜7.0%。

中华医学会糖尿病学分会（CDS）关于代谢综合征的诊断标准（2004）

具备以下4项组成成分中的3项或全部者：

1. 超重和（或）肥胖：BMI≥25 kg/m^2；

2. 高血糖：FPG≥6.1 mmol/L（110 mg/dl）及（或）2 hPG≥7.8 mmol/L（140 mg/dl），及（或）已确诊为糖尿病并治疗者；

3. 高血压：BP≥140/90 mmHg及（或）已确认为高血压并治疗者；

4. 血脂紊乱：空腹血浆TG≥1.7 mmol/L（150 mg/dl），及（或）空腹HDL－C＜0.9 mmol/L（35 mg/dl）（男）或＜1.0 mmol/L（39 mg/dl）（女）。

糖尿病初诊和随诊简要方案

初诊

1. 为确定个体化的治疗目标，初诊时要详细询问糖尿病及其并发症的临床症状、了解糖尿病的家族史。对已经诊断的糖尿病患者，复习以往的治疗方案和血糖控制情况，并进行以下体格检查和化验检查。

（1）体格检查：身高、体重、计算BMI、腰围、血压和足背动脉搏动。

（2）化验检查：空腹血糖、餐后血糖、HbA_1c、三酰甘油、总胆固醇、HDL－C、LDL－C、尿常规、肝功能和肾功能。

（3）特殊检查：眼底检查、心电图和神经病变相关检查。若条件允许，应检测尿微量白蛋白和尿肌酐。

2. 制定最初需要达到的目标及应该采取的措施

综合患者的年龄、心血管疾病史等情况，确定个体化的血糖控制的最初目标。帮助患者制定饮食和运动的方案，肥胖者确定减轻体重的目标。建议患者戒烟、限酒。根据患者的具体病情处方合理的降糖药物并指导药物的使用。教育患者进行自我血糖监测如血糖测定的时间和频度，并做好记录。告诉患者下次随诊的时间及注意事项。

随诊

查看患者血糖记录手册，分析化验结果如空腹和餐后血糖、HbA_1c。讨论饮食及运动方案的实施情况，询问药物的使用剂量、方法及副作用。确定下一步要达到的目标和下一步治疗方案。对于血糖控制平稳并达标的患者建议 HbA_1c 每年测定 2 次；对于治疗方案改变或血糖控制没能达标的患者，建议 HbA_1c 每季度测定 1 次。

对于高血压的患者每次随访都要测定血压，根据血压水平调整治疗方案，同时要注意降压药的副作用。

表 16 临床监测方案

监测项目	初访	随访	每季度随访	年随访
体重/身高	√	√	√	√
BMI	√			√
血压	√	√	√	√
空腹/餐后血糖	√	√	√	√
HbA_1c	√		√	√
尿常规	√	√	√	√
胆固醇/高/低密度脂	√			√
蛋白胆固醇/三酰甘油	√			√
尿白蛋白/尿肌酐 a	√			√
肌酐/BUN	√			√
肝功能	√			√
心电图	√			√
眼：视力及眼底	√			√
足：足背动脉搏动，神经病变的相关检查	√		√	√

BMI：体重指数；a 在条件允许的情况下进行

英文缩略语对照

国际糖尿病联盟（International Diabetes Federation，IDF）
世界卫生组织（World Health Orgnization，WHO）
美国糖尿病学会（American Diabetes Association，ADA）
糖化血红蛋白（glyosylated hemoglobin A1c，HbA_1c）
噻唑烷二酮类（thiazolidinediones，TZDs）
胰高血糖素样肽－1（glucagon-like peptide－1，GLP－1）
踝肱指数（ankle-brachial index，ABI）
空腹血糖受损（impaired fasting glucose，IFG）
糖耐量减低（impaired glucose tolerance，IGT）
糖调节受损（impaired glucose regulation，IGR，即糖尿病前期，包括空腹血糖受损和糖耐量减低）
谷氨酸脱羧酶抗体（glutamic acid decarboxylase antibody，GAD－Ab）
胰岛细胞抗体（islet cell antibody，ICA）
人胰岛细胞抗原 2 抗体（human islet antigen－2 antibody，1A－2A）
成人起病的青少年糖尿病（maturity on-setdiabetes mellitus in youth，MODY）
外周动脉疾病（peripheral artery disease，PAD）
餐后 2 小时血糖（2－hours postprandial glucose，2 hPG）
持续性皮下胰岛素输注（continuous subcutaneous insulin infusion，CSII）
糖尿病酮症酸中毒（diabetic ketoacidosis，DKA）
糖尿病高血糖高渗透压综合征（hyperglycemia hyperosmolar state，HHS）
预防糖尿病计划研究（Diabetes Prevention Program，DPP）
糖尿病控制与并发症试验（Diabetes Control and Complications Trial，DCCT）
英国前瞻性糖尿病研究（the United Kingdom Prospective Diabetes Study，UKPDS）
高血压最佳治疗试验（Hypertension Optimal Treatment trial，HOT）
英国心脏保护研究-糖尿病亚组试验（Heart Protection Study-Diabetes Mellitus，HPS－DM）
糖尿病与血管疾病行动研究（Action in Diabetes and Vascular Disease，ADVANCE）
美国退伍军人糖尿病研究（Veterans Affairs Diabetes Trial，VADT）
控制糖尿病心血管风险行动研究（Action to Control Cardi-ovascular Risk in Diabetes，ACCORD）
盎格鲁-斯堪的纳维亚心脏终点试验-降脂分支研究（Anglo－Scandinavian Cardiac Outcomes Tria－Lipid Lowering Arm，ASCOT－LLA）
阿托伐他汀糖尿病协作研究（Collaborative Atorvastatin Di－abetes Study，CARDs）
自我血糖监测（Self monitoring of Blood Glucose，SMBG）

常用降糖药(不包括胰岛素)

化学名	英文名	每片(支)剂量(mg)	剂量范围(mg/d)	作用时间(h)	半衰期(h)
格列本脲	glibenclamide	2.5	2.5～15.0	16～24	10～16
格列吡嗪	glipizide	5	2.5～30.0	8～12	2～4
格列吡嗪控释片	glipizide-XL	5	5.0～20.0	6～12(最大血药浓度)	2～5(末次血药后)
格列齐特	gliclazide	80	80～320	10～20	6～12
格列齐特缓释片	gliclazide-MR	30	30～120		12～20
格列喹酮	gliquidone	30	30～180	8	1.5
格列美脲	glimepiride	1,2	1.0～8.0	24	5
消渴丸(含格列本脲)	Xiaoke Pill	0.25(mg 格列本脲/粒)	5～30 粒(含 1.25～7.5 mg 格列本脲)		
二甲双胍	metformin	250、500、850	500～2 000	5～6	1.5～1.8
二甲双胍缓释片	metformin-XR	500	500～2 000	8	6.2
阿卡波糖	acarbose	50	100～300		
伏格列波糖	voglibose	0.2	0.2～0.9		
米格列醇	Miglitol	50	100～300		
瑞格列奈	repaglinide	0.5、1、2	1～16	4～6	1
那格列奈	nateglinide	120	120～360	1.3	
米格列奈钙片	mitiglinide calcium	10	30～60	0.23～0.28(峰浓度时间)	1.2
罗格列酮	rosiglitazone	4	4～8		3～4
二甲双胍＋罗格列酮	Metformin＋rosiglitazone	500/2			
吡格列酮	pioglitazone	15	15～45	2(达峰时间)	3～7
西格列汀	sitagliptin	100	100	24	12.4
沙格列汀	saxagliptin	5	5	24	2.5
维格列汀	vildagliptin	50	100	24	2
艾塞那肽	exenatide	0.3/1.2 ml,0.6/2.4 ml	0.01～0.02	10	2.4
利拉鲁肽	liraglutide	18 mg/3 ml	0.6～1.8	24	13

常用胰岛素及其作用特点

胰岛素制剂	起效时间(min)	峰值时间(h)	作用持续时间(h)
短效胰岛素(RI)	15～60	2～4	5～8
速效胰岛素类似物(门冬胰岛素)	10～15	1～2	4～6
速效胰岛素类似物(赖脯胰岛素)	10～15	1.0～1.5	4～5
中效胰岛素(NPH)	2.5～3.0	5～7	13～16
长效胰岛素(PZI)	3～4	8～10	长达 20
长效胰岛素类似物(甘精胰岛素)	2～3	无峰	长达 30
长效胰岛素类似物(地特胰岛素)	3～4	3～14	长达 24
预混胰岛素(HI 30R,HI 70/30)	0.5	2～12	14～24
预混胰岛素(50R)	0.5	2～3	10～24
预混胰岛素类似物(预混门冬胰岛素 30)	0.17～0.33	1～4	14～24
预混胰岛素类似物(预混赖脯胰岛素 25)	0.25	0.5～1.17	16～24
预混胰岛素类似物(预混赖脯胰岛素 50)	0.25	0.5～1.17	16～24

糖尿病常用降压药

化学名	英文名	单剂量(mg)	常用剂量(mg/d)	主要不良反应
卡托普利	catopril	12.5	25～100	咳嗽，血钾升高，血管性水肿
苯那普利	benazepril	10	5～40	咳嗽，血钾升高，血管性水肿
依那普利	enalapril	10	5～40	咳嗽，血钾升高，血管性水肿
西拉普利	cilazapril	2.5	2.5～5.0	咳嗽，血钾升高，血管性水肿
福辛普利	fosinopril	10	10～40	咳嗽，血钾升高，血管性水肿
培哚普利	perindopril	4	4～8	咳嗽，血钾升高，血管性水肿
雷米普利	ramipril	2.5	1.25～20.00	咳嗽，血钾升高，血管性水肿
赖诺普利	lisinopril	10	5～40	咳嗽，血钾升高，血管性水肿
喹那普利	quinapril	10	10～40	咳嗽，血钾升高，血管性水肿
群多普利	trandolapril	1	0.5～4.0	咳嗽，血钾升高，血管性水肿
地拉普利	delapril	15	15～60	咳嗽，血钾升高，血管性水肿
咪哒普利	imidapril	5	2.5～10.0	咳嗽，血钾升高，血管性水肿
氯沙坦	losartan	50	25～100	血钾升高，血管性水肿(罕见)
缬沙坦	valsartan	80	80～160	血钾升高，血管性水肿(罕见)
厄贝沙坦	irbesartan	150	150～300	血钾升高，血管性水肿(罕见)
坎地沙坦	candesartan	8	8～32	血钾升高，血管性水肿(罕见)
替米沙坦	micardis	80	20～80	血钾升高，血管性水肿(罕见)
奥美沙坦	olmesartan	40	20～40	血钾升高，血管性水肿(罕见)
硝苯地平缓释片	nifedipine	10	10～20	水肿，头痛，潮红
硝苯地平控释片	nifedipine	30	30～60	水肿，头痛，潮红
苯磺酸氨氯地平	amlodipine besylate	5	2.5～10.0	水肿，头痛，潮红
非洛地平	felodipine	5	2.5～20.0	水肿，头痛，潮红
拉西地平	lacidipine	4	4～6	水肿，头痛，潮红
尼卡地平	perdipine	40	60～90	水肿，头痛，潮红
尼群地平	nitrendipine	10	20～60	水肿，头痛，潮红
乐卡地平	lercanidipine	10	10～20	水肿，头痛，潮红
维拉帕米缓释片	verapamil	120	120～240	房室传导阻滞，心功能抑制，便秘
美托洛尔	metoprolol	25、50	50～100	支气管痉挛，心功能抑制
比索洛尔	bisoprolol	5	2.5～10.0	支气管痉挛，心功能抑制
阿替洛尔	atenolol	25	12.5～50.0	支气管痉挛，心功能抑制
普萘洛尔	propranolol	10	30～90	支气管痉挛，心功能抑制
倍他洛尔	betaxolol	20	5～20	支气管痉挛，心功能抑制
拉贝洛尔	labetalol	100	200～400	体位性低血压，支气管痉挛
卡维地洛	carvedilol	10	12.5～50.0	体位性低血压，支气管痉挛
阿罗洛尔	arotinolol	10	10～20	体位性低血压，支气管痉挛
呋塞米	furosemide	20	20～80	血钾降低
双氢氯噻嗪	hydrochlorothiazide	25	6.25～25.00	血钾减低，血钠减低，血尿酸升高
氯噻酮	chlortralidone	50	12.5～25.00	血钾减低，血钠减低，血尿酸升高
吲哒帕胺	indapamide	2.5	0.625～2.500	血钾减低，血钠减低，血尿酸升高
吲哒帕胺缓释片	indapamide	1.5	1.5	血钾减低，血钠减低，血尿酸升高
阿米洛利	amiloride	2.5	5～10	血钾增高
氨苯蝶啶	triamterene	50	25～100	血钾增高
螺内酯	spironolactone	20	25～50	血钾增高
特拉唑嗪	terazosin	2	1～20	体位性低血压
多沙唑嗪	doxazosin	2	1～16	体位性低血压
哌唑嗪	prazosin	2	2～20	体位性低血压
乌拉地尔	urapidil	20	40	体位性低血压

常用调脂药物

化学名	英文名	常用剂量(mg)	主要副作用
非诺贝特	fenofibrate	200	消化不良,胆石症,肝脏血清酶升高和肌病
吉非贝齐	gemfibrozil	1 200	消化不良,胆石症,肝脏血清酶升高和肌病
苯扎贝特	bezafibrate	600	消化不良,胆石症,肝脏血清酶升高和肌病
洛伐他汀	lovastatin	40	头痛、失眠、抑郁,腹泻、腹痛、恶心、消化不良,肝脏转氨酶升高,肌病
辛伐他汀	simvastatin	20～40	头痛、失眠、抑郁,腹泻、腹痛、恶心、消化不良,肝脏转氨酶升高,肌病
普伐他汀	pravastatin	40	头痛、失眠、抑郁,腹泻、腹痛、恶心、消化不良,肝脏转氨酶升高,肌病
氟伐他汀	fluvastatin	40～80	头痛、失眠、抑郁,腹泻、腹痛、恶心、消化不良,肝脏转氨酶升高,肌病
阿托伐他汀	atorvastatin	10	头痛、失眠、抑郁,腹泻、腹痛、恶心、消化不良,肝脏转氨酶升高,肌病
瑞舒伐他汀	rosuvastatin	5～10	头痛、失眠、抑郁,腹泻、腹痛、恶心、消化不良,肝脏转氨酶升高,肌病
烟酸缓释片	nicotinic acid	1 000～2 000	胃肠道反应,颜面潮红,高血糖,高尿酸(或痛风)
考来烯胺	cholestyramine	4 000～16 000	胃肠不适,便秘
考来替泊	colestipol	5 000～20 000	胃肠不适,便秘
阿昔莫司	acipimox	500	面部潮红,胃肠道反应,头痛
潘特生	pantosin	600	偶有腹泻、食欲不振、腹胀
普罗布考	probucol	1 000	延长 Q－T 间期,降低 HDL－C,恶心、腹泻、消化不良,嗜酸细胞增多,尿酸增高
依折麦布	ezetimibe	10	头痛、恶心,偶见肝酶、肌酶升高
ω－3 脂肪酸	ω－3 fatty acid	2 000～4 000	恶心、消化不良、腹胀、便秘,偶见肝酶、肌酶升高和出血倾向
多廿烷醇	policosanol	5～20	偶见皮疹

口服葡萄糖耐量试验(OGTT)方法

1. 晨7～9时开始,受试者空腹(8～10小时)后口服溶于300 ml水内的无水葡萄糖粉75 g,如用1分子水葡萄糖则为82.5 g。儿童则予每千克体重1.75 g,总量不超过75 g。糖水在5分钟之内服完。

2. 从服糖第一口开始计时,于服糖前和服糖后2小时分别在前臂采血测血糖。

3. 试验过程中,受试者不喝茶及咖啡,不吸烟,不做剧烈运动,但也无须绝对卧床。

4. 血标本应尽早送检。

5. 试验前3天内,每日碳水化合物摄入量不少于150 g。

6. 试验前停用可能影响OGTT的药物如避孕药、利尿剂或苯妥英钠等3～7天。

常用体质指标

BMI(体质指数)＝体重/身高 2(kg/m^2)

腰围：肋骨下缘与髂嵴连线中点的腹部周径

臀围:臀部最大周径

腰臀比(WHR)：腰围/臀围

常用化验数据及换算

项　目	新制单位参考值	旧制单位参考值	换算系数(新→旧)	换算系数(旧→新)
空腹血糖(FPG)	3.61～6.11 mmol/L	65～110 mg/dl	18	0.055 51
三酰甘油(TG)	0.56～1.70 mmol/L	50～150 mg/dl	88.57	0.011 29
总胆固醇(TC)	2.84～5.68 mmol/L	110～220 mg/dl	38.67	0.025 86
高密度脂蛋白胆固醇(HDL－C)	1.14～1.76 mmol/L	44～68 mg/dl	38.67	0.025 86

（续表）

项　　目	新制单位参考值	旧制单位参考值	换算系数(新→旧)	换算系数(旧→新)
低密度脂蛋白胆固醇(LDL-C)	2.10～3.10 mmol/L	80～120 mg/dl	38.67	0.025 86
钾(K^+)	3.5～5.5 mmol/L	3.5～5.5 mEq/L	1	1
钠(Na^+)	135～145 mmol/L	135～145 mEq/L	1	1
氯(Cl^-)	96～106 mmol/L	96～106 mEq/L	1	1
钙(Ca^{2+})	2.12～2.75 mmol/L	8.5～11 mg/dl	4.008	0.249 5
磷(P)	0.97～1.62 mmol/L	3～5 mg/dl	3.097	0.322 9
尿素氮(BUN)	3.6～14.2 mmol/L	5～20 mg/dl	1.401	0.714
肌酐(Cr)	44～133 μmol/L	0.5～1.5 mg/dl	0.011 31	88.402
尿酸(UA)	150～420 μmol/L	2.5～7.0 mg/dl	0.013 1	59.49
二氧化碳结合力(CO_2CP)	22～28 mmol/L	50～62 vol%	2.226	0.449 2
收缩压(SBP)	12.0～18.7 kPa	90～140 mmHg	7.5	0.133
舒张压(DBP)	8.0～12.0 kPa	60～90 mmHg	7.5	0.133
总胆红素(T-Bil)	3.4～20 μmol/L	0.2～1.2 mg/dl	0.058 47	17.1
直接胆红素(D-Bil)	0～7 μmol/L	0～0.4 mg/dl	0.058 47	17.1
血清总蛋白(TP)	60～80 g/L	6.0～8.0 g/dl	0.1	10
血清白蛋白(ALB)	40～55 g/L	4.0～5.5 g/dl	0.1	10
血清球蛋白(GLO)	20～30 g/L	2.0～3.0 g/dl	0.1	10
谷丙转氨酶(ALT，GPT)	0～40 U/L	<120 U(改良金氏法)		
谷草转氨酶(AST，GOT)	0～40 U/L	<120 U(改良金氏法)		
碱性磷酸酶(ALP，AKP)	40～160 U/L			
胰岛素	27.9～83.6 pmol/L	4～12 μU/ml	0.144	6.965
C-肽	0.3～1.3 nmol/L	0.9～3.9 ng/ml	3.000	0.333

中国成人2型糖尿病胰岛素促泌剂应用的专家共识

（中华医学会内分泌学分会）

随着社会经济的发展，糖尿病患病率逐渐增加，已成为严重的世界性问题。糖尿病特别是其慢性并发症影响患者的生活质量，甚至威胁患者的生命，给社会、家庭以及患者带来沉重的经济负担。中国的流行病学调查显示，中国20岁以上人群2型糖尿病患病率达9.7%；且近2/3的患者HbA_{1C}得不到有效控制($HbA_{1C}\leqslant7\%$)；60.7%的患者因未被诊断而无法及早进行有效的治疗和指导。

中国成人2型糖尿病发生的病理生理特点与欧美国家存在差异，β细胞胰岛素分泌功能下降比胰岛素敏感性降低更明显，且糖尿病肾病发生率更高(2c级，2b级)。因此根据中国2型糖尿病患者自身特点，进行合理的降糖治疗，努力控制其他多种血管病变危险因素，降低血管并发症风险和提高患者生活质量是目前亟需解决的问题。尽管随着糖尿病防治进展，新降糖药物不断问世，而多数权威指南仍将胰岛素促泌剂作为成人2型糖尿病治疗的一线药物。英国糖尿病前瞻性研究(UKPDS)及其后续研究与糖尿病和心血管疾病行动(ADVANCE)等多个大型临床研究证实，磺脲类促泌剂或以其为基础的降糖治疗可显著提高2型糖尿病患者的血糖达标率，降低糖尿病血管并发症风险(1b级)。由于胰岛素促泌剂的发展，其种类逐渐增多，为了针对中国成人2型糖尿病患者的自身特点，更有效指导临床正确使用胰岛素促泌剂，中华医学会内分泌学分会组织专家对胰岛素促泌剂在中国成人2型糖尿病的临床应用进行了多次认真的讨论并达成了共识。共识中的证据等级根据牛津循证医学中心的标准分类如(表 1)。

表 1　证据等级分类

证据等级	证据来源
1a 级	性质相同的随机对照试验的系统评价
1b 级	可信区间狭小的单个随机对照试验
1c 级	未治疗时,所有患者均死亡,而治疗后某些患者生存,或未治疗时某些患者死亡,而治疗后患者均未死亡
2a 级	性质相同的队列研究的系统评价
2b 级	个别的队列研究,或低质量的随机对照试验(脱落或失访大于 20%)
2c 级	“结局”研究,或病因研究
3a 级	性质相同的病例对照研究的系统评价
3b 级	个别的病例对照研究
4 级	系列病例分析,或低质量的队列或病例对照研究
5 级	未经明晰地严格评价的,或基于生理学、实验室研究,临床经验的专家意见

一、糖尿病发病机制与中国 2 型糖尿病患者特点

胰岛素抵抗和 β 细胞胰岛素分泌缺陷是 2 型糖尿病发病的两大因素。胰岛素抵抗常常是 2 型糖尿病发生的始动因素,但如果 β 细胞胰岛素分泌功能保持其代偿能力,2 型糖尿病并不会发生,因此,β 细胞胰岛素分泌功能缺陷是 2 型糖尿病发病的中心环节之一(5 级)。事实上在糖尿病诊断前约 10～15 年,β 细胞胰岛素分泌功能已开始逐渐下降(2b 级)。

在中国新诊断 2 型糖尿病患者中,胰岛素抵抗为主、胰岛素分泌缺陷为主以及胰岛素分泌缺陷伴胰岛素抵抗的患者各占约 1/3(2c 级)。对中国新诊断 2 型糖尿病患者的调查发现,随着空腹血糖水平增高,患者胰岛素分泌功能的下降较胰岛素敏感性降低更明显,且非肥胖(体重指数＜24 kg/m^2)的 2 型糖尿病患者胰岛素分泌功能更差(2c 级)。因此中国 2 型糖尿病患者更应关注 β 细胞胰岛素分泌功能的异常。

二、胰岛素促泌剂的分类

目前国内常用的胰岛素促泌剂分为磺脲类和格列奈类。磺脲类促泌剂包括半衰期较短的短效促泌剂(如:格列吡嗪和格列喹酮)和半衰期较长的中长效促泌剂(如:普通剂型的格列美脲、格列本脲和格列齐特,以及改良剂型的格列吡嗪控释片和格列齐特缓释片)。格列奈类促泌剂半衰期较短,包括瑞格列奈和那格列奈。常用的各种胰岛素促泌剂的药理特点如下(表 2)。

表 2　常用胰岛素促泌剂的药理特点

胰岛素促泌剂	剂量范围(mg/d)	服药次数(次/d)	达峰时间(h)	半衰期(h)	代谢产物	排泄途径
磺脲类促泌剂						
短效促泌剂						
格列喹酮	15～180	1～3	1.4～4.5	1～2	无活性	肝脏
格列吡嗪	2.5～25[a]	2～3	1～3	2～4	无活性	肾脏 80%、胆道 20%
中长效促泌剂						
普通剂型						
格列本脲	1.25～20	1～3	～4	10	有活性	肾脏 50%、胆道 50%
格列美脲	1～6	1	2～3	5～9	有活性	肾脏 60%、胆道 40%
格列齐特	40～320	1～2	5	10～12	无活性	肝脏/肾脏
改良剂型						
格列吡嗪控释片	5～20	1	给药数天后稳定	—	无活性	肾脏 80%、胆道 20%
格列齐特缓释片	30～120	1	6	—	无活性	肝脏/肾脏
格列奈类促泌剂(短效促泌剂)						
瑞格列奈	1.5～12[b]	3	0.75	1	无活性	胆道
那格列奈	180～360[b]	3	0.5～1.9	1.25		肾脏

注:[a]:常规最大有效剂量;[b]:剂量分成 3 次,每餐前服 1 份

三、胰岛素促泌剂的降糖机制

(一) 促胰岛素分泌作用

现有胰岛素促泌剂均通过与胰岛 β 细胞膜 ATP 依赖钾(K_{ATP})通道的磺脲类受体(SUR)-1 结合,促使 K_{ATP}通道关闭,从而刺激内源性胰岛素分泌。促胰岛素分泌的差异取决于不同药物的药代动力学特性、与 SUR-1 结合的亲和力以及解离速度。K_{ATP}通道也存在于其他许多组织,包括大脑、心肌和血管平滑肌细胞。不同组织的 SUR 存在差异,且各胰岛素促泌剂会与 β 细胞不同分子量的 SUR 受体结合,这些是其产生药效学差异的原因(5 级)。

(二) 部分胰岛素增敏作用

近年采用葡萄糖钳夹技术研究发现,磺脲类促泌剂可使人体外周葡萄糖利用增加 10%～52%(平均 29%),但大多数学者认为,此作用可能主要是继发于葡萄糖毒性作用的改善(5 级)。

(三) 其他降糖机制

磺脲类促泌剂还可以通过其他机制降低血糖。Simonson 等和 Best 等证明了磺脲类促泌剂降低空腹血糖的作用还与其抑制基础肝糖的生成密切相关(5 级)。

四、胰岛素促泌剂的临床效果

(一) 降糖效果

胰岛素促泌剂降糖作用强,且降糖作用在常规剂量内呈剂量依赖性,除那格列奈外单药治疗一般可平均降低 HbA_{1C} 2%左右,甚至降低 2%以上(5 级);且患者基线 HbA_{1C} 越高,服用胰岛素促泌剂治疗后 HbA_{1C}的降低幅度越大(2b 级)。

1. 磺脲类促泌剂:磺脲类促泌剂是一类应用时间长、降糖疗效肯定、安全性高的降糖药物。

(1) 短效促泌剂:短效磺脲类及格列奈类促泌剂半衰期短,作用迅速,主要降低 2 型糖尿病患者餐后血糖,主要包括:格列喹酮和格列吡嗪、瑞格列奈和那格列奈等。

(2) 中长效促泌剂:中长效磺脲类促泌剂半衰期长,作用较持久,明显降低 2 型糖尿病患者空腹和餐后血糖。包括自身半衰期较长的普通剂型磺脲类促泌剂,如格列本脲和格列美脲,以及剂型改良后的缓控释制剂,如格列齐特缓释片、格列吡嗪控释片。格列本脲与 β 细胞膜 SUR 亲和力强,降糖疗效强,但低血糖的发生率高(1a 级)。格列美脲与 β 细胞膜 SUR 结合及解离的速度较格列本脲为快,低血糖发生率有所降低(2b 级);且在血糖控制相同的情况下格列美脲较格列本脲治疗时的空腹及餐后胰岛素和 C 肽水平为低(2b 级)。格列吡嗪控释片通过胃肠道治疗系统(GITS)技术实现控释,格列齐特缓释片采用以亲水性羟丙甲纤维素为基质的缓释技术,可保持全天血药浓度平稳。其活性成分的释放更符合 2 型糖尿病患者 24 h 血糖变化特点,低血糖尤其是严重低血糖的发生更少(4 级)。

2. 格列奈类促泌剂:格列奈类促泌剂直接刺激胰岛 β 细胞分泌胰岛素,其最大特点是改善早相分泌,起效快、作用时间短,以降低餐后血糖为主,且低血糖风险小、受肾功能影响小(3b 级)。一般需 1 日多次服用。

(二) 减少或延缓微血管及大血管并发症发生和发展的效果

1. 微血管并发症:UKPDS 证实,以氯磺丙脲、格列本脲为基础的降糖治疗,可减少新诊断 2 型糖尿病患者的微血管复合终点风险 25%(P=0.009 9),其中视网膜病变风险下降 29%(P=0.003 1,1b 级);9 年随访时微量白蛋白尿和大量白蛋白尿发生的相对风险分别下降 24%(P=0.000 62)和 33%(P=0.026,1b 级)。ADVANCE 对病程较长,合并心血管高危因素的 2 型糖尿病患者采用以格列齐特缓释片为基础的降糖治疗,主要微血管事件减少 14%(P=0.01),肾脏事件减少 21%(P=0.006,1b 级)。

2. 大血管并发症:对新诊断的 2 型糖尿病患者,UKPDS 以格列本脲和氯磺丙脲为基础的降糖治疗,其后续研究 5 年随访未显示明显的大血管获益,10 年随访心肌梗死风险下降 15%(P=0.01,1b 级)。对病程较长且合并心血管高危因素的患者,ADVANCE 发现以格列齐特缓释片为基础的降糖治疗 5 年,HbA_{1C}降至 6.5%时,心血管死亡相对风险下降 12%(P=0.12,1b 级)。对伴有持续性微量白蛋白尿的非超重 2 型糖尿病患者,Steno-2 研究结果显示,采用以格列齐特为基础的降糖治疗,结合多因素强化干预,心血管疾病相对风险下降 53%(P=0.008,1b 级)。对 UKPDS 和 ADVANCE 等研究的 *meta* 分析结果显示,以氯磺丙脲、格列本脲和格列齐特缓释片为基础的降糖治疗可使 2 型糖尿病患者非致死性心肌梗死风险显著降低 17%、冠心病风险显著降低 15%(1a 级)。

(三) 降低全因死亡的效果

由于糖尿病使心脏病或卒中风险加倍,多数医生和患者非常关注心脑血管疾病,而糖尿病导致死亡的其他因素却较少受到关注。近期的一项研究显示,40%的糖尿病患者死于非心血管疾病,包括肾病、感染、癌症、老年痴呆症、慢性阻塞性肺疾病、神经系统疾病等,提示关注糖尿病患者全因死亡非常重要(2b 级)。ADVANCE 显示以格列齐特缓释片为基础的强化降糖治疗组,随访5年,全因死亡有降低的趋势(1b级)。UKPDS试验后继续10年的随访结果显示:格列本脲和氯磺丙脲治疗组的患者,全因死亡风险下降13%($P=0.007$,1b级)。

五、安全性

(一)低血糖风险

磺脲类促泌剂可导致低血糖的发生,但剂型改良后的缓释、控释制剂、格列奈类及格列美脲低血糖发生率相对较低。GUIDE研究结果显示,在血糖水平控制相似的情况下,不同磺脲类促泌剂所致低血糖发生风险不同(1b级)。ADVANCE以格列齐特缓释片为基础的降糖治疗严重低血糖年发生率仅为UKPDS采用格列本脲和氯磺丙脲为基础的降糖治疗的1/4(1b级)。因此,应根据不同胰岛素促泌剂的特点及糖尿病患者的血糖谱选择合适的胰岛素促泌剂,从而在保证降糖疗效的同时降低低血糖发生风险。

(二)对体重的影响

肥胖是多种慢性疾病特别是心脑血管疾病发生、进展的危险因素,因此应该高度重视。一般认为磺脲类药物治疗可引起体重增加。UKPDS表明,以格列本脲为基础的降糖治疗,患者体重增加1.7 kg(1b级)。而ADVANCE以格列齐特缓释片为基础的联合降糖治疗,随访5年,平均体重并未增加(1b级)。剂型改良后的磺脲类促泌剂、格列奈类及格列美脲对体重影响较小。

(三)对β细胞功能的影响

UKPDS的结果显示,接受格列本脲和氯磺丙脲治疗的患者β细胞胰岛素分泌功能有下降趋势,但与采用二甲双胍治疗和单纯饮食控制相似(2b级)。糖尿病进展实验(ADOPT)对比了3种不同类型降糖药物(罗格列酮、格列本脲和二甲双胍)在新诊断2型糖尿病患者中的疗效,对该研究分析发现,格列本脲组在治疗早期对β细胞胰岛素分泌功能显著优于罗格列酮和二甲双胍(2b级)。因此,磺脲类胰岛素促泌剂并不加速β细胞胰岛素分泌功能的衰竭。

(四)肿瘤风险

研究表明2型糖尿病患者的肿瘤风险增加,目前没有胰岛素促泌剂增加肿瘤风险的确切证据。近期发表的ADVANCE亚组分析显示,以格列齐特缓释片为基础的降糖治疗,并不增加患者肿瘤风险(2b级)。

(五)心血管风险

美国大学组糖尿病研究项目(UGDP)研究提出,甲苯磺丁脲可能增加2型糖尿病患者心血管死亡风险。但UKPDS、ADOPT及ADVANCE并未发现格列本脲和格列齐特缓释片增加心血管风险(1b级,2b级)。

(六)其他不良反应

胰岛素促泌剂其他少见不良反应包括头晕、乏力、头痛、皮疹、恶心和胃肠道不良反应(呕吐、腹痛、腹泻等)。一般对症处理和调整药物剂量后上述症状可以缓解或消失。新型的如格列美脲、格列奈类及剂型改良后的磺脲类促泌剂,这些情况更少见。

六、胰岛素促泌剂用药原则

(一)胰岛素促泌剂总的用药原则

1. 胰岛素促泌剂的适应证:胰岛素促泌剂可作为2型糖尿病患者的一线用药。一般而言,有一定β细胞功能、无胰岛素促泌剂使用禁忌的2型糖尿病患者可考虑选用胰岛素促泌剂,为不适合使用二甲双胍的2型糖尿病患者的治疗首选,或其他口服降糖药物治疗血糖控制不佳的2型糖尿病患者联合用药方案首选(5级)。

2. 胰岛素促泌剂的禁忌证:药物过敏、1型糖尿病、糖尿病酮症酸中毒、高糖性高渗透压综合征、严重肝或肾损伤和哺乳期患者等。

3. 胰岛素促泌剂的联合用药原则:2型糖尿病患者,若胰岛素促泌剂单药治疗血糖控制不佳,应与其他降糖药物如双胍类、α-糖苷酶抑制剂或噻唑烷二酮类药物联用。

联合治疗时应注意以下事项:①应选择作用机制互补的降糖药物(5级);②一般联合2种药物,最多可联用3种药物,若血糖仍得不到有效控制,应及时启动胰岛素治疗(5级);③联合用药应考虑价效因素,尽量减轻患者经济负担;④磺脲类促泌剂与格列奈类促泌剂虽然在分子结构和作用靶位上存在不同,但两者合用的临床证据尚不充分,一般不推荐两者联用。

(二)不同血糖谱的选药原则

在选择胰岛素促泌剂治疗时,可根据患者血糖谱选择不同类型胰岛素促泌剂(5级):①以餐后血糖(PPG)升高为主者,宜选择格列吡嗪、格列奈类促泌剂;②以空腹血糖(FPG)升高为主者,宜选择依从性好、低血糖发生风险低的中长效磺脲类促泌剂;③餐后血糖和空腹血糖均升高者,宜选择依从性好、低血糖发生风险低的中长效磺脲类促泌剂。

(三)老年糖尿病患者(≥65岁)

老年患者应根据脏器功能、认知功能以及预期寿命选择不同胰岛素促泌剂治疗,但总体而言,治疗措施应尽量简单易行,并充分考虑肝肾功能减退程度(5

级)。若患者既往有严重低血糖史、合并其他严重疾病、预期生存期较短,宜选择作用时间较短的格列奈类促泌剂;若患者脏器功能和认知能力良好、预期生存期较长,可选择低血糖少等安全性较好的磺脲类促泌剂。

(四) 低血糖高危险人群

糖尿病病程长(>15 年)、有"无感知"低血糖病史、存在肝肾功能不全或全天血糖波动较大并反复出现低血糖症状的患者给予胰岛素促泌剂治疗时,应选择格列奈类促泌剂或低血糖风险较低的磺脲类促泌剂(1b 级,5 级);一般应小剂量开始使用。

(五) 其他情况

目前关于妊娠期糖尿病或妊娠期显性糖尿病或孕前 2 型糖尿病患者妊娠期间及哺乳期使用胰岛素促泌剂的临床证据尚不太充分,一般情况下国内不推荐孕妇及哺乳期患者应用胰岛素促泌剂治疗。

对伴有中度肾功能不全患者,应首选胰岛素,也可选择经肾排泄少的胰岛素促泌剂,如瑞格列奈或格列喹酮,并根据肾功能水平适当降低胰岛素促泌剂的使用剂量。

对短期接受胰岛素强化治疗后的患者,可选择胰岛素促泌剂治疗。

对依从性差的患者,尤其是在中国农村地区的患者,宜选择低血糖风险低、对体重影响小及廉价的 1 日 1 次磺脲类促泌剂(4 级)。

七、总结

迄今为止,胰岛素促泌剂在 2 型糖尿病治疗中仍占据不可或缺的地位,为多数权威 2 型糖尿病防治指南中的一线降糖药物。中国成人 2 型糖尿病患者体重指数较低、糖尿病肾病发生率较高且 β 细胞胰岛素分泌功能比胰岛素敏感性降低更明显,胰岛素促泌剂更符合中国成人 2 型糖尿病患者特点。磺脲类药物,经长时间应用及大型临床研究证实,降糖疗效肯定且降 HbA_{1C} 作用强、安全性高,可减少微血管并发症的发生,早期使用还可减少大血管并发症和全因死亡的发生。格列奈类有效降低餐后血糖,在中国也广泛使用。由于患者的耐受性、依从性及经济条件差别较大,因此,在临床实践中应根据患者特点,选用合适的胰岛素促泌剂。

优化的降糖治疗不仅只针对胰岛素分泌缺陷,还应同时关注其他发病机制(如胰岛素抵抗、能量摄取等)。胰岛素促泌剂与其他作用机制互补的药物联用,可多方面干预糖尿病发病环节,使患者血糖得到长期、有效、平稳及安全的控制。

库欣综合征诊疗专家共识(2011 年)

(中华医学会内分泌学分会)

为规范库欣综合征的诊断和治疗,中华医学会内分泌学分会肾上腺学组参考 2003 年以来发表在 JCEM 上的共识、指南及 *meta* 分析,完成了专家共识的初稿后,联合垂体学组于 2011 年 2 月和 4 月分别召开两次学组会,进行充分讨论后修改定稿,并在 2011 年内分泌年会上解读,现予以公布。

一、库欣综合征的概况

(一) 定义

库欣综合征(Cushing's syndrome, CS)又称皮质醇增多症,过去曾译为柯兴综合征,是由于多种病因引起肾上腺皮质长期分泌过量皮质醇所产生的一组症候群,也称为内源性库欣综合征;而长期应用外源性肾上腺糖皮质激素或饮用大量酒精饮料引起的类似库欣综合征的临床表现,称为外源性、药源性或类库欣综合征,本共识主要讨论内源性库欣综合征[1-13]。近年来将仅有实验室检查异常而无明显临床表现的类型称为亚临床库欣综合征。

(二) 发病率及死亡率

欧洲数据显示库欣综合征的年发病率为 2/100 万人～3/100 万人,男女比例约为 1∶3,国内尚缺乏大规模流行病学数据。在某些特殊人群如 2 型糖尿病、骨质疏松和肾上腺意外瘤患者中,亚临床库欣综合征的比例较高。

库欣综合征患者的死亡率较正常人群高 4 倍,因其最重要和最常见的并发症为高血压、糖尿病、骨质疏松及代谢综合征,故增加了心血管疾病的危险性,导致库欣综合征患者的大多数死因为心、脑血管事件或严重感染。但当高皮质醇血症缓解后,其标准化的死亡率(SMR)与年龄匹配的普通人群相当,若治疗后仍存在持续性中度皮质醇增多症的患者,与普通人群相比,SMR 增加 3.8～5 倍。

(三) 库欣综合征的病因分类

内源性库欣综合征分为 ACTH 依赖性和 ACTH

非依赖性,如表 1 所示。

表 1　库欣综合征的病因分类及相对患病率

病因分类	患病率
一、内源性库欣综合征	
1. ACTH 依赖性库欣综合征	
垂体性库欣综合征(库欣病)	60%～70%
异位 ACTH 综合征	15%～20%
异位 CRH 综合征	罕见
2. ACTH 非依赖性库欣综合征	
肾上腺皮质腺瘤	10%～20%
肾上腺皮质腺癌	2%～3%
ACTH 非依赖性大结节增生(ACTH-independent macronodular adrenal hyperplasia, AIMAH)	2%～3%
原发性色素结节性肾上腺病(primary pigmented nodular adrenal disease, PPNAD)	罕见
二、外源性库欣综合征	
1. 假库欣综合征(pseudo-Cushing's syndrome)	
大量饮酒	
抑郁症	
肥胖症	
2. 药源性库欣综合征	

二、库欣综合征的临床表现

库欣综合征临床表现谱很广,常见的典型症状和体征见表 2。当临床表现典型时,库欣综合征易被诊断,但轻症患者的诊断则有一定难度。少数症状和体征具有鉴别诊断意义,如新发皮肤紫纹、多血质、近端肌无力、非创伤性皮肤瘀斑和与年龄不相称的骨质疏松等;而库欣综合征儿童常伴有生长发育停滞;其他由皮质醇增多所致的肥胖、抑郁、糖尿病、高血压或月经不规律等也常见于普通人群中,因此,库欣综合征与非库欣综合征患者的临床表现有部分重叠。

表 2　库欣综合征的症状和体征

症状或体征	频率(%)	症状或体征	频率(%)
向心性肥胖	79～97	紫纹	51～71
多血质	50～94	水肿	28～60
糖耐量受损	39～90	背痛、病理性骨折	40～50
乏力及近端肌病	29～90	多饮、多尿	25～44
高血压	74～87	肾结石	15～19
心理异常	31～86	色素沉着	4～16
皮肤瘀斑	23～84	头痛	0～47
女子多毛	64～81	突眼	0～33
月经稀少或闭经	55～80	皮肤真菌感染	0～30
阳痿	55～80	腹痛	0～21
痤疮、皮肤油腻	26～80		

此外,下丘脑-垂体-肾上腺轴(HPA 轴)的过度反应也会出现类库欣综合征的表现,因此生理性和病理性的高皮质醇血症之间也存在重叠。心理性疾病如抑郁症、焦虑症和强迫症;控制不佳的糖尿病、酗酒等可产生疑似库欣综合征的检查结果。

三、库欣综合征的检查

(一) 筛查对象

对疑诊库欣综合征的患者,应仔细询问近期内有无使用肾上腺糖皮质激素病史,包括口服、直肠用、吸入、外用或注射剂,尤其是含有糖皮质激素的外用软膏、中药甘草和关节腔内或神经髓鞘内注射剂等,以除外医源性(药源性)库欣综合征的可能。

推荐对以下人群进行库欣综合征的筛查:(1) 年轻患者出现骨质疏松、高血压等与年龄不相称的临床表现;(2) 具有库欣综合征的临床表现,且进行性加重,特别是有典型症状如肌病、多血质、紫纹、瘀斑和皮肤变薄的患者;(3) 体重增加而身高百分位下降,生长停滞的肥胖儿童;(4) 肾上腺意外瘤患者。

(二) 库欣综合征的定性检查(之一)

1. 初步检查:对高度怀疑库欣综合征的患者,应同时进行下述至少两项试验。由于库欣综合征患者体内皮质醇浓度可有波动,我们推荐至少测定 2 次尿或唾液皮质醇水平以提高测定结果的可信度。

(1) 测定 24 h 尿游离皮质醇(24 h urine free cortisol,24 h UFC):留取 24 h 的全部尿量进行皮质醇水平检测,应先对患者进行正确留取尿标本的书面或口头指导:即第 1 天早上排尿弃去,从此时开始计时留尿,将全天 24 h 的每一次尿量均收集在同一个容器内,直至第 2 天早上的同一时间为止,记录测定的 24 h 总尿量,混匀后留取约 5～10 ml 尿液送检。收集尿标本的容器内应先加入防腐剂并置于阴凉处;告知患者不要过多饮水;在留尿期间避免使用包括外用软膏在内的任何剂型的肾上腺糖皮质激素类药物。因 UFC 在库欣综合征患者变异很大,故至少应该检测 2 次24 h UFC。1970 年开始将 UFC 测定用于库欣综合征诊断,因测定的是游离态的皮质醇,故不受皮质醇结合球蛋白(cortisol binding globulin,CBG)的浓度影响。

推荐使用各实验室的正常上限做为阳性标准，因为大多数儿童患者的体重接近成人体重(＞45 kg)，故成人的24 h UFC的正常范围也适用于儿童患者。

点评：饮水量过多(≥5 L/d)、任何增加皮质醇分泌的生理或病理状态都会使UFC升高而出现假阳性结果；在中、重度肾功能不全患者，GFR＜60 ml/min时可出现UFC明显降低的假阴性结果。周期性库欣综合征患者的病情休止期及一些轻症患者的UFC水平可以正常，但此时测定唾液皮质醇水平则更有诊断价值。

(2) 午夜唾液皮质醇测定：用被动流涎法使唾液流进塑料管，或在口腔内放置一个棉塞(salivette)让患者咀嚼1～2 min后再采集唾液，建议使用后一方法。唾液在室温或冷藏后仍能稳定数周，并易邮寄至指定的实验室。甘草或烟草中含有11β-羟类固醇脱氢酶2抑制剂——甘草酸，可使唾液皮质醇水平假性升高，因此采集唾液前要避免吸烟。为了避免应激状态，应让患者在家中安静状态下采集唾液。因唾液中只存在游离状态的皮质醇，并与血中游离皮质醇浓度平行，且不受唾液流率的影响，故唾液皮质醇水平的昼夜节律改变和午夜皮质醇低谷消失是库欣综合征患者较稳定的生化改变，但各实验室应建立自己的正常值范围。

点评：文献报道测定午夜0:00唾液皮质醇用于诊断库欣综合征的敏感性为92%～100%、特异性为93%～100%，其在成人的诊断准确性与UFC相同。患抑郁症、值夜班者和罹患严重疾病患者的皮质醇昼夜节律也可有改变，需进行鉴别。采用不同的检测方法如质谱分析法替代放射免疫法(RIA)，则特异性由85%增至92%。

(3) 血清皮质醇昼夜节律检测：库欣综合征患者血清皮质醇昼夜节律发生改变，但检测血清皮质醇昼夜节律需要患者住院48 h或更长时间，以避免因住院应激而引起假阳性反应。检查时需测定8:00、16:00和午夜0:00的血清皮质醇水平，但午夜行静脉抽血时必须在唤醒患者后1～3 min内完成并避免多次穿刺的刺激，或通过静脉内预置保留导管采血，以尽量保持患者于安静睡眠状态。幼儿的皮质醇浓度低谷可在午夜前出现。对临床高度怀疑库欣综合征，而UFC水平正常且可被小剂量地塞米松(DST)抑制的患者，如睡眠状态下0:00血清皮质醇＞1.8 μg/dl(50 nmol/L；敏感性100%，特异性20%)或清醒状态下血清皮质醇＞7.5 μg/dl(207 nmol/L；敏感性＞96%，特异性87%)则提示库欣综合征的可能性较大。

点评：如将睡眠状态下0:00血清皮质醇切点提高至＞7.5 μg/dl(207 nmol/L)，则特异性增至87%；而将清醒状态下0:00血清皮质醇＞7.5 μg/dl(207 nmol/L)的标准用于肥胖患者时，特异性仅为83%；如将切点提高至8.3～12 μg/dl(229～331 nmol/L)，则敏感性为90%～92%，特异性为96%。因此，各研究中心应制定自己实验室的诊断切点值。

2. 进一步检查：当初步检查结果异常时，则应进行过夜或经典小剂量地塞米松抑制试验来进行库欣综合征确诊。

(1) 1 mg过夜地塞米松抑制试验(dexamethasone suppression test，DST)：需要2天时间，第1天晨8:00取血(对照)后，于次日0:00口服地塞米松1 mg，晨8:00再次取血(服药后)，标本保存待测定血清皮质醇水平。既往将服药后血清皮质醇水平切点值定为＜5 μg/dl(＜140 nmol/L)，可使15%的库欣病患者被误判为假阴性。目前采用更低的切点值1.8 μg/dl(50 nmol/L)，则其敏感性＞95%、特异性约80%；若切点值升至5 μg/dl(140 nmol/L)，其特异性＞95%。该项检查是为了得到更高的敏感性，避免漏诊，故推荐将服药后8:00的血清皮质醇水平正常切点值定为1.8 μg/dl(50 nmol/L)。

点评：过夜DST是一项简单的检查，可以在门诊进行，但需保证患者按时服药。目前在不同研究中心常采用不同剂量地塞米松，但服用更高剂量的地塞米松(1.5或2 mg)并未显著增加诊断的准确性，故目前最常用1 mg地塞米松进行试验。此外，推荐各研究中心根据自己的实验方法和数据制定合适的切点。

因患者对地塞米松的吸收和代谢率不同可影响DST的结果；一些药物亦可通过CYP3A4诱导肝酶、加速清除地塞米松而降低其血浓度；而肝、肾功能衰竭患者的地塞米松清除率降低；上述情况均会影响DST结果(表3)。

表3　干扰库欣综合征诊断性检查的药物

药　物	作用部位	作用机制
邻对氯苯二氯乙烷(米托坦o,p'-DDD)	肾上腺皮质	3β-羟脱氢酶阻滞剂，诱导束状带、网状带坏死
氨鲁米特(aminoglutethinide)	肾上腺皮质	3β-羟脱氢酶及11β-羟化酶阻滞剂
美替拉酮(甲吡酮，metyrapone)	肾上腺皮质	11β-羟化酶阻滞剂
酮康唑(ketoconazole)	肾上腺皮质 垂体前叶	细胞色素P450依赖性酶，主要11β-羟化酶阻滞剂

（续表）

药　物	作用部位	作用机制
依托咪酯(etomidate)	肾上腺皮质 垂体前叶	细胞色素 P450 依赖性酶，主要 11β-羟化酶阻滞剂，可静脉滴注，起效快

（2）经典小剂量 DST(low-dose dexamethasone suppression test, LDDST)：口服地塞米松 0.5 mg，每6小时1次，连续2天，服药前和服药第2天分别留24 h尿测定 UFC 或尿 17-羟类固醇(17-OHCS)，也可服药前后测定血清皮质醇进行比较。对于体重＜40 kg的儿童，地塞米松剂量调整为 30 $\mu g \cdot kg^{-1} \cdot d^{-1}$，分次给药。因该试验较 1 mg DST 的特异性高，在对患者进行充分指导后，可在门诊进行，故也可将 LDDST 做为筛选检查。正常人口服地塞米松第2天，24 h UFC＜27 nmol/24 h(10 μg/24 h)或尿 17-OHCS＜6.9 μmol/24 h(2.5 mg/24 h)；血清皮质醇＜1.8 μg/dl(50 nmol/L)，该切点值也同样适用于体重＞40 kg的儿童。

点评：抑郁症、酗酒、肥胖和糖尿病患者，HPA 轴活性增强，故 LDDST 较单次测定 UFC 更适于这些病例。表3列出的影响地塞米松代谢的药物和疾病同样也影响 LDDST 的结果判断。应用尿 17-OHCS 或 UFC 做测定指标的敏感性和特异性约为 70%～80%；应用血清皮质醇做测定指标时，成人患者敏感性＞95%、儿童患者敏感性为 94%。

需指出，因尿 17-酮类固醇、随机血皮质醇水平、胰岛素耐量试验的诊断准确性太低，故不推荐用于库欣综合征的初步检查使用。当库欣综合征定性诊断确立后，则需进行库欣综合征病因检查或定位诊断。

（三）库欣综合征的定性检查(之二)

1. 血浆促肾上腺皮质激素(adrenocoticotropin, ACTH)浓度：为避免 ACTH 被血浆蛋白酶迅速降解，需用预冷的 EDTA 试管收集血浆标本，取血后置于冰水中立即送至实验室低温离心，应用免疫放射分析法测定 ACTH 浓度，该测定方法的最小可测值＜10 pg/ml(2 pmol/L)。测定 ACTH 可用于库欣综合征患者的病因诊断，即鉴别 ACTH 依赖性和 ACTH 非依赖性库欣综合征。如 8:00～9:00 的 ACTH＜10 pg/ml(2 pmol/L)则提示为 ACTH 非依赖性库欣综合征；但某些肾上腺性库欣综合征患者的皮质醇水平升高不明显，不能抑制 ACTH 至上述水平；如 ACTH＞20 pg/ml(4 pmol/L)则提示为 ACTH 依赖性库欣综合征。

点评：如 ACTH 浓度为 10～20 pg/ml(2～4 pmol/L)时，建议进行促肾上腺皮质激素释放激素(CRH)兴奋试验测定 ACTH。显性(overt)异位 ACTH 综合征患者的 ACTH 水平高于库欣病，但库欣病和隐性(occult)异位 ACTH 综合征患者之间的 ACTH 水平存在重叠，则难以区分这两种疾病。

2. 大剂量 DST：目前有几种大剂量 DST 的方法：(1)口服地塞米松 2 mg，每6小时1次，服药2天，即 8 mg/天×2天的经典大剂量 DST，于服药前和服药第二天测定 24 h UFC 或尿 17-OHCS；(2)单次口服 8 mg地塞米松的过夜大剂量 DST；(3)静脉注射地塞米松 4～7 mg 的大剂量 DST 法；后两种方法于用药前、后测定血清皮质醇水平进行比较。该检查主要用于鉴别库欣病和异位 ACTH 综合征，如用药后 24 h UFC、24 h 尿 17-OHCS 或血皮质醇水平被抑制超过对照值的 50%则提示为库欣病，反之提示为异位 ACTH 综合征。大剂量 DST 诊断库欣病的敏感性为 60%～80%，特异性较高；如将切点定为抑制率超过 80%，则特异性＜100%。

点评：大剂量肾上腺糖皮质激素能抑制 80%～90% 库欣病的垂体腺瘤分泌 ACTH，而异位 ACTH 综合征对此负反馈抑制不敏感。但某些分化较好的神经内分泌肿瘤如支气管类癌、胸腺类癌和胰腺类癌可能会与库欣病类似，对此负反馈抑制较敏感。而肾上腺性库欣综合征的皮质醇分泌为自主性，且 ACTH 水平已被明显抑制，故大剂量地塞米松不抑制升高的皮质醇水平。

3. 促肾上腺皮质激素释放激素(CRH)兴奋试验：静脉注射合成的羊或人 CRH 1 μg/kg 或 100 μg，于用药前(0 min)和用药后 15、30、45、60、120 min 分别取血测定 ACTH 和皮质醇水平。取决于所使用的 CRH 类型(人或羊)、用于判断的指标(ACTH 比基线升高 35%～50%，而皮质醇升高 14%～20%)和判断的时间(ACTH 在 15～30 min；皮质醇在 15～45 min)。如结果阳性提示为库欣病；而肾上腺性库欣综合征患者通常对 CRH 无反应、其 ACTH 和皮质醇水平不升高。

点评：CRH 兴奋试验主要用于库欣病与异位 ACTH 综合征的鉴别，但结果有重叠。绝大部分库欣病患者在注射 CRH 后 10～15 min 呈阳性反应，仅少数异位 ACTH 综合征(如支气管类癌)患者对 CRH 有反应，其诊断特异性＜100%，故该项试验需联合其他检查来进行综合判断。

4. 去氨加压素(DDAVP)兴奋试验：DDAVP 是 V2 和 V3-血管加压素受体激动剂，静脉注射 10 μg，于用药前及用药后取血测定血 ACTH 和皮质醇水平，其取血时间间隔同 CRH 兴奋试验。应用 DDAVP 后血皮质醇升高≥20%，血 ACTH 升高≥35%则判断为阳性。

点评：该试验是 CRH 兴奋试验的替代试验，因 DDAVP 容易获得且价格便宜，无显著不良反应；但 20%～50%的异位 ACTH 综合征患者也对 DDAVP 有反应，故该检查的诊断敏感性及特异性均低于 CRH 兴奋试验。

（四）影像学检查

1. 鞍区磁共振显像(MRI)：推荐对所有 ACTH 依赖性库欣综合征患者进行垂体增强 MRI 或垂体动态增强 MRI。

点评：该检查可显示 60%库欣病患者的垂体腺瘤；对临床表现典型及各项功能试验均支持库欣病诊断的患者，如检出垂体病灶(＞6 mm)则可确诊，不需再做进一步检查。但在正常人群中 MRI 检出垂体瘤的比例亦有 10%，判断结果时需注意。

2. 肾上腺影像学检查：肾上腺影像学包括 B 超、CT、MRI 检查，对诊断 ACTH 非依赖性库欣综合征患者有很重要的意义。推荐首选双侧肾上腺 CT 薄层(2～3 mm)增强扫描，有条件的医院可行三维重建以更清晰地显示肾上腺病变的立体形态。

点评：肾上腺 B 超对显示肾上腺肿瘤有定位诊断意义，库欣综合征的肾上腺腺瘤直径＞1.5 cm，而皮质癌体积更大，均易被 B 超检出。因其操作简便、价廉、对患者无损伤，目前已在各级医院普及，故可做初筛，但敏感性较低。

肾上腺 CT 薄层扫描或 MRI 可发现绝大部分肾上腺肿瘤；单侧肾上腺腺瘤或腺癌因自主分泌大量皮质醇，反馈抑制垂体分泌 ACTH，故 CT 或 MRI 显示肿瘤同侧和对侧肾上腺细小、甚至萎缩；ACTH 依赖性库欣综合征的双侧肾上腺呈现不同程度的弥漫性或结节性增粗增大；ACTH 非依赖性大结节增生(ACTH-independent macronodular adrenal hyperplasia, AIMAH)患者双侧肾上腺也明显增大，有单个或多个大小不等的结节；或双侧肾上腺弥漫性增大、单侧肾上腺大结节等；半数原发性色素结节性肾上腺病(primary pigmented nodular adrenal disease, PPNAD)患者肾上腺大小形态正常，典型病例的 CT 表现为串珠样结节改变。

3. 双侧岩下窦插管取血(bilateral inferior petrosal sinus sampling, BIPSS)：BIPSS 是创伤性介入检查，建议只在经验丰富的医疗中心由有经验的放射科医师进行。经股静脉、下腔静脉插管至双侧岩下窦后，可应用数字减影血管成像术证实插管位置是否正确和岩下窦解剖结构是否正常。在静脉注射羊或人 CRH (1 μg/kg 或 100 μg/kg)前和后 3、5 分钟时(必要时可至 10 min)在双侧岩下窦、外周静脉同时取血放入置于冰水中预冷的 EDTA 试管，立即送检测定 ACTH。ACTH 依赖性库欣综合征患者如临床、生化、影像学检查结果不一致或难以鉴别库欣病或异位 ACTH 综合征时，建议行 BIPSS 以鉴别 ACTH 来源。岩下窦(IPS)与外周(P)血浆 ACTH 比值在基线状态≥2 和 CRH 刺激后≥3 则提示库欣病，反之则为异位 ACTH 综合征。

点评：应在患者皮质醇水平升高提示肿瘤活跃分泌 ACTH 时进行检查，避免在疾病静止期进行；技术因素的影响和静脉回流的异常可导致库欣病患者出现假阴性结果。在经验丰富的医疗中心，BIPSS 诊断库欣病的敏感性为 95%～99%，特异性为 95%～99%，术后并发症如深静脉血栓、肺栓塞或脑干血管损伤很少见。虽然 BIPSS 对垂体微腺瘤的左右侧定位意义存在争议；近年来也有使用海绵窦或颈静脉的不同静脉取血位置；但 BIPPS 仍是确诊库欣病的金指标。

（五）异位 ACTH 综合征病灶定位的特殊检查

1. 胸部影像学检查：约 90% 的异位 ACTH 肿瘤在肺或纵隔内，因此胸部 X 线、CT 扫描等影像学检查有助于发现异位 ACTH 综合征的胸部原发肿瘤。

2. 生长抑素受体显像：异位 ACTH 综合征肿瘤有表达丰富的生长抑素受体，虽然生长抑素受体显像可用于异位 ACTH 综合征的肿瘤定位，但^{111}In-喷曲肽生长抑素受体显象对其肿瘤定位的敏感性为 30%～80%。

3. 正电子发射体层扫描(positron emission tomography, PET)：PET 用于库欣综合征的研究较少，且存在争议。

（六）特殊人群的检查

1. 妊娠：正常妊娠足月时 UFC 可增高 3 倍，与库欣综合征妇女有重迭；如在妊娠中晚期 UFC 高于正常上限 3 倍即可提示库欣综合征。正常孕妇血清皮质醇存在昼夜节律，孕期地塞米松对血清和尿皮质醇的抑制作用减弱，可能会增加 DST 的假阳性结果。故库欣综合征妇女妊娠时推荐应用 UFC，而不推荐地塞米松抑制试验。

2. 癫痫：抗癫痫药物如苯妥英钠、苯巴比妥和卡马西平可通过 CYP3A4 诱导肝酶对地塞米松的清除增加而导致 DST 假阳性，而改用对肝酶无诱导作用的药物可避免这种情况。推荐在癫痫患者中用午夜唾液或血清皮质醇测定来排除库欣综合征。

3. 肾功能衰竭：肾功能衰竭患者存在皮质醇昼夜节律，故正常的午夜皮质醇水平或对 1 mg DST 反应正常可排除库欣综合征，对严重肾功能衰竭的患者筛查时建议用 1 mg 过夜地塞米松抑制试验而不是 UFC。

4. 周期性库欣：周期性库欣在静止期 DST 可为正常反应，但 UFC 或唾液皮质醇测定可显示周期性，对疑诊周期性库欣的患者推荐使用 UFC 或午夜唾液皮质醇而不是 DST,并应长期随诊及反复检查。

5. 肾上腺意外瘤:肾上腺意外瘤患者多表现为亚临床库欣,其皮质醇水平升高的幅度较小,UFC 可能正常,故应选择 1 mg DST 或午夜血清或者唾液皮质醇作为敏感的检查方法。

四、库欣综合征的治疗

(一) 治疗目标及缓解和治愈标准

患者症状和体征改善、激素水平及生化指标恢复正常或接近正常、下丘脑-垂体-肾上腺轴(HPA 轴)恢复正常、长期控制防止复发,缓解和治愈标准见表 4。

表 4　术后血皮质醇、24 小时尿游离皮质醇水平与病情缓解的关系

血清皮质醇(8:00)	24 小时尿游离皮质醇	是否缓解
<2 μg/dl (50 nmol/L)	<20 μg	治愈(10 年复发率约 10%)
2～5 μg/dl (50～140 nmol/L)	20～100 μg	缓解,继续观察,不需要加用肾上腺皮质激素治疗
>5 μg/dl (140 nmol/L) 持续 6 周	高于正常值上限	需要进一步评价是否缓解,复发率增高

(二) 库欣病的治疗

库欣病多由单个 ACTH 分泌瘤引起,弥漫性增生很少见,首选治疗方法是由经验丰富的神经外科医师行选择性经蝶或经颅垂体腺瘤摘除术。患者术后可能出现激素撤退症状,需补充生理剂量的肾上腺糖皮质激素直到下丘脑-垂体-肾上腺(HPA)轴恢复正常;对于症状严重者,可短期静脉内使用超生理剂量的肾上腺糖皮质激素治疗。建议在术后第 1 周内停用肾上腺糖皮质激素或改用小剂量地塞米松,测定上午的血清皮质醇浓度以评估手术效果(表 4)。如停用激素,必须密切观察患者是否出现肾上腺皮质功能不全症状。

垂体微腺瘤患者的术后缓解率为 65%～90%、复发率 5 年为 5%～10%、10 年为 10%～20%;年龄≤25 岁的患者复发风险高。垂体大腺瘤或肿瘤侵入硬脑膜者手术成功率较低。大腺瘤患者的术后缓解率<65%,复发率 12%～45%,而且复发时间(16 个月)较微腺瘤患者(49 个月)早。

(三) 手术后未缓解患者的处理

1. 外科治疗:术后如影像学检查发现有残存肿瘤则应再次手术,但因首次手术后,血清皮质醇水平仍可继续下降,故再次手术前需要观察 4～6 周以评估手术是否必要。再次腺瘤摘除术或垂体切除术引起垂体功能不全的风险分别为 5%、50%。

2. 放射治疗:分次体外照射治疗或立体定向放射治疗后 3～5 年内可使约 50%～60%患者的高皮质醇血症得到控制,但可能在短期控制后复发,也可发生垂体功能减低,故需进行长期随访。垂体照射后再次发生肿瘤的风险为 1%～2%。

3. 双侧肾上腺切除术:双侧肾上腺切除术是快速控制高皮质醇血症的有效方法,采用腹腔镜微创肾上腺切除术可减少患者的手术创伤,但手术会造成永久性肾上腺皮质功能减退而终身需用肾上腺糖皮质激素及盐皮质激素替代治疗。由于术后有发生 Nelson 综合征的风险,术前需常规进行垂体 MRI 扫描和血浆 ACTH 水平测定以确定是否存在垂体 ACTH 腺瘤。

(四) 库欣综合征的药物治疗

1. 类固醇合成抑制剂:可抑制皮质醇合成,但对肿瘤无直接治疗作用,也不能恢复 HPA 轴的正常功能。常用药物见表 5,甲吡酮和酮康唑的疗效和耐受性较好,故较常用;但酮康唑可轻度短暂升高肝酶及可致男性性功能减退;甲吡酮可致女性多毛;故男性可先用甲吡酮,女性宜选用酮康唑。米托坦(o,p′- DDD)有特异的抗肾上腺作用,能长期有效控制大多数 ACTH 依赖性库欣患者的症状,但药物起效慢,有消化和神经系统的不良反应,须严密监测药物浓度。

表 5　抑制肾上腺皮质合成类固醇药物的特点

药　物	日用量	主要不良反应
邻对氯苯二氯乙烷(米托坦 o,p′-DDD)	2～4 g	恶心、呕吐、腹泻、皮疹、脑部症状、高胆固醇血症
氨鲁米特(aminoglutethinide)	0.5～1 g	恶心、嗜睡、皮疹、肌病
美替拉酮(甲吡酮,metyra-pone)	0.4～4 g	肠胃不适、头痛、眩晕、皮疹、高血压、低钾血症
酮康唑(ketoconazole)	0.2～1.8 g	恶心、腹泻、瘙痒、头痛、转氨酶升高、性功能减低
依托咪酯(etomidate)	2.5～3 mg	肌痉挛、嗜睡、低血压

2. 糖皮质激素受体拮抗剂—米非司酮(RU486):有拮抗肾上腺糖皮质激素的作用及抑制 21-羟化酶的活性,适用于无法手术的患者以缓解库欣综合征的精神神经症状;每天剂量 5～22 mg/kg,长期应用可致血 ACTH 水平升高,少数患者发生类 Addison 病样改变,男性患者出现阳痿、乳腺增生。

(五) 异位 ACTH 综合征、Nelson 综合征、特殊病例以及手术成功后患者的处理

1. 异位 ACTH 综合征:因肿瘤病因、种类不同,故治疗取决于肿瘤的类型、定位和分类。如肿瘤定位

明确，首选手术治疗；如肿瘤已转移或难以定位、症状严重或首次手术失败的患者则可行双侧肾上腺切除术或以药物阻断皮质醇合成，并同时对症治疗及纠正低钾血症等生化紊乱。

2. Nelson综合征：因双侧肾上腺切除后垂体肿瘤生长所致，增大的肿瘤压迫垂体致垂体功能减退及ACTH分泌增多而出现皮肤色素沉着等症状，Nelson综合征的发生率为8%～29%。双侧肾上腺切除术后1年内血浆ACTH水平＞1 000 pg/ml则可能预示ACTH瘤发展。故双侧肾上腺切除术后，应行垂体放射治疗；如影像学发现垂体肿瘤则应手术切除，同时应补充肾上腺皮质激素治疗。

3. 儿童及青少年库欣综合征：儿童库欣综合征病因与发病年龄有关：继发于McCune-Albright综合征的肾上腺增生多见于婴儿(平均年龄1.2岁)；肾上腺皮质肿瘤多见于年幼儿童(4.5岁)；异位ACTH综合征发生于年长儿童(10.1岁)；PPNAD和库欣病最常见于青少年。经蝶手术是儿童库欣病的首选疗法，治愈率和成人相似。若手术失败，可采用放疗且疗效较成人更佳。经蝶手术后出现永久性生长激素缺乏者，应给予生长激素替代治疗并避免使用超生理剂量的肾上腺糖皮质激素，以达到预期成年身高。

4. 妊娠与库欣综合征：孕妇的库欣综合征通常到妊娠晚期才被发现，其体征和正常妊娠表现相似，故诊断较难。其病因为垂体病变33%、肾上腺病变40%～50%、异位ACTH综合征及不依赖ACTH的肾上腺增生各占3%。孕妇库欣综合征首选手术治疗，应在妊娠末3个月前尽早进行手术。经蝶垂体手术后如有肿瘤组织残存时，可在患者分娩后行双侧肾上腺切除术并用肾上腺皮质激素替代治疗。妊娠期间禁用酮康唑、甲吡酮及米托坦。

(六) 肾上腺性库欣综合征的治疗

1. 肾上腺皮质腺瘤：首选手术切除肿瘤，术后因下丘脑-垂体轴的长期抑制，出现明显的肾上腺皮质功能减退症状，因此术后需用肾上腺糖皮质激素短期替代补充治疗，但应逐渐减量，最多服药半年，以利于HPS轴功能恢复。

2. 肾上腺皮质腺癌：2004年，WHO提出肾上腺皮质癌的Union International Contre Cancer(UICC)分期：Stage Ⅰ期为局部肿瘤＜5 cm，Ⅱ期局部肿瘤＞5 cm，Ⅲ期有局部浸润或有淋巴结转移，Ⅳ期为浸润邻近器官或有远处转移。肾上腺皮质癌的治疗包括手术、药物治疗(单用米托坦或联合使用链脲菌素等化疗药物)和局部放疗，应根据肿瘤分期进行不同治疗(图1)。

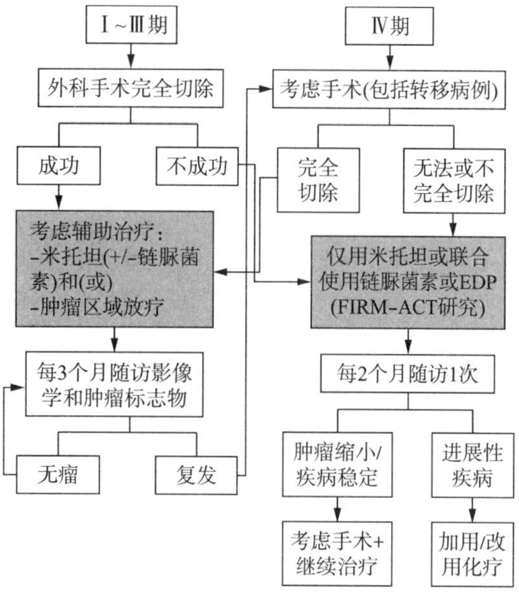

图1　库欣综合征的肾上腺皮质癌不同分期的治疗方案

3. ACTH非依赖性大结节增生(ACTH independent macronodular adrenal hyperplasia，AIMAH)：目前推荐先切除一侧肾上腺并获得病理确诊后，在随诊过程中决定是否择期切除另一侧肾上腺；如果病变组织表面存在异常肾上腺受体则可用药物治疗代替肾上腺切除术。亚临床库欣患者的手术适应症取决于是否有皮质醇高分泌的表现。

4. 原发性色素结节性肾上腺病(primary pigmented nodular adrenal disease，PPNAD)：手术切除双侧肾上腺是PPNAD治疗的主要选择，次全切除或单侧肾上腺切除可使显性库欣的症状明显缓解，但最终仍需要肾上腺全切除。酮康唑可明显抑制PPNAD患者皮质醇分泌。

(七) 围手术期肾上腺皮质功能减退的治疗

1. 肾上腺性库欣综合征：肾上腺性库欣患者于手术中和手术后应静脉滴注氢化可的松100～200 mg，视病情变化给予对症或急救治疗，如术后血压下降、休克或出现肾上腺皮质危象时，应立即增加氢化可的松用量至病情好转。术后常规用氢化可的松100～200 mg/d静脉滴注5～7天，剂量逐渐减量后改为口服氢化可的松或泼尼松至维持剂量，一般于半年左右停药。服药期间应观察血压、电解质、24 h UFC或24 h尿17-OHCS及血皮质醇浓度等以调节药物剂量。

2. ACTH依赖性库欣综合征患者：术后1周内应尽快进行血皮质醇或24 h UFC的检测来评价病情是否缓解；如患者出现明显的肾上腺皮质功能减退症状，则应用肾上腺糖皮质激素治疗，病情好转后逐渐减量至停药，一般服药不超过 1 个月，当晨间血皮质醇水平或皮质醇对 ACTH 1—24 的反应＞18 μg/dl(500 nmol/L)时，则可停药。

五、库欣综合征的诊治流程

当库欣综合征定性诊断成立后，推荐按照以下流程图进行病因检查和治疗(图 2)。

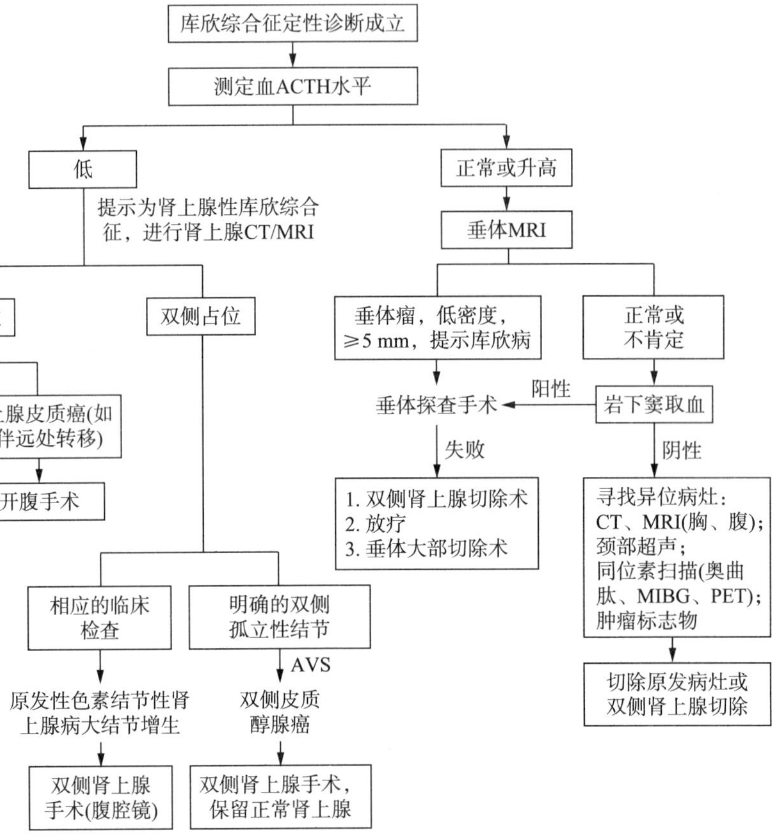

图 2　库欣综合征的定位诊断及治疗流程图

译自：Porterfield JR，Thompson GB，Young Jr. WF，et al. Mayo clinic. World J Surg，2008，32：659～677.

皮肤型红斑狼疮诊疗指南(2012 年)

(中华医学会皮肤性病学分会免疫学组)

一、概述

红斑狼疮(lupus erythematosus，LE)是一种慢性、反复迁延的自身免疫病。该病为一病谱性疾病，70%～85%的患者有皮肤受累。一端为皮肤型红斑狼疮(cutaneous lupus erythematosus，CLE)，病变主要限于皮肤；另一端为系统性红斑狼疮(systemic lupus erythematosus，SLE)，病变可累及多系统和多脏器。红斑狼疮的皮肤损害包括特异性及非特异性，认识这些皮肤损害，有助于红斑狼疮的早期诊断、正确治疗及改善预后。

二、分类

皮肤型红斑狼疮按照形态和组织病理学分为狼疮特异性和狼疮非特异性两类。

1. 红斑狼疮特异性皮肤损害

红斑狼疮特异性皮肤损害分为：(1) 急性皮肤型红斑狼疮(acute cutaneous lupus erythematosus，ACLE)包括局限型和泛发型；(2) 亚急性皮肤型红斑狼疮(subacute cutaneous lupus erythematosus，SCLE)；(3) 慢性皮肤型红斑狼疮(chronic cutaneous lupus erythematosus，CCLE)：包括①盘状红斑狼疮(discoid lupus erythematosus，DLE)：局限型和泛发性型；②疣状红斑狼疮(verrucous lupus erythematosus，VLE)；③肿胀性红斑狼疮(tumid lupus erythematosus，TLE)；④深在性红斑狼疮(lupus erythematosus profundus，LEP)；⑤冻疮样红斑狼疮(chilblain lupus erythematosus，CHLE)。

2. 红斑狼疮非特异性皮肤损害

皮肤型红斑狼疮还可有一些非特异性皮肤损害。包括光敏感、弥漫性或局限性非瘢痕性脱发、雷诺现象、甲襞毛细血管扩张和红斑、血管炎特别是四肢末端的血管炎样损害、网状青斑、手足发绀、白色萎缩等皮损。

三、临床及实验室检查特点

1. 急性皮肤型红斑狼疮(ACLE)

ACLE 主要见于 SLE 患者。

(1) 临床特点　多发于中青年女性。局限型为面颊和鼻背出现融合性水肿性红斑(蝶形)，可累及额部、颈部、眼眶和颈部 V 形区(光照区)。泛发型为全身对称分布的融合性小斑疹、丘疹，夹杂紫癜成分，颜色深红或鲜红，可发生于身体任何部位，但腰围最常见，可伴有瘙痒。口腔和鼻腔黏膜可见浅溃疡。

ACLE 有时可出现大疱性皮损，称为大疱性红斑狼疮。也可发生 Rowell 综合征(SLE 患者伴有多形红斑皮损，同时抗 SSA/SSB 抗体阳性)。

(2) 组织病理学特点　表皮萎缩，基底细胞液化变性。真皮浅层水肿，皮肤附属器散在或灶状淋巴细胞浸润。真皮上部水肿区及真皮毛细血管壁可有纤维蛋白样沉积。

(3) 实验室检查特点　80%以上患者抗核抗体(ANA)阳性，抗 Sm 抗体、抗双链(ds)DNA、抗 Ro/SSA 和抗 La/SSB 抗体也可以阳性。还可有白细胞减少、贫血、血小板减少、血沉加快、蛋白尿和血尿等。

2. 亚急性皮肤红斑狼疮(SCLE)

(1) 临床特点　好发于暴露部位如上背、肩、手臂伸侧、颈胸 V 形区，常伴高度光敏感。根据皮损特点可分为丘疹鳞屑型和环形红斑型，前者皮损近似于银屑病样，后者呈环形或多环形红斑表现，皮损愈后处可继发色素改变和毛细血管扩张。这些患者除有抗 SSA 和抗 SSB 抗体阳性外，其皮损都以环形红斑型为特征，血管炎的发生率亦有升高。部分患者有其他系统受累表现，约 50%的 SCLE 可符合 SLE 分类标准。约 20%的 SCLE 并发干燥综合征。

大部分新生儿红斑狼疮(neonatal lupus erythematosus，NLE)的皮疹也呈环形红斑样，表现为出生后数日内发生的头面、躯干及四肢多发性环状红斑，一般无鳞屑，约 15%的患儿可有先天性心脏传导阻滞。新生儿红斑狼疮为自限性疾病，一般在出生后 4～6 个月随着母亲来源的 IgG 的清除而消退。

(2) 组织病理学特点　和 DLE 相似，可表现为基底细胞液化变性，真皮血管及皮肤附属器周围可见淋巴细胞和单核细胞浸润，但炎性浸润较 DLE 部位浅而轻。无明显的角化过度、毛囊角栓。

(3) 实验室检查特点　70%～90%SCLE 患者抗 SSA、SSB 抗体阳性；90%以上 ANA 阳性。少数可出现白细胞减少、血沉加快和蛋白尿。

3. 慢性皮肤红斑狼疮(CCLE)

根据其临床特点分为下列 5 类。

(1) 盘状红斑狼疮(DLE)

1) 临床特点　皮肤型红斑狼疮中 50%～85%是盘状红斑狼疮，男女比例为 1∶3，好发于 40～50 岁中年人，SLE 也可有 DLE 皮损，约 5%的 DLE 患者可发展为 SLE。DLE 最常发生于头皮、面部、耳部及口唇。典型表现为境界清楚的盘状红斑、斑块，表面粘附性鳞屑，剥离鳞屑可见背面扩张的毛囊口形成毛囊角栓，外周色素沉着，中央色素减退、轻度萎缩，并可产生萎缩性瘢痕，发生于头皮、眉毛处的 DLE 可导致不可逆的瘢痕性脱发。患者多无自觉症状，少数可有轻度瘙痒。

皮损若超过头面部，如波及躯干和四肢手足，称为播散性 DLE(DDLE)。部分患者可有光敏和轻度关节疼等症状，发生于掌跖的 DLE 可以有疼痛。

2) 组织病理学特点　表皮角化过度，毛囊口扩张，有角质栓，颗粒层增厚，棘层萎缩，表皮突变平，基底细胞液化变性，有时可见基膜增厚，表皮下层或真皮浅层可见胶样小体，真皮血管和皮肤附属器周围较致密的灶状淋巴细胞浸润。

(2) 疣状红斑狼疮(VLE)

1) 临床特点　较少见，常发生于上肢伸侧、手和面部，皮损肥厚呈疣状，类似角化棘皮瘤或肥厚性扁平苔藓。皮损表面覆盖有多层角质性白色黄色鳞屑。在其他部位常有典型的 DLE 皮损。

2) 组织病理学特点　基本同 DLE，表皮有角化过度伴疣状增生，颗粒层增厚伴显著棘层肥厚。

(3) 肿胀性红斑狼疮(TLE)

1) 临床特点　皮损为多环状隆起性红斑或风团样斑块，表面光滑，无鳞屑和毛囊角质栓。好发于面部或肢体，光敏明显。

2) 组织病理学特点　表皮变化轻微，可有轻度毛囊角化过度伴基底层空泡变性，主要变化是真皮可见明显的淋巴细胞浸润和黏蛋白沉积。

(4) 深在性红斑狼疮(LEP)

1) 临床特点　又称狼疮性脂膜炎(lupus erythematosus panniculitis),多见于女性,好发于面部、上肢(尤其三角肌部位)和臀部。皮损为境界清楚的皮下结节或斑块,表面皮肤正常或暗紫红色,极少破溃,可单发或多发,病程长,消退后可形成凹陷性瘢痕。

2) 组织病理学特点　表现为皮下脂肪组织、脂肪小叶间隔胶原不同程度的透明变性,小血管壁及周围可见纤维蛋白变性或坏死,可见灶状或弥漫性淋巴细胞浸润,有时可见少量浆细胞,可有脂肪溶解及钙化。

(5) 冻疮样红斑狼疮(CHLE)

1) 临床特点　皮损多发生于寒冷而潮湿的环境,表现为面颊部、鼻背、耳郭、手足和膝肘部紫红色斑块。该型多数患者有光敏和雷诺现象。大部分患者缺乏冷球蛋白或冷凝集素的证据。

2) 组织病理学特点　有表皮萎缩,真、表皮交界处空泡形成,真皮血管和毛囊皮脂腺周围大量淋巴细胞浸润。

3) 实验室检查特点　实验室检查大多正常,其中4%～20%患者 ANA 可以低滴度阳性;1%～3%患者有抗 SSA 抗体;<5%患者出现抗 dsDNA 抗体。血液检查少数可有贫血、白细胞下降、血小板减少,血沉增快等。尿液检查很少异常。

四、诊断及鉴别诊断

诊断 CLE 主要根据各型的临床表现和组织病理特征,诊断流程见图 1。

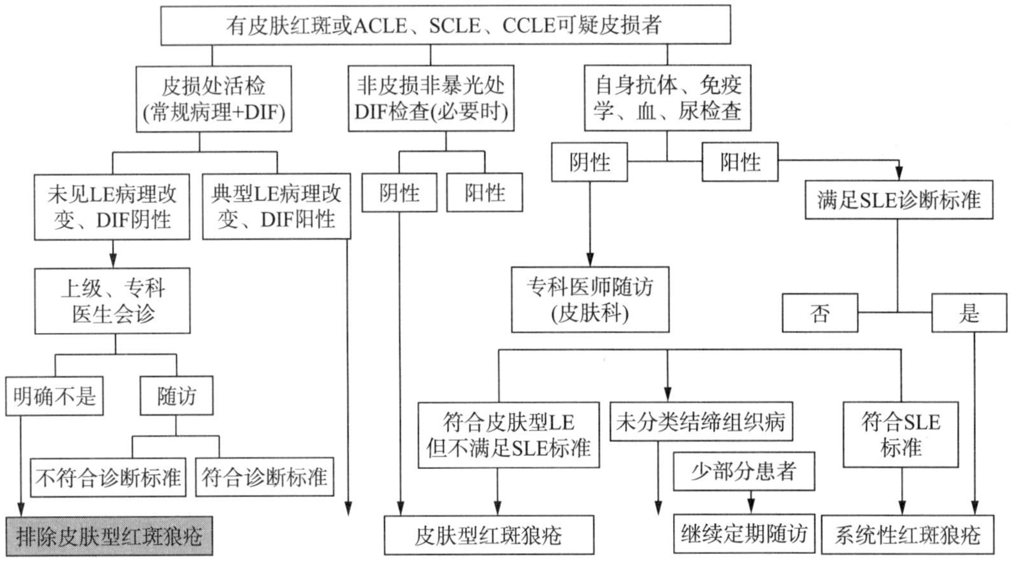

图 1　皮肤型红斑狼疮诊断流程图

不典型的急性皮肤型红斑狼疮(ACLE)要注意与皮肌炎、硬皮病、血管炎、脂溢性皮炎和药疹等鉴别。亚急性皮肤红斑狼疮(SCLE)要注意与多形性日光疹、银屑病、多形性红斑、离心性环状肉芽肿和过敏性紫癜等鉴别。不典型的慢性皮肤红斑狼疮(CCLE)要注意与环状肉芽肿、扁平苔藓、寻常狼疮、三期梅毒疹、日光性角化、结节病、寻常疣和淋巴细胞浸润症等进行鉴别。鉴别要点根据各种疾病的典型临床表现、实验室检查和组织病理学表现等,直接免疫荧光检查有重要鉴别诊断价值(表 1)。

表 1　各型皮肤型红斑狼疮皮肤直接免疫荧光检查(DIF)特点

分　型	皮损处基底膜带 IgG、IgM、IgA、C3 沉积	非皮损区非暴光部位(LBT)基底膜带 IgG、IgM、IgA、C3 沉积
急性皮肤型红斑狼疮(ACLE)	几乎所有患者有颗粒状或线状沉积	60%患者有颗粒状沉积
亚急性皮肤型红斑狼疮(SCLE)	40～60%患者可有 IgG 细颗粒沉积	30%可阳性
盘状红斑狼疮(DLE)	90%患者 IgG、IgM、C3、$C1_q$ 颗粒状沉积	阴性

（续表）

分　型	皮损处基底膜带 IgG、IgM、IgA、C3 沉积	非皮损区非暴光部位(LBT)基底膜带 IgG、IgM、IgA、C3 沉积
疣状红斑狼疮(VLE)	可有 IgG、IgM 颗粒状沉积	阴性
肿胀性红斑狼疮(TLE)	可有 IgG、IgM 颗粒状沉积	阴性
深在性红斑狼疮(LEP)	70%患者 IgG、IgM、C3 颗粒状沉积	阴性
冻疮样红斑狼疮(CHLE)	基底膜带及血管周围 IgG、IgM 颗粒状沉积	阴性

一般情况下，皮损处直接免疫荧光(DIF)阳性支持皮肤型红斑狼疮的诊断，但 DIF 阴性并不能排除诊断。

五、治疗

1. *基本治疗*

皮肤型红斑狼疮是一组呈慢性过程、反复发作的自身免疫疾病，因此要重视对患者的教育，包括正确认识疾病，做好长期治疗的准备，积极配合医生等。应避免不良刺激、定期随访；注意防寒、避光，如带太阳镜、用防晒霜、防晒服装等。治疗一般采用“阶梯式治疗”(图 2)的方法，即根据病情，选择适当的治疗方法。

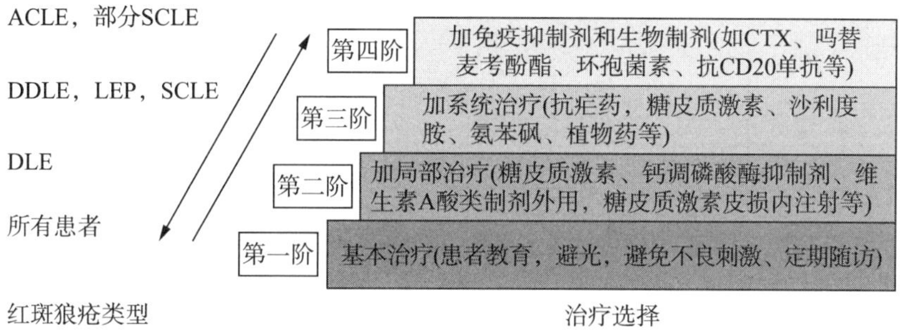

图 2　皮肤型红斑狼疮阶梯式治疗图

2. *局部治疗*

(1) 局部及皮损内应用糖皮质激素　是广泛采用的治疗手段之一。根据皮损部位及类型选择外用糖皮质激素。皮肤薄嫩处选择弱或中效制剂，肥厚及疣状皮损选用强效或超强效制剂或皮损内局部注射糖皮质激素。

(2) 钙调磷酸酶抑制剂　如他克莫司软膏和吡美莫司乳膏，对 SCLE、ACLE 有效，对 DLE 疗效略差。

(3) 维 A 酸类制剂　如他扎罗汀凝胶和维 A 酸乳膏等，可用于角化明显的 DLE。

3. *抗疟药物*

抗疟药是系统治疗的第一线用药，尤其对 DLE、肿胀性红斑狼疮和 SCLE 的有效率可达 80%以上。主要有羟氯喹，成人口服 200～400 mg/d，体重不超标者最多可用到 6.5 mg/(kg・d)；氯喹，成人 125～250 mg/d，最多 3.5～4 mg/(kg・d)；奎纳克林(米帕林)100～200 mg/d，最多 2.5 mg/(kg・d)；羟氯喹或氯喹可与奎纳克林联合应用。用药期间应每 3～6 个月进行眼科检查，注意眼部不良反应。

4. *糖皮质激素*

DDLE、SCLE 及部分 NLE 需要糖皮质激素治疗，一般选用中小剂量，如泼尼松 0.5 mg/(kg・d)，病情控制后缓慢递减。ACLE 诊断为 SLE 或发展为 SLE 参照 SLE 诊疗指南治疗。

5. *免疫抑制剂*

此类药主要用于常规药物疗效不佳的患者。可选用如下免疫抑制剂：硫唑嘌呤[1～2 mg/(kg・d)]、甲氨蝶呤(7.5～25 mg/周)、吗替麦考酚酯[35 mg/(kg・d)]、环孢素(2.5～5 mg/d)等，使用过程中应注意观察不良反应并及时调整用药。

六、其他系统治疗

1. *沙利度胺*

治疗复发或难治性皮肤红斑狼疮，成人 100～200 mg/d，口服，维持可用 25～50 mg/d，计划妊娠或妊娠期妇女禁用。

2. *氨苯砜*

主要用于 SLE 大疱型皮损的治疗，也用于常规治疗效果不理想的 DLE 和 SCLE。成人 100～200 mg/d，口服。

3. 植物提取药

此类药一般为某类药物的混合物,并不是单一成分,如雷公藤多苷,白芍总苷等,此类药物具有一定的免疫抑制和(或)免疫调节作用。用法:雷公藤多苷 30～60 mg/d;白芍总苷 0.6 g,每日 3 次;火把花根片,2 片,每日 3 次;昆明山海棠,2 片,每日 3 次口服。雷公藤多苷、火把花根片、昆明山海棠类药物对性腺有一定不良反应,育龄期女性患者应慎用。

4. 维 A 酸类

主要用于慢性及亚急性皮肤型红斑狼疮的治疗,尤其对疣状狼疮的疗效肯定。如阿维 A 0.5～1 mg/(kg·d),异维 A 酸 1 mg/(kg·d),分 2 次口服。计划妊娠或妊娠期妇女禁用。

5. 生物制剂

如静脉注射用人免疫球蛋白、利妥昔单抗、贝利单抗、阿巴西普单抗、抗 IL-6 单抗和抗 IL-10 单抗等,可用于重症患者如 ACLE。

6. 其他

金制剂如金诺芬,成人 6～9 mg/d,柳氮磺吡啶 0.75～1.5 g/d。氯苯吩嗪,成人 100 mg/d。

七、随访

CLE 患者应该常规定期随访。随访时应进行常规的实验室检查(如血、尿常规),3～6 个月复查肝、肾功能,6～12 个月复查免疫功能。评估病情是否稳定、是否有发展为 SLE。

注意药物的不良反应。服用糖皮质激素者应定期检查血压、血糖等,如服用羟氯喹或氯喹者应每 3～6 个月进行眼科检查。

八、预后

CLE 的皮损经治疗多能消退,部分 CCLE 可遗留萎缩性瘢痕和色素沉着或脱失,个别患者 DLE 皮损可长期存在。新皮损的出现或皮损的加重往往提示病情活动。CCLE 与 SCLE 患者因无重要脏器受累预后大多良好。ACLE 患者的预后取决于重要脏器受累程度。

中国特异性免疫治疗的临床实践专家共识

变应性疾病的特异性免疫治疗已有上百年历史,在我国也有超过 50 年的历史,特异性免疫治疗能改变疾病的自然进程,只要选用正确的疫苗、严格掌握患者的适应证,特异性免疫治疗可显著改善过敏症状、减少药物的使用以及提高患者的生活质量。随着我国变应性疾病发病率的增高,医务工作者和患者对特异性免疫治疗的需求增加,各地区、各医院都自行开展了这一项目,但因缺少可参照的统一标准,规范化不足,在很大程度上是仅根据临床经验进行的,因此存在许多医疗安全隐患。基于特异性免疫治疗的特殊性和安全考虑,建立一套我国关于变应原特异性免疫治疗临床实践共同标准已迫在眉睫。本共识由我国变态反应领域工作的多位专家共同撰写,依据卫生部关于《综合医院医疗质量管理与控制指标(2011 年版)》以及《医疗质量安全事件报告暂行规定》有关内容并参考了各地医疗服务机构和患者的地方特殊情况。作者们认为这一临床共识应该得到普及,让所有从事变应原特异性免疫治疗的医务人员都能够知晓并且掌握。

一、特异性免疫治疗的定义

特异性免疫治疗是用逐渐增加剂量的变应原提取物对过敏患者进行反复接触,提高患者对此类变应原的耐受性,从而控制或减轻过敏症状的一种治疗方法。

二、确定变应原

在进行特异性免疫治疗之前进行病因的诊断是至关重要的。变应性疾病的变应原诊断包括体内、体外试验以及变应原特异性体内激发试验。体内试验主要是变应原皮肤点刺试验或皮内试验,若体内有致敏的肥大细胞,变应原与细胞膜上的 IgE 结合后激活肥大细胞释放血管活性物质使皮肤出现风团和红斑。体外试验是进行血清游离特异性或总 IgE 水平的测定。要仔细分析检测的变应原是否与临床症状密切相关,而鼻黏膜和支气管特异性变应原的激发试验则可确定吸入变应原的浓度和呼吸道症状以及气道阻力的关系,但该试验存在风险,只适用于研究。

三、皮下注射免疫治疗的规范化

(一) 适应证和禁忌证

1. 特异性免疫治疗的适应证:①患者症状与变应原接触的关系密切,且无法避免接触变应原;②患者的临床症状是由单一或少数变应原引起的;③症状持续时间延长或提前出现的季节性花粉症的患者;④变应性鼻炎的患者在变应原高峰季节出现下呼吸道症状；⑤使用抗组胺药物或中等量以上的吸入性皮质类固醇仍未控制症状的患者；⑥不愿意接受持续或长期药物治疗的患者；⑦药物治疗引起不良反应的患者。在考虑特异性免疫治疗之前要认真评估患者的疾病及其严重程度、变应原和疾病的关系、对症治疗的效果、疾病以及治疗的潜在危险因素、患者的心理健康状态及其对疾病和治疗措施的态度。一般来说特异性免疫治疗适用于5～60岁变应性鼻炎和支气管哮喘(简称哮喘)的患者，而对于食物过敏和变应性皮炎的疗效不佳。

2. 特异性免疫治疗的禁忌证：①严重的免疫系统疾病、心血管系统疾病、癌症以及慢性感染性疾病；②患者必须服用(包括表面吸收剂型)β-受体阻滞剂；③缺乏依从性以及严重心理障碍；④中～重度持续性哮喘、哮喘病情不稳定或急性发作期、FEV_1 占预计值%<70%的患者首先需进行充分的药物治疗；⑤至今没用证据显示特异性免疫治疗有致畸作用，但在剂量增加阶段，存在过敏性休克和流产等危险因素，因此在妊娠或计划受孕期间不主张开始特异性免疫治疗；如妊娠前已经接受治疗并耐受良好，则不必中断治疗。

(二) 患者的知情权

在治疗开始前和治疗期间，要对患者进行教育，使其了解特异性免疫治疗的目的和过程以及可能出现的不良反应，强调对症治疗(尤其是在起始阶段)的重要性。特别教育患者在疫苗注射后的观察期间及时报告身体的反应，以增加安全性并最大程度地降低免疫治疗的风险。

特异性免疫治疗开始前必须让患者或患儿的监护人签署知情同意书，其中应包括特异性免疫治疗的原则、免疫治疗的疗程、可能出现的不良反应以及抢救措施、患者方过敏反应史的告知、在出现不良反应时给予医师进行及时救治处理的授权并保证承担相应的费用。

(三) 免疫治疗的机构与管理

免疫治疗的机构应由具备变态反应专科资质(或具备相关资格)的医生负责管理。为儿童进行特异性免疫治疗的医生需要掌握儿科的特殊知识。医护人员必须定期接受培训与知识更新，培训的内容应包括：①如何对病情进行评估(包括临床状况和呼吸峰值气流量的测定)以判断是否可以开始或继续当次剂量的注射(对于年龄<15岁的患者，家长必须参与这项评估)；②在患者各自的“免疫治疗记录表”上记录其每次就诊的数据资料；③注射技术；④剂量调整；⑤严密观察患者的情况(包括儿童)；⑥尽早发现不良反应的出现；⑦对出现不良反应的患者进行治疗和监测；⑧如何实施定期复查或疗效评估；⑨影响决定继续治疗或结束治疗的因素。

培训内容应重点包括处理严重不良反应的知识和技术。进行皮下免疫治疗时，必须有具备资格的医生在场，并为治疗负责。另外，现场应至少有一人以上能够对严重不良事件进行处理。免疫中心机构必须具备治疗和监测全身不良反应的必要设备，包括：①注射的肾上腺素(1 g/L)；②注射或口服的抗组胺药、皮质类固醇和血管加压素；③注射器、注射针头、止血带和静脉输液器具；④静脉输液用液；⑤吸氧设备；⑥硅树脂面罩及人工通气设备；⑦血压监测设备(听诊器和血压计)；⑧过敏反应病程和治疗的记录表。还应配备直接喉镜、心脏复律、气管切开和心内注射的设备，定期检查上述设备的有效期和使用状态，并且将检查记录存档，设备需放置在最易获取的地方。

(四) 变应原疫苗

为确保疫苗生物活性的一致，每批疫苗在投入临床使用前都要用标准检测方法在具有代表性的人群中进行皮肤试验、剂量反应试验或体外的免疫活性的检测，其结果要与标准样品进行比较以确保产品批次间的一致性，而且每批疫苗中主要变应原蛋白的含量也要保持一致。因此无论什么时候均应该选用安全性和有效性确定的、获得国家食品药品监督管理局许可证的合格的变应原产品。

(五) 注射技术

注射部位是上臂远端三分之一的外侧和前臂中三分之一的背侧。用拇指和食指捏起上臂三角肌下沿皮肤，在深部皮下进针，注射必须缓慢，注射1 ml大约需要60 s，并应间断进行回抽动作，如每注射0.2 ml回抽一次，如果回抽到血液，应该停止注射，弃去血液污染的产品，观察患者30 min。如果没有明显全身反应，可重新抽取剩余剂量的变应原产品再次注射。建议左右臂轮流注射。

(六) 剂量监测表

起始方案可采用常规的“每周注射一次”方法，亦可选择集群或快速免疫治疗法。儿童和成人变应原的注射量和时间间隔是相同的。起始治疗方案是尽快达到维持剂量和保证最大安全性之间的折中方案，应该根据患者的反应、注射时间间隔、季节或环境变应原暴露史等进行调整。根据世界卫生组织的指导性文件，维持剂量通常是提出的纯化的主要致敏蛋白的每次注射剂量为5～20 μg或每年的累积注射剂量为50～250 μg。最佳维持剂量是指获得最佳临床效果同时无任何严重不良反应时的个体化剂量。但一些患者每次注射的维持剂量不能达到推荐的最高剂量，这样就需要降低每次注射的剂量、缩短注射的间隔时间以保证每年的累积剂量在上述范围内。对于儿童，免疫治疗的变应原剂量与儿童的年龄或体重无关。

（七）安全管理条例

安全管理条例应该详细说明，医生与护士的职责要明确。日常安全管理条例包括：(1) 肾上腺素的有效期和准备；(2) 确认患者和相应治疗的变应原种类和剂量；(3) 评估患者注射前的临床状况；(4) 上次注射后的时间间隔；(5) 前一次注射的反应记录；(6) 相应变应原产品的质量(外观和有效期)。应将上述情况如实记录在患者免疫治疗记录表中，这是患者治疗过程和医疗安全的记载，具备法律效力。应该明确规定注射后对患者进行的观察项目(包括观察时间)。作为常规，每次注射后应该观察患者 30 min(如果出现全身反应，则应延长观察时间并作相应的处理)。应告知患者在观察期间不要离开诊室，一旦出现全身反应的早期征象，应立即告知工作人员。儿童必须有成人陪同。必须在患者离开诊室前评估并记录注射后的反应。应以书面形式告诉患者在离开诊室后如果出现过敏症状的恶化甚至全身迟发反应的处理方法(如抗过敏和哮喘等药物的使用)，并且使患者在必要时能及时与中心人员取得联系。

（八）剂量调整

非常规注射或调整注射剂量的具体原则包括：(1) 患者注射前 3 d 出现临床状况；(2) 上次注射至今的时间间隔超出规定范围；(3) 上次注射时的全身和局部反应。

决定本次变应原的注射剂量前，应充分评估患者是否适合接受预定剂量的注射，这是避免全身不良作用发生的重要步骤，具体方案为：(1) 最近 3 d，患者有呼吸道感染或其他重大疾病时，应推迟注射；(2) 最近 3 d，患者过敏症状逐渐加重，或因变应原暴露需增加抗过敏药物的剂量时，应推迟注射；(3) 患者的肺功能下降，最高呼气峰流速值＜80％个人最佳值时，应推迟注射。对于哮喘患者，每次注射前都必须测定肺功能(测定最高呼气峰流速即可)；(4) 如果注射间隔时间延长，需减少注射剂量，减少的量取决于时间延长的程度；(5) 如果上次注射时出现全身反应，应减少该次注射的变应原剂量，减少的量取决于反应的严重程度，如果出现严重过敏反应和其他危及生命的反应，必须仔细评估是否继续进行皮下免疫治疗；(6) 注射变应原应与注射其他传染性疾病的疫苗分开，至少间隔 1 周的时间。

要特别询问患者注射前是否服用了可能增加全身不良反应的发生或是使过敏反应更难于控制的药物(如β-受体阻滞剂)。大量饮酒可以抑制组胺的转化酶——二胺氧化酶的产生从而增加全身反应发生的危险。

变应原季节(如春季或秋季花粉季节)不应开始进行免疫治疗，在免疫治疗过程中若遇到变应原季节时如果患者出现临床症状，也不应进行治疗。应在变应原季节减少变应原的注射剂量，但如果患者没有症状则不必减少剂量。对于出现症状的患者，则应推迟注射，而应加强对症治疗，患者在症状消除后也应减少变应原的剂量。

（九）不良反应的处理

1. 局部不良反应：注射后经常出现局部肿胀，而这些局部反应是注射前已经预料到的，若患者可以忍受，则不需特别治疗。有时在注射部位会出现皮下结节，尤其是在使用铝包被产品。大多数患者的皮下结节可在一段时间后自行消退。

2. 全身不良反应：全身不良反应是指在注射部位以外的器官出现症状。全身不良反应有多种表现，从打喷嚏到突发的过敏性休克甚至死亡。严重程度与出现症状的迅速程度有关。手掌、足跖和身体的有毛部位的瘙痒、迅速出现的红斑和荨麻疹、注射后数分钟发作的鼻炎或哮喘的症状常常会迅速发展为全身的过敏反应，需立刻治疗，不容拖延。

皮下免疫治疗引起全身不良反应的危险因素包括未控制的哮喘。不稳定性哮喘患者的不良反应的发生率高，可能与气道的高反应性密切相关。同时，患者在免疫治疗过程中还不断接触正在接受皮下注射的变应原，尤其是常年性变应原，如屋尘螨、粉尘螨以及宠物猫和狗。接触变应原可能引起亚临床哮喘而增加患者的敏感性。暴露于常年性变应原引起的持续炎症也可增加患者出现全身不良反应的风险。

全身不良反应可分为速发型全身不良反应(30 min 内发生)和迟发型全身不良反应(注射30 min之后发生)。

（十）免疫治疗的终止

① 获得成功的临床疗效：经过 3～5 年的免疫治疗后，已没有症状或者症状已经大幅改善 1～2 年的患者；②无反应者：经过 1 年的维持治疗无效者；③过敏反应：在免疫治疗期间出现危及生命的严重不良反应者；④依从性欠佳者；⑤出现免疫治疗禁忌证者。

四、舌下免疫治疗的规范化

（一）适应证和禁忌证

舌下免疫治疗仅用于治疗证实为 IgE 介导且有临床相关疾病的患者，需要强调的是，应该使用有确切临床疗效和安全性资料的标准化变应原产品。舌下免疫治疗适用于：①变应性鼻结膜炎和哮喘的患者；②对桦树花粉、牧草花粉、豚草花粉、屋尘螨、粉尘螨等过敏的患者；③用抗过敏药物不能完全控制病情的患者；

④进行皮下免疫治疗后出现全身严重不良反应的患者；⑤不愿意接受注射免疫治疗的患者。目前，舌下含服免疫治疗限用于5岁以上的患者。

舌下免疫治疗的禁忌证与皮下免疫治疗的禁忌证相同。

（二）安全性

临床研究结果表明，舌下免疫治疗的全身性反应的发生率很低，而且没有发现危及生命的全身性反应。但有局部不良反应，主要包括嘴唇和舌下瘙痒、肿胀。这些反应出现的频率与剂量的增高成正比，但都较轻，可以忍受，不需药物治疗或因此调整剂量，而且随着继续治疗的进行一般都会自行消失。个别观察到荨麻疹和哮喘发作等全身不良反应，程度较轻且为自限性，而呈剂量依赖性和变应原依赖性。

舌下免疫治疗对儿童和成人而言都是可以耐受的。但是由于这一治疗是在家自行给药，尽管不良反应较轻，我们仍应该充分告知患者可能出现的主要全身或局部不良反应，以及出现这些反应时该如何处理。

（三）操作流程

1. 注意事项：与皮下免疫治疗一样，在开始治疗前也应根据病史和相关的过敏原检查明确过敏原的诊断。由于本治疗方法是由患者自己在家里进行，因此应该注意以下几点：①针对如何处理可能发生的不良反应，以书面形式对患者（或患儿家长）进行简单明了的指导；②变应原药物（片剂或滴剂）应放在儿童接触不到的安全处。

2. 给药方式和技巧：首先变应原疫苗的运输、贮藏和使用，应该遵照厂商的建议。服用疫苗前要清洗双手，应直接将适量的疫苗液体或片剂置于舌下含2～3 min，然后吞下，最好避免同时服用其他药物；如果可能，最好每天在同一时刻服药。

3. 治疗时刻表和剂量调整：关于治疗时间表和剂量调整的科学资料很有限，目前在最佳起始方案和最大剂量方面都没有明确规定，常规的治疗应该遵照厂商的建议，但出现全身性不良反应时，建议调整剂量。如果出现下列情况时应该推迟舌下免疫治疗：①出现口咽部感染；②有较大的口腔外科手术时；③急性胃肠炎；④哮喘加重；⑤最大呼气峰流速＜80％个人最佳值时；⑥皮下注射抗病毒的疫苗。

4. 不良反应的预防和处理：局部反应包括舌下口腔黏膜的瘙痒和肿胀以及胃肠道反应。一般这些症状都较轻，不需治疗而可以自行消退，如果出现较重的不适感时，应根据专科医生的意见进行处理。全身性反应的处理同皮下免疫治疗。

5. 患者资料记录表：由于该治疗是在家进行，因此有必要给患者一份出现不良反应时该如何处理的说明书，同样，患者应该准备一个治疗备忘录，记录服药的日期、剂量及不良反应，以便医生随访时对其进行评估。

6. 随访和停止治疗：对于接受舌下免疫治疗的患者应进行随访和检测，目的在于评价疗效和不良反应及其程度。由于是在家治疗，顺应性比皮下治疗更难监测，因此每年应该至少定期对患者进行3次随访，这点非常重要。

舌下治疗的停止：①在至少3～5年的治疗后，患者没有症状或连续2年仅出现轻微症状（与皮下治疗平行）；②患者不能配合治疗；③出现任何类型的免疫治疗的禁忌证；④持续存在的难以耐受的局部不良反应；⑤反复出现全身反应；⑥治疗2年后没有临床疗效。

缺血性卒中/短暂性脑缺血发作患者大动脉粥样硬化影像检查的专家共识

（缺血性卒中/短暂性脑缺血发作患者大动脉粥样硬化影像检查专家组）

由脑或视网膜局灶性缺血引起、不伴急性梗死的短暂性神经功能障碍称为短暂性脑缺血发作（TIA）。而一旦发生中枢神经系统组织的梗死则被定义为缺血性卒中。缺血性卒中/TIA是病因高度异质性的疾病，譬如心脏疾病、颅内或颅外动脉自身疾病以及血液系统疾病等，可经过多种机制引起多种临床表现。已有研究提示，大动脉粥样硬化可能是我国住院卒中患者最重要的病因。现代神经影像的发展使大动脉粥样硬化可被及时发现并且准确评估，但是，在我国的卒中临床实践中，很多大动脉粥样硬化性卒中患者并没有得到基于血管影像评估的治疗。据此，本刊编委会组织全国神经科专家制定了关于临床缺血性卒中/TIA患者的颅内/外动脉粥样硬化性病变的影像检查的共识性意见。

一、脑动脉粥样硬化性病变导致缺血性卒中/TIA的病理生理机制

与卒中相关的颅外动脉的粥样硬化，好发于主动

脉弓、颈内动脉起始处、椎动脉起始处和锁骨下动脉起始处;颅内动脉粥样硬化则好发生于大脑中动脉、颈内动脉虹吸段、椎动脉颅内段、基底动脉和大脑后动脉起始处。动脉粥样硬化的基本损害是大、中型动脉内膜局部呈斑块状增厚,由于动脉内膜积聚的脂质外观呈黄色粥样,因此称为动脉粥样硬化。动脉粥样硬化的进展是一个动态的过程,从内中膜增厚、粥样斑块形成、血管重塑、斑块内出血和斑块破裂、斑块表面或腔内血栓形成、斑块体积间断增加至最终形成重度狭窄和(或)破裂及血栓形成。动脉粥样硬化斑块有稳定和易损(不稳定)斑块两类。易损斑块指的是所有倾向于血栓形成和迅速进展成为罪犯病变的斑块。颈动脉易损斑块的病理特点主要包括薄的和(或)破裂的纤维帽、大脂质核心、斑块表面溃疡和血栓形成、斑块内出血、炎症细胞浸润等。管腔狭窄、大脂质核心以及斑块内新生血管形成可能是颅内动脉易损斑块的病理特点。

血栓形成多发生在血管壁,也可在血管内。损伤血管的表面和易损斑块破裂可继发血栓形成;血管显著狭窄会继发血栓形成(狭窄处存在涡流和湍流);狭窄后的血管局部扩张也易于导致血栓形成(局部扩张处血流缓慢,在系统性低灌注时,可能更易导致血栓形成)。

在颅外动脉粥样硬化性病变中,导致卒中的主要发病机制是动脉粥样硬化性斑块表面形成的血栓、胆固醇结晶等斑块内成分脱落造成的动脉到动脉栓塞、重度狭窄导致的远端低灌注以及上述因素的共同作用。在颅内动脉粥样硬化性病变中,除上述发病机制之外,该动脉斑块延伸或血栓形成堵塞了颅内动脉发出的穿支动脉也是导致脑梗死的重要发病机制。

二、影像诊断工具及其特点

对缺血性卒中/TIA 患者,应尽早进行颅内、外动脉的动脉粥样硬化评估,可供选择的影像学方法包括颈部血管彩色超声、经颅多普勒超声(transcranial Doppler, TCD)、经胸壁超声、经食管心脏超声(transesophageal echocardiogram,TEE)、CT 血管成像(CT angiography, CTA)、磁共振血管成像(magnetic resonance angiography,MRA)及数字减影血管造影(digital subtraction angiography, DSA)等。

1. 超声检查:超声检查是动脉粥样硬化常用的检查手段,具有无创、廉价的特点,但其诊断的准确性则很大程度地依赖于操作者的技术水平。

颈部血管彩色超声(主要探测颈动脉颅外段、椎动脉颅外段和锁骨下动脉)具有血管影像和血流动力学分析的功能,可观察的指标包括动脉管径、动脉管壁、血流速度和频谱等。颈动脉彩色超声不仅可以判断血管的狭窄和闭塞,还可以对动脉粥样斑块的成分做出初步识别。在欧美国家的部分医学中心,颈动脉彩色超声技术已被直接用于颈动脉内膜剥脱术(carotid endorectomy,CEA)患者的筛选。

TCD 不能观察血管腔和血管壁的形态学,但通过探测颅内、外动脉血流速度和频谱,TCD 对>50%的动脉狭窄或闭塞以及侧支循环建立情况进行评估,具有无创、操作简便、重复性好等优点。TCD 的主要局限性在于部分患者颞窗的穿透能力差而影响数据采集。此外,对检查的依赖性更高。微栓子监测是近年来发展起来的技术,被认为是目前能惟一活体观察栓子的手段,现已在治疗试验中用于评价抗血小板药物的疗效。

TEE 是将超声探头置入食管内,从心脏的后方向前近距离探查其深部结构,避免了胸壁、肺气等因素的干扰,故可显示出清晰的图像。TEE 是探测主动脉弓粥样硬化的重要手段,但是会因相关操作引起患者不适。

2. MRI:MRA 可以很好地显示脑血管的病变,常用的评估方法是时间飞跃法(time of flight, TOF)和增强 MRA(contrast enhanced-MRA, CE-MRA)。对于脑血管,三维 TOF 序列(3D TOF MRA)应用更广泛,该序列利用血液流入增强效应,不用对比剂即实现了血管影像的显示,其缺点则为会因过度估计狭窄病变造成假阳性诊断。CE-MRA 是通过静脉内注射对比剂使血液信号增强获取血管的影像,该技术主要用于颈动脉的检查,近年来也应用于颅内血管的成像。与 3D TOF MRA 相比,CE-MRA 减少了成像时间,可同时颅、内外血管成像,更清晰地观察狭窄后的血管节段,并且可轻微提高严重狭窄诊断的敏感度和特异度。

高分辨 MRI(High resolution MRI, HR-MRI)是近年来发展起来的动脉管壁的成像方法,该技术可以很好地评价管腔内径、管腔外径、斑块形态及斑块的成分(脂核、出血、薄或破裂的纤维帽),与组织病理学发现的符合度很高,因此可以准确地评价斑块的负荷和稳定性。对于颈动脉斑块的成像,通常采用双翻转(Double IR)T_1 加权、T_2 加权、质子密度加权(PWI)和 TOF 四个基本序列。颅内动脉管壁目前多采用 3T 场强的 MRI 完成成像,它可以对颅内动脉粥样斑块进行成像,具有很好的可重复性,但其临床应用还需要进一步研究。

3. CT 成像:多排 CT 是近年来越来越广泛使用的技术。与普通 CT 相比,多排 CT 的成像速度有数十倍甚至几十倍的提高;在软件方面,强大的三维后处理功能可以非常清楚地显示血管影像，对血管的狭窄、闭塞、动脉瘤甚至动静脉畸形的显示可以很好地满足临床需求。CTA是经静脉团注法注入对比剂，在循环血中及靶血管内对比剂浓度达到高峰时的时间内，进行快速的薄层容积扫描，扫描数据经过特殊方法重建后显示血管的数字化立体影像。CTA是无创性技术，与血管造影比较，不需要动脉插管。所得图像为立体影像，可从任意角度观察，结合原始图像可观察血管腔外结构，评价血管病变同周围结构的关系。操作简单快捷，费用少，缺点为分辨率相对较低，细小血管显示不如血管造影。

4. DSA：迄今为止，DSA仍然是血管狭窄诊断的金标准。通常，DSA取正位和侧位两个角度成像，但对于复杂的血管病变需要旋转角度才能获得准确诊断。近年来，通过软件进行图像重建，可进行三维旋转的DSA已经应用于临床，该技术对动脉夹层或动脉瘤病变可获得更佳的成像效果。与CTA和MRA相比，DSA的优势是可以动态的观察并且评价颅内、颅外侧支循环，它是进一步外科干预和神经介入治疗的基础。随着无创脑血管影像的发展，DSA的有创性(＜1%的围手术期并发症)限制了它作为一线诊断工具的应用。对于造影剂过敏、严重肾功能损伤和终末期肾病患者不宜采用DSA。

三、不同部位病变的不同诊断方法的特点与比较

(一) 颈部动脉粥样硬化病变

颈部动脉(包括颈动脉、椎动脉和锁骨下动脉)的狭窄和闭塞评估，是所有缺血性卒中/TIA患者必须进行检查的项目。从费用-效果比的角度看，颈部动脉彩色超声是首选的筛查方法，与金标准DSA对比，对颈动脉狭窄/闭塞筛查的敏感度达88%、特异度达76%。但对于操作者有一定的要求，缺乏经验的操作者会有误诊或漏诊的可能。

CTA是一个很好的诊断颈部血管的方法，一次头颈部动脉检查(主动脉弓水平至颅顶)CT扫描时间仅需4～9 s，可以非常清晰地显示主动脉弓水平及以上全部动脉。对于颈动脉狭窄的诊断，准确度基本可与DSA媲美(敏感度＞80%、特异度＞90%)。CE-MRA也是一种选择，可以从各个角度旋转观察颈部动脉，但过度估计的现象有时会影响确诊(敏感度达92%、特异度达62%)。

在颈动脉斑块稳定性的评价方面，颈动脉彩色超声、TCD、CTA或HR-MRI都是可供选择的手段。相比较而言，HR-MRI能够显示其他检查不能提供的信息，对斑块内出血和脂质核心判断尤为准确。对于症状性的轻度狭窄，HR-MRI有可能对于病因学的建立有帮助。近年来，CEA和颈动脉血管成形和支架植入术(CAS)已逐渐成为症状性颈动脉高度狭窄的重要治疗手段。对于有手术指征的患者，可以考虑进行DSA的检查，为进一步治疗奠定基础。

共识意见：

1. 所有缺血性卒中/TIA患者都应接受颈部动脉粥样硬化病变的检查。

2. 颈动脉彩色超声可以作为颈动脉粥样硬化的影像筛查工具。

3. 颈动脉彩色超声、CTA、CE-MRA都可以对颈部动脉粥样硬化病变做出诊断，联合其中的两种可以提高诊断的准确性。

4. HR-MRI可以对颈动脉粥样硬化斑块的成分做出较准确的评价。

5. 对于无创性影像不能确诊的患者，以及有颈动脉内膜剥脱术或介入治疗指征的患者，可以考虑进行DSA检查。

6. 在有条件的医院，可开展TCD微栓子监测(此条也适合颅内动脉粥样硬化病变和主动脉弓粥样硬化病变)。

(二) 颅内动脉粥样硬化病变

颅内动脉粥样硬化是包括中国人在内的亚洲人群缺血性卒中/TIA的重要病因，因而对所有的卒中/TIA患者都要重点地开展颅内动脉粥样硬化病变的评估。

TCD是可以用于颅内动脉狭窄筛查的方法，其操作规范和诊断标准已经相对成熟并在国际上发表。TCD诊断超过50%的血流动力学性狭窄具有理想的敏感度和特异度(前循环分别为70%～90%和90%～95%，后循环分别为50%～80%和80%～96%)。另外，在卒中的急性期到慢性期，颅内动脉狭窄度是一个变化的过程，TCD可以作为观察颅内血管动态改变的主要工具。

常规TOF MRA(诊断颅内动脉狭窄的敏感度和特异度可高于90%)和CTA(诊断颅内动脉狭窄的敏感度为78%～100%，特异度为82%～100%)也是临床上常用的诊断颅内血管狭窄的手段，在患者的颞窗差而TCD的探测不满意或者TCD探测结果需要确认时，MRA和CTA的评价是必要的。对于TCD技术力量不足的医院，MRA和CTA则是首选的筛选颅内动脉病变的检查。当TCD、MRA和CTA中的两种影像的结果有不一致时，要充分考虑各项检查的局限性和成像时间的差异对结果的影响，有时需要引入第3种无创检查手段或DSA来进一步确认。

除了少部分颅内动脉夹层的患者外，DSA一般不作为颅内动脉评价的一线诊断手段。近年来，颅内动

脉闭塞性疾病的介入治疗逐渐兴起，其有效性仍待进一步研究。在颅内介入技术尚不成熟的医院，不建议应用DSA对患者进行评价。颅内动脉HR-MRI的可行性已经得到证实，部分常规MRA没有探测到的粥样硬化病变可以被发现，故而可用于一些隐源性卒中的病因学筛查。

共识意见：

1. 所有缺血性卒中/TIA患者都应接受颅内动脉粥样硬化病变的检查。

2. TCD可以对>50%的颅内动脉狭窄进行筛查(但不能确定导致狭窄的原因)，具有良好的费用-效果比。

3. TCD、MRA和CTA都可以对颅内动脉狭窄性病变及其侧支循环做出评估；联合TCD、MRA和CTA中的两种可以对颅内动脉狭窄性病变得出更为准确的评估。

4. DSA一般不作为颅内动脉狭窄的一线诊断工具，只适用于无创性影像工具不能确诊或考虑施行进一步有创性治疗的患者。

(三) 主动脉弓粥样硬化病变

以往，主动脉弓的粥样硬化病变不是常规临床评估的内容，但近年来越来越受到重视，尤其对于一些隐源性卒中患者，主动脉弓的病变常常是致病的原因。对于没有颅内/外动脉狭窄、无心源性栓子证据、且非穿支动脉病变的患者，要积极地开展主动脉弓病变的筛查。最常用的、也是费用-效果比最好的筛查方法是超声(包括经胸壁超声和TEE)。有经验的超声操作者可以准确地探测主动脉弓粥样硬化病变，其中斑块厚度>4 mm、可移动斑块成分(多数为附壁血栓)是重要易损标志。在临床实践中，经胸壁超声和TEE应结合使用。CTA是另外一种评价手段，它可以评价分析斑块的体积或面积，分析斑块的形态，是否有溃疡，还可以分析斑块的成分，如钙化斑块、软斑块和混杂斑块等。近年来，MRI影像技术也逐渐用来观察主动脉弓的病变。

共识意见：

1. 对隐源性卒中/TIA的患者要常规进行主动脉弓动脉粥样硬化的检查。

2. 超声检查(经胸壁超声和TEE结合)是目前临床上常用的筛查和诊断主动脉弓动脉粥样硬化手段。此外，可以考虑使用CTA和MRI进行诊断。

总结：应高度重视并且选取适当的影像学手段对缺血性卒中/TIA患者进行颅内及颅外动脉粥样硬化的评估。在我国，各个地区和各级医院要根据自身的硬件设备和技术水平来选择影像评估手段。对于由于条件限制而不能准确诊断的患者，要考虑转诊到上一级医院。

中国缺血性脑血管病血管内介入诊疗指南

(中华医学会神经病学分会脑血管病学组缺血性脑血管病
血管内介入诊疗指南撰写组)

血管内介入技术起源于外周血管，发展于冠状动脉血管，最近20多年来被引入脑血管病的防治中。虽然这一技术在脑血管病中的应用时间较短，发展却非常迅速。脑血管病血管介入的从业人员来自不同专业，所采用的技术路线和治疗策略千差万别。这些特点使制定统一的指南以引导规范化的临床实践显得至关重要。基于这一考虑，美国心脏协会(AHA)、欧洲卒中组织(ESO)、美国神经病学会(AAN)、美国介入放射学会(SIR)等专业学会均推出了脑血管病介入治疗的指南。这些指南依据前期的临床研究结果，采用循证医学的方法，从治疗方式、患者筛选、术中术后用药、并发症防治等诸多方面对血管内介入技术在脑血管病中的临床应用进行了系统规范。在中国缺血性卒中和短暂性脑缺血发作二级预防指南2010中，也涉及介入治疗，但没有详述。总体来说，我国的脑血管病血管内介入治疗还处于发展阶段，国内尚无专门的指南。本指南主要对缺血性脑血管病的介入诊疗进行推荐，目的是为临床医生在选择介入治疗患者，进行标准化评估和制定介入治疗策略时提供参考。指南在制定过程中，参考了国际重要指南的内容，同时回顾了最新的循证医学证据。

一、脑血管造影术

近年来，随着血管多普勒超声、CT血管造影(CTA)及磁共振血管造影(MRA)等技术的进步，通过无创检查已能够获得完整的颈动脉和脑血管图像。数字减影血管造影(DSA)有一定的创伤性和风险，其应用范围较前已经明显缩小。但在某些情况下，需要详细了解血管病变的部位和程度，以更好地开展脑血管病的对因治疗，如对于颈动脉狭窄是否采取外科治疗或血管内介入治疗等，这时DSA仍然是其他检查手段所无法替代的重要方法。

（一）DSA 的适应证和禁忌证

由于 DSA 是一种有创的检查方法，而且存在一定并发症。因此必须掌握合理的适应证和禁忌证。原则上，脑血管病患者应首先进行颈部血管 B 超、TCD、MRA、CTA 等无创检查。如果这些检查仍然不能明确疾病的原因和性质时，再考虑 DSA。另外，在一些紧急情况下，如怀疑有急性脑梗死或蛛网膜下腔出血，也可考虑急诊行全脑 DSA，以便及时明确病因并开展救治。考虑到并发症，有些患者可能不适合行 DSA，对这些患者应尽量采用其他方法进行检查。需要明确的是，DSA 的适应证和禁忌证都是一般性的原则，对于具体患者，临床和介入医生必须根据其全身状况和所患疾病进行综合评估，慎重考虑每项检查的利弊得失，然后制定合理的个体化检查和治疗方案。

DSA 适应证：(1) 怀疑血管本身病变或寻找脑血管病的病因；(2) 怀疑脑静脉病变；(3) 脑内或蛛网膜下腔出血病因检查；(4) 头面部富血性肿瘤术前检查；(5) 了解颅内占位病变的血供与邻近血管的关系及某些肿瘤的定型；(6) 实施血管介入或手术治疗前明确血管病变和周围解剖关系；(7) 急性脑血管病需行动脉溶栓者；(8) 头面部及颅内血管性疾病治疗后复查。

DSA 的相对禁忌证：(1) 碘过敏或造影剂过敏；(2) 金属和造影器材过敏；(3) 有严重出血倾向或出血性疾病，血小板计数$\leqslant 80\times10^{12}$/L；(4) 有严重心、肝、肾功能不全，血肌酐$>250$ μmol/L；(5) 全身感染未控制或穿刺部位局部感染；(6) 并发脑疝或其他危及生命的情况。

（二）脑血管造影前的准备

在造影前 1 d 对患者进行体检并了解相关情况，判断患者是否有脑血管造影的禁忌。一般认为血肌酐$\leqslant 250$ μmol/L 的患者脑血管造影是安全的，但应注意控制造影剂用量；血小板计数$\leqslant 80\times10^{12}$/L 的患者，即使凝血指标正常，一般也不建议行脑血管造影检查。长期服用华法林抗凝治疗的患者，脑血管造影术前数天停用华法林，改用肝素抗凝，直到国际标准化比(INR)降低到 1.4 以下。因华法林治疗的患者术中一旦出现出血需要用新鲜血浆来中和华法林，而肝素抗凝的患者可及时使用鱼精蛋白中和。心功能 2～3 级的患者需注意术中造影剂用量并尽量缩短造影时间。

实施 DSA 前，需让患者及家属了解行脑血管造影的必要性及风险。脑血管造影相关的并发症(卒中和死亡)在无症状患者中的发生几率约为 0.3%，在有症状患者中的发生率约为 0.5%。尽管发生率低，DSA 也可能导致灾难性的结果，所以不能过分片面强调脑血管造影的安全性或危害性。在取得患者和家属的同意后，应签署知情同意书。

（三）术前及术中药物准备

接受 DSA 的患者往往存在对造影的恐惧感，因此，应在术前或术中给予适当镇静处理。可在术前半小时予 0.1～0.2 g 苯巴比妥肌注，或术中给予阿普唑仑或咪唑达仑静推。术中应给予半肝素化，体质量 60～80 kg 的患者给予肝素钠 2 000 U 静脉推注，同时经导管持续灌注肝素生理盐水。造影术中如发生血管痉挛，可给予持续静脉点滴尼莫地平，经动脉推注罂粟碱或硝酸甘油。为了及时处理患者术中可能出现的各种不良反应和并发症，必须在操作开始前建立静脉输液通道。当出现紧急情况如造影剂过敏、血管痉挛、低血压、心动过缓等情况时，应及时处理。造影的全过程应进行心电图和生命体征的监测。

（四）常见并发症及处理

在流量较大的医疗机构或在熟练的介入医生操作下，脑血管造影的并发症发生率应在 0.3%～0.5%以下。常见的主要包括以下方面。

1. 脑血管痉挛：多见于导管或导丝的刺激，有时造影剂也可以导致脑血管痉挛，其可发生于有病变的血管，但也可以发生于正常血管，前者更多见。导管或导丝的粗暴操作更易诱发脑血管痉挛的发生。血管痉挛如能及时发现，一般不会造成严重后果，但血管痉挛时间较长可能会造成脑缺血或卒中发生，一旦出现血管痉挛，可经导管给予抗痉挛药物如罂粟碱或硝酸甘油等，但最有效的方法仍然是及时终止各种刺激性操作。

2. 缺血性卒中：缺血性卒中多由于术中血管壁斑块脱落或导管壁上血栓形成而出现脑栓塞，少部分由于气栓造成。预防包括：穿刺成功后全身肝素化，可有效预防导管壁上血栓的形成；依次进行主动脉弓、弓上大血管及其二级或三级分支的超选择性造影，一旦发现血管壁有斑块形成的可能，禁止导管或导丝超越这些部位，可有效防止斑块脱落；严防管道中空气的存在，可有效预防气栓的发生。血栓形成溶栓有效，斑块脱落则无有效的处理方法，但有时两者很难鉴别。气栓形成高压氧治疗效果极佳而且恢复较快。

3. 腹股沟血肿、假性动脉瘤：原因多见于反复股动脉穿刺，穿刺时穿透股动脉后壁或同时累及股动脉分支，股动脉穿刺后的压迫不当；少数患者术前查凝血指标正常，但术后压迫血管时出现凝血困难；术后压迫时间过短或穿刺侧下肢过早负重。

4. 后腹膜血肿：后腹膜血肿的发生原因包括：穿刺点过高或导管、导丝损伤髂动脉所致，穿刺点过高可造成穿刺时因股动脉后壁穿透而血液进入腹腔，同时因血管后壁缺少坚韧组织支持而无法进行有效的压迫；导管或导丝损伤髂动脉，特别是髂动脉本身已有严重病变如严重的动脉粥样硬化或有动脉瘤存在。怀疑有后腹膜血肿时,应及时请外科会诊。

5. 股动脉或髂动脉血管夹层形成:多由于穿刺针或导管、导丝进入内膜下而未及时发现,这种情况因内膜破口位于血管夹层的远心段,而血管夹层位于近心段,如没有导管的持续刺激,血管夹层不易继续扩大,一般数小时或数天后可自行愈合。但如血管夹层延伸太深可能会累及对侧大血管供血。这时应及时行局部血管造影,必要时请外科协助处理。

6. 迷走神经反射:多见拔除血管鞘时及拔鞘后加压包扎时,主要表现为血压下降,心率下降,患者可有出冷汗、苍白、四肢湿冷等休克表现。特别在高龄、心脏功能不健全者严重时可危及生命。静脉推注阿托品为首选处理方法,同时可适当补充血容量。

7. 皮质盲:有多个病例报告在脑血管造影结束后出现皮质盲,数小时或数天后完全恢复,机制目前不完全清楚,推测可能与造影剂的浓度及剂量,以及导管刺激后血管痉挛有关。脑血管造影后的皮质盲无特效处理,可适当补液,促进造影剂排泄,同时可给予血管解痉药物。

推荐:实施DSA检查前,应当对患者进行适当筛选,充分评估检查的风险和必要性,必要时应先进行无创检查(Ⅰ级推荐)。

二、脑梗死急性期动脉溶栓治疗

脑血管闭塞后,由于脑组织对缺血的耐受性较其他组织差,在短时间内即可发生不可逆性神经功能损伤。因此必须在最短时间内(有效时间窗)展开治疗以尽可能挽救缺血濒死组织。基于这一理论建立的脑梗死急性期介入治疗包括动脉内接触溶栓、动脉内机械取栓术,动脉内机械碎栓术、超声动脉溶栓术、机械辅助的动脉溶栓术等。对于急性缺血性卒中,目前最佳的策略就是在最早时间内展开治疗。因此,如何争取尽快地识别卒中患者,尽早地将患者运送到治疗中心,用最短的时间进行合理的检查,并选择最佳的治疗方案是救治急性缺血性脑血管病的关键。

(一) 急性脑梗死血管内介入治疗的循证依据

对于急性脑梗死患者(发病后0~4.5 h),经静脉rt-PA溶栓治疗的有效性已被多项随机对照研究所证实。但进一步的研究表明,静脉溶栓再通率较低,尤其在较大动脉(如颈动脉)和动脉分支处(如颈内动脉末端)。而且有部分患者血管溶通后发生再闭塞。静脉溶栓的总体治疗效果仍不够理想。因此,积极探索经皮导管插管技术的动脉内溶栓以及相关介入治疗,有可能提高缺血性脑血管病患者溶栓治疗的效果。

从理论上讲,动脉溶栓能够增加血栓局部的溶栓药物浓度,通过导管、导丝和其他器材的使用提高溶栓药物与血栓的接触面,通过机械方法直接碎栓和取栓,这些均有助于提高闭塞血管的再通率。同时,动脉溶栓一般在透视下进行,可以直接判断闭塞血管是否发生了再通。但是,动脉溶栓需要首先进行血管造影,会延迟溶栓治疗的时间。另外,动脉溶栓对设备和人员也具有一定要求,这些缺点可能会影响其效果和临床应用。

PROACT试验是一项随机对照双盲试验,该试验入组的对象是大脑中动脉闭塞6 h内的脑梗死患者,通过经动脉局部注射6 mg重组尿激酶原(r-proUK)或安慰剂,观察了动脉溶栓的再通率、安全性和有效性。动脉溶栓组的血管再通率为58%,安慰剂组为14%($P=0.017$)。动脉溶栓组临床预后显著优于安慰剂组。两组患者治疗后症状性颅内出血的发生率无明显差异(15%与14%)。另外,NINDS注册研究也证实在一些特定患者中动脉溶栓的优势。

在提高血管再通率、改善患者预后的研究中,一些血管内介入新技术不断地被采用。这些技术包括栓子部位的直接机械球囊扩张、机械取栓、抽吸取栓、捕获装置、激光辅助溶栓和超声辅助溶栓等。在机械取栓的同时,经动脉或经静脉给予糖蛋白Ⅱb/Ⅲa抑制剂以提高血栓溶解的效率。但是,目前这些治疗仍仅限于临床试验中。

MERCI试验使用了一种取栓装置取出颅内动脉栓子使血管重新开放。这种装置能快速开通动脉。在MERCI试验中大脑中动脉闭塞的再通率为45%。MERCI装置对于仔细挑选的急性脑梗死患者可能是一个合理的治疗方法,但这种装置是否能改善脑梗死患者的预后目前还不明确。其他取栓装置(如PENUMBER装置)的有效性也有待观察。

(二) 经动脉溶栓的适应证

动脉溶栓的相对适应证:①年龄18~80岁;②前循环患者不超过6小时,后循环不超过24小时;③NIHSS评分4~24分;④脑CT已排除颅内出血,且影像学检查提示组织无明显不可逆性改变;⑤患者或家属签署知情同意书。

动脉溶栓的相对禁忌证:①既往有颅内出血,包括可疑蛛网膜下腔出血;②近3个月内有头颅外伤史;③近3周内有胃肠或泌尿系统出血;④近2周内进行过大的外科手术;⑤近1周内有在不易压迫止血部位的动脉穿刺;⑥近3个月内有脑梗死或心肌梗死,但不包括陈旧性腔隙梗死而未遗留相关体征;⑦严重心、肝、肾功能不全或严重糖尿病患者;⑧体检发现有活动性出血或外伤(如骨折)的证据;⑨已口服抗凝药,且INR>1.5;⑩48小时内接受过肝素治疗(APTT超出正常范围)；⑪血小板计数低于 100×10^9/L；⑫血糖＜2.7 mmol/L；⑬收缩压＞180 mmHg(1 mmHg＝0.133 kPa)，或舒张压＞100 mmHg；⑭妊娠；⑮临床症状迅速好转；⑯患者无法合作。

（三）动脉溶栓的围手术期处理和并发症防治

动脉溶栓 rt－PA 剂量一般为静脉溶栓的 1/3。大多数研究采用的动脉溶栓 rt－PA 剂量不超过 22 mg。在闭塞近端注射 1～2 mg rt－PA，然后微导管越过闭塞处，在血栓远端注射 1～2 mg rt－PA，再将微导管置入闭塞段，余量 rt－PA 通过微导管注射入闭塞段内，注射速度通常为 1 mg/min，或采用脉冲注射的方法。动脉溶栓也可采用尿激酶，其最高剂量一般不超过 60 万 U。

出血是溶栓治疗最常见的并发症。出血可分为中枢神经系统和其他器官出血两大类。如果怀疑出血，应当立即进行血常规检查和凝血功能等检查。怀疑颅内出血时，如患者病情许可应快行头颅 CT 平扫检查。如证实存在颅内出血，应依据颅内出血的治疗原则进行处理(见中国脑出血诊治指南 2010)，必要时当请神经外科医生会诊，决定是否进行手术治疗。某些患者可能需要止血等治疗。

无论是否实现血管再通，在治疗完成后患者应进入重症监护病房或卒中单元进行规范化综合治疗。应密切观察患者生命体征和神经系统体征的变化。动脉溶栓后最初 3 小时内每 15 分钟观测 1 次生命体征，每半小时进行 1 次神经系统评估。一旦发现生命体征变化(比如血压明显升高或降低等)、神经系统新发阳性体征或原有症状加重，应进行相应检查，明确病因后进行相应治疗。一般术后 24 小时内不使用抗血小板聚集药物。如果是单纯使用机械辅助的方法实现再通的患者，在无禁忌时可及早应用抗凝或抗血小板聚集药物。

推荐：①动脉溶栓治疗应当在能够快速开展血管造影和有神经血管介入条件的医疗机构开展(Ⅰ级推荐，C 级证据)；②对不宜行静脉溶栓的患者，动脉溶栓是一个可供选择的方法(Ⅱ级推荐，C 级证据)；③动脉溶栓适合于 6 小时以内经过选择的大动脉闭塞引起的脑梗死患者(Ⅰ级推荐，B 级证据)；④对于发病 6～24 小时内由后循环动脉闭塞引起的严重脑梗死患者，经过严格评估和筛选可尝试动脉溶栓(Ⅲ级推荐，C 级证据)；⑤动脉溶栓药物可选用 rt－PA 或尿激酶(Ⅱ级推荐，C 级证据)。

三、颈动脉狭窄的血管内介入治疗

研究表明，约 1/4 卒中归因于颈内动脉(internal carotid artery，ICA)颈段狭窄和闭塞引起的缺血性事件。已有多项随机试验证实颈动脉内膜切除术(carotid endarterectomy，CEA)能降低中重度(＞50％)症状性和无症状性(＞60％)的颈动脉狭窄患者的卒中风险。近年来，随着导管内技术的发展和脑保护技术的应用，颈动脉球囊扩张和支架血管形成术(carotid artery stenting，CAS)正在成为可能替代 CEA 的治疗方法。本指南以颈动脉粥样硬化性狭窄的介入治疗为主，也涉及放射性狭窄和颈动脉夹层等的介入治疗。

（一）动脉粥样硬化性颈动脉狭窄的评估

1. 症状和体征评估：全面的神经系统体格检查，包括心脏和颈动脉杂音的听诊、眼底镜视网膜血栓的检测均非常重要。NIHSS 用于测评神经系统功能缺失，根据分值判断卒中患者的预后。患者的临床表现和阳性体征必须要与神经血管影像学资料联系，以明确其产生的原因是否源于同侧的颈动脉病变，此为定义症状性颈动脉狭窄或闭塞的关键。

2. 影像学评估：颈动脉超声、MRA 和 CTA 常常用于绝大部分颈动脉病变患者初级评估，包括病变性质和狭窄的程度。虽然北美症状性颈动脉内膜切除试验(North American symptomatic carotid endarterectomy trial，NASCET)、欧洲颈动脉外科手术试验(European carotid surgery trial，ECST)均采用有创的血管造影检查评估颈动脉狭窄程度。在有些情况下，血管超声和 CTA 等无创方法可用于评估颈动脉病变，并帮助血管内重建手术的制定，但目前在我国尚不能替代 DSA 的作用。颈动脉狭窄的计算方法一般参考 NASCET 法。

（二）动脉粥样硬化性颈动脉狭窄病变的内科治疗

参考中国缺血性卒中和短暂性脑缺血发作二级预防指南 2010。

（三）颈动脉成形和支架置入术的循证依据

颈动脉重建的主要目标是预防卒中。颈动脉狭窄所致卒中大部分归因于栓塞和血栓形成，小部分归因于低灌注。因此，对颈动脉狭窄的患者应着重关注的是降低血栓脱落的风险和防治动脉粥样硬化部位血栓形成。目前治疗颈动脉的方法有药物治疗、外科治疗和血管内介入治疗。

手术高风险且带有栓塞保护装置的 CAS 随机试验(stenting and angioplasty with protection in patients at high risk for endarterectomy，SAPPHIRE)入选了 334 例患者。纳入标准包括＞50％的症状性、＞80％的无症状性患者，且患者至少有 1 个 CEA 治疗的高危因素。手术高危因素包括放射治疗后颈动脉狭窄、CEA 后再狭窄、病变部位过高或过低、有心肌梗死病史等。其结果表明，CAS 组和 CEA 组 30 d 围手术期心肌梗死、卒中和死亡的发生率分别为 4.8％和 9.8％

(P=0.01)。1年主要终点事件发生率在CAS和CEA组分别为12.2%和20.1%,通过非劣性检验证实CAS在治疗手术高危患者中优于CEA(P=0.004)。

SPACE和EVA-3S研究为两项多中心随机对照试验。以CEA为标准,通过非劣性设计评估CAS的有效性。两组研究的结果均未能证明CAS治疗颈动脉狭窄的效果不比CEA差。相比SPACE和EVA-3S研究,CREST试验采用了更为严格的操作者资格认证标准。其主要终点事件包括卒中、心肌梗死、围手术期任何原因引起的死亡或术后4年内责任血管同侧卒中。结果表明,CAS和CEA组4年的首要终点事件发生率分别为7.2%和6.8%,差异无统计学意义(P=0.51)。

值得注意的是,CEA在美国和欧洲已经有50多年的发展历史,而在一些发展中国家尤其是中国,CEA的临床应用时间不长,能开展CEA手术的医疗机构和手术医生都非常有限。相比之下,能够熟练开展CAS的医疗机构和医生相对较多,而且有更多的临床医生在接受这方面的培训。因此,CAS作为CEA有效的替代方法,对于中国患者尤其具有重要意义。

有关颈动脉夹层的介入治疗,目前还没有随机对照研究,仅限于临床研究中。

(四) CAS围手术期处理和并发症防治

CAS术前应给予抗血小板、术中给予抗凝治疗。患者至少在手术前24小时服用阿司匹林(100～300 mg)和氯吡格雷(75～300 mg),但最好是在CAS术前4天即开始服用。CAS术前和术后需进行系统的神经系统评估。在手术过程中,可根据患者情况给予镇静药物。另外,需监测患者的生命体征和血氧饱和度。一般通过股动脉置鞘。整个手术过程应进行全身肝素化(肝素70 U/kg)。脑保护装置可降低CAS围手术期并发症,因此,目前多数研究者主张在CAS术中尽可能使用脑保护装置。

术后根据患者的情况进行生命体征监护,观察穿刺部位和神经功能状态。在能耐受的情况下,术后阿司匹林终身服用,氯吡格雷最少服用1个月。

围手术期常见并发症包括脑栓塞、血栓形成、颅内出血和高灌注综合征等。如果患者术中出现局灶性神经功能损伤表现,应暂停原定的介入治疗,查明原因,根据情况进行积极处理。一般可采取脑血管造影,明确是否存在血管痉挛、血管闭塞或颅内出血等。当发现大血管急性闭塞时,如果条件允许可行溶栓治疗或取栓治疗。高灌注综合征和颅内出血可在CAS术后数天或数周发生。血压控制欠佳和双侧重度狭窄同时治疗可增加高灌注综合征并发症的风险。高灌注综合征发生后,控制血压、防治过高颅内压和进行对症处理是有益的方法。

(五) CAS适应证和禁忌证

CAS适应证:①年龄>18岁;②症状性狭窄≥50%,无症状性狭窄≥70%;③知情同意。

CAS相对禁忌证:①3个月内有颅内出血;②伴有颅内动脉瘤,并且不能提前或同时处理者;③2周内曾发生心肌梗死或较大范围脑梗死;④胃肠道疾病伴有活动性出血者;⑤不能控制的高血压;⑥对肝素、阿司匹林或其他抗血小板类药物有禁忌者;⑦对造影剂或所使用的材料或器材过敏者;⑧有严重心、肝、肾、肺疾病;⑨血管迂曲或变异,导管或支架等输送系统难以通过;⑩血管病变广泛或狭窄范围过大;⑪血管炎性狭窄,广泛的血管结构异常;⑫血管损伤部位存在血栓或严重钙化;⑬穿刺部位或全身有未能控制的感染;⑭明显的意识障碍或神经功能受损严重。

推荐:①对有症状的颈动脉狭窄≥50%的患者,无条件或不适合行CEA治疗时,可考虑CAS治疗(Ⅰ级推荐、B级证据)。②对于大面积脑梗死患者实施血管干预治疗时,应在2周后实施CEA或CAS治疗,其他患者在无禁忌证的情况下,可考虑2周内实施CEA或CAS(Ⅱ级推荐、B级证据)。③对于无症状的颈动脉狭窄≥70%患者,无条件或不适合行CEA治疗时,可考虑CAS治疗(Ⅱ级推荐、C级证据)。④行CAS治疗的患者术前应给予氯吡格雷和阿司匹林联合治疗,术后两者联用至少1个月(Ⅱ级推荐、C级证据)。⑤其他二级预防的方法参见中国缺血性卒中和短暂性脑缺血发作二级预防指南2010。⑥CAS应由能将围手术期致残和致死率控制在6%以下的手术者或机构实施(Ⅱ级推荐、B级证据)。

四、颅外段椎动脉狭窄的介入治疗

缺血性卒中近1/4发生在椎-基底动脉系统,椎-基底动脉系统发生的动脉粥样硬化是导致后循环卒中的主要原因之一。颅外脑血管狭窄的患者中,25%～40%发生在椎动脉颅外段。对于症状性椎动脉狭窄患者,有相当一部分患者虽经药物治疗后症状仍无显著缓解。由于药物治疗及外科手术治疗的局限性,结合血管成形术及支架置入术在冠状动脉粥样硬化性疾病中的广泛运用,椎动脉狭窄血管成形术及支架置入术正在成为研究的一个热点。

(一) 椎动脉狭窄评估

颅内外血管病变检查有助于了解卒中的发病机制、病因和治疗方案的选择。常用的检查包括颈部血管超声、TCD、MRA、CTA和DSA等。颈部血管超声对发现颅外颈部血管病变,特别是狭窄和斑块很有帮助;TCD可用于颅内血流、微栓子和治疗效果的监测,但其检测的结果受操作技术和骨窗的影响较大。MRA和CTA

可提供有关血管闭塞或狭窄的信息。以 DSA 为参考标准，MRA 检测椎动脉及颅外动脉狭窄的敏感度和特异度为 70%～100%。MRA 可显示颅内大血管近端闭塞或狭窄，但对远端或分支显示不清。

在诊断椎动脉病变时 DSA 的准确性最高，是诊断血管病变的金标准。但有创性和具备一定风险性是其主要缺点。诊断性造影检查有助于明确病变血管部位、直径、病变长度、偏心率、病变血管及其邻近血管发出的分支或穿支动脉、后交通动脉和颈外动脉-椎动脉侧支血管是否存在。应从多个角度全面评价椎-基底动脉颅内外段的情况。必要时对后循环血流储备情况进行评估。

（二）椎动脉狭窄介入治疗的循证依据

CAVATAS 试验是一个前瞻性、多中心的随机化对照研究，其中一个亚组比较了症状性椎动脉狭窄血管内治疗与药物治疗的远期疗效。入组的 16 例症状性椎动脉狭窄患者随机分为血管内治疗组和最优化的药物治疗组。血管内治疗手术成功率为 100%，其中 2 例术中出现 TIA，30 天内无干预血管区域的卒中或死亡。在平均随访时间 4.7 年期间，两组均未发生椎基底动脉的卒中，但两组各有 3 例患者死于心肌梗死或颈动脉系统卒中。该研究认为，椎动脉狭窄患者在随访过程中发生心肌梗死或前循环卒中的几率大于再发后循环卒中，血管内治疗并不优于药物治疗。

（三）动脉粥样硬化性椎动脉病变介入治疗的围手术期处理

对于双侧椎动脉均有严重狭窄的患者，应优先治疗优势侧或有症状侧。椎动脉慢性闭塞病变的介入治疗目前也没有循证依据，因此仅限于临床研究中。椎动脉狭窄患者实施血管内介入治疗，术前 3～5 天应开始口服阿司匹林（100～300 mg/d）和氯吡格雷（75 mg/d）。如患者需行急诊介入，则应口服负荷剂量抗血小板药物（阿司匹林 300 mg 和氯吡格雷300 mg）。椎动脉起始处病变常累及锁骨下动脉，支架近段应延伸至锁骨下动脉内 2 mm 左右。若支架仅覆盖椎动脉边缘或未能完全覆盖病变，会增加再狭窄的发生率；若支架伸入锁骨下动脉过多，易导致红细胞机械性破坏。术后应口服氯吡格雷至少 1 个月，终身服用阿司匹林。并发症的处理同 CAS。

颅外段椎动脉狭窄介入治疗的适应证和禁忌证参考 CAS 部分。

推荐：①症状性椎动脉颅外段动脉狭窄≥50%的患者，若药物治疗无效，可考虑血管内介入治疗（Ⅱ级推荐，C 级证据）。②无症状性椎动脉颅外段高度狭窄≥70%患者，若狭窄程度进行性加重，可考虑血管内介入治疗（Ⅱ级推荐，C 级证据）。③无症状性椎动脉颅外段高度狭窄（≥70%）患者，若伴有对侧椎动脉先天发育不良或缺如，可考虑血管内介入治疗（Ⅱ级推荐，C 级证据）。④症状性锁骨下动脉狭窄（≥50%）患者，若药物治疗无效，可考虑血管内治疗（Ⅱ级推荐，C 级证据）。⑤行椎动脉和锁骨下动脉狭窄介入治疗的患者，应给予氯吡格雷和阿司匹林联合治疗，且术后两者联用至少维持 1 个月（Ⅱ级推荐）。⑥椎动脉和锁骨下动脉狭窄的介入治疗，应在能将围手术期并发症控制在较低水平的医疗机构开展（Ⅱ级推荐）。

五、颅内动脉狭窄的血管内介入治疗

在全球范围内，颅内动脉粥样硬化性病变是缺血性卒中最常见的原因之一。研究表明，在白种人中 8%～10%的缺血性卒中是由颅内动脉粥样硬化性病变引起，而在中国和其他亚洲人群，可能有超过 30%的缺血性卒中是由颅内动脉粥样硬化性病变引起。目前药物治疗颅内粥样硬化性病变的效果不明显。血管成形和支架置入术治疗颅内动脉粥样硬化的有效性目前也未完全明确。

（一）颅内动脉粥样硬化性病变的临床评估

患者在接受血管内治疗前需要进行准确的临床评估。详细记录和评价患者的脑血管危险因素、并发病和介入前的神经功能状态。脑血管危险因素既包括年龄、性别、吸烟、高血压病、糖尿病和血脂异常等传统危险因素，也应包括 C 反应蛋白和血同型半胱氨酸水平。心、肺、肾等重要器官的评估也很重要，因为它们影响血管内介入治疗的临床结果。另外介入前后近期和远期疗效需要接受过专门培训的有资质的医师进行量表评估，这些量表包括 Barthel 指数、mRS 和 NIHSS 等。评估患者的体征和临床表现并推测与责任血管之间的关系，排除可以采用其他治疗方式的可能疾病，比如血管炎或者烟雾病。

（二）颅内动脉粥样硬化性病变的影像学评估

1. 血管评估：颅内动脉慢性狭窄或闭塞病变最好完成对比增强 MRA、CTA 或 DSA 评估，狭窄程度的测定方面 DSA 或 CTA 具有更高的准确性，其中 DSA 更优于 CTA。对于 Wills 环以内的血管，可采用 CTA 或 DSA 评估，虽然目前的多数 MRA 准确性稍差，但也可作为筛查方法；对于 Wills 环以外的血管评估，最好采用 DSA。

2. 颅内动脉粥样硬化性狭窄程度的测量：准确测量颅内动脉粥样硬化狭窄病变的长度和原有血管直径对血管成形术时球囊或支架的选择至关重要。所采用的球囊长度和直径也要根据狭窄程度、长度以及狭窄邻近部位正常参考管径来选择。由于颅内动脉本身固有的解剖结构，用于计算颅外动脉狭窄程度的方法不适合于颅内血管。颅内动脉更加迂曲、更纤细，并具有更多分支。WASID 研究建立了一套可靠的方法用于测量颅内动脉的狭窄程度。

3. 颅内动脉粥样硬化性狭窄范围和程度的评估：Mori 等提出了一套颅内动脉造影分类系统来预测单纯球囊脑血管成形术的临床预后，在 DSA 下根据病变长度和几何形态学分以下 3 种类型：Mori A 病变是指短的(长度≤5 mm)同心圆或适度偏心的非闭塞病变；Mori B 病变是指管状(长度为 5～10 mm)的极度偏心的适度成角病变；Mori C 病变指的是弥漫的(长度>10 mm)极度成角的近端部分迂曲病变。病变越复杂，近期和远期临床预后就越差。尽管这种分类原先是为单纯球囊成形术而提出来的，但目前也已广泛应用于支架成形术病变的描述。

(三) 颅内动脉粥样硬化性狭窄病变的内科治疗

参考中国缺血性卒中和短暂性脑缺血发作二级预防指南 2010。

(四) 颅内动脉狭窄血管内治疗的循证依据

有症状的椎动脉和颅内动脉粥样硬化性病变的支架成形术(stenting of symptomatic atherosclerotic lesions in the vertebral or intracranial arteries, SSYLVIA)是一项评估支架植入术治疗颅内动脉狭窄的多中心前瞻性试验研究。SSYLVIA 研究入组患者 61 例，其中有症状性颅内动脉狭窄 43 例，颅外椎动脉狭窄 18 例。技术成功率为 95%，30 天内卒中发生率为 7.2%，没有死亡病例，治疗的血管区域年卒中发生率为 10.9%，6 个月再狭窄率为 35%。Wingspan 研究是一项前瞻性多中心临床试验，研究对象是 45 例经药物治疗仍有卒中发作的颅内动脉狭窄患者(狭窄程度为 50%～99%)。其技术成功率为 97.7%，30 天内卒中或病死率为 4.5%，第 1 年同侧卒中发生率为 9.3%，6 个月再狭窄率为 7.5%，所有再狭窄患者均无症状。有多个单中心的观察研究提示颅内支架具有一定的可行性和安全性。

(五) 颅内病变血管内治疗的围手术期处理和并发症防治

为了防止手术期间血小板栓子的发生，术前几天应联合应用阿司匹林和氯吡格雷。每一种抗血小板药物剂量在不同操作者之间不一样。抗血小板药物的安全性、剂量和药物联用时间等目前还没有一致意见。目前多数中心采用的方案为，术前已经接受长期阿司匹林治疗的患者应在介入治疗前每天给予 100～300 mg；以往未服用阿司匹林的患者应在介入治疗术前至少 2 小时，最好 24 小时前给予 300 mg 口服。术后对于无不良反应的患者，应长期服用阿司匹林。术后氯吡格雷(75 mg/d)与阿司匹林联用应不少于 1 个月。

颅内动脉介入操作两种最严重且最常见的并发症是颅内出血和缺血事件。前者是最常见的致死原因，颅内出血最常见的临床表现有突然剧烈头痛、恶心、呕吐以及意识水平的快速下降。怀疑颅内出血且患者病情许可，应行头颅 CT 扫描。内科治疗重点应该放在控制颅高压和减少或控制继续出血。必要时使用鱼精蛋白、新鲜冷冻血浆或输注血小板等治疗方法。如出血量较大，应请神经外科干预。血管内治疗后如果患者出现短暂性或者持续性新发神经系统体征时，需要对治疗血管和其他血管进行评估，支架内急性血栓形成或血管痉挛都可导致脑缺血事件。如有急性血栓形成，除了使用抗栓药物外，有时还需要急诊溶栓。

推荐：①症状性颅内动脉狭窄患者宜首先采用药物优化的治疗(Ⅰ级推荐，A 级证据)，具体见中国缺血性卒中和短暂性脑缺血发作二级预防指南 2010。药物治疗无效后可考虑在有条件的机构进行球囊成形和(或)支架置入术治疗(Ⅲ级推荐，C 级证据)。②无症状性颅内动脉粥样硬化性狭窄目前尚不推荐球囊成形和(或)支架置入术治疗(Ⅰ级推荐，A 级证据)。

帕金森病痴呆的诊断与治疗指南

(中华医学会神经病学分会帕金森病及运动障碍学组
中华医学会神经病学分会神经心理学与行为神经病学组)

早在 1877 年 Jean-Martin Charcot 就已描述帕金森病(Parkinson's disease, PD)患者存在认知和性格改变，但是直到 20 世纪 60 年代帕金森病痴呆(Parkinson's disease dementia, PDD)才引起学者们的广泛关注。据统计，PD 患者中 PDD 的发生率为 24%～31%，有 70%～80%的 PD 患者最终会发展为 PDD，在各种类型的痴呆中 PDD 占 3%～4%，而且 PD 患者以每年 10%的速度进展为 PDD。因而 PDD 已成为严重影响老年人社会功能和生活质量的疾病。然而，目前国内临床医师对此重视不足，且相关研究甚少，为了更好地指导临床实践以及促进国内对PDD的相关研究，有必要制定适合于我国的PDD诊断标准和治疗指南。

一、PDD的临床表现

1. 锥体外系症状：与非痴呆PD患者比较，PDD患者的锥体外系症状以姿势障碍、步态异常等中轴症状更常见，而震颤相对少见，这可能与其他非多巴胺能递质系统出现异常有关，因而这些患者对左旋多巴疗效相对不敏感。

2. 认知障碍：通常认为PDD属于"皮质下痴呆"，但新近研究表明早中期PDD患者主要表现为"皮质下痴呆"，以执行能力下降更为突出；而晚期PDD患者兼具"皮质下痴呆"及"皮质性痴呆"的特点。在注意力、执行能力、视空间能力及记忆力方面均表现出异常。

(1) 注意力：波动性认知功能障碍，尤其是注意力及警觉性波动是路易体痴呆(dementia with Lewy bodies,DLB)患者的特征性表现，但临床研究显示，29%的PDD患者也存在注意力的波动、减退及警觉性下降，表现为不能集中于相关的信息及加工过程，例如在数字广度顺背及倒背、完成2个连续的指令等测验中PDD患者均存在注意力的减退。临床诊断简要评估方法：①100连续减7，出现2次或以上错误；②从12月份倒数至1月份，遗漏2个或以上月份、月份顺序错误或在90 s内不能完成；以上均提示注意力下降。临床医生可择其一进行评估。

(2) 执行能力：正常的执行能力应该能够从众多的信息中选择必要的信息，形成推理，实施计划行为并解决问题。执行功能障碍的患者不能按照要求完成一个较复杂的任务(如伦敦塔测验)。PDD患者在词语流畅性(属于执行功能一部分)、连线测验、伦敦塔测验、Wisconsin卡片分类等测验中表现出执行功能的启动、维持、转换能力及解决问题能力的下降。临床诊断简要评估方法：①词语流畅性：请患者在1分钟内说出尽可能多的动物名称，<11个/分钟提示执行能力异常；②画钟试验：请患者画1个钟表，标明数字刻度，并指示出11点10分。不能正确填写数字刻度或时间指向错误均提示执行能力异常。临床医生可择其一进行评估。

(3) 视空间能力：PDD患者视空间辨别能力下降极为突出，尤其在视觉分辨力、物体形状辨别及积木设计等方面减退明显。临床诊断简要评估方法：MMSE量表中描摹画图试验。

(4) 记忆力：PDD患者可有记忆障碍，主要表现为检索型记忆障碍，即患者可形成并贮存信息，但难以回忆，可能是由于回忆的内容和时间缺乏空间联系导致，回忆中给予提示有助于准确回答。临床诊断简要评估方法：①MMSE量表中3项物体(皮球、国旗、树木)即刻和短期(3～5 min后)回忆测验，回忆中忘记任何一项物体均视为记忆力受损；②蒙特利尔认知评估量表(MoCA)中的记忆检测部分。即刻回忆不计分，延迟回忆(5 min后)≤3分，视为记忆力受损，线索回忆部分(分类提示和多选提示)不计分，它有助于临床医生区分编码型记忆障碍和检索型记忆障碍。

3. 精神行为异常：除认知功能障碍外，PDD患者还可表现出多种精神行为症状，包括幻觉、错觉、妄想、抑郁、情感淡漠、快速眼动睡眠障碍等，其中以视幻觉和错觉更为常见。由于抑郁影响患者认知功能的评估，伴有抑郁的PDD患者应该先给予抗抑郁治疗再评估其认知功能。

二、PDD的诊断标准

根据国际运动障碍学会(MDS)制定的PDD的诊断指南(2007版)，可采用如下诊断标准。相关标准的评估方案见表1。

表1　临床医师诊断PDD的简明评估方案

诊断标准	评估方法
1. 确诊原发性PD	英国脑库标准
2. 痴呆在PD发病1年后出现	患者或家属提供病史或既往就医记录
3. 智能减退并影响日常生活	MMSE<26分[a]，询问经济支配、社会交往、决策力、准确服药[b]
4. 认知功能评估	(以下4项中至少2项)
注意力	100连续减7、倒数月份[c]
执行力	词语流畅性(1 min内少于11个)、画钟表(不能完成)
视空间能力	描摹交叉五边形(不能完成)
记忆力	即刻回忆、短期回忆(忘记至少1项物体)
5. 精神行为评估	简明神经精神量表(NPI)

注：[a]此标准适用于年龄在80岁以下或接受10年及以上教育的患者，非此范围的患者可参考文献[18]的标准。[b]PDD患者日常生活能力的评估可采用日常生活能力量表(Activity of Daily Living Scale, ADL)中的工具性日常生活活动量表来评估患者的服药、家庭财务管理、购物、乘交通工具等8个方面的内容。MDS推荐药丸问卷法(the Pill Questionnaire)评估认知障碍是否影响日常生活能力：①患者能准确地描述所服用的药物、剂量或颜色及服药的时间，表明无影响；②患者需在家属或照料者的提醒下讲述以上内容，但家属或照料者证明患者日常生活中在没有监督的情况下能安全可靠的服药，表明无影响，否则视为影响到日常生活能力；③患者即使在家属的帮助下也不能描述所服用的药物，表明影响到日常生活能力。[c]100连续减7出现2次或以上错误，倒数月份遗漏2个或以上月份、月份顺序错误或90秒内未完成。

1. PDD临床诊断必备条件：①按照英国脑库PD诊断标准和2006年中华医学会神经病学分会PD及运动障碍学组制定的PD诊断标准确诊的原发性PD；②在此基础上，1年后隐匿出现缓慢进展的认知障碍，且此认知障碍足以影响患者的日常生活能力(如社交、家庭财务管理和药物服用等)。以上2项须兼具，缺一不可。

2. 支持PDD诊断条件：①情绪或性格改变；②视幻觉；③日间过度睡眠；④各种形式的妄想及其他形式的幻觉。可采用神经精神量表(Neuropsychiatric Inventory，NPI)进行评估，MDS推荐每项≥3分视为异常。

3. 不支持PDD诊断条件：①存在脑卒中的神经系统局灶体征及神经影像学证据，且符合临床可能的血管性痴呆(VaD)诊断；②卒中后3个月内出现的认知障碍，或认知障碍急剧恶化或呈阶梯样进展；③认知障碍可由明确的内科(系统性疾病、药物中毒、维生素缺乏等)、医源性因素(如服用抗胆碱能药物)或神经系统其他疾病解释。

4. 在必备条件基础上，无不支持诊断条件存在，且具备以下4项认知障碍中的至少2项可拟诊临床可能(clinical probable)PDD：①注意力障碍，可有波动性；②执行功能障碍；③视空间能力障碍；④自由回忆功能障碍，给予提示后可改善。

5. 在必备条件基础上，无不支持诊断条件存在，具有下列1项或以上可拟诊临床可疑(clinical possible)PDD：①存在其他认知域功能障碍(非4中所列)，如阿尔茨海默病(AD)型记忆障碍(记忆贮存困难，经过提示不能改善)；②不能明确锥体外系症状与痴呆症状发生的时间顺序；③存在可导致认知损害的其他原因，虽然它并不能解释该患者的认知障碍。

三、鉴别诊断

1. DLB：波动性认知障碍、反复发作的视幻觉和锥体外系症状是DLB临床表现的3主征。PDD较难与DLB鉴别。目前仍采用“1年原则”作为两者的鉴别诊断。临床上，如果痴呆在锥体外系症状出现后1年以上才发生，则倾向于诊断为PDD；如果痴呆先于锥体外系症状出现，或者痴呆在锥体外系症状出现后1年以内即发生，则倾向于诊断为DLB。

2. AD：通常认为AD属于“皮质性痴呆”，主要临床特征为以记忆损害(信息贮存障碍)尤其情景记忆损害为主的全面高级皮质功能障碍，包括失语、失用、失读、失认等，可以有淡漠、易激惹、缺乏主动性活动等表现。早中期PDD属于“皮质下痴呆”，以注意力、视空间能力及执行力下降更突出。晚期PDD亦表现为全面的认知功能减退，与AD较难鉴别。

3. VaD：指由脑血管因素致脑组织损伤而引起认知障碍的一组临床综合征。其临床特征应包括以认知功能下降为核心表现的痴呆症状和有神经系统症状、体征和影像学证据的脑血管病，且两者存在明确的相关性。一般情况下多发生于卒中后3个月内，认知功能障碍急剧恶化或呈阶梯样进展是其特点。诊断PDD时应首先排除VaD的可能。

四、治疗

本方案的制定依据美国神经病学学会(AAN)2006年发表的关于对PD伴抑郁、精神症状和痴呆表现的评估及治疗实施方案，欧洲神经病学学会联合会(EFNS)2007年制定的关于各种类型痴呆的治疗指南以及EFNS与MDS欧洲分会制定的晚期PD的治疗指南。

(一)治疗原则

1. PDD患者应停用抗胆碱能药物(如苯海索)和金刚烷胺，并及早给予胆碱酯酶抑制剂治疗。

2. PDD患者出现幻视、错觉等精神症状时，应依次考虑减量或停用苯海索、金刚烷胺、多巴胺受体激动剂及单胺氧化酶-B(MAO-B)抑制剂；若症状仍无改善，则将左旋多巴逐渐减量；若采取以上措施仍有症状或锥体外系症状恶化，则宜选择疗效确切、锥体外系不良反应小的非经典抗精神病药物，并争取以最小剂量获得最佳疗效。

3. PDD患者锥体外系症状的治疗原则与原发性PD治疗相同，多巴胺替代疗法仍为一线治疗药物。由于多巴胺受体激动剂易导致幻视等精神症状，不列入PDD的一线治疗药物。MAO-B抑制剂及儿茶酚-氧位-甲基转移酶(COMT)抑制剂也可诱发精神症状，应谨慎应用。

4. 多巴胺替代疗法与抗精神病治疗是一对矛盾，一种症状的改善可能导致另一种症状的恶化，治疗中应遵循的原则是尽可能用最少的多巴胺制剂控制运动症状，用最低的抗精神病制剂控制幻视等精神症状。

(二)药物选择

1. 认知障碍：在众多的胆碱酯酶抑制剂中，重酒石酸卡巴拉汀(rivastigmine)可改善PDD患者的注意力、记忆力及执行功能(2个Ⅱ级证据，推荐水平B级)，对神经精神症状亦有不同程度的改善作用(推荐水平B级)。另外一个具有循证医学证据(1个Ⅰ级和1个Ⅱ级证据，推荐水平B级)的药物为多奈哌齐(donepezil)。卡巴拉汀与多奈哌齐的推荐治疗剂量分别为6～12 mg/d和5～10 mg/d，宜从小剂量缓慢增加至治疗剂量。主要的不良反应为恶心、呕吐、腹泻等胃肠道症状，部分患者震颤症状可有轻到中度加重，其他锥体外系症状并无明显加重，因而胆碱酯酶抑制剂用于 PDD 治疗是安全的。

2. 精神障碍：氯氮平（clozapine）能改善 PDD 患者视幻觉、妄想等精神症状，且无加重锥体外系症状的副作用，因而 AAN 推荐应用氯氮平治疗 PDD 患者的精神症状（1 个Ⅰ级证据，1 个Ⅱ级证据，推荐水平 B 级）。该药物最大的副作用为粒细胞减少，因而服用该药物的患者应定期复查粒细胞绝对值。喹硫平（quetiapine）也可以考虑应用于 PDD 患者的精神症状治疗（1 个Ⅱ级证据，推荐水平 C 级）。其他一些非经典的抗精神病药物，如利培酮（risperidone）、奥氮平（olanzapine）等明显加重锥体外系症状，并无改善 PDD 患者精神症状的作用，因而不被推荐用于 PDD 精神症状的治疗（2 个Ⅱ级证据，不推荐水平 B 级）。卡巴拉汀和多奈哌齐也有改善精神症状的作用（推荐水平分别为 B 级和 C 级）。

3. 抑郁：目前尚缺乏针对 PDD 患者抑郁症状的治疗研究。临床研究表明，多巴胺受体激动剂普拉克索（pramipexole）和 MAO－B 抑制剂具有确切的抗抑郁作用，对于不伴有精神症状的患者可以适量应用，但应注意监测患者的精神症状。三环类抗抑郁药（阿米替林、丙咪嗪等）治疗 PD 患者的抑郁症状具有循证医学证据，但由于其抗胆碱能作用并不适用于 PDD 患者的治疗。选择性 5－羟色胺再摄取抑制剂（SSRI）是目前 PD 伴抑郁患者最常用的药物，但其抗抑郁效果不及三环类抗抑郁药。由于 SSRI 类抗抑郁药副作用较轻，目前仍然是 PDD 患者伴抑郁症状时的推荐治疗药物，起始治疗 6～12 周，维持治疗 4～9 个月，密切观察可能的并发症。

中国帕金森病脑深部电刺激疗法专家共识

（中国帕金森病脑深部电刺激疗法专家组）

脑深部电刺激（deep brain stimulation，DBS）疗法已经成为治疗中晚期帕金森病（Parkinson's disease，PD）的有效方法。此疗法 1998 年在我国首次使用，至今已十余年，DBS 疗法明显地改善了 PD 患者的运动症状，提高了生活质量。随着我国老龄人口的增加，需要接受 DBS 疗法的患者将进一步增加。为了更好地规范我国 DBS 疗法的适应证和流程，以及进一步加强神经内、外科之间的密切配合与合作，特制定此专家共识。

一、DBS 团队

通常国外 PD 患者的 DBS 转诊由神经内科医生或内科医生实施。我国目前大部分接受 DBS 疗法的 PD 患者是直接去有 DBS 手术能力的医院就诊，而不是由神经内科医师推荐。因此有必要建立一支 DBS 团队，对患者进行全面评估。团队至少由神经内、外科医师组成，必要时还应有内科医师、心理医师及精神科医师加入。DBS 团队的作用是针对患者个体判断是否适合手术、手术的风险与近远期疗效以及确定最佳手术靶点（如果进行手术）。

二、DBS 疗法的适应证

1. 原发性 PD。
2. 服用复方左旋多巴曾经有良好疗效。
3. 疗效已明显下降或出现严重的运动波动或异动症，影响生活质量。
4. 除外痴呆和严重的精神疾病。

三、患者选择

DBS 团队通常采用他们认为最佳的方法对患者进行评估。大多数中心都以复方左旋多巴治疗的反应性和 MRI 检查作为临床评估的必要标准。鉴于我国现状，对有 DBS 治疗意向的患者首先应确定诊断，符合适应证者需进行系列评估。病程也是决定是否手术的指标之一。由于 PD 早期患者对于药物治疗反应良好，故不建议患者早期接受 DBS 治疗。帕金森叠加综合征如多系统萎缩（40%）、进行性核上性麻痹（20%）等在疾病早期症状与 PD 相似，且对复方左旋多巴制剂反应也可良好，也不建议过早接受 DBS 治疗。

1. 诊断：①符合英国 PD 协会脑库（United Kingdom Parkinson's Disease Society brain bank）原发性 PD 或中国原发性 PD 诊断标准。②遗传性 PD 或各种基因型 PD，只要对复方左旋多巴反应良好，也可手术。

2. 病程：①5 年以上；②确诊的原发性 PD 患者，以震颤为主，经规范药物治疗震颤改善不理想，且震颤严重影响患者的生活质量，如患者强烈要求尽早手术以改善症状，经过评估后可放宽至病程已满 3 年以上。

3. 年龄：①患者年龄应不超过 75 岁；②老年患者进行受益和风险的个体化评估后可放宽至 80 岁左右；③以严重震颤为主的老年患者，可适当放宽年龄限制。

4. 药物使用情况：①对复方左旋多巴曾经有良好疗效。②已经进行了最佳药物治疗(足剂量，至少使用了复方左旋多巴和多巴胺受体激动剂)。③目前不能满意控制症状，疗效明显下降或出现了棘手的运动波动或异动症，影响生活质量或为药物难治性震颤，或对药物不能耐受。

5. 病情严重程度：关期 Hoehn-Yahr 2.5～4 期。

6. 合理的术后预期：医师在手术前，应就手术预期与患者及其家属充分沟通，建议包括：①手术不能解决所有的症状，部分症状不能通过手术缓解。②手术能缓解的症状是引起患者功能障碍的主要原因。③不能根治 PD，疾病会进展。④不是所有患者手术后都能够减药或停药。⑤患者需要知晓手术的益处和风险。

7. 共存疾病：存在以下情况者不适宜手术。①有明显的认知功能障碍，且此认知障碍足以影响患者的日常生活能力(如社交、工作和药物服用等)。②明显严重(难治性)抑郁、焦虑、精神分裂症等精神类疾病。③明显医学共存疾病影响手术或生存期。

8. 适于转诊的候选患者：①符合上述各项标准。②患者和家属有手术意愿及良好依从性。③能定期随访进行程控。④可考虑转入 DBS 诊疗中心，进行进一步的筛查和评估。

四、评估检查

1. MRI：检查是否存在可能构成手术禁忌或增加手术难度的其他异常，如脑萎缩；评估选择手术靶点。如 MRI 不适用，也可行 CT 检查替代。

2. 运动评估：运动波动、异动症患者对复方左旋多巴的反应性极为重要。良好的反应性预示着 DBS 疗法的良好效果。评估运动障碍和复方左旋多巴反应性，多使用统一 PD 评定量表(UPDRS)-Ⅲ作为评价工具。开期的持续时间并不重要，重要的是运动症状改善程度。左旋多巴冲击试验(levodopa challenge test)是判断 DBS 疗法疗效的重要预测指标，具体方法：被试者试验前 72 小时停服多巴胺受体激动剂，试验前 12 小时停服复方左旋多巴制剂及其他抗 PD 药物。本试验由 2 位未参加病例筛选的神经科医师进行评测。试验药物应采用复方左旋多巴标准片，服用剂量以之前每天早上第 1 次服用的抗 PD 药物换算为左旋多巴等效剂量(levodopa equivalent dose，LED)的 1.5 倍。空腹状态下，先进行 UPDRS-Ⅲ评分作为基线，随后口服多潘立酮 10 mg，30 分钟后服用复方左旋多巴标准片，随后每 30 分钟进行 1 次 UPDRS-Ⅲ评分，至服药后 4 小时。计算 UPDRS 的最大改善率，最大改善率=(服药前基线评分－服药后最低评分)/服药前基线评分×100%。

在试验过程中，监测患者心率、血压等，记录不良反应。以 2 位评分者的平均数作为受试者服用复方左旋多巴的最大改善率。改善≥30%提示 DBS 疗法可能有良好疗效。如除震颤外的症状持续存在，提示 DBS 疗法效果较差。需要指出的是，该试验对难治性震颤疗效的预测价值不大。

3. 认知测试：严重认知障碍(痴呆)是 DBS 的禁忌证。约 40%的晚期 PD 患者会伴发痴呆症状。由于 DBS 对于 PD 患者非运动症状的影响尚不肯定，且治疗目的在于改善患者生活质量，因此术前已诊断痴呆的患者暂不建议手术治疗。建议参照中华医学会神经病学分会帕金森病与运动障碍学组和神经心理学与行为神经病学组制定的帕金森病痴呆诊断与治疗指南推荐的简要评估方法进行评估，也可进行 MMSE、蒙特利尔认知评估量表、阿尔茨海默病评定量表-认知部分、韦氏成人智力量表等检查。

4. 精神测试：严重及难治性精神障碍者是 DBS 疗法的禁忌证。建议使用汉密尔顿抑郁量表、汉密尔顿焦虑量表评估情绪障碍，神经精神量表、简明精神病量表评估精神障碍。对于重度抑郁焦虑及显著精神障碍不建议接受 DBS 疗法。然而，目前在进行 DBS 疗法前评估中尚缺乏统一的安全性评估标准，因此，根据经验，患者应能够清楚地叙述自己的病史及阅读和签署知情同意书。

五、术前用药指导

由于术中要观察 DBS 的即刻疗效，术前停药或减量服用抗 PD 药物是必要的。通常术前 3 天停用多巴胺受体激动剂，术前 12 小时停用左旋多巴类药物，以使患者术中处于相对“关”期状态(要保证患者术中能配合)。

六、立体定向手术

首先对患者局部麻醉，并安装立体定向头架。而后，进行影像学(MRI 或 CT)检测，定位靶点(直接定位、间接定位)。再次对患者进行局部或全身麻醉，消毒、铺巾、钻孔进行立体定向靶点微电极记录，并开始微刺激或粗刺激。而后植入刺激电极并测试。通过影像学辅助验证刺激电极位置，固定刺激电极并缝合创口。对患者进行全身麻醉或局部麻醉，术区消毒、铺巾，皮下囊袋及隧道制备。植入刺激器并与延伸导线连接，缝合创口。

七、术后管理

1. PD 患者接受 DBS 疗法后开始使用抗 PD 药的时机：术后清醒并可自己摄食时。

2. DBS 疗法后用药方案：初始同术前，根据患者的反应调整用药，以最小有效剂量控制患者的运动症状。术后1个月内即可减少服药的数量及种类，大多数患者在术后3个月至半年开始进行药物调整，LED减少30%～70%。DBS治疗后多巴胺受体激动剂及复方多巴制剂是最常使用的抗PD药。

3. DBS治疗后开机（即进行第1次程控）的时机：脑水肿消退，患者一般情况好即可开机，术后2～4周较适宜。

4. 开机参数的设定：绝大多数频率130 Hz，脉宽60 μs，电压根据患者的反应调整，一般不超过3 V。但脚桥核DBS频率较低。

5. 长期DBS参数的变化：术后前几年参数需要较多调整，丘脑底核-DBS电压变化较大，较少超过3.5 V；频率变化其次，较少超过170 Hz，脉宽相对变化较少。绝大多数为单极设置，较少双极；随着时间的推移，双极设置的比例稍有增加。

6. 接受DBS治疗后，若病情需要行头颅影像学检查，颅脑CT无需调整参数即可进行；颅脑MRI只能在1.5 T的水平孔MRI中进行，检查前要将患者的脉冲发生器电压回零、关机。

7. 接受DBS疗法后，PD患者及家人应详细阅读神经刺激系统患者手册（中文版）。

中国肌萎缩侧索硬化诊断和治疗指南

（中华医学会神经病学分会肌电图与临床神经电生理学组
中华医学会神经病学分会神经肌肉病学组）

运动神经元病是一种病因未明、主要累及大脑皮质、脑干和脊髓运动神经元的神经系统变性疾病，包括肌萎缩侧索硬化（amyotrophic lateral sclerosis，ALS）、进行性肌萎缩、进行性延髓麻痹和原发性侧索硬化4种临床类型。ALS是运动神经元病中最常见的类型，一般中老年发病多见，以进行性加重的骨骼肌无力、萎缩、肌束颤动、延髓麻痹和锥体束征为主要临床表现，生存期通常3～5年。

ALS的早期临床表现多样，缺乏特异的生物学确诊指标。详细的病史、细致的体检和规范的神经电生理检查对于早期诊断具有关键性的作用，影像学等其他辅助检查在鉴别诊断中具有一定价值。临床诊断过程中，确定上、下运动神经元受累范围是诊断的关键步骤，根据患者所出现症状、体征的解剖部位，通常将受累范围分为脑干、颈段、胸段和腰骶段4个区域。

一、临床检查

通过详细询问病史和体格检查，在脑干、颈段、胸段、腰骶段4个区域中寻找上、下运动神经元共同受累的证据，是诊断ALS的基础。根据情况可选择适当的辅助检查以排除其他疾病，如神经电生理、影像学以及实验室检查等。对于在发病早期诊断的ALS，特别是当临床表现不典型或进展过程不明确时，应定期（3个月）进行随诊，重新评估诊断。

1. 病史：是证实疾病进行性发展的主要依据，应从首发无力的部位开始，追问症状发展、加重以及由一个区域扩展至另一个区域的时间过程。注意询问吞咽情况、呼吸功能以及有无感觉障碍、尿便障碍等。

2. 体格检查：在同一区域，同时存在上、下运动神经元受累的体征，是诊断ALS的要点。①下运动神经元受累体征主要包括肌肉无力、萎缩和肌束颤动。通常检查舌肌、面肌、咽喉肌、颈肌、四肢不同肌群、背肌和胸腹肌。②上运动神经元受累体征主要包括肌张力增高、腱反射亢进、阵挛、病理征阳性等。通常检查吸吮反射、咽反射、下颏反射、掌颏反射，四肢腱反射、肌张力，Hoffmann征、下肢病理征、腹壁反射，以及有无强哭强笑等假性延髓麻痹表现。③临床体检是发现上运动神经元受累的主要方法。在出现明显肌肉萎缩无力的区域，如果腱反射不低或活跃，即使没有病理征，也可以提示锥体束受损。④对患者进行随诊，动态观察体征的变化，也可以反映出疾病的进行性发展过程。

3. 当病史、体检中发现某些不能用ALS解释的表现时，如病程中出现稳定或好转、有肢体麻木疼痛等，诊断ALS需慎重，并注意是否合并有其他疾病。

二、神经电生理检查

当临床考虑为ALS时，需要进行神经电生理检查，以确认临床受累区域为下运动神经元病变，并发现在临床未受累区域也存在下运动神经元病变，同时排除其他疾病。神经电生理检查可以看作是临床体检的延伸，应该由专业肌电图医生和技师完成，并依据明确标准进行判断。

1. 神经传导测定：神经传导测定主要用来诊断或排除周围神经疾病。运动和感觉神经传导测定应至少包括上、下肢各2条神经。①运动神经传导测定：远端运动潜伏期和神经传导速度通常正常，无运动神经部分传导阻滞或异常波形离散。随病情发展,复合肌肉动作电位波幅可以明显降低,传导速度也可以有轻度减慢。②感觉神经传导测定:一般正常。当合并存在嵌压性周围神经病或同时存在其他的周围神经病时,感觉神经传导可以异常。③F波测定:通常正常。当肌肉明显萎缩时,相应神经可见F波出现率下降,而传导速度相对正常。

2. 同芯针肌电图检查:下运动神经元病变的判断主要通过同芯针肌电图检查,肌电图可以证实进行性失神经和慢性失神经的表现。当肌电图显示某一区域存在下运动神经元受累时,其诊断价值与临床发现肌肉无力、萎缩的价值相同。

(1) 进行性失神经表现:主要包括纤颤电位、正锐波。当所测定肌肉同时存在慢性失神经的表现时,束颤电位与纤颤电位、正锐波具有同等临床意义。

(2) 慢性失神经的表现:①运动单位电位的时限增宽、波幅增高,通常伴有多相波增多;②大力收缩时运动单位募集减少,波幅增高,严重时呈单纯相;③大部分ALS可见发放不稳定、波形复杂的运动单位电位。

(3) 当同一肌肉肌电图检查表现为进行性失神经和慢性失神经共存时,对于诊断ALS有更强的支持价值。在某些肌肉可以仅有慢性失神经表现,而无纤颤电位或正锐波。如果所有测定肌肉均无进行性失神经表现,诊断ALS需慎重。

(4) 肌电图诊断ALS时的检测范围:应对4个区域均进行肌电图测定。其中脑干区域可选择测定一块肌肉,如胸锁乳突肌、舌肌、面肌或咬肌。胸段可选择胸$_6$水平以下的脊旁肌或腹直肌进行测定。在颈段和腰骶段,应至少测定不同神经根和不同周围神经支配的2块肌肉。

(5) 在ALS病程早期,肌电图检查时可仅仅出现1个或2个区域的下运动神经元损害,此时对于临床怀疑ALS的患者,需要间隔3个月进行随访复查。

(6) 肌电图出现3个或以上区域下运动神经源性损害时,并非都是ALS。电生理检查结果应该密切结合临床进行分析,避免孤立的对肌电图结果进行解释。

3. 运动诱发电位:有助于发现ALS临床上的上运动神经元病变,但敏感度不高。

三、神经影像学检查

1. 影像学检查不能提供确诊ALS的依据,但有助于ALS与其他疾病鉴别,排除结构性损害。例如,颅底、脑干、脊髓或椎管结构性病变导致上和(或)下运动神经元受累时,相应部位的MRI检查可以帮助鉴别诊断。

2. 在ALS,MRI检查可以发现锥体束走行部位的异常信号。

3. 某些常见疾病,如颈椎病、腰椎病等可与ALS合并存在,需要注意鉴别。

四、ALS的诊断标准

1. ALS诊断的基本条件:①病情进行性发展:通过病史、体检或电生理检查,证实临床症状或体征在一个区域内进行性发展,或从一个区域发展到其他区域。②临床、神经电生理或病理检查证实有下运动神经元受累的证据。③临床体检证实有上运动神经元受累的证据。④排除其他疾病。

2. ALS的诊断分级:①临床确诊ALS:通过临床或神经电生理检查,证实在4个区域中至少有3个区域存在上、下运动神经元同时受累的证据。②临床拟诊ALS:通过临床或神经电生理检查,证实在4个区域中至少有2个区域存在上、下运动神经元同时受累的证据。③临床可能ALS:通过临床或神经电生理检查,证实仅有1个区域存在上、下运动神经元同时受累的证据,或者在2或以上区域仅有上运动神经元受累的证据。已经行影像学和实验室检查排除了其他疾病。

五、鉴别诊断

在ALS的诊断过程中,根据症状和体征的不同,需要与多种疾病进行鉴别,常见的有颈椎病、腰椎病、多灶性运动神经病、平山病、脊髓性肌萎缩、肯尼迪病、遗传性痉挛性截瘫、副肿瘤综合征等。

六、ALS的治疗

尽管ALS仍是一种无法治愈的疾病,但有许多方法可以改善患者的生活质量,应早期诊断,早期治疗,尽可能延长生存期。治疗中除了使用延缓病情发展的药物外,还包括营养管理、呼吸支持和心理治疗等综合治疗。

1. 延缓病情发展的药物:①利鲁唑(riluzole):化学名为2-氨基-6(三氟甲氧基)-苯并噻唑,其作用机制包括稳定电压门控钠通道的非激活状态、抑制突触前谷氨酸释放、激活突触后谷氨酸受体以促进谷氨酸的摄取等。1994年法国开展的一项临床研究首次报道该药能够减缓ALS病情发展。1996年美国食品药品管理局批准力如太(rilutek)用于ALS治疗,该药是目前惟一经多项临床研究证实可以在一定程度上延缓病情发展的药物,用法为50 mg,每日2次口服。常见不良反应为疲乏和恶心,个别患者可出现丙氨酸氨基转移酶升高,需注意监测肝功能。当病程晚期患者已经使用有创呼吸机辅助呼吸时,不建议继续服用。

②其他药物：在动物实验中，尽管有多个药物在 ALS 动物模型的治疗中显示出一定的疗效，如肌酸、大剂量维生素 E、辅酶 Q_{10}、碳酸锂、睫状神经营养因子、胰岛素样生长因子、拉莫三嗪等，但在针对 ALS 患者的临床研究中均未能证实有效。

2. 营养管理：①在能够正常进食时，应采用均衡饮食，吞咽困难时宜采用高蛋白、高热量饮食以保证营养摄入。②对于咀嚼和吞咽困难的患者应改变食谱，进食软食、半流食，少食多餐。对于肢体或颈部无力者，可调整进食姿势和用具。③当患者吞咽明显困难、体重下降、脱水或存在呛咳误吸风险时，应尽早行经皮内镜胃造瘘术（percutaneous endoscopic gastrostomy，PEG），可以保证营养摄取，稳定体重，延长生存期。建议 PEG 应在用力肺活量（forced vital capacity，FVC）降至预计值 50％以前尽早进行，否则需要评估麻醉风险、呼吸机支持下进行。对于拒绝或无法行 PEG 者，可采用鼻胃管进食。

3. 呼吸支持：①建议定期检查肺功能。②注意患者呼吸肌无力的早期表现，尽早使用双水平正压通气（Bi-level positive airway pressure，BiPAP）。开始无创通气的指征包括：端坐呼吸，或用力吸气鼻内压（sniffnasal pressure，SNP）＜40 cm H_2O（1 cm H_2O＝0.098 kPa），或最大吸气压力（maximal inspiratory pressure，MIP）＜60 cm H_2O，或夜间血氧饱和度降低，或 FVC＜70％。③当患者咳嗽无力时（咳嗽呼气气流峰值低于 270 L/min），应使用吸痰器或人工辅助咳嗽，排除呼吸道分泌物。④当 ALS 病情进展，无创通气不能维持血氧饱和度＞90％，二氧化碳分压＜50 mmHg（1 mmHg＝0.133 kPa），或分泌物过多无法排出时，可以选择有创呼吸机辅助呼吸。在采用有创呼吸机辅助呼吸后，通常难以脱机。

4. 综合治疗：在 ALS 病程的不同阶段，患者所面临的问题有所不同，如抑郁焦虑、失眠、流涎、构音障碍、交流困难、肢体痉挛、疼痛等，应根据患者具体情况，给予针对性的指导和治疗，选择适当的药物和辅助设施，提高生活质量，加强护理，预防各种并发症。

多发性硬化诊断和治疗中国专家共识（2011 年）

（中华医学会神经病学分会神经免疫学组　中国免疫学会神经免疫分会）

多发性硬化（MS）是一种免疫介导的中枢神经系统（CNS）炎性脱髓鞘性疾病。其病因尚不明确，可能与遗传、环境、病毒感染等多种因素相关，MS 病变主要累及 CNS 白质，表现为广泛髓鞘脱失同时伴随少突胶质细胞受损，部分可致神经轴突变性及神经细胞坏死。MS 病变具有时间多发（DIT）和空间多发（DIS）的特点。

一、MS 的临床分型

MS 好发于青壮年，女性更多见，男女患病比率为1∶1.5～2。因 CNS 各个部位均可受累，临床表现多样。常见症状包括：视神经功能障碍、复视、肢体感觉障碍、肢体运动障碍、共济失调、膀胱或直肠功能障碍等。

（一）MS 的临床分型

1. 复发缓解型 MS（relapsing remitting multiple sclerosis，RRMS），疾病表现为明显的复发和缓解过程，每次发作后均基本恢复，不留或仅留下轻微后遗症。80％～85％ MS 患者最初为本类型。

2. 继发进展型 MS（secondary progressive multiple sclerosis，SPMS），约 50％的 RRMS 患者在患病 10～15 年后疾病不再有复发缓解，呈缓慢进行性加重过程。

3. 原发进展型 MS（primary progressive multiple sclerosis，PPMS），病程大于 1 年，疾病呈缓慢进行性加重，无缓解复发过程。约 10％的 MS 患者表现为本类型。

4. 进展复发型 MS（progressive relapsing multiple sclerosis，PRMS），疾病最初呈缓慢进行性加重，病程中偶尔出现较明显的复发及部分缓解过程，约 5％的 MS 患者表现为本类型。

（二）MS 的其他类型

根据 MS 的发病及预后情况，有以下两种少见临床类型作为补充，其与前面国际通用临床病程分型存在一定交叉。

1. 良性型 MS（benign MS）：少部分 MS 患者在发病 15 年内几乎不留任何神经系统残留症状及体征，日常生活和工作无明显影响。目前对良性型无法做出早期预测。

2. 恶性型 MS（malignant MS）：又名爆发型 MS（fulminant MS），亦名 Marburg 变异型 MS（marburg variant MS），疾病呈爆发起病，短时间内迅速达到高峰，神经功能严重受损甚至死亡。

二、MS 的诊断

（一）MS 的诊断原则

首先，应以客观病史和临床体征为基本依据；其次,应充分结合辅助检查特别是磁共振成像(MRI)特点,寻找病变的DIT及DIS证据;第三,还需排除其他可能疾病。此外,除满足以上3项条件外,应尽可能寻找电生理、免疫学等辅助证据。鉴于MRI在MS诊断中的重要地位,我们推荐最好应用1.5 T以上场强MRI进行影像诊断。推荐采用2010年McDonald MS诊断标准,其适合于典型发作MS的诊断,以往2001年及2005年诊断标准同样适用。

(二) MS的诊断标准

1. 推荐使用2010年McDonald MS诊断标准(表1)。

表1　2010年McDonald MS诊断标准

临床表现	诊断MS所需附加资料
≥2次发作[a];具有≥2个以上客观临床证据的病变或者存在1个客观临床证据的病变同时伴有既往发作[b]合理的病史证据	无[c]
≥2次发作[a];具有1个病变的客观临床证据	具有以下证明病变空间多发的证据(DIS):在CNS的4个MS典型区域(脑室周围、近皮质、幕下和脊髓)[d]中至少有2个区域有≥1个T_2病变;或者等待以后涉及CNS不同部位病变的临床发作[a]
1次发作[a];具有≥2个病变的客观临床证据	具有以下证明病变时间多发的证据(DIT):在任何时间同时存在无症状的钆增强的与非增强的病变;或者在随后的MRI检查可见新的T_2和(或)钆增强病变(1或多个),不考虑参考基线MRI的时间性;或者等待第2次临床发作[a]
有1次发作[a];存在1个病变的客观临床证据(临床孤立综合征)	具有证明病变空间(同前DCS)及时间多发(同前DIT)的证据
提示MS的隐匿的神经功能障碍进展(原发进展型MS)	疾病进展1年(回顾性或前瞻性确定)同时具有下列3项标准的2项[d]:(1)脑病变的空间多发证据;根据MS特征性的病变区域(脑室周围、近皮质或幕下)内≥1个T_2病变;(2)脊髓病变的空间多发证据:根据脊髓≥2个T_2病变;(3)脑脊液阳性[等电聚焦电泳的寡克隆带证据和(或)IgG指数增高]

注:MS:完全符合标准,其他疾病不能更好地解释临床表现。可能MS(possible MS):不完全符合标准,临床表现怀疑MS。非MS(not MS):在随访和评估过程中发现其他能更好解释临床表现的疾病诊断。[a]发作(复发、恶化):指在排除发热或感染的前提下,由患者描述或客观观察到的当时或既往的至少持续24 h的典型的CNS急性炎性脱髓鞘事件。发作要同时具有客观神经系统检查的医学记录,应该除外那些缺乏合理的、客观的神经系统检查和医学记录的事件。一些符合MS临床症状以及发展演变特点的既往事件,能够为前期脱髓鞘事件提供合理的证据支持。然而,有关阵发性症状(既往或当时)的报告,应该由持续至少24 h以上的多段发作事件组成。在做出MS确诊前,至少要有1次发作是由以下证据来证实的(客观神经系统检查证据;可早于患者视觉功能障碍描述的视觉诱发电位证据;或MRI检查发现CNS内存在能够解释既往神经系统症状的脱髓鞘责任病变的证据)。[b]基于2次具有客观神经系统检查阳性的发作做出的临床诊断是最可靠的。在缺乏客观的神经系统检查阳性的情况下,既往1次发作中的合理历史证据,可以包括支持既往的炎性脱髓鞘事件以及相关临床症状及其演变特征等证据;然而,至少有1次发作是必须由客观发现证据支持的。[c]不需要额外的检查。但是,最好任何MS的诊断都能在影像的协助下基于这些标准而做出。如果影像或其他检测(例如脑脊液)已实施并呈阴性结果,做出MS诊断前需要极为谨慎,并必须考虑是否需要作出其他诊断。客观证据必须存在并支持MS诊断,同时找不到更合理的疾病解释临床表现。[d]钆增强病变并不是必需的;脑干或脊髓病变引起的相关症候应该被排除在典型症状性病变之外(除外视神经脊髓炎可能)

2. 儿童MS:95%的儿童MS为RRMS,80%儿童MS与成人MS特点相似,其MRI相关DIS、DIT标准同样适用;但15%~20%儿童MS,尤其是小于11岁儿童MS,疾病首次发作类似于急性脑病或急性播散性脑脊髓炎(acute disseminated encephalomyelitis,ADEM)过程,推荐对患儿进行动态MRI随访,当观察到新增病变或观察到2次临床非ADEM样发作方可诊断MS。

3. 亚洲及拉丁美洲MS人群:对于视神经脊髓炎(neuromyelitis optica,NMO)及NMO谱系疾病(NMO spectrum disorders,NMOSDs)可能的人群,如脊髓受累超过3个椎体节段以上、颅内缺乏典型MS病变、严重视神经炎、合并多项自身免疫疾病或相关抗体阳性者,包括复发性长节段性横贯性脊髓炎(recurrent longitudinally extensive myelitis,r-LETM),复发性视神经炎(recurrent optic neuritis,r-ON)等疾病,MS应与其进行鉴别。建议进行水通道蛋白4(AQP4)抗体的检测,如结果阳性提示非MS可能。

(三) MS的鉴别诊断

对于早期的MS,尤其应注意与其他临床及影像上同样具有DIT和DIS特点的疾病进行鉴别(表2),尽可能完善实验室及其他相关辅助检查,如AQP4抗体、其他自身免疫相关抗体筛查,排除其他疾病可能,切忌仅凭脑室周边多发长T_2信号就片面做出MS诊断。

表2　MS的鉴别诊断

疾病类别	疾病名称
非特异炎性脱髓鞘病	NMO及NMOSDs、ADEM、脊髓炎、脱髓鞘假瘤等

（续表）

疾病类别	疾病名称
脑血管病	CADASIL、多发腔隙性脑梗死、烟雾病、血管畸形等
感染性疾病	莱姆病、梅毒等螺旋体感染、脑囊虫、热带痉挛性截瘫、获得性免疫缺陷综合征、Whipple病、进行性多灶性白质脑病等
结缔组织病	系统性红斑狼疮、白塞病、干燥综合征、系统性血管炎、原发性中枢神经系统血管炎等
肉芽肿性疾病	结节病、Wegener肉芽肿、淋巴瘤样肉芽肿等
肿瘤类疾病	胶质瘤病、淋巴瘤等
遗传代谢性疾病	肾上腺脑白质营养不良、异染性脑白质营养不良、线粒体脑肌病、维生素B_{12}缺乏、叶酸缺乏等
功能性疾病	神经症等

三、MS的治疗

MS应该在遵循循证医学证据的基础上，结合患者的经济条件和意愿，进行早期、合理治疗。MS的治疗分为：①急性期治疗；②疾病修正治疗；③对症治疗。本文中研究证据及治疗推荐分级，参考美国神经病学会（AAN）针对免疫修正治疗中的分级（表3）。

表3　研究证据及推荐分级

推荐级别及条件	研究证据分级
A级：在特定的人群和给定的条件下建立起来的有效、无效和有害。条件：至少需要1项可信的Ⅰ级研究，或者至少2项一致可信的Ⅱ级研究	Ⅰ级：在特定人群中进行的具有盲态结果评估的前瞻性、随机、对照临床试验，需要满足以下几项：a. 明确定义了1个或多个主要疗效结果；b. 明确定义了排除和入组标准；c. 合理地界定了脱落和交叉病例计数方法，并足以把潜在的偏差降到最低；d. 相关的基线特点明确，在不同的组间具有一致性，对基线差异用恰当的统计学方法进行了调整
B级：在特定的人群和给定的条件下很可能有效、无效或有害。条件：至少需要1项可信的Ⅱ级研究，或者至少3项一致的Ⅲ级研究	Ⅱ级：在代表性人群中进行盲态结果分析的前瞻性配比组队列研究满足以上条件的a～d，或者在代表性人群中缺乏a～d中任何一项的RCT研究
C级：在特定的人群和给定的条件下可能有效、无效或有害。条件：至少需要2项一致并可信	Ⅲ级：在代表性人群中进行的所有其他对照试验（包括明确的自然病史对照或患者自身对照），而且结果评估与患者治疗是独立的
U级：数据不合理或冲突。条件：在当前知识水平下，治疗不能被证明证据等级与推荐等级的转化	Ⅳ级：来自非对照研究、病例系列、病例报告或者专家观点的证据

（一）MS的急性期治疗

MS的急性期治疗以减轻恶化期症状、缩短病程、改善残疾程度和防治并发症为主要目标。推荐首选治疗方案为大剂量甲泼尼龙冲击治疗，对病情严重者或对此治疗无效者也可试用血浆置换（plasma exchange，PE）或静脉大剂量免疫球蛋白（intravenous immunoglobulin，IVIg）治疗，但证据欠充分。

1. 糖皮质激素：糖皮质激素治疗的原则为大剂量，短疗程，不主张小剂量长时间应用。

推荐：①糖皮质激素治疗，短期内能促进急性发病的MS患者神经功能恢复（A级推荐）。②延长糖皮质激素用药对神经功能恢复无长期获益且副作用较大（B级推荐）。

推荐使用甲泼尼龙。根据患者发病的严重程度及具体情况，临床常用的有2种方法：①病情较轻者，从1 g/d开始，静脉滴注3～4小时，共3～5天，如临床神经功能缺损明显恢复可直接停用，如疾病仍进展则转为阶梯减量方法。②病情较严重者，从1 g/d开始，静脉滴注3～4小时，共3～5天，此后剂量阶梯依次减半，每个剂量用2～3天，至120 mg以下，可改为口服60～80 mg，1次/天，每个剂量2～3天，继续阶梯依次减半，直至减停，原则上总疗程不超过3～4周。若在减量的过程中病情明确再次加重或出现新的体征和（或）出现新的MRI病变，可再次甲泼尼龙冲击治疗。糖皮质激素治疗的大部分副反应如电解质紊乱，血糖、血压、血脂异常，上消化道出血等是可预防的。应尽量控制疗程，以预防长期使用引起的骨质疏松、股骨头坏死等并发症。

2. IVIg：IVIg治疗MS的总体疗效仍不明确，仅作为一种可选择的治疗手段，用于对糖皮质激素治疗不耐受或处于妊娠或产后阶段的患者。推荐剂量：静脉滴注0.4 $g \cdot kg^{-1} \cdot d^{-1}$，连续用5天为1个疗程，5天后，如果没有疗效，则不建议患者再用，如果有疗效但疗效不是特别满意，可继续每周用1天，连用3～4周。

推荐：①间断IVIg治疗可能降低RRMS的发作次数（C级推荐）。②IVIg治疗在延缓疾病进展方面效果甚微（C级推荐）。③PE：PE对MS的疗效不肯定，一般不作为急性期的常规治疗，仅在急性重症MS

患者或其他方法无效时作为 1 种可以选择的治疗手段。

推荐：①PE 对进展型 MS 的治疗效果很小或无效(A 级推荐)。②PE 对以前无残疾患者的急性期严重脱髓鞘有治疗效果(C 级推荐)。

(二) 疾病修正治疗(disease modifying therapy, DMT)

MS 为终身性疾病,其缓解期治疗以控制疾病进展为主要目标,推荐使用 DMT,包括免疫调节治疗及免疫抑制治疗。迄今美国 FDA 批准了如下治疗 MS 的 DMT 药物,一线药物:(1) β-干扰素,包括:Rebif(干扰素 β-1a);Betaseron(干扰素 β-1b);Avonex(干扰素 β-1a);Extavia(干扰素 β-1a);(2) Copaxone [glatiramer acetate,醋酸格列默(GA)];(3) Gilenia(Fingolimod,芬戈莫德,FTY720);二线药物:①Tysabri(Natalizumab,那他珠单抗);②米托蒽醌(mitoxantrone)。目前中国食品药品监督管理局(SFDA)已经批准了 2 种 DMT 一线药物:①利比(Rebif),干扰素 β-1a(2003 年批准);②倍泰龙(betaseron),干扰素 β-1b(2010 年批准)。

1. 干扰素 β:干扰素 β 为 RRMS 一线治疗药物,其治疗 MS 是通过对细胞因子的调节、抑制细胞迁移进入脑内、抑制 T 细胞的活化、抑制其他炎性 T 细胞等多重机制实现的。对 RRMS,干扰素 β 能减少 29%～34%的年复发率,减少 36%～83%的新增 T_2 病变数目,减少 33%～88%的新增强化病变数目。对最终发展为 MS 的临床孤立综合征(clinically isolated syndrome,CIS)患者,干扰素 β 能够延缓 CIS 至确诊 MS 的时间。干扰素 β 的主要副反应为发热、头痛等流感样症状,可同时服用非甾体类消炎药。部分患者有一过性肝功酶学指标升高和白细胞下降。首次使用干扰素 β 时,为能使患者产生快速脱敏作用以减少不良反应,在开始治疗期间应依据患者的情况先给予起始剂量(1/4～1/2 剂量),然后在 1～2 个月内逐渐增加至推荐剂量。利比推荐剂量为:皮下注射,44 μg,每周 3 次。起始剂量为:皮下注射,22 μg,每周 1～3 次。倍泰龙推荐剂量为:皮下注射,250 μg,隔日 1 次,起始剂量为:皮下注射,62.5 μg,隔日 1 次。

推荐:①干扰素 β 能降低 RRMS 患者或可能发展为 MS 的高危 CIS 患者的临床发作次数(A 级推荐)。干扰素 β 能减少 RRMS 患者 MRI 病变进展数量及延缓肢体残疾的进展(B 级推荐)。②对于极有可能发展为 MS 的 CIS 或已确诊的 RRMS 或有复发的 SPMS 患者,如有条件应使用干扰素 β 治疗(A 级推荐)。干扰素 β 对无复发的 PPMS 患者疗效不肯定(U 级推荐)。③干扰素 β 治疗 MS 时存在与干扰素 β 用法相关的剂量效应曲线(B 级推荐)。这似乎与注射频率(相比剂量)更为相关。④尽管副反应因给药途径不同而各异,从治疗效果来看,干扰素 β 给药途径可能对临床疗效影响不大(B 级推荐)。不同类型干扰素 β 临床效果并无明显差别(U 级推荐)。

2. GA:GA 为 RRMS 治疗一线药物,是由 4 种氨基酸(L-谷氨酸,L-赖氨酸,L-丙氨酸和 L-酪氨酸)以一个特定的摩尔比(1.4,3.4,4.2 和 1.0)人工合成的多肽链,其作用机制可能与免疫调节有关。主要副反应为局部注射后红斑等。推荐剂量:皮下注射 20 mg,1 次/d,GA 疗效与干扰素 β 相当。目前国内未上市。

推荐:①GA 能减少 RRMS 患者发作次数(A 级推荐)。GA 治疗能减少 MRI T_2 病变数,也可能延缓 RRMS 患者残疾的进展(C 级推荐)。②推荐对于 RRMS 患者使用 GA 治疗(A 级推荐)。

3. 芬戈莫德:芬戈莫德为 RRMS 一线治疗药物。盐酸芬戈莫德(fingolimod hydrochloride)是 1-磷酸-鞘氨醇受体调节剂,防止 T 和 B 淋巴细胞从淋巴结中移出,保持淋巴结内特定的免疫细胞,防止淋巴细胞作用于中枢神经系统并造成损害。药物试验显示口服芬戈莫德的疗效优越,与肌注干扰素 β-1a 相比,减少 38%～52%的年复发率,脑 MRI 病变和脑体积变化也优于干扰素 β-1a 组。主要副反应为短暂性无症状型心率降低(与剂量相关)、血压升高和黄斑水肿。此外,受试者出现感染,如疱疹病毒感染、肺部感染(主要为支气管炎)的概率也略增高。2010 年美国 FDA 批准芬戈莫德上市。推荐剂量:口服 0.5 mg,1 次/天。目前国内未上市。

推荐:芬戈莫德治疗 RRMS,可减少疾病复发率及 MRI 病变数量、延缓残疾进展(A 级推荐)。

4. 那他珠单抗:那他珠单抗为治疗 MS 的二线药物。那他珠单抗为重组 α4-整合素单克隆抗体,能阻止激活的 T 淋巴细胞通过血脑屏障进入中枢神经系统引起免疫反应。那他珠单抗对 MS 有显著疗效,能使 RRMS 复发率减少 67%,使 MRI 新增病变数目减少 83%。长期应用应注意其可能的副作用,至今在 67 700例应用那他珠单抗治疗的患者中,已报道 55 例患者并发进行性多灶性白质脑病,其中约 20%患者死亡,其余遗留不同程度的功能障碍。对此美国 FDA 发出了风险警告。推荐剂量:静脉滴注,300 mg,每月 1 次。目前国内未上市。

推荐:那他珠单抗治疗 RRMS,可减少疾病复发率及 MRI 病变数量、延缓残疾进展(A 级推荐)。

5. 米托蒽醌:米托蒽醌为免疫抑制剂,为治疗 MS 的二线药物。美国 FDA 在 2000 年批准适用于重症 RRMS 患者或 SPMS、PRMS 患者,这是第 1 个被 FDA 批准用于治疗 MS 的免疫抑制剂。使用时应注意监测其心脏毒性,治疗前和治疗中应行心电图和心脏超声监测。疗程不宜超过 2 年，终身总累积剂量限制在小于 104 mg/m^2。推荐剂量：12 mg/m^2，静脉注射，每 3 个月 1 次。

推荐：米托蒽醌治疗 RRMS 可以减少复发率（B 级推荐）；可以延缓 RRMS、SPMS、PRMS 疾病进展（C 级推荐）。

6. 其他免疫抑制剂：对 DMT 一、二线治疗效果不理想或无条件应用 DMT 的 RRMS、SPMS、PRMS 患者，在充分估价其疗效/风险比的前提下，可谨慎地应用免疫抑制剂治疗，但同时应注意到免疫抑制剂预防复发作用的循证证据不够充分，且长期应用有一定副作用。建议应用免疫抑制剂从小剂量开始，逐渐增加药量，用药期间需严密监测血常规、肝肾功能，在治疗的前 8 周内，应至少每周进行 1 次包括血小板在内的全血细胞计数和肝肾功能检查；如果大剂量给药或患者肝和（或）肾功能不全时，应增加检查的频率。此后，检查次数可以逐渐减少，但仍建议每月检查 1 次。若白细胞低于正常，应根据严重程度立即采取治疗药物减量和（或）促进白细胞生长治疗或停药，肝肾功能异常也应根据严重程度立即采取治疗药物减量和（或）保肝治疗或停药。

临床上常用的药物有硫唑嘌呤、环磷酰胺、甲氨蝶呤、环孢素 A、他克莫司（FK506）、吗替麦考酚酯、来氟米特等。硫唑嘌呤推荐剂量为：1～3 $mg \cdot kg^{-1} \cdot d^{-1}$，1～2 次/天。环磷酰胺推荐剂量：静脉滴注，400 mg/2 周，6～12 次巩固治疗，总剂量不超过 10 g。环孢素 A 推荐剂量：2～3 $mg \cdot kg^{-1} \cdot d^{-1}$，2 次/天，通过监测血药浓度调整剂量。他克莫司推荐剂量为：2～3 mg/d，2 次/天，可通过监测血药浓度调整剂量。吗替麦考酚酯推荐剂量为：1 000～1 500 mg/d，2 次/天。来氟米特推荐剂量为 10～20 mg/d。

推荐：①硫唑嘌呤可能减少 MS 患者的复发（C 级推荐），对于残疾进展无效（U 级推荐）。②环孢素对进展型 MS 具有一定治疗效果（C 级推荐），但应注意其肾毒性。该治疗常出现的不良反应尤其是肾脏毒性以及较小的疗效/风险比使得该治疗难以被接受（B 级推荐）。③环磷酰胺冲击治疗似乎不能改变进展型 MS 的病程（B 级推荐）。较年轻的进展型 MS 患者采用环磷酰胺冲击加强化治疗有一定效果（U 级推荐）。④甲氨蝶呤对改变进展型 MS 患者的病程可能有帮助（C 级推荐）。

MS 治疗策略：DMT 药物可以减少临床复发次数，颅内新增强化和（或）新增 T_2 病变数目，EDSS 评分进展等，提高 MS 患者生存质量，应坚持长期治疗。临床上对 RRMS 首选一线治疗药物，对于一线治疗药物疗效不理想的 RRMS 和伴有复发过程的 SPMS 及 PRMS 可采用二线治疗及免疫抑制治疗。对 PPMS 目前尚无有效治疗。除以上治疗外，对于经济条件有限者可选用免疫抑制治疗。

治疗评价：治疗无效及失败指患者在接受正规 DMT 过程中，疾病出现频繁复发或病情恶化，扩充残疾功能量表（EDSS）评分在 1 年内增加 1 分以上或颅内活动病变数量较前明显增加，界定为治疗无效或失败。评价治疗失败的最短治疗时间为 6～12 个月。治疗失败者可考虑更换二线治疗药物或免疫抑制剂等其他治疗。

（三）MS 的对症治疗

1. 痛性痉挛：可应用卡马西平、加巴喷汀、巴氯芬等药物。对比较剧烈的三叉神经痛、神经根性疼痛，还可应用普瑞巴林。

2. 慢性疼痛、感觉异常等：可用阿米替林、普瑞巴林、选择性 5-羟色胺及去甲肾上腺素再摄取抑制剂（SNRI）及去甲肾上腺素能与特异性 5-羟色胺能抗抑郁药物（NaSSA）类药物。

3. 抑郁焦虑：可应用选择性 5-羟色胺再摄取抑制剂（SSRI）、SNRI、NaSSA 类药物以及心理辅导治疗。

4. 乏力、疲劳（MS 患者较明显的症状）：可用莫达非尼、金刚烷胺。

5. 震颤：可应用盐酸苯海索、盐酸阿罗洛尔等药物。

6. 膀胱直肠功能障碍：配合药物治疗或借助导尿等处理。

7. 性功能障碍：可应用改善性功能药物等。

8. 认知障碍：可应用胆碱酯酶抑制剂等。

9. 行走困难：中枢性钾通道拮抗剂，dalfampridine（Ampyra，2010 美国 FDA 批准），目前国内未上市。

（四）MS 的康复治疗及生活指导

MS 的康复治疗同样重要。对伴有肢体、语言、吞咽等功能障碍的患者，应早期在专业医生的指导下进行相应的功能康复训练。在对疾病的认识上，医务工作者应耐心对患者及亲属进行宣教指导，强调早期干预、早期治疗的必要性，合理交代病情及预后，增加患者治疗疾病的信心，提高治疗的依从性。医务工作者还应在遗传、婚姻、妊娠、饮食、心理及用药等生活的各个方面提供合理建议，包括避免预防接种，避免过热的热水澡、强烈阳光下高温暴晒，保持心情愉快，不吸烟，作息规律，适量运动，补充维生素 D 等。

四、CIS

（一）CIS 的定义

CIS 系指由单次发作的 CNS 炎性脱髓鞘事件而组成的临床综合征。临床上既可表现为孤立的视神经炎、脑干脑炎、脊髓炎或某个解剖部位受累后导致的临床事件（通常不包括脑干脑炎以外的其他脑炎），亦可出现多部位同时受累的复合临床表现。常见的有视力下降、肢体麻木、肢体无力、尿便障碍等；病变表现为时间上的孤立,并且临床症状持续24小时以上。

(二) CIS与MS的关系

大于50%的CIS患者最终发展为MS。其中运动系统受累者发展为MS的可能性是没有受累者的2倍;发病时单侧视神经炎(特别是伴有疼痛者),局灶性脊髓炎(特别是伴有Lhermitte征),夸大的疼痛、痛性痉挛、麻木以及束带感等感觉异常者,局灶性脑干、小脑炎,有眼球运动障碍、共济失调者,MRI显示颅内多发病变者发展为MS的概率较大。此外,脑脊液寡克隆区带、IgG合成率、血清抗髓鞘少突胶质细胞糖蛋白抗体和髓鞘碱性蛋白抗体等也有一定参考意义。CIS的临床表现与预后密切相关,预后良好者多表现为:只有感觉症状,临床症状完全缓解,5年后仍没有活动障碍,MRI正常。预后较差者往往表现为:多病变,运动系统受累,不完全缓解,有大病变者。

(三) CIS与NMO的关系

在亚洲及拉丁美洲,10%~30%的CIS最终发展为NMO。其中脊髓长节段损害、颅内非典型区域脱髓鞘病变(例如丘脑和下丘脑、第三脑室或第四脑室周边、延髓背侧或巨大病变),严重视神经炎,合并自身免疫抗体阳性者,血清AQP4抗体阳性的CIS最终转变为NMO的概率较大。

(四) CIS的治疗

急性期大剂量甲泼尼龙冲击治疗能加速CIS患者临床功能恢复,能加快单发视神经炎患者视觉功能恢复的速度和程度。我们推荐CIS患者检测流程:首先,应尽可能行头和脊髓MRI,AQP4抗体等的检测;其次,由经验丰富的MS专病医生或小组依据病情和影像的特点对其可能的转归作出判断;第三,如对转归判断无把握,建议密切观察随访2~5年。对于临床发作轻微、症状可逆的CIS最佳的治疗办法是观察随访,再决定是否应用DMT治疗。

对最终发展为MS的患者,在CIS阶段进行干扰素β干预,可以减缓神经功能障碍及脑萎缩的进展。

推荐:对临床及影像提示很可能发展为MS的CIS,早期使用干扰素β可延缓发展为确诊MS的时间(A级推荐)。临床及影像提示很可能为NMO且合并AQP4抗体阳性者,可早期使用免疫抑制剂(C级推荐)。

中国南京植物状态诊断和疗效标准

(中华医学会高压氧医学分会脑复苏专业委员会)

一、植物状态诊断标准

(1) 认知功能丧失,无意识活动,不能执行指令。
(2) 能自动睁眼或刺激下睁眼。
(3) 有睡眠-觉醒周期。
(4) 有无目的性眼球跟踪运动。
(5) 不能理解和表达语言。
(6) 保持自主呼吸和血压。
(7) 丘脑下部及脑干功能基本保存。

二、持续植物状态诊断

诊断植物状态1个月以上者为持续植物状态。临床疗效评分量表见表1。

表1　2011临床疗效评分量表

评分	肢体运动	眼球运动	听觉功能	进食	情感	备注
0	无	无	无	无	无	
1	刺激可有屈伸反应	眼前飞物,有警觉	声音刺激能睁眼	能吞咽	时有兴奋表现(血压、呼吸、心率增快)	
2	刺激可定位躲避	眼球持续跟踪	对声音刺激能定位,偶尔能执行简单指令	能咀嚼,可执行简单指令	对情感语言(亲人),出现流泪、兴奋痛苦等表情	MCS[a)]
3	可简单摆弄物件	固定注视物体或伸手欲拿	可重复执行简单指令	能进普食	对情感语言(亲人)有较复杂的反应	
4	有随意运动,能完成较复杂的自主行动	列举物件能够辨认	可完成较复杂指令	自动进食	正常情感反应	

注:[a)]表示出现微小意识状态(MCS);Ⅰ植物状态(0~1数值行内);疗效:无效<0~2分,好转≤3分,显效≤5分;Ⅱ 初步脱离植物状态(2~数值行内任何一项):微小意识状态(MCS);Ⅲ 脱离微小意识状态(3~4数值行内)

亨廷顿病的诊断与治疗指南

（中华医学会神经病学分会帕金森病及运动障碍学组）

亨廷顿病(Huntington's disease,HD)是一种常染色体显性遗传的神经退行性疾病,由位于4号染色体4p16.3区域的IT-15基因内CAG三核苷酸重复序列异常扩增所致。典型症状包括舞蹈样症状、认知和精神障碍。本病见于各种族人群,其中以白种人最多见,其患病率为(5～7)/10万,而亚洲人患病率较低,在日本约为0.5/10万。平均发病年龄为40岁,青少年(<20岁)和老年(>70岁)也有发病,男女发病差异无统计学意义,发病后生存期15～20年。本病在东方人中较少见,但会对患者及其家庭的生活质量造成极大影响。目前尚无有效延缓病程进展的治疗措施,仍以经验性对症治疗为主。

一、HD的临床特征

症状：HD的临床症状涉及运动、认知和精神三大方面的功能障碍,以及其他非特异性表现。

1. 运动障碍：包括不自主运动的出现和自主运动障碍,以舞蹈样症状为典型,此外还常见肌张力障碍(斜颈、角弓反张、弓足等)、姿势反射消失、运动迟缓和肌强直。自主运动障碍比不自主运动更影响生活质量,导致手灵巧度降低、言语不清、吞咽困难、平衡障碍和跌倒。在疾病晚期,随着自主运动障碍的加重和肌强直的出现,舞蹈样症状逐渐减轻。

2. 认知障碍：思维加工缓慢,执行功能退化。表现为任务执行困难,短时记忆受损,知觉歪曲,智力迟钝。患者常对自身的认知减退缺乏自知,随着疾病进展,可发展为痴呆。

3. 精神障碍：最常见者为抑郁,它作为疾病的一种症状出现,而非仅仅是对患病的心理反应。其他精神症状包括躁狂、强迫症状、焦虑、冲动、社会退缩,较少见的有性欲亢进和精神分裂症状。在疾病晚期,患者面部表情和声音的变化将增加上述症状的识别难度。HD患者中存在自杀倾向者不在少数。

4. 非特异性症状：主要涉及睡眠-觉醒周期紊乱和体重减轻(但无食欲减退)。

5. 青少年HD：青少年起病的HD表现出与成人起病者不同的临床特点。舞蹈样症状可不占主导,甚至不出现。运动症状多为肌张力失常、肌阵挛、肌强直、构音障碍和共济失调,可发生癫痫。认知减退出现早而严重,行为障碍显著。青少年HD比成人进展更快,起病后生存期通常小于15年。

影像学特点：头颅MRI和CT可显示中晚期HD患者的基底节萎缩,以尾状核头部萎缩最明显,双侧侧脑室前角扩大,但早期HD的影像学结果多正常。

二、HD的诊断

1. 诊断与分期：阳性家族史对HD的诊断具有关键意义。详细的神经系统检查和认知功能、精神状态的评估为诊断所必需。HD特征性的神经体征如舞蹈样症状最具诊断价值。认知功能的评估可选择语言流畅度检查和符号-数字模式测验等。抑郁等精神症状也应详细评估。应注意鉴别由HD以外的疾病引起的上述症状,如舞蹈病棘红细胞增多症、小舞蹈病、妊娠性舞蹈病、神经梅毒、齿状红核苍白球萎缩、肝豆状核变性、皮克病、神经元蜡样脂褐质沉积症、多系统萎缩、良性家族性舞蹈病等。影像学检查(MRI、CT)不可单独作为诊断依据,但阳性发现有参考价值。根据阳性家族史和特征性的运动、认知和精神症状,可对本病作出临床诊断。如无阳性家族史,或症状不典型,可通过基因测试而确诊。但须注意在极少数情况下,基因测试可能出现假阴性。

临床上以出现特征性运动障碍为HD起病点。HD的病程可粗略分为3期。早期：症状轻微,以抑郁、易激惹、难以解决复杂问题等轻度认知障碍和精神症状为主,可有轻微的不自主运动,如眼球扫视运动障碍,患者有独立生活能力。中期：出现明显的运动障碍,以舞蹈样症状为主,自主运动障碍进行性加重,可有吞咽困难、平衡障碍、跌倒和体重减轻,认知功能进一步减退,此期患者的社会功能受损,但基本生活能力尚得到保留。晚期：患者多卧床不起,舞蹈样症状可加重,但常被肌强直、肌张力失常和运动迟缓所取代;患者的所有日常生活均需依靠他人料理。精神症状在病程各时期均可存在,而在晚期常变得不易识别。HD患者的疾病进展情况可采用HD统一评定量表(UHDRS)进行跟踪随访。

2. 基因诊断：根据美国医学遗传学会(ACMG)制定的HD基因测试技术标准与指南(2004年),HD的基因测试方法为：以聚合酶链反应(PCR)或Southern印迹杂交法配合DNA测序,检测IT-15基因CAG重复次数。正常基因的 CAG 重复次数≤26；当 CAG 重复次数为 27～35 时，尚不足以引起临床症状，但基因不稳定，在通过精子传递给下一代时，可出现 CAG 重复次数的扩增；当 CAG 重复次数为 36～39 时，具备不完全外显率，部分携带者可不发病或推迟发病时间；当 CAG 重复次数≥40 时，具备完全外显率，所有携带者均发病。CAG 重复次数和发病时间存在负相关。HD 基因测试阳性定义为至少 1 个等位基因的 CAG 重复次数≥40，具有 99％以上的敏感度和 100％的特异度。HD 的基因诊断可用于诊断性测试、预测性测试和产前测试。

三、HD 的治疗

（一）治疗原则

迄今为止，尚无任何治疗措施可延缓 HD 病程进展。多项大规模系统回顾显示 HD 的现有药物干预效果均不明确，因此国际上有关 HD 治疗仍缺少循证指南依据。目前 HD 的临床治疗仍以经验性治疗为主导，主要目标为控制症状、提高生活质量。因 HD 的症状随病程进展而变化，故须适时调整用药方案。多数药物有显著不良反应（尤其对认知功能的影响），应从小剂量滴定，尽量避免多药联合。

美国亨廷顿舞蹈病协会（HDSA）的治疗建议是：强调 HD 的综合性治疗，药物治疗应与心理、社会和环境支持相协同，在疾病的不同阶段各有侧重。

1. 早期：此期的重点在于心理教育和社会支持，帮助患者调整心态，接受患病事实，获得对疾病的清楚认识。药物治疗主要针对睡眠问题和精神症状，轻微的运动障碍无需过多干预。

2. 中期：患者的运动障碍日益明显且影响生活，并开始出现人格与行为变化，须借助药物与非药物治疗控制运动与精神症状。

3. 晚期：患者的运动、认知及精神障碍进一步加重，逐渐丧失行走、交谈、进食等各种能力，最终因活动不能、肌无力和营养不良而死亡，典型的直接死因为肺炎和心力衰竭。此期患者需要全面监护。由于舞蹈样症状减轻，应停用抗舞蹈病药物，以免加重运动迟缓等症状。此时患者情绪识别难度增大，可经验性应用抗抑郁药。睡眠障碍可非常显著，需要安眠药的辅助。吞咽困难常见，可采用经皮内镜下胃造口术（PEG）建立肠内营养通道。

图 1 为 HD 诊断和对症治疗的药物选择流程，可供临床参考。

（二）运动障碍的治疗

1. 舞蹈样症状：首先评估症状是否严重影响生活，如干扰自主运动、造成跌倒或引起巨大心理压力。如无上述影响，可暂不予治疗。如需治疗，首选非药物干预，消除加重舞蹈样症状的诱因，如焦虑、抑郁等，创造安静、可控的环境，采取相应防护跌倒等措施。也可考虑使用可能的神经保护药物，如辅酶 Q_{10}、肌酸和米诺环素等。对症治疗常用抗精神病药和多巴胺耗竭剂。第一代抗精神病药，如氟哌啶醇、舒必利，从小剂量开始，逐渐加量，以减少副作用。目前多使用不良反应相对较小的第二代抗精神病药，如奥氮平（olanzapine）、利培酮（rispefidone）和喹硫平（quetiapine）。其中奥氮平除可减轻舞蹈样症状外，部分有益于步态障碍、精神症状以及睡眠的改善。近年来，多巴胺耗竭剂丁苯那嗪（tetrabenazine）受到推荐。临床试验表明丁苯那嗪具有较好的控制舞蹈样症状、改善运动能力的效应，不良反应比抗精神病药轻，但也可导致帕金森样症状，加重抑郁和自杀倾向。初次剂量为每日清晨 1 次，12.5 mg，1 周后增至每日 2 次，每次 12.5 mg，后每周增加 12.5 mg/d 的速度，提高剂量以获得最佳耐受。当剂量达 37.5 mg/d 以上时，应分为 3 次服用，最大剂量不超过 100 mg/d。目前临床治疗舞蹈样症状，首选丁苯那嗪，如患者因抑郁等精神症状严重不能耐受，或用药后疗效不佳，可代之以第二代抗精神病药，其中首推奥氮平。必须注意上述药物应随着病程进展逐渐减量直至停药，因舞蹈样症状在 HD 晚期常消失，继续用药反而会加重其他运动障碍。

2. 肌强直、痉挛与肌张力失常：常在 HD 晚期出现。治疗常用苯二氮䓬类药物，如氯硝西泮或巴氯芬，可缓解肌强直，但会加重运动迟缓。替扎尼定（tizanidine）对肌痉挛有效。抗帕金森病药物可改善运动迟缓和肌强直，常用金刚烷胺、左旋多巴和卡比多巴或溴隐亭。上述药物均可诱发谵妄，用药数月后可能失效。

3. 肌阵挛、抽搐与癫痫：多见于青少年 HD。肌阵挛治疗可使用氯硝西泮或丙戊酸盐。抽搐可选抗精神病药、苯二氮䓬类药物或选择性 5-羟色胺再摄取抑制剂（SSRI）。青少年 HD 伴癫痫者首选丙戊酸盐。

4. 其他症状：夜间磨牙可用肉毒毒素（botulinum toxin）治疗。构音障碍尚无有效对症药物，且可因抗舞蹈病药物的使用而恶化，非药物干预措施包括创造安静的环境、给予患者充足的说话时间，以及借助文字和其他非言语线索以易化沟通。跌倒的预防措施包括药物治疗各种运动障碍，但尽量少用抗精神病药和苯二氮䓬类药物；改善生活环境，如设护栏、避免台阶的使用等，以及对患者坐、立、行和跌倒时的自我防护提供行为训练。

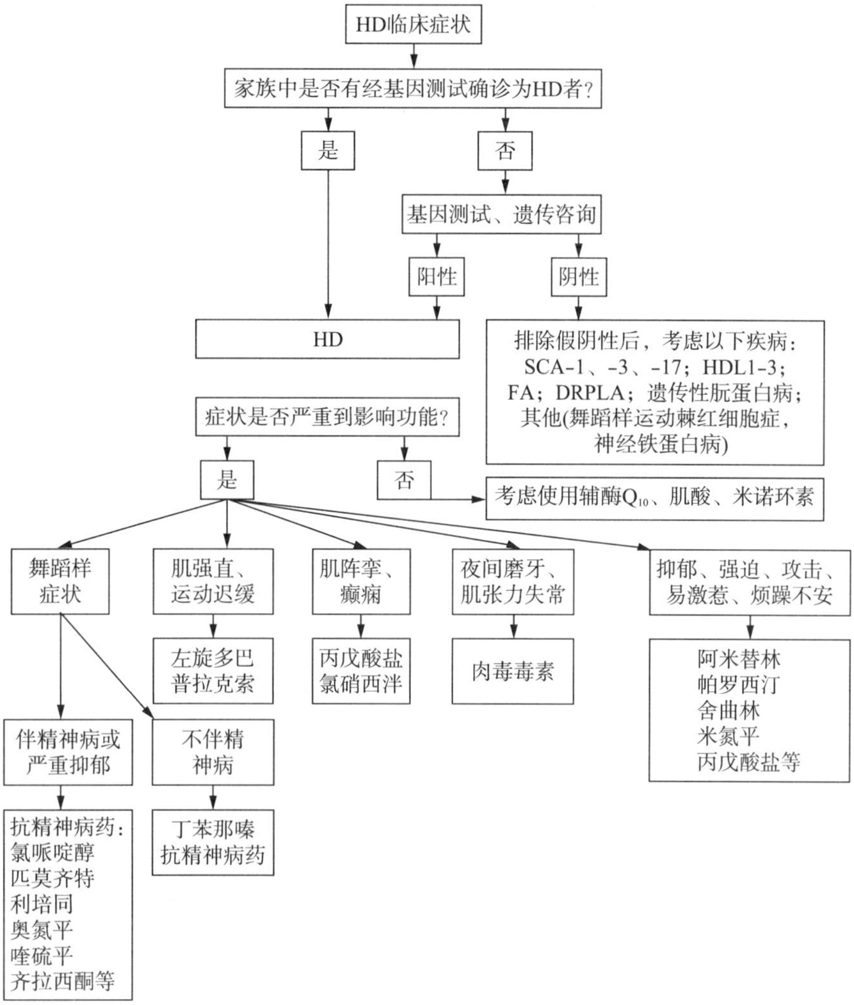

图1　HD的对症药物治疗

SCA：脊髓小脑性共济失调；HDL：HD样综合征；FA：Friedreich共济失调；DRPLA：齿状核红核苍白球路易体萎缩

（三）认知障碍的治疗

尚无有效药物治疗HD的认知障碍，通常借助心理治疗，如认知行为疗法等加以干预。在疾病早期提前学习认知策略有助于此后出现认知障碍时的积极应对。制定详细而有规律的日常活动计划表可补偿患者的行为组织能力和记忆的衰退，并改善其行为启动困难的症状。针对患者注意力差，指导其改变工作环境，减轻工作负担。HD患者可出现不同程度的交流障碍，包括语言组织、启动及流畅输出困难，改善措施包括使用简单句、以选择性提问代替开放性提问等。HD患者常对自身的认知障碍采取否认态度，这种否认是由于大脑额叶与基底节间通路受损所致，可称为“器质性否认”。否认可导致冲动行为，看护者应予以足够重视。

（四）精神障碍的治疗

1. 抑郁：HD患者的抑郁可采取与其他抑郁症患者相同的药物治疗。首选选择性SSRI，如西酞普兰、舍曲林、帕罗西汀等。建议从小剂量开始渐增，SSRI类药物对易激惹、情感淡漠、强迫等精神症状也有一定疗效。其他抗抑郁药有米氮平（mirtazzepine）、文拉法辛（venlafaxine）和奈法唑酮（nefazodone）等。三环类如丙米嗪或阿米替林等也是治疗HD患者抑郁的重要药物，因有镇静作用，故常在睡前给药。当抑郁合并妄想、幻觉或显著的情绪激动时，可联合小剂量抗精神病药，如奥氮平和喹硫平等，或劳拉西泮等短效苯二氮䓬类药物。当药物治疗无效时，可采用电休克疗法。

2. 躁狂：伴有躁狂的HD患者常用心境稳定剂治疗。抗惊厥药，如丙戊酸盐或卡马西平，应从小剂量开始渐增。上述药物可能造成肝功能异常和血白细胞减少,用药期间应注意监控。

3. 强迫症状:可用SSRI类抗抑郁药治疗,也可使用前述抗精神病药。

4. 精神分裂样症状:在HD患者少见,一旦发生,可采用前述抗精神病药治疗。

5. 谵妄:晚期HD易发生谵妄,常见原因有药物不良反应(苯二氮䓬类、抗胆碱能药物、酒精和违禁药品等)、脱水、呼吸道或泌尿道感染以及跌倒造成的硬脑膜下血肿。发现并消除致病因素是治疗的关键,小剂量抗精神病药可暂时控制症状。

6. 其他症状:对于易激惹的HD患者,应以识别和消除诱因、创造安静环境和提供情感支持为主,辅以SSRI类抗抑郁药、心境稳定剂、小剂量抗精神病药或长效苯二氮䓬类药物(如氯硝西泮)。情感淡漠有时很难和抑郁区分,治疗也可考虑SSRI类药物,或者使用精神兴奋药,如哌甲酯(methylphenidate)、匹莫林(pemoline)或右旋苯丙胺(dextroamphetamine),但后一类药物须警惕易激惹症状的加重。焦虑在HD患者中很常见,良好的环境支持可减轻症状,药物治疗以SSRI类为主,可谨慎辅以苯二氮䓬类药物,注意防止诱发谵妄和跌倒。也可使用非苯二氮䓬类抗焦虑药,如丁螺环酮(buspirone)。

(五)非特异性症状的治疗

HD患者多存在睡眠-觉醒周期紊乱。睡眠问题可能由抑郁、躁狂等情绪障碍所引发,纠正情绪障碍将有效改善睡眠。可在睡前服用小剂量抗精神病药以控制睡眠中的舞蹈样症状。保持良好的睡眠习惯,固定作息时间和睡眠场所,以及白天积极参加活动以保持清醒,均有助于调整睡眠-觉醒周期。可考虑的药物有镇静性抗抑郁药,如曲唑酮。

四、总结

HD是一种因IT-15基因CAG三核苷酸序列异常扩增而导致的神经系统退行性疾病,临床根据阳性家族史,典型的运动、认知与精神障碍及基因检测阳性结果而加以诊断。迄今为止,HD的治疗仍以经验性的综合对症治疗为主,应针对不同患者的个体需要合理用药,并密切注意药物不良反应,同时提供充分的心理社会支持。但是,无论药物治疗还是心理干预,都无法延缓病程进展。上文提到的药物也多欠缺充分的循证医学证据支持,仅丁苯那嗪为惟一通过美国食品与药品管理局审批的治疗HD舞蹈样症状药物。我们期待着更多研究为HD的治疗带来新的曙光。

附录二　学术活动

2011 年 09 月 15～18 日　中华医学会第十二届全国呼吸病学学术会议在广东省广州市举行。

2011 年 10 月 13～16 日　由中华医学会、中华医学会放射学分会主办、河南省医学会放射学专科分会承办的中华医学会第十八届全国放射学学术会议在河南省郑州市召开。

2011 年 10 月 14～16 日　由中华医学会内分泌学分会暨转化医学学组主办的首届内分泌代谢转化医学论坛在山东省济南市召开。

2011 年 11 月 11～14 日　由中国免疫学会临床免疫分会、中华医学会北京分会和北京佑安医院主办的第四届全国肝病免疫暨自身免疫性肝病进展研讨会在北京市举行。

2011 年 11 月 24～25 日　由中国疾病预防控制中心地方病控制中心主办的中国地方性砷中毒防治策略研讨会在重庆市召开。

2011 年 11 月 24～26 日　由中华医学会主办、广东省医学会精神病学分会和广州市精神病院承办的中华医学会精神病学分会第九届全国学术会议在广东省广州市召开。

2011 年 11 月 27 日　革兰阳性菌血流感染专家论坛在上海市举行。

2011 年 12 月 09～11 日　由中华医学会消化病学分会主办、浙江省医学会承办的中华医学会第十一届全国消化疾病学术会议在浙江省杭州市举行。

2012 年 02 月 16～19 日　第 22 届亚太肝脏研究学会在中国台北市召开。

2012 年 02 月 24～26 日　由中华医学会心电生理与起搏分会和南京医大附院共同主办的第四届全国室性心律失常专题会议在江苏省南京市举行。

2012 年 03 月 03 日　国家癌症中心第二届学术年会在北京市召开。

2012 年 03 月 16～18 日　第二届中国高血压大会暨中国医师协会高血压专业委员会年会在北京市召开。

2012 年 03 月 31 日　由中国中西医结合学会、中国医师协会中西医结合医师分会、《中国中西医结合杂志》编委会主办，浙江省中医院承办，广东省中医院协办的第二届全国中医院冠心病介入论坛在浙江省杭州市举办。

2012 年 04 月 06～07 日　由北大一院、香港大学玛丽医院及哈医大附二院主办的 2012 年香港-北京-哈尔滨内科学术论坛在黑龙江省哈尔滨市召开。

2012 年 04 月 11～14 日　由中华医学会检验分会、《中华检验医学杂志》编委会、卫生部艾滋病临床专家工作组和中国疾病预防控制中心主办，浙大医学院附一院协办的第五届中国病毒性肝炎和艾滋病实验室诊断与临床高峰论坛在浙江省杭州市举办。

2012 年 04 月 17 日　全国血液预警与安全有效输血研讨会在河南省洛阳市举行。

2012 年 04 月 18～19 日　以系统生物医学中的生物信息学问题为专题的香山科学会议第四二零届学术研讨会在北京市召开。

2012 年 04 月 19～21 日　由中华医学会神经病学分会和《中华神经科杂志》编委会主办的第十二届全国肌电图与临床神经电生理学术研讨会在北京市举行。

2012 年 04 月 20～22 日　由武汉市医学会、华中科技大学协和医院、华中科技大学同济医院、武汉大学人民医院、《临床心血管病杂志》编辑部主办的第四届国际心血管病靶向治疗论坛(CTT2012)暨第二届中部心脏病学会议(CCC2012)在湖北省武汉市召开。

2012 年 05 月 03～05 日　由中华医学会检验分会主办的第七届全国中青年检验医学学术会议在江苏省南京市举行。

2012 年 05 月 04～07 日　由上海第一人民医院、中华医学会神经病学分会、上海医学会脑电图和神经生理学协会等联合主办的第二届国际神经退行性疾病学术研讨会暨全国神经退行性疾病及罕见病继续教育培训班在上海市召开。

2012 年 05 月 09～11 日　由中华医学会《中华检验医学杂志》编委会和国家食品药品监督管理局细菌耐药性检监测中心主办，中华医学会检验分会和北大一院协办的第五届全国细菌耐药监测与临床·耐药菌感染治疗专题学术会议在安徽省合肥市举行。

2012 年 05 月 11 日　由中国胰岛素分泌研究组(GGIS)主办的胰岛分泌功能的十年回顾与展望会议在山东省蓬莱市召开。

2012 年 05 月 11～14 日　由中华医学会《白血病·淋巴瘤》编委会、东南大学附中大医院、江苏省肿瘤医院等主办的第八届全国难治性白血病学术研讨会、第四届全国难治性淋巴瘤学术研讨会、第四届全国多发性骨髓瘤学术研讨会、第五届钟山国际 MDS 学术研讨会、南京 2012 血液学年会(全国血液肿瘤诊治继续医学教育学习班)在江苏省南京市举行。

2012 年 05 月 11～14 日　由中华医学会放射学分会主办,上海医学会放射学分会及上海长征医院承办的中华医学会放射学分会第十一届全国心胸影像学术大会在上海市召开。

2012 年 05 月 12 日　由《中华消化杂志》编辑部主办的抗胆碱药在消化系统中的临床应用专家研讨会在上海市召开。

2012 年 05 月 17～19 日　由中华医学会风湿病学分会主办,云南省医学会承办的第十七届全国风湿病学学术会议在云南省昆明市召开。

2012 年 05 月 18～20 日　由《中国工业医学杂志》编辑部、《医学综述》编辑部、《蛇志》编辑部、山东大学齐鲁医院主办的第三届全国中毒急危重症学术研讨会暨泰山中毒与职业病高峰论坛在山东省济南市举行。

2012 年 05 月 25 日　由二军医大东方肝胆医院与德国海德堡大学曼海姆医学院主办,上海免疫学会肿瘤免疫专委会、上海检验学会,上海肝病学会协办的第一届全东方国际肝病标志物论坛在上海市召开。

2012 年 05 月 30 日　由中国高血压联盟、国家心血管病中心和《中华高血压杂志》编辑部主办的《中国血压测量指南》新闻发布暨推广会在北京市举行。

2012 年 06 月 07～11 日　由中华医学会肝病学分会、《中华肝脏病杂志》编委会主办,广西医大附一院、重庆医大附二院、重庆医大病毒性肝炎研究所承办的第八届全国肝脏疾病临床学术大会暨第二届欧洲肝病学会日、第四届中国－印度尼西亚肝病峰会在广西壮族自治区南宁市举行。

2012 年 06 月 14～17 日　由中华医学会、中华医学会心血管病学分会主办、河北医大二院、河北省医学会心血管病学分会承办的中华医学会第十四届全国心血管病学术会议在河北省石家庄市召开。

2012 年 06 月 14～17 日　由中国中西医结合学会主办,宁波中医院、浙江中医药大学附一院承办,浙江中西医结合消化学会、宁波中西医结合学会消化分会协办的第二十四届全国中西医结合消化系统疾病学术会议暨 2012 年全国中西医结合消化系统疾病继续教育学习班在浙江省宁波市举行。

2012 年 06 月 15～17 日　中国生物化学与分子生物学会临床应用生物化学与分子生物学分会 2012 年学术年会在黑龙江省哈尔滨市举行。

2012 年 07 月 05～08 日　中国超声医学工程学会第十一届全国学术大会在河南省郑州市召开。

2012 年 07 月 06～08 日　第八届全国神经康复高级讲授班及学术研讨会在广东省东莞市召开。

2012 年 07 月 06～08 日　第六届全国中西医结合心身医学学术交流会在广西壮族自治区南宁市举行。

2012 年 07 月 12～14 日　由中华医学会心电生理和起搏分会、中国生物医学工程学会心律分会主办,大连医大附一院和北京安贞医院承办的第十届心房颤动(房颤)国际论坛在辽宁省大连市召开。

2012 年 07 月 27～29 日　由华中科技大学协和医院承办、宜昌中心医院协办的 2012 中国核医学发展战略高峰论坛在湖北省宜昌市召开。

2012 年 07 月 27～29 日　由解放军医学会内分泌学专业学会主办的第十五届全军内分泌代谢病学术会议在青海省西宁市举行。

2012 年 08 月 10～11 日　由中国疾病预防与控制中心慢病中心主办的全国疾控系统慢性病防治机构建设研讨会在浙江省杭州市举行。

2012 年 08 月 15～17 日　由中华医学会检验分会主办的全国临床化学检验学术会议在云南省昆明市召开。

2012 年 08 月 16～18 日　由中华医学会精神病学分会主办的第四届全国焦虑障碍学术会议在山东省济南市举行。

2012 年 08 月 17 日　由中国医师协会心血管内科医师分会主办的经皮导管肾交感神经消融(RDN)诊疗技术专家研讨会在新疆自治区乌鲁木齐市召开。

2012 年 08 月 17～18 日　第十一届华东地区脑电图与临床神经电生理学术会议在上海市召开。

2012 年 08 月 17～18 日　由中国分子影像学专业委员会主办,西门子影像研究院承办,卫生部国际交流与合作中心、中国科学院自动化研究所协办的首届国际分子影像高峰论坛在北京市举行。

2012 年 08 月 18 日　由上海中山医院主办,厦门大学附一院承办的 2012 中国-厦门隧道内镜技术高峰论坛在福建省厦门市举行。

2012 年 08 月 29 日　糖尿病医学营养治疗专家高峰会在广东省广州市召开。

2012 年 08 月 29 日～09 月 01 日　中华医学会第

十一届全国内分泌学学术会议在广东省广州市举行。

2012年08月31～09月02日　由中华医学会、中国医师协会、中国老年保健协会等主办，中华医学会老年医学分会、健康管理学分会、全科医学分会等14个协会承办的第一届中国老年医学和老年健康产业大会在北京市召开。

2012年09月06～08日　由解放军302医院和美国国立卫生研究院（NIH）主办，全军传染病学专业委员会和中国免疫学会感染免疫分会承办的第七届国际酒精性肝病、胰腺疾病和病毒性肝炎研讨会暨全军传染病学专业委员会第十二届学术会议在北京市举行。

2012年09月09日　由中华医学会心血管病学分会主办，广州军区广州总院承办的规范化胸痛中心建设及ST段抬高型心肌梗死（STEMI）区域协同救治经验交流与示范会暨广东省胸痛中心协会成立大会在广东省广州市召开。

2012年09月13～15日　第五届泛亚多发性硬化治疗和研究委员会会议在北京市召开。

2012年09月13～15日　由中国神经科学学会精神病学基础与临床分会主办，浙大二院与中南大学湘雅二院承办的第九届学术会议在浙江省杭州市举行。

2012年09月13～15日　全国第四届中西医结合传染病学术会议在上海市举行。

2012年09月13～16日　由中华医学会心电生理和起搏分会主办，江苏省医学会承办的中华医学会心电生理和起搏分会第十届全国学术年会在江苏省南京市举行。

2012年09月13～16日　中华医学会第十二届全国超声医学学术会议在山东省青岛市召开。

2012年09月15日　由中国高血压联盟、《中华心血管病杂志》编委会主办，武田中国承办的第一届必洛斯中国高血压高峰论坛在北京市举行。

2012年09月15～17日　由上海华山医院、中国中西医结合学会、新疆医大主办，新疆维吾尔自治区科学技术协会、上海对口支援新疆工作前方指挥部、内蒙古卫生厅协办的第十二届中国中西医结合防治呼吸系统疾病学术研讨会在新疆乌鲁木齐市举行。

2012年09月17～20日　由中华医学会检验分会及其临床微生物学组主办、湖南省医学会承办的2012年全国临床微生物学学术交流会在湖南省长沙市召开。

2012年09月20～23日　由中华医学会消化病学分会、消化内镜学分会、肝病学分会和外科学分会主办的2012年中国消化病学术大会（CCDD）在上海市召开。

2012年09月27～29日　由温州医学院附一院、《中华劳动卫生职业病杂志》编委会、温州市医学会、温州市中毒救治中心主办的2012年全国急性中毒救治专题研讨会暨国家级继教项目《急诊医学新进展》学习班在浙江省温州市举行。

2012年10月11日　由中国国际科技会议中心、长城国际心脏病学会议组委会、亚太心脏病联盟等主办，ACC/i2、ESC、WHF等30多个国内外著名心血管学术组织和医院协办的第二十三届长城国际心脏病学会议暨亚太心脏大会在北京市举行。

2012年10月20～22日　由中国中西医结合学会主办、天津中西医结合研究院、天津中西医结合学会和天津南开医院承办的第四届世界中西医结合大会在天津市召开。

2012年10月25～28日　由中华医学会器官移植学分会主办、南京军区福州总医院承办的2012年中国器官移植大会在福建省厦门市召开。

2012年11月02～04日　由中国免疫学会临床免疫分会、北京佑安医院主办、青岛传染病医院承办的第五届全国肝病免疫暨自身免疫性肝病进展研讨会在山东省青岛市举行。

2012年11月03～04日　由中华医学会消化内镜学会主办，广西医大附一院承办的第四届全国老年消化疾病及消化内镜学术会议在广西壮族自治区南宁市举行。

2012年11月09～11日　由重庆新桥医院主办的2012重庆市消化内镜国际论坛在重庆市召开。

2012年11月10日　由中华医学会核医学分会主办，上海瑞金医院等单位承办的全国核医学质量控制专题研讨会在上海市举行。

2012年11月07～17日　中国输血协会第六届输血大会在广东省广州市召开。

附录三　本卷年鉴引用的期刊

（按汉语拼音顺序排列）

癌症
安徽医学
白血病·淋巴瘤
北京大学学报(医学版)
北京医学
Chin Med J
重庆医学
第二军医大学学报
第三军医大学学报
癫痫与神经电生理学杂志
复旦学报(医学版)
福建医药杂志
肝胆外科杂志
肝胆胰外科杂志
高原医学杂志
工业卫生与职业病
广东医学
广西医学
广州医药
贵州医药
哈尔滨医药
河北医药
华中科技大学学报(医学版)
疾病预防与控制通报
吉林医学
江苏医药
江西医药
解放军医学杂志
立体定向和功能性神经外科杂志
临床肝胆病杂志
临床精神医学杂志
临床内科杂志
临床皮肤科杂志
临床神经病学杂志
临床消化病杂志
临床心电学杂志
临床心血管病杂志
临床血液学杂志
南方医科大学学报
内科急危重症杂志
内蒙古医学杂志(汉)
脑与神经疾病杂志
宁夏医学杂志
皮肤病与性病
青海医药杂志
山东医药
山西医药杂志
陕西医学杂志
神经科学通报
上海精神医学
上海医学
肾脏病与透析肾移植杂志
实用放射学杂志
首都医科大学学报
四川大学学报(医学版)
四川医学
天津医药
胃肠病学和肝病学杂志
武汉大学学报(医学版)
心电与循环
心肺血管病杂志
心脏杂志
新疆医学
新医学
医学争鸣
医学临床研究
浙江大学学报(医学版)
中风与神经疾病杂志
中国癌症杂志
中国艾滋病性病
中国病原生物学杂志
中国超声医学杂志

中国防痨杂志
中国工业医学杂志
中国公共卫生
中国急救医学
中国寄生虫学与寄生虫病杂志
中国介入心脏病学杂志
中国抗生素杂志
中国临床神经科学
中国临床医学影像杂志
中国慢性病预防与控制
中国免疫学杂志
中国内镜杂志
中国皮肤性病学杂志
中国人兽共患病学报
中国神经精神疾病杂志
中国神经免疫学和神经病学杂志
中国实用内科杂志
中国实用外科杂志
中国输血杂志
中国糖尿病杂志
中国心脏起搏与心电生理杂志
中国胸心血管外科临床杂志
中国小儿血液与肿瘤杂志
中国循环杂志
中国医科大学学报
中国医学科学院学报
中国中西医结合杂志
中国综合临床
中国肿瘤临床
中国职业医学
中华超声影像学杂志
中华传染病杂志
中华地方病学杂志
中华放射学杂志
中华风湿病学杂志
中华肝胆外科杂志
中华肝脏病杂志
中华高血压杂志
中华核医学与分子影像杂志
中华急诊医学杂志
中华检验医学杂志
中华结核和呼吸杂志
中华精神科杂志
中华劳动卫生职业病杂志
中华老年医学杂志
中华流行病学杂志
中华泌尿外科杂志
中华内分泌代谢杂志
中华内科杂志
中华皮肤科杂志
中华器官移植杂志
中华神经科杂志
中华神经外科杂志
中华肾脏病杂志
中华实验和临床病毒学杂志
中华外科杂志
中华危重病急救医学
中华消化内镜杂志
中华消化杂志
中华心律失常学杂志
中华心血管病杂志
中华胸心血管外科杂志
中华血液学杂志
中华医学遗传学杂志
中华医院感染学杂志
中华肿瘤杂志
肿瘤

附录四　文选关键词索引

（按汉语拼音顺序排列）